面部整形与重建外科

（第4版）

Facial Plastic and Reconstructive Surgery

Fourth Edition

主　　编　[美] **Ira D.Papel**

副 主 编　[美] John L.Frodel

　　　　　[美] G.Richard Holt

　　　　　[美] Wayne F.Larrabee Jr.

　　　　　[美] Nathan E.Nachlas

　　　　　[美] Stephen S.Park

　　　　　[美] Jonathan M.Sykes

　　　　　[美] Dean M.Toriumi

主　　译　江　华

山东科学技术出版社

图书在版编目（CIP）数据

面部整形与重建外科：第4版/（美）艾拉·D.帕佩（Ira D. Papel）主编；江华主译. —济南：山东科学技术出版社，2019.4

ISBN 978-7-5331-9735-3

Ⅰ.①面… Ⅱ.①艾… ②江… Ⅲ.①美容－整形外科学 Ⅳ.① R622

中国版本图书馆 CIP 数据核字（2019）第 015808 号

面部整形与重建外科（第4版）

MIANBU ZHENGXING YU CHONGJIAN WAIKE
（DI SI BAN）

责任编辑：徐日强
装帧设计：魏　然

主管单位：山东出版传媒股份有限公司
出 版 者：山东科学技术出版社
　　　　　　地址：济南市市中区英雄山路 189 号
　　　　　　邮编：250002　电话：（0531）82098088
　　　　　　网址：www.lkj.com.cn
　　　　　　电子邮件：sdkj@sdpress.com.cn
发 行 者：山东科学技术出版社
　　　　　　地址：济南市市中区英雄山路 189 号
　　　　　　邮编：250002　电话：（0531）82098071
印 刷 者：济南新先锋彩印有限公司
　　　　　　地址：济南市工业北路 188-6 号
　　　　　　邮编：250101　电话：（0531）88615699

规格：大 16 开（210mm×285mm）
印张：68.5　字数：1750 千　印数：1~2000
版次：2019 年 4 月第 1 版　2019 年 4 月第 1 次印刷
定价：840.00 元

主　编

Ira D. Papel, MD, FACS
Associate Professor
Division of Facial Plastic and Reconstructive Surgery
Department of Otolaryngology–Head and Neck Surgery
The Johns Hopkins University School of Medicine
Baltimore, Maryland

副主编

John L. Frodel, MD
Director of Facial Plastic and Reconstructive Surgery
Department of Otolaryngology-Head and Neck Surgery
Geisinger Center for Aesthetics & Cosmetic Surgery
Geisinger Medical Center
Danville, Pennsylvania
Atlanta MediSpa and Surgicenter
Atlanta, Georgia

G. Richard Holt, MD, MSE, MPH, MABE, D Bioethics
Professor Emeritus
Department of Otolaryngology–Head and Neck Surgery
The University of Texas Health Science Center
San Antonio, Texas

Wayne F. Larrabee Jr., MD
Clinical Professor of Otolaryngology–Head and Neck Surgery
University of Washington
Director, Larrabee Center for Plastic Surgery
Seattle, Washington

Nathan E. Nachlas, MD
Co-Chairman
Ear Nose and Throat Associates of South Florida
Boca Raton, Florida

Stephen S. Park, MD
Director of Facial Plastic Surgery
Professor and Vice-Chairman
Department of Otolaryngology–Head and Neck Surgery
University of Virginia
Charlottesville, Virginia

Jonathan M. Sykes, MD, FACS
Director of Facial Plastic and Reconstructive Surgery
Professor
Department of Otolaryngology–Head and Neck Surgery
University of California Davis Medical Center
Sacramento, California

Dean M. Toriumi, MD
Professor
Department of Otolaryngology–Head and Neck Surgery
University of Illinois
Chicago, Illinois

编 者

Peter A. Adamson, MD, FRCSC, FACS

Professor and Head

Division of Facial Plastic and Reconstructive Surgery

Department of Otolaryngology–Head and Neck Surgery

University of Toronto

Toronto, Ontario, Canada

Edward S. Ahn, MD

Associate Professor of Neurosurgery and Pediatrics

Division of Pediatric Neurosurgery

The Johns Hopkins University School of Medicine

Baltimore, Maryland

Daniel S. Alam, MD, FACS

Professor of Surgery

John A. Burns School of Medicine

University of Hawaii

Queens Head and Neck Institute

Queens Medical Center

Honolulu, Hawaii

Julie A. Ames, MD

Department of Head & Neck Surgery

Facial Plastic & Reconstructive Surgery

Kaiser Permanente Los Angeles Medical Center

Los Angeles, California

Marcelo B. Antunes, MD

Private Practice

Antunes Center for Plastic Surgery

Atlanta, Georgia

Michelle G. Arnold, MD

Associate Professor of Surgery

Uniformed Services University of Health Sciences

Assistant Chairman of Otolaryngology

Naval Medical Center San Diego

San Diego, California

Natalie H. Attenello, MD

Private Practice

Facial Plastic and Reconstructive Surgery

San Francisco, California

Babak Azizzadeh, MD, FACS

Associate Clinical Professor of Surgery

Division of Head & Neck Surgery

David Geffen School of Medicine at UCLA

Director–The Center For Advanced Facial Plastic Surgery

Beverly Hills, California

Shan R. Baker, MD

Professor Division of Facial Plastic and Reconstructive Surgery

Department of Otolaryngology Head and Neck Surgery

Center for Facial Cosmetic Surgery

University of Michigan

Livonia, Michigan

Daniel G. Becker, MD, FACS

Clinical Professor, Division of Facial Plastic Surgery

Department of Otolaryngology–Head and Neck Surgery

University of Pennsylvania Medical Center

Philadelphia, Pennsylvania

Madeleine Becker, MD

Clinical Associate Professor of Psychiatry

Program Director, Psychosomatic Medicine Fellowship

Thomas Jefferson University

Philadelphia, Pennsylvania

Mark J. Been, MD

Facial Plastic and Reconstructive Surgeon

The Center for Facial Plastic Surgery

Barrington, Illinois

William H. Beeson, MD

Clinical Professor, Department of Otolaryngology–Head and
Neck Surgery and Department of Dermatology

Indiana University School of Medicine

Indianapolis, Indiana

Prabhat K. Bhama, MD, MPH

Clinical Instructor in Otolaryngology

University of Washington

Seattle, Washington

Staff Otolaryngologist

Alaska Native Tribal Health Consortium

Anchorage, Alaska

William J. Binder, MD, FACS

Assistant Clinical Professor of Head and Neck Surgery

David Geffen School of Medicine at UCLA

Beverly Hills, California

Kofi D.O. Boahene, MD, FACS

Associate Professor of Facial Plastic and Reconstructive Surgery

Department of Otolaryngology Head and Neck Surgery

The Johns Hopkins University School of Medicine

Baltimore, Maryland

Michael J. Brenner, MD, FACS

Associate Professor of Otolaryngology–Head and Neck
Surgery

Division of Facial Plastic Surgery

Department of Otolaryngology–Head and Neck Surgery

University of Michigan

Ann Arbor, Michigan

Brian B. Burkey, MD

Professor of Otolaryngology

Cleveland Clinic Foundation

Vice-Chairman

Head and Neck Institute

Cleveland, Ohio

Patrick J. Byrne, MD FACS

Director of Facial Plastic and Reconstructive Surgery

Associate Professor of Otolaryngology Head and Neck
Surgery and Dermatology

Co Medical Director, Greater Baltimore Cleft Lip and Palate
Team

Affiliate Medical Director–Tokyo Midtown Medicine

Johns Hopkins Medicine International, LLC

Baltimore, Maryland

Jonathan A. Cabin, MD

Fellow of Facial Plastic Surgery

Department of Otolarynology

Keck School of Medicine

University of Southern California

Beverly Hills, California

Randolph B. Capone, MD, MS, FACS

Assistant Professor of Otolaryngology–Head and Neck
Surgery

Division of Facial Plastic Surgery

Department of Otolaryngology–Head and Neck Surgery

The Johns Hopkins University School of Medicine

Baltimore, Maryland

Paul J. Carniol, MD

Director of Facial Plastic Surgery

Clinical Professor of Otolaryngology Head and Neck Surgery

Rutgers New Jersey Medical School

Summit, New Jersey

Richard D. Castellano, MD

Founder and Medical Director of ImageLift

Facial Plastic Surgery

Tampa, Florida

Scott R. Chaiet, MD, MBA

Clinical Instructor of Otolaryngology–Head and Neck Surgery

Department of Surgery

The University of Wisconsin School of Medicine and Public
  Health

Madison, Wisconsin

Donn Chatham, MD

Clinical Instructor of Otolaryngology–Head and Neck Surgery

University of Louisville

Louisville, Kentucky

Chatham Facial Plastic Surgery

New Albany, Indiana

John R. Coleman Jr., MD

Piedmont Ear, Nose, Throat & Related Allergy

Atlanta, Georgia

Ryan M. Collar, MD, MBA

Assistant Professor of Facial Plastic and Reconstructive Surgery

Department of Otolaryngology–Head and Neck Surgery

University of Cincinnati College of Medicine

Cincinnati, Ohio

Christian P. Conderman, MD

Assistant Professor of of Facial Plastic Surgery

Department of Otorhinolaryngology–Head and Neck Surgery

The University of Texas Health Science Center at Houston

Facial Plastic Surgery Associates

Houston, Texas

Karan Dhir MD

Facial Plastic & Reconstructive Surgery

Beverly Hills, California

George W. Facer, MD, FACS

Emeritus Professor in Otorhinolaryngology

Mayo Graduate School of Medicine and Mayo Medical
  School

Mayo Clinic Rochester and Mayo Clinic Scottsdale

Rochester, Minnesota, & Scottsdale, Arizona

Hossam M. T. Foda, MD

Professor and Head of Facial Plastic Surgery

Department of Otolaryngology

Alexandria Medical School

University of Alexandria

Alexandria, Egypt

Allen Foulad, MD

Department of Otolaryngology- Head and Neck Surgery

The University of California Irvine

Irvine, California

Craig D. Friedman, MD, FACS

Visiting Surgeon

Facial Plastic & Reconstructive Surgery

Attending Surgeon

Yale New Haven Hospital

New Haven, Connecticut

Oren Friedman, MD

Associate Professor of Otolaryngology--Head and Neck
  Surgery

Director of Facial Plastic Surgery

University of Pennsylvania School of Medicine

Philadelphia, Pennsylvania

John L. Frodel Jr., MD, FACS

Atlanta MediSpa

Marietta and Atlanta, Georgia

Geisinger Medical Center

Facial Plastic and Reconstructive Surgery

Danville, Pennsylvania

Maxwell C. Furr, MD

PDX ENT and Audiology Medical Group

Portland, Oregon

Jamie L. Funamura, MD

Resident in Otolaryngology

University of California–Davis

Sacramento, California

Holger G. Gassner, MD, FACS

Professor of Medicine

Director of Facial Plastic Surgery

University of Regensburg

Regensburg, Germany

Eric M. Genden, MD, MHCA

Isidore Friesner Professor of Otolaryngology–Head and Neck
  Surgery

Professor of Neurosurgery and Immunology

The Icahn School of Medicine at Mount Sinai

New York, New York

Mark J. Glasgold, MD, FACS

Assistant Professor of Surgery

Rutgers University–Robert Wood Johnson Medical School

Highland Park, New Jersey

Robert A. Glasgold, MD, FACS

Clinical Assistant Professor of Surgery

Rutgers University–Robert Wood Johnson Medical School

Piscataway, New Jersey

Chad A. Glazer, MD

Private Practice

Otolaryngology & Facial Plastic Surgery

Michigan City, Indiana

Tessa A. Hadlock, MD

Professor of Otology and Laryngology

Harvard Medical School

Chief, Division of Facial Plastic and Reconstructive Surgery

Massachusetts Eye and Ear Infirmary

Boston, Massachusetts

Mark M. Hamilton, MD, FACS

Clinical Assistant Professor of Otolaryngology–Head and
  Neck Surgery

Indiana University School of Medicine

Indianapolis, Indiana

Matthew M. Hanasono, MD, FACS

Professor of Plastic Surgery

The University of Texas MD Anderson Cancer Center

Houston, Texas

Sanaz Harirchian, MD

Private Practice

Facial Plastic & Reconstructive Surgery

Houston, Texas

Brian M. Harmych, MD

Clinical Instructor of Otolarynology

Case Western Reserve University

Private Practice

Harmych Facial Plastic Surgery

Pepper Pike, Ohio

Meir Hershcovitch

Meir Hershcovitch, MD

Private Practice

West Hills, California

Peter A. Hilger, MD

Professor of Facial Plastic Surgery

Department of Otolaryngology

University of Minnesota

Minneapolis, Minnesota

Marcelo Hochman MD

Medical Director

Hemangioma and Malformation Treatment Center

Charleston, South Carolina

John F. Hoffman, MD

Spokane ENT and Surgery Center

Spokane, Washington

G. Richard Holt, MD, MSE, MPH

Professor Emeritus

Department of Otolaryngology–Head and Neck Surgery

The University of Texas Health Science Center

San Antonio, Texas

David B. Hom, MD, FACS

Professor of Facial Plastic and Reconstructive Surgery

University of Cincinnati College of Medicine

West Chester, Ohio

Clinton D. Humphrey, MD, FACS

Associate Professor of Facial Plastic Surgery

Department of Otolaryngology–Head and Neck Surgery

University of Kansas School of Medicine

Kansas City, Kansas

Adam Ingraffea, MD, FAAD, FACMS

Clinical Assistant Professor of Dermatology

University of Cincinnati

West Chester, Ohio

Lisa E. Ishii, MD, MHS

Associate Professor of Otolaryngology–Head & Neck Surgery

Division of Facial Plastic & Reconstructive Surgery

The Johns Hopkins University School of Medicine

Baltimore, Maryland

Yong Ju Jang, MD, PhD

Professor of Otolaryngology

Asan Medical Center

University of Ulsan College of Medicine

Seoul, Korea

Jan L. Kasperbauer, MD

Professor of Otorhinolaryngology

Mayo Clinic

Rochester, Minnesota

Eugene B. Kern, MD, MS

Professor Emeritus Rhinology and Facial Plastic Surgery

Mayo Clinic Medical School

George M and Edna B Endicott, Professor of Medicine, Emeritus

Mayo Foundation for Medical Education and Research

Distinguished Mayo Clinician

Rochester, Minnesota

Department of Otorhinolaryngology

State University of New York at Buffalo

Buffalo, New York

Robert M. Kellman, MD

Professor and Chair of Otolaryngology and Commu-nication Sciences

SUNY Upstate Medical University

Syracuse, New York

Alyn J. Kim, MD

Clinical Fellow of Otolaryngology/Head and Neck Surgery

University of Toronto

Division of Facial Plastic and Reconstructive Surgery

Toronto, Ontario, Canada

Michael M. Kim, MD

Assistant Professor of Otolaryngology–Head and Neck Surgery

Division of Facial Plastic & Reconstructive Surgery

Department of Otolaryngology–Head and Neck Surgery

Oregon Health & Science University

Portland, Oregon

R. James Koch, MD

Facial Plastic Surgeon

EliteMD–Advanced Dermatology, Laser, and Plastic Surgery Institute

Danville, California

Amit Kochhar, MD

Fellow Facial Plastic & Reconstructive Surgery

Department of Head and Neck Surgery

UCLA School of Medicine

Los Angeles, California

Mimi S. Kokoska, MD, MHCM, FACS, CPE

Professor and Vice-Chair

Department of Otolaryngology–Head & Neck Surgery

Indiana University School of Medicine

Indianapolis, Indiana

Theda C. Kontis, MD, FACS

Assistant Professor of Otolarynology–Head and Neck Surgery

The Johns Hopkins Hospital

Baltimore, Maryland

J. David Kriet, MD, FACS

Facial Plastic and Reconstructive Surgery

University of Kansas

Kansas City, Kansas

Russell W.H. Kridel, MD, FACS

Clinical Professor and Director of Facial Plastic Surgery

Department of Otorhinolaryngology–Head and Neck Surgery

University of Texas Health Science Center at Houston

Private Practice

Facial Plastic Surgery Associates

Houston, Texas

Keith A. LaFerriere, MD

Clinical Professor of Otolaryngology–Head Neck Surgery

University of Missouri

Springfield, Missouri

Samuel M. Lam, MD, FACS

Private Practice

Lam Facial Plastics

Dallas, Texas

Wayne F. Larrabee Jr., MD

Clinical Professor of Otolaryngology–Head and Neck Surgery

University of Washington

Director, Larrabee Center for Plastic Surgery

Seattle, Washington

Linda N. Lee, MD

Instructor of Otology and Larynology

Harvard Medical School

Massachusetts Eye and Ear Infirmary

Boston, Massachusetts

Matthew K. Lee, MD

Clinical Instructor of Otolaryngology–Head and Neck Surgery

Stanford University

Stanford, California

Laurel A. Leithauser, MD

Assistant Professor of Dermatology–Mohs Micro-graphic Surgery

Department of Dermatology

Wayne State University School of Medicine

Detroit, Michigan

Jason A. Litner, MD

Private Practice

Beverly Hills Profiles

Beverly Hills, California

Myriam Loyo, MD

Assistant Professor of Otolaryngology--Head and Neck Surgery

Oregon Health and Science University

Portland, Oregon

Corey S. Maas, MD FACS

Associate Clinical Professor

University of California

The Maas Clinic for Aesthetic and Facial Plastic Surgery

San Francisco, California

Ralph Magritz, MD

Co-Director of ENT and Plastic Head and Neck Surgery

Prosper Hospital

Recklinghausen, Germany

Devinder S. Mangat, MD, FACS

Mangat – Kuy – Holzapfel Plastic Surgery Centers

Cincinnati, Ohio

Lawrence J. Marentette, MD, FACS

Professor of Otolaryngology, Division of Facial Plastic and
    Reconstructive Surgery

Professor of Neurosurgery

Professor of Surgery, Section of Oral and Maxillofacial Surgery

Medical Director, Clinical Design and Innovation Program

University of Michigan

Ann Arbor, Michigan

Erin L. McKean, MD, MBA, FACS

Assistant Professor of Otolaryngology–Head and Neck
    Surgery and Neurosurgery

Director, Cranial Base Surgery Clinical Innovation Program

Department of Otolaryngology–Head and Neck Surgery

University of Michigan

Ann Arbor, Michigan

Scott A. McLean, MD

Assistant Professor of Otolaryngology

University of Michigan

Ann Arbor, Michigan

Miguel A. Medina III, MD

Staff Surgeon

Department of Plastic and Reconstructive Surgery

Cleveland Clinic

Weston, Florida

Dirk J. Menger, MD, PhD

Department of Otorhinolaryngology Head and Neck Surgery

Division of Facial Plastic Surgery

University Medical Center Utrecht

Utrecht, The Netherlands

Brett A. Miles, DDS, MD, FACS

Associate Professor of Otolaryngology–Head and Neck
    Surgery

Co-Chief, Division Head and Neck Oncology

Fellowship Director, Head and Neck Oncologic and
    Microvascular Reconstructive Surgery

Icahn School of Medicine at Mount Sinai

New York, New York

Harry Mittelman, MD

Medical Director of Mittelman Facial Plastic Surgery Center

Los Altos, California

Hyoung Jin Moon, MD

Professor of Otolaryngology–Head and Neck Surgery

The Yonsei University Medical College

Seoul, Korea

Sam P. Most, MD, FACS

Professor and Chief of Facial Plastic and Reconstructive Surgery

Stanford University

Stanford, California

Craig S. Murakami, MD

Clinical Associate Professor of Otolaryngology

Virginia Mason Medical Center

Seatte, Washington

Nathan E. Nachlas, MD

Co-Chairman

Ear Nose and Throat Associates of South Florida

Boca Raton, Florida

Samuel Oyer, MD

Resident

Department of Otolaryngology/HNS

Medical University of South Carolina

Charleston, South Carolina

Elba M. Pacheco, MD

Assistant Professor of Ophthalmology

Division of Ophthalmic Plastic and Reconstructive Surgery

The Wilmer Ophthalmological Institute

The Johns Hopkins University School of Medicine

Baltimore, Maryland

Ira D. Papel, MD, FACS

Associate Professor

Division of Facial Plastic and Reconstructive Surgery

Department of Otolaryngology–Head and Neck Surgery

The Johns Hopkins University School of Medicine

Baltimore, Maryland

Stephen S. Park, MD

Professor & Vice-chairman of Otolaryngology–Head & Neck
  Surgery

Director of Facial Plastic Surgery

University of Virginia

Charlottesville, Virginia

Norman J. Pastorek, MD, FACS

Clinical Professor of Facial Plastic Surgery

New York Presbyterian Hospital–Weill Cornell Medical
  Center

Clinical Professor of Otolaryngology–Head and Neck Surgery

New York University School of Medicine

New York, New York

Anup Patel, MD

Chief Resident, Plastic and Reconstructive Surgery

Plastic Surgery

Yale School of Medicine

New Haven, Connecticut

Stephen W. Perkins, MD

Meridian Plastic Surgery Center

Indianapolis, Indiana

Vito C. Quatela, MD, FACS

Associate Clinical Professor of Otolaryngology–Head and
  Neck Surgery

The University of Rochester Medical Center

Rochester, New York

Richard J. Redett, MD, FACS, FAAP

Associate Professor of Plastic and Reconstructive Surgery

Director, Johns Hopkins Cleft Lip and Palate Center

The Johns Hopkins University School of Medicine

Baltimore, Maryland

Douglas D. Reh, MD

Associate Professor of Otolaryngology–Head and Neck
  Surgery

The Johns Hopkins University

Medical Director of Otolaryngology–Head and Neck Surgery
  at Green Spring Station

Lutherville, Maryland

Peter C. Revenaugh, MD

Assistant Professor of Otorhinolaryngology–Head and Neck
  Surgery

Section Head, Facial Plastic and Reconstructive Surgery

Director, Facial Nerve Disorders and Reanimation Program

Rush University Medical Center

Chicago, Illinois

John S. Rhee, MD, MPH

Chairman and Professor of Otolaryngology & Communication
  Sciences

Medical College of Wisconsin

Milwaukee, Wisconsin

Russell Ries, MD

Professor and Odess Chair in

Facial Plastic and Reconstructive Surgery

Department of Otolaryngology

Vanderbilt University Medical Center

Nashville, Tennessee

Daniel E. Rousso, MD

Assistant Professor of Surgery

University of Alabama at Birmingham

Director, Rousso Facial Plastic Surgery Clinic

Birmingham, Alabama

Kimberley D. Rutherford, MD

Private Practice

Ear, Nose & Throat Surgeons of Western New England

Springfield, Massachusetts

Nathan T. Schreiber

Otolaryngology

Marshfield Clinic

Marshfield, Wisconsin

Craig W. Senders, MD

Professor of Pediatric Otolaryngology–Head and Neck
   Surgery

Director of Cleft and Craniofacial Program

Director of Pediatric Otolaryngology Fellowship Program

UC Davis Medical Center

Sacramento, California

Scott Shadfar, MD

Private Practice

Meridian Plastic Surgeons

Indianapolis, Indiana

Ajul Shah, MD

Chief Resident, Plastic and Reconstructive Surgery

Yale School of Medicine

New Haven, Connecticut

David A. Sherris, MD

Professor and Chairman of Otolaryngology

University at Buffalo

Buffalo, New York

Taha Z. Shipchandler, MD, FACS

Associate Professor of Otolaryngology

Director, Facial Plastic & Reconstructive Surgery

Residency Program Director of Otolaryngology

Indiana University School of Medicine

Indianapolis, Indiana

Mike C. Sheu, MD

Facial Plastic Surgery & Hair Restoration

Awaken Aesthetics

Torrance, California

Ralf Siegert, MD,DDS,PhD

Director of Oto-Rhino-Laryngology, Head and Neck Surgery

Prosper Hospital

Recklinghausen, Germany

Robert L. Simons, MD, FACS

Clinical Professor (Voluntary) of Otolaryngology–Head and
   Neck Surgery

University of Miami

Miami, Florida

Ifeolumipo O. Sofola, MD, FACS

Otolaryngologist

The University of Texas Health Science Center at Houston

The Woodlands, Texas

Eric A. Steele, MD

Associate Professor of Ophthalmology

Division of Oculofacial Plastic & Reconstructive Surgery

Casey Eye Institute

Oregon Health & Science University

Portland, Oregon

Derek M. Steinbacher, MD, DMD

Associate Professor of Surgery (Plastic)

Director of Craniofacial Center

Director of Dental Services, Oral Maxillofacial and
  Craniofacial Surgery

Yale University School of Medicine

New Haven, Connecticut

Dow B. Stough

Dow B. Stough, MD, CPI

The Dermatology Clinic

Hot Springs, Arkansas

The Stough Hair Center

Dallas, Texas

E. Bradley Strong, MD

Professor and Vice-Chairman

Department of Otolaryngology–Head and Neck Surgery

University of California, Davis School of Medicine

Sacramento, California

Jonathan M. Sykes, MD, FACS

Director of Facial Plastic and Reconstructive Surgery

Professor

Department of Otolaryngology–Head and Neck Surgery

University of California Davis Medical Center

Sacramento, California

Valerie Tay, MBBS, MRCS, MMed, FAMS

Medical Director

Singapore Medical Group ENT Centre

Visiting Consultant of Otolaryngology

Tan Tock Seng Hospital

Singapore

Marita S. Teng, MD, FACS

Associate Professor and Residency Program Director

Department of Otolaryngology–Head and Neck Surgery

Icahn School of Medicine at Mount Sinai

New York, New York

J. Regan Thomas, MD, FACS

Mansueto Professor and Chairman

Department of Otolaryngology–Head and Neck Surgery

University of Illinois at Chicago

Chicago, Illinois

Geoffrey W. Tobias, MD

Private Practice

New York, New York

Whitney D. Tope, MPhil, MD

Academic Dermatology, PC

Edina, Minnesota

Dean M. Toriumi, MD

Professor of Otolaryngology–Head and Neck Surgery

University of Illinois

Chicago, Illinois

Gilbert J. Nolst Trenité

Academic Medical Center

Amsterdam, Netherlands

Thomas J. Walker, MD

Private Practice

Facial Plastic Surgery

Atlanta, Georgia

Tom D. Wang, MD

Professor and Chief

Division of Facial Plastic and Reconstruction Surgery

Oregon Health and Science University

Portland, Oregon

Heather H. Waters, MD

Associate

Facial Plastic and Reconstructive Surgery

Ear, Nose and Throat Association of New York

Brooklyn, New York

Deborah Watson, MD, FACS

Professor of Surgery

Director of Facial Plastic & Reconstructive Surgery

Division of Otolaryngology-Head and Neck Surgery

UC San Diego Health System

San Diego, California

Jeffrey B. Watson, MD

Chief Resident of Otolaryngology–Head and Neck Surgery

UC San Diego Health System

San Diego, California

Matthew White, MD

Assistant Professor in Otolaryngology-Head and Neck
  Surgery

Director, Facial Plastic and Reconstructive Surgery

NYU Langone Medical Center–Ambulatory Care Center

New York, New York

Edwin F. Williams, MD

Williams Facial Plastic Surgery Specialists

Troy-Schenectady Road

Latham, New York

Brian J.F. Wong, MD, PhD, FACS

Professor and Vice-Chairman

Director, Division of Facial Plastic Surgery

Department of Otolaryngology–Head and Neck Surgery

Department of Biomedical Engineering

Department of Surgery

The Beckman Laser Institute and Medical Clinic

The University of California Irvine

Irvine, California

Harry V. Wright, MD, MS

Volunteer Professor

University of Florida

Private Practice

Sarasota, Florida

译 者

主译

江 华（海军军医大学附属长征医院）

副主译（按姓氏笔画排序）

王旭东（上海交通大学医学院附属第九人民医院）

朱晓海（海军军医大学附属长征医院）

朱 鷖（海军军医大学附属长征医院）

刘安堂（海军军医大学附属长征医院）

刘蔡钺（海军军医大学附属长征医院）

吴包金（复旦大学附属华山医院）

汪 汇（海军军医大学附属长征医院）

张文俊（海军军医大学附属长征医院）

译者（按姓氏笔画排序）

丁 伟（上海交通大学医学院附属第九人民医院）

王旭东（上海交通大学医学院附属第九人民医院）

方 帆（中国人民解放军空军特色医学中心）

朱晓海（海军军医大学附属长征医院）

朱 鷖（海军军医大学附属长征医院）

刘安堂（海军军医大学附属长征医院）

刘蔡钺（海军军医大学附属长征医院）

江 华（海军军医大学附属长征医院）

孙美庆（海军军医大学附属长征医院）

李宇飞（海军军医大学海军特色医学中心）

吴玉家（中国人民解放军总医院第八医学中心）

吴包金（复旦大学附属华山医院）

汪 汇（海军军医大学附属长征医院）

张文俊（海军军医大学附属长征医院）

张盈帆（上海交通大学医学院附属第九人民医院）

胡哲源（海军军医大学附属长征医院）

侯　强（中国人民解放军第 970 医院）

学术秘书

刘蔡钺（海军军医大学附属长征医院）

参译人员（按姓氏笔画排序）

刁晓洁　　王舒泽　王璧霞　乌丹旦　史滢深　孙一丹　孙　昊　杨济泽　李　彪　余婧爽
应王君子　张天嘉　林宪政　孟　威　赵泽亮　胡　皓　柳稚旭　结　祥　聂　兵　钱玉鑫
徐　勇　　高亚坤　薛晓晨　魏弘朴

序　言

在当今的互联网时代，任何信息似乎都唾手可得。尽管如此，了解信息的相关背景知识仍然是学习和记忆信息的最佳方法。1992 年 Ira Papel 博士所著的《面部整形与重建外科》首版出版以来，因为其全面、清晰论述面部整形与重建外科领域的专业技艺而广受赞誉。在这次的第 4 版中，知名专家们将自己独到的知识和经验总结提炼并与读者分享。本书涵盖了当代面部整形与重建外科领域的相关内容，是非常值得期待的一本专业论著。

本书前部章节论述了面部整形与重建外科专业的相关基础知识，包括解剖、伤口愈合、面部美学分析和计算机成像等内容。关于植入物、组织工程和循证医学的章节可以帮助我们更好地理解和思考面部整形与重建外科的未来发展。当今，执业医师对职业精神、道德操守和临床管理的了解是至关重要的，本书有助于为他们解决治疗过程中出现的非外科专业技术性问题提供理论和实践的指导。

当然，国际知名外科医师对美容和重建外科技术的回顾吸引了住院医师的注意。Ira Papel 博士再次挑选了经验丰富且睿智的外科医师组成了编辑团队，因为他们能够清晰、简洁地界定和描述面部整形与重建外科的精髓。关于面部年轻化的章节涵盖了所有的面部提升手术，包括使用激光、皮肤剥脱和磨削等无创和有创的治疗方法，以及肉毒素和面部填充剂的应用。有关面部重建的章节指出通过骨骼重建、游离皮瓣和面部组织移植进行瘢痕修复。其余章节关注了唇、耳和眼睑的重建与损伤修复。以上内容均能在 Papel 博士的书中找到答案。

被称作整形外科领域皇冠的鼻整形术也受到了特别的关注。国际知名教授编写的相关章节向初学者和资深人士揭示了鼻整形术中最具挑战部分的奥秘。它聚焦于当前的共识和争论以供读者思考。

另外，本书丰富、翔实的患者实例和图表有助于学习内容的记忆和理解；每章都有清晰的标题以便检索和快速查阅；每章末尾都附有详细的参考文献目录以便拓展读者的视野，有意进一步了解更多内容的读者可以方便地找到这些文章的出处。

好的教科书能像灯塔一般将知识的精髓传播到远方。Papel 博士编著的《面部整形与重建外科》就是这样的一部著作。《面部整形与重建外科（第 4 版）》是在已成功作为整形外科领域必备教材的既往版本基础上编纂而成的。本书对于希望在面部整形外科领域获得成功的住院医师、主治医师有着重要的参考价值。经验丰富的临床医师也可以通过本书紧跟时代潮流，把握最新理论和知识。对于世界各地想获得面部美容整形外科资质的读者而言也是非常具有价值的。

本书简洁而全面，它是所有的面部整形外科医师必备的工具书。此外，本书的所有收益都将捐献给美国面部整形外科协会教育和研究基金会，以支持未来的教育和学科发展。《面部整形与重建外科》已成为我们行业中一本重要的、受人尊敬的专著。

Peter A. Adamson, MD, FRCSC, FACS

Professor and Head

Division of Facial Plastic and Reconstructive Surgery

Department of Otolaryngology－Head and Neck Surgery

University of Toronto

Toronto, Ontario, Canada

President, International Board for Certification in Facial Plastic
and Reconstructive Surgery

Senior Advisor, American Board of Facial Plastic and
Reconstructive Surgery

Past President, American Board of Facial Plastic and
Reconstructive Surgery

Past President, American Academy of Facial Plastic and
Reconstructive Surgery

Past President, Canadian Academy of Facial Plastic and
Reconstructive Surgery

前 言

新技术的快速更新不断推动着面部整形与重建外科学的发展。《面部整形与重建外科（第4版）》聚焦学科发展的前沿领域，涵盖了显微外科技术、微创美容技术以及特色治疗技术的最新进展。

本书除了全面介绍相关外科理论外，还对面部整形手术中的实际问题进行了讨论，如种族差异、抗衰老策略、门诊手术问题以及循证决策等。这些问题的决策影响着面部整形手术的顺利完成。患者的意愿都是希望手术能够损伤小、恢复快并且效果好。因此，本书能够针对这些问题对整形外科医师的工作提供必要的指导和帮助。

致 谢

在面部整形和整形外科领域里，众多杰出的引导者对本书的出版做出了巨大的贡献。谨在此感谢他们所付出的时间、精力以及献身精神，他们也非常高兴与希望改善面部整形手术的研究者和临床实践者分享他们的专业知识。

目 录

第1章 皮肤的结构和功能 ……………………………………………… 1

第2章 伤口愈合 ……………………………………………………… 6

第3章 瘢痕整形 ……………………………………………………… 21

第4章 合成及生物植入物 …………………………………………… 28

第5章 组织工程基础 ………………………………………………… 43

第6章 激光在面部整形术中的应用 ………………………………… 56

第7章 面部美容的协调性 …………………………………………… 77

第8章 应用计算机成像技术的面部整形 …………………………… 92

第9章 面部整形中的拍照 …………………………………………… 99

第10章 面部整形中的伦理问题 …………………………………… 111

第11章 外科门诊手术机构 ………………………………………… 131

第12章 面部整形外科循证医学 …………………………………… 145

第13章 审美面部分析 ……………………………………………… 150

第14章 除皱术 ……………………………………………………… 162

第15章 内镜下前额和面中部提升 ………………………………… 183

第16章 上睑成形术 ………………………………………………… 199

第17章 下睑年轻化和成形术 ……………………………………… 210

第18章 面部塑形术：面颈部脂肪抽吸 …………………………… 227

第19章 擦皮术、化学剥脱术和果酸换肤 ………………………… 250

第20章 剥脱激光面部皮肤年轻化 ………………………………… 263

第21章 非剥离性面部除皱 ………………………………………… 276

第22章 面部美容中的神经调质 …………………………………… 285

第23章 面部注射填充剂 …………………………………………… 296

第24章 补充性脂肪移植 …………………………………………… 317

第25章 美容下颌假体 ……………………………………………… 331

第26章 面部美容假体 ……………………………………………… 342

第27章 中面部复合体的手术方式 ………………………………… 360

第 28 章　毛发移植 ·· 372

第 29 章　耳郭矫正术 ··· 392

第 30 章　亚洲人面部的美容整形手术 ··· 405

第 31 章　鼻整形患者的面部分析 ·· 415

第 32 章　鼻整形术中的鼻科学 ··· 429

第 33 章　鼻整形术的理念和原则 ·· 447

第 34 章　外切口鼻整形 ··· 471

第 35 章　鼻骨骨性穹隆的处理 ··· 486

第 36 章　中部穹隆的处理 ··· 494

第 37 章　鼻尖外科手术：鼻内入路 ·· 506

第 38 章　鼻尖外科手术（鼻翼穹隆垂直切断术） ·································· 520

第 39 章　二次鼻整形术 ··· 530

第 40 章　儿童鼻整形术 ··· 546

第 41 章　东亚鼻整形术 ··· 558

第 42 章　非裔患者的鼻整形术 ··· 572

第 43 章　鼻整形术的肋软骨获取及制备 ··· 586

第 44 章　鼻整形手术的并发症 ··· 597

第 45 章　鼻中隔重建术 ··· 609

第 46 章　鼻中隔穿孔的预防、处理和修复 ·· 625

第 47 章　皮肤恶性肿瘤的诊断和治疗 ··· 637

第 48 章　皮肤重建的微创选择及原则 ··· 662

第 49 章　局部皮瓣和邻近（区域）皮瓣 ··· 684

第 50 章　组织扩张术在面部重建中的应用 ·· 704

第 51 章　游离皮瓣及局部皮瓣在面颈部重建中的应用 ··························· 717

第 52 章　下颌骨重建与口腔种植修复 ··· 749

第 53 章　鼻再造 ·· 764

第 54 章　耳郭重建 ··· 782

第 55 章　唇部重建 ··· 792

第 56 章　眼睑重建 ··· 805

第 57 章　面瘫的治疗 ··· 813

第 58 章　面部移植 ··· 822

第 59 章　急性面部创伤 ………………………………………………………………… 832

第 60 章　颅面骨愈合与修复的基本原理 ……………………………………………… 845

第 61 章　内固定系统在面部骨折中的临床应用 ……………………………………… 855

第 62 章　眶颧骨折 ……………………………………………………………………… 874

第 63 章　额窦和鼻眶筛复合体骨折 …………………………………………………… 885

第 64 章　前颅底病变的颅面手术入路 ………………………………………………… 910

第 65 章　下颌骨骨折 …………………………………………………………………… 919

第 66 章　颅颌面畸形 …………………………………………………………………… 933

第 67 章　先天性耳郭畸形 ……………………………………………………………… 950

第 68 章　唇腭裂的诊断分型与治疗 …………………………………………………… 965

第 69 章　唇裂鼻整形 …………………………………………………………………… 987

第 70 章　正颌外科 …………………………………………………………………… 1002

第 71 章　半侧颜面短小畸形和牵引成骨 …………………………………………… 1025

第 72 章　腭咽功能障碍 ……………………………………………………………… 1040

第 73 章　血管异常的治疗——血管瘤和畸形 ……………………………………… 1052

1 皮肤的结构和功能

作者：Laurel A. Leithauser，Ryan M. Collar，Adam Ingraffea
翻译：方 帆 审校：江 华

引 言

皮肤是人体的重要器官之一。它是人体与外界环境相互作用的介质和屏障，保护人体免受外界环境的伤害，如病原微生物的侵入、紫外线的照射和体内重要生命物质的丢失等。它的主要功能包括皮肤的感觉作用、体温的调节作用、屏障保护作用、分泌排泄作用和吸收代谢作用。此外，还决定着个体的外貌特征。几乎所有的手术，皮肤都会被切开以及缝合操作。因此，外科医生必须了解皮肤的结构和功能。

皮肤主要由表皮、真皮和皮下脂肪构成。成年人的皮肤质量可以超过 5 kg，展开的面积约为 2 m²。表皮层非常薄，厚度为 0.05~0.1 mm。真皮层的厚度变化很大，从眼睑、阴囊等薄皮肤区域的 0.5 mm 到背部的超过 5 mm[1, 2]。

基底细胞层位于表皮和真皮的交界处。表皮向下凸出的部分称为表皮突，与真皮乳头相互嵌合，起到稳定皮肤层次之间连接的作用。皮下脂肪位于真皮层深面，富含血管、淋巴管以及分布到真皮内的神经纤维。毛囊、外泌汗腺、顶泌汗腺等皮肤附属器穿过真皮，开口于表皮表面（毛囊和外泌汗腺腺管）或者进入毛囊（顶泌汗腺腺管）（图 1.1）。

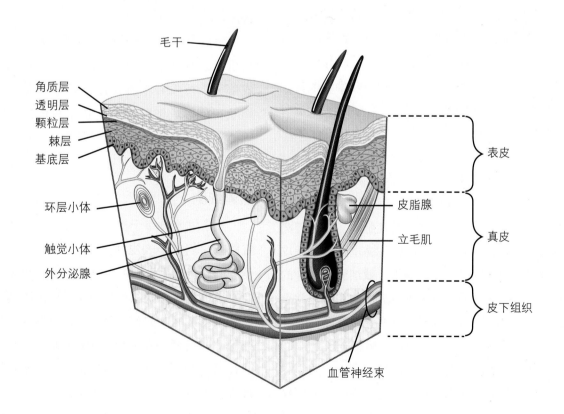

图 1.1 皮肤横断面解剖

表皮的结构

表皮是皮肤最表浅的一层，由数层鳞状上皮细胞组成。表皮内含 4 种细胞：角质形成细胞、黑素细胞、朗格汉斯细胞以及梅克尔细胞。角质形成细胞数量最多，大约占表皮细胞总量的 80%。从表面到深部，表皮可分为角质层、颗粒层、棘层、基底层。

角质层由高度分化、无细胞核、扁平的角质形成细胞构成。这些角质细胞被细胞外脂质基质所包绕[1-3]。角质层的厚度不一，从眼周等皮肤薄弱处的几层细胞到手掌、足底等肢端处的许多层细胞。角质层是人体的表皮屏障，可以对抗物理损害，防止水分丢失和外环境物质的渗透[1,4,5]。角质形成细胞分泌的抗菌多肽，如防卫素和抗菌肽，提供了细菌、病毒以及真菌等病原体的天然免疫防御[1]。

在手掌脚掌等肢端皮肤的角质层之下，有时可见一层被称为透明层的无细胞嗜酸性组织。颗粒层位于角质层之下，因其内部嗜碱性角蛋白颗粒而得名。这些颗粒对于角质层的角质形成和屏障功能至关重要。它们中的一种——丝聚合蛋白原可以通过酶裂解为丝聚合蛋白，同时释放角蛋白颗粒。丝聚合蛋白能促进角蛋白纤维的聚合，这对于角质层的形成是必需的[1,2]。丝聚合蛋白的变异可以引起寻常型鱼鳞病，这类患者经表皮大量丢失水分，所以皮肤极度干燥、脱屑[1]。

棘层位于颗粒层深面，因显微镜下细胞间桥状连接的棘形外观而得名。棘层的角质形成细胞是多边形的，含有大量嗜酸性胞质，核为椭圆形囊状，核仁明显[1]。随着不断分化和靠近皮肤表面，棘细胞逐渐变得扁平。棘细胞所包含的富含脂质的层状颗粒对于维持表皮的完整非常重要。一旦从层状颗粒中释放，这些脂质就像"水泥"一样，帮助角质细胞的"砖块"相互连接[6]。

棘层下面就是表皮的基底层。它由一层立方形或柱形的嗜碱性细胞构成，这些细胞有大而居中的细胞核和明显的核仁[1]。基底层的角质形成细胞不断进行有丝分裂并分化为其上的表皮层次。基底层通过半桥粒紧紧附着于基底膜上。黑素细胞分布于基底细胞之间，大约每 10 个角质形成细胞间会有 1 个黑素细胞。

表皮的细胞类型

角质形成细胞

来源于外胚层的角质形成细胞是目前为止表皮细胞中数量最多的，大约占 80%。每一个角质形成细胞都起源于基底层，经过 28 天的生命周期最终到达角质层，随后脱落。角质形成细胞包含的角蛋白是一种对角质形成细胞结构和功能非常重要的中间纤维。人类拥有 54 段有功能的角蛋白基因，这些基因可以分为两个角蛋白基因家族：类型 I（碱性的）和类型 II（酸性的）[7]。角蛋白基因都是一个酸性和一个碱性角蛋白纤维成对地表达。在不同的组织、发育阶段和疾病情况下，角蛋白基因的表现也不同。每种分化的表皮组织（皮肤、毛发、甲等）都有各自的角蛋白特征[1,2]。

角蛋白是角质形成细胞的结构基础。它们是角质形成细胞骨架、桥粒和半桥粒连接的重要组成部分，桥粒和半桥粒连接是角质形成细胞之间及角质形成细胞与基底膜之间相互连接的基础。它们还能帮助细胞信号传导、应激反应和凋亡[1,8-10]。

黑素细胞

黑素细胞分布于皮肤、内耳、脉络膜及眼的虹膜。它们位于表皮的基底层[11]，是由神经脊诱导的，能产生色素的树突状细胞。黑素细胞能产生黑色素，皮肤色素决定了不同人种的不同肤色。黑色素能保护有丝分裂中的基底层角质形成细胞，避免紫外线造成的 DNA 损伤。人体存在两种黑色素：真黑素和棕黑素。真黑素是一种棕色或者黑色的色素，在深色个体分布占优势。相比于棕黑素，真黑素能更有效地保护皮肤免受紫外线损伤。棕黑素是一种黄或红色的色素，主要分布在浅色皮肤的高加索人种，它对于紫外线的防护弱于真黑素。这也是浅色个体更容易晒伤，也更容易罹患基底细胞癌、鳞状细胞癌及黑色瘤等皮肤肿瘤的原因[1]。

在黑素细胞里，黑色素分布在特定的溶酶体结构中，称为黑素小体。黑素小体通过吞噬作用从黑素细胞转移到周围的角质形成细胞。黑素细胞分布在基底层的角质形成细胞之间，无论人种，其与角质形成细胞的比率大约为 1：10[12]。组织学上，黑色细胞比角质形成细胞更大、更清晰[1]。影响个体肤色深浅的因素包括黑素小体的数量、形状以及它们在角质形成细胞内的分布。白癜风是一种原发的影响黑素细胞的疾病，发病原因是黑素细胞受到自身免疫攻击。许多遗传的色素失调是黑色素合成、黑素小体生产及转运等许多黑素生成环节的破坏所致[2]。

梅克尔细胞

梅克尔细胞分布于手掌、脚掌、口腔和生殖器黏膜、甲床及毛囊漏斗部的基底层[1, 2, 13]。它们是位于高敏感触觉部位的 I 型慢反射的机械敏感性受体[13, 14]。梅克尔细胞很难在常规 HE 染色下被发现，最好的观察方法是 CK-20 免疫组化染色。CK-20 集中表达在表皮的梅克尔细胞，是梅克尔细胞癌的重要标志物。在电镜下，梅克尔细胞可以通过高尔基体周围细胞膜旁的颗粒结构来鉴别[2]。这些颗粒包含几种神经内分泌细胞的标志，包括甲硫啡肽、血管活性肠肽、神经元特异性烯醇化酶以及突触素[15]。

朗格汉斯细胞

朗格汉斯细胞占表皮细胞总数的 2%~8%，主要分布于棘层。朗格汉斯细胞、真皮树突细胞和巨噬细胞构成了皮肤的单核巨噬细胞系统[1]。它们最主要的功能就是监督表皮的环境，以及向淋巴结副皮质区的 T 细胞呈递微生物抗原[16]。它们在利什曼病及异位性皮炎等许多感染和炎症性皮肤病中起重要作用。常规的 HE 染色下，朗格汉斯细胞很难被发现。但在电镜下，通过胞质内网球拍样的伯贝克颗粒，很容易把它们鉴别出来。

表皮干细胞

表皮是多能干细胞的仓库。它们分布在皮脂腺之下立毛肌附着的毛囊隆突区。这些干细胞能重生整个毛囊皮脂腺单位和毛囊内皮肤，可见毛囊对于创伤修复过程的重要性（图 1.2）。滤泡间表皮的基底层也存在部分这样的干细胞，此外皮脂腺底部也存在一些干细胞[1]。

基底膜区

基底膜区连接上部的表皮和下面的真皮。它主要的功能是连接表皮与下部的真皮，并且保护皮肤对抗外界的剪应力。同时，它能提供基底角质形成细胞需要的发育信号。此外，它是一个半透膜屏障[17, 18]。基底膜主要由 IV 型胶原组成。在电镜下，可以看见两层基底膜：表浅的透明层和深部的致密层。表浅的透明层是基底层角质形成细胞的半桥粒复合体锚着纤维的附着点。致密层通过 VII 型胶原组成的锚着纤维与深部的真皮组织连接。

真 皮

位于基底膜以下的是真皮组织，真皮由多种细胞和结缔组织构成，占皮肤的绝大部分体积。它的功能丰富，包括保护机体避免外伤，保存机体的水分，参与调节体温和承载体表感觉功能。它赋予了皮肤拉伸性、韧性和弹性。

通过乳头层下血管网，真皮大致可以分为乳突状真皮和网状真皮。乳突状真皮紧贴表皮，其向上的乳突像锯齿一样排列和表皮突相互交叉，赋予皮肤抵御剪应力的能力。瘢痕组织中没有这种乳突样结构，这也是瘢痕皮肤比正常皮肤脆弱的原因。随着年龄增长，表皮突和真皮乳头逐渐

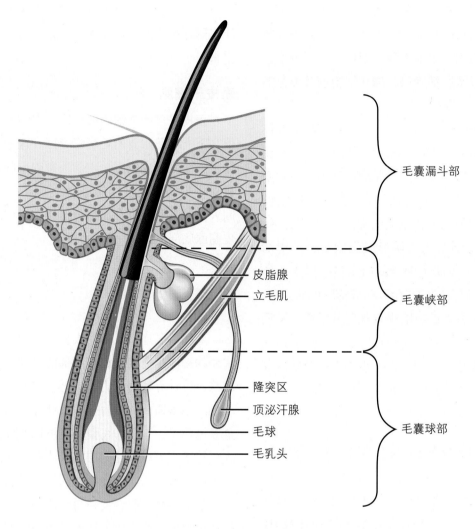

毛囊漏斗部

皮脂腺
立毛肌

毛囊峡部

隆突区
顶泌汗腺
毛球
毛乳头

毛囊球部

图1.2　毛囊皮脂腺单位

减少，因此，老年人真皮和表皮的连接处往往更扁平[10, 19, 20]。乳突状真皮厚度比深部的网状真皮薄，而且胶原和弹性纤维也更疏松。较厚的网状真皮包含更多的、更致密的胶原和弹性纤维，并且和深部皮下脂肪的纤维间隔相连续。

真皮的结缔组织

胶原是构成真皮最主要的成分，占皮肤干重的75%~80%。胶原是真皮成纤维细胞产生的。大部分真皮胶原是类型Ⅰ（80%~90%），类型Ⅲ（8%~12%）和类型Ⅳ（5%）的胶原也是真皮的重要成分。真皮胶原呈束状排列。在表面的乳突状真皮内，胶原束更小，也更疏松。随着进入真

皮深层，胶原束逐渐变大和紧密。胶原束被网状弹性纤维包绕，这些弹性纤维能使皮肤拉伸后恢复正常形状[21, 22]。弹性纤维也分布在血管和淋巴管壁内。日光损害和老化会引起弹性纤维的损伤，尤其是乳突状真皮内[23]。

细胞外基质

真皮的纤维和细胞成分都包埋于蛋白质和糖类构成的不定性基质中，这些基质称为细胞外基质（ECM）或"基质"[24]。细胞外基质的主要作用是为真皮提供结构和生物化学支持，同时保存水分[2]。细胞外基质由称为氨基葡聚糖的复杂的多糖分子构成，这些多糖分子结合一个核心

蛋白后可以形成超大的蛋白多糖分子。一个最重要的细胞外基质成分——透明质酸，是一种能结合 1 000 倍自身体积的水分子的氨基葡聚糖。主要的真皮蛋白多糖包括硫酸软骨素、硫酸皮肤素和硫酸乙酰肝素。蛋白多糖和纤维连接蛋白等其他糖蛋白通用整联蛋白受体与其他的真皮基质成分相互作用。它们作用于细胞的吸附、迁徙和分化。

参考文献

1. McGrath JA. The structure and function of skin. In: Caljone E, Brenn T, Lazar A, McKee PH, eds. McKee's Pathology of the Skin. 4th ed. Philadelphia: Elsevier; 2012

2. Chu DH. Development and structure of the skin. In: Goldsmith LA, Katz I, Gilchrest BA, Paller A, Leffell DJ, Wolff K, eds. Fitzpatrick's Dermatology in General Medicine. 8th ed. New York: McGraw-Hill; 2012

3. Fukugama K, Inone W, Suzuki H, Epstein WL. Keratinization. Int J Dermatol 1976;15:274

4. Segre JA. Epidermal barrier formation and recovery in skin disorders. J Clin Invest 2006;116(5):1150–1158

5. Elias PM. Stratum corneum defensive functions: An integrated view. J Invest Dermatol 2005;125(2):183–200

6. Proksch E, Jensen JM. Skin as an organ of protection. In: Goldsmith LA, Katz I, Gilchrest BA, Paller A, Leffell DJ, Wolff K, eds. Fitzpatrick's Dermatology in General Medicine. 8th ed. New York: McGraw-Hill; 2012

7. Schweizer J, Bowden PE, Coulombe PA, et al. New consensus nomenclature for mammalian keratins. J Cell Biol 2006;174(2):169–174

8. Freedberg IM, Tomic-Canic M, Komine M, Blumeberg M. Keratins and the keratinocyte activation cycle. J Invest Dermatol 2001; 116(5):633–640

9. Fuchs E. Keratins and the skin. Annu Rev Cell Dev Biol 1995;11: 123–153

10. Bennett R. Anatomy and physiology of the skin. In: Papel ID, Frodel JI, Hold GR, Larrabee WF, Nachlas NE, Park SS, et al, eds. Facial Plastic and Reconstructive Surgery. 3rd ed. New York: Thieme; 2009

11. Passeron T, Mantoux F, Ortonne JP. Genetic disorders of pigmentation. Clin Dermatol 2005;23(1):56–67

12. Haass NK, Herlyn M. Normal human melanocyte homeostasis as a paradigm for understanding melanoma. J Investig Dermatol Symp Proc 2005;10(2):153–163

13. James WD, Berger TG, Elston DM, eds. Skin: basic structure and function. In: Andrews' Disease of the Skin. 11th ed. Philadelphia: Elsevier; 2011

14. Halata Z, Grim M, Bauman KI. Friedrich Sigmund Merkel and his "Merkel cell", morphology, development, and physiology: Review and new results. Anat Rec A Discov Mol Cell Evol Biol 2003;271(1):225–239

15. Winkleman RK, Breathnach AS. The Merkel cell. J Invest Dermatol 1973;60:2–15

16. Mutyambizi K, Berger CL, Edelson RL. The balance between immunity and tolerance: The role of Langerhans cells. Cell Mol Life Sci 2009;66(5):831–840

17. Ko MS, Marinkovich MP. Role of dermal-epidermal basement membrane zone in skin, cancer, and developmental disorders. Dermatol Clin 2010;28(1):1–16

18. Tamai K, Kaneda Y, Uitto J. Molecular therapies for heritable blistering diseases. Trends Mol Med 2009;15(7):285–292

19. Grove GL, Duncan S, Kligman AM. Effect of aging on the blistering of human skin with ammonium hydroxide. Br J Dermatol 1982;107:393

20. Montagna W, Carlisle K. Structural changes in aging human skin. J Invest Dermatol 1979;73:47

21. Burgeson RE, Nimni ME. Collagen types. Molecular structure and tissue distribution. Clin Orthop Relat Res 1992;282:250–272

22. Christiano AM, Uitto J. Molecular pathology of the elastic fibers. J Invest Dermatol 1994;103(Suppl. 5):53S–57S

23. Uitto J, Bernstein EF. Molecular mechanisms of cutaneous aging: Connective tissue alterations in the dermis. J Investig Dermatol Symp Proc 1998;3(1):41–44

24. Kielty CM, Shuttleworth CA. Microfibrillar elements of the dermal matrix. Microsc Res Tech 1997;38(4):413–427

2 伤口愈合

作者：John L. Frodel Jr., Michael J. Brenner
翻译：胡哲源　审校：江　华

引　言

软组织伤口的愈合包括一系列复杂且协调的生物过程。瘢痕形成是创伤愈合和修复的自然产物和必然结局。即使愈合过程正常，也可能发生功能障碍和瘢痕残留。瘢痕形式的修复毕竟是一种代偿修复，它不能完全恢复损伤组织原有的形态、结构和功能，尤其是瘢痕形成异常时，常直接或间接造成机体体表器官不同程度的形态畸形和功能障碍。一旦伤口愈合异常，可引起瘢痕的过度增生，形成瘢痕疙瘩、增生性瘢痕或瘢痕挛缩，进一步影响外观和功能。因此，面部整形外科医生必须认识和了解伤口愈合的生理机制和过程，并仔细处理后天获得性或医原性创伤，以达到最佳整形和重建效果。同时，必须了解伤口修复过程中涉及的因素，酌情予以治疗。本章我们将回顾皮肤解剖、伤口愈合分期和皮肤替代品，并讨论影响伤口修复和瘢痕形成的因素。

历史到现在

从有文献记载以来，创伤治疗就一直受到关注。Edwin Smith Papyrus（公元前 1600 年）提供了一份最早关于伤口护理和修复的资料[1]。在古代文献中，大部分相关信息是在战争及其伤员治疗记录中的发现。在荷马所作的《伊利亚特》（公元前 1000 年）中，特洛伊人受到希腊人围攻时，约有 150 次关于创伤的描写。在治疗上，这些伤员得到的是所谓国王般至高无上的医疗待遇，但伴随而来的却是极高的死亡率。在希波克拉底时期（公元前 460 年—公元前 370 年），确立的伤口处理原则包括去除异物、伤口的清洁和干燥、缝合（技术较粗糙），以及应用清洁干燥敷料包扎。Celsus（公元前 25 年—公元 50 年）第一个报道并讨论了炎症的人，而 Galen（公元 130—200 年）在他的罗马角斗士和士兵的治疗中，创立了创面愈合的化脓学说备受赞誉。遗憾的是，这一观点直到 14 世纪才逐渐被接受，Henry de Mondeville（1260—1320 年）主张清洗伤口，可避免了化脓感染。这一学说经历了从不被认同到最终得到了普及的认识过程。

随着 14 世纪火药的出现，出现了一种新的创伤类型——火器伤。早期曾有人用热油烧灼治疗创面的方法，但因这种方法残忍且无效而被废止[2]。自 16 世纪以来，创伤治疗一直在不断发展，特别强调伤口修复的最佳条件。这些进展包括坏死组织和异物的清创，创口边缘对齐和无菌技术的使用（Lister 原则），以及最近皮肤替代物被用以促进伤口愈合。Halsted 提出了伤口清创的基本原则：组织操作轻柔，强化无菌技术，熟悉解剖，减少继发损伤，止血彻底，切除坏死组织，避免组织张力和局部制动休息[3]。

长期以来，清创原则和手术时机一直被关注。相关技术随着时代不断进步，不断研制和推出促进伤口愈合的方法和技术。20 世纪 70 年代，提出并应用了保持伤口湿润的敷料以促进上皮细胞再生和伤口的愈合。随着生物工程和纳米技术的进步，进一步拓展了伤口敷料研究和应用。目前，治疗策略就是通过重塑遭遇急性创伤后的再生环境和（或）恢复健康伤口床的微环境来促进组织再生。美国食品和药物管理局（FDA）批准生长因子产品的临床应用，预示着手术伤口"快速启动"愈合新时代的到来[4]。在近十余年中，相关的生物临床工具的应用促进了细胞的复制和愈合。

解剖学因素

研究和认识皮肤的基本解剖对于了解伤口愈合至关重要[5]。皮肤的表皮层和真皮层在伤口愈合中发挥了重要作用。表皮是一层保护性的防水层，且保持了特征性的颜色和一定的质地，有时难免还有瘢痕。真皮层占据皮肤的大部分厚度，提供皮肤的弹性和韧性。基底层或生发层细胞持续分裂，将角质层向表层推移。表皮层可因创伤或烧灼而被破坏，导致屏障功能丧失，创面组织渗液，直接接触外环境中的细菌和有毒物质。由于这种损伤，基底层保持完好，创面愈合后将无瘢痕形成。但是，由于黑素细胞存在于表皮层，所以这种损伤有可能引起皮肤色素的沉着。

因为表皮不含胶原纤维，所以创面愈合后而耐张力很小。但它的确具有相当强的生长潜力，可以在几小时之内使得表皮细胞快速迁移，封闭新鲜创口。表皮层通过一层不规则的乳头状的界面（乳头脊）生长穿入真皮，故两部分很难被分离。胶原作为最重要的成分，以纤维蛋白形式通过广泛的交联，提供皮肤固有的机械强度。相比表皮的快速愈合过程，胶原的产生过程需要更多的时间。

真皮含有丰富的血管，供应皮肤和相关的皮肤附件，如毛囊汗腺和皮脂腺（皮脂腺单位）的血供。毛囊等皮肤附件在皮肤的损伤修复中起关键作用，并且具有丰富的血管和神经支配（图2.1）[6]。分子学研究认为，干细胞在损伤后皮肤再生和修复中的应用发挥了重要的作用[7]。Blimp1在皮脂腺祖细胞中发现的转录阻遏基因，已经证明它会影响细胞命运。其缺失导致致癌基因 c-myc 的表达升高，细胞增殖增加，皮脂腺增生[8]。Lgr6 蛋白最近被认为是皮脂腺相关皮肤祖细胞的关键标记物，可以在伤口修复期间减少几种皮肤细胞谱系。这些发现突出了皮脂腺单位在愈合中的重要作用，并有助于解释激光嫩肤后带毛皮肤比非毛发皮肤有更显著的弹性[9]。

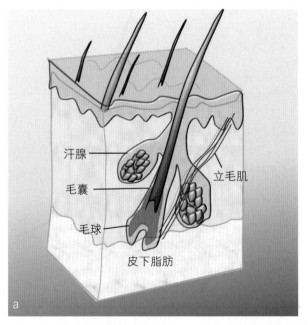

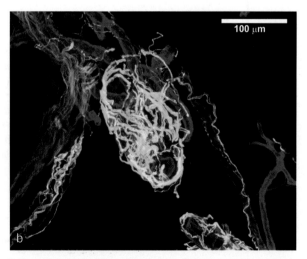

图 2.1 皮肤和皮脂腺单位解剖学。a. 皮肤及相关附属物图。注意毛囊如何渗透深入真皮层与皮脂腺密切相关（改编自 Brenner MJ, Perro CA. Recontouring, resurfacing, and scar revision in skin cancer reconstruction. Facial Plast Surg Clin North Am 2009;17(3): 469–487 e463, 已获得许可）

伤口愈合期

伤口愈合是随时间通过多个时期完成的（图2.2）。无论损伤是擦伤、烧伤、撞伤或撕裂伤，一旦损伤立刻发生血管和炎性反应。早期出现局部血管收缩反应，可持续 5~10 min。

炎症期

随着内皮细胞损伤，凝血机制被激活，导致血小板黏附和聚集成团。被激活的血小板释放多种生物活性物质，包括前列腺素和血管活性物质（如 5- 羟色胺、组胺、蛋白酶、血栓素），进一步影响血管舒缩性。同时，各种具有趋化活性

和增殖活性的因子也被释放，包括血小板衍生生长因子（PDGF）、血管内皮生长因子（VEGF）、表皮生长因子（EGF）、胰岛素样生长因子（IGF-1）、转化生长因子（TGF-β）、激活素和成纤维细胞生长因子（FGF-2），并激活其靶上皮，即内皮细胞和成纤维细胞[5, 10~13]。表 2.1列出了伤口愈合中涉及的几种关键细胞因子。

继早期的血管收缩之后，随即出现活性的血管舒张。部分原因是肥大细胞释放的组胺和循环的 5- 羟色胺的作用，且明显增加血管通透性。微血管通透性的改变在损伤后的前 48~72 小时是增加的，这使得炎性反应期得以持续[5]。在炎性反应期，细胞性反应在血管的变化之后出现。纤维连接蛋白是肉芽组织的重要成分，它可以促

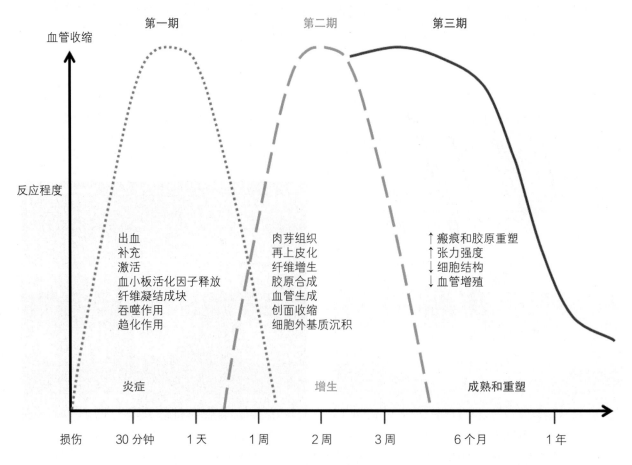

图 2.2 伤口愈合分期。伤口愈合包括三个相互重叠的分期：1. 炎症期；2. 增生期；3. 成熟和重塑期

进嗜中性粒细胞、单核细胞、成纤维细胞和内皮细胞迁移聚集到该区域。血栓和纤维连接蛋白之间形成的交联，提供了一个暂时的微环境，以利于表皮细胞和成纤维细胞在伤口中的增殖[13,14]。白细胞中的粒细胞和单核细胞在损伤后不久就出现在伤口部位。

粒细胞被趋化因子激活，其主要作用是杀死伤口中的细菌，清除失活组织。这些寿命短的细胞在清洁的伤口中迅速消失。然而，在受污染的伤口中，粒细胞存在并延长炎症期。炎症持续时间最有可能导致后期出现严重的瘢痕。因此，尽可能快地缩短炎症期，对伤口的愈合及胶原沉积非常重要。相反，如果在无菌的伤口中巨噬细胞、成纤维细胞、内皮细胞的功能正常，且没有粒细胞，则伤口愈合即顺利启动[15]。炎症反应期的主要细胞成分是巨噬细胞[16]，它是伤口前3~4天的主要细胞成分[5]。虽然巨噬细胞的主要功能是吞噬作用和组织清除，但它释放的趋化因子和生长因子（包括 TGF-β、FGF、EGF、TGF-β 和 PDGF）对内皮细胞和成纤维细胞的增殖有重要的作用[17~19]。若巨噬细胞功能低下，则在伤口愈合的过程中，肉芽组织形成、纤维增生、胶原形成都将受影响，最终影响伤口愈合[20]。

在伤口愈合炎症期，淋巴细胞分泌 β 转化生长因子、干扰素、肿瘤坏死因子，它们与巨噬细胞相互作用，并与伤口修复时的免疫反应相关[21]。在伤口愈合过程中，从炎症期到后续阶段，伤口愈合是复杂的，且不同阶段有重叠的过程。血管和细胞的相互作用为伤口的肉芽组织形成、上皮修复和胶原沉积作准备。在损伤的最初几天，伤口的机械强度很低，主要依赖于纤维蛋白凝块和早期的上皮化[3,5]。当炎症消退，胶原开始沉积，伤口的拉伸强度才逐渐上升。

表 2.1　伤口愈合包含的细胞因子

细胞因子	来源	功能
表皮生长因子 EGF	血小板、体液（包括唾液、尿、乳汁、血浆）	表皮细胞和成纤维细胞 增生和迁移、激活成纤维细胞、血管生成
成纤维细胞生长因子 -2（FGF-2）	角化细胞、成纤维细胞、内皮细胞	血管内皮细胞的增殖和迁移、肉芽组织形成、血管生成、基质形成和重塑、角质形成细胞和成纤维细胞的促丝裂原和化学趋化因子
转化生长因子 β（TGF-β）	血小板、成纤维细胞、角质细胞、淋巴细胞、嗜中性粒细胞、巨噬细胞	炎症、肉芽组织形成、上皮再生、基质形成和重塑
血小板衍生生长因子（PDGF）	血小板、巨噬细胞、成纤维细胞、内皮细胞、平滑肌细胞	成纤维细胞和平滑肌细胞的促丝裂原、嗜中性粒细胞和巨噬细胞的化 学趋化因子、血管生成
血管内皮生长因子 VEGF	血小板、嗜中性粒细胞、巨噬细胞、内皮细胞、平滑肌细胞、成纤维细胞	肉芽组织形成
白介素 1 和 6（IL-1，6）	嗜中性粒细胞、单核细胞、巨噬细胞、角化细胞	炎症、上皮再生
肿瘤坏死因子 α（TNFα）	巨噬细胞、肥大细胞、淋巴细胞、其他组织和细胞	成纤维细胞增殖
激活素	角化细胞、成纤维细胞	肉芽组织形成、角化细胞分化、上皮再生
神经营养因子 ·神经生长因子 ·脑源性神经营养因子 BDNF ·睫状神经营养因子	施万细胞、肌肉细胞、中枢神经系统	促进轴突切断术后神经元和胶质细胞的存活，修复和再生

资料来源：来自多个来源的数据[10, 11, 60]

增殖期

伤口愈合的第二个阶段是增殖期，包括上皮再生、纤维增生、胶原形成、伤口收缩和神经血管生成。上皮再生在伤口愈合中起着重要作用，随着这一过程的完成，皮肤的屏障建立，可以抵御细菌和异物的侵害。上皮再生起始于损伤后的第一个 24 小时，其来源包括来自伤口的创缘、创面残留的皮肤附属器，诸如毛囊、皮脂腺的上皮细胞迁移。基底层上皮细胞经历有丝分裂、分化，并与潜在的基底膜和真皮分离，逐渐移行覆盖伤口[5, 17, 22, 23]。对伤口的密切关注和护理是减少瘢痕形成风险的重要措施，包括清除过多的结痂组织和避免伤口干燥（图 2.3）。

上皮细胞持续移行，直至它与类似的上皮细胞接触。一旦移行的接触抑制发生，细胞进一步

有丝分裂导致上皮分层。同时，伤口创缘和创面残留的皮肤附属器中的基底细胞开始有丝分裂，从而有助于新的上皮层厚度增加[22]。上皮生长期受 EGF 和 TGF-α 刺激影响，最长延至 48~72 小时。这些多肽具有促上皮细胞有丝分裂和刺激纤维素增生、肉芽组织形成的作用[17, 24, 25]。EGF 可促进早期伤口愈合，特别是累及真皮的伤口[26]。生长抑素是一种抑制上皮细胞生长的蛋白多糖，在开放性的伤口中缺乏。这种生长抑素的暂时缺失似乎有利于促进上皮细胞的增殖[27]。伤口初期及时封闭，则伤口的上皮化在 24~48 小时内完成。对于较严重的伤口，特别是皮肤全层缺损或者血供贫乏的伤口，愈合时间将延长。此类伤口，上皮细胞移行通常持续 3~5 天，直到肉芽组织床形成[5]。

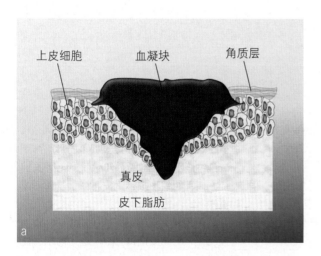

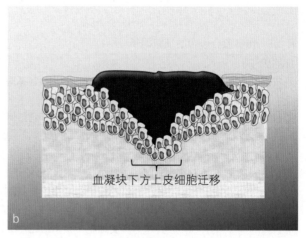

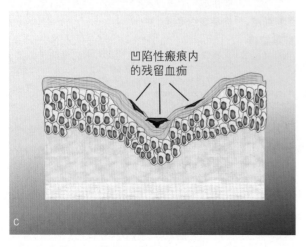

图 2.3 凹陷性瘢痕的上皮再生和发病机制。a. 血凝块下方的基底表皮细胞的分化与分散；b. 接触抑制，随表皮分层进一步分化；c. 永久的凹陷性瘢痕形成残留痂

长期以来，人们已认识到保持伤口湿润有利于伤口愈合，而伤口干燥则影响伤口的愈合[28]。当结痂形成，则真皮层变干燥并部分坏死。相应地，表皮移行的距离延长且困难，则上皮化延迟。而在封闭的湿润伤口中，上皮的迁移直接且容易，加速伤口的修复[13, 29]。在再上皮化的过程中，肉芽组织在伤后 3~4 天开始形成。它包含炎性细胞、新生血管、成纤维细胞及其形成的纤维、糖蛋白、新生胶原及黏多糖[13]。在再上皮化完成之前肉芽组织将始终存在。成纤维细胞在创伤发生的早期即 2~3 天出现，并在伤口愈合中扮演着重要角色。

成纤维细胞在伤口愈合的几个关键过程中至关重要，包括分解纤维蛋白凝块，产生额外的细胞基质和胶原蛋白，有助于伤口收缩[30]。成纤维细胞的增殖与迁移受一系列调节因子（C5a，纤维粘连素，PDGF，FGF 及 TGF－β）的调节[4]。除了合成胶原外，成纤维细胞同时合成弹性蛋白、纤维粘连素、黏多糖和胶原酶等，这些成分在伤口愈合的后期及伤口的重新塑形中发挥重要作用[31]。成纤维细胞与血管周围间充质细胞一起分化成肌成纤维细胞，从而使伤口收缩[32]。黏多糖作为一种多聚糖复合物在肉芽组织早期反应中起重要作用。透明质酸早期在含量上占优势，随后即被 4- 硫酸软骨素、硫酸皮肤素和其他蛋白多糖代替[13]。随后，这些又构成了形成胶原的重要物质基础[22]。尽管胶原早在伤后 3 天就出现，但其合成的高峰期却是在伤后第 4 天。一般认为，这一阶段也是瘢痕的增生期[33]。胶原分子或原胶原聚集在一起形成微丝，这些微丝进而通过复杂的分子间连接而编织成原纤维。最后，这些原纤维合在一起成绳状形成胶原纤维[22]。

在纤维增生早期，瘢痕组织以 III 型胶原为主。随着瘢痕成熟，I 型胶原成为瘢痕组织的主要成分[17]。在创口愈合的最初几天，伤口的抗张能力很低，但随着胶原量的相应增加，伤口的抗拉能力逐渐增加。在炎症后期，伤后 5~7 天，伤口的张力强度大约只有瘢痕最终强度的 10%。胶原

的合成与降解大约在伤后 3 周达到最高峰[5]。随后瘢痕进入成熟期，在此期间，瘢痕中胶原合成减退、成纤维细胞减少。

收缩是瘢痕增殖期的关键特征，因为在其长期愈合过程发生之前必须闭合伤口。这种收缩是呈向心的，由成纤维细胞介导，最长可持续 10~15 天。如果伤口长期开放，延期愈合，特别是存在明显的炎症时，收缩可能会变得严重[5]。在实施了较厚皮肤移植的情况下，伤口收缩程度低于移植的薄断层皮片或开放性伤口。但收缩仍然是关键问题，尤其是在位于活动区域，如眼睑或唇部，即使使用全层皮肤移植，其收缩率仍达到 20%[34]。

新生血管形成是愈合伤口的另一重要现象。有两种新生血管形成方式：血管生成（血管从局部内皮芽生形成和分化）和血管发生（由骨髓来源的循环内皮祖细胞驱动的血管的重新生成）[35]。内皮细胞通过基底膜而后发生血管化，这种过程是受巨噬细胞、血小板、淋巴细胞、肥大细胞刺激作用的影响。这些细胞能够释放大量生长因子，如 FGF、PDGF、TGF－α / TGF－β、VEGF 等。血管发生是对创伤的系统性反应。伤口中的低氧张力可以刺激巨噬细胞释放血管生成因子，导致新的血管生成[36]。当富含氧分的血液供应伤口时，这种因子会减少对新生血管化刺激，导致瘢痕血管化的最终减少[17]。

成熟或重塑阶段

伤口愈合的最终阶段是成熟或重塑。在此期间，瘢痕的抗张力增强，而瘢痕的体积变小，色泽变暗。正常皮肤与瘢痕的组织学如图 2.4 所示。皮肤色泽变白，质地变软，较少突出于皮肤表面。随着形态重塑和结构重组的进行，过度的皮肤色素沉着逐渐消退。III 型胶原蛋白逐渐被 I 型胶原替代。瘢痕周围组织的水分再吸收使胶原纤维得到了重组[13]。初期这些胶原纤维的排列是杂乱的，但随着伤口的正常愈合则逐渐呈平行排

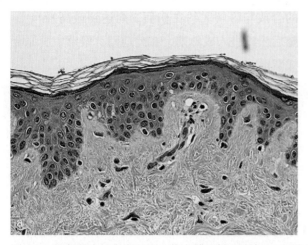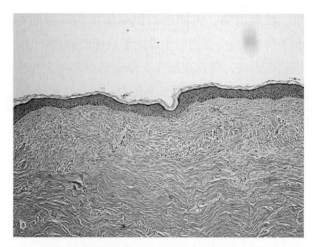

图 2.4　正常皮肤与瘢痕对比（苏木精和伊红染色，HE 染色）。a. 正常皮肤表现为有序地分层，保留乳头状结构和不同程度的梯度；b. 瘢痕皮肤表现为组织损失和胶原蛋白过度生长导致的纤维细胞增殖

列，且张力增加和外观改善。同时，新生血管退化，瘢痕最终呈相对无血管化。塑形阶段需经历 12~18 个月。此时，瘢痕已具有正常皮肤张力的 70%~80%。

伤口愈合中的临床注意事项

正常情况下，伤口的愈合是有序进行的，但是，局部和全身的因素会使这种系统性愈合延迟、愈合不良或导致瘢痕形成。根据不同的患者和伤口特征的不确定性，一些常见的瘢痕类型如图 2.5 所示。表 2.2 列出了一些影响伤口愈合的因素。评估和治疗面部和颈部延迟或愈合不良的皮肤伤口的系统方法可以帮助改善预后。

影响伤口愈合的局部因素

影响伤口的正常愈合至关重要的因素是局部伤口的环境。以下将对这些因素进行讨论。

伤口缝合技术

精细的手术技术对伤口正常愈合是基本要素。不恰当地使用较大的止血钳可造成皮肤边缘的创伤，缝合过紧和不恰当地使用电凝将会导致

表 2.2　影响伤口愈合的因素

代谢 / 内分泌疾病	缺血
糖尿病	感染
慢性肾衰竭	组织创伤
库欣综合征	静脉淤滞
甲状腺功能减退症	淋巴水肿
代谢综合征	异物残留
心血管疾病	伤口干燥
动脉粥样硬化	原手术切口
充血性心力衰竭	**药物**
高血压	烟草（吸烟）
血管炎	糖皮质激素
微血管病变	抗肿瘤药
其他全身性疾病	秋水仙碱
营养不良	青霉素类
免疫缺陷	维生素 E
慢性肺部疾病	水杨酸盐（高剂量）
肝衰竭	非甾体类（高剂量）
恶性肿瘤	硫酸锌（高剂量）
遗传性疾病（如 Ehlers–Danlos / Marfan 综合征、Werner 综合征、早衰）	维生素 A（高剂量）
局部因素	抗凝血药
放射	抗血管生成药

来源：引自 Terris DJ. Dynamics of wound healing. In: Bailey BJ, ed. Atlas of Head & Neck Surgery—Otolaryngology. Philadelphia: Lippincott–Raven; 1998.

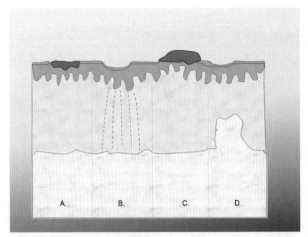

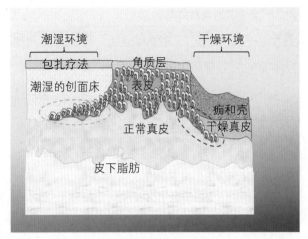

图 2.5 一些常见类型的瘢痕。a. 挛缩性瘢痕, 增厚的瘢痕组织替代表皮; b. 滚动型瘢痕, 是一种具有不规则条带的凹陷性瘢痕, 绷紧皮肤并产生皱褶; c. 肥厚性瘢痕, 较正常表皮高; d. 萎缩性瘢痕, 表皮异常薄(改编自 Brenner MJ, Perro CA. Recontouring, resurfacing, and scar revision in skin cancer reconstruction. Facial Plast Surgy Clin North Am 2009;17(3):469–487 e463, 经许可)

图 2.6 干燥的凝块会损害细胞迁移和存活, 相比之下湿润封闭的环境更能促进快速上皮化(改编自 Brenner MJ, Perro CA. Recontouring, resurfacing, and scar revision in skin cancer reconstruction. Facial Plast Surgy Clin North Am 2009;17(3):469–487 e463, 经许可)

局部的组织损伤、坏死和潜在的感染。如果使用不合适的缝合材料, 也会发生类似的问题。外科医生必须按外科基本原则对创伤进行处理, 是保证伤口愈合的重要因素。

创面干燥

对创伤愈合而言, 保持创面适当湿度是必要的。研究表明, 只有当创面保持足够的湿润时, 上皮细胞才能正常迁移[28, 38]。干燥和结痂的伤口, 其愈合速度要比湿润的伤口慢得多。如图 2.6 所示, 在干燥的伤口, 表皮细胞将选择合适的湿度或湿润的路径移行。这不仅使伤口上皮化过程的延长, 而且细胞的能量消耗也增加。如果能保持创面湿润, 尤其是有敷料包扎覆盖, 表皮细胞移行的过程将会更快更高效[13, 28]。现今, 已研制了许多半封闭的和全封闭的敷料。研究还表明, 小量空气中的氧可直接通过伤口被吸收, 所以全封闭的敷料有利于正常的创面愈合[29, 39]。

上述两种敷料的任一种都能促进上皮化的过程, 使伤口的愈合时间缩短 50%[29, 38, 40, 41]。全

封闭的敷料还有促进成纤维细胞、角质细胞、内皮细胞增生的功用, 这是因为, 全封闭的敷料是不可渗透膜, 膜下的渗液中含有 PDGF[42~44]。然而, 细菌也有机会在此敷料下繁殖。表 2.3 列出除了一些常用的生物合成全封闭和半封闭的敷料[17, 29, 45]。临床已证实经 CO_2 激光治疗后的皮肤创面使用这种敷料有利于伤口愈合[46, 47]。局部用药常用于皮肤擦伤以及闭合后的伤口。Eaglestein 和 Mertz 发现不同的药物对伤口的愈合作用有效率[48]。例如, 泼尼松油膏降低伤口愈合率达 34%, 凡士林油膏则为 8%。另外, 硫酸化多黏菌素 B(新孢子菌素油剂)和磺胺嘧啶银(Siladene 霜)可增加愈合率达 28%。抗生素软膏在手术后即刻使用是最有效的。如果长期使用, 则会杀灭了正常菌群, 易导致反应性皮炎和(或)继发性真菌感染。

创伤组织缺血

感染、血肿、异物、贫血或手术操作不当均可引起局部创伤组织缺血, 延缓伤口的愈合。伤口

表 2.3　新型外科敷料的类型

名称	成分	透明性	黏附性	可吸收性	通气性	通透性	临床应用
Opsite	聚亚安酯	是	是	否	是	否	缝合的伤口，皮肤溃疡，皮肤移植处，激光损伤
Tegaderm	聚亚安酯	是	是	否	是	否	同上
Bioclusive	聚亚安酯	是	是	否	是	否	同上
Ensure	聚亚安酯	是	是	否	是	否	同上
Flexan	双层聚亚安酯	否	是	是	是	否	激光损伤
Revita-Derm	三层聚亚安酯	否	是	是	是	否	激光损伤
Vigilon	聚亚安酯氧化物 / 水	部分	否	是	是	是	皮肤磨削，激光损伤
Second Skin	聚亚安酯氧化物 / 水	部分	否	是	是	是	皮肤磨削，激光损伤，摩擦产生的水泡
Duoderm	水状胶体	否	是	是	否	否	皮肤溃疡，缝合的伤口，皮肤磨削，摩擦产生的水泡
Comfeel Ulcus	水状胶体	否	是	是	否	否	同上
Biobrane	硅胶 / 含胶原肽的尼龙	否	否	否	是	是	高温烧伤，皮肤磨削
Silon-TSR	硅胶多聚体	是	否	否	是	是	激光损伤，皮肤磨削
N-terface	单丝塑料	否	否	否	是	是	皮肤移植，皮肤磨削，激光损伤

愈合过程中有大量的氧消耗[49]。即使在理想的伤口愈合条件下，组织损伤都导致氧的减少。也不是所有的伤口愈合都受低氧的影响。组织缺氧，可促进趋化因子和生长因子的形成、血管再生和上皮细胞的移行。然而，成纤维细胞增生和胶原合成所需氧分压必须保持在 30~40 mmHg[49, 50]。

氧在其中起着多种作用，包括细胞反应的能量来源，伤口抗感染的基质（通过活性氧形成），胶原蛋白交联所必需的营养物质和促进血管再生的信号[51]。通过高压氧增加氧的补充可以提高上皮形成的速度[52]。吸烟患者要比非吸烟者术后愈合并发症明显更多，而曾吸烟者也比未吸烟者并发症多[53]。对于实施面部除皱术的吸烟患者来说，皮肤坏死风险增加几倍。头颈部的放射损伤也破坏了伤口愈合的自然进程，损害了血供[54]。

皮瓣的设计和血供对组织存活和伤口愈合具有重要影响（图 2.7）。历史上，任意皮瓣长宽比例是 3 : 1，试图以此蒂宽保证皮瓣长轴的血供。近代已证明此长宽比例是错误的[55]。但在面颈部以此长宽比例形成的皮瓣仍能成活，原因是该区域皮瓣含有较大的血管，类似于轴向皮瓣。

感　染

缺血、伤口污染易引起伤口的细菌感染。一旦发生感染，伤口的愈合时间将延长。细菌主要是通过直接破坏创伤修复的细胞，延长炎症反应期，影响伤口组织细胞获取氧分和营养物质，最终延迟伤口的正常愈合[52]。

影响伤口愈合的全身性因素

先天性影响

影响伤口愈合的遗传性疾病，包括 Ehlers-Danlos/ Marfan's 综合征、假性黄色素瘤、皮肤松弛症、骨源性疾病、早衰以及其他。先天性代谢性疾病可引起伤口的病理性愈合或胶原合成不足[56]。糖尿病通过多条途径影响伤口愈合。微

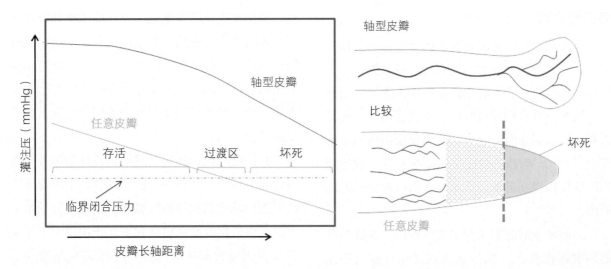

图 2.7　血管解剖与灌注之间的关系。轴向皮瓣在整个皮瓣的长轴上都有明确的血流供应给予可靠的灌注，而随意型皮瓣更容易出现远端局部缺血。（左图）随意型皮瓣的灌注压分布是沿着皮瓣的长轴持续下降，而轴向皮瓣从开始始终保持其灌注压力，直到其末梢血管，它的曲线才与随意型皮瓣平行。临界闭合压力指的是灌注压力低于毛细血管床的压力（右图）轴向瓣膜，例如旁正中额部皮瓣血液灌注充分，而随机的血管发生远端坏死

血管病变可降低氧的运送。在伤口愈合的早期，当白细胞功能缺陷时，胰岛素缺乏对伤口愈合的影响尤其明显。多种因素共同参与增加了伤口感染发生概率[49, 56, 57]。低胰岛素状态也可导致胶原合成的不足[57]。对糖尿病患者，早期胰岛素治疗、严格的血糖控制和维生素 A（25 000 U/d）补充，可改善伤口的愈合[56, 58]。

　　增生性瘢痕和瘢痕疙瘩是因为胶原和糖蛋白合成和沉积过多，且不能同等量降解所致。增生性瘢痕（图 2.7）发生于创伤部位，并随时间而退化。而瘢痕疙瘩的增生（图 2.8），超出了原有的伤口范围并侵入周围正常的组织[56, 59]。对增生性瘢痕和瘢痕疙瘩的治疗可通过病变区内直接注射甾体类激素、术后加压包扎、硅胶膜、α2b- 干扰素或放射疗法等，直接抑制胶原的过度合成[60]。但常有复发，有时多种方法联合应用。研究报告，对瘢痕疙瘩实施手术切除，联合放射治疗或局部甾体类激素注射和 TGF-β1 注射，瘢痕疙瘩的复发率仅 8%[61]。TGF-β1 可诱发瘢痕疙瘩胶元的生长。未来的治疗的目标可能是抑制伤口内瘢痕疙瘩形成的生长因子[62]。

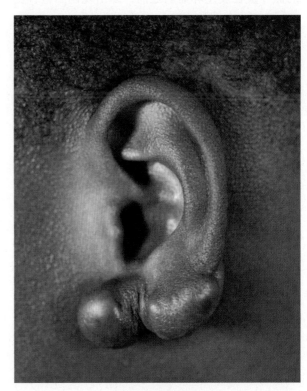

图 2.8　瘢痕疙瘩

后天性影响

某些获得性的缺陷和疾病状态也会损害伤口愈合，尤其是在恶性肿瘤或酒精中毒导致的严重消耗的病例中。严重的蛋白质缺陷深深地影响愈合，因为分解代谢超过合成。在此情况应补充必需氨基酸以纠正营养状态，从而保证创伤的正常愈合[17, 33]。为拮抗肿瘤生长而抗血管生成治疗的广泛使用现在已被公认是导致伤口愈合延迟的原因。

一些氨基酸起着支持基质的作用，如缺乏可能影响创伤愈合。维生素A缺乏可抑制上皮化和创面缩小，降低胶原合成的速率，妨碍胶原分子的交联[5, 13]。作为在胶原合成过程中为赖氨酸和脯氨酸的羟基化起重要作用的辅助因素，很久以来人们就知道维生素C在创伤愈合过程中起着重要作用。由于人体不能合成维生素C，机体的储存量在发生坏血病之前，即出现创面愈合受损，仅能维持4~5个月。维生素C对嗜中性粒细胞的作用非常重要，是过氧化物形成的还原剂。因此，一旦缺乏可能增加创面感染并抑制其愈合[5, 29]。因为，凝血因子Ⅱ、Ⅶ、Ⅸ和Ⅹ的产生依赖于维生素K的辅助作用，在维生素K缺乏时可能出现出血时间延长及血肿形成，而且当血凝块形成时，就类似凝血因子的缺乏，且不能产生正常的胶原基质[17, 29, 33]。锌和铁是与创伤愈合相关的最重要的微量元素。锌还是DNA、RNA合成酶以及胶原酶的重要成分[13, 29]。

许多疾病可能影响创伤愈合。本组包括遗传因素、血管性疾病（如充血性心力衰竭、动脉硬化、静脉淤血和淋巴水肿）、代谢异常（如慢性肾衰、糖尿病、柯兴氏综合征、甲状腺机能亢进）、免疫缺陷状态、慢性肝病、恶性肿瘤和血小板减少状态[13, 63]。异常的创伤愈合常是人体处于这些疾病状态时营养不良或免疫功能障碍的结果。

影响伤口愈合的其他因素还有是年龄因素和药物作用。随着年龄增长，愈合速度减慢，并且张力强度降低[29, 64, 65]。随着年龄增长，会发生各种形态学改变。这些改变包括角化细胞增殖减少，迁移减缓，巨噬细胞、成纤维细胞和朗格汉斯细胞的减少，皮肤—表皮连接处的变窄以及微循环减少。这些结果与细胞周转、免疫应答和胶原蛋白生成的减少有关，导致在愈合的每个阶段中正在愈合的伤口易受损伤和剪切力增加，愈合反应减少[66]。

我们已经认识到接受过放射治疗的患者，伤口愈合不良的风险很高。轻度内耳炎也可能导致胶原蛋白减少和拉伸强度减弱。另外，分子水平上的其他生化改变也可能起重要作用[33, 67, 68]。皮质类固醇抑制炎症反应，并最终抑制胶原合成和伤口收缩[69, 70]。类似的情况是细胞防御机制也受影响的，并且感染的发病率随着治疗延长而增加。口服维生素A似乎可以逆转这些不良反应[71]，尽管维生素（例如维生素C、A、E）或矿物质（例如锌）的常规给药并不能促进伤口愈合[17]。各种化疗药物由于干扰炎症期的再生或损害胶原合成和伤口收缩而影响伤口愈合。虽然伤口修复在早期阶段可能会被这些药物所抑制，但通常并不妨碍正常的愈合[55]。

生物工程伤口敷料

现在有许多再生材料（生物调节剂）可以应用，并且这些产品是面部整形和重建外科医生实施重建手术的重要补充。理想的合成伤口敷料或生物皮肤替代物的特征最初是由Pruit和Levine提出的，之后又有其他学者重新定义[73, 74]。总结如下：

生物相容性

· 抗感染和挤压

· 无抗原性和良好的组织相容性

· 无局部或全身毒性

· 抑制伤口表面菌群

· 加速愈合和（或）组织再生

皮肤特性

· 对水蒸气的传递能力接近于正常皮肤

·不可渗透外源微生物

·能贴合不规则的表面

·允许覆盖组织运动的足够弹性

·能抵抗线性和剪切应力

·快速持久地黏附伤口表面

·抵抗断裂的拉伸强度

实际临床应用

·性价比高和广泛可用

·可以立即商品化

·舒适耐受

·保质期长，贮藏要求低

·半透明以便直接观察伤口愈合

·最小化额外的伤口护理需求

　　虽然目前可用的产品并不具有所有这些功能，但近年来，许多含细胞和脱细胞产品进入市场。这些材料不仅可能被认为是皮肤代用品，还可以被认为是促进组织再生和伤口愈合的工具。

　　目前，关于某个产品改善伤口愈合的程度仍然存在很多争议，临床医生应该根据临床判断来使用，特别是要去标签使用这些产品。现在应用的一些产品（表2.4），这些可以分类为药物、含细胞产品和脱细胞产品。尽管脱细胞产品在具有完整细胞活性的创面中最成功，但在基质组成和细胞活性较差的创面中使用细胞产物可能更有效[75]。在此类药物中，1998年引入的becaplermin［重组人血小板衍生生长因子–BB（rhPDGF）；Regranex，0.01％凝胶；Ortho-McNeil Pharmaceutical Inc.］是FDA首次批准的用于诱导造粒的重组生长因子[76]。Palifermin是一种截短型的人类重组角质化细胞生长因子，可刺激黏膜的生长。在双盲研究中，Palifermin在强化化疗和放疗后可减少口腔黏膜炎的持续时间和严重程度[77]。

未来的设想

　　伤口愈合的领域里出现了大量激动人心的创新。这些创新包括细胞培养（角化细胞，间充质细胞和干细胞）的组织工程到应用热带因素和调节基因表达[78]。表观遗传因素（包括DNA甲基化，组蛋白的翻译后修饰和微小RNA）现在也被认为对伤口愈合有重要作用[79]。特殊的表观遗传药物正被研发以促进伤口愈合。在提高再生能力的过程中，必须注意要避免出现恶性细胞[80]。阻碍再生的因素也可以预防疾病。在炎症中，氧化应激和血管生成不仅影响组织愈合和重塑，而且

表2.4　生物工程皮肤替代品的举例

产品（厂商）	介绍	是否存活	限制
Alloderm（LifeCell）and Dermamatrix（Synthes/ Johnson & Johnson）	冻干无细胞异体真皮（无生命的）	否	不适用于感染区域，可能引起感染，可能会被吸收
Integra（Integra Life Sciences Corporation)	由硅胶（道康宁）和牛胶原/糖胺聚糖制成的两层皮肤替代品，多层材料（非活性）	否	用于健康、无感染的创面，自体移植通常用于上皮覆盖
Dermagraft（Advanced Biohealing Inc.)	冷冻保存的人类新生儿成纤维细胞/多聚乳糖网格支架同种异体移植（多层生物材料）	是	不适合感染伤口或溃疡部位
Epicel（Genzyme）and MySkin（Altrika Ltd.)	培养的角化细胞/表皮自体移植物	是	从活检到产品应用之间有2~3周的时间间隔，缺乏皮肤成分
Apligraf/Graftskin （Organogenesis）	双层皮肤替代物，包括含有新生儿角质形成化细胞和成纤维细胞（具有1型胶原）的真皮层的体外培养的同种异体皮肤（表皮与角质层）	是	不适用于感染的伤口，溃疡部位或对牛胶原过敏的患者
StrataGraft	使用NIKS（近二倍体永生化角化细胞）产生的体外培养复合皮肤替代品，用于复杂皮肤缺陷	是	效果激动人心，但使用经验较少，仍在进行临床试验

影响肿瘤进展[81]。现在生物工程创新使研究人员能够可以更精确地改变微环境，并选择性地促进再生[82]。

对面部整形外科医生来说，术后无瘢痕愈合是一个极其感兴趣的目标，这个目标可能在未来得以实现。在自然情况下，无瘢痕愈合发生在妊娠早期[83~86]，胚胎再生的组织与损伤前状态是相同的[83]。

我们的挑战就是在更成熟的组织中复制胚胎的状况。尽管无瘢痕愈合的机制仍在探索中，但已发现了很多机制。胚胎伤口愈合过程中产生的炎症反应是很小的。在小鼠中，给予胚胎伤口中增加白介素 –6 使得本该无瘢痕的伤口中产生瘢痕[83]。在胚胎组织中，细胞外基质组成、伤口闭合动力学和细胞信号传导 / 基因表达都有其不同之处[86]。胎儿和成年人成纤维细胞产生具有特征性胶原、透明质酸和其他基质成分的细胞外基质[85]。胎儿伤口中成纤维细胞存在时间短暂，使它们不易瘢痕挛缩[84]。在成人中，口腔黏膜伤口愈合速度快，瘢痕形成较小，免疫和细菌介质较少，表皮再生程度更高[87]。明确无瘢痕体系中不同的基因表达谱系、细胞介质和细胞外基质组成，可能会最终达成识别减少甚至预防成人创伤中瘢痕形成的治疗目标[85]。

小　结

创伤治疗的目标是成功愈合、功能恢复以及可接受的瘢痕。要创造伤口愈合的最佳条件，必须要掌握组织损伤和修复的生物学知识。

参考文献

1. Sykes P. The Edwin Smith papyrus (ca. 16th century BC). Ann Plast Surg 2009;62(1):3–4
2. Howes PM. The latest wrinkles in wound healing. Am J Cosmet Surg 1985;2:42
3. Howes EL SJ, Harvey SC. The healing of wounds as determined by their tensile strength. JAMA 1929;92(1):42–45
4. Hom DB. New developments in wound healing relevant to facial plastic surgery. Arch Facial Plast Surg 2008;10(6):402–406
5. Saski GH KT. Biology of tissue injury and repair. In: Giorgiade NG, ed. Essentials of Plastic Maxillofacial and Reconstructive Surgery. Baltimore: Williams & Wilkins; 1967
6. Brenner MJ, Perro CA. Recontouring, resurfacing, and scar revision in skin cancer reconstruction. Facial Plast Surg Clin North Am 2009;17(3):469–487
7. Blanpain C. Stem cells: Skin regeneration and repair. Nature 2010;464(7289):686–687
8. Horsley V, O'Carroll D, Tooze R, et al. Blimp1 defines a progenitor population that governs cellular input to the sebaceous gland. Cell 2006;126(3):597–609
9. Snippert HJ, Haegebarth A, Kasper M, et al. Lgr6 marks stem cells in the hair follicle that generate all cell lineages of the skin. Science 2010;327(5971):1385–1389
10. Barrientos S, Stojadinovic O, Golinko MS, Brem H, Tomic-Canic M. Growth factors and cytokines in wound healing. Wound Repair Regen 2008;16(5):585–601
11. Behm B, Babilas P, Landthaler M, Schreml S. Cytokines, chemokines and growth factors in wound healing. J Eur Acad Dermatol Venereol 2012;26(7):812–820
12. Diegelmann RF. Cellular and biochemical aspects of normal and abnormal wound healing: an overview. J Urol 1997;157(1): 298–302
13. Goslen JB. Wound healing for the dermatologic surgeon. J Dermatol Surg Oncol 1988;14(9):959–972
14. Grinnell F, Billingham RE, Burgess L. Distribution of fibronectin during wound healing in vivo. J Invest Dermatol 1981;76(3): 181–189
15. Simpson DM, Ross R. The neutrophilic leukocyte in wound repair a study with antineutrophil serum. J Clin Invest 1972; 51(8):2009–2023
16. Diegelmann RF, Cohen IK, Kaplan AM. The role of macrophages in wound repair: a review. Plast Reconstr Surg 1981;68(1):107–113
17. Goslen JB. Physiology of wound healing and scar formation. In: Thomas JR HG, ed. Facial Scars: Incision, Revision, and Camouflage. St Louis: CV Mosby; 1989
18. Kanzler MH, Gorsulowsky DC, Swanson NA. Basic mechanisms in the healing cutaneous wound. J Dermatol Surg Oncol 1986;12(11):1156–1164
19. Pierce GF. Macrophages: important physiologic and pathologic sources of polypeptide growth factors. Am J Respir Cell Mol Biol 1990;2(3):233–234
20. Leibovich SJ, Ross R. The role of the macrophage in wound repair. A study with hydrocortisone and antimacrophage serum. Am J Pathol 1975;78(1):71–100
21. Herndon DN, Nguyen TT, Gilpin DA. Growth factors. Local and systemic. Arch Surg 1993;128(11):1227–1233
22. Bryant WM. Wound healing. Clin Symp 1977;29(3):1–36
23. Peacock EE, Cohen IK. Wound healing. In: McCarthy JG, ed. Plastic Surgery. Vol 1. Philadelphia: WB Saunders; 1990:732–747
24. Burgess AW. Epidermal growth factor and transforming growth factor alpha. Br Med Bull 1989;45(2):401–424

25. King LE, Jr. What does epidermal growth factor do and how does it do it? J Invest Dermatol 1985;84(3):165–167

26. Brown GL, Curtsinger L, 3rd, Brightwell JR, et al. Enhancement of epidermal regeneration by biosynthetic epidermal growth factor. J Exp Med 1986;163(5):1319–1324

27. Bullough WS, Laurence EB. Mitotic control by internal secretion: the role of the chalone-adrenalin complex. Exp Cell Res 1964;33:176–194

28. Winter GD, Scales JT. Effect of air drying and dressings on the surface of a wound. Nature 1963;197:91–92

29. Wheeland RG. The newer surgical dressings and wound healing. Dermatol Clin 1987;5(2):393–407

30. Bainbridge P. Wound healing and the role of fibroblasts. J Wound Care 2013;22(8):407–408, 410–412

31. Van Winkle W, Jr. The fibroblast in wound healing. Surg Gynecol Obstet 1967;124(2):369–386

32. Stewart RJ, Duley JA, Dewdney J, Allardyce RA, Beard ME, Fitzgerald PH. The wound fibroblast and macrophage. II: Their origin studied in a human after bone marrow transplantation. Br J Surg 1981;68(2):129–131

33. Rohrich RJ, Spicer TE. Wound healing/hypertrophic scars and keloids. Select Read Plast Surg 1986;4:1–26

34. Stegman SJ, Tromovitch TA, Glogau RG, eds. Grafts. In: Basics of Dermatologic Surgery. Chicago: Year Book Medical Publishers; 1982

35. Wong VW, Crawford JD. Vasculogenic cytokines in wound healing. Biomed Res Int 2013;2013:190486

36. Knighton DR, Hunt TK, Scheuenstuhl H, Halliday BJ, Werb Z, Banda MJ. Oxygen tension regulates the expression of angiogenesis factor by macrophages. Science 1983;221(4617):1283–1285

37. Houlton JJ, Hom DB. Approaching delayed-healing wounds on the face and neck. Facial Plast Surgy Clin North Am 2013;21(1): 81–93

38. Hinman CD, Maibach H. Effect of air exposure and occlusion on experimental human skin wounds. Nature 1963;200:377–378

39. Varghese MC, Balin AK, Carter DM, Caldwell D. Local environment of chronic wounds under synthetic dressings. Arch Dermatol 1986;122(1):52–57

40. Goodson WH, 3rd, Hunt TK. Wound healing in experimental diabetes mellitus: importance of early insulin therapy. Surg Forum 1978;29:95–98

41. Winter GD. Formation of the scab and the rate of epithelization of superficial wounds in the skin of the young domestic pig. Nature 1962;193:293–294

42. Alper JC, Tibbetts LL, Sarazen AA, Jr. The in vitro response of fibroblasts to the fluid that accumulates under a vapor-permeable membrane. J Invest Dermatol 1985;84(6):513–515

43. Alvarez OM, Mertz PM, Eaglstein WH. The effect of occlusive dressings on collagen synthesis and re-epithelial-ization in superficial wounds. J Surg Res 1983; 35(2):142–148

44. Katz MH, Alvarez AF, Kirsner RS, Eaglstein WH, Falanga V. Human wound fluid from acute wounds stimulates fibroblast and endothelial cell growth. J Am Acad Dermatol 1991;25(6 Pt 1):1054–1058

45. Eaglstein WH. Effect of occlusive dressings on wound healing. Clin Dermatol 1984;2(3):107–111

46. Newman JP, Koch RJ, Goode RL. Closed dressings after laser skin resurfacing. Arch Otolaryngol Head Neck Surg 1998;124(7): 751–757

47. Weinstein C, Ramirez OM, Pozner JN. Postoperative care following CO2 laser resurfacing: avoiding pitfalls. Plast Reconstr Surg 1997;100(7):1855–1866

48. Eaglstein WH, Mertz PM. "Inert" vehicles do affect wound healing. J Invest Dermatol 1980;74(2):90–91

49. Hunt TK. The physiology of wound healing. Annal Emerg Med 1988;17(12):1265–1273

50. Pai MP, Hunt TK. Effect of varying oxygen tensions on healing of open wounds. Surg Gynecol Obstet 1972; 135(5):756–758

51. Eisenbud DE. Oxygen in wound healing: nutrient, antibiotic, signaling molecule, and therapeutic agent. Clin Plast Surg 2012;39(3):293–310

52. De Haan BB, Ellis H, Wilks M. The role of infection on wound healing. Surg Gynecol Obstet 1974;138(5):693–700

53. Sorensen LT. Wound healing and infection in surgery. The clinical impact of smoking and smoking cessation: a systematic review and meta-analysis. Arch Surg 2012; 147(4):373–383

54. Haubner F, Ohmann E, Pohl F, Strutz J, Gassner HG. Wound healing after radiation therapy: review of the literature. Radiat Oncol 2012;7:162.

55. Milton SH. Pedicled skin-flaps: the fallacy of the length: width ratio. Br J Surg 1970;57(7):502–508

56. Carrico TJ MA, Cohen IK. Normal and pathological wound healing. In: Giorgiade NG, ed. Essentials of Plastic, Maxillofacial, and Reconstructive Surgery. Baltimore: Williams & Wilkins; 1987

57. Goodson WH, 3rd, Hung TK. Studies of wound healing in experimental diabetes mellitus. J Surg Res 1977;22(3):221–227

58. Seifter E, Rettura G, Padawer J, Stratford F, Kambosos D, Levenson SM. Impaired wound healing in streptozotocin diabetes. Prevention by supplemental vitamin A. Annal Surg 1981;194(1):42–50

59. Farrior ST, Stambaugh KI. Keloids and hyperplastic scars. In: Thomas JR, Holt GR, eds. Facial Scars—Incision, Revision & Camouflage. St Louis: CV Mosby; 1989

60. Terris DJ. Dynamics of wound healing. In: Bailey BJ, ed. Atlas of Head and Neck Surgery: Otolaryngology. Philadelphia: Lippincott-Raven; 1998

61. Berman B, Bieley HC. Adjunct therapies to surgical management of keloids. Dermatol Surg 1996;22(2):126–130

62. Hom DB. Scar revision in the 21st century. Facial Plast Surg 2012;28(5):471–472

63. Bootun R. Effects of immunosuppressive therapy on wound healing. Int Wound J 2013;10(1):98–104

64. Chvapil M, Koopmann CF, Jr. Age and other factors regulating wound healing. Otolaryngol Clin North Am 1982;15(2):259–270

65. Goodson WH, 3rd, Hunt TK. Wound healing and aging. J Invest Dermatol 1979;73(1):88–91

66. Sgonc R, Gruber J. Age-related aspects of cutaneous wound healing: a mini-review. Gerontology 2013;59(2):159–164

67. Reinisch JF, Puckett CL. Management of radiation wounds. Surg Clin North Am 1984;64(4):795–802

68. Rudolph R, Arganese T, Woodward M. The ultrastructure and etiology of chronic radiotherapy damage in human skin. Ann Plast Surg 1982;9(4):282–292

69. Pollack SV. Wound healing: a review. III. Nutritional factors affecting wound healing. J Dermatol Surg Oncol 1979;5(8):615–619

70. Reed BR, Clark RA. Cutaneous tissue repair: practical implications of current knowledge. II. J Am Acad Dermatol 1985;13(6): 919–941

71. Ehrlich HP, Tarver H, Hunt TK. Effects of vitamin A and glucocorticoids upon inflammation and collagen synthesis. Annal Surg 1973;177(2):222–227

72. Pruitt BA, Jr., Levine NS. Characteristics and uses of biologic dressings and skin substitutes. Arch Surg 1984;119(3):312–322

73. Ehrenreich M, Ruszczak Z. Update on tissue-engineered biological dressings. Tissue Eng 2006;12(9):2407–2424

74. Schurr MJ, Foster KN, Centanni JM, et al. Phase I/II clinical evaluation of StrataGraft: a consistent, pathogen-free human skin substitute. J Trauma 2009;66(3):866–873; discussion 873–864

75. Mulder G, Wallin K, Tenenhaus M. Regenerative materials that facilitate wound healing. Clin Plast Surg 2012;39(3):249–267

76. Wieman TJ. Clinical efficacy of becaplermin (rhPDGF-BB) gel. Becaplermin Gel Studies Group. Am J Surg 1998;176(2A Suppl):74S–79S

77. Spielberger R, Stiff P, Bensinger W, et al. Palifermin for oral mucositis after intensive therapy for hematologic cancers. N Engl J Med 2004;351(25):2590–2598

78. Phillips TJ, Gilchrest BA. Cultured allogenic keratinocyte grafts in the management of wound healing: prognostic factors. J Dermatol Surg Oncol 1989;15(11):1169–1176

79. Mann J, Mann DA. Epigenetic regulation of wound healing and fibrosis. Curr Opin Rheumatol 2013;25(1):101–107

80. Fuchs Y, Brown S, Gorenc T, Rodriguez J, Fuchs E, Steller H. Sept4/ARTS regulates stem cell apoptosis and skin regeneration. Science 2013;341(6143):286–289

81. West XZ, Malinin NL, Merkulova AA, et al. Oxidative stress induces angiogenesis by activating TLR2 with novel endogenous ligands. Nature 2010;467(7318):972–976

82. Wong VW, Gurtner GC, Longaker MT. Wound healing: a paradigm for regeneration. Mayo Clin Proc 2013;88(9):1022–1031

83. Larson BJ, Longaker MT, Lorenz HP. Scarless fetal wound healing: a basic science review. Plast Reconstr Surg 2010; 126(4): 1172–1180

84. Leung A, Crombleholme TM, Keswani SG. Fetal wound healing: implications for minimal scar formation. Curr Opin Pediatr 2012;24(3):371–378

85. Lo DD, Zimmermann AS, Nauta A, Longaker MT, Lorenz HP. Scarless fetal skin wound healing update. Birth Defect Res C Embryo Today 2012;96(3):237–247

86. Rolfe KJ, Grobbelaar AO. A review of fetal scarless healing. ISRN Dermatol 2012;2012:698034

87. Glim JE, van Egmond M, Niessen FB, Everts V, Beelen RH. Detrimental dermal wound healing: what can we learn from the oral mucosa? Wound Repair Regen 2013;21(5):648–660

3 瘢痕整形

作者：Mimi S. Kokoska，J. Regan Thomas
翻译：胡哲源　审校：刘蔡钺

引　言

瘢痕整形的目的是改善瘢痕部位皮肤的外观。尽管可以在许多方面改善瘢痕的外观，却不能完全消除瘢痕。这一点需要向患者明确。瘢痕的最终外观取决于多种因素。引起瘢痕的原因、组织损伤或缺失的程度、瘢痕在面部的具体位置、患者的年龄与体质、异常瘢痕形成的基因易感性、闭合伤口的技术及创伤愈合的并发症等都影响到最终的瘢痕形成。瘢痕的部位，组织缺损的程度，患者的年龄、基因、体质等因素是外科手术不能控制的。然而，外科医生可以在治疗过程中通过采用创伤愈合和瘢痕形成的特殊原理，使患者的创面愈合达到理想的效果。

了解瘢痕形成的机制有助于选择修复瘢痕的方法。一般来说，钝器损伤、枪伤和烧伤的瘢痕比手术切口的瘢痕范围更大。开始时难以判断邻近软组织的失活范围，尤其是热损伤时更加难以判断。在修复开始阶段的清创术应尽可能地保留有活力的组织。上述几类创伤造成的瘢痕难以达到满意的效果，有些需要分阶段来修复。

有些原则既有利于形成比较理想的初期瘢痕，也有利于后期的瘢痕整形，甚至可以避免瘢痕的进一步修复。所有创口中的异物都应该被尽可能地清除。使用生理盐水冲洗伤口可以减少伤口中细菌的数量。清除正常组织中失活的组织。瘢痕的走向在创伤初期无须改变，因为瘢痕的改形可以隐藏瘢痕，而且邻近瘢痕的组织应该考察其活性，必要时进行后期修复。在闭合创伤的初期，如果损伤涉及皮下组织，应将软组织分层缝合。为消除张力需要小心地在伤口边缘潜行分离。

张力可以使瘢痕增宽、增大增生性瘢痕发生的概率。创伤表面需要覆盖抗生素油膏或密闭的敷料以保持创面湿润。

瘢痕分析

理想的瘢痕狭窄、扁平，不高出周围皮肤。与周围皮肤的颜色相似。瘢痕应位于松弛皮肤张力线（RSTLs）或与其平行（图 3.1）或位于两个美学部位的结合部。瘢痕不应遮挡正常皮肤或高出周围正常皮肤。瘢痕整形适用于增生性瘢痕，宽大的瘢痕，凹陷性瘢痕，与松弛皮肤张力线垂直的瘢痕，蹼状瘢痕，影响器官开口或引起面部（如眉毛）畸形的瘢痕，在面部形成明显标记（如深红色）的瘢痕或影响面部功能的瘢痕。单纯皮损内注射去炎松对较窄的、位于松弛皮肤张力线内的增生性瘢痕有效（图 3.2）。患处是否会形成增生性瘢痕或瘢痕疙瘩，可以从受伤或切口的部位中看出。因此，检查所有的瘢痕或伤口的部位是识别并减轻瘢痕形成的必要措施。

瘢痕整形的时机

所有的瘢痕在经过 1 年的时间后都趋向于好转。然而，患者都希望能尽早治疗。可以根据瘢痕的特点确定其整形的时机。如果一个新鲜的瘢痕是狭窄、扁平的，并且位于松弛皮肤张力线内，但是颜色鲜红，则应该在瘢痕稳定后重新判断，因为红色通常会消退。然而，如果瘢痕引起了明显的不良反应，如组织畸形不随时间而改善，那么最好尽早进行瘢痕整形。

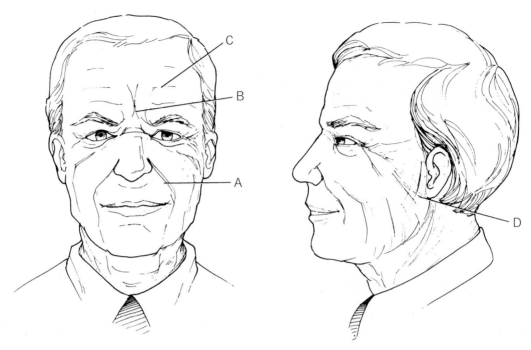

图 3.1　松弛皮肤张力线可以帮助引导瘢痕形成的方位。如水平的前额皱纹，垂直的眉间皱纹，垂直的嘴唇皱纹和鱼尾纹。美学部位的结合部也可用于伪装瘢痕。如邻近的创伤可将瘢痕置于鼻唇沟内

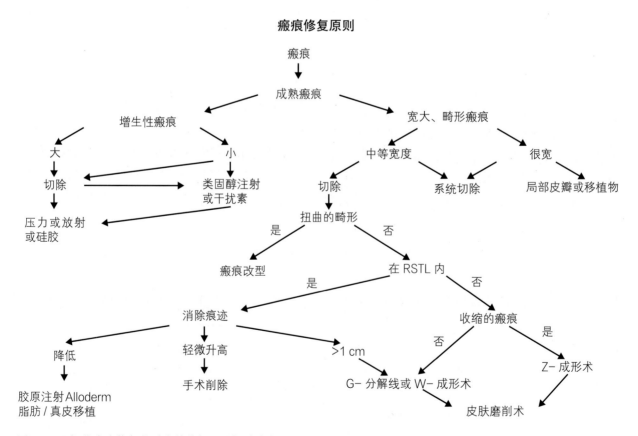

图 3.2　理想化瘢痕修复的手术前分析和选择治疗方法的流程（摘引自 Thomas JR. Facial scars. In: Thomas JR, Holt GR, eds. Facial Scars: Incision, Revision, and Camouflage. St. Louis: CV Mosby; 1989. 获得授权）

皮肤磨削、激光等治疗可以常规在最初创伤修复 8 周后进行。理论上讲在创伤愈合早期成纤维细胞的活力较好，利于进行皮肤磨削术。此期瘢痕通常仍为红色。皮肤磨削术本身也能引起短暂的红斑。由于早期创伤愈合和皮肤磨削术能分别引起红色瘢痕，故通过早期的皮肤磨削术可以减少患者经受红色瘢痕的总的时间。在增生性瘢痕和瘢痕疙瘩的病例中，早期用脉冲染料激光，对瘢痕变平，减轻红斑、瘙痒和灼烧感有所帮助。此外，Q 激光可以减轻这些瘢痕的色素沉着。皮肤磨削和激光治疗也可以应用于慢性或稳定的瘢痕。

手术切除技巧

瘢痕改形

通常瘢痕可以被改形使其落入松弛皮肤张力线内，边界处于美学部位之间或头皮发际线。瘢痕改形需将瘢痕置于更隐蔽的部位。该原则也可用于面部皮肤提紧或腮腺切除术后存在明显凸出瘢痕的患者。通常将这种瘢痕改形到耳屏附近，以便更好地隐藏（图 3.3）。导致畸形或影响美观的瘢痕需要切除并改形。

简单切除

畸形或错位的瘢痕通常可以通过简单的梭形切除和改变切口方向来调整到适当的位置。简单切除可以使瘢痕方向位于松弛皮肤张力线或者将一个不是在有利条件下愈合的瘢痕置于美学部位的连接处，形成一个细小的瘢痕（图 3.4）。梭形切除术适用于较窄的瘢痕或小瘢痕。如果设计的梭形切除术靠近另外一个美学部位或者面部标志物，可以采取 M- 成形术以缩短梭形的末端。理想的梭形切除术的夹角应该是 30°~60°。大于60° 的角度会形成"猫耳畸形"，需要做 M- 成形或者扩大切口来解决多余的组织。

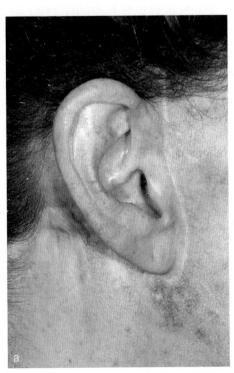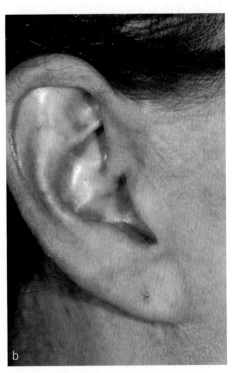

图 3.3　a. 有宽大、畸形瘢痕的患者；b. 瘢痕改形术 1 周后

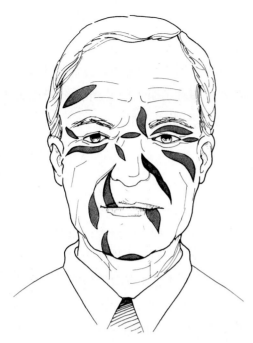

图 3.4　理想的梭形切口位于松弛皮肤张力线或者美学边界

系统切除

由于瘢痕巨大，一次切除难以合拢周围皮肤时，常进行系统的分次切除。有些瘢痕比较适合分次切除，包括前期植皮形成的大瘢痕和烧伤后瘢痕。首次的切除部位位于瘢痕的边缘之内。切口的边缘向两侧潜行分离，切除一部分瘢痕后缝合创面。在 8~12 周的皮肤拉伸期后，再一次在瘢痕的边界之内重复上述切除步骤。

最后一次切除手术中，剩余的瘢痕组织被切除，切口两边的正常组织边缘相互靠近。在最后一次缝合中，皮肤的边缘可以靠近成一条直线、W- 形，或者不规则的线性缝合。皮肤有很大的拉伸能力，可以适应创口的闭合。系统地分次切除利用了皮肤超常的拉伸能力，随着时间的推移而逐渐适应。甚至覆盖前额 50% 的巨大瘢痕也可以系统地切除。此外，系统切除可以将瘢痕移位到更利于隐藏的部位，比如美学部位的连接处，发际线内和松弛皮肤张力线处。

真皮脂肪移植

真皮脂肪移植物是一种脂肪移植物。它被置于瘢痕深面，提高皮肤表面的凹陷。这种方法可以应用在受区，也可以不做任何的瘢痕切除。一个单独的脂肪移植往往存活较好和效果满意。常见的脂肪移植的供区包括腹部和锁骨上的区域。

Z- 成形术

Z- 成形术是使瘢痕成为不规则形的一种技术，同时也改变了瘢痕的方向。通过 Z- 成形术可以切除瘢痕并延长瘢痕的长度。其原理是以瘢痕为中心的三角形皮瓣的易位。原瘢痕中心线的新方向与原方向垂直。经典的 Z- 成形术包括一个中心切口和两个外围切口，就像两个等边三角形（图 3.5）。切口线等长，边缘线与中心线形成的角度相等。瘢痕作为中轴被切除，或者在多个 Z- 成形术中分为多个中轴被切除。切开皮肤后就形成了两个三角形皮瓣。将皮瓣易位后分层缝合切口。从理论上讲，边缘线与中心线的夹角为 30° 时可以延长中轴线 25%，而 45° 角时可以延长中轴线 50%，60° 角时可以延长中轴线 75%。因此，要谨慎地延长瘢痕中轴线，尤其是当延长的瘢痕轴线接近另一个美学部位或者其他解剖结构时。如靠近眉毛的前额垂直瘢痕的 Z- 成形术在延长轴线后可能引起眉毛变形。为隐藏瘢痕，各切口长度不宜超过 1 cm。

不等三角皮瓣的 Z- 成形术可用于将组织转移到组织缺损部位。这有助于纠正瘢痕挛缩引起的邻近结构扭曲。小角度皮瓣比大角度的皮瓣具有更好的旋转能力。故小角度皮瓣常用于向缺损部位提供多余的组织。尽管该皮瓣无法在原有瘢痕的方向延长组织，它却可以在垂直于原有瘢痕的方向提供出额外的组织长度。

多个 Z- 成形术

多个 Z- 成形术通过改变沿着整个瘢痕的张力方向来减轻创伤引起的瘢痕挛缩（图 3.6）。该手术没有额外的切口轴线产生，因此不会遗留明显的瘢痕，可以限制瘢痕的切口。环状或半环状瘢痕常伴有蹼状瘢痕或假门畸形。表现为瘢痕挛缩的周围区域有"截留"的多余组织。治疗手段包括瘢痕内局部注射糖皮质激素、压力疗法和瘢痕改形。厚的皮瓣可以潜行剥离和修剪，然后采用多个 Z- 成形术改变挛缩瘢痕的方向并增加其长度。常发生于内眦部位的蹼状瘢痕也可以通过多个 Z- 成形术而得以有效解决。

W- 成形术

W- 成形术是将垂直于松弛皮肤张力线的瘢痕或伤口拆分并改变其方向。该手术在瘢痕或伤口的周围切出连续的多个三角形皮瓣。各三角形皮瓣被牵引至其对面的三角形缺损处，两者拉拢缝合（图 3.7）。与 Z- 成形术相比，该手术不能显著延长伤口。这不仅是因为一般来说 W- 成形术皮瓣的长度短于 Z- 成形术，而且 W- 成形术中各三角皮瓣没有交错。W- 成形术不如几何分解线闭合（geometric broken line closure，GBLC）效果好，而 W- 成形术规律的拆分单位较之 GBLC 不对称的拆分单位更易于用眼睛分辨。

几何分解线闭合（GBLC）

GBLC 技术是比 Z- 成形术和 W- 成形术更复杂的一种拆分技术。该手术形成的瘢痕更加不明显。适用于贯穿一个美学部位的长瘢痕，例如颊部瘢痕（图 3.8）。

在伤口的一侧切出一系列随机交替的三角形、矩形、梯形、半圆形和四方形皮瓣，而在伤

口的对侧做出对应的切口（图 3.9）。切除需要去除的部分和介于其间的瘢痕部分后，相对应的切口拉拢缝合。皮瓣的边长应该小于 6 cm，便于瘢痕的伪装，因为眼睛易于察觉较长的边长。

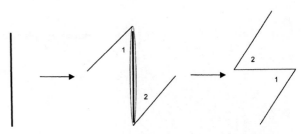

图 3.5 单个 Z- 成形术。两个相同的三角形皮瓣易位。注意原始的瘢痕被切除，原瘢痕线的长度增加

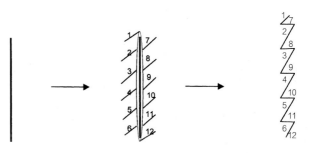

图 3.6 多个 Z- 成形术。沿着切口的多个小"Z"形成的几个小三角形皮瓣相互易位，多个 Z- 成形术的优点包括使瘢痕不规则化及引导伤口至不同的方向。这样难免会延长伤口，需要加以预防

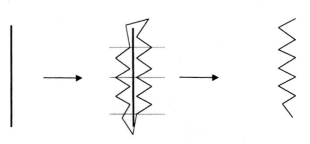

图 3.7 W- 成形术。连续三角形皮瓣的插入使得瘢痕被规律地拆分。一个单独的长瘢痕可以被改变方向为多个小瘢痕，后者位于松弛的皮肤张力线

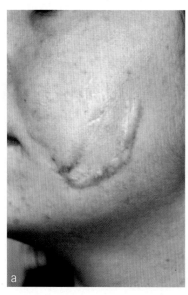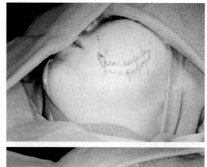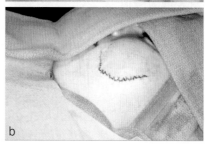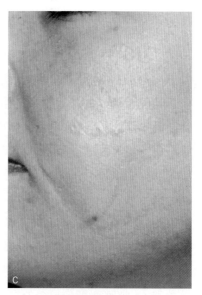

图 3.8　a. 手术前的颊部增生性长瘢痕；b. GBLC 手术中；c. GBLC 手术 + 皮肤磨削术后 1 年

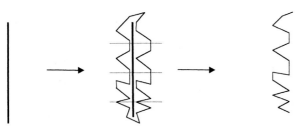

图 3.9　GBLC。随机交替的切口形态使得瘢痕改变方向到松弛皮肤张力线

皮肤磨削术、激光皮肤重塑和填充

　　皮肤磨削术和激光皮肤重塑都可以去除皮肤的表面一层（表皮层和部分真皮乳头层）。创面由周围的上皮和其下的附属结构再上皮化。

　　这些技术可用于使瘢痕平整，改善瘢痕的质地，进一步用周围的正常皮肤来混淆瘢痕，从而改善瘢痕的外观（图 3.10）。皮肤磨削术通过一个连在电动手柄上的金刚钻头或金属刷来操作。磨削术前需要做局部麻醉，皮肤消毒。绷紧皮肤，钻头贴紧瘢痕和周围皮肤。钻头需顺时针方向旋转，垂直方向交替使用，并略倾斜，与瘢痕的轴线呈一夹角。纱布要远离旋转的钻头以避免将纱布卷入磨削子。瘢痕和周围的皮肤应该被拉紧，为磨削手术提供一个平整稳固的表面。由于氟利

昂被宣布禁用，多数皮肤磨削术不再使用皮肤制冷剂。深达真皮网状层的磨削术应该注意避免形成更严重的瘢痕。皮肤磨削术作为 Z- 成形术、W- 成形术和 GBLC 的瘢痕改形手术的后期治疗也很有价值。可以在瘢痕改形手术 8 周后实施皮肤磨削术以进一步改善瘢痕的外观。

　　激光皮肤重塑一般使用 CO_2 激光或铒激光。从理论上说，对于瘢痕的改造，激光皮肤重塑要优于皮肤磨削术。有人认为激光可以促进胶原塑形，从而改善瘢痕的外观。但是，激光皮肤重塑所致热损伤的深度不好估计。近期激光扫描技术的新进展改善了激光皮肤重塑的效果。另外，特定规格的扫描仪可以除去低洼部位周围的组织，使局部更加平整。

　　脉冲染料激光和 Q 开关激光可以减轻瘢痕的色素沉着。脉冲染料激光器可以去红以及减少瘢痕的厚度。Q 开关激光可以用来减轻瘢痕的色素沉着。

　　真皮填充物，如透明质酸和胶原蛋白可以注射于皮肤深面，从而抑制瘢痕的增生。这些可注射的填充物暂时性改善瘢痕增生，持续 2~6 个月。

　　无论是皮肤磨削术还是激光皮肤重塑，患者适应证的选择都非常重要。肤色较白者较少形成

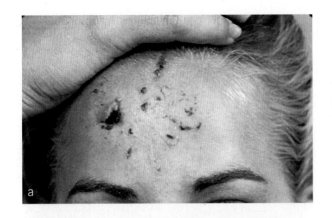
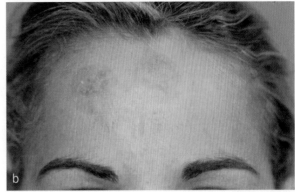
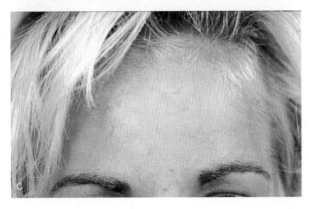

图 3.10　a. 前额瘢痕治疗前照片；b. 皮肤磨削术后 2 周；c. 单独使用皮肤磨削术后 1 年

明显的色素沉着、增生性瘢痕及瘢痕疙瘩。进行口周皮肤美容的患者需要事先应用抗病毒药物以防单纯疱疹病毒。对所有将要施行手术的患者都要预先讲明发生色素改变、感染和瘢痕的危险性以及可能需要多次治疗等。

术后护理

　　瘢痕切除改形手术或皮肤磨削术后，在缝合处或创面应用抗生素油膏一周。激光治疗后也需要封闭或半封闭的创面。可以使用敷料、软膏或凡士林纱布作为半封闭伤口的敷料。一般在术后一周拆线，除非切口愈合不良。如果在随后的几周内有增生性瘢痕或瘢痕疙瘩发生的征象，则在瘢痕的真皮部分局部注射去炎松丙酮（Kenalog）10 mg/ mL。此外，机械压力（指、趾夹，耳夹）

或硅橡胶凝胶片也可以帮助抑制瘢痕生长。早期的激光治疗也可明显改善增生的瘢痕。

推荐阅读

1. Ardeshirpour F, Shaye DA, Hilger PA. Improving posttraumatic facial scars. Otolaryngol Clin North Am 2013;46(5):867–881

2. Borges AF. Improvement of antitension lines scar by the "W-plastic" operation. Br J Plast Surg 1959;12:29

3. Oliaei S, Nelson JS, Fitzpatrick R, Wong BJ. Laser treatment of scars. Facial Plasti Surg 2012;28(5):518–524

4. Sobanko JF, Alster TS. Laser treatment for improvement and minimization of facial scars. Facial Plast Surg Clin North Am 2011;19(3): 527–542

5. Thomas JR, Holt GR, eds. Facial Scars: Incision, Revision, and Camouflage. St. Louis: CV Mosby; 1989

6. Thomas JR, Somenek M. Scar revision review. Arch Facial Plast Surg 2012;14(3):162–174

7. Webster RC, Smith RC. Scar revision and camouflage. Otolaryngol Clin North Am 1982;15:55

4 合成及生物植入物

作者：Kofi D.O. Boahene

翻译：胡哲源　审校：刘蔡钺

引　言

颅面区域的功能与美学重建需要利用组织来恢复或增强形态与功能。在缺乏组织的情况下，自体移植和皮瓣则是重建阶梯的关键。在单用自体移植物和皮瓣不足的情况下，需要应用植入物。与移植不同的是，植入物是由外科手术放置于体内的成品来取代、支持或增强生物组织的外形或功能。植入物可以是合成的、生物的，也可以是这两种形式的结合，并可根据应用目的选择自然状态或综合体而存在。植入物在医学和牙科中的应用可以追溯到 2000 年前的罗马人、中国人和阿兹特克人。在过去的三十年中，纳米技术、组织工程、材料科学和显微外科技术的显著进步拓宽了合成和生物植入物的临床应用范围和应用前景、包括快速成形和增材制造技术（3D 打印）的先进制造加工过程，现在有助于包含合成植入物和皮瓣在内的广泛颅面缺陷综合重建。合成植入物、生物植入物和 3D 打印技术的日渐成熟打开了用制造的整体器官替换受损组织的大门。本章重点介绍面部整形和整形外科手术中合成和生物植入物当前和发展中的应用。

合成植入物的演变

世纪之交标志着在重建手术中合成材料使用量的增加。最早的植入物是由现成材料制成的，大部分已证明是有致病性或毒性的。随着对合成材料与免疫系统和组织的相互作用的认识的提高，三代主要植入物已经发生演变。第一代合成植入物是用具有匹配缺陷组织物理性质的材料设计的。这些都是主要用于取代组织，仅诱导很少或无免疫反应的生物惰性材料植入物。这些植入物大多数是由纯金属及其合金制成的。钒钢是第一种专门开发用于人下颌骨重建板的金属合金。钒钢由于机械故障，耐腐蚀，生物相容性差被废弃了。目前，纯金属以及铁、铬、钛合金是最常见使用的金属植入物。

第二代合成植入物是生物活性植入物。生物活性植入物包括促进植入组织相互作用和集成的不可吸收和可吸收聚合物。在 20 世纪 80 年代中期制造的生物活性植入物，如生物活性玻璃、陶瓷玻璃复合植入物，合成羟基磷灰石常用于头颈部重建。然而，应力遮挡和微粒磨损的问题限制了它们的广泛应用。可生物降解的人工植入物在颅面外科具有吸引力，特别是对于儿童，它们会随着时间的推移逐渐分解，不会造成应力遮挡和生长限制。第二代植入物不能适应微环境改变的生理需求，如承载力，这仍然是一个挑战。

第三代植入物包括可吸收支架，如水凝胶设计可以满足新骨、软骨和血管的生成或（和）软组织模型的干细胞一起种植。

合成植入物的生物相容性

人工合成材料的生物相容性指的是植入物表现其预期功能时在宿主体内所需的结合程度的能力，而不会造成任何不良的局部或全身效应。生物相容性的要求受国际标准化组织（ISO）的管制[1]，它概述了新植入物所需测试的准则。所需的测试包括对于急慢性毒性、致癌性、遗传毒性、免疫毒性、神经毒性、致敏、腐蚀的评估。

在欧洲和亚洲遵守 ISO 10993-1 的测试策略是可以接受的。在 1995 年，美国食品和药品管理局（FDA）通过了 ISO 指南，尽管在一些领域 FDA 的测试要求超过了 ISO 的要求。影响植入物生物相容性的因素有很多，如植入物的大小、形状、材料组成以及表面特性；宿主对植入物材料物理特性的反应；植入物的组织位置；放置的外科技术[2]。

植入物的表面特性对生物相容性是至关重要的[3]。在植入嵌入体的次级品中，由水、蛋白质组成的生物层和其他生理液中的生物分子会覆盖植入物的表面。植入物与自身组织的相互影响通过生物层介导完成。有几种方法已被用于改善合成植入物的表面来提高其生物相容性。一种方法是利用生物活性分子（细胞黏附肽、白蛋白、纤维蛋白原、肝素糖胺聚糖）固定在植入物表面吸附、共价耦联，并牵引中间连接分子。一旦修改，大部分植入物与周围组织通过这些生物活性分子相互作用，从而提高它们的兼容性。除了植入物的生物相容性外，宿主组织特性对保证植入物长期生存的成功具有重要意义。重要组织特征包括血管质，接近受污染的腔隙，周围组织的机动性，循环加载应力和足够的软组织覆盖范围。

预防感染与植入失败

无菌术中植入物的处理对于最小化人工植入物种植失败是非常重要的。植入物在植入前的广泛处理或暴露应避免。一旦从无菌包装中取出植入物，只有通过戴着手套的手与接触污染最少的清洁仪器。植入物与周围皮肤或口腔的接触应尽量最小化来减少细菌的播种。正常情况下，有100 000种细菌可以引起临床显著感染；然而，有了合成材料的出现，这个数字是显著减少的[4]。抗生素预防是谨慎的，但不应取代无菌技术的使用。抗生素覆盖范围的原理是预防或消除任何可能发生在植入体表面的细菌播种。没有大的临床试验来确认这个方法的疗效。

额外抗生素覆盖通常是通过置入术前洗涤或浸泡植入物。这一做法可能对于植入物在亲水性表面比疏水表面更具价值。是否注入抗生素能实际上降低术后感染率是未知的。一些植入物表面有利于开发和维护耐抗生素治疗的生物膜[5~8]。植入物最终需要在感染时取出。促进生物膜黏附的表面特性包括材料的化学成分（如表皮葡萄球菌经常引起聚合物植入物感染，金黄色葡萄球菌通常见于金属植入物感染）、表面粗糙性（不规则表面通常促进细菌黏附）、表面形态（细菌优先定植多孔材料表面）和表面疏水性（亲水性材料对于细菌比疏水材料更有抵抗力）[5~8]。

选择种植体与植入材料

金 属

尽管人们已知大量的金属和合金，但很少具备作为植入材料使用的最小性能。相对腐蚀性的环境加上人体对大多数金属腐蚀产物的微小浓度的耐受性差，从而消除了大多数金属材料的讨论。选择用于生物医学应用的金属和合金的主要考虑因素是生物相容性、适当的机械性能、耐腐蚀性和合理的成本。

金

金是化学惰性的，并且引起极小的组织反应。其最纯净形式的机械性能最差，通常作为合金应用于补充某种结构的完整性，如在牙种植体中。但是，当用作上眼睑修复程序中的负重时，高纯度（24k）、高度抛光的负重提供了较少的组织反应、更大的延展性，并且比简单眼睑缝合术效果更好[9, 10]。

铂 金

铂金一直被公认为有良好的生物相容性。对于因兔眼接受眼睑手术的金敏感患者是首选植入材料。铂是一种光泽、银白色、具有延展性和韧性的金属。与金相比，铂金眼睑植入物密度更高，

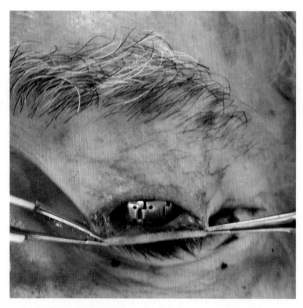

图 4.1 面部麻醉下上睑填充的铂金眼睑植入物

容许不明显的低级外形植入物（图 4.1）[11]。

钛

钛比不锈钢更高的强度与重量比和出色的耐腐蚀性性能使它成为几种植入物的首选金属。轻，坚固，完全生物相容性，钛是少数自然符合人体内植入要求的材料。此外，骨整合能力使钛成为骨替代植入物的诱人选择。相对于钢钛合金的较低模量是减少骨再吸收的一个积极因素。钛既不是磁性也不是顺磁性。植入物患者可以排除移植的移动和干扰安全地进行核磁共振成像。对于有口腔颌面部肿瘤指征、重症颌面创伤的情况下和先天性颜面畸形的面部重建，使用定制的钛植入物已经很普遍了。使用快速原型方法如立体光刻或三维打印，定制钛植入体预测试的形式和配合可以产生术前使用计算机控制打磨[12]。减少思考工作，减少手术时间，改善审美效果。在牙科修复手术，骨钛根极大地改变了癌症患者牙齿的复原。种植体钛螺钉也是形成用于鼻、耳和眼重建更稳定的基础假体固定装置。

聚合物

硅

有机硅是由硅元素、氧侧链交替组成的聚合物。它是现如今唯一非碳链聚合物在临床上的应用形式。医用级硅是由含有甲基侧基的二甲基硅氧烷单体组成的。聚甲基硅氧烷链具有较低的分子量和黏度，液体硅树脂是可注射的。得到具有中等程度交联和黏度的硅胶。当黏度非常高时（厘泊 =10 000），由高交联凝胶填充的状态弹性体的二氧化硅颗粒固体形成。硅橡胶（Dow Corning）就是一个高黏度交联的硅氧烷聚合物的例子，从二氧化硅粉体锻造来改变其力学性能。

注射医用级硅首先由 Dow Corning 于 1960 年发明。到 1990 年，已有 100 000 多名患者接受面部硅凝胶注射治疗。该凝胶具有良好的可塑性、无毒、无免疫原性。医用级液态硅已与许多临床弊端联系在一起。大多数弊端都与过量注射以及使用不纯硅树脂有关。近几年报道的不良反应表现为炎性结节和 "硅胶肉芽肿"[13]。在网状内皮系统迁移进入区域淋巴结、肝和脾已被报道。这些反应的起源未被了解，难以治疗，往往导致损毁缺陷。然而，当使用 30 针的微滴技术应用于有限数量时（0.1 mL 每区），硅酮通过纤维囊趋于稳定。注射间隔不应少于 4 周。在 1991 年，美国食品药品管理局禁止在美国使用可注射硅酮，但它仍然在其他地方有限的使用。

一种聚乙烯吡咯烷酮和硅混合的悬浮物（Bioplastique、Uroplasty BV）在 1991 年被发现。它由聚合硅粒子组成，大小在 100~600 μm，通过一个可吸收载体凝胶包围。这个硅酮周围的凝胶在一周内被吞噬并在 6 周内被胶原蛋白取而代之。硅粒子太大了以至于被吞噬，留在组织引起局部异物反应，以纤维化结束，有助于填充效应。如医用级硅胶，生物塑性的成功使用取决于注射技术。埋置在真皮下是获得持久效果的关键。更多表面放置可能导致挤压。持续性硬结、肿胀已经被描述，通常需要切除，因为抗生素和类固醇注射产生了混合不一致的响应。一些作者报道了对免疫调节药咪喹莫特的治疗反应[14]。

固体硅橡胶已广泛用于头颈部重建。硅橡胶块是容易雕刻的。它已被用于甲状软骨成形术，脸颊和下巴植入物以及鼻部手术。植入的组织学研究作者发现，硅橡胶被缺乏组织细胞和巨细胞的扁平、轻度、慢性炎症反应的组织包围（图4.2）。因为它是高度疏水的，之间有无黏接硅橡胶还有它的胶囊。因此，当放在一个有薄重叠覆盖的口袋，如果不固定和挤压时，它更容易脱落。它也可以与大多数持久性血肿相关联。这证实了鼻和耳应用硅橡胶的高挤出率[15]。

聚甲基丙烯酸甲酯

聚甲基丙烯酸甲酯（PMMA）——高分子量丙烯酸聚合物，是第一种用作生物材料的聚合物。甲基丙烯酸甲酯单体的聚合由高强度和刚性的聚合物产生。由于其良好的生物相容性、可靠、操作相对容易、毒性低，聚甲基丙烯酸甲酯在颅面重建中得到了广泛的应用。由两部分组成：液体和粉末。这个液体含有聚甲基丙烯酸甲酯单体、稳定剂和活化剂。这个粉末含有聚合物（射线不能透过的物质）和聚合引发剂，加在一起混合，

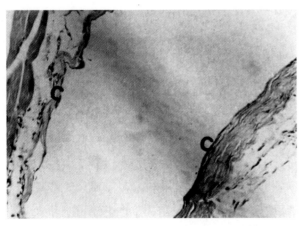

图4.2　薄纤维囊（C）显示少量的单核细胞，慢性炎症细胞。裂是硅橡胶（Dow Corning）留下的，这是在加工过程中脱落形成的（由 Jeanne S. Adams, MD 提供）

聚合发生。首先，接合剂是一个相对较低的黏度的反光贴。制备的黏度不断增加，表面变得暗淡。最后阶段的快速聚合与引起的放热反应有关，导致组织损伤。然后成为一个固体树脂材料。

一个明显的优点是它可以在原位成型。这个能够在组织中塑造植入物并在其放热阶段移除它的聚合使人获得精确尺寸和形状而不引起热损伤的植入物。在颅骨修补中，聚甲基丙烯酸甲酯可以针对中等大小的缺陷用钢筋网。对于非常大的缺陷，可以制造 CT 引导的多孔定制植入物便于更准确地重建。在头颈部重建中患者最好的聚甲基丙烯酸甲酯适应证是有良好质量的软组织，没有既往感染，与鼻窦无连接。确保高嵌体刚性固定材料固定是很重要的，因为它会随着时间变得松动[16]。

聚乙烯

聚乙烯是一种复合物，由大量乙烯基的重复单核单位组成，形成具有大量分支的大分子。多孔聚乙烯植入物是一种合成聚合物，具有生物惰性和不可生物降解性。MEDPOR 是一种高密度聚乙烯（HDPE）固体植入物的品牌，自 1985 年来一直被用于美容或美容目的。它的孔径允许软组织和血管生长，这有助于保持植入物的位置。HDPE 的网络形式包括 Prolene 和 Marlex，孔径多为 100~150 μm 的多孔性 HDPES（MEDPOR），可以在 1 年中用成熟的骨入孔，促进骨组织生长（图 4.3）。HDPE 标本的组织学分析显示，在最小的异物反应中可以观察到成熟的结缔组织。

Cenzi 等展示了植入部位（鼻、上颌、耳）和之前是否做过（既往操作过的有症状的患者）与植入的成功与否有密切关系[17]。作者自身的经历提示在面部重建中有一个厚而良好的血管蒂皮瓣，植入物则会有良好的整合性，血管生长性以及面部支撑和外貌投影，MEDPOR 暴露最常见的地方在皮肤覆盖薄的侧眦区域及其周围。最近，一种由超高分子量聚乙烯（UHMWPE）和钛组合二制成的多孔聚乙烯植入物已经用于颅面

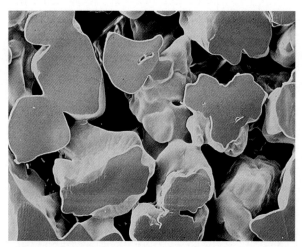

图 4.3　电子显微镜观察到高密度多孔透气结构的聚乙烯可使纤维组织生长

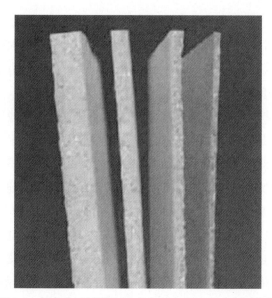

图 4.4　超高分子量聚乙烯（UHMWPE）植入板层修复

颌骨的解剖重建。孔径为 150~250 μm，它允许组织生长而不是封闭变形（图 4.4）。

聚醚醚酮

聚醚醚酮（PEEK）是一种高性能的生物材料，属于聚芳醚酮（PAEK）家族，由重复的两个乙醚和酮组成的单体构成。PEEK 是一种组成热阻、化学材料和抗水解、抵抗电离辐射、高强度、广泛生物相容性的热塑性材料之一。基于聚合物的植入物在过去的 10 年里已经发展为传统的金属设备。PEEK 在脊柱外科的椎体置换中发现了有可以替代钛的可能性。与传统材料相比，PEEK 有无金属过敏性、放射性、低磁共振扫描以及可能的机械性能等优点。在头部和颈部，它被用于牙科的自定义帽植入以及预先植入测量物（图 4.5）。

膨胀聚四氟乙烯

膨胀聚四氟乙烯（ePTFE）在被广泛用于面部之前，第一次被使用是作为血管移植物和疝气修复物。它由薄而柔软的 PTFE 纤维通过相互作用连接形成的固体聚四氟乙烯结节组成。纤维长度决定分子间的间距、实际的孔径大小和内部组织的生长性。孔径范围在 5~30 μm 对于组织的生长性及必要时拆卸是最合适的（图 4.6）。当前

ePTFE 被用于唇部扩增、面部轮廓、颧骨、鼻和下巴增大，填充软组织缺陷以及面部修复[18]。与 ePTFE 有关的并发症包括感染、挤压、迁移、收缩、瘢痕[19]。为了改善它的缺陷，各种修改在持续开发中。SoftForm（胶原蛋白公司），发明了一种管型 ePTFE，用于唇部扩增以及面部深度皱纹，如鼻唇沟折叠的治疗。ePTFE 的 Advanta（中央核心）是由一个软的 100 μm 大孔隙内层和光滑的 40 μm 中等孔隙的外层双层孔隙结构构成。Advanta 的双孔隙结构提供了一种柔软的、外界看来不明显的面部植入物[20]。

可降解生物植入物

可吸收生物固定装置越来越多地被用于颅面手术。植入物可用于稳定骨折、截骨、骨移植和骨融合。因为这些植入物可以完全被吸收，因此长期干扰以及移除骨架操作可以避免。植入物相关的应力屏蔽、骨质疏松症和感染风险会降低。用可吸收植入物，最初的急性炎症反应和永久性植入物相同。相比之下，由于植入物化学分解被控制以及它替换了再生组织，长期的组织相容性问题和需要合适的组织植体表面相互作用解决

了。

广泛使用的生物可降解材料包括聚糖酸（PGA）、聚乳酸（PLLA）、聚多乳酸（PDLLA）、PGA/聚三亚甲基碳酸脂共聚物（PGA/TMC）、聚二噁英（PDS）和聚β羟基丁酸（PBHBA）（图4.7）。生物可降解材料至少需要在一段时间内是可水解的以及在一定时间内是坚固的。高强度的植入物采用人工加强技术制成，生物可降解植入物通过非特异性水解分解成水和二氧化碳，在第一阶段，水渗入生物降解装置，将长聚合物链溶解成短聚合物链碎片。第二阶段，碎片被分解体内自然存在的单体，如乳酸。这些代谢产物进入柠檬酸循环被分解为水和二氧化碳，然后通过呼吸及排泄等排出。

其降解的速率和力学性能取决于分子的重量、表面积，组成的聚合物、晶体的结构、制造参数、运动、形状、大小和位置。具有高度聚合的L-交脂降解速率比L、D-混合交脂的降解速率慢得多。有记录一些PLLA植入物需要5年时间来吸收，因此不得不移除，优势并不比一些金属的好[21]。聚糖类的降解速度快于聚酯类。因此，PGA的降解速率更快，在1个月内形变以及6~12个月完全降解[22]。新一代可降解植入物是由几种聚合物混合而成的，这些植入物从不同的单体构成比例获得它们的物理属性，L-交脂（提供强度）、D-交脂（破坏晶体结构）、三甲基苯盐酸（TMC）（增强可塑性和韧性）。由于混合，在一些产品中可以看到混合产品的降解速率慢于单个物质的降解速率，可能是由于炎症反应。生物力学测试已经提示混合植入物有足够的力量用于高负荷的下颌骨区域和为初级愈合提供足够的机械稳定性。在前瞻性临床试验中，作者随访了89例使用自体增强聚合物L/D-交脂钢板和螺钉的下颌骨骨折患者24个月，证实修复后的稳定性很好并且炎症反应较小[23]。

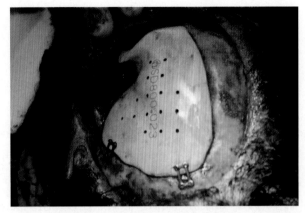

图4.5　在颅成形术中预制聚醚醚酮

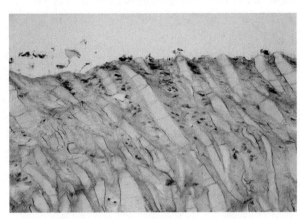

图4.6　膨胀聚四氟乙烯中寄生组织的生长和最小的炎症反应

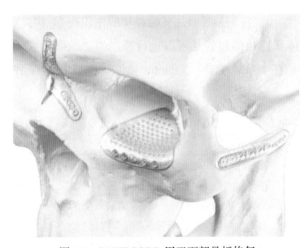

图4.7　PAPIDSORB用于面部骨折修复

注射性植入物

随着越来越多患者对美学上的追求，使用微创技术填充软组织的方法受到了越来越多人的喜爱。而且随着近几年的发展，可注射植入物的种类、数量范围越来越广。理想的产品应该具有非动物源性、生物相容性、生物可降解性、低过敏反应等特性、持久但不永久填充效果、易用性、副作用小，如擦伤、刺激、感染、迁移或组织反应小[24]。注射物用于美容不仅要能填充深皱纹而且要能恢复面部轮廓。选择一个具有好特性面部填充物的第一步应该是先选择适当材料（表4.1）。

注射聚L-交脂酸

可注射的PLLA是一种可吸收的非动物性软组织增强填料，平均直径在40~63 μm。这个尺寸保证了粒子足够大不会被真皮巨噬细胞吞噬或通过毛细血管，同时也足够小，用26号针从皮上或皮下很容易注射进去。其是由微粒子悬浮在去凝胶的羧甲基纤维钠中构成。PLLA是一种需要冻干的产品，用无菌水重新构造成水胶体。因为PLLA是合成的、非动物性的，因此在临床使用前不需要做过敏试验。植入后，注射部位的PLLA微颗粒逐渐被降解进而被诸多结缔组织取代，可能注射后8个月开始最初的体积改变。因此，体积变化的过程是可以进行校准的。最终的成型是在18~24个月。Valantin和他的同事报道了伴

有HIV的严重脂肪萎缩患者注射PLLA的安全性和效能的试验，效果不错[25]。相反，还有一些在正常人中注射PLLA的病例发现有肉芽肿和延迟性炎症反应发生。因此，我们建议最好在免疫力低下的患者身上注射填充物[26, 27]。

透明质酸

透明质酸是由N-乙酰糖和葡萄糖醛酸组成的多糖，是所有哺乳动物结缔组织的重要组成部分。它存在于细胞外，起到一个填充、稳定和保护细胞分子结构的作用。它具有极好的可塑性和生物相容性。交联透明质酸具有很好的黏弹性和亲水性。

与一般透明质酸相比，它们在交联程度、浓度、凝胶硬度和内塑性上有所不同。Restylane和Perlane是被批准用于软组织填充的非生物型可适用（NASHA）透明质酸。Restylane是由培养的链球菌通过NASHA技术合成。它们为面部手术提供了耐久以及美观的软组织填充物。它们很少引起过敏反应，因此一般不需要预先测试。Restylane是2003年经FDA批准进行鼻唇沟扩张实验的。Belotero Balance是由单相双键交联玻尿酸凝胶基质（CPM）技术制成，是一种通过改变交联区密度而形成的低黏度凝胶。交叉连接的可变区域允许产品和浅薄的细纹融合在一起，具有较小的Tyndall反应。与市场上流通的填充物相比，Belotero Balance没有混合利多卡因。Beletero在2012年被FDA批准使用。

表4.1 可注射填充物比较

注射填充物	注射深度	增强形式	效果持续时间
Belotero	表皮	直接体积增大	
Restylane	真皮中部	直接体积增大	6~8个月
Juvéderm Voluma	皮下/骨膜表面	直接体积增大	最长24个月
Perlane	真皮深层/骨膜连接处	直接体积增大	6~8个月
Artecoll/Artefill	真皮深层	PMMA球由胶原蛋白代替	2~5年
Radiesse	表皮	直接体积增大	6个月
	真皮中部/深部	直接体积增大	3~5个月
New-Fill/Sculptra	真皮深层/骨膜连接处	最初体积增大被胶原蛋白与结缔组织反应取代	1~2年

缩写：PMMA，聚甲基丙烯酸甲酯

有报道显示透明质酸会持续注射 6~8 个月，具体情况取决于透明质酸交叉连接的类型以及注射的部位（表 6.1），如在嘴唇及下端鼻唇等折叠小、活动度大的区域比在脸颊及颧骨等活动度小的区域使用时间短。透明质酸的短时效性本身就是它的一大优势，但对于寻求持久效果的患者不是太好。而对于面部再生手术患者，保证最终可以消散是令人欣慰的。不推荐使用肌肉或是次骨膜注射，因为填充物很快会被吸收。同样，注入区域在活动度大的地方也会很快被吸收，如口腔，这会导致不满意的结果。注射相关的不良反应——挫伤、红斑、瘙痒、变色是很常见而且是可以预见的。延迟性皮肤反应，如肉芽肿也有被报道过[28]。对于肉芽肿，一般会重新注射皮质类固醇、局部抗组胺剂、采用数字加压以及推拿去消除[28]。

注射羟基磷灰石

微晶瓷（BioForm，Inc.）是由悬浮在水凝胶载体中的羟基磷灰石（CaHA）微球构成的可注射填料。因为钙分子在 X 射线中是可见的，所以它是不透射线的，因此它已被用作射线摄像组织标记。微晶瓷 FN 包含尺寸为 25~125 μm 的微球，并且可以通过 30 号针注射，即使腔内偶有阻塞，也可自由通过 27 号针。载体凝胶含有甘油、羧甲基纤维素钠和水，所有常用的载体用于肌肉注射。微晶瓷 FN 被 FDA 批准用于注射喉部成形术和矫正颅面缺损。一旦注射，载体在 6~8 周的时间内逐渐吸收、降解并发生巨噬细胞吞噬作用[29]。同时，局部纤维细胞反应发生在 CaHA 颗粒的纤维鞘中。当置于骨膜下方时，CaHA 球体的基质将暴露于活性成骨细胞，这可能导致活性骨形成。在临床研究中，软组织中的骨形成尚未引起重视[30]。因此，在贴近骨膜或骨骼操作时应特别谨慎。微晶瓷 FN 是一种厚实、白色且凝聚力好的材料，最适合于皮下或深层皮肤。这种材料将持续 2~3 个月，在此期间逐渐软化。有时候可触及皮下结节，但在几个月内很少能看到，即使有也会发生软化。可见或可触及的结节可用小型腔内注射的

Kenalog（40 mg/mL）进行治疗。当使用小针或 11 号刀片打开口袋并挤出材料时，就能看到皮内点状（粟粒样）结节。几天之后，CaHA 球体将坚固不移地附着在周围的软组织上。FN 在治疗更深的褶皱、沟和皱纹方面显现出良好的早期效果，包括鼻唇褶皱、皱纹线、颌下沟（LMGs）、对肉毒杆菌毒素注射耐受的更深的青光眼沟、前牙沟以及广泛的面部体积增大等[31]。

聚甲基丙烯酸甲酯

Artecoll（Artefill，Artes Medical）是一种在 3.5% 牛胶原溶液中的 PMMA 微球的悬浮液。Artecoll 是一种不可生物降解的填料，预计可持续至少 5 年时间。它被用于矫正疟疾脂肪垫的萎缩以及痤疮瘢痕。注射后，胶原蛋白溶液消失。不可生物降解的 PMMA 微球被纤维化反应吞没，逐渐引起部分体积的变化。因此，从 2~4 次优化的注射周期会有一个更加平滑且自然的效果。由于胶原蛋白含量的不同，注射前需要过敏测试。当将 Artecoll 注入薄皮肤（如下眼睑或颈部）的区域或者皮内不适当放置区域，而没有注入上皮区域时，往往会出现不理想的效果。肉芽肿形成的延迟反应可导致水泡、皱纹和结节的形成，这些可能需要手术切除。

生物植入物

随着技术的飞速发展，生物植入物的严格定义正在发生变化。生物植入物通常由来自人类或动物的组织制成的，用于补充或再生有残疾或者缺陷的人类组织。正是由于生物性优于合成性的特点，所以生物植入物有更好的生物相容性。如果合成植入物可以执行其预期功能而不引起任何不良的局部或全身反应的话，这种生物相容性是可以接受的，而不同于这种合成植入物，生物植入物的生物相容性包括对构建体的生物和功能成分的积极且可控的预期结果。这包括周围组织、免疫系统、适度的细胞活性以及分子或机械信号系统等之间的相互作用，所有这些都是成功移植

所必需的。

临床使用的生物植入物包括皮肤替代物、硬脑膜、腱、角膜、神经、软骨和骨替代物。软骨、骨骼和皮肤替代物是面部重建手术中常用的生物植入物。更复杂的生物植入物包括组织工程结构和器官，如耳朵、下巴、膀胱、血管、肾脏和心脏等。

软 骨

软骨的组成和机械性质使其很难替代合成植入物。相反，当基于软骨的组织不足时，软骨植入物更常用。四肢和颞下颌关节的联合替代是例外，其中完整的合成关节植入物更为常见。即使在联合手术中，正在开发基于软骨的生物制剂已经用于早期退行性关节损伤。软骨移植物广泛用于鼻和耳部重建。自体软骨从耳朵或肋骨的自体移植是大多数面部重建手术的首选。虽然自体肋骨或耳软骨移植物的供体位点发病率低，但不可忽视。对软骨同种异体移植的关注使这项技术达到成熟，从而避免继发性供体部位的发病。

经辐射的肋骨软骨同种异体移植物作为鼻腔手术中的生物植入物已被广泛研究，发现其长期稳定性是可靠的。在 Burke 等的研究中，报道了美容后有 8% 的吸收率[33]。同样的研究表明，当用于耳朵重建时，其吸收率（71%）让人难以接受。Kridel 等在 24 周内积累的辐照肋骨软骨同种移植物的较大研究也显示出总体并发症发生率为 3.25%，与使用自体肋骨软骨移植物相当。这项研究涉及使用肋软骨移植物的常见问题：扭曲、移位、感染和再吸收。总共并发症发生率 3.25% 包括 941 例可触及或表面照射的同源性肋软骨（IHC）移植物（1.06%），925 例 IHCC 移植物感染（0.87%），1025 例 IHCC 移植物感染吸收 5 例（0.48%），943 例可触及肝移植（0.53%）的 5 例非感染性吸烟者，941 例可触及移植物移植 3 例（0.31%）。

皮 肤

自体皮肤在大量烧伤中的缺乏以及与皮肤移植物收获相关的供体位点发病率刺激了皮肤代用品的发展。皮肤替代物可以是合成的或生物的。合成皮肤替代品由非生物分子和不存在于正常皮肤中的聚合物构成。

生物皮肤替代品由捐赠的人或动物皮肤加工而成。正在开发组织工程皮肤结合合成和生物组分的 3D 打印方法。正在使用结合合成和生物组分的 3D 印刷方法开发组织工程皮肤。皮肤替代品提供快速覆盖复杂伤口的解决方案，比如可能需要较少血管化伤口床，增加愈合伤口的皮肤成分，减少或消除伤口愈合的抑制因子以及减少炎症反应和随后的瘢痕形成等。理想的皮肤替代品应该是稳定的、可生物降解的，并为组织的再生提供充分的环境。它应该促进血管成长、成纤维细胞，并促进上皮形成，然后生物降解。它应该极少有异物反应，并且减少炎症反应，否则会形成深度瘢痕。它还应该由免疫相容的材料组成以避免免疫反应过程。随着组织工程的进步，皮肤替代品可以设计成各种添加剂，如生长因子和基质组分，以提高其有效性。英特格拉、马特里真皮和脱细胞异体真皮就是临床使用的皮肤替代品。

英特格拉

英特格拉（Integra LifeSciences Corp）是由牛胶原、软骨素 -6- 硫酸盐和硅橡胶膜组成的真皮再生模板。该产品已被广泛应用于临床治疗，包括深部分厚度、全层烧伤伤口以及不同病因、慢性伤口和软组织缺损的全层皮肤缺陷[36, 37]。牛胶原真皮类似物与患者自身的细胞结合，并且真皮再生时临时表皮硅胶被剥离。然后将非常薄的自体皮肤移植物移植到新生皮肤上。Heimbach 等发现，在伤口愈合时间方面，英特格拉优于自体移植、同种异体移植或异种移植[37]。然而，在伤口感染和移植手术方面，英特格拉并没有良好的效果[38]。

马特里真皮

马特里真皮（Skin and Health Care AG）是具有弹性蛋白的牛 I 型胶原的结构完整的基质。用于从烧伤、慢性伤口或皮肤癌切除的全层皮肤缺损中的真皮再生。其基质可以使成纤维细胞和血管向内生长。其弹性蛋白组分改善了再生组织的稳定性和弹性。随着愈合的过程，成纤维细胞沉积于细胞外基质，然后被马特里真皮吸收[39]。与英特格拉不同的是，大部分马特里真皮可以分层放置厚度皮肤移植[40]。

脱细胞异体真皮

脱细胞异体真皮（Lifecell Corp.）由脱细胞捐赠的人皮肤组织制成。去除表皮和细胞可导致组织排斥。其结果是天然生物成分的完整无细胞基质促进血运重建和细胞再灌注。脱细胞异体真皮最初是为了支持烧伤伤口的覆盖，现在更广泛地用于软组织增大和支持，如腮腺切除术缺损和鼻腔手术。

神经植入物

头颈部的神经损伤往往需要使用插入移植物来弥合神经缺陷。外周自体感觉神经如腓肠神经和大耳神经是头颈部神经修复中最常用的移植物。收获外周感觉神经与供体神经分布区域的永久性麻木有关。神经自体移植物的理想替代物是以纤维连接蛋白、层粘连蛋白和施万细胞内衬的基底层（纵向取向）的支架。使用外周神经同种异体移植物（即来自器官供体的神经组织）使收获完整的感觉神经的发病率最小化。神经同种异体移植物将是完全生物植入物替代自体移植物，但需要免疫抑制。为了避免对免疫抑制的需要，开发了其中已经除去所有免疫原性细胞的无细胞神经同种异体移植物用于临床应用。由 Axo-Gen，Inc 生产，将从尸体人供体获得的脱细胞的人周围神经同种异体移植物加工以除去细胞和硫酸软骨素 -6- 硫酸蛋白聚糖（已知的轴突再生抑制剂），然后用 γ 辐射进行现场使用。同种异体移植物和自体移植物之间的主要区别是缺乏施万细胞。无细胞人源神经同种异体移植物目前在临床上可用于桥接高达 7 cm 的神经间隙。可用于不同的横截面尺寸，它可以与正在修复的神经相匹配。立体植入后，Avance Nerve Graft 提供多个空的开放管，为轴突和细胞向内生长提供物理支架[41~43]。

骨代用品

骨代用品越来越多地用于颅面外科和颅颌面外伤。磷酸钙基陶瓷和水泥是用于颅面重建的常见骨代用品[44]。理想的骨替代物应在实践应用过程中具有生物相容性且易于模制。它也应该是导热但不导电的。羟基磷灰石 $[Ca_{10}(PO_4)_6(OH)_2]$（HA）是一种磷酸钙化合物，它是牙齿和骨骼的主要矿物成分。这些基于磷酸钙的水泥不具有足够的拉伸和抗压强度用于承重应用，但是它们可用于精确雕刻的特点使得它们在颅骨手术中发挥极大的作用。羟基磷灰石应用于颅面手术中常用的两个例子是 Norian 和 HydroSet。

Norian CRS 骨水泥（Synthes）是一种柔韧性好的磷酸钙水泥，其在体内混合以形成一次固化的碳酸磷灰石。最初被 FDA 批准用于远端桡骨骨折，已被广泛应用于颅面外科手术。Norian CRS 骨水泥通过将磷酸钠溶液与钙粉混合以形成骨灰泥来制备。这种油灰在放热反应 2 分钟内开始变硬，放置 10 分钟可能达到 42℃。直到 24 小时才能达到最大强度。

HydroSet 是一种可注射的、自制的磷酸钙水泥骨替代品。它可用于二次雕刻，并可用于填补没有稳定性的骨空洞，例如颅骨骨缺损。随着时间的推移，磷酸钙水泥转化为羟基磷灰石。晶体结构和孔隙度使其成为有效的骨传导和骨整合材料。HydroSet 特别配制在湿手术场中进行快速设定。当 HydroSet 硬化时发生的化学反应不会释放可能对周围组织有潜在危害的热量。一旦设置，

HydroSet 可以钻取和轻敲，以增加临时硬件的位置。

合成和生物植入物的添加剂制造

添加剂制造也称为 3D 印刷，它正在创新性地推动组织和器官工程，并且将合成和生物植入物应用在面部重建手术中显示出极大的潜力。1986 年 Charles W.Hull 首先阐述了 3D 打印技术。在他称之为立体视觉的方法中，用紫外光固化的薄层材料依次打印成层以形成固体 3D 结构[45]。

3D 打印患者专用合成植入物的过程开始于获取成像数据 –3D 格式，以产生解剖模板，从而完美配合植入物的数字设计。将数字数据送入 3D 打印机，并选择所选材料。3D 打印机然后使用各种技术逐层生产植入物（图 4.8）。医疗应用中三种最常用的 3D 打印机技术是选择性激光烧结（SLS）、热喷墨（TIJ）印刷和熔融沉积建模（FDM）[46, 47]。

在 SLS 印刷中，激光器将物体的形状精确地绘制在粉末状基底中，并且将层融合在一起以实现期望的 3D 结构。激光烧结可用于制造金属、塑料和陶瓷物体。TIJ 使用热、电磁或压电技术根据数字指令将由所需材料制成的微小墨滴沉积在基板上。通过调整所施加的温度梯度、脉冲频率和墨水黏度，可以改变液滴尺寸。随着复杂打印和数字数据的精确描述，3D 结构一点一滴地显现出来。提及印刷生物组织，TIJ 打印机由于其数字精度和对细胞的相对良性作用而被普遍使用。FDM 打印机类似于喷墨打印机，但不需要墨水，取而代之的是加热塑料的珠粒，它在移动时从打印头释放从而薄层构建所需的物体。

3D 印刷植入物在临床上已经应用于颅面和头颈部重建。2012 年，比利时 BIOMED 研究所的一个团队成功地植入了第一个 3D 印花钛下颌假体。下颌骨植入物曾成功替代一名 83 岁进展性骨髓炎患者的整个下颌骨（图 4.9）。制造的下颌植入物曾应用于牙科修复的定制牙基牙的部位。在南非进行了另外两例三维印刷的下颌植入物。第一名患者是一名 31 岁的男性，他在癌症切除术后进行了 3D 印刷的颌骨植入物。第二名患者是一名 20 岁的男性，他在癌症切除钢种植体后需要更换植入物。密歇根大学的一个研究小组植入了一种可生物降解的气管夹板，用于治疗儿童出现的广泛性气管软化症（图 4.10）[48]。

最近的进展使得使用细胞和支持组分的生物植入物的 3D 印刷成为模仿功能性活组织和器官的复杂 3D 构建体。3D 印刷使用生物细胞增加了选择理想支架材料、细胞类型、生化分化因子、血管化以及工程学植入活细胞长期存活等的复杂性。

添加剂制造技术在生物组织植入物印刷中的应用基于通过复制其特定细胞类型、排列和微环境来复制生物组织模拟自然（生物模拟）的尝试。生物模拟是组织模拟产生组织或器官的细胞和细胞外相同过程的生物学启发工程[49]。

生物印迹也随着胚胎和器官发生期间的自主组装过程的认识而产生[50]。基于这一知识，操纵细胞的微环境使得细胞驱动其自身的组装，产生生物印刷机中给定组织类型所需的细胞外基质和支持细胞。与合成植入物的 3D 印刷一样，生物植入物的 3D 印刷过程从成像和设计开始，随后选择用于所需植入物的活性细胞，最后是组织构建体的印刷（图 4.9）。临床应用 3D 生物印迹的主要困难在于打印印刷组织长期生存所必需的血管网络。研究人员正在采用有助于血管向内生长的设计，包括更大的孔径和引入驱动血管发育的祖细胞[51]。在临床实践应用中，生物印迹构建体可以首先被预植入血管床中，并且作为具有微血管吻合的游离复合组织转移，可以二次转移到基于无血管蒂的预期缺损部位。最近，英国的一个研究小组提出了一种基于桡动脉和伴随静脉预先植入前臂（以后被移植）的 3D 印刷耳的临床试验。

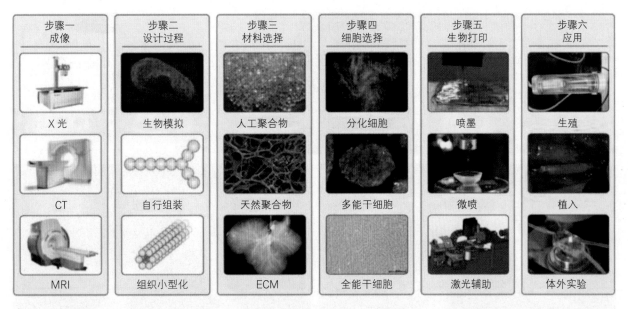

步骤一 成像	步骤二 设计过程	步骤三 材料选择	步骤四 细胞选择	步骤五 生物打印	步骤六 应用
X 光	生物模拟	人工聚合物	分化细胞	喷墨	生殖
CT	自行组装	天然聚合物	多能干细胞	微喷	植入
MRI	组织小型化	ECM	全能干细胞	激光辅助	体外实验

图 4.8　损伤组织的成像及其环境可用于指导生物印刷组织的设计。生物模拟、组织自组装和微型组织构建块是单独和组合使用的设计方法。材料和细胞来源的选择对于组织的形态和功能是至关重要的。普通材料包括合成或天然聚合物和脱细胞外基质。细胞来源可以是同种异体的或自体的。这些组件必须与喷墨、微压缩、激光辅助打印机等生物打印系统组合而成。一些组织在移植前可能需要在生物反应器中成熟一段时间。或者，三维组织可用于体外应用［已获得授权：Murphy SV, Atala A. 3D bioprinting of tissues and organs. Nat Biotechnol 2014:32(8):773−785.］

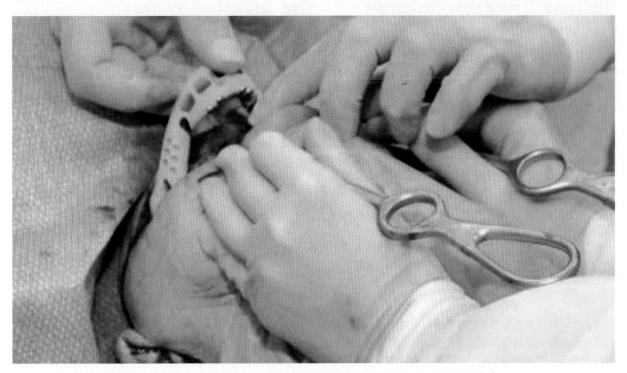

图 4.9　第一个 3D 印刷钛下颌骨植入物放置在比利时的一名 83 岁的患者身上

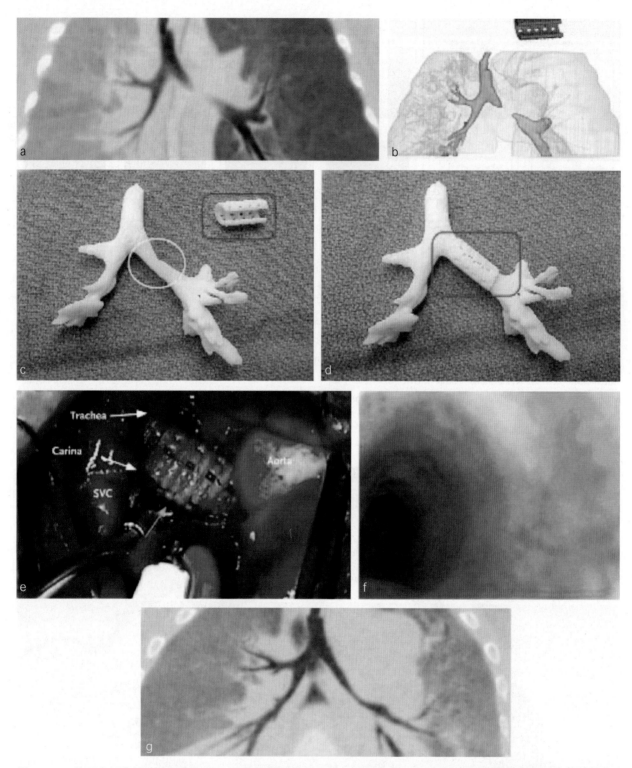

图 4.10　a. 放置夹板前的气道在图像以最小强度投影重新格式化；b. 夹板（红色）的设计是基于患者特定的计算机断层扫描；c. 患者气道基于图像的三维印刷，没有夹板就位；d. 将夹板夹在适当位置；e. 术中放置夹层（绿色箭头），覆盖软化的左主支气管段；SVC. 上腔静脉；f. 用支气管镜观察从隆突开始到放置夹板后的左主支气管；g. 放置夹板后 1 年内的气道［已获得授权：Zopf DA, Hollister SJ, Nelson ME, Ohye GE, Green GE. Bioresorbable airway splint created with a three-dimensional printer. N Engl J Med 2013:368:2043-2045.］

脱细胞植入物

脱细胞化技术是生物植入物组织工程的重大突破。脱细胞化涉及组织细胞组分的裂解和去除，通常通过去离子水或温和去污剂灌注，同时留下组织特异性细胞外基质（ECM）[52]。脱细胞同种异体移植物能够提供完整的 ECM 支架，包括用于血管网络再生的支架。脱细胞组织的优点是具有非免疫原性的同种异体移植植入物的能力。使用脱细胞的同种异体移植物可以解决生物植入物的血管化和构建理想支架的问题。临床使用的脱细胞组织是先前描述的 AlloDerm 和 Avance。组织脱细胞技术的进步使得以最小的 ECM 改变从各种组织中去除细胞变为可能。全身器官脱细胞化的使用给模块化器官工程（如心脏、肺和肾）提供了选择。这些脱细胞器官保持其血管支架可能进行血运重建。2008 年，Ott 等不仅进行全心脏脱细胞化，而且对新生儿心肌细胞器官进行了取代从而获得器官功能[17]。这一突破性的工作突出了基于脱细胞基质的全身器官组织工程的可能性。

对于面部重建，复合组织脱细胞化具有从供体移植面部结构（如耳朵）的潜力，而不需要免疫抑制。

小　结

随着工程学与生物学学科的交叉，实现了从使用生物惰性合成植入物到生物活性植入物的转变，为提供复杂的组织置换或增生有了更好的前景。添加剂制造技术的发展给设计师提供了支架和生物组织模拟的多方面使用，更好地促进了新组织的再生，甚至挖掘了开发新功能器官的潜力。未来十年的技术进步有可能彻底改变复杂的面部缺陷的重建问题。随着合成和生物植入物之间的关系越来越紧密，组织工程部件在临床中可用于重建面部手术。随着组织印刷技术的不断改进，我们可能会在手术室中提供 3D 打印机，以便根据如肿瘤切除后所采用的术中成像数据打印用于植入的患者特异性部位。3D 打印机可以成为外科手术工具，允许重建外科医生将支架材料直接层压到患者的缺陷中，随后将患者来源的干细胞接种到支架中。

参考文献

1. Use of International Standard ISO-10993. Biological Evaluation of Medical Devices Part 1: Evaluation and Testing. Retrieved from http://www.fda.gov/medicaldevices/deviceregulationand guidance/guidancedocuments/ucm080735.htm

2. Williams DF. Implantable prostheses. Phys Med Biol 1980;25: 611–636

3. Baier RE, Meenaghan MA, Hartman LC, Wirth IE, Flynn HE, Meyer AE. Implant surface characteristics and tissue interaction. I. Oral Implantol 1988;13:594–606

4. Peterson PK, Fleer A. Foreign Body-Related Infections. Amsterdam: Excerpta Medica; 1987

5. Merritt K, Shafer JW, Brown SA. Implant site infection rates with porous and dense materials. J Biomed Mater Res 1979;13:101–108

6. Hogt AH, Dankert J, de Vries JA, Feijen J. Adhesion of coagulase-negative staphylococci to biomaterials. J Gen Microbiol 1983;129:1959

7. An YH, Friedman RJ. Concise review of mechanisms of bacterial adhesion to biomaterial surfaces. J Biomed Mater Res 1998;43:338

8. An YH, Friedman RJ, Draughn RA, Smith E, Qi C, John JF. Staphylococci adhesion to orthopedic biomaterials. Trans Soc Biomater 1993;16:148

9. Sela M, Taicher S. Restoration of movement to the upper eyelid in facial palsy by an individual gold implant prosthesis. J Prosthet Dent 1984;52:88

10. Sobol SM, Alward PD. Early gold weight lid implant for rehabilitation of faulty eyelid closure with facial paralysis: an alternative to tarsorrhaphy. Head Neck Surg 1990;3/4:149

11. Bair RL, Harris GJ, Lyon DB, Komorowski RA. Noninfectious inflammatory response to gold weight eyelid implants. Ophthal Plast Reconstr Surg 1995;11:209–214

12. Eufinger H, Wehmoller M. Individual prefabricated titanium implants in reconstructive craniofacial surgery: clinical and technical aspects of the first 22 cases. Plast Reconstr Surg 1998;102:300–308

13. Ficarra G, Mosqueda-Taylor A, Carlos R. Silicon granuloma of facial tissues: a report of seven cases. Oral Surg Med Oral Pathol 2002;94:65–73

14. Syed TA. A review of the applications of imiquimod: a novel immune response modifier. Expert Opin Pharmacother 2001;2:877–882

15. Davis PKB, Jones SM. The complications of Silastic

implants: experience with 137 consecutive cases. Br J Plast Surg 1971;24:405

16. Smith AW, Jackson IT, Yousefi J. The use of screw fixation of methyl-methacrylate to reconstruct large craniofacial contour defects. Eur J Plast Surg 1999;22:17–21

17. Cenzi R., Farina A, Zuccarino L, Carinci F. Clinical outcome of 285 Medpor grafts used for craniofacial reconstruction. J Craniofac Surg 2005;16:526–530

18. Panossian A, Garner WL. Polytetrafluoroethylene facial implants: 15 years later. Plast Reconstr Surg 2004;113:347–349

19. Brody HJ. Complications of expanded polytetrafluoroethylene (e-PTFE) facial implant. Dermatol Surg 2001;27:792–794

20. Yaremchuk MJ. Facial skeletal reconstruction using porous polyethylene implants. Plast Reconstr Surg 2003;111:1818–1827

21. Bergsma JE, de Bruijn WC, Rozema FR, Bos RR, Boering G. Late degradation tissue response to poly (L-lactide) bone plates and screws. Biomaterials 1995;16:25–31

22. Andriano KP, Pohjonen T, Tormala P. Processing and characterization of absorbable polylactide polymers for use in surgical implants. J Appl Biomater 1994;5:133–140

23. Yerit KC, Hainich S, Turhani D. et al. Stability of biodegradable implants in treatment of mandibular fractures. Plast Reconstr Surg 2005;115:1863–1870

24. Klein AW. Skin filling: collagen and other injectables of the skin. Dermatol Clin 2001;19:491–508 ix.

25. Valantin MA, Aubron-Olivier C, Ghosn J, et al. Polylactic acid implants (New-Fill)(R) to correct facial lipoatrophy in HIVinfected patients: results of the open-label study VEGA. AIDS 2003;17:2471–2477

26. Saylan Z. Facial fillers and their complications. Aesthetic Surg J 2003;23:221–224

27. Corbiget-Escalier F, Petrella T, Janin-Magnificat C, et al. Episodes d'angio-oèdemes de la face avec nodules de granulomes a corps étrangers deux ans après des injections d'un produit de comblement des rides: probable responsibilité du New-Fill. Nouv Dermatol 2003;22:136–138

28. Lowe NJ, Maxwell CA, Lowe P, et al. Hyaluronic acid skin fillers: adverse reactions and skin testing. J Am Acad Dermatol 2001;45:930–933

29. Legeros RZ. Biodegradation and bioresorption of calcium phosphate ceramics. Clin Mater 1993;14:65–88

30. Hubbard W. Bioform Implants: Tissue Infiltration. Franksville, WI: Bioform Inc.; 2003

31. Flaharty P. Radiance. Facial Plast Surg 2004;20:165–169

32. Burke AJ, Wang TD, Cook TA. Irradiated homograft rib cartilage in facial reconstruction. Arch Facial Plast Surg 2004;6(4):334–341

33. Kridel RW, Ashoori F, Liu ES, Hart CG. Long-term use and followup of irradiated homologous costal cartilage grafts in the nose. Arch Facial Plast Surg 2009;11(6):378–394

34. van der Veen VC, van der Wal MB, van Leeuwen MC, Ulrich MM, Middelkoop E. Biological background of dermal substitutes. Burns 2010;36:305–321

35. Blackwood KA, McKean R, Canton I, et al. Development of biodegradable electrospun scaffolds for dermal replacement. Biomaterials 2008;29:3091–3104

36. Burke JF, Yannas IV, Quinby WC, Jr, Bondoc CC, Jung WK. Successful use of a physiologically acceptable artificial skin in the treatment of extensive burn injury. Ann Surg 1981;194: 413–428

37. Heimbach D, Luterman A, Burke J, et al. Artificial dermis for major burns. A multi-center randomized clinical trial. Ann Surg 1988;208:313–320

38. Peck MD, Kessler M, Meyer AA, Bonham Morris PA. A trial of the effectiveness of artificial dermis in the treatment of patients with burns greater than 45% total body surface area. J Trauma 2002;52:971–978

39. Ryssel H, Gazyakan E, Germann G, Ohlbauer M. The use of MatriDerm in early excision and simultaneous autologous skin grafting in burns– a pilot study. Burns 2008;34:93–97

40. Kolokythas P, Aust MC, Vogt PM, Paulsen F. [Dermal subsitute with the collage-elastin matrix Matriderm in burn injuries: a comprehensive review]. Handchir Mikrochir Plast Chir 2008;40:367–371

41. Karabekmez FE, Duymaz A, Moran SL. Early clinical outcomes with the use of decellularized nerve allograft for repair of sensory defects within the hand. Hand (NY) 2009;4(3): 245–249

42. Whitlock EL, Tuffaha SH, Luciano JP, et al. Processed allografts and type I collagen conduits for repair of peripheral nerve gaps. Muscle Nerve 2009;39(6):787–799

43. Meek MF, Coert JH. Clinical use of nerve conduits in peripheral nerve repair: review of the literature. J Reconstruct Microsurg 2002;18(2):97–109

44. Burstein FD, Williams JK, Hudgins R, et al. Hydroxyapatite cement in craniofacial reconstruction: experience in 150 patients. Plast Reconstr Surg 2006;118:484–489

45. Hull CW. Apparatus for production of three-dimensional objects by stereolithography. US 4575330. 1986.

46. Cui X, Boland T, D'Lima DD, Lotz MK. Thermal inkjet printing in tissue engineering and regenerative medicine. Recent Pat Drug Deliv Formul 2012;6(2):149–155

47. Hoy MB. 3D printing: making things at the library. Med Ref Serv Q 2013;32(1):94–99

48. Zopf DA, Hollister SJ, Nelson ME, Ohye RG, Green GE. Bioresorbable airway splint created with a three-dimensional printer. N Engl J Med 2013;368:2043–2045

49. Ingber DE, Mow VC, Butler D, et al. Tissue engineering and developmental biology: going biomimetic. Tissue Eng 2006; 12(12):3265–3283

50. Derby B. Printing and prototyping of tissues and scaffolds. Science 2012;338(6109):921–926

51. Lee VK, Lanzi AM, Haygan N, et al. Generation of multi-scale vascular network system within 3D hydrogel using 3D bio-printing technology. Cell Mol Bioeng 2014;7(3):460–472

52. Baptista PM, Orlando G, Mirmalek-Sani SH, Siddiqui M, Atala A, Soker S. Whole organ decellularization-a tool for bioscaffold fabrication and organ bioengineering. Conf Proc IEEE Eng Med Biol Soc 2009;2009:6526–6529

5 组织工程基础

作者：Deborah Watson，Jeffrey B. Watson
翻译：胡哲源　审校：刘蔡铖

引　言

颅面重建是面部整形手术的重要部分，并在每年的手术病例中占据相当大的比重。根据美国整形外科学会近日报道每年大约要行颌面部手术195 400例，假体隆鼻和鼻腔重建术243 800例，耳重建手术26 450例。美国面部整形再造外科学会则报道了在同一年内开展了约143 100例隆鼻和鼻腔重建手术。特别是在鼻腔重建手术中，进行手术要完成以下两个主要目标之一：恢复鼻功能和改善鼻子审美外观。这两个目标往往共同针对必须纠正的解剖障碍或畸形。这可能意味着要重建脆弱、错位或破损的鼻框架结构。其原因可能是先天性的，但更多是由于创伤、恶性肿瘤或医源性改变，如曾行鼻成形术。与骨骼不同的是软骨组织并不具有修复和再生的先天能力。因此，鼻骨骼框架的变化可能导致结构和功能的永久性缺失，并成为重建的巨大挑战。

在功能正常的鼻结构中，重力和弹力着力于鼻皮肤、肌肉和软骨成分间纤维连接处。鼻骨框架中透明软骨的弹性可以对瞬时外力负荷提供弹性抵抗力，鼻锥结构可以分散来自内部和外部的压缩力。因此，恢复鼻子的美学和功能依赖于重新形成由鼻软骨骨架所提供的弹性支撑结构。为有效地支撑鼻骨架，结构嫁接材料的特点中必须要包括足够的外形还原度和适当的负载能力。过去隆鼻的手术方式更着重于去除组织而非鼻腔重建；然而，现在看来在手术中对鼻骨架组织的保留和恢复显而易见是优选的。有非常多种植入物可供选择，包括各种异种植入物、同种异体植入物和自体组织来源的植入物。虽然可以成功为任何一种植入物实施手术，但自体软骨移植物是达成大多数重建目标的理想选择，是目前最常用的组织来源[1]。

软骨移植用于鼻腔重建是从20世纪40年代开始成为主流，当Peer[2]报道其研究结果认为自体鼻中隔和耳郭软骨移植物有耐吸收性。与骨移植相比，自体软骨移植物对存活的代谢需求比较低[3]。鼻中隔、耳和肋的软骨移植物均可应用于鼻腔重建；然而，鼻中隔软骨相对于耳郭和肋软骨移植物具有明显优势。其组织具有相当大的易获得性，供区并发症发病率最小，并且具有优异的结构特性以有助于在愈合期间抵抗皮肤—软组织包膜的收缩力。与耳郭软骨不同，鼻中隔软骨是柔软并且坚韧的，可以使外科医生雕琢和塑造软骨形状，以适应患者重建的特殊要求。另一方面，耳郭软骨虽然在结构上要比鼻中隔软骨或肋软骨更加脆弱，但在没有足够的鼻中隔软骨时，由于其易获得性却使其成为一个合理的选择[4]。肋骨软骨有相当庞大的组织体积，并且比鼻中隔软骨具有更大拉伸强度，但是使用肋软骨做植入物会导致供区部位较高的并发症发病率，并且由于对植入物形状重塑会引起其结构减弱，在植入后也会发生扭曲[3]。

自体软骨组织的替代方案包括各种同种异体移植物，例如经过放疗的肋骨，尸体真皮和羟基磷灰石水泥以及包括硅氧烷、高密度聚乙烯和聚四氟乙烯（PTFE）的异体移植物。虽然这些仍然广泛可用，没有供区并发症，但仍然存在与其使用相关的重大风险和重要缺点[5-8]。同种异体移植物具有被吸收、免疫排斥和疾病传播的风险。合成移植物可能会因感染和挤压而使效果复杂化。由于这些原因，大多数情况下，自体软骨仍然是首选的嫁接材料。然而，可获得的组织量成为重要的考虑因素。既往涉及鼻中隔或耳郭软骨组织获取的整形或重建手术会限制之后手术供区组织可获取和矫正手术所需的组织体积。这将外科医生重新导向到获取自体肋软骨或使用同种异体移植材料的方向上去。软骨组织工程是为从少量供体标本中产生大量自体软骨提供可能性，并形成符合患者重建需要的形状和尺寸的移植物，而不是使用其他组织来源的植入物。本章详细介绍了软骨组织工程技术的进程和状态，以及未来在该领域的挑战和机遇。

软骨结构成分及物理性质

各种来源的软骨组织作为移植物的效用取决于软骨的类型，也就是取决于其结构和生物化学成分。鼻中隔和肋骨软骨具有类似的组成，两者都是透明软骨（跟关节软骨、气管和支气管软骨一样）（图5.1）。弹性软骨是存在于耳郭、会厌、颞下颌关节、膝盖半月板和椎间盘髓核的软骨组织。透明软骨主要包含 II 型胶原蛋白，而弹性软骨则具有由弹性蛋白构成的网状物，这可以提供更大的灵活性和更低的硬度。另一方面，纤维软骨主要由大量 I 型胶原纤维束构成，使其具备极佳的减震效果。

对透明软骨生物化学成分的研究表明，细胞外基质中某些结构分子的绝对和相对数量赋予了组织的生物力学性质[9]。透明软骨的拉伸模量和强度主要取决于胶原网状物[9~11]，但是糖胺聚糖（GAG）含量才是软骨耐压缩力的原因。在成年人的天然鼻中隔组织中，胶原含量约为 GAG 含量的 4.4 倍[12~14]。在组织工程化软骨中保持胶原蛋白与 GAG 的相当比例对于产生具有足够机械强度和手术植入性能的新生骨质结构是至关重要的。

天然鼻中隔软骨的力学属性已被很好地描述，并且在拉伸力、压缩性和弹性三个方面进行

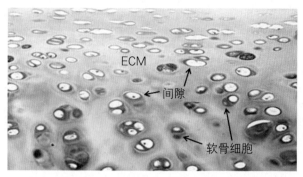

图 5.1　人鼻中隔软骨细胞相邻之间有间隙（组织学制备的现象），外周包绕细胞外基质（ECM）

了测量，而这三个方面都是赋予作为植入物的组织性能的独特属性[13~15]。拉伸测试通过记录其抵抗拉力的能力来描述其强度和硬度。另一方面，压缩测试提供其所允许承重的程度。弯曲测试评估了组织硬度，鉴于面部轮廓有其自然曲率以及面部结构的日常弯曲和变形，这是很重要的。

组织工程技术正在努力寻求能够匹配天然鼻中隔组织的生化和生物力学属性。虽然不断有进展，但这已被证明是一项艰巨的任务。与用于视力矫正的植入物不同，面部重建中的软骨植入物远远不止需要有限的承载能力，并且也并非不会受到极端的生理作用力。Zemek 等通过生产模拟实体软骨移植物的形状和尺寸但具有可变弹性的聚氨酯模型，以求开发出符合需求的人鼻间隔新生软骨[16]。由一组处理和评估模型的不知情外科医生确定了对 Columell，L-strut 和 alar 移植物应用的最小可接受标准。对于量产来说这有挑战以及成本和时间也会随着对硬度要求的增加而增加；因此，设定鼻重建植入物的最小机械稳定性变得至关重要。这些研究为生物工程建设制订了具体的设计目标。表 5.1 总结了已知的天然鼻中隔软骨属性，新生中隔软骨结构（在生物反应器中培养4周后产生）的性质，以及原型工程间隔结构的设计目标，包括理想的成分组成、力学数学和可应用于手术植入的几何形状。特别值得注意的是胶原蛋白与 GAG 的比率，这对于生物力学性能至关重要，组织工程植入物比原始中隔软骨和新生软骨原型更低的比值。

表 5.1　新生工程中隔软骨原型的所需设计目标

性质	天然组织	生物反应器 新生软骨	新生软骨原型		
			L 形柱状植入物	轴柱植入物	翼状植入物
颜色	白色、透明	白色、透明	白色、透明	白色、透明	白色、透明
厚度（mm）	1.47 ± 0.31	2.43 ± 0.54	3.00	2.22	2.00
胶原：GAG（mg/mg）	4.44 ± 0.79	2.35 ± 1.01	3.33	3.11	2.66
弯曲模量（MPa）	1.97 ± 1.25	0.32 ± 0.25	1.46	1.38	1.21
波形保真度（%）	21.2 ± 3.25	31.3 ± 11.0	21.2	22.4	31.3
植入物直径（mm）	–	12	12~30	12~30	12~30
形状	扁平	扁平	扁平、弯曲、凸面的	扁平、弯曲、凸面的	扁平、弯曲、凸面的

基于天然组织的属性，相比于迄今所取得生物反应器新生软骨属性。设计目标是针对三种常见的重建手术（L 形支柱、轴柱和翼状）

软骨组织工程

软骨是早期组织工程技术中的最先研究的组织之一[17]。相比其他身体组织，它具有特定的特征，使组织工程软骨的制造和植入更为可行。首先，它是由单种细胞类型组成，与皮肤和大多数其他组织构成的细胞类型不同。其次，软骨是一种薄而无血管的组织，通过弥散的方式交换营养物质、代谢产物和气体。这简化了组织培养，也意味着植入更直接，因为植入宿主组织内不需要形成新生血管[17]。

在面部重建中潜在的组织工程软骨供区包括鼻中隔、耳郭和肋骨。关节软骨用来提供组织被认为更不实用，因为获取组织所产生的并发症发病率明显更大。对用于组织工程的鼻中隔、耳和肋的软骨细胞研究在几个方面持续证明了鼻中隔软骨细胞的优越性。Tay 等研究了鼻中隔、耳郭和肋软骨在三维小球中产生自体组织工程软骨的相对适应性。鼻中隔和耳郭软骨移植物要比肋移植物再分化成软骨细胞的能力更强，因此可以通过 GAG 和 Ⅱ 型胶原的产量来测量更好质量的软骨[18]。

Neumann 等将来自鼻中隔和耳郭组织源的软骨在单层培养基中扩增，然后接种到含有半透膜的细胞培养基中。由鼻中隔组织衍生的组织工程软骨是首选的，因为其已被证明在细胞外基质（ECM）中它的 GAG 总含量更大[19]。中隔软骨细胞组织工程也与关节软骨细胞表型的利用相比较，这从关节软骨组织工程的大量研究中得到很好的描述。Kafenah 等证明人类鼻中隔软骨细胞增殖速度比关节软骨细胞高了 4 倍，并且具有更高的软骨形成能力[20]。总而言之，这些研究表明人鼻中隔软骨细胞是用于面部重建手术中软骨组织工程结构最具潜力的组织来源。

单层培养的软骨细胞扩增

组织工程始于从供体患者获取软骨。然后将软骨经过酶消化，分离出软骨细胞。由于将软骨细胞平铺在培养基表面作单层培养，其数目将呈指数式增长，所以只需要获得少量的软骨细胞即可。在单层扩张期间，软骨细胞经历了一个反分化的过程，在此期间它们的表型外观和合成产出的物质趋向于成纤维细胞[21, 22]。软骨细胞典型的圆形和多边形的外观变为扁平、纺锤形外观，其主要合成产出的物质从 Ⅱ 型胶原转变为 Ⅰ 型胶原（图 5.2）。一旦软骨细胞数目充分扩增，将细胞从扁平的二维培养基转移到三维（3D）凝胶或支架系统，以促进再分化为软骨细胞表型。细胞回归到多边形细胞形状，将其合成产物从 Ⅰ 型

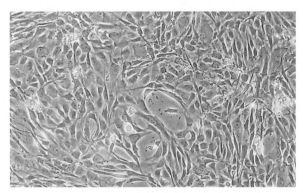

图 5.2　软骨细胞单层培养证明了其反分化为纺锤形的成纤维细胞表型，其产生的Ⅱ型胶原转变为Ⅰ型胶原

转移到Ⅱ型胶原（典型的透明软骨），并以较低的速率增殖[4, 12, 23]。这种表型将持续维持下去直到把细胞放置入细胞外基质并最终成为组织工程化软骨结构的一部分。

三维培养系统

在软骨细胞数目充分扩增后，细胞将被转移到各种不同的三维培养系统，三维培养系统将支持软骨形成和组织结构的形成。软骨组织工程的早期工作专注于在利用可生物降解的支架将细胞悬浮在 3D 矩阵中的培养系统[24]。支架目前可由各种材料制成，其中使用最多的是聚 –L– 乳酸，聚乙醇酸和多聚合物的支架[25-27]。支架提供了一个编织网，允许细胞黏附，并在 3D 构型中促进细胞间相互作用。从概念上讲，可生物降解的支架是生成各种形状、尺寸和厚度组织的理想手段。然而，在实践中，这种技术已经受到了一些限制。一个原因是有效的结构框架必须具有许多关键属性，而其中许多是不可能实现的。如老化的支架必须在组织工程软骨形成过程中不产生细胞毒素，不产生促炎性降解副产物，其降解速度必须不超过软骨生长的速率，并且必须要促进分化的软骨细胞表型和相关的基质合成[28]。其中，维持软骨细胞的合成表型仍然是最大的挑战，并只有取得有限的成功。先前的研究表明，人类鼻中隔软骨细胞接种到可生物降解的支架中表现出结构构造完整性不良，并且是促进纤维沉淀而并

非软骨细胞外基质沉积[28~30]。这与软骨形成表型缺失一致。进一步的研究发现，尽管支架是三维的，但并不能保证形成相似的组织结构。对用人鼻中隔软骨细胞接种于聚乙醇酸支架进行组织学分析表明，在 3D 支架中细胞扩张本身仍旧是二维的[22]。

因此，目前在软骨组织工程方面的研究已经转向了非支架培养，并且在没有针对细胞组织预制框架的情况下寻求实现与天然软骨相似的生物化学和生物力学性质。这与在胚胎发育过程中发生的过程不一致，在胚胎发育中信号分子和细胞—细胞相互作用直接自发组织细胞成为有序的软骨组织[28]。

像琼脂糖和藻酸盐这样的水凝胶已被成功应用于在 3D 培养基中使细胞悬浮，这可以促进软骨细胞表型显现。在短短 4 周的时间内，用牛关节软骨细胞接种在琼脂糖孔的实验证明了其合成的新生软骨结构与天然关节软骨在形态学、生物化学、组织学和生物力学上有相似性[31]。藻酸盐有其独特的优势，因为它接种细胞后在钙的催化下立即通过其 L– 葡萄糖醛酸和 D– 甘露糖醛酸组分的聚合从液体转变成凝胶。这使得悬浮在凝胶内培养的软骨细胞形成小球（图 5.3）。然后在所需的培养时间之后可以通过加入钙螯合剂如柠檬酸钠解聚藻酸盐，其从凝胶中释放出再分化的软骨细胞及其细胞周期基质。然后将软骨细胞和相关基质转移到半渗透加样孔中，在加样孔中它们逐渐成熟为新生软骨的无支架盘。

Masuda 等在所谓的藻酸盐回收软骨细胞（ARC）方法中对此进行了改进[32-34]。先是通过培养牛关节软骨细胞实现的，随后由 Chia 等重复该方法培养人鼻中隔软骨细胞获得成功[35]。软骨细胞先在单层培养基中扩增，然后直接接种到半透性插入物上，或者先通过 ARC 方法作为中间步骤来进行培养，然后再接种在半透性插入物上。经历 ARC 结构表现出软骨的组织学和总体外观，而未经历 ARC 培养的结构表现出该表型，并且胶原显著减少和 GAG 沉积。

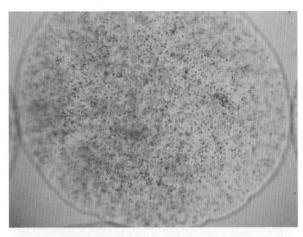

图 5.3 在藻酸盐珠中悬浮于三维培养物中的软骨细胞。在这种环境下，再分化成软骨细胞表型，同时生成的胶原也转变为Ⅱ型胶原

设定目标原型

我们对于了解天然人鼻中隔软骨的组成、结构和力学属性付出了很大的努力，来设定新生鼻中隔软骨结构原型的设计基准。如前所述，Zemek 等运用合成模型植入物进一步完善了各种植入物应用的最小可接受硬度值[16]。已经采用了许多策略来提高结构质量，以满足理想原型的生物化学和生物力学特性。通过精确控制组织培养中的物理化学环境，可以优化组织工程软骨的特性。无数细胞因子、激素和生长因子构成了环境网络，其在软骨细胞信号传导通路中的各自作用持续被阐明，并对组织培养环境的设计至关重要。

正如所有的细胞和组织培养物，成功的软骨结构组织工程需要可提供营养的培养基补充剂来滋养细胞并支持生长。胎牛血清（FBS）是最为广泛使用的补充培养基，它长期以来一直是真核细胞培养过程中的中流砥柱[36]。由于其生长刺激因子水平较高，使其能够在各种各样细胞培养应用中广泛使用，并且迄今发表的绝大多数人类软骨组织工程研究中都应用了胎牛血清。

然而，最近的研究表明由人血清（HS）作补充培养基可能比使用 FBS 更加能使得细胞获得更

高的增殖和软骨形成潜能[37]。比较在 3D 培养后分别在两种不同培养基中生长结构的生物力学属性，HS 比 FBS 更具优势[35]。在生物化学属性上，在 HS 中培养的结构也是同样更为优越。Alexander 等报道，与其他条件相同的情况下，由 HS 作补充培养基培养出的鼻中隔软骨结构相比由 FBS 作补充培养基的结构要产生 4 倍以上的细胞增殖和 6 倍的Ⅱ型胶原 /DNA 比例[38]。

通过调节生长因子在原型模型方面也取得了重大进步，这些生长因子被证明是软骨形成途径的关键驱动力。特别是在人类鼻中隔软骨细胞的培养中，转化生长因子 β1（TGF-β1），成纤维细胞生长因子 1 和 2（FGF-1，-2），胰岛素样生长因子 1（IGF-1），血小板来源的生长因子 BB（PDGF-BB）和骨形态发生蛋白 2 和 7（BMP-2，-7）都已经证明可以在单层扩增期间促进细胞增殖[18, 20, 39, 41, 42]。有研究已经证明 TGF-β 和 IGF-1 可以刺激细胞外基质关键成分 GAG 和Ⅱ型胶原的合成[17, 39, 43]。越来越显而易见的是软骨形成过程涉及多重重叠的化学信号和调控途径，生长因子的组合也已成为一个重要的研究领域。Alexander 等研究表明，在混合人血清、IGF-1 和生长分化因子 5（GDF-5）的补充培养基中培养的鼻中隔软骨结构与单纯人血清培养相比其体积增加了 12 倍，并且 GAG 和Ⅱ型胶原蛋白集聚明显增多。在压缩试验中改进的细胞外基质产物转化为更优秀的生物力学特性[44]。

GAG 和Ⅱ型胶原蛋白沉积都是至关重要的，但很明显的是胶原与 GAG 的比例机械强度和硬度最为密切相关[45]。除了优化培养基的生物化学环境外，还可以通过化学提取调节胶原与 GAG 的比例。许多研究已经证明了糖苷酶介导的 GAG 消耗后关节软骨组织的拉伸性能得到改善[46-49]。用糖苷酶软骨素酶 ABC（C-ABC）或链霉菌透明质酸酶处理的关节软骨外植体和工程关节软骨[50, 51]可以增加胶原蛋白含量和改善拉伸性能[49]。组织强度提高的机制现在尚不清楚，

但是一个可能的解释是蛋白多糖消耗使得胶原纤维以更有序的方式线性（端对端）或侧向（侧对侧）连接提高组织强度[52, 53]。

很明显，除了优化生物化学培养环境之外，通过在组织成熟过程中产生动态物理环境，可以实现胶原蛋白对 GAG 比例和组织机械性能的显著提升。为了提供机械刺激、混合培养基和改善氧气弥散，而开发了各种类型的动态培养系统或生物反应器的数种类型。它们提供均匀的营养和氧浓度，可以最大限度地减少静态培养中可能发生的组织缺氧和营养不足。此外，日益明显的是，在动态培养中传递的机械和流体动力可能对细胞和组织的发育产生刺激作用[17]。

尽管有各种类型的生物反应器在被广泛应用，但旋壁生物反应器已经取得了最佳的总体结果[54]。这最初由 NASA 提出的在有微重力空间内进行组织培养的概念，培养容器在水平轴上旋转以维持结构在培养基中连续持续呈自由落体的状态（图 5.4）。随后有许多研究证明了旋壁生物反应器在软骨形成中是有益处的。Sheehy 等证实，与静态培养物中生长的结构相比，动态旋转培养显著增加了猪软骨细胞中 GAG 和胶原蛋白的积聚[56]。此外，在旋壁容器中培养的结构中，GAG 和胶原的沉积更均匀，这样可以形成更同质化且均匀的组织。Vunjak-Novakovic 等比较了分别在静态培养瓶、旋转生物反应器和旋壁反应器中聚乙醇酸钙上的牛关节软骨细胞[57]。他们发现在旋壁生物反应器中培养的结构具有 GAG 和胶原蛋白积聚最多并且有更好的机械性能。在藻酸盐/壳聚糖微胶囊中接种并在生物反应器环境中成熟的人关节软骨细胞也获得了类似的结果[58]。

尽管生物反应器在关节软骨组织工程中成功使用，但在已发表的研究中直到最近才开始有其在鼻中隔组织工程中应用的数据。Gorti 等观察到分别将人鼻中隔软骨细胞在旋壁生物反应器中培养 6 周与在旋转盘中培养 14 天，两者相比，旋壁生物反应器中的中隔软骨细胞在力学上更加稳

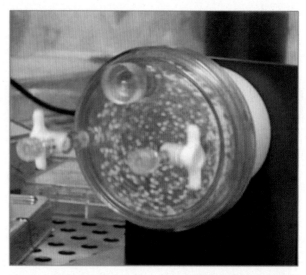

图 5.4　旋转壁生物反应器，含有悬浮在培养物中的数百种软骨细胞藻酸盐珠粒

定[59]。最近，Bechara 等通过比较在植入体内前是否经过生物反应器培养的结构发育情况，证明了生物反应器培养的益处[60]。在裸鼠体内培养 6 周后，生物化学研究表明在生物反应器中首次成熟的结构中 DNA、GAG 和胶原蛋白水平显著升高。

其他培养策略也在为了获得原型中隔软骨的生物化学和生物力学的理想构建取得了进展。尤其是用直接压缩的方式对细胞种植的结构加以机械负载显示出其在静态对照中促进细胞增殖和增加细胞外基质产量的潜力[61~65]。Sah 等动态压缩的小牛关节外植体相比对照组其蛋白质产量增加[66]。Muack 等随后证实对琼脂糖水凝胶中培养的牛关节软骨细胞加以动态负载比无负载的对照组胶原蛋白和 GAG 显著增加[64]。我们也已经注意到压缩构建体的生物力学性质也显著增强。Bian 等分别对承受动态负载和自由膨胀在琼脂糖水凝胶中种植培养的成年犬软骨细胞进行评估。结果表明，具有动态负载的结构明显比无负载结构表现出更大的稳定性。受动态负载结构的强度堪比天然犬关节软骨（并且在某些方面更优）[65]。

机械压缩能够改善细胞外基质的机制可能是有多种原因的。Takahas 等先前的研究就证明了承受压缩力可以在胶原凝胶基质中培养的鼠胚胎性肢体芽细胞中 II 型胶原表达量壁无压缩力组增加了 2~3 倍[67]。反转录聚合酶链反应（RT-PCR）分析显示，II 型胶原转录激活因子 Sox9 水平升高而其转录抑制因子白细胞介素 -1β 却同时下调。还可以假设直接压缩降低软骨构建体的水含量，从而增加细胞外组分的浓度，从而加强构建体。这与典型的基于细胞的组织工程结构倾向于高度水合的概念是一致的[68]。软骨细胞的机械敏感性和压缩力在软骨组织工程中的作用还需要进一步研究来更好地阐明。

组织工程软骨的体内成熟

尽管我们在优化软骨细胞培养环境方面持续取得进展，但是在体外培养的由软骨细胞衍生而来的软骨构建体并不能比拟天然软骨的生物化学和生物力学性质，并且也仍然不能满足植入物原型的所期要求。然而，在体内组织成熟再通过皮下移植的结构可能通过复制软骨生长和成熟的天然生物化学环境来改善结构质量[69]。在关节软骨组织工程领域的早期工作已经证明，在体内成熟的细胞接种支架比在体外培养表现出更好的组织学和生物力学性质[70~72]。此外，更长的体内成熟期表明其生物力学强度持续增加[70]。

人鼻中隔组织工程软骨体内成熟的研究较为有限，但初步结果仍有前景。迄今为止的大部分工作是使用细胞接种合成支架进行的。Haisch 等将种植了人中隔软骨细胞的聚丙交酯—聚乙交酸（PGLA）聚合物植入裸鼠长达 12 周，发现大量的 GAG 和胶原合成，并且其结构机械强度随时间增加。经测试其力学性能与天然中隔软骨相比并无明显差异[73]。Farhadi 等把接种了中隔软骨细胞的透明质酸网植入裸鼠体内并发育成熟 2 周，也发现了其力学强度和细胞外基质成分合成显著增加相类似的成熟模式[74]。

体外成熟的无支架中隔软骨的研究结果也开始出现了。Dobratz 等将封在藻酸盐凝胶中的人中隔软骨细胞皮下注射在裸鼠体内，孵育长达 38 周。虽然发现取出的外植体有一些形态上的损失，但其在组织学上以及 II 型胶原蛋白含量与天然中隔软骨是相似的[75]。最近 Chang 等发表了他们的分析，他们将用 ARC 法发育而来的无支架人中隔软骨细胞来源结构植入裸鼠 30 或 60 天（图 5.5）[76]。据报道，明确的结构成熟过程是其植入后的构建体有典型的天然软骨的组织学特征，胶原蛋白和 GAG 比例增加，并且机械强度随时间增加。植入 60 天后的软骨结构动态模量和破坏应变与天然人鼻中隔软骨相似。

在裸鼠模型中成功植入组织工程中隔软骨后，逻辑上来说下一步工作就是开发出一种具有免疫活性动物模型，可以将自体组织工程软骨再植入这种模型中。迄今为止，包括中隔软骨获取、软骨植入或异体移植物植入的大量动物研究是在新西兰兔子体内进行的[77-81]。新西兰兔子模型对于中隔软骨组织工程研究的优势有很多。新西兰兔子有一个大的鼻中隔，并有足够的中隔组织可以用于实验。从活兔中成功获取中隔的手术已经在之前发表，并被其他学者重复[77, 78]。相比之下，鼠和其他啮齿动物模型的间隔组织产量要

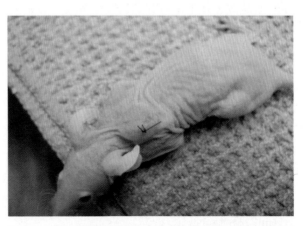

图 5.5　将人中隔源性的软骨构建体植入裸鼠体内成熟 30 或 60 天。观察到清晰的构建体成熟过程，最终具有天然软骨的组织学外观以及强度和胶原蛋白与糖胺聚糖比升高

少很多并且获取难度极大[82]。较大的动物模型，如犬和猪模型，则成本高昂，资源紧张。

从组织工程的角度来看，新西兰兔是一种有利的动物模型，因为早前就其中隔组织的生物化学和生物力学性质有所研究和描述[83~85]。此外，获取的中隔软骨行同种异体再植入时有非常好的软骨细胞活力[77, 78]。

对于开发用于组织工程化软骨植入的成功动物模型来说，其挑战之一将是减轻宿主对再植入软骨的反应。迄今发表的体内成熟模型都是使用无胸腺裸鼠，这样使植入组织不发生明显的细胞介导的免疫应答。虽然这种免疫反应的减少在结构成熟的初步研究中是有所帮助的，但也限制了在临床环境中研究植入组织行为的进一步研究；因此，需要免疫功能完整的模型。此外，应当注意的是一些研究已经表明即使在动物实验中再植入天然自体软骨也引起了不希望发生的宿主反应。

人鼻内的软骨移植物随着时间的推移可以保持其机械特性，与之相比，我们质疑在兔子模型中植入鼻子的自体软骨会发生不同程度的钙化。Lattyak 等报道，对从新西兰白兔的中隔、耳和肋骨软骨中收集到的鼻背外置移植物在植入后 3 个月进行组织学分析证明其 1/3 发生了钙化[77]。目前尚不清楚这是否由植入物的宿主免疫应答介导。但是似乎并不是所有的研究中都有一致的发现。Ale de Souza 等在植入后 4 个月对 63 只新西兰白兔作鼻背外置移植的自体和同种异体中隔软骨标本进行分析并未观察到钙化[78]。鉴于在动物试验中自体和组织工程软骨植入物发生钙化的情况有各种不同的发现，目前还不能预测人类植入的自体组织工程软骨后的命运，因此在临床试验阶段仍需要仔细评估。

干细胞的潜力

迄今发表的文献中大部分软骨组织工程文献使用了自体软骨细胞；然而，近年来，对于干细胞作为替代细胞来源的潜力已经引起了相当大的兴趣。干细胞对病变或受损组织的发生和再生所非常重要的。干细胞的分类是基于它们分化的能力，最终反映在它们可以演变成何种来源的细胞[86]。源自早期或成熟胚胎的胚胎干细胞，因其有为全向或多向分化能力而获名，分别具备分化成为全部或几乎所有细胞类型的能力。另一方面，成熟干细胞源自各种成熟的分化完全的组织，它们能够分化成多种但不是全部的细胞类型。多能干细胞基于其组织来源，有其不同程度的潜力。软骨组织工程中最常用的干细胞是间充质干细胞（MSC），其通常从骨髓或脂肪组织分离，但是其他来源的间充质干细胞也是被认可的[87]。

间充质干细胞有众多潜在优势。首先，从脂肪组织分离间充质干细胞所产生的供区并发症发病率比较低以及其组织来源也往往比较丰富。此外，研究表明脂质海绵体的间充质干细胞供给量要大于骨髓供给量[88]。其次，间充质干细胞避免了使用胚胎干细胞而出现的伦理学问题，并且与临床前模型中胚胎干细胞与畸胎瘤和骨肉瘤发展有关，而间充质干细胞不存在这样对致瘤性的顾虑[89, 90]。最后，之前就有研究表明，间充质干细胞可能具有免疫豁免特性，因为它们不完全表达典型细胞的主要组织相容性复合物分子，并且还可诱导产生对宿主免疫系统的耐受[91]。原则上，这可能使得有间充质干细胞发生发育而来的同种异体组织移植成为可能，而不会引起严重的宿主免疫应答，或是有使用免疫抑制的需要。然而，目前所有的研究仍然不清楚，间充质干细胞是否在功能性软骨细胞中是否继续免疫特权状态[54]。

间充质干细胞具有高增殖能力，可以被有效地引导分化成软骨细胞谱系，但在使用该技术方面存在局限性。最值得注意的是，已经反复证明了间充质干细胞在体外作为软骨细胞单独培养，随后在移植到免疫受损小鼠体内成熟，会出现软骨细胞肥大的生物化学标记物[91~93]。从发育上来说，软骨细胞肥大发生在生长板软骨的软骨内骨化过程中，通常先于凋亡，随后发生血管入侵和骨化，将软骨转化为骨[91]。实际上，间充质干细胞源性软骨细胞成熟的体内模拟已经证明了这种有害的级联反应发生[92]。相比之下，相似的培养和体内生长条件下的人类关节软骨细胞并没有表达软骨细胞肥大和结构矿化的标志物。

研究者认识到肥大通路已经成为间充质干细胞源性的组织工程化软骨成功发育的重要障碍，因此试图引导软骨细胞远离不希望发生的发育级联反应。解决这个问题的初步实验已成功地通过间充质干细胞和软骨细胞共同培养来阻止这一过程。使用这种技术的早期实验已经能够通过与分化完全的关节软骨细胞共培养来诱导骨髓源性间充质干细胞和胚胎干细胞向软骨形成系分化[94, 95]。这种技术限制了工程组织的成骨潜能，在明白如何成功利用间充质干细胞方面迈出了重要的一步。

然而，从成熟软骨细胞源性的组织工程化软骨仍有优势。许多比较研究已经证明，使用成熟软骨细胞产生的软骨的质量显著大于来自间充质干细胞的软骨质量[17, 96]。研究表明与软骨细胞源性的组织工程结构相比，在间充质干细胞产生的软骨形成过程中发生了许多基因的错误表达和细胞外基质生成停止[97]。尽管间充质干细胞可能最终被证明是软骨组织工程中重要的细胞来源，但要产生更强和更稳定的间充质干细胞源性的软骨结构需要进一步研究才能更好地了解间充质干细胞的调节（和错误调节）。

研究的展望

目前对组织工程鼻中隔结构的研究和检测集中在生物化学成分上，特别是优化胶原蛋白与GAG 的比例，以提高结构强度并满足原型要求。然而，未来的研究不仅涉及生物化学成分，而且还涉及工程化组织的生物化学结构。在人关节软骨中，拉伸模量和强度不仅取决于胶原的数量，而且也取决于胶原交联的数量[98, 99]。交联可能是提高组织强度非常重要的因素，现在已知道其在未成熟的关节软骨中存在比例较小，但随着软骨发育成熟而逐渐增加[100, 101]。人中隔软骨的胶原蛋白含量得到了很多研究；然而，对天然或组织工程的中隔软骨胶原交联密度仍无研究。此外，人中隔胶原纤维的起源尚未得到很好的定性。偏光学显微镜可用于检测纤维的各向异性，并已成功应用于牛鼻中隔及人关节软骨研究[102]。天然人中隔和组织工程化中隔软骨中胶原蛋白交联和纤维组织的特征可能揭示了天然和工程组织之间的重要结构差异，也直接提示了提高新生软骨结构质量的研究方向。

通过研究基因表达方式来评价天然间隔组织和组织工程结构发育成熟中表达谱系的差异，以此来推进下一步研究。在结构软骨形成过程中引导和重定向基因表达可能是优化细胞外基质沉淀和加强工程组织属性的另一种方法。

小　结

在过去十年中，软骨组织工程领域发展迅猛。为开发和完善新生软骨培养所做的研究已经成功地产生了与天然人类软骨在外观、感觉和行为上非常相似的组织工程结构。最终，新生软骨移植物有可能成为在面部重建中几乎所有植入物和移植物的自体替代物。此外，组织工程化软骨能够克服当前重建方案的许多局限性，包括自体组织可用性不足、供区并发症发病率以及免疫排斥和甚至压制同种异体移植物的潜力。我们不断了解了软骨形成过程中生化和发育途径，这使得培养技术不断进步，再通过精确调节生化培养环境以及物理培养环境来促进软骨形成。我们已经掌握了理想的软骨结构原型所必需的生物化学和生物力学性质的特征，并且要在新生软骨植入人体之前将其实现。为此，致力于提高组织结构中的胶原蛋白与 GAG 比例并进一步研究胶原蛋白交联和纤维起源模式可能会进一步改善结构质量，这样可能达到甚至超过原型指标。临床前动物模型目前正在研究中，并可能是将组织工程软骨结构的发展转化为人类临床手术应用的关键。这种技术在面部重建中的潜力是巨大的，并且在过去几年中取得了稳步的进展，在不久的将来可以实现在手术中植入组织工程软骨结构的巨大希望。

参考文献

1. Maas CS, Monhian N, Shah SB. Implants in rhinoplasty. Facial Plastic Surg 1997;13:279–290

2. Peer LA. The neglected septal cartilage graft, with experimental observations on the growth of human cartilage grafts. Arch Otolaryngol 1945;42:384–396

3. Gibson T, Davis WB. The distortion of autogenous vs cartilage grafts: Its cause and prevention. Br J Plast Surg 1958;10:257

4. Chia SH, Homicz MR, Schumacher BL, et al. Characterization of human nasal septal chondrocytes cultured in alginate. J Am Coll Surg 2005;200(5):691–704

5. Tardy ME, Jr., Denneny J, 3rd, Fritsch MH. The versatile cartilage autograft in reconstruction of the nose and face. Laryngoscope 1985;95(5):523–533

6. Komender J, Marczynski W, Tylman D, Malczewska H, Komender A, Sladowski D. Preserved tissue allografts in reconstructive surgery. Cell Tissue Bank 2001;2(2):103–112

7. Collawn SS, Fix RJ, Moore JR, Vasconez LO. Nasal cartilage grafts: more than a decade of experience. Plast Reconstr Surg 1997;100(6):1547–1552

8. Romo T, 3rd, McLaughlin LA, Levine JM, Sclafani AP. Nasal implants: autogenous, semisynthetic, and synthetic. Facial Plast Surg Clin North Am 2002;10(2):155–166

9. Grodzinsky AJ. Electromechanical and physicochemical properties of connective tissue. Crit Rev Biomed Eng 1983;9(2):133–199

10. Kempson GE, Muir H, Pollard C, Tuke M. The tensile properties of the cartilage of human femoral condyles related to the content of collagen and glycosaminoglycans. Biochim Biophys Acta 1973; 297(2):456–472

11. Maroudas AI. Balance between swelling pressure and collagen tension in normal and degenerate cartilage. Nature 1976; 260(5554):808–809

12. Homicz MR, Chia SH, Schumacher BL, et al. Human septal chondrocyte redifferentiation in alginate, polyglycolic acid scaffold, and monolayer culture. Laryngoscope 2003;113(1):25–32

13. Richmon JD, Sage AB, Wong VW, et al. Tensile biomechanical properties of human nasal septal cartilage. Am J Rhinol 2005; 19(6):617–622

14. Richmon JD, Sage A, Van Wong W, Chen AC, Sah RL, Watson D. Compressive biomechanical properties of human nasal septal cartilage. Am J Rhinol 2006;20(5):496–501; Erratum in: Am J Rhinol 2007;21(1):135

15. Caffrey JP, Kushnaryov AM, Reuther MS, et al. Flexural properties of native and tissue engineered human septal cartilage. Oto-HNS 2013;148(4):576–581

16. Zemek A, Garg R, Wong BJF. Model for estimating the threshold mechanical stability of structural cartilage grafts used in rhinoplasty. Laryngoscope 2010;120:1089–1093

17. Mahmoudifar N, Doran PM. Chondrogenesis and cartilage tissue engineering: the longer road to technology development. Trends Biotechnol 2012;30(3):166–176

18. Tay AG, Farhadi J, Suetterlin R, Pierer G, Heberer M, Martin I. Cell yield, proliferation, and postexpansion differentiation capacity of human ear, nasal, and rib chondrocytes. Tissue Eng 2004;10(5-6):762–770

19. Naumann A, Dennis JE, Aigner J, et al. Tissue engineering of autologous cartilage grafts in three-dimensional in vitro macroaggregate culture system. Tissue Eng 2004;10(11-12):1695–1706

20. Kafienah W, Jakob M, Demarteau O, et al. Three-dimensional tissue engineering of hyaline cartilage: comparison of adult nasal and articular chondrocytes. Tissue Eng 2002;8(5):817–826

21. von der Mark K, Gauss V, von der Mark H, Muller P. Relationship between cell shape and type of collagen synthesized as chondrocytes lose their cartilage phenotype in culture. Nature 1977;267(5611):531–532

22. Homicz MR, Schumacher BL, Sah RL, Watson D. Effects of serial expansion of septal chondrocytes on tissue-engineered neocartilage composition. Otolaryngol Head Neck Surg 2002;127(5):398–408

23. Benya PD, Shaffer JD. Dedifferentiated chondrocytes reexpress the differentiated collagen phenotype when cultured in agarose gels. Cell 1982; 30(1):215–224

24. Barth A. Ueber histologische befunde nach knochenimplantationen. Arch Klein Chir 1893;46:409–417

25. Vacanti CA, Langer R, Schloo B, Vacanti JP. Synthetic polymers with chondrocytes provide a template for new cartilage formation. Plast Reconstr Surg 1991;88:753–759

26. Vacanti CA, Vacanti JP. Bone and cartilage reconstruction with tissue engineering approaches. Otolaryngol Clin North Am 1994;27:263–276

27. Freed LE, Vunjak-Novakovic G. Tissue engineering of cartilage. In: Bronzino J, ed. The Biomedical Engineering Handbook. Boca Raton, FL: CRC Press, 1995:1788–1806

28. Huey DJ, Hu JC, Athanasiou KA. Unlike bone, cartilage regeneration remains elusive. Science 2012;338(6109):917–921

29. Falsafi S, Koch RJ. Growth of tissue-engineered human nasoseptal cartilage in simulated microgravity. Arch Otolaryngol Head Neck Surg 2000;126:759–765

30. Naumann A, Rotter N, Bujia J, Aigner J. Tissue engineering of autologous cartilage transplants for rhinology. Am J Rhinol 1998;12:59–63

31. Ofek G, Revell CM, Hu JC, Allison DD, Grande-Allen KJ, Athanasiou KA. Matrix development in self-assembly of articular cartilage. PLoS ONE 2008;3(7):e2795

32. Masuda K, Hejna M, Thonar EJ-M. Alginate-recoveredchondrocyte method (ARC method): A novel two-step method for the formation of cartilage tissue. Trans Orthop Res Soc 2000;25:620

33. Masuda K, Miyazaki T, Pfister B, Horvath E, Thonar EJ-M. Human tissue engineered cartilage by the alginate-recoveredchondrocyte method after an expansion in

monolayer. Trans Orthop Res Soc 2002;27:467

34. Masuda K, Sah RL, Hejna MJ, Thonar EJ-M. A novel two-step method for the formation of tissue engineered cartilage: The alginate-recovered-chondrocyte (ARC) method. J Orthop Res 2003;21(1):139–148

35. Chia SH, Schumacher BL, Klein TJ, et al. Tissue-engineered human nasal septal cartilage using the alginate-recovered-chondrocyte method. Laryngoscope 2004;114 (1):38–45

36. Zheng X, Baker H, Hancock WS, Fawaz F, McCaman M, Pungor E Jr. Proteomic analysis for the assessment of different lots of fetal bovine serum as a raw material for cell culture. Part IV. Application of proteomics to the manufacture of biological drugs. Biotechnol Prog 2006;22(5):1294–1300

37. Gruber R, Sittinger M, Bujia J. In vitro cultivation of human chondrocytes using autologous human serum supplemented culture medium: minimizing possible risk of infection with pathogens of prion diseases. Laryngorhinootologie 1996;75(2):105–108

38. Alexander TH, Sage AB, Schumacher BL, Sah RL, Watson D. Human serum for tissue engineering of human nasal septal cartilage. Otolaryngol Head Neck Surg 2006;135(3):397–403

39. Bujia J, Pitzke P, Kastenbauer E, Wilmes E, Hammer C. Effect of growth factors on matrix synthesis by human nasal chondrocytes cultured in monolayer and in agar. Eur Arch Otorhinolaryngol 1996;253:336–340

40. Quatela VC, Sherris DA, Rosier RN. The human auricular chondrocyte. Responses to growth factors. Arch Otolaryngol Head Neck Surg 1993;119(1):32–37

41. Masuda K, Pfister BE, Sah RL, Thonar EJ. Osteogenic protein-1 promotes the formation of tissue-engineered cartilage using the alginate-recovered-chondrocyte method. Osteoarthritis Cartilage 2006;14(4):384–391

42. Vetter U, Zapf J, Henrichs I, Gammert C, Heinze E, Pirsig W. Human nasal septal cartilage: analysis of intracellular enzyme activities, glycogen content, cell density and clonal proliferation of septal chondrocytes of healthy adults and acromegalic patients. Connect Tissue Res 1989;18(4):243–254

43. van Osch GJ, Marijnissen WJ, van der Veen SW, Verwoerd-Verhoef HL. The potency of culture-expanded nasal septum chondrocytes for tissue engineering of cartilage. Am J Rhinol 2001;15(3):187–192

44. Alexander TH, Sage AB, Chen AC, et al. IGF-1 and GDF-5- promote the formation of tissue-engineered human nasal septal cartilage. Tissue Eng Part C Methods 2010;16:1213–1221

45. Akizuki S, Mow VC, Müller F, Pita JC, Howell DS, Manicourt DH. Tensile properties of human knee joint cartilage: I. Influence of ionic conditions, weight bearing, and fibrillation on the tensile modulus. J Orthop Res 1986;4(4):379–392

46. Theocharis AD, Tsara ME, Papageorgakopoulou N, Vynios DH, Theocharis DA. Characterization of glycosaminoglycans from human normal and scoliotic nasal cartilage with particular reference to dermatan sulfate. Biochim Biophys Acta 2001;1528:81–88

47. Theocharis AD, Karamanos NK, Papageorgakopoulou N, Tsiganos CP, Theocharis DA. Isolation and characterization of matrix proteoglycans from human nasal cartilage; compositional and structural comparison between normal and scoliotic tissues. Biochim Biophys Acta 2002;1569:117–126

48. Schmidt MB, Mow VC, Chun LE, Eyre DR. Effects of proteoglycan extraction on the tensile behavior of articular cartilage. J Orthop Res 1990;8(3):353–363

49. Asanbaeva A, Masuda K, Thonar EJ, Klisch SM, Sah RL. Mechanisms of cartilage growth: modulation of balance between proteoglycan & collagen in vitro using chondroitinase ABC. Arthritis Rheum 2007;56(1):188–198

50. Natoli RM, Revell CM, Athanasiou KA. Chondroitinase ABC treatment results in greater tensile properties of self-assembled tissue-engineered articular cartilage. Tissue Eng Part A 2009; 15(10):3119–3128

51. Bian L, Crivello KM, Ng KW, et al. Influence of temporary chondroitinase ABC-induced glycosaminoglycan suppression on maturation of tissue-engineered cartilage. Tissue Eng Part A 2009;15(8):2065–2072

52. Parry DA. The molecular and fibrillar structure of collagen and its relationship to the mechanical properties of connective tissue. Biophys Chem 1988;29(1-2):195–209

53. Graham HK, Holmes DF, Watson RB, Kadler KE. Identification of collagen fibril fusion during vertebrate tendon morphogenesis. The process relies on unipolar fibrils and is regulated by collagenproteoglycan interaction. J Mol Biol 2000;295(4):891–902

54. Ikada Y. Tissue Engineering: Fundamentals and Applications. Oxford, United Kingdom: Elsevier Ltd; 2006:52–60

55. Jessup JM, Pellis NR. NASA biotechnology: cell science in microgravity. In Vitro Cell Dev Biol Anim Feb 2001;37(2):2.

56. Sheehy EJ, Buckley CT, Kelly DJ. Chondrocytes and bone marrowderived mesenchymal stem cells undergoing chondrogenesis in agarose hydrogels of solid and channeled architectures respond differentially to dynamic culture conditions. J Tissue Eng Regen Med 2011;5:747–758

57. Vunjak-Novakovic G, Martin I, Obradovic B, et al. Bioreactor cultivation conditions modulate the composition and mechanical properties of tissue-engineered cartilage. J Orthop Res 1999;17:130–138

58. Pound JC, Green DW, Chaudhuri JB, Mann S, Roach HI, Oreffo RO. Strategies to promote chondrogenesis and osteogenesis from human bone marrow cells and articular chondrocytes encapsulated in polysaccharide templates. Tissue Eng 2006;12:2789–2799

59. Gorti GK, Lo J, Falsafi S, et al. Cartilage tissue engineering using cryogenic chondrocytes. Arch Otolaryngol Head Neck Surg 2003; 129:889–893

60. Bichara DA, Zhao X, Hwang NS, et al. Porous poly(vinyl alcohol)-alginate gel hybrid construct for neocartilage formation using human nasoseptal cells. J Surg Res 2010;163:331–336

61. Kock LM, Schulz RM, van Donkelaar CC, Thummler CB, Bader A, Ito K. RGD-dependent integrins are mechanotransducers in dynamically compressed tissue-engineered cartilage constructs. J Biomech 2009;42:2177–2182

62. Kelly TA, Ng KW, Wang CCB, Ateshian GA, Hung CT. Spatial and temporal development of chondrocyte-seeded agarose constructs in free-swelling and dynamically loaded cultures. J Biomech 2006;39:1489–1497

63. Kisiday JD, Jin M, DiMicco MA, Kurz B, Grodzinsky AJ. Effects of dynamic compressive loading on chondrocyte biosynthesis in self-assembling peptide scaffolds. J Biomech 2004;37:595–604

64. Mauck RL, Seyhan SL, Ateshian GA, Hung CT. Influence of seeding density and dynamic deformational loading on the developing structure/function relationships of chondrocyte seeded agarose hydrogels. Ann Biomed Eng 2002;30:1046–1056

65. Bian L, Fong JV, Lima EG, et al. Dynamic mechanical loading enhances functional properties of tissue-engineered cartilage using mature canine chondrocytes. Tissue Eng Part A 2010; 16(5):1781–1790

66. Sah RL, Kim YJ, Doong JY, Grodzinsky AJ, Plaas AH, Sandy JD. Biosynthetic response of cartilage explants to dynamic compression. J Orthop Res 1989;7(5):619–636

67. Takahashi I, Nuckolls GH, Takahashi K, et al. Compressive force promotes Sox9, type II collagen and aggrecan and inhibits IL-1b expression resulting in chondrogenesis in mouse embryonic limb bud mesenchymal cells. J Cell Sci 1998;111:2067–2076

68. Natoli RM, Responte DJ, Lu BY, Athanasiou KA. Effects of multiple chondroitinase ABC applications on tissue engineered articular cartilage. J Orthop Res 2009;27(7):949–956

69. Greene JJ, Watson D. Septal cartilage tissue engineering: new horizons. Facial Plast Surg 2010;26(5):396–404

70. Duda GN, Haisch A, Endres M, et al. Mechanical quality of tissue engineered cartilage: results after 6 and 12 weeks in vivo. J Biomed Mater Res 2000;53:673–677

71. Eyrich D, Wiese H, Maier G, et al. In vitro and in vivo cartilage engineering using a combination of chondrocyte seeded longterm stable fibrin gels and polycaprolactone-based polyurethane scaffolds. Tissue Eng 2007;13:2207–2218

72. Kitahara S, Nakagawa K, Sah RL, et al. In vivo maturation of scaffold-free engineered articular cartilage on hydroxyapatite. Tissue Eng Part A 2008;14:1905–1913

73. Haisch A, Duda GN, Schroeder D, et al. The morphology and biomechanical characteristics of subcutaneously implanted tissueengineered human septal cartilage. Eur Arch Otorhinolaryngol 2005;262:993–997

74. Farhadi J, Fulco I, Miot S, et al. Precultivation of engineered human nasal cartilage enhances the mechanical properties relevant for use in facial reconstructive surgery. Ann Surg 2006;244:978–985

75. Dobratz EJ, Kim SW, Voglewede A, Park SS. Injectable cartilage: using alginate and human chondrocytes. Arch Facial Plast Surg 2009;11:40–47

76. Chang AA, Reuther MS, Briggs KK, et al. In vivo implantation of tissue-engineered human nasal septal neocartilage constructs: a pilot study. Otolaryngol Head Neck Surg 2012;146(1):46–52

77. Lattyak BV, Maas CS, Sykes JM. Dorsal onlay cartilage autografts: comparing resorption in a rabbit model. Arch Facial Plast Surg 2003;5:240–243

78. Ale de Souza MM, Gregório LC, Sesso R, Ale Souza S, Settanni F. Study of rabbit septal cartilage grafts placed on the nasal dorsum. Arch Facial Plast Surg 2008;10(4):250–254

79. Min YG, Kim YK, Kim HS. The histology of autologous auricular cartilage implanted into the nasal septum. Clin Otolaryngol Allied Sci 1996;21(4):339–342

80. Nolst Trenité GJ, Verwoerd CD, Verwoerd-Verhoef HL. Reimplantation of autologous septal cartilage in the growing nasal septum. I. The influence of resection and reimplantation of septal cartilage upon nasal growth: an experimental study in rabbits. Rhinology 1987;25(4):225–236

81. Takahashi K, Kajii TS, Tsukamoto Y, et al. Histological study of the nasal septal cartilage in BALB/c-bm/bm mouse which spontaneously induces malocclusion. Orthod Craniofac Res 2012;15(2):84–91

82. Fry HJH. The aetiology of so-called "septal deviations" and their experimental production in the growing rabbit. Br J Plast Surg 1968;21(4):419–424

83. Wong BJ, Wallace V, Coleno M, Benton HP, Tromberg BJ. Twophoton excitation laser scanning microscopy of human, porcine, and rabbit nasal septal cartilage. Tissue Eng 2001;7(5): 599–606

84. Kaiser ML, Karam AM, Sepehr A, et al. Cartilage regeneration in the rabbit nasal septum. Laryngoscope 2006;116(10):1730–1734

85. Jallali N, James S, Elmiyeh B, et al. The current role of tissue engineering in head and neck reconstruction. Indian J Cancer 2010;47(3):274–279

86. Pelttari K, Wixmerten A, Martin I. Do we really need cartilage tissue engineering? Swiss Med Wkly 2009;139(41-42):602–609

87. Kingham PJ, Kalbermatten DF, Mahay D, Armstrong SJ, Wiberg M, Terenghi G. Adipose-derived stem cells differentiate into a Schwann cell phenotype and promote neurite outgrowth in vitro. Exp Neurol 2007;207(2):267–274

88. Nussbaum J, Minami E, Laflamme MA, et al. Transplantation of undifferentiated murine embryonic stem cells in the heart: teratoma formation and immune response. FASEB J 2007; 21(7):1345–1357

89. Breitbach M, Bostani T, Roell W, et al. Potential risks of bone marrow cell transplantation into infarcted hearts. Blood 2007; 110(4):1362–1369

90. Polak J, ed. Advances in Tissue Engineering. London: Imperial College Press; 2008:209–221

91. Mueller MB, Tuan RS. Functional characterization of hypertrophy in chondrogenesis of human mesenchymal stem cells. Arthritis Rheum 2008;58(5):1377–1388

92. Pelttari K, Winter A, Steck E, et al. Premature induction of hypertrophy during in vitro chondrogenesis of human mesenchymal stem cells correlates with calcification and vascular invasion after ectopic transplantation in SCID mice. Arthritis Rheum 2006;54(10):3254–3266

93. De Bari C, Dell'Accio F, Luyten FP. Failure of in vitro-differentiated mesenchymal stem cells from the synovial membrane to form ectopic stable cartilage in vivo. Arthritis

Rheum 2004;50:142–150

94. Mo XT, Guo SC, Xie HQ, et al. Variations in the ratios of cocultured mesenchymal stem cells and chondrocytes regulate the expression of cartilaginous and osseous phenotype in alginate constructs. Bone 2009;45(1):42–51

95. Bigdeli N, Karlsson C, Strehl R, Concaro S, Hyllner J, Lindahl A. Coculture of human embryonic stem cells and human articular chondrocytes results in significantly altered phenotype and improved chondrogenic differentiation. Stem Cells 2009;27(8): 1812–1821

96. Nguyen QT, Crawford DJ, Raub CB, Chen AC, Klisch SM, Sah RL. Application of chemical and dynamic mechanical stimuli to the surface of immature articular cartilage induces functional and structural maturation of the superficial zone. Trans Orthop Res Soc 2012; Poster 1806

97. Huang AH, Stein A, Mauck RL. Evaluation of the complex transcriptional topography of mesenchymal stem cell chondrogenesis for cartilage tissue engineering. Tissue Eng

Part A 2010;16(9):2699–2708

98. Kempson GE, Muir H, Pollard C, Tuke M. The tensile properties of the cartilage of human femoral condyles related to the content of collagen and glycosaminoglycans. Biochim Biophys Acta 1973;297(2):456–472

99. Maroudas AI. Balance between swelling pressure and collagen tension in normal and degenerate cartilage. Nature 1976;260(5554):808–809

100. Eyre DR. Crosslinking in collagen and elastin. Ann Rev Biochem 1984;53:717–748

101. Williamson AK, Masuda K, Thonar EJMA, Sah RL. Growth of immature articular cartilage in vitro: correlated variation in tensile biomechanical and collagen network properties. Tiss Eng 2003;4:625–634

102. Xia Y, Zheng S, Szarko M, Lee J. Anisotropic properties of bovine nasal cartilage. Microsc Res Tech 2012;75(3):300–306

激光在面部整形术中的应用

作者：Russell Ries，Harry V. Wright
翻译：方　帆　审校：刘蔡钺

引　言

在 20 世纪之初，爱因斯坦在"放射量子理论"[1]中预言了激光将代替放射能。第一台激光发射器在 1960 年由 Maiman 制造成功。在此之后，激光技术迎来了爆炸式的发展，并形成了覆盖全电磁波谱的各种激光。激光也越来越多地和显像系统、机器人技术、电脑技术等其他科技结合，以改进激光的投射。通过物理学与生物工程技术的结合，医疗激光已经成为外科医生治疗疾病的重要设备。最初这些激光设备非常笨重，而且只被接受过专门激光培训的医生所使用。最近 20 年医疗激光设备设计不断改进，适应证更多，应用也更方便。同时，许多外科医生通过住院医师培训或者医学继续教育计划掌握了激光物理的基本原理。

在这一章，我们将讨论激光生物物理学、激光—组织相互作用、激光在面部整形和重建外科中的应用、激光安全防护措施以及皮肤激光外科领域的发展。

激光生物物理学

激光像普通光一样通过波形发射光能（图6.1）。波长是波形中连续两个波峰之间的距离。振幅是波峰的高度，与光的强度有关。周期是一个完整波周期的时间。

回顾量子力学对于理解激光的运行原理非常重要。"Laser"（激光）这个词就是"light amplication by stimulated emission of radiation"（受激发射的光放大）的首字母简写。当一个光子（光

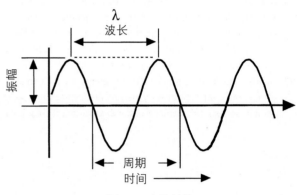

图 6.1　光波特性

能的单位）击中一个原子，它会将其中一个电子激发到高能状态。原子在这个高能状态下是不稳定的，电子会回落到低能的状态同时释放一个光子。这个过程被称为自发发射（图 6.2a）。当一个处于高能状态的原子再被另一个光子击中，它在回到低能水平的同时将发射两个具有相同波长、方向和波形的光子。因此，人们就会看到链式反应造成连续的撞击并产生大量相同的光。这个过程被称为受激发射，这也是激光物理学中最根本的原理（图 6.2b）。

无论何种类型，所有的激光都由四个主要部分组成：一个激发装置或能量源，一个产生激光的介质，一个光学共振器以及一个传导系统（图6.3）。

大多数用于面部整形手术的临床激光器都采用电子激发原理。也有一些激光器（如闪光激发的染料激光器）采用光激发原理。其他的可能采用高能射频波，抑或是提供激发能量的化学反应等原理。激发装置将能量发射进一个装有产生激光介质的共振室，这些介质可能是固体、液体、气体或者半导体。共振室两边的末尾都是反光镜，

镜子相互对照。这些能量进入共振室将激光介质的电子激发到高能量状态。当共振室一半的原子达到高能状态，整体的逆转就会发生。当光子向四周发射并击中已经处于激发状态的原子时，引起了成对光子的受激发射，这时自发辐射就产生了。当这些向着反光镜运行的光子被反射回镜子间，受激发射就会被放大。此时，这些光子会撞击其他高能的原子，引起以后的激发。以免反光镜是100%全反光的，而另一面允许部分光能从

共振室逸出。这种激光能量将通过一个传导系统发射到目标组织。二氧化碳激光是一个特别的例外，它通过一套坚硬的关节臂系统进行传导。可弯曲的波导装置目前也可用于二氧化碳激光，但是对于输出的光斑尺寸和能量都有限制。

相比于从光源向四周弥散，一个激光束中的光子是高密度的，朝同一方向传输的（准直的）。换句话说，激光传输中散射非常少，即使长距离传输也能保持恒定的能量强度。这种能量更有序而且强度更高。因为激光介质是一种分子或者原子，而受激发射的光子具有相同的波长，所以形成了激光的单色性。激光的光子传输不仅方向相同，时间和空间相也相同。这被称为相干性。单色性、准直性和相干性是激光的光能区别于其他无序和散射普通光的特性（图6.4）。

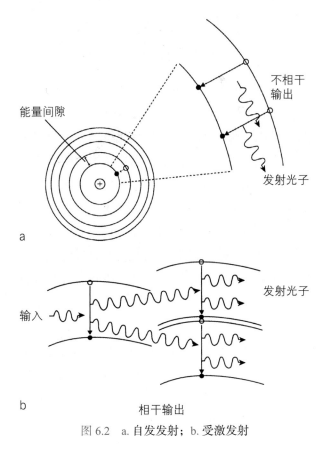

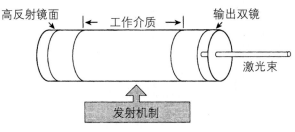

图 6.2　a. 自发发射；b. 受激发射

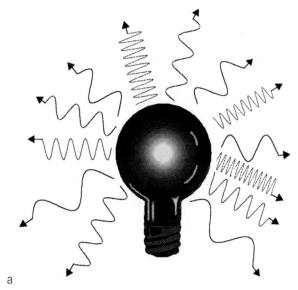

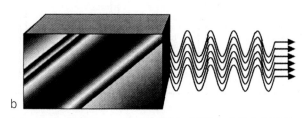

图 6.4　a. 普通光；b. 激光的特征：平行、单色和相干性

图 6.3　激光的构件

激光—组织相互作用

激光可以对生物组织形成从调节到蒸发的一系列作用（图 6.5）。目前大多数临床相关设备利用激光的热效应进行凝固或汽化组织。在将来，也许可以利用激光的非热效应，作为探针来干预细胞功能，同时不造成细胞溶解破坏等副作用。

特定组织中激光特定的作用主要取决于以下三个因素：组织吸收性、激光波长和激光能量密度。前两个因素分别是组织和激光的内在属性，第三个因素能量密度可以由外科医生操作。

当激光束作用于组织时，它的能量可能会吸收、反射、传导或者分散（图 6.6）。激光与不同组织的相互作用中，四个环节各不相同，其中吸收性是最重要的。吸收的程度取决于组织的色基含量。色基是高效吸收特定波长光能的物质。如二氧化碳激光的能量可被机体软组织吸收。它的靶色基是占人体软组织 80% 以上的水。相反的，二氧化碳激光对于骨的影响就相对小得多（骨的含水量低）。当组织吸收了激光的能量，它的分子就开始震动。持续吸收能量可以使蛋白质变性、凝固，最后汽化、消失。

如果组织反射了激光的能量，那么组织就会不受作用，因为激光能量没能穿透组织表面。同样的，如果激光能量从表面组织传导到了深层，那么中间组织就不受作用了。如果一个激光束在组织内分散了，那么激光的能量就不会被表面吸收，而是以显著降低的强度随机进入了更深层次

的组织。

影响激光—组织相互作用的第三个因素是能量密度。能量密度等于入射激光束的功率密度乘以照射时间。功率密度是指瓦特功率除以激光束横断面面积（光斑大小），就像以下这个公式：

$$功率密度 = \frac{功率（W）}{激光束横截面积（光斑大小）}$$

功率密度可以看作是激光照射部位的能量总量（以瓦特计）。能量密度在此基础上加上了时间变量：

$$能量密度 = 功率密度 \times 时间$$

因此，在激光—组织相互作用中，改变光斑大小或者照射时间，可以引起激光作用的变化（如果其他因素保持不变）。当激光束的光斑面积减小（因此功率密度增加），到达特定体积组织的能量总量增加。换言之，当光子被集中在更窄的光束中，它们的能量就会分布到体积更小的组织中。相反的，当光斑面积增加，激光束的能量密度会下降。调整光斑大小可以通过传导系统聚焦、前对焦或后对焦在组织上。前对焦和后对焦时的光束，光斑面积都比对焦时大，所以功率密度都更低。

另一种外科医生调整激光对组织影响的方法就是使激光能量脉冲化。照射的脉冲模式是调整开和关的周期（图 6.7）。因为关的周期内能量不到达组织，所以热量在此期间可以散发。如果

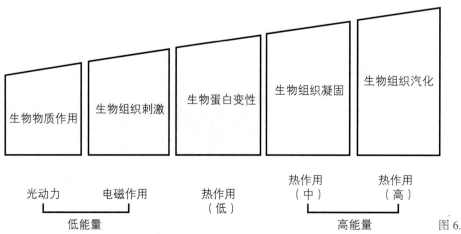

图 6.5　生物激光作用的光谱

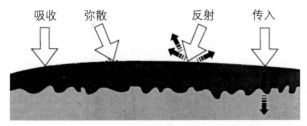

图 6.6 激光与组织表面可能的相互作用

关的周期比靶组织的退热时间要长，那么周围组织被热传导所损伤的风险就更小。退热时间是指一个物体消退一半热量所需要的总时间。开的周期与开和关的总周期的比率就是工作周期。

$$工作周期 = \frac{开周期}{开周期 + 关周期}$$

有许多可行的脉冲模式。能量可以通过设置激光开的时间（比如 0.1 秒）进行脉冲化。当持续的光波在特定的时间段被一个机械门阻挡，能量也就被阻断了。在超脉冲模式的关闭周期内，能量不是简单的阻挡而是储存在激光的能量源，然后到开启周期时一起释放出来。因此超脉冲模式的峰能量远远超出持续或者普通脉冲模式。

在调 Q 激光的关闭周期，能量存储在激光介质中。这是通过两面反光镜间的共振室里的快门装置来实现的。快门关闭时可以阻挡激光发射，但是允许能量在快门的两侧存储。当快门打开时，反光镜相互作用，发射出超强化的激光束。调 Q 激光的能量峰值非常高，工作周期很短。锁模激光类似于调 Q 激光，在共振室的两面反光镜间有

一个快门。锁模激光开关快门与两面反光镜间的光反射的时间同步。

激光的特征

电激发激光

二氧化碳激光

二氧化碳激光是耳鼻喉—头—颈外科应用最广泛的激光。它的波长是 10 600 nm，是远红外电磁辐射中的一种不可见波段（图 6.8）。一个肉眼可见的氦氖瞄准束对于外科医生观察其作用范围是必需的。它的激光介质是二氧化碳气体。如上所述，二氧化碳激光可以被组织内的水很好地吸收。因为高吸收性和低弥散性，它作用的深度非常浅。它的能量通过带瞄准线的关节臂来传导，还可以附加一个外科显微镜以加强可见性和清晰度。可弯曲的传导设备可以减少特殊解剖途径（如中耳内）下关节臂的限制。

Nd: YAG 激光

Nd:YAG（掺铝钇铝石榴石）激光的波长是 1 064 nm，处于近红外光谱区。这个波长是人眼不可见的，所以也需要氦氖瞄准束。大多数人体组织不能很好地吸收这个波长，但色素组织吸收性强于非色素组织。它能穿过大多数组织的浅层，并弥散进入深层。

相比于二氧化碳激光，Nd:YAG 激光的弥散

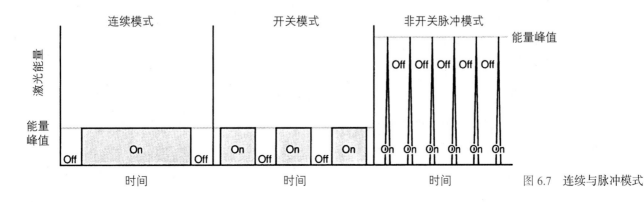

图 6.7 连续与脉冲模式

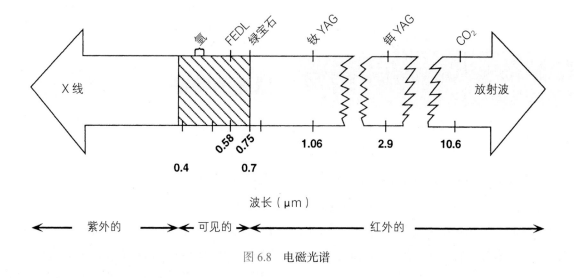

图6.8　电磁光谱

性要好得多。因此，它的穿透得更深，也特别适用于深部血管的凝固治疗。实验证明，最大的凝固深度可达3mm（在60℃的凝固温度下）[3,4]。Apfelberg等[5]研究者报道了Nd:YAG激光对于口周深部的毛细血管和海绵状病灶有较好的治疗作用。其他研究者报道成功应用激光凝固法治疗了血管瘤、淋巴管瘤以及动静脉畸形[6-8]。然而，渗透深度的增加和非选择的破坏性，使患者治疗后更容易出现瘢痕增生。临床应用中，这主要通过保守的功率设定、点状病灶入路和避开薄皮区域治疗来避免。事实上，Nd:YAG激光对葡萄酒色斑的治疗作用已经被黄波长激光所替代。它仍然是无结节性葡萄酒色斑一种有用的辅助治疗手段[9]。

在成纤维细胞培养和正常皮肤组织中，Nd:YAG激光都能抑制胶原的形成。它提示Nd:YAG激光可能对增生性瘢痕和瘢痕疙瘩有治疗作用[4]。临床中，瘢痕疙瘩的复发率很高，然而，除了强有效的局部类固醇技术治疗，还没有有效的辅助治疗[10]。

Nd:YAG激光的触头

Nd:YAG激光的接触治疗模式极大地改变了激光的物理和吸收特性。连接于激光器的触头可由红宝石或者水晶组成。触头直接接触组织，像

一把热刀一样边切割边凝固。外科医生已经不再使用原有的激光来切割组织，而是通过加热触头。这样更接近于传统的电刀而不是Nd:YAG激光的非接触模式。因此，激光—组织相互作用的原则并不适用。许多利用触头激光进行的软组织手术已经被报道了。触头激光器的反应不像原来那么迅速，所以在加热和冷却过程都会有延迟。积累了经验之后，这种激光在获取肌皮瓣时非常有用。

KTP激光

KTP（磷酸氧钛钾）激光是将激光穿过KTP晶体得到的一种双倍频率（半波长）的Nd:YAG激光。这样获得了一种吸收峰值与血红蛋白相同的绿光（532nm）。它的组织穿透性和弥散效应在二氧化碳激光和Nd:YAG激光之间。激光的能量通过纤维传导。在非接触模式，该激光能汽化和凝固组织。在半接触模式，激光纤维触头成为一把锋利的切割工具，而几乎接触不到组织。和二氧化碳激光类似，能量设置越高，它表现得越像一把火热的刀。低能量设置则主要用于凝固。

氩激光

氩激光是波长在488~514nm的可见激光。共振室和激光介质的分子结构形成了这一系列波长的激光。之后可以使用滤波器使它输出为单一

波长。和 KTP 激光一样，氩激光能量能被血红蛋白很好地吸收，其弥散效应在二氧化碳激光和 Nd:YAG 激光之间。因为血红蛋白的高吸收性，皮肤血管病灶能吸收氩激光的能量。氩激光的传导系统是光纤载体。

铜蒸汽激光

铜蒸汽激光是产生两种可见波段的激光：一个 511 nm 的脉冲绿波长激光和一个 578 nm 的脉冲黄波长激光。它的激光介质是电刺激（蒸发）的铜。一套光纤系统将能量传导到可将光斑大小在 150~1 000 nm 间调整的机头。照射时间可以从 0.075 秒调整到持续操作。脉冲间隔的范围是 0.1~0.8 秒。铜蒸汽产生的黄激光被用于治疗面部良性血管病灶。而绿激光可用于治疗雀斑、痣和角化病等色素性病灶。

二极管激光

采用超导材料的二极管直接与光线设备耦合，能发射出不同波长的激光（根据所用材料的特性）。二极管激光的特点是高效性和便携性。二极管激光可以将输入电能的 50% 转换为光能。这样需要的能量和产生的热能就会更少，而且去除了大型冷却装置，这种激光器的体积会更小。

闪光灯激发激光

闪光灯激发染料激光

闪光灯激发染料激光（FEDL）是最早用于治疗良性、血管性皮肤病灶的医学激光。它是一种 585 nm 波长的可见激光。它的波长和氧合血红蛋白的第三个吸收峰值（577 nm）比较接近，所以 FEDL 的能量会先被血红蛋白吸收。在 577 到 595 nm 范围内，几乎没有和黑色素竞争吸收能量的生色团，所以 FEDL 在真皮和表皮的消散非常少。

它的激光介质是一种闪光灯选择性激活的玫瑰红染料，而传导装置是光纤载体。FEDL 的机头是可换的透镜系统，它可用的光斑大小包括 3，5，7，或者 10 mm。根据良性血管皮肤病灶内膨胀血管的退热时间，它的脉冲宽度为 450 毫秒。但是，为了提高穿透性和治疗顽固性葡萄酒色斑，近期关于脉冲染料激光的研究把它的波长延伸到了 600 nm。这就要求它的脉冲间隔增加到 1.5 毫秒，以便达到更大波长所需要的更高的能量密度[11]。

尽管最初 FEDL 是为了治疗血管皮肤病灶设计的，研究证明其对瘢痕也有治疗作用。已经报道了 FEDL 对瘢痕红斑、质地和厚度的改善[12]。此外，FEDL 治疗增生性瘢痕后的复发率比采用铒 YAG 激光和二氧化碳激光都低[13]。

铒激光

铒 YAG 激光在水吸收谱的 3 000 nm 有优势。它的波长是 2 940 nm，所以有很强的含水组织吸收性（约为二氧化碳激光的 12 倍）。它是近红外谱不可见的激光，所以需要一个课件的瞄准束。它是采用闪光灯激活的，微脉冲构成的大脉冲，宽度从 200~300 毫秒。这些激光需要一个连接在关节臂上的机头。设备中还可以加入扫描器，以便更快的去除组织。

红宝石激光

红宝石激光是闪光灯激发的，它的波长是 694 nm。它位于光谱的红光部分，是可见的。它也可以加入调 Q 开关，以便形成短脉冲而穿透深部组织（超过 1 mm）。长脉冲红宝石激光可用于传导热量至毛囊从而去除毛发。它采用反光镜和关节臂进行传导。水对它没有很好的吸收性，但是黑色素对它有很强的吸收性。许多文身的色素也能吸收 694 nm 的激光束。

绿宝石激光

绿宝石激光是一种闪光灯激发的固态激光，它的波长是 755 nm。这个波长是不可见的，所以也需要瞄准束。它能被蓝色和黑色的文身色素以及黑色素吸收，但是血红蛋白对它的吸收性不好。它能通过可弯曲的光纤传导，相对结构紧凑。它能相对穿透得更深，所以被用于头发及文身的去除，可以选择 7 nm 或者 12 nm 的光斑。

过滤闪光灯强脉冲光

尽管不是激光，强脉冲光（LPL）被广泛用于治疗微血管扩张、皮肤异色等多种皮肤症状，以及脱毛和对抗光老化。它是一种高强度、非相干的脉冲光谱。它利用水晶过滤并发出 590~1 200 nm 波长的光。它的脉冲宽度和能量密度是可调节的，以满足特定的光热作用要求。根据患者皮肤类型，它可以设置波长、脉冲数、脉冲间隔、脉冲间延迟以及传输的能量，以更好适合目标区域的皮肤厚度、面积和吸收性。个性化设置能把需保护区域的损伤降到最低。因此，大量患者都能通过它的治疗而获益。LPL 往往需要持续治疗，它能有效预防光老化。

激光的应用

血管病灶

面颈部的血管病灶随着病因和病史而不同。但是它们都有相同的能被激光选择性治疗的重要特征。对这些部位有用的激光能选择不正常的血管为靶点，同时保留周围组织。皮肤的黑色素有着和血红蛋白相似的光谱吸收性，所以病灶周围的正常组织有皮肤色素改变的风险。需要探讨的特殊疾病包括葡萄酒色斑、微血管扩张和血管瘤。

葡萄酒色斑

葡萄酒色斑，更准确的应称为先天性毛细血管畸形，是常常侵犯面颈部的良性血管疾病。大约 5% 的葡萄酒色斑伴随着 Sturge–Weber 综合征以及 Klippel–Trenaunay 综合征一起发生[14]。葡萄酒色斑通常出生时即可见，表现为扁平的、分红或者红色皮损。随着患者年龄增长，它们通常颜色变深，厚度增加，同时表面出现小结节。与此不同，血管瘤通常出生时不可见，而且会有自发消退的过程。组织学上，葡萄酒色斑由网状真皮内大量扩张的血管组成。血管瘤扩张的血管内有内皮细胞的异常增生，这是它与葡萄酒色斑组织学上的不同之处[15]。

激光的选择

有的外科医生采用二氧化碳激光来治疗葡萄酒色斑[16~18]。但是，去掉表皮下真皮内的血管必然会破坏一部分真皮组织，从而引起瘢痕增生和色素减退[19]。因为氩激光 488~514 nm 的蓝绿光容易被氧合血红蛋白吸收[20, 21]，所以它被广泛运用于葡萄酒色斑的治疗。运用氩激光的许多治疗方法都已经发表了。无论何种方法，肥大的瘢痕是常见的并发症[22~24]。已报道运用 KTP 激光[25] 和 Nd:YAG 激光[7] 治疗葡萄酒色斑的疗效各不相同[25]。在一项运用 PDL 或者 Nd:YAG 激光治疗 107 例汉族患者的研究中，Ho 等报道了这些患者为达到最大程度缓解，平均需要 6.1 次治疗[26]。另一项 22 例中国患者的研究中发现，Nd:YAG 激光只能部分起效，而且获取最佳疗效往往需要更高的能量密度[27]。黄波段激光（FEDL，铜蒸汽激光）被证实是葡萄酒色斑治疗的新突破。此外，一项研究发现非激光 IPL 设备可以安全高效的治疗葡萄酒色斑[28]。这些激光都遵循 Anderson 和 Parrish 发现的选择性光热作用的原理[29, 30]。这是利用优先对光的吸收性和热量产生，从而选择性加热皮肤病灶内扩张的血管的过程。为了消除葡萄酒色斑，其内部扩张的血管必须被加热到足够损伤血管内皮细胞。黄波长激光通过加热血管内的血液，使热量作用于血管内壁来实现这个过程。直接凝固血管内的血液而不损伤血管壁使血管可以再通。将热量定位到目标血管而不影像周围组织是采用适当波长激光和计算组织退热时间的目的。黄激光的波长是 577 nm，在 577~585 nm 的范围。577 nm 和氧合血红蛋白的第三个吸收峰值精确吻合。KTP 激光或者氩激光等其他波长激光，由于黑色素的影响，有一个明显的吸收下降，而在表皮和真皮内也很少消散[31]（图 6.9）。Tan 等展示了 585 nm 的 FEDL

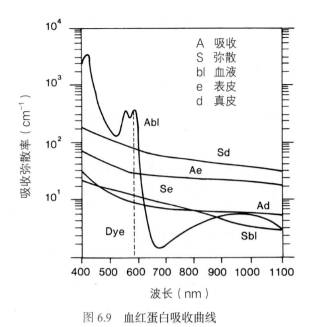

图 6.9 血红蛋白吸收曲线

能使激光能量穿透得更深，同时不失去血管的选择性[32]。更深的穿透性能实现对病灶更快地消除。

黄波长激光在治疗葡萄酒色斑扩张的血管时，使用不同的方法来获得足够的退热时间。FEDL 有一系列 450 μm 的脉冲宽度，这是计算出来葡萄酒色斑内血管的平均直径。铜蒸汽激光可以设置不同的脉冲宽度和脉冲间隔。持续的黄色染料激光可能使用六边扫描器，一种将激光脉冲定位于一个六边形内的机械装置。通过不重叠的脉冲设置，之前治疗的组织有时间获得冷却[33]。理论上，增加波长能减少真皮内能量的弥散，从而获得更好的穿透性，这样能减少达到血管病灶完全治愈所需的治疗次数。已经发现一种波长 585~600 nm 的新脉冲染料激光，临床上能有效治疗葡萄酒色斑和毛细血管扩张[34, 35]。当波长大于 585 nm，在氧合血红蛋白的吸收性会明显下降，也需要更大的能量密度。增加病灶部位的能量，也会增加周围正常皮肤的热损伤。因此，人们发明了低温喷雾等皮肤冷却技术。持续冷却可以使皮肤承受超过两倍常规临床设置的激光能量，而不造成表皮的热损伤[36-38]。同时，低温喷雾对激光—组织的相互作用的影响可以忽略不计。许

多研究建议葡萄酒色斑的最佳治疗方法是采用低温喷雾辅助的 PDL[40-42]。其他的冷却方法，如采用蓝宝石表面热导体，有利于暂时降低表面温度，从而减少 FEDL 治疗后紫癜的发生[43]。

治 疗

当采用 FEDL 治疗面部葡萄酒色斑时，第一步是决定针对特定患者的恰当的激光能量。这是通过患者前臂掌侧正常皮肤的紫癜阈值试验来决定的。从 2.0 J/cm² 开始，每次增加 0.5 J/cm²，连续激光能量脉冲作用直到整个光斑范围成为紫色。当这个紫癜灶出现时的能量水平就是该患者的阈值水平。这个能量乘以 1.5 或者 2 倍就是试验部位所用的能量密度。试验部位取自患者病灶的典型范围，用 10~20 个稍重叠的光斑进行照射。治疗 6 周后对试验部位进行评价，能量密度是否调整取决于患者的反应。如果出现任何结痂或者水疱意味着能量密度需要调低。不规则的消除率提示能量密度需要增加。眼睑、上唇、黏膜和颈部的病灶往往需要更低的能量。一个部位可能每间隔 6 周需要进行重复治疗。完全消除面部葡萄酒色斑需要的治疗次数根据病灶的面积、颜色和部位而变化（图 6.10）。Tan 等报道了 35 例儿童葡萄酒色斑治疗中，平均每个病灶需要 6.5 次激光治疗[44]。

使用铜蒸汽激光治疗葡萄酒色斑时，也需要先进行光斑试验。采用 100 μm 的光斑，根据患者的年龄和葡萄酒色斑的类型选择不同的能量设定。外科医生在 6× 倍放大镜下使用激光进行治疗。对于放大镜下血管非常清晰可辨的病灶，临床治疗的边界是血管消失的位置。机头必须以合适的速度移动，这个速度由能量设定而决定。对于没有清晰血管的病灶部位，激光必须很快地在这些部位间移动。能量设定决定了激光移动的速度。

6 周后评估光斑试验点的疗效，根据试验点血管消除情况来调整能量设定。当能量设定合适就将开始治疗。首先标记 2 cm² 范围的轮廓线，然后对内部的范围进行治疗。

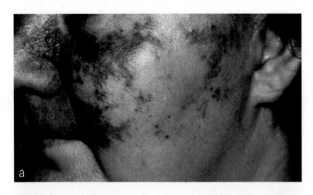

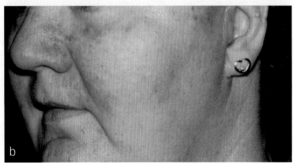

图 6.10　a. 左面部葡萄酒色斑，治疗前；b. 闪光灯激活的脉冲染料激光（8 次）治疗术后

连续波的染料激光技术和铜蒸汽激光类似。如果使用六边扫描器，远隔部位可以用六边形模式进行治疗，中间的部分复诊时再行治疗。如果没有六边扫描器，病灶需要采用串珠法来治疗，在放大镜下对热烫血管，或者进行激光涂抹。串珠法采用连续脉冲激光，照射到目标治疗区域形成不重叠的圆圈[15, 18]。

血管热烫法常常被称为澳大利亚法，与铜蒸汽激光上运用的方法类似。在 6× 倍放大镜下治疗单根的血管。

在画笔法中，激光能量不断照射到病灶直到出现热烫反应。这项技术常常用于较厚但是无结节的葡萄酒色斑或者无明显独立血管区域的修饰。激光必须在病灶上很快移动，以避对真皮和表皮形成引起瘢痕或色素减退的损伤。

微血管扩张

面部微血管扩张是由于真皮内小血管扩张引起的。它们可以出现线状、分叉状、网状、点状

或者放射状等不同类型。放射状微血管扩张通常被称为蜘蛛痣或者蜘蛛状血管瘤。这些是通常出现在幼儿面部的获得性血管印记。Anderson[45] 的一项研究发现 1 380 名健康学龄儿童中 47.5% 存在放射状微血管扩张。孕期妇女也会出现类似病灶。它们通常在妊娠中间 3 个月出现，逐渐扩大直到分娩。孕妇的放射状微血管扩张表现和肝病患者类似。雌激素被认为是它们形成的主要原因[46]。

鼻部手术后也会出现微血管扩张的病灶（比如鼻成形术后的红鼻头）。部分出现面部微血管扩张的患者可以发现遗传因素，这些患者的病灶被称为原发性遗传性面部微血管扩张。

激光的选择和治疗

铜蒸汽激光和连续波黄色染料激光都可以用于治疗面部微血管扩张，它们的方法也相似。选择能覆盖扩张的血管直径（0.1~0.2 mm）的光斑大小，持续照射直到扩张的血管消失。应选用最小的光斑面积和最低的能量以减少周围正常组织的损伤，同时减少治疗后瘢痕增生的发生率（图 6.11）。放射状微血管扩张的治疗方法略有不同；首先从周围向中间闭塞桡侧血管，然后治疗中间的血管。

当使用 FEDL 治疗面部微血管扩张时，采用 3 mm 光斑治疗独立的血管，5 mm 光斑用于治疗红斑周围的血管。激光光斑采用连续或者稍重叠的模式对血管进行照射。当有其他黄色激光时，治疗放射状微血管扩张首先从外周向中间治疗桡侧血管；然后治疗中间的血管。治疗微血管扩张的能量密度通常比治疗葡萄酒色斑的要低，一般在 5.5~6.0 J/cm² 。前一次治疗后 6~8 周，可进行黄色染料激光的重复治疗。

532 nm 长脉冲二极管激光也已成功应用于治疗微血管扩张。脉冲间隔在 10~50 毫秒接近与靶血管的退热时间。这样热量逐渐累积避免了血管破裂。治疗后红斑是脉冲染料激光常见的副作用[35]。

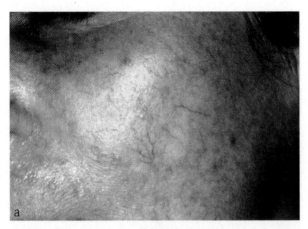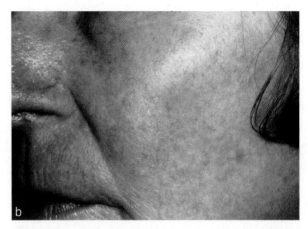

图 6.11 a. 面部毛细血管扩张，治疗前；b. KTP 激光治疗 1 次术后

遗传性出血性毛细血管扩张症

遗传性出血性毛细血管扩张症（HHT 或 Osler–Weber–Rendu 综合征）是一种常染色体显性遗传疾病，已经证明其皮肤和黏膜上由许多毛细血管扩张性病灶[47]。鼻衄是最常见的症状。唇、牙龈、舌、颊黏膜或者硬腭也可能会出血。组织学上可以发现扩张的血管和不完整的周围肌肉层[48]。

严重鼻衄的患者可以通过间隔植皮获得有效的治疗[49]。毛细血管扩张的再发可能出现在移植物的边缘，有时甚至会出现在移植物内部。研究证实雌激素治疗 HHT 是有效的。它被认为可以有效减少鼻黏膜的鳞状化生，因此减少出血的发生率[50]。

激光选择

二氧化碳激光[51]、氩激光[52]、Nd:YAG 激光[53] 和 KTP 激光[54] 都用于光凝固治疗 HHT 的鼻和口腔毛细血管扩张。二氧化碳激光不是毛细血管扩张理想的治疗方法，因为它的作用表浅，同时对重叠在病灶上黏膜的汽化可能会引起出血。此外，光纤传导激光（Nd:YAG 激光、KTP 和氩激光）更易接近鼻黏膜后部和侧面的病灶。氧合血红蛋白吸收性好的氩激光和 KTP 激光理论上有更好的血管选择性。此外，借助可选用的鼻腔器械，使 KTP 激光更方便地缩小鼻腔。尽管 Nd:YAG 激光不会被氧合血红蛋白优先吸收，但是它更深的穿透性在凝固这样的病灶时非常有效（图 6.12）。

治 疗

当选择光纤激光时，光纤头置于黏膜表面，单独的血管通过花瓣法进行治疗，首先用脉冲激光围绕病灶中心做照射，然后凝固病灶中心（图 6.13）。用 Nd:YAG 激光时，通常能量设置在 10~25 W，照射时间为 0.5 秒。当用 KTP 激光时，能量设置为 6 W，照射时间为 0.5 秒，激光束采用轻度散焦模式。激光应该垂直照射在黏膜表面，这一点在鼻腔深部做治疗时更难做到。

血管瘤

血管瘤是婴儿最常见的良性肿瘤，大约影响高达 12% 的足月产白种人婴儿。它们出生时往往没有，经过一个增殖过程后，有时候会自发消退。对于毛细血管和海绵状血管瘤的治疗，可以使用二氧化碳激光、Nd:YAG 激光、氩激光和 KTP 激光。KTP 激光和氩激光的血管选择性增强了光凝固作用的选择性[18]。然而，当无结节病灶需要非常深的凝固治疗时，Nd:YAG 激光就会非常有用[8]（图 6.13）。最大的穿透深度大约是 1 cm，这也

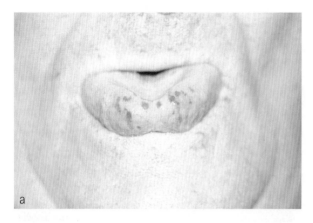

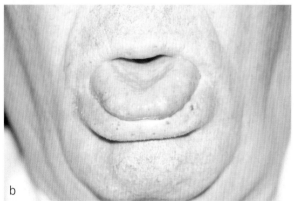

图 6.12　a. 唇部毛细血管扩张，治疗前；b. Nd：YAG 激光治疗术后 2 周

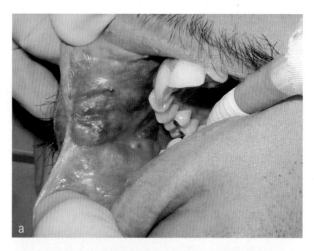

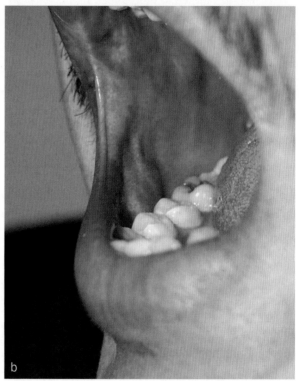

图 6.13　a. 右颊黏膜血管瘤，治疗前；b. Nd：YAG 激光治疗术后

制约了大病灶的外部治疗。在这样的病例中，即使大血管瘤也可以采用 Nd:YAG 激光，通过打孔将光纤深入病灶内部照射来治疗[56]（图 6.14）。Rosenfeld 等[7]报道了采用 Nd:YAG 激光治疗了 37 例毛细血管瘤和海绵状血管瘤，其中 29 例获得了改善。只有 2 例患者出现了瘢痕增生。Apfelberg 等[5]也报道了相似的有效率。

　　KTP 和氩激光有选择性的优势，同时与 Nd:YAG 激光相比穿透性更弱一些。这两种激光都有减轻瘢痕增生的潜质。KTP 或接触性的 Nd:YAG 激光辅助传统外科手术的方法，使鼻腔和鼻旁窦的大血管瘤更方便地切除。

　　必须注意：在巨大的血管瘤中，真皮附属器结构被血管瘤组织所替代，因此，外科医生不能依赖正常皮肤一样的再上皮化愈合机制。闪光灯激发染料激光的穿透深度可达 1.2 mm，所以对于轻易就超过 10 倍这个深度的病灶来说，它不是一个好的选择。

色素病灶

　　皮肤色素病灶包括良性色素病灶和外源性色素（文身）。良性色素病灶包括色斑、雀斑、牛奶咖啡斑、先天性色素痣以及黑斑病。外源性的文身可以是专业文身或者枪伤、爆炸或者穿刺伤等外伤性文身。选择性和非选择性的激光都被用于色素病灶的消除。举例说，色斑和雀斑可以通过二氧化碳激光和铒激光进行非选择性汽化。利

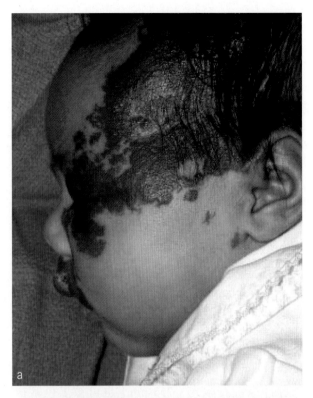

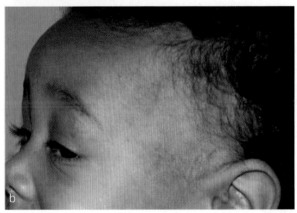

图 6.14　a. 7 周龄左眶周血管瘤，治疗前；b. 闪光灯激活的染料激光治疗（5 次治疗超过 2 年）后反应

用选择性光热作用的原理，一些去除色素同时不损伤周围组织的激光得以实现。色素破坏的机制还没有完全弄清楚，可能是光声作用后快速加热和色素颗粒的膨胀一起，引起色素的破裂，然后系统性吞噬和清除。

激光的选择

以色素为靶向的激光包括脉冲染料激光（510 nm），铜蒸汽激光（511 nm），双频调 QNd:YAG 激光（532 nm）、调 Q 和长脉冲红宝石激光（694 nm）、调 Q 和长脉冲绿宝石激光（755 nm）和调 QNd:YAG 激光（1 064 nm）。

染料激光的脉冲有特征性的短波长和浅的组织穿透性，对于清除表皮内的色斑、雀斑和牛奶咖啡斑等色素病灶非常有效，但对于真皮内的文身等色素效果欠佳。它能高效去除红、紫以及黄色等亮色素[57]。较浅的穿透性决定了它可以治疗色素颗粒而不是黑色细胞，这也解释了牛奶咖啡斑、Becker 痣及黑斑病复发率的问题[58]。

红宝石激光（694 nm）较少被血红蛋白吸收，可以优先被黑素小体吸收，其还具备较深的组织穿透性，这些都使它在真皮内比脉冲染料激光更有效。调 Q 红宝石激光对于业余文身的去除非常有效，对于去除黑色专业文身有一定效果，对于去除亮色专业文身效果不佳。业余文身比专业文身需要更少的治疗次数[59]。绿色文身的效果不确定[60]，去除红色文身是最困难的[61]。一项研究对比了 3 种方法，发现调 Q 红宝石激光对黑—蓝色文身最有效，调 Q 绿宝石激光对于蓝色和绿色文身效果最佳，双频调 QNd:YAG 激光对于红色文身有效[62]。

调 Q 绿宝石激光对于治疗色素病灶也有效果。对于红宝石激光，更长的波长（755 nm）可以达到更深的穿透性。色斑、雀斑和牛奶咖啡斑也可以通过绿宝石激光去除，但是对于去除蓝—黑或者亮色文身效果欠佳。长脉冲红宝石和绿宝石激光也对治疗先天性色素痣有效果[63]。调 Q Nd:YAG 激光可以通过在激光束路径放置一个倍频晶体，使波长可以为 532 nm 或者 1 064 nm，这样大大增加了临床治疗的选择性。532 nm 波长可以被黑素小体或者血红蛋白很好地吸收，这样就可以治疗血管和色素性病灶。一个 34 名患者的研究发现，对于治疗深色患者的色斑，长脉冲 532 nm Nd:YAG 激光比调 Q Nd:YAG 激光效果更好[64]。表皮病灶能明显变淡。真皮深层的色素需要 1 064 nm 调 Q Nd:YAG 激光来去除。调 Q Nd:YAG 激光可以清除大部分业余蓝—黑色文身[65]。

近期，KTP 激光被用于治疗日晒斑和其他光老化相关的皮肤异色，不过深色患者治疗难度更大也更易发生副作用[66]。

治 疗

总的说来，表浅的色斑和雀斑通常可以一次治疗就消除。先天性色素痣、真皮文身、黑斑病以及牛奶咖啡斑通常需要多次治疗，甚至有些病例会复发。调 Q 激光通常不需要局部麻醉或者使用外用麻醉乳膏即可。在多种色素文身的病例治疗中往往需要不止一种的激光技术。一些先天性色素痣和文身色素可能需要更高的能量。使用脉冲染料激光的治疗从 2~3 J/cm² 和 5 mm 光斑开始。双频调 QNd:YAG 激光应从 5~10 Hz 的 2 mm 光斑，2~2.5 J/cm² 的能量开始。红宝石及绿宝石等红色激光需要更高的能量。红宝石激光通过关节臂采用 6.5 mm 光斑和 5~6 J/cm² 的能量。文身部位可以用 5~10 J/cm² 的总能量。文身去除通常需要 5~10 次治疗。绿宝石激光能量需从 6~8 J/cm² 开始。调 QNd:YAG 激光能量从 3~12 J/cm² 开始。

脱 毛

每年为了去除不需要毛发，消费者花费超过 5 亿美元购买脱毛产品。激光提供了一种高效的去除不需要毛发的工具。尽管没有一种现成的激光技术能保证永久的脱毛效果，激光辅助的脱毛技术比电外科脱毛术疼痛更轻，比刮、拔、蜡脱毛、电解技术和脱毛剂等传统方法维持的时间更久。从面部、腹股沟、肢端和腋窝等任何部位都可以使用合适的激光仪器和参数进行安全地脱毛。脱毛最重要的原则就是选择合适的光热机制。就像之前提到的，这就要根据毛囊对光能的吸收性选择合适的脉冲能量和脉冲间隔时间，使其等于或短于皮肤目标毛囊所需要的退热时间。激光辅助脱毛的过程中，目标色基是黑色素。激光波长从 690~1 100 nm 都在大致有效的范围内。这就包括红光激光（694 nm），红外激光（755 nm 的绿宝石激光，800 nm 的二极管激光，1 064 nm 的

Nd:YAG 激光），还有发出 590~1 200 nm 波谱的过滤闪光灯 IPL。脉冲间隔也是激光辅助脱毛技术一个重要的参数，使激光脉冲宽度接近退热时间，以便对目毛囊形成足够的加热。理想情况下，这样不会造成周围表皮（也携带黑色素）的损伤。冷却设备被广泛运用于脱毛激光系统，以减少其他的热损伤。

激光的选择

长脉冲红宝石和绿宝石激光、二极管激光和 Nd:YAG 激光（结合一个碳支架）是目前最主要的可用于脱毛的激光。长脉冲红宝石激光发射可被黑色素很好吸收的 694 nm 的光波，有足够的组织穿透深度以到达毛囊的深度。几个研究已经证实长脉冲红宝石为基础的脱毛系统，有暂时脱毛和长期减少毛发的有效性和安全性[65, 67-69]。长脉冲绿宝石激光（755 nm）也可被黑色素很好地吸收。虽然有报道出现了较高的非永久的治疗后色素改变发生率，但它也能达到足够的深度和选择性加热毛囊，所以能有效地减少毛发生长[70]。二极管激光的波长是 800 nm，也处于有效的波普范围内。此外，过滤闪光灯 IPL 也对脱毛有效，同时对不同的皮肤质地和色调有一定的可调节性。采用外源性色基（一个典型的碳支架）和 Nd:YAG 激光的柔光系统也能有效地暂时和长期减少毛发。

治 疗

总的说来，之前提到的激光都是发射可见光或者近红外光谱，利用黑色素有选择的吸收性，达到破坏毛囊的效果。也如前述，脉冲间隔时间应该等于或者短于 10~100 毫秒的退热时间。对于脱毛，用能耐受的最大能量治疗能获得更好的远期效果。然而，就像其他激光治疗一样，初始参数应该保守，一旦患者能很好地耐受，那么就逐渐增加。毛发颜色深，皮肤颜色浅的患者通过激光辅助的脱毛治疗能获得最好的效果，因为目标组织（毛囊）和周围组织（皮肤）之间的黑色素有很大的差别。深肤色的患者在脱毛治疗的能

量下有很高的色素减退的风险。总而言之，深色患者用长波长激光，比如绿宝石和 Nd:YAG 激光治疗，是更安全的[72]。最近新的皮肤冷却和长脉冲结合的激光设备进一步提高了激光辅助脱毛的有效性，同时将深肤色患者的副作用进一步减小了[73, 74]。

然而，长期脱毛效果最主要的障碍还是和毛发生长的生物学规律有关。在生长期的毛发对于激光照射是敏感的，因为它们在活动期和黑素细胞密切相关（图 6.15）。处于生长中期和终末期的毛发受影响就少。处于生长周期后期的毛发和黑色素连接比较疏松。此外，毛囊的一部分结合在一起[75]。处于特定周期的毛发的数量根据个人和解剖部位的不同而不同。对于特定部位，为了去除所有的毛发，必须进行多个治疗周期。

长脉冲红宝石激光一般从 $10 \sim 20 \text{ J/cm}^2$ 能量开始，如果没有结合机头冷却系统或者冷却凝胶，那么起始能量要更低。绿宝石激光也采用类似的设置。过滤的闪光灯 IPL 根据患者皮肤的质地，通过软件来决定初始设置，产生 $30 \sim 65 \text{ J/cm}^2$ 能量。柔光系统采用低 Nd:YAG 激光将碳推进毛囊里，随后给予高能量密度（$2 \sim 3 \text{ J/cm}^2$）的激光脱毛。二极管激光在 $9 \text{ mm} \times 9 \text{ mm}$ 范围内产生 $10 \sim 20 \text{ J/cm}^2$ 的能量密度。一个冷却的蓝宝石透镜接合到机头上以对表皮提供额外的保护。为了永久脱毛，绝大多数患者需要不止一次的治疗，尽管暂时的脱毛可以通过一次治疗实现。一般情况下，根据不同的激光类型，$2 \sim 5$ 次治疗能达到永久性毛发减少。

肥大性酒渣鼻

肥大性酒渣鼻是一种几乎只发生在男性侵犯鼻子和面中部皮肤的疾病。它通常发生在中年或者更晚，同时以皮脂腺和结缔组织异常增生为特征[77]。

Henning 和 von Gemert[78] 报道了采用氩激光治疗肥大性酒渣鼻，但是，大多数激光外科医生采用二氧化碳激光[79, 80]，因为它有明显的优势。精确切除和去除肥大组织的特性使外科医生能重塑鼻的外形。因为二氧化碳激光止血的作用，术中出血能减到最小。术后疼痛比较小，同时创面只需要抗生素软膏护理。大多数激光外科医生运用二氧化碳激光，一般采用持续模式，将能量设置在 $5 \sim 10 \text{ W}$。肥大性酒渣鼻的大结节被切除后，通常采用散焦激光画笔模式来消除病灶残留的部分。几次照射以达到轻触病灶组织合适的深度。每次激光照射后，都要去除碳化的碎片和焦痂（图 6.16）。

换肤和年轻化

激光换肤相比于传统的化学剥脱和磨皮术在可控性和重复性上有较大优势。水色基选择性光热作用的原理使外科医生可以用最小的热流失来汽化薄层组织。如前所述，目标暴露在激光中的时间必须等于或者短于它的退热时间。因此，换肤激光在一次脉冲的时间内必须能传导足够的能量来汽化组织。对于皮肤，在不到 1 秒内需要传导大概 5 J/cm^2。

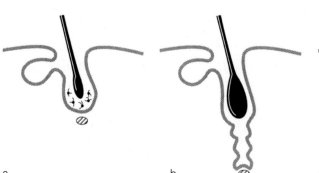

图 6.15　a. 毛发生长期：生长期或生长初期；b. 过渡期（生长中期）；c. 静止期（生长终期）

a　　　　　b　　　　　c

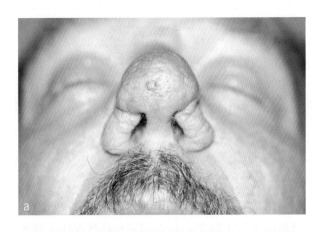

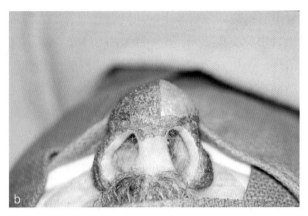

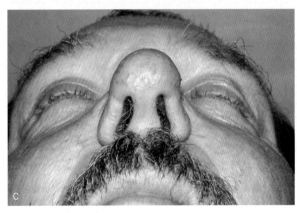

图 6.16　a.酒渣鼻治疗前，鼻部观；b.二氧化碳激光治疗中（左鼻尖待治疗）；c.术后 6 个月外观

受益于换肤术的患者包含皱纹（图 6.17）、光老化（包括日光性角化、光化性唇炎和皮肤异色）以及创伤后、医源性和痤疮的瘢痕。此外，易出现面部肿瘤的患者，可通过治疗去除癌前病变。小范围或者全面部都能通过一次设置来治疗。激光也对部分或全部皮瓣去表皮非常有用。下面将提到几个特殊的临床病例。

激光选择

近 20 年以来，二氧化碳激光已经成为热灼换肤治疗的标准。YAG 铒激光用的稍少。两种激光都将水组织作为热灼目标，同时释放能量将组织汽化。尽管激光—组织相互作用是类似的，已经发展出两种不同的换肤技术。第一种是高能量，短脉冲系统，它能产生 600 毫秒能量为 5~7 J/cm² 的单个二氧化碳激光脉冲。热损伤产生于热作用于周围组织时，直接与能量作用于组织的时间长短相关。高能量，短脉冲系统能消除薄层组织，

同时最小化热损伤。一个结构发生器能产生最大直径 19 mm 的结构。每个结构由一系列通过不同角度重叠达到最大均一化的平行的光束组成。第二种有效的换肤技术是扫描。扫描技术利用微电脑控制的自动化扫描器，产生持续聚焦的激光束快速地在组织上移动。运动的方式能保证任何一点的照射时间短于退热时间（每一个脉冲内）。这个系统内二氧化碳激光的能量密度是 5~15 J/cm²。扫描直径可以从 3~16 mm。

如前所述，二氧化碳激光和铒激光都能用于换肤。二者的差别在于生物物理学的特性。二氧化碳激光相比于铒激光，对照射后创面的基底有额外的热效应。这个热效应使二氧化碳激光能凝固组织，并重塑真皮内胶原[81]。铒 YAG 激光，吸收系数特别高，能很快消除组织，而遗留非常小的热作用（20~50 μm）。组织学上，这意味着更少的组织收缩[82]和更快的表皮再生[83]。铒

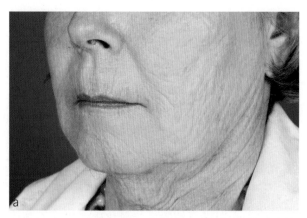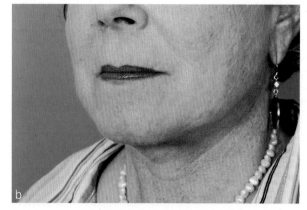

图 6.17　a. 面部皱纹，治疗前；b. 点阵二氧化碳激光换肤治疗术后（照片来源于 Edward H. Farrior, MD, FACS）

YAG 激光换肤后创面愈合与皮肤摩擦术等冷科技相似。因为热损伤非常有限，所以组织损伤的深度与去除的深度接近。这使快速愈合和更少的创伤后红斑成为可能。

二氧化碳激光在激光辅助的睑成形术中也得到成功运用。持续模式中手术刀般的切割和凝固特性，与脉冲模式下换肤特性，使它成为这种手术中有用的工具[84]。

近期采用非烧灼激光技术来使面部皮肤年轻化的趋势，是应减少患者恢复时间和副作用风险的要求而产生的[85]。这个技术希望采用能保留绝大部分皮肤表层而改善皮肤饱满度和外观的激光。用于治疗红斑的非烧灼激光包括 IPL、FEDL 和 Nd:YAG 激光。发出更短波长的激光在对抗血管和光老化的色素沉着时更有效，但更长波长的激光治疗皱纹更有效[86]。在动物实验中，FEDL 和 Nd:YAG 激光都能诱导真皮胶原重塑而没有影响表皮[87, 88]。IPL 系统靶点是血红蛋白、黑色素和水，能改善色素和饱满度[86]。对于表皮含有较多黑色素的深肤色患者，非烧灼激光技术进行年轻化治疗是安全有效的。术后充血、色素减退和炎症后色素沉着都非常少[74, 89]。非烧灼式面部年轻化的优点是广受欢迎的[90]。必须注意到，除了安全意外，这些技术不能实现二氧化碳激光和 YAG 铒激光的真皮凝固作用。

治 疗

术前计划对于换肤患者至关重要。皮肤色质和质地、治疗区域的厚度、前一次换肤治疗的面积、日光暴露史、维 A 酸类药物（异维 A 酸）服用史、射线暴露史都非常重要。术前护理包括皮肤准备、预防疱疹病毒、局部麻醉的合理运用对获得最佳美学效果都很重要。给予局麻和稀释的肾上腺素溶液（≥ 1 : 200 000），这样不会因为血管收缩影响深度的判断。外科医生必须熟悉使用的激光的切削特性。粉色提示表皮的去除，不均匀的灰色提示真皮乳头层，麂皮黄色提示网状真皮。这些都是重要层次节点，对于前期治疗过或者口服异维 A 酸类药物或者放射线暴露过的患者，这些标志可能会变化。

采用激光削去完整的表浅解剖单位。根据光损伤的程度和激光的种类，通常需要几个步骤。总的说来，因为铒 YAG 激光的组织效应几乎完全依靠切削的深度而不是热效应，所以它需要比二氧化碳激光更多的步骤。随后，残留的组织用温和的盐水海绵完全去除。能量密度通常从 5~10 J/cm²。铒 YAG 激光和二氧化碳激光也可以相互做补充。如可以使用二氧化碳激光去除表皮，铒 YAG 激光用于瘢痕的精细重塑[91]。这些方法结合了二氧化碳激光的热效应和铒激光的烧灼特性。一种复合激光已经可以同时传导铒激光脉冲和持续的二氧化碳激光束[92]。

组织切削相同的原则可以用于可能恶变的光损伤病灶的去除。光化性唇炎和日光性角化是癌前病变，往往发生在有过慢性日光暴露历史的患者[93, 94]。光化性唇炎，在下唇出现奶白或银灰色表浅病灶，通常出现萎缩伴有局部的结痂或者硬化。因为这种病灶的表浅性和其高含水量，利用二氧化碳激光对其进行汽化是最佳的治疗选择。用于切削这类病灶的持续的激光也用于激光红唇切除术[95]。高能量，短脉冲二氧化碳激光、结构生成器的使用以及持续扫描激光，这些技术可以获得更好的治疗效果，同时提高治愈率[91]。不超过4周可以获得唇部完全的表皮再生。

对于采用585~595 nm脉冲染料激光进行的非烧灼性面部年轻化治疗，研究发现采用5~10 mm光斑、350 μm脉冲、能量在2.4~6.5 J/cm²[96-98]，可以取得较好疗效。当调Q Nd:YAG激光能量密度在5.5~7 J/cm²，光斑大小为3 mm时[86]，能有效达到面部年轻化。对于IPL，不同的设置经过试验都被证明是有效的。550，560和640 nm的过滤器、30~45 J/cm²的能量密度，光斑大小为8~45 mm一起配合使用[99, 100]。对于面部年轻化，这些激光的最佳设置仍有待研究。

皮肤恶性肿瘤

激光切除

基底细胞癌和鳞状细胞癌可以使用二氧化碳激光作为光刀进行切除。二氧化碳激光在面部皮肤病灶的切除手术中有着一些明显的优势[80]。一个优势是作用稳定。在聚焦模式，二氧化碳激光能熔封直径在0.5 mm的血管；当采用散焦模式，它能熔封更大直径的血管。另一个优势是在皮瓣的获取或者分离时，由于设备不接触皮肤，所以理论上组织损伤和水肿会更小。采用二氧化碳激光进行切除手术时，神经断端也被熔封，这样会减少手术后疼痛。当二氧化碳激光切除时，不会影响冰冻切片来评价切除边缘情况（图6.18）[101]。

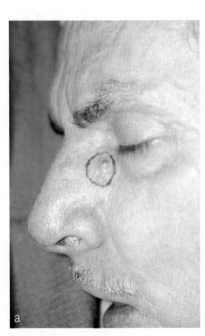 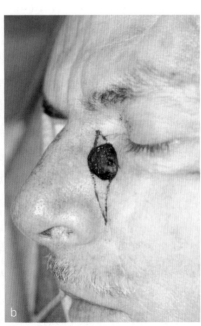 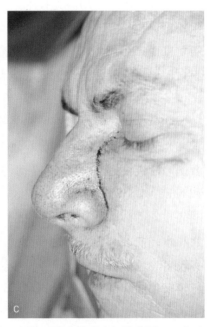

图6.18　a.左鼻部基底细胞癌，划线为二氧化碳激光切除范围；b.激光切除完成，划线示缝合前激光切除范围；c.术后即可

光动力治疗

光动力治疗（PDT）是多步骤的复杂疗法，包括目标部位对光敏药物的定向运输和选择性吸收，这些药物的光学反应和目标组织后续的破坏。光敏药物可以通过局部或者静脉给药被机体所有细胞摄取，但是优先集聚在代谢较快的内皮细胞系统和组织内，如皮肤和肿瘤。随后药物被激光所激活，引起氧化光毒性反应，追踪引起细胞死亡。几种光敏药物已经被用于治疗头颈部皮肤和非皮肤的肿瘤。最早的药物是 5 氨基 - γ - 酮戊酸。目前大多数 PDT 的治疗采用血卟啉衍生物（HPD）和商业化产品—光卟啉。超过 20 种化合物正在接受研究。

当前，许多关于 PDT 治疗头颈部皮肤肿瘤及日光性角化等癌前病变的研究已经获得发表。最引人注意的效果就是无须广泛切除治疗基底细胞癌和鳞状细胞癌。许多新药传送模型和药物—激光结合体有希望靶向治疗许多肿瘤。目前 PDT 是传统手术治疗的有用辅助。

安全问题

任何一本激光外科的书籍，如果没有提到安全注意事项，那么它是不完整的。激光器是可能造成伤害的设备。激光外科治疗中可能发生眼损伤、皮肤损伤和气管内插管着火等。明确这些如何发生和如何预防是非常重要的。眼损伤包含角膜或者视网膜灼伤。400~1 400 nm 波长范围是可见光和近红外电磁辐射波段，能引起视网膜损伤。它的发生是由于激光能量通过眼角膜和晶状体后聚焦于视网膜上的一个小点。波长短于 400 nm 的激光（紫外线）或者超过 1 400 nm（远红外线）会引起角膜损伤。如果这种损伤反复出现或者慢性化，那么可能会引起白内障[102]。

在手术过程中，患者、外科医生和室内参观人员的眼睛都需要严格保护。如果需要靠近眼睛的照射，必须使用角膜保护器。如果不需要靠近眼睛的操作，那么需要用表面是铝箔等反光材料的眼保护板覆盖眼睛。当使用二氧化碳激光时，湿的眼保护板应该覆盖在闭着的眼睑上并固定在位。对于外科医生和参观者需要佩戴激光制造商要求的特定颜色的防护眼镜。当激光手术正在手术室进行时，各个入口需要张贴警示标志，以防止没有眼部防护的人进入。

对于非目标区域皮肤无意地激光照射，无论直接还是间接光束造成的，都是面部整形外科医生应该特别重视的问题。可以通过不用时将激光调至备用或者关闭状态来避免。除了需治疗区域外，用湿毛巾覆盖尽可能多的患者的皮肤也很重要。面部整形手术过程中许多情况下，需要用笔来标记患者皮肤需要治疗的范围。值得注意的是，这些墨水标记可能会改变特定波长的吸收性，进而影响组织治疗效果。

激光照射可能很接近气管内插管，特别是治疗口周或者口内的病灶时。激光束击中一个未防护的不能抵挡激光的气管内插管非常容易着火。外科医生必须确保采用了防激光插管。管内通气的混合气体应该包含最低限度的氧气和氦气。氦气能减少麻醉中上气道混合气体的易燃性[103]。

每个开展激光手术的医院必须设置一个激光安全委员会。该委员会建立激光手术的指南和操作规范，同时制订外科医生获得激光手术资格的最低要求。该委员会也要确保接触不同波长激光的外科医生、麻醉师和手术室人员知悉最新的安全注意事项。耳鼻喉 / 头颈外科医生参加的激光外科手术实践课程减少了激光并发症的发生率。类似的课程应该让所有计划使用激光的外科医生参加。

未来展望

面部整形外科手术中激光的运用已经很完善了，甚至特殊病灶和应用时选择的治疗方案也非常完备了。运用选择性光热作用基本原理的激光技术，使外科医生能根据特定目标选择合适工具。最优化的激光波长、脉冲参数和能量传送等激光—组织相互作用的未来发展，将产生个性化应用的新激光设备。这些参数的改进也将减少激光的色素沉着和瘢痕形成等副作用。

目前的激光设备正在变小和便宜，这也会提高它们的使用和有用性。材料处理技术的发展将产生更多多功能的激光设备。最近出现的移动二极管激光器，提高了它的灵活性。希望激光技术更广泛的传播，使之前不接触激光技术的内科医生创新运用。

激光技术与电脑、机器人和显像系统的结合将来会出现最大发展的领域。精确和有效控制采用这些技术的激光，不仅会取得良好效果，而且会降低发病率。提高速度、均衡性和多能性的激光传导系统，不仅支持新用途的发展，也将使目前的应用耐受性更高。因此，许多之前没有治疗选择的患者，将可以接受激光治疗。

最后，用于光动力治疗的新药会被研发出来。以肿瘤为靶向，具有与激光相互作用后产生致死性作用的特点，这样的药物具有革命性潜力。特定肿瘤细胞的分子标志物可以被携带特定吸收特性化学物质的抗体所结合。当暴露在特定波长的激光下时，一个致死性的攻击将传送到肿瘤细胞，而周围正常组织将受到最小的损伤，这种技术也可以用于良性肿瘤的治疗。许多临床技术的重大进步，要寄希望于跟上这个领域前进步伐的面部整形外科医生。

参考文献

1. Einstein A. Zur Auanten Theorie der Strahlung. Phys Zeit 1917; 18:121

2. Maiman TH. Stimulated optical radiation in ruby. Nature 1960;187:493

3. Brackett KA, Sankar MY, Joffe S. Effects of Nd:YAG laser photoradiation on intra-abdominal tissues: a histological study of tissue damage versus power density applied. Lasers Surg Med 1986;6:123

4. Marchesini R, Andreola S, Emanuelli H, et al. Temperature rise in biological tissue during Nd:YAG laser irradiation. Lasers Surg Med 1985;5:75

5. Apfelberg DB, Smith T, Lash H, et al. Preliminary report on use of the neodymium:YAG laser in plastic surgery. Lasers Surg Med 1987;7:189

6. Dixon JA, Davis RK, Gilbertson J. Laser photocoagulation of vascular malformations of the tongue. Laryngoscope 1986;96:537

7. Rosenfeld H, Sherman R. Treatment of cutaneous and deep vascular lesions with the Nd:YAG laser. Lasers Surg Med 1986;6:20

8. Rosenreid H, Wellisz T, Reinisch JF, et al. The treatment of cutaneous vascular lesions with the Nd:YAG laser. Ann Plast Surg 1988;3:223

9. Dixon JA, Gilbertson J. Argon and neodymium:YAG laser therapy of dark nodular port-wine stains in older patients. Lasers Surg Med 1986;6:5

10. Sidle DM, Kim H. Keloids: Prevention and Management. Facial Plast Surg Clin N Am 2011;19:505–515

11. Bernstein E. Treatment of a resistant port wine stain with the 1.5 millisecond pulse duration, tunable, pulsed dye laser. Dermatol Surg 2000;26:1007–1009

12. Chang CWD, Ries WR. Nonoperative techniques for scar management and revision. Facial Plast Surg 2001;17(4):283–288

13. Bradley D, Park S. Scar revision via resurfacing. Facial Plast Surg 2001;17(4):253–262

14. Jacobs HA, Walton RG. The incidence of birthmarks in the neonate. Pediatrics 1976;58:218

15. Enzinger FM, Weiss SW. Soft tissue tumors. In: Benign Tumors and Tumor-like Lesions of Blood Vessels. St. Louis: CV Mosby; 1983

16. Buecker JW, Ratz JL, Richfield D. Histology of port-wine stain treatedwith carbon dioxide laser. J Am Acad Dermatol 1984;10:94

17. Patseavouras LL. Expanded applications of carbon dioxide laser in facial plastic surgery. Fac Plast Surg 1990;6:151

18. Ratz J, Balin P, Levin H. CO_2 laser treatment of port-wine stains: a preliminary report. J Dermatol Surg Oncol 1982;8:1039

19. Bailin PL. Treatment of port-wine stain with the CO_2 laser: early results. In: Amdt KA, Noe JM, Rosen S, eds. Cutaneous Laser Therapy: Principles and Methods. New York: John Wiley and Sons; 1983

20. Noe JM, Barsky SH, Geer DE. Port-wine stains and the response to argon laser therapy: successful treatment and predictive role of color, age, and biopsy. Plast Reconstr Surg 1980;65:130

21. Silver L. Argon laser photocoagulation of port-wine stain hemangiomas. Lasers Surg Med 1986;6:24

22. Apfelberg DB, Flores JT, Maser MR, et al. Analysis of complications of argon laser treatment for port-wine hemangiomas with reference to striped technique. Lasers Surg Med 1983;2:357

23. Cosman B. Experience in the argon laser therapy of port-wine stain. Plast Reconstr Surg 1980;65:119

24. Dixon J, Huether S, Rotering R. Hypertrophic scarring in argon laser treatment of port-wine stains. Plast Reconst Surg 1984; 73:771

25. Apfelberg DB, Bailin P, Rosenberg H. Preliminary investigation of KTP>532 laser light in the treatment of hemangiomas and tattoos. Lasers Surg Med 1986;6:38

26. Ho WS, Chan H, Ying S, et al. Laser treatment of congenital

facial port-wine stains: long-term efficacy and complication in Chinese patients. Lasers Surg Med 2002;30:44–47

27. Chan H, Chan E, Kono T, et al. The use of variable width frequency doubled Nd:YAG 532 nm laser in the treatment of port-wine stains in Chinese patients. Dermatol Surg 2000;26(7):657–661

28. Angermeier MC. Treatment of facial vascular lesions with intense pulsed light. J Cutan Laser Ther 1999;1:95–100

29. Anderson RR, Parrish JA. Microvasculature can be selectively damaged using dye lasers: a basic theory and experimental evidence in human skin. Lasers Surg Med 1983;1:263

30. Anderson RR, Parrish JA. Selective photothermolysis: precise microsurgery by selective absorption of pulsed radiation. Science 1983;22:524

31. Von Gemert MJC, Welch AJ, Amin AP. Is there an optimal laser treatment for port-wine stains? Lasers Surg Med 1986;6:76

32. Tan OT, Murray S, Surban AK. Action spectrum of vascular specific injury using pulsed irradiation. J Invest Dermatol 1989;92:868

33. Mordon SR, Rotteleur G, Buys B, et al. Comparative study of the "point-by-point technique" and the "scanning technique" for laser treatment of port-wine stain. Lasers Surg Med 1989;9:398

34. Dover J, Arndt K. New approaches to the treatment of vascular lesions. Lasers Surg Med 2000;26:158–163

35. Travelute Ammirati C, Carniol P, Hruza G. Laser treatment of facial vascular lesions. Facial Plastic Surgery 2001;17(3):193–201

36. Dai T, Pikkula B, Tunnell J, et al. Thermal response to human skin epidermis to 596-nm laser irradiation at high incident dosages and long pulse duration in conjunction with cryogen spray cooling: and ex-vivo study. Lasers Surg Med 2003;33:16–24

37. Geronemus R, Quintana A, Lou W, et al. High-fluence modified pulsed dye laser photocoagulation with dynamic cooling of portwine stains in infancy. Arch Dermatol 2000;136:942–943

38. Chang CJ, Nelson J. Cryogen spray cooling and higher fluence pulsed dye laser treatment improve port-wine stain clearance while minimizing epidermal damage. Dermatol Surg 1999;25:767–772

39. Edris A, Choi B, Aguilar G, et al. Measurements of laser light attenuation following cryogen spray cooling spurt termination. Lasers Surg Med 2003;32:143–147

40. Chang CJ, Kelly KM, Van Gemert MJ, Nelson JS. Comparing the effectiveness of 585-nm vs 595-nm wavelength pulsed dye laser treatment of port wine stains in conjunction with cryogen spray cooling. Lasers Surg Med 2002;31(5): 352–358

41. Chiu CH, Chan HH, Ho WS, Yeung CK, Nelson JS. Prospective study of pulsed dye laser in conjunction with cryogen spray cooling for treatment of port wine stains in Chinese patients. Dermatol Surg 2003;29(9):909–915

42. Verkruysse W, Majaron B, Tanenbaum BS, Nelson JS. Optimal cryogen spray cooling parameters for pulsed laser treatment of port wine stains. Lasers Surg Med 2000;27(2):165–170

43. Ries WR, Speyer M, Reinisch L. Effects of thermal conducting media in the skin surface during laser irradiation. Laryngoscope 2000;110:575–584

44. Tan OT, Sherwood K, Gilchrest BA. Treatment of children with portwine stains using the flashlamp-pulsed tunable dye laser. N Engl J Med 1989;320:416

45. Anderson MR. Spider nevi: their incidence in healthy school children. Arch Dis Child 1963;38:286

46. Barter RH, Letterman GS, Schurter M. Hemangiomas in pregnancy. Am J Obstet Gynecol 1963;87:625

47. Ries WR. Flashlamp-excited dye laser: treatment of vascular cutaneous lesions. Fac Plast Surg 1989;6:167

48. Osier W. On a familial form of recurring epistaxis, associates with multiple telangiectasias of the skin and mucous membranes. Bull Johns Hopkins Hosp 1901;12:333

49. Janeke V. Ultrastructure of hereditary telangiectasia. Arch Otolaryngol Head Neck Surg 1970;91:262

50. Saunders WH. Septal dermatoplasty for control of nose bleeds caused by hereditary hemorrhagic telangiectasia or septal perforations. Trans Am Acad Ophthalmol Otolaryngol 1960;64:5

51. Harrison DF. Use of estrogen in treatment of familial hemorrhagic telangiectasia. Laryngoscope 1982;92:314

52. Ben-Bassat M, Kaplan I, Levy R. Treatment of hereditary hemorrhagic telangiectasia of the nasal mucosa with the CO_2laser. Br J Plast Surg 1978;31:157

53. Parkin JL, Dixon JA. Laser photocoagulation in hereditary hemorrhagic telangiectasia. Otolaryngol Head Neck Surg 1981;89:204

54. Levine HL. Lasers and endoscopic rhinologic surgery. Otolaryngol Clin North Am 1989;22:739

55. Hobby LW. Further evaluation of the potential of the argon laser in the treatment of strawberry hemangiomas. Plast Reconstr Surg 1983;71:481

56. Clymer MA, Fortune DS, Reinisch L. Interstitial Nd:YAG photocoagulation for vascular malformations and hemangiomas in childhood. Arch Otolaryngol Head Neck Surg 1999;125:431–436

57. Fitzpatrick RE, Goldman MP, Ruiz-Esparza J. Laser treatment of benign pigmented lesions using a 300 nanosecond pulse and 510 nm wavelength. J Dermatol Surg Oncol 1993;19:341–346

58. Alster TS. Complete elimination of large café-au-lait birthmarks by the 510nm pulsed dye laser. Plast Reconstr Surg 1995;96:1660–1664

59. Wheeland RG. Q-switched ruby laser treatment of tattoos. Lasers Surg Med 1991;11(Suppl 3):64

60. Goyal S, Arndt KA, Stern RS, et al. Laser treatment of tattoos: a prospective, paired, comparison study of Q-switched Nd:YAG, frequency doubled Q-switched Nd:YAG, and Q-switched ruby lasers. J Am Acad Dermatol 1997;36:122–125

61. Levine V, Geronemus RG. Tattoo removal with the Q-switched ruby laser and the Nd:YAG laser: a comparative study. Cutis 1995;55:291–296

62. Zelickson BD, Mehregan D, Zarrin A, et al. Clinical, histological, and ultrastructural evaluation of tattoos treated with three laser systems. Lasers Surg Med 1994;15:364–372

63. Veda S, Imayama S. Normal-mode ruby for congenital nevi. Arch Dermatol 1992;133:355

64. Chan H, Fung W, Ying S, Kono T. An in vivo trial comparing the use of different types of 532 nm Nd;YAG lasers in the treatment of facial lentigines in Oriental patients. Dermatol Surg 2000;26(8):843–849

65. Kilmer SL, Anderson RR. Clinical use of the Q-switched ruby and the Q-switched Nd:YAG (1064nm and 532nm) lasers for the treatment of tattoos. J Dermatol Surg Oncol 1993;19:330–338

66. Bassichis B, Swamy B, Dayan S. Use of the KTP laser in the treatment of rosacea and solar lentigines Facial Plast Surg 2004;20:77–83

67. Grossman MC, Dierick CC, Farninelli WA, et al. Longpulsed ruby laser hair removal: comparison between 2 pulse widths (0.3 and 2 msec). Lasers Surg Med 1997;(supplement 9):36

68. Elman P, Noren A, Waldman M, et al. Non-invasive hair removal with the dual mode ruby laser. Austr J Dermatol 1997;38 (suppl 2):52

69. Allison K, Kiernan M, Waters R, et al. Evaluation of the ruby 694 chromos for hair removal in various skin sites. Lasers Med Sci 2003;18:165–170

70. Finkel B, Eliezri YD, Waldman A, et al. Pulsed alexandrite laser technology for non-invasive hair removal. J Clin Laser Med Surg 1997;15:225–229

71. Weisberg N, Greenbaum S. Pigmentary changes after alexandrite laser hair removal. Dermatol Surg 2003;29:415–419

72. Hamilton M, Dayan S, Carniol P. Laser hair removal update. Facial Plast Surg 2001;17(3):219–222

73. Nahm W, Tsoukas M, Falanga V, et al. Preliminary study of fine changes in the duration of dynamic cooling during 755-nm laser hair removal on pain and epidermal damage in paritents with skin types III-V. Lasers Surg Med 2002;31:247–251

74. Nottingham LK, Ries WR. Update on lasers in facial plastic surgery. Curr Opin Otolaryngol Head Neck Surg 2004;12:323–326

75. Pashayan AG, Gravenstein JS. Helium retards endotracheal tube fires for carbon dioxide lasers. Anesthesiology 1985;62:274

76. Ries WR, Duncavage JA, Ossoff RH. Carbon dioxide laser treatment of actinic cheilitis. Mayo Clin Proc 1988;63:294

77. Marks R, Wilkinson DS. Rosacea and perioral dermatitis. In: Rook A, Wilkinson DS, Ebling FJG, eds. Textbook of Dermatology. Vol 2. Ed 3. Oxford: Blackwell Scientific; 1979

78. Henning JPH, von Gemcrt MJC. Rhinophyma treated by argon lasers. Lasers Surg Med 1983;2:211

79. Shapshay SM, Strong MS, Anastas GW, et al. Removal of rhinophyma with carbon dioxide laser: a preliminary report. Arch Otolaryngol 1980;106:257

80. Bohigian RK, Shapsay SM, Hybels RL. Management of rhinophyma with carbon dioxide laser: Lahey clinic experience. Lasers Surg Med 1988;8:397

81. Ross E, Naseef G, Skrobal M, et al. In vivo dermal collagen shrinkage and remodeling following CO_2 laser resurfacing. Lasers Surg Med 1996;18:38

82. Jaffe BH, Walsh JT Jr. Water flux from partial-thickness skin wounds: comparative study of the effects of Er:YAG and Ho:YAG lasers. Lasers Surg Med 1996;18(1):1–9

83. Khatri K, Ross E, Grevelink J, et al. Comparison of erbium:YAG and CO2 lasers in skin resurfacing. Lasers Surg Med Suppl 1997;9:37

84. Munker R. Laser blepharoplasty and periorbital laser skin resurfacing. Facial Plast Surg 2001;17(3):209–217

85. Hirsch R, Dayan S. Nonablative resurfacing. Facial Plast Surg 2004;20(1):57–61

86. Sadick N. Update on nonablative light therapy for rejuvenation: a review. Lasers Surg Med 2003;32:120–128

87. Dahiya R, Lam S, Williams E III. A systematic histological analysis of nonablative laser therapy in a porcine model using the pulsed dye laser. Arch Facial Plast Surg 2003;5:218–223

88. Dayan S, Damrose J, Bhattacharayyya T, et al. Histological evaluation following 1,064-nm Nd;YAG laser resurfacing. Lasers Surg Med 2003;33:126–131

89. Negishi K, Tezuka Y, Kushikata N, et al. Photorejuvenation for Asian skin by intense pulsed light. Dermatol Surg 2001;27: 627–632

90. Goldberg DJ. Lasers for facial rejuvenation. Am J Clin Dermatol 2003;4(4):225–34

91. Alster T, Apfelberg D, eds. Cosmetic Laser Surgery: A Practitioner's Guide. 2nd ed. New York: Wiley–Liss; 1999

92. Koch R. Office-based procedures in facial plastic surgery. Otolaryngol Clin North Am 2002;35:119–133

93. Nicolau SG, Balus L. Chronic actinic cheilitis and cancer of the lower lip. Br J Dermatol 1964;76:278

94. Shapshay SM, Oliver P. Treatment of hereditary hemorrhagic telangiectasia by Nd:YAG laser photocoagulation. Laryngoscope 1984;94:1554

95. Dufresne RG, Garrett AB, Bailin PL, et al. Carbon dioxide laser treatment of chronic actinic cheilitis. J Am Acad Dermatol 1988;19:876

96. Bjerring P, Clement M, Hickendorff L, Egevist H, Kiernan M. Selective non-ablative wrinkle reduction by laser. J Cutan Laser Ther 2000;29:15

97. Restan E, Boves L, Iyer S, Fitzpatrick R. A double-blind side-byside comparison of low fluences long-pulse dye laser for coolant treatment of wrinkling of the cheeks. Cosmet Laser Ther 2001;3:129–136

98. Zelickson B, Kilmer S, Bernstein E. Pulsed dye laser therapy for sun damaged skin. Lasers Surg Med 1999;25:229–236

99. Bitter PH. Noninvasive rejuvenation of photo damaged skin using serial, full face intense pulsed light treatments. Dermatol Surg 2000;26:835–883

100. Goldberg DJ, Cutler KB. Non-ablative treatment of rhytids with intense pulsed light. Lasers Surg Med 2000;26:196–200

101. Mehregan AH. Actinic keratosis and actinic squamous cell carcinoma: a comparative study of 800 cases observed in 1968 and 1988. Cutan Aging Cosmet Dermatol 1988;2:151

102. Bmmmitte DW, Mang TS, Cooper M, et al. Use of photodynamic therapy for the treatment of extensive basal cell carcinomas. Fac Plast Surg 1989;6:185

103. American national standard for the safe use of lasers in healthcare facilities. The Laser Institute of America; September 1988

7 面部美容的协调性

作者：Lisa E. Ishii

翻译：李宇飞　　审校：刘蔡钺

引　言

人类对美的定义的探索可以追溯到文字出现之前，并且孜孜不倦地试图进行测量和重塑。实际上，文明的先决条件即智能、解放思想和审美[1]。"Aesthetic"一词衍化自希腊语 Aisthesis，其原本含义对美的事物心生爱意[2]。因此严格来说，任何人关于美学观念的描述，都不可能完全相同。由于时代、文化、种族、年龄的不同，一个普适的美学定义无法达成，但是五官的协调传达的是一种永恒的协调之美[3]。

给美下一个理想的定义看似无从捉摸而难以达到。有史以来，在理想的美进行诠释时，人会不由自主地受制于自身目所能及的范围。我们往往在欣赏艺术作品时主观推断作品描绘的是当时社会公认的审美。此外，我们可以阅读文字资料以窥一二。古希腊人希望通过完美的思想和形体来描述美。古希腊文明专注于艺术、文学和政治，同时也不吝肯定社会中美的价值。他们表彰美貌的人并对他们的特别之处予以描述[4]。他们尝试用数学公式和几何方程来定义美（比如大部分自然现象所遵从的法则）[5]。希腊哲学家柏拉图认为"测量和均衡构成美和卓越"。他写道：每个人有三大愿望：健康、诚实致富和致美。虽然，柏拉图以数学术语给美下定义，他依然认为美不仅来源于匀称，同时也是品味和平衡的结果。

美在艺术方面的历史

希腊画像的解读有助于理解美的定义。公元前 5 世纪，Polictitus 提出了协调的准则并创造出一幅完美无暇人体的图像。他尝试源自自然和人为创造的比例，力求在他人眼里达到美的极致。在发展美学的概念中，更有影响力的是希腊雕塑家 Praxiteles。他在公元前 4 世纪所确立的美的标准延续了 100 年之久[4]。他雕刻的爱神阿芙罗蒂被认为是第一尊全裸的女性塑像，对此 Praxiteles 描述道：与此前在男性身躯上刻板地加上乳房不同，他对爱神的刻画更具女性温柔的特质[6]。Aphrodite 女神像带有人类的表情，取材于一位名媛，这种手法在以后的许多年中被人们模仿和推崇。

公元前 1 世纪罗马的建筑家 Marcus Vitruvius Pollio 认为人体的比例应该应用到宗教建筑中去。他的理由是人体是最完美的比例，如果建筑物采取这一自然模式，将从中获益匪浅。他认为按人体的比例可以制作出最理想的图画。他曾尝试用圆形和方形来勾勒四肢伸展的人体像（后世称之为维特鲁威流派）。虽然，他的工作未得到时人认可，但对意大利文艺复兴时代的几位画家产生了巨大的影响。

公元 14~16 世纪中叶被认为是文艺复兴时期。在这个时期，人们对古希腊的兴趣重燃，古典美的概念重新出现。女性开始接受正规教育，也获得一定程度的独立。人们开始承认女性是可以智慧与其美貌并存的。这种女性尊重度的提升也与艺术技巧的发展相适应。Masaccio（1401—1428年）发明了一种透视画的技巧，使得画像更真实和平易近人[6]。此时的艺术家发现复制美已不再是目的，他们希望进一步的美化。女性的面部通常通过融合多人的面部特征绘制而成[4]。

Leonardo da Vinci（1452—1519 年）对维特

鲁威流派的人像提出修订，这种修订成为一种对几何转换的迷恋，如图 7.1 所示，这种近乎痴心妄想的执念通过他的作品得以展现。大多数人一眼可以判定他所制作的画像比原始的维特鲁威流派画像更具有美学效果。该图如同 da Vinci 许多其他作品一样采用了黄金分割原理（后文将进一步讨论）。

另一个受到维特鲁威流派启发的艺术家是德国画家和版画复制匠 Albrecht Durer（1471—1528 年）。他尝试用该流派提出的人体比例，画出一个完美的人体。使用这些原则，他画出的女性画像却是一个大腹便便、乳房下垂的、硕大臀部和天足的女性。他并没有停止追求美的定义，并创作了 4 本有关人体比例的书。意大利僧人 Angolo Firenzuolo 同样对美的定义感兴趣，通过分析了女性身体的基本所有特征，他描述了他所认为的理想女性的大小、形状及身体比例[4]。

或许，界定文艺复兴时代美学最权威的艺术家是佛罗伦萨画家 Sandro Botticelli（1445—1510 年）。在他的作品中，将当时流行的审美观与古典理念很好地结合在一起。他的女性形象具有经典的体形，同时也具有文艺复兴式的高耸前额和亮丽色彩。妇女似乎娇媚百态又不显笨重[4]。在他的代表作"维纳斯的诞生"（公元 1480 年）中，虽然双足踩在壳上面，但看上去好像是飘浮的[6]。面部是长而成角的，而不是常见的鹅蛋脸。虽然经过一代又一代的变化，但是这一展现了许多女性特征的形象仍然被认为是经典的。

文艺复兴时代以后，美的概念转到怀旧年代的长手指、长颈及优雅的女性形象。此时的艺术家企图用夸张不按正常比例的手法来创作一种超凡的美[4]。这个时期持续了 75 年，此后的巴洛克时期，天主教对文艺复兴时期宗教改革的浪潮，涌现了许多鼓舞人心的美术作品。Peter Paul Rubens 是这一时期最伟大的艺术家（1577—1640 年）。他的画得到全世界的认可，画中女性强壮、浑圆、粉色裸体，给人以一种明快的感觉。在短短的年代里，Rubens 所画的裸体，被认为是理想的漂亮的妇女，这或许是由于主题所表现出的活力而不是刻画的形象本身的缘故[6]。

从 18 世纪中叶到 19 世纪前叶，美的定义一直在希腊的古典美和当时的罗曼蒂克形象之间摇摆不定。在 19 世纪，洋娃娃般的女性形象开始出现，作为一个美的缩影。这些女性带有苍白圆形的脸。理想的女性不再只具有某些生理特质，时尚也成了美的决定因素。

在 20 世纪，美的概念几乎每 10 年就变化一次。电影和电视的出现，有利于模特儿的形象的广泛传播，女演员成为时代美的代表。在世纪之交时，"吉布林女郎"是美貌女性的化身，1920 年代的摩登女郎、1940 年代的挂壁女郎、1950 年代的新形象，到 1960 年代的花样少女：容貌自然，长发飘逸，不着妆、简单而流行的服饰。到 1970 年代，妆发和衣着又有了很大变化，到 20 世纪末则着重健康而苗条的身材。毫无疑问，在 21 世纪，美貌将以更加迅速的步调继续发生变化。

审美是一种情感表达。关注美貌或许是人性

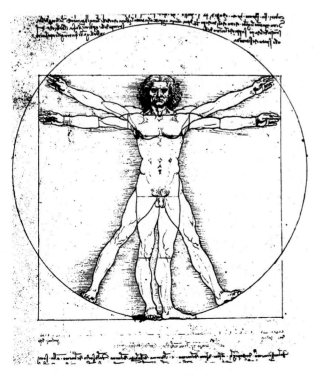

图 7.1　达芬奇绘制的理想人体比例图

中最精妙又最直观与本能的感受。发现和欣赏不同形式的美以及分析比例和协调性是可以通过后天学习来完善的[8]。虽然美的概念、流行和标准在逐年变化，但其背后仍有一些恒定的美的比例和协调性作为诊断和面部整形手术设计的准则。

面部分析需考虑的因素

为了对面部分析打下一个基础，应该考虑到几条大原则。这些因素将有助于明确我们的美的概念，因此应优先考虑。在为某个部位进行详细的手术设计之前，要对患者进行全面分析和总体设计的把握。

年　龄

对面部进行分析时，患者的年龄是最重要的。在要求手术的患者中，年轻化往往是最主要的诉求。虽然面部结构的老化是正常的生理过程，但是由于某些原因这些过程可以加速或减慢，往往与正常情况不相符。许多患者希望将他们的容貌恢复到与其实际的生理或精神状态相符合。

婴儿和儿童的面部有大量的皮下脂肪。与高弹性的皮肤和发育尚不完全的骨骼一起，使得他们有一个圆形的、天使般的面部。青少年时期面部骨骼的发育，则出现成年人面部的轮廓。

Gonzales-Ulloa 和 Flores（图 7.2）[9] 描绘了面部老化的影响。老龄化开始出现在 30 岁左右，最早出现的是皮肤松弛和上睑盖过眼睑线，下睑皱褶和法令纹随后慢慢出现。

40 岁时，额部和眉间皱纹开始出现，眼睑皮肤进一步松弛，导致皮肤过多，外眦部可见鱼尾纹，颌下可出现下垂。

50 岁时，前额与眉间的皱纹成为永久性的，并且可以融合。上睑下垂与睫毛平齐。外眦斜向下方，鼻尖下垂。口周和颈部出现细小皱纹。颊部皮肤松弛，说明开始出现面部皮下脂肪的丢失。

60 岁时，所有面部皱纹加深、融合。由于眼

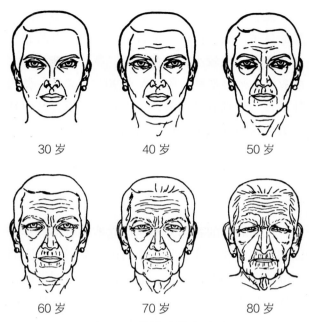

图 7.2　面部衰老演变过程

（30 岁　40 岁　50 岁　60 岁　70 岁　80 岁）

睑周围皮肤进行性遮盖，使眼裂缩小。皮肤变薄，皮下脂肪组织进一步减少，使得眶部、颞部及颊部变得瘦削。

70 岁时，鼻尖进一步下垂，下睑过多的皮肤形成眼袋样畸形。皮下脂肪的持续丢失，使颧弓明显突出，眼眶更为凹陷。

80 岁时，面部许多皱纹融合在一起，形成典型的老迈面貌。皮肤菲薄、皮下脂肪缺失、颅穹隆的缩小使得脸部骨骼更明显。

性　别

面容方面的性别差异受激素水平和文化的影响。一般讲，男性的面部硬朗、棱角分明。女性则更圆润、面部弧线感更强。男性的下颌角明显而且突出，颏部突出。相反，一个向后退缩的颏部，使他看起来是虚弱、无活力的。男性的前额和颧部更突出，眉毛粗而直，位于眶上缘。女性眉毛一般是细而弯曲，高于眶上缘。男性面部皮肤一般较厚而纹理清晰。

关于男人与女人的鼻子，可以有许多不同。男的鼻子一般大而圆，鼻背直，稍微有点凸起。女性鼻子一般较小，鼻背略凹，鼻唇角钝，而大多数男人则喜欢鼻唇角不大于90°。总之，鼻的外形是与性别有密切关系。不同人希望自己的鼻子更男性化或更女性化以达到面部特征的协调一致（图 7.3）[10]。

体　型

正如面部的各部分不能孤立地来看待一样，面部也不能与身体分割开来而进行分析。不同的面部适合不同的体形。一般讲，椭圆体型可以在面部反映出来。高而苗条的人，通常其脸部长而瘦，而矮壮的人则有一个圆形、短而宽的脸部。很明显，这种体型和面部的人更适合有一个短而圆的鼻子。狭长型的鼻子则不适合矮壮体型的人。总之，面部的各个美学部位应该与面部协调一致，同样，面部也应该与身体各部协调一致。

种　族

美学观念是与种族、文化、社会背景密不可分的。面部结构与体型也与遗传有关。在不同种族中，皮肤类型、瘢痕形成等也是大不相同的。面部美容切口的设计在不同种族间也有很大不同，大多数患者都希望保留自己特有的种族文化特征。大多数广为接受的面部调整的标准来自西方文明，但建议所有患者都将脸部西化是不理智的[11]。越来越多的人对发展亚裔和非裔特征性的审美标准感兴趣[12~15]。越来越多的文献研究拉美人、韩国人以及非洲人的鼻成形术，这些研究都强调了民族特异性[1, 2]。纵使很多普适的标准在不同人种间通用，种族特异性依然存在[16]。种族间的融合和发展也必将推动审美的不断发展。

个性 / 情感表达

通过面相判断性格是人们在对面部进行分析时所得到整体印象的一部分。这些特征一般不能从静态的照片中得出结论，然而一个静态的笑脸要比面无表情看起来更吸引人[3]。要知道，面部是处于一种不断运动和变化的状态中。面部运动则反映了人的情感。面部各部分的相关运动使面部出现了丰富的表情，从中，人们无须进行交谈，即可以进行广泛的交流。面部各部分的协调

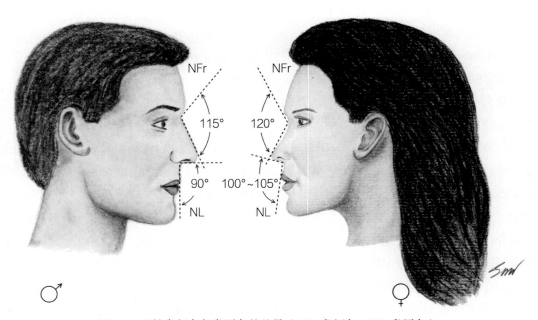

图 7.3　两性鼻额角与鼻唇角的差异（NFr. 鼻额角；NL. 鼻唇角）

和比例使各人的容貌不同，也反映了人物性格。手术不应该扭曲或隐藏这些特质。一个外向型的人，适合有一个向上翘起的脸型和特征，而一个严肃的、忧郁的人则表现为更不高兴、不协调的面容。

头　发

头发梳理在面部的四周。头发可以掩盖面部的缺陷，并且勾画出悦目的面容。然而，额是面部最难通过手术改变的部分，但它可以被头发所修饰。突出的耳朵、耳屏和耳后瘢痕同样可以巧妙地用发型加以掩盖。头发对于外貌和年龄也是很重要的，雄激素源性脱发或灰白的头发都会使人显得老态，影响美观。

面部比例

对面部的协调性来说，各部分之间存在着一种相互的协调，由此而达到总体的平衡。面部的任何一部分都不可能脱离整体单独存在。面部任何一部分的变化将影响到其他部分，牵一发而动全体。

最基本的面部比例正是艺术学生初学面部画像所涉及的基本要素。古希腊认为理想的雕塑应该为头部高度的 8 倍。颈长约为头长的一半[17]。颈长的定义是胸骨上切迹到颏的距离；而头长的定义是颏到颅顶的距离。

手与面部相应的比例对绘画艺术家确立面部比例方面起到一个重要的作用。手长是头部的 3/4 或从颏部到发际的面长的全长，手宽是面宽的 1/2。若将手横放，一个手掌的宽度大概占头长的 1/4 或脸长的 1/3。Leonardo da Vinci 描述了前额、鼻、颏在侧面观的关系，这些部位都分布在一个以外耳道为半径的弧线上[17]。

黄金分割

黄金分割是一种数学现象，最早在公元前 5 世纪，被古希腊人或可能更早的古埃及人所提出。此比例解释如下：一条线由两个不等长的部分构成，短线长比上长线长度恰等于长线长比上全长。此比例的数值是 1.618 03，用希腊字母 phi（Φ）来表示。

许多数学现象都和此比例有关。如 1.0∶1.618＝0.618∶1.0。它有一种独特的和数字有关的特点，即减 1 即为其倒数。如果 0.618 加上 1.618，其和为 2.236，即是 5 的平方根。

古埃及的长方形是长 8 宽 5 的比例。8∶5 的比值是 1.6。古希腊的神庙和雕像都充满了黄金分割的例子。希腊人在人体各部分之间发现了许多符合黄金分割的例子[18]。虽然历史悠久，但黄金分割在达·芬奇的画作中十分明显，因此也被称为 Leonardo 方型。这种比例有一种内在美，在整个自然界中都可以见到，并且特别引人注目。在人的面部，可以发现许多黄金分割的例子，包括头的长宽之比及上面部（发际中部至鼻根）与中面部（鼻根至鼻尖）之比。

对称性

将面部通过矢状面纵切为两部分而加以比较其对称性。虽然，在每一个人都有轻微的不对称，但是，额的中点、鼻、唇和颏应在同一条纵轴上。然后，将面的宽度平分为五部分，来评价其对称性（图 7.4）。一只眼睛的宽度应等于面宽的 1/5，或等于内眦间的距离。沿外眦向下的两条线，其宽度约等于颈宽[19]。正位观时，外眦到耳轮缘的最外侧的一点构成了面部最外侧的第五部分。

参考点

Frankfort 水平是患者摄像和头部 X 线片最标准的体位。从外耳道的上方到眶下缘的下方画一条平行于颅底的连线，即是 Frankfort 平面的标准位置。很明显，在头颅侧位 X 线片上测量这些点，比在照片上要容易得多。在为患者拍照、测量这些点时，头发应尽量向后拉，以暴露耳屏。耳屏的上缘即相当于外耳道的上面。一般可以见到下睑皮肤和颊部皮肤相交接之处，此部位即眶下缘的平面（图 7.5）。

为了测量的结果更标准及便于交流，需要使用一套参照标准。目前面部外科手术使用的是 Powell 和 Humphreys 制订的标准[20]。

美学评估方法

对面部的评估始于面部长度。测量从发际线中点（发际线中点，Tr）到颏的最低轮廓（颏最低点，Me）。有些人的发际线上移，Tr 以额肌的顶点计算。这样脸部可以用几个最突出的点被分为三部分：前额最高点（眉间，G）和鼻小柱和上唇交会之处（唇鼻相会点，Sn）。用这种方法分出的上中下 3 个面部部分是相等的（图 7.6）。

第二种评估脸部长度的方法只考虑脸部的中下两部分。最初的测量选取了鼻根部凹陷最深处（鼻根点，N）到颏最低点（Me）。中脸部的长度（N－Sn）正常情况下占全长的 43%，下脸部长度（Sn－Me）应占全长的 57%（图 7.7）。这种方法优于第一种方法的原因是：①鼻根点（N）比眉间点（G）更容易重复定位；②脸部的最上 1/3（前额）的不平衡在外科干预中并不被广泛接受。

面部可被细分为以下 5 个美容单元加以进一步分析：额、眼、鼻、唇和颏。此外，耳与颈可以作为面部整体的一部分而分别加以考虑。

额 部

额部占据整个面部的上 1/3。它构成了很难加以改动的一个板块。一个漂亮的额部是微凸的，最凸出的一点在鼻根点（N）的正上方，眶上缘的平面。前额也可能是高耸、扁平或倾斜的。

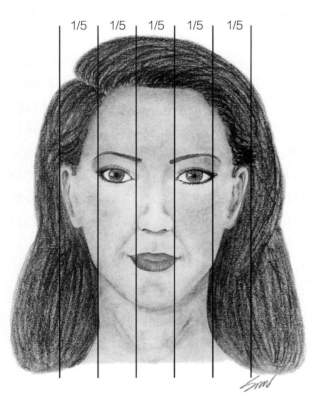

图 7.4　面部宽度分为五等份；各与一只眼睛等宽

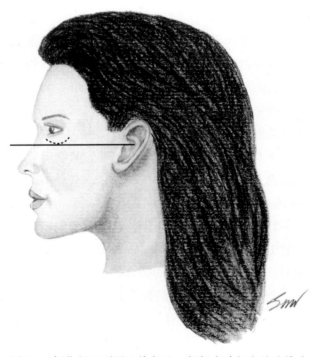

图 7.5　侧位相上耳屏上缘与睑、颊部皮肤相交处连线为 Frankfort 水平线

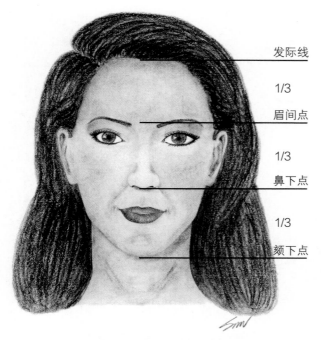

图 7.6　面部长度在所示位置分为三等份

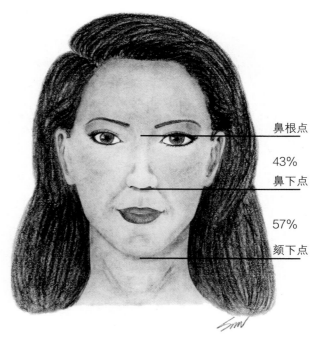

图 7.7　下面部按 43 ： 57 的比例划分

额鼻角是鼻、额切线相交形成的角（NFr），此处，鼻背在眉间处出现（G）。通过眉间和鼻根做一斜切线，另一斜切线则沿着鼻背，二线相交即成为此角。理想的角度为 115°~135°（图7.8）。

眉毛是上脸部和中脸部的分隔。眉毛的内侧点位于内眦上方 1 cm 处，向下垂直通过鼻翼的最外侧缘。眉毛内侧略成棒形，向外侧逐渐变细。女性的眉毛在眶上缘的上方。应该有一弧度，其最高点正好在外侧边缘的平面。眉毛外缘应终止于从鼻翼开始沿着下睑外侧面斜切通过的一条斜线上。眉毛的内、外二端应位于同一水平面上。男性的眉毛弧度小一些，稍低于睑上缘的平面（图7.9）[21]。

眼　部

眼睛是面部最富有表现力的部分，可视为心灵的窗口。身体任何部位的不对称都不如眼睛那样更能引人注目。在注视一张平凡的脸时，人们不由自主地将大部分注意力集中在眼睛[4~6]。年龄的变化在面部首先在眼部呈现。随着眼睑皮肤的松弛，眼睛显得疲惫、呆滞，甚至与患者实际的身体和精神状态不符。

内、外眦之间的距离相当于一个标准比例面部的 1/5。内眦之间也相当于此距离（图7.4）。瞳孔中点的距离等于鼻根（N）到上唇唇红缘的距离（上唇中点，LS）。

头部自然位时，眶上缘略位于眶下缘的前面。外眦可以与内眦在同一水平面上或稍高一些。上睑游离缘弧度的最高点应位于垂直通过内侧缘的平面上。上睑游离缘的外侧部分应与上唇外侧唇红缘的切线相平行（图7.9）。

下睑缘曲线的最下方的点则沿着外侧缘垂直通过。如果下睑的 1/3 没有形成一条通向外眦的直线，将会出现一种外侧巩膜显露的典型缺损（图7.10）。它是由于睑整形术时，下睑皮肤切除过多而引起。

睫毛线到上睑皱褶的距离 7~15 mm，这与皮肤厚度、体型及种族有关。上睑，正常情况下遮盖一小部分虹膜，但不会遮盖瞳孔，正常凝视下，下睑遮盖 1~2 mm 虹膜[19]。

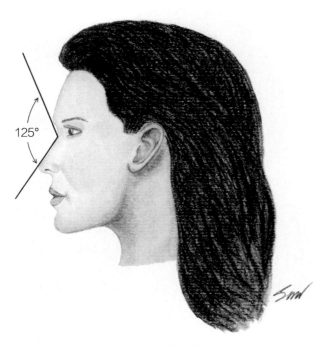

图 7.8　鼻额角

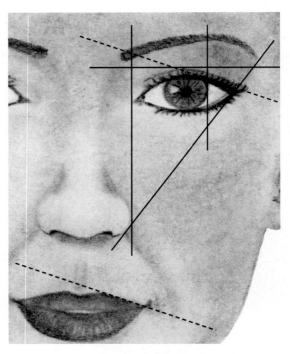

图 7.9　眉、睑、睑缘、鼻翼和上唇之间关系

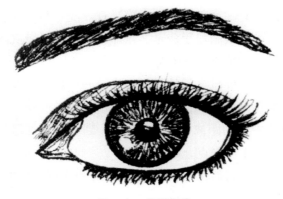

图 7.10　巩膜侧位

鼻　部

鼻部由于位于面部中 1/3 中线的特殊部位，所以它是面部容貌的集中注意点。它的巨大作用和功能早期犹太 - 基督教的传说中已得到反映，"上帝创造了人，将空气吸入鼻孔而维持了生命"[22]。鼻部轻微改变有时在面容及面部其他部分的协调一致上，将产生预想不到的效果。理想的鼻子应是自然的，与其余部分协调，而不显突兀[23]。

鼻子是面中部的美学单元。它可以进而分为几个亚单元。包括鼻背、侧鼻、鼻尖、鼻翼和软三角。这些亚单元的边缘部分可以将鼻部缺损整形后的瘢痕隐蔽起来（图 7.11）。当切口隐藏于这些自然解剖单元的边缘时，眼睛很难发现此处的瘢痕。

由于文献上方法各异，并且缺少一种标准，所以鼻部测量非常复杂。Powell 和 Humphreys 回顾了各种方法[20]，摘要如下。

测量角度

前已介绍鼻额角的测量（NFr）（图 7.8），但仍需要测量第二个角度，以给美观的鼻子下一定义。鼻面角是与面部平面有关的鼻背的一条斜线（图 7.12）。侧位时，从眉间（G）到颏部的最前点画一条直线（颏前点）。此线与鼻背线相交所成的角即鼻面角（NFa）。鼻背线应贯穿鼻根点（N）和鼻尖，且理应贯穿所有鼻背的隆起。

第三个角是鼻唇角（NL）（图 7.13）。在唇的皮肤黏膜缘（LS）与鼻中隔下点（Sn）之间及鼻中隔下点（Sn）与鼻小柱最靠前的那一点之间，

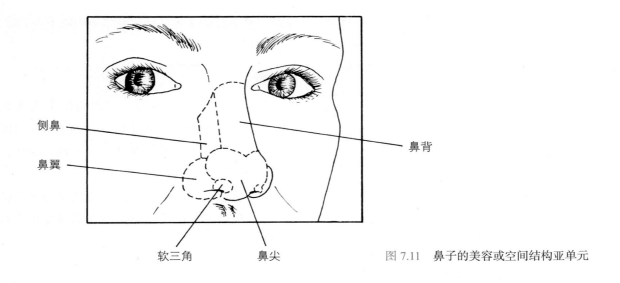

侧鼻

鼻翼

软三角　　鼻尖

鼻背

图 7.11　鼻子的美容或空间结构亚单元

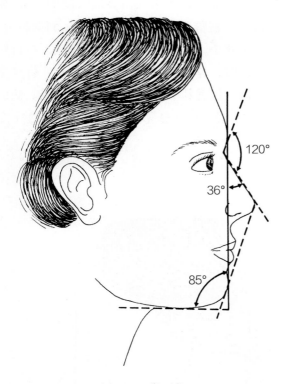

120°

36°

85°

图 7.12　鼻面角

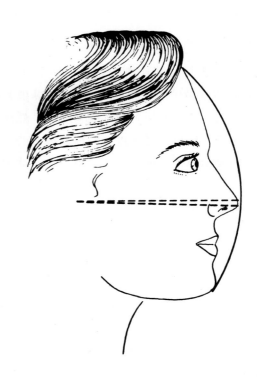

图 7.13　鼻尖在外耳道为基准的弧线上呈现的旋转角度

画出两条线。这个角度表明了鼻与上唇的关系。它受到面部骨骼异常和牙列的影响。此角度男性为 90°~95°，女性为 95°~105°。矮粗的人角度偏大，而细高个子的鼻唇角常在正常低值。

突　起

应该区分鼻的突起与旋转。这是两个密切相关的感性认知。鼻下部外侧软骨向头部移动结合鼻背的降低，给人一种鼻尖突出的感觉，即使鼻尖的突出没有任何的变化。鼻尖的旋转是沿着以外耳道为半径的弧线而进行的（图 7.13）。

Simons[25]喜欢测量鼻尖突起与上唇长度之间的关系。上唇的测量是从唇红缘（LS）到与鼻小柱连接处。鼻尖的长度为从鼻中隔下点（Sn）到鼻的最前点。两者的比例应为1：1（图7.14）。由于这些结构的复杂性，即使在侧位片时，也很难对这些距离进行精确的测量。这种方法假定上唇的长度是正常的，但实际上情况可能各种各样，而且考虑到手术测量的困难，这种方式极少被采用。

Goode[20]从鼻根到鼻翼勾画出一条直线，然后画出一条直线到鼻尖（T），以此来评价鼻尖的突起。垂直线与从鼻根到鼻尖的长度之比为0.55~0.60。此时的鼻面角为36°~40°（图7.15）。

长　度

鼻的长度与面部比例的关系已进行了讨论（例如眉间到鼻中隔下点是高的1/3，鼻根到鼻中隔下点的距离是鼻根到颏部的43%）。然而，这些方法没有将鼻尖考虑进去。任何鼻长的主观估计都能显示鼻根到鼻尖距离的重要性。这种测量结合对鼻长的主观估计比测量鼻中隔下点（Sn）要精确得多。

宽　度

鼻底处的鼻的宽度与一只眼睛的宽度成比例。如果两个内眦之间也是成比例的（如一只眼睛的宽度），那么，从内眦垂直向下画一条线，将沿着鼻翼外侧通过（图7.4）。

另一种评价鼻的合适宽度的方法是测量从鼻根（N）到鼻尖（T）的距离。鼻的标准宽度为此距离的70%。

底位观

鼻底位观时，鼻尖约占鼻底长度的1/3，鼻孔约占2/3。底位观时，鼻孔为椭圆形，斜向鼻尖。鼻孔前端狭小，后端则宽而圆。前位观，在自然位正面观时，鼻孔基本不可见。近位观，可见鼻尖平而圆，代表其下面的软组织的三角缘。侧位观时，可见鼻小柱在鼻翼平面之下2~3 mm处（图7.16）。

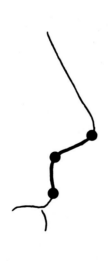

图7.14　鼻尖点和上唇长度之间关系

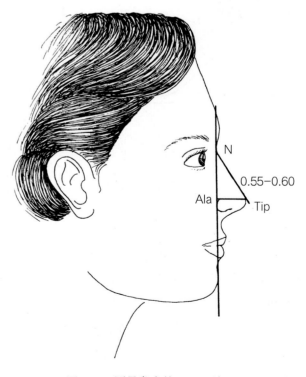

图7.15　测量鼻尖的Goode法

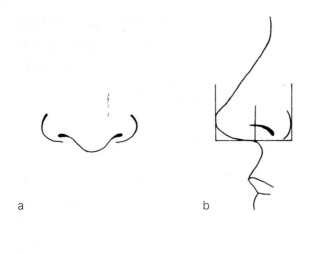

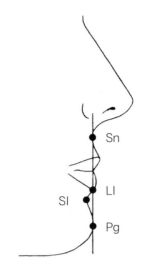

图 7.16 鼻尖。a. 正位观；b. 侧位观，可显示鼻尖—鼻翼比例

图 7.17 唇和颏唇沟相对于鼻中隔和颏点连线的水平位置（Sn. 鼻中隔下点；Pg. 颏点）

侧位观

侧位观时，鼻翼与鼻尖小叶的比例大约为 1 : 1。鼻尖小叶大于鼻翼则容貌显得漂亮[26]。侧位时，鼻尖有两个返折点，一是前方的尖点，另一处是鼻小叶与下方的鼻小柱连接处。在鼻尖的上方，鼻的侧位线上，有一处称为尖上返折的轻微凹陷。相比男性，女性面容的该凹陷可更明显，而男性一般希望鼻背平直一些。

唇 部

唇是一个动态的、富有感情的美学单元，年轻人的人中很饱满。随着年龄增长，唇红变薄、唇高度降低，而且扁平。

唇的形态呈卧状，很大程度上取决于其下方的牙的支托。正位观时，口缝位于内侧缘的垂直线上。唇位于面部下 1/3 范围内。上唇测量从鼻中隔下点（Sn）到上唇人中的最低点（stms）。下唇测量从它的唇红最高点（stmi）到颏点（Me）。

从鼻中隔下点（Sn）到软组织的颏前点（Pg）画一条线，则可以判断唇的水平位置。从这条线，到唇的最前点的垂直距离来定义唇的水平位置（图 7.17）。此距离上唇为 3.5 mm，下唇为 2.2 mm[27]。

第二个判定唇的水平位置的方法是与鼻尖和颏点之间画一条称为鼻颏线的连线（图 7.18）。唇应该位于这条线的后面。唇离鼻颏线的理想距离：下唇为 2 mm，上唇又在其后 4 mm。此概念由 Ricketts 命名为 E- 线，并且被 Powell 和 Humphreys 称为美容三角[20]。

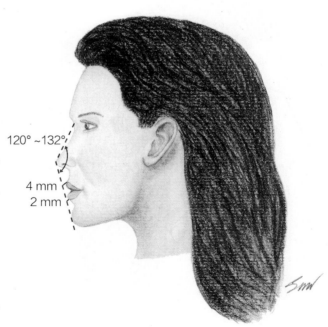

120° ~132°

4 mm
2 mm

图 7.18 鼻背线与鼻颏线相交形成鼻颏角。上唇位于此线后方 4 mm，下唇在其后 2 mm

颏 部

颏部是一个能突显力量的面部美学单元。眉毛垂直平面正好是颏部的前面界限。从正位和侧位看，令人悦目的颏部是不要有一个球形突出。颏部应轮廓分明，但是有一个浅浅的颏唇沟将唇部皮肤与颏分开。

颏部的测量是下面部测量的一部分，颏本身参与构成下唇长度。下唇和颏部构成了下面部的2/3。

从下唇的唇红缘（LI）到颏点（Pg）画一条线，颏唇沟（Si）最凹陷的一点应位于此线后方约4 mm处（图7.17）。

耳 部

面部另一特征性的结构是耳部。它是一个皮瓣样、软骨附件，具有众多皱褶，附着在眉外侧的后方，距离约为一只耳朵长度的头皮上。耳的上端与眉齐平，而下端则与鼻翼齐平。

耳的宽度为它的长度的55%~60%。外耳的后缘线近似于平行鼻背平面[28]。耳的长轴从垂直面向后旋转约15°（图7.19）。耳与乳突成角约20°。耳的上部离颞骨鳞部15~20 mm。

颈 部

虽然，颈部一般不认为是一个面部的美学单元，但是它的形状，尤其是上颈部对颏部和下面部的外观却起到很重要的影响。低垂的舌骨，过多的颏下脂肪或松弛的颈阔肌引起颈—颏部粗钝的外形，造成一种实际上并不存在的颏部畸形的感觉。

Powell 和 Humphreys[20]命名了一个颏颈角（MC），此角度与颈部的直线和整个面部有关。从眉间到颏点画一连线，再从颏点（Me）到颏下区与颈部之间的最下一点画一连线，二线相交所成的角即为颏颈角。理想情况下此角度应在80°~95°（图7.20）。

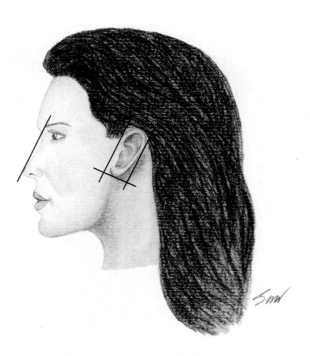

图7.19 耳长轴与鼻背线平行。耳宽应为其长度的55%~60%

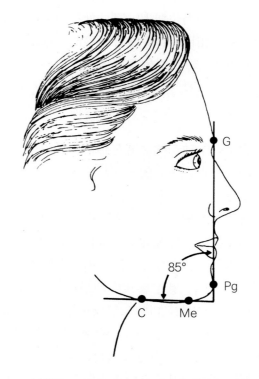

图7.20 颏颈角。显示上、中、下面部前突后移的相对关系。该方法不考虑颈部角度及鼻的投射位置。C. 颈点；G. 印堂；Me. 颏最低点；Pg. 颏点

面部的美学分析

考虑到面部结构与面部平面的关系[29,30]，在面侧面整形术的基础上，Gonzales-Ulloa 提出了零子午线的术语（图 7.21）。剖面时，面的平面与 Frankfort 水平线的关系为 85°~92°。在额部，眉间（G）正好位于此平面的前方，然后，稍微滑向后方。鼻翼皱褶在此平面的后方。在下面部，颏部的最前点应位于此平面内。根据此原则，通过鼻根垂直于 Frankfort 水平面而形成的一个平面将能测出上、中、下面部突出或后缩的相对角度。这种方法在分析面部时不考虑颈部的角度或鼻的突出。

Powell 和 Humphreys 在 1984 年提出了美容三角的概念[20]。这种面部分析方法涉及面部各个主要的美学单元及它们之间的相互关系。从前分别运用的各测量角度，如今可以作为一个整体同时来评估面部的协调性。并定义了一个新的角：鼻背线和鼻颏线相交，形成了鼻颏角（图 7.18）。

首先从额部开始分析，额部是相对恒定的、很难被手术改变的一个部位。从眉间（G）到颏点（Me）画线，构成了面部的平面。此平面与 Frankfort 水平面相交的角度应该为 85°~92°。因为鼻根的位置通过加深鼻额角相对比较容易加以改变，所以将眉间（G）而不是鼻根（N）作为额部的一个参考点。

然后，画出鼻额角（NFr），这角度应在 115°~135°。从这些线可以测出鼻面角（Nfa）。此角在 30°~40° 范围（图 7.22）。

在颏点和鼻尖之间画出鼻颏线。这就是美容三角最重要的鼻颏角。理想的鼻颏角应在 120°~132°。此角度的上线即鼻背线，主要取决于鼻子的突起度。而 F 线即鼻颏线，容易因颏部位置而改变。鼻颏线也可用来评估上唇的水平位置。上唇应位于此线后方 4 mm 处，而下唇则在此线后方 2 mm 处（图 7.18）。

最后，测量颏颈角（MC）。此角度用来评价颈线与下面部的关系。颈点（C）、颏的最低

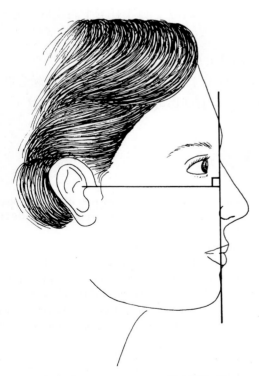

图 7.21　Gonzales-Ulloa 零度子午线

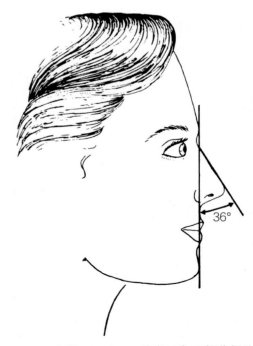

图 7.22　Powell 和 Humphreys 美容三角面部分析法。主要组分包括：①面部平面；②鼻额角；③鼻颏角；④颏颈角

点（Me）的连线与面部平面线相交所成的角度即额颈角，一般为 80°~95°（图 7.20）。

因此，美容三角受到下列因素的影响：鼻额角（NFr）、鼻根凹陷度（N）、鼻的突起度及颏的位置。通过鼻颏角是否在正常范围，鼻颏角的上、下线与面部平面的关系（如鼻面角 NFa），与唇的水平关系等（如上唇 4 mm、下唇 2 mm）来判定美容三角是否合理。

小　结

评价面部的各个美容单元和将面部作为一个整体来评价它们之间的相互协调关系的方法多种多样。在评价一个人的面部时，还应考虑到年龄、种族、体型和个性等。虽然没有一条精细的原则可以确定容貌之美，但是术前面部的测量将有助于决定哪一部分面部特征需要加以改变，从而达到面部整体的美观。术后作同样的测量，将能评价所作的改变是否足够与合理。

鸣　谢

感谢医学博士 Steven M. VanHook 和实用工艺美术学士 Renée Clements 为本章节绘制的配图。

词条表

翼沟：鼻翼与颊连接处

颈点（C）：颏下区与颈连接部最靠内侧的一点

鼻小柱点（Cm）：鼻小柱最靠前的软组织点

鼻背线：连接鼻根与鼻尖（T）的线，如果有驼峰鼻，也应该画出来

面部平面：在眉间（G）和颏点之间通过的面部冠状切面

Frankfort 水平：在 X 线侧位片上，一条骨性外耳道上面与眶下缘的最下面之间的连线。在照片上，则相当于一条耳屏上方到下眼睑与颊部皮肤相交处的连接线

眉间（G）：侧位时，额部最突出的一点，一般在眶上缘的水平

颏点：下颌骨最下方，后侧方的一点

唇下（LI）：下唇唇红缘

唇上（LS）：上唇唇红缘

颏颈角（MC）：颏点（Me）与颈点（C）连接所成的角，它与面部平面有关

颏点（Me）：颏部最低的点

鼻根（N）：鼻根部最凹陷的点

鼻面角（Nfa）：与面部平面有关的鼻背的斜线

鼻额角（NFr）：鼻根（N）、眉间（G）的切线与鼻背线相交所成的角

鼻唇角（NL）：和鼻小柱线（Sn-Sm）与上唇之间的角（Sn-Ls）

鼻颏角：鼻背线与颏点（Pg）到鼻尖（T）连线二者相交所成的角

鼻颏线：颏点（Pg）与鼻尖（T）的连线

颏点（Pg）：颏部最前面的点

下口点（Stmi）：下唇唇红的最高点

上口点（Stms）：上唇唇红的最低点

鼻中隔下点（Sn）：鼻小柱与上唇皮肤一起出现的点

鼻尖（T）：侧位时，鼻的最前点

发际中点（Tr）：发际正中最前点。当发际后退时，可以将额肌动作最上一点作为发际中点

参考文献

1. Patterson CN, Powell DG. Facial analysis in patient evaluation for physiologic and cosmetic surgery. Laryngoscope 1974;84:1004–1019

2. Fordham SD. Art for head and neck surgeons. In: Ward PH, Berman WE, eds. Plastic and Reconstructive Surgery of the Head and Neck: Proceedings of the Fourth International Symposium. St. Louis: CV Mosby; 1984

3. Gonzalez-Ulloa M. A quantum method for the appreciation of the morphology of the face. Plast Reconstr Surg 1964;34:241–246

4. Romm S. The Changing Face of Beauty. St. Louis: Mosby–Year Book; 1992

5. Tolleth H. Concepts for the plastic surgeon from art and sculpture. Clin Plast Surg 1987;14:585–598

6. Janson H. History of Art. 4th ed. New York: Harry N. Abrams;

1991

7. Whiting R. Leonardo: A Portrait of the Renaissance Man. New York: Knickerbocker; 1998

8. Ricketts RM. Divine proportion in facial esthetics. Clin Plast Surg 1982;9:401–422

9. Gonzalez-Ulloa M, Flores ES. Senility of the face: basic study to understand its causes and effects. Plast Reconstr Surg 1965;36:239–246

10. Davidson TM, Murakami WT. Rhinoplasty Planning: Aesthetic Concepts, Dynamics, and Facial Construction. 2nd ed. Washington, DC: American Academy of Otolaryngology–Head and Neck Surgery Foundation; 1986

11. Farkas LG, Hreczko TA, Kolar JC, Munro IR. Vertical and horizontal proportions of the face in young adult North American Caucasians: revision of neoclassical canons. Plast Reconstr Surg 1985;75:328–338

12. Jeffries JM III, DiBernardo B, Rauscher GE. Computer analysis of the African American face. Ann Plast Surg 1995;34:318–321

13. Abdelkader M, Leong S, White PS. Aesthetic proportions of the nasal aperture in 3 different racial groups of men. Arch Facial Plast Surg 2005;7:111–113

14. Choe KS, Sclafani AP, Litner JA, Yu GP, Romo T III. The Korean American woman's face: anthropometric measurements and quantitative analysis of facial aesthetics. Arch Facial Plast Surg 2004;6:244–252

15. Sim RS, Smith JD, Chan AS. Comparison of the aesthetic facial proportions of southern Chinese and white women. Arch Facial Plast Surg 2000;2:113–120

16. Rhee SC, Kang SR, Park HS. Balanced angular profile analysis. Plast Reconstr Surg 2004;114:535–544

17. Beeson WH. Facial analysis. In: Beeson WH, McCollough EG, eds. Aesthetic Surgery of the Aging Face. St. Louis: Mosby; 1986

18. Seghers MJ, Longacre JJ, deStefano GA. The golden proportion and beauty. Plast Reconstr Surg 1964;34:382–386

19. Tolleth H. Concepts for the plastic surgeon from art and sculpture. Clin Plast Surg 1987;14:585–597

20. Powell N, Humphreys B. Proportions of the Aesthetic Face. New York: Thieme-Stratton; 1984

21. Rafaty FM, Brennan G. Current concepts of browpexy. Arch Otolaryngol 1983;109:152–154

22. Bible, Genesis 2:7. King James Version

23. Tardy ME, Becker OJ. Surgical correction of facial deformities. In: Ballenger JJ, ed. Diseases of the Nose, Throat, and Ear. Philadelphia: Lea & Febiger; 1977

24. Burget GC. Aesthetic restoration of the nose. Clin Plast Surg 1985;12:463–480

25. Simons RL. Nasal tip projection, ptosis, and supratip thickening. Ear Nose Throat J 1982;61:452–455

26. Bernstein L. Aesthetics in rhinoplasty. Otolaryngol Clin North Am 1975;8:705–715

27. Burstone CJ. Lip posture and its significance in treatment planning. Am J Orthod 1967;53:262–284

28. Krugman ME. Photoanalysis of the rhinoplasty patient. Ear Nose Throat J 1981;60:328–330

29. Gonzalez-Ulloa M. Quantitative principles in cosmetic surgery of the face (profileplasty). Plast Reconstr Surg Transplant Bull 1962;29:186–198

30. González-Ulloa M, Stevens E. The role of chin correction in profileplasty. Plast Reconstr Surg 1968;41:477–486

8 应用计算机成像技术的面部整形

作者：Chad A. Glazer，Ira D. Papel

翻译：孙美庆　　审校：刘蔡钺

引　言

自 20 世纪 80 年代计算机成像技术面市以来，其在临床实践中已发生了巨大的变化。计算机软硬件技术的发展，加之公众对面部整形的广泛了解，在整形师工作场所大大普及了成像系统的使用。成像系统可派各种用途，如住院医生和培训医生的培训[1]，医患之间的沟通交流[2]，详细的面部分析[3]，患者图像存档以及整形手术的市场营销[4] 等。现在，随着 3D 相机的出现，3D 技术可用于把握脸型，对复杂的面部复原手术起到规划、分析作用[5]。计算机成像技术也引起了很多实务、伦理及法律方面的问题。本章着重介绍面部整形中使用的这一有趣工具。

历史背景

最早期对患者成像的方式是手绘，由外科医生画出期望的手术效果。照相技术直到 19 世纪下半叶才变得实用或者价格能够承受。随着乳胶照相的普及，对这些照片进行修饰后可用于和患者沟通脸部变化。在黑色背景下的患者图像轮廓可用于展示缩鼻术或除皱术流程。20 世纪，照片可以打印在纸上，使得前述的技术更加实用。将打印图片对着背景光，或者将 35 mm 的幻灯片投射到白板上，可显示脸型的变化。一步成像是快速展示患者特征的另一个工具，可对之涂画显示变化情况。

但是，当计算机成像技术出现后，计算机的方便快捷使得以前那些久经考验的技术显得过时了。尽管早期的计算机图像软件非常烦琐，而且需要反复操练，但新式系统更加方便易用。此外，虽然技术在飞速发展，但计算机硬件、成像软件和数字照相设备的价格却在不断降低，使得计算机成像技术能够被很多（就算不是绝大多数）面部整形医师和整形医师利用。但必须记住的是，使用任何成像系统时都有一个共同点，医师必须清晰、明白地让患者看见、理解的效果。这要求医师需对面部分析和美化有充分的了解，并能利用计算机工具表达清楚。

系统要求

现代成像系统可从不同的厂家购买，具有不同的特性。各成像系统的核心都是图像捕获设备，比如数码录像机、数码静态相机或者 3D 相机。现在市面上的数码相机可达到 3 200 万像素。至少 800 万像素的相机就能满足大多数成像系统的需求，但现在市面上大多数相机都超过这个像素。然后将图片从存储卡下载到计算机上，或者直接联机拍摄，将图片存档以供当前或将来使用。每个成像系统都有对患者图片进行修整的特殊软件。绘图板、数字平板绘图软件、大容量硬盘、备份磁带系统、显示器、灯光系统等也很必要。计算机至少需要 2 G 的 RAM，但更新的操作平台可能要求更高，至少需要 200 G 的硬盘空间，CPU 至少 4.0 MHz，以满足图像处理的存储、速度要求。同时，强烈建议将图像远程备份在安全的服务器上。设备安放的位置应方便，患者和医师可坐在显示器旁边，讨论手术方案和期望效果。很多诊所将传统照相所用的灯光系统和计算机成像系统一同放在多媒体室中。可能还需要打印机，以在必要时打印计算机图片。

市面上有各种商用系统，价格不一。带 3D 图像捕获系统及复杂硬件的系统价格可高达 3 万美金。基本配置的 2D 系统价格比这个低很多。当然，也可以自己组装，购买价格合适的软硬件，成本低很多。但这需要集成软硬件的能力。

患者图片背景的颜色、阴暗度应一致，便于正确比较。淡蓝色背景看上去令人舒适，可与天然皮肤色调对比[6]。应有灯光，可消除阴影，而且不会将面部、皮肤的细节抹平。间接的塑形光，加上至少两个方向的柔光伞和柔光板，有助于拍出优秀的图片（图 8.1）。在更深的背景下，比如黑色或者棕色，对比度更强，但容易抹平图片，损害肌肤色调。

拍照时患者的位置和传统照相一样。软组织参考点，比如耳屏、下颚角度、前发际线应清晰可见，便于分析。建议在对图片进行修整前，将所有的图片存储在硬盘上，如果可能，同时存储在远程服务器上。这能防止如果计算机死机时图片丢失。至少，每个系统应有外部备份，比如移动硬盘或远程服务器，可在每天结束时下载文件。通常，视数据库软件的目录设置而定，备份或远程服务器存储可实时进行。

1998 年，估计有 8%~10% 的整容手术利用了某种功能的计算机成像技术[7]。2006 年，据美国面部整形学会的调研，几乎有 90% 的医师利用数码相机拍摄患者术前、术后的照片，学会中有几乎 2/3 的成员在术前咨询时利用了成像软件[8]。这些数字还在不断增加。

分析和应用

利用计算机成像技术，可以量化的方式分析患者特征。将分析数据和美观判断结合起来，以制订潜在的面部整形方案。利用成像技术，患者可评估医师方案的效果，起到很好的沟通作用，而这在先进的成像系统面市前是非常缺乏的。医师也可以评估患者对于面部整形手术能起到的效果是否有不切实际的想法。在医患互动沟通的基础上，患者或者医师都可以决定因为医患间不一致整形手术是否适当。这对医师和患者双方都有好处。

在制订面部整形方案时，可考虑和量化理想面部效果间的关系。利用成像系统，可在量化面部测量指标基础上方便地生成数据。测量指标是多位专家定义的，以进行面部分析[9~12]。这些技术已用于对住院医生和培训医生进行面部分析的指导。面部分析最常用的要点、定义和美学标准可参见词汇表及表 8.1、表 8.2。

鼻整形术和颏整形术

下例说明如何利用计算机成像系统进行量化分析。有位 30 岁的女士，对鼻畸形和下颏后缩不满意。术前计算机分析如图 8.2 所示。测量结果表明鼻尖突出度是适当的，但颏突度不好。所有其他参数都在正常范围内。利用计算机生成了修整方案，并与术前图片对比，如图 8.3 所示。患者选择采用鼻中隔成形术和颏成形术。术后脸型和计算机生成的图片对比，如图 8.4 所示，所有测量结果都在正常范围内。同样重要的是从美观的角度看结果是否令人满意，而且符合统计信息的范围（图 8.5）。

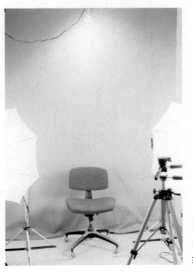

图 8.1　计算机成像系统中使用的灯光系统示范

表 8.1　测量指标定义

法兰克福平面及垂直面	耳屏点和眶下缘确定的平面，眉间点和颏前点组成的平面
鼻额角	由眉间点到鼻根点的线与鼻根点到鼻尖连线之间定义的角度
鼻面角	沿眉间点至颏前点画线，沿鼻尖至鼻根画线，两线构成的角度
鼻颏角	由鼻尖分别至鼻根点和颏前点连线，两线相交构成的夹角
颏颈角	眉间点与颏前点连线，颈点至颏下点连线，两线相交形成的夹角
鼻高	自鼻根到前鼻孔下缘中点的高度
下脸部高度	前鼻孔下缘中点到颏下点的高度
Legan 脸凸角	眉间点到前鼻孔下缘中点连线，前鼻孔下缘中点到颏前点连线，两线相交的角度
鼻唇角	鼻下点与鼻小柱点连线和鼻下点与上唇突点连线的前交角
鼻柱	鼻中孔到前鼻孔下缘中点
Goode 法鼻尖突出度	鼻翼点到鼻尖的距离除以鼻根到鼻尖的距离；鼻翼点的定义是鼻根到鼻翼连线和垂直于鼻尖线的交点
鼻翼小叶比	鼻尖到后小叶的距离除以后小叶到鼻翼的距离
颏唇沟	下唇中到颏前点的距离

表 8.2　面部分析的美学标准

法兰克福平面及垂直面	80°~95°
黄金三角	
鼻额角	115°~130°
鼻面角	30°~40°
鼻颏角	120°~132°
颏颈角	80°~95°
前脸高度	
鼻高比	47%
下脸高度比	53%
Legan 脸凸角	8°~16°
鼻唇角	90°~120°
鼻柱	3~5 mm
Goode 法鼻尖突出度	0.55~0.60
鼻翼小叶比	1：1
垂直唇比	1：2
颏唇沟	4 mm
面前部分析	
脸高度	
鼻高比	47%
下脸高度比	53%
鼻宽	等于眼距
眼距	女性，25.5~37.5；男性，26.5~38.7

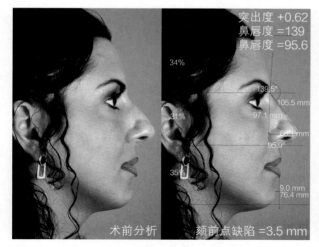

图 8.2　术前分析患者鼻、颏畸形

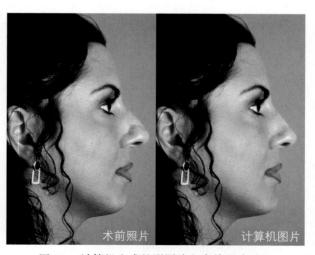

图 8.3　计算机生成整形图片和术前照片对比

除皱术

图左面是位 50 岁女士除皱术前的面部（图 8.6）。中图是计算机生成的预计效果，右图是实际 1 年术后情况。请注意，下颌轮廓、颈部和面中部都可用计算机成像修饰。

隆鼻术

图 8.7 中的患者曾做过鼻整形术，鼻背切除过多，还有鹦鹉嘴样畸形。左图是术前形状，中图是计算机生成效果，右图是实际术后轮廓。这个示例显示实际术后轮廓和计算机生成效果不完全一样。相比于计算机估计，患者更喜欢实际手术效果，也是正常的。

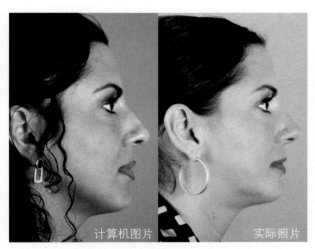

图 8.4   术前计算机生成图片和实际术后照片对比

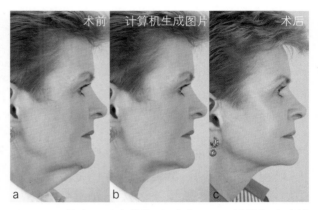

图 8.6   a. 做鼻整形术前的 50 岁女士；b. 计算机生成效果；c. 实际术后图片

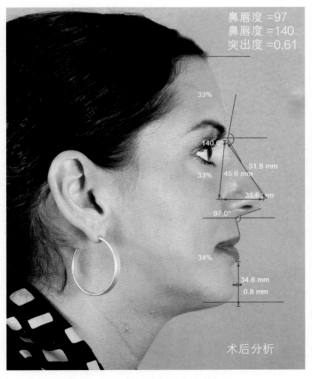

图 8.5   术后分析显示更美观

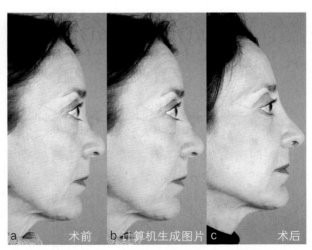

图 8.7   该患者曾做过鼻整形术，但鼻尖太突出，鼻背太浅。a. 术前照片；b. 计算机生成图片；c. 实际术后照片

初级鼻整形术

图 8.8 是位 16 岁女孩，有驼峰鼻畸形及圆鼻尖。分析显示鼻背突度小、鼻根浅、鼻尖突角稍微过大。中间的图片显示计算机效果，右图是切除鼻驼峰、截骨、加鼻根移植物、鼻外侧修整和鼻尖缝合等术后轮廓图片。

眼睑成形术

图 8.9 显示的是 45 岁眼睑成形术患者的计算机图片。左图是术前特写，中图是计算机生成图片，右图是术后形状。

鼻修改成形术

图 8.10 显示的是曾做过鼻整形术的 23 岁女士。她抱怨其鼻子短，鼻尖上翘。左图是术前轮廓，中图是计算机生成效果，右图是鼻中隔延长移植、软骨移植延长及鼻尖移植等术后 1 年的实际结果。

计算机成像的诱导

计算机成像在整容行业中有着明显的影响。成像对潜在的患者非常有诱惑力，在某些城市已是就诊咨询的一部分。计算机成像器也可用于帮助整形医师做营销，向潜在患者展示增值的效果。另一个附加优势是大多数今日的成像设备有详细的图片存档系统，图片质量极好，还能根据患者姓名、诊断或治疗过程从成千上万中图片中搜索。此外，随着技术发展，价格越来越便宜，专家开始针对某些治疗开发专门的软件和数据库，如鼻整形术[13]。其他现象表明计算机辅助成像和设计是在创伤或根治性手术之类复杂面部重建术中为患者设计专门的植入物时的有效手段[14]。

成像系统对于面部分析和手术方案制订有着巨大的潜力。整形医师上课时也可以使用，住院医生和培训医生也可独立使用，以更好地掌握面部美学知识。成像技术也适于和患者沟通预计手

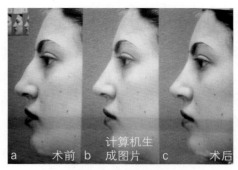

图 8.8　一位 16 岁女孩鼻尖突角太大，鼻根浅。a. 术前图片；b. 计算机图片；c. 术后形状

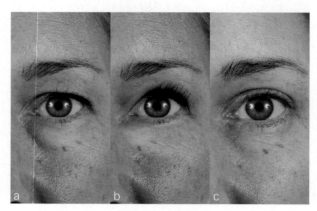

图 8.9　做眼睑成形术的 45 岁女士。a. 术前照片；b. 计算机生成图片；c. 术后照片

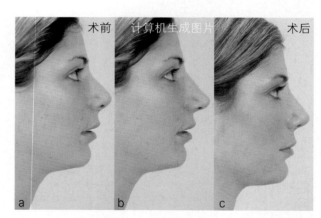

图 8.10　一位 23 岁女士曾做过鼻整形术，鼻子短。a. 术前照片；b. 计算机效果；c. 术后照片

术效果。此外，对于几乎所有被测参数，患者对图像修改提出的意见和理想美学修改已经很近。允许患者积极参与手术方案制订，有助于得到更现实的期望，满意度更高。

计算机成像的缺点

计算机成像的最大问题在于整容医生在成像阶段对于术后变化过度乐观。利用成像技术时，必须有诚实、保守的态度。应公开、坦诚地说明计算机成像不等于手术本身，决不能视作手术效果的保证。向患者展示预计手术效果的相对风险和优点也产生了和法医学有关的探讨[16]。Chavez 等认为，在成像咨询中坦诚交流，做好记录，向患者和医师告知其他专家的效果概念，可实际降低手术不当诉讼的风险[7]。有些医师要求在成像咨询前阅读签署同意书。和任何咨询一样，过分乐观的预测和修整都可能导致患者不满意。

最近一份针对鼻整形术患者术前计算机成像准确度的研究表明，将修改图片和 6 个月后术后结果对比，准确度适中。上三分之一的预计效果比下三分之一更准确。有个研究结果出人意料，专家发现前后图比轮廓图更准确[17]。这和其他数据及普遍观点相反，通常人们认为，在鼻整形术和其他面部美学功能整形前给患者进行咨询时，轮廓图是最容易操控的部分，也最有用[15, 18]。再次说明，这些研究表明了将术前成像作为管理患者期望工具的重要性，医师可以更好地和患者沟通交流。不能利用修改图片设立不切实际的目标。

其他缺点包括将计算机成像用在咨询时花费的成本和时间，尽管有多种方式进行。有些医生喜欢在初次咨询时利用计算机成像，而有些医生只有在患者同意治疗后才利用计算机成像，这是在第二次、时间更短的咨询中进行。不管是何种方式，记录图片、生成修改效果和患者针对图片进行咨询都需要时间，比平常的咨询至少多 30 分钟。有些医生吩咐办公室员工记录、修改图片，然后自己审查并在需要时修改[19]。这个方法能在初始咨询时节约一些时间，但需要第二次就诊，需要医生额外的时间。

尽管需要投入时间和资源，大多数在执业中利用计算机成像的医生认为，患者教育效果更好，减缓患者焦虑，能更好地展示辅助程序，都使得投入计算机成像系统是值得的。

道德问题

所有面部整形医生都被教过，在预估整形效果时应该保守。对年轻的整容行业来说，计算机成像容易诱惑医生描绘不切实际的效果。整容医生和员工必须抵制这种诱惑，坦诚地沟通现实效果。尽管可以利用计算机成像做诱人、诚实的市场营销，在预估整形效果时必须注意保持在现实界限内。超出这个界限将导致患者不满，甚至造成法律后果。

数码照相和计算机成像造成的另一个问题是在医疗会中是否真切展示。今天，就算不是全部，但大多数展示文件都是数字文件，将展示的修改图片作为术后效果造成了严重的道德困境。这种可能会引发对整容技术的问号。一些成像软件有内置的图标，可以标识修改图片，但不是所有的软件都有这个图标，而且它可能被高级计算机用户停用。

结 论

计算机成像是面部整形及重建手术的有用工具。通过计算机图形技术，整容医生可展示看上去现实的术后预计效果，向患者、培训医生分享。分析和评估面部特征的能力对于手术方案及效果分析是非常重要的。随着执业经验的丰富，有关法律、道德方面的探讨还将继续下去。

词汇表

颈点：颈切线和颏下区域的交点
鼻柱点：鼻柱最前的点
阙中：正中矢状平面最突出的前额部分
颏下点：鼻中隔下点到颏前点连线和颈点到颏下

点连线的交点

颏唇沟：下唇和颏间最后面的点

颏下点：颏软组织轮廓的最低点

鼻根：正中矢状平面鼻根部最后面的点

颏前点：颏软组织最前面的点

鼻缝点：骨质和软骨鼻背的交点

鼻中隔下点：鼻柱和上唇的交点

鼻尖上区：鼻尖到鼻背之间

鼻尖：鼻子最前面的突出部分

耳屏点：屏上切迹最前面的部分

发际中点：正中矢状平面的发际点

参考文献

1. Papel ID, Park RI. Computer imaging for instruction in facial plastic surgery in a residency program. Arch Otolaryngol Head Neck Surg 1988;114:1454–1460

2. Koch RJ, Chavez A, Dagum P, Newman JP. Advantages and disadvantages of computer imaging in cosmetic surgery. Dermatol Surg 1998;24:195–198

3. Papel ID. Quantitative facial aesthetic evaluation with computer imaging. Facial Plast Surg 1990;7:35–44

4. Berman M. Marketability of computer imaging. Facial Plast Surg 1990;7:59–61

5. Honrado CP, Lee S, Bloomquist, D, Larrabee, WF. Quantitative assessment of nasal changes after maxillomandibular surgery using a 3-dimensional digital imaging system. Arch Facial Plast Surg 2006;8:26–35

6. Tardy ME, Brown M. Principles of Photography in Facial Plastic Surgery. New York: Thieme; 1992

7. Chavez AE, Dagum P, Koch J, Newman JP. Legal issues of computer imaging in plastic surgery: a primer. Plast Reconstr Surg 1997;100:1601–1608

8. Burstein DH, Constantindes M, Shah AR. The impact of technology and the internet on facial plastic surgery. Available at: http://www.shahfacialplastics.com/technology.html. Accessed May 4, 2015.

9. Gonzales-Ulloa M. Quantitative principles in cosmetic surgery of the face (profileplasty). Plast Reconstr Surg 1961;29:186

10. Crumley RL, Lancer M. Quantitative analysis of nasal tip projection. Laryngoscope 1988;98:202

11. Goode R. The five major aesthetic masses of the face. In: Powel N, Humphries B, eds. Proportions of the Aesthetic Face. New York: Thieme-Stratton; 1988

12. Legan H, Burstone C. Soft tissue cephalometric analysis for orthognathic surgery. J Oral Surg 1980;38:744

13. Apaydin F, Akyildiz S, Hecht DA, Toriumi DM. Rhinobase: a comprehensive database, facial analysis, and picture-archiving software for rhinoplasty. Arch Facial Plast Surg 2009;11(3):209–211

14. Lieger O, Richards R, Liu M, Lloyd T. Computer-assisted design and manufacture of implants in the late reconstruction of extensive orbital fractures. Arch Facial Plast Surg 2010; 12(3):186–191

15. Mahajan AY, Shafiei M, Marcus BC. Analysis of patientdetermined preoperative computer imaging. Arch Facial Plast Surg 2009;11(5):290–295

16. Gorney M. Preoperative computerized video imaging [letter]. Plast Reconstr Surg 1986;78:286

17. Mehta U, Mazhar K, Frankel AS. Accuracy of preoperative computer imaging in rhinoplasty. Arch Facial Plast Surg 2010;12(6):394–398

18. Tollefson TT, Sykes JM. Computer imaging software for profile photograph analysis. Arch Facial Plast Surg 2007;9:113–119

19. Schoenrock LD. Five-year facial plastic experience with computer imaging. Facial Plast Surg 1990;7:18–25

9 面部整形中的拍照

作者：Matthew K. Lee，Sam P. Most
翻译：孙美庆　审校：刘蔡钺

引 言

摄影的艺术和学问是任何面部整形及重建手术中的重要部分。标准一致的拍照文件是功能强大的工具，能起多个作用，包括：

· 术前手术方案制订
· 术中参考
· 术后效果评估
· 医患间就治疗方案和期望效果进行沟通交流
· 给保险公司的文件
· 医疗法医目的
· 非医疗作用，如市场营销及教育

在当前技术创新快速发展的时代，照相技术的进步也是显而易见的。尤其是数码相机的发明及广泛普及很大程度上使得医学拍照从传统的胶片转向数码媒体。尽管对于面部整形医师来说，这些快速变化是巨大的，但在面部整形手术中进行医学拍照的原则还是一样的。本章探讨了拍照和面部整形及重建行业有关的一些基本内容，并重点探讨了当前的先进技术。

设 备

对于医疗拍照，最基本的配置是相机、透镜、灯光、记录媒体（数字或胶片）、背景及专门的拍摄场地。

传统胶片拍照

尽管胶片的使用频率越来越少，但建议大家了解 35 mm 画幅格式的来源及其与当前数码格式间的关系。自 35 mm 胶片在 19 世纪初引入以来，仍然是静态摄影最常见的胶片规格。从传统来说，医疗拍照的金牌标准一直是 35 mm 的单反相机（SLR）。和更常见、价格更便宜的"傻瓜相机"相比，人们更愿意用单反相机，这有几个原因。这两种相机最大的区别是，单反相机通常利用一个单独的取景系统，摄影师通过相机的取景器看到的图像不是通过相机透镜捕获的图像。这会造成视差，所以傻瓜相机对于面部整形手术来说不是最理想的。相反，单反相机利用的是镜片和棱镜系统，使得摄影师能看到透镜直接捕获的图像[1]。傻瓜相机也缺乏单反相机的多功能性。根据摄影师的需求，单反相机可换透镜，对相机设置操控性更强，如光圈、快门速度及曝光率。在数码领域，傻瓜相机的分辨率通常比单反相机低，而这是个重要因素，因为高分辨率照片对于清晰记录解剖细节至关重要。所有这些技术特性对于获取高质量、准确和可再现的照片来说都非常重要。

数码摄影

数码摄影最近的技术发展已经颠覆了面部整形医师捕获、处理、存储患者照片的方式。现代的数码单反相机（dSLR）拍摄的图片能达到 35 mm 单反相机胶片的质量水平，而且和传统拍照相比还有无数优势，包括：

· 在相机的 LCD 屏上立即查看照片
· 能以数码方式查看、裁剪照片
· 在医疗咨询中立即使用，改进患者对现实目标和期望的沟通效果，传达难以用语言表达的含义

·快速存档、调用

·无须打印处理，降低制作成本

·有助于数据分享和交换（比如用在展示文件、网站等）

　　因为这些原因，在面部整形重建手术中，数码单反相机已替换传统的 35 mm 单反相机，是照片文档记录的金牌标准。

图像传感器

　　从传统来说，35 mm 胶片仍然是医疗摄影的标准。但数码相机不使用 35 mm 胶片，而是利用光敏图像传感器捕获图像。目前，有两种图像传感器：电荷耦合器件（OCD）和互补金属氧化物半导体（CMOS）。有关图像传感器工作机制的详细说明及 OCD 和 CMOS 的优缺点介绍，不在本章内容之列。但简单地概括，图像传感器的功能就是将光学图像转换为电子信号，再转换为数码图像存储。当相机快门打开时，允许光线照在传感器上。传感器由硅栅构成，包含数百万个电容。入射光被转换成和光照度成比例的电荷（通过光电效应），每个电容相当于图像的一个"像素"。然后，电荷信号被数字化并转换为图像[2]。像素密度和分辨率直接相关，但仅仅是图片质量的一个方面。

　　传感器尺寸大小不一，但通常比传统的 35 mm 胶片画幅小。因此，在相同的拍照环境下，与 35 mm 胶片全画幅相比，数字图像传感器只能捕获图像的中心部分，所以生成的是裁剪图像（图 9.1）。从效果上来说，这模仿了具有更长焦距和更小视场的透镜特性。焦距的有效拉长水平叫作焦距转换系数（FLM），用于纠正传感器相较于

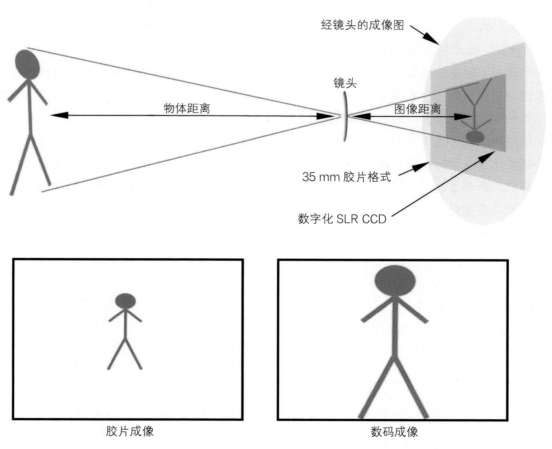

图 9.1　焦距转换系数（FLM）的计算方式是将 35 mm 画幅的对角线长度除以传感器的对角线长度。得到的转换系数相当于有效增加了焦距，因为所用数码相机的传感器比传统 35mm 胶片更小［改写自 Swamy RS, Sykes JM, Most SP. Principles of photography in rhinoplasty for the digital photographer. Clin Plastic Surg 2010;(2):213−221.］

传统 35 mm 画幅的尺寸。焦距转换系数的计算方式是将 35 mm 画幅的对角线长度除以传感器的对角线长度。比如，一款 1.5 焦距转换系数的数码单反相机配以 60 mm 焦距透镜，拍出的照片就和 35 mm 胶片单反相机配 90 mm 焦距（60 mm × 1.5）拍出的照片相似[3, 4]。

为了解决这些问题，最近已有商用全画幅传感器面市。带全画幅传感器的相机所用图像传感器和 35 mm 胶片画幅尺寸一样。虽然成本更高，其优点在于消除传统 35 mm 单反相机照片和数码单反相机照片间的差异（例如裁剪图片和焦距有效拉长）。更可能的是，随着生产成本降低，大多数相机厂家都会转为全画幅传感器，不再需要计算焦距转换系数。

透镜和焦点

面部整形手术中拍照的目的在于获得高质量、高清晰度的图像，重在表达面部细节，具有最小的变形，以求得最逼真的照片。为了达到这个效果，高质量透镜是其中一个重要基础。简单来说，相机透镜的功能就是将捕获的光线投射到照相胶片或数码图像传感器上，从而重现捕获的图像[3]。

使用单反相机的其中一个优点是，视所需照片类型而定，可切换不同的透镜。每个透镜都有设定的焦距，其定义是从透镜的光学中心到焦点（或者位于数码图像传感器上，或者在胶片上）的距离，以 mm 计。对于面部整形手术而言，理想的焦距在 90~105 mm。这种镜头称作"人像"或"微距"镜头，设计用于近聚焦[5]。如果镜头聚焦更短，在 50~60 mm，则有更宽的视角，通常用于面部、颈部之外美容步骤的照片记录。但这种镜头用于拍摄面部时，会产生中央凸出或所谓"金鱼眼"的形状，这是面部整形手术中需要尽量避免的（图 9.2）[4]。

光圈和快门速度

光圈和快门是两个相关的设置，互相直接影响，也能影响各种照片特性，如曝光度。照相镜

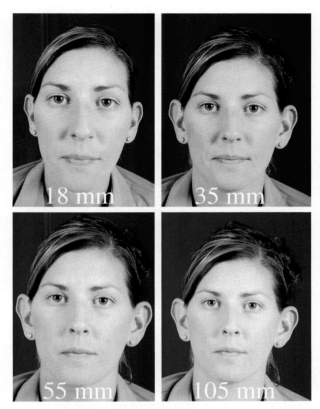

图 9.2　镜头焦距对面部比例的影响。90~105 mm 的焦距可得到最真实的面部比例。中央凸出或"金鱼眼"现象也会由更短的焦距产生，可明显看到鼻尖和面部形状比例失调［摘自 Swamy RS, Sykes JM, Most SP. Principles of photography in rhinoplasty for the digital photographer. Clin Plastic Surg 2010; 37(2):213−221.］

头的光圈由一个可调隔膜（模拟人眼的虹膜）和中心孔（模拟瞳孔）构成，使得受控光线通过。光圈大小以光圈级数计量，即以透镜焦距和光圈直径的比例计算。因此，光圈级数更小，对应的光圈尺寸更大，反之亦然。

相机快门控制相机胶片或图片传感器暴露于通过镜头、快门捕获的光线的时间。其值的设置范围很广，但通常在千分之一秒和六十分之一秒间调整。因此，配合光圈大小和快门速度可微调控制允许在照相传感器或胶片上的曝光量[4, 6]。

景　深

在摄影中，景深（DOF）指聚焦所有照片部分的距离范围。对于面部整形手术而言，这可包括整个面部，以鼻子为焦点——即照片中清晰度

最高的点。对于数码单反相机，景深可通过三个参数调节：镜头焦距、拍摄者到拍摄对象的距离以及光圈大小[4]。

景深和焦距成反比。因此，焦距更长的镜头，比如用于肖像摄影时，其景深更浅，反之亦然。如前所述，对于面部整形手术的理想焦距在90~105 mm，因为这种设置能得到变形最小、最精确的肖像图片。相应地，不能方便地调节镜头焦距去适应希望的景深。同样，因为摄影棚空间的限制，摄影者和拍摄对象间的距离也难以改变。

因此，光圈大小是改变景深最方便、最有效的方式。光圈更小能降低进入相机的光量，但增加景深（图 9.3）。这能得到希望的景深，但可能造成照片曝光不够。为对应光圈降低的后果，也可调低快门速度（快门打开时间更长），以使得更多光线进入相机。所以，如果通过降低光圈（增加光圈级数）得到更大的景深，重要的是需要相应降低快门速度才能得到合适的曝光[6]。

这些设置可在数码单反相机上手动调节。但是，对于摄影新手来说，为得到理想的景深同时

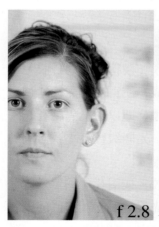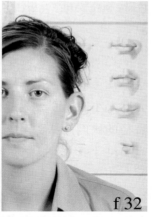

图 9.3　光圈对景深的影响。左图: 大光圈（光圈级数更小）设置。请注意，景深浅，焦平面限制在鼻尖和面部平面上，耳朵和头发在焦点外。右图: 小光圈（光圈级数更大，同时降低快门速度以得到合适的曝光），患者的鼻尖、面部、耳朵和头发都在焦点中，位于患者后面约 60 cm 的背景画也在焦点中［摘自 Swamy RS, Sykes JM, Most SP. Principles of photography in rhinoplasty for the digital photographer. Clin Plastic Surg 2010;37(2):213−221.］

保证合适的曝光，对这些设置进行微调还是非常困难的。大多数数码单反相机都有自动控制选项，可根据摄影师的需求调整相机部分或全部设置。光圈优先模式允许摄影师手动调节光圈大小，然后相机自动调节其他设置（如快门速度），以确保合适的曝光。据笔者自己的资深经验，通过利用光圈优先模式设置合适的光圈，然后相机调节其他设置，是得到合适景深的最佳方式[4]。

灯　光

摄影棚的灯光布置也是获得高质量照片的关键因素。合适的灯光可以凸显皮肤颜色、面部轮廓和细微的解剖细节，对于鼻整形术来说至关重要。灯光布置方式多样，既可用相机自带闪光灯的单光源，也可以是摄影棚内复杂的多个光源[7]。不同的灯光布置对于拍摄图片有着明显的效果，但都有各自的优缺点。

相机自带闪光灯

最简单、成本最低的灯光布置就是利用相机自带闪光灯。利用单一相机闪光灯直接照射常常产生的灯光很烈，对比度高[4]。虽然这有助于强调鼻型和鼻整形术评估中的解剖分析[5]，但也会造成不需要的严重阴影效果。如果选用单一相机闪光灯，应将闪光灯对照拍摄对象的鼻子，防止阴影效果（图 9.4）。

如果利用相机双闪光灯，可在某种程度降低阴影效果，但这种设置不方便，不能恰当地分离灯光[4]。环形闪光灯是环形闪光，在镜头四周产生闪光，是另一种利用相机闪光灯的方式。但会产生扁平、没有阴影的光型，这对于口内拍照非常理想，但会造成细节及景深丢失，不适合于面部整形手术[8]。

摄影棚的灯光布置

鉴于对于相机闪光灯的限制不足做了详细介绍，所以更倾向于正式的摄影棚灯光系统。至少需要两个光源，才能得到单灯光系统不能实现的所需对比度和肌理。

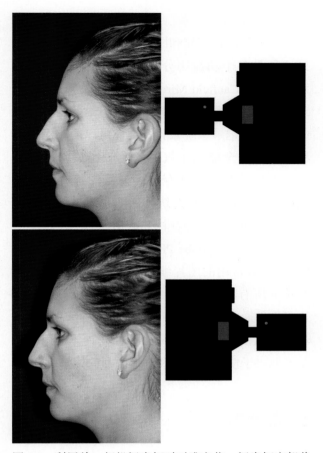

图 9.4 利用单一相机闪光灯时对准方位。闪光灯应朝着患者鼻尖，如上面一张照片和相机方向示意图。如果方位相反，患者脸型会出现严重的阴影效应（下图）[摘自 Swamy RS, Sykes JM, Most SP. Principles of photography in rhinoplasty for the digital photographer. Clin Plastic Surg 2010;37(2):213－221.]

在肖像摄影中，主要有两种摄影棚灯光布置：主灯系统和四灯组合系统。主灯系统是将一个主灯作为主要光源，能表现光辉和阴影。次灯更柔和，是漫射灯（补光灯），靠近相机设置，在主灯对面。这能对主灯照射面部的阴影部分补光。这种技术可最大程度降低相机闪光灯系统常见的阴影，能更好地描绘面部轮廓和解剖细节。但是，不对称灯光系统的缺点会造成解剖不对称的幻象。而这和鼻整形术拍照尤其相关，因为常常利用鼻尖光线反射评估鼻尖偏离和变形[9]。

为了解决这个不足，可在医学摄影中利用四灯组合系统（图 9.5）。在四灯组合系统中，两

盏同样光强的灯放在与相机—拍摄对象轴成 45°角之处，可产生一致且可重复的对称灯光，而且阴影效应最小。这些光源通常离患者 90 cm 远。在传统的四灯系统中，使用两个背光灯以消除背景阴影。同样，与相机—拍摄对象轴的角度是 45°，离背景 90 cm 远。此外，也可将一顶灯置于患者上部，朝着背景[8]。

现在，笔者用的是改进型四灯组合系统，只有两个同步摄影棚闪光灯，与相机—拍摄对象轴呈 45°，两张凳子和一块实布背景（图 9.6）。患者与背景间有 30~45 mm 的距离，从而减少背景阴影，不再需要背光灯[10]。

灯光特性可用柔、硬表述，视光源大小和其与拍摄对象间距离的关系而定（平方反比定律）。通常来说，光源越大，光源离拍摄对象的距离越近，灯光就越柔和。柔光比硬光更好，因为柔光有漫射效果。对拍摄对象打灯光可利用灯光漫射器实现，如柔光箱或反光伞[9]。

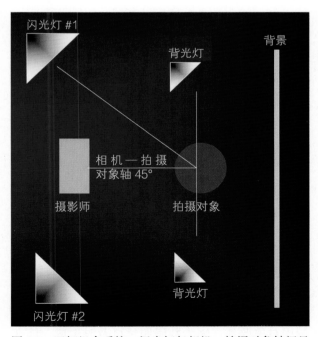

图 9.5 四灯组合系统。闪光灯与相机—拍摄对象轴间呈 45°。通过背光灯及拍摄对象和背景间的距离可将背景分离开来[摘自 Swamy RS, Sykes JM, Most SP. Principles of photography in rhinoplasty for the digital photographer. Clin Plastic Surg 2010;37(2);213－221.]

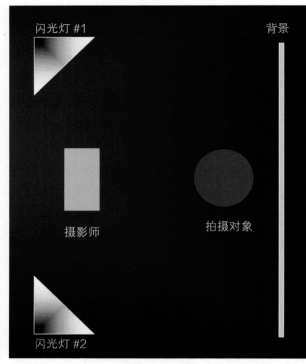

图9.6 笔者自创的改进型四灯组合系统。只有两个同步摄影棚闪光灯，两张凳子和一块纯色布背景［摘自 Swamy RS, Sykes JM, Most SP. Principles of photography in rhinoplasty for the digital photographer. Clin Plastic Surg 2010;37 (2):213−221.］

背　景

　　合适的照片背景应是纯色，不得与拍摄对象喧宾夺主。白色背景常常产生很深的阴影，所以不用于照片文档。黑色背景可以框住阴影，但对于深色皮肤的拍摄对象来说不是最理想的。天蓝色或中等程度蓝色通常是最受欢迎的背景色，因为它们可以提供对比度和适当的阴影，不会覆盖拍摄对象[5, 8, 11]。

数字成像软件

　　数字成像的一大优点是能快速生成、存档及调用对象照片。因为数码照片可及时生成，能在初次咨询时马上使用这些图片，就手术目标和期望效果改进和患者沟通。计算机成像软件可用于模拟期望术后效果的图片，这对于鼻整形术的评估有很广泛的应用。

　　对于面部整形术，通常有两种成像软件系统：一种是包含存储和图片模拟的多功能程序，另一种是各个功能用分别不同的程序。多功能系统，如 Canfield Mirror 成像系统（Canfield Scientific），其优点在于易于使用，可能和现有的电子医疗记录系统兼容，因此可以简化工作流程。但这种全能的系统通常比较昂贵，有些甚至以专门的数据格式存储，使得图片分享更加困难[12]。而另一种系统使用的是单独的程序，如一个程序用于图像存档和调用，另一个程序用于图片模拟。Adobe Photoshop（Adobe Systems Inc.）是最常用的图片编辑软件，具有专有成像系统的所有功能，用户的成本更低[12]。但是，这些软件通常都难以使用，初始学习曲线很深[13]。最终来说，这两种系统不分伯仲，具体选用哪种系统取决于使用舒适性和整形医师的偏好。

拍照技术

患者准备

　　在术前、术后拍照过程中，患者准备需要一致，这对获得一致的图像至关重要，才能精确描绘患者面部的解剖细节。患者可以化妆，但前提是不能遮挡、模糊微妙的解剖细节。但如果患者计划做皮肤病治疗，比如磨皮、激光换肤、化学脱皮或治疗色素性病变，重要的是患者需要完全卸妆，因为化妆会遮挡皮肤不规则处和皱纹[7]。

　　患者的头发应该往后捋，将前额和耳朵露出来，可以用发带或发夹固定。应取下任何分散注意力的首饰，如项链和耳环，也要取下眼镜。此外，视流程而定，让患者仅仅穿上手术袍也有好处，因为其他衣领及分散注意力的衣服会遮挡有关的解剖细节[7, 14]。

同意书

　　照片文档必须有恰当的同意书，而且必须在拍照前得到。最理想的情况是，拍照同意书和手术护理同意书分开。患者和医生间的恰当沟通至关重要，因为患者必须了解其照片是制订手术方案的重要工具，而且是其病历的一部分。相应，同意书中应包含拍照必要性的声明。

此外，因为照片可能被用于非医疗用途，比如市场营销、培训讲座、公开发表等，必须包含说明此种情况的单独声明。既可将之作为拍摄同意书的一个单独部分，也可完全独立，说明照片的意向用途[8]。

患者位置

为了保证照片文档一致、可复制，关键是确保一致的拍照技术和恰当的患者位置。在各个流程中，应始终保证相同的视线，不管术前还是术后。相机应始终定位在同样的高度，作为拍摄区域的中心（最通常是和视线高度一致）。

为了确保恰当的头部位置，应将法兰克福平面作为定位的标准参考。法兰克福平面是耳屏点和眶下缘间的一条想象线条。患者头部定位时应确保这条线和地平面平行（图9.7）[15, 16]。

标准拍摄视角

通常，在面部整形术的大多数流程中，有五种标准视角，前或前后（AP）视角，左、右斜视角及左、右横向视角（图9.8）。为了方便在不同视角间切换，应该使用转椅，以便患者改变位置。可在地板上做记号，告知患者脚的位置，以方便定位。也可结合指定地点的固定标记使用，指示患者头部定位。最后，相机应装在三脚架上，在摄影棚中保持恒定位置。所有这些技巧都有助于保证照片的统一性[10]。

有两种不同的方法可以得到一致的3/4斜线视角。一种方法是将鼻尖和面部中央对侧外缘对准。另外，同侧内眦可垂直和嘴角对准。用第一种方法时，面部转动比第二种方法稍微大点，据称更像5/6的视角，而非3/4视角。不管是何种

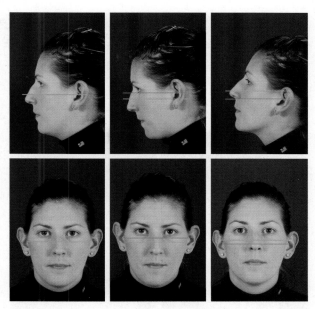

图9.7　鼻整形术拍照时的法兰克福平面及定位。左图：显示患者定位恰当，绿线穿过眶下缘和外耳道。中图和右图：绿线穿过眶下缘，与地面平行，而红线穿过外耳道且与地面平行。从前后看，可见到明显的鼻尖转动变化，患者位置也稍有改变［摘自 Swamy RS, Sykes RS, Most SP. Principles of photography in rhinoplasty for the digital photographer. Clin Plastic Surg 2010;37(2):213-221.］

斜线视角，拍摄时应用一致的方法，保持同样的距离，以确保统一的放大率。

标准视角同时适用于术前、术后拍摄。最理想的是，术后照片在重大手术1年后拍摄，比如鼻整形术或除皱术。这样才有足够的时间确保痊愈，软组织肿胀消除。对于创伤不是很大的手术，如面部换肤、填充注射，术后照片文档的拍摄间隔可以短些[10]。

鼻整形术

如前所述，鼻整形术拍摄照片时有五种标准视角，此外还有鼻底视角、头盖视角及横向微笑视角。利用这些视角，可看到鼻尖及鼻背的其他细节，对于鼻整形术评估非常重要。鼻底视角有助于拍摄鼻翼、鼻柱的复杂形状，有两种方法。鼻尖和内眦对准，或者和阙中对准。前种视角便于医生评估鼻尖和鼻背的关系（图9.9a），而后一种方法更能真实反映鼻底情况（图9.9b）。

头盖视角用于评估鼻背的细微偏离。利用横向微笑视角把握鼻尖和上唇的动态关系，展示因为嘴巴和降鼻中隔肌的动作导致的鼻尖位置变化（图9.10）[10]。

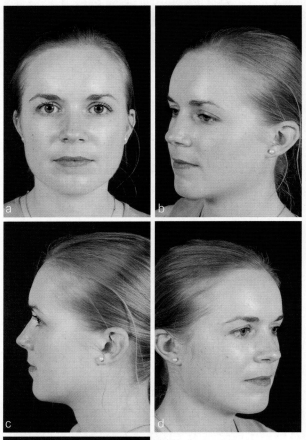

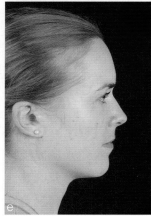

图9.8　大多数面部整形手术中术前、术后五种标准视角。a.前后（AP）视角；b.右斜线；c.右横向；d.左斜线；e.左横向［摘自 Swamy RS, Most SP. Pre- and postoperative portrait photography: standardized photos for various procedures. Facial Plast Surg Clin North Am 2010;18(2):245-252.］

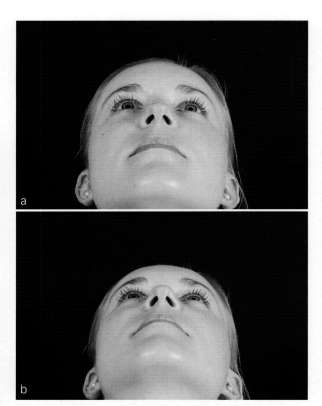

图9.9　鼻整形术中的两种鼻底视角。a.鼻尖和内眦对准。这个视角有助于评估鼻背的弯曲程度及其与鼻翼鼻柱的关系；b.鼻尖和阙中对准，单独拍摄鼻翼鼻柱状况［摘自 Swamy RS, Most SP. Pre- and postoperative portrait photography: standardized photos for various procedures. Facial Plast Surg Clin North Am 2010;18(2):245-252.］

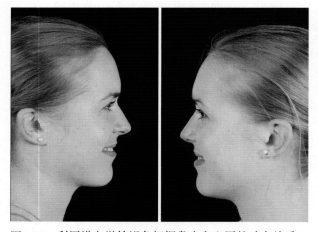

图9.10　利用横向微笑视角把握鼻尖和上唇的动态关系，展示因为嘴巴和降鼻中隔肌的动作导致的鼻尖位置变化［摘自 Swamy RS, Most SP. Pre- and postoperative portrait photography: standardized photos for various procedures. Facial Plast Surg Clin North Am 2010;18(2):245-252.］

除皱术

除皱术的标准拍照也有 5 种标准视角，稍有不同。照片应该始终包括从整个颈部到锁骨处[1]。前（AP）视角拍 2 次，一次是患者在宁静状态，一次是微笑状态，以评估其动态变化。此外，可能也需要特定部位的特写。在口周区域和颏下颈部组织动态下拍特写有助于评估术前面部神经状态和颈阔肌动作，耳朵特写帮助医生确定切口的发际线位置[15, 18]。最后，在另一种横向视角下，患者头朝下，这也有帮助，因为这可以突出松弛状况和颈部多余的皮肤、脂肪（图 9.11）。

颈部除皱术及颏成形术

对于颈部除皱术和颏成形术，拍照角度和除皱术时相似，也包括 5 种标准视角和针对目标区域的特写。特写照片应从前视角及横向视角拍摄，包围从鼻底到颈部的整个区域。利用这些视角评估有无下颌垂肉、颈阔肌膜及颏颈角钝化（图 9.12）。横向视角对颏成形术尤其重要，因为这有助于评估颏部相当于面部、颈部其他部位的位置。颏部的最佳位置是颏前点投射到从鼻根画的一根垂线上，与法兰克福平面呈直角[19]。

唇成形术

对于唇成形术和丰唇术来说，拍摄照片文档除唇部特写外，也包括 5 个标准视角。特写照片应包括患者宁静时的神态，嘴唇稍微张开，这能更好地展示下唇的丰满程度。此外，也需要患者噘嘴、微笑的动态照片（图 9.13）[14]。

眼睑成形术

除了患者 5 个标准视角照片外，应有其脸上半部的特写照片。特写照片应包含脸上半部的区域，从鼻翼到发际。为了评估眼眶脂肪的假疝，拍摄照片时应有眼睛张开、闭上、抬头、低头的动作（图 9.14）。为了评估眼周多余皮肤的情况，拍下患者用力眯眼睛的前视角特写可能有用。为了更全面掌握正常眼睑功能，也建议拍摄闭眼时的斜视角及横向视角的照片[10]。

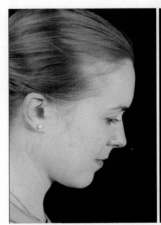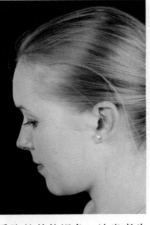

图 9.11 建议对除皱术患者采取的其他视角。让患者头部前倾，可更好地评估松弛、多余的皮肤［摘自 Swamy RS, Most SP. Pre- and postoperative portrait photography: standardized photos for various procedures. Facial Plast Surg Clin North Am 2010;18(2):245-252.］

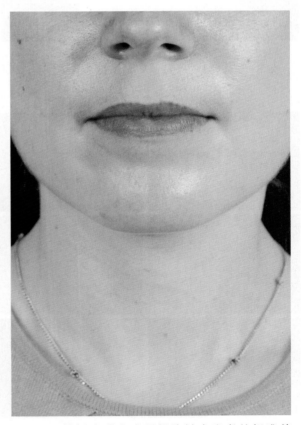

图 9.12 做颏成形术或颈部除皱术患者的标准前后视角特写照［摘自 Swamy RS, Most SP. Pre- and postoperative portrait photography: standardized photos for various procedures. Facial Plast Surg Clin North Am 2010;18(2):245-252.］

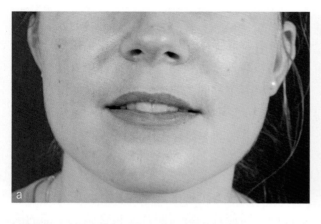

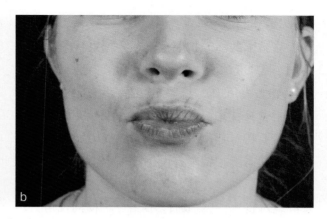

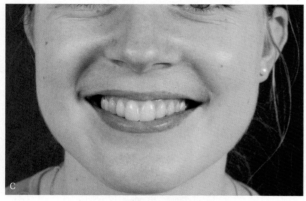

图9.13　做唇成形术时唇部特写照。a. 嘴唇稍微平静打开；b. 噘嘴；c. 微笑［摘自Swamy RS, Most SP. Pre- and postoperative portrait photography: standardized photos for various procedures. Facial Plast Surg Clin North Am 2010;18(2):245-252.］

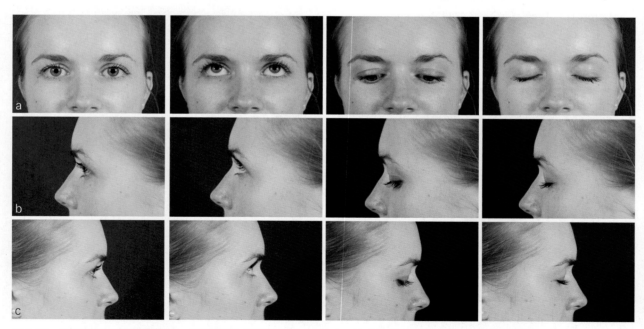

图9.14　眼睑成形术的标准视角。记录下患者张眼、闭眼、抬头、低头的状况是评估脂肪假疝的重要信息。a. 前后视角；b. 右横向视角；c. 左横向视角［摘自Swamy RS, Most SP. Pre- and postoperative portrait photography: standardized photos for various procedures. Facial Plast Surg Clin North Am 2010;18(2):245-252.］

提眉术

对于做提眉术的患者，发际照片至关重要。应从五个标准位置拍照，还需要有前额提升、降下的照片。大多数患者在拍照或照镜子时会自然而然地稍微抬起前额，所以关键是拍下他们在真正平静时前额的状态。做到这一点，最简单的就是患者闭眼 15~20 秒，有助于他们放松下来。然后患者张开眼睛，拍下照片。这样拍下的照片能更准确地反映患者前额完全放松的状态，防止过分收缩肌肉[10]。鉴于这个原因，眉提升术术前术后的照片是最难以评判的。

耳成形术

除了五个标准视角的照片外，耳成形术还应有便于评估外耳和头部关系的照片，包括从后面拍下整个头部以及前、后视角特写。在所有的照片中，都需要将头发束在耳后，用发夹固定，这是耳成形术拍照时必须的（图 9.15）。

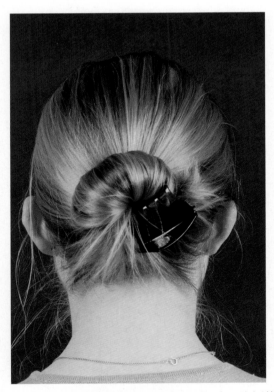

图 9.15 耳成形术的标准视角照应包括后视角。在评估外耳与头皮间位置时，重要的是让患者将头发往后束起扎紧［摘自 Swamy RS, Most SP. Pre-and postoperative portrait photography: standardized photos for various procedures. Facial Plast Surg Clin North Am 2010;18(2):245-252.］

紧致换肤

在面部换肤术中，需要最精确、清晰地拍下皮肤肌理、细纹、不规则色素及毛孔的细微状况。所以，在给做紧致换肤的患者拍照时，尤为重要的是确保患者位置、相机设置及灯光的统一一致。虽然在其他美容手术拍照时可以稍微化妆，但在紧致换肤拍照时必须卸妆，因为化妆会遮挡细微的解剖细节及细纹。同样，建议拍 5 个标准视角，同时拍下需要解决的重点区域的特写。因为做紧致换肤的患者需要多个疗程，最好在每次治疗前立即拍照[6]。

小 结

本章总结了和美容术有关的拍照基本原则，阐述了医疗摄影棚的基本设备配置、拍照基本理念及标准技巧。现在，数码单反相机已成为医疗摄影的金牌标准，与数字记录媒体相比，传统的胶片拍摄已不再流行。展望将来，3D 成像可能是面部整形术拍照的未来，尽管还没有建立 3D 拍照技术的标准。随着摄影技术的发展，重要的是面部整容医生需要紧跟技术的步伐。

参考文献

1. Persichetti P, Simone P, Langella M, et al. Digital photography in plastic surgery: how to achieve reasonable standardization outside a photographic studio. Aesthetic Plast Surg 2007;31(2):194–200
2. Riley RS, Ben Ezra JM, Massey D, Slyter RL, Romagnoli G. Digital photography: a primer for pathologists. J Clin Lab Anal 2004;18(2):91–128
3. Young S. Maintaining standard scales of reproduction in patient photography using digital cameras. J Audiov Media Med 2001; 24(4):162–165
4. Swamy RS, Sykes JM, Most SP. Principles of photography in rhinoplasty for the digital photographer. Clin Plast Surg 2010; 37(2):213–221
5. Galdino G M, DaSilva And D, Gunter J P. Digital photography for rhinoplasty. Plast Reconstr Surg 2002;109(4):1421–1434
6. Shah AR, Dayan SH, Hamilton GS. Pitfalls of photography for facial resurfacing and rejuvenation procedures. Fac Plast Surg 2005; 21(2):154–161

7. DiBernardo B E, Adams RL, Krause J, Fiorillo M A, Gheradini G. Photographic standards in plastic surgery. Plast Reconstr Surg 1998; 102(2):559–568

8. Yavuzer R, Smirnes S, Jackson I T. Guidelines for standard photography in plastic surgery. Ann Plast Surg 2001;46(3):293–300

9. Daniel R K, Hodgson J, Lambros V S. Rhinoplasty: the light reflexes. Plast Reconstr Surg 1990;85(6):859–866

10. Swamy RS, Most SP. Pre-and postoperative portrait photography: standardized photos for various procedures. Facial Plast Surg Clin North Am 2010;18(2):245–252

11. Zarem HA. Standards of photography. Plast Reconstr Surg 1984; 74(1):137-146

12. Hamilton GS. Morphing images to demonstrate potential surgical outcomes. Facial Plast Surg Clin North Am 2010;18(2): 267–282

13. Ewart C J, Leonard C J, Harper J G, Yu J. A simple and inexpensive method of preoperative computer imaging for rhinoplasty. Ann Plast Surg 2006;56(1):46–49

14. Henderson JL, Larrabee WF, Krieger BD. Photographic standards for facial plastic surgery. Arch Facial Plast Surg 2005;7(5): 331–333

15. Thomas JR, Tardy ME Jr, Przekop H. Uniform photographic documentation in facial plastic surgery. Otolaryngol Clin North Am 1980;13(2):367–381

16. Davidson TM. Photography in facial plastic and reconstructive surgery. J Biol Photogr Assoc 1979;47(2):59–67

17. Ellenbogen R, Jankauskas S, Collini FJ. Achieving standardized photographs in aesthetic surgery. Plast Reconstr Surg 1990; 86(5):955–961

18. Perkins SW, Naderi S. Rhytidectomy. In: Papel ID, ed. Facial Plastic and Reconstructive Surgery. 3rd ed. New York: Thieme; 2009:207–226

19. Gonzalez-Ulloa M. A quantum method for the appreciation of the morphology of the face. Plast Reconstr Surg 1964;34:241–246

10 面部整形中的伦理问题

作者：Donn Chatham

翻译：孙美庆　　审校：刘蔡钺

第一次道德灾难

古希腊诗人品达（Pindar）（公元前 474 年）描绘了神秘的医神阿斯克勒庇俄斯（Asclepius）的故事，他医术精湛，有着光彩照人的职业生涯：

"来找他看病的患者，有的伤口肌肉全部烂光，有的四肢被灰铜或碎石砸伤，有的骨折、晒伤或冻疮。他将他们从病痛中解救出来，重新开始新生活——有时利用舒缓咒语，有时用一方药剂，有些缠上用在营区采摘的药物浸透的胶带，有些直接通过手术。"［11:47-53］

但最终的结局却是悲剧：

"即使智慧之神也感受到了收益的诱惑：他手持闪闪发光的黄金，被人请去将一个死亡之人从死神中挽救回来；宙斯发出了一道闪电，击中他和被救对象，一道青烟冒出，他们也停止了呼吸。"［54-60］

或许，这个寓言就是最早记录的医学伦理的案例，一位能干的医生受贪欲所使，从事了被禁止的医疗服务。他违反了神律，受到了惩罚。无论过去还是现在，医学伦理都关乎于医生的态度，以及如何应对治病救人的价钱[1]。

何谓伦理道德？

道德指在你位下的同事需要关注的事项。

——匿名人士

尽管"道德"是我们经常听到的词汇，我们却难以对之定义。人们说，如果一个人心好，就是社会上有道德的人，如果一个人心坏，他就是不道德的人。道德暗示的含义是基于圣人精神的一种美好状态，虽然努力，但我们却不能达到[2]。兰登书屋对道德的定义是："判断某些行为正误、其动机的好坏及该行为结果好坏的道义原则、价值观哲学。"美国外科医师协会的誓言有部分内容就是："我保证以诚实的态度执业，将患者的福祉和权利置于一切之上。"

或许，伦理道德就是每个人对于何谓正确并将之付诸行动的个人表达。它和刚正、正直和诚实有关。如果某人想到了一个有道德的人，如一个有道德的医生，他就会自然而然地相信那个医生会坦诚正直地和患者打交道，而不会将其个人利益置于首位。简单来说，伦理道德可视为做正确的事情。

整个社会自然会认为医生应该以有道德的方式行事。牢固掌握医学知识，有看护患者的能力，这是必要的，但还不够。医生必须在执业中有高尚的道德，这包括沟通交流的能力、不断学习及专业素养。医疗行业的一个客观原则就是给患者适当的治疗，并充分尊重人们尊严。

从历史上来说，道德观从希波克拉底时代及古希腊早期关于医学的"希波克拉底誓言"演变而来。在不同的时期，有不同的版本，以更好地满足不同文化的需求[3, 4]。

苏格拉底相信道德包含我们应该何为的知识，而且这种知识可以教授。古希腊、罗马及中世纪的文献中都有道德方面的论述[5]。

迈蒙尼提斯（Maimonides）誓言也是有关道德行为的模板，作者是犹太哲学家 Moses ben-Maimon（1135—1204 年），他熟稔希波克拉提斯、亚里士多德、盖伦的古典文献，也擅长圣经及《塔木德》的拉比教义。

道德告诫来自文艺复兴时期。如向患者撒谎以使其更乐观是可以接受的，但前提是认为使其乐观想象能起到治疗作用。预后不佳不能作为不给予治疗的理由，但如果现实可能影响医生的客观性，则可不给予治疗——医生不能治疗家人或朋友，也不能治疗敌人[7]。

1803 年，一位英国医生 Thomas Percival 出版了《医学伦理学》[8]。这本书概要阐述了医疗行业的伦理知识，规定了医生应承担的一系列责任。他撰写此书的原因是在曼彻斯特医院发生了一次重大冲突，因为流行病，医生罢工并拒绝救治患者[9]。

在美国，19 世纪中叶的医疗行业被各种社会力量抨击，美国医学协会（AMA）、其道德守则及希波克拉底誓言都起到了捍卫这个职业的作用（最初的美国医学协会道德指南是一系列告诫，旨在保证医生之间和平相处！）

人们可能会以为医疗文献中应该会有很多关于道德伦理的文章。但在对 10 多万篇关于整容术的论文搜索中，只有 110 篇明显以伦理原则为重点。尽管整容医生面临各种道德问题，但有关整容的文献中却只有相对很少的部分专门阐述伦理原则[10]。

为什么道德伦理对于所有医生（当然包括面部整容医生）都非常重要？由谁来决定何为有道德的行为，何又不是？外科医生通常不在意道德方面的研究。我们相信，如果我们尽力，努力工作，不断学习，最终的结果都是美好的，虽然生活已经教会我们这种想法未免太天真。只要"尽我们所能做得最好"可能是不够的，尤其在于其他很多人急于决定哪些对患者和我们自己最好。最重要的道德行为在于医生在救助患者时所遵守的道德约束。患者相信，医生会以有道德的方式行事，诚实正直，为患者着想。患者必须放心地信任医生，相信他们的专业素养。而正直道德是我们可以学习的技巧，正如亚里士多德所说。

整容术中的基本伦理问题

当说到面部整容，不管是美容还是重建，都会让人想起一些伦理问题：

· 美容术本身是否符合伦理？
· 重建术是否更符合伦理？
· 应由谁主刀美容和重建手术？
· 革命性的新技术和实验性的手术间区别是什么？
· 对另一个人的健康谁应该起主要决定？
· 和整容术有关的信息应如何传达给公众？
· 何谓有道德的广告？
· 何谓与同行相关的道德行为？
· 从事业务时什么才是有道德的行为？
· 何谓与患者相关的道德行为？
· 在进行选择性手术时，人们如何在自己执业的财务需要和患者的财务负担及健康福祉之间做出平衡？
· 从医药公司或医疗器械公司收礼是否符合道德？
· 如果要求做选择性手术的患者有传染病，比如肝炎，外科医生是否应叫其同僚一起参与？
· 将"职业医生名字"出租给 Spa 或美容院由非医师提供医疗服务的行为是否符合道德？
· 平均来说，医疗 Spa 是否遵循医疗模式，将患者的利益置于其自身利益之上，还是遵照商业模式，以投资回报的最大化为目的？
· 如果医生收到了销售产品公司的报酬，而代表该公司讲话和（或）促销其产品，这是否符合道德？
· 如果针对新手术技术或商用医疗器械的研究发现了负面信息，有时决定不予发表（暂停发表）是否符合道德？
· 整容医生能否提倡多样性，认同各种正常的形状，而不拒绝希望整成同样形状的患者要求？
· 美容医生是否合谋提倡可疑的美丽标准？

· 患者如果对自我形象或身体形象抱有扭曲的认知，整容医生是否有医学义务将患者转至心理咨询？

· 如果一位男士希望看上去更女性化，或者一位女士希望看上去更男性化，医生的责任应在哪里？

· 今天的外科医生对于嫩肤治疗中干细胞的应用是如何看待的，包括市场营销和实际效果方面？

· 外科医生是否应只矫正患有 21- 三体综合征的患儿的外形，而修复其神经缺陷及扭曲的声音？

· 专业协会对不断发展的基因美容技术领域应如何监管？

· 外科医生是否应将有关严重并发症或法律判定的信息透露给潜在的手术患者？

一个有关整容医生和患者的现代寓言

曾经，Jane 预约了一位美容医生。她对自己的容貌从未感到满意，现在觉得整容是否能让她恢复快乐，提升自己的生活质量。总之，她一直在看报纸和电视上那些关于"美容术奇迹"方面的报道。看上去结果都是那么美好——真正的患者笑容满面，神采奕奕，似乎更有自信。

Jane 选了 I. M. ZeBest（我是最好的）医生，因为他有个绚丽的网站，都是关于他资质的说明。他声称做过很多手术，经验丰富，技艺精湛，Jane 更喜欢他"无疤手术"的能力。Jane 还听人介绍，应该只找"协会认证"的医生，ZeBest 医生正是这样的人。

在预约咨询那天，Jane 来到了 ZeBest 的办公室，这里壮丽宏伟，装潢精美。护士让 Jane 填了一些表格，并告知她在咨询之前需要付款。其中问的一个问题是："你过去是否做过美容手术，对结果是否感到满意？"几年前，Jane 曾经做过皮肤磨削术，结果一般，也没有什么大问题。

在等候 2 小时后，Jane 被引导进入了 ZeBest 医生的单独办公室。当她见到 ZeBest 医生时，ZeBest 医生自我介绍说是"这个地区第一流的整容医生"，并问她需要做哪些改变。"不需要太大的改变，ZeBest 医生"，她这样说道，并告诉了医生她对自己容貌的感觉。她需要一些细微的改善。一两分钟后，ZeBest 医生打断了她，告诉她如果需要变得很有魅力、快乐起来，需要在脸上做很多工作。他向 Jane 建议做多个治疗。随后又问她对前一个医生的手术效果是否感到满意。他看了看手术瘢痕，摇摇头，嘟囔着："嗯、嗯"。

ZeBest 推荐的一个治疗方法相对较新，但他上周刚参加过一次研讨会，听了这个技术的介绍。他觉得知识足够了，自己可以上手。当然，在他上手几次后，会掌握一些细微差别的，但总得有患者成为第一个吧。结合最近购买的一台设备，能让 Jane 得到希望的"换脸"效果。Jane 询问了可能出现的风险和并发症，但 ZeBest 叫她不用担心，声称"我不允许我的患者出现并发症的情况"。他觉得没有必要告诉 Jane，他最近 3 次责任诉讼败诉的信息，以免 Jane 担心。Jane 告诉了医生曾"得过肝炎之类的病"，但认为已经痊愈了。

当说到费用问题的时候，Jane 意识到自己不能承担 ZeBest 医生推荐的所有治疗。医生就向她建议申请短期贷款，而且诊所的员工可以帮助她向一家合作的金融公司申请。Jane 得到了贷款，但后来告诉 ZeBest 医生的接待自己还不得不卖掉一些首饰，才凑齐最终的金额。

在 Jane 离开 ZeBest 医生的诊所时，医生助理又告诉她在手术前先需要一种"特殊的个性化肌肤护理产品"。"ZeBest 医生希望所有患者都用这个，而且重要的是你今后要一直坚持用下去。"我们的皮肤护理产品"是专门为我们的患者开发的，而且只能通过我们诊所购买。"半小时后，Jane 离开时带着一包瓶瓶罐罐的皮肤护理霜、乳液等，但是钱包减少了 550 美元。

手术日期确定了。Jane 好不容易请了 10 天假，已经做好准备。在手术前 1 天，ZeBest 的一个朋友来了个电话。"嘿，哥们，明天我在奥古斯塔国家高尔夫球俱乐部约了打球，就我们俩。早上飞过来吧，晚上就可以回去。"ZeBest医生是个狂热的大师赛和高尔夫球迷，很想去，但这样的话会推迟Jane的手术，给她造成不便。

"不管它了，"他自己找到理由，"患者也总是变时间。"随后叫助理告诉Jane"第二天要做一个紧急手术"。因为工作关系，Jane重新预约手术时间需要在6个月后。她完全相信ZeBest医生，也不想到其他医生处咨询。最终她牺牲了一些休假，重新做了预约。在手术当天上午，她想按照ZeBest医生的承诺术前再和医生讲讲。但护士给她的咪达唑仑剂量很大，几乎不能睁开眼睛，也想不起该讲什么了。

那天，ZeBest医生有点疲倦。前一个晚上太累了，他参加了一个朋友的生日宴，吃饭、喝酒，活动很晚才结束。早上吃了泰诺，头痛才有所减轻。"我疲倦的时候做手术的水平都比大多数医生在最佳状态的时候还要好"，他自我吹嘘说。手术似乎很顺利，除了流血稍微有点多。"出血最终都会止住的"，他对自己的助理说。然后就是用新的皮肤护理设备的时间了：他忘掉了销售员推荐的设备设置，但还是按照自己认为的正确方式进行了下去。他发现Jane肩膀背面有粒黑痣，稍微有点担心，因为Jane从来没有提及过，就帮她除掉了黑痣，扔掉了。

在恢复室，护士用BP机告诉医生，Jane的血压有点高，200/150 mmHg。他告诉他们，去找麻醉医生或者内科医生，因为高血压不是他的专长。不久，Jane出院了。

在术后第4天，Jane打来电话，对皮肤变色和脸部一侧肿胀有点担心。她希望和ZeBest通话，但护士说他全天都在看患者，不能受到干扰。护士让Jane在肿胀处热敷，在黑色部位涂上膏药，1周后的预约时间来诊所。

在术后第7天，在ZeBest医生的诊所，他对Jane说："亲爱的，你看起来太漂亮了！"Jane却觉得自己刚才像被火车撞了一样，情绪非常低落。她脸颊上有块深蓝色的肿块，非常难看，部分皮肤是黑的，嘴巴的一侧似乎不能像以前一样灵活动作。"别担心，亲爱的，所有一切都会完全恢复的，"ZeBest医生一边笑说着，一边步出了办公室的门。Jane很想问医生一些问题，但仅仅40秒钟，医生就走了，只剩下护士拆线。Jane问护士何时才能再次见到ZeBest医生，护士回答说："我将是你以后主要见到的人，我们可以安排你6个月后预约医生。"此时此刻，Jane既不觉得美丽，更不觉得自信。

美容术本身是否符合伦理？

美容医生的宗旨：你快乐，我就快乐。
　　　　——J. Goin和M. K. Goin[11]
让患者快乐和让患者健康一样重要。
　　　　——Wm. Osler爵士[12]
进行整容术的唯一禁忌就是缺钱或缺身体组织。

　　　　——David Hyman[13]

整容术激起了公众、医疗界和纳税人的极大兴趣和分析探讨。有个尤其重要的区别在于重建（"恢复"）手术和美容（"增强"）手术之间，这样问题就来了：美容术本身是否符合伦理？或者是否可能出现这种情况，有些手术本身是不符合伦理的，或者出于不符合伦理的原因而进行？有的人认为，美容术业已成为一种商品，以最低的价格让人们变得美貌、年轻，带来个人成功，甚至有时由不是那么合适的执业人员进行。相对于"重建术"，"美容术"不是那么符合伦理，这已成为很多文献和人们餐余饭后的主题[14]。比如，取出鼻骨骨折（重建）是否比纯鼻成形术（美容）更符合伦理？这两种情况下都在帮患者，只是方式不同而已。那鼻中隔成形术呢，因为它结合了这两种方式？下眼睑眦成形术是否比纯眼睑成形术更符合伦理？

我们就拿衰老作为示例吧。治疗衰老痛苦的道德理由在哪里？衰老是否是一种病症，是否必须治疗？将大多数人们视为正常变化的衰老作为应该治疗的异常是否符合伦理？我们作为美容行业的从业人员是否在向社会传递一个信息，即看上去苍老不是人们希望的，必须进行治疗？或者说社会已经就此为我们做了决定，我们仅仅是响应这个需求而已？如果我们的社会喜欢衰老和最老相的人，那么皱纹就应该值得赞扬[15]。

让我们也审视一下美容的目的。一个目的是为了增加魅力。关于美丽的心理学研究表明，更有魅力的人被认为"更感性、友好、风趣、强壮……易于交往……让人振奋"，而且"比那些魅力不够的人生活更快乐，更有成就[16]"。从传统来说，医疗的首要目的是健康，对大多数中、西医都是一样，其他目的对于美容患者来说可能同样重要。仅仅保持健康可能是不够的。很多美容术的真正结果都不在于健康，而在于快乐。"因为有效果，所以快乐"，以之代替"健康"是否符合伦理？所以现在手术效果的度量标准不是患者是否更健康，而是他／她看起来是否像要求的样子。如果患者要求在脸颊上做一个装饰性的瘢痕，我们知道，这不会改善身体健康。我们是否对这样的手术迟疑不决？尽管，美容术中产生副产品一样的疤（如松陷脸部拉紧）已经非常正常。

如果患者要求切除某个器官，因为他们觉得这能增强自信，又怎么样呢？大多数医生可能都不会同意。但是，我们经常切除脸上、眼睑的部分皮肤（最大器官的一部分），仅仅希望新容貌会让患者感觉更好。在有些面部拉皮手术中，切除颌下腺（非重要器官）以改善颈部轮廓。

如果有人认为仅仅为了美貌而进行的手术是不道德的，则其他问题又出现了。牙齿矫正手术是否符合伦理？对牙齿进行美白或者做烤瓷牙是否违反了不该美化的禁令？没有人会认为剪头发是不道德的。皮肤刺青是否不符合伦理？利用紫外线辐射将皮肤照黑呢？总之，人们可以认为这本身是不健康的，会造成许多健康问题。

另一方面，让皮肤经受非离子化的辐射（如激光"换肤"）是否比日光浴中心的服务更符合伦理？毕竟，这将故意造成二级晒伤，以便得到"更希望的"肌理和肤色。对于更富有争议性的手术，如生殖器整形，又该如何看待呢？如阴道"再造"（定制阴道）和阴茎拉长？虽然完全不在面部整形术的范畴之列，这种争论确是自然的。甚至有些阴道成形术已经注册了"商标"，利用具有专利的设备，而仅仅几年前，有家主流机构发布了立场宣言，不鼓励其会员从事这种手术[7]。

如果患者愿意付钱，有道德的医生是否同意在嘴唇处植入唇盘（非洲埃塞俄比亚，Mursi 部落），或者将牙齿磨成尖（印度尼西亚 Mantawaian 村）。

其他有时是富有争议的手术可能包括："吸血鬼脸"，唇部打塑然雅（童颜针）、皮肤拉紧、丰胸丰臀植入以及溶脂等。

显然，在今天的世界有各种可能的手术医疗方法。从某种意义来说，外科医生有时就像咖啡店的员工一样，将各种治疗方案展示给患者，由他们根据风险、价格、优点或者其他患者认为重要的因素而加以选择。

那么回到这个问题，重建术是否比美容术更符合伦理？有人可能认为或许是这样。或者也有人认为，手术需要切掉肢体（有些头、颈癌症切除）时可能不是那么符合伦理。那么，何谓不符合伦理的手术，又应该由谁定义呢？另一方面，人们是否认为重建术比美容术更符合伦理呢？一个示例就是换脸移植。

过去几年间，出现了第一例和随后的换脸术。这种重大、技术复杂的手术绝对结合了重建和美容两个方面。这也产生了伦理问题。换脸移植能极大地改善严重毁容的患者的生活质量，但引发了身份的问题——对受赠者和捐赠者都是如此，尤其对那些知道是谁去世后捐赠的受赠者来说更是如此。但患者自主选择、患者一生都需要免疫抑制治疗、恰当告知的同意书、成本和报销都引发了诸多潜在的挑战性问题[18]。希波克拉底誓言鼓励医生努力"行善"，因此，让严重毁容的患者有机会拥有一张可以接受的脸似乎显然是符合伦理的[19, 20]。

医生资格：应由谁主刀重建手术？

> 昨天我治好了病，但晚上死于医生之手。
>
> ——Matthew Prior

谁有资格从事外科手术？包括激光治疗、神经毒素注射和填充手术等（图 10.1）？市场上充斥着有资格和没有资格的从业人员。医生在被允许自称为"整容医生"、从事定义为"整容手术"的手术前，必须持有很多资格。谁应该是执业医师？他们是否应来自某种专业、联合会或协会？完成某种培训课程或得到协会认证是否授予医生只能通过这种方式获得的资质或资格？当然，想做整容术的患者希望医生接受过足够培训，能够处理可能发生的并发情况。

有些医生蔑视培训教育，或者其他医生的水平。这是否道德？另一方面，如果一位医生知道另一位医生没有接受过某种手术的训练，以前手术中曾发生过严重的并发症情况，他是否有道德义务告知患者，阻止患者手术？而且，还有一些医生化身为盔甲骑士或白马骑士，其使命就是拯救苍生，警告人们远离那些侵入他人领地的医生。某些所谓的"正义之神"最终被发现仅为自己谋金钱福利，而毫无利他的想法。

而且在培训和专业素养方面，是否可能让每位外科医生都成为其专业中每个步骤的"专家"呢？看护标准中并未要求每个步骤必须完美，或者效果必须保证。但社会对于医生（包括外科医生）的能力有个基准的期望。这里的伦理问题就在于外科医生的能力。

今天的整容医生都站在巨人的肩膀上，技艺源于通常的外科手术、矫形术、耳鼻喉科、眼科、上颌面手术和皮肤科等——至少能指出所有那些领域中的争议。

另一个问题是新外科技术设备的开发使用。没有一个医生天生就会进行外科手术，必须经过学习。有些手术比另一些复杂。在执业之后，外科医生可通过参加医学会议或订阅期刊学到新技术。将一种新式而且可能部分尚未验证的新技术用到患者身上，什么时候才算符合伦理（图10.2）？如果医生说他自己是在这一暗示为改进的技术中率先受训成为"这个领域的第一人"，这样做对吗？

我们还必须问的一个问题是，如果医生不能进入认证的医疗机构或医院做手术，他们可以在自己的办公室或办公手术区做手术吗？哪种方式可以得到严格的同行审视？是否应该告知潜在的患者，他们的医生没有资质在外部有执照的医疗中心进行某些手术吗？人们可能会辩称，鉴于认

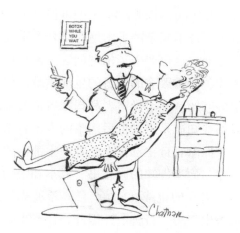

图 10.1　"实际上，我是协会认证的控毒师，Brooster 女士，毕竟，肉毒杆菌是种毒物。"

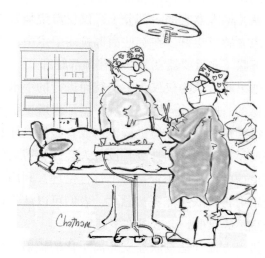

图 10.2　"我不清楚下一步是绝妙的创新，还是鲁莽的试验，但我们还是进行下去吧。"

证系统的不完备，因为这取决于当地的政治生态甚至有时取决于相互竞争的医生间利益，有些机构的医生可能无法得到协会的认证。或者，人们也可以说，如果缺少同行认证，将会把患者置于过分的风险之中。

但大家不会反对，我们职业的最终目标是能力问题吧？患者难道不应该由有能力的医生治疗？当然应该由有能力的面部整容医生主刀吧？看起来，旨在促进能力提高的规章制度、告诫和措施都是值得的。政府应该何时、如何监管有关能力、医疗决策及手术技艺方面呢？

医学博士 G. Richard Holt 说道：“我认为，这些年来某些医生展示出来的可疑或者完全错误的判断是导致监管机构介入医疗行业的原因。我们行业在自我监管方面没有达到应有的效率水平，必须承认对这发生的一切我们都有责任。尽管这样，对大多数医生来说，过分的外部监管是没有必要的。”[21]

曾有人说过，“大多数外科医生都有个缺点，不管是先天的还是后天的，即夸大其主刀过的手术量，而低估手术失败的风险”。有人会说这是撒谎，更宽容点的说法是这是过分的乐观吧[22]。

所以，我们最后的祈祷可能是，“上帝啊，请赐给我一位知道自己怎么干的医生吧”。

如果是非外科医生从事医疗和外科手术呢？比如注射、激光治疗以及其他不动刀的处理？提供那些疗程的医疗 SPA 和美容院已经司空见惯。这是否符合患者的最大利益？如果执业医师将其名字租给美容院或 SPA，担任“医疗指导”，伴随该责任的伦理义务又在哪里呢[23~25]？

医疗决定：应该由谁做决定？

“从拜伦勋爵的诗歌中，他们制订了一套道德系统，由厌世和丰仪组成。”

——Macaulay 勋爵

粗看之下，这似乎是个简单的问题。但在今天的世界中，说到外科手术，有很多相关人员都想争取进入舞台中央。

当然，首先是患者。

在理想的世界中，整容医生会给患者做咨询，患者完全匹配医生的技艺、个性，手术选择的指征完全清晰。医生立即明白患者的恰当期望，正确清晰地判断患者应对并发症或不完美效果的能力。术后能很快痊愈，没有问题产生。敬佩医生的患者充满喜悦，对医生感激不已，还会介绍很多像他们一样的完美患者给医生。

但在现实中，这是不可能的。现实世界的患者不是透明的，他们咨询时都有自己独特的缺点、希望和担忧。他们害怕并发症，或者天真地拒绝倾听手术可能出现的负面情况（图 10.3）。有时，他们看上去很专心，试图说正确的话，或者提出是否该整容的问题，浪费咨询时间。有时候，他们会无意间构筑起医生几乎无法克服的壁垒。

我们假定，患者有能力做出“基于告知信息的决定”。但患者始终得到了充分告知吗？即使医生尽了最大努力说明，我们是否能假设患者已经听清楚了手术建议的所有优缺点吗？是否应该讲清楚手术建议的所有负面可能，或者谨慎有限的透露政策是否更审慎？患者是否始终有健全的心智和判断能力做出这类决定？谁应该判定他们是否心智健全？因为医生处于“强势”，而寻求建议的患者处于“非强势”，那么医生的建议是

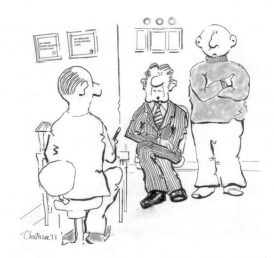

图 10.3 “你说脸移植不是个好主意是什么意思？我要的是一张完全不同的脸。”

否潜在有着强迫作用？或者，如果患者的审美观和医生不同，他们之间的分歧如何解决？

另一个问题在于手术目标。人们希望看起来有魅力、正常，对自己的容貌、体形感到自信。但谁来决定什么是有魅力，什么是美丽？这可能涉及"科学专家"，利用计算机方程，测量对称、平衡及和谐度。这和进化有关，让我们从出生起就设定了用大脑去认知美丽。它也和"名人"有关，因为媒体的不断曝光，公众眼中充斥着那些名人的美丽画面。它和全世界的人们有关，大脑能不断编辑我们看到的脸相，加以平均，形成了一个复杂的美丽蓝图。而随着我们看到更多样的不同民族的人，这种对美丽的平均认知也在不断进化。

至于手术动机，有些患者可能出于满足他们生活中其他人的要求或建议，希望在那个人眼中更有魅力，或者具有别人视为理想的容貌。

另一个做整容术的惯常原因可能并非出于"美丽"的目的，而是在于患者想去除他们自认为异常或不被社会接受的丑陋之处，或者因为他们觉得老了、胖了，某些身体特质不够或过多，或者因为种族或遗传原因毁容。举例来说，有时，来自非西方文化的人们可能追求更符合西方审美观的"世界通用审美理念"。

美容术中一大伦理问题在于医生对于提倡损伤性的审美观是否承担责任。这被称作"共谋蓄意破坏正常"[26]。

迄今为止，我们一直讨论的是患者是成人的情况。但未成年人是完全不同的情况，等同于到了另外一个星球！未成年人的手术量在上升。不仅因为未成年人非常在意容貌，而且在于他们特别敏感，还受到周围人的极大影响。如未成年人（包括其他人）在 Facebook 之类的社交媒体上发布了大量的自拍照片。

有些研究表明，随着未成年人长大成熟，他们对身体形象的认知也会改变，18 岁孩子的想法比年纪更小的孩子更成熟。对于潜在的未成年人整容患者，务必记住手术不仅会带来身体不适，还会造成心理失调，至少会短暂出现这些情况。

所有的患者，包括未成年人，都需要具有克服这段经历的情感能力。

在手术前有适当的评估时间也非常重要。如果未成年人曾有冲动决定的经历（如滥用毒品、用刺青和钻孔改变身体、未保护的性行为、酗酒、经常发生短暂的情史等），更有可能虚假地要求整容，会得到不理想的效果。

虽然整容能增强自信，同样重要的是，尤其对于未成年人女孩来说，应该让他们明白，除了身体美貌之外，他们还具有其他珍贵之处。有时候，美容服务不被人重视，常常能看到外行（非医疗人员）在非常随意的环境中提供医疗服务（激光处理、打肉毒杆菌、注射填充物、肌肤护理）。需要提醒未成年人，整容不是像做指甲、日光浴和打蜡的 SPA 那么简单。

重要的是，未成年患者不仅要能开诚布公地和医生讨论手术的优缺点，也要和他们的父母如此。最理想的状态是，父母非常支持，而且有见解。

明智的医生知道何时拒绝或接受未成年人和成年人的整容要求。另一方面，如果仅仅因为患者是未成年人，就拒绝他们的要求是否符合伦理[27, 28]？

有些政府正在着手解决未成年人整容的问题。2013 年下半年，德国政府就提议禁止对任何未成年人从事没有医疗必要性的美容术[29]。

然后是外科医生。医生的判断是否合理？并非出于医生的良知判断，外部力量是否会不时左右他们？如果某一天医生感觉特别好或特别坏，他的情绪是否会起重要作用？金钱承诺是否会诱惑医生进行不合适的手术（图 10.4）？医生如何以道德的方式建议或阻止某些患者做某种手术？医患间的金钱利益是否有冲突，哪个是次要选择？如果医生和患者第一次碰面后不喜欢患者的性格，这是否意味着患者永不在考虑之列？由谁来决定，医生是否具有从事某种手术的技能，尤其对于相对较新的手术来说？

这让我们谈到了一个独特的影响力量：如果介入第三方医疗保险公司，应由保险公司还是医

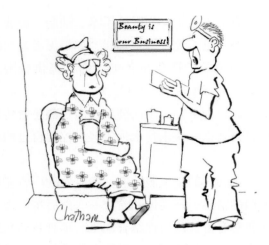

图 10.4 "Snoggle女士，我真的不认为你适合做这个手术。但如果你多给点钱，我还是试试吧。"

生决定手术是否具有医疗必要性？如果有助于患者得到"预授权"，医生是否应该不透露信息或夸大患者症状？正确使用当前手术术语，准确、恰当地描述手术流程也是第三方计费的标准。但是，在这些行业间经常就要求高水平技术而如何解读不可预计、减少的报销金额会发生争执。这种潜在的否定作用会造成负面情绪，即使对于最有忍耐力的人来说都很恼火。

我们假设，在手术中需要用到某些材料或医疗器械。是否在乎医生和制造医疗器械的公司间存在业务关系？如果医生因为使用这种材料有金钱回报，这是否影响医生的公正判断？

如果美国食药监局（FDA）已经批准在某些解剖部位使用某些材料或药物，但如果患者要求将之用在其他部位，或者甚至医生希望不按标签说明在解剖部位使用，又怎么样呢？如果患者要求的面部填充物过量会怎么样呢？是否应由患者决定是否使用某种移植物？患者是否有能力做决定？如果患者有潜在的传染病，如病毒性肝炎，或者HIV呈阳性，又怎么办？这个时候是否仍将美容术进行下去？如果患者要求手术，而医生因为患者HIV阳性而拒绝手术，该怎么办？医生是否有权利拒绝患者？这是否违反了患者的宪法权利或民事权利？相应地，HIV阳性的医生是否有义务在手术前告知患者？

显然，医疗决定可以变得非常复杂。当方向不明确的时候，什么才是"道德指南针"，能将我们拉回正确的轨道？

买者自负：何谓有道德的广告？

有些广告谎话连篇[31]。

以前，医生不打广告，至少不利用付费媒体宣传他们的价值和技术。人们当时认为，医疗是优于商人的一项职业，如果医生"有能力、和蔼、待命且价格让人能承受"，则患者就会前来敲门，而且觉得，如果采用吸引患者的手段，就会"让他们的专长掉价"，损坏他们的名誉。

但医学院的学生能找到早期广告的例子。神药、仙液的叫卖曾经司空见惯。下面的示例就来自18世纪的一位"药物销售员"，刊登在1760年9月13日的《周六晚邮报》上：

"神奇的仙液，专治妇女不育，男性低能，能促进血液、体液循环，将所有体液从困顿中唤醒，恢复红润光彩，增加体力，增强年轻活力，明显改善肌肤组织，温暖保湿……最终能抵御衰老。"

将以前的广告和最近一位整容医生的广告做比较非常有意思：

"细纹皱纹自然消失。如果皱纹让你看上去更老，现在不用担心了。在成熟已久的胶原蛋白替换术之外，我们独家开发了一种肌肤护理疗程，这是美容行业最重要的进步。"[31]

近年来，医生广告在快速增长。需要问的问题是：广告本身是否符合伦理？是否不符合伦理？难道广告不应该真实、起到帮助作用吗？但什么是有道德的广告，而且由谁来决定？

整容广告的目标群体是否是弱势群体？如果激发人们对于会带来疾病风险的手术的需求（不必要的市场），这是否道德，尤其是将其展现给自信心不强的易感人群的情况时？对于美容广告，潜在患者的自信如何通过美容增强？因为广告本身所含的信息就是他们的容貌不被人接受。

如果提倡更年轻的面容，我们是否在鼓吹"崇拜年轻的邪教"？我们是否在为过多的手术技术打造不必要的市场？

在外科医生广告之前，美国很多地区都有其他医疗组织的广告，包括医院、医疗保险公司、其他和健康有关的组织、牙科医生、脊椎推拿治疗和其他专科。律师打广告又是另一种情况（法律专业的可以另写一篇"真实广告"的论文）。电视上也有整容广告，宣扬着神奇美容的效果。但真正是互联网的诞生才促成了美容广告的爆发，催生了今日繁荣的美容广告营销市场，很多外科、手术医生都是其拥趸。如果广告制作有品位，没有夸大其词，能让我们看到有道德的广告。不幸的是，也有很多不道德的广告，充满自我吹嘘，品位低下。

说到广告，应该由谁监督、界定相互竞争专业的争议界限？广告是否应由政府监管，或者应由"自由市场"决定人们应该如何自我广告？广告词应说什么，不该说什么，是否应有限制（图10.5）？如果患者的证词通过以给钱买来，是否允许？是否应该限制某些用词的使用，如独家、专业训练、首位认证通过以及其他专业能力的声明？如果没有验证，是否允许使用高级、优于等

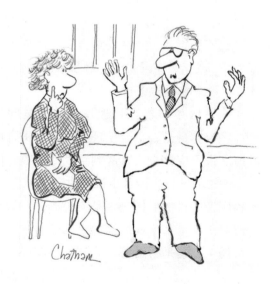

图 10.5 "我知道广告说的是没有瘢痕。Luddelston 女士，但那是营销用语，不是医学用词。"

词汇？有关美容术，如眼睑手术、抽脂、鼻成形及缩胸等，是否允许网上拍卖？如果患者显然钱不够，有道德的医生是否可以向其提供金融方案？

我们作为整容医生向公众及潜在的患者传达的信息是什么？快乐？永远年轻？控制自己的命运？

广告的目的是说服人们。最有效的广告能触及人们的情感——害怕和希望——然后将广告主题和非常有价值的属性结合起来。尽管我们知道拥有现实期望的重要性，在追求完美脸庞的过程中我们不是在吹嘘"完美"吗？消费者和整个社会是从增加的广告中获益？整容医生利用换新颜承诺的印刷广告，或者描绘某些手术优点的专题广告，是否为公众的福祉做了贡献？就此而言，掌握最新版本的"Ronco Vegematic"知识是否对我们有所帮助，或者是否真的有关系？

如果整容医生以向媒体界提供服务作为筹码（"免费手术"），以获取媒体的"播放时间"，这是否符合伦理？是否可以"修饰"术前术后照片，以使手术效果看上去更好？在慈善抽奖、募资晚会或竞赛中将整容手术作为奖品是否是可以接受的促销方式？

现身说法又如何呢？美国医学协会在其医疗伦理准则中警告："患者对于医生技术和医疗质量的推荐，对于医疗专业而言，如果不能反映患者疗效与平均疗效的差别，那么就倾向于是虚假的。"

美国医学协会的医疗伦理准则中还进一步规定："对医疗技术和服务的体验、感受和质量的客观描述，是可以的，但仅限于这些陈述可以被实际证明。同样，如果是该医生的患者的自己体验，允许归纳声明对该医生的服务满意。"

但是，难道社会不应该接触到所有的信息吗？我们不能禁止某种服务，而又推荐另一种，对吗？但如何才能知道我们实际看到了准确真实的信息？

专业行为：如何与患者、同僚及公众相处

与患者之间

医学伦理才是唯一保证，确保我们以我们认为的最好方式帮助患者——最终，这必须是条准则。从术后来说，医生必须问问自己：手术实现的效果如何？

——John Conley，医学博士[32]

现代美容医生在其让妇女们感到不漂亮的社会角色中有直接的金钱利益。

——Naomi Wolf[33]

在医患关系中，医生的主要职责在哪里？最终，治疗患者的方式才能界定我们的道德发展水平。最理想的是，我们倾听、了解患者需要，将可能的治疗方案告知患者，帮助患者获知恰当的信息，利用我们的技术实现最好可能的手术效果，在康复过程中提供指导，随后也一直照顾患者，而他们也改善了容貌和心情（我们也希望如此）。

但现实并非是那么理想的。

花 20 分钟和潜在的患者交流、然后决定从事可能有潜在健康风险但花费数千美金的手术，这是否符合伦理？在第一次咨询过程中，有时候医生没有和患者建立起和谐关系。此刻选择不建立医患关系是否最好？在咨询过程中，医生的建议有时是否是强制性的？考量过程中，是否没有受到增加收入的诱惑，即向患者提供更多的疗程？医生如何带有热情地和患者交流，但听上去又不是在"销售"可能不希望或不需要的东西？

有时候，患者的期望没有实现。这是否意味着治疗失败？有时医生可能对患者没有同情心？是否应该假装同情？这是否不诚实？如果对患者真的没有同情，应该如何应对？如果仅仅是因为医生不喜欢那个患者呢？这是否意味着医患关系应终止？如果如此，怎样才是最有道德（不提医学法律）的方式以终止这种关系？

而且，什么是不合伦理的手术呢？手术何时是"实验性的"，何时是"突破性的"呢？在患者身上进行"研究"，或向他们提供整容术的"最新进展"，其区别在哪里？如果一项新技术只在会议中听过，就向患者尝试是否符合伦理？如果新设备或新材料对患者的长期效果尚未经过验证，又该如何？如果医生给患者使用的药品或材料（如胶原蛋白）不是 FDA 认证的用途，或者用在非说明的解剖部位，是否符合伦理？

对于循证医学——即前提是手术和治疗必须在有严谨的科学支持下才能提供给患者——又该如何？事实上，常常严重缺乏实际硬证据（用于特定组的双盲试验）。因为有道德的行为始于良好的事实，事实本身的质量就具有道德重要性。循证医学将随着经验增加而更有效，也更有道德（图 10.6）[34]。

我们不能忽视，外科医生从事的是门生意，患者是以金钱换取商品或服务的消费者。交易是否成功，与所有其他生意一样，在于消费者对于得到的服务是否感到高兴。对吗？或者，与普通的生意相比，是否还有其他含义？医生是否应该比传统的生意人有更大的道德责任？

如果一个很有钱的消费者来询问某款产品或服务，通常，业务老板会有意促成业务。假设消费者提议用更多的钱换取特别的待遇或更多服务。如在常规咨询结束时，患者说："我要做我

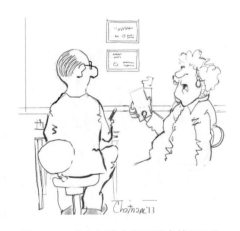

图 10.6　"这个手术有证据支持吗？"

们说的这六个方案，明天就做手术。医生，给你添麻烦了，我报价增加一倍。"在大多数业务中，想法满足消费者的愿望、赚取更多的钱被视作是聪明的。但在我们的情况下又该如何？人们是否能将业务和伦理区分开来？如何以有道德的方式和走入医生办公室的患者打交道，还有很多必须要问的问题（图 10.7）。

与同僚之间

> 好名声比巨富更有吸引力；受人敬重比金银更重要。
>
> ——谚语 22:1

如果别人问你："你希望自己的医学同行如何记得你？"你可能的回答是什么呢？

在医学界，早期的行为规范并非主要指导如何恰当看护患者，而是关于处理医生之间关系的规则。如地盘之争由来已久，医生传统上就有同行相轻的毛病。当然，如果受过良好教育、充满野心、又很自负的个人发现他们需要和具有同样想法的人竞争时，冲突矛盾就会产生。

在道德行为的范畴内，医生应该如何应对违反了公认的道德原则的同行呢？当然，有国家政府执照管理机构、医院委员会和道德专家组，有时他们可以对可疑的行为进行调查。但在日常生活中，医生如何应对另一位似乎明显越过某些

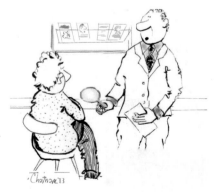

图 10.7　"对了，我可以给你提供一些干细胞。用用融资方法吧。"

界限的同行呢？如何应对不称职的医生？如果看到另一位医生技艺很差的明显证据，公开批评那位医生是否是不道德的？如果没有用言语表示否定，但仅仅抬抬眉毛、摇摇头，嘴里嘟囔着"嗯嗯"，以表示不认同，又如何呢？

身为专家证人，就具有很多道德义务。如果医生在涉及另一位医生的法律诉讼中作证，这可能以证词或审理为中心，甚至可能涉及对值得商榷的真实性作证。如 A 医生相信 B 医生的治疗水平低于通常的标准，即使某个问题的处理方法有多种，或者 A 医生可能不知道有多种其他方式，但 A 医生因为 B 医生做出了不完美的效果而责备 B 医生。

在专家证人证词的世界中，区分确定性和可能性，或者区分通常的创新和不恰当操作的界限很容易模糊。出现意料之外的医疗效果可能有很多原因，而不是因为偏离标准操作而导致。

如果向作证医生支付成功酬金，可能促使他们做出有利于某一特定判决的证词。这是否造成作证时的偏袒？如果医学证人明知道某一理论尚未得到广泛认可，但仍以此为基础作证，他们不应该将之归纳为理论吗？每个医生证人在其作证的领域不应该有最近、切实的经验或知识吗？如果医生做出了不诚实或虚假的医学证词，他们不会让整个医生团体蒙羞、使公众丧失对医生的信任吗？对于医学证人，是否应该有资格标准？在法律诉讼中作为专家作证时，应该如同行医一样具有同样水平的诚实正直品格，并相应受到同样水平的审视和监管[35]。

另一方面，如果专业整容医生不告知某一共同患者的主治医生或与之商量，这是否是不道德的？如果主治医生建议患者不进行选择性手术该怎么办？如果整容医生建议患者听听其他专家意见或甚至不顾主治医生的建议仍然进行手术，这是否是不道德的？

如果外科医生"发明"了一种新技术该怎么办？如果那个技术能帮助人们，是否应该让所有

感兴趣的医生学会？或者如果"将该技术申请专利"，这样别人就没法偷用，这是否符合伦理？在今天的世界，将手术技术注册商标并非是件难事[36]。

如果其他医生愿意付费学习新技术，发明医生是否应该将之推广？同样，如果医生和某家公司有金钱关系，如果他鼓励其他医生使用该公司的产品，这是否符合伦理？

利益冲突仍然是个伦理问题。医生和制药公司、生物技术公司或者医疗器械公司之间的关系需要严格监管。如果一位医生开发了一款医疗器械，并从其销售中得到报酬，如果他/她没有首先透露这层关系，则如何以有道德的方式宣传推广该产品的优点？做出创新的医生既能从患者健康改善中得到奖励，也能作为发明者及某种创新的开发人员得到报酬。这些利益冲突必须妥善管理，才能确保患者安全。

如果医生和某家公司有金钱关系，如果在没有透露这层关系的情况下请其他医生使用该公司的产品，这是否可以接受？如果医生受雇于一家医学公司，在讲座中支持该公司的最新发明，而且那个产品正好在讲座外的展台中展出销售，这是否符合道德？

这在某种程度上可能更容易回答。2013年年中，规定医生和行业金钱关系透明度的联邦阳光法案开始生效。其中要求，如果参与联邦医疗保健计划的医疗生产商给医生的礼品或酬金大于10美金，则必须汇报。该法案还有其他规定，但很显然，其目的在于提高行业和医生关系的透明度[37]。因此，现在的披露规定要求主讲人和作者报告和他们有关系的公司名字，但并不要求公开其金钱报酬的具体水平。

目前没有综合性的监管流程应对当前手术创新过程中出现的所有利益冲突。但有些流程有助于确保第三方核查以及人体实验的平衡。专业机构也不断帮助其成员，制订如何与行业公司妥善交道的指南[38, 39]。

与商业社会之间——外科医生作为商务人士

> 医生曾有最好的名声，但他们来后，给了回答，然后拿钱走人，病却治不好。
>
> ——Hilaire Belloc

> 不要让对利益、名声、声望的追求干扰我的职业，因为它们是真相和热爱人类的敌人，它们会玷污为人类谋福利的光荣使命。
>
> ——迈蒙尼提斯誓言

在现实中，医疗行业需要和其他商业共存。如何处理与其他行业的关系是个问题。一位成功的手术医生必须也是成功的商务人士，否则其手术服务不能长久。这是否能以一种有道德的方式实现？或者说，"成功的业务"和"良好的道德标准"不兼容？医生如何在负责任的商务人士和充满同情心的看护人之间平衡？在当今世界，经常发生这种情况，即如果医生是某一保健组织的成员，他必须为患者做出医疗决定，而这有时可能会影响其从该组织中得到的报销金额。如果拒绝某些测试和治疗，其报销额会增加。这里的问题显而易见。该组织的金钱利益是否比患者的健康利益更重要？

在今天的社会，我们还必须回答下面一些问题：为了诊所获利而销售诸如皮肤护理液、营养补剂、维生素之类产品是否符合伦理？患者是否被强迫购买医生推荐的产品？

整容医生和外行"美容业"、美容院联手是否符合伦理？如登记患者，将潜在患者只推荐给自己，从而给美容院打折。连锁手术机构又怎样呢？品牌促销不就意味着手术质量的一致吗，而不管你选择哪家"店面"？这是否能现实呢？和那些国家有名的普通医疗机构相比，如梅奥医学中心或克利夫兰医学中心，手术的品牌促销是否有所不同？[40]

互联网

万维网继续在以惊人的速度发展。这不仅带来了独特的机会和优点，也带来了独特的挑战。任何人只要有计算机或其他数字设备都能访问信息、访问互联网，让他们几乎马上和医疗中心及医学界的人联系起来。外行患者能够搜索有关医学、手术、药品方面的信息，利弊皆有，这可以成为另一篇论文的主题。而医疗伦理始终涉及医生和患者之间的关系——这几乎始终是一条双向车道。如前所述，整容医生和其他专家利用网站、博客、电子邮件、社交媒体及其他数字网址进行自我推销。大家都充分认识到了在网上保持充分活跃的重要性，如 Facebook、Twitter、LinkedIN、Manta、RealSelf 等。患者可以提问，写评论，分享其经历。医生也可与公众分享有关其执业、手术、患者照片、评论等方面的任何信息以及他们选择的任何信息（图 10.9b）。

分享的内容有很多。医生是否需要制订社交媒体行为规范？合适的社交媒体行为规范意味着和患者之间保持恰当、专业的距离。如果没有患者清楚、书面的同意书，在网上发帖透露的信息如果涉及某一患者的个人信息，都很可能造成很坏的结局。

尽管按照网络的标准电子邮件似乎已经过时，但它仍然是常用的沟通工具。很多患者不仅自然而然地给自己的医生发邮件，也和世界上其他专家电邮通讯。有些医生也主动发邮件告知患者有关医学数据和建议。但和患者间电邮沟通耗时费力，有时还很微妙。如 HIPPA 法案要求尊重患者隐私。

网络沟通还有一种现象就是医生在网上发的评论。

今天，任何人都可在网上就任何人、事发帖评论。不管发帖人的动机或其发帖内容的真伪，对发帖人来说都几乎没有任何后果。中伤、毁谤（说可能损坏某人名誉的假话）可能发生，但个人意见被视为是意见，而不是毁谤或中伤的事实。

显然，名誉会受到影响。常常看到消费者、客户、患者发表他们的意见，谈论他们的经历和选择，而这也越来越包括医生。如果有个匿名的粗俗评论，那处于质疑中的医生如何反应才是恰当、有道德的？这尤其难以应对，而且根据 1996 年的《通信规范法案》第 230 节之规定，网络服务提供商几乎免受法律诉讼的影响。一些网络"名誉管理公司可招徕生意，答应医生帮他们删除负面的帖子，换之以正面的帖子……当然，要收费。"[41]

正面的评论当然令人愉快了。另一方面，消费者可能依赖描述医生及其业务的发帖评论的真实性。但其大多数是否是合法的？患者和客户可选择在网站上分享其经历，如 HealthGrades、WebMD、RealSelf、Yelp 等。有时，网上的正面评论并不完全合法（"草根营销"）——有时是收费水军或海外雇员发布的。美国联邦贸易委员会（FTC）和某些州立检察长会打击那些发布误导评论的公司（图 10.8）[42]。

立法者针对这种行为在努力制订更严格的法律，称职的法律顾问也提醒公司决策者，如果有这些行为会将自己置于法律风险中[43~45]。

新式生物技术、材料及流程：突破还是实验？

如果患者能获益，新想法很重大、适用、成功，那么新的流程和设备就是好的。但如果流程不成熟，信息不准确，希望不现实，或者外科医生准备不足，则患者就会受到伤害[3]。

有些激光设备厂家为了销售其设备，就赞助、举行 1、2 天的"培训课程"，只要带有支票簿的从业人员都能参加。

尽管在整容手术流程中几乎不用"plastic（整形、可塑的含义）"这个词，但市面上从来不缺乏异质或自体材料，可以给患者移植。我们知道，医疗器械和预制移植物有时不仅在国家间有所不同，在不同的培训机构间也不一样。有大量

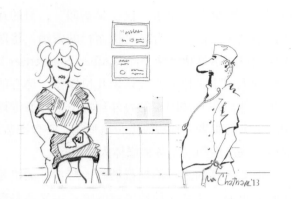

图 10.8　"希望你在网上发个帖……但是，一定是很好的话哦。"

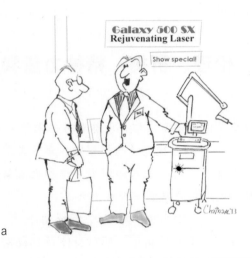

a

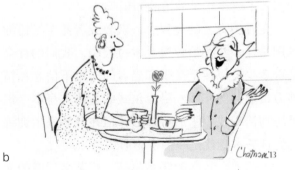

b

图 10.9　a. "医生，在患者意识到它没那么大作用之前你需要收费加倍。" b. "实际上，我选这个整容医生的原因是 Yelp 上只有两条负面评论！"

"合法的"美容、重建材料，可能在某一天进入人体。应由谁负责保证这些移植物、材料适合人体？FDA 是否应该承担最终的责任？是否应该是厂家或设备供应商的责任？还是应该是推荐手术的外科医生的责任？或是患者自己的责任？在美容界，经常看到新的手术技术和移植材料以相当随意的方式引入进来，大多数情况下是业内或公司雇佣医生推荐，并没有恰当的同行评估。尽管循证医学已成为准则，很多新设备的厂家在对其设备仅仅做了很少的临床研究后，就强加给不知情的医生。最终结果并不出人意料：效果不满意，诉讼风险也有增加（图 10.9a）。

对那些对此不以为然的人来说，请想想仍在发酵的隆胸硅胶移植物案例吧。1992 年，FDA和通用及整容手术设备专家委员得出结论，尽管使用多年，没有一家从事使用硅胶隆胸填充物的实体能满足安全和有效性的法律要求[46]。随着多年来的回顾临床研究，不满意的患者声泪俱下的控诉，饥饿的原告不断努力的诉讼，当我们看到数百亿美金的浪费时，我们需要停下来想想其中的情感、法律及金钱成本。需要问的问题是：如果医生不坚持从开发销售设备的公司那里得到答案，他们身上的责任是否免除[47]？

国会很早就裁决认为，买者自负对于这个国家使用的医疗器械不是能够接受的标准。通过查阅文献（指起搏器及脊椎设备的历史），我们知道整容术不是陷入这个混境的唯一行业。

那么，对于新治疗流程呢？有时，在革命性的新流程和实验性的手术间有清晰的界限。但人们如何判断从事"最新流程"的医生能力？我们可以测试汽车驾驶员、飞机飞行员以及其他涉及公共领域的人员能力。我们能否在操作中心测试医生的技术水平，而不是直接在人脸上操刀？对于将在他们脸上动刀的医生能力，患者是否完全放心？

最近常常谈到、今后可能需要更多关注的一个伦理问题就是基因美容，或为美容而进行基因操纵。近年来，美容的手术量大量增加，人们也希望有预防性的主动措施，消费者的需求是否会加大开发美容基因技术的压力？盈利性的公司已经在提供 DNA 测试，据称是为了确认疾病易感性[48]。和"重建基因学"不同，在"基因美容"中，

125

父母或其他决定人可以从理论上改变其尚未出生的后代的基因，希望得到所需的特质，如蓝眼睛、高个子、低体脂，胸更大些，或者看上去不那么"异族"。这种技术某一天会真正打开伦理困境的潘多拉魔盒[49-51]。

人道主义使命：国内外公益

> 当给需要之人帮助时，不要敲锣打鼓宣扬。
>
> ——Matthew 6:1

外科医生做志愿者是很常见的事，他们在执业处以外的地区提供服务。除了专职医疗志愿服务以外，还有很多场所可让整容医生从事短期、中期、甚至更短暂的出差般的手术服务。在国内外社区进行的大多数志愿工作都可能是出于利他主义，给接受服务的患者带去积极的效果。除了海外志愿工作外，也有很多国内志愿计划。比如，美国面部整容及重建手术协会赞助的计划："面对面：家庭暴力""面对面国际[52]""荣耀之脸[53]"。其他还有"星期天手术计划[54]"、"拥抱基金会[55]"和"微笑手术计划[56]"等，分别向国内外患者提供整容手术。还有很多其他组织及个人在向需要之人伸出援助之手。那么，哪些可能的伦理问题会出现呢？

出于善意的发达国家的外科医生，来到欠发达国家短暂停留，为当地享受不到选择性手术的患者治疗。其动机可能是混合的：提高患者的生活质量确实高尚，但通过手术提高自己的技艺又另当别论（如在美国这种"医生数量过多"的国家，他们可能没有机会从事兔唇修复手术）。以弱势群体的利益为代价，以获取经验，这意味着那些患者的命没有医生自己国家患者的命值钱[57]。

除非访问医生对当地医生进行指导，则只有很少数人受益，但这会凸显受援国的缺点，所以需要审慎地和当地关键领袖进行沟通。出差归来后，医生可以将其作为公关示例宣扬。人们可能会问，到底是谁成为最近媒体曝光的受益人？相应产生的媒体关注是否"仅仅是新闻"，目的在于造福当地社区？或者是见机而行的营销，将医生描绘成阿尔贝特·施韦泽（Albert Schweitzer）一样的人道主义伟人？我认识几位慷慨、热心的医生，他们在非常困难的海外环境下不知疲倦地照顾贫穷的患者。有些医生行事低调，心含谦恭，而另一些医生则利用各种媒体大肆宣扬。

但如果真的为得不到帮助的人行善，动机是否真的重要？这是一种殖民式的家长主义还是慈悲的善举？或者说，如果弱势群体得到帮助就无所谓了？请注意，告知同意书及恰当使用照片也值得道德考量[58, 59]。

医药、伦理、祈祷：精神力量和宗教

> 上帝给了你一张脸，你自己却要另一张脸。
>
> ——莎士比亚（哈姆雷特，第3幕）

> 不久你就会明白，手术如同用身体和血液祭祀的弥撒，疾病如同原罪一样被消灭了。
>
> ——Richard Selzer，医学博士[60]

如果身体真正就是庙宇，那对身体及其秘密的深入了解不正是神圣的知识吗？

在看护患者的过程中，宗教或者甚至祈祷的作用是什么？在治疗或手术过程中，我们的社会是否多少可以接受医生和患者间讨论下信念和精神力量能起的作用？尽管正式的祈祷本身不一定是药物治疗或手术的一部分，但在开始医生训练时的宣誓本身就是一种祈祷形式。

医药和宗教间的联系包括一些著名学者的文献，如摩西、耶稣、迈蒙尼提斯、老子、弗洛伊德、弗洛姆、荣格、马斯洛和詹姆斯。世界上主要宗教的很多教义也不是那么不一样。

从犹太教基督教的角度讲，行善将大书特书，而且圣经也没有禁止我们改变身体形状的规定。也不禁止我们改善形象的方法，如化妆、梳理以及衣物等。医治者耶稣恢复了人们生命的意义，不仅在健康方面，同时似乎也有"选择性"或与健康方面无关的方面（例如将水变成葡萄酒）[62]。同样，行医相当于行善事。

罗马教皇庇护十二世颁布教令称：“美容手术，因为帮助恢复万能造物主杰作的完美，完全不是违背上帝的意志，相反，正好符合上帝的旨意，充分证明了上帝的智慧和善良。”[60]1958年，教皇在对一群外科医生演讲时，评价非常正面，强调了美容手术的伦理性“取决于每个案例的特定情况”，“上帝的很多臣民，因为不幸降临不能反映他们的美丽，但通过你们的科学和艺术能帮助他们找到久违的笑容！”[63]教皇在其演讲中也警告了“非法的”美容手术，其目的“仅仅在于虚荣、任性或时髦”，或者为了提升个人“诱惑的能力，就更容易引诱他人犯下原罪”，或者“伤害身体器官的正常功能”。但他强调了动机正确的重要性，有很多这样的动机，对那些“特殊措施”要有“理智而且恰当的”理由[64]。

在佛教中，道德和医学是两个不可分割的统一整体。道德，梵语中叫作 Shila，指正确的生活方式以及心智的正确态度。佛祖把医学类比为最恰当的“教义”。在“四圣谛”的首篇教义中，他指出，人们应该

了解疾病

抛弃疾病的根源

寻求治疗

依赖医疗作用

从本质上说，佛教徒道德的原则是 Ahima，意为“不杀生”，也就是说，对人们有害的行为，应该避免，让人们受益的行为，值得提倡[65]。

印度教中医学叫作 Ayurveda，或“生命或长寿的科学”，其有着比较高级的实用伦理体系，衍生于印度教的原则，即不杀生、所有生命都神圣、愿意接受因果报应所决定的生活境地以及灵魂和身体是分开的。

穆斯林有句祷词：“我们奉献生命服务人类，不论贫贱，充满耐心和宽容，满怀善心和敬意，智慧、机敏，我们心怀对你们的爱，对你的仆人充满慈悲……”[66]

其他宗教和精神修炼都珍视身心健康、治疗和强烈的宗教或精神影响力间的关系。进行面部整容术的治疗当然是成功的重要部分。大多数宗教治疗行为也涉及寻求某种精神力量、感知或诸如祖先、天使、圣人、精灵和上帝之类的帮助。

研究健康和精神力量间的关系是否应成为医生培训课程的一部分？根据乔治华盛顿大学的内科专家 Christina Puchalski 的研究，现在的医学院有66%开设了精神力量和健康的课程，而15年前，只有2%。Christina 负责管理一项医学院开发课程的资助项目。在开设该类课程的75%的医学院里，那些课是必修课[67]。

或许一个原因在于，生物医药仅仅侧重于生理方面，而忽视了人体的其他部分，结果可能是身体健康有所改善，但情感和精神健康没有改善。虽然对抗疗法能起治疗作用，但人们批评它不能治愈。因为我们医生也是人，我们不得忽略适合每个患者的人道主义方法的优点。

最近，越来越多的宗教研究表明，精神力量——包括祈祷、冥想和参加宗教仪式——能对健康起其他作用，但科学尚不能完全解释其机制[68]。

根据内科档案2003年的调研，尽管有84.5%的主治医生认为他们应了解患者的精神信仰，但仅仅31%的医生回答说他们在诊所问过患者这方面的问题[69]。

鉴于医生在患者生命方面拥有独特的权威，建议患者祈祷或者参加宗教仪式相当于滥用职权。但因为很多患者的身心健康必然和其精神生活有关，面部整容医生如果忽视这一点是否符合伦理[70]？

教授和培训：行医

医生，您是实际做我手术的人吗？

——一位当代的患者

因为没有医生天生就会医学知识，或掌握了手术技艺，所以所有的医生都必须学习，接受培训。所有的外科医生，包括手术医生，在活生

生的患者治疗中积累经验。有的时候，行医实际就在于"行"一字。新手医生有权学习而且社会需要新生医生力量，而如果患者到"教学机构"就医，这两者间的关系如何平衡？到教学培训机构的患者权利在哪里？如果高级医生在"指导"治疗，这是否意味着那个高级医生在手把手指导新手，也穿上了手术服？或者他／她出现在另一间手术室或大厅里，或者通过手机电话指导（图10.10）？如果患者同意让培训学生在高级医生的指导下对自己进行手术，则高级医生同意承担什么责任？如果患者是医生的直系亲属怎么办？他受到的护理是否与他人不同？

我们也会碰到其他问题。如果住院医生因为长期待命感到非常疲惫，这时叫他做一台需要精确判断、细心操作的手术，这是否符合伦理？

医生培训的重要方面在于花时间和模范医生共事，观察学习。这些模范医生或导师对他们所培训学生的技巧、行为、个性及能力都有永久的影响。在最纯粹的情况下，导师是某个领域的资深专家，他将从为人、专业及教育的角度指导学生。手术培训学生（不管是住院医生、医学院学生或初级员工）尤其需要向高水平的导师学习。有些人担心，医学及整容术中的导师指导已经失传。

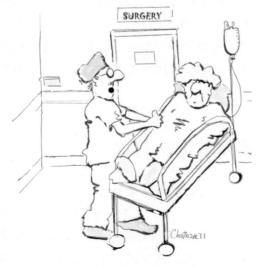

图 10.10 "Woozely 医生将是你的主治医生，他将通过 Skype 参加手术。"

一位备受尊敬的模范导师就是医学博士 John Conley。他手术教学技艺精湛，而且对医学伦理的强调已经在 AAFPRS（美国面部整形重建外科学会）及美国医学协会等机构内成为传奇。他举办了多种形式的论坛，演进、探讨并强调医生的行为道德，还在大学里开设了医学伦理系。John Conley 也是位艺术家、音乐家、诗人，其作品强调了我们专业生活中的人道及文化属性，这是多才多艺医生的重要方面。

小　结

当我们努力在面部整容重建术中精进的时候，我们意识到教授手术技艺、获取新知识相对容易。难以教授的是判断力及做出符合伦理的决策的技巧。尽管很多手术医生在从孩提时代长大、从新手到专家的过程中养成了一套道德观，但不幸的是，并非所有医生都是这样。我们需要改善这个过程，在申请住院面部整容医生及助学金的候选人中，审查其道德水平，并不断强调我们行业中行为道德的重要性。我们不要忘掉，还会出现很多没有探讨到的道德两难之选。

我们问了很多问题，但难以给出所有问题的答案。但重要的是问这些问题。我们将引用他人的慧言结束本论文：

没有道德的专业人员仅仅是技术员，他们知道如何从事工作，但没有能力说出为何他们的工作有更大的意义[71]。

我们需要构建维护一种生活方式，不会为此感到羞耻，在回忆时也不会感到后悔或厌恶，而会为之感到骄傲[72]。

正如小溪不能高过它的源头，准则也不能将一位低素质的人变为高素质的医生，但它会让一位好人变得更好，成为更睿智的医生。它会加快发出良知的声音，但是不会产生良知[73]。

在最终的分析中，诚实是我们道德大厦的基石。我们必须遵循自己的直觉，看看给患者提供的治疗是否像我们的妻子、女儿或者母亲，就像对待至亲之人一样满含真诚善意地提出建议[3]。

最符合道德的立场就是医生的咨询意见能对患者及其家庭最大的帮助[74]。

最后，"我们必须忠诚于基本的道德原则——自主、行善、不作恶和社会公平——同时遵守医生的价值观——诚实、忠诚、遵照、慈悲心、关爱和奉献。如果面部整容医生在行医过程中恪守这些价值观和原则，患者将会得到最好的服务。否则，我们就不能很好地服务患者。"[75]

参议员 Alan Simpson（前怀俄明州参议员）曾这样说过："如果是一个正直的人，一切都无所谓；如果是一个不正直的人，一切都无所谓。"

根据你的知识、经验和价值观，请做正确的事情。

参考文献

1. Jonsen AR. The fall of Asklepios: medicine, morality, and money. Plast Reconstr Surg 1988;82:147–150
2. Ward CM. Defining medical ethics. Br J Plast Surg 1993;46:647–651
3. Lister BD. Ethics in surgical practice. Plast Reconstr Surg 1996;97:185–193
4. Orr RD, Pang N, Pellegrino ED, Siegler M. The use of the Hippocratic Oath: a review of twentieth century practice and a content analysis of oaths administered in medical schools in the U.S. and Canada in 1993. J Clin Ethics 1997;8(4):377–388
5. Amudsen W. Medicine and medical ethics in medieval and early modern Spain: an intercultural approach. Bull Hist Med 1999;73(3):494–495
6. Simon SR. Moses Maimonides: medieval physician and scholar. Arch Intern Med 1999;159(16):1841–1845
7. Schleine W. Medical Ethics in the Renaissance. Washington, DC: Georgetown University Press; 1995
8. Editorial. JAMA 1965;194(2):151
9. Furst LR. Medical Progress and Social Reality. Albany, New York: State University of New York Press; 2000
10. Chung KC, Pushman AG, Bellfi LT. A systematic review of ethical principles in the plastic surgery literature. Plast Reconstr Surg 2009;124(5):1711–1718
11. Goin J, Goin MK. Changing the Body: Psychological Effects of Plastic Surgery. Baltimore: Williams & Wilkins; 1981
12. Tardy ME Jr. Ethics and integrity in facial plastic surgery: imperatives for the 21st century. Facial Plast Surg 1995;11:111–115
13. Hyman DA. Aesthetics and ethics: the implications of cosmetic surgery. Perspect Biol Med 1990;33:190–202
14. Maio G. Is aesthetic surgery still really medicine? Handchir Mikrochir Plast Chir 2007;39(3):189–194
15. Berscheid S, Gangestad S. The social and psychological implications of facial physical attractiveness. Clin Plast Surg 1982;9:289
16. Ringel EW. The morality of cosmetic surgery of aging. Arch Dermatol 1998;134:427–431
17. Committee on Gynecologic Practice, American College of Obstetricians and Gynecologists. Committee Opinion No. 378: Vaginal "rejuvenation" and cosmetic vaginal procedures. Obstet Gynecol 2007;110(3):737–738
18. Alexander AJ, Alam DS, Gullane PJ, et al. Arguing the ethics of facial transplantation. Arch Facial Plast Surg 2010;12(1):60–63
19. Pomahac B, Alam DS, Eriksson E, et al. Three patients with full facial transplantation. N Engl J Med 2012;366:715–722
20. Dubernard JM, Lengelz B, Morelon E, et al. Outcomes 18 months after the first human partial face transplantation. N Engl J Med 2007;357(24):2451–2460
21. Holt GR. Ethical behavior and the practice of medicine. Arch Facial Plast Surg 2011;13(3):214
22. Goldwyn RM. Reporting or hiding a complication. Plast Reconstr Surg 1983;71:843–848
23. Seligman K. Is the spa doc in? Doctors benefit as much as the pampered patients at new dental, dermatological, and gynecological spas. San Francisco Chronicle, October 23, 2005
24. The American Society for Aesthetic Plastic Surgery. Patient safety advisory on medi-spas. Available at: http://www.surgery.org/consumers/consumer-resources/consumer-tips/patient-safety-advisory-on-medi-spas. Accessed May 4, 2015
25. American Academy of Facial Plastic and Reconstructive Surgery. Become a member. Available at: http://www.aafprs.org/physician/benefits/ben_mission.html. Accessed May 4, 2015
26. Little MO. Cosmetic surgery, suspect norms, and the ethics of complicity. In: Parens E, ed. Enhancing Human Traits: Ethical and Social Implications. Washington, DC: Georgetown University Press; 2000:168
27. Bermant M. Ethics of cosmetic surgery in adolescents. Virtual Mentor 2005;7(3)
28. Chatham DR. Tips for parents and teens considering facial aesthetic surgery. Available at: http://www.realself.com/article/Tips-for-Parents-Teens-Considering-Facial-Aesthetic-Surgery. Accessed May 4, 2015
29. The Local. Germany to ban elective beauty ops for minors. Available at: http://www.thelocal.de/20131202/german-to-ban-plastic-surgery-on-children. Accessed May 4, 2015
30. Szabo CP, Dhai A, Velle M. HIV-positive status among surgeons-an ethical dilemma. S Afr Med J 2006;96(10):1072–1075
31. Ward C. Advertising and boundary disputes. Br J Plast Surg 1994;47:381–385
32. Conley J. The meaning of life-threatening disease in the area of the head and neck. Acta Otolaryngol 1985;99:201–204
33. Wolf N. The Beauty Myth: How Images of Beauty Are Used Against Women. New York: HarpersCollins Pub; 2002
34. Ahuja RB. Ethical practice of evidence-based medicine: A review for plastic surgeons. Indian J Plast Surg 2013; 46(1):11–17
35. Andres LB. Expert witness testimony: the ethics of being a medical expert witness. Emerg Med Clin North Am

2006;24(3): 715–731

36. Saint Louis C. A face from an infomercial. The New York Times, June 3, 2009. Available at: http://www.nytimes.com/2009/06/04/fashion/04SKIN.html?_r. Accessed May 4, 2015

37. American Medical Association. Physician financial transparency reports (Sunshine Act). Available at: http://www.ama-assn.org/ama/pub/advocacy/topics/sunshine-act-and-physician-financial -transparency-reports.page. Accessed May 4, 2015

38. The American Society of Plastic Surgeons. ASPS offers compliance guidelines for member interaction with industry. Available at: http://www.psnextra.org/Articles/Compliance-Guidelines.html. Accessed May 4, 2015

39. American Academy of Facial Plastic and Reconstructive Surgery. Code of Ethics. Available at: http://members.aafprs.org/downloads/code_of_Ethics.pdf? hkey=98879a00-51c9-4d3c-a0f9-5205b0d2854a. Accessed May 4, 2015

40. Nisen M. Mayo Clinic CEO: Here's why we've been the leading brand in medicine for 100 years. Available at: http://www.businessinsider.com/how-mayo-clinic-became-the-best-brand-in-medicine-2013-2. Accessed May 4, 2015

41. Telecommunications Act of 1996. Available at: http://transition.fcc.gov/Reports/tcom1996.txt. Accessed May 4, 2015

42. Stein B. New York Attorney General cracks down on falsified online reviews. Available at: http://www.infolawgroup.com/2013/10/articles/ftc/ny-ag-cracks-down-on-fake-reviews/.Accessed May 4, 2015

43. Segal, J. Medical Justice Services, Inc., Greensboro, NC 27419

44. Hartzband P, Groopman J. Untangling the Web – patients, doctors and the internet. N Engl J Med 2010;362:1063–1066

45. McKenzie BC. Medicine and the Internet: The Essential Guide for Doctors. New York: Oxford University Press; 2002:320

46. Kessler DA, Merkatz RB, Schapiro R. A call for higher standards for breast implants[editorial]. JAMA 1993;270: 2607–2608

47. Ward CM. Surgical research, experiments, and innovation. Br J Plast Surg 1994;47:90–94

48. Parens E. Is better always good? The Enhancement Project. In: Parens E, ed. Enhancing Human Traits: Ethical and Social Implications. Washington, DC: Georgetown University Press; 2000:17

49. Agar N. Designing babies: morally permissible ways to modify the human genome. Bioethics 1995;9:1–15

50. Goering S. The ethics of making the body beautiful: what cosmetic genetics can learn from cosmetic surgery. Philos Public Policy Q 2001;21(1):21–27

51. Goering S. The ethics of making the body beautiful: lessons from cosmetic surgery for a future of cosmetic genetics. Available at: http://www.wmich.edu/sites/default/files/attachments/u58/2015/ethics-sara_goering-vol.8.pdf. Accessed May 4, 2015

52. American Academy of Facial Plastic and Reconstructive Surgery. Outreach. Available at: http://www.aafprs.org/patient/humanitarian/pa_humprog.html. Accessed May 4, 2015

53. American Academy of Facial Plastic and Reconstructive Surgery. Faces of Honor. Available at: http://www.facesofhonor.org/.Accessed May 4, 2015

54. Surgery on Sunday. Available at: http://www.surgeryonsunday.org. Accessed May 4, 2015

55. Help Us Give Smiles Foundation. Available at: www.helphugs. org. Accessed May 4, 2015

56. Operation Smile. Available at: http://www.operationsmile.org/.Accessed May 4, 2015

57. Ward CM. Teaching, training, and traveling. Br J Plast Surg 1994;47:280–284

58. Holt GR. Ethical conduct of humanitarian medical missions: II. use of photographic images. Arch Facial Plast Surg 2012;14(4):295–296

59. Holt GR. Ethical conduct of humanitarian medical missions: I. informed consent. Arch Facial Plast Surg 2012;14(3):215–217

60. Selzer R. Mortal Lessons: Notes on the Art of Surgery. New York: Simon and Schuster; 1974:24–26

61. Sarajjakool S, Carr MF, Nam JJ, eds. World Religions for Healthcare Professionals. New York: Routledge; 2009

62. Baylor University. The Christian Reflection Project. Jesus: www. baylor.edu/christianethics/HealthArticlePilch.pdf

63. Anderson JR. What physicians should know about nasal plastic surgery. J La State Med Soc 1963;115:337–341

64. Pentin E. Plastic surgery: not just for rich and famous. Available at: http://www.ncregister.com/daily-news/plastic_surgery_not_just_for_the_rich_and_famous#ixzz2mFscc930. Accessed May 4, 2015

65. Rinpoche LG. Medical ethics in Buddhism. Available at: www. medizin-ethik.ch/publik/medical_ethics_buddhism.htm. Accessed May 4, 2015

66. Islamic Medical Association of North America. The oath of a Muslim physician. Available at: http://www.islam-usa.com/index.php?option=com_content&view=article&id=265&Item id=232. Accessed May 5, 2015

67. Booth B. More schools teaching spirituality in medicine. Available at: http://www.amednews.com/article/20080310/profession/303109968/7/. Accessed May 5, 2015

68. Larson C. Health prayer: should religion an faith have roles in medicine? Available at: http://health.usnews.com/health-news/articles/2008/12/22/health-prayer-should-religion-and-faith-have-roles-in-medicine. Accessed May 5, 2015

69. Monroe MH, Bynum D, Susi B, et al. Primary care physician preferences regarding spiritual behavior in medical practice. Arch Intern Med 2003;163(22):2751–2756

70. Veatch R. Cross Cultural Perspectives in Medical Ethics. Boston, MA: Jones and Bartlett: 1989

71. Churchill LR. Reviving a distinctive medical ethic. Hastings Cent Rep 1989;19:28–34

72. Hampshire S. Mortality and Conflict. Cambridge: Harvard University Press; 1983:168

73. World Medical Association. Code of Medical Ethics. London: World Medical Association; 1949

74. Conley J. Ethics in otolaryngology. Acta Otolaryngol 1981;91: 369–374

75. Holt GR. Ethical behavior and the practice of medicine. Arch Facial Plast Surg 2011;13(3):214

11 外科门诊手术机构

作者：William H. Beeson
翻译：丁　伟　　审校：刘蔡铖

引　言

在过去的 25 年里，门诊手术比例显著上升，并且仍旧呈现剧烈上升的态势。目前，在美国门诊患者的比例（65%）要远高于住院患者的比例（35%），更多的治疗措施都是在门诊中进行的。据估计，门诊患者中有 15%~20% 的人群，其治疗过程中涉及门诊手术。这种现象在整形美容手术方面尤为明显。参照美国疾病控制与预防中心报告显示，在美国门诊手术的案例已经增长到 3 600 万。全国门诊手术调查结果显示，2006 年美国所进行的门诊手术，与 1996 年以来的门诊手术（一手数据）大抵相等。报告还显示，这些门诊手术在独立卫生保健中心实施的比例从 1996 年到 2006 年大约增长了三倍，但是在医院实施的门诊手术比例相对来说保持不变。目前，在每 100 000 名患者中，大概有 5 600 名选择门诊手术，与此同时，在每 100 000 名患者中，仅有 4 100 名选择住院手术。对于门诊手术激增的现象，存在多因素：麻醉技术的发展、外科手术技术的提高、节省医药费的需求、对于门诊手术术后感染可能性降低（与医院环境相比）的认知。麻醉技术的提高，导致术后恶心呕吐感觉显著减少。与之前麻醉技术相比，这可以让患者更早的返回家中进入恢复期。药理学方面的发展，可以帮助患者在恢复期减少痛楚。同时，手术技术的提高也会减少手术时间。除此之外，这些改进措施也会减少患者软组织所受到的创伤，这样可以更有利于患者恢复，减少术后瘀斑和痛楚。止血技术的发展也会降低术后输血的需求。当然了，关于这些改进因素，还存在很多很多。

门诊手术的利与弊

对于在独立门诊外科或者门诊手术中心实施门诊手术的益处与弊端，同样存在很多因素。通常情况下来讲，社区设施标准要求，无论在何种地点实施手术或医疗护理，手术实施标准需要与医院标准保持一致。但是，目前存在一些新的看法，随着越来越多的手术选择在门诊手术中心或者独立医疗保健中心进行，那么需要对此产生一个新的、独立的标准。事实上，他们认为关于门诊手术的特别标准可能要比医院标准还要高。有一些法定机构权威认为，对于术前与术后的指引、术后监护、随访护理方面的标准，可能要比在住院环境下实施的标准层次还要高。这些观点，还强调了在任何类型的门诊手术环境机构下，都有必要建立一套完整的、有效的风险管理系统 / 质量保证系统。

具体要求

无论您是在门诊设施或者独立门诊手术中心实施手术，您都需要建立一套程序以及操作流程，这些流程需要与医院环境下正在应用的流程非常相似。这些程序和操作流程的设计宗旨，需要将患者的安全放置在第一位。其主要措施就是需要对术后早期的患者进行深入的近距离观察。这就意味着，需要对生命体征进行适量监控，向患者提供恢复地点（该地点需要保证患者足够的隐私与便利），同时还需要准备紧急抢救设备和专业人员，这些都要提前准备好并且保证随时可以使用。

许多权威人士认为，当在门诊中心或者独立门诊外科中实施手术时，对病患的教育是非常重要的。通常情况下，在医院内，医院工作人员（楼层护士）有责任在患者出院前，对患者以及家属进行术后指导。但是，在完成手术后，这些责任就转移到医生以及医治人员的身上了。很明显，患者在术后不可能立即对自身进行护理或者保健。从这个层面出发，为患者配备一位有责任的、对术后指导相当了解的护理人员是非常重要的。这种护理人员需要能够有效地实施术后后遗症的日常护理措施，在医院，这些工作一般都是由楼层护士来负责的。与手术伴随产生的还有换药、术后恶心与呕吐、轻微不适等症状，这些都需要作为患者的护理人员所必须处理的潜在项目。为患者准备好术后指导和医疗支持，是非常重要的，并且这些支持措施需要确保随时可以提供。您所要建立的程序，需要解决上述所有问题。除此之外，医生与医治工作人员还需要准备好回答患者的医疗护理问题以及处理紧急情况，这也是很重要的。同时，还需要准备足够的备用系统，用以确保患者或患者看护人员可以在 24 h×7 时间内针对其问题获得快速医疗支持援助。

文件记录同样也是法医学层面非常重要的一部分。这对于门诊患者来讲，是非常重要的。通常情况下，文档记录的程度与医院中医师记录的程度是保持一致的。当手术在门诊手术中心或者独立门诊手术中心实施时，这种责任就需要医师以及其工作人员来负责了。住院患者的生命体征、症状和状况，都是由随访护士在患者健康记录中进行较为频繁的记录。若患者是门诊患者的话，关于患者存在少许恶心症状或者减少了日常口服药物剂量的这些电话，将会变得非常重要。从电话记录中获取的信息非常重要，必须及时录入患者案例中，用以维持或者促进护理程序的实施。相关医疗程序的建立，需要确保这一结果。

在门诊实施手术的医师需要使用某种系统，这种系统可以确保这类通讯电话和患者联系以及时在患者案例中进行记录和储存。

医疗护理质量

医疗护理质量一直都是医师责任中非常重要的一部分职责——随着当今医疗卫生保健市场的复杂程度越来越高，以及医疗卫生保健市场正在向消费者—驱动型卫生保健市场转型，消费者开始寻找高质量的医疗服务，期待这种医疗服务可以匹配得上他们所付出的费用。在美容服务市场中，这种观点尤为真实，涉及很多层面，如医疗质量、服务、费用以及其他更为多维的层面。无论患者是住院患者或者门诊患者，无论在医院、门诊或者独立卫生中心实施，解决医疗护理质量的问题是非常迫切的。

ORKAND 系列研究通常被认为是结构最完善、执行最彻底、最具权威的，在门诊手术中对医疗护理质量进行评估的工具，并且其直到今天仍然代表着标准水平。研究评估认为，在门诊手术机构中的医疗护理质量应当不亚于在医院住院手术环境下的医疗护理质量。1974 年美国公共及卫生服务部给予 ORKAND 公司（位于马里兰州银泉市）一个为期 3 年的合约，目的是研究在不同环境下实施手术的成本、质量以及对美国卫生服务体系所带来的影响。研究内容涵盖了亚利桑那州 7 个机构的 900 名患者。主要从下面四种环境来评估医疗护理质量：

- 传统医院住院患者
- 传统医院门诊患者
- 医院门诊手术中心
- 在独立中心实施的手术治疗护理

研究显示，独立门诊部门的花费要比住院治疗护理平均减少 42.5%~61.4%。而与医院门诊部门相比，独立门诊部门的花费同样要少 14.3%~44.9%。但是，更为重要的是，在独立部门所接受的医疗治疗质量与在其他 3 个部门所接受的医疗质量相比，至少是同样优秀的。对此是可以理解的，涉及面如此之大、耗费成本如此之高的研究，类似于 ORKAND 项目，并未再实施。但是，我们可以从主观上证明，在门诊或者独立门诊手术中心的医疗质量是可以得到保证的。

许多医师认为，当手术在门诊手术机构或者独立门诊手术中心实施时，其医疗质量实质上得到了某种提升。这是因为，这些区域所受到的监督管理是要多于传统部门的。医生需要不间断的关注患者健康的各个阶段，如术前镇定、术后恢复、患者出院的处理。但是在医院层面，这并不是应该处理的问题。并且，对于患者在恢复期间所引发的各种并发症，医生都要及时答复并且进行处理。医生需要对实施医疗手段的质量进行监督管理。在门诊手术机构中，医生可以直接监督所有工作人员的行为，这种直接问责制对于提高医疗护理质量是十分有帮助的。

另一个比较重要的事实是，与医院相比，在门诊手术机构或者独立手术中心实施手术变得越来越专业化。本质上来讲，这属于"医院聚焦"现象。医务人员和那些在手术中心工作的人员，对于实施的流程是相当熟悉的，他们也有相当专业的设备，并且他们也具备如何快速有效实施治疗的专业知识。在医院下，确实存在手术室护士对于操作流程并不熟悉的案例，这样也会导致设备出现故障或者不作为等状况，而这种情况并不罕见。

许多外科医生发现，与医院手术实施相比，废弃资源呈现明显下降的趋势。当工作人员对于资源与材料直接负责时，并且他们还需要收到医生以及医护人员的详细审查时，废弃现象开始明显下降。

许多人认为，门诊手术机构与独立门诊手术中心与医院相比，更具成本效益，并且可以提供更好的医疗护理质量。但是，这里可能会产生工作责任增加的问题，即当手术在医院外环境下实施时所产生的。如果医生并未小心谨慎的实现这些工作责任的话，风险会激增。在门诊手术环境下实施手术，会要求某种理念层面上的改变，以及标准操作程序的变更。目前来讲，对于医生最为重要的是，需要在最具成本效益的环境下实施治疗措施，同时需要保证不损害降低医疗护理质量。

认证与许可

医生若想要创办一家门诊手术机构或者独立门诊手术中心的话，摆在他面前的第一个法律问题就是他们是否需要某种必要的资格认证（CON）或者州内执照。CON与执照法在每个州的具体规定都不一致。关于这些事项，需要提前与州卫生局或者其他卫生保健管理机构进行验证。通常情况下，向善于此类法律规定的法律顾问进行咨询也是可以的。

在大多数州，门诊手术中心都是需要州政府下发执照的。但是有一些州就没有必要，还有一些州，只要有国家认证机构的认证，就可以获得州执照。但是近些年来，对于州政府来讲，门诊手术机构需要有州政府颁发的执照或者国家认证机构的认证。随着在门诊手术环境下所实施手术案例的数量越来越多，监管部门也正在出台新的规章制度，这可能对于州内门诊患者的手术实施进行严格的监督管理。

对于门诊手术机构或者独立手术中心，存在两种方式的许可与认证。第一种方式是国家认证机构进行认证，如门诊卫生保健认证协会（AAAHC）、美国医疗机构评鉴联合会、美国移动手术设备鉴定与认证协会（AAAASF）、美国整骨疗法协会的医疗保健机构认证项目（HFAP）。这些机构都是非营利机构以及非政府组织，他们为门诊手术与流动手术设施提供独立的鉴定与认证服务。这些机构创办了标准制度，用来监督管理门诊医疗设施。这些机构同样会有调查程序，他们通过现场审查，对组织工作人员与提供医疗护理质量进行评估。这些机构强调程序与治疗方案层面，希望借此确保所调查机构可以实现高质量医疗护理（表11.1）。

第二种认证与许可方式是州执照与医疗保险认证。在一些地方，CON是获取医疗认证或者州执照的必要条件。通过第二种方式获取认证的成本，是相当高的。采用这种认证方式，管理成本会提高，并且还必须完成大量的文书工作。为了

表 11.1　认证与许可程序中的标准与适用区域

医疗保险标准 [a]	门诊卫生保健认证协会（AAAHC）标准
• 遵守州执照法	• 患者权利
• 管理机构与管理方式	• 管理
• 手术服务	• 治理
• 质量评估与绩效改进	• 提供医疗护理质量
• 环境	• 质量管理与发展
• 医护人员	• 临床记录与健康信息
• 护理服务	• 感染预防、控制与安全
• 医疗记录	• 设施与环境
• 药物服务	**附加标准 [c]**
• 实验室与放射学服务	• 麻醉服务
• 患者权利	• 与手术相关的其他服务
• 感染控制	• 药物服务
• 入院、评估治疗、离院	• 医学实验室中的病理研究
美国医疗机构评鉴联合会 [b]	• 诊断图像服务
• 护理环境	• 其他专业和技术服务
• 紧急事件处理	• 健康教育与健康养生
• 人力资源	• 出版活动中教学
• 感染预防与控制	• 研究活动
• 信息管理	• 全天护理与服务
• 领导阶层	**美国移动手术设备鉴定与认证协会（AAAASF）标准 [d]**
• 生命安全	• 基本授权管理
• 药物管理	• 手术室的规范、环境与程序
• 国家患者安全目标	• 麻醉苏醒室
• 绩效改进	• 设施中的整体安全
• 护理、治疗、服务的系列规范	• 静脉输液与药物治疗
• 护理、治疗、服务的系列记录	• 医疗记录
• 个人的权利和责任	• 质量评估/质量改进
• 移植安全性	• 人员
• 放弃检测	• 麻醉

[a] 来源：Title 42 CFR 416 and 482, Ambulatory Surgical Services. Available at: http://www.gpo.gov/fdsys/pkg/CFR−2004−title 42−vol2/pdf/CRF−2004 title42−vol2−part416.pdf. Accessed May 13, 2015

[b] 来源：The Joint Commission. Comprehensive Accreditation Manual for Office−Based Surgery Practices. Washington, DC:The Joint Commission; 2015

[c] 来源：Accreditation Association for Ambulatory Health Care (AAAHC). 2015 Accreditation Handbook for Ambulatory Health Care. Skokie, IL: AAAHC; 2015

[d] 来源：American Association for Accreditation of Ambulatory Surgery Facilities (AAAASF). Accreditation Handbook. Gurnee, IL: AAAASF; 2011

获取州执照或者医疗认证就必须完成大量的、多种形式的申请，而这往往需要从有偿咨询中寻求法律支持。除此之外，还存在严格的物理性计划需求，这些通常情况下都是非常昂贵的。许多医师发现，若要满足州执照或者医疗认证的要求，在设施上所花费的成本，是获取 AAAHC、美国医疗机构评鉴联合会、AAASF 或者 HFAP 许可的成本的两倍以上。对于特殊的实物计划、要求、对独立手术中心或者门诊手术机构的监管这些方面的问题，最好及时联系所在州的卫生保健规划机构或者地方局，以获取最正确的做法指引。除此之外，从一些对建设医疗设施充满经验的专业建筑师那里获取一些支持，也是非常有帮助的。

为何这些组织都想要获取认证和许可，即使在其所在州内并非是一项法律要求，存在诸多原因。首先，这是一项合理的且令人满意的交易，即这些外部机构将某些认可批准标志放置在您的组织或者行为方面。服务行业很早就认识到了这种认证所带来的推广价值的意义。我们已经证实，在医疗护理质量与患者安全的重要领域内，相关机构已经建立了并且持续在完善这些领域的具体标准。

某些专业群体也要求，他们的成员需要在组织机构内部（存在同业审查与质量保证）提供医疗护理服务。这也就意味着，他们需要在某种被认证或许可的设施内进行医疗服务，目的是为了维持在这些专业群体内的地位。

对此产生了不少的争议，尽管获取认证可能存在某些好处，但是这也意味着在门诊手术或者独立门诊手术中心会发生更多的事件。一些非官方的权威机构认为，这种认证可以帮助建立某种观点，即该医学设施在医疗护理质量方面已经满足或者超越了当地社区的标准。

同时，赔偿也是需要注意的一点。大部分第三方运营商都会为在具备执照的独立门诊手术中心实施的手术进行赔偿。医疗保险会为实施的程序进行赔偿，这些程序是它们之前认证过的。但是，在某种情况下，若是门诊手术机构获得了具体某个机构的认证和许可，那么它有资格收取设施使用费和服务供应费。尽管这类行为在所有运营商中并没有统一规定，但是这仍旧是值得我们思考的一个话题，并且应当从个人基础层面进行调查研究（表 11.2）。

表 11.2　美国承认的非营利门诊手术机构认证组织

• 门诊卫生保健认证协会 　威尔米特，IL60091 　老格伦维尤路 3201 号 300 室
• 美国移动手术设备鉴定与认证协会 　曼德林市，IL60060 　阿兰森路 1102 号
• 美国医疗机构评鉴联合会 　奥克布鲁克，IL60181 　文艺复兴大道 1 号
• 美国整骨疗法协会的医疗保健机构认证项目 　芝加哥，IL60611 　东安大略路 142 号

门诊手术机构发展指南

应当存在基础规范和程序，这是为了帮助门诊手术或者独立门诊手术中心进行发展。这些规范、程序、常见协议一般分为三种类型：行政管理、医疗护理质量、临床医学。这些规范和指南都应当应用在机构的发展进程中，可以有利于在安全环境下、在保证患者基本权利的前提下实现高质量的医疗护理（表 11.3）。

行政管理

行政管理主要负责设施机构的管理运营，它需要确保患者的基本权利。在开发管理层面的规章制度时，设施机构需要制订相关政策，即描述组织机构方面，包括权利机构、责任机构、责任追究机制。在大多数情况下，都应当存在管理机构，其负完全责任。通常情况下，医疗总监是作为主要监管人存在的。同时，对每个职位的工作描述和监管机构也是很重要的，这可以确保在安

表 11.3　美国外科医师学会的门诊手术机构指南

核心原则 #1——应当参照美国麻醉师协会（ASA）镇静深度持续时间所定义的麻醉水平，州政府为门诊手术机构指定相关指南或者规章制度
核心原则 #2——医生应当根据相关标准条件来选择患者，标准包括 ASA 患者选择、身体状况分类系统等，并且需要进行记录
核心原则 #3——医生所创办的门诊手术机构，其设施应当受到 JCAHO、AAAHC、AAAASF、AOA 或者所在州承认的机构（如说医疗质量研究机构）的认证；或者获取州执照；或者获取医疗保险认证
核心原则 #4——创办门诊手术机构的医生，必须在附近医院获得认证，或者与在附近医院得到认证医生签订转让协议，或者与一家附近医院签订紧急转让协议
核心原则 #5——就知情同意环节，所在州应当满足国家医疗联合会（FSMB）所列明的制度
核心原则 #6——所在州需要按照 FSMB 所规定的，从法律层面要求对事故进行报道，方式包括定期的同业互查与持续医疗质量改进项目报告
核心原则 #7——创办门诊医疗手术中心的医生需要获取和维持委员会认证，来源是由美国医学专业委员会、AOA 或者其他州医疗委员会支持的同等规范的委员会，在完成 5 年实习培训项目进行认证。相关程序的实施人员必须为经过认证委员会认证，在提供医疗护理服务的医生其培训和实践范围内进行操作
核心原则 #8——实施门诊手术的医生，需要通过维系核心特权来展示其工作胜任的能力，尤其是在认证过的、获取过执照的独立手术中心。换句话说，门诊设施的管理机构有责任参照国家承认的认证标准，为这些医生的同业互查程序负责
核心原则 #9——至少存在一位医生，他 / 她经过认证或者当前拥有能够成功完成高级抢救程序（高级创伤生命支持、高级心脏生命支持、儿科高级生命支持措施）的能力，必须在场或者立即可以使用尺寸、规格、年限都适合的急救设备，直到患者满足出院的标准
核心原则 #10——管理或者监督轻度镇静 / 镇痛、深度镇静 / 镇痛、全身麻醉的医生，需要经过恰当的教育和培训

来源：American College of Surgeons. Statement (46) on Patient Safety Principles for Office-based Surgery Utilizing Moderate Sedation/Analgesia, Deep Sedation/Analgesia, or General Anesthesia. Available at://http:www.facs.org/about-acs/statements/46-office-based-surgery. Accessed May 13, 2015

全环境下实施高质量的医疗护理程序。另一个很重要的方面就是必须确保设施和人员对于所实施手术的类型都是充足且准备好的。建议这些用于管理机构设施的规章制度，都应当落实在书面上。尤为重要的一点，这些规章制度都必须适用于州和联邦法律规定以及与门诊手术机构相关的规章制度。必须要努力实现地方法律法规可以根据地点的不同而呈现不同的适应变化，并且这些法律法规的落实也需要被监管。管理机构应当每年对这些规章制度进行检验审查，需要确保这些规章制度与地方法律和联邦制度保持一致，并且还要与认证机构的制度保持一致（如果该设施进行了认证）。

近些年来，联邦法律开始关注患者以及其健康档案记录的隐私性和保密性。必须对患者的信息保持尊敬、深思熟虑和切实保障。关于患者的诊断、评估、诊治方案、预后诊断的信息，患者有权获知。患者同样有机会参与决策，即关于他们身体健康的医疗决策。因此，机构设施需要相关政策规范来解决此类问题，包括患者有能力要求获知他们自身的个人健康记录。2013 年，对于《医疗保险可负担与可信赖法案》（HIPAA）中关于健康信息保护方面的隐私规则进行了重大修订，并于 2013 年开始生效。

机构设施需要遵守所在州、其他州、联邦关于患者权利、病史档案、患者隐私权的规章制度。

医疗护理质量

门诊手术机构需要创办一套系统，用于评估其所实施的医疗护理质量，其宗旨是为了医疗质量的不断改进完善。除此之外，在许多州地域的制度规范都要求遵守具体的患者安全指南，并且需要定期对医疗过失进行报告。门诊手术机构需要将这些规章制度与相关政策一样，落实到纸面上，这样可以解决所有此类的问题。下列问题都可以被归为医疗护理质量的范畴：人员问题、证件审核、患者评估指南、知情同意、医疗记录、离院标准、紧急情况处理程序、转让协议、同业互查等。

无论手术实施的地点是在哪，手术本身就存在内在的危险性。这些危险可以引发手术事故，包括感染、错误部位手术等。当手术在某种缺乏监管、政策制度多变、人员相对不足或者能力不足的环境下实施时，像这种不良事件的发生概率还会增加。这种事件的发生，不仅仅是因为这些已知风险所造成，还包括其他额外风险，这也是因为手术实施环境缺乏监管所引发的。出于这些原因的影响，门诊手术必须经过详细的资质审查，并且多家相关机构需要增加对医疗护理质量监控

项目的投入。1999 年，美国医学研究所发布了跨时代的文档，即"人非圣贤孰能无过：创建更安全的健康体系"。从那时开始，越来越多的联邦与州监管机构、认证机构、国家特殊群体开始关注患者安全。医疗保险＆服务中心（CMS）已经为门诊手术中心创建了偿付系统，这是基于已经完成的患者安全标准。认证机构，如美国医疗机构评鉴联合会，将会按照会员组织对于可选择国家患者安全目标的实现程度来为这些会员组织进行评分（表 11.4 至表 11.6）。

表 11.4　医疗保险＆医疗服务中心（门诊手术机构 ASC 质量检测）

1. 烧伤患者
2. 摔倒患者
3. 错误部位、错误方向、错误患者、错误流程、错误植入
4. 院内转运／医院入住
5. 预防性静脉抗生素注射时间
6. 安全手术清单的使用
7. 门诊手术机构（ASC）的设施实体资料，选取手术方式
8. 流感疫苗接种覆盖率（在卫生保健工作人员内）

来源：Centers for Medicare & Medicaid Services. Ambulatory Surgical Center-Quality Reporting Program-Quality Measures Specifications Manual. Baltimore; CMS; 2012

表 11.5　门诊手术机构的国家病患安全目标

目标	步骤
推动患者鉴别的准确度	至少采用两种途径来鉴别患者。比如说，使用患者的名字和出生日期。这样做的目的是确保每个患者都可以得到正确的医学治疗 当患者需要输血时，需要确保正确的患者得到正确的血液
推动药物使用的安全程度	对所有在围术期和其他程序期间从无菌区拿进拿出的药物、药物容器、其他溶液进行标注（药物容器包括注射器、药杯、盆） 对患者所使用药物的正确信息进行记录。找出患者正在服用的药物。将这些药物与即将给患者的新药物进行对比。确保患者在家时也能知晓他们需要服用的药物。告诉患者，当他们每次来医生这时，都要记着携带那些更新完毕的药物清单
防止感染	按照美国疾病控制与预防中心或者世界卫生组织的指南，清洗双手。设定目标，推动手部清洁。通过实现这些目标来推动手部清洁 使用指南防止术后感染
防止手术故障	确保在正确的患者身上进行了正确的手术，并且确保在患者身体的正确部位实施了手术 当实施手术时，在患者的身体上进行标记 在实施手术之前停顿一下，确保不会造成任何错误

来源：The Joint Commission. 2015 National Patient Safety Goals. Available at：http://www.jointcommission.org/standards_information/npsgs.aspx. Accessed May 13, 2015

表 11.6 手术安全—术中检查清单

第一个关键点（实施麻醉之前的时期）
·鉴定患者的口头确认
·标记手术位置
·检查麻醉机器 / 麻醉药物
·检查过敏史、呼吸道、误吸的风险
第二个关键点（皮肤切口之前的时期）
·确定手术团队成员和职责
·确定识别患者、程序和手术切口部位
·在切口之前 60 分钟内管理抗生素预防
·预期关键事件中手术团队成员之间的交流
·酌情展示必要的成像
第三个关键点（切口闭合期间 / 患者离开手术室前的时期）
·确定程序
·对手术设备和附件的数量进行清点
·确定患者对于恢复期和管理的主要顾虑

来源：Centers for Medicare & Medicaid Services. Ambulatory Surgical Center Quality Reporting Program−Quality Measures Specifications Manual. Baltimore:CMS; 2012

表 11.7 医疗护理质量改进方案（SCIP）核心措施集合

·在手术切口之前 1 小时内所接受的预防性抗菌药物
·对于手术患者所选择的预防性抗菌药物
·在手术结束之后 24 小时内停止使用抗菌药物
·手术患者需要进行毛发去除
·手术后 1 天移除导尿管
·针对手术患者围术期的体温管控
·在围术期接受受体阻滞药的患者抵达之前，需要对其进行受体阻滞药临床观察
·提前对手术患者实施预防静脉血栓疗法
·在术前 24 小时到术后 24 小时，患者需要接受合适的静脉血栓栓塞预防指令

来源：The Joint Commission. Surgical Care Improvement Project Core Measure Set. Washington, DC: The Joint Commission; 2015

假设在围术期间最大的风险就是感染，那么对感染的控制预防就是最为重要的。感染控制规范与政策为管理手术安全准则奠定了基础。这些准则都经过实践的认证和考验，包括术前、术中、术后整个过程，将感染风险控制在最小。CMS 和国家承认的认证项目，对于保护性感染控制行为和顺应性检测需求制订了足够强大的强制性和符合标准。外科护理发展项目（SCIP）是由 CMS 赞助，与其他国家级组织合作所制订的项目，包括美国医院协会，该项目是 CMS 外科手术感染预防项目进行扩展所形成的。该项目的宗旨是通过检测组织机构与多种标准（这些标准会降低感染比例与推动患者安全）的符合程度来降低手术感染的风险（表 11.7）。

医院对于卫生保健从业人员的授权与资质审查都有非常严格、完善的程序。门诊手术机构应当采取某些措施和执行某些规范，需要确保获得执照或者认证、保证卫生保健从业人员获取恰当的培训和能力、机构设施可以提供高质量的服

务水平。对于那些支援提供卫生保健服务的人员，也需要进行恰当的训练、培训和监管，需要确保存在足够的人员可以提供足够的保健服务。相关政策和制度需要对工作人员的功能职责进行规范。同时，还需要通过足够明确的方式，对设施内的卫生保健从业人员和其他人员进行监督管理。关于任职资质与训练比较重要的一点是，在患者达到出院标准之前，至少要有一名医生为其提供服务，该医生需要具备先进的急救技术，如高级心脏生命支持需要随时准备好。在大多数州内，这是一项法律层面的要求，也是设施建设所必备的。

在门诊手术机构中实现医疗护理质量最为重要的，就是授权与资质审查。资质审查包含三个步骤，是对提供服务的个人进行评估和验证。机构设施对这些卫生保健专业人员的客观资质认证，需要创办明确且完善的规范政策。创办门诊中心，最重要的是卫生保健专业人员具有专业化知识和技能，并且需要满足职位的要求。机构设施需要为这些工作人员设定最小训练量、最小所需经验和其他要求。还需要有审查过程，将会对个人进行评估和审查，涵盖了教育、训练、经验、认证、执照和其他可以增强竞争力的部分。一些执照和认证标准可能会影响该领域内的某些特殊

要求，如医学教育背景确认、当前执照状态的确认、医疗责任保险的证明、国家从业人员数据库的搜索等。授权同样包含三个步骤。授权的目的是为了确定卫生保健人员如何执行的具体程序。对于组织机构来讲，首先要确定设施机构内可以提供的临床处理和治疗方案。接下来，组织机构要确定如何进行资质鉴定的规章制度，即那些卫生保健专业人员所需的训练和经验。除此之外，需要建立同业互查与持续监管，用以保证医疗护理质量，并且这些也可以用于机构内部重新授予证书或者重新授权的程序（表11.8）。

对于门诊手术机构来讲，同业互查是质量保证体系的重要组成部分。一个合适恰当的同业互查项目包含两个或者更多的医生，这些医生必须与机构没有直接金融利益上的关系，并且其具备的知识能力可以对该机构的实践范围进行审查。

组织机构必须针对患者评估提出相应的政策和指南。这些政策将会影响当今的患者病历以及医生对于这些患者的评价。这些指南也可以对术前评估进行概述，术前评估包括患者病历、健康体检、适当的诊断检测、麻醉护理规划、关于知情同意的规章制度。关于术中评估的政策规范应当制订，并且还应当涉及持续临床观察和注意麻醉监测。美国麻醉医师学会已经对术前评估、术中监测和麻醉术后恢复室监测方面创办了很多优化有效的政策。

若是机构选择为婴儿和儿童提供服务的话，那么需要高度注意，尤其是推动患者评估和对这类人群的护理进行特殊监测。

我们需要指出，患者评估程序有助于为门诊手术环境下患者进行适度性医疗选择合适的方案。这主要基于对患者状况进行负责任的评估、导致手术和麻醉管理更为复杂化的某些病变、患者的配合程度、特定的内在风险、设施机构提供设备的能力、医务人员提供预订服务的能力，所作出的负责评估。

针对麻醉计划、实施手术方面，机构需要建立一套规范来实现知情同意。需要将知情同意落实到书面上，并且在执行手术程序之前需要得到患者的同意。这类组织政策意味着，可以通过知情同意来解决预定麻醉问题和手术服务问题，他们可以在讨论风险、收益、可替代方案之后获取患者的同意，最终在医疗记录中进行登记。尽管医生可能在私人诊所中获得患者的知情同意书，那么机构也有必要制订书面政策，无论是门诊手术中心或者独立门诊手术中心都应当获取特定的知情同意书。

医疗记录必须清晰、完整、全面和精确。机构需要建立一套规章制度，即对医疗记录包括的内容进行归纳概述。医疗记录应当包含最近的病史、健康体检、相关进展记录、有效报告、实验报告、X光以及与其他医务人员的沟通交流。记录应当着重强调过敏史、多种药物反应、特殊药物清单、患者为了保证持续医疗护理所服用的药物剂量。需要针对活动记录的保存、停滞记录的取消、定期对记录数据进行翻阅、信息发布等方面建立某些书面制度。需要注意的是，对于医疗记录方面存在很多州、联邦的规章制度，尤其是对患者信息的披露方面。相关机构对于医疗记

表11.8 认证过程——资质鉴定的考虑标准

· 州执照
· 教育、培训、经验和成果的具体步骤
· 学会认证、学会成员资质或者在该领域内完成由ACGME承认的专业领域培训
· 失职罪与玩忽职守史
· 参与同行互查与质量审查
· 参与持续医疗教育
· 为其专业所报备的医疗事故保险
· 专业能力（包括使用新技术/程序的能力），应当包含教育、培训、经验、评估等方面，可以从下列部分进行评估： 　－是否遵守专业领域标准； 　－医院/门诊手术对于提供服务方面具备的权利； 　－亲自完成的培训课程、在医生已经完成各自程序后，对一定数量的案例进行监管，之后对相关工作训练经历进行观察

来源：Kentucky Board of Medical Licensure. KRS 311.595 Acceptable and Prevailing Medical Practices of Office-Based Surgery. Louisville, KY.

录方面的规章制度需要遵守州或者联邦的法规政策。

医师需要为出院病患负责，并且 / 或者为麻醉护理承担个人责任，这种情况仅仅在患者满足医生所定义的特定条件才会发生。这些标准应当由机构进行创办，并且以书面形式进行保存。除此之外，需要向患者提供书面指引以及紧急联系电话，这些都需要写入医疗记录中。并且机构同样需要设定标准，即只能将患者托付给那些接受过医疗护理相关知识的负责成年人。许多州的管理与认证组织都要求，相关医疗门诊需要在患者出院后及时与他们联系，需要确定他们的状态、是否遵循出院指引，目的是为了确保他们可以获得长期的医疗护理。机构设施需要确保它们的政策和制度与当地州、联邦的管理条例保持一致。

紧急事故处理与病患转移协议

尽管在门诊手术中心发生的紧急事故并不多，但是它们仍旧有可能会发生，因此我们需要创办某些书面政策和执行程序，用来确保有足够的人员、设备、程序可以应对可能发生的医疗事故或者其他风险。在最低限度上，应当存在用来处理紧急事故的书面协议，这不仅仅包括医疗事故，还包括内部与外部的灾害（包括但不限于飓风、龙卷风、火灾）。应当创立合适的政策和制度，用以确保在紧急事件发生时所有人员都具备相关应对经验以及准备好足够的设备进行心肺复苏手术。除此之外，书面协议也应当准备好，即当需要更多的应急服务时，我们需要及时并且安全地将患者转移至预定的门诊机构。这些协议应当包含与附近医院所签订的转移协议，或者设施机构内所有的设施手术的医生都被授予收留患者住院的特权。

临床护理

门诊机构需要为临床护理方面建立一系列政策、规章和制度。这些制度必须确保有足够胜任

资质的卫生保健专业人员可以发挥作用，并且需要在保证患者安全的前提下。相关政策与制度涵盖范围包括麻醉、手术服务、门诊所提供的其他辅助服务、门诊所使用的设施与设备。

机构协议需要确定可以在门诊内使用并且对患者适合的麻醉等级、手术流程、临床环境、人员的教育与培训、所配备的设备。美国麻醉医师学会已经为术后麻醉恢复室内的术前评估、术中监管、术后恢复三个阶段建立了比较完善的指导方针。这些政策需要解决患者的具体需求问题，同时还要确保患者可以尽最大努力克服术后痛苦、呕吐和其他不良反应，尽快恢复身体功能。需要创建某些政策，来确保个人实施麻醉师获取相关执照、资质足够、可以在其能力范围内实现工作职能。负责实施麻醉的非医生需要在麻醉师或者医生的监管下进行工作，除非州法律另行规定。需要为这些人员提供先进复苏技术方面的培训，如高级心脏生命支持技术，直到患者出院之前都应当随时准备好。

连续临床观察与保持警惕是保证安全麻醉护理的基础。对患者进行生理检测有助于麻醉类型的选择和患者的个人需求。关于此类监管的协议应当落实到书面上，并且应当成为整个麻醉计划的一部分。在最低限度上，对于氧气、吸痰器、复苏设备、应急药品的可靠来源需要建立一系列制度。在实施麻醉的地方，应当配备合适的麻醉机器和设备，并且需要保证对患者进行监管。所有的设备都应当按照制造规范进行维护、检测和检查。除此之外，还应当准备备用电源，用来确保在紧急情况下的患者保护。应当制订书面制度和政策来进行落实。

若是向婴儿或者儿童提供麻醉服务，那么需要制订特殊的政策和制度，即提供符合儿童标准的特殊设备、医疗方案、复苏设备。

机构设施需要创办相关政策，用以确保手术程序的实施人员必须获得合适的所在州的执照。必须贯彻执行这些政策程序，确保卫生保健专业人员可以在其职责、训练、擅长领域范围内实施医疗方案。如果可能的话，这些程序需要足够持

续时间和复杂，需要保证患者在 24 小时或者所在州法律规定的时限内恢复并且出院。同时，必须处理那些已经之前接受过类似医疗方案的患者，并且针对那些可能更适合其他治疗环境的患者，应当建议他们转去合适的治疗环境，如医院住院环境。

如果实施激光手术的话，我们需要对激光安全性、培训、训练等层面建立书面规章制度。必须符合 ANSI ZI 36.3 激光安全条例与卫生保健机构规范。美国职业安全与卫生署（OSHA）与其他大部分国家认证组织、所在州医务委员会一样，要求遵循这些标准，这也同样适用于所有门诊手术机构——包括医院设施、独立中心、门诊手术中心等。对于相关设备的安全检查和预防性检修的证明，应当保持实时更新。需要对此建立相关政策，为激光手术提供一个安全的使用环境（表11.9）。

表 11.9　激光安全政策与运行程序

• 培训：制订激光安全负责人
• 授予证书：要求能力资质检测与实际操作培训项目
• 眼部保护
• 烟雾疏散
• 火灾防护
• 激光计程仪
• 能力再维护

设施与设备

在创办门诊手术机构或者独立手术中心之前，有必要与当地卫生保健权威部门和州医务委员会进行沟通，对相关政策指引进行了解。国家认证组织，如 AAAHC 会提供额外的信息支持。美国疾病控制与预防中心、美国公共卫生服务卫生医疗设施建筑与工程办公室、美国消防协会也会为设施建设提供相关的信息支持。

手术机构应当存在多种样式和设计款式。有一些相当复杂，与医院手术机构很相似。还有一些就是办公室、检查中心、手术操作室的集合。

不管选择何种样子的设计，我们都必须确保门诊设施的筹建需满足患者安全、保证医疗质量、符合国家标准、满足所在州和联邦管理条例的要求。

手术单元的尺寸也是多样化的。有许多人可能认为 6 m×6 m 是最佳尺寸，他们主要考虑这种尺寸可以允许医生和手术操作人员更容易在手术期间移动。一些其他设备，如激光机或者抽脂手术设备等，可以在房间内不限制其功能性运动的前提下添加。还有一些地方，房间尺寸是由当地或者州政府进行管控的。

需要将门和走廊的位置提前考虑好。当发生紧急情况时，需要确保足够空间可以快速疏散担架患者。1.2 m 是最佳尺寸。在建设门诊手术中心和门诊手术设施过程中所使用的材料，必须是容易清洁和消毒的。吊顶天花板存在空隙，可能会存在灰尘，并且不容易清洗。但是光滑的、塑料覆盖的吊顶天花板，如在食品准备区所使用的，可以很容易进行清洗和消毒。由于墙或石膏构成的天花板，可能有些昂贵，但是会更加耐用。

可以使用多种类型的墙面材料。但是，完工后需要确保耐洗，并且需要对火焰蔓延和烟雾产生层面存在限制条件。有一些地区和市区对于手术中心的室内装修存在规定。应当在规划和设计阶段，尽早与州卫生局和当地建筑行业权威机构进行沟通联系，提前确定相关要求。若存在疑问，可以参考 NFPA 准则。

尽管安装瓷砖成本要高于喷涂或者塑料覆盖的墙面，但是大部分人仍然感觉瓷砖更加耐洗，外观更加吸引人。但是，瓷砖如果受到重物打击会产生掉落或者裂纹。这类瓷砖应当尽早移除，否则裸露的墙面会吸引粉尘，藏匿微生物。

灯光需要提供足够的光照，确保最精致的程序也可以实施。手术机构的光照标准，应当参照美国工程照明协会（IES）医疗保健委员会的标准实施。该协会建议，在整个手术室应当保证 60 m 烛光的整体照明条件。当手术区域距离灯罩超过 12.8 m 远和灯罩覆盖区域超过 7.25 m^2 的范围时，最小光照条件需要达到 762 m 烛光的强度。

尽管光照是多种颜色集合体，并且也确实存在多种光源色。若温度升高时，颜色将会从红色变成黄色，接下来是白色甚至青白色。温度由凯氏度数进行测量（仅供参考）。相关研究显示，大部分医生倾向于 5 000 度的光照条件。这大概相当于正午阳光的颜色。

应急照明、电路系统与应急电源

手术设施中的电路系统相当重要。在手术室中所使用电力设备越复杂，产生与之相关的结果的可能性就越多。强振是最普遍的现象。这是由于电流通过皮肤穿到人体所导致的。这主要是因为电源不接地或者绝缘缺陷，从而导致医生或者患者来承担导地的角色。强振，换句话说，如果这些电流绕过皮肤隔绝直接作用到心脏时会发生。因此，尽管是较小的电压也是非常致命的，这可能导致心室颤动。

在一些地理区域内，门诊手术设施的电路系统都是由各州直接管理的。还有一些地区，门诊手术设施的电路需要与其他建筑或者机构进行分隔。其他领域没有任何限制。建议与电力工程师进行沟通，制订电路平面配置图，确保与当地建筑准则保持一致。

必须对电力的潜在损失、电力损失情况下实施手术的能力、执行紧急修复的能力进行考虑。提前准备好发电机，在电力出现故障时为整个门诊或者手术区域供电。汽油、柴油发电机需要经常维护。天然气发电机组看起来更加可靠，要求维护次数也较少。在门诊设施内，医生可能并不想承担太重的发电机成本。如果认证机构或者当地制度没有要求的话，电动倒相器是一个不错的替代物。电动倒相器将直流电转换为交流电，从而提供 60 周期的 117 伏电源。同时倒相器还会对线路电压进行监控，当有任何变化时，可以瞬间激活提供服务。

手术必须在清洁、适当的环境中实施。手术室的通风环境必须兼顾患者和工作人员的舒适健康。温度的极端变化、麻醉气体的毒素累积、空气细菌的传播，都不会是令人满意的手术室环境。通风环境相当重要，如何构成完善的通风系统也是经过广泛讨论的。

大多数州对于门诊手术中心手术室的通风系统都有具体的规定。这些规定通常会包括，进入手术室的空气需要经过机械过滤器进行过滤，至少 95% 的有效率，即将 1–5UMN 的颗粒过滤出去。在空调器系统之前应当设置前置过滤器，会提供 25% 的效率。手术室内的空气应当每小时更新至少 25 次，其中至少有 5 次是新鲜空气。除此之外，在手术室中应当属于正气压环境。在手术和侵入性治疗室内，相对湿度应当在 20%~60%，这是由美国国家标准学会和美国医疗工程师学会规定的。30%~60% 的相对湿度指标已经用了很多年，直到可燃性麻醉药剂的广泛使用。现在存在某种担忧，即手术室内的相对湿度少于 30% 可能会引起静电火花，这可能会引发易燃性麻醉气体药剂的燃烧风险。

许多认证组织已经认识到，通风条件的类型是否与手术环境相符，会产生显著变化，并且这可能通过多种方式来实现。AAAHC 标准规定，必须提供恰当的通风环境。合适的通风环境被定义为，按照这种方式设计和配备的手术室可以确保手术室内所有人员的安全。治疗手术患者的安全环境保障措施包括防止患者交叉感染、实现环境控制保障安全、卫生环境。

计划创建的环境类型以及计划实施的手术程序，都需要对所在州或城市的规章制度进行考虑。如果您不期望建立复杂的通风过滤机制，那么您必须配备对机械设备设计相当有经验的机械维修工程师。可以在门诊设计特殊单元，不仅可以提供最大过滤方案，还可以实现温度与湿度控制。

在手术室和恢复室区域还应当设立检测设备，可以对脉搏、血压、心电活动、脉搏血氧饱和度进行检测。可以由操作人员或者自动记录设备对这些数据进行记录。

对于急性紧急医疗事故，如心搏骤停、过

敏反应、与过敏反应相关的痉挛等，需要建立合适的处理治疗机制。建议，患者的药物清单应当包含美国心脏协会推荐的治疗急性心脏疾病的药物。除了药物意外，急救车上也应当配备紧急静脉注射设备、用于紧急气道处理的药物和设备。商用急救车上也应当配备便携式工具箱，这在门诊手术设施中相当有用。

医用气体和医疗抽吸设备也是手术机构环境中的一部分。氧气、一氧化二氮（麻醉气体）、氮气、压缩空气是比较有用处的气体。也应当对抽吸设备进行考虑，该设备会与医用气体一起使用。

门诊手术设施还会用到多种杀菌设备。设施内可能会配备蒸汽高温杀菌器或者气体消毒器，这些可以安装在操作台上。这些器材可能会比较小，为了对大型手术所使用的器械进行消毒灭菌，可能需要几个循环时间。在大型独立手术中心可能会使用更大的蒸汽杀菌器。杀菌器会配备合适的通风系统，需要满足 OSHA 要求。无论选择何种杀菌器，都需要进行定期检查，确保设备可以正常发挥作用。微生物杀菌器检查至少每个月 1次，并且每次检查都应当进行文件记录。对这些设备的合理使用、维修保养、灭菌记录需要建立一套制度。

用于恢复的区域可能会比较小，这主要依据预期患者多少来决定。可能会配备单独隔间来保证隐私。在其他情况下，可能会使用窗帘来进行空间隔离。在这里需要遵守的一项准则是对于恢复期患者来讲，需要为他们配备足够有经验的人员，直到这些患者完全清醒。看护呼叫系统可以在"疗后护理"恢复区域安装，这样那些处于家庭成员短暂看护的患者在有需要时可以呼叫工作人员。但是，在术后麻醉恢复期间，中心工作人员需要仔细检测。需要准备合适的检测设备和心肺复苏设备。当患者进入术后麻醉恢复期后，他们可以转入疗后护理恢复区，在那里他们的家人可以帮助照顾看护，直到出院。关于患者检测系统和出院标准，应当设立具体机制。美国麻醉医师学会指南对于建立具体政策和制度非常有帮助。

小 结

关于创建门诊手术设施的两大标准，就是医疗护理质量与问责机制。在建设手术机构期间，您需要确保满足社区标准，并且还需要处理安全性与公信力方面的问题和挑战。可以借助于相关政策与制度，来解决关键管理问题和医疗护理质量问题。您的任务就是建立相应的流程，包括如何与国家标准保持一致、提供同行评议、提供成本效益较高的医疗护理、建立良好的医患关系环境。

推荐阅读

Accreditation Association of Ambulatory Healthcare. AAAHC Accreditation Handbook for Ambulatory Healthcare. Skokie, IL: AAAHC; 2013

American Academy of Orthopaedic Surgeons. Wrong-Site Surgery. Information Statement 1015. Available at: http://www.aaos.org/about/papers/advistmt/1015.asp. Accessed May 13, 2015

American Association for Accreditation of Ambulatory Surgical Facilities, Inc. Procedural Standards and Checklist for Accreditation of Ambulatory Surgical Facilities. Available at: http://www.aaaasf. org/Surveyor/asf_web/PDF%20FILES/PROC%20Standards%20 and%20Checklist%20Version%203.pdf. Accessed May 12, 2015

American Association of Nurse Anesthetist. Standards for Office-Based Anesthesia Practice. Available at: http://s://www.aana.com/resources2/professionalpractice/Documents/PPM%20Office%20 Based%20Standards.pdf. Accessed May 12, 2015

American College of Surgeons. Guidelines for Optimal Ambulatory Surgical Care and Office-Based Surgery. Chicago: ACS; 2000

American College of Surgeons. [ST-41] Statement on ensuring correct patient, correct site, and correct procedure surgery. Available at: http://www.facs.org/fellows_info/statements/st-41.html. Accessed May 13, 2015

American Medical Association. Board of Trustees Report 13-A-01, Patient Safety and Office-Based Surgical Facilities and Standards of Care. Annual Meeting, Chicago, July 2001

American National Standards Institute. Z136.3 (2013) - Safe Use of Lasers in Health Care Facilities. Washington, DC: ANSI; 2013

American Osteopathic Association. Draft: Policy Statement: Office-Based Surgery. Chicago: AOA; 2001

American Society of Anesthesiologists. Guidelines for Office-Based Anesthesia. Schaumburg, IL: ASA; 1999

American Society of Anesthesiologists. Office-Based Anesthesia Considerations for Anesthesiologist and Setting Up and Monitoring a Safe Office Anesthesia Environment. Schaumburg, IL: ASA; 2000

American Society of Anesthesiologists Task Force on Operating Room Fires, Caplan RA, Barker SJ, et al. Practice advisory for the prevention and management of operating room fires. Anesthesiology 2008;108(5):786–801

Andrews L. Office-based surgery - The doctor is in, and more boards are watching. J Med Lic Disc 2001;87(3):99–103

Association of Operating Room Nurses (AORN). Perioperative Standards and Recommended Practices, 2013 Edition. Denver, CO: AORN, 2013

Beason WH, Tobin HA. Developing a Practice in Ambulatory Surgery. New York: Thieme Medical Publishers; 1993

Bennett G, Kassai M. Infection Prevention Manual for Ambulatory Surgery Centers. Washington, DC: APIC; 2011

Centers for Medicare & Medicaid Services. State Operations Manual, Appendix L, Guidance for Surveyors: Ambulatory Surgical Centers. Available at: http://www.cms.gov/ Regulations-and-Guidance/Guidance/Manuals/downloads/ som107ap_l_ambulatory.pdf. Accessed May 12, 2015

Current issues in dermatologic office-based surgery. Joint American Academy of Dermatology/American Society of Dermatologic Surgery Liaison Committee. J Am Acad Dermatol 1999;41(4): 624–634

Drake LA, Ceilley RI, Cornelison RL, et al. Guidelines for care of office surgical facilities. Part II. Self-assessment checklist. American Academy of Dermatology. J Am Acad Dermatol 1995;33 (2 Pt 1):265–270

ECRI Institute. New clinical guide to surgical fire prevention: patients can catch fire-here's how to keep them safer [guidance article]. Health Devices 2009;38(10):314–332

Forbes S, Stephen W, Harper W, et al. Implementation of evidencebased practices for surgical site infection prophylaxis: results of a pre- and post intervention study. J Am Coll Surg 2008;207(3):336–341

Guidelines for care of office surgical facilities. Part I. J Am Acad Dermatol 1992;26(5 Pt 1):763–765

Hall J, Lawrence L. Ambulatory surgery in United States, 1996. Adv Data 1998;(300):1–16

National Fire Protection Association (NFPA). NFPA 99: standard for health care facilities. Quincy, MA: NFPA; 2012

New York State Public Health Counsel. Clinical Guidelines for Officebased Surgery. Albany, NY: New York State Department of Health; 2000

Pellman T. Office-based surgery and public safety: what are state medical boards doing to protect the patient? J Med Lic Disc 2011;87(2):47–51

Sutton JH. Office-based surgery regulation: improving patient safety and quality care. Bull Am Coll Surg 2001;86(2):8–12

The Institute for Medical Quality. Accreditation Standards for Ambulatory Facilities. San Francisco: Institute for Medical Quality; 2000

The Joint Commission. 2015 National Patient Safety Goals. Available at: http://www.jointcommission.org/standards_ information/npsgs. aspx. Accessed May 13, 2015

The Joint Commission. Accreditation Manual for Office-Based Surgery Practices. Oak Brook, IL: The Joint Commission; 2005

Title 42 CFR 416, Ambulatory Surgical Services. Available at: http://www.gpo.gov/fdsys/pkg/CFR-2004-title42-vol2/pdf/ CFR-2004-title42-vol2-part416.pdf. Accessed May 13, 2015

World Health Organization. WHO Guidelines for Safe Surgery 2009. Available at: http://whqlibdoc.who.int/ publications/2009/9789241598552_eng.pdf. Accessed May 13, 2015

12 面部整形外科循证医学

作者：Lisa E. Ishii，John S. Rhee
翻译：丁　伟　　审校：刘蔡钺

引　言

　　21 世纪被描述为"患者的世纪"。被认为是循证医学之父的大卫·萨克博士（David Sacket）将循证医学描述为"明确且明智地使用现有的最佳证据，结合个人临床专业知识，患者的偏好和价值观从而决定个人患者的照顾。"[1]大多数医疗和外科治疗都有其利弊。EBM 通过考量在以患者价值观念和偏好为背景下的证据来弥合证据与患者价值观念之间的差距。对实践中持续的无意的变化的担心[2]，对颇有知名度的医学研究可信度的质疑[3]，以及不必要的医疗服务的增长[4]都进一步激发了确保提供高价值护理的积极性。面部整形手术界已经接受了 EBM 的实施，这一点也通过我们期刊中手稿证据越来越多的趋势证明了。

　　但在实践层面上，个人提供者可能会怀疑为什么面部整形外科医生在实践 EBM 上的评估和承诺会那么重要。在面部整形手术的专业中，有一些领域被认为是软科学，其中主观美学成果是感兴趣的主要结果。然而，即使在我们的专业范围内，我们也有机会通过衡量证据来为我们的患者提供最高质量的护理。以循证方式实践的第一步就是熟悉 EBM 的语言，了解其偏见和局限性[5]。本章阐述了面部整形医生常见的实用案例和情景方法的 EBM。

案　例

　　一名 45 岁女子怀疑鼻呼吸道阻塞，她描述为两侧鼻腔都阻塞。当平躺着的时候感觉更是糟糕，而当她用手拉扯两侧脸颊以此来打开鼻腔时，才会觉得好点。她告诉医生需要计算机断层扫描（CT）来评估鼻窦炎，因为她的初级保健医生在她发生鼻塞时总是检查 CT。她还表示她需要手术打开她的鼻腔。她的同事也有类似的问题，在做了一个隔膜成形术和鼻腔瓣膜重建后，成效良好。所以很多患者都喜欢这类外科手术。

EBM 的要素

　　EBM 不应该被视为替代医学的古典教义。其核心在于，EBM 的翻译实际上需要考虑三个重要的概念：最佳研究证据，提供者的临床专业知识和患者价值观念（图 12.1）[1, 6, 7]。嵌入这些概念的假设是，一个坚持从 EBM 假设设计的研究中推荐的医生对于有关证据的水平有足够的理解，具有应用该建议的临床经验，能敏感地获悉患者的自决，自主，文化 / 精神信仰[8]。这些EBM 哲学原则允许基于个体医师和患者间冲突和关系的情况下对患者护理有变化。毫无疑问，从精心设计的研究中得到的科学建议提高了我们的医疗保健水平和生活水平。然而，应用科学本身的行为是一种以同情、创造力、经验、精湛的技能和奉献精神糅合的艺术。EBM 提供外部信息，但并不代替用于应用此类信息的智慧和专家——一个帽子不适合所有人。EBM 不应该被视为取代传统医学的食谱药物；EBM 本身促进了以独特，耐心定制的方式提供安全疗法的规定，以充分欣赏医学的艺术[10, 11]。

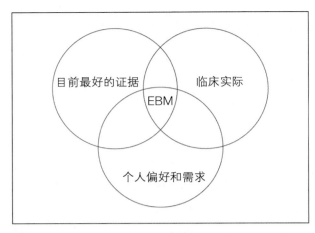

图 12.1　循证医学

面部整形手术当前最佳证据

　　"当前最佳证据"通常被误认为是具有高度证据的随机对照试验（RCT）或其他研究的代名词。有关常见的评估证据系统的详细描述将在本章后面进行说明。更高水平的证据反映了为了限制偏见，而做的研究设计的严格性，并以清晰的方式科学地回答问题。然而，必须要谨慎的假设，给定的临床问题的更高水平的证据总是更好的证据。

　　此外，选择进行研究的干预类型可能存在固有的偏差；一定的干预措施可能会使［患者和（或）观察者］感到盲目，从而达到更高水平证据的目的，但干预措施本身可能不一定是对该条件的最佳干预。然后，第三方付款人或其他利益相关者可能会错误地得出结论，即这种选择的干预措施是"最佳"干预措施，实际上可能存在"更好"的干预措施。这无法在 1 级研究设计中进行研究。

　　真正努力了解 EBM 效用的医师会将其他级别的证据作为患者护理信息的良好来源，事实上，精心设计的队列研究可能会报告 RCT 提供的类似结果。通过病例报告，病例系列，队列研究，不加控制的实验，无争议的专家观点或基础科学研究，所有这些将会带来知识的进步。

证据等级

　　根据研究偏向的敏感性和研究设计的严谨性，证据水平（LOE）指标将证据按照最强到最弱的层次进行分层。一个常见的证据系统是牛津循证医学中心（OCEBM）的 LOE 系统。在这个系统中，最高的证据是由 1 级指定的，最低的证据被认为是 5 级（表 12.1）[12]。LOE 名称仅适用于临床研究。

表 12.1　证据水平

水平	治疗 / 预防或病因 / 危害研究	预后研究
1a	随机对照试验（RCT）的系统评价（SR）	预期的 SR 队列研究
1b	个人 RCT	个人预期队列研究
2a	队列研究的 SR	回顾性 SR 队列研究
2b	个人队列研究	个人回顾性队列研究
2c	研究结果	研究结果
3a	病例对照研究的 SR	
3b	个人病例控制研究	
4	系列案例	系列案例
5	专家意见	专家意见

　　系统评价是根据旨在尽量减少偏见的严谨科学研究方法进行的评估。应提供明确的检索标准和数据提取指南，以便对审查进行独立验证。以先验设计的透明方法，在允许偏差和随机误差存在一定限度的风险情况下，系统评价调查意图是可重复的[13]。荟萃分析是结合不同研究结果的统计方法，如果数据被认为足够相似，则可以对来自系统评价的组合数据进行荟萃分析（图 12.2）。

　　RCT 被认为是最好的研究类型，因为它们提供了确定治疗和结果之间是否存在因果关系的最严格的方法（图 12.3）[14]。如果其他研究设计可以显示干预措施和结果之间的联系，那么他们便不能排除一个未被发现的混杂变量造成这种联

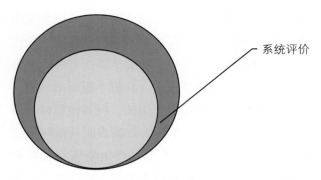

图 12.2 元分析不等同于系统评价

系的可能性。随机化提供了一个保证水平，两组在除了收到干预措施这项以外，其他各方面都是可比较的。干预和控制组在我们所知道的事情中是等同作用的，在我们不知道的事情所起的作用更是重要的。

RCT 有许多原因，包括伦理和患者招募问题，隐瞒限制和盲目本身。然而，存在用于将这些限制最小化的方法，因此外科手术 RCT 肯定是可行的[15]。此外，RCT 可能没有必要或适当地回答许多问题，著名的降落伞示例"降落伞用于预防死亡和主要与重力挑战相关的创伤"，则用幽默的方式说明这个情况[16]。而 RCT 显然是有价

值的，其他来源的证据存在表明了 EBM 不等于 RCT。

观察研究有两种：分析和描述。分析观察研究是病例控制和队列研究。描述性观察研究包括案例系列，病例报告和专家意见。一般来说，观察性研究有助于识别联系，但是受到对外来因素控制不严的限制。观察性研究本质上更有偏见和混杂的风险。

偏差是统计量实际上代表其估计的人口参数的程度。混淆是中间效应的存在：事件和效应之间的关联是真实的，但是通过或与另一事件相关联。在队列研究中，一组被选择表明感兴趣的群体的受试者将在一段时间内被进行研究[17]。研究开始时，受试者无疾病。在不同的时间点，收集关于利益结果和风险因素的数据。队列研究可能是预期性或回顾性的。在预期性队列研究中，研究的进行从现在持续到将来。这些研究可能需要很长时间，并且昂贵，因为人们在等待会出现有趣的结果。回顾性队列研究从过去到现在的时间点看，并且受依赖于主体记忆或数据记录的限制。

病例对照研究是根据受试者是否有感兴趣的结果或疾病而进行研究的研究。那么暴露于感

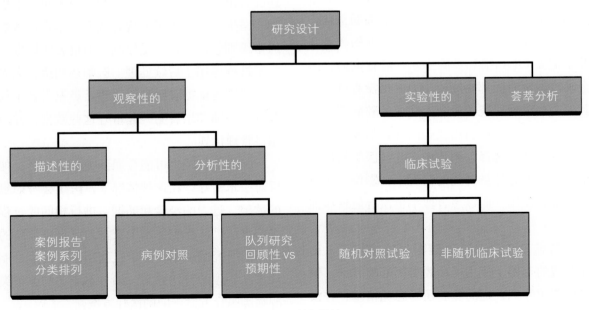

图 12.3 研究设计

兴趣的危险因素就是案件的对象进行比较，没有控制的对象。这些研究对相对较快，并且能够立即研究多个感兴趣的风险因素是有利的。对罕见疾病来说，也算是不错的研究。而对那些常见的曝光的病理和急需答案的问题来说，也是大有裨益！如果报告了患者因为面部使用了全新的填充剂而出现严重过敏反应的病例，即便这样的病例少之又少。此时，一个病例对照研究就会是针对此类问题又快又好的回答。这种研究的一个明显的缺点就是不能立即研究多种疾病或人们感兴趣的结果。

案例系列虽然提供较低级别的证据，但可用于产生关于联系的假设。这些假设可以用较高级别的研究设计进行研究，以进一步研究因果关系。这种研究的主要限制是缺乏对照组。一个好的案例系列将包括以下要素：①一个明确的问题；②明确的纳入／排除标准；③定义的时间段；④有效和可靠的结果；⑤清晰的方法论；⑥预期性评估。

案例示例

回到患者的一个例子，一名 45 岁的女性鼻阻塞，记录了证据水平，便可以以循证方式来研究她的病例。医生已经清楚了她的偏好：她想要 CT 扫描，想要一个隔膜成形术和鼻腔瓣膜重建。但从临床经验来看，医生知道每位鼻塞的患者其实并不需要 CT 扫描和鼻腔手术。经查询后，医生会确定她没有面部疼痛或压力，也没有鼻引流或其他需要成像研究的鼻窦疾病或鼻腔病理学症状。该患者的病例被引用在美国耳鼻咽喉头颈外科学院的"智慧选择"列表中，并且医生指出，甚至在常规的急性鼻窦炎的情况下，影像学研究也不被推荐使用，而该患者似乎也没有显现该症状[18]。

该名患者在其初级保健医生的建议下，已经在合规的基础上使用了鼻腔类固醇喷雾剂。但虽然使用了喷剂，她的鼻腔还是感觉堵塞，并没有好转的迹象。并且医生注意到她还有隔膜偏斜和鼻阀弯曲的症状。医生询问是否有其他诊断性研究是有序的，并指出，在关于鼻阀弯曲的诊断和管理的临床共识声明中，共识小组得出结论，内镜检查和摄影可能是有用的，但其他影像学研究并没有用[19]。当存在的数据表明从治疗或诊断的范例产生的效果不足以产生临床实践指南（CPG）需要的足够高的水平时，临床共识声明被用来（CCS）代替临床实践指南。CCS 之前的功能性鼻窦炎或鼻腔修补术的系统评价大多来源于个体队列研究中 4 级病例系列数据和少量具有较高级别如 2b 的数据[20]。

医师了解缺乏比较组的 4 级病例系列数据的局限性，而且带有偏见和混淆。此外，医生充分认识到，仅仅根据这些低水平的数据，是不能得出关于鼻瓣重建对患者治疗结果的影响的一些结论的。医生至少应该在系统评价里确定两个队列研究，并回顾纳入比较组的重要性。

考虑到这些数据，医生综合临床专业知识，患者的价值观和证据。再回顾以前具有相似解剖结构的患者，他们在鼻腔重建和隔膜成形术后鼻阻塞都得到了改善。如前所述，在 EBM 的要素中，医师必须能够将他／她的经验水平，过去的训练和舒适度纳入到治疗特定病症中。在这里描述的特定患者示例中，医师知道患者对手术感兴趣。医生会进一步了解现有数据，尽管这些数据通常级别较低，且不受控制，但也表明影像学研究不被推荐用于后续处理。医师还知道，大多数较低级别的证据表明鼻瓣重建后鼻塞得到了很大改善。医师和患者会一起审查这些数据，并一起制订管理计划。

又或者，医生可能会遇到类似的患者，他们反对手术治疗。在这种情况下，医生会考虑患者的欲望，过去的经验和证据，进行相同的过程。医师承认，从鼻腔手术中获益的证据是较高的偏倚风险研究的证据。鉴于这些信息，医生可能建议手术管理的替代方案，如与不成功的鼻型类固醇喷雾医疗方案不同的医疗方案。

小　结

EBM 正在考虑现有证据，个人经历和患者偏好，并将所有三项纳入确定推荐的一项治疗计划中。这是为患者提供最高价值护理的一种手段——所有面部整形医生共有的目标。

参考文献

1. Sackett DL, Rosenberg WM, v JA, Haynes RB, Richardson WS. Evidence based medicine: what it is and what it isn't. BMJ 1996; 312(7023):71–72

2. James BC, Hammond ME. The challenge of variation in medical practice. Arch Pathol Lab Med 2000;124(7):1001–1003

3. Ioannidis JP. Contradicted and initially stronger effects in highly cited clinical research. JAMA 2005;294(2):218–228

4. James BC, Savitz LA. How Intermountain trimmed health care costs through robust quality improvement efforts. Health Aff (Millwood) 2011;30(6):1185–1191

5. Rhee JS, Daramola OO. No need to fear evidence-based medicine. Arch Facial Plast Surg 2012;14(2):89–92

6. Dickersin K, Straus SE, Bero LA. Evidence based medicine: increasing, not dictating, choice. BMJ 2007;334 Suppl 1:s10

7. Burton MJ. Evidence-based medicine and otolaryngology-HNS: passing fashion or permanent solution. Otolaryngol Head Neck Surg 2007;137(4 Suppl):S47–51

8. Daramola OO, Rhee JS. Rating evidence in medical literature. Virtual Mentor 2011;13(1):46–51

9. Stewart MG, Neely JG, Paniello RC, Fraley PL, Karni RJ, Nussenbaum B. A practical guide to understanding outcomes research. Otolaryngol Head Neck Surg 2007;137(5):700–706

10. Colgan R. Is there room for art in evidence-based medicine? Virtual Mentor 2011;13(1):52–54

11. Haynes RB. What kind of evidence is it that Evidence-Based Medicine advocates want health care providers and consumers to pay attention to? BMC Health Serv Res 2002; 2:3

12. Centre for Evidence-Based Medicine. Oxford Centre for Evidencebased Medicine-Levels of Evidence (March 2009). Available at: http://www.cebm.net/oxford-centre-evidence-based-medicinelevels-evidence-march-2009/

13. Cook DJ, Mulrow CD, Haynes RB. Systematic reviews: synthesis of best evidence for clinical decisions. Ann Intern Med 1997;126(5):376–380

14. Straus S, Haynes B, Glasziou P, Dickersin K, Guyatt G. Misunderstandings, misperceptions, and mistakes. ACP J Club 2007; 146(1):A8–9

15. McCarthy CM, Collins ED, Pusic AL. Where do we find the best evidence? Plast Reconstr Surg 2008;122(6):1942–1947; discussion 8–51

16. Smith GC, Pell JP. Parachute use to prevent death and major trauma related to gravitational challenge: systematic review of randomised controlled trials. BMJ 2003;327(7429):1459–1461

17. Levin KA. Study design IV. Cohort studies. Evid Based Dent 2006;7(2):51–52

18. Robertson PJ, Brereton JM, Roberson DW, Shah RK, Nielsen DR. Choosing wisely: our list. Otolaryngol Head Neck Surg 2013; 148(4):534–536

19. Rhee JS, Weaver EM, Park SS, Baker SR, Hilger PA, Kriet JD, et al. Clinical consensus statement: Diagnosis and management of nasal valve compromise. Otolaryngol Head Neck Surg 2010; 143(1):48–59

20. Rhee JS, Arganbright JM, McMullin BT, Hannley M. Evidence supporting functional rhinoplasty or nasal valve repair: A 25-year systematic review. Otolaryngol Head Neck Surg 2008;139(1): 10–20

13 审美面部分析

作者：R. James Koch，Matthew M. Hanasono
翻译：丁　伟　　审校：刘蔡钺

引　言

面部美容外科手术要求外科医生在任何干预之前对目标结果有明确的视野。因此，面部手术前的分析对于最终的结果与谨慎的手术技术和周到的术后护理一样至关重要。面部手术需要深入了解"正常"的脸部。面部整形手术的综合评估也取决于理想审美的知识水平，因为它受到年龄、性别和身体类型以及文化和当代的面部美学潮流的影响。如果目标是恢复年轻的外观，外科医生则需要了解与老化有关的面部变化。

为了使脸部具有吸引力，外科医生必须确定问题领域和手术的优先级。在术前面部分析中，医生必须考虑皮肤和皮下组织的厚度和纹理，骨骼结构和由面部肌肉组织的模仿动作造成的皱纹。由于老化而造成的变化必须进行评估和预期。每位患者的术前分析都是不一样的，解决问题的方法必须符合其具体需求。

面部美学的关键概念包括平衡、比例、对称性和和谐。它是平衡和比例的面部特征的组合，而不是我们等同于面部美容的任何一个特定的特征。在脸部评估中应该记住一点，面部比例规则的例外有时会在美丽的脸部遇到，呈现出独特而令人惊喜的不对称。在进行任何干预之前，应向患者指出不对称，以便让患者了解到这并非手术引起的。患者应该被告知有些不对称是不能通过手术矫正的。当面部两侧相一致，并且与身体其他部位相称时，此时看上去才会非常和谐。对外科医生的挑战是修改面部外观，有时采取的主要方式是有效隐藏面部的切口，并且改变患者的特征但不产生"已操作"的外观。

面部美容

历史观

自古埃及时代以来，美学面部手术的理想已被描绘成艺术。然而，现代面部分析则开始于希腊。希腊艺术学家和哲学家分析了美丽的认知，建立了理想的面部比例和和谐的既定标准。文艺复兴时期的艺术家和解剖学家受到希腊人的强烈影响，继续研究美学比例。达·芬奇的作品以其理想的面部比例而闻名。他对面部解剖学的研究包括面部平衡存在的概念，即面部可以分为三等份，从前额发线到鼻根，鼻根到鼻底，鼻底到下巴。

现代概念

面部美容的一些概念贯穿于时间和文化之间，而其他概念则有所不同。在我们的文化中，电视、杂志、互联网和电影似乎最大地影响着我们对美的看法。审美理想的时间差异可以通过观察近几十年的流行媒体来窥见。

各种社会学研究表明，审美品位至少有一些文化差异。在 Martin 的一项经典研究中[1]，黑人女性杂志上的一些模特照片，在讨论他们的面部特征时，有些人认为她们是典型的黑人特征，几乎没有白人特征的一点影子；但也有一部分人认为她们是典型的白人特征。然后这些模特被 50 名美国白人男大学生、50 名非裔美国黑人男性和 50 名尼日利亚黑人男大学生依据面部美丽程度进行排名。美国白人和非洲裔美国黑人对她们的美丽排名显示与更多白种人特征、更少黑种人特征呈正相关。尼日利亚黑人男大学生给出的美丽排名则正好相反。马丁的研究表明，尽管美国社会的美学文化标准是由多种族组成，但与当时主要依靠黑人面部模特的非洲社会不同，无论是现在还是美国的美学文化标准都是单一的。其他的研究表明跨文化美学之间的文化交流可靠性很高，这也表明某些被认为是具有吸引力的特征，是与种族和文化背景无关的。

越来越多的近期研究试图以更客观的方式来设计面部美容。它试图界定似乎具有生物预定性和跨文化特征的偏好。Langlois[2]等显示，婴儿的倾向大概不反映文化特定的美丽标准，他们更倾向于观察被认为更有吸引力的成年人脸部。在随后的成年人研究中，朗格洛斯（Roglois）和罗格曼（Roggman）表示，计算机生成的面孔是许多面孔的复合体。这些面孔在实际的男性和女性受试者的任何一个特征都被认为是具有吸引力的。这项研究表明"平均"特征（在尺寸、形状、位置和比例方面贴近规范的那些）是面部美容的典范。

Perrett等[4]发现，受试者喜欢计算机生成的有吸引力的女性面孔是由很多平均女性面孔复合形成的。男性受试者喜欢漫画人物，因为漫画人物中有吸引力里的复合面孔和平均面孔之间的差异增加了50%。这种偏好在英国人评价英国人的脸，日本人评价日本人的脸，以及英国人评价日本人的脸时都有发生。英国和日本的女性也更喜欢更具吸引力的"复合"面孔的男性，但他们不喜欢同样是复合出来的漫画人物。在女性脸上发现更有吸引力的特征包括大眼睛、高颧骨、尖下巴和小 V 脸。

老化面部外科手术的效果

最近的研究集中在人们在美容面部外科手术后是否有减龄的感受。Chauhan等[5]评估了60例接受老化面部手术三种组合的患者：①面部和颈部；②面部和颈部加上、下眼睑成形术；③面部和颈部加上下眼睑成形术外加额头提形。评估者审查术前和术后照片，并估计感觉年龄变化（按时间顺序和估计之间的差异年龄）。报告显示，手术后患者总体比实际年龄看上去小八九岁。意料之中的还有，接受了所有三种老化面部手术的患者都有最显著的"减龄"的结果。

Zimm等[6]也评估了年龄变化的程度，但额外评估了老化面部皮肤术后"吸引力"的提升。连续49例患者的术前和术后照片由50位不知情的评审员评分。报道显示，美容面部手术后的平均总体"保存年数"（真实年龄减去估计年龄）为3.1年，范围为4.0~9.4年。报道还称，术后患者的吸引力虽然提升很小却有显著的增加，这也许支持了"美丽在旁观者眼中"这句格言。人们也可以推测，美丽的感觉与年轻的外表并不直接相关，而是我们对美丽的期望与一个人的感觉年龄相一致。

美容是预编程的还是真正的只存在于旁观者的眼中，这还有待讨论。但面部整形外科医生最重要的目标是创造一种描绘美丽并为患者心中积极的自我形象做出贡献的结果。当然，人们会接受超出一定水平的美丽面孔，这种美可能是世界都认可的美，超越种族，文化和时间的美。另外，在当今拥有发达的通信，频繁的旅行和全球化媒体的世界，美在文化或种族特定的真空中并不存在。

审美面部分析

历史与身体检验

完整和系统的病史和身体在面部整形手术中与任何其他手术学科一样重要。历史记录应包括有关医疗问题，以前的手术，药物和过敏以及吸烟，非法药物使用和饮酒习惯等信息。由于血肿是面部美容手术最常见的并发症，还有一些会引起术后出血的危险因素，如高血压和使用非甾体抗炎药物。吸烟则与皮肤脱落和皮瓣坏死有关。

关于眼睛干燥或刺激的问题，应提交给患有眶周区域手术的患者。评估每只眼睛的视力，并进行适当的测试，如果病史提示流泪减少，则进行泪液生产。

患有罕见皮肤病的患者可能会出现过度老化或皮肤松弛的面部状况。这些病症包括埃勒斯 - 当洛综合征，早衰，沃纳综合征，皮肤松垂和弹性假黄瘤。在确定这些患者是否要进行美容手术时，必须考虑到他们潜在的病理过程。Ehlers-Danlos 是一种结缔组织的遗传疾病，与微薄的，过度伸展的皮肤，超移动关节和皮下出血有关。由于手术后出血风险高，伤口愈合不良，因此皱纹切除术是禁用的。整容在针对早衰上也是禁止的，早衰的特征是生长迟缓，颅面不平衡，秃顶，突出的耳朵，捏鼻，微小，寿命缩短。由于相关的微血管病变，整形外科手术也被禁止在维纳综合征或成人早衰，也呈现与硬皮病的皮肤变化，包括秃发，老年相，色素沉着缺陷，身材矮小，肌肉发达，骨质疏松症，早产，动脉粥样硬化和糖尿病。皮肤松垂是指皮肤存在真皮弹性纤维变性，与慢性阻塞性肺疾病，肺心病，疝气，泌尿和肠憩室有关。只要整体健康状况令人满意，这些患者的面部恢复通常是安全的。最后，弹性假黄瘤是退行性的松动弹性障碍导致皮肤过早松弛，面部修复手术对其是有益的。

术前摄影

术前，外科医生应以每个手术程序的标准视图拍摄患者。这些照片应至少包括正面视图，左右侧视图以及左右倾斜视图，以及通过手术解决区域的特写视图。照片应以头发在法兰克福平面（眼耳平面）水平位置拍摄。在法兰克福的水平线上，上颚凹槽与眶下缘水平。照片有助于术前规划和术中决策，也能作为术后评估结果的方法。这些照片有助于在术前和患者讨论，术后协助患者咨询，因为患者可能不记得术前的确切外观。照片是必要的医学文件。标准照片也可用于对外科手术和非手术手术结果进行客观测量，并且可以比较不同的技术。读者参考第 9 章面部整形手术摄影。

电脑在面部分析的应用

毫无疑问，术前计算机成像的使用是增加与患者沟通的一个很好的工具。它允许外科医生可视化患者所期望的最终结果。患者可以表达任何所需要修改的地方，它允许外科医生和患者比较自己对美学的解释。

对于诸如鼻成形术中的轮廓变化的程序，它允许患者从不同的角度观察自己，而这些他们通常是看不到的。很多时候，他们的自我形象与别人的看法不一致。此外，计算机成像仪显示不同的操作会产生非常不同的结果。这对于诸如鼻整形术之类的程序是重要的，其中通过单次操纵可以实现微妙或戏剧性的变化。它也显示了奇异的视觉效果或单一变化产生的次生效应。如可以通过去除背部驼峰或增加前房动脉来增加明显的鼻尖旋转。这样的次要效果可以在成像器上显现，并且在该程序的规划中是有价值的。读者参考第 8 章面部整形手术的计算机模拟。

皮肤类型

由于皮肤在面部外观中的关键作用，皮肤的评价值得特别提及。应通过检查和触诊评估各种面部区域皮肤的纹理，厚度，弹性和阳光损伤程度。在这个阶段的考察中，外科医生应该用细腻的技术温柔地和患者沟通。皮肤损伤，瘢痕，皱纹和色素沉着这些情况，都应向患者指出。

具有最小皮下组织的细小皮肤趋向于显示甚至较小的皮下软组织和骨组织不规则。这种皮肤的面部植入可能是有问题的或不可接受的。手术期间，即使是轮廓较小的异常也要小心处理。在光谱的另一端，厚厚的油性皮肤趋于愈合时，瘢痕更明显。它也可能掩盖基础结构变化。这两种皮肤类型之间的区域就是面部美容手术的理想皮肤。在胡须区域，男性往往有较厚的皮肤，由于皮下组织，血液供应量增加。

软组织填充物可以用来填补皮肤和皮下组织内的缺陷，并且有效地治疗抑郁的瘢痕、皱纹、褶皱和体积损失。缺陷的深度决定了适当程序中选择的填料。如作为填充剂起着重要作用的透明质酸产品可能适用于表面缺陷，而较深的可能需要自体脂肪或合成产品，包括植入物。

纹理缺陷，如深痤疮和水痘瘢痕，可能会从预期的结果中减去。冰挑痤疮瘢痕穿透真皮层并固定在皮下组织中，从而束缚皮肤表面。可能需要使用可注射填充物进行修正或冲洗切除瘢痕和顺序激光表面置换。

皮肤老化是可变的，取决于多种内在因素和外在因素。遗传学，阳光照射，吸烟史，辐射暴露以及面部模拟肌肉组织的使用量都在面部皱纹的生长中起主要作用。区分动态面部线条与真正的皱纹是很重要的。动态的线条或沟槽是由下面的面部模拟肌肉的皮肤反复拉扯造成的，并要求解决潜在的肌肉。神经调节剂在临时瘫痪面部模仿肌肉方面发挥了突出作用。表现为下垂皮肤的真正皱纹是由于年龄相关的皮肤松弛引起的。老化也与皮肤的弹性和厚度逐渐降低有关。

随着年龄的增长，可能会发生良性、恶性和恶化的皮肤损伤。活检任何可疑的病变就变得很重要。角化病和其他色素沉着病变可能出现在脸上。紫外线辐射和外伤造成的环境损害可能对面部皮肤造成伤害。可能会发生光化性损伤和色素变化区域。应注意面部肥厚性瘢痕和瘢痕疙瘩的存在，因为它们可能是某些类型手术的相对禁忌证。

虽然近年来我们用于执行面部美容手术的基础手术没有发生显著变化，但我们接触特定皮肤和软组织问题的能力已经有了。这是因为激光和其他非侵入性装置来治疗色素，血管病变，头皮屑，多发，多余的皮下脂肪，良性皮肤病变以及皮肤弹性差（图 13.1）。分数皮肤表面重建激光器是允许皮肤表面受到控制而剥离以改善质地的一种设备，由于对胶原的热影响引起的皮肤紧致，与早期技术相比，这种技术可以减少恢复期（图 13.2）。

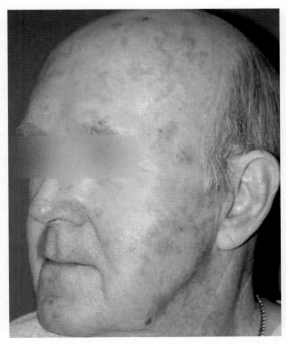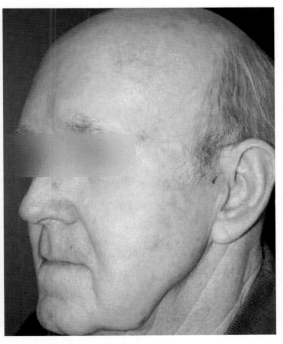

图 13.1　光化性角化病激光术前和术后皮肤表面，左斜视图

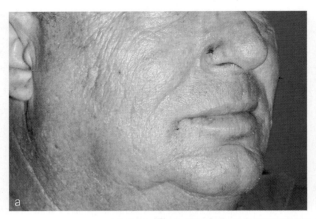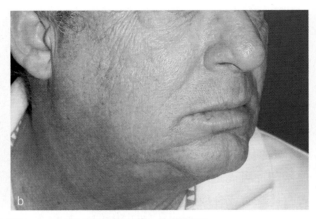

图 13.2   a. 术前部分皮肤纹理问题，右侧斜位；b. 术后部分皮肤移植，右侧斜位

在规划皮肤护理时，确定患者的阳光反应皮肤类型（Fitzpat rick）很重要（表 13.1）。根据所使用的装置，Ⅳ型或Ⅴ型皮肤（如分别为亚裔或西裔血统的人）或预期色素沉着过度问题的装置可以用氢醌局部预处理。

表 13.1   菲茨帕特里克日光反应性皮肤类型

皮肤类型	肤色	晒黑反应
1	白色	总是晒伤，不会晒黑
2	白色	通常晒伤，不易晒黑
3	白色	有时轻微晒伤，晒黑程度为平均水平
4	棕色	很少晒伤，容意晒黑
5	深棕色	极不容易晒伤，很容易晒黑
6	黑色	不会晒伤，很易晒黑

头　发

男性往往会有前额发丝的衰退、头发的损失和变薄等迹象，比女性要早得多。在规划手术切口时，应考虑发丝位置、暂时的衰退和毛囊密度。例如，可以考虑给低额头 Norwood Ⅰ 的人使用冠状升力，具有雄激素性秃发或稀薄的头发进行植发以及前额和 Norwood Ⅰ 型或Ⅱ型头发的毛囊修整。当进行升力时，应始终使用毛孔切口技术。大多数头发可以进行内镜检查，但切口修改可能是必需的。

面部美容单位

考虑到所有一般因素之后，对面部进行区域评价。这样做的一个实际方法是对每个面部美容单位进行系统评估。这些单位包括额头、眉毛、眼眶周围地区，脸颊、鼻子、口周区域及下巴和颈部。但是我们必须知道各单元的特征如何相互作用，以产生和谐或不和谐的外观。

额　头

也许其他面部区域不像前额和衰老的前额，有这么多不同的手术方法。对脸部上 1/3 部分的解剖学和美学知识有必要选择和执行适当的恢复过程。前额的层次与头皮的层次有连续性。SCALP 帮助记忆前额的 5 个层次：S（皮肤）、C（皮下组织），一个（帽状腱膜）、L（疏松结缔组织）、P（头盖骨）。皮肤（S）附着于皮下组织（C）。帽状腱膜（A）包围整个头盖骨。帽状腱膜分别包围额肌和枕骨肌。在颞线下面，帽状腱膜变成了颞顶筋膜。松散的网状组织（L）（亚层平面）在帽状腱膜和周缘（P）之间。这种血管层允许其他层在头盖骨上滑动。

骨膜层是一层厚厚的结缔组织（骨膜），附着于颅骨外板。在颅骨颞上融合线（颞上、下颞线汇合处）处，骨膜与颞肌筋膜汇合。在眼眶上缘，骨膜也和眶骨膜成为连续的。前额和眉毛的运动是由四块肌肉造成的：额肌、皱眉肌、降眉间肌、眼轮匝肌及眶部。配对的额肌有明显的中线分离。额叶起源于腱膜，与前肌、皱状肌和眼轮匝肌之间相互交叉。额肌没有骨附着。它通过帽状腱膜附件连接到枕肌，这两个肌肉一起移动头皮。额部的功能是眉毛抬高。前额横向皱纹是由额部慢性萎缩引起的。

额叶神经的丧失导致额叶上眼睑下垂。双眉肌的超纤毛肌来自位于超侧的眶缘附近的额骨，并穿过额前肌和轮缘肌，然后再插入到额叶皮层。他们把眉毛往下拉，过度使用（皱眉）会导致眉间的垂直皱纹。降眉间肌是一种锥状肌，起源于上外侧软骨和鼻骨表面，并插入眉间的皮肤。收缩导致眉毛的内侧下降，并在鼻子根部产生水平线。眼轮匝肌环绕每一个轨道，并延伸到眼睑。它起源于眶内侧缘骨膜，并插入眉真皮。它分为眼眶、眼睑（眶膈前和睑板前）和泪腺部分。眼轮匝肌内侧纤维压迫内侧前额，这些纤维被称为降眉肌。皱状肌、长角肌和眼轮肌共同作用于闭眼，这与额叶的运动是对立的，它们的过度使用产生了横向和纵向的眉间纹。

传统女性的眉毛位置有以下标准：①眉毛从穿过鼻基的垂直线开始；②眉毛在侧眼角和鼻翼基部的斜线处横向终止；③眉毛的内侧和外侧位于同一水平面上；④眉毛内侧部呈棒状，向侧面逐渐变细；⑤眉毛的顶点位于直接穿过眼球外侧缘的垂直线上。有些人认为眉毛的顶点或最高部分应该处于一个更外侧的位置；也就是说，顶点是沿着穿过侧眼角的一条垂直线，与外侧缘相对。男性眉毛的一些经典标准包括顶端位于一条通过侧缘的垂直线上，但整体微拱且位于或略高于眶上缘。过度侧仰会形成高或拱形的眉毛，会使男性的眉毛变得女性化。过度内仰会产生一种"惊讶"的表情。与男性相比，女性的前额更平滑、更圆润，而眶上脊不太发达且鼻前角较低[9]。

面部上1/3部分两个主要与年龄变化有关的是眉毛下垂和超动态的面部线条。眉毛下垂主要是因为重力和真皮层胶原蛋白变化导致的弹性组织丧失。这会给眼睛和眉毛带来一种拥挤或愤怒的感觉。检查眉毛时应注意是否有不对称伴双侧上睑下垂。

此外，任何潜在的病因因素（如颞支麻痹）应检查是否由单侧上睑下垂导致。一开始看上去像是多余的上眼睑皮肤（皮肤松弛），实际上可能是眼睑的前额皮肤。从临床上讲，这种最主要的表现是在上眼睑呈现"侧帽"（图13.3）。这足以导致超侧视场的缺陷，为眉毛手术提供了一个功能性的指示。仅仅通过一个睑板成形术来切除"侧帽"皮肤，只会导致侧额的下降，从而使眉毛下垂。

除了眉毛下垂，衰老的额头和前额可能会显示出超动态的面部线条。这些皱纹是由于皮下肌肉的重复拉伸引起的。前额肌肉的长期收缩会导致前额横向皱纹：额肌基本上执行自己的非手术式眉上提术。重复皱眉会过度使用降眉间肌和皱眉肌。这分别导致了鼻子根部的水平折痕和垂直的眉间沟的形成（图13.4）。

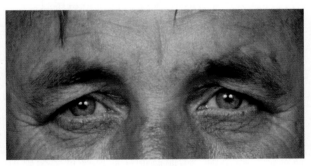

图13.3 眉下垂患者

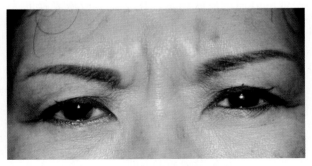

图13.4 高动力面部皱纹患者

对辅助程序的需要应该得到承认，如针对上眼睑松弛的眼睑形成术，因为这将给前额部分产生一个潜在的伪装切口。额头的高度也应该被评估，因为有些方法不仅能完成提升，还能改善（提高或降低）额头的垂直高度。一般来说，所有的前额手术都会抬高额头和前额，而在前额上，眉毛的手术效果会有所不同（如果有的话）。

眶周区

眶周区包括上下眼睑内侧和外侧眦区和眼球。同样，每个人这些组成的大小、形状、位置、和对称性应进行评估。评估应考虑到面部剩余部分的特征。眼角间距应约等于一只眼睛的宽度。白种人患者的眼角间距也应等于鼻基的内宽。在亚洲和非裔美国患者中，这一规则并不一定适用，因为他们的鼻基内宽更大。

眶周区的主要肌肉是眼轮匝肌。这条肌肉是由面神经的颞部和颊部神经支配的。该肌肉的眶部环绕着眼眶，收缩成括约肌，引起眨眼。这部分肌肉横向和前颞及颧部皮肤相连。随着年龄的增长，这会产生细小的皱纹，也就是鱼尾纹。

眼睑常常最早显示出衰老的迹象。其主要原因是皮肤松弛（皮脂）、眶中脂肪的假疝以及眼鼻肌肥大。对于上眼睑，皮脂症，其次是突出的脂肪垫，是最常见的问题。传统的皮肤肌肉上眼睑成形术可以很好地解决这些问题。

对于下眼睑，皮肤、脂肪和肌肉的问题经常单独或一起出现。下眼睑假体脂肪常见于年轻患者，通常用下眼睑成形术治疗。目前，轻度皮肤松弛可以通过皮肤切除，化学剥离或激光换肤来解决。许多年轻的患者也患有眼轮匝肌肥厚，通常继发于经常眯眼或者微笑。这常见于"职业性微笑"，如新闻播报员。这一表征可能是下眼睑边缘鼓起，需要肌肉切除或压实。

颧袋必须与花彩区分开。颧袋在脸颊审美单元上形成水肿、松弛，随着年龄的增长积累脂肪和液体。有时候需要直接切除。另一方面，花彩通常包含肌肉和皮肤内陷，这一症状可以通过扩展下眼睑成形术解决。

其他的眼周问题，如眼睑下垂，眼球内陷，眼球突出，眼睑松弛或错位和侧帽，应进行评估。正如前面提到的，侧帽是由于眉毛的下降和多余的眼睑皮肤的存在而发展起来的。有一个快速的测试通常用来评估下眼睑松弛，即用拇指和示指捏住下眼皮，然后拉离眼球。测试的非正常结果即眼皮延迟返回到眼球表面或者眨眼后才回到眼球表面。下睑外翻（或巩膜显示的睑缘外翻）也提到了。正常人群中约有 10% 的巩膜显示与衰老无关。眼球内陷可能因为前眼眶外伤，可能需要眼眶重建。眼球突出可能预示着眼眶病变，需要进行内分泌检查。眼球错位或眼外肌功能障碍需要眼科会诊和轨道成像研究。

上睑下垂，睑内翻（眼睑的边缘反转），外翻和过度的下眼睑松弛可以在眼睑成形术时校正。高动力性皱纹，如鱼尾纹，无法消除，除非改变面部肌。这可能通过供应肌肉的神经分支的麻痹或者破坏实现的。一种实用的方法是用肉毒杆菌毒素进行化学肌肉麻痹。

脸 颊

脸颊形成了一个审美单位，脸颊从耳前皱纹横向处延伸到鼻唇沟内侧以及颧弓、眶下缘上方，再到下颌骨下缘下方。颧骨突出是脸颊最明显的标志。颧骨突起由颧骨和上颌骨组成。一个突出的颧骨是青春和美丽的象征。颧骨给予面容外形、力量和形状。颧骨发育不良可能是由于上颌骨前面不足或由于横向颧骨突出不足引起的。

脸颊的肌肉可以分为三层。最深层由颊肌组成，颊肌起源于面部深筋膜并与口角处的口轮匝肌融合。下一层是犬牙，犬牙起源于犬齿窝，股四肌有三个分支起源于上唇区。犬牙肌和止唇方肌都插入口轮匝肌。最后，颧肌和笑肌在侧联合处融合。所有这些肌肉都来自上颌骨或翼下颌缝的骨骼标志。他们终止于浅筋膜的口周皮肤或上唇深部肌肉组织。他们受颧骨和面神经的颊肌支支配。这些肌肉导致了与幸福表情相关的脸上中间 1/3 部分的向上和横向运动。颊脂垫是咀嚼空间连续性的组成部分。有趣的是，它并不随个人肥胖程度的不同而变化。它由一个主体和三个主要的扩展部分组成：颞部、颊和翼。重大问题可能由于部分下垂颊脂造成。临床上，下垂颊脂肪可能表现为下脸颊体积大或下颌体中部面颊丰满。

颊脂垫位于第三上颌磨牙上方的口区切口处。两种外科易受损伤的结构是腮腺管和面神经颊支。因此不追求颊脂肪而移除浮块是比较谨慎的。

鼻唇部的皱纹的加深和鼻唇部的突出，脸颊侧部的部分以及相邻的褶皱组成的颧脂肪垫和皮肤所组成的褶皱，都是与老化有关的变化。鼻唇上的褶皱可能是脸上最明显的折痕。它是由肌肉组织的肌肉直接连接到皮肤或由表面的肌肉筋膜系统（SMAS）通过垂直的纤维隔膜传导到皮肤运动的结果。随着年龄的增长，中、上脸的脂肪萎缩且在亚区沉积。与年龄有关的颧骨凹陷形成了脸颊深陷的样子。

在植入物中，可以通过植入物来增强颧骨隆起的位置。用适当的力量与颧骨的力量结合，可以帮助减少鼻唇沟的突出。鼻唇沟皱纹可以通过假体隆鼻或除皱术解决。完全消除这种折痕是不可能的；这也不是一件令人向往的事情，因为它是一个重要的面部标志，它将脸颊美学单元与鼻唇部分隔开。随着自体脂肪转移后来的兴起，并且它可能适合深层面部线条，如鼻唇折痕和"木偶纹"和脸颊轮廓畸形。流纹切除术也可以改善下颌下缘，并能重新定位颊脂肪垫。

"短襟翼"和"短疤"整容手术越来越流行，当主要问题出现在脸部下 1/3 部分时，这种手术可能比较合适。理想的候选人往往更年轻，这种侵入性较低的手术可以通过温和的方式来改善下颌轮廓（图 13.5）。可以根据患者的需要进行切割，一些温和的手术可以通过局部麻醉和口服镇静药来完成。但是，传统的基于 SMAS 的面部拉皮仍然是处理老化脸的黄金标准，尤其是在颈部松弛

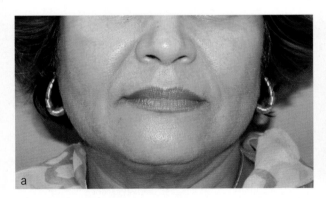
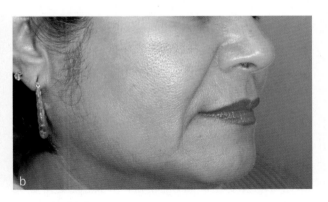
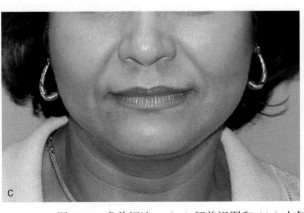
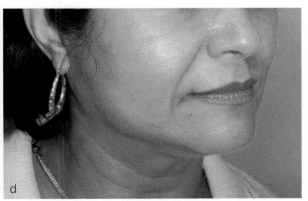

图 13.5　术前短法：（a）额前视图和（b）右斜视图；术后短法：（c）额前视图和（d）右斜视图

的情况下。我们应该熟悉各种类型的流纹切除术，熟悉它们的优点和局限性，避免使用"一种方法适合所有人"来应对衰老。

鼻 子

由于在冠状平面上处于中心位置且在矢状面上较突出，鼻子是最明显的面部美学单位。在鼻子这部分，轻微的不对称和变化都会比其他的面部区域更明显。鼻子的比例应该与脸的其余部分和身体的习性相协调。矮胖脸宽的人长着一个瘦长鼻子看着就不协调；就像长脸的人长着又宽又短的鼻子一样不协调。

鼻金字塔的肌肉对鼻子的静态或动态外观几乎没有影响。鼻孔的扩张肌和降鼻中隔肌是例外，它们从上唇延伸到鼻子的底部和鼻中隔。通常用长度、宽度、投影和旋转这些表达来描述鼻子。

大量的角度和测量被用来描述鼻子及其与面部的关系。大体来说，背道从眉毛的内侧到鼻尖区域，沿着一条平滑的曲线向下。骨软骨交界处的轻微隆起在任何一种性别中都是可以接受的，但男性的耐受性可能更好。末梢应该是双间隙，2~4 mm 是理想的柱状显示。白种人的鼻子底部近似一个等边三角形。在亚洲和非裔美国患者中，更广泛的间隔是比较正常的。个子矮的人可能比个子高的人能忍受更大的鼻端旋转。

随着时间的推移，鼻尖的软骨骨骼会减弱扩张、鼻尖下垂、变长，还有可能减弱气路阻塞。鼻孔可能会变宽，而柱状的唇角可能会变得更尖锐严重。鼻黏膜增厚也可能发生，如酒渣鼻。

与发育不全的下颌骨有关的突出的鼻子不符合美学，这在减少鼻整形手术和增加术性成形术结合时通常会有很大的改善。相反，在下颌和下巴突出的患者中，减少鼻部以保持平衡和面部的和谐且防止外观有问题，尤其是侧面看的时候应该是保守的。

口周区域和下巴

口周区域包括从脸上鼻部和鼻唇沟到下巴的软组织轮廓的较低边界。下巴的轮廓是由下颌骨的形状和位置以及下巴下垂的软组织决定的。除了鼻子，下巴从侧面看是最容易出现异常的部位。

嘴巴周围的肌肉组织包括四股肌、下肌和三角肌，这些肌肉位于深颈阔肌的平面上，负责模仿活动。这一组肌肉与下唇的口肌混合在一起。这一组肌肉负责收缩和压下嘴唇，其神经供应来自面部神经的下颌分支。该组的所有肌肉都位于下颌骨的骨下缘。

小颏畸形的字面意思是"小下巴"。正常咬合患者（角度等级 1：第一个上颌臼齿的尖端与第一个下颌臼齿的近中颊侧沟吻合），可以通过从下唇边缘到下巴的边缘从上到下悬一根线来诊断小下巴。如果这条线位于软组织的前侧，那么这个患者就患有小下巴。具体的术前分析应侧重于侧视，手术的目的是将门室延伸至垂直唇线。男性的轻微矫正是可以接受的，而女性则应适当矫正。

总体上的面部平衡最好考虑上鼻背投影来进行评估。很多时候，计算机成像仪有助于说明下巴整形对鼻整形手术结果的积极贡献。对小下巴的矫正手术主要是植牙和植根术。最常用的全塑下颌骨植入物是硅晶。

下颌骨发育不全是继发于下颌骨不同程度骨吸收的一种获得性疾病。适当的保留牙列有助于对抗下颌骨大小的整体丧失，特别是牙槽高度的丧失。随着年龄的增长，在下巴和下巴之间的区域也有特定的进行性的软组织萎缩和骨萎缩。由此产生的沟纹被称为"前猫头鹰沟"。这是很重要的，因为尽管好的面部提升可以改善咬合区域，但它会留下明显的凹痕。

对下颌下发育不全的患者的评估与小下巴患者的情况相似，且需要注意正常咬合。我们不能把下颌的下发育和后颌的发育混淆。后者显示了第二类咬合，且后者受益于骨性提升技术，如矢状劈骨切开术。

下颌骨发育不良的手术方法与矫正小下巴的方法一样。主要的差异在于使用的硅晶片的类型不同。如果有明显的下颌体发育不全，就会选择可以使其延伸的植入物。必要时，植入也可以矫正小下巴。某些患者在下颌角区域（通常是先天性的）缺乏明晰的下颌骨，这些患者可通过填充来改善。

对于下颌发育不良，牙列在决定下面部形态方面起着重要作用。牙齿矫正除了可以恢复正常的牙齿关系外，还能恢复正常的唇部关系。牙齿的改变，特别是齿状的下颌骨的骨吸收，可能会改变脸部中、下 1/3 部分的比例。牙槽骨的吸收，下颌骨和上颌骨之间垂直距离的破裂，严重的软组织障碍都可能会发生。这些改变只能通过假体识别得到部分补偿。

随着年龄的增长，会产生上唇的长度变长，红唇部的变薄以及脸中部后缩。垂直进行的口周除皱也得到了发展，它从上唇和下唇的边界开始延伸。另一种现象是木偶纹的出现和加深，这是一种鼻唇状褶皱的双边延伸，就像木偶脸上下半部分出现的垂直线。由于过多的皮肤和皮下组织的再分配，下巴和颧骨神经可能会变得相对较低。中部和靠下的面部骨骼也会随年龄的增长降低。

大多数用于唇部改变的手术都是填充或使其变薄。目前，丰满的唇部比较受欢迎。上唇应该更丰满，并且在外形上略微突出于下唇。隆唇术用到了多种材料，包括自体真皮或脂肪、异体移植物或异种胶原和透明质酸。

颈 部

恢复手术的重要部分是后部恢复。年轻人的颈部有一条清晰的下颌线，这条线在下颌下投出阴影。颌下三角区的皮肤平整紧实。颈阔肌较光滑，且色泽强烈。此外，舌骨的肌肉连接形成了一个 90° 或更小的角。这些因素让颈部轮廓和外观看起来很青春。

无吸引力的颈部可能是遗传或后天的解剖学因素造成的。遗传因素包括低位甲状腺复合物和颈脂肪积累，两者都位于颈阔肌的表面或深层。随着年龄的增长，人们的脸上下半部分和颈部会有变化。这些变化包括颌下腺脱垂，大束带以及皮肤冗余。前面讨论过的小下巴、下颌下发育不全、下巴下垂和前颌畸形同样对颈部外观有很大的影响。

患者应定期对前面提到的情况进行评估。在面部下半部分和颈部区域采用一种标准化的手术方法[11]，将确保技术使用的适当性。对颈部手术恢复的评估遵循系统的方法：①对骨骼框架充足性的评估；②对 SMAS 颈阔肌复合物的管理；③脂肪轮廓的需要；④皮肤紧缩的需要。

理想情况下，舌骨与第四块颈椎骨位于同一高度。解剖学上具有钝角低舌骨的患者，会限制手术的进行。对于颈部脂肪，主要的外科手术方法是用吸插管或直接的脂肪切除术来做脂肪塑形。颈阔肌带的矫正手术需要限制术前水平：切除肥厚的肌肉边缘。再用缝合线对新的颈阔肌边界进行近接。颈阔肌悬吊收紧也将有助于正确的下颌下腺脱垂。

消除多余的颈部皮肤的首选方法是在面部拉皮术中采用上侧皮瓣提升术。这种双向拉伸收紧了吊索的皮肤成分。如果持续性的冗余仍然存在于前颈部，那么就需要进行局部皮肤切除手术。必须避免过度的皮肤切除，因为它会在封闭的切口的侧面产生视锥。过多的皮肤切除术也可产生急性颈线，抹杀了青春的颈部轮廓。某些具有一定的脂肪、皮肤年轻有弹性的患者可能只需要吸脂。这种类型的皮肤并不松弛，而且仍然保留着它的记忆。这些患者不需要局部的皮肤切除，因为颈部皮肤在这里有优势，并有副轮廓。

耳 朵

耳朵突出的患者可以从美容手术中得到改善。耳部螺旋的顶端应该位于侧眉的水平。耳垂的下附着应位于鼻翼面交界处。耳朵在侧视图上是后侧的，它的垂直轴略微偏离水平方向。在进行流纹切除术时，很重要的一点是要防止产生一种前倾式的外观。耳朵的宽长比是 0.6 ∶ 1。耳朵应该从后面的头皮伸出来 20°~25°，中耳应不超过头 2 cm 的距离。

随着年龄的增长，耳垂的大小也在增加。由于锥状角的增加，突出性增加，而且可能会有部分的抗螺旋状褶皱丢失。增加的圆锥角和抗螺旋褶的损失会让耳朵更突出。长时间佩戴耳环也可能导致耳垂的改变。

面部分析与东亚患者

对亚洲患者来说，面部美容手术通常侧重于改变亚洲面孔的两个方面。这包括改善上眼皮，创造双眼皮，就是所谓的双眼皮手术，另一个就是隆鼻。典型的东亚眶周区域在几个方面与白人不同。

首先是内眦赘皮的存在。所有正常的胎儿在 3 个月与 6 个月之间都有内眦赘皮，但白种人通常在出生或最晚青春期时内眦赘皮就消失了。成熟后亚洲人通常至少保留一些微量的内眦赘皮。突出的内眦赘皮可以通过内表外显子来处理。另一个区别是，与白种人相比，东亚人的眼窝并不深。一般手术不做这方面的处理。

第三个突出的特点是，在大多数亚洲人中，这种白种人所谓的双眼皮不存在或不太好。白种人的双眼皮是眼睛睁开时上眼皮的褶皱，也就是上眼睑的褶皱，它与眼睑的边缘几乎是平行的。从解剖学上讲，这与提肛腱膜的远端纤维相对应，它穿过跗骨板上方的眼轮匝肌，插入睫状缘附近的眼睑上。在典型的亚洲眼睑上，提肛腱膜在中隔眶上终止，几乎没有纤维穿透眼轮匝肌，并附着在眼睑的真皮层上。由于在提肛肌和真皮之间没有联系，所以在上眼睑的前隔层脂肪可以前移，这可能会进一步模糊上眼睑的标志。此外，东亚的跗骨板往往较短（东亚眼睑 4 mm，白人眼睑

10 mm）。

一些解剖学研究表明，至少有 50% 的日本人有双眼皮的存在，因此，双眼皮是独特的白种人特征是一种误解。这种折痕通常只在眼睑的中央部分突出。在亚洲女性中，双眼皮比男性更常见，也更好。双眼皮不对称，一眼睑比另一眼睑褶皱更突出的情况并不少见。

典型的东亚鼻子与白人鼻子不同，因为它更小，形状也不同。背道更宽，更圆。白种人鼻根下陷，接着是隆起的鼻梁，这在东亚人的鼻子里是少见的。白种人鼻子的鼻尖通常宽阔下垂。东亚人的鼻子鼻翼宽阔，有时鼻壁较厚。同样地，东亚人鼻孔是水平的卵形而不是垂直的椭圆体。

在亚洲国家，鼻背道是最常见的植入物的解剖部位。在许多亚洲社会中，人们认为高鼻梁比较好看。手术的目的不是为了创造一个理想的白人鼻子，而是为了创造一个更匀称的鼻子，使其与患者的其他面部特征相协调。

面部分析和非裔美国患者

非洲裔美国患者经常在面部整形外科医生的会诊中看到一些有点特殊的问题和手术，包括鼻整形术，中心面部的唇部手术，扩大嘴唇的唇成形术以及瘢痕问题。他们的鼻子和老化脸的解剖特征与白种人截然不同。同样，我们的目标不是创造出完美的白种人特征，而是创造出与脸部和身体其他部位相协调的平衡特征。

对于典型的非裔美国人鼻子，常见的主诉包括鼻背阔鼻，缺少前高度，内距宽，鼻尖高度不好。厚实的皮肤，丰富的皮下脂肪，宽而平坦的小圆，都导致了不良的尖端投射。这些问题分别通过背增、鼻翼基础切除术、间内消融术和尖端消融术解决。

非洲裔美国人的面部硬组织和软组织的相关变化与白种人的变化是不一样的。男性的秃头是很常见的。耳前皮肤过剩是少见的，如皱纹，包括眶周鱼尾纹。脸中间、鼻唇和颌下区皮肤松弛

是最常见的。随着年龄的增长，皮肤和脂肪会随着年龄的增长而下垂，并造成鼻唇的褶皱，使颧骨发育不全更明显。整容手术可能会有帮助，但不会直接解决面部表情的问题。鼻唇沟和颏下脂肪切除术通常可以解决脸中央部分，颏下皮肤和皮下组织冗余。

嘴唇大小是一些非洲裔美国人关心的问题。中央上唇和下唇高度均超过 1 cm，这并不罕见。许多人认为在棕色的嘴唇上有可见的粉色朱红色是不受欢迎的。最理想的是，下唇中央高度应该比上唇中部高 50%~75%。牙科评估是为唇部减小整形而做的适当的术前部分。

在非洲裔美国人中，过度的瘢痕形成，增生性瘢痕和瘢痕疙瘩，出现频率增加。异常的伤口愈合在胸部、手臂和耳朵上是最常见的。在眼睑、鼻唇、内外鼻子、嘴唇和亚心区，都很少发现肥厚性和瘢痕性瘢痕。切口、缝合材料和手术技术都在预防肥厚性和瘢痕性瘢痕上起着重要作用。

小　结

面部分析是面部美容手术成功的关键因素。外科医生必须很好地掌握当代的面部理想比例，面部比例必须与脸部和身体的其他部位相结合。全面的美学面部分析使外科医生能够选择适当的程序，并为一个特定的患者选择合适的程序。基线评估包括标准的综合历史和物理的，术前的摄影，对整个面部对称和平衡的评价以及对面部美学单元的系统评估。计算机分析对患者的外科手术结果的实际期望是有效的，且其允许外科医生和患者比较他们自己的美学观。皮肤的质量，潜在的骨性标志以及面部肌肉组织的收缩模式都应重视。亚洲和非裔美国患者可能会提出他们希望解决的具体问题或部位。

参考文献

1. Martin JG. Racial ethnocentricism and judgement of beauty. J Soc Psychol 1964;63:59–63
2. Langlois JH, Roggman LA, Casey RJ, et al. Infant preferences for attractive faces. Dev Psychol 1987;23:363–369
3. Langlois JH, Roggman LA. Attractive faces are only average. Psychol Sci 1990;1:115–121
4. Perrett DI, May KA, Yoshikawa S. Facial shapes and judgement of female attractiveness. Nature 1994;368:239–242
5. Chauhan N, Warner JP, Adamson PA. Perceived age change after aesthetic facial surgical procedures quantifying outcomes of aging face surgery. Arch Facial Plast Surg 2012;14(4):258–262
6. Zimm AJ, Modabber M, Fernandes V, Karimi K, Adamson PA. Objective assessment of perceived age reversal and improvement in attractiveness after aging face surgery. JAMA Facial Plast Surg 2013;15,6:405–410
7. Koch RJ, Pope K. Quantitative assessment of brow position: a new measurement system. Plast Reconstr Surg 2004;113(4):1290–1291
8. Ellenbogen R. Transcoronal eyebrow lift with concomitant upper blepharoplasty. Plast Reconstr Surg 1983;71:490–499
9. Cook TA, Brownrigg PJ, Wang TD, et al. The versatile midforehead browlift. Arch Otolaryngol Head Neck Surg 1989;115:163–168
10. Powell N, Humphries B. Proportions of the Aesthetic Face. New York, Thieme-Stratton; 1984
11. Brennan HG, Koch RJ. Management of the aging neck. Facial Plast Surg 1996;12(3):241–255

14 除皱术

作者：Stephen W. Perkins，Heather H. Waters

翻译：聂 兵 审校：张盈帆

引 言

面部除皱术由德国和法国外科医师首创。Lexer 被认为是于 1906 年行第一例处理皱纹的手术，但是 Hollander 于 1912 年报道了第一例手术[1]。其他欧洲医生，包括 Joseph（1921）和 Passot（1919）在内，发展了他们自己处理面部衰老的术式。然而这些鼻祖在分享他们的经验时候过于保守，较少教授别人。

随着世界大战的开始，重建外科得到了广泛的发展。随着新的方法和技术的应用，对于美容外科的兴趣必然会增加。尽管只是在秘密情况进行，但是很多外科医生意识到了他的存在和需求。传言许多受人尊敬的领导人都接受其私人医生的美容手术。Gilles 于 1935 年表明，若对受术者进行有效的选择，则通过手术方式去除眼睑皱纹、颊纹和颈部脂肪是可以理解的[1]。

随着二次世界大战的发生，以及新的药物出现和麻醉技术的发展，选择性的外科手术变为现实。此外，随着社会经济水平的发展，人们越来越青睐看起来年轻的外观。然而当时，美容外科作为一个神秘领域，被羞耻、嫉妒和贪婪所包围，不会允许向其他学科一样，迸发出先进的理念。因此，面部提升这一技术就被边缘化且短命。Sam Fomon 作为美容外科的先驱，面部整形与重建外科学会的创始人，非常乐于向感兴趣的医生教授美容外科学。在他的阐述中也认识到了面部提升技术的局限性，即使是最好的手术技术，面部提升术的维持时间也仅仅不超过 3~4 年[1]。

当时面部提升术仅仅包括皮下分离、皮肤掀起、耳前皮肤提紧，患者往往呈现"术后的样子"。

不幸的是这些方法直到 1970 年以后才有所改变。20 世纪 60 和 70 年代的社会复兴，让人们开始重新认识和接受美容外科。先进的科学技术和诊断产生了更好的外科技术和效果。

Skoog 认识到分离筋膜下平面的好处，在半个多世纪首次作出了贡献[2]。此法对于中下面部除皱效果改善有很大的作用。Mitz 和 Peyronnie 于 1976 年发表了标志性的文章证明了这种筋膜平面除皱术的有效性，并将其定义为表浅肌肉筋膜系统[3]。为了获得更自然的外观，人们对 SMAS 下的除皱术进行了大量的术式改进。

早期的 SMAS 下分离大多数是为了得到一个较好的下颌缘曲线。但是现在的外科医生更关注中面部和鼻唇沟区域。Hamra 是深层面部除皱和符合面部除皱的先驱，向人们展示了中面部除皱的效果[4, 5]。其他学者则认为深层面部除皱效果可能更好[6, 7]。还有一些医生设计一些新的术式以获得面部的平衡，例如试图在骨膜下或皮下分离除皱[8~10]。

最近的趋势是，对于年轻求美者来说，追求微创的方法获取面部年轻化，经常要求手术微创或者无创，且要求操作时间短。这些微创、限制性面部提升的手术有很多名称，如微提拉，短皮瓣技术或者 S 提拉[11, 12]。这些名称一般是指在耳前做一个终止于耳垂的小切口进行面部提升，其他的称呼则是为了迎合市场需求。皮下、SMAS 下以及混合平面的分离范围决定于外科医生的技术，此法能够获得比传统方法更好的效果。

各种基于不同解剖基础的除皱术式为外科医生提供了不同选择。然而，就外科技术的最新进展而言，强调求美者个体差异极其重要。每种术式均有其适应证。关键在于外科医生合适的评估每位求美者，包括生理和心理状态，在基于正确诊断基础上选择合适的术式。

术前评估和准备

在临床实践中，我们应如其他接受美容手术求美者一样，寻求面部改变或除皱术的求美者也应接受标准的时尚化的接待。这包括拥有令人愉悦的、知识渊博的、有礼貌的接待者和办公室员工，合理地安排时间防止无谓的等待。应为求美者准备简洁而组织有序的文献资料。在求美者进行首次就诊时，应安排摄影师进行照相和摄像，以用于术前准备。现在这些变得越来越流行，已经成为外科医生和求美者之间连续真实交流的一个重要环节。面部提升标准的术前照相角度包括全脸正面观，全脸左侧和右侧的斜位观以及左右侧面观。可以选择对口周进行照相，同时注意拍摄闭口状态下颏下颈部外观。在每张照片中，将头发梳至耳后，去掉耳环且求美者处于法兰克福平面是非常有必要的。最好采用镜头为 105 mm 的单反相机选取合适的曝光和背景进行拍摄。

首次进行咨询应在一个私密的场所进行，以建立与患者良好的关系，同时使医生能够有集中精力了解求美者的动机和需求。充分理解患者关注标准的面部除皱能否矫正面部下垂是非常有必要的。通常最主要的关注点往往是面部除皱术与其他面部提升技术相比，哪个方法更合适。如果鼻唇沟是最主要的问题，那么求美者就很少去关注颏下皮肤和脂肪下垂，那么除皱术就不是那么合适。一个完整的咨询包括疾病和手术史，现在和既往的药物治疗史，药物过敏史以及适当的体格检查。

在交谈的过程中，外科医生的职责就在于决定能够给予求美者何种帮助以及求美者的手术动机是什么。中年时代的生活状况的改变，比如离婚，不是面部提升术的禁忌证。但是期望通过面部提升术解决她们生活窘境的人不适合接受此类手术。真正相信通过手术提升自身自信，而不是为了别人接受手术可能更具备成功的心理状态。求美者必须清醒地认识到通过手术所能够到达和不能达到的效果，术者有责任在谈话中将其完整告知求美者，谈话过程中进行录像有助于我们工作的进行。

了解患者家族史以评估可能的组织弹性丧失速度以及正在发生的整个衰老过程。必须了解患者的生活方式和社会习惯，如阳光暴露和抽烟等加速衰老的因素。

必须让求美者填写一份详细的病史调查问卷，了解其是否接受过美容手术或其他手术，以及是否无法使用特定的药物或麻醉方法。将求美者的精神状态准备的积极一些是非常重要的。如果求美者对于麻醉或者手术本身感到恐惧，外科医生则有必要寻求方法避免提及手术，而将其注意力引入到手术所带来的积极效果中去。

当然，需要完整地收集其病史以确定是否存在不适合接受面部除皱术的情况。心血管疾病不是此类手术的绝对禁忌证，但是需要得到心内科医生的良好治疗并得到控制。当然不稳定的心脏疾病病史会有碍于麻醉和任何手术。肝肾功能在确定受术者对麻醉敏感性以及药物代谢和排除等方面非常重要。

有些疾病患者不适合接受面部除皱术，累计面部皮肤的自身免疫性疾病可能是面部除皱的禁忌证。硬皮病和系统性红斑狼疮不是手术禁忌证，除非疾病表现在面部本身。其他自身免疫性疾病患者应酌情考虑，尤其要注意其服用的控制自身免疫反应药物类型。这些药物可能抑制患者免疫反应，影响愈合过程。糖尿病不是手术的禁忌证，长期服用类固醇药物，尤其是低剂量的也不是手术的禁忌证。干燥综合征是手术的相对禁忌证，视腮腺和唾液腺受累的情况而定。最需要关注的是血管周围炎相关的可能影响皮肤血管化的疾病。

耳前及耳下颈部区域接受过放疗的患者是面部除皱术的绝对禁忌证。皮肤微血管的慢性损害增加皮瓣掀起后的风险。使用异维 A 酸在接受面部提升患者中较为普遍，但是其仅仅是面部除皱术的相对禁忌证，绝少有证据证明其会延缓伤口愈合。有碍术者在术中局麻药中添加肾上腺素和局麻药物过敏者为面部手术的禁忌证。

若术者和肥胖的求美者能够在面部除皱术不能达到良好效果这个问题上达成一致，则肥胖不是除皱术的禁忌证。当然一个过度肥胖且打算在 3~6 个月进行减肥的患者应在除皱术前完成减肥。一般情况下术后体重增减 5~7.5 kg 不会影响术后效果。正在节食的患者维生素摄入量减少，应嘱其适当增加营养，补充维生素后再行手术。求美者不仅需要在术中保持健康，而且在整个围术期都需要合理饮食，保持电解质平衡以利于术后恢复。有些过度肥胖患者即使配合进行了大量脂肪抽吸手术，其面部除皱术效果也很一般，应该劝阻其接受此手术。面部除皱术本身不是减肥手术，因此不适于术中修薄组织，且易产生并发症。

在进行体格检查过程中，术者应告知患者能够达到什么样的手术效果。有必要在对求美者进行体检后，在计算机上展示其术后颈纹和木偶纹是一个什么样的形态。一个适合接受面部除皱术的患者应是皮肤厚度适中、光损害较小以及皮肤弹性较好。有些求美者在衰老前皮肤弹性已经丧失，尽管其皮肤光滑且没有光损害，但是其面部除皱效果可能不尽满意（表 14.1，表 14.2）。

我们需要告知皮肤较厚和肥胖的求美者，不能期望获得良好的手术效果，不仅早期效果有限，而且由于组织的重量和重力作用，软组织保持紧致和面部上提的时间比较短。

颊部组织明显的失去弹性，皮肤、颈阔肌、颊下以及下颌下区脂肪松弛的求美者适合面部除皱术。当然要权衡手术风险和手术所取得的效果。软组织松弛较小或通过面部除皱术能够取得的改善较小的患者，可以考虑进行其他治疗，或等到老化体征更加明显而更适应手术指征的时候再行手术。求美者可能更急于想接受这类手术，而外科医生则有义务告知其不需要如此急于接受此类手术。因为有很多其他的方法可以治疗，如颊部

表 14.1　面部提升术的理想受术者

皮肤张力良好，极轻微的老化，较少的皱纹
骨性结构强健
颏部前突充分
颧突明显
中面部丰满
颊唇沟表浅
颏颈角锐利
非吸烟者

表 14.2　面部提升术的不理想受术者

舌骨位置偏低导致的颏颈角呈钝角
退缩的不明显的颏部
颌下腺脱垂
口角处的颊颏沟深凹
鼻唇沟深凹，颧突处组织堆积或皱褶

提升和颏下成形术。

有向前的下巴、坚强的骨骼，如突出的颧骨的求美者适合接受面部除皱术。颊部突出、颧骨较小者可能对术后效果不尽满意。颧骨隆起手术可能会提高整个面部的角度。另外由于遗传或老化导致的中面部萎缩或皮肤软组织缺失有必要进行颧骨下隆起手术，以使标准的面部除皱术获得更为年轻化效果。除了上述手术，还有如中面部提升和复合面部提升等手术可以达到面部年轻化。同样Ⅱ型错颌、颏发育不良、小颏畸形求美者不是改善颈纹的最佳适应证。正颌手术和面部除皱时同时进行隆颏术是改善颈纹的最佳适应证。这是术前影像检查的价值之一，可以看到受术者软组织改变相对于骨性结构改变后所获得的术后效果。

术者评价颏颈角相对于深面肌肉组织和舌骨的位置相当重要。很多求美者由于舌骨位置较低而不利于改善颏颈角，这需要通过镜子和影像资料将其展示给求美者（图 14.1），术者不能通过计算机展示过度矫正的颏颈角，传达出不可能达

面部除皱的类型及解剖

针对每一个求美者，我们要根据其面部基本情况和就诊查体时情况选择具体术式，不是每个求美者都需要同样的手术才能达到满意的效果。基于手术能够获得的术后效果，笔者将面部除皱术分为三种类型。这三种分类是基于皮肤弹性丧失的程度，颊部、口周和颈纹的程度（表14.3至表14.5）。Perkins Ⅰ～Ⅲ型分别针对不同程度求美者，术后能够达到满意的远期效果（图14.2至表14.5）。

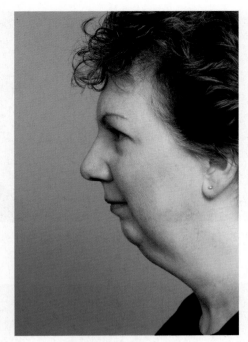

图 14.1 较困难的面部提升受术者中展现的小颌和低位舌骨

到的不现实的术后效果。向求美者交代可能的术后效果是医生应尽的义务。恢复舌骨的位置和进行二腹肌塑形不作为常规的颈部塑形步骤。术者需要明白脂肪切除和颈阔肌成形术所能够达到的效果，这些术式有时效果明显，但仍有其局限性。颏下区域过度的处理易产生并发症。医生必须在求美者离开诊室前回答她所有问题，并讨论整个手术过程、其他手术方式、风险以及局限性。必须完全了解手术的切口和术后可能存在的瘢痕，还有可能采取的合适的替代方法。应该大概地讲述一下可能存在的麻醉风险和可以选择的替代方法，当然由负责麻醉的医生告知麻醉风险较为合适。

接下来，术者与求美者在计算机上就术后效果图进行讨论，提出问题并回答。此时，求美者可以查看其他受术者术后效果，如果其提出要了解术后自然状态下外观。

表 14.3　Ⅰ型除皱术患者

皮肤弹性良好
颊部下垂轻微
极轻微或无脂肪下垂
轻微的颊部和颈部松弛
轻微的颈阔肌松弛或颈带

表 14.4　Ⅱ型除皱术患者

大多数患者属于此类
中度皮肤、脂肪和颈阔肌下垂
中度脂肪下垂
明显的颊部下垂
颈部臃肿，伴有颈带和颏颈角消失

表 14.5　Ⅲ型除皱术患者

大多数的男性患者
颊部臃肿
颊部下垂伴前缘深沟
颊部明显下垂伴随下颌和下颌下轮廓丧失
颈部臃肿伴明显的脂肪性肉垂
明显的颈带

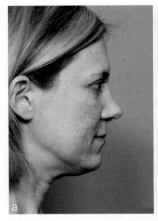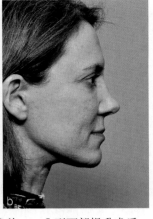

图 14.2　a. Ⅰ型面部提升术前；b. Ⅰ型面部提升术后

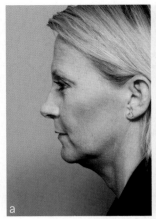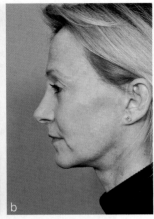

图 14.3　a. Ⅱ型面部提升术前；b. Ⅱ型面部提升术后

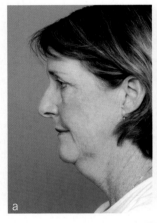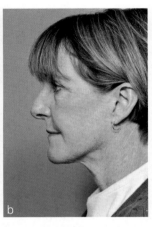

图 14.4　a. Ⅲ型面部提升术前；b. Ⅲ型面部提升术后

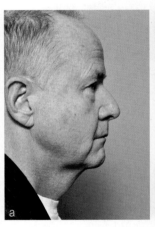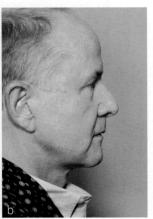

图 14.5　a. Ⅲ型面部提升术前；b. Ⅲ型面部提升术后

　　面部组织的解剖关系是面部除皱术的理论基础。表面皮肤的弹性程度，诸如光损害程度和皱纹程度是非常重要的。皮肤与深层组织的关系，比如因重力引起的组织真性下垂，脂肪组织的异常聚集和分布，需要得到足够的重视。面部肌肉则由延续至腮腺前筋膜所覆盖，这些筋膜还与颈部的颈阔肌相延续，称之为 SMAS 筋膜，首次被 Mitz 和 Peyronnie 描述为动态收缩的纤维肌肉网[3]。该层筋膜的深面是颈深筋膜的浅层，覆盖于胸锁乳突肌、腮腺组织和腮腺咬肌筋膜浅层，同时分布于颞深筋膜浅层表面和前额额骨骨膜浅面。SMAS 是帽状腱膜的延续。随着年龄的增长，颈阔肌在颈前可能形成致密的颈阔肌条索，其前

缘常有松弛和分开，形成条带。

　　相对于过去早期的面部除皱术而言，对 SMAS 层进行分离并除皱能够获得自然的效果。仅仅进行皮肤的分离、掀开、切除，进行一个上后位的牵拉缝合后，由于皮肤固有的组织张力而出现回缩，因此其效果不会维持很长时间。因此只处理皮肤这一层的效果是短暂的。因此，为了获得较好的远期效果，就会产生因为张力过大产生的伸展的术后外观，且瘢痕增生明显。不幸的是，仍然有一些外科医生选择仅仅切除皮肤的面部除皱术。

　　皮肤，尤其是面中部的皮肤组织直接通过纤维组织与深层的 SMAS 相连，这些纤维束常伴行

源于深层血管起源的穿支血管至皮肤血管网。以颈阔肌和面部肌肉为整体上提和牵拉 SMAS 层，同时使皮肤组织无张力情况下复位是非常容易理解的（图 14.6）。将面部筋膜组织朝上后方进行年轻化复位。可见的重力对这些解剖结构的影响都可以通过面部提升予以解决。

了解面颈部感觉神经和运动神经的解剖分布同样重要，第五对脑神经负责支配头面颈部的绝大多数感觉，面部除皱术需要掀起耳前及耳后皮肤，因此会切断该区域的神经支配。一般情况下除非耳大神经主要分支被切断，皮肤感觉都能够在较短时间内恢复。一般有望在 6~8 周恢复感觉，但有时需要 0.5~1 年才能恢复感觉。极少受术者会主诉感觉较术前降低，且时间超过 1 年。

术后支配皮肤的交感神经和副交感神经恢复极快，尽管术中跨越胸锁乳突肌的耳大神经损伤较为常见，但是其很少导致耳郭和耳前皮肤感觉丧失。若在胸锁乳突肌前层分离皮肤和真皮层，打断筋膜后可能导致可见的大的神经分支的离断，如果术中即刻发现，直接吻合后可在术后 1~2 年恢复其功能。

在面部除皱术中，支配面部表情肌肉的运动神经也较易损伤。面神经分支在跨越腮腺咬肌筋膜后，行走得极为表浅。下颌缘支在跨越下颌缘时有受损伤的风险，继而进入颈阔肌深面和颈深筋膜浅面。在面中部需要在 SMAS 深层进行分离的手术有损伤眼支、颧支和颊支的风险，支配这些肌肉的神经仍分布于这些肌肉的深面，深层操作应在这些肌肉浅面进行。也可以直接暴露这些神经，在直视下操作，我们将在本章接下来讨论这个问题。

面部除皱术中，无论是否行颞部提升，都有可能损伤下颌缘支，其次是颊支、额支。额支在颧弓处就非常表浅，延续向上至颞部薄层的

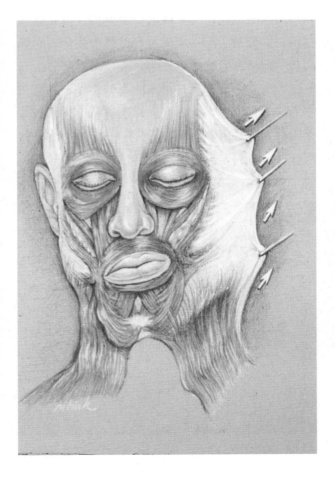

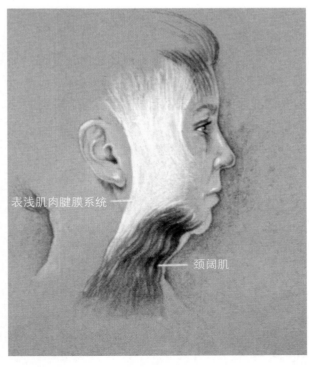

图 14.6　表浅肌肉腱膜系统与颈阔肌和面部肌肉相连

SMAS 层下支配额肌。当其跨越此区域时，在耳前 1.5~2 cm 以及眶外侧缘与颞部发际线中点位置损伤风险最大。外科医生必须了解面部和颞区各个层次的关系，以防止面神经损伤。在皮下浅层分离直至外眦区域、颧弓浅层耳前区域以及口轮匝肌的皮肤。此外术者可以在颅骨骨膜和颞肌筋膜浅层、帽状腱膜深层自由分离，而不会损伤面神经。然而在颧弓水平则需要进入骨膜下，否则会导致神经离断。此部位神经离断可能导致额肌再神经化。

手术技术

合适的切口设计和标记对于面部除皱术术后效果至关重要。发际线改变和产生明显的瘢痕都会导致一个满意的面部除皱术变得不满意。求美者不会把获得自然的发际线、可自由调整的发型以及瘢痕处于不明显位置与一个优秀的面部除皱医生分离开来。注意切口和设计细节的医生往往会被美容师赞美和推荐，他们往往从这个方面评价手术效果。

在术前设计区域，术者往往使用外科记号笔标记面部除皱术的术区和附加区域（图 14.7）。需要仔细标记耳前切口，防止颞部毛发出现扭曲。切口线延续至耳屏后缘，向所有女性和部分男性的向下延续的情况一样。继续延续至耳垂后进入耳后耳甲腔后面区域。标记线到达耳轮脚后，直接弧形进入发际线。此外对于颏下脂肪堆积的求美者，可以颏下做 2~3 cm 切口有利于颈部操作。

男性面部提升手术切口与女性的区别在于在耳前转折区域做一耳前弧形切口。此切口不能完全笔直，而且应该在耳屏前面，与耳前切迹有一定的距离。当将有毛发或胡须的皮肤向后上移动时，必须保留一部分没有毛发的皮肤（图 14.8）。然而对于许多老年男性而言，耳前区域需保留部分稀疏的毛囊，同时使用耳屏后切口。在患者就诊时候需要将切口标记清楚并做成图表形式，这一点非常重要。

在进行局部浸润麻醉之前，需要将已经确定的注射区域使用虚线标记。一些术者喜欢标记颧弓、下颌角等区域。更进一步标记出木偶线和颈阔肌条索等术中需要矫正的区域。面部除皱术需要适量的局部浸润麻醉药物同时添加适量肾上腺素以控制出血，使患者舒适、镇静的接受手术。

虽然很多医生喜欢吸入全身麻醉，但是这往往不是必要的。所需要的是静脉镇静和全程心脏功能、血压和氧饱和度监测。可以是麻醉医生、麻醉护士或注册护士在手术医生的指导下监护受术者。一个清醒镇静麻醉的受术者，手术成功的关键是让其有信心，向其说明术中不会经受疼痛、

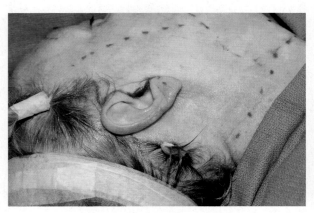

图 14.7　对低鬓角受术者典型的面部除皱术切口

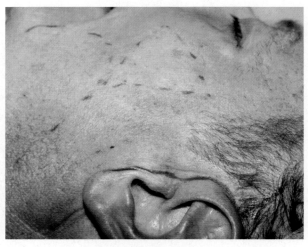

图 14.8　有胡须的男性保留耳前没有毛发区域典型切口

不适，以便其能在心理上接受镇静药物。最好在其使用静脉镇静药物前适量口服镇静药物。现在的麻醉药物有一定的健忘作用，同时有镇静和麻醉作用。任何麻醉药物都需要有较长的作用时间，以便受术者在术后几小时内能够有舒适的感觉。切口的麻醉最好使用含1：50 000肾上腺素的1%的利多卡因，这不仅能够取得良好的麻醉效果，而且还能收缩血管控制出血。分离区域的麻醉可以使用含1：100 000肾上腺素的0.5%利多卡因，同时还需要使用止血药。利多卡因的总量需仔细计算，过量的利多卡因会导致中毒反应。最好在浸润麻醉后手术完一侧再进行另一侧。在切口皮肤前10~15分钟完成另外一侧浸润是较为安全的。

将需要手术的头发扎成小辫，同时远离切口和术区。术前需使用消毒液将其浸湿，常规进行消毒铺巾，然后进行手术。术前不需要剪除头发，术前1天和术后4天需使用头孢类抗生素预防感染。

颏下、颊部和颈部的治疗

颈部的除皱包括颊部、下颌和颏下脂肪堆积的处理。我们通过颈成形术几乎在所有受术者能够获得流畅的颏颈曲线，此法能够向后收紧皮肤 –SMAS– 颈阔肌结构。

最初的2~3 cm切口的区域在皮下脂肪层或皮下层。开始可以切开大约1 mm切口，然后穿刺入约3 mm的吸脂针。一开始不进行脂肪抽吸，而是一开始从颏下绕至下颌缘至颈部和胸锁乳突肌前缘，下至颏颈角。至甲状软骨区做一扇形隧道。使用一根三面开口的吸脂针进行脂肪抽吸。远离下颌缘对颊部进行脂肪抽吸，防止损伤面神经下颌缘支（图14.9）。进行精细的脂肪抽吸、抚平，从而不产生沟槽、隧道和浅凹。这些并发症很容易发生在颏下抽脂的受术者，因此需分外注意。根据颏下和下颌下区脂肪的量，可以选择较粗的吸脂针。如4 mm或6 mm的平头吸脂管，在管的下面有一个开口可以获得良好的抽吸和塑形。两手触摸以获得抽吸的均等性和对称性。保留一薄层皮下脂肪使曲线流畅。在颏颈角部位不要过度抽吸，防止形成皮肤损伤、皮下瘢痕和条索可能。过度的颏颈部脂肪抽吸可能产生眼镜蛇畸形。

脂肪抽吸完毕后，可以直接从皮下将皮肤从颈阔肌表面掀起。分离的范围较大，两侧至胸锁乳突肌前缘，向下至颏颈角（图14.10）。医生能够在直视下看到颈阔肌深面的脂肪松弛、松弛的颈阔肌带和两侧颈阔肌明显分离。

组织的松弛和多余确定以后，使用血管钳和长钳将其于中线处提紧。切除多余组织后，仔细止血。将切断的颈阔肌在中线处缝合，去除过多的脂肪和肌肉组织，直至颏颈角（图14.11，图14.12），使用3-0 Vicryl线进行缝合。大多数男性和女性使用3-0 Tevdek线进行缝合。然

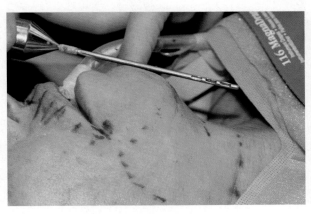

图14.9　颏下组织掀起

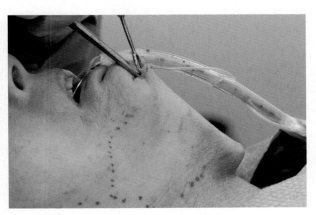

图14.10　3 mm三侧孔吸脂管

后形成一个坚实的肌肉束和锐利的颏颈角（图 14.13），从后面去除多余皮肤。两侧耳前耳后皮肤向后上提紧后，手术结束时，再确定颏下多余的皮肤。

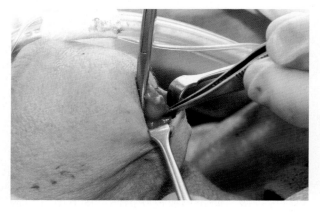
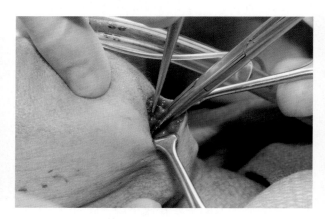
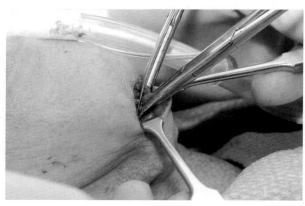

图 14.11　使用 Kelly 钳夹住前部颈阔肌和颏下脂肪进行切除

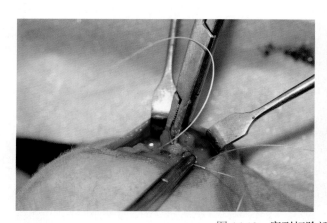
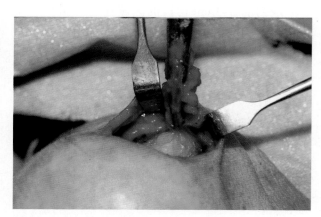

图 14.12　序列切除颏下和颏颈角多余肌肉

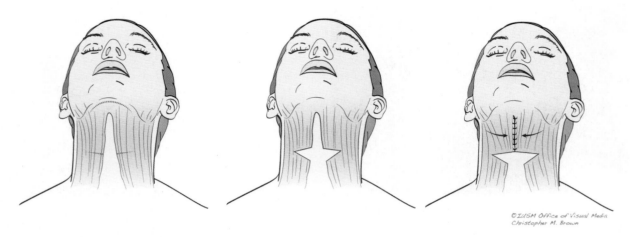

图 14.13　在完成颈阔肌成形术前于颏颈角处对其进行楔形切除

皮肤的掀起和分离

　　根据颈部多余皮肤量和面部皮肤松弛程度决定分离范围。传统除皱方式在 SMAS 提紧的情况下，分离范围较小。大范围分离增加了血管损伤风险，还有形成血肿、血清肿和切口不规则的风险。但颈部皮肤和颈阔肌有较大程度多余时，常有必要将皮下组织与颈阔肌分离，将每侧组织重叠即可。一般情况下，SMAS 和深筋膜的提紧与将皮肤分离至鼻唇沟的方法一样有效，但是前者在下颌缘支处更为安全。尽管很多外科医生喜欢老方法，但是目前大量病例表明这种大量分离的方法在改善颊部和唇颊沟方面不如 SMAS 除皱术。

　　皮肤要从耳后区域开始，使用斜角剪向前推进（图 14.14），还可以使用刀进行直接分离，分离此区域要深达毛囊深层，防止损伤毛囊，造成永久性脱发。然而分离到耳后发际线，应相对较浅，在皮下浅层进行。耳后区皮下层很薄，皮肤与胸锁乳突肌筋膜紧密相连。应小心分离此层到胸锁乳突肌筋膜至胸锁乳突肌前缘，防止损伤前述的耳大神经，继续分离至颈阔肌浅层皮下和前缘（图 14.15），此时分离完毕，与前述分离的颏下区相连。尽管分离可能稍高于下颌缘，但常局限于颈部。

SMAS 层的掀起

　　SMAS 层需要选择合适的切口，开始于颧弓下缘附近延伸至耳垂部位，继续向下至胸锁乳突肌前缘（图 14.16）。面部提升的自然程度与 SMAS 层的分离与处理有关。即使是进行 I 型面部除皱术，仍然需要进行深层次的折叠和提紧，这决定于是否需要进行中面部组织分离与提紧。如果仅仅需要进行颊部重排和颈部后向重排，SMAS 折叠可能是唯一的方法（图 14.17）。但是必须在耳前区腮腺筋膜表面去除半月形的多余脂肪组织，以便缝合时便于拉拢 SMAS 层进行缝合，否则会导致 SMAS 没有纤维性粘连，缝线脱落而导致提紧失败，一些医生喜欢进行永久性的折叠缝合 SMAS，便于其能够长期维持在此位置。

　　一般情况下，面部除皱术需要 SMAS 层和颈阔肌的分离，从而使其能够向上向后提紧（图 14.18）。分离的程度由颊部、面中部和颈阔肌提紧的需要。分离后将 SMAS 进行提升、前移、修剪和端端缝合。还可以采用长效但是非永久的缝合。在这里，可以对男性进行与女性同样的永久性缝合，面部提紧后的折叠形成的瘢痕组织可产生较好的远期效果。

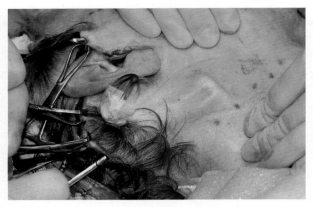

图 14.14　用斜面的面部除皱剪应用推进——伸展技术
剥离

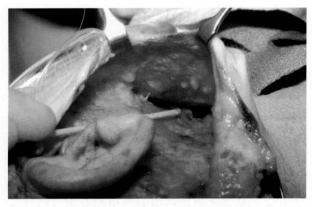

图 14.15　带胸锁乳突肌表面皮下脂肪层的颈部和耳后皮
瓣掀起

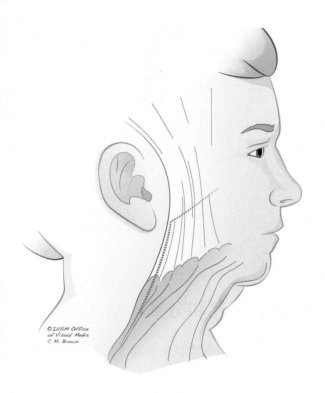

图 14.17　SMAS 折叠和颈阔肌向后悬吊

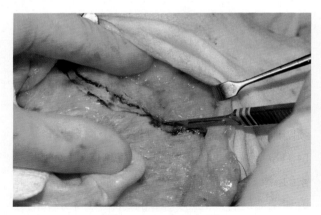

图 14.16　SMAS 切开

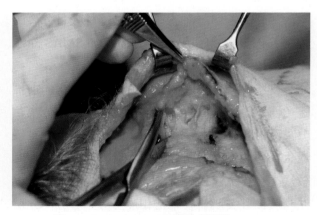

图 14.18　Metzenbaum 剪分离耳前 SMAS

对于那些要求进行面中部提紧的求美者，可以进行改良的深层面部除皱术，这需要在颧弓和颧部肌肉的浅面分离 SMAS 层。完全的深层面部除皱需要分离至咬肌前缘，并与颈阔肌前缘的分离相连。然而在颊中部则需要转至颧肌的浅层，否则会导致损伤支配颧肌和颊肌的神经。

当面中部组织，相应的 SMAS 筋膜和颈阔肌被适当地掀起以后，将此层适当的向后上推进（图 14.19），可以直接看到唇颊沟组织的运动情况，颊部向后上方移位，以呈现出更为年轻化的位置。常常将筋膜拉向耳前组织，进行劈分悬吊。SMAS 在同样水平也进行劈分，将 SMAS- 颈阔肌劈分的下片用 0 号 Vicryl 线缝合在乳突筋膜和骨膜上（图 14.20，图 14.21），作为支持带形成一个锐利的颏颈角。修剪多余的 SMAS- 颈阔肌组织缝合于耳后筋膜组织的后缘。SMAS- 颈阔肌劈分的上片在耳前进行修整，过多的剪除后进行使用类似 3-0 的单纤维线进行端端缝合。

皮瓣推进

为长期坚固的面部提紧所做的深筋膜提紧完成后，可以重排皮瓣，并进行适当修剪。在最小张力下，将掀起的皮瓣向上向后方向覆盖于耳郭上，以确定多余的皮肤量。耳前皮肤主要是向后，轻度向上，避免使鬓角毛发上提过高。颈部的皮肤在耳后区向后，主要向上的方式提紧，从而不会产生耳后发迹的大台阶样畸形。当在耳前和耳后皮肤进行提紧固定后，将过多皮肤进行去除后缝合（图 14.22）。沿着耳后枕区毛发将皮瓣以劈叉方式分开，并使用皮钉缝合这些组织。耳后没有毛发的皮肤，使用 5-0 的羊肠线进行连续锁边缝合。因为没有张力，耳后深层区域仅需 5-0 Dexon 进行缝合，耳垂使用 5-0 Dexon 线进行深层固定，皮肤进行修剪后，将耳垂向上固定。将耳垂向上提拉固定很重要，这样当组织愈合向下移动后，耳垂不会被向下牵拉。在耳垂水平方向

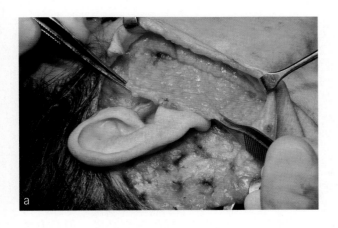

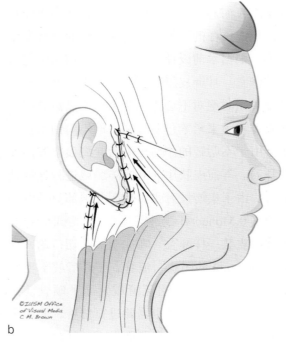

图 14.19　a. 分离 SMAS 折叠前的推进；b. 伸展的 SMAS 双向推进和悬吊

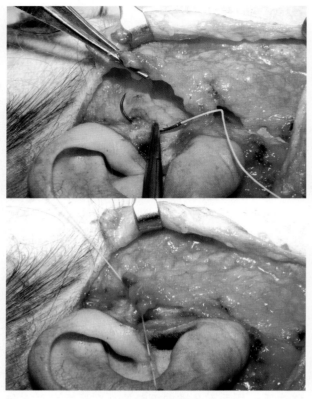

图 14.20 SMAS- 颈阔肌瓣在耳垂水平劈分以便于颈阔肌悬吊

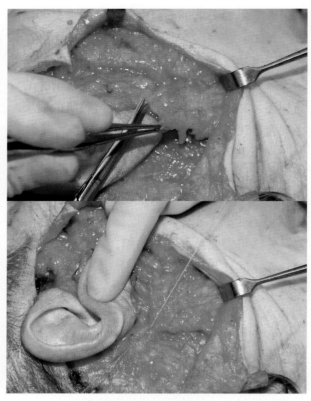

图 14.21 SMAS- 颈阔肌后层使用 0 号线悬吊至乳突骨膜处

切除组织，而避免垂直方向切除，防止向下牵拉耳垂，形成狼样的耳郭，并有明显的面部除皱术后畸形。根据术前设计的切口，将耳前组织进行适当的修整。耳屏皮瓣要明显保留多一些，从而使耳垂关闭时绝对不会存在张力。当其愈合时，皮瓣收缩看起来紧紧包绕耳屏，而不向前牵拉。而不会由于不明智的修剪皮瓣后，瘢痕挛缩向前牵拉耳屏。耳前皮肤用 5-0 的羊肠线进行连续锁边缝合。由于皮瓣没有张力，因此深部只需要一两针的 5-0 Monocryl 线进行缝合。将颞部切口向关闭枕部皮肤一样缝合。在完全关闭切口前，放置一直径 7 mm 的闭式引流管，于耳后枕部毛发区引出（图 14.23）。引流管放置至下颌骨前角水平。颏下皮肤过多时也需要进行修剪，使用半月形方式进行修剪，不在侧面形成猫耳朵和多余皮肤。此部位切口女性使用 5-0 羊肠线连续锁边缝合，男性使用 5-0 尼龙线缝合，若存在张力可

进行 Dexon 缝合。

在手术室包扎伤口之前，将患者所扎的小辫去除，头发清洗，血迹擦干。耳前、耳后无法包扎的区域涂抹抗生素油膏保护伤口。将无菌纱布覆盖于术区和颏下，使用低弹力的颏带固定棉垫于术区，防止对游离皮瓣产生压力（图 14.24）。

将患者从手术室送至复苏室，适当恢复后用汽车将受术者送回家。尽管没有必要，但是有些受术者应住院一晚。在送走受术者之前，应让其在帮助下进行活动，并要求整夜有人看护。当晚与受术者保持电话联系非常重要。受术者与医生应保持 15~20 分钟的车程，以备术后紧急处理所需。次日，即术后 12~18 小时，应进行复诊，换药和拔出引流，评估面神经功能和皮瓣情况。清洗受术者头发，颏带再松弛佩戴 24 小时。受术者 1 周内要每天洗澡 1 次，使用双氧水和抗生素

油膏保持清洁，术后1周返回拆除缝线和皮钉。在耳垂尖端进行的5-0尼龙线缝合在术后10天拆除，同时对术区进行再次检查，并安排其与化妆师见面。指导其进行适当的化妆以掩盖瘀斑，

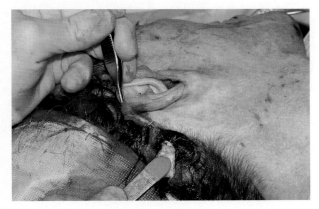

图 14.22　皮瓣后部覆盖后确保枕后发际线成直线

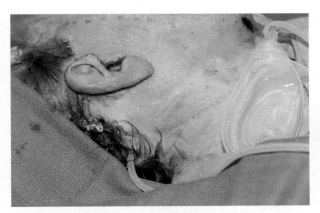

图 14.23　放置闭式引流以防止术后血肿和血清肿

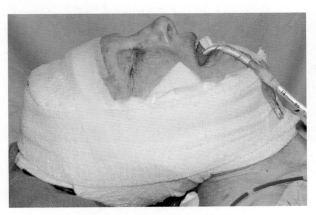

图 14.24　术后轻度加压包扎

并学习全部的皮肤护理课程。化妆师介绍合适的美容品、化妆品和防晒霜，指导其术后合适的皮肤护理，从而保持术后良好的除皱效果。有必要对患者进行术后1、3、6个月和1年的随访（图14.25至图14.28）。术后2~4周，受术者有必要进行心理支持，调节以适应其新的容貌，并重新回归社会和工作中去。求美者会经历很多术后的情绪波动，还可能发生被告知的伤口愈合情况，这些可能已被忘记，需再次说明。对术后情况和求美者的期望不断的予以肯定对这些求美者非常重要，你的办公室应该是快乐打电话和近期随访的地方。必须让其感到你随时为他们服务，回答问题并给予信心，这对患者保持长期满意的效果非常重要。经过长期的随访，如果发现耳后瘢痕有增生的倾向，需要予以处理，有时需要瘢痕内注射激素，解决耳后瘢痕轻度增生的问题。另外术后4~6周，如果毛发区曲线暂时的脱发，需要确定地保证这些毛囊会再生毛发，在4~6个月所有的毛发都会生长出来。在术后3~6个月需要确定感觉敏感和感觉过敏得到了恢复，这是愈合过程的一部分。

折叠和二期面部除皱

术后1年的随访显示，受术者面部和颈部不可避免地出现表浅组织的反弹。虽然在术中很努力地给其一个紧致的颏线和颈部曲线，但这种情况仍然会发生。这是他们所固有的弹性所致，但是有时也需要一些小手术来改善总体效果。根据术前情况和皮肤弹性，有5%左右的受术者需要做颏下的折叠手术，处理小或厚的条带残留的组织。这应作为总的面部手术的一部分，与医生的手术技巧无关。更少发生的是由于颊部较厚或术前的情况，颊部情况反弹到需要做颊部折叠的情况，根据笔者的经验，此区域问题的发生率在2%左右，此区域是最可能让求美者总体不满意的地方。对一些只做颊部手术的受术者，进行颊部SMAS折叠有助于她们取得较好的远期效果。

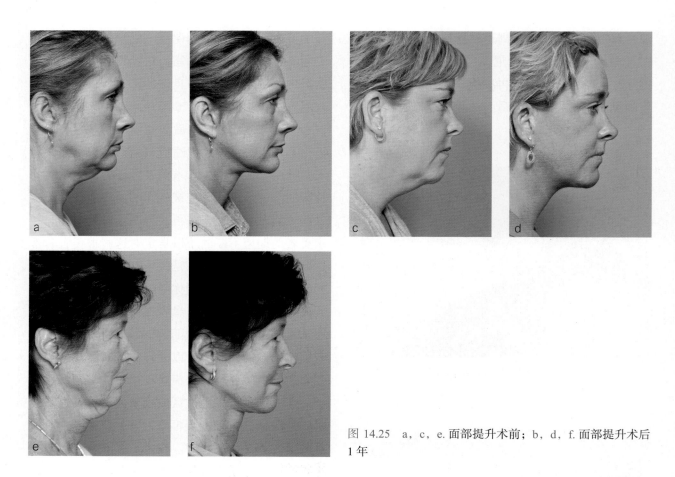

图 14.25　a，c，e.面部提升术前；b，d，f.面部提升术后 1 年

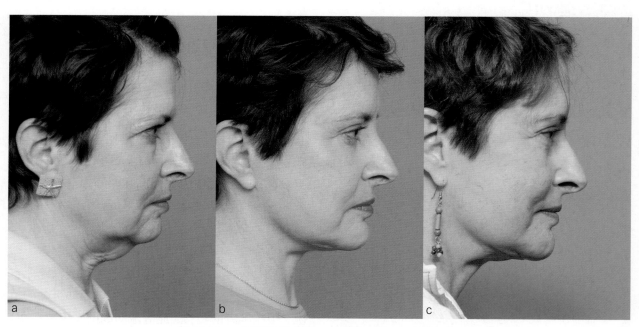

图 14.26　a.面部提升术前；b.术后 1 年；c.术后 6 年

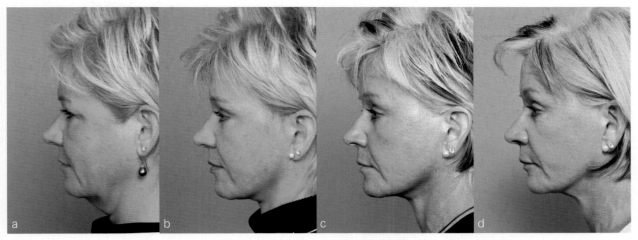

图 14.27　a.面部提升术前；b.术后 1 年；c.术后 5 年；d.术后 11 年

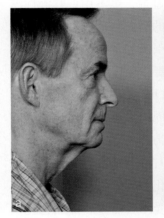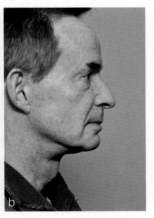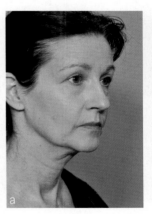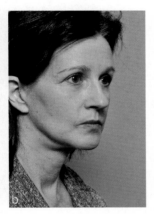

图 14.28　a.男性面部提升术前；b.术后 10 年

图 14.29　a.深下颚前沟，面部提升术和下颚前移植物安置术前；b.术后

配合治疗

　　需要各种附加的治疗过程以保证接受面部除皱术后能够获得较好的效果。围术期的激光治疗和化学剥脱治疗会加重术区光损害和皱纹，因此不能再需要掀起的皮瓣下进行这些治疗。在合适的受术者进行永久性植入物填充，可以恢复组织容量，可以同时在术中除皱术之前进行。对于那些有较深的前颊沟，颊部下垂和下颏的求美者来说，下颌前移植物能够提供一个可靠的方法形成一个平滑且年轻的下颌线（图 14.29）。笔者同时额外进行颊部脂肪移植，当此区域需要进行容量补充的时候。所有这些过程都会在本书其他章节予以讨论。

并发症

血　肿

　　面部除皱术最常见的并发症是血肿，发生率为 2%~15%[13, 14]。根据笔者经验，小的血肿发生率为 3%~10%。在女性受术者中，较大进展的血肿发生率为 0.5%~1%。男性求美者，特别是患有不稳定高血压的患者，其发生率可达 20%~30%。术后 12 小时形成的大的血肿需要再次手术探查（图 14.30，图 14.31）。出现疼痛和面部肿胀提示有血肿形成。有趣的是，术中的出血量与血肿形成无直接关系。相反高血压倾向于发生血肿，其发生率增加 2.6 倍[15]。所以控制

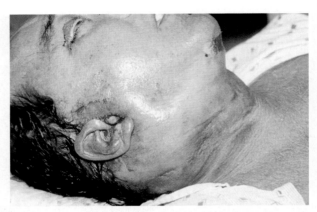

图 14.31　面部提升术后 3 小时急性进行性血肿

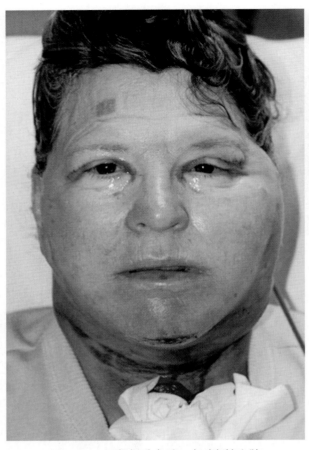

图 14.30　面部提升术后 1 小时急性血肿

高血压再怎么强调也不过分，在术前、术中和整个术后应密切监测血压。应该特别保证麻醉的平稳，防止术后恶心、呕吐和焦虑。血肿形成的其他因素有口服含阿司匹林的药物、非甾体抗炎药、大剂量维生素 E、一些中草药、男性求美者以及显性遗传 E-D 综合征[16]。要发给患者包含阿司匹林药物的详细列表，因为这些药物很多都不明显。这些药物要在术前至少 2 周开始停用，直到术后 1 周才能使用。

当然服用抗凝药物患者的处理需要与处方医生共同商议。对于男性求美者需要更加关心，因为其发生血肿的概率更大，这是外科医生形成的共识。尽管未经证实，但血肿发生的原因可能与皮肤和胡须血供丰富有关。

治疗延迟会导致皮瓣坏死，尤其是对于那些恶性并快速扩张的受术者。再者液体聚集可能形成理想的细菌培养基，导致感染形成。常常在清除血肿时很难辨认出血血管，更不用说弥漫性渗血。治疗应包括血凝块的清除、冲洗、电凝可疑的出血血管、放置负压引流和加压包扎。急性出血和血肿较大部位常需要打开或再次切开。

常常发生小的出血可能是报道的发生率较高的原因，常于术后 1 周内发生血肿或者小的液体聚集，易于发生区域为耳后。一旦发生液化，这些液体可以在无菌的情况下使用 18 号针头予以抽吸。若没有发生液化，则可以在切口开一小口，排除血凝块。这些受术者需重新加压包扎，并应用较长时间的抗生素。没有发现的血肿会出现纤维化，皮肤褶皱和变色，需数月才能消退（图 14.32），如果发生这种情况，连续注射类固醇曲安舒松 10 mg/mL 可能会有帮助。

皮瓣坏死

当任意皮瓣的远端血供受到损害时，会发生皮瓣坏死。诱发因素有皮瓣设计不合理，皮下掀起的范围太广、真皮血管网受到损害、切口缝合的张力过大、患有某些全身性疾病和抽烟。耳后区发生皮瓣坏死的概率略次于耳前区。深层除皱和 SMAS 面部除皱因为皮瓣的血供更丰富，关闭切口的张力小，因此其发生坏死的可能性较小。很久以来人们就认识到尼古丁和抽烟的毒性作用，它们是最能够预防的破坏任意皮瓣血供的因素。抽烟者皮瓣坏死的概率较正常高 12.6 倍[17]。全身性疾病如糖尿病、周围血管疾病和多发的结缔组织疾病都会是求美者倾向于血管损害，因此术前应告知其慎重考虑（图 14.33）。

静脉淤血和皮瓣变色是皮瓣坏死的先兆。处理方法为对该区域进行按摩并延长抗生素使用时间。坏死后往往形成瘢痕，还是区域需要每天用过氧化氢清洁，有限清创后，表面涂抹抗生素软膏进行保守治疗。幸运的是大部分坏死区域可以通过换药予以治愈，不过仍然需要进行术后随访和对病情进行评定。

神经损伤

在面部除皱术中，颈部感觉神经和耳大神经是最容易损伤的，发生率为 1%~7%[18]。笔者的此神经损伤发生率为 1%~2%。不修复损伤可能会导致局部的感觉减退和可能发生疼痛性的神经瘤。幸运的是面神经损伤较少见，发生率在

0.53%~2.6%[13, 19]，最常受损的神经支是面神经颞支和下颌缘支。

笔者面部除皱术面神经下颌缘支损伤概率低于 0.5%，颞支也是如此。根据不同的手术方法和不同文献报道，其发生率高于此数值。两支神经中究竟哪一支更容易损伤是存在争议的。不如教科书所叙述颞支为单支那样，颞支往往为多支并行。解剖学研究发现，横跨颧弓下缘中段的一支，在耳前 10 mm 的颧弓和颧弓远端 19 mm 操作是安全的。不幸的是，往往无法在术中发现面神经损伤。但若在术中发现其损伤，应进行神经吻合，在显微镜下吻合会有利于恢复。如果术后早期发生面瘫或轻瘫，不要恐慌，起初最少要预留 4~8 小时让局麻药物作用时间消失。若不幸发生面神经分支损伤，进行手术探查，试图吻合这些细小的神经末梢支是不切实际的想法。但是可以确定的是，这类损伤大多随着时间的推移而恢复，恢

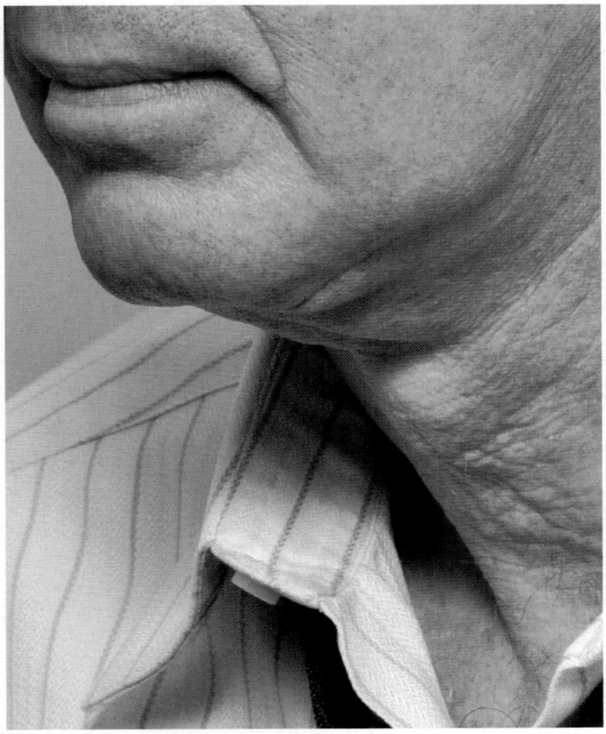

图 14.32 颏下颈部术后血肿和血清肿 2 个月后纤维化和皮肤不规则

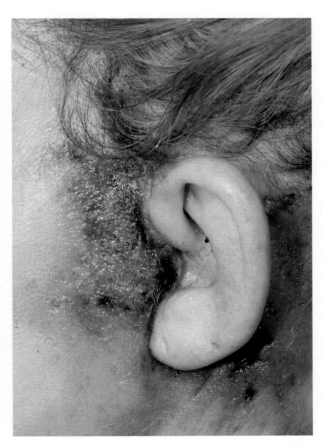

图 14.33 严重关节炎服用免疫抑制药受术者局部皮瓣坏死

复率约为 85%[6]。如此高的恢复率主要是因为损伤是局部刺激导致的暂时性神经失用。另外理论认为颞神经具有多支，即使损伤也会发生神经再生[20]。但是若 1 年后还没有明显的神经恢复，需要考虑诸如提眉、破坏对侧面神经颞支和眼睑恢复手术。

颈阔肌深层的分离有损伤面神经下颌缘支的风险，使用钝头剪刀紧贴颈阔肌深层，以垂直方向分离能够保护面神经下颌缘支不受损伤。该神经开始走形于下颌骨的后下缘，在口角外 2 cm 的区域走形表浅[19]，故此区域皮下分离没有好处，可能会遇到灾难性后果。颞支和颊支在腮腺前缘的表面，在标准的面部除皱术中很难损伤，但是在深层分离时，这些分支会被损伤，此区域的损伤会被多分支的吻合所掩盖。

Bell 面瘫在面部除皱术中报道有发生，既往有此疾病的患者需在咨询时告知发生的可能。若发生完全性面瘫，则需要请相应科室会诊。神经电生理测试有助于确定是否是运动神经损伤。

增生性瘢痕

如果皮瓣张力较大，则可形成增生性瘢痕，并常发生于只做皮下分离和提紧者（图 14.34）[21]。增生性瘢痕发生较早者可于术后两周即发生，但更多的则发生于术后 12 周内。耳后区域较容易发生，笔者治疗患者中发生率为 2%~4%，其他区域发生率在 1%。瘢痕内注射激素可能会起作用，瘢痕切除缝合可能要在术后 6 个月予以考虑。

切口线不规则

切口线设计不合理可使颞部发际线消失，产生秃发，形成较大的猫耳以及发际线阶梯样畸形。颞部的发际线可以通过植发和局部皮瓣转移予以重建。毛发缺失继发于毛囊休克，可以保证会长出毛发来，笔者的受术者发生率低于 0.2%，但是若由于毛囊被离断或切口张力过大，则毛发可能永久性丢失（图 14.35）。等待 3~6 个月后，若没有毛发恢复，可将秃发区切除，拉拢缝合，毛发移植亦可以掩饰此秃发区。

不能推进和旋转耳后皮瓣，导致发际线呈阶梯样畸形（图 14.36）。幸运的是大多数受术者此区域很隐蔽，但对于那些喜好将头发梳至后面的人则需要进行皮瓣转移。

感　染

在面部除皱术中，感染绝少发生，从低于 0.2% 的发生率，其中 15%~40% 为蜂窝织炎，主要发生于耳前区域。应用对葡萄球菌和链球菌敏感的抗生素能控制轻度的蜂窝织炎，这些患者的伤口愈合后常常没有后遗症（图 14.37）。少数患者有脓肿形成时，可进行切开、引流、伤口的细菌培养以及静脉使用抗生素进行处理。

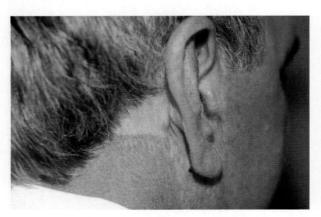

图 14.34　由于切口缝合过程中张力过大导致的耳后瘢痕增生并增宽

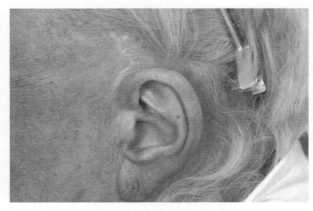

图 14.35　由于张力过大和毛囊损害导致的颞部秃发症

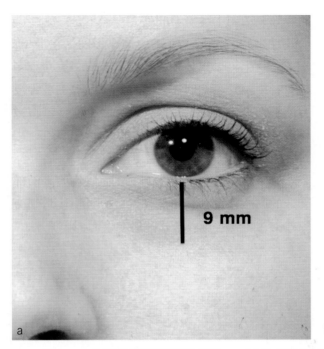
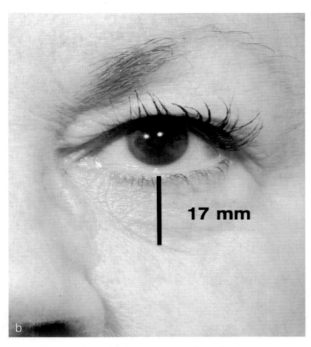

图 15.4　此图展示颧颊连接的延长。a. 26 岁求美者下睑测量为 9 mm；b. 62 岁求美者测量睑颊连接为 17 mm

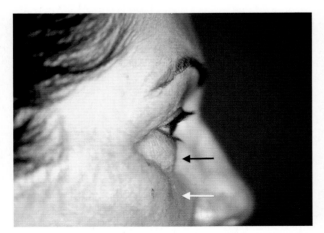

图 15.5　图片展示的下睑—颊连接呈双曲线畸形。黑白箭头指示为睑颊连接处双曲线连接点

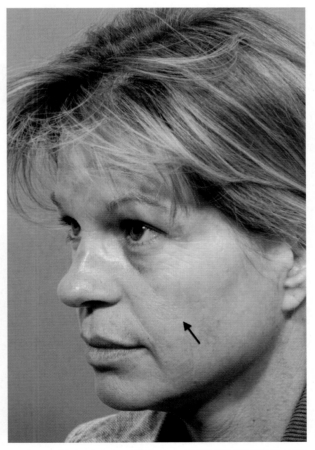

图 15.6　图片展示中面部衰老。颊部斜线将面部软组织分为颊突和眶下缘部分

锥区骨骼。尽管其角度仍然稳定，但随着外侧骨量的吸收，此区域变宽后随着软组织的吸收，鼻唇沟将会加深[39, 40]。

面部老化相关的曲线变化更可能由如下的因素共同所致：脂肪垫的容量变化，面部相关限制韧带的松弛和与骨骼相关韧带位置的变化。基于此理论，当进行面部年轻化治疗时，在面部提升术中，如果出现脂肪萎缩或骨组织薄弱，仅仅进行简单的脂肪部分的游离和提升不会达到满意的效果。就此而言，使用软组织填充剂或自体脂肪进行容量恢复，将会在面部提升术中产生良好的

曲线效果（图 15.8）。此外，衰老不是一个持续的线性过程。每个人衰老的情况不同，在上 1/3面部衰老中可以得到很好的展现。眉下垂在很多求美者中不是那么明显，当然在一些求美者中没有下垂到需要手术矫正的程度。较少有文献报道相矛盾的理论，即随着时间的推移眉会自然下垂，表明随着面部老化眉部形态仍然稳定[33, 47, 48]。当然这个数据是相当武断的。然而它表明了面部衰老的同质化进程。当然外科医生需要注意细微的差别，需要避免教条式的眉和中面部提升术。

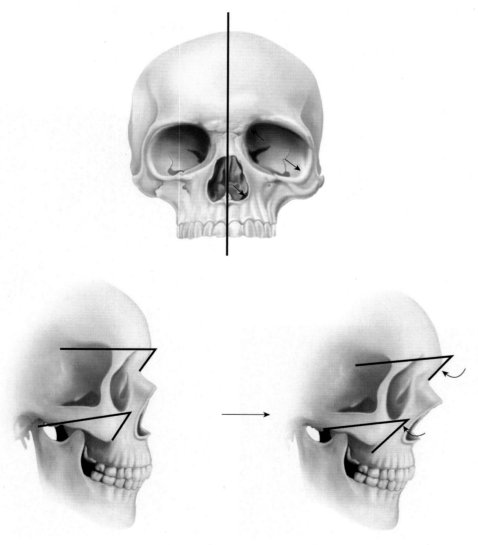

图 15.7　颅面部骨骼年龄相关衰老模式图

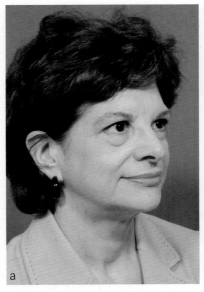
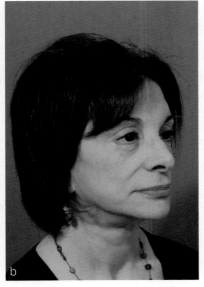
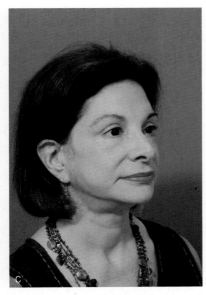

图 15.8　伴严重软组织容量丢失的严重中面部下垂（a）；求美者拟进行中面部提升（b）和自体脂肪移植（c）后

受术者选择

谨慎的选择受术者可能是成功进行中上 2/3 面部年轻化手术最重要的因素。每位求美者都应进行个性化评估，需要清楚的了解关注点和目标。他们的动机和期望值也应进行评估。术前咨询和建立合适的期望是非常重要的。不同术式的优缺点，局限和风险都应予以讨论。

眉弓是第一个表现出老化的区域之一。由于眉弓弯曲对于上睑老化的影响，因此术前应将眉眼复合体作为一个整体进行评估。临床查体关注与眉的位置、对称性、容量，眉至瞳孔的距离，前额的高度，发迹线的形态，皮肤松弛和下垂程度。发际线的高度可能是决定眉提升合适手术入路最重要的单独决定因素。高发际线受术者适合隐蔽的手术入路，能够维持发际线的位置或者适当下降。这一特殊的技术克服了术后较长瘢痕的缺点。较高的发际线显得男性化，且不自然，在大多数发型中不宜隐藏切口。眉的对称性是我们手术的一个目标，然而我们会遇到不同程度的不对称（图 15.9）。这可能表现在静态时候或面部做表情的时候，这可能与单侧额肌活动过度有关。任何额肌的不对称或活动过度都需要给求美者指

出，以便在术后使用神经调节剂调整至合适的状态。另外一个需要关注的是上睑下垂，其在进行眉提升后会表现出来。

当评估中面部的时候，精确的诊断哪一个部位呈现出衰老现象将指示出具体的过程：颊脂肪垫下垂，SOOF 脱垂，下睑松弛，巩膜外露，外眦位置变化，眉下垂，容量丢失或这些问题组合出现。使用手指模拟提升颊脂肪垫改善面部外观将给外科医生和求美者评估能够获得什么样的手术效果。

男性求美者比较关注额部和中面部的年轻化，特别期望改善眉相关的结构[49, 50]。男性眉

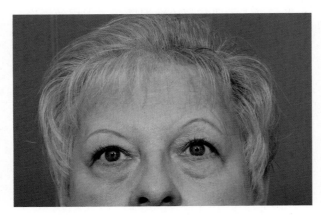

图 15.9　眉不对称求美者术前

的位置和曲线与女性不同，常常在眶上形成低而平的眉毛，而没有曲线。此外男性的发际线靠后，这对切口的选择亦是挑战。男性这些特殊的特征为经颞部入路技术提供了很好的选择[51]。

对求美者的教育也是必不可少的。这将减少焦虑和建立合适的目标。受术者需要了解即将进行什么过程的手术，将会改善哪些区域以及手术的局限性。术前需要讨论所需要的附加治疗，例如容量的填充和皮肤的舒平等。在咨询中应告知需有足够的时间予以术后恢复，因为骨膜下分离技术导致的水肿要在术后 4~6 个月消退。

理想眉形和中面部美学特征

外科医生能够很好地理解理想的眉形和中面部的形态和位置是极其重要的。当代女性理想眉形位置的理念起源于 20 世纪 70 年代化妆师 Westmore 的作品[52]。在他的模特中，内侧和外侧眉端在眶上缘形成一个理想的弧形，眉峰在外眦上眶上缘将近 1 cm 处，内侧端在鼻翼和内眦垂直线上，外侧眉尾在鼻翼和外眦延长线上（图 15.10a）。在其报道以后，许多作者的主流观点都是 Westmore 相同或略作修改[53~55]。笔者是首先描述眉弓不同位置的作者之一，眉峰的位置可能更靠外一些，位于外眦处，而不是角膜外侧缘[56]。一个更内侧的位置有使求美者呈现更加惊愕外观的风险。通过媒体的传播，客观的使理想眉形的位置做出了不同的尝试，不同的研究者得到了不同的评分[57~60]。在包括了整形外科专家和普通人群的观点的研究评价数据展示了理想的眉形与 Westmore 略有差别。眉内侧部应在眶下缘或略低，逐渐上升至眉峰，位于外眦和瞳孔外缘中间的狭窄段（图 15.10b）。外侧终止于眶上缘或之上。然而需要理解的是眉的结构决定于其周围解剖结构，如额部和上睑，当然也与良好的鼻部曲线和面部外形有关。

中面部不像眉一样需要测量和有统一的标准。大多数外科医生认为理想的中面部是主观的。它应该拥有一个平滑的颊脂肪垫和柔和的鼻唇沟。

内镜下前额和中面部提升

手术原则

在处理前额和中面部时候，独立的选择手术方式，但是其目标是相同的：下垂眉部的提升，矫正上睑皮肤的假性松弛、使前额和眉间曲线平滑、悬吊颊脂肪垫、改善鼻唇沟和矫正下睑的双曲线畸形。

下垂眉的悬吊往往和前额皮瓣的掀起和固定同时进行。外侧眉常常固定而内侧则较为少见，若改变了将给人一种惊讶的表情。这种手术方式能够解剖性的悬吊假性上睑下垂。通过游离降眉间肌能够获得眉间平整的皮肤，扩张至降眉肌和皱眉肌。切除额肌偶尔会获得平整的额部曲线，但是悬吊眉部会获得额部平滑的曲线。在完全松解了来源于骨膜的软组织封套筋膜以后，对下垂的中面部进行悬吊。这样将使软组织归位到合适位置，将软组织提升至颊部和眶下缘水平。为了获得以上的目标，有些解剖结构需要释放之后进行合适的悬吊：沿着颞线、颞浅筋膜、眶缘韧带、弓状韧带、前额上方的眶缘、覆盖颧弓和上颌骨的骨膜、咬肌筋膜等区域进行悬吊（图 15.11）。

内镜下进行前额和中面部提升增加了跨过下睑的张力[61]。在任何需要对下睑脂肪垫进行切开或重置的时候，必须在中面部悬吊前完成。增加的张力使外科医生更加激进地去除下睑多余的皮肤，而不会出现术后的下睑退缩。而不需要进行眦角成形或紧缩术，降低了眼睑移位的风险，防止出现颊部区域的臃肿和下睑横向的手术切口。同时，进行脂肪移植避免了脂肪移位的风险，还可以舒平皮肤组织。前面已经述及，完全理解颞—颧区域的解剖结构后进行多平面的分离是避免损伤面神经额支的先决条件。

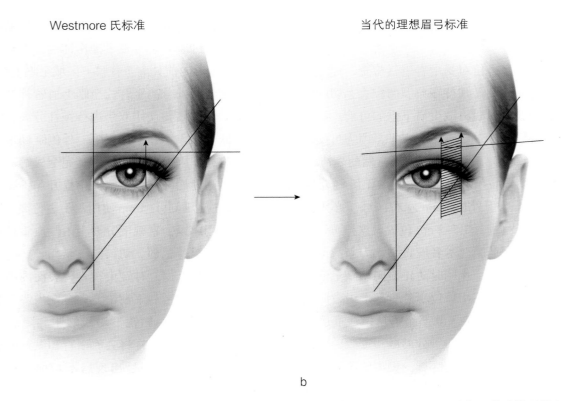

Westmore 氏标准

当代的理想眉弓标准

a

b

图 15.10 a. Westmore 理想眉位置，内侧和外侧眉的位置分别为眶上缘之上弧形位置和眉峰位于外眦处眶缘上将近 1 cm，内侧端位于鼻翼缘和内眦垂直延长线上；b. 现代理想眉形内侧和外侧端位置与 Westmore 模式相似，然而其眉峰位于角膜外侧缘和外眦中部

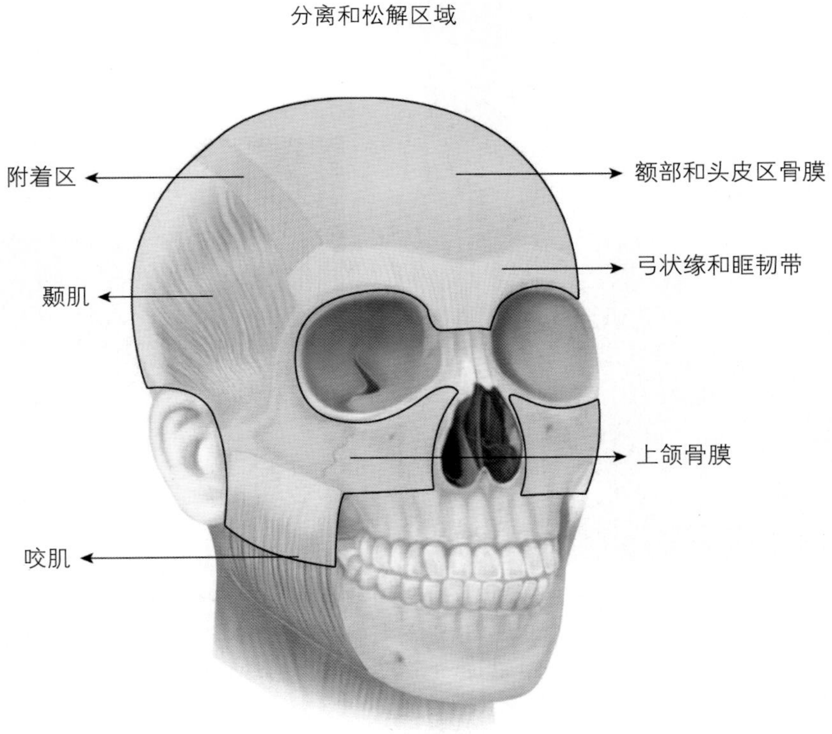

分离和松解区域

附着区 ←

→ 额部和头皮区骨膜

→ 弓状缘和眶韧带

颞肌 ←

上颌骨膜 ←

咬肌 ←

图 15.11 阴影区域为分离区域。面部致密区域需要松解以获得额部和中面部合适的提升

手术技术：前额的分离

术前应直立位对受术者进行检查，评估眉形和高度。眉内侧需维持在典型的位置，切除降眉间肌和释放皱眉肌将减少眉下垂的可能。我们的目标是将眉内侧置于眶上缘水平，因为过度的抬高将会导致求美者呈现惊讶的不自然的表情。

颞部切口位于颞肌区域发迹线上缘将近 1 cm 区域，延长至下外侧 3 cm 左右区域。必须注意切口应位于颞线下 1.5~2 cm 位置，这样可以很好的分离到颞深筋膜。术者应将手术刀斜行于毛囊方向，使瘢痕最小化同时防止横向切断毛囊导致永久性脱发。内侧切口位于外眦部上缘发际线后约 2 cm（图 15.12）。颞部切口从颞浅筋膜一直至颞深筋膜。使用剥离子分离颞浅筋膜，将组织剥离于颞深筋膜至颞线区域。剥离的区域一直向上至颞线处的覆盖区域，终止于枕后水平。这样确保前额和后颞部组织充分上提，一旦悬吊后不会出现臃肿。向下盲视下操作钝性分离至颞深筋膜 2~3 cm，向前分离至骨膜下区域至眶上缘区域。弓状韧带向外分离至释放至眶上血管神经束外侧 1 cm。同时需要使用双手进行钝性分离，将手置于皮肤表面以防止损伤眼眶。外侧眶韧带进行钝性分离，如果面部的附着没有完全松解，那么在进行悬吊时眉外侧就没法完全提升。骨膜上前额的分离应至眶上孔 1 cm 使用双手进行钝性分离，而非使用内镜。盲视下分离至内侧血管神经束，超越眉间至鼻根部。切口向下至额骨，内镜通过该区域。眶上血管神经束在骨膜表面内镜直视下分离。弓状韧带和眶韧带要完全在内镜直视下分离（图 15.13），内镜下对皱眉肌和降眉间肌进行切除和烧灼，这样将去除横行和纵行的眉间纹（图 15.14）。若术后出现眉不对称，则可进行眼轮匝肌切开术。

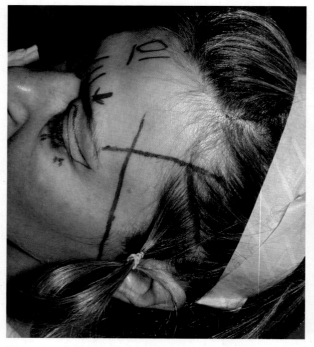

图 15.12　内镜额部提升的手术标记。通过嘱受术者咬紧牙关后触摸颞肌收缩后标记颞线范围。颞部切口位于发际线后将近 1 cm，上部颞肌位置上颞线下 1.5~2 cm 下，向下外侧延续 3 cm。内侧眉提升切口位于发际线内数毫米，位于内眦上中央部位，向后延续 2 cm。当然需要预先标记出 Pitanguy 线

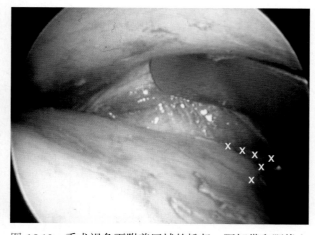

图 15.13　手术视角下附着区域的掀起，眶韧带和眶缘上弓状韧带。若没有对这些结构合适的释放，则眉的提升很难达到适当效果

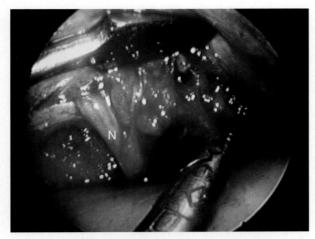

图 15.14　内镜下皱眉肌的切除，注意外侧的眶上神经和滑车上神经

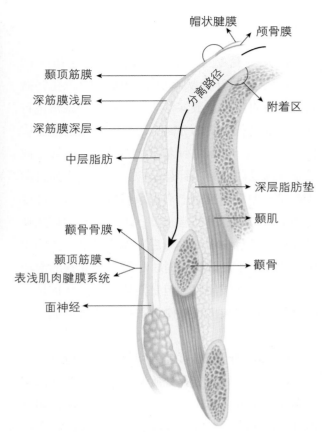

图 15.15　颞部的面部层次和颧弓展示通过颞深筋膜深层和其浅层之间入路进入颧弓和骨膜上

手术技术：中面部的分离

在前额分离和切除完成之后，继续进行向下的分离。在进行颞下分离时，术者需要额外注意 Pitanguy 线区域。就如前所述，钝性分离时大量的吻合静脉和面神经额支在此区域出现。需要对颞区进行额外的测量，因为强力的分离会导致突破颞深筋膜区域。穿透性损伤将导致暴露颞下脂肪垫，微小的创伤都可能导致术后颞部容量的丢失。更进一步向下分离至颧弓韧带，在颞深筋膜进行劈开，会遇到颞部脂肪垫，在脂肪垫内分离是安全的[11]，然而我们习惯于在脂肪垫和深筋膜之间分离。因为我们相信通过那些组织分离以后，会提供一个额外的层次防止面神经额支的机械性和热力损伤[17]。外眦处 1 cm 应保留袖状组织，以防止出现术后永久的扭曲变形。暴露颧弓表面整个组织，在颧弓前缘予以切除，经常出现的颧面孔的血管神经束是进行悬吊的重要体表标志。沿骨膜继续向下分离至颧弓下缘，分离至距离外耳道 1 cm。一旦暴露至边缘区域（图 15.15），就将颧弓表面的骨膜进行释放。骨膜表面的分离在盲视下一直至内侧越过眶下缘至鼻部。在使用剥离子进行分离时，示指保护眼球，

拇指保护眶下神经。在眶下神经下缘，使用骨膜剥离子开始于颧骨体直接至三角锥区域。完全分离上颌骨表面以后，可以对眶下神经以下区域进行完全释放。需注意通过颊黏膜区域时不能直接使用剥离子分离。接下来，对上颌骨外侧的腱性附着使用剥离子进行松解，附着于颧弓上的咬肌肌腱予切断后向下移动。在咬肌筋膜上的皮瓣于咬肌肌腹向下分离至 2~3 cm 区域。手指进行扇形分离以后，打断了内侧和外侧上颌表面的覆盖后，内侧中面部的筋膜袋和外侧咬肌表面的筋膜袋就会相互贯通。这样进行分离以后，向外侧至外耳道，向下至下颌角的中面部区域就得到了完全的松解。这样就确保了中面部、颊脂肪垫和 SOOF 的完全自由移动。

手术技术：固定

使用5针缝合对中面部进行悬吊（图15.16）。第一针为从释放的骨膜至颧面孔轻微斜向外垂直向上至颞深筋膜。术前对下颌角进行标记，在进行合适的分离以后，下颌角的皮肤应提升1.5~2 cm。第二针悬吊应在Pitanguy线上向后至颞深筋膜，第三针悬吊应由皮肤前缘通过颞浅筋膜至颞深筋膜后上靠近颞线区域。这三针说明外侧切口的悬吊非常重要，因为若将切口选择过高，在进行中面部提升后，无法悬吊过多的皮肤至颞区。中面部提升时，尽管一个完整的前额提升没有切除皱眉肌，但是需要释放弓状韧带和联合腱，以防止出现外侧颞部皮肤褶皱形成（图15.16）。

使用微型螺钉通过前额切口对其进行悬吊。切口向后牵引后在打孔处旋紧螺钉。这项技术需要额外测量眉部对比术前提升的位置。内镜切口提升8 mm可以维持眉术前的位置，因此需要提升眉部2~4 mm，打孔的位置则相应的距离前切口边缘10~12 mm。两个可拆卸螺钉置于之前钻好的孔里，切口向后牵拉一直至可以旋紧螺钉处，在旋钉下钉上皮钉（图15.17）。在前面的位置钉上皮钉，防止皮瓣因重力的原因下垂。外侧切口使用缝合的方法关闭。术后1周拆除螺钉。

文献报道了许多其他的固定方法，但是存在很多争议。尽管报道了很多不同的通过固定方法进行颞—眉—中面部提升，但是强调固定以维持眉位置的稳定是极其重要的。这不能取代前面所述的对相关结构的有效释放。最常用的固定方法为使用微型螺钉，通过骨隧道进行缝合，Endotine系统，Gore-Tex螺丝刀以及MiTek锚定系统[62-65]。没有报道过比这更好的了[66]。当外科医生考虑到这些选择时，最重要的是秃发的风险和设备的价格。

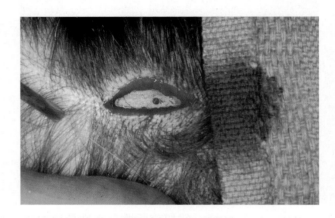

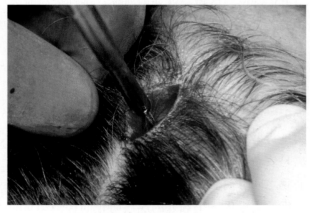

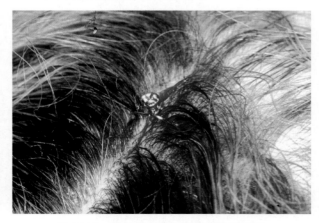

图15.17 螺钉悬吊固定额肌瓣内侧部分

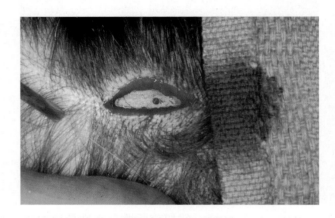

图15.16 本图展示的5针悬吊中面部和颞部（黑色直线区域）

内镜下前额和中面部提升的效果

当检查此技术进行中面部年轻化的效果时，眶下曲线、中面部下垂、鼻唇沟的深度和木偶纹程度的改善往往受到注意。改善最明显的是中面部下垂和眶下曲线，其次是鼻唇沟区域，最后是木偶纹。我们认为引人注目的改善源于多种因素。随着中面部中间和外侧广泛和完全的释放，对SOOF和颊脂肪垫进行整体的悬吊。与其他中面部悬吊不同，内镜中面部提升在两个方向进行提升，直接在上方和外侧进行重置。向上将SOOF和颊脂肪垫重置至眶下缘和颧颊复合体之上，向外侧则舒平鼻唇沟区域。将更精确的抵抗老化的力量展示在下垂的中面部上。图15.18展示了一位接受中面部除皱术求美者术前术后的外观。

中面部年轻化的手术效果很难通过客观的测量进行评价。此外，眉提升是整形外科手术中少有的可以进行客观测量结果的手术。因为眉提升是最重要的目标，其测量方式有很多种，其中可靠的方式之一为测量眉至瞳孔水平线的距离。尽管这是一种较为容易的测量方式，但是事实上，较为令人惊讶的是文献较少报道评估眉提升的效果。总的来说，熟练掌握所有眉部提升技术的外科医生感觉眉提升都会在位置和持久性上带来相似的效果[67]。对比冠状切口和内镜入路术后1年的效果，开放入路的眉下垂到几乎术前水平，而在内镜入路受术者中则未发现此现象[68]。在其他研究中则未发现类似的结果[69]。事实上，在术后最初的几个月，术者发现眉位置在持续提升[70, 71]。这是因为内侧降眉肌切除和骨膜的释放后，没有力量抵抗额肌的活动。

并发症

内镜前额和中面部提升被证明是安全而有效的中上2/3面部年轻化方法，且复发率低于1%。许多学者将此手术不情愿的归为高风险—收益比的手术。

最重要的风险是面神经的损伤。颞部神经失用发生率仅仅只有1%。仔细的在颞深筋膜平面进行分离能够有效地防止出现神经损伤。由于电凝或者静脉桥形成导致的神经的牵拉或者热损伤将可能导致面瘫形成。大多数受术者额支损伤在6个月后完全恢复。由于前额完全的骨膜下分离提升和皱眉肌的切除，大多数受术者会经历3~6个月的感觉缺失。眶上血管神经束的牵拉和滑车上血管神经束的热损伤是明显的致伤原因。感觉恢复是普遍的，首先由近端眶上神经的眉间至远端垂直向上。在神经恢复期，受术者可能经历感觉迟钝，主诉跳痛，烧灼感以及难治性的瘙痒。

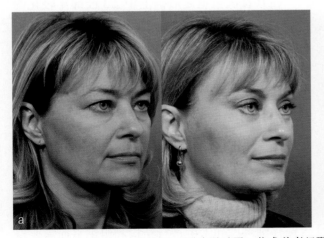
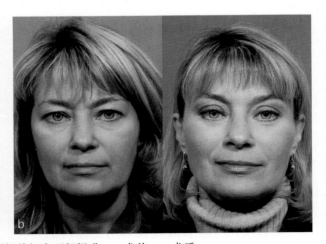

图15.18　图片展示了一位求美者经颞部前额中面部提升。a.术前；b.术后

在内镜面部提升中，直接的感染发生率极低，估计发病率在1/1 000左右。通常尽管很少发生，缝合处脓肿还是会产生，对其简单切开和引流即可。深部包埋缝线减少张力和足够的组织被覆是减少此并发症的关键。

骨膜下平面缺乏相应的血管，内镜下中面部提升发生血肿的概率低于1%。一旦发生血肿亦很难发现，但是面部过度的肿胀和颊—牙龈区域红斑则是可能发生骨膜下血肿的征象。因为中面部骨膜下皮瓣较厚，血肿不会导致广泛的面部除皱术区域被覆组织血管退化。哨兵静脉和来源于咬肌纤维的颧颞动静脉可能是血肿的来源。保留哨兵静脉和电凝任何可能出血的颧颞血管和咬肌纤维常常能够限制相应来源的出血。血肿常常经口清除。

兔眼极少发生，但应被视为风险之一，特别是之前接受过上睑成形术的求美者。如前所述，完全释放弓状韧带，需要进行眉提升时，就有伴随上睑提升的风险。当进行上睑成形术同时进行眉提升，应先行眉部固定再行保守的上睑成形术。

在内镜下进行前额—中面部提升向上外侧牵拉中面部和颞部组织时，不能额外牵拉外眦至相同的方向。这样会导致外眦向颞部更加提升的外观，并伴随下睑的延长，更多巩膜外露。外眦部的按摩可能会缓解这种对外眦的牵拉，有助于让其回到术前外观。所有这些巨大的变化减轻了张力，牵拉外眦和颞部组织后，接下来导致外眦部扭曲的发生。近来研究发现，外眦会恢复到其初始位置。这是由于在进行骨膜分离后提升时，在外眦处保留了1 cm组织袖。

球结膜水肿发生也相当普遍，大约30%的受术者会经历不同程度的球结膜水肿。受术者需在术前被告知由于球结膜水肿导致的视物模糊和颞侧折射改变的可能。使用糖皮质激素和高渗盐水滴眼液可以加速水肿消退。大多数轻度受术者可以在术后3周消退。少数受术者直到6周甚至2个月才基本缓解。

术后切口位置暂时或永久的秃发可能会发生。在颞部和前额切口部位手术刀平行于毛囊方向可以保护毛囊。需要强调的是随着外科医生对于手术原则更好地理解，更多地关注于完全释放韧带，能够在较小张力下对眉和中面部进行悬吊，这样将减少秃发的发生率。

所有的受术者都会出现术后咬肌有一定程度的无力。中面部组织悬吊至颞深筋膜和咬肌筋膜的分离都会导致其无力。在术后48小时一般会逐渐恢复。清晰的进行咬肌筋膜分离，避免直接损伤咬肌可将其发生减到最少。持续一周的无力需要使用非甾体抗炎药，同时逐步进行张口锻炼。

尽管经内镜的前额—中面部提升存在并发症和不足，但是可以使其发生率最小化，简单易于处理，且通过术中操作和术后护理完全避免发生。包含可能延长恢复时间的仔细而深思熟虑的术前咨询是非常重要的。通过可行的技术限制和处理并发症，建立合适的并发症发生的期望值，在面部整形外科医生治疗方式中，内镜前额—中面部提升术将成为一个有效而安全的技术，获得良好的求美者满意度。

小　结

在面部老化的美学基础中，上2/3面部扮演者整体作用的角色。在过去的20年中，对前额、眼周和中面部区域老化的更好的理解帮助外科医生有效治疗以满足求美者需求。

在其首次报道之后，上中2/3面部年轻化的治疗方式得到了持续的改进。这期间手术目标没有显著的改变，仍然是眉和颊部提升、下睑的改善和减少前额和眉间纹。然而达到这些美学目标的最佳方法仍然是目前热议的课题。当然我们进行眉提升的技术得到了很大的改变，但是这些术式仍然是面部整形外科最具挑战的术式之一。

大多数争议围绕着哪一种特殊技术是中面部提升中最好的。然而成功进行前额中面部提升最重要的因素是深入了解该区域复杂的解剖结构。术前仔细考虑和术中进行结构和组织平面需要释放以获得持久的眉和颊部提升。一旦术者良好地掌握了这些理念，术者就能使用合适的技术对求美者进行治疗。良好的效果在很大程度上依赖于对此的理解。

内镜下上中面部提升是面部整形外科医生极其有力的方法。它是一个简单的过程，能够作为单独或者联合的方法使下面部得到明显的提升。

参考文献

1. Hunt HL. Plastic Surgery of the Head, Face and Neck. Philadelphia: Lea & Febiger; 1926

2. Gleason MC. Brow lifting through a temporal scalp approach. Plast Reconstr Surg 1973;52(2):141–144

3. Hinderer UT. Blepharocanthoplasty with eyebrow lift. Plast Reconstr Surg 1975;56(4):402–409

4. Krastinova-Lolov D. Le lifting facial sous-perioste. Ann Chir Plast 1989;34:199

5. Tessier P. Face Lifting and Frontal Rhytidectomy. In: JF Ely (ed). Transactions of the 7th International Congress of Plastic and Reconstructive Surgery. Rio de Janeiro: Cartagraf; 1980: 393

6. Isse NG. Endoscopic forehead lift. Annual Meeting of the Los Angeles County Society of Plastic Surgeons, Los Angeles, CA, 1992

7. Isse NG. Endoscopic facial rejuvenation: endoforehead, the functional lift. Case reports. Aesthetic Plast Surg 1994; 18(1):21–29

8. Core GB, Vasconez LO, Askren C, et al. Coronal face-lift with endoscopic techniques. Plastic Surgery Forum 1992;15:227–229

9. Vasconez LO, Core GB, Oslin B. Endoscopy in plastic surgery. An overview. Clin Plast Surg 1995;22(4):585–589

10. Hamra ST. The deep-plane rhytidectomy. Plast Reconstr Surg 1990;86(1):53–61

11. Ramirez OM. Endoscopic full facelift. Aesthetic Plast Surg 1994; 18(4):363–371

12. Burnett CD, Rabinowitz S, Rauscher GE. Endoscopic-assisted midface lift utilizing retrograde dissection. Ann Plast Surg 1996; 36(5):449–452

13. Ramirez OM, Pozner JN. Subperiosteal minimally invasive laser endoscopic rhytidectomy: the SMILE facelift. Aesthetic Plast Surg 1996;20(6):463–470

14. Knize DM. The importance of the retaining ligamentous attachments of the forehead for selective eyebrow reshaping and forehead rejuvenation. Plast Reconstr Surg 2007; 119(3):1119–1120

15. Knize DM. An anatomically based study of the mechanism of eyebrow ptosis. Plast Reconstr Surg 1996;97(7):1321–1333

16. May JW Jr, Fearon J, Zingarelli P. Retro-orbicularis oculus fat (ROOF) resection in aesthetic blepharoplasty: a 6-year study in 63 patients. Plast Reconstr Surg 1990;86(4):682–689

17. Babakurban ST, Cakmak O, Kendir S, Elhan A, Quatela VC. Temporal branch of the facial nerve and its relationship to fascial layers. Arch Facial Plast Surg 2010;12(1):16–23

18. Knize DM. Anatomic concepts for brow lift procedures. Plast Reconstr Surg 2009;124(6):2118–2126

19. Rohrich RJ, Arbique GM, Wong C, et al. The anatomy of suborbicularis fat: implications for periorbital rejuvenation. Plast Reconstr Surg 2009;124:946–951

20. Hwang K, Jin S, Park JH, Chung IH. Innervation of the procerus muscle. J Craniofac Surg 2006;17(3):484–486

21. Gosain AK, Sewall SR, Yousif NJ. The temporal branch of the facial nerve: how reliably can we predict its path? Plast Reconstr Surg 1997;99(5):1224–1233

22. Keller GS, Hutcherson RW. Brow lift: a facial plastic surgeon's perspective. In: Romo III T, Millman AL. Aesthetic Facial Plastic Surgery. New York: Thieme Medical Publishers; 2000: 226–235

23. Pitanguy I, Ramos AS. The frontal branch of the facial nerve: the importance of its variations in face lifting. Plast Reconstr Surg 1966;38:352

24. Sabini P, Wayne I, Quatela VC. Anatomical guides to precisely localize the frontal branch of the facial nerve. Arch Facial Plast Surg 2003;5:150–152

25. Trinei FA, Januszkiwicz J, Nahai F. The sentinel vein: an important reference point for surgery in the temporal region. Plast Reconstr Surg 1998;101:27–32

26. Liang MD. Temporal approach to corrugator laser ablation. In: Ramirez OM, Daniel RK, eds. Endoscopic Plastic Surgery. New York, NY: Springer-Verlag NY Inc; 1996: 28–35

27. Ramirez OM. Endoface-lift: subperiosteal approach. In: Ramirez OM, Daniel RK, eds. Endoscopic Plastic Surgery. New York, NY: Springer-Verlag NY Inc; 1996: 109–126

28. Webster RC, Gaunt JM, Hamdan US, Fuleihan NS, Giandello PR, Smith RC. Supraorbital and supratrochlear notches and foramina: anatomical variations and surgical relevance. Laryngoscope 1986;96(3):311–315

29. Ashwini LS, Mohandas Rao KG, Sharmila S, Somayaji SN. Morphological and morphometric analysis of supraorbital foramen and supraorbital notch: a study on dry human skulls. Oman Med J 2012;27(2):129–133

30. Knize DM. A study of the supraorbital nerve. Plast Reconstr Surg 1995;96(3):564–569

31. Miller TA, Rudkin G, Honig M, Elahi M, Adams J. Lateral subcutaneous brow lift and interbrow muscle resection: clinical experience and anatomic studies. Plast Reconstr Surg 2000;105(3):1120–1127

32. Lemke BN, Stasior OG. The anatomy of eyebrow ptosis. Arch Ophthalmol 1982;100(6):981–986

33. Lambros V. Observations on periorbital and midface aging. Plast Reconstr Surg 2007;120(5):1367–1376

34. Quatela VC, Olney DR. Management of the midface. Facial Plast Surg Clin North Am 2006;14(3):213–220

35. DeFatta RJ, Williams EF. Midface lifting: current standards. Facial Plast Surg 2011;27(1):77–85

36. Hester TR, Codner MA, Mccord CD, et al. Transorbital lower-lid and midface rejuvenation. Oper Tech Plast Reconstr

Surg 1998;5(2): 163–184

37. Hester TR Jr, Codner MA, McCord CD, Nahai F, Giannopoulos A. Evolution of technique of the direct transblepharoplasty approach for the correction of lower lid and midfacial aging: maximizing results and minimizing complications in a 5-year experience. Plast Reconstr Surg 2000;105(1):393–406

38. Donofrio LM. Fat distribution: a morphologic study of the aging face. Dermatol Surg 2000;26(12):1107–1112

39. Mendelson B, Wong CH. Changes in the facial skeleton with aging: implications and clinical applications in facial rejuvenation. Aesthetic Plast Surg 2012;36(4):753–760

40. Shaw RB Jr, Katzel EB, Koltz PF, Yaremchuk MJ, Girotto JA, Kahn DM, Langstein HN. Aging of the facial skeleton: aesthetic implications and rejuvenation strategies. Plast Reconstr Surg 2011;127(1):374–383

41. Kahn DM, Shaw RB Jr. Aging of the bony orbit: a three-dimensional computed tomographic study. Aesthet Surg J 2008;28(3):258–264

42. Pessa JE. An algorithm of facial aging: verification of Lambros's theory by three-dimensional stereolithography, with reference to the pathogenesis of midfacial aging, scleral show, and the lateral suborbital trough deformity. Plast Reconstr Surg 2000;106:479–488.

43. Pessa JE, Chen Y. Curve analysis of the aging orbital aperture. Plast Reconstr Surg 2002;109:751–755

44. Shaw RB, Jr, Kahn DM. Aging of the midface bony elements: a three-dimensional computed tomographic study. Plast Reconstr Surg 2007;119:675–681

45. Mendelson BC, Hartley W, Scott M, McNab A, Granzow JW. Agerelated changes of the orbit and midcheek and the implications for facial rejuvenation. Aesthet Plast Surg 2007;31:419–423

46. Pessa JE, Zadoo VP, Yuan C, Ayedelotte JD, Cuellar FJ, Cochran CS, Mutimer KL, Garza JR. Concertina effect and facial aging: nonlinear aspects of youthfulness and skeletal remodeling, and why, perhaps, infants have jowls. Plast Reconstr Surg 1999;103:635–644

47. van den Bosch WA, Leenders I, Mulder P. Topographic anatomy of the eyelids, and the effects of sex and age. Br J Ophthalmol 1999;83(3):347–352

48. Matros E, Garcia JA, Yaremchuk MJ. Changes in eyebrow position and shape with aging. Plast Reconstr Surg 2009;124(4): 1296–1301

49. Gender distribution of cosmetic procedures. American Society of Plastic Surgery. http://www.plasticsurgery.org/Documents/news-resources/statistics/2012-Plastic-Surgery-Statistics/cosmetic-surgery-males.pdf

50. Hamilton MM, Hobgood T. Emerging trends and techniques in male aesthetic surgery. Facial Plast Surg 2005;21(4):324–328

51. Fisher O, Zamboni WA. Endoscopic brow-lift in the male patient. Arch Facial Plast Surg 2010;12(1):56–59

52. Westmore MG. Facial cosmetics in conjunction with surgery. Paper presented at Aesthetic Plastic Surgical Society Meeting, May 7, 1974, Vancouver, British Columbia

53. Whitaker LA, Morales L Jr, Farkas LG. Aesthetic surgery of the supraorbital ridge and forehead structures. Plast Reconstr Surg 1986;78(1):23–32

54. Connell BF, Lambros VS, Neurohr GH. The forehead lift: techniques to avoid complications and produce optimal results. Aesthetic Plast Surg 1989;13(4):217–237

55. McKinney P, Mossie RD, Zukowski ML. Criteria for the forehead lift. Aesthetic Plast Surg 1991;15(2):141–147

56. Cook TA, Brownrigg PJ, Wang TD, Quatela VC. The versatile midforehead browlift. Arch Otolaryngol Head Neck Surg 1989;115(2):163–168

57. Gunter JP, Antrobus SD. Aesthetic analysis of the eyebrows. Plast Reconstr Surg 1997;99(7):1808–1816

58. Roth JM, Metzinger SE. Quantifying the arch position of the female eyebrow. Arch Facial Plast Surg 2003;5(3):235–239

59. Freund RM, Nolan WB 3rd. Correlation between brow lift outcomes and aesthetic ideals for eyebrow height and shape in females. Plast Reconstr Surg 1996;97(7):1343–1348

60. Biller JA, Kim DW. A contemporary assessment of facial aesthetic preferences. Arch Facial Plast Surg 2009;11(2):91–97

61. Villano ME, Leake DS, Jacono AD, Quatela VC. Effects of endoscopic forehead/midface-lift on lower eyelid tension. Arch Facial Plast Surg 2005;7(4):227–230

62. Ramirez OM. Anchor subperiosteal forehead lift: from open to endoscopic. Plast Reconstr Surg 2001;107(3):868–871

63. Berkowitz RL, Jacobs DI, Gorman PJ. Brow fixation with the Endotine Forehead device in endoscopic brow lift. Plast Reconstr Surg 2005;116(6):1761–1767; discussion 1768–1770

64. Byrd HS, Burt JD. Achieving aesthetic balance in the brow, eyelids, and midface. Plast Reconstr Surg 2002;110(3):926–933

65. Fiala TG, Owsley JQ. Use of the Mitek fixation device in endoscopic browlifting. Plast Reconstr Surg 1998; 101(6):1700–1703

66. Rohrich RJ, Beran SJ. Evolving fixation methods in endoscopically assisted forehead rejuvenation: controversies and rationale. Plast Reconstr Surg 1997;100(6):1575–1582

67. Elkwood A, Matarasso A, Rankin M, Elkowitz M, Godek CP. National plastic surgery survey: brow lifting techniques and complications. Plast Reconstr Surg 2001;108(7):2143–2150; discussion 2151–2152

68. Troilius C. A comparison between subgaleal and subperiosteal brow lifts. Plast Reconstr Surg 1999;104(4):1079–1090; discussion 1091–1092

69. Dayan SH, Perkins SW, Vartanian AJ, Wiesman IM. The forehead lift: endoscopic versus coronal approaches. Aesthetic Plast Surg 2001;25(1):35–39

70. Troilius C. Subperiosteal brow lifts without fixation. Plast Reconstr Surg 2004;114(6):1595–1603; discussion 1604–1605

71. Graf RM, Tolazzi AR, Mansur AE, Teixeira V. Endoscopic periosteal brow lift: evaluation and follow-up of eyebrow height. Plast Reconstr Surg 2008;121(2):609–616

72. Kolstad CK1, Quatela VC. A quantitative analysis of lateral canthal position following endoscopic forehead-midface-lift surgery. JAMA Facial Plast Surg 2013;15(5):352–357

16 上睑成形术

作者：Norman J. Pastorek，Matthew White
翻译：聂 兵 审校：张盈帆

引 言

成功的上睑整形术源于外科医生对于上睑、眉、额头、眶缘以及面部美学潮流的艺术化理解。而后者常常表现于时尚杂志的封面之中。是否为美女则决定于时尚杂志编辑、摄影师、广告商以及产品制造商。目前眼睑的美学依然是一个静态标准。尽管美丽是一种时尚，但是其标准并没有发生飞速的变化。在经历了过去 30 年的积累后，形成了今天的美学标准。现代女性完美的眼眉外观包括位于眶缘或者眶缘稍上方的眉毛，上睑位于距离睑缘 1 cm 以内，眶缘下方的沟槽不是真正的骨性眶缘，眼睑外侧亦可自由折叠。以上形态则被认为是青春而富有吸引力的眼睑外观。高悬于眉骨以上的细眉、宽而戏剧化的重睑以及极深的重睑均应避免出现。20 世纪 80 年代至今，憔悴、冷漠的外观一直不受欢迎。纽约的服装模特重新定义了美丽：即略丰满、健康而自信的外表，同时兼顾一些个性化的美学维度。如年轻人往往拥有结实的体格、红润的肤质和相对较低的眉弓，而流畅的颏颈部则较突兀的前额更吸引人。眼睑整形求美者术前评估包括求美动机、治疗史、眼睑—眉弓美学评估、讨论手术计划以及手术实施及术后随访。

术前评估

手术动机

理想的受术者应为长期渴望改变眼睑外观的求美者。此类人群往往是职业女性或者要求外观与社会地位相匹配的人群。那些企图通过改善外观来改变自己外在环境的人群则不适宜手术，例如希望收获一份浪漫的爱情或者得到一份好的工作的求美者。整形医生可以通过与求美者的交谈、着装、行为对其有正确的了解。有趣的是，大多数眼睑整形求美者均适合手术，而精神和心理动机问题则多见于鼻整形和面部提升患者中。

治疗史

显然，常规手术中的禁忌证同样适用于眼睑整形术中。局麻中使用肾上腺素要防止加重其他病情的发生。术前必须停用某些新型拟交感胺类精神病药物。性激素类药物已经成为目前一些美国家庭的营养支持药物，许多草药成分的药物亦开始适用于围术期。麦芽汁、育亨宾树以及甘草均有抑制单胺氧化酶的作用。银杏被用于治疗短暂记忆丧失，但是其是强力的抗凝药。我们最好了解受术者全部用药史，包括可供选择的药物。

任何引起体液潴留的因素，包括甲状腺功能减退引起的黏液水肿等均应得到详细了解。过敏性皮炎，尤其是面部及眼睑部位，应得到良好的控制，防止出现瘢痕及伤口延迟愈合。

眼科疾病治疗史极其重要。佩戴眼镜、隐形眼镜以及用药史均应记录在案。任何导致干眼症（如烧伤、眼撕裂伤、义眼或者对风十分敏感）的指征都应做出完整的评估。笔者认为，有一定干眼综合征患者不适合接受上眼睑整形手术。甚至最简单的上眼睑手术亦会导致眼睑闭合不全，角膜暴露而加重干眼症，进而导致严重后果。对干眼症患者进行眼睑手术有可能导致严重并发症，进而将眼睑整形手术效果毁于一旦。

我们必须获得完整的病史，在对患者进行咨询前，可先进行视力测试。既往上睑整形手术史具有极其重要的意义，即使手术时间较为久远。这些求美者可能存在兔眼症，在进行再次手术过程中我们应相对保守，这类求美者往往呈现出明显的上睑皮肤松弛。然而因为上睑被较多皮肤所遮盖，因此我们在术中需切除较少的皮肤才能够防止兔眼的产生。

眉眼复合体的评估

眉形的美学评价

我们在与求美者进行咨询过程中，即可对其进行简单的目测，眉弓的动态和静态位置尤其需要引起我们的重视。眉下垂的求美者在交谈过程中，往往故意抬眉，因此其额纹往往较深。女性求美者眉毛中央及外侧部应位于眶上缘。如果其平行或低于眶缘，我们可以考虑对其施行提眉术。在对眉下垂患者进行上睑整形术后易将眉毛位置拉至更低。尤其有趣的是单侧眉下垂的求美者，她们往往认为自身上睑皮肤松弛而要求将其切除。我们可以理解，这类求美者往往容易在照镜子和家庭照片中发现自己的问题。她们往往很容易发现自己眼睛的问题源于眉下垂，而非上睑皮肤冗余。在进行面部表情运动过程中，呈现单侧眉提升的求美者亦较常见。这类人群往往不要求改变眉形，因为这仅仅只造成非对称外观。视诊完毕后，眉与眶缘的关系需要依靠触诊完成。

眼睑评估

上眼睑检查的一个基本概念是上睑整形可以通过切除多余皮肤、必要时切除部分眼轮匝肌以及眶隔脂肪实现美学目标。内侧和中间脂肪团较易引起注意。泪腺和睑板腺亦较明显。重睑线在上睑板的位置是确定的。皮肤类型在上睑整形术中亦极其重要。若眼睑皮肤薄而松弛，则内侧脂

肪切除需要保守，防止出现空洞凹陷的情况。常规的眼轮匝肌去除也应同时进行。在这些求美者术后，眼睑外观可以回到 10 年前的状态。这种状态可以通过术前使用棉签将多余皮肤上卷之后在镜子前展示给求美者看。对于上睑外侧看起来较为臃肿的受术者，可以考虑将外侧轮匝肌下眶隔脂肪部分去除。这个手术过程与上睑整形术同时进行。

注意事项

对于皮肤沉重感严重，或皮肤较薄而无明显重睑褶皱的人群，在术中常常需要去除脂肪、眼轮匝肌和外侧部分皮肤。我们非常有必要在术前展示她们在术后的外观，因为她们从来没有见过自己重睑的样子。她们常说：我们没有见过自己重睑的样子，甚至年轻的时候。那些皮肤厚，特别是上睑外侧三分之一的患者，术后容易出现瘢痕。这种情形需要向求美者说明。此外，当切口线需要从重睑线延伸到面部时，亦需要向其说明，因为这个部位的瘢痕会持续很长时间。术前亦需要关注双侧睑裂的对称性。

双侧上睑缘距离瞳孔的距离必须是对称的，但是 2~3 mm 的区别在术前往往无法引起术者的注意。同样，我们往往忽视皮肤松弛和脂肪堆积的问题。当上睑整形解决了所有的上睑问题，睑裂的不对称性的问题将明显的显露出来。若术者在术前未将此问题告知求美者，这将成为术后纠纷的焦点。同时也会在术后首先被受术者朋友发现。任何术后解释，哪怕是照片也是徒劳无功。若这种情况在术前被提及，术者会被认为是一个睿智的观察者。同时需要观察是否存在皮肤损害，尽管已经切除，二期手术切除，或者不予切除，都应予以关注。

术前准备

上睑整形术的决定必须在良好的心理状态、身体状态和眼科检查基础上作出。求美者的期望

值与手术可以达到的效果之间的平衡至关重要。医师需要在术前就告知书、手术过程、术后恢复以及可能的并发症与求美者进行仔细的沟通。

术前告知包括要求求美者术前 2 周停用阿司匹林、维生素 E、布洛芬等其他非甾体抗炎类药物，因为这些药物都具有抗凝功能。术前使用这些药物中的任何一种，术中都会导致出血，同时会引起术后中到重度的瘀斑。术前饮酒会导致组织肿胀，红酒亦需要与术前停止饮用。求美者应该被告知任何体力活动、锻炼和旅行都会对即将进行的手术产生不利影响，因此需在首次咨询时告知其术前完全放弃上述活动。

医疗费用亦需要告知求美者，以免引起不必要的麻烦。需要在术前进行拍照，包括睁眼闭眼状态下的正位、侧位和斜位的照片。

手术步骤

大多数情况下，上睑整形术都可以在门诊局麻下进行，力争达到术中和术后用药最少。

术前设计

首先进行眼睑切口线的设计。完全清除上睑皮肤油脂，防止皮肤线渗开，使标记线保持良好状态。术前一晚需要清除面部所有的化妆品（图16.1）。

在进行标记前使用乙醇或丙酮脱脂。切口线最好在以往的自然褶皱上面，这个褶皱肉眼或者放大镜下可以明显看见。此重睑线一般位于睑板上缘下方。若此线位于睑缘上方 8 mm 或者更高，则最好使用此线。双侧的重睑皱襞线往往在同一水平。若存在 1 mm 差异，则需要对切口线进行适当调整，使双侧一致。切口线内侧应尽量靠近鼻侧，以尽量包括较多褶皱线，但是不能超过眶鼻切迹甚至到鼻背皮肤。过于靠近鼻侧皮肤会导致不可逆的褶皱。外侧切口线设计在眶缘和眼睑之间形成的自然切迹上面（图16.1）。切口线应在此基础上延伸并略外提。由于受术者处于

仰卧位，因此其多余皮肤量应在眉毛下压之后确定。仰卧位时，前额和头皮可以将眉毛拉至眶缘以上。此状态为眉毛的非正常位置，其牵拉上睑导致其多余皮肤缩短。为正确设计上睑整形术，因此我们需将眉毛向下推至立位或坐位的位置（图16.2）。用镊子轻轻夹住上睑皮肤。镊子头部一侧置于设计的重睑线处，另一头则夹住多余皮肤。简而言之，去除的皮肤量应以使上睑平滑而无上睑缘外翻为宜，即无上睑退缩和兔眼出现（图16.3）。先使用此法在上睑标记数点，再将标记点连接成平行于睑缘的切口线。中间和外侧连线角度在 30° 左右。由于中间脂肪组织较多，因此在去除中间皮肤组织时应适当保守。过多去除脂肪组织会导致上睑凹陷形成。若去除皮肤量少，眼睑中间区域是内陷而不是隆起，同时可以避免瘢痕的形成。

外侧皮肤切除量由外侧多余量决定。对于外侧没有多余皮肤的年轻人，外侧切口仅仅需要过外眦即可。如果外侧多余皮肤较多，则切口可能需要超过眶缘 1 cm 以上，切口方向应位于外侧眉毛和外眦之间（图16.4），在此位置，女性受术者切口可以被眼影遮盖（图16.5），此被外科笔标记区域应该是流畅的弧形的（图16.6）。

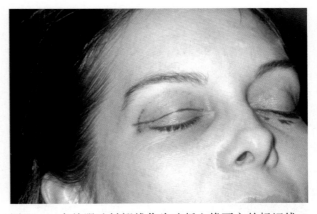

图16.1　自然眼睑皱褶线作为睑板上缘下方的标记线，要求双侧都进行标记并达到对称，这条标记线一般都在距离睑缘 8~10 mm。如果设计的标记线明显低于或高于这个范围，则有可能遗留比较明显的瘢痕。这个受术者的设计线超过了外眦部位以解决外侧臃肿的问题。点状线表明的是眶缘

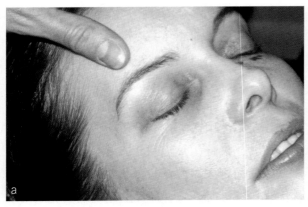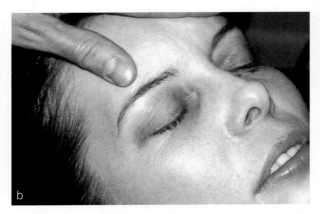

图 16.2　a. 受术者处于仰卧位置，因为头皮的重量，眉毛的位置被上提，这同样导致了上睑皮肤的上提，多余皮肤量相对减少，所以眉毛的位置必须复位；b. 轻轻地将眉毛往下压，使眉的位置更接近于患者直立时的位置

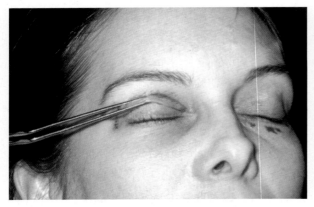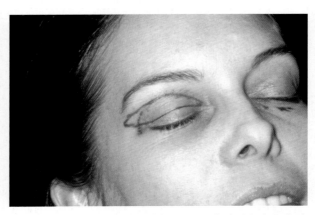

图 16.3　用镊子将多余的皮肤夹起，较低的线为自然皱褶线，在这个动作下，睑缘不应被拉开，过多的去除皮肤可能引起兔眼

图 16.4　当受术者闭上眼睛后，可以看到要去除的皮肤成一个柔和的弯曲状并超过了眶外侧缘

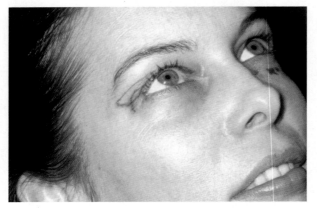

图 16.5　当受术者睁开眼睛时候，可以看到重睑线外侧缘要去除的皮肤，外侧皮肤的去除可以减少重睑外侧的臃肿

麻　醉

　　完成标记后，就可以进行局部麻醉。我们推荐使用 2% 的利多卡因加 1∶10 万的肾上腺素和 8.4% 的碳酸氢钠溶液。大约每 10 mL 利多卡因加 1 mL 碳酸氢钠。使用 2.5 cm 长的 27 或 30G 针头将 1 mL 溶液注入上睑皮下。为获得最好的肾上腺素效果，至少在注射后 10 分钟开始手术。

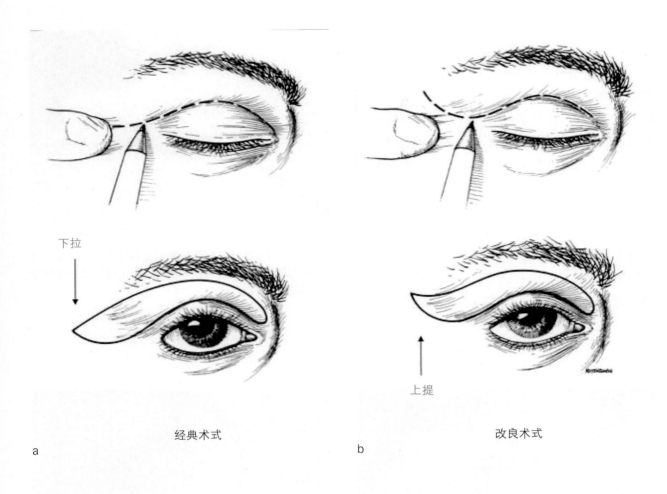

下拉

经典术式

a

上提

改良术式

b

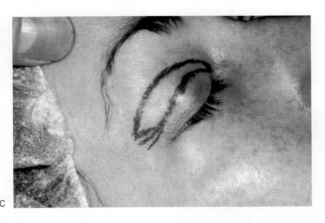

c

图16.6 a.经典的皮肤切口一般沿着自然重睑线切开，外侧延伸部分的切口线设计稍微低一点并超过眶缘，按切口线多余皮肤后可以使上睑变得十分光滑，但有可能加大外侧臃肿的程度；b.将外侧切口线设计成稍微向上抬起有几个优点，这个设计线的瘢痕处于外侧眉毛和外眦之间，在手术后的一段时间里可以利用眼影来遮盖瘢痕，其次可以避免在外侧眼角皱纹处形成一永久性瘢痕，一个最明显的优点是较高的切口可以通过皮下线牢靠的固定，当在传统手术中发现颞侧皮肤无法拉拢缝合，可以采用该改进方法；c.该图显示了各种外侧部位的皮肤切口线设计，最低的一条是传统的切口设计线，中央水平的切口线可以最多地去除外侧臃肿的皮肤，最高的切口设计线（在该受术者中使用）显示的是去除外侧臃肿皮肤的最佳位置

切开和肌肉去除

　　最初的切口通过绷紧皮肤使切口成为直线，然后使用 12 号刀片切开皮肤（图 16.7）。小而锋利的 67 号刀片是不错的选择。在切口线上切开皮肤，镊子和剪刀配合下去除多余的皮肤。接下来，我们就要判断需要去除的眼轮匝肌的量。在大多数受术者中，均需要切除眼轮匝肌，皮肤菲薄、年老的求美者需要切除较少的眼轮匝肌，而年轻患者则需要切除较多的眼轮匝肌以达到较好的美容效果。

　　肌肉切除应沿着皮肤切除边缘进行，宽度适当，深度应达到眶隔（图 16.8）。

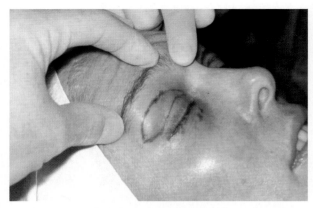

图 16.7　手术前将皮肤绷紧，使标记线尽量成一条直线，皮肤表面的油渍可以使外科标记笔划线化开，过宽的切口线可能导致切除皮肤过多，所以标记切口线之前最好把油渍擦干净

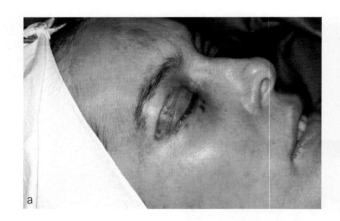

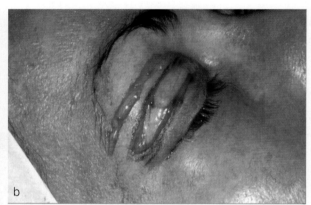

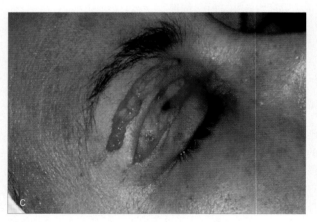

图 16.8　a. 皮肤薄的受术者皮下没有过多的眼轮匝肌，所以切除皮肤后下方的眶隔就暴露出来了；b. 皮肤中度厚的受术者相对的下面肌肉也会增多，所以对这个受术者在中央部位沿切口切除中分肌肉以便使术后重睑形成一条合适的上睑皱褶线；c. 对于肌肉特别厚的受术者应该将肌肉大部分去除，以形成足够深的皱襞线，如果肌肉不去除，术后上眼睑可能显得臃肿

去除脂肪

若存在大量脂肪团，则切除内侧脂肪团之前切除中间脂肪团是可行的。中间脂肪团可以通过开一个小口或者完全切开眶隔暴露。较小的疝出的脂肪团可以通过镊子钳夹一次切除，而中央部较大的脂肪团则需要通过两次或者更多次切除。内侧脂肪团可以拉向切口，然后切除。尽管通常认为上睑无外侧脂肪团，但是泪腺外侧往往有脂肪团（图 16.9）。在切除前，所有的脂肪团都应注射少量局麻药。局麻药物往往无法渗透入眶隔，若不注射局麻药物，则在钳夹脂肪时会感觉到疼痛。使用蚊式钳钳夹脂肪，切除后残端使用电刀烧灼止血。切忌将脂肪用力拉出眶隔再行切除。只有那些自然疝出至切口的脂肪团需要切除。这个原则在切除中间脂肪团的内侧面部分时特别重要。若切除过多脂肪会导致明显的上睑退缩和睑缘上提，看起来较为衰老，因此需要避免。

内侧脂肪团往往难以琢磨，因此有必要在术前进行分析是否需要切除。有时因为受术者的体位，内侧脂肪团往往会回缩至看似不明显的位置，若术前就发现内侧脂肪团的问题，那么术中应找到并予以切除。低估内侧脂肪团的体积是上睑整形中常见的错误。内侧脂肪团呈黄白色且致密。内侧脂肪团位置是在上下眼睑脂肪团中变异最大的。上睑中间和内侧脂肪团块有上斜肌分开，相

对而言，下睑由下斜肌分开，但是术中不太明显。但是在钳夹脂肪前，这条肌肉必须始终处于可视状态。

若术前评估外侧脂肪团可能影响效果，可以考虑将其切除。上外侧切口线可以适当延长，钝性分离后到达眼轮匝肌下，暴露眶隔脂肪垫，使用剪刀剪出脂肪垫。脂肪团中存在一些小血管，需要彻底止血。

可以通过经结膜途径去除内侧脂肪团。使用睑板牵引器将上睑外翻，手指压住内侧脂肪团，可见脂肪团突出于结膜下。在中间脂肪团和结膜之间可见的提上睑肌腱膜在内侧是看不到的。结膜予以注射麻药，锐性切开，分离内侧脂肪团并予以切除，切口不需要缝合，若只是内侧脂肪团假性疝出，可以考虑此手术方法。若上睑整形术后发现内侧脂肪团残留，亦可以采取此法，但需注意保持上斜肌完整性。

止　血

单点热凝是最佳的选择，当然也可以选择双极电凝。单极电凝可以止血但会引起疼痛，显然电脉冲可以直达眶内，受术者会主诉眼球后疼痛。俄勒冈大学的动物实验表明，单极电凝的热量可以传导至脂肪深处 1 cm，热传导在单点电凝和双极电凝中都可以忽略不计。

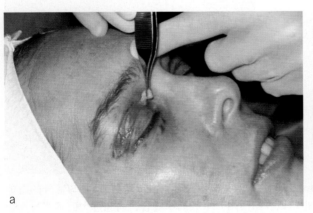
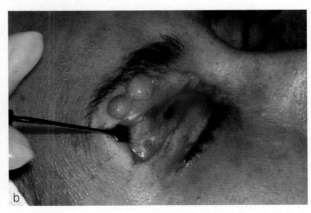

图 16.9　a. 对于年轻女性中央脂肪团的去除应该相对比较保守，去除过多的中央部位脂肪团都可能引起手术后该部位皮肤的收缩，一般仅仅去除自行溢出的脂肪，而不使将脂肪强行从眶内脱出；b. 对于较厚皮肤和饱满的上睑，可以预见中央脂肪团可能过多，中央部位的眶隔被打开，脂肪团外的包膜被剥除后去除脂肪团，一般外侧脂肪团不需要去除（往往由于脱垂泪腺引起），如果泪腺上方有较多的脂肪团则可以去除

切口关闭之前，必须彻底止血。在切缘皮下不可过多地使用电凝，因为热损伤会引起术后明显的瘢痕。不适用镊子钳夹睫毛以保护睫毛非常重要。睫毛容易灼伤损伤。

切口缝合

使用 6-0prolene 线缝合切口是最佳的选择。缝合后 3~4 天拆除缝线是不会留下瘢痕的。同样，针道和针眼也绝少发生。外侧切口张力最大，应首先缝合（图 16.10a）。此区域缝合应采用单纯简单缝合。外侧 1/4 切口关闭后，剩余部分使用 6-0prolene 线皮下连续缝合，不需要再进出针进行打结（图 16.10b）。皮下缝合线固定在内外侧眶缘。任何残余切口都可以使用单纯简单缝合进行关闭。若怀疑切口张力较大，可以使用 0.3 cm 胶布予以固定。若使用 6-0 尼龙线缝合，则中途需要出针，然后再缝合剩余的一半切口。尼龙线与 prolene 线的摩擦力不同。在一侧末端牵拉，尼龙线不会滑动，因此缝合会因为牵拉皮下而中断，在缝合过程中剪断，而在每次缝合末端都需要牵拉。

手术结束前需要尤其注意眼睑内侧部分。任何残留的皮肤褶皱可以通过切除内侧切口线上或者下方的三角瓣予以去除，这些切口可以相对也可以交叉。三角瓣的底线应该在切缘上，切忌不要切断皮下的切口缝合线。这些三角瓣缺损可以使用外科胶布贴合也可以使用 6-0 丝线缝合。大多数情况下，皮缘对合严密不需要特殊保护。此法能够最后很好地平整眼睑内侧皮肤。若术后发现任何未关闭切口，均可在此张力区域缝合。

男性上睑整形术

男性上睑整形术与女性有着本质的区别，就男性求美者而言，术者应相对保守。手术切口不应超过外侧眼角，防止术后瘢痕产生，且很难像女性一样通过化妆遮盖。外科医生应认识到一般情况下男性是不化妆的。较长的瘢痕，即使很浅，也会产生很多年的纠纷。

男性和女性眼睑整形的目的应区别看待，深而宽的重睑应该在男性中避免，这样不仅可以造成女性化，而且可以改善男性的外观。现代社会，男性的重睑最好有一些多余皮肤，带一些上睑皱纹，同时重睑线宽度应略窄。

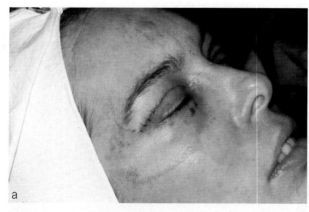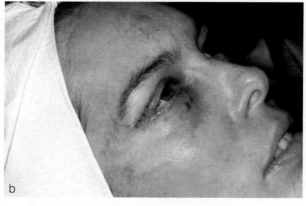

图 16.10　a. 上睑切口关闭有多种方式，此受术者使用 6-0 prolene 线由内向外皮下缝合，由于外侧 1/3 切口额外的简单缝合能够有效支撑伤口，若切口尾端张力明显，则切口外侧也可以开始使用 6-0 线简单缝合，间隙过大而不能与连续皮下缝合并用，内侧和中间切口也使用 6-0 缝合，伤口可使用皮肤胶水粘贴进一步保护，皮下缝合打结不能在伤口末端，因为会出现水肿；b. 受术者完成上睑成形术后眼睛睁开，切口外侧远离外眦部位，此手术常需要与悬吊外侧多余皮肤相结合，注意切口呈轻微向上弧线，而不是与红色上睑缘平行

术后护理

术后数日最好要求受术者静养，保持两个枕头高的仰卧位。清醒状态下使用冰袋冷敷。眼药膏每天数次涂抹于切口上。疼痛一般较轻微，可以使用对乙酰氨基酚类药物止痛。术后 24 小时禁止看电视、使用电脑和阅读。习惯于进行体力活动的人接下来 2 周内应避免进行体力活动。男性受术者在术后尤其要强调这一点。术者或助手应保持与受术者或其家人的联系，便于处理病情。

术后 4~5 天拆除聚丙烯缝线。使用其他材料缝线的拆线时间要视情况而定。丝线一般在术后 24 小时拆除，防止出现明显的痕迹。尼龙线一般应在 3 天内拆除。聚丙烯缝线极少遇到缝线反应。含铬的快速吸收缝线会在较厚的皮肤上留下不必要的红色印记。拆除缝线后，要注意观察几分钟，外侧缝合切口是否存在重叠或出现裂开。任何发现切口闭合不良的情况，都应该对其在 24~48 小时内予以缝合。外侧眼睑切口因为其超过眶缘延续至面部皮肤，因此较为明显。在一些受术者中，即使 4 天后拆线伤口显得较为满意，在 48 小时内还应使用胶水或外科胶布。受术者可以在术后 6 天化妆，10 天后进行适量的体力活动，4 周后进行正常量的体育活动。6 周内避免阳光下暴晒，防止产生瘢痕下色素沉着（图 16.11 至图 16.14）。

并发症

上睑整形术后短时间内出现的切口周围的红斑、紧绷或者麻木的感觉、上睑肿胀以及明显的外侧切口瘢痕都是一过性的。建议在术前告知受术者此类术后并发症。

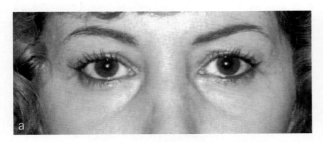
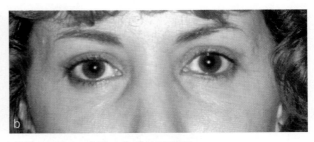

图 16.11　a. 中度上睑松弛，38 岁女性，术前正面；b. 术后 6 个月的正面照

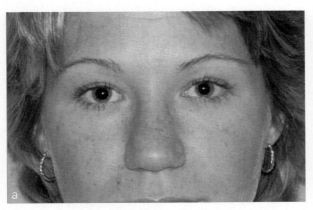
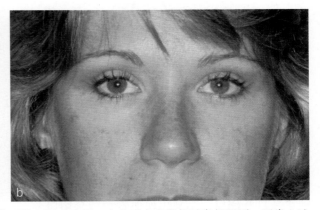

图 16.12　a. 32 岁女性，长期上睑皮肤松弛：术前正面照，先天性上眼睑臃肿。这些受术者常伴随鼻部肥厚，通常上睑整形和鼻翼缩小同时进行；b. 术后 6 个月正面观

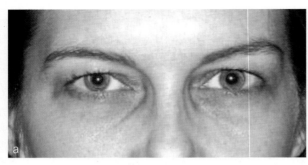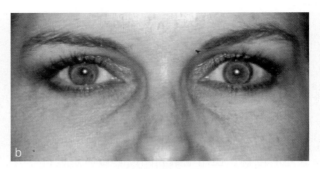

图 16.13　a. 上睑皮肤松弛，32 岁，术前正面观，有常见的双侧眉毛不对称，但是这个问题并不需要提及；b. 术后 6 个月

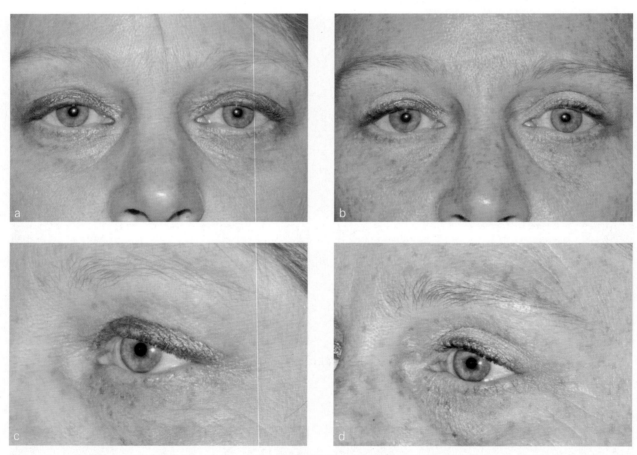

图 16.14　a. 中度上睑下睑皮肤松弛，33 岁，女性，术前正面观，有较明显的内侧脂肪团堆积；b. 上下睑整形术后 1 年；c. 术前斜面观；d. 术后 1 年斜面观

血　肿

血肿在上睑整形术中较为少见。术后单侧眼睑的肿胀以及变色都应高度怀疑血肿可能。都必须重新打开伤口，结扎出血血管后缝合切口。

结膜下淤血

结膜下淤血并不是一个常见并发症，发生原因不明。尽管会让受术者感觉害怕，但这仅仅是一个美容方面的问题。可以明确告诉求美者，一般在 3 周或者更长些时间内淤血会消退。

球结膜水肿

球结膜水肿在上睑整形中并不常见。术后一般可以持续 6 周左右。使用含泼尼松龙的眼药水可以缓解病程。

兔 眼

兔眼可以在许多手术后的病例中很快出现，这样可以引起短暂的流泪和烧灼感。恢复过程中，需要使用眼药膏，并且使用人工泪液和泪膏。持续的兔眼可能引起干眼症。过多地去除了上睑的皮肤，可以明显影响上睑的遮盖功能，使角膜失去保护功能。在前额除皱术中估计上睑皮肤多余量是比较困难的。所以一般应在前额除皱术后几个月进行上睑整形术。大多数问题可以逐渐恢复，但是必须使用人工泪液和晚上将上下睑合拢。Bell 试验阳性的患者，即使轻度兔眼也会在术后出现角膜暴露。因此，术前有必要进行 Bell 试验。

瘢 痕

由于拆线时未注意外侧切口裂开或者过多地在太阳下暴露，外侧的切口往往残留明显的瘢痕。在一些病例中，则需要再次手术。明显的内侧瘢痕往往是由于皮肤切除过多或切除的脂肪过多，形成一死腔所引起。这些瘢痕最好使用曲炎舒松局部注射予以治疗。

脂肪粒形成在上睑整形术后较少发生，因为上睑较少分泌皮肤油脂。这些脂肪粒较易去除，少量使用局部表面麻醉药可以使手术过程没有疼痛，可以将 TB 针头用作微型刀片来进行操作，使用棉签抹除去掉的脂肪粒，结束后无须覆盖敷料。

失 明

大多数失明的报道都是下眼睑或者上下眼睑联合手术后血肿引起的。高血压、高龄、使用抗凝药物以及糖尿病患者易发生此种情况。继发于上睑整形术后出血的失明病例十分罕见。在大多数病例中，立即减压，防止球后血肿进一步进展是非常必要的。

推荐阅读

Burke AJ, Wang T. Should formal ophthalmologic evaluation be a preoperative requirement prior to blepharoplasty? Arch Otolaryngol Head Neck Surg 2001;127:719–722

Campbell JP, Lisman RD. Complications of blepharoplasty. Facial Plast Surg 2000;8:30

Czyz CN, Hill RH, Foster JA. Preoperative evaluation of the brow-lid continuum. Clin Plastic Surg 2013;40:43–53

Kamer FM, Mingrone MD. Experiences with transconjunctival upper blepharoplasty. Arch Facial Plast Surg 2000;2:213–216

Lelli GJ Jr, Lisman RD. Blepharoplasty complications. Plast Reconstr Surg 2010;125:1007–17

Mahe E, Harfaoui-Chanaaoui T, Banal A, Chappay C. Tran quoc chi. Different technical approaches for blepharoplasty in eyelid rejuvenation surgery. Arch Otorhinolaryngol 1989;246:353–356

McKinney P, Byun M. The value of tear film breakup and Schirmer's test in preoperative blepharoplasty evaluation. Plast Reconstr Surg 1999;104:566

Millay DJ. Upper lid blepharoplasty. Facial Plast Surg 1994;10:18–26

Prischmann J, Sufyan A, Ting JY, Ruffin C, Perkins SW. Dry eye symptoms and chemosis following blepharoplasty. A 10-year retrospective review of 892 cases in a single surgeon series. JAMA Facial Plast Surg 2013;15:39–46

Rohrich RJ, Coberly DM, Fagien S, Stuzin JM. Current concepts in aesthetic upper blepharoplasty. Plast Reconstruct Surg 2004;113:32–42

Siegel RJ. Essential anatomy of contemporary upper lid blepharoplasty. Clin Plast Surg 1993; 20:209–212

Stambaugh KI. Upper lid blepharoplasty. Skin vs. pinch. Laryngoscope 1991;101:1233–1237

Weissman JD, Most SP. Upper lid blepharoplasty. Facial Plast Surg 2013;29:16–21

Wolfort FG, Vaughan TE, Wolfort SF, Nevaree DR. Retrobulbar hematoma and blepharoplasty. Plast Reconstr Surg 1999;104:2154–2162

17 下睑年轻化和成形术

作者：Elba M. Pacheco，Theda C. Kontis
翻译：聂　兵　　审校：张盈帆

引　言

下睑随着颧颊复合体的老化以及伴随面部组织容量的丢失等衰老而衰老，伴随着下睑位置的下降以及下睑脂肪垫的假性疝出。这样颊部下降后会在下睑形成愁苦样的面容，称之为泪沟畸形，求美者描述为"下眼睑的环"，或者是"下睑的袋子"。下睑年轻化的目标就是重建下睑年轻化的特征，包括重建颧颊复合体，去除多余的下睑脂肪垫，或者平滑的、没有皱纹的皮肤，所有的结构回归正常的位置和功能。

然而传统的术式往往关注于去除过多的皮肤、肌肉和脂肪组织，目前的关注点开始转向其他更广泛的领域，包括手术和非手术的。新的手术方式，如经结膜入路联合激光或者化学技术，可以使外科医生获得良好且自然的手术效果，并且可以降低下睑外翻、外观畸形及瘢痕等并发症。现代的技术改进包括保留脂肪团并转位至泪沟区域、自体脂肪移植、皮肤填充剂、非侵入性的紧肤术以及超声刀、激光等技术可以达到睑颊复合体的年轻化。

成功的下睑整形术源于谨慎地选择受术者、熟悉解剖结构、采取合适的术式和相关辅助治疗方式。本章将致力于如何对受术者进行评估和执行外科手术方法。同时阐述面部年轻化治疗策略，包括填充剂、肉毒素、射频、超声刀、化学剥脱以及以上方法在眼睑年轻化中所扮演的角色。外科方法矫正中面部下垂联合下睑整形术为了达到良好的美学效果在某些时候是必需的。相关内容可以参考 27 章中面部外科治疗。

外科解剖

上下眼睑有着相似的皮肤、肌肉和脂肪组织结构。眼睑是人体皮肤最薄的部位，尤其是下睑，随着衰老皮肤会变薄和出现皱纹。皮肤和皮下组织之下为菲薄的眼轮匝肌。环状的眼轮匝肌由面神经颧支支配，因其覆盖两个不同区域分为眶部和睑部。眶部的眼轮匝肌较少与手术有关，但其与外侧眼角皱纹，即"鱼尾纹"形成有关。睑部眼轮匝肌进一步分为眶隔部和睑板部（图 17.1）。我们可见肥大的眼轮匝肌，术者需要将眼轮匝肌肥大与脂肪肥大区分，因为两者处理方式不同，保守的去除部分肌肉适合于睑板前肌肉肥厚，对于中度肥厚病例，可以局部注射肉毒素以放松肌肉。

眶隔前眼轮匝肌深部为眶隔组织，眶隔为纤维组织将眼眶分为前后两个分隔的部分。随着年龄的衰老，眶隔薄弱后脂肪组织会从此疝出。眶隔起源于眶骨弓状缘的骨膜，与下眼睑睑囊筋膜延续（图 17.2）。

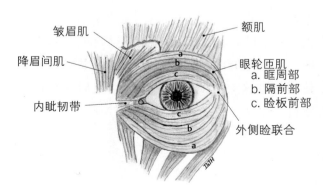

图 17.1　眼轮匝肌主要分为睑板前、眶隔前和眶区三个部分

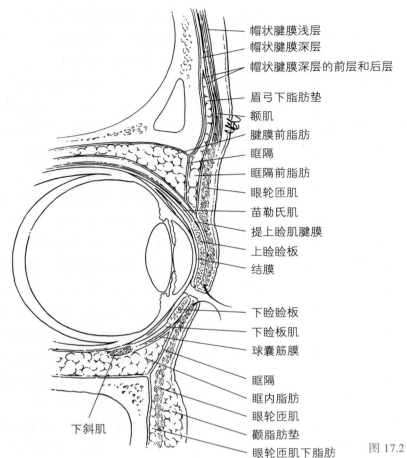

帽状腱膜浅层
帽状腱膜深层
帽状腱膜深层的前层和后层

眉弓下脂肪垫
额肌
腱膜前脂肪
眶隔
眶隔前脂肪
眼轮匝肌
苗勒氏肌
提上睑肌腱膜
上睑睑板
结膜

下睑睑板
下睑板肌
球囊筋膜
眶隔
眶内脂肪
眼轮匝肌
颧脂肪垫
眼轮匝肌下脂肪

下斜肌

图 17.2 下睑断面图。注意眶隔脂肪位于眶隔深部

下睑的三个脂肪团依次分为内侧、中间和外侧三个部分。大的血管供应三个脂肪团，因此术中需进行仔细止血，防止出现球后血肿而致盲。术中需注意防止损伤肌肉导致复视。

术前评估

辨认出即将进行下睑整形术的求美者与并发症相关的解剖结构和制订合适的手术方案与手术本身同样重要。详细了解眼科相关病史，包括外眼健康状态、干眼症、痤疮、过敏、激光以及青光眼手术史，可以按照如下常规的方法有条理地进行评估。下眼睑的检查有如下 8 个方面：一般检查、皮肤、肌肉、脂肪、眼睑松弛度、眼睑矢量位置、泪沟和颊部位置。Massry[1] 将下睑查

体描述为一个简单易记的词 SMFTV，包括皮肤、肌肉、脂肪、泪沟和矢量位置。现在我们将这些检查进一步阐述。

一般检查：首先检查眼球和眼眶的位置和突出度，以及双侧的对称性。观察下睑与角膜下缘、上睑、内外眦以及互相之间的关系。排除结膜松弛症，此类患者将出现术后球结膜水肿。正常情况下，下睑位于角膜上约 1 mm，距离上睑缘 10~12 mm，内外眦距离约 30 mm。内外眦韧带附着于眶缘之上，为眼睑提供有力的固定，形成了眼睑和内眦角良好的外形。外眦圆钝松弛、下睑过曲、巩膜外露表明下睑松弛、眦角韧带断裂或者下睑外翻，在下睑整形术中，需考虑将其进行水平方向收紧。需进行 Schirmer 试验确认泪液产生正常，特别是既往有干眼症和接受过眼部

激光手术治疗的求美者。

皮肤：深而明显的皱纹，而不是真正的皮肤松弛，在衰老的下眼睑中非常常见。评估皮肤的厚度和质量，以确定在是否使用激光或化学剥脱等方法配合手术治疗，而不是单纯切除皮肤。嘱患者向上看同时张口，夹捏睫毛缘下皮肤，我们发现仅有少量的皮肤需要切除。在术中亦可使用此法，防止切除过多的皮肤。

肌肉：我们通过嘱求美者紧闭双眼，就像肥皂液进入眼睛那样，观察眼睑闭合的完整性和强度，以评估眼轮匝肌的功能。注意 Bell 面瘫患者眼轮匝肌无力和瘫痪的情况，Bell 面瘫患者同侧眼轮匝肌肌力下降，眼裂狭窄，在进行说话、咀嚼和大笑时候，症状会加重。眶隔前眼轮匝肌过度活动被认为是导致眼袋形成的原因之一[2]，尤其是在微笑的时候，这也是求美者术前主要的诉求。可以考虑使用肉毒素解决此问题。过度的切除眼轮匝肌可能影响眼睑闭合、干眼症和兔眼。

脂肪：尽管随着下睑老化，眼睑脂肪呈现可视的外观，但是是否去除脂肪取决于脂肪为真性疝出还是假性疝出。真性脂肪疝出为眶脂肪团远离颊部平面的脱垂，此脂肪团可以去除（图 17.3a）。在侧面和斜面上评估患者情况，嘱患者凝视前方和侧方。在脂肪假性疝出的求美者，脂肪像袋状垂挂于眼前，但是不远突出于颊部平面，需要避免切除脂肪团（图 17.3b）。假性脂肪疝出者会有邻近的泪沟畸形，同时伴有一定程度的中面部下垂。我们需要对其进行中面部矫正，泪沟容量恢复，而不是过多切除脂肪组织。

眼睑松弛：下睑松弛是最需要考虑手术矫正的重要特征，以防止术后眼睑外翻。对于一些老年受术者，需要进行一些水平方向的收紧。无论何时，都要在术前评估眼睑松弛度。需要进行眼睑分离试验，牵拉和释放下睑（图 17.4），观察下睑是否很快恢复至原来位置，缓慢的恢复至原来位置或者是在眨眼时才恢复。眼睑很难伸展或很快恢复至初始位置被认为是眼睑退缩试验正常，不需要进行水平方向加固。眼睑的分离和夹捏试验亦是用于评估眼睑松弛度（图 17.5），决定于眼睑可以牵拉离开眼球的距离，活动度超过 10 mm 被认为是下睑松弛。轻度的阳性结果表明考虑需要进行外眦固定和外眦韧带和睑板折叠

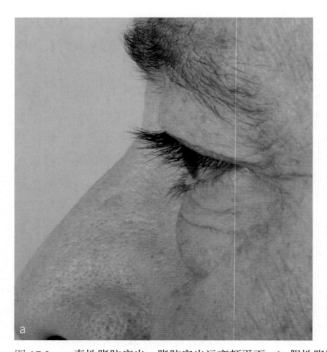
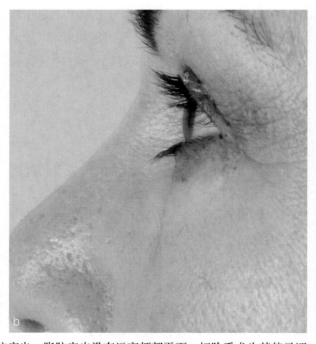

图 17.3　a. 真性脂肪疝出：脂肪突出远离颊平面；b. 假性脂肪疝出：脂肪突出没有远离颊部平面，切除手术为其禁忌证

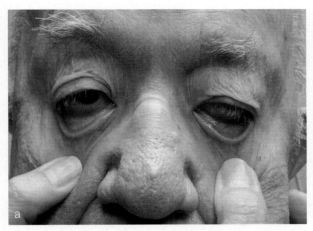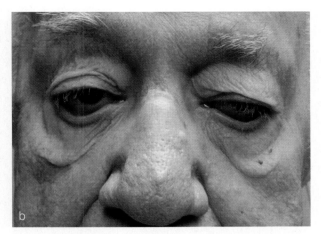

图 17.4 a. 下眼睑退缩和牵拉试验阳性表明下睑缩肌乏力；b. 在向下牵拉以后，表明需要一个下睑横向的紧缩手术

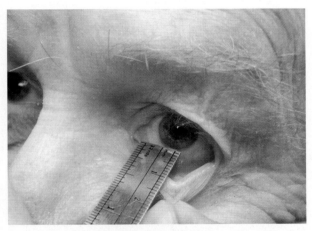

图 17.5 下睑分离或夹捏试验通过牵拉眼睑远离眼球完成，以评估下睑和睑板的松弛度。距离超过 10 mm 表明下睑松弛

术。中重度下睑松弛则需要在下睑整形术中行睑板剥除术。

矢量：矢量指的是下眼睑的角度，决定于眼球与眶缘的相对位置。当下睑由眼线向眶缘呈前下偏斜时，称为正向矢量，中性位置则为垂直方向（图 17.6a），负向矢量则为向后偏斜（图 17.6b）。负向矢量则应被认为是下睑外翻和退缩的高危因素，因为下睑存在固有的长度，而没有支撑结构，此类受术者应避免进行皮肤切除。甚至在经结膜入路后，亦会出现下睑退缩，加强眼球的突出，使患者出现瞪眼的术后外观。我们对

于下睑负性矢量的求美者可以考虑非去除性的治疗，如脂肪转位、中面部提升，更多可以考虑的方式如热玛吉和皮肤填充剂。

泪沟：泪沟为半弧形的结构，随着年龄的增长，其沿着颊部远离眼睑。我们在外侧斜面可见一双弧形结构（图 17.7a）。颧颊部下垂亦加重了下睑的延长，伴随着眶隔脂肪和眶缘的变化。泪沟始于鼻侧，有的求美者其结构仅始于睑泪沟处[3]，并与其伴行，脂肪团在其上可见。有些人群在年轻时即显示出家族性的泪沟，这些求美者往往同时存在颧骨和上颌骨肥大[2]。

从解剖学角度观察，泪沟包括其局部凹陷以及皮肤和眼轮匝肌在眶上缘的褶皱。泪沟同侧结构为脂肪，下方为颊部，上方为眶部和下睑脂肪团块。颊部下垂越厉害，泪沟越宽，对其进行矫正难度越大。

颊部位置：正常的颧颊复合体位于眶下缘，距离下睑缘 12~15 mm。颊部脂肪垫存在一定容量模糊眶缘结构，与眶缘脂肪垫连续后形成连续的眶颊复合体，形成单一的弧形曲线（图 17.7b）。当颊部脂肪垫在正常位置时，伴随眶隔脂肪真性下垂，下睑整形术可以以分离重建眶颊复合体连续性为主。若随着年龄增长，下睑衰老伴随颧颊部下垂，就要考虑是否对两者均进行矫正。

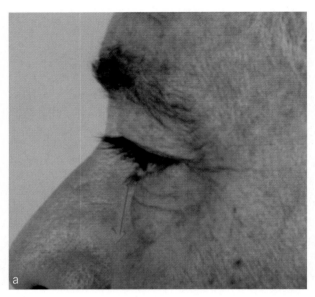
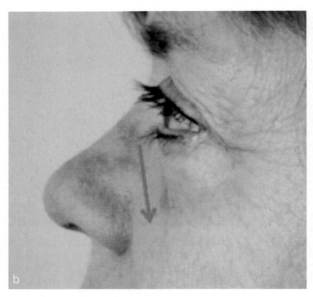

图 17.6　a. 正向矢量：下睑脂肪向前疝出；b. 负向矢量：眼睑向后倾斜

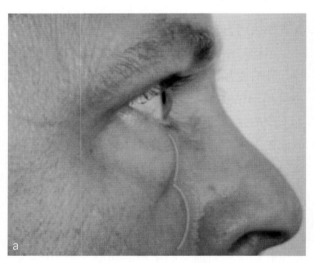
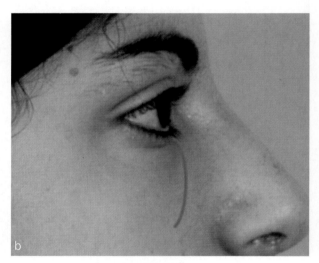

图 17.7　a. 侧面位双曲线形成表明脂肪疝出和泪沟畸形；b. 正常的外侧单曲线

手术知情同意

下睑整形术的风险包括部分的丧失视力甚至失明必须详细地告知每一位求美者。手术风险包括损伤眼球和视神经、感染、出血、下睑外翻、退缩、移位、轮廓畸形、眼睑长度变短、眼裂变窄、复视、过度矫正、不对称、瘢痕、干眼症、角膜暴露、兔眼，这些问题有可能需要进一步手术[4]。与求美者讨论手术想要达到的美学目标，包括哪些是可以达到的，哪些仅仅是睑袋整形术能够解决的。如果计划在进行水平方向的下睑收紧，告知求美者手术适应证，以及可能外眦角、睑板和睫线会缩短，可能出现外侧眼裂倒睫和眼裂变化。

照　相

任何美容手术均需进行术前照相。标准的位置包括正前方、侧面和 3/4 斜位（图 17.8），为

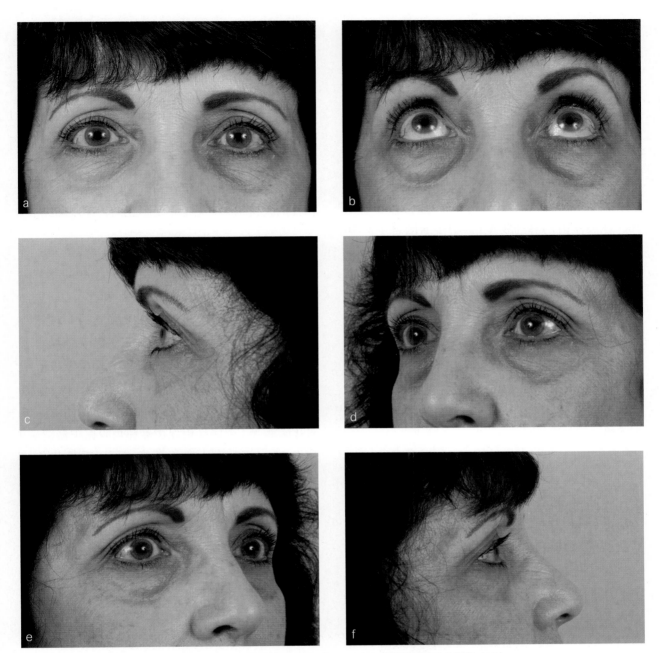

图 17.8 术前术后传统的照相位置，向上凝视强调下睑脂肪疝出

看清下睑脂肪垫，需要增加求美者向上凝视位置。此位置可以使脂肪垫完全疝出，让术者能够更好地评估下睑脂肪垫在形成眼袋中的贡献度。

制订手术方案

依据获得的术前分析数据和下睑相关解剖结构，外科医生需要为每一位接受下睑整形术的求美者制订详细的手术方案。眼睑的每一个层次都需要详细的评估，并且合适的处理。首先皮肤状态决定手术入路。若下睑有多余的皮肤需要切除，则需要使用睫毛下切口。若没有皮肤需要切除，则可以使用经结膜切口。同样，若需要切除睑板前眼轮匝肌，则需要使用睫毛下切口，下睑松弛亦决定手术入路，因为经结膜切口较少引起下睑外翻。接下来最重要的是决定哪些脂肪垫需要切除，因为并不是所有的受术者都需要切除全部的三块脂肪垫。最后，眶下缘的状态决定是否对脂肪行转位以填充泪沟。

手术过程

经睫毛下睑成形术

此手术在普通或静脉镇静麻醉下进行，使用 30G 针头注射局麻药物（1% 利多卡因含 1 ∶ 10 万肾上腺素）。在外眦区域刺入式切开皮肤后，使用 Westcott 剪刀与睫毛线下剪开剩余皮肤（图 17.9a），切口止于泪小管开口外侧 4~5 mm。缝合 5-0 尼龙线牵引睑板向上，这样可以起到保护眼球和对抗支撑作用辅助分离皮肤。术者位于受术者头侧，分离皮肤并保持睑板前眼轮匝肌完整。而后通过眶隔眼轮匝肌进入眼轮匝肌下层，此为肌皮瓣的层次。钝性分离通过眼轮匝肌下扩大至眶下缘。

经过此入路可以很好地暴露内侧、中间和外侧脂肪团（图 17.9b）。内侧脂肪团略黄于中间和外侧脂肪团，可以用于区分脂肪团（图 17.9c）。轻柔的分离脂肪团周围组织，切除脂肪前对其根部使用双极电凝进行止血（图 17.9d），止血必须仔细彻底。

舒平下睑皮肤，去除牵引线，保守去除多余皮肤，防止眼睑外翻，通常皮肤的切除量不会超过 2~3 mm（图 17.9e）。若受术者在镇静状态下，则嘱其张口向上看，这样可以使下睑处于张力最大的状态，舒平皮肤后可以保守的切除下睑多余皮肤。而后使用 6-0 可吸收线缝合皮肤（图 17.9f），多余的眼轮匝肌亦需要去除防止形成局部隆起。

经睫毛下切口脂肪转位

一旦脂肪团被良好分离以后，若脂肪团足够大，且存在泪沟畸形，外科医生可以选择进行脂肪转位。此法可使脂肪团覆盖下睑缘，避免脂肪移除后出现凹陷畸形（同样我们可以选择进行游离脂肪移植，本章将会阐述）。为进行下睑脂肪转位，我们仅仅切除外侧脂肪团，保留中间和内侧脂肪团。辨认出眶下缘伴行的弓状缘，使用电刀分离骨膜。仔细分离形成骨膜下的囊袋，避免损伤眶下神经。每个脂肪团分离后形成含有血管蒂的脂肪组织，脂肪团跨过眶上缘后，固定至骨膜下囊袋，使用 5-0 或 6-0 聚乳酸线缝合。最后使用钝性引导的方法防止下斜肌卡顿，通过非创伤性的夹持结膜、完全不受阻止的转动眼球完成。

经结膜切口下睑成形术

首先使用 0.5~1 mL 的 1% 利多卡因（含 1 ∶ 10 万肾上腺素，1 ∶ 10 碳酸氢钠）对三处脂肪团进行局部麻醉，斜向前下进针至眶缘。牵拉下睑暴露睑结膜（图 17.10a），轻压上睑使眶隔脂肪突出于结膜下。使用剪刀尖部、Bovie 电针（确保眼睑部有塑料睑板和角膜保护器）、二氧化碳激光（金属睑板保护器和角膜保护器覆盖）或者 15 号刀片在下睑板下缘（可以看见灰色的睑板下缘和弓状血管弓）做一水平切口，距离鼻侧肉阜 3~4 mm，从外眦平行于睑板，切口位于脂肪团之上（图 17.10b）。此术式避免损伤眶隔，避免了术后的下睑外翻和退缩。直接向前分离进入脂肪区域，避免损伤位于内侧和中间脂肪团之间的下斜肌。缝合 5-0 牵引线可以更好地暴露脂肪同时避免损伤角膜。由于此种方法会过度牵拉脂肪团，可能导致切除脂肪过多，因此在切除脂肪组织时要限制对其的牵拉，正确评估需要切除的数量。仔细分离以后，三部分脂肪团彻底暴露，下斜肌得到了良好的辨认和保护。在真性脂肪疝出且没有泪沟畸形的受术者，我们可以单独进行脂肪切除。使用单独的电针（确保眼睑部有塑料睑板和角膜保护器）、二氧化碳激光（金属睑板保护器和角膜保护器覆盖）、弯的蚊式钳或剪刀、单极电针或电凝去除脂肪团，直到轻轻按压没有脂肪疝出超过眶缘为止（图 17.10c）。避免过度切除脂肪组织，因为其会导致下睑凹陷，而不是重建下睑和颊部的平滑曲线。切除后必须进行彻底的止血。避免使用 Bovie 电针至眶缘以下进行止血，防止损伤眶下神经和其血供。常规使用双极电凝在钳夹脂肪团后进行止血，特别是可能包含较粗血管的鼻侧脂肪团。外侧脂肪团往往被致密纤维组织包裹，因此将其暴露并完全切除有一定的难度。因此术者需要仔细的分离并切除外侧

脂肪团，以获得完美的曲线，因为此处是术后求美者不满意的关键点之一。当轻轻按压上睑皮肤后，无明显脂肪团疝出，下睑表面曲线平滑的效果，说明脂肪去除较为充分。使用平衡盐溶液冲洗术区、眼睑、结膜，使下睑回缩至正常解剖位置，切口无须缝合。

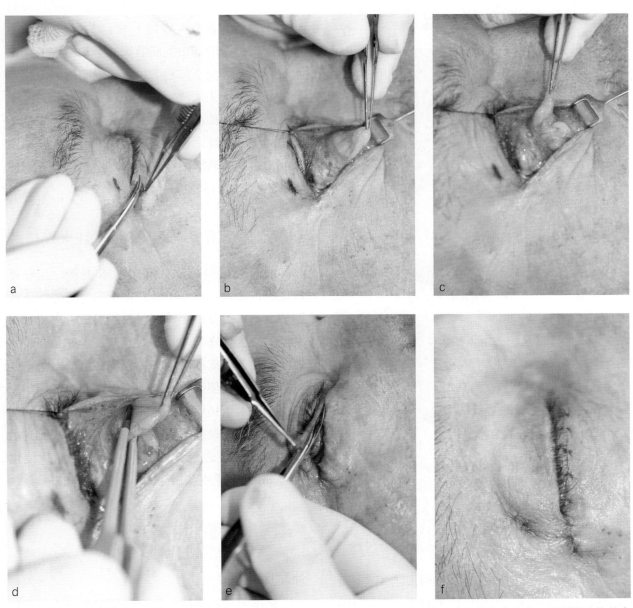

图 17.9　经睫毛下下睑成形术。a. 用 Westcott 剪在睫毛线下做一切口；b. 在每个下睑脂肪袋切除脂肪，此图展示的是中央脂肪袋；c. 展示的脂肪来源于内侧和中央，内侧脂肪团（镊子钳夹部位）较中央脂肪团略呈灰色；d. 使用双极电凝烧灼并切除脂肪；e. 保守的切除下睑皮肤；f. 使用快速可吸收线缝合切口（此受术者接受了一个通过上睑小切口的外眦固定术）

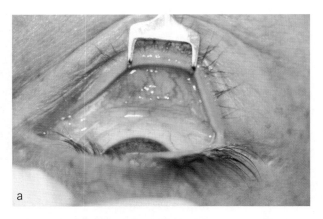

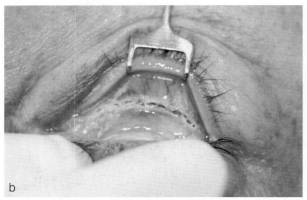

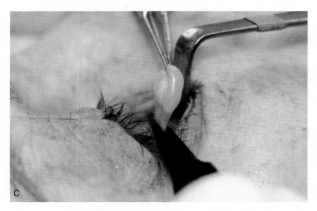

图 17.10 经结膜入路下睑成形术。a.血管弓外观；b.烧灼以形成切口；c.切除脂肪团之前电凝止血

经结膜切口脂肪转位

对需要进行脂肪转位的泪沟畸形求美者，于术前标记泪沟区域。仅使用内侧和中间脂肪团进行转位，简单切除外侧脂肪团，因为对外侧脂肪团转位会导致下睑外翻。按前述经结膜下睑整形术步骤入路进入手术区域。一旦内侧和中间脂肪团蒂部被完全至下斜肌游离出来以后（避免分离

过程离肌肉较近或损伤睑囊），将其下移至眼睑和眶部之间最远距离，在弓状缘、眶隔、眶骨骨膜、上颌骨眶缘处骨膜做一切口，始于泪嵴，向外侧至距离鼻侧越 2/3 的距离，距离颞侧 1/3 距离或者过泪沟大约 1 cm 距离（图 17.11a），使用剥离子分离出骨膜下约 1cm 距离囊袋，避免损伤眶下血管神经束（图 17.11b）。使用 5-0 或 6-0 聚乳酸线缝合脂肪团至分离的间隙，确保转位的脂肪团容量和连续性均匀（图 17.11c），去除不规则的或可视的疝出的脂肪团。平衡盐溶液冲洗术区，恢复眼睑、结膜的位置，下睑回缩至正常的解剖位置。无须缝合切口。确认术后获得了平滑的跨越泪沟的曲线，眼睑—颊部复合体得到了重建。轻压眼球，确认无透过皮肤可视的脂肪团块疝出。在脂肪固定后进行眼球牵拉试验，确保无下斜肌嵌顿（图 17.11d）。

仅切除皮肤的下睑整形术和皮肤夹捏技术

对于仅仅只有皮肤冗余的求美者，我们可以使用皮瓣法进行手术，就如使用经睫毛线下入路后，不扩大分离至深部眼轮匝肌下，皮肤采用类似的方法保守切除。皮肤夹捏技术亦是在需要切除少量多余皮肤时的一种较为便捷的方法，此方法可以单独使用或与经结膜入路同时使用。在下睑成形术快结束时，对睫毛下区域进行局部浸润麻醉，使用蚊式钳钳夹多余皮肤，皮肤受到足够的力量夹持之后，形成嵴状隆起，然后使用 Westcott 剪剪除皮肤后，6-0 缝线缝合皮肤。

外眦韧带收紧

外眦固定术

轻至中度的下睑松弛可以使用外眦固定术处理[5]，外眦固定术仅需要进行水平方向的外眦韧带折叠，而不需要进行外眦折叠。这个手术过程在进行外切口下睑成形术时完成，通过已有的睫毛下切口进入外眦韧带区域，或者通过上睑成

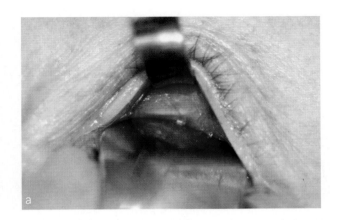

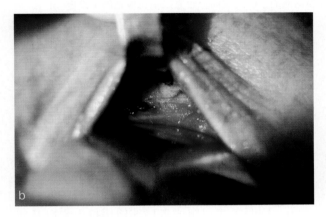

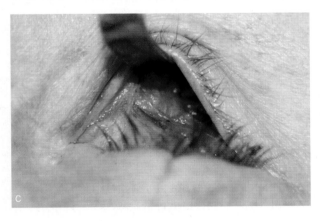

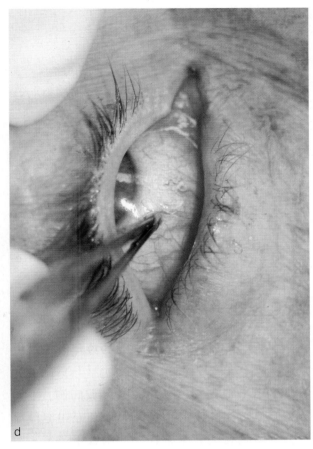

图 17.11 经结膜眶隔脂肪转位下睑成形术。a.暴露弓状韧带；b.分离出骨膜上囊袋；c.脂肪转位至囊袋后，使用 6-0 可吸收线缝合；d.手术结束前行强迫转向试验确定下斜肌无嵌顿

形术切口进入。若没有睫毛下切口，如经结膜入路的下睑成形术，则可以做一个水平的外眦部切口，从颞部至外眦角，向外侧延伸 7~8 mm 至外侧眶缘。外眦角仍然是完整的。锐性分离至外侧眶缘，确认外眦韧带自然插入的位置。在眶下平面进行锐性和钝性分离，暴露睑板外侧缘。使用含圆针的双股 5-0 尼龙线分别于上下睑板前面穿过（图 17.12），每根针依次穿过骨膜上 Whitnall

结节，即外眦韧带在眶缘骨膜上的自然附着点。此法可将外眦角维持在自然的位置，对于美容手术至关重要。随着缝合线的收紧，睑板在水平方向的松弛得到了矫正。或者使用单根 6-0 聚丙烯线先缝合骨膜后，穿过外侧睑板后回线至内侧眶缘骨膜上后打结固定。术后眼睑牵拉和回缩试验正常，若出现牵拉试验异常，则需要考虑进行外侧睑板剥除术。

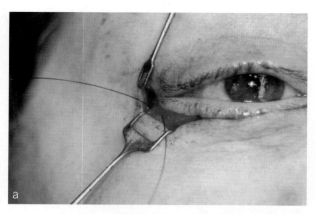 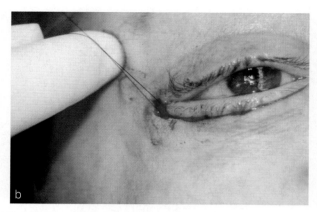

图 17.12　外眦固定术。a. 睑板外侧面缝合至眶缘骨膜内侧面；b. 缝线向上收紧以牵拉松弛的下睑板

外侧睑板剥除术

这项技术最早是 Anderson 于 1979 年报道[6]，尽管后来得到了不同作者的改进[7-9]，但最初描述的基本原则使用于现在大多数病例。下睑在外侧皮下、结膜下和骨膜下与 Whitnall 延续融合，外眦韧带切开常常在外侧眶缘下进行（图 17.13a）。颞侧下睑缩肌在靠近睑板下缘被分开，如果下睑的收紧影响眼睑的释放。将游离的眼睑使用 Adson 钳固定，水平伸展至巩膜边缘，通过外侧外眦角以确定需要缩短的睑板的长度（图 17.13b）。使用尖的虹膜剪或者 15 号刀片标记睑板外侧缘此点，此点将成为新的外眦角，睑板前沿着灰线分离大约距离标记点 2~3 mm，需要确保新的外眦角处没有睫毛，防止术后形成倒睫。睑板边缘（黏膜和皮肤交界处）一直分离到交界处，使用 15 号刀片刮除结膜上皮，剩余的外眦韧带进行仔细的修剪，睑板条制作好后准备缝合（图 17.13c）。将睑板条重叠呈瓦状后，使用带 22 号针的双股 5-0 尼龙线对其进行缝合，按照外眦韧带的自然解剖结构进行缝合，将其穿过骨膜，固定于 Whitnall 结节上，确定固定于眶外缘内侧，将睑板固定后与眼球贴合良好。将睑板条上缘使用 6-0 Vicryl 缝合于外眦韧带相应的下缘（图 17.13d）。不必直接缝合，此法就可以使外眦韧带的位置得到良好的重建。修剪剩余的 2~3 mm 远

离的睑板，彻底止血，冲洗伤口，6-0 快速可吸收线或 6-0 或 7-0 慢速可吸收线仔细缝合伤口。

术后护理

术后早期冰块压迫冷敷和头部抬高是极其重要的。同时需要口服或者局部使用抗生素以及使用镇痛药。术后 1 周建议限制活动，防止出现术后出血。若出现局部水肿或球结膜水肿，可以考虑使用含类固醇激素的滴眼液。若使用经睫毛下切口，则可以使用抗生素软膏保护切口。

辅助治疗

使用非手术治疗结合手术治疗，可以在下睑（颊部）年轻化中获得良好的效果。这些治疗方法包括注射、激光、射频和超声设备以及自体脂肪移植。

眼轮匝肌肥大

A 型肉毒毒素

适用于睑板前眼轮匝肌肥大的求美者，可在瞳孔中线处注射 1~2 个单位的保妥适[10]。治疗睑板前眼轮匝肌肥厚的求美者需关注下睑睑板松弛者，因为注射后会导致睑裂变宽，下睑外翻。

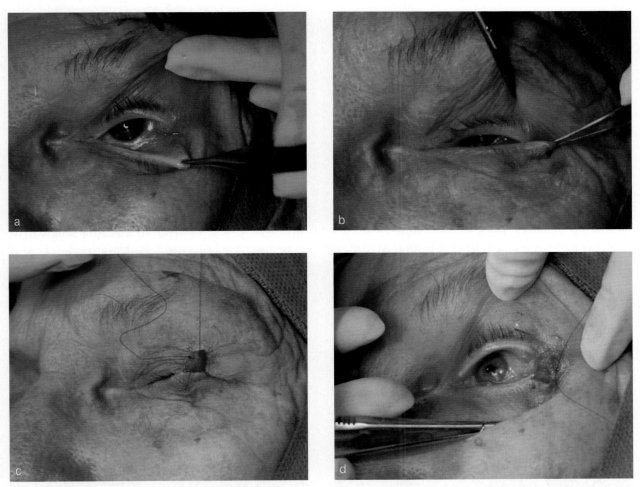

图 17.13 睑板条成形术。a. 下睑外眦固定术和下睑外眦切开术后；b. 将下睑置于横向收紧和目标缩短标记的边缘；c. 去除皮肤和结膜上皮；d. 将睑板条缝合至外侧眶缘骨膜 Whitnall 结节处

泪沟畸形

皮肤软组织填充剂

　　玻尿酸具有纠正泪沟畸形或下睑双曲线畸形的适应证。完成签署知情同意书，表面麻醉和皮肤准备后，使用推针微注射法或短距离螺旋形注射技术将玻尿酸注射于眼轮匝肌下平面，注射中注意避开血管。轻柔按摩后进行评估，若仍不满意则继续进行注射。使用足够量的玻尿酸解决泪沟畸形，使下睑和颧颊部形成良好的曲线（图17.14）。避免过度矫正，防止一整年都在关注此区域的问题或注射后要求溶解[11]。填充剂不能很明显的显现。笔者喜欢使用 Restylane 和 Belotero 两款产品，因为其亲水性低于 Juvéderm Ultra，这样可以获得良好的塑形，并且防止后期出现矫枉过正。Belotero 被认为是最少发生丁达尔现象的玻尿酸，即注射后玻尿酸会显现。由于玻尿酸存在亲水性，因此在注射后下睑会出现过度水肿。使用利多卡因溶解该产品以后可以减轻注射后水肿。同时，使用钝针进行眶下缘注射过程中，可以有效减轻术后疼痛和防止出血。羟基磷灰石过去亦用于填充泪沟，但是笔者并不喜欢，因为会增加曲线不规则、结节、肉芽肿形成、炎性结节、填充物钙化以及大颗粒栓塞眼球的可能。

脂肪移植

自体脂肪移植亦是一种可以选择的方法用于掩饰和柔和眶缘曲线。求美者往往在咨询中非常困惑，因为他们被告知需要将脂肪去除后又重新移植回来。我们需要告知求美者去除的脂肪是脱垂的脂肪组织，而脂肪移植则是为了防止术后形成凹陷的外观。将脂肪移植至凹陷的眶缘，可以柔和睑颊联合区域。可以从身体下部抽取脂肪后，予以离心或分离，置于 1 mL 注射器。单侧泪沟需要 2~3 mL 脂肪。使用 18G 针头在面颊中部刺一小切口，于 0.9 mm 注射针将脂肪组织缓慢注射至眶缘骨膜表面。脂肪组织需要注射位置较深，防止在下睑表面形成结节。尽管脂肪组织的存活率为 50%，但是其在眶缘上形成良好的脂肪垫（图 17.15）。

皮肤的处理

化学剥脱术

中层皮肤的化学剥脱术结合下睑整形术可以紧致皮肤和改善细纹。常用的化学剥脱剂 Jessner 溶液联合苯酚或者直接使用苯酚溶剂。化学剥脱剂不能用于下睑的皮瓣或肌皮瓣，然而可以用于经结膜入路下睑整形术后的皮肤。完成下睑整形术后，受术者取反向的屈式体位，并且任何泪液和液体都应从下睑清除。小心使用棉签蘸取溶液涂擦，而不是倾倒溶液，防止皮肤烧伤。轻柔地将溶液涂擦于皮肤，会使皮肤结起白色的霜样物质。外科医生目标在于皮肤结成霜样物质，但是需避免将剥脱剂涂至睑缘。

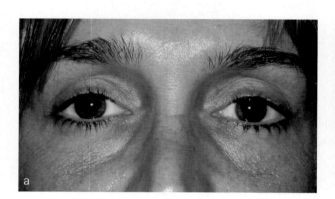
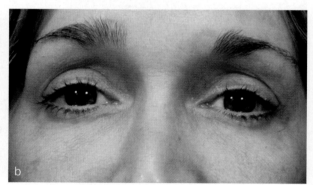

图 17.14　a. 泪沟注射前；b. 泪沟透明质酸注射后

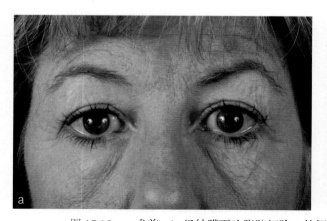
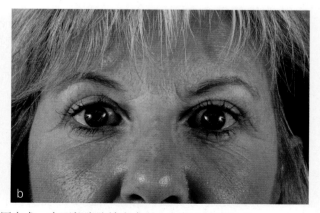

图 17.15　a. 术前；b. 经结膜下睑脂肪切除，外侧固定术，中面部脂肪填充术后，亦行上睑成形术

二氧化碳剥脱激光

二氧化碳激光无论是常规的还是升级的设备，都是舒平和紧致下睑肌肤的良好方法（用于Fitzpatrick分型Ⅰ~Ⅲ型），用于替代外科手术，处理下睑深的皱纹，皮肤萎缩。二氧化碳剥脱激光具有烧蚀的性质，因此治疗前后需要口服抗生素和抗病毒药物。抗真菌药物亦有利于恢复。

二氧化碳激光（10 600 nm）的作用目标为水分，因为皮肤里面的水分能够很好地吸收水分的能量[12]。使用二氧化碳剥脱激光会形成大量的皮肤碎屑，可以还原皮肤表面，诱导皮肤年轻化和下睑胶原新生[13]。二氧化碳激光通过短脉冲激发能量。当激光脉冲时间低于0.8毫秒时，即皮肤的热驰预时间，则该设备称为超脉冲设备。当时间超过0.8毫秒时，则称之为高脉冲设备。激发激光对皮肤作用时间越短，则对皮肤热损伤和导致瘢痕的概率越小。

无论是传统还是升级的激光机器，都可以与经结膜入路的下睑整形术结合用于换肤（用于Fitzpatrick分型Ⅰ~Ⅲ型），升级版的二氧化碳剥脱激光不能用于Ⅳ~Ⅴ型皮肤中的绝大多数案例（图17.16）。使用二氧化碳剥脱激光会形成大量的皮肤碎屑，作用的深度和密度决定于其选择的治疗参数。原位汽化皮肤类似于手术切除，但是其不清楚汽化的皮肤颗粒，与手术存在不同。激光焕肤在对面部皮肤年轻化过程中同时刺激皮肤胶原产生[14, 15]。二氧化碳激光亦可以有效改善颊纹。

由于下睑皮肤是身体最薄的皮肤组织（平均650 μm），因此在选择作用的深度和密度时候应确保求美者安全，并获得良好的美学效果。外科医生亦需熟悉激光使用说明。浅表的光损伤、皮肤皱纹和细纹使用激光的作用深度为90~125 μm，可很好地到达真皮乳头层。更深的皱纹和颊纹则需要更深的皮肤模式。深部和浅部的皮肤剥脱激光对于深部和表浅的光损伤都能够达到良好的治疗效果。激光的能量使用必须个体化治疗，在此不做赘述[16]。

非侵入性紧致（热玛吉和超声刀）

非剥脱式单极射频，例如热玛吉，在三维紧致面部皮肤方面表现出良好的效果[17]，同时能够诱导网状层胶原增生。在进行单次热玛吉疗程6~9个月以后，皮肤网状层会由于热损伤诱导网状层产生新生胶原。在紧致眼周[18]、非侵袭性下睑成形术[19]和改善中重度颊部和颈部下垂[20~22]等问题上，非侵袭性单极射频的功效得到了良好的与非接触式设备相同的效果报道。对颊部进行非侵袭性紧致，尤其是对下睑睑颊连接、眶周中面部区域和颧突部位，能够有效地改善和解决泪沟畸形，矫正脂肪假性疝出。对于单纯的脂肪假性疝出者，非侵袭性单极射频能够有效减轻泪沟畸形甚至替代下睑成形术。热玛吉能够单独或者联合眼睑手术（图17.17）、皮肤填充剂、脂肪移植和激光剥脱等使用，获得下睑—颊部连接处良好的年轻化。

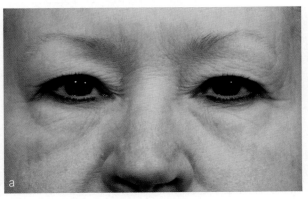
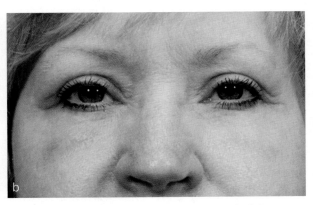

图17.16　术前（a）和术后（b）经结膜脂肪去除下睑成形术，二氧化碳激光下睑舒平，亦行上睑成形术

聚焦超声，如超声刀系统，在紧致面部[23]和眼周皮肤区域[24]展示出良好的效果，尤其在治疗后6~9个月达到高峰。此项技术使用传感头将能量传到至皮肤4 mm深度。每一次单脉冲都能够产生皮下胶原纤维处的低温冷凝区域，进而诱导网状层胶原纤维增生。与热玛吉类似，超声刀亦可与手术和其他方式联合治疗，获得下睑—颊部连接处良好的年轻化。

并发症

脂肪团残留和双侧不对称是下睑整形术的常见并发症。经常出现术后外侧脂肪垫未完全切除，术后能够在外侧看见球状突出（图17.18）。这些脂肪团通常较小，且可以通过局麻下经结膜入路予以切除。在进行下睑脂肪移植后，可能意外出现硬结。在术后早期，我们可能感觉皮下的移植脂肪较为坚硬。这些硬结往往在术后会逐渐变软而不需要手术治疗。我们需要在术前关注下睑的不对称，并且提醒与告知求美者。术前没有明确下睑松弛则术后可能导致睑板外侧巩膜外露（图17.19），轻度的巩膜外露不需要手术治疗。如果较为麻烦，则需要行外眦固定术。严重的下睑松弛则会导致术后下睑外翻（图17.19）。因此术前需仔细评估下睑紧张度，以便在下睑成形术中进行外眦固定术。在进行下睑缘入路手术中，更易发生下睑外翻。如果术后早期发生了下睑外翻，轻轻向上按摩睑板，垂直敷贴悬吊或许能够减轻其进展。

角膜或眼球损伤在下睑整形术中亦会发生。角膜损伤一般是由于类似使用纱布不注意的擦拭眼球等导致的机械性损伤。症状主要为疼痛、流泪和视物模糊等，进行荧光素染色能够确诊，并有眼科医师使用裂隙灯评估伤情。治疗以保守治疗为主，局部使用抗生素滴眼液，包扎24~48小时。

球结膜水肿是术后早期发生的自限性并发症，但是在一些受术者会出现持续的溢泪。治疗方式包括口服和外用类固醇药物，加强眼球润滑和加压包扎。对于一些难治性病例，则需要手术去除结膜下水肿部分[25]（图17.20）。

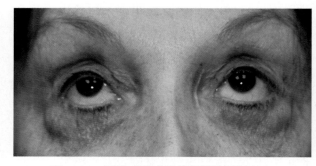

图 17.18 下睑成形术后外侧脂肪团仍存在

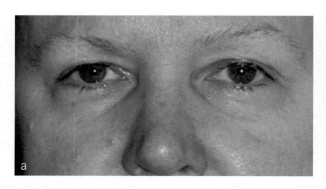

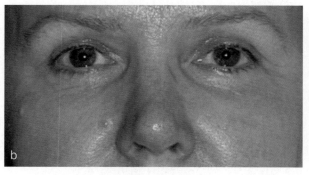

图 17.17 术前（a）和术后（b）经结膜入路脂肪切除下睑成形术，同时行热玛吉治疗和上睑成形术

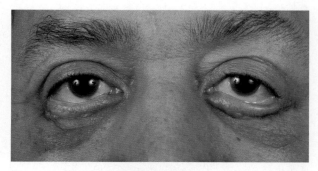

图 17.19 术后下睑板浅层严重短缩，睑外翻和术后炎症性色素沉着

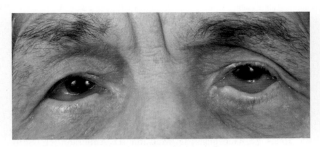

图 17.20 术后早期严重球结膜水肿

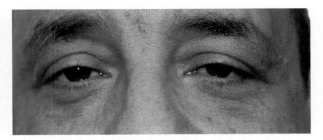

图 17.21 术后下眼睑皮肤炎症性色素沉着

部分受术者可能会出现炎症后色素沉着（图 17.21）。求美者往往会抱怨他们眼周擦伤持续的时间过久，或者他们眼周存在暗色的晕圈，炎症介质刺激黑色素细胞增生，进而增加黑色素的产生，肤色较深的受术者易产生炎症性色素沉着。一般情况下，炎症性色素沉着能够自愈，但是也可以使用氢醌治疗，并外用防晒霜。

幸运的是，严重的并发症，如出血、失明以及复视较为少见。较上睑整形术而言，球后血肿更容易在上睑整形术中发生，因为下睑脂肪与眼球结合更为紧密。出血进入眶室后导致眶内压增高，形成眶室综合征，压迫眼动脉导致失明。球后压迫症状主要包括疼痛、眼球变形、复视和视力减退。一旦临床确诊必须立即处理。必须进行外眦紧急切开术，释放眶内压力，恢复眼球血供。

复视亦较为少见，但亦是潜在的毁灭性的并发症。如果进行了下睑脂肪移位，则下斜肌可能卡顿。最好的方法是在完成脂肪转位后，于术中进行转向力量测试，防止术中误缝下斜肌。持续的复视可能是由于下直肌损伤，需要寻求眼科医师的治疗。

参考文献

1. Massry GG. Comprehensive lower eyelid rejuvenation. Facial Plastic Surgery 2010;26:209-221
2. Goldberg RA, McCann JD, Fiaschetti D, Simon GJS. What causes eyelid bags? Analysis of 114 consecutive patients. Plast Reconstr Surg 2005;115:1395-1402
3. Kontis TC. Lower eyelid blepharoplasty. In Papel I. Thomas Procedures in Facial Plastic Surgery. Shelton, CT: People's Medical Publishing House; 2012: 23-34
4. Whipple KM, Korn BS, Kikkawa DO. Recognizing and managing complications in blepharoplasty. Facial Plast Surg Clin North Am 2013;21:625-637
5. Oestreicher JH, Tarassoly K. The "mini tarsal strip" lateral canthopexy for lower eyelid Laser-assisted blepharoplasty-indications, technique and complications in 614 cases. Orbit 2010;29:7-10
6. Anderson RL, Gordy DD. The tarsal strip procedure. Arch Ophthalmol 1979;97:2192-2196
7. Chong KKL, Goldberg RA. Lateral canthal surgery. Facial Plast Surg 2010;26:193-200
8. Taban M, Nakra T, Hwang C, Hoenig JA, Douglas RS, Shorr N, Goldberg RA. Aesthetic lateral canthoplasty. Ophthal Plast Reconstr Surg 2010;26:190-194
9. Kahana A, Lucarelli MJ. Adjunctive transcanthotomy lateral suborbicularis fat lift and orbitomalar ligament resuspension in lower eyelid ectropion repair. Ophthal Plast Reconstr Surg 2009; 25:1-6
10. Kontis TC, Lacombe VL. Cosmetic Injection Techniques. New York: Thieme; 2013: 32-33
11. Cavallini M, Gazzola R, Metalla M, Vaienti L. The role of hyaluronidase in the treatment of complications from hyaluronic acid dermal fillers. Aesthetic Surg J 2013;33: 1167-1174
12. Alexiades-Armenakas MR, Dover JS, Arndt KA. Fractional laser skin resurfacing. J Drugs Dermatol 2012;11:1274-1287
13. Mannor GE, Phelps RG, Friedman AH, Meltzer M. Eyelid healing after carbon dioxide laser skin resurfacing: histological analysis. Arch Ophthalmol 1999;117:913-916
14. Rahman Z, MacFalls H, Jiang K, et al. Fractional deep dermal ablation induces tissue tightening. Lasers Surg Med 2009;41: 78-86
15. Berlin AL, Hussain M, Phelps R, Goldberg DJ. Carbon dioxide laser resurfacing: a clinical and histopathologic evaluation. Dermatol Surg 2009;35:222-228
16. Kotlus BS. Dual-depth fractional carbon dioxide resurfacing for periocular rhytidosis. Derm Surg 2010;36:623-628
17. Zelickson B, Kist E, Bernstein E, et al. Histological and ultrastructural evaluation of the effects of a radiofrequency-based nonablative dermal remodeling device, a pilot study. Arch Dermatol 2004;140:204-209
18. Fitzpatrick R, Geronemus D, Goldberg D, et al. Multicenter study of noninvasive radiofrequency for periorbital tissue tightening. Lasers Surg Med 2003;33:232-242

19. Ruiz-Esparza J. Noninvasive lower eyelid blepharoplasty using nonablative radiofrequency on periorbital skin. Dermatol Surg 2004;30:125–129

20. Sukal SA, Geronemus RG. Thermage: the nonablative radiofrequency for rejuvenation. Clin Dermatol 2008;26:602–607

21. Weiss RA, Weiss MA, Munavalli G, et al. Monopolar radiofrequency facial tightening: a retrospective analysis of efficacy and safety in over 600 treatments. J Drugs Dermatol 2006;5:707–712

22. Abraham MT, Mashkevich G. Monopolar radiofrequency skin tightening. Facial Plast Surg Clin N Am 2007;15:169–177

23. Alam M, White LE, Martin N, Witherspoon J, Yoo S, West DP. Ultrasound tightening of facial and neck skin: a rater-blinded prospective cohort study. J Am Acad Dermatol 2010;62:262–269

24. Suh DH, Oh YJ, Lee SJ, Rho JH, et al. An intense-focused ultrasound tightening for the treatment of infraorbital laxity. J Cosmet Laser Ther 2012;14:290–295

25. Jones YJ, Georgescu D, McCann JD, Anderson RL. Snip conjunctivoplasty for postoperative conjunctival chemosis. Arch Facial Plast Surg 2010;12:103–105

18 面部塑形术：面颈部脂肪抽吸

作者：Russell W. H. Kridel，Christian P. Conderman
翻译：聂　兵　　审校：张盈帆

引　言

自脂肪抽吸术首次被报道以来，使用抽吸辅助脂肪去除处理面颈部老化相关问题经历了很大的变化。Schrudde 在 20 世纪 70 年代早期提出除脂这一概念[1]，这是使用刮除的方法获得身体某些部位良好的曲线，最初是大腿和膝盖部位的局部肥胖。他也在之后 80 年代的一篇文章中报道在面部提升中使用脂肪去除技术移除皮下脂肪[2]。而后 Fischer[3] 和 Kesselring[4] 对其进行了改进，他们通过一微小的切口插入一根连接负压吸引的导管吸除堆积的脂肪。Ilouz[5] 报道对手术部位注射低渗盐水使脂肪乳化，然后插入钝头的高压吸引管将脂肪吸除，在体型雕塑中对其脂解。然而，面颈部脂肪堆积已经成了获得良好手术效果的巨大障碍，主要是因为该解剖区域存在多因素的先天的老化。脂肪抽吸第一次作为面部提升的辅助过程，在很大程度上改善了美学效果[6]。

基于以上理论，如今面颈部脂肪抽吸已作为一个独立的雕塑和年轻化过程，或者与其他面颈部年轻化治疗联合使用。对于一些有些年纪的体重增长者来说，局部脂肪堆积会让他们感到惊愕。双下巴的形成、下颌缘曲线的模糊和颏颈角的逐渐圆钝，这些变化都驱使求美者咨询整形外科医生寻求脂肪抽吸。然而，将颈部的这些变化视为整体衰老进程中的一部分是非常重要的。许多因素，包括皮肤质量和松弛度，下面骨骼和肌肉的变化都能够影响此区域的衰老。为了获得理想的效果，提出完整的评估和渐进的治疗方案。然而，适当的选择求美者以后，脂肪抽吸能够获得更加年轻化的面颈部曲线的显著效果。与早期的直接而开放的方法相比，脂肪抽吸最重要的是具有瘢痕较小，组织损伤少，恢复期短和切口隐蔽的优点[7-11]。鉴于以上进展，一些作者认为脂肪抽吸给整形外科带来了革命性的变化。小导管、脂肪肿胀技术的应用，超声、激光和射频辅助技术的应用是这一领域的一些进展[12]。

基本原理

局部脂肪堆积可能是由于遗传因素、药物、内分泌失调、不规律的饮食运动习惯和年龄相关脂肪分布改变等因素引起[12, 13]。它与全身均匀分布的脂肪不同，不会在饮食控制和运动后消失[10, 11, 19]。经常发生且不幸的是，体重增加时局部脂肪最先堆积。在体重下降时也不会出现相应的降低。这些局部的脂肪堆积很容易使用颏下脂肪抽吸方法进行处理。然而对于大量的脂肪堆积最好采用减肥项目的方法。

在细胞水平脂肪组织由脂肪细胞和结缔组织构成。脂质成分包含单个脂肪细胞可有一个至多个，这种变化会导致体重的波动。结缔组织包含胶原纤维和弹力纤维，包含巨噬细胞、成纤维细胞、内皮细胞和肥大细胞[14]。脂肪抽吸术的先驱之一 Illouz 对人类脂肪细胞的生理进行了广泛的研究，他确定脂肪细胞在出生至青春期进行分裂繁殖以后，在之后的时间数量就保持了稳定。基于组织学的分析，他指出肥胖儿童拥有大量的脂肪细胞（增生状态），而肥胖的成年人则只是细胞体积的增大（肥大状态）[5]。通过甘油三酯和脂肪酸联合堆积，脂肪细胞的体积出现增加。体重减轻不是细胞数量的减少，而是体积的缩小[5, 15]。

就局部脂肪堆积的基本组织学特点而言，外科医生需要将局部脂肪细胞移除，以达到理想的永久效果。结果他们需要注意总体重比例的波动所导致的明显曲线变化[15]。

硬质的、钝头的与负压吸引装置相连接的使用是脂肪抽吸的关键技术。脂肪抽吸技术清除脂肪细胞以对过多软组织覆盖进行美容塑形。传统的脂肪抽吸术与脂肪切除术相比，能够精确地减少脂肪细胞块，且具有较少的并发症[3, 9]。尤其是脂肪抽吸的隧道技术，有效地保护了许多皮肤的血管神经束，较低的血肿形成的风险以及皮肤的感觉在 3~8 周就可以恢复[12]。仔细的设计和逐渐的分布抽吸隧道可以防止局部脂肪堆积形成的小的凸起和不规则。愈合初期可能有轻度表面不平整，但一般持续一段时间后即可恢复[7, 10, 16-18, 20-22]。不对称、凹陷或局部凸起持续术后 6 个月以后，常常需要进行再次脂肪抽吸，局部注射糖皮质激素或局部脂肪注射[12]。

如上所述，抽脂术比其他除脂术有更大的优越性，它避免了大的手术切口，缩短了手术和康复时间。通过选择合适的受术者，术者可以获得显著的面颈部美学状态的改善，求美者亦可以获得较高的满意度。

求美者评估

在所有的患者求美过程中，对其理性状态和求美目的彻底评估应该归纳其寻求接受面颈部脂肪抽吸的动机。若求美者期望值和目标是合理的，那么可以对其面颈部进行彻底的评估。需要特别注意这些需要修正治疗计划的区域，从单纯的脂肪抽吸到配合一些辅助的技术以达到最优化的效果（面部除皱术、颈部成形术、骨骼和软组织塑形或隆起术和颏成形术）。除以上术前评估以外，还需进行标准的术前照相，标准位置应包括正位、侧位、斜位以及颈部正位和过伸位。

颈部脂肪抽吸应作为一个独立的过程，其应在对于面颈部皮肤弹性良好，没有过度的皮肤松弛和皱纹，无颈阔肌条索，而颏部脂肪堆积明显的求美者限制应用。术前应在颈阔肌收缩和松弛状态下使用触摸的方法进一步评估颏下脂肪的量。如果在颈阔肌收缩情况下，触诊发现颏下脂肪量下降，这可能表明其是深层脂肪最初被推至皮下[23]。

求美者在术前咨询过程中需被适当的告知颏下脂肪抽吸有一定程度的不可预见性。一旦完成脂肪抽吸术后，其效果与个体的皮肤收缩和附着软组织的能力有关。在有些案例中，需要大约 6 个月的时间才能看到最终效果。不能作出会发生多大变化这样的承诺。

施行面颈部抽脂术前，外科医生必须彻底考虑颈部肌肉支持，面颈部的骨骼轮廓形态和受术者的全身体质。Conley 表明舌骨与颏部相对位置是一个完美颈颏角的决定因素[24]。相对于靠后而较高位置的舌骨，一个低而靠前的舌骨将产生一个较低满意度的脂肪抽吸效果。此外，对于下颌后缩求美者而言，脂肪抽吸对其效果较小。此类求美者应考虑同时进行隆颏术或颏成形术（图 18.1）。

通过颈部前缘斜行切线和颏下的水平线所形成的角度测量颏颈角，角度一般在 105°~120°[25]。Ellenbogen 报道了与颈部年轻化相关的 5 个美学标准[25]。包括颈部至下颌角轮廓清晰，没有垂带，精细的舌骨下凹，清晰的甲状软骨突出，从乳突至胸骨清晰的胸锁乳突肌前缘（作者发现至少此标准非常有用）[25]（图 18.2）。他发现若角度超过 120° 将呈现双下巴外观或颈部过于臃肿的表现[25]。

同样 Powell 和 Humphries 报道颏颈角是评价面颈部合适的曲线的一种方法[26]，其由眉间至颏前点之间切线和颏下至颈部的连线的夹角形成。他们发现有吸引力的颈部其角度通常在 80°~95°[26]。在他们的分类中，大于 95° 的角度面颈部界限非常模糊[27]。

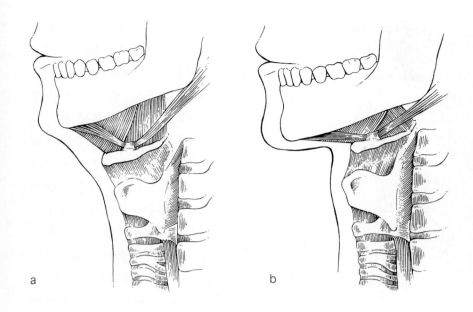

图 18.1　a. 若舌骨位于高后位，颈部和颏下脂肪抽吸可以获得良好的颏颈角外观；b. 然而一个低前位舌骨限制了其术后效果，需要告知受术者其局限性（已获得授权：Conley J. Facelift Operation. Springfield, IL:Charles C. Thomas; 1968:40–41）

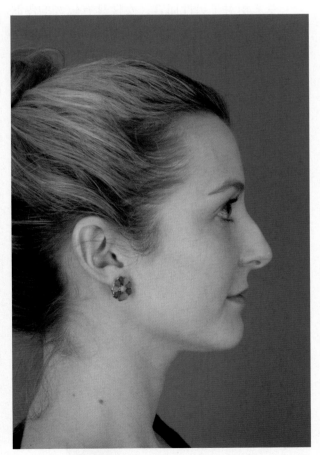

图 18.2　我们常用于受术者的年轻颈部 Ellenbogen 标准。此标准的特征为包括清晰的下颌缘，明确的甲状软骨和舌骨轮廓，可视的胸锁乳突肌轮廓。颏颈角位于 105°~120°

除了以上标准，其他解剖结构，例如颏部和下颌缘的相对位置关系不清亦会产生圆钝的颏颈角。从侧面看，理想的颏颈角为接近于从下唇黏膜向下的抛物线。在男性中为抛物线，在女性中则为垂线。同样，为了确定理想颏部的位置，Ulloa 描述了接近理想颏部位置的最高点[29, 30]。此线垂直于 Frankfort 平面，并通过鼻根点。因此，在颏部测量过程中，理想的外形为在测量通过垂直线。同样下颌缘下垂将不会形成锐利的颏颈角。

除上述面部分析方法以外，在寻求面颈部年轻化过程中，Dedo 提出了一个更实用的分类方法。基于可见的皮肤、脂肪、其下的骨骼和肌肉结构畸形程度，而将求美者分为六类。在他的分类表中，第一类需要最小的矫正，第二类有皮肤的松垂但无过多脂肪和颈阔肌条索，第三类有颏部下垂，第四类有明显的颈阔肌条索，第五类则有小颏同时颏下饱满，第六类则舌骨前缘位置较低[31]。Dedo 提出了这一作为术前评估求美者和制订处理畸形最好方式的分类方法。在其分类中，一类求美者拥有中度的颏下脂肪堆积，理想状态下，三类年轻求美者适合颏下脂肪抽吸（图 18.3）。

然而随着皮肤松弛和颈阔肌条索形成，需要额外的治疗，如规则的面颈部除皱术和颈部成形术，以矫正根本的解剖畸形。最后 Dedo 强调需

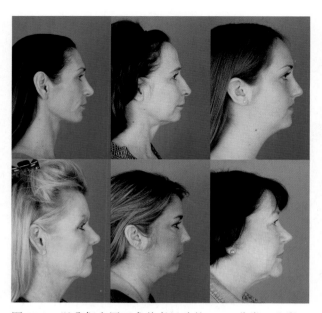

图 18.3　以我们应用于求美者经验的 Dedo 分类。Ⅰ类：颏颈角较小畸形，良好的颈阔肌轮廓，无或者少量脂肪堆积；Ⅱ类：无明显脂肪堆积的皮肤松弛，或颈阔肌变薄；Ⅲ类：颏下脂肪堆积；Ⅳ类：低前位舌骨

要矫正颏部后缩，在颈部年轻化中，要意识到舌骨的位置能够产生一个令人不快的环境。近来，McCollough，Rohrich，Matarasso 和其他作者[32~35]提出了一个基于解剖和老化程度的相似的分类系统，以辅助选择合适的技术矫正面颈部衰老。

虽然以上分类系统有助于术前评估和求美者教育，但是这仅仅是我们从处理局部脂肪堆积进行脂肪去除术受术者中获得的经验。皮肤弹性和肌张力往往是术后皮肤收缩和软组织在被覆的良好指示。因此，年轻人更适合此手术。超重求美者往往慢于一般人群，需要在减肥成功数月后再接受此手术。如果这些求美者体重有较大的波动，他们可能已经失去了术后收缩所需要的皮肤弹性。

总之相对于男性而言，女性具有较好的皮肤弹性，更有利于在初次面颈部脂肪抽吸中关闭切口（图 18.4）。除了具有较好的皮肤弹性，女性倾向于较薄的皮肤在较少的皮肤下组织上收缩。这并不是说男性不适合此手术。坦白地说此类求

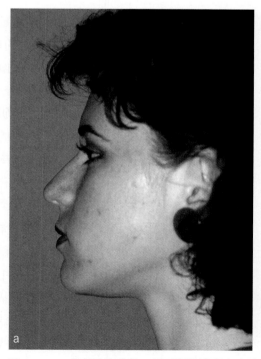
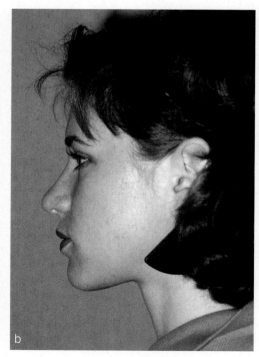

图 18.4　a. 有高后位舌骨、颏下脂肪堆积和皮肤弹性良好的理想受术者，术前观；b. 颏下脂肪抽吸和鼻成形术后 6 个月

美者需要温和的操作。尽管有这些总的指导原则，我们也有老年男性受术者具有良好的皮肤收缩性，当其作为一个独立的过程进行手术时，年轻受术者亦可能没有如伴随过程预计的皮肤回缩。

将面颈部脂肪抽吸作为一个独立手术的不合适的受术者包括明显的皮肤皱纹，显著的肌肉带的脱垂和明显的颈阔肌条索。此外颈部的形状由颈阔肌的位置和张力决定。当出现广泛的脱离，显著的条带和不对称时，则需要不进行颏下脂肪抽吸的常规颈阔肌成形术。在一些案例中，对颈阔肌条索进行折叠可能导致颏下皮肤冗余。同样地，多余和缺乏弹性的皮肤在去除中重度皮下脂肪堆积后往往不能恰当地再被覆[7, 20~22, 36, 37]。当然像某些期望所发生的一样，有些受术者在仅仅进行了面颈部脂肪抽吸以后亦能够得到显著的改善（图 18.5）。

如上所述，颈阔肌条索在仅仅进行脂肪抽吸过程中无法改善，事实上，进行脂肪去除可能会加重。脂肪抽吸不能掩饰有明显颏下脂肪求美者的颈阔肌条索，尤其在那些中线未断开的颈阔肌类型[38]。这样会形成脂肪去除区域中空和外侧颈阔肌条索处饱满的颏下眼镜蛇样畸形。

在随访了 301 例接受面颈部年轻化的受术者中，Kamer 试图寻找与面颈部年轻化不理想效果相关的术前因素。在 301 例接受各种面部年轻化手术求美者中（单独脂肪抽吸，脂肪抽吸联合面部除皱术，或 SMAS 归位和常规的颈阔肌折叠）。20 例（6.6%）受术者发现术后出现条索，仅仅只有 7 例受术者选择手术矫正，所有受术者再次手术均发现颈阔肌为未交叉类型。更进一步发现，仅处理 SMAS 后面不能够带来较好的长期术后效果，因此低估了通过颈阔肌折叠以矫正颈阔肌固有畸形的重要性。然而在具有明显颏下脂肪的受术者中，非交叉的颈阔肌很难识别。他们主张在术中若发现此结构，则在中线处直接处理[38]。因此，对于有明显颈阔肌条索或索带的求美者，必须明确术前告知需要进行颈阔肌折叠或完整的面部除皱以达到良好的效果。

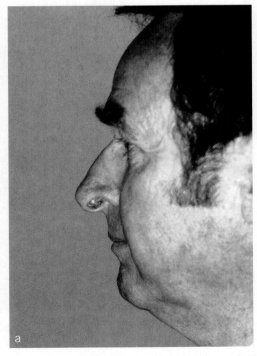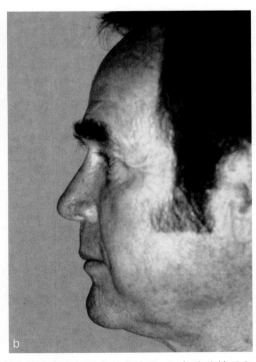

图 18.5　a. 面颈部脂肪堆积伴皮肤冗余，且拒绝面部除皱术的老年受术者术前观；b. 仅脂肪抽吸和鼻部手术后 2 个月。仍然存在冗余的皮肤，但是获得了良好的美学效果

在随后的颏下脂肪抽吸分析中，Bank 等[39] 评估了年龄在 40~75 岁的 58 例受术者中，20 例接受了颏下脂肪抽吸。这 20 例受术者的平均年龄为 57 岁（40~74 岁），平均脂肪抽吸量为 75 mL（25~125 mL），平均利多卡因使用量为 4 mg/kg（1.5~6 mg/kg）。所有受术者效果良好，没有并发症，没有皮肤松弛和不良皮肤回缩。

总之皮肤的不规则和不对称需要在术前向求美者指出和咨询。除极少的凹陷、下垂和瘢痕单靠脂肪抽吸无法解决外，其他的都能改善其良好的曲线。

适应证

尽管本章主要讨论面颈部脂肪抽吸去除脂肪堆积的美容应用，该技术同样适用于其他外科情况，如面部提升术中无创分离软组织皮瓣[11]，带蒂游离皮瓣的除脂[40]和有效去除良性脂肪瘤[41, 42]。此外，还可以用于去除面颈部肿瘤患者的颏下淋巴水肿[43, 44]，如良性的对称性的脂肪过多症（Madelung 病，Launois–Bensaude 综合征），尤其是小面积超声辅助吸脂[45, 46]。

封闭式脂肪抽吸术在不对肌肉和 SMAS 系统提升、悬吊、切除、折叠和瓦合的情况下，当其谨慎地使用于下颌缘区域时，能够最大限度地改善颏颈角轮廓。在开放式手术中能够配合面部除皱术去除多余脂肪。鼻唇沟和颌下脂肪垫封闭式抽吸疗效不明显且缺乏长期随访。鼻唇沟突出通常是由于重力因素引起，最好的治疗方式为中面部脂肪垫悬吊或向鼻唇沟注射软组织填充剂。尽管抽脂效果因人而异，在中面部谨慎使用可能对改善鼻唇沟有益。由于面部脂肪会自然萎缩[7, 10, 21]，因此中面部抽脂风险性较大，下颌上缘的脂肪抽吸则应保守进行。皮肤太薄且不谨慎的脂肪抽吸可能会明显的瘦削和皮肤表面不规则。

面部脂肪抽吸中额外需要注意的包括中面部和颊部脂肪过多症的家族史。一些父母和祖父母一生都是饱满的面部，对于他们相同脸型的后代而言，更适合颊脂肪垫切除。当颊脂肪垫切除联合面颈部脂肪抽吸，术后效果将非常明显（图 18.6）。

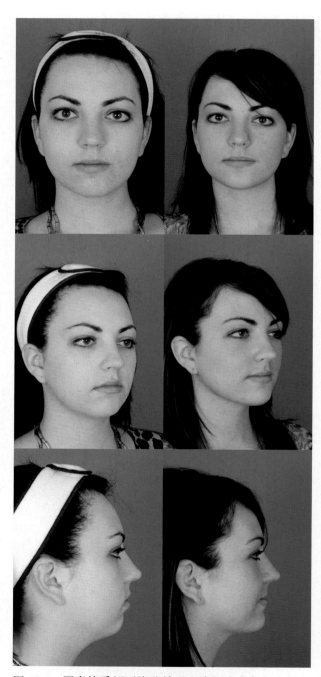

图 18.6　愿意接受颏下脂肪抽吸和隆颏术的年轻女性。此外其颊部饱满，接受颊部切除术。左列为术前照片，右列为术后 4 个月

进一步而言，理想的脂肪抽吸最好面颈部的皮肤弹性佳，这样有助于术后皮肤的回缩。对于那些皮肤弹性不良或较差的受术者，局部脂肪去除后皮肤松垂可能更加明显。Dedo 认为 40 岁以上人群皮肤收缩能力已经不够理想[47]，有人则认为年龄是最初的考虑因素，但还需依据受术者实际皮肤情况进行判断[19, 47]。偶尔也有年轻受术者皮肤弹性良好，但术后效果一般。求美者需要知道仅仅依靠皮肤弹性和支撑组织情况，效果是不能完全预料的。

方法学和生理学

有很多不同的方法达到面颈部塑形这一最终目标。在进行面颈部脂肪抽吸时，手术医生需要了解皮肤的厚薄，末梢感觉和运动神经的分布，脂肪抽吸的深度和年龄因素在面部脂肪抽吸中的影响。

脂肪抽吸术始于 20 世纪 70 年代，使用不宜弯曲的抽吸管和负压装置[2, 3]，抽吸管在皮下隧道快速收缩，脂肪因负压而吸入负压管，如果负压足够强，脂肪细胞被溶解彻底破坏。

另外还有往脂肪组织里面注射含有利多卡因和肾上腺素的低渗盐水的肿胀技术以产生组织肿胀。脂肪抽吸广泛用于体型雕塑。Klein 在 20 世纪 80 年代第一次报道此技术后[48]，脂肪抽吸的安全性和有效性得到了很好的提高。肿胀液在面颈部的少量应用不仅在脂肪抽吸中，而且在组织平面分离中亦使用。尽管有这些益处，但是面颈部肿胀液使组织变形，分离终点很难辨认[49~51]。

另一可选择的面颈部脂肪去除术方法为脂肪切削术，现对其方法进行简要叙述。Gross 和 Becker[52, 53]认为脂肪切削术可以用于直接脂肪去除术或面颈部闭合脂肪抽吸术。脂肪切削术谨慎使用刀片，通过直视下或皮瓣下锐性的去除脂肪。据报道创伤小于脂肪抽吸，因为其是直接切除，而抽吸则是撕脱。脂肪切削不同于传统的、需要肿胀液的技术，因为其不需要脂肪抽吸的高压，事实上其为脂肪去除而不是抽吸堆积脂肪[52, 53]。多中心的对照研究表明设备的成功研制提供了一个较传统抽脂方法可选择的方法[53]，其产生较少的术后淤青，且能够熟练而精确的脂肪分解。尽管其最初给予人们希望，但是在过去的 10~15 年时间，未见报道和评估脂肪切削术的远期效果。

为了在脂肪抽吸术中获得更少的效果，同时减轻不良反应。学者们后来应用了一些新的技术，如超声、激光和射频等以加强传统脂肪抽吸的效果。尽管在一些情况下效果明显，但是这些新技术会额外增加最后的费用。超声能够通过脂肪抽吸和促进吸收在外部和内部处理堆积脂肪组织。研究表明使用超声辅助的脂肪抽吸体型重塑会在抽吸区域产生较多的纤维组织[49]。进一步研究表明其可产生较小的张力，使术者能够更有效地抽吸脂肪[50, 51, 54, 55]。同时超声辅助的脂肪抽吸更少的产生术后的肿胀和淤青[56]。

超声辅助抽脂获得了更广泛的接受度，此项技术的革新在于使设备的迭代使其更安全和高效。第一代技术使用大的超声探头持续激发超声能量，然而却不能同时抽吸。第二代设备（例如 LySonix）则可以同时进行脂肪粉碎和抽吸。由于设备中空管道上 2 mm 的小孔，然而发现其抽吸效率极低，在一些受术者则需要使用标准的微抽吸管进行抽吸（Tulip,Tulip Biomed）[57, 58]。尽管我们对第一代和第二代脂肪抽吸设备充满热情，然而我们渴望获得更大能量的设备以获得更高的效率。而且我们发现使用此类设备会由于热损伤和空腔效应导致的烧伤和血清肿风险增加[57]。一些学者认为同时使用超声能量的中空抽吸管可能会导致无意的钝性损伤血管、神经和淋巴组织[59]。

这些需求导致了第三代脂肪抽吸设备的发展，如 VASER。VASER 或声波源振动放大装置使用脉冲、低能量的高效，小口径钛合金探头，在尖端处形成凹槽以加强碎片化效率。此凹槽设计于 2.9 和 3.7 mm 抽吸管，使其在低力量下有效的破碎和抽吸。这种要求获得期望效果的能量降低是因为凹槽设计使一些应用的能量在尖端再次分配。由于超声能量向组织传递绝大部分是探头直径的功能，小的探头将获得 50% 的能量下降以获得较好的效果。而且 VASER 的脉冲模式允许更短的激发时程而没有效率损失，即在能量减低的情况下有效的破碎脂肪细胞[59]。Di Giussepe 和 Commons 报道了使用 VASER 进行面颈部脂肪抽吸时，能够在有限的并发症基础上取得良好的效果[60]。

从生理学角度来说，当超声能量作用于组织时候，超声能量转变成机械振动，产生所谓的"微机械作用，成腔作用"（利用环形扩张和压缩在脂肪组织中形成微腔，产生内爆，导致细胞破裂，液化脂肪和脂肪细胞的热损伤）[51]。Grippaudo 等[61]使用气相色谱分析确认超声破坏了脂肪细胞膜，导致细胞内容物通过破裂口排除而不机械或酶解导致甘油三酯分子破坏。

尽管超声辅助脂肪抽吸有那些声称的益处，但是许多研究表明皮下超声辅助脂肪抽吸有一些潜在的问题，这就包括皮肤切口部位由于超声作用过多热量产生[10, 51, 61, 62]和远离皮下部位的潜在热损伤相关并发症[37, 63]。此外，由于面颈部临近血管神经结构，需要警示的是 Howard 等基于动物实验的研究表明直接使用高振幅超声能量会导致潜在的神经损伤[54]。更进一步研究表明，应用超声能量产生的空腔效应因髓鞘含有高脂质成分而使神经产生脱髓鞘化[64]。尽管有这些报道，但是面颈部辅助超声吸脂未见永久性神经损伤的报道[58, 65]。

激光辅助吸脂是另一报道的促进和加强传统吸脂的技术。尽管有少量面颈部使用的报道，但其早期主要应用于体型雕塑中[66~68]。基于选择性光热分解效应与传统抽脂技术联合的激光辅助抽脂功能在于协助脂肪抽吸，选择性血管凝血后减少术中出血和作用于胶原后紧致被覆皮肤。这些效应来源于红外线光谱选择性作用于脂肪和皮肤的目标水分子和作用于血管内血红蛋白以

获得凝血效果。980 nm 的二极管激光和 1 064 nm 的 Nd:YAG 激光使激光辅助吸脂使用最普遍的激光[70, 71]。组织学研究表明应用 1 064 nm Nd:YAG 激光能够使脂肪细胞膜破裂，抽脂部位隧道形成和胶原凝结[66]。尽管以上发现强调了此项技术的潜在使用价值，但是有些学者认为激光辅助吸脂在面部脂肪抽吸中因效果限制而扮演有限角色，在应用时具有较长的学习曲线[60, 72]。

射频能量和射频辅助吸脂的应用是另一新兴技术，它利用组织固有的特性促进吸脂和同时使组织紧致。组织天然的阻抗，或抵抗电活动可以选择性加热组织，通过使胶原变形随后紧致组织[73]。脂肪组织是射频设备处理的理想对象，因其有较高的组织阻抗而大量产热以达到治疗目的。此外脂肪细胞具有较低的热传导效率，能够限制传导至邻近不必要结构的能量[74]。由于这些原则扩大了射频在辅助脂肪抽吸中的应用。通过内部电极应用射频技术分解脂肪细胞，同时激发胶原纤维的收缩和胶原新生[75]。早期关于此技术应用于体型雕塑的报道表明效果良好[72, 75, 76]，然而在这些文章中没有面颈部脂肪抽吸的正式报道。

除能量辅助脂肪抽吸技术外，许多非侵袭技术可以用于强化脂肪抽吸效果。热玛吉是射频技术的扩大应用，其通过单头射频应用穿透皮下的射频，在处理面颈部松垂上表现出良好的效果[77]。同样皮肤射频亦是附加的或可选择的技术以进行常规面颈部脂肪抽吸。此设备通过小切口将能量传递至皮下，通过前述射频引起的组织反应机制紧致皮肤。冷冻塑形是另一进行体形雕塑的方式，其基于冷冻脂肪分解概念的组织紧致，或在控制性冷冻暴露以促进脂解而选择性减少脂肪细胞。此技术最初应用于改善体形雕塑的效果，目前未出现面颈部应用的相关报道[78]。强聚焦超声是一种应用频率在 MHz 的短毫秒级脉冲超声依靠组织吸收超声后获得组织紧致，其在改善下面部和颈部松垂上表现出良好的效果[73, 79]。

此技术，即强聚焦超声或微聚焦超声，使用双功能传导头，低能量超声用于组织血管化，高能量超声处理组织和诱导其热损伤。其在面颈部中展示出有效的组织紧致效果，没有严重远期并发症的报告[80]。强聚焦超声促使分子内摩擦后导致热能释放，促使胶原性坏死和随后组织紧致[80]。此效应发生在确定的深度而不会损伤表浅的皮肤组织。这些热损伤区域能够相应的基于组织探头的使用而被控制导致胶原新生，真皮网状层的胶原纤维和弹力纤维再生和再排列[80]。当使用超声刀于面颈部时，大量报道确信能够得到中度的改善[81-84]，合适求美者的选择是获得良好效果的关键因素。显著光老化、脂肪过多症和面颈部明显下垂的求美者最好选择更常规的手术方式[84]。面颈部较瘦且轻度脂肪下垂和脂肪过多的求美者更适合此类无创的治疗方式，尽管在术前外科医生彻底咨询评估需确定其期望值[84]。

最后，另外一种处理颏下脂肪堆积的非手术方式最近已获得 FDA 批准[85]。Kybella，或者称为脱氧胆酸（ATX-101），在大量临床试验中展示了良好的减轻颏下脂肪的效果[86-88]。脱氧胆酸是天然的胆盐，能够减轻皮下脂肪堆积。Kybella 注射导致细胞穿孔后细胞质漏出和随后的脂肪细胞溶解[89]。炎症细胞汇集和纤维组织增生，这被认为是导致可见的颏下脂肪减少和组织紧致的原因[87]。此项治疗应用多部位注射实施，最高每部位注射 0.2 mL，每个注射点相距 1 cm 左右[86]。当其被 FDA 批准临床应用后，频繁发生的并发症被报道，如血肿、水肿和注射部位的淤青。而且吞咽困难，面神经下颌缘支暂时无力和皮肤、溃疡坏死在 Kybella 注射后亦见报道。因此，正确注射的位置和深度是与治疗相关的极其重要的安全因素[86]。

相关解剖

面颈部脂肪抽吸若操作得当，是一种安全有效的改善面颈部曲线的方法。然而术者需要理解与其安全操作有关的解剖原则。此外，颈部还存在一些至关重要的血管神经结构，颈部感觉神经支、面神经下颌缘支和颈支，同时深部存在动脉和其他血管结构。同时理解结构变化和解剖层次就能够选择合适的受术者和进行安全的脂肪抽吸术。

面颈部随着年龄的衰老支撑组织的变化有其一定的解剖基础。在这些部位，下颌缘需要特别提出，此区域不谨慎的脂肪抽吸不能完全解决其由于衰老等多因素导致的问题。下颌缘和下颌缘前沟与下颌韧带和隔部相关。两个骨膜—皮下结构起源于下颌缘，与表面的皮肤组织从不同角度相连接[90, 91]。Furnas[92] 报道下颌韧带作为一种纤维性结构起源于下颌骨上缘前 1/3 部分。由于其紧密连接至皮下组织，下颌缘前缘与后部下颌韧带保持一致[90]。接下来解剖分离展示了下颌隔部的作用，其为下颌韧带向后方的延续，尽管其覆着强度较低。下颌隔部的变薄或消失将导致木偶纹的产生，其还将下颌缘真性皮下脂肪部分与相应的下颌下脂肪垫分开[91]。进一步的尸体解剖发现两个部位的下颌脂肪垫的存在，一个位于更前下部，而另一个则存在于后下部分[91]。

由于上述各种原因导致的木偶纹的产生，使年轻化的特征模糊不清，亦称之为下颌线。中面部萎缩导致的下颌缘脂肪垫无法覆盖，下垂和接下来前述的下颌缘和颊部皮下脂肪向下移位，下颌隔部的消失都单独或联合作用导致木偶纹的产生[92]。如一些学者主张的那样，下颌缘单独的脂肪抽吸就能够很好的改善下颌线[93]。每一个这些作用因素都应熟记于心，可能需要包括处理 SMAS 的常规面颈部除皱术在内的综合治疗方式。

除了下颌缘相关的解剖基础外，在面颈部脂肪抽吸和处理衰老的面颈部中要获得满意的效果则需要理解颈阔肌的变异。当对颈阔肌前层进行脂肪抽吸时，颈阔肌可以保护其下的血管神经结构。然而颈阔肌的外形变异是能够看到的，De Castro 等学者通过尸体研究描述了其解剖变异[94, 95]。

颈阔肌为成对的斜向的肌肉，起源于上胸部的胸三角筋膜，向上至颈部深面的皮下组织。其内侧纤维则直接插入下颌骨骨膜上以在收缩时保持稳定，中间部分纤维则与笑肌混合，外侧纤维向下颌骨上与面部 SMAS 延续[96]。颈阔肌与临床最大的相关的变异位于中线部位，特别是与之相关的对侧部分。在内侧部分，颈阔肌形成倒 V 形，其尖端位于颏部、颏下或甲状软骨水平。这就导致颏下完全覆盖交织的纤维组织。De Castro 注意到三种不同的解剖外形：Ⅰ型在颏下 1~2 cm 交错，出现率为 75%，Ⅱ型在甲状软骨水平交错，出现率为 15%，Ⅲ型在颏下水平是分开的，没有明显交错，留下颏下较大区域未覆盖，出现率为 10%[94]。另一重要发现为在颈部低位颈阔肌更紧密的黏附于皮下组织，这一发现能够解释相关位置为什么缺乏皮下组织[95]。

此外颈阔肌和颈筋膜与皮下存在多样的致密纤维连接。这些变异暗示解剖畸形与面颈部衰老有关。Dedo，Kamer 和其他学者已经注意到在面颈部年轻化中处理颈阔肌的重要性[31, 33, 38]。此外广泛的颈阔肌剥离会导致颈前中线区域支撑组织的下垂。总之，颈阔肌在颈部上行分开的过程中会变薄，这个问题在进行脂肪抽吸时需警惕。任何穿刺针穿至颈部深层都有损伤血管、神经的风险。

然而对于有经验的外科医生来说穿透颈阔肌的风险极小，一些区域提示可能由损伤神经的风险。下颌缘支的主要部分在颈阔肌深面，然而当其跨越咬肌前缘和面动脉，走形更加表浅，在颈阔肌未交织类型中，其在前下颌缘有暴露致钝性或抽吸相关损伤的风险。同样当使用钝针抽吸耳后下区域时候，亦有损伤耳大神经的风险，其起源于胸锁乳突肌后缘 Eeb 点，在筋膜表面向前至耳郭，其经常被颈阔肌保护，然而其后缘往往消失或变薄，在进行深部脂肪抽吸时神经可能存在损伤风险。

除血管神经损伤外，面颈部脂肪抽吸存在术后血肿的风险。然而注射局部麻醉药因缩血管效应可以最大程度减少出血风险，当皮下穿支血管被剪断后，小血管亦被撕脱。此外我们注意到两支垂直来源的血管位于中线处颈阔肌浅部皮下层。这些血管为连接颈前静脉的静脉丛。这些静脉表现出变异，脂肪抽吸中若损伤则是棘手的血肿来源。

手术器械

抽脂所需的基本器械不多，但自 20 世纪 70 年代以来得到了持续的改良[3, 4]。除脂肪剃刀以外，所有的抽脂原理基本一致，通过负压吸引和抽吸管的伸缩运动机械的撕裂吸除脂肪[52]。如今，1 mm，2 mm 和 3 mm 钝头抽吸管和脂肪剃刀的应用，使脂肪抽吸变得简便和容易控制。相较大的抽吸管而言，小的抽吸管具有较小的导致形态不规则的风险，但是在使用细抽吸管时应重视，因为其穿破皮肤和颈阔肌的风险较大。

抽吸管方面的改进包括使用轻型材料，生产不同大小的手柄。一些吸引管连接不同口径的吸引装置。吸引管开口仅仅位于一侧，以此减少对皮肤抽吸损伤的风险。然而在某些脂肪量较大的区域，可以使用多向具有开口的 Mercedes 吸引头帮助有效地去除脂肪，在皮肤和吸引管之间提供一个脂肪缓冲区（图 18.7）。尖端的设计有从尖的、钝的到汤匙形的。我们会在这一章技术操作中谈到不同情况需要不同吸脂管，这些情况包括大量抽脂、塑形和精修。

如果想要把抽吸到的脂肪作为软组织填充剂注射至其他部位，推荐使用较低的负压，以保存脂肪组织增加移植物的存活率。此操作使用 Luer-Lock 吸脂管配合 10 mL 或 20 mL 注射器完成，常常用于脂肪组织较多的颏下组织（下腹部、内外侧大腿）。手持型吸脂管在设计上略小（14~17G）[97, 98]。

肿胀技术和内部、外部超声能量较少应用于面颈部脂肪抽吸，但是上述在有些学者中报道应用过[37, 63, 99]。肿胀管细长而有钝头，能够作为

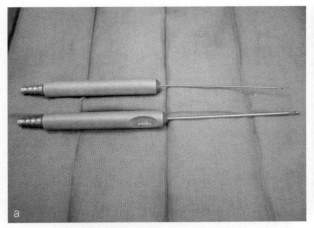
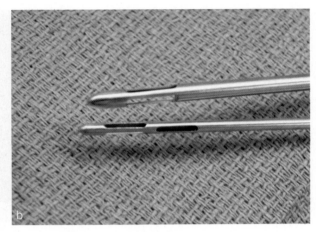

图 18.7　吸脂针。a. 吸脂针，上为 4 mm，下为 6 mm；b. 注意上部 6 mm Mercedes 吸脂管的侧孔和 4 mm 多小侧孔的吸脂管

快速输注高渗含麻醉药物的肿胀液。超声设备包括外部用于皮肤的手持式设备或中空或实心的与超声系统配合使用的导管。聚乙烯套筒帮助降低切口灼伤的风险，尽管其末梢部位没有提供保护。

抽脂所需的另一基本器械为强有力的负压吸引装置足以破坏和吸除脂肪。负压装置可以是针筒，也可以是商业化的装备。电动装备可以产生一个大气压的负压（760 mmHg），手动装置最初大概可以产生 700 mmHg 负压，随后持续到接近 600 mmHg 稳定[97, 98]。手动装置要求一个闭合的皮肤环境以维持负压，然而真空压能够应用于闭合和开放的环境。抽吸的压力需要全过程持续检查，确定其不能太高。理论上高压抽吸会增加血管神经结构在分解和抽吸脂肪过程中损伤的风险（图 18.7）。

术前准备

术前标记

颏下脂肪过多区域，重要的面部标志，包括胸锁乳突肌、舌骨、下颌角、下颌线等术中治疗区域都需要受术者在处于直立位时予以标记（图18.8）。术前标记是非常重要的，因为当受术者躺在手术台上时，堆积的脂肪可能会移动甚至消失。颏下和耳垂下端的切口也应在麻醉注射前予以标记。对于颌下腺明显或者下垂的受术者，抽脂并不能缩小颌下腺，且可能在颏下和下颌下缘抽脂后变得明显。

大部分颈部抽脂案例中，抽脂范围需达到胸锁乳突肌外侧和舌骨下方。颈部脂肪主要堆积于颏下颈部中央。因此在此区域需进行大量的抽吸。同时需要抽吸上述外侧和下方两个部位以达到精修和平滑的作用。分度标记适用于均匀抽吸部位而非轮廓线重塑部位。下颌部塑形可采用耳垂下切口，并使用细孔抽吸管，在低负压下吸引，避免抽吸过度和神经损伤。在颏下切口和下颌缘切口之间插入和退出导管需极其注意，避免损伤面神经下颌缘支的巨大风险。若鼻唇沟和中面部由于下垂而被影响，可通过鼻内小切口对以上区域进行脂肪抽吸。

麻醉

面颈部抽脂一般采用局部浸润麻醉，可加入静脉镇静药。关于脂肪抽吸的局部浸润麻醉已经有大量的报道。这个命名可以追溯至 20 世纪 70 年代，脂肪抽吸不使用局部浸润麻醉，即所谓干性技术，会导致不希望出现的大量出血（抽吸总量的 30%）和其他并发症[75]。

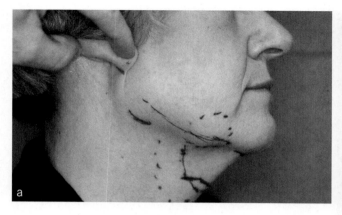

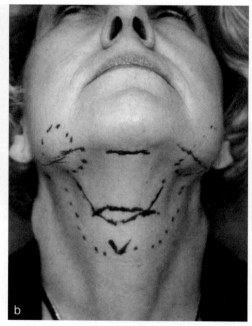

图 18.8　a. 3/4 侧位颏下饱满和下颚突出的外观，耳垂后和颏下切口已标记；b. 术前标记下颌角，下颌缘和拟塑形区域

　　为减少并发症的发生率，外科医生逐渐尝试更多的使用局部浸润麻醉溶液。因此湿性技术引入，从标准的商业化溶液（1% 利多卡因含 1 : 100 000 肾上腺素）到超湿溶液（0.5% 利多卡因含 1 : 250 000 肾上腺素），最终在脂肪抽吸前，肿胀技术通过灌注大量的稀释液形成组织硬肿[100]。Klein 报道通过此技术使出血量低至抽吸总量的 1%[101]。

　　为减少出血量，肿胀技术可以以体重为单位大量注射利多卡因。美国皮肤病学会关于脂肪抽吸指南推荐，脂肪抽吸时肿胀麻醉最大推荐剂量为 45~55 mg/kg 利多卡因[102]。多种因素决定在脂肪抽吸时可能使用大剂量利多卡因：皮下脂肪血流量较低、利多卡因亲脂性导致其能够停留在脂肪组织、血液收缩能够稀释肾上腺素、注射容量导致静水压增高和脂肪抽吸时大量肿胀液被带走[103]。这些因素导致了利多卡因吸收缓慢，因此降低了任何时候的利多卡因和肾上腺素的峰浓度[100]。

　　尽管面颈部肿胀技术不常使用，包括混合 0.1%~0.2% 利多卡因和 1 : 500 000~1 : 1 000 000 肾上腺素的肿胀液[100]。常规来说下颌缘使用 30~100 mL 肿胀液，颈部使用 75~200 mL 肿胀液[95]。尽管肿胀液有所谓的点，但我们发现面颈部脂肪抽吸使用肿胀液会使体表标志扭曲，导致无法识别脂肪塑形的终点。此外肿胀液注射不对称会导致面颈部两侧脂肪抽吸量的差异。

　　我们的经验是除了每位术者个人局部浸润麻醉的喜好外，还需使用含肾上腺素的 0.25% 布比卡因在 Erb 点和颈神经局部阻滞麻醉，在拟手术周围进行长时间封闭麻醉以减轻术后不适。在非肿胀受术者，麻醉和血管收缩一般使用含 1 : 10 万肾上腺素的利多卡因。颈部一般注射 15~20 mL 麻醉药，面部可注射 10 mL。我们发现此项技术能够得到足够的麻醉和血管收缩，且失血和其他并发症发生风险不会增加。

手术技术

面颈部脂肪抽吸的最终目的是在尽可能小的创伤前提下，不管使用何种方法，精确地去除局部堆积的脂肪和重塑轮廓，同时尽量最小化外部的不规则和瘢痕。

手术操作虽然简单易行，但是为了达到理想的效果和形成光滑的曲线，减少术后并发症，有些细微的操作技巧也是必须的。低估了需要与麻醉药物匹配的脂肪减少的总量是次要的失误，最大的失误是过度的脂肪抽吸后导致的腔穴、中空和颈阔肌条索显现。如果过度脂肪抽吸后，皮肤与肌肉结构粘连，皮肤的不规则可能会很明显，则需要开放的颈部成形术或附加面部提升术予以矫正（图18.9）。此外，由于甲状软骨骨架化后会显示出男性化外观。若此区域过度脂肪抽吸，会导致喉假性突出而呈现更具男性特征的颈部。舌骨以下脂肪抽吸需防止损伤皮肤导致颏颈角处瘢痕条索形成。如果皮肤附着于其下的喉组织，该瘢痕能够产生锁链效应。

面颈部脂肪抽吸作为一个独立手术可在封闭条件下进行。当面部提升术同时与脂肪抽吸进行时，皮瓣为封闭和直视下开放进行脂肪抽吸提供了入路。

单纯抽脂术

在我们的经验中，切口选择在颏下皱褶，耳垂后褶皱和鼻前庭都比较隐蔽，而且足以覆盖面颈部所有区域。一些学者报道了使用其他切口，如颊唇褶皱[100]、下颌缘下区域[104]和颈部下外侧区域[105]。尽管有这些报道，但是我们发现额外的切口不是必须的，使用最初的颏下和耳后切口进入颏下、下颌缘和颈部获得了一致的结果（图18.10）。

不考虑切口的位置，切口过小会导致切口部位抽脂管伸缩摩擦皮肤灼伤或擦伤。颏下切口长度一般在4~8 mm，能够容纳4~6 mm粗的抽吸管，这也是面颈部脂肪抽吸最粗的抽吸管[7, 10, 106]。皮肤切开后，使用手术剪锐性向下，掀起一块小的皮瓣后在合适的平面允许抽吸管适当的安置，这样可防止术后切口部位出现不规则。合适的抽吸平面为皮肤和皮下组织之间的间隙。

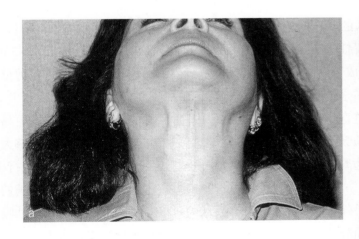
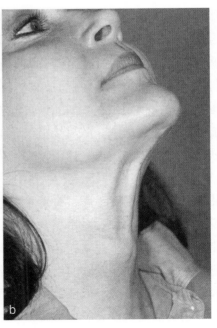

图18.9　展示的颈阔肌条索（a）和男性化的甲状软骨结节（b）（引自 Kridel RWH, Pacella BL. Complications of liposuction. In Eisele D, ed. Complications of Head and Neck Surgery. St. Louis:Mosby−Year Book; 1992: 791−803. 已获得授权。）

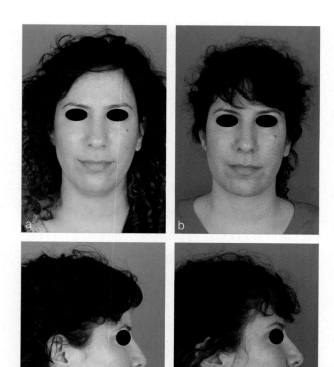

图 18.10　单独进行面颈部脂肪抽吸效果。a，c. 术前；b，d. 术后 6 个月

然而在纤维化或曾接受过颈部手术的受术者，合适平面的消失是无法避免的。预置抽吸隧道能够帮助确定合适的抽吸深度。一旦完成分离，抽吸管就可以在无负压管情况时轻松判断是否通过隧道引导进入预定位置。如此预置隧道直到吸脂管能够轻松通过组织。随后接上负压抽吸，覆盖皮肤下使用表浅的隧道，抽脂针尖端远离深部组织。

使用这种方法进行手术，对于右利手外科医生来说左手占主导地位。左手用于控制抽脂针，引导脂肪进入侧孔和维持其在合适的组织平面。右手是吸脂针进行伸缩运动的动力。吸脂管均匀移动和呈扇形抽吸模式可保证其位于正确的平面和均匀的脂肪抽吸。抽吸的压力调整至脂肪足够

填满吸脂管，同时保护皮肤和深部皮下组织的血管神经和淋巴回流（81~88 kPa）。

抽吸管在插入和拔出切口时候应该暂停负压，以减少负压对伤口潜在的损伤。简单的夹捏和松开抽吸管可以有效保护其不受损伤。抽脂管插入时通常保持吸引孔朝向皮下层而不是真皮层，特别是在面颈部脂肪抽吸中，极少将吸引孔朝向真皮层[22]。Guerrerosantos 报道了一种使抽吸孔朝向皮肤而形成颏下浅凹的技术，然而我们不是常规使用此项技术，且在这样使用抽脂针时需要保持警惕[22]。在组织平面进行有力的脂肪抽吸可能导致真皮下血管网的损伤，从而导致瘢痕形成和术后形态不规则。

通过预置的隧道放射状的方法抽吸脂肪，进行颏下抽吸时，对颈部扇形的由一侧下颚至对侧下颚分离，弧形延伸至胸锁乳突肌后方和甲状软骨下方，放射状隧道的中心为颏下褶皱切口位置（图 18.11）。最强抽吸部位应是术前标记的脂肪堆积最严重的部位。可使用粗抽吸管，但是并不是适用于所有的受术者，特别是轻中度脂肪堆积的受术者。下颌缘周边精修则小的钝头抽吸管。远离主要脂肪堆积部位的塑形可以使用小的单孔或双孔抽吸管。在颈阔肌浅层进行持续脂肪抽吸直到获得预期效果。

重塑下颌轮廓时候需要做两个附加切口，分别位于两个耳垂下方，切口呈垂直方向，2~3 mm长，以足够容纳脂肪抽吸管，使用小手术剪分离至皮下平面。

抽吸管从耳垂后方插入要比颏下插入更易进入下颌角区域，多方位交叉的隧道网络能够大大提高轮廓塑形效果。因抽吸管是在真皮下层行走，可使用弓形和扇形技术。对于一些脸型丰满的受术者，有人认为可以在下颌骨上方谨慎的抽吸。然而由于其邻近面神经下颌缘支，当进行下颌缘脂肪抽吸时候需极其注意。其被颈阔肌保护，然而其走向下唇部，当神经跨过面动脉后就极为表浅。可以通过触摸体表标志以降低此区域极大的损伤风险。

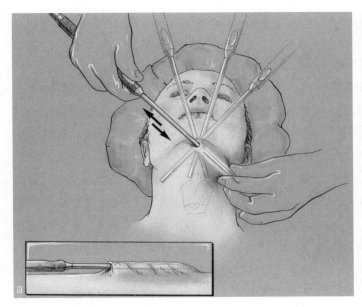

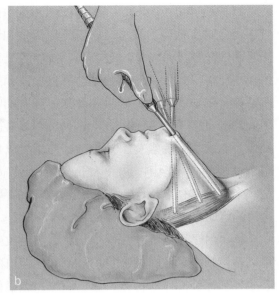

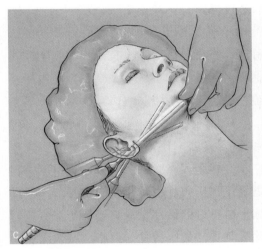

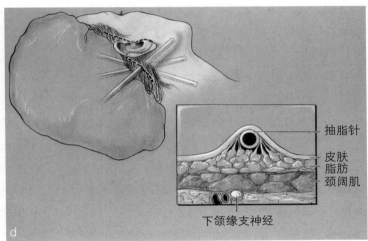

抽脂针

皮肤
脂肪
颈阔肌

下颌缘支神经

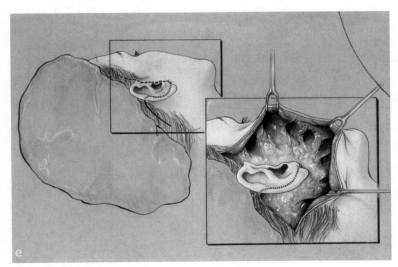

图 18.11 a，b. 插入脂肪抽吸针，进一步朝向胸锁乳突肌以扇形模式抽脂，皮肤支撑成帐篷样，确保表面分离以防止损伤深层组织；c. 切口仅仅位于耳垂后，抽脂针于颈部十字交叉予以分离，若分离由下颌角至下颚区域，则需要格外谨慎；d. 当拟进行面部提升时，抽脂针可以帮助进行分离皮瓣，抽脂后分离皮瓣形成皮下网状隧道；e. 颏下脂肪抽吸时，抽脂针伸缩形成隧道，以保护颏下血管神经丛（引自 Kridel R，Konior R. Suction lipectomy. In: Krause CJ, eds. Aesthetic Facial Surgery. Philadelphia: JB Lippincott; 1991. 已获得授权。）

对抽脂部位不断观察，利用挤压和滚动技术可以避免过度抽吸，操作时可以使用拇指和示指轻轻挤压皮肤。适量脂肪抽吸后，能够感受到残留薄层脂肪。过度的脂肪抽吸会导致皮肤和颈阔肌粘连，形成不自然的皱纹和条索。脂肪抽吸量因人而异，大多数在10~100 mL。有些外科医生报道了脂肪抽吸后真皮下剩余的脂肪厚度以作为脂肪抽吸的指导原则，在2~5 mm[22, 107]。尽管这些指南非常有用，但我们发现触摸留下的薄层、光滑的脂肪层是决定脂肪抽吸终点的好方法。

偶尔由于脂肪堆积深入颈阔肌表面导致年轻化颏颈角消失，此时抽吸管可以由颏下切口向深层抽吸。这种操作对神经，如下颌缘神经损伤可能性较小，但是小血管损伤是可能发生的，如上述会比较明显。抽吸时需保持抽吸管位于中线附近，以避免损伤外侧神经。笔者在面部除皱术受术者中注意到在中线附近，即使认为脂肪已大量抽吸，但仍有脂肪大量残留而需要手术去除。

颏下中线处深层脂肪抽吸不完全经常可见，而需要直接进行脂肪切除。直接脂肪切除通常通过颏下切口直视下将脂肪组织剪除。为进行脂肪切除术，需要有明确的皮下分离和较长的切口。由于广泛的分离和皮肤与深层组织连接的消失，血管神经束有可能会损伤。皮下分离可以使用面部提升术中使用的组织剪或低设置的吸引器进行。若使用吸引器完成皮瓣分离，那么其上的皮肤需要使用拉钩等牵开器予以保护。皮瓣分离完成后就可以在直视下完成脂肪切除了。

进行丰满的下颌区域初次脂肪抽吸时要相当小心，耳垂后褶皱切口将很好地进入此区域。除非从切口到脂肪堆积区域均需要塑形，否则只有当抽吸管尖端伸至脂肪堆积区才可开启负压抽脂。如不注意这一点，往往会造成术后从切口开始的条状凹陷。

局部的中面部过度脂肪抽吸会造成局部凹陷和不可纠正的形态不规则等灾难性后果（图18.12）。鼻唇沟隆起可通过经鼻腔内切口插入细抽脂针来进行抽吸。然而在所有的面部老化的治疗中，此操作应谨慎进行。随着此区域组织的过度切除，面部一些区域相对萎缩和肥大将产生更加衰老不自然的外观。

手术结束前必须仔细观察颈部表面轮廓曲线。如果有小凹形成，说明仍存在皮下脂肪与皮肤粘连，清除局部粘连可解决此问题。有些受术者术前颈阔肌条索并不明显，但术后可能比较显眼。这时可以通过颏下切口对其进行折叠或切除。由于未进行皮肤切除，在进行颈阔肌折叠后组织可能会存在多余。若术前预判颈阔肌条索可能会显现，脂肪抽吸就应更加保守以防止其术后显现。延长颏下切口可以缝合分离的颈阔肌。延长的切口应向后呈柔和的弧线，位于下颌下缘上方，以避免伤口过度显露。

在上述步骤完成后，通过手指夹捏和揉搓以评估匀称度，挤压分离腔隙没有血液和脂肪粒残留。对抽吸量大的受术者，在关闭切口前应尽可能残留疏松的、液化的脂肪块以减少术后不平整的发生。切口逐层使用5-0可吸收线缝合，6-0 Prolene线缝合皮肤。颏下切口缝合完毕后覆盖纸胶布。单纯封闭式脂肪抽吸不必进行引流，但局部仍需轻度加压包扎以防止组织水肿，并促进皮肤收缩形成良好的面部轮廓塑形。若直接进行脂肪切除术则更需加压包扎。抽脂区域表面垫一片光滑棉布或Telfa（Kendall），然后使用Kerlix纱布（Johnson and Johnson, Inc.）包扎。最后使用Coban弹力绷带（3M Healthcare）或面罩包扎。弹力面罩较为舒适，能够复位，较易固定手术区域。术后36~48小时内限制头颈部活动，以促使游离皮肤和深层软组织床粘连。建议受术者减少术后颈部活动，以减少分离组织平面的剪切力，便于促进皮肤和软组织的黏附。

辅助抽脂技术

选择抽脂受术者时，可以发现有些需要其他手术而抽脂作为辅助手术的求美者。虽然有些求美者可能因为抽脂术来就诊，但医生应该向其说

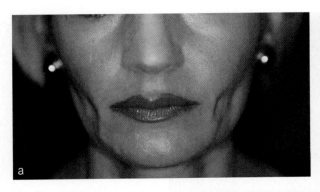
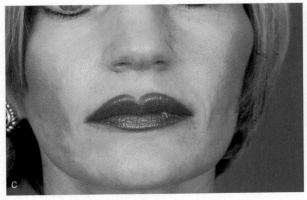
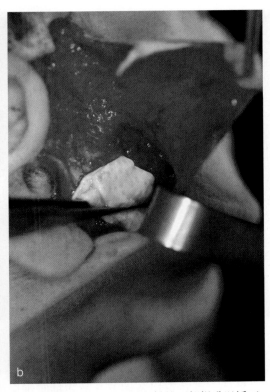

图 18.12　a. 颊部过度的脂肪抽吸会导致可见的凹陷，需要进行辅助真皮基质和填充剂注射的面部提升以矫正；b. 辅助真皮基质和填充剂注射的面部提升以矫正颊部或下颚部抽脂后凹陷；c. 术后

明有些需要其他辅助手术才能使效果更好，如隆颏术、面部除皱术和颈部成形术。

联合隆颏的抽脂术

当小颌或下颌后缩与颏下脂肪堆积同时存在时，单纯隆颏、正颌手术或抽脂均不能达到理想的效果。而合并进行治疗则效果显著（图18.13）。应用这些方法的最终目标是获得优美的颏颈角。需向后缩或舌骨下前位求美者告知上述治疗的益处和单独进行颏下脂肪抽吸固有的局限性。由于有肌肉附着的舌骨位置限制了颏颈角的锐利度，如上所述，舌骨靠近前下位置的受术者脂肪抽吸效果可能不理想。

联合隆颏术的抽脂术切口与单纯抽脂术相似，若采用外入路方法隆颏，则颏下切口需要略延长以适合假体植入。若术者喜好，则可以采用单纯口内齿龈沟切口放置假体。在此方法中，需

要使假体置入切口和颏下切口两个切口彼此分开。经口内切口置入的假体易向上移位，经口外切口置入的假体倾向于向下移位。这样易形成巫婆样下颌。永久性缝合固定和精确分离出骨膜囊袋有助于假体置入正确位置。

联合除皱的抽脂术

在除皱手术中，通过抽除颏下、耳屏前和下颌区域不必要的脂肪能够大大提高除皱美容效果。辅助抽脂的好处是在不损伤血管神经丛的前提下完成面部轮廓线的重塑。从标准除皱切口很难达到下颌区域，而辅助切口又同除皱术中隐蔽切口相对立。

除皱手术联合抽脂手术效果最大化有三大关键策略。首先，封闭式抽吸，例如皮瓣分离和掀起前，可去除大量面颈部脂肪堆积而出血较少。其次，无论是否使用负压，抽吸隧道可帮助分离

243

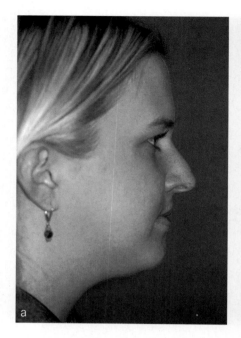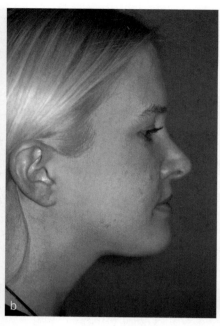

图 18.13　a. 颏部饱满，小颏和年轻有弹性皮肤求美者术前；b. 颏下脂肪抽吸，鼻部手术和隆颏术后的良好效果

皮瓣。最后，可在直视条件下开放式抽吸细微的脂肪。

　　标准的封闭式脂肪抽吸首先抽吸颏下、下颌缘和下颚区域脂肪。标准的颏下切口一般 5~8 mm 长，然后用手术剪分离。抽脂前可以使用 3~4 mm 的抽脂管预置抽吸隧道，但这不是必须的。耳垂后和耳屏前切口可使抽脂达全面部，多余的皮肤将在除皱术时予以切除。但是对中面部和下颚部抽脂还是推荐保守一些。过度的中面部脂肪抽吸会使表面凹陷和不平整（图 18.14）。

　　经面颈部封闭式脂肪抽吸去除大量脂肪后，使用面部提升剪进行标准的面部皮瓣分离。使用钝头抽脂针进行闭合脂肪抽吸以后皮瓣的分离较一般情况简洁便利。脂肪抽吸隧道技术形成的皮下条索很容易辨认和分离，皮瓣最终得以掀起。相对无创的分离技术又使鼻唇沟以下范围分离，不必担心血管神经损伤。

　　皮瓣分离完成后就可以进行 SMAS 或深层平面进行折叠或叠瓦缝合。开放式抽脂则用于最后阶段的精修。匙形抽吸头能够最大面积接触软组织床，其要求在开放环境下封闭负压持续抽吸。不必要的脂肪组织可以用抽吸管在分离腔隙的开

放平面内来回移动直接吸除。在耳前和耳屏前进行折叠悬吊或瓦合前，脂肪抽吸可以用来确保那些即将悬吊的 SMAS 筋膜部位术后即刻没有明显脂肪堆积。在最终判断是否需要抽脂修整以后，剩下的就是除皱手术了，包括多余皮肤切除等一系列常规操作（图 18.15）。颚脂肪垫的抽脂可以在面部皮瓣形成后，用细微的套管（1~2 mm）在直视下进行。

术后过程

　　受术者必须在术前了解抽脂术后可能出现的情况，挫伤和颜色变化在封闭式抽脂术后可持续 7~21 天。一般很少出现较长时间的含铁血黄素沉着。术后水肿和硬结可能持续数周至数月，可能足够明显的影响原始轮廓问题。术后 1 周内需使用弹力绷带包扎，棉垫置于耳周防止损伤耳郭，1 周后仅夜间包扎持续 4 周。弹力绷带能够有效抑制水肿和预防表面不平整。水肿消退后常能够看到轻微不平整外观。一般持续时间较短，少数可通过按摩和注射激素改善。术后受术者常述及短暂的麻木和麻刺感，这也应在术前咨询时予以

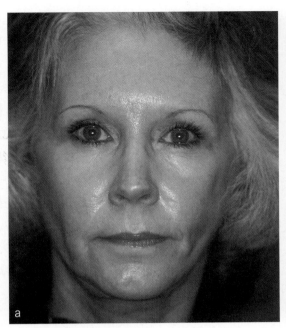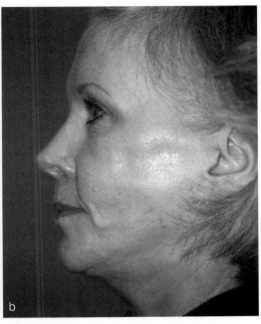

图 18.14　a. 术后效果前面观：面部提升中颊下区域过度脂肪抽吸后凹陷畸形；b. 术后效果侧面观。伴随凹陷畸形和皮肤冗余的双侧下颚部脂肪抽吸效果一般

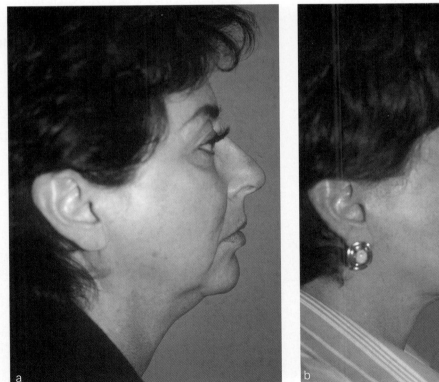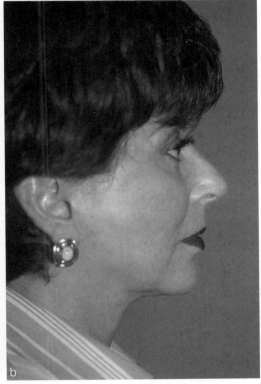

图 18.15　联合面部提升和脂肪抽吸的受术者。a. 术前；b. 术后数年

告知。因皮肤和皮下组织分离破坏皮神经后，此结果一般可以预料到。特别是男性在术后早期剃须时需倍加小心。

术后不适因人而异，大部分受术者在术后 2~3 天恢复正常生活。应建议受术者限制剧烈活动 2 周。同时建议受术者限制头颈部活动 2 周以促进游离组织附着于皮下床。最终抽脂效果因人而异，需要等 6 个月时间皮肤收缩后才能完成。

并发症

与全身抽脂后具有潜在严重风险相比，面颈部脂肪抽吸的并发症都是小而短暂的。不像躯体抽脂会因大量去脂造成快速严重的体液分流、血容量下降和血压不稳等严重并发症。面颈部抽脂很少影响受术者的血流动力学稳定。面颈部脂肪抽吸总量在 10~100 mL。

感染发生率很低，小于 1%[10]。术前无须常规应用抗生素，但私人诊所的医生仍常在术前给予至少一个剂量的抗生素。Beeson 等[108]报道了 1 例进行颏下脂肪抽吸和颈成形术后出现链球菌筋膜炎的病例。此患者使用静脉内抗生素成功予以治疗，并且无永久性后遗症。然而在躯干和下肢肿胀抽脂以后有坏死性筋膜炎的报道，因此对于即将发生或加重的感染应保持高度警惕。血肿、血清肿和涎腺囊肿在单纯抽脂术的发生率低于 1%[109, 110]。涎腺囊肿多见于腮腺床抽脂术，可采用包扎、抗胆碱药物和引流的方式予以治疗。

长期持续的表面不平整可能出现，如皮肤松弛下垂或瘢痕。皮肤下垂可能出现于病例选择不当或发生意想不到的衰老或衰老前病例，这种情况常需除皱手术矫正。瘢痕常发生于愈合不良，操作技术差和感染的病例。超薄的脂肪覆盖或吸引口朝向错误都会引起这些问题，纠正真皮瘢痕的方法有限。

不均匀的抽吸会导致外观不对称，发生率随医生的经验增加而减少。修整手术可在局麻条件下用注射器和细小吸脂针辅助进行。一些很小部位的修整可通过每隔 4~6 周注射 0.1~0.2 mL（10 mg/mL）曲炎松醋酸酯进行。注射过量过频可能会导致皮肤变薄、凹陷形成和出现蜘蛛痣。

小区域局部长期的凹陷需充填软组织修复，自体脂肪注射、颏下填充物、自体筋膜移植或真皮填充材料如脱细胞真皮基质（AlloDerm LifeCell Corp.）都是潜在的矫正过度脂肪移植的材料。

永久性面神经下颌缘支损伤和耳大神经损伤引发的感觉减退都非常罕见。一些感觉异常、麻痹和瘫痪大多持续时间短暂，随时间的推移会逐渐消失。颈阔肌前分离平面进行脂肪抽吸将减少神经损伤的风险。

小　结

面颈部脂肪抽吸是安全有效的矫正圆钝颏颈角的方法，在选择合适受术者后能够获得面颈部年轻化。在彻底的理解解剖知识，合适的适应证和手术技术以后，我们就能够在较低并发症风险下安全进行此手术。附加技术、能量辅助抽吸和获得皮肤紧致能够持续改善手术效果。然而，选择合适的受术者和术前咨询对于获得与受术者一致的效果来说，也极其重要。它能够有效地处理面颈部脂肪堆积，亦可作为面颈部除皱和隆颏术必要的附加手术过程。

参考文献

1. Schrudde J. Lipexeresis as a means of eliminating local adiposity. In: International Society of Aesthetic Plastic Surgery. Vol 4. Amsterdam: Springer-Verlag; 1980
2. Schrudde J. Lipexeresis as means of eliminating local adiposity. Aesthetic Plast Surg 1980;4:215–226
3. Fischer A, Fischer GM. Revised technique for cellulitis fat reduction in riding breeches deformity. Bull Int Acad Cosmet Surg 1977;2:40
4. Kesserling UK. Regional fat aspiration for body contouring. Plast Reconstr Surg 1983;72:610–619
5. Illouz YG. Body contouring by lipolysis: a 5-year experience with over 3000 cases. Plast Reconstr Surg 1983;72:591–597
6. Chrisman B, Field L. Facelift surgery update: suction-assisted

rhytidectomy and other improvements. J Dermatol Surg Oncol 1984;10:544–550

7. Dedo DD. Management of the platysma muscle after open and closed liposuction of the neck in facelift surgery. Facial Plast Surg 1986;4:45–56

8. Chrisman BB. Liposuction with facelift surgery. Dermatol Clin 1990;8:501–522

9. Daher JC, Cosac OM, Domingues S. Facelift: the importance of redefining facial contours through facial liposuction. Ann Plast Surg 1988;21:1–10

10. Kridel RWH, Pacella BL. Complications of liposuction. In: Eisele D, ed. Complications of Head and Neck Surgery. St. Louis: Mosby Year-Book Co.; 1992: 791–803

11. Teimourian B. Suction lipectomy of the face and neck. Facial Plast Surg 1986;4:35–39

12. Kridel RWH, Kelly PE, Castellano RD. Liposuction of the face and neck: the art of facial sculpture. In Papel ID, ed. Facial Plastic and Reconstructive Surgery, 3rd ed. New York: Thieme; 2008: 286–300

13. Farrior EH, Park SS. Liposuction. In Flint P, ed. Cummings Otolaryngology: Head & Neck Surgery, 5th ed. Philadelphia, PA: Mosby/Elsevier; 2010

14. Haack J, Friedmann O. Facial liposculpture. Facial Plast Surg 2006;22:147–153

15. Bloom W, Fawcett D. Histophysiology of adipose tissue. In: A Textbook of Histology, 9th ed. Philadelphia: W.B. Saunders Company; 1968: 171–172

16. Flageul G, Illouz YG. Isolated cervicofacial liposuction applied to the treatment of aging. Ann Chir Plast Esthet 1996;41:620–630

17. Kamer FM, Lefkoff LA. Submental surgery: a graduated approach to the aging neck. Arch Otolaryngol Head Neck Surg 1991;117:40–46

18. Tapia A, Ferreira B, Eng R. Liposuction in cervical rejuvenation. Aesthetic Plast Surg 1987;11:95–100

19. Courtiss EH. Suction lipectomy: a retrospective analysis of 100 patients. Plast Reconstr Surg 1984;73:780–796

20. Goddio AS. Cutaneous retraction: data from liposuction and other clinical procedures. Ann Chir Plast Esthet 1992;37:194–201

21. Goodstein WA. Liposhaver in facial plastic surgery [letter]. Arch Otolaryngol Head Neck Surg 1998;124:1271–1272

22. Guerrerosantos J. Liposuction in the cheek, chin, and neck: a clinical Study. Facial Plast Surg 1986;4:25–34

23. Mejia JD, Nahai FR, Nahai F, et al. Isolated management of the aging neck. Semin Plast Surg 2009;23:264–273

24. Conley J. Facelift Operation. Springfield, IL: Charles C. Thomas; 1968: 40–41

25. Ellenbogen R, Karlin JV. Visual criteria for success in restoring the youthful neck. Plast Reconstr Surg 1980;66: 826–837

26. Powell N, Humphreys B. Proportions of the Aesthetic Face. New York: Thieme-Stratton; 1984

27. Kolstad CK, Sykes JM. Evaluation of the Anatomy and Aging-Related Changes of the Neck. In Gentile, Neck Rejuvenation. New York: Thieme Medical Publishers; 2011.

28. Kock RJ, Hanasono MM. Aesthetic facial analysis. In: Facial Plastic and Reconstructive Surgery. New York: Thieme Medical Publishers; 2002: 135–144

29. Gonzalez-Ulloa M. Quantitative principles in cosmetic surgery of the face (profileplasty). Plast Reconstr Surg 1962;29:186

30. Gonzalez-Ulloa M, Stevens E. The role of chin correction in profileplasty. Plast Reconstr Surg 1968;41:477–486

31. Dedo DD. "How I do it"—plastic surgery. Practical suggestions on facial plastic surgery. A preoperative classification of the neck for cervicofacial rhytidectomy. Laryngoscope 1980;90: 1894–1896

32. McCollough EG. The McCollough Facial Rejuvenation System: a condition-specific classification algorithm. Facial Plast Surg 2011;27:112–123

33. Rohrich RJ, Rios JL, Smith PD, Gutowski KA. Neck rejuvenation revisited. Plast Reconstr Surg 2006;118:1251–1263

34. Matarasso A, Matarasso SL, Brandt FS, Bellman B. Botulinum A exotoxin for the management of platysma bands. Plast Reconstr Surg 1999;103:645–652; discussion 653–655

35. Kamer FM, Lefkoff LA. Submental surgery. A graduated approach to the aging neck. Arch Otolaryngol Head Neck Surg 1991;117:40–46

36. Hetter GP. Improved results with closed facial suction. Clin Plast Surg 1989;16:319–332

37. Hudson P. Recent advances in liposuction. Plastic Surgery Products 1998;Mar/April:20–22

38. Kamer FM, Minoli JJ. Postoperative platysmal band deformity. A pitfall of submental liposuction. Arch Otolaryngol Head Neck Surg 1993;119:193–196

39. Bank DE, Perez MI. Skin retraction after liposuction in patients over the age of 40. Dermatol Surg 1999;25:673–676

40. Hallock GG. Liposuction for debulking free flaps. J Reconstr Microsurg 1986;2:235–237

41. Coleman WP III. Noncosmetic applications of liposuction. J Dermatol Surg Oncol 1988;14:1085–1090

42. Wilhelmi BJ, Blackwell SJ, Mancoll JS, Phillips LG. Another indication for liposuction: small facial lipomas. Plast Reconstr Surg 1999;103:1864–1870

43. Taylor SM, Brake M. Liposuction for the management of submental lymphedema in the head and neck cancer patient. Otolaryngol Head Neck Surg 2012;146:1028–1030

44. Brake MK, Jain L, Hart RD, et al. Liposuction for submental lymphedema improves appearance and self-perception in the head and neck cancer patient. Otolaryngol Head Neck Surg 2014;151:221–225

45. Verhelle NA, Nizet JL, Van den Hof B, et al. Liposuction in benign symmetric lipomatosis: sense or senseless? Aesthetic Plast Surg 2003;27:319–321

46. Bassetto F, Scarpa C, De Stefano F, et al. Surgical treatment of multiple symmetric lipomatosis with ultrasound-assisted liposuction. Ann Plast Surg 2014;73:559–562

47. Dedo DD. Liposuction of the head and neck. Otolaryngol Head Neck Surg 1987;97:591–592

48. Klein JA. Anesthesia for liposuction in dermatologic surgery. J Dermatol Surg Oncol 1988;14:1124–1132

49. Cook WR. Utilizing external ultrasonic energy to improve the results of tumescent liposculpture. Dermatol Surg 1997;23:1207–1211

50. Havoonjian HH, Luftman DB, Manaker GM, Moy RL. External ultrasonic tumescent liposuction a preliminary study. Dermatol Surg 1997;23:1201–1206

51. Igra H, Satur NM. Tumescent liposuction versus internal ultrasonic-assisted tumescent liposuction: a side-to-side comparison. Dermatol Surg 1997;23:1213–1218

52. Becker DG, Weinberger MS, Miller PJ, et al. The liposhaver in facial plastic surgery: a multi-institutional experience. Arch Otolaryngol Head Neck Surg 1996;122:1161–1167

53. Gross CW, Becker DG, Lindsey WH, Park AA, Marshall DD. The soft-tissue shaving procedure for removal of adipose tissue. A new, less traumatic approach than liposuction. Arch Otolaryngol Head Neck Surg 1995;121:1117–1120

54. Howard BK, Beran SJ, Kenkel JM, Krueger J, Rohrich RJ. The effects of ultrasonic energy on peripheral nerves: implications for ultrasound-assisted liposuction. Plast Reconstr Surg 1999;103: 984–989

55. Lawrence N, Coleman WP. The biologic basis of ultrasonic liposuction. Dermatol Surg 1997;23:1197–1200

56. Zocchi M. Ultrasonic liposculpturing. Aesth Plast Surg 1992; 16:287–298

57. Sadick NS. Overview of ultrasound-assisted liposuction, and body contouring with cellulite reduction. Semin Cutan Med Surg 2009;28:250–256

58. Rooijens PP, Zweep HP, Beekman WH. Combined use of ultrasound-assisted liposuction and limited-incision platysmaplasty for treatment of the aging neck. Aesthetic Plast Surg 2008;32:790–794

59. Jewell ML, Fodor PB, de Souza Pinto EB, Al Shammari MA. Clinical application of VASER-assisted lipoplasty: a pilot clinical study. Aesthet Surg J 2002;22:131–146

60. Di Giussepe A, Commons G. Face and neck remodeling with ultrasound-assisted (VASER) lipoplasty. In: Simplified Facial Rejuvenation. New York: Springer; 2008

61. Grippaudo FR, Matarese RM, Macone A, Mazzocchi M, Scuderi N. Effects of traditional and ultrasonic liposuction on adipose tissue: a biochemical approach. Plast Reconstr Surg 2000;106:197–199

62. Kridel RWH, Konior RJ, Buchwach KA. Suction lipectomy. In: Krause CJ, ed. Aesthetic Facial Surgery. Philadelphia: JB Lippincott; 1991: 689–705

63. Kloehn RA. Commentary on ultrasound-assisted lipoplasty. Task Force July 1996 Report to the Membership. Plast Reconstr Surg 1997;99:1198–1199

64. Trott SA, Rohrich RJ, Beran SJ, Kenkel JM, Adams WP Jr, Robinson JB Jr. Sensory changes after traditional and ultrasound-assisted liposuction using computer-assisted analysis. Plast Reconstr Surg 1999;103:2016–2025

65. Grotting JC, Beckenstein MS. Cervicofacial rejuvenation using ultrasound-assisted lipectomy. Plast Reconstr Surg 2001;107: 847–855

66. Goldman A. Submental Nd:Yag laser-assisted liposuction. Lasers Surg Med 2006;38:181–184

67. Alexiades-Armenakas M. Combination laser-assisted liposuction and minimally invasive skin tightening with temperature feedback for treatment of the submentum and neck. Dermatol Surg 2012;38:871–881

68. Sasaki GH, Tevez A. Laser-assisted liposuction for facial and body contouring and tissue tightening: a 2-year experience with 75 consecutive patients. Semin Cutan Med Surg 2009;28: 226–235

69. Parlette EC, Kaminer ME. Laser-assisted liposuction: here's the skinny. Semin Cutan Med Surg 2008;27:259–263

70. Zelickson BD, Dressel TD. Discussion of laser-assisted liposuction. Lasers Surg Med 2009;41:709–713

71. Shridharani SM, Broyles JM, Matarasso A. Liposuction devices: technology update. Med Devices (Auckl) 2014;7: 241–251

72. Paul M, Mulholland RS. A new approach for adipose tissue treatment and body contouring using radiofrequency-assisted liposuction. Aesthetic Plast Surg 2009;33:687–694

73. Greene RM, Green JB. Skin tightening technologies. Facial Plast Surg 2014;30:62–67

74. Boisnic S, Divaris M, Nelson AA, Gharavi NM, Lask GP. A clinical and biological evaluation of a novel, noninvasive radiofrequency device for the long-term reduction of adipose tissue. Lasers Surg Med 2014;46:94–103

75. Blugerman G, Schavelzon D, Paul MD. A safety and feasibility study of a novel radiofrequency-assisted liposuction technique. Plast Reconstr Surg 2010;125:998–1006

76. Theodorou SJ, Paresi RJ, Chia CT. Radiofrequency-assisted liposuction device for body contouring: 97 patients under local anesthesia. Aesthetic Plast Surg 2012;36:767–779

77. Alster TS, Tanzi E. Improvement of neck and cheek laxity with a nonablative radiofrequency device: a lifting experience. Dermatol Surg 2004;30:503–507

78. Avram MM, Harry RS. Cryolipolysis for subcutaneous fat layer reduction. Lasers Surg Med 2009;41:703–708

79. Lee HS, Jang WS, Cha YJ, Choi YH, Tak Y, Hwang E, Kim BJ, Kim MN. Multiple pass ultrasound tightening of skin laxity of the lower face and neck. Dermatol Surg 2012;38:20–27

80. MacGregor JL, Tanzi EL. Microfocused ultrasound for skin tightening. Semin Cutan Med Surg 2013;32:18–25

81. Alam M, White LE, Martin N, Witherspoon J, Yoo S, West DP. Ultrasound tightening of facial and neck skin: a rater-blinded prospective cohort study. J Am Acad Dermatol 2010;62: 262–269

82. Fabi SG, Goldman MP. Retrospective evaluation of micro-focused ultrasound for lifting and tightening the face and neck. Dermatol Surg 2014;40:569–575

83. Oni G, Hoxworth R, Teotia S, Brown S, Kenkel JM. Evaluation of a microfocused ultrasound system for improving skin laxity and tightening in the lower face. Aesthet Surg J 2014;34:1099–1110

84. Brost RW, Ferguson M, Perkins SW. Ulthera: initial and six

month results. Facial Plast Surg Clin North Am 2012;20:163–176

85. Furnas DW. The retaining ligaments of the cheek. Plast Reconstr Surg 1989;83:11–16

86. FDA approves treatment for fat below the chin. U.S. Food and Drug Administration website. Available from: http://www.fda.gov/NewsEvents/Newsroom/PressAnnouncements/ucm444978.htm

87. Kybella Prescribing Information. Kythera Biopharmaceuticals. Available from: https://mykybella.com/wp-content/uploads/2015/04/KYBELLA-Combined-FINAL-Labeling.pdf

88. Rzany B, Griffiths T, Walker P, Lippert S, McDiarmid J, Havlickova B. Reduction of unwanted submental fat with ATX-101 (deoxycholic acid), an adipocytolytic injectable treatment: results from a phase III, randomized, placebo-controlled study. Br J Dermatol 2014;170(2):445-453

89. Ascher B, Hoffmann K, Walker P, Lippert S, Wollina U, Havlickova B. Efficacy, patient-reported outcomes and safety profile of ATX-101 (deoxycholic acid), an injectable drug for the reduction of unwanted submental fat: results from a phase III, randomized, placebo-controlled study. J Eur Acad Dermatol Venereol 2014; 28(12):1707-1715

90. Rotunda AM, Weiss SR, Rivkin LS. Randomized double-blind clinical trial of subcutaneously injected deoxycholate versus a phosphatidylcholine-deoxycholate combination for the reduction of submental fat. Dermatol Surg 2009;35(5):792-803

91. Reece EM, Pessa JE, Rohrich RJ. The mandibular septum: anatomical observations of the jowls in aging-implications for facial rejuvenation. Plast Reconstr Surg 2008;121:1414–1420

92. Reece EM, Rohrich RJ. The aesthetic jaw line: management of the aging jowl. Aesthet Surg J 2008;28:668–674

93. Furnas DW. The Retaining Ligaments of the Cheek. Plast Reconstr Surg 1989;83(1):11-16

94. Morrison W, Salisbury M, et al. The minimal facelift: liposuction of the neck and jowls. Aesthetic Plast Surg 2001;25:94–99

95. De Castro CC. The anatomy of the platysma muscle. Plast Reconstr Surg 1980;66:680–683

96. Vistnes LM, Souther SG. The anatomical basis for common cosmetic anterior neck deformities. Ann Plast Surg 1979;2:381–388

97. Williams EF, Chen HC. The aging neck. In: Bailey's Head & Neck Surgery: Otolaryngology, 5th ed. Philadelphia: Lippincott, Williams & Wilkins; 2014

98. Fournier PF. Who should do syringe liposculpturing? J Dermatol Surg Oncol 1988;14:1055–1056

99. Fournier PF. Why the syringe and not the suction machine? J Dermatol Surg Oncol 1988;14:1062–1069

100. Wilkinson TS. External ultrasound-assisted lipoplasty. Aesthetic Surg J 1999;19:124–129

101. Alex JC. Liposculpture of the head and neck region. In: Gentile R, ed. Rejuvenation of the Aging Neck. New York: Thieme Medical Publishers; 2010

102. Klein JA. Tumescent technique for local anesthesia improves safety in large-volume liposuction. Plast Reconstr Surg 1993;92:1085–1098

103. Lawrence N, Clark RE, Flynn TC, Coleman WP III. American Society for Dermatologic Surgery guidelines of care for liposuction. Dermatol Surg 2000;26:265–269

104. Venkataram J, Mysore V. Liposuction and the cutaneous surgeon. J Cutan Aesthet Surg 2013;6:129–131

105. Langdon RC. Liposuction of neck and jowls: five-incision method combining machine-assisted and syringe aspiration. Dermatol Surg 2000;26:388–391

106. Stebbins WG, Hanke CW. Rejuvenation of the neck with liposuction and ancillary techniques. Dermatol Ther 2011;24:28–40

107. Kesselring UK. Facial liposuction. Facial Plast Surg 1986;4:1–4

108. Cuzalina LA, Bailey CE. Cosmetic surgical rejuvenation of the neck. In: Advanced Surgical Facial Rejuvenation: Art and Clinical Practice. New York: Springer; 2011

109. Beeson WH, Slama TG, Beeler RT, Rachel JD, Picerno NA. Group A streptococcal fasciitis after submental tumescent liposuction. Arch Facial Plast Surg 2001;3:277–279

110. Gibbons MD, Lim RB, Carter PL. Necrotizing fasciitis after tumescent liposuciton. Am Surg 1998;64:458–460

111. Alexander J, Takeda D, Sanders G, Goldberg H. Fatal necrotizing fasciitis following suction-assisted lipectomy. Ann Plast Surg 1988;20:562–565

19 擦皮术、化学剥脱术和果酸换肤

作者：Mark J. Been，Brian M. Harmych，Devinder S. Mangat
翻译：方　帆　　审校：刘蔡钺

引　言

面部换肤和皮肤护理是面部整形外科增长最快的领域。在 2013 年，进行了超过 210 万例皮肤年轻化治疗，比 1997 年增加了 23%[1]。不管哪种文化中，年轻的基础都在于有吸引力的皮肤，这包括色素的均匀分布、光滑、紧致以及没有皱纹。这些也是皮肤年轻化力求达到的理想目标。在这一章，我们重点阐述两种主要的换肤技术：擦皮换肤术和化学剥脱术。此外，我们还将讨论皮肤护理的主要理论。

光老化和其他外部因素引起弹性网络退化、胶原失序、光化性损伤和黑色素分布不均等一系列的皮肤组织学改变（图 19.1）[2, 3]。临床上，这些改变包括粗大的皱纹、皮肤结构紊乱、表皮损伤、弹性丢失记忆色素不均（图 19.2）。换肤是通过去除最表层皮肤以消除那些不希望的异常机构。随后，从深部网状真皮内的附属结构里开始形成与周围表皮一样的表皮再生。组织损伤引起的炎症反应之后是真皮的重构。真皮重构过程的证据包括乳头状真皮的增加和网状真皮胶原的重构[4]。这个过程也包括细胞极性的恢复和细胞异型性及黑素痣肥大增生的纠正（图 19.1）。可见的效果包括皱纹的消失，色素分布的平均化以及皮肤表面更光滑（图 19.3）。因为皮肤附属器结构密度很高，面部是最佳的换肤部位。

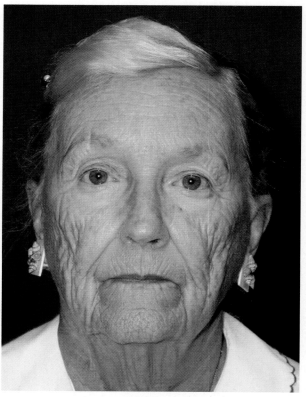

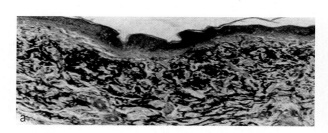

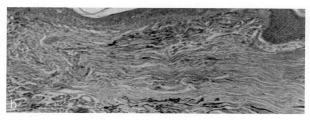

图 19.1　a.光老化皮肤的横断面显微外观。可见真皮放射状弹性纤维变性，结构混乱，很难分别表皮和真皮的各层结构；b.换肤后切片显示组织性有改善

图 19.2　Fitzpatrick Ⅱ 型和 Glogau Ⅳ 型皮肤表现。可见严重的光老化，许多精细和粗大的皱纹，皮肤质地不均，弹性丧失以及标志性的弥漫皮肤变色

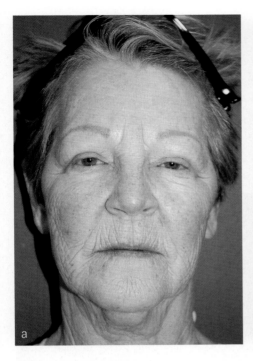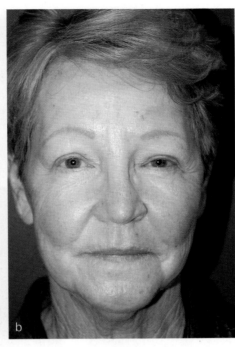

图 19.3　术前（a）和术后6个月（b）的照片展示了化学剥脱术后皱纹、肤色和皮肤质地的显著改善

患者的选择

选择合适的患者进行擦皮换肤术或者化学剥脱术是最重要的。这要求对患者的病史和体格检查进行仔细分析。Fitzpatrick 皮肤类型分类法经常用于对患者皮肤进行分类（表 19.1）[5]。因为面部换肤治疗的并发症随着肤色加深而增多，所以 Fitzpatrick 图表对此很有帮助。Glogau 皮肤分类表有利于确定患者皮肤的质地和光损伤程度（表 19.2）[3]。

擦皮换肤术经常用于瘢痕修复。痤疮、手术和创伤后瘢痕都可能用到这种修复方式。擦皮换肤术对平滑凸起或者不规则边界的瘢痕有作用。许多外科医生常规在手术修复后 6~8 周进行擦皮换肤术。在纤维再生的时间段，用擦皮法再损伤这个区域可以增加表皮细胞的移行，因此创面会形成更平滑、不突起的表面[6]。

擦皮换肤术也可以用于治疗表浅皱纹、皮肤异色和癌前期的日光性角化症等光损伤的表现。这些改变通常在面部广泛分布，因此，化学剥脱术和激光换肤术等更省时也更容易取得均匀深度的技术已经很大程度取代了磨皮换肤术。更多局

表 19.1　Fitzpatrick 皮肤类型的分类

皮肤类型	肤色	晒黑形式	晒伤反应
I	非常白	从不晒黑	总是晒伤
II	白	轻微晒黑	常常晒伤
III	白到橄榄色	轻度晒黑	有时晒伤
IV	浅棕色	容易晒黑	少有晒伤
V	深棕色	极易晒黑	非常少晒伤
VI	黑色	极易晒黑	从不晒伤

来源：修订自 Fitzpatrick[5]

部畸形，如肥大性酒渣鼻附着汗管瘤等良性增生性疾病，更适合采用磨皮换肤术。面部外伤性文身也可采用这种方法（图 19.4）。微磨皮换肤术是一种治疗粉刺痤疮和表浅换肤的新技术。

磨皮换肤术更多地用于治疗局部畸形，而化学剥脱术或者化学脱皮术更适用于治疗广泛的面部皮损。最常见的化学剥脱术指征就是色素沉着和面部皱纹。老年斑和包括黑斑病和炎症后色素沉着在内的皮肤色素改变可能需要表浅和中层化学剥脱治疗。中到深度皱纹提示明显的真皮改变，需要中到深度的化学剥脱治疗来改善。化学剥脱术可能作为癌前病变治疗的一个选择，同时用于瘢痕修复的效果和其他方法类似。

表 19.2　Glogau 光老化分类

分类	年龄	皱纹	典型特征
Ⅰ：轻度	20~30 岁多见	没有皱纹	轻微色素改变，细纹皱纹，无角化病，几乎不用化妆
Ⅱ：中度	30 岁后期或 40 岁多见	动态皱纹	早期色斑，可触不可见角化病，可触笑纹，需用粉底
Ⅲ：进展	50 岁多见	静态皱纹	明显色素改变，毛细血管扩张和角化病，需要厚粉底
Ⅳ：严重	60~70 岁多见	全是皱纹	严重光老化，黄灰肤色，皮肤癌的病史，无法化妆（结块和裂缝）

来源：修订自 Glogau

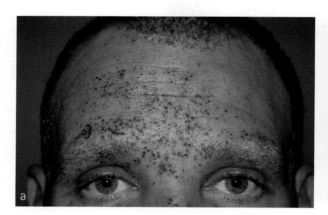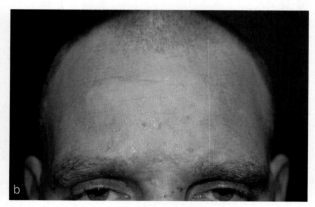

图 19.4　a. 因近距离烟火爆炸而形成创伤性文身和面部烧伤患者的术前外观；b. 磨皮换肤术后 1 个月

禁忌证

降低表皮再生速度的情况，比如结缔组织疾病和免疫抑制，是磨皮换肤术和化学剥脱术的绝对禁忌证。服用维 A 酸类药物是另一个绝对禁忌证，应该在换肤治疗前停药 6~12 个月。它会引起皮脂腺萎缩，阻碍角质形成，因此增大患者瘢痕增生的风险。患者处于传染病活动期或者口腔单纯疱疹病毒感染和严重痤疮等急性炎症期时，需要暂停治疗（直到治疗痊愈）。前期的头颈部放射治疗是相对禁忌证。

深肤色患者（Fitzpatrick Ⅳ~Ⅴ 型），尤其是非高加索人种，瘢痕增生和色素沉着异常的风险会更高。个人或者家族有瘢痕疙瘩的病史是相对禁忌证。雌激素水平增高的患者不适宜进行磨皮换肤术或者化学剥脱术，因为有出现 PIH 的风险。因此，口服避孕药或者外源性激素替代药者或者 6 个月内计划怀孕的妇女都应该被告知这种风险。光敏药物也需要避免服用。

以苯酚基础的剥脱术会增加患者心律失常的风险，因为它有心脏毒性而且容易经皮吸收。苯酚代谢和排出要经过肝脏和肾脏，因此，患者有严重肝肾或者心脏功能异常的不适合做苯酚为基础的剥脱治疗。

医生在进行磨皮换肤术或者化学剥脱术前，必须对患者的精神准备和预期有清晰的判断。最佳治疗效果和术前术后的护理有非常紧密的关系。经常暴露于日光或者吸烟环境内的患者，必须知道紫外线和烟草对治疗后最初几个月的效果的不利影响。不能接受这些限制条件的患者应该选择其他替代治疗。

术前准备

换肤前预防性的准备可以帮助患者取得最佳的愈合和最终的皮肤效果。这对术后并发症风险比较高的患者（Fitzpatrick Ⅲ~Ⅳ 型）尤为重要。换肤术前使用防护广谱紫外线（UV-A 和 UV-

B），太阳保护指数不低于 30 的防晒霜至少 3 个月。这样是黑素细胞处于稳定状态并防止术前烫伤或晒黑。这段时间阳光暴露也应该最小。视黄醛［全反维生素 A 酸（Valeant 制药）］，0.025%~0.1%，氢醌（4%~8%）以及氢化可的松（1%~2.5%）是剥脱治疗前 6 周需要开始的外用治疗。这些药物能提高表皮再生速度，形成均匀厚度的角质层，稳定黑色素细胞，改善黑色素分布以及减少局部炎症反应[7, 8]。

所有的患者应该接受疱疹预防治疗。即使没有既往感染历史，潜伏的感染也可能会发作。成年人被认为大多数人都对 I 型单纯疱疹病毒呈血清阳性反应[9]。病史阴性的患者通常服用阿昔洛韦片，400 mg，每日 3 次，从治疗前 3 天开始，持续 10~14 天。任何口周疱疹病史阳性的患者应该服用阿昔洛韦 1 g，每天 3 次，疗程和之前一样。

进行磨皮换肤术或者化学剥脱术时，有潜在细菌感染的风险。葡萄球菌和链球菌等表皮的细菌通常是换肤后蜂窝织炎的原因。因为对痤疮额外的治疗作用，作者预防性运用米诺环素，100 mg，每天 1 次，换肤前 1 天开始服用，持续 10 天。

磨皮换肤术

现代磨皮换肤术始于 19 世纪 40 年代，当 Kurtin 第一次描述了机械化金属刷的方法[10]。这个方法机械性破坏和去除表皮和真皮乳突层。磨皮换肤术常常通过自动化机械来进行，也可以通过手工操作来完成。机械机头装有金属刷子或者钻石钻头，许多人因为更好的操控性而推荐后者（图 19.5）[11]。

微磨皮换肤术是一种能去除角质层的新技术。聚酯纤维、尼龙刷毛或者玻璃、铝的氧化物结晶等其他原料被以不同转速用于面部，之后用一个手持真空装置吸走碎屑。吸引装置能以不同压力运转以控制皮肤表面的颗粒速度和吸收[12]。可选的微磨皮换肤术剔除了晶体的使用，也没有

了使用带吸引装置的精细尖钻石机头相关的并发症的风险（图 19.6）。

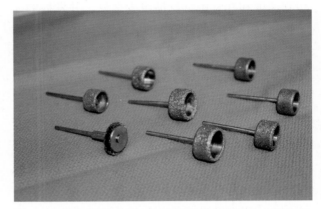

图 19.5　金属刷子（下左）和各种钻石钻头磨皮换肤机头

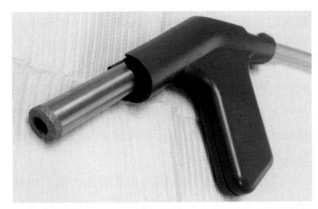

图 19.6　结合了吸引装置的微磨皮换肤钻石尖端机头［Parisian Peel（Aesthetic Technologies, Inc.）］

手术操作

麻　醉

单个部位可以在局部或者区域阻滞麻醉下进行治疗。框上、滑车上、眶下和颏神经阻滞麻醉是最常用的。治疗更大的范围可能需要静脉镇静麻醉。术前给予患者 10~15 mg 地西泮和 100 mg 苯海拉明。治疗开始时还要给予咪达唑仑。

操作技巧

机械的机头可能配有金属刷头或者钻石钻头。金属刷头需要更多的操作技巧，除了更快的切割速度和视觉触觉反馈更少之外，并发症的风险也更高。手持的钻石钻头提高了操控性。操作时，治疗范围大概是 3~4 cm²。一些人建议使用冷却剂使皮肤表面更坚硬，从而使磨削后皮肤更均匀。避免在周围放置杂物，如纱布或者毛巾，因为它们很容易被卷入旋转的机头，造成失控并损伤患者。助手应该使皮肤向外绷紧，使操作部位尽可能又平又紧。这对于面部弧线部位和薄或者松的皮肤尤其重要。

为了确保磨砂组件均匀地作用在皮肤上，必须一直使它保持同方向并垂直于皮肤的表面。机头应该朝着手柄的方向运动，垂直于旋转的方向。如果用于瘢痕修复，摩擦换肤应该朝垂直或者向瘢痕的长轴倾斜的方向进行（图 19.7）。临床上当见到点状出血，就提示已经进入真皮乳头层并破坏了真皮乳头下血管网。穿透网状真皮时可见到麂皮色和白色胶原纤维平行出现，这些都提示达到足够的深度。穿透网状真皮会损伤皮肤附属结构，并造成瘢痕增生。周围羽化操作法可以平滑过渡到未治疗区域。

人工磨皮换肤术或者真皮磨砂法，是对机械化技术的一个补充。该方法适用于皮肤比较薄而且不规则的区域（如眶周、鼻子）。每个人的技巧都不一样，但共同提到的技巧包括：采用粗（200级）砂纸开始，直到看到针尖样出血。然后采用精细砂纸（400 级）对这个区域进行打磨[13]。

化学剥脱术

化学剥脱术最早的运用要追溯到古代埃及和希腊人，它们洗包含乳酸的酸奶浴，这样可以改善面部容貌[14, 15]。化学脱皮法有许多优点。该方法可以很容易在短时间内治疗大范围的皮肤，同时穿透的深度可以预测和重复。剥脱术的使用技巧相对简单，同时相比于激光等其他换肤技术，它存储和运用载体的费用更低。

化学剥脱术由诱发可预测组织损伤和炎症反应程度的酸和基质组成。化学剥脱术可以分为浅层、中层和深层。浅层化学剥脱术引起有少数表皮细胞坏死和延伸到真皮乳头层的炎症反应。中层化学剥脱术不同程度地破坏真皮乳头层和延伸到网状真皮上层的炎症反应。深层化学剥脱术引起表皮和乳头状真皮细胞的破坏，并引起网状真皮中部的炎症反应。因为浅层化学剥脱术只使表皮年轻化，所以它的作用通常短暂，需要重复治疗。中层和深层化学剥脱术都穿透到真皮，引起弹性纤维和胶原网络的大范围重构，因此改善肤质的效果持久，虽然不算永恒。

浅层剥脱术

浅层化学剥脱术可以用于所有 Fitzpatrick 皮肤类型，特别适用于 Glogau I 型光老化引起的光损伤。该技术通常可治疗的皮肤病理改变包括：面部皮肤变色、细纹、浅瘢痕、光化性损伤和寻常痤疮。随着愈合，角质层的弹性提高了，同时乳头状真皮内合成了新的胶原纤维[16]。较低的副作用和快速愈合使浅层化学剥脱术非常受欢迎。然而，达到较好疗效往往需要一系列的治疗。轻微的副作用，包括红斑、脱屑和轻度烧伤，通常在 1~4 天缓解。

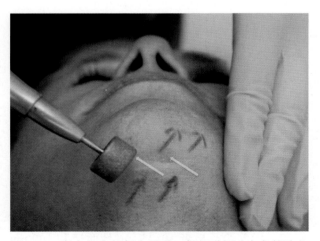

图 19.7　磨皮机头的每个通道，都朝手柄（白色箭头）的方向进行，总体操作的进展方向斜向瘢痕的长轴（黑色箭头）

三氯乙酸（TCA），浓度为 10%~25%，被当作表浅化学脱皮剂已经几十年了。穿透皮肤的深度取决于浓度和使用的层数，连续使用可达到更大的穿透深度。操作者也可增加或者减少涂抹厚度来达到不同的穿透深度。采用 TCA 剥脱术，皮肤会出现几分钟的僵硬。僵硬的程度可以提示相对的剥脱深度（表 19.3）[17]。10%~25% 浓度时，可以达到 I 度僵硬。

表 19.3　化学剥脱的结霜程度分类

分类	结霜特征	大致穿透深度
I	皮肤红斑、条状结霜	表皮
II	亮白色结霜并可见深面红斑	真皮乳突层
III	坚固白壳，没有红斑	真皮网状层

来源：修订自 Monheit[17]

果酸来源于自然界（羟基乙酸存在于甘蔗，苹果酸存在于苹果，酒石酸存在于葡萄，乳酸存在于酸牛奶，柠檬酸存在于柠檬）。在这一系列剥脱剂中，羟基乙酸使用频率最高。治疗可以在家或者办公室进行。家用时浓度要稀释到 5%~20%，而办公室治疗时使用 40%~70% 的高浓度。通常需要每 1~2 周持续 2~3 个月的重复治疗。6~12 个月后，可能还需要再次重复。当进行剥脱术时，僵硬程度 I 将持续 2~10 分钟。发生红点或者发白提示表皮和下层真皮乳头层脱离了[12, 18]。穿透皮肤的深度和浓度以及剥脱剂在皮肤上停留的时间有关；因此，这种剥脱剂可用的剥脱范围从表层到全层表皮。在剥脱治疗的最后，酸剂必须用水或者碳酸氢盐进行中和。

Jessner 的解决方案由水杨酸（14 g），间苯二酚（14 g）和乳酸（85%，14 mL）混合于 95% 的乙醇。这些角质剥脱剂的结合作用可以提高效率同时副作用也比较小。剥脱深度和层数有关。1~3 层就可以去除角质层，5~10 层的作用就可以渗透到基质层基底。

水杨酸是适合所有皮肤类型的受欢迎的化合物。和果酸一起，水杨酸可以在家或者在办公室使用。在家使用时，浓度从 0.5%~10%，在办公

室使用时浓度从 20%~30%。这个化合物具有亲脂性，而且被发现对炎性和非炎性痤疮的治疗尤其有效[19]。在剥脱的过程中，水杨酸覆盖在皮肤上，留下一层"白霜"。这个剥脱剂有挥发性，随着时间会逸散，因此，经过 4 分钟左右，就不会有活性化合物残留了[12, 20]。这种化合物不需要缓冲剂，脸上的沉淀可以用水冲洗掉。这个方法也需要多次治疗。

丙酮酸是 α 酮酸，也能用于痤疮和轻到中度皮肤光损伤的治疗。治疗浓度从 40%~70%[21]。丙酮酸在生理学上可以分解为乳酸。这个试剂可以局部外用，等待几分钟，直到出现红斑。这时，这个溶液要用 10% 的碳酸氢盐溶液来中和。这个剥脱溶液有呼吸道刺激，因此，需要具备足够的通风设备，而且操作过程中需要佩戴防护面具。治疗后，轻度脱屑可能会持续 2~3 天，而且表皮完全再生需要至少 7 天[18]。

中度剥脱

1986 年，Brody 和 Hailey 最早提出了中度剥脱治疗的概念[22]。它的目的是比浅层剥脱术达到更深的穿透深度，而没有给患者增加像苯酚为基础的深层剥脱术或者 50% TCA 那样的副作用的风险。中层剥脱术是为了治疗 Glogau II 和 III 类的光损伤的患者，包括中等程度光化性损伤和皱纹，凹陷性瘢痕，皮肤异色和色斑。

中度剥脱术采用大量不同试剂进行组合，以达到目标组织的破坏[22]。Brody 和 Hailey 第一次引入这个概念时，采用固体二氧化碳（干冰）处理皮肤，然后使用 35%~50% 的 TCA。使用 50% TCA 存在不能接受的高风险，所以 35% TCA 成了标准试剂。干冰是具有打断表皮屏障的很强的起泡剂。干冰作用了之后，棉花或者纱布蘸着 35% TCA，紧接着敷于面部。渗透深度可以根据许多条件改变而调整，包括：干冰的作用时间和压力，TCA 作用的次数以及 TCA 作用后面部剥脱区域用无孔带封闭[4]。

Monheit[23] 描述了一种 Jessner 溶液和 35% TCA 联合的剥脱方法。运用 1~2 层 Jessner 溶液以形成均衡的 I 级结霜。然后棉签蘸着 35% TCA 继续作用，根据皮肤厚度和光损伤的程度来调整 TCA 溶液的量和应用次数。几分钟就可以达到 II 到 III 级的结霜。Brody[4] 发现与 Jessner 溶液 +35% TCA 法应用 1 遍 TCA 相比，干冰 +35% TCA 法穿透的深度更深，等于 3 层 TCA 的厚度。用干冰时，愈合时间会稍长，但是临床效果的差异可以忽略不计。

1994 年，Coleman[24] 发表使用 70% 果酸和 35% TCA 的论文。他报道称果酸的使用允许 TCA 有了更深的穿透性。在最初的报告中，没有进行皮肤除脂和清洁。取而代之的是应用 70% 的果酸，2 分钟后拍水去除。接着，应用 35% TCA，2 分钟后去除。其组织病理学效果和其他中度符合剥脱法类似。

2000 年，Hetter 报道了一种改良的应用苯酚—巴豆油的剥脱技术。尽管和 Baker-Gordon 法有一样的组成（巴豆油、苯酚和消毒液体肥皂），该剥脱法改变了巴豆油的浓度以达到中层和深层化学剥脱。巴豆油主要起细胞溶解的作用，但是，纯苯酚（USP 88%）单独使用时可以达到浅中层剥脱的效果。这种剥脱法的细节在深层化学剥脱部分会讨论更充分。

深层剥脱术

深层化学剥脱术适用于 Glogau III 和 IV 型皮肤损伤的患者。当 TCA 的浓度为 50% 或者更高时，皮肤穿透深度类似，但色素沉着异常和瘢痕增生的风险增加而使治疗效果相对不可靠。下面主要讨论苯酚—巴豆油剥脱技术。

从 1920 年代在好莱坞，苯酚—巴豆油剥脱技术就用于涂抹剥脱术。到了 1950 年，剥脱术的使用传到了内科医生的手里。Litton and Baker 是两位内科医生，他们最先报道了使用苯酚—巴豆油剥脱技术的经验。在 1962 年，经典的 Baker-Gordon 公式发表了（表 19.4）[26]。接下来 40 年，这项剥脱技术被作为深层化学剥脱的标准。以 Brown[27] 的断言为基础，苯酚被认为是主要的细胞溶解试剂。苯酚对皮肤的穿透性与它的浓度相反，而且巴豆油和消毒液体肥皂只是支持试剂的观念很快被人们所接受。

表 19.4　Baker-Gordon 公式，1962

成分	体积，%
浓度 88% 苯酚（USP）	3 mL，49%
蒸馏水	2 mL，44%
消毒液体肥皂	8 滴，*4.5%
巴豆油	3 滴，*2.1%

*27 滴 =1 mL

来源：修订自 Baker[26]

Baker-Gordon 剥脱法的吸引力最初来自其可靠的穿透上层和中层网状真皮的能力。这使得对严重光老化或者瘢痕化皮肤进行激进的换肤治疗成为可能。对于合适的患者，它的治疗效果将会非常棒；但是，皮肤穿透的深度往往太深，引起皮肤色素减退和瘢痕形成。因为考虑到苯酚相关的心脏毒性，其他安全的方法得到注意。在治疗过程中，患者摄取足够的水分，并且给予吸氧。心电监护是必须的。面部被分为许多亚单位，而且每 15 分钟治疗 1 次可促进人体苯酚的清除。

Baker-Gordon 剥脱法的深度可以根据是否使用覆盖或非覆盖技巧而调整。常规的，最深的穿透深度可以到达中层网状真皮，这是通过在剥脱溶液处理后马上用无孔的锌氧化物的带子来分布面部治疗区域实现的。带子在皮肤上保留 24 小时，然后去除。非覆盖法重点在于比覆盖法使用更多的剥脱溶液以达到更激进的皮肤表面清理。非覆盖法的结果是穿透皮肤的深度更浅了[17]。

如前所述，在 2000 年，Hetter[25] 发表了他的临床发现，认为巴豆油是 Baker-Gordon 剥脱法中主要的细胞溶解试剂。他和 Stone[28] 的研究展示了巴豆油浓度和皮肤穿透深度有直接的关系，帮助扭转了之前不正确的理论。在 Baker-Gordon 公式中，只有 2.1% 浓度的巴豆油。改良的苯酚—巴豆油公式可采用的巴豆油浓度包括 0.2%，0.4%，0.8%，1.2% 和 1.6%[29]。通过改变巴豆油的浓度，面部的治疗可以自由裁定。弱点巴豆油浓度（以 0.4% 为例）能用于光损伤较轻或者眶周等较薄的皮肤，而广泛光损伤的部位和较厚的皮肤（如前额和口周）能以耐受较高的巴豆油浓度。

改良的苯酚—巴豆油剥脱法中苯酚浓度保持在 35%（对比 Baker-Gordon 溶液中的 49%）。执行 Baker-Gordon 剥脱法相同的注意事项，作者还没有遇到任何苯酚相关的中毒事件。苯酚处理之后，Ⅱ级和Ⅲ级的结霜几乎马上就出现了。这些霜会在 10~15 分钟消散。

操作流程

麻 醉

麻醉的分级，外部、局部或者区域阻滞，由剥脱的深度和治疗的面积决定。可能还需要经静脉或者经口的镇静治疗。对于中度和深度全面部剥脱术，术前要给予地西泮和苯海拉明。当采用静脉镇静时，心电监护和脉搏血氧监测也是必须的。整个面部经过皮下渗透后局部感觉神经就发生阻滞了。作者发现局部麻醉显著降低了术中的不适，也降低了术中静脉给药的必要性。

操作技巧

以下的描述是作者使用苯酚为基础的剥脱法进行的中层和深层剥脱治疗。这和其他化学剥脱剂去死皮不同。局部渗透之前，下颌骨下的阴影，代表皮的下缘，在坐位做了标记（图 19.8）。治疗开始时，面部用丙酮做了去脂和除垢。这样可以去除不希望有的油脂，并且脱去最外层角质，使面部皮肤表面达到均匀一致，以便于剥脱试剂的均匀作用。作者使用被丙酮浸湿的 4 cm×4 cm 的海绵来清洁面部。

然后，剥脱试剂用宽棉签或者拧干的海绵蘸着涂到脸上。当剥脱剂涂上时，患者可能会有一种烧灼感。这种感觉会在 30 秒内消失。由于剥脱试剂的角质凝固作用，大部分皮肤表面会形成一层"薄霜"（图 19.9）。

在前额部，脱皮范围薄薄地延伸到发际线内和眉毛下方，这样可以避免太明显的分界线。眉间深皱纹和口周细纹可以用剪开的棉签尾部制作的点涂器来处理（图 19.10）。在眼眶周围应距离睫毛缘 2~3 mm 外进行处理。上眼睑通常不在剥脱治疗的范围内。在口周部分，剥脱剂的应用范围可以超过红唇缘。总的说来，化学剥脱不应超过下颌缘或者到耳郭。操作最后，边缘进行羽化而形成和周围的平滑过渡。根据使用的化学剥脱剂的特性，可能需要中和试剂。

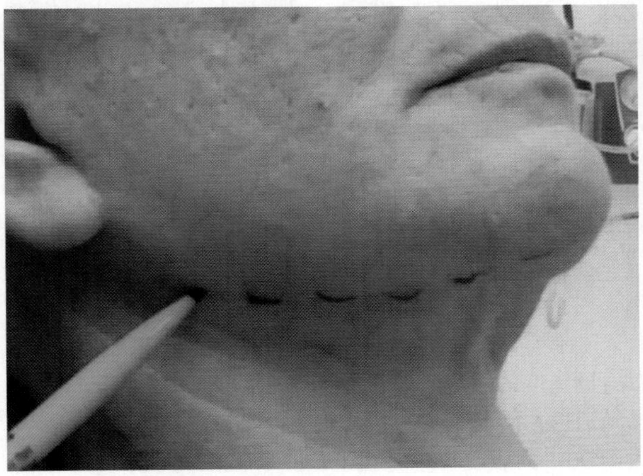

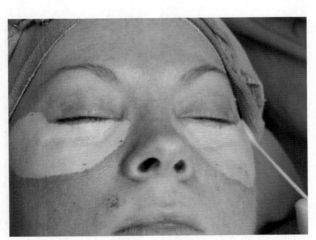

图 19.8 化学剥脱术前，在坐位标记患者颈部下颌骨下缘的阴影

图 19.9 苯酚—巴豆油剥脱术后，眶周区域出现短暂的结霜

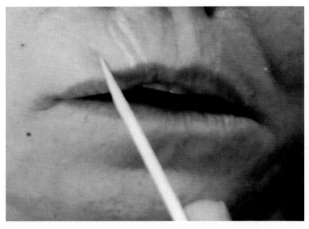

图 19.10　发生在口周和眉间区域的深皱纹，可用棉签的劈裂的尾部单独进行治疗

术后护理

当摩擦换肤术或者化学剥脱术完成后，需要给予补水保湿膏［如优塞林（Beiersdorf AG）］。有些作者推荐使用生物合成面膜，比如聚乙二醇水凝胶［Vigilon（Bard Home Health Ltd）］，覆盖治疗区域，维持 48 小时后换成补水保湿膏直到表皮再生完成[11]。对于磨皮换肤术，表皮完全再生需要 7~10 天。浅层剥脱术需要 5 天表皮能完全再生，中层剥脱术需要 7~10 天，而深层剥脱术需要 10~12 天（图 19.11）。

频繁的术后访视是必须的，这样有利于早期发现并发症。术后的红斑可能会持续几周，可以使用氢化可的松（2.5%）进行治疗。术后最初的 6~12 周患者应该避免紫外线暴露，否则可能引起黑色细胞刺激而造成色素沉着（图 19.12）。对于深层换肤患者，新生的皮肤前 6 周通常对日晒非常敏感。因此，要告知患者严格避免直接和长时间的日光暴露。

并发症

磨皮换肤术和化学剥脱术有着一些相同的并发症。粟丘疹和痤疮通常会在治疗后的几周内出现。粟丘疹通常能自行消退；也可以用外用维 A

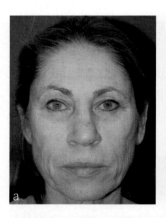
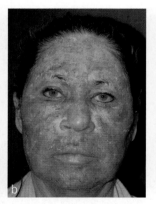
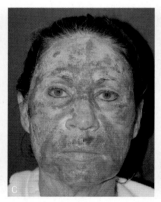
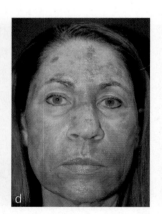
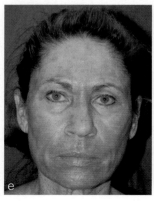
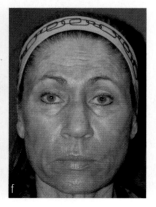

图 19.11　该实验展示了深层化学剥脱术后的表皮再生过程。a. 术前 2 天的照片；b. 整个剥脱区域刚完成脱皮，可以看到适度的弥漫的面部水肿；c. 术后 4 天，大部分水肿已经消退，接近 50% 的表皮再生已经完成；d. 术后 7 天，大约 90% 的表皮再生完成了；e. 术后第 10 天，整个剥脱范围都完成了表皮再生；f. 术后第 13 天愈合的情况更明显了

酸软膏来治疗，个别皮损可以用 18G 针头挑开。出现持续性痤疮的患者可能需要控油洁面乳，外用抗生素和维 A 酸软膏。

当出现延迟愈合或者不完全愈合时，必须评估感染、接触性刺激或者系统因素。采用培养敏感的抗生素治疗感染。表皮再生失败会增加瘢痕增生的风险。当瘢痕正在形成时，必须给予及时的治疗。去炎松［Kenalog（Bristol-Myers Squibb Company）］，20 mg/mL，可用于病灶内注射；但是注射太频繁会提高真皮萎缩的风险，所以必须慎重使用。脉冲染料激光可作为代替，根据需要每 2~4 周治疗 1 次。

在表皮完全长好之前。术后的疱疹随时可能暴发。术后单纯疱疹病毒的暴发使患者非常难受，而且会增加瘢痕增生的风险。最大量的抗病毒治疗应该从暴发时用起，一直持续 10~14 天，或者直到表皮再生化完成。

敏感肌肤或者接触性皮炎的患者红斑持续时间可能会更久。这个通常可以外用氢化可的松

（2.5%）来缓解。对于红斑持续存在的患者，可能会发展为 PIH。PIH 通常可见于剥脱术后 3~6 周（图 19.12）。深肤色个体和骨性凸起的表面（比如颧弓）最容易发生 PIH。0.025% 维 A 酸，8% 氢醌和 1% 氢化可的松的混合物可以治疗这个症状。如果术前预测到可能会发生术后的色素异常，那么在患者面部需进行一个点的剥脱实验。

换肤术后一个更棘手的色素异常的情况是色素减退（图 19.13）。组织学上，这个并发症更多发生在经典的 Baker-Gordon 方法，特别是采用带子覆盖法时。但是，任何过激的换肤过程都可能引起不可逆的并发症。应该要求患者涂抹遮盖性的化妆品。

磨皮换肤术有引起包含肝炎病毒的皮肤和体液雾化的缺点。暴露在这样的场所有可能会传播感染性疾病，特别是有 HIV 或者疱疹阳性的患者。每次治疗都应使用合适的个人防护，同时配备足够的通风设备。

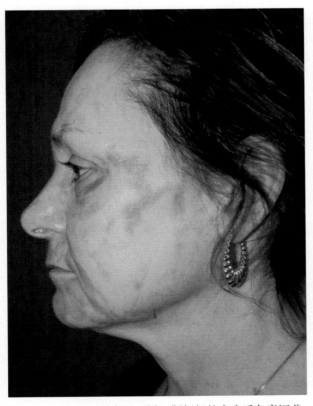

图 19.12　化学剥脱术后 4 周，颧颊部的炎症后色素沉着

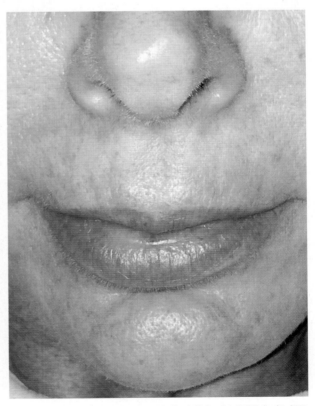

图 19.13　苯酚为基础的深层化学剥脱术后上唇的色素减退

微磨皮换肤术如果不慎接触了角膜上皮，那么可能增加包括角膜擦伤、角膜炎、结膜炎或持续流泪等眼部并发症。足够的眼部保护是最重要的。类似的，化学剥脱术中溶液不慎滴到眼睛也会造成医源性的角膜损伤。手术操作中，应确保中和或者稀释试剂（如中和果酸用的碳酸氢盐或者生理盐水，中和苯酚试剂用的 TCA 和矿物油）随时可用。

眶周影像容貌的并发症有巩膜出血或者眼睑外翻（图 19.14）。部分由于下睑皮肤天生薄弱，激进的换肤术可能会引起瘢痕形成并造成眼睑外翻。眼睑外翻的风险在眼睑成形术和换肤一起进行时风险更大。按摩和外用及瘢痕类固醇激素注射应该最先采用，如果保守治疗失败再考虑外科手术介入。

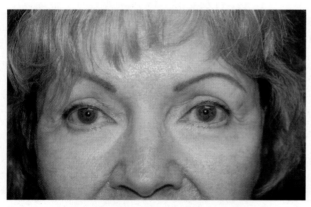

图 19.14　接受经皮肤睑成形术和苯酚—巴豆油剥脱术患者的正面观。下睑出现了纵向缩短和横向的弧形，而巩膜露出也增加了

结　论

磨皮换肤术和化学剥脱术仍然是可靠的而且性价比高的面部换肤方法。操作执行者应该对这些技术操作中的细节和并发症有着深刻的理解，这样才能获得最大收益同时避免不希望的结果。

换肤产品

许多外用的皮肤护理产品可以用于治疗皮肤损伤。这些产品可以单独使用或和换肤产品合用。尽管不会太详细，下面突出介绍几种在皮肤治疗中常用的外用药物。

换肤试剂

维 A 酸类

维 A 酸是维生素 A 的衍生物，有许多医学用途。当外用时，它们可用于治疗一系列皮肤疾病。常用的外用维 A 酸类处方药：维 A 酸，他扎罗丁和阿达帕林。维 A 酸（Retin-A）是第一代外用维 A 酸药物，从 1960 年开始运用[30]。它治疗寻常痤疮，色素沉着（可以单用或结合其他药物）以及瘢痕。长期使用可以对抗光损伤，同时对脱发、创面愈合、酒渣鼻和预防皮肤肿瘤等许多疾病有治疗效果。外用时浓度可从 0.01%~0.1%。在进行换肤操作前，治疗可持续 6 周。换肤治疗后，维 A 酸对皮肤状况的有利影响包括：角质层变薄，真皮胶原形成增加和表皮滤泡细胞分裂活动增加。

氢　醌

氢醌，2%~10%，可用于防止和治疗许多形式的皮肤变色。它也能在换肤治疗前用于 Fitzpatrick 分类较高的患者（Ⅲ~Ⅵ型）。氢醌能抑制阻断左旋多巴转化为黑色素的络氨酸酶[31]。黑素细胞的活动因此被抑制，临床上能减少或者改进色素异常，进而使肤色变淡。氢醌是 PIH 的一线治疗药物。它对黑斑病也有治疗作用，当结合维 A 酸和氟轻松时效果更好[32]。注意事项包括长期使用可能会引起指甲变色、外源性褐黄病和治疗区域周围皮肤的色素减退（"光环效应"）[33]。

曲　酸

曲酸是一种真菌代谢产物，可用于治疗色素沉着异常。曲酸是通过结合铜到络氨酸酶的活性位点而发挥作用的[33, 34]。临床上，它用于治疗黑斑病和 PIH，也能当作一种提亮肤色的产品。

氟尿嘧啶

氟尿嘧啶可以外用于光化性皮肤损伤，早期的皮肤鳞状细胞癌（鲍文病）以及基底细胞癌。方法是外用 0.5%~5% 的氟尿嘧啶每天 2 次，持续 2~6 周。治疗后会出现硬皮和红斑。对日光性角化的持久清除率为 40%~70%。该方法的缺点包括治疗周期、患者的依从性以及对深或者过度角化的病灶治疗效果差[35]。但是，该方法的治疗周期比其他外用治疗方法要短。

咪喹莫特

外用的咪喹莫特浓度为 3.75%~5%，是另一种对光化性皮肤损伤有治疗作用的方法。这种免疫调节剂的持久清除率等于或者好于氟尿嘧啶[35, 36]。一项 meta 分析展示经过 12~16 周的治疗[37]，它对光化性皮损的持久清除率达到 50%。不同的治疗方法包括 3.75% 的咪喹莫特乳膏外用，每天 2 次，每隔 2 周重复，或者 5% 咪喹莫特乳膏外用，每周 2~3 天，持续 16 周。最常见的副作用包括红斑、硬皮、脱屑和水肿。

双氯芬酸

第 3 种治疗不同光化性皮肤损伤的方法是外用 3% 的双氯芬酸。该化合物是非类固醇的抗炎物质，与 5% 咪喹莫特乳膏外用效果和副作用都相似。它的作用机制目前还不清楚。治疗时需要外用，每天 2 次，持续 2~3 个月。

遮光剂

遮光剂的益处不能直接观察到。皮肤老化最重要的外部因素就是紫外线光损伤。紫外线暴露在皮肤癌变过程中也起很大的作用[39]。UV-B 射线波长为 290~320 nm，是阳光中最主要的致癌物，而 UV-A 射线波长为 320~400 nm，与光老化和致癌都有关[40]。有证据表明，可见光和红外线通过上调蛋白和生长因子的表达加快真皮内光老化改变[41]。美国皮肤病学会目前要求每天使用皮肤保护指数不低于 30 的广谱遮光剂[42]。需要在外出前至少 15 分钟（最好 1 小时）进行防护，持续在户外时，遮光剂应每 2 小时重复涂抹。

参考文献

1. The American Society for Aesthetic Plastic Surgery. 2014. http://www.surgery.org/sites/default/files/Stats2013_3.pdf. Accessed May 3, 2014
2. Kligman AM, Baker TJ, Gordon HL. Long-term histologic followup of phenol peels. Plast Reconstr Surg 1985;75:652–659
3. Glogau RG. Aesthetic and anatomic analysis of the aging skin. Semin Cutan Med Surg 1996;15:134–138.
4. Brody HJ. Variations and comparisons in medium-depth chemical peeling. J Dermatol Surg Oncol 1989;15:953–963
5. Fitzpatrick TB. The validity and practicality of sun-reactive skin types I-VI. Arch Dermatol 1988;124:869–871
6. Thomas JR, Mobley SR. Scar revision and camouflage. In: Flint PW, Haughey BJ, Lund VJ, Niparko JK, eds. Cummings Otolaryngology Head and Neck Surgery. St. Louis, MO: Mosby; 2010: 299
7. Popp C, Kligman AM, Stoudemayer TJ. Pretreatment of photoaged forearm skin with topical tretinoin accelerates healing of full-thickness wounds. Br J Dermatol 1995;132:46–53
8. Hevia O, Nemeth AJ, Taylor JR. Tretinoin accelerates healing after trichloroacetic acid chemical peel. Arch Dermatol 1986; 15:848
9. Gilbert S. Improving the outcome of facial resurfacing—prevention of herpes simplex virus type 1 reactivation. J Antimicrob Chemother 2001;47:29–34
10. Kurtin A. Corrective surgical planning of skin: new technique for treatment of acne scars and other skin defects. Arch Dermatol Syphilol 1953;68:389–397
11. Thomas JR, Somenek M. Scar Revision Review. Arch Facial Plast Surg 2012;14:162–174
12. Kempiak SJ, Uebelhoer N. Superficial chemical peels and microdermabrasion for acne vulgaris. Semin Cutan Med Surg 2008;27:212–220
13. Poulos E, Taylor Ch, Solish N. Effectiveness of dermasanding (manual dermabrasion) on the appearance of surgical scars: a prospective, randomized, blinded study. J Am Acad Dermatol 2003;48:897–900
14. Brody HJ, Monheit GD, Resnik SS, et al. A history of chemical peeling. Dermatol Surg 2000;26:405–409
15. Godin DA, Graham HD 3rd. Chemical peels. J La State Med Soc 1998;150:513–520
16. Clark CP 3rd. Alpha hydroxy acids in skin care. Clin Plast Surg 1996;23:49–56
17. Monheit GD. Chemical peels. Skin Therapy Lett. 2004;9:6–11
18. Zakopoulou N, Kontochristopoulos G. Superficial chemical peels. J Cosmet Dermatol 2006;5:246–253
19. Bae BG, Park CO, Shin H, et al. Salicylic acid peels versus

Jessner's solution for acne vulgaris: a comparative study. Dermatol Surg 2013;39:248–253

20. Klingman D. Technologies for cutaneous exfoliation using salicylic acid. Dermatol Ther 2001;14:225–227

21. Ghersetich I, Brazzini B, Peris K, et al. Pyruvic acid peels for the treatment of photoaging. Dermatol Surg 2004;30:32–36

22. (TCA+CO$_2$)Brody HJ, Hailey CW. Medium-depth chemical peeling of the skin: a variation of superficial chemosurgery. J Dermatol Surg Oncol 1986;12:1268–1275

23. Monheit GD. The Jessner's TCA peel: a medium depth chemical peel. J Dermatol Surg Oncol 1989;15:945–950

24. Coleman WP 3rd, Futrell JM. The glycolic acid trichloroacetic acid peel. J Dermatol Surg Oncol 1994;20:76–80

25. Hetter GP. An examination of the phenol-croton oil peel: part I. Dissecting the formula. Plast Reconstr Surg 2000;105: 227–239

26. Baker TJ. Chemical face peeling and rhytidectomy: a combined approach for facial rejuvenation. Plast Reconstr Surg 1962;29: 199–207

27. Brown AM, Kaplan LM, Brown ME. Phenol-induced histologic skin changes: hazards, technique, and uses. Br J Plast Surg 1960;13:158–169

28. Stone PA, Lefer LG. Modified phenol chemical face peels: recognizing the role of application technique. Facial Plast Surg Clin North Am 2001;9:351–376

29. Hetter GP. An examination of the phenol-croton oil peel: part IV. Face peel results with different concentrations of phenol and croton oil. Plast Reconstr Surg 2000;105:1061–1083

30. Baldwin HE, Nighland M, Kendall C, et al. 40 years of topical tretinoin use in review. J Drugs in Dermatol 2013;12:638–642

31. Grimes PE. Management of hyperpigmentation in darker racial ethnic groups. Semin Cutan Med Surg 2009;28:77–85

32. Rivas S, Pandya AG. Treatment of melasma with topical agents, peels and lasers: an evidence-based review. Am J Clin Dermatol 2013;14:359–376

33. Davis EC, Callender VD. Postinflammatory hyperpigmentation: a review of the epidemiology, clinical features, and treatment options in skin of color. J Clin Aesthet Dermatol 2010;3:20–31

34. Ortonne JP, Passeron T. Melanin pigmentary disorders: treatment update. Dermatol Clin 2005;23:209–226

35. Schmitt AR. Bordeaux JS. Solar keratoses: Photodynamic therapy, cryotherapy, 5-fluorouracil, imiquimod, diclofenac, or what? Facts and controversies. Clin Dermatol 2013;31: 712–717

36. Gupta AK, Davey V, Mcphail H. Evaluation of the effectiveness of imiquimod and 5-fluorouracil for the treatment of actinic keratosis: critical review and meta-analysis of efficacy studies. J Cutan Med Surg 2005;9:209–214

37. Hadley G, Derry S, Moore RA. Imiquimod for actinic keratosis: systematic review and meta-analysis. J Invest Dermatol 2006;126:1251–1255

38. Kose O, Koc E, Erbil AH, et al. Comparison of the efficacy and tolerability of 3% diclofenac sodium gel and 5% imiquimod cream in the treatment of actinic keratosis. J Dermatolog Treat 2008;19:159–163

39. Brissett AE, Naylor MC. The aging African-American face. Facial Plast Surg 2010;26:154–163

40. Diaz JH, Nesbitt LT Jr. Updates for responsible sun exposure behavior and photoprotection in the south. J La State Med Soc 2013;165:277–282

41. Grether-Beck S, Marini A, Jaenicke T, Krutmann J. Photoprotection of human skin beyond ultraviolet radiation. Photodermatol Photoimmunol Photomed 2014;30:167–174

42. American Academy of Dermatology. 2014. http://www.aad.org/media-resources/stats-and-facts/prevention-and-care/sunscreens. Accessed February 2, 2014

20 剥脱激光面部皮肤年轻化

作者：Paul J. Carniol，Mark M. Hamilton，Sanaz Harirchian
翻译：方 帆　审校：刘蔡钺

引　言

自从 Carniol 激光皮肤年轻化发表之后，面部皮肤年轻化的技术和设备迅猛发展[1]。激光换肤设备只是大量面部整形手术设备的一部分。除了剥脱换肤激光，现在还有点阵激光、非剥脱激光和消减表皮病灶、刺激胶原合成及紧肤的光学设备。此外，随着科技和设备的发展，我们已经能为患者提供更大的改进，选择最佳可用的设备以及达到更高的治疗标准。除了质地、皱纹和松弛，我们还可以治疗瘢痕、毛细血管扩张、血管病灶、皮肤变色和色斑。治疗这些疾病使我们都能为患者达到最佳效果。痤疮和痤疮后瘢痕也能通过剥脱激光[2]、非剥脱激光[3]和点阵激光治疗。

剥脱换肤激光要求较长的恢复期，与点阵剥脱换肤或者非剥脱激光相比，其副作用也大得多。但是，它往往带来更惊艳的效果。剥脱换肤可以采用二氧化碳激光或者铒 YAG 激光。剥脱激光换肤最常用于光老化、皱纹、松弛和瘢痕。剥脱换肤对皱纹和皮肤变色效果很好，但对瘢痕效果欠佳。

换肤的深度根据需要的结果而不同。表浅铒激光换肤越来越流行，用来减少表皮病灶、皮肤变色和皱纹。非剥脱光为基础的设备包括 1 064 nm Nd:YAG 激光、1 320 nm Nd:YAG 激光、1 540 nm 铒玻璃激光、脉冲染料激光和 532 nm 激光以及强脉冲光（IPL）和 1 450 nm 二极管激光[4]。

激光生物物理学

激光一词是 "light amplication by stimulation emission of radiation"（受激发射的光放大）首字母简写。发射的相干光具有单一的波长[5]。这和产生一段光波谱的 IPL 设备不同。选择性光热作用的特点允许外科医生可以选择能被目标组织成分色基最大程度吸收的激光波长。在皮肤内，有三种主要的色基：水、血红蛋白和黑色素。二氧化碳激光和铒 YAG 激光最主要的色基是水。无论何时使用激光，需要考虑可能吸收这个波长的其他竞争色基。根据使用特定激光的波长，这些竞争色基可能带来额外的好处也可能引起额外的风险。

举个例子，在 532 nm 的波长，氧合血红蛋白和黑色素都能吸收激光能量。因此，这种激光可以影响血管和色素皮损。所以，当使用这个激光波长时，皮肤 Fitzpatrick 类型评级较高的患者，有较高的形成色素沉着的风险。

当选择激光时，必须考虑竞争色基的可能性。当使用产生一系列波长光谱的 IPL 时，也需要考虑这个问题。发射波长的光谱由光源和相关滤镜决定。

竞争色基有益的例子是目前脱发的激光，它设计的靶色基是黑色素。这些激光也能被竞争色基血红蛋白吸收。血红蛋白作为竞争色基吸收能量后会引起毛囊血管的损伤，这正是想要的效果。

表皮的 90% 是水。因此，对于二氧化碳激光和铒激光等目前的换肤治疗来说，水是最主要的色基。在换肤治疗过程中，细胞内的水吸收激光能量，立即沸腾并汽化。激光传导到组织的能量总量和传导所花的时间共同决定组织蒸发的总量。皮肤换肤治疗目标是汽化水这个主要色基，只传递有限的热量到周围的胶原和其他结构。这是因为Ⅰ型胶原对热非常敏感，60~70℃时就发生变性。这些激光设计上就要避免对能引起瘢痕的胶原过多的热损伤。

激光的能量密度代表照射到组织表面的（平方厘米）能量总量（焦耳），因此，能量密度用 J/cm^2 来表示。对于二氧化碳激光，0.04 J/cm^2 是克服组织剥脱阈值的临界能量。对换肤治疗来说，这可以通过使用 3 mm 光斑，每个脉冲 250 mJ 来实现。每个脉冲之后下一个脉冲之前，组织进行冷却。组织退热时间是两个脉冲之间用于充分冷却所需要的总时间。脉冲持续的时间是组织实际接收照射的时间。减小非选择性热损伤的一个方法是保持脉冲时间等于或少于退热时间。光斑是激光束的直径。对于一个指定的波长和能量密度，更小的光斑面积因为弥散的效应增加，所以穿透的深度更浅。穿透深度也和波长、能量密度以及激光脉冲时间有关。如果所有其他参数都不变，那么波长越长穿透能力越强[5]。

激光换肤过程中，一个非常高的能量密度几乎瞬间就蒸发了目标组织。这么高的能量密度允许使用非常短的脉冲时间（1 ms）。因此，非预期的到邻近组织的热传导能最小化。功率密度，以瓦特为单位，与能量密度、脉冲时间和治疗部位都有关（如 60 W）。一个常见的错觉是能量密度更低或者功率密度更低将会减少瘢痕增生的风险，但是现实中，如果能量太低，加热细胞内水分就会比汽化更慢，这样会造成更大的非选择热损伤。

水对铒激光的吸收系数更高。它剥脱组织而较少造成邻近组织热损伤。因此，愈合比二氧化碳激光换肤更快。这使铒激光进行表浅换肤更容易被患者接受，因为相同的换肤深度，它的愈合时间明显比二氧化碳激光要短。然而，运用它会损伤较少的邻近组织，也会引起较少的胶原生成。这和热休克蛋白的作用有关。有生产商生产轻微增强脉冲时间的铒激光，以增加邻近组织的热损伤，从而增加胶原生成。

在激光换肤后立刻取材的活体组织病理学研究发现：一个组织汽化剥脱的部位以及下方的嗜碱性染色的热坏死区域（图 20.1）。

激光最开始的能量被表皮内的水吸收了。一旦进入真皮，吸收激光能量的水减少了，热传导就通过每个脉冲引起更多的热损伤（图 20.2）。理想条件下，对于二氧化碳激光，更少的脉冲，剥脱的更深以及更少的热损伤引起瘢痕增生的风险就最低。超微结构的研究发现真皮乳突层内，大胶原束内有更小的胶原纤维（图 20.3）。激

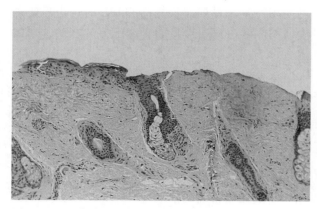

图 20.1　超脉冲激光（Coherent Medical Products）的单光束通过后，标本表皮的右侧半部分已经消融。汽化表皮的下方可见一个薄层的嗜碱性热坏死带

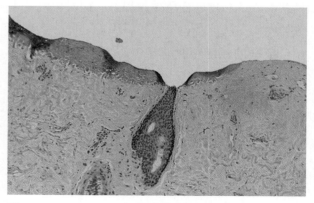

图 20.2　Tru-Pulse 二氧化碳激光 1.5 m 脉冲后，汽化的表皮下可见一条较宽的热坏死带

光换肤之后，创面愈合的分子，如糖蛋白黏蛋白，由乳突层真皮产生作为新的胶原蛋白（图20.4）。

激光安全措施

激光安全措施的重要性怎么强调都不算过。激光的安全措施包含但不仅限于当前的美国国家标准协会的标准。每名激光外科医生都理解激光安全措施的原则非常重要。

全麻时，使用氧气和气管内插管有关的激光着火的风险显著增加。现在有金属气管内插管，铝箔包裹的塑料的气管内插管以及激光专用的气管内插管。防止气管内插管引燃和可能的气道着火是非常重要的。

保护性护目镜

对于任何激光操作者，第一个安全问题就是避免眼睛损伤。损伤可能因为可见或不可见激光波长而发生。患者的眼睛，激光室内工作者和外科医生都必须采用眼保护措施避免无意的眼损伤。保护性的护目镜必须设计用于特定的激光波长。它说防护的光学密度和波长都必须在护目镜的框架上标明。总的说来，激光保护眼镜或者墨镜的光学密度至少应该是5。光学密度表是指数级的。因此，光学密度是5意味着，对于眼镜或墨镜旁标明的特定波长，只有万分之一的激光能量能穿透这个镜片。

皮肤准备

治疗开始前，所有的化妆和润肤霜都必须去除。应该避免乙醇为主的皮肤准备，因为这样可能引起着火。采用水为主的溶液更安全。应该警惕所有的皮肤清洁剂。

排烟设备

对于产生明显烟雾的设备，应该使用为特殊激光设计的排烟设备过滤并排出烟雾。

激光口罩

当进行产生明显烟雾的换肤过程时，每一个在操作室内的人应该使用激光口罩，它可以有效过滤激光烟雾中的传染性颗粒。这些口罩具备0.1毫米的滤过孔径。

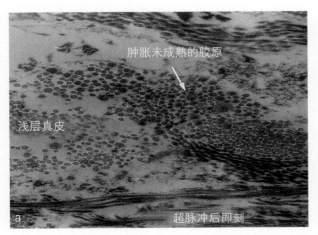
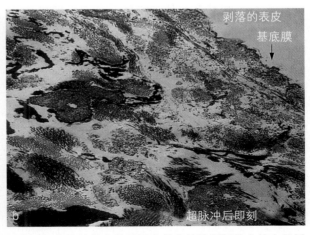

图20.3　a.电镜扫描证实部分汽化的基膜带覆盖热变性的胶原纤维；b.高能量的电镜显示小的变性胶原纤维在较大的纤维束中

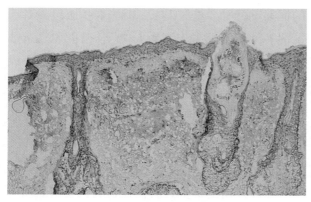

图 20.4　免疫超氧化物气化酶染色显示黏蛋白，一种愈合过程中的糖蛋白，表达在整个新生的乳突状真皮中

皮肤类型分类

考虑性激光或 IPL 治疗时，皮肤类型非常重要。分类系统以对紫外线的反应为基础。总的说来，不同类型由皮肤的黑色素数量直接决定。

激光换肤后可能出现的皮肤变色和以下因素有关：Fitzpatrick 皮肤类型、换肤深度、影响周围热损伤范围的换肤激光的种类，以及愈合过程可能的问题。

Fitzpatrick 皮肤分类系统如下：

Ⅰ型：肤色很白，总是晒伤，从不晒黑；

Ⅱ型：肤色白，总是晒伤，有时晒黑；

Ⅲ型：中等肤色，有时晒伤，有时晒黑；

Ⅳ型：中等偏深肤色，很少晒伤，经常晒黑；

Ⅴ型：深肤色，从不晒伤，经常晒黑；

Ⅵ型：深肤色，从不晒伤，总是晒黑。

因为皮肤变色等潜在的问题，根据目前的技术，第一作者（P. J. C）不会常规使用二氧化碳激光对Ⅳ、Ⅴ和Ⅵ型皮肤的患者进行换肤治疗。

剥脱换肤激光技术

二氧化碳激光换肤

Patel[6] 在 1964 年发明了二氧化碳激光。在 20 世纪 80 年代中期，一些内科医生利用二氧

化碳激光去除皮肤外生性肿物和局限性的换肤治疗。持续波二氧化碳激光（10 600 nm）的长脉冲持续时间可能会引起非预期的邻近组织热损伤和瘢痕增生，所以它的用途有限[7~10]。随着激光技术的进步，更高能的激光设备发展起来，它们的脉冲时间更短，也更适合换肤治疗。第一个报道利用脉冲二氧化碳激光进行换肤治疗的是 Larry David[11]。在 1993 年，Fitzpatrick 报道了超脉冲二氧化碳激光（相关的医疗产品），有着相似的高能量密度和比之前的脉冲或超脉冲二氧化碳激光短得多的脉冲时间（1 ms）。这个结合体可以提供相似的汽化清除，并且对邻近组织的热损伤很有限。这个第一个预计可用于表浅皮肤肿瘤清除和皮肤换肤治疗的二氧化碳激光[12]。

最初，二氧化碳激光换肤治疗的描述中都把组织出现"麂皮"样表现作为换肤治疗的要求。在 1995 年，为了减少换肤术后并发症并加快愈合，Carniol 建议对这个技巧做了第一次修改[13]。其他的脉冲和扫描激光，比如丝触和羽触（Sharplan 激光）和典范（Lasersonics），也被用于面部换肤治疗。这些激光大多数采用的脉冲周期在 900~1 000 μs，或者能释放相近能量密度和能量暴露周期的快速扫描。许多激光设备采用计算机化的扫描，这样可以用一种系统可预测的方式治疗更大的面积[14]。

二氧化碳激光释放的光能被细胞内外的水吸收引起凝固坏死和皮肤汽化。当表皮被剥脱并且真皮的温度达到 55~62 ℃时，胶原发生变性。随后发生新胶原生成和表皮再生，所以二氧化碳激光治疗后皮肤更紧致。二氧化碳激光的单个脉冲携带 5~19 J/cm² 的能量密度，脉冲周期短于 1 ms，能消融 20~40 μm 的组织[16]。这些能量密度形成的单个能量传送能引起表皮消融。当第三个脉冲传送后，深度达到 200 μm，消融达到峰值，更多的脉冲传送会引起热损伤和瘢痕增生[17]。1 个大气压下水的沸点是 100 ℃，相同参数下消融时组织能被加热到 120~200 ℃[18]。

临床上剥脱二氧化碳激光的紧致皮肤作用已

经从组织学上得到证实。33 名患者采用脉冲二氧化碳激光或者持续波二氧化碳激光对前额、眉间、眶周或者口周皮肤进行换肤治疗[19]。术后 1 年 7 名患者的活体病理组织学检查发现表皮下新胶原组织深度为 100~350 μm。

患者选择

剥脱激光换肤适用于皱纹、皮肤变色、瘢痕和光老化。理想的剥脱换肤受试者是 Fitzpatrick 皮肤分型为 Ⅰ ~ Ⅳ型，同时对结果有合理预期的患者（图 20.5）。不适于手术改善的眶周 / 口周的细纹已经通过激光换肤取得理想的效果。剥脱激光对于轻到中度皱纹和静态皱纹具有理想效果，对于深的动力性皱纹效果欠佳。剥脱换肤的相对禁忌证包括：怀孕、皮肤用药情况、放射治疗史、瘢痕疙瘩病史、Fitzpatrick Ⅴ 和 Ⅵ型皮肤，以及近期使用维 A 酸史。有皮肤附属器疾病（例如硬皮病）的患者不会获得理想的愈合，因为表皮再生依赖于皮肤附属器里的干细胞。

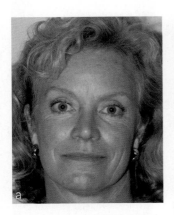
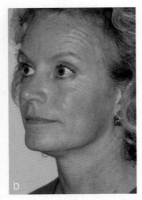
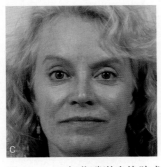
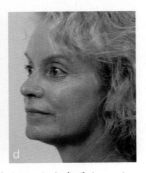

图 20.5　二氧化碳激光换肤术前（a，b）和术后（c，d）。使用的参数是（眶周）2 脉冲，80 mJ，能量密度 4；（面部）2 脉冲，125 mJ，能量密度 5；在皱纹区域用 3 脉冲，100 mJ，能量密度 5

术前患者护理

接受深层换肤治疗的患者需要全面的准备。换肤治疗前是否需要皮肤准备仍然存在争论。一些外科医生建议使用氢醌、维 A 酸或者果酸进行处理[20-22]。其他内科医生在操作前不做任何的前期准备。绝大多数外科医生同意换肤前避免日晒非常重要。换肤前日光暴露能激活黑素细胞并使患者更容易发生色素沉着。换肤前 12 个月内都要避免服用异维 A 酸[23]。对有口面部疱疹史的患者，接受深层换肤治疗前预防使用抗病毒药物的重要性已经被文献证明了。对于有疱疹爆发史的患者，预防治疗从换肤前 2 天开始；而对于其他所有患者，预防治疗从换肤前 1 天开始。这种抗病毒治疗应该持续 10~14 天直到表皮完全再生。每位内科医生有他 / 她自己的决定，不过作者对所有接受治疗的患者都使用了预防性抗病毒治疗。

预防性抗生素的使用要少得多。许多外科医生会在术前和术后给予抗生素以减少延迟愈合和面膜使用时细菌感染的风险。一些内科医生认为预防性抗生素不会减少术后感染的机会[24]。使用预防性抗生素的内科医生通常给予预防性抗真菌药物以预防面膜下念珠菌感染。

麻　醉

换肤治疗可以在外用、局部、区域阻滞、静脉或者全麻下进行。第一作者（P. J. C）在铒激光换肤时采用外用麻醉。任何额外的加深脉冲需要增加麻醉。单用外用麻醉不能满足二氧化碳激光换肤的需要。不超越局部或外用麻醉的安全界限很重要。

换肤时必须仔细评估深度。应该严格避免过于深入网状真皮的换肤治疗。如果运用了太多的肾上腺素，那么穿过最初的激光脉冲到达真皮乳突层时特征性的粉红色表现可能会看不见。同时，过量的肾上腺素可能掩盖铒激光脉冲进入真皮乳突层引起的点状出血。除了血管网和真皮乳突层血管表现，其他的皮肤标志也能用于标记换肤深度。如果有必要，静脉麻醉可以作为局部麻醉的补充。

术中操作技巧

换肤手术前，患者可以根据需要标记美学单位的轮廓。在坐位而不是皮肤会上移的仰卧位，标记患者的下颌缘轮廓，这一点非常重要。如果在仰卧位标记，可能会引起标记颊部和上颈部之间的皮肤时发生错误。必须避免在任何裸露的皮肤上做标记，这样有形成永久文身的风险。局部换肤时，需要在特定的美学单位的边缘做羽化处理（如眶缘、鼻唇间褶皱）。全面部换肤的边缘应沿着下颌骨做羽化处理以和颈部未处理皮肤形成自然的过渡（图 20.6）。

当通过每个脉冲监测处理的深度时，激光能量和功率设定的重要性不如临床的停止点。用二氧化碳激光换肤进入真皮乳突层时，可以见到粉色的表现。随着换肤操作，进入网状真皮时，这个颜色逐渐变为黄色麂皮样。刚见到或者快见到这个颜色之前，换肤操作就应该停下而不能更深了。大多数外科医生使用无菌盐水蘸湿的纱布清除每个二氧化碳激光脉冲间的汽化组织以防止热量堆积。

因为毛囊皮脂腺单位是沙漏形的，毛孔的直径随着剥脱的深度增加而扩大。这也可以作为换肤深度的一个提示。此外，不同美学单位间皮肤厚度的变化也需要激光能量和设定的调整。

组织穿透深度浅适用于眼睑等薄皮肤，而不是面中部这种富含皮肤附属器的厚皮肤（图 20.7）。同样的，患者的个体差异也要求薄的、干性的皮肤用更保守的穿透能量，而厚的、油脂分泌多的皮肤采用深穿透激光。如 65 岁女性患者的光损伤的薄皮肤（图 20.8）只能承受比 25 岁男性患者痤疮瘢痕的皮肤更少的激光能量。很多时候，病理组织（如皱纹或瘢痕）范围超出治疗的安全深度。如果它们超出安全范围，作者不建议把病灶完全去除。另一个重要的激光换肤的终止点，通常出现在进入网状真皮之前，是光损害、皱纹或者可见的皮肤收紧的消失。

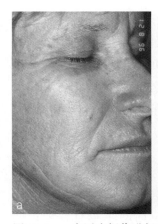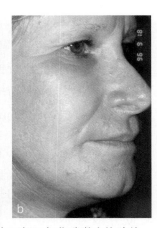

图 20.6　a. 广泛光损伤进行全面部二氧化碳激光换肤前；b. 全面部换肤术后 1 个月，下颌部进行了羽化操作，所以在面颊部和颈部未治疗的皮肤有自然的过渡

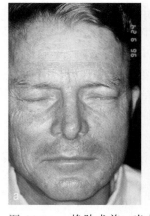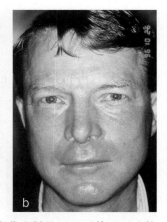

图 20.7　a. 换肤术前，光老化和皱纹已经延伸至下睑外侧；b. 全面部激光换肤术后，眼睑周围采用较小的脉冲，以避免瘢痕或外翻

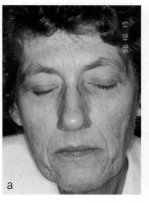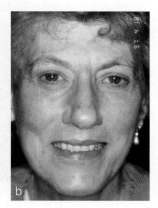

图 20.8　a. 一位皮肤较薄的 65 岁女性面部的皱纹和光老化改变；b. 全面部换肤后 6 个月，皱纹和光老化明显改善，但术后颧颊部明显的红斑持续存在

术后患者护理

就像磨皮换肤操作者发现的，半封闭创面敷料，通过为表皮细胞迁移提供足够湿润的环境，将表皮再生的时间缩短为 5~7 天[25]。换肤治疗后，这种敷料包扎的创面相比于开放或者烘干的创面，有更快的愈合，更少的疼痛，更少的瘢痕和更少的红斑。大多数外科医生每天更换 1 次敷料持续 3~5 天，或者让患者每天更换 2~3 次，尤其是使用药膏封闭时。这时，许多外科医生选择暴露创面而不是封闭药膏。

一旦表皮再生完成后，必须严格防晒直到术后红斑都减淡（二氧化碳激光换肤后通常需要 2~3 个月）。这样可以减少炎症后色素沉着的概率。无香味的保湿霜能改进皮肤保水性，同时减少接触性过敏。

如果术后持续水肿或者红斑，有些内科医生会使用 I 和 II 级外用类固醇激素。第一作者不推荐常规使用这些药物。它们只能短期使用。低变应原的不致粉刺的矿物质化妆品可以在表皮再生完成后使用，以遮盖残留的红印。一般绿或黄色为基础的产品可以消除术后红斑。铒激光换肤术后的红斑明显比二氧化碳激光换肤术后少。

并发症

暂时的炎症后色素沉着通常发生在二氧化碳激光换肤术后 2~6 周。肤色变暗是日光诱导的，通常通过日光防护、脱色剂、维 A 酸和弱效外用激素后可以改善得非常好。

另一方面，色素减退是持久而且不可预测的。该并发症通常会延迟几个月才出现。它发生在 10%~30% 的深层换肤患者。

瘢痕增生是最让人害怕的一个问题，最初表现为持续性深层的充血灶，随后出现硬结。瘢痕内注射类固醇激素、含类固醇激素的贴膜或者外用类固醇激素等治疗都有较好疗效。面中部，比如颧突部、上唇和下颌缘，有发生瘢痕增生的倾向。通常这些瘢痕可以通过其他激光换肤术等章节中提到的选择性治疗来避免[1]。

病毒感染可以通过剧烈疼痛来提示，尽管预防使用了抗病毒药物仍然有可能发生。它们通常发生在换肤术后 3~10 天直到表皮再生完成。疱疹一旦暴发应该用带状疱疹的药物剂量来积极治疗。

细菌感染也能产生术后疼痛，并且增加瘢痕增生的风险。此外，辅料覆盖超过 24 小时没有更换，或者换药时组织清创和渗出液去除不彻底的情况下，继发的真菌感染就可能发生。

激光换肤术后接触性皮炎的发生率高得多，常见引起刺激的药膏包括新孢霉素（强生公司）、多链丝霉素（强生公司）甚至是凡士林。如果发生了，立即停止使用刺激性试剂，用中效外用类固醇激素，也可以使用系统性类固醇激素。

仔细分析患者的皮肤类型、观察治疗部位和设置激光参数，可以最大限度取得手术收益而最小化潜在的副作用。有些内科医生建议使用单脉冲二氧化碳激光换肤来减少可能的风险[26]。此外，术后密切和详细的随访可以发现并扭转不利的结果和并发症。最重要的术后常规工作就是持续鼓励和患者保持联系。

铒 YAG 激光换肤

铒 YAG 激光在换肤领域的发展，是因为人们希望发展一种比二氧化碳换肤激光安全性和操控性都更高的激光设备。铒 YAG 激光波长是 2 940 nm。水对这个波长的吸收系数远比二氧化碳激光（1 600 nm）要高[27]。这个区别使得表皮对铒激光的吸收性比二氧化碳激光高 10 倍。这么高的吸收性使去除更薄、更精细的结构时有更少的邻近热损伤。

因为这些区别，铒激光的恢复时间更短、术后红斑更少、色素沉着或脱失的风险也更小，以及瘢痕增生更少。当邻近组织热损伤更少时，相关的组织收紧也更少。和二氧化碳激光不同，铒激光不能止血。许多激光外科医生将铒激光作为表浅换肤的选择，尽管也有深部皱纹的相似报道。

铒激光的发展分为两个方向。一个是努力平衡铒激光收益的同时尝试增加一些二氧化碳激光的优势。一些设备将两种波长结合起来。一种目前的铒激光设备可以同时发射两种铒激光[28]。它们中的一种经过调整能引起更强的邻近损伤以形成更多的组织收紧作用。这个激光通过增加脉冲周期达到更高的热损伤，因此加热组织更慢。然而，过多的能量会形成比预期更深的汽化效应。采用目前的激光，胶原受换肤的热量作用[29]。更大的热损伤，意味着更多的新胶原合成。将来，能被水和胶原很好吸收的换肤激光可能会实现临床应用。铒激光换肤的技巧和二氧化碳激光很类似[30]。

表浅的铒 YAG 激光换肤能在局部外用麻醉下进行。更深的换肤治疗需要至少局部麻醉。对于二氧化碳激光换肤，局部和（或）神经阻滞麻醉是必需的。有一部分患者在更激进的换肤时，会要求镇静处理。能量密度根据治疗的部位不同而调整。换肤的绝对深度也由皮肤的厚度决定。薄皮肤或者瘢痕增生风险大的部位，如眼睑和下颌缘需要更表浅的换肤。无论何时，必须注意不能剥脱的太深。因为对于铒激光来说，热堆积不是常有的情况，脉冲重叠可以用于避免图案效应。去除脉冲间残留的汽化组织对于减少额外的邻近组织热损伤非常重要。治疗终点有可见病灶的去除或点状和出血等换肤深度的临床指征来决定。必须注意不要剥脱太深，否则进入网状真皮层会引起瘢痕增生。

有些铒激光是为了表层换肤而设计的。表层换肤在外用或局部麻醉下进行。该技术的目的是去除上皮的病灶及表浅皱纹，同时平滑皮肤表面。它造成的邻近热损伤最小。根据换肤的深度不同，恢复时间在 1~5 天。根据铒激光表层换肤的深度，患者可能在治疗后第二天就能恢复正常日常活动。因为即使最表浅的换肤治疗会引起炎症反应，患者应该被告知防晒的必要性，以减少可能的色素沉着。

术后护理和二氧化碳激光换肤类似。创面应该保持湿润以利于表皮再生。这可以通过涂抹外用药膏来实现，如阿夸弗尔（Beiersdorf）。从术后 24 小时开始，应该用生理盐水或清水给予创面每天 2 次的轻柔清洁，以去除所有的表面血清和碎屑。当该区域表皮再生完成后外用药膏就可以停用。对于铒激光换肤，大概在 24~72 小时。对于更深层换肤可能需要 1 周。炎症后色素沉着在表层换肤后不常发生。除非进行了深层换肤，可由二氧化碳激光换肤引起的迟发的色素减退非常少见。

点阵二氧化碳激光换肤

虽然早期的持续波二氧化碳激光对于换肤效果明显，但是它的恢复周期长，而且它非选择性热破坏和之后的瘢痕增生等副作用比较大。点阵激光的出现，既取得了二氧化碳激光类似的美学收益，又最小化了副作用和恢复时间。第一个点阵激光是 2004 年引入的非剥脱 1 500 nm 铒玻璃激光。在 2007 年，Hantash 等引入了一种新的剥脱性二氧化碳点阵激光的临床和组织学结果[47]。一个非点阵的剥脱激光剥脱整个区域，而点阵激光产生非连续热损伤柱。对于非剥脱性点阵激光，这些柱子最开始被称为微观热带。现在，对于点阵剥脱激光，作者更愿意称它们为微光斑。它们被非激光组织分隔。值得注意的是真皮的激光照射和非照射组织被加热到不同的程度。

微光斑的直径根据特定激光的设计而变化，且能对真皮形成不同的剥脱深度[18]。皮肤表面被剥脱的百分比也能调整。

一般来说，在 24~48 小时内角质形成细胞和干细胞从周围为治疗组织迁徙到剥脱区域。在 3~6 天内可以见到表皮再生[48]。而二氧化碳激光换肤后 2~3 周才会出现表皮再生。从皮肤未损伤区域开始的快速表皮再生减少了愈合相关的风险，包括：感染的风险、痤疮形成、红斑和瘢痕增生[47]。新胶原合成开始于最初的 3 个月，并持续到 6 个月。

尽管可以根据特定激光设备而变化，但是一般来说，点阵剥脱激光可调的参数并不多。一个是微光斑密度，这可以调整换肤区域的百分比。另一个参数是微脉冲周期。第三个能调整的参数是激光的能量密度。

为了评估不同能量密度的作用效果，Hantash进行了一项体外的组织学研究。在这项研究中，他发现采用点阵二氧化碳激光，将脉冲能量提高150%，即从9.2增加到23.3，可以使剥脱直径增加66%，同时剥脱深度提高了99%[47]。

Tierney开展了一项分析光斑脉冲周期和换肤深度关系的研究。10位患者接受了剥脱点阵二氧化碳激光治疗。脉冲周期从500~1 800 μm随机选择[48]。能量和密度是不变的。在术后1小时、1周和8周分别进行耳后皮肤活检。组织学分析表明脉冲周期延长会引起剥脱深度的增加。

不同的点阵激光剥脱深度也不同。大多数浅层治疗可以平滑皮肤表面、治疗表浅皱纹。更深的皱纹和瘢痕可以用更深的点阵换肤技术处理。在Kotlus等的一项研究中，15名患者接受了双深度点阵二氧化碳激光对眼睑和眶周皱纹的治疗。第一个治疗脉冲是用小光斑、低能量和密度进行的，而第二个治疗脉冲采用高密度、光斑和能量进行。在这个系列研究中，作者发现了明显的改进。2名患者出现暂时的炎症后色素沉着，最后完全恢复了[49]。

结合它们的经验，3位内科医生在对点阵二氧化碳激光换肤的回顾性研究中发现，2 000例患者没有出现色素减退或瘢痕增生的情况[50]。

在另一个研究回顾分析了301位患者在点阵二氧化碳激光治疗光损伤时，单次全面部治疗的效果[51]。在基线、术后第3,6和24个月评估光损伤的表现，包括细纹、花斑状色素沉着、苍白面容、感觉粗糙和粗皱纹。所有的变量在术后第3个月都显示了有统计学差异的改进。在术后6个月，除了皮肤变色外所有的变量都显示有统计学差异的改进。6个月之后的改进没有统计学意义。在另一项研究中，24名患者接受全面部点阵二氧化碳激光换肤后，术后6个月通过3D图像分析，皱纹改善了42%，皮肤变色改善了

40.1%[52]。Longo对点阵剥脱激光治疗厚度皮肤进行的组织学分析发现新胶原合成持续到术后3个月[53]。

除了治疗光老化，点阵二氧化碳激光还用于治疗瘢痕。一项15名患者关于中重度痤疮瘢痕治疗的研究发现，经过2或3次全面部点阵二氧化碳激光治疗后，66.8%的患者有改善[54]。一项关于15名患者接受点阵二氧化碳激光治疗术后瘢痕的双盲前瞻性研究发现，接受治疗的那一半瘢痕得到了明显的改善[55]。

和其他操作一样，点阵二氧化碳激光换肤也有风险和并发症。对374名患者接受点阵二氧化碳激光深层换肤的一项回顾性研究发现，16.8%的患者出现了不良事件[56]。这些不良事件包括：痤疮爆发、单纯疱疹爆发、细菌和念珠菌感染、色素沉着、持续的红斑以及接触性皮炎。在Campbell关于287名患者的研究中，13.9%的患者经历了并发症，包括：过敏和接触性皮炎、痤疮爆发、持续性红斑和单纯疱疹[57]。

接受二氧化碳激光换肤时，面颈部的一些区域有较大的点阵换肤引起瘢痕的风险。这些部位包括：颈部和下颌缘的皮肤。Avram等报道了5例接受点阵剥脱换肤后颈部增生性瘢痕而接受治疗的患者。考虑到这些，当治疗下颌缘皮肤和颈部时，能量密度、脉冲周期和光斑密度都应调整以符合降低并发症风险的需要。

剥脱二氧化碳激光给患者提供了一些传统二氧化碳激光的优势，同时减少了停工期并降低了风险。理想的患者是存在轻中度日光损伤而且仍然在阳光下活动的。他们一定会收到更好的改善（图20.9）。

非剥脱性年轻化

从历史的角度，非剥脱设备发展作为换肤治疗的一个选择要早于点阵激光。非剥脱设备对深层真皮和周围组织产生选择性的光损伤，同时减少对表皮的影响。

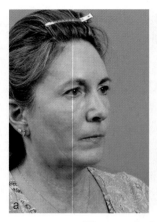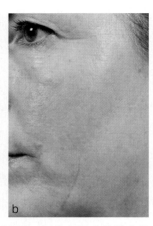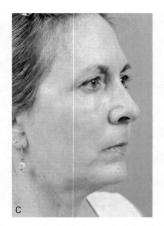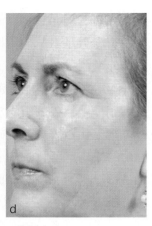

图 20.9　全面部点阵二氧化碳激光换肤术前（a，b）和术后（c，d），100 mJ，能量密度 3

有些这样的设备冷却以保护上层表皮避免被发射出的能量损伤。这可以通过冷机头、凝胶或冷却喷雾来实现。这些设备包括 532 nm 激光、585 nm 脉冲染料激光、1 064 nm 调 QNd:YAG 激光、带冷却喷雾的 1 320 nm 长脉冲 Nd:YAG 激光、带冷却喷雾的 1 450 nm 二极管激光、1540nm 铒玻璃激光和宽普光源或者 IPL。

治疗效果受几个因素的影响。光为基础的设备，波长越长穿透深度越深。光能的吸收可引起新胶原合成[31]。这些设备改善皱纹的效果得到了许多研究的文献支持[32~35]。

532 nm 激光

双频 Nd:YAG 激光作为非剥脱激光有一定治疗效果。Versapulse 激光（Lumenis）和 VariLite 激光(Cutera)在这个波长都可以进行非剥脱换肤。治疗后的小红斑会在 24 小时内缓解。疼痛很轻。需要多次治疗。研究发现使用两种设备都能得到改善[36, 37]。

1 320 nmNd:YAG 激光

1 320 nm 波长（CoolTouch）处于作用于真皮的最佳波长范围。此外，它还有一个冷却喷雾装置来保护表皮。已经研出的第二代设备结合了一个能评价表皮光学温度的热感应装置。两种设备都对改善皱纹和痤疮瘢痕有良好效果[38]。

1 450 nm 二极管激光

1 450 nm 波 长 激 光（Smoothbeam Candela Corp）和 1 320 nm 一样，可用于加热真皮。它能提供极佳的真皮穿透性，同时能被水很好地吸收。它也采用冷却喷雾来保护表皮。研究发现这个波长对皱纹有一定的改善作用[39, 40]。Tanzi 等的一项研究中，对比了 1 450 nm 和 1 320 nm 激光对萎缩性面部瘢痕的治疗作用。研究发现，1 450 nm 二极管激光的临床效果很好，但是术后红斑持续时间更长，同时色素沉着的发生率更高。一系列的采用该激光，并结合三氯乙酸化学剥脱术的治疗，对浅而缓和浅而陡的痤疮瘢痕都有显著改善。该激光对痤疮治疗也有效果[41]。

Fraxel 激光

Fraxel 激光（Reliant Technologies Inc.）是第一种非剥脱性点阵激光。该激光发射 1 500 nm 波长，该波长能被水很好地吸收。该激光产生数百个热损伤微柱，被称为微观热区。这些热区周围的未损伤组织有利于创面快速愈合和表皮再生，这个过程通常在 24 小时内。患者会经历轻度红斑，这些红斑会在一周内消退。需要重复多次治疗。研究发现皱纹减少的同时，皮肤质地和皮肤紧致度也会改善（图 20.10）[42]。点阵技术使深肤色也能接受安全的激光换肤治疗，这大大扩展了激光换肤的适应证（图 20.11）。

许多设备可用于面部光老化后毛细血管扩张和色素沉着的治疗。IPL 设备，发射一个 515 nm 到 1 200 nm 的宽波段，对这两种情况都有良好的治疗作用[43]。颈部皮肤异色症也能被 IPL 有效地治疗[44]。其他以氧合血红蛋白色基为靶的血管激光包括 532 nm KTP 激光 595 nm 脉冲染料激光、755 绿宝石激光、800 nm 二极管激光、940 二极管激光[45]和 1 064 nm Nd:YAG 激光。

日光性着色斑是光老化中最常见的色素性皮损。它的色基是黑色素。许多血管激光也能有效地治疗黑色素，包括：532 nm 激光、595 nm 脉冲染料激光、694 nm 红宝石激光、755 nm 绿宝石激光、800 nm 二极管激光以及 1 064 nm Nd:YAG 激光。点阵二氧化碳激光和铒 YAG 激光也能治疗日光性着色斑。

射频能量也被用于非剥脱性组织收紧［热玛吉（Solta Medical）］。在一项用热玛吉设备治疗 15 名患者的研究中，14 名患者的鼻唇褶皱、颊轮廓、下颌轮廓以及木偶线都得到了一些改善[46]。

一种过滤的带有冷却头的脉冲红外光［Titan（Cutera）］也可用于非剥脱性组织紧致。这种光加热真皮组织从而刺激组织收缩和紧致。这种治疗有轻微的不适，耐受性非常好。

小 结

目前存在许多可用于面颈部年轻化治疗的设备和方法。每种设备有它的优点、风险和限制。当前，获得最佳效果的关键：由接受训练的专业人士，根据特定部位和治疗安全性选择合适的设备，以及最有效的参数设置。我们希望将来的研究和设备能缩短停工期，改进治疗效果，同时降低风险。

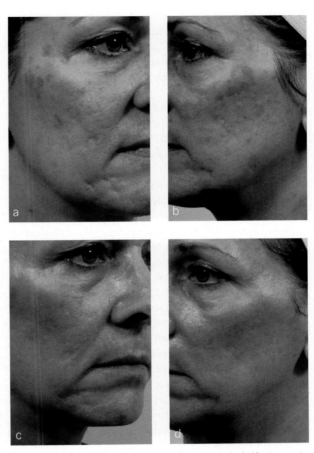

图 20.10　全面部 Fraxel 激光 5 次换肤治疗术前（a，b）和术后（c，d）

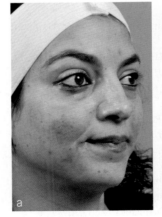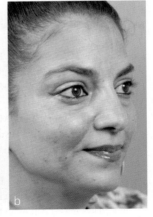

图 20.11　全面部 Fraxel 激光 5 次换肤治疗术前（a，b）和术后（c，d）

参考文献

1. Carniol PJ, Ed. Laser Skin Rejuvenation. Philadelphia: Lippincott-Raven; 1998

2. Carniol PJ. Feathertouch, silktouch. In Carniol PJ, ed. Laser Skin Rejuvenation. Philadelphia: Lippincott-Raven; 1998

3. Carniol PJ, Vinatheya J, Carniol ET. Evaluation of acne scar treatment with a 1450-nm mid infrared laser and 30% trichloroacetic acid peels. Arch Facial Plastic Surg 2005;7:251–255

4. Tanzi EL, Lupton JR, Alster TS. Lasers in dermatology: four decades of progress. J Am Acad Dermatol 2003;49:1–34

5. Smith KC, Schachter GD. Technical characteristics of fractional light devices. Facial Plast Surg Clin N Am 2011;19:235–240

6. Srellar S, Polanyi TG. Lasers in neurosurgery: a historical overview. J Clin Laser Med Surg 1997;399

7. Walsh JT Jr, Flotte TH, Anderson RR, et al. Pulsed CO_2 laser tissue ablation: effect of tissue type and pulsed duration on thermal damage. Lasers Surg Med 1988;8:119–124

8. Lanzafame RJ, Naim JO, Rogers DW, et al. Comparison of continuous wave, chop wave, and superpulse laser wounds. Lasers Surg Med 1988;8:119–124

9. Welch AJ. The thermal response of laser irradiated tissue. IEEEJ Quantum Electron 1984;20:147

10. Kuo T, Speyer MT, Ries WR, Reinisch L. Collagen thermal damage and collagen synthesis after cutaneous laser resurfacing. Lasers Surg Med 1998;23:2:66–71

11. David LM. Laser vermillion ablation for actinic cheilitis. J Dermatol Surg Oncol 1985;11:605–608

12. Fitzpatrick RE. The ultrapulse CO_2 laser: selective photothermolysis of epidermal tumors. Lasers Surg Med Suppl 1993;5:56

13. Carniol PJ. Master's seminar: Laser resurfacing. Annual Meeting of the American Academy of Facial Plastic and Reconstructive Surgery, September 1995, New Orleans

14. Weinstein C. CO_2 laser resurfacing. In: Coleman WP, et al (eds). Cosmetic Surgery of the Skin. St. Louis: Mosby; 1997:112–177

15. Fitzpatrick RE. Laser resurfacing of rhytides. Dermatol Clinics 1997;15:431–447

16. Goldman MP, Fitzpatrick RE. Cutaneous laser surgery. St. Louis: Mosby – Year Book; 1994: 208

17. Fitzpatrick RE. CO_2 laser resurfacing. Dermatol Clinics 2001;19: 443–451, viii

18. Alexiades-Armenakas MR, Dover JS, Arndt KA. The spectrum of laser skin resurfacing: nonablative, fractional, and ablative laser resurfacing. J Am Acad Dermatol 2008;58:719–737

19. Ross EV, Grossman MC, Duke D et al. Long-term results after co2 laser skin resurfacing: a comparison of scanned and pulsed systems. J Am Acad Dermatol 1997;37:709–718

20. Kligman AM, Grove GL, Hirose R, et al. Topical tretinoin and epithelial wound healing. Arch Dermatol 1986;15:836–839

21. Hung VC, Lee JY, Zitelli, et al. Topical tretinoin and epithelial wound healing. Arch Dermatol 1989;125:65–69

22. Mandy SLH. Tretinoin in the preoperative and postoperative management of dermabrasion. J Am Acad Dermatol 1986;15:878–879

23. Perkins SW, Sklarew EC. Prevention of facial herpetic infections after chemical peel and dermabrasion: new treatment strategies in the prophylaxis of patients undergoing procedures in the perioral area. Plast and Reconstr Surgery 1996;98:427–433

24. Walia S, Alster TS. Cutaneous CO_2 laser resurfacing infection rate with and without prophylactic antibiotics. Dermatol Surg 1999;25:851–861

25. Pianski JB. Dressings for dermabrasion: new aspects. J Dermatol Surg Oncol 1987;13:673

26. Ruiz-Esparza J. One-pass carbon dioxide laser resurfacing. In Carniol PJ, ed. Facial Rejuvenation. New York: Wiley-Liss; 2000

27. Jasin M. Achieving superior resurfacing results with Erbium:YAG laser. Arch Facial Plast Surg 2002;4:262–266

28. Tiekmeier G, Goldberg DJ. Skin resurfacing with the erbium:YAG laser. Dermatol Surg 1997:23:685–687

29. Payne BP, Nishioka NS, Mikic BB, Venugopalam V. Comparison of pulsed CO_2 laser ablation 10.6 microns and 9.5 microns. Lasers Surg Med 1998;23:1–6

30. Caniglia RJ. Erbium:YAG laser skin resurfacing. Facial Plast Surg Clin N Am 2004;12:373–377

31. Nelson, JS, Majaaron, B, Kelly, KM. What is nonablative photorejuvenation of human skin? Semin Cutaneous Med Surg 2002;21:238–250

32. Zelickson, BD, Kilmer, SL, Bernstein, E, et al. Pulsed dye laser therapy for sun damaged skin. Lasers Surg Med 1999;25: 229–236

33. Fournier, N, Dahan, S, Barneon, G, et al. Nonablative remodeling: clinical, histologic, ultrasound, imaging, and profilometric evaluation of a 1540 nm ER:glass laser. Dermatol Surg 2001;27:799–806

34. Goldberg, DJ. Full-face nonablative dermal remodeling with a 1320 nm Nd:YAG laser. Dermatol Surg 2000;26:915–918

35. Bitter, PH. Noninvasive rejuvenation of photodamaged skin using serial, full-face intense pulsed light treatments. Dermatol Surg 2000;26:835–842

36. Bernstein EF, Ferreira M, Anderson D. A pilot investigation to subjectively measure treatment effect and side effect profile of nonablative skin remodeling using a 532nm, 2ms pulse duration laser. J Cosmet Laser Ther 2001;3:137–141

37. Carniol PJ, Farley S, Friedman A. Long pulse 532nm diode laser for nonablative facial skin rejuvenation. Arch Facial Plast Surg 2003;5:511–513

38. Goldberg DJ. Full face nonablative dermal remodeling with a 1320nm Nd:YAG laser. Dermatol Surg 2000;26:915

39. Tanzi EL, Williams CM, Alster TS. Treatment of facial rhytids with nonablative 1450nm diode laser: a controlled clinical and histologic study. Dermatol Surg 2003;29:124–128

40. Carniol PJ, Vynatheya J, Carniol E. Evaluation of acne scar treatment with a 1450nm midinfrared laser and 30% trichloroacetic acid peels. Arch Facial Plast Surg 2005;7:251–254

41. Ross EV, Hardaway C, Barnette D, Keel D, Paithankar DY. Nonablative skin remodeling with a 1450nm diode laser. J Cosmet Laser Ther. 2002 Mar;4(1):3-8

42. Manstein D, Herron GS, Sink RK, Tanner H, Anderson RR. Fractional resurfacing: a new concept for cutaneous remodeling using microscopic patterns of thermal injury. Lasers Surg Med 2004;34:426–438

43. Weiss, RA, Weiss, MA, Beasley, KL. Rejuvenation of photoaged skin: 5 years results with intense pulsed light of the face, neck, and chest. Dermatol Surg 2002;28:1115–1119

44. Weiss, RA, Goldman, MP, Weiss, MA. Treatment of poikiloderma of Civatte with an intense pulsed light source. Dermatol Surg 2000;26:823–827

45. Carniol PJ, Price J, Olive A. Treatment of telangiectasias with the 532-nm and the 532/940-nm diode laser. Fac Plast Surg 2005;21:117–119

46. Ruiz-Esparza, J, Gomez, JB. The medical face lift: A noninvasive, nonsurgical approach to tissue tightening in facial skin nonablative radio frequency. Dermatol Surg 2003;29:325–332, discussion 332

47. Hantash BM, Bedi VP, Chan KF, et al. Ex vivo histological characterization of a novel ablative fractional resurfacing device. Lasers Surg Med 2007;39:87–95

48. Tierney EP, Eisen RF, Hanke CW. Fractionated CO_2 laser skin rejuvenation. Dermatol Therapy 2011;24:41–53

49. Kotlus BS. Dual-depth fractional carbon dioxide laser resurfacing for periocular rhytidosis. Dermatol Surg 2010;36: 623–628

50. Henzeker CM, Weiss ET, Geronemus RG. Fractionated CO_2 laser resurfacing: our experience with more than 2000 treatments. Aesthet Surg J 2009;29:317–322

51. Tretti Clementoni M, Galimberti M, Tourlaki A, Catenacci M, Lavagno R, Bencini PL. Random fractional ultrapulsed CO_2 resurfacing of photodamaged facial skin: long-term evaluation. Lasers Med Sci 2013;28:643–650

52. Tretti Clementoni M, Lavagno R, Munavalli G. A new multi-modal fractional ablative CO_2 laser for wrinkle reduction and skin resurfacing. J Cosmet Laser Ther 2012;14:244–252

53. Longo C, Galimberti M, De Pace B, Pellacani G, Bencini PL. Laser skin rejuvenation: epidermal changes and collagen remodeling evaluated by in vivo confocal microscopy. Lasers Med Sci 2013;28:769–776

54. Chapas AM, Brightman L, Sukal S, et al. Successful treatment of acneiform scarring with CO_2 ablative fractional resurfacing. Lasers Surg Med 2008;40;381–386

55. Lee SH, Zheng Z, Roh MR. Early postoperative treatment of surgical scars using a fractional carbon dioxide laser: a splitscar, evaluation-blinded study. Dermatol Surg 2013;39: 1190–1196

56. Shamsaldeen O, Peterson JD, Goldman MP et al. the adverse events of deep fractional CO_2: a retrospective study of 490 treatments in 374 patients. Lasers Surg Med 2011;43:453–456

57. Campbell TM, Goldman MP. Adverse events of fractional carbon dioxide laser: review of 373 treatments. Dermatol Surg 2010;36:1645–1650

58. Avram MA, Tope WD, Yu T, Szachowicz E, Nelson JS. Hypertrophic scarring of the neck following ablative fractional carbon dioxide laser resurfacing. Lasers Surg Med 2009;41:185–188

21 非剥离性面部除皱

作者：Michelle G. Arnold，Brian J. F. Wong
翻译：丁 伟 审校：刘蔡钺

引 言

内在因素和外在因素均可导致老化的迹象出现。随着年龄的增长，内部组织发生缓慢而不可逆的变性，导致内在老化。外在因素也可称为光老化，主要是指紫外辐射[1]等一些因素对裸露皮肤的长期影响。光损伤的皮肤真皮乳头和真皮中上层含有弹性蛋白的原纤维积累，这一过程称为日光性弹力组织变性[2]。胶原蛋白占真皮成分的80%。它在形成网状过程中变得紊乱，并呈现出加速瓦解和改变结构的现象。在临床上，这些变化导致皮肤皱褶、皮肤松弛、皮肤变色和毛细血管扩张。吸烟会加速皮肤老化进程，导致皮肤松弛和产生皱褶的速度加快。擦皮法、化学剥离法以及激光换肤术是改善脸部整体形象的黄金标准剥离性整形疗法。这些剥离疗法导致表皮消失，并且刺激真皮[3]合成胶原蛋白。真皮疗法不会影响表皮，缩短了痊愈进程。为降低风险和减少患者痊愈时间，使人们对非剥离性技术用于面部嫩肤越来越感兴趣。

与剥离设备相比，人们更希望使用无创的、非剥离性疗法进行嫩肤[4]。非剥离性嫩肤的关键是避免对表皮造成损坏[5]。目前，非剥离性技术采用光学疗法、电疗法或声学疗法，将能量在真皮中传递，以便有选择地损坏真皮胶原蛋白，并刺激后续合成活性胶原蛋白，同时尽量保持表皮完整[6]。这些非剥离性设备的机械原理是在空间上有选择地造成热损伤。当达到胶原蛋白变性的临界温度60~65℃时，胶原蛋白立即收缩，并伴随炎症反应，进而导致新胶原蛋白延迟重组和加厚。不受控的加热可使更深层组织内温度升高，进而导致坏死性损伤、伤口不规则收缩、脂肪流失以及脂肪萎缩[7]。无独有偶，表面温度过度升高可能带来一级或二级烧伤，使非剥离性疗法失去优势。

用于非剥离性换肤的光学技术可分为三类：中红外激光器，定向真皮；可见光激光器，如脉冲燃料激光器（主要定向真皮脉管系统）；以及强脉冲光源（大概也定向真皮脉管）。强脉冲光源设备不是激光，它依靠不连贯的宽波段光源[4]。除激光系统外，无线电频率（RF）和超声装置也可用于非剥离性换肤。可用的非剥离性装置有多种（表21.1）。因治疗不同的范围、背景、措施的主观结果以及不断变化的商业景观，很难将这些装置进行比较。另外，根据皮肤的病理，例如皱纹、毛细血管扩张、皮肤变色等选择适用装置。许多非剥离性装置的主要优点是能够治疗暗色皮肤，而使用传统剥离擦皮疗法很难实现，因为存在色素沉着过度的风险。剥离疗法术后所需休息时间短、风险低，而其他疗法在治疗时会损伤表皮，因此在面部整形时，剥离疗法更受患者欢迎[8]。在大部分剥离治疗方法中，提倡系列化治疗方案，以获得缓慢的积累改进，最终的美容效果一般不会立即呈现，因为新的胶原蛋白沉积需花数月时间[9]。本章节总结了目前可用的常见非剥离性治疗装置及其机制。

光源系统

强脉冲光源

强脉冲光源系统（IPL）是指在宽波段范围

表 21.1 目前非剥离性面部嫩肤治疗装置列表 *

装置	定向	治疗深度	适应证
强脉冲光源[5, 10]	黑色素和血红蛋白（以及不同程度的水分）	角质层	色素异常和脉管肤色异常皮肤变色
1 100~1 800 nm IR（太阳神；酷蓝）[14~16]	真皮中的水分	1~5 mm	面部皮肤和颈部皮肤紧致
585 nm 脉冲燃料激光[5, 9, 25, 35]	血红蛋白、黑色素	400 μm	脉管病变、中度皱褶
1 064 nm Nd:YAG 激光[5, 8, 18]	黑色素、血红蛋白，以及水分（依次递减）	5~10 mm	色素沉着异常、脉管病变、中度皱褶
1 064 nm 短脉冲 Nd:YAG 激光（Medlite IV;Continuum）[5, 8, 18]	乳头处的水分和网状真皮层	5~10 mm	文身、色素病变皱褶
1 320 nm Nd:YAG 激光（CoolTouch;New Star 激光）[5, 8, 9]	真皮中的水分	100~400 μm	皱褶、痘疤
Lux Fractional 1 540 nm 激光（Palomar 医疗科技）[8, 24, 25]	水分	0.125~1.0 mm	表层皱纹和皮肤变色
飞梭（飞梭 Re:Store SR 1550; Solta 医疗）[24, 25]	水分	500~1 200 μm	日光角化病、瘢痕、皱褶和色素病变
单极射频（电波拉平 TC;拉玛吉）[2, 24, 30]	胶原蛋白	3~6 mm（视治疗末端大小和形状而定）	紧致皮肤、痘疤
双极射频[2]	胶原蛋白	两端电极中间	紧致皮肤、痘疤
双极射频和光能联合系统（奥罗拉 SR；赛诺龙医疗有限公司）[2]	胶原蛋白、水分、血红蛋白以及黑色素（视光能源）	4 mm	紧致皮肤、痘疤皮肤变色
超声除皱系统（Ulthera 股份有限公司）[33]	真皮深层或 SMAS（依赖传感器）	1.5~3~4.5 mm（依赖传感器）	整个面部嫩肤（紧致）

* 清单并不完整

缩写词：IR. 红外；Nd:YAG. 掺钕钇铝石榴石激光器；SMAS. 浅表肌肉腱膜系统；RF. 射频

（515~1 200 nm）释放非连续多色光的高强度光源。这些多色光经过滤器过滤获得选择性光热作用。选择性光热作用是指定向特定结构或组织而不损伤周围结构的能力。IPL 对色素和脉管病变有很好的疗效，但是对改善皮肤纹理和皱褶的效果欠佳。10 IPL 通过定位黑色素和血红蛋白达到改善色素异常和脉管肤色异常的疗效。IPL 的适应证有脱毛、面部毛细血管扩张、皮肤异色症、除疤以及面部嫩肤[5]。面部嫩肤一般包括 3~6 个系列疗程，间隔 3~4 周。术后无须休息，患者可即刻回归正常生活。色素病变患者术后 48 小时变黑，1 周内脱皮。IPL 常见副作用包括水肿、红斑、水泡和结痂。偶见副作用包括色素沉着过度和结疤[10]。

对皮肤来说，光波动力嫩肤是指使用 IPL 和光波动力（PDT）混合治疗，如氨基乙酰丙酸（ALA）[5]，尽管也可用激光激活此药物[11]。外源 ALA 结合激光（595 nm）激活用来治疗日光性角化病。临床使用诸如 IPL 等更宽波段和 ALA 对治疗皮肤癌症前期疗效很好，并且能改善日光损伤、斑驳的色斑、细纹、触觉粗糙和皮肤紧绷（图 21.1）[12, 13]。

1 100~1 800 nm 红外

太阳神（酷蓝）发出的光波宽，1 100~1 800 nm，多秒脉冲持续时间长[14]。水是本设备的发光团。因水吸收的局部峰接近 1 450 nm，

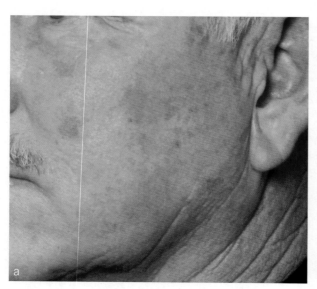
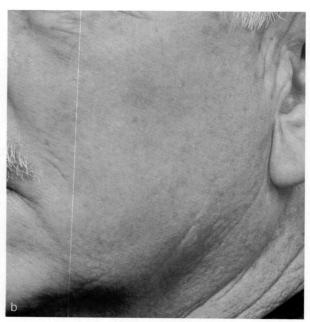

图 21.1　间隔 2 年使用 5-ALA 和 IPL 经过两个光波动力嫩肤疗程治疗的患者。a.治疗前；b.治疗后（照片来自 Deborah Atkin, MD.）

光波长为 1 400~1 500 nm 被过滤，以便降低整体能量吸收速度，提供一个更持久的整体均匀温度[15, 16]。在深度为 1~3 mm 的组织（主要是真皮）产生体积加热，在选定条件下，一些热传导深度为 5 mm[15]。以其他方式加热皮肤，会产生新的胶原蛋白，并重塑，导致皮肤收缩和紧致。本疗法适用的理想病患的皮肤松紧适中，想要紧致皮肤。也有患者报告皮肤结构得到改善，毛孔缩小了，并且新皱纹出现量减少了[17]。副作用包括出现临时红斑[15]。治疗对Ⅳ和Ⅴ 17 类型的暗色皮肤来说是安全的。

发光二极管

发光二极管（LED）发出较窄波段的低强度光，范围可能为紫外光到红外光。人们猜测 LED 发出的光能激活细胞受体，在特定 LED 模式下，调节细胞和亚细胞的功能。将 LED 设备制成平板，能同时治疗较大面积皮肤。LED 发出的波长为 590 nm 的光对肤色、结构和皱褶有很好的改善作用[8]。虽然很少发生并发症，但是一旦发生，就很难见到疗效。

激　光

脉冲燃料激光

脉冲燃料激光（PDL）发出黄光，并有选择地定向血红蛋白和黑色素。波长 585 nm 的 PDL 真皮穿透率为 50%，穿透深度约为 400 mm[9]。分布在真皮内的脉管丛使表皮免于受损。位于血管周围的纤维母细胞也被激活，导致新的胶原蛋白形成。研究证明褶皱也减少了，然而需要更多对照研究[3]。

1 064 nm Nd:YAG 激光器

1 064 纳米的红外光吸收的生色团包括黑色素、血红蛋白和水。这种激光一般用于治疗皮肤变色症和脉管病变[18]。这三种生色团在该波段对光的吸引力较弱，导致 Nd:YAG 1 064 nm 激光的穿透深度相对较深。由于脉冲持续时间长（一般用在毫秒频段），产生大量热，导致皮肤弥漫温度升高，进而将穿透深度甚至加深至 5~8 mm[8]。

相反，在纳秒脉冲频段，短脉冲 Nd:YAG 1 064 nm（Medlite IV；Continuum Biomedical）通过热扩散作用，带来较少损伤。这是首批用于非剥离性嫩肤治疗的激光器之一[5]。研究表明对 I 类褶皱改善率为 97%，而 II 类改善率 68%。其他研究表明经过对眶周和口周处多次治疗，可改善皮肤粗糙程度，并且在临床上看，对治疗皱纹也有较大改善[8]。

副作用包括红斑、紫癜以及色素过度沉着[9]。色素性病变的治疗中最常见的并发症是色素沉着过度[19]。

新款分馏装置，1 064 nm 短脉冲非剥离性 Nd:YAG 激光设备（Pixel QS Nd:YAG；阿尔玛激光设备有限公司）对治疗脸部、颈部和胸部的细纹和皱纹似乎很有效。该分馏装置焦距更长，在不损伤表皮的情况下，有更好的穿透力。有关就其长期疗效做更多研究[20]。

1 320 nm Nd:YAG 具有低温喷雾冷却系统的激光系统

1 320 nm 掺钕钇铝石榴石（Nd:YAG）激光系统（CoolTouch; New Star 激光）是首个可购买的系统，用来加热真皮[9]。胶原蛋白被认为是真皮中水分吸收光后，发热生成的。通过使用制冷剂冷却系统对表皮进行保护，并获得空间选择性凝固效果，这一点受到广泛研究[21-23]。不对表皮冷却，产生的并发症包括色素沉着过度和尖锥形麻痕[5]。经临床验证，多次治疗会对轻度、中度和重度褶皱有改善效果[8]。

另一款具低温喷雾冷却系统和反馈控制系统的 1 320 nm Nd:YAG 激光系统，可控制表面温度（CoolTouch II；New Star 激光），经临床验证对痘痕有改善效果。最新款具有 CSC 系统的 1 320 nm Nd:YAG 激光系统（CoolTouch III；New Star 激光）因采用预先冷却、术间冷却和术后冷却模式，改善了患者的痛感耐受性[8]。所有 CoolTouch 激光系列都在空间选择性加热基础上操作，旨在升高浅表温度，以获得热力损伤，同时使表皮温度保持在损伤临界以下。1 320 nm Nd:YAG 激光系统的临床适应证包括中度皱褶和痘痕，并且可用于所有类型的皮肤。面部嫩肤最初报道并不理想，但最近研究表明，临床对胶原蛋白沉淀和真皮的整体组织做了较大改善[3]。

Lux 1 540 nm 部分非剥离性激光

Lux 1 540 nm 激光［帕洛玛（Palomar）医疗技术］是掺铒激光：玻璃纤维激光使用极小的激光点，并伴有分离点模式。在该波段的光在皮肤中作为吸收媒介，其中水为主要的生色团。有效穿透深度可达 1 mm。该装置使用"冲压"法，每 10 mm 光点包含 100 个"小射束"或微光点[24]。一般手术中每个区域通过 2~3 个这种微光点。适用浅表皱纹和皮肤变色。多个疗程治疗，效果更佳[25]。

飞梭（Fraxel）

飞梭（Re:Store SR 1550；太阳神医疗）是 1 550 nm 掺铒激光系统，在治疗区域表面扫描微光点。这种创新技术在热损伤区域（纤维加热区），直径为 30~50 mm，类似网格，因此肉眼看不见。在激光分布区域创造非剥离性热损伤的同时，保持正常皮肤的干预区完整。预达到最佳疗效，需重复治疗。飞梭具有治疗暗色皮肤的潜力，并且术后炎症性色素沉着过度的风险较小[8, 26]。据报道，飞梭对日光化损伤、褶皱、痘痕以及皮肤变色的治疗非常有效，并且副作用小（图 21.2）[27]。美国食品与药物管理局（FDA）批准了以下病症的治疗：光化性角化病、瘢痕、换肤、色素性病变和眶周线。

飞梭 Re:Store Dual 激光系统在 1 550 nm 掺铒激光系统上增加了一个 1 927 nm 掺铥激光装置。1 927 nm 激光装置定向棕色色素变化，因此本装置对棕色色素沉着疗效更佳。研究结果表明这种混合激光系统在飞梭 Re:Store 装置上能够提供绝佳的疗效（图 21.3）。几家公司已经在治疗中将多个波长的激光综合在了一台设备上使用。据推测，一次性使用两种或多种激光波长具有生色团和（或）依靠水的吸收特征的潜力。这有利于创造非常独特的温度模式，定向多个真皮区域或大面积真皮中区域。

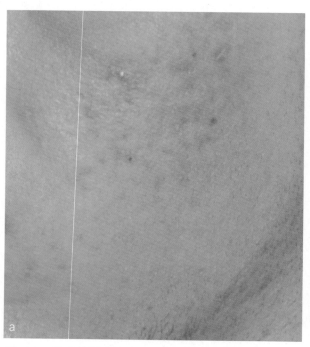
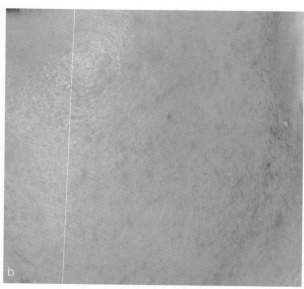

图 21.2　患者使用飞梭 1 550 nm 治疗面部痘痕。a. 治疗前；b. 3 个疗程治疗结束，2 个月后（照片来自 E. Victor Ross, MD. ）

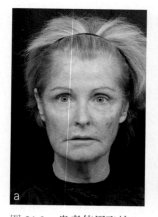
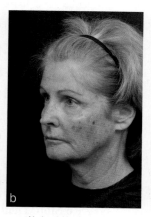
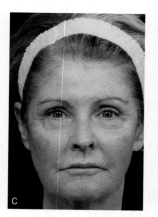
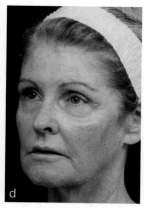

图 21.3　患者使用飞梭 Store Dual 激光系统治疗 3 个疗程。a. 治疗前，正面；b. 治疗前，侧面；c. 上一疗程结束 1 个月后，正面；d. 上一疗程结束 1 个月后，侧面（照片来自 Deborah Atkin, MD. ）

射 频

射频（RF）能量是 3 KHz 至 300 MHz 的电磁辐射。RF 与光学方法不同，RF 通过电极与组织间的电容性耦合能量工作。而激光依靠在组织间吸收和分散光产生的热工作。组织与电流阻抗，在组织内产生热量[4, 28]。表皮黑色素不吸收或其通过皮肤时没有任何不同于其他组织的电效应，因此本装置适用于所有皮肤类型[29]。一共形成了三种 RF 传输模式：单极、双极和部分传导[2]。

单极 RF 疗法使用电容耦合向真皮的受控深度传递能量，因此该疗法适用所有皮肤类型[1]。这种疗法使胶原蛋白直接收缩，皮肤紧致。随后，胶原蛋白重塑和重组，并形成新的胶原蛋白[1]。胶原蛋白在 65℃变性，但该临界点随加热速率和加热时间变化而改变。真皮加热温度为 65~75℃时，表皮的温度应为 35~45℃。这种真皮加热方式被认为使胶原蛋白变性，随后收缩使伤口愈合。研究表明单个疗程分多次治疗的患者和经多个疗程治疗的患者，其单次治疗或单个疗程的疗效均有改善[1]。单极 RF 设备的主要局限是治疗过程中的痛感，并且疗效中等。使用更大和更快的末端、更低的能量等级和分多次治疗，则治疗过程中的痛感会有改善[2]。适合本疗法的理想患者为轻度到中度起皱，并且有衰老的早期迹象的人[30]。禁忌包括植入式医疗设备，如心脏起搏器和除颤器；以及活跃的皮肤病，如自身免疫性疾病或胶原血管疾病[2]。

ThermaCool TC（Thermage 公司）使用单极射频，并结合制冷剂冷却，进行紧致皮肤，减少皮肤松弛，可用于使用类型的皮肤（图 21.4）。本设备于 2002 年受到 FDA 批准用于治疗眶周褶皱，2004 年用于治疗面部褶皱并于 2005 年用于治疗所有褶皱[31]。据报道，使用本设备最让人头痛的并发症是脂肪萎缩，但是能够改进[4]。新的算法已将本设备改进，减少了如延迟性脂肪萎缩等负面并发症。目前使用该设备强调单疗程分多次治疗，使用更大治疗末端，并且单次治疗使用更低的能量[24]。Thermage 系统有三个组成部分：发生器、制冷单元和连接至一次性治疗末端的手持件。使用治疗末端内部的脉冲制冷剂喷雾进行术前预冷却、术中平行冷却和术后冷却。这避免了电流传递时表皮受到热损伤。末端的微处理器监控电压、电流和皮肤温度。治疗前使用耦合流，以保持与皮肤表面完全接触。治疗末端必须与皮肤表面完全接触，并且治疗末端探测到的皮肤温度不得过高，以传递脉冲。可能需要麻醉块并口服止痛药，以治疗过程中的疼痛。真皮温度可能升高至 65~75℃，通过使用制冷剂冷却使表皮温度保持在 40℃。若不适度升高真皮温度，则在临床上看不到明显的改善。同时在该皮层过度加热可导致腐蚀、萎缩、瘢痕或肤色变化[31]。很多患者称有延迟效果出现，应将治疗机制和可能出现的结果预先告知患者，防止当皮肤紧致延迟时患者因达不到预期效果出现失望的情绪[24]。

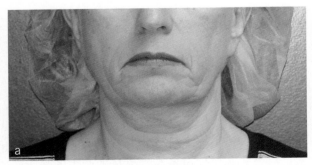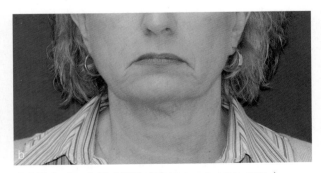

图 21.4　经 ThermaCool 单独治疗的患者。a. 治疗前；b. 治疗结束后 3 个月（照片来自 Deborah Atkin, MD.）

Pelleve（艾尔曼国际有限公司）与其他单极 RF 设备的区别在于它的能量供应是持续的，因为在治疗区域电极的运动是连续的。因此能够缓慢加热，若操作适当，使治疗过程无痛并且疗效佳[7]。每个选择治疗区均进行多次治疗，每次治疗均将整个治疗区持续加热至临界温度。预达到预期疗效，可能需进行三个疗程。

单极 RF 与双极 RF 的主要区别在于配置：双极 RF 在治疗区有两个有源电极，彼此间有小段距离，电流从中流过。因双极设备中，电流流经更小体积的组织，与单极设备相比需要较少电流[32]。双极 RF 系统的主要局限是与单极 RF 相比穿透深度更小；然而，它能更好地控制能量传递，带来的痛感更轻[2]。双极 RF 设备通常使用基于光的科技，称为电光协同（ELOS），以克服穿透深度小的局限。双极设备使用的另一系统是可控吸入式电热刺激技术（FACES），该系统在皮肤上安置一真空装置，以控制电场分布。

ELOS 系统使用光能的协同作用，将目标组织预热，通过光热原理降低组织阻抗，这被认为能使目标组织更易接受 RF 治疗。使用最广泛的 ELOS 系统是那些使用 RF 和 IPL、二极管激光器或红外光的系统。光学元件也可定向成纤维细胞、血管和皮肤变色[2]。

FACES 系统使用真空装置将皮瓣吸入至预设定深度，使 RF 能量穿透的深度大于单极或双极设备。仅对真空端电极间的组织进行处理，以使用较少的能量就可获得更好的疗效、痛感更轻并且副作用更少[2]。

结合 RF 和光能系统和 FACES 的双极设备的适应证包括：面部皮肤松弛和皱褶、脉管病变和色素病变、痘痕、脱发和脂肪团[2]。

可通过电极或微针束传递分段式 RF（FRF）。RF 能量在带正电和负电的电极和针之间传递，这样每对电极或电针形成一个双极 RF 电流。FRF 设备对治疗皱褶和面部皮肤松弛具有安全、耐受和有效的优点。最常见的副作用是出现瞬态红斑和水肿。患者的不适感不强烈，可通过术前局部使用麻醉霜缓解[2]。

超声波

最近，将超声波能量引入到了面部嫩肤的非剥离性医疗设备。超声波除皱系统包括动力单元、中央处理器和控制器、带有四个可互换的双功能传感器的手持件。该手持件使用高分辨率的超声波扫描术对定向面部解剖学 8 mm 深度进行清晰成像。接着，位于持续件的传感器将聚焦的超声能量传递到具体部位，达到分子间振动和生成热的效果。可根据治疗深度选择合适的手持件和传感器，眼周较薄的组织采用浅表深度治疗，或对深真皮层或浅表肌腱膜系统（SMAS）层采用更深层治疗[33]。热度超过 60 ℃足以使胶原蛋白变性，并在造成不同区域的凝固性坏死[34]。在定向区造成热损伤区或热凝固点。设备每加热一次造成一行长约 25 mm 的凝固线，包含 17~22 个热凝固点。凝固线彼此平行，间隔约 3 mm，形成网格状凝固点，阻碍了未治疗区组织，形成分段样式[33]。

该疗法的理想病症为轻度到中度皮肤松弛和轻度脂类分解。而对皮肤重度松弛、下颚重度下垂、重度脂性凋亡或颈阔肌带下垂的疗效甚微。该治疗过程会导致患者不适，仅表面麻醉可能还不足够。副作用包括轻度红斑和水肿。可看到暂时出现白水疱，首要原因可能是真皮损伤，次要原因才能是皮肤耦合不当。它们表面都使用了类固醇，不会带来长期影响。记录中有临时性麻痹现象。不同的患者疗效不同，有的疗效显著，有的疗效不明显。总体上，患者普遍对疗效满意，满意度达 95% 以上（图 21.5）[33]。

小 结

现如今，光学、电学和声学技术已被用来向皮肤离散部位传递能量，以产生热能。合理的设备设计可使皮下温度升高，而避免表皮层受到较大的热损伤。整体上将这些设备称为非剥离性技术。尽管非剥离性设备与剥离技术产生的临床效

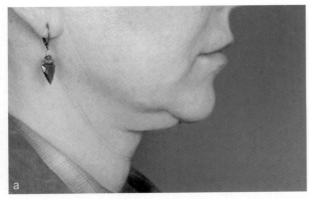 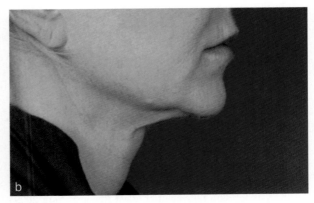

图 21.5　患者正接受超声波除皱治疗。a. 治疗前；b. 治疗结束后 3 个月（照片来自 James Ridgeway, MD.）

果不同，但是那些寻求美容并尽快痊愈的患者的首选。随着新的设备出现，消除了之前的不足之处并给患者带来更好的疗效，非剥离性设备的市场和技术价值与日俱增。尽管非剥离性面部嫩肤成功的关键在于对患者的选择、患者期望值的管理以及哪些部位需要改善的理解，该技术对不同的患者疗效不同。

参考文献

1. el-Domyati M, el-Ammawi TS, Medhat W, et al Radiofrequency facial rejuvenation: evidence-based effect. J Am Acad Dermatol 2011;64(3):524–535

2. Lolis MS, Goldberg DJ. Radiofrequency in cosmetic dermatology: a review. Dermatol Surg 2012;38(11):1765–1776

3. Williams EF, 3rd, Dahiya R. Review of nonablative laser resurfacing modalities. Facial Plast Surg Clin North Am 2004;12(3):305–310, v

4. Atiyeh BS, Dibo SA. Nonsurgical nonablative treatment of aging skin: radiofrequency technologies between aggressive marketing and evidence-based efficacy. Aesthetic Plast Surg 2009;33(3):283–294

5. Goldman MP. Cutaneous and Cosmetic Laser Surgery. Philadelphia: Mosby Elsevier; 2006

6. Doherty SD, Doherty CB, Markus JS, Markus RF. A paradigm for facial skin rejuvenation. Facial Plast Surg 2009;25(4):245–251

7. Stampar M. The Pelleve procedure: an effective method for facial wrinkle reduction and skin tightening. Facial Plast Surg Clin North Am 2011;19(2):335–345

8. Kim KH, Geronemus RG. Nonablative laser and light therapies for skin rejuvenation. Arch Facial Plast Surg 2004;6(6):398–409

9. Hardaway CA, Ross EV. Nonablative laser skin remodeling. Dermatol Clin 2002;20(1):97–111, ix

10. Fodor L, Carmi N, Fodor A, Ramon Y, Ullman Y. Intense pulsed light for skin rejuvenation, hair removal, and vascular lesions: a patient satisfaction study and review of the literature. Ann Plast Surg 2009;62(4):345–349

11. Goldman MP, Weiss RA, Weiss MA. Intense pulsed light as a nonablative approach to photoaging. Dermatol Surg 2005;31(9 Pt 2): 1179–1187; discussion 1187

12. Ruiz-Rodriguez R, Lopez-Rodriguez L. Nonablative skin resurfacing: the role of PDT. J Drugs Dermatol 2006;5(8): 756–762

13. Shamban AT. Current and new treatments of photodamaged skin. Facial Plast Surg 2009;25(5):337–346

14. Carniol PJ, Dzopa N, Fernandes N, Carniol ET, Renzi AS. Facial skin tightening with an 1100-1800 nm infrared device. J Cosmet Laser Ther 2008;10(2):67–71

15. Bunin LS, Carniol PJ. Cervical facial skin tightening with an infrared device. Facial Plast Surg Clin North Am 2007;15(2): 179–184, vi

16. Carniol PJ, Farley S, Friedman A. Long-pulse 532-nm diode laser for nonablative facial skin rejuvenation. Arch Facial Plast Surg 2003;5(6):511–513

17. Chua SH, Ang P, Khoo LS, Goh CL. Nonablative infrared skin tightening in Type IV to V Asian skin: a prospective clinical study. Dermatol Surg 2007;33(2):146–151

18. Lee YB, Kang NH, Eun YS, et al. Effects of long-pulsed 1,064-nm neodymium-doped yttrium aluminum garnet laser on dermal collagen remodeling in hairless mice. Dermatol Surg 2012;38(7 Pt 1):985–992

19. Goel A. Clinical applications of Q-switched NdYAG laser. Indian J Dermatol Venereol Leprol 2008;74(6):682–686

20. Luebberding S, Alexiades-Armenakas MR. Fractional, nonablative Q-switched 1,064-nm neodymium YAG laser to rejuvenate photoaged skin: a pilot case series. J Drugs Dermatol 2012;11(11):1300–1304

21. Anvari B, Tanenbaum BS, Hoffman W, et al. Nd:YAG laser irradiation in conjunction with cryogen spray cooling induces

deep and spatially selective photocoagulation in animal models. Phys Med Biol 1997;42(2):265–282

22. Hoffman WL, Anvari B, Said S, et al. Cryogen spray cooling during Nd:YAG laser treatment of hemangiomas. A preliminary animal model study. Dermatol Surg 1997;23(8):635–641

23. Kelly KM, Nelson JS, Lask GP, et al. Cryogen spray cooling in combination with nonablative laser treatment of facial rhytides. Arch Dermatol 1999;135(6):691–694

24. Ross EV. Nonablative laser rejuvenation in men. Dermatol Ther 2007;20(6):414–429

25. Cohen SR, Henssler C, Johnston J. Fractional photother-molysis for skin rejuvenation. Plast Reconstr Surg 2009; 124(1):281–290

26. Clark CM, Silverberg JI, Alexis AF. A retrospective chart review to assess the safety of nonablative fractional laser resurfacing in Fitzpatrick skin types IV to VI. J Drugs Dermatol 2013;12(4): 428–431

27. Wanner M, Tanzi EL, Alster TS. Fractional photothermolysis: treatment of facial and nonfacial cutaneous photodamage with a 1,550-nm erbium-doped fiber laser. Dermatol Surg 2007;33(1):23–28

28. Sukal SA, Geronemus RG. Thermage: the nonablative radiofrequency for rejuvenation. Clin Dermatol 2008; 26(6): 602–607

29. Edwards AF, Massaki AB, Fabi S, Goldman M. Clinical efficacy and safety evaluation of a monopolar radiofrequency device with a new vibration handpiece for the treatment of facial skin laxity: a 10-month experience with 64 patients. Dermatol Surg 2013;39(1 Pt 1):104–110

30. Abraham MT, Vic Ross E. Current concepts in nonablative radiofrequency rejuvenation of the lower face and neck. Facial Plast Surg 2005;21(1):65–73

31. Polder KD, Bruce S. Radiofrequency: Thermage. Facial Plast Surg Clin North Am 2011;19(2):347–359

32. Elsaie ML, Choudhary S, Leiva A, Nouri K. Nonablative radiofrequency for skin rejuvenation. Dermatol Surg 2010; 36(5): 577–589

33. Brobst RW, Ferguson M, Perkins SW. Ulthera: initial and six month results. Facial Plast Surg Clin North Aam 2012;20(2): 163–176

34. White WM, Makin IR, Barthe PG, et al. Selective creation of thermal injury zones in the superficial musculoaponeurotic system using intense ultrasound therapy: a new target for noninvasive facial rejuvenation. Arch Facial Plast Surg 2007;9(1):22–29

35. Lloyd JR. Effect of fluence on efficacy using the 1440 nm laser with CAP technology for the treatment of rhytids. Lasers Surg Med 2008;40(6):387–389

22 面部美容中的神经调质

作者：Natalie H. Attenello，Mike C. Sheu，Corey S. Maas
翻译：丁 伟　审校：刘蔡钺

引 言

过去几十年中，在面部复原手术中，肉毒菌神经调质（BoNT）使用指数增长使其成为面部美容手术中最有效，或者说非常有效的药物。使用注射性生物活性剂，如神经调质及皮下填充剂，彻底改变了面部美容治疗方式，越来越多的客户选择非手术性，以及最小限度入侵性的面部复原。2012 年，共计 3 257 917 例肉毒菌注射，在美国已成为最普遍的非手术性美容方式[1]。虽然，2002 年，BoNT 首次获得美国食品和药物管理局（FDA）对美容适应证的审批，但肉毒毒素在美容及医疗中的使用早先于 FDA 对美容应用的申请与批准[2, 3]。

20 世纪 80 年代，圣弗朗西斯科的一位眼科医师，艾伦斯科特博士首次探索使用肉毒毒素，选择性地放松小鸡动物模型的眼外肌。经过持续的研究，至 1989 年，肉毒毒素获批成为命名为 Oculinum 的药物（出售给位于加拿大欧文的一家小型眼科公司，Allergan 公司，后期更名为 Botox），治疗斜视及眼部肌无力。在治疗应用中，人们意外发现其可带来美容效果，最后，在 2002 年，获得 FDA 审批，命名为 Botox Cosmetic（Allergan 公司），用于改善重度眉间皱纹。当有想法的一些医生开始探索选择性神经肌肉萎缩的其他领域时，onabotulinumtoxinA 的临床应用范围已得到扩大。其他几种基于神经调质的肉毒毒素也已获得 FDA 审批（表 22.1），分别是：Dysport（abbootulinumtoxinA，也称为 Azzalure，伊普森制药公司）（2009 年），Xeomin（incobotulinumtoxinA，麦氏制

药公司）（2011 年 7 月）。另外，2000 年，onabotulinumtoxinB，Myobloc（rimabotulinumtoxinB，Solstice 神经科学公司）获得审批治疗颈部肌张力障碍。除了注射形式的 BoNT，A 型 BoNT 的外用制剂（RT001，Revance 治疗公司）已提交治疗眼角鱼尾纹的第 3 阶段临床试用数据。

本章回顾目前在面部美容及复原中 BoNT 临床应用的药理、制备、相关解剖及技术。

表 22.1　肉毒菌神经调质

1. A 型肉毒毒素
a. Botox
b. Dysport
c. Xeomin
2. B 型肉毒毒素
a. Myobloc

药 理

肉毒毒素是由厌氧革兰阳性菌，即肉毒杆菌产生的一种蛋白质。最初，由于摄入大量含肉毒梭菌食物导致肉毒中毒，因此被作为一种毒素，而现在，考虑到术语毒素的含义，更为恰当地将其描述为神经调质（服用不适当剂量时，大部分药物均可认为为毒素）。BoNT 在自然中为一种二肽，具有七种不同的血清（A-G）。每种血清具有不同的组合形式，可裂解负责乙酰胆碱活性转移至神经突触裂口的特定蛋白[4]。七类血清中，A 型 BoNT 临床相关性较强，可裂解一种突触前膜蛋白，SNAP-25，以抑制乙酰胆碱囊泡在肌肉神经接点融合。B 型 BoNT 可裂开乙酰胆碱囊泡膜上蛋白链的另一部分，VAMP，这也是 BoNT

共同的生物化学特征。抑制膜融合，随后在肌肉神经接点释放乙酰胆碱，产生肌肉神经阻断效果，引起突触后肌肉不同程度松弛性麻痹。通过该松弛及放松肌肉的阻断机制，缓解令人讨厌的面部皱纹及表情。但该效果并不长久，因为当轴突出芽形成新的神经肌肉接点时，神经肌肉活动将会得到恢复。

药物制备

BoNT 为包装的真空干燥制剂（Botox，50 或 100 U），或者冻干制剂（Dysport，300 U，以及 Xeomin，100 U）。根据包装说明书，应在 0~8℃温度下冷藏（除了 Xeomin，可在 25℃下储存）。该药物需重新悬浮为注射液体。厂商建议使用无菌，无添加防腐剂的生理药水（0.9% 的氯化钠）。所添加的生理盐水含量因供应者而异，但患者需了解，治疗效果取决于注射单位总数，而非总容量[5]。由于 BoNT 的脆弱性，Botox 药瓶具有真空密封，以将生理盐水拉入，而非强制性的注射入容器内。注射生理盐水时存在真空，如果药瓶未将生理盐水拉入容器内，药瓶的无菌性将受到影响。Dysport 或 Xeomin 包装均无真空密封，通过缓慢注射生理盐水，以保持蛋白质量。缓慢摇晃药瓶后，需要一支小型计量注射针提取该再造药物。避免接触药瓶壁造成的钝针，否者注射将更痛苦。

Myobloc pH 为 5.6，呈酸性溶液，其他三种粉末制剂为 pH 中性，同时，临床试用已表明注射 Myobloc 时，疼痛感明显增加[6, 7]。另外，Xeomin 为裸露蛋白，无其他络合蛋白，如可减少抗体形成的血球凝集素[8]。

药物的效能及再造

三种常用及获得 FDA 审批的 A 型 BoNT（Botox，Dysport，以及 Xeomin）为包装的干燥粉末制剂，需要进行再造。再造是描述干燥药物转换为液体的首选术语，而"稀释"或"稀释的"不够准确，当描述药力较小的药物制备时，容易造成混淆和困惑。Botox，Dysport 以及 Xeomin 测量"单位"（U）为厂商指定的专有生物测定单位，来源于最初的小鼠研究。一单位 A 型 BoNT 等于通过腹膜内注射小鼠致命剂量的 50%（LD50）。

因此，最优单位剂量也因品牌的不同而不同，了解之间的差异非常必要。Botox，Dysport 以及 Xeomin 的再造有许多方法，由于在美国及全世界的市场上均可买到，在某些情况下，再造方法与每种药物的特定生物活性或"效能"相关。一些专家认为剂量比率无相关性，并且不能比较或创造效能与剂量的相关比率，这种看法似乎不具备一致性，因为公司提供的每个药瓶具有 FDA 规定并审批的"单位"编号，并且每种药物必须一致[9, 10]。因此，如果仔细检查特别是对照研究中的结果测定，任何药物的效能相关比率可能降低。不同比率的主要原因是许多临床医生对一种药物的舒适度不同，以及当使用其他药物时的起始点不同。对于准确的 Botox 和 Dysport 效能比率，暂无明确的统一说法，大部分人认为是 2.5~3 U Dysport 和 1 U Botox，1~3 U Xeomin 和 1 U Botox[11~15]。

在第一作者（C.S.M）的实践中，再造每药瓶总单位量的 Botox，Dysport 以及 Xeomin，提取提前设置的容量，并在合适的温度下储存。在带有 0.5 或 0.3 mL 31− 剂量注射针的胰岛素注射器中提取 BoNT 药物。集成针筒的优势在于没有可藏任何废弃物的卢亚锁注射器中心区域，因为注射器带有针头，而活塞用于排除注射器中所有液体。虽然中心区域液体损失很小，但如果药物浓缩度非常高，则任何常规浪费的药滴无经济有效性。

通常，用于药物再造的稀释液容量分别为，Botox 和 Xeomin 为 1~4 mL/100 U，大多数人使用 2~2.5 mL；Dysport：1.5~3/300 U[8]。在第一作者的实践中，采用 2.0 mL 无菌，不含防腐剂的生理盐水再造 100 U Botox 或 Xeomin，可产出

5 U/0.1 mL。采用 1.5 mL 无菌，不含防腐剂的生理盐水再造 300 U Dysport，可产出 20 U/0.1 mL。厂商采用胰岛素单位对胰岛素注射器进行测定及标注。10 胰岛素单位等于 0.1 mL。对于 Botox 和 Xeomin，在 50 胰岛素单位注射器（0.5 mL 注射器）增加提取量 0.2 mL 和 0.4 mL，则等于 10 U 和 20 U。对于 Dysport，在 30 胰岛素单位注射器（0.3 mL 注射器）增加提取量 0.15 mL 和 0.3 mL，则等于 30 U 和 60 U。该注射器为第一作者最常用的单位量，需要时，提前设置的注射器的小部分可作为小单位量。

技　术

从业经验及个体化治疗计划将决定每位患者的适当剂量。由于每位患者反应不同，因此，对每个患者，第一作者首先在每个目标位置使用相同单位量。在随后的治疗访问中，评估最初反应，同时针对患者的反应，定制个体化治疗方案。BoNT 的记录发作时间约为 3 天，作用持续时间约为 3 个月。但最新研究表明，发作及效能程度因配制不同而不同。对照研究比较了 Botox 和 Dysport 对中度到重度眼外侧皱纹的治疗，结果表明，第 2 天与第 6 天，Dysport 的疗效更好[9]。最近研究及报告指出，与 Botox 相比，Xeomin 作用发作时间更短。关于作用持续时间，最近第一作者所作的初步研究表明，Xeomin 的作用持续时间与剂量相关，可长达 7 个月。明确 Xeomin 及其他 A 型 BoNT 是否可成为长效的神经调质需要更进一步的研究。相反，与 A 型 BoNT 制剂相比，Myobloc 的作用持续时间更短[6, 7]。

掌握面部美容中 BoNT 的使用之前，需对面部肌肉解剖（图 22.1）有全面的了解。虽然可采用多种技术，但毋庸置疑的是，可以通过在肌肉

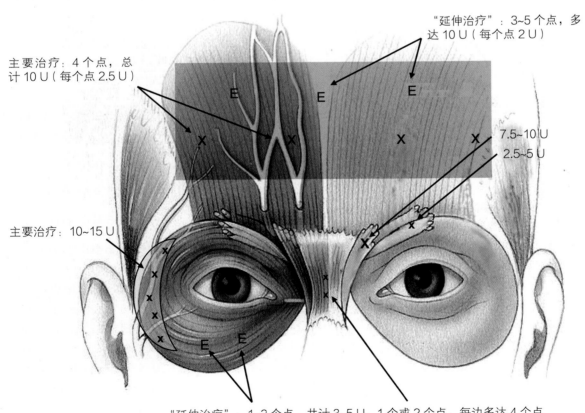

图 22.1　上脸部解剖，标注建议注射点及剂量

群的适当位置中注入最小剂量实现最佳效果。但考虑到扩散效果及良好的安全性，注射点及剂量的变化并未显示，影响患者满意度。了解肌肉具体位置以及肌肉动作（如眉毛位置对抗肌—原动肌的许多动作，见图 22.1）的功能相关性非常重要。通过了解面部解剖，可利用 BoNT 治疗皱纹，重塑或软化相关特定面部特征，如皱眉、生气或衰老。

病　历

注射前，在最初访问时应获得所有的病历信息。应记录过敏症及药物，如果有任何抗凝作用形成，则劝告患者瘀伤风险将提高。在患者理解风险，益处，预期效果及 BoNT 替代药物，或任何其他治疗后，应获得口头及书面同意。对任何配制成分（A 型 BoNT，氯化钠，人血白蛋白）的过敏症及超敏性是 BoNT 治疗的禁忌证。应指出神经退行性病变及神经肌肉障碍，因为这两类疾病同样是 BoNT 治疗的绝对典型禁忌证。怀孕或哺乳的患者不应接受治疗，关于这类患者的研

究还未进行。患者及治疗提供者等应注意任何预先存在的眼睑或眉毛下垂，如果已对其恶化风险进行介绍与讲解。虽然精确注射技术可最大限度降低风险，但下垂恶化的可能性依然存在。

身体检查

重点检查面部情况，指出并与患者讨论预先存在的皱纹、沟纹以及不对称情况。身体检查也是一个适当了解患者的治疗预期效果的机会。请患者最大程度收缩目标肌肉群，如眉间肌、皱眉肌、额肌、眼轮匝肌及颈阔肌，临床评估 BoNT 治疗后可合理预期的改善程度。

相关解剖

对于成功持续改善高动力皱纹及整体面部美容，深入了解面部肌肉解剖非常关键。初始治疗建议剂量以及第一作者在初始治疗采用的剂量总结如下（表 22.2）[19]。

表 22.2　建议治疗区域

治疗区域	目标肌肉	初始剂量范围（BU，DU）（每边同分布）	第一作者初始时采用的剂量范围（BU，XU，DU）（每边同分布）
眉间皱纹	皱眉肌，降眉间肌，降眉肌，眼轮匝肌，额肌	20~40 BU，60~120 DU	20 BU，25 XU，60 DU
眼眶外侧区域	眼轮匝侧肌	10~30 BU，30~90 DU	20 BU，25 XU，60 DU
水平额头线	额肌与降眉间肌，皱眉肌，眼轮匝肌交叉部分	15~30 BU，45~90 DU	10 BU，15 XU，60 DU
鼻背皱纹	鼻肌，降眉间肌	2~5 BU，6~15 DU	2~3 BU，2.5 XU，6~9 DU
口周皱纹	口轮匝肌	4~10 BU，12~30 DU	4~6 BU，5~8 XU，12~18 DU
嘴角纹	颈阔肌	6 BU，18 DU	6 BU，7.5 XU，18 DU
微凹下巴	颏肌	2~8 BU，6~24 DU	2~5 BU，3~6 XU，6~15 DU
阔肌带	阔肌	10~40 BU，30~120 DU	每带：10 BU，13 XU，30 DU
眉外侧抬高	眼轮匝肌上外侧部分	7~10 BU，21~30 DU	7~10 BU，9~13 XU，21~30 DU
咬肌肥大	咬肌	20~40 BU，60~120 DU	20 BU，26 XU，60 DU
面部不对称	面部表情肌	初始时，所需区域：10 BU，30 DU	所需区域：10 BU，13 XU，30 DU
弗莱综合征	皮下组织	所需区域：20 BU，60 DU	所需区域：20 BU，26 XU，60 DU

BU. Botox 单位；XU. Xeomin 单位；DU. Dysport 单位

眉间纹

眉间纹（皱眉纹）包括眉根中间线处的降眉间肌和成对的皱眉肌。虽然降眉间肌作为眉降肌影响有限，但很容易使鼻子产生褶皱，长期活动可在眉根处产生深深的水平沟纹（图22.2）。在眉根区域1个或2个点上注射3~5 U Botox/Xeomin 或同等量 Dysport，可有效降低患者降眉间肌活性（图22.1）。

皱眉肌与额肌交叉，又与降轮匝肌水平交叉，因此不易辨认[16]。大部分患者的皱眉肌与眉的位置一致，同时，皱眉肌主导活动将导致垂直眉间沟纹的产生（图22.3）。最优处理方式为在眉毛杆头处的皱眉肌注射大部分剂量。我们在此区域每边使用 7.5 U Botox/Xeomin 或同等量 Dysport，同时在每侧面使用 2.5 U Botox/Xeomin 或同等量 Dysport，治疗皱眉肌以及水平位置的眼轮匝肌横向纤维不足。注射位置为眉毛水平位置或其附近位置，特别是如果皱眉肌已经下垂（如因老化引起的眉下垂）。为避免额肌中上部注射过多，建议夹捏指间肌肉，帮助精确注射。

框外侧区域

侧眶缘神经调节涉及眼轮匝肌选择性化学性去神经。突出眼轮匝肌外侧部分非常关键，因为该部分肌肉作为括约肌，其上下腔在侧眶缘处结合，形成水平面肌力矢量。因此，该区域治疗可缓解眼眶上下位置的垂直干纹。眼轮匝肌 BoNT 治疗主要关注鱼尾纹，但眼轮匝肌也是最强大的眉降肌，通过神经调节可有效重塑眉及上脸部分[17, 18]。因此，框外侧区域美容治疗应考虑高动力性皱纹及眉重塑。

虽然在侧眉缘处限制单点剂量可更有助于抬高眉的位置，但也应记住，整个外侧眼轮匝肌负责降低眉的位置，如第一作者往期论文中所述[17, 18]。治疗如此强大的降肌可对眉的位置产生重大影响。相反，在此区域使用少量制剂可有效弱化眼眶上下高动力性皱纹。在我们的试验中，当在眶缘外侧直接采用皮下注射时，未发现 BoNT 对眼外肌肉及眼睑提升肌产生不良影响。

框外侧区域的开始剂量范围为每边 10 U Botox/Xeomin 或同等量 Dysport。在我们的试验中，剂量达到 20 U Botox/Xeomin 或同等量 Dysport 时，患者感觉很舒适，同时对括约肌功能无影响。从外侧眉至横向皱纹下部范围（图22.1），呈半月形状，每隔 1cm 处注射少量制剂（2.5 U Botox/Xeomin 或同等量 Dysport）。眼眶下部区域至泪沟区域的干皱皮肤很容易去除；但注射时应小心仔细，因为该注射点较低，可引起嘴不对称。最后，为减少瘀伤，血管附近注射时，应注意稀薄的眼周皮肤与表浅血管。

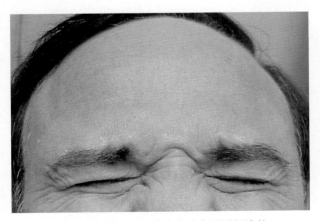

图 22.2　降眉间肌活动造成水平眉间沟纹

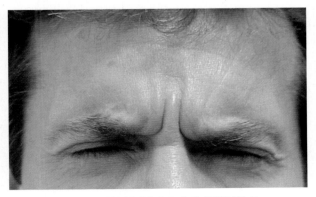

图 22.3　皱眉肌活动造成垂直眉间沟纹

前 额

额肌是唯一的眉提升肌，可在前额形成水平纹线。虽然看起来需要治疗所有可见皱纹，但额肌过多注射可导致严重的眉下垂（图22.4）。但是，在治疗产生的长期不活动后，前额皮肤可自行重塑，适当精确注射BoNT后，前额可变得光滑，并且不造成眉下垂。相反，如果不处理侧额肌，侧额肌任意单独紧缩将导致斯波克式的前额变形（图22.5）。均匀注射适量制剂是治疗前额的最佳方式，可均匀弱化皱纹，同时，不会造成眉位置异常。对于前额的治疗，第一作者在水平方向均匀分布的4~5个点分别注射2~2.5 U Botox/Xeomin或同等量Dysport（总计10 U Botox/Xeomin或同等量Dysport）。首先在前额中间进行注射，然后在发际线下水平向上延伸（图22.1），以治疗该区域的皱纹。对延伸区域（图22.1）进行治疗可使用同样的仅通过帽状腱膜处理的剂量策略，感觉就像轻柔快速插入注射针。

鼻背的鼻皱纹

鼻内肌是鼻子的固有肌肉，垂直部分在鼻道上产生了横纹（"兔子线"）。这些线总共有2~3 U的肉毒素/肉毒杆菌素或者相当于鼻肌两边的丽舒妥。应该注意避免侧注射，因为这可能导致上唇不对称。

口周皱纹

从历史上来看，填充剂和表面重修（化学和激光）一直是口腔唇线的主要治疗手段，仍然是主要治疗手段。这些动态的线条，通常被称为吸烟者的线条，是由双光肌的光老化和口轮匝肌的重复肌肉作用产生的。这位资深作者将这些线用4~6 U的肉毒素/肉毒杆菌素或等效的丽舒妥（图22.6）放置在上唇和下唇朱红色边界上，用在多个小的等份的部分。在这一领域增加剂量将会有严重的功能问题，例如口语无能和构音障碍等问题。

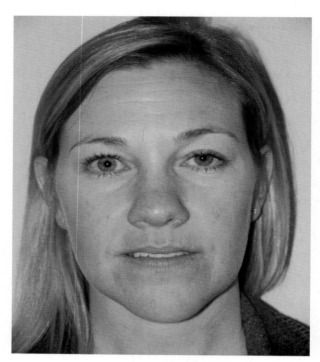

图22.4　注射A型BoNT后，左眼睑下垂

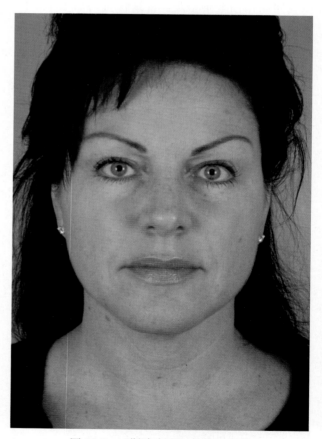

图22.5　"斯波克式"的前额变形

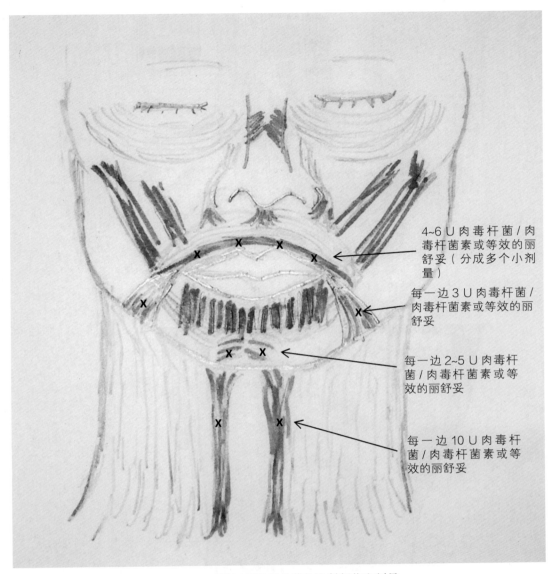

4~6 U 肉毒杆菌 / 肉毒杆菌素或等效的丽舒妥（分成多个小剂量）

每一边 3 U 肉毒杆菌 / 肉毒杆菌素或等效的丽舒妥

每一边 2~5 U 肉毒杆菌 / 肉毒杆菌素或等效的丽舒妥

每一边 10 U 肉毒杆菌 / 肉毒杆菌素或等效的丽舒妥

图 22.6　下脸解剖显示推荐的注射部位和剂量

嘴角纹

降口角肌是由下颌骨的斜线形成的，它与颈阔肌相连，并在口腔部与轮匝肌相接（图 22.6 和图 22.7）。随着时间的推移，这种肌肉的慢性收缩形成了褶皱或嘴角纹。这可以用降口角肌注射治疗。在鼻唇沟与下颌骨相交处，每侧都有一个单独的 3 U 肉毒杆菌，在大约 1 cm 的下颌骨里面和侧边做相对应的注射治疗，可以减弱这些线条。但必须要避免无意中注射到唇降口角肌，那会导致流口水和下唇失禁。

凹陷的下巴

颏肌的过度活动会导致下巴上的皮肤变凹陷或长出皱纹（图 22.6 和图 22.8）。颏肌起源于下唇下方的下颌骨并在下唇下面进入皮肤。这可以用一剂 2~3 U 肉毒杆菌素来治疗，或在下巴突出部位注射肉毒杆菌有同样的效果，同时配合着按摩肌肉。再一次，我们应该避免在这个区域或下唇方肌不小心注射成下唇抑郁。

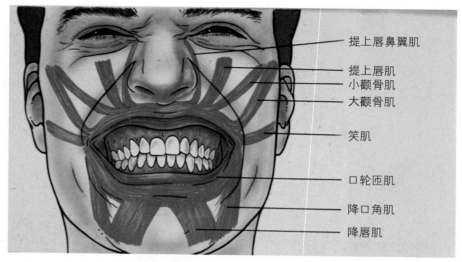

图 22.7　较低的面部肌肉与治疗的嘴角纹有关

提上唇鼻翼肌
提上唇肌
小颧骨肌
大颧骨肌
笑肌
口轮匝肌
降口角肌
降唇肌

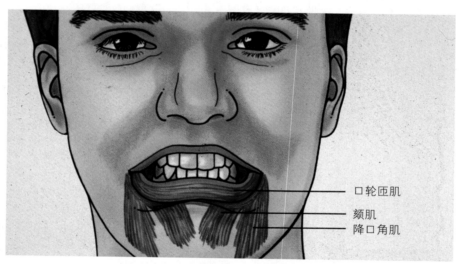

图 22.8　较低的面部肌肉组织与带酒窝的下巴治疗有关

口轮匝肌
颏肌
降口角肌

阔肌带和颈部轮廓线

衰老的颈部红斑是多种因素产生的结果，因此在选择治疗方式时应该慎重考虑。颈阔肌除了增肥或松弛，其他混杂的因素如皮肤松弛，脂肪代谢障碍，下垂的上颌腺体和慢性的太阳伤害等都导致了老年颈部问题的出现。因此，合适的患者为达到最佳结果选择神经调节剂来解决颈部轮廓至关重要。在这方面理想的患者包括年轻的皮肤弹性良好的患者以及手术后患者。注射剂的部位和剂量在不同的患者之间有很大的区别，从

3~5 个位点，6~4 U 肉毒杆菌，每个波段都要考虑到解剖学上个性差异。年长的作者在每个颈带上注射了 10 U 肉毒杆菌，主要是针对颈部区域的颈带。每个疗程有两个颈带，后续注射 3~4 个月（图 22.6 和图 22.9）。因为颈部的复杂解剖结构。应注意避免颈带肌外的注射，这可能导致颈部无力、头痛、呼吸困难和乳糜管的并发症。由于神经调节剂不能改变脂肪沉积或多余的皮肤，外科手术仍然是老年颈部的长期治疗方法。有些医生为那些不适合手术的患者采用了骨疗法的方法。

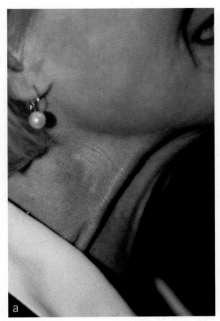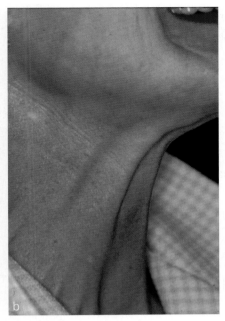

图 22.9　在注射肉毒杆菌之前和之后的照片

仰眉的治疗

也要知道，作为一种化学性的提眉，可以通过调节内侧和侧面的神经来控制眉毛的位置。对于侧眉，侧眼的精确注射可以提升眉毛的位置。通过让患者眯眼，观察外侧眼轮的厚度，并在皮下层的眶缘中注入外侧眼轮，这是很重要的。有了这个技巧，侧额前肌是可被突破的，并且会产生一个眉高。侧眉的位置也可以被用来治疗之前描述的眉间皱眉的褶皱。通过小心地对皱眉肌和侧面眼轮匝肌注射，可以获得令人满意的眉眼位置。应该注意的是，无意中注射进了内侧额肌反而会导致不自然，会像星球迷航里面的博士一样，前额很高，内侧的眉毛却是凹陷的。

咬肌肥大

咬肌是一种厚的四边形肌肉，它起源于颧骨弓和上颌骨，并在下颌骨和冠状突的分支上插入。这种肌肉肥大通常来自磨牙症或咀嚼，会导致一个突出的下颌角和不太吸引人的宽面，有时更男

性化，轮廓较低。尽管外科手术切除了咬肌和建模截骨的轮廓，但它能提供一种更美观的面部轮廓，可以用来减少面部肌肉体积，使其成为一种安全的非侵入性的治疗方法。在患者咬紧时，作者掌握拇指和示指之间的肌肉，注射 20 U 肉毒杆菌，相当于大块的咬肌。根据患者情况，这可以每侧增加到 40 U 肉毒杆菌。

面部不对称的康复

面神经麻痹既可以是功能性的毁灭也可以是审美上的毁灭。肉毒素的麻痹效应对于由超或低功能的问题引起的面部不对称的治疗是很有用的。除了改变面部静态和动态对称外，面部神经纤维的异常再生还会导致一些不受欢迎的影响，包括非自愿的联觉或增加的乳酸。在一个有单侧功能不正常的面部不对称的患者中，削弱正常的、对侧的一侧，可以创造出一个更加平衡的外观。这位资深作者解释说，肉毒素不仅削弱了对侧面部肌肉的影响，而且还通过减少面部表情来减少面部的畸形。在这项研究中，每个患者接受

了 10~25 U 肉毒杆菌注射，这些肉毒杆菌毒素注射到颧肌主要 / 小肌肉，上唇举肌，笑肌或压板鼻翼肌肌肉。这些过程不是为了取代手术，而是作为一种侵入性较低的替代疗法，或者作为一种辅助手段。它们在功能或动态障碍的情况下最为有用，而不是过度或松散组织的问题。

弗雷综合征

也被称为耳颞叶综合征或高汗症，弗雷综合征通常出现在一种腮腺切除术后，据称是由交感神经纤维对汗腺和皮下组织的异常再生引起的。通过咀嚼，面部的刺激会产生大量的汗水，脸红以及面部皮肤上的红斑。皮内注射肉毒杆菌毒素被认为是弗雷综合征的第一个非侵入性治疗，因为许多研究已经证明了治疗弗雷综合征的肉毒杆菌毒素疗法的有效性[26~28]。

在最初的访问中，这位资深的作者通过实施小的"星基"测试，确认了弗雷综合征的面部区域，然后在这些区域内的皮肤下立刻注射了 20 U 肉毒杆菌 /xeomin 或舒丽妥等效物。

术后处理

建议患者出现轻微的肿胀或瘀伤时，放置冰袋可以帮助减少这种情况。

并发症

总的来说，肉毒杆菌在过去 25 年的使用中有很好的安全性能。轻微的肿胀和瘀伤在肉毒杆菌治疗和其他不良影响后并不是经常出现的，如眼睑下垂和头痛，这些症状都是短期的和局部的。

在肉毒杆菌注射后出现的额外不良事项记录中包括眼睑下垂、干口感觉、皮肤干燥和全身倦怠。唇部不对称和不平衡经常出现在较低的脸部注射。通过对解剖学的深入了解，可以避免大多数不良事件。

小　结

自从 1989 年开始治疗神经肌肉疾病以来，肉毒杆菌在临床应用的广度和深度上都有了显著的增长，而且还在继续扩大。将肉毒杆菌作为一种微小的侵入性美容手术的引进已经改变了衰老脸庞的治疗模式。适当的注射技术可以大大提高安全性，而且一般都能得到良好的耐受性，从而达到很高的满意率。通过全面了解上、下脸的相关解剖以及肌肉的相互作用，结果是非常显著的，并且这项技术为许多选定的患者外科治疗提供了真正的替代疗法。

参考文献

1. Cosmetic surgery National Data Bank: statistics 2012. Aesthet Surg J 2013;33:1S-21S

2. Scott AB. Development of botulinum toxin therapy. Dermatol Clin 2004;22:131–133, v

3. Mandavia R, Dessouky O, Dhar V, D'Souza A. The use of botulinum toxin in Otorhinolaryngology: an updated review. Clin Otolaryngol 2014;39:203–209

4. Schantz EJ, Johnson EA. Botulinum toxin: the story of its development for the treatment of human disease. Perspect Biol Med 1997;40:317–327

5. Garcia A, Fulton JE Jr. Cosmetic denervation of the muscles of facial expression with botulinum toxin. A dose-response study. Dermatol Surg 1996;22:39–43

6. Kim EJ, Ramirez AL, Reeck JB, Maas CS. The role of botulinum toxin type B (Myobloc) in the treatment of hyperkinetic facial lines. Plast Reconstr Surg 2003;112: 88S–93S; discussion 94S-97S

7. Ramirez AL, Reeck J, Maas CS. Botulinum toxin type B (MyoBloc) in the management of hyperkinetic facial lines. Otolaryngol Head Neck Surg 2002;126:459–467

8. Lorenc ZP, Kenkel JM, Fagien S, et al. Consensus panel's assessment and recommendations on the use of 3 botulinum toxin type A products in facial aesthetics. Aesthet Surg J 2013; 33:35S–40S

9. Yu KC, Nettar KD, Bapna S, Boscardin WJ, Maas CS. Split-face doubleblind study comparing the onset of action of onabotulinumtoxinA and abobotulinumtoxinA. Arch Facial Plast Surg 2012;14:198–204

10. Nettar KD, Yu KC, Bapna S, Boscardin J, Maas CS. An internally controlled, double-blind comparison of the efficacy of onabotulinumtoxinA and abobotulinumtoxinA. Arch Facial Plast Surg 2011;13:380–386

11. Wohlfarth K, Sycha T, Ranoux D, Naver H, Caird D. Dose equivalence of two commercial preparations of botulinum

neurotoxin type A: time for a reassessment? Curr Med Res Opin 2009;25:1573–1584

12. Hexsel D, Brum C, do Prado DZ, et al. Field effect of two commercial preparations of botulinum toxin type A: a prospective, double-blind, randomized clinical trial. J Am Acad Dermatol 2012;67:226–232

13. Karsai S, Raulin C. Current evidence on the unit equivalence of different botulinum neurotoxin A formulations and recommendations for clinical practice in dermatology. Dermatol Surg 2009;35:1–8

14. Wenzel R, Jones D, Borrego JA. Comparing two botulinum toxin type A formulations using manufacturers' product summaries. J Clin Pharm Ther 2007;32:387–402

15. Sampaio C, Costa J, Ferreira JJ. Clinical comparability of marketed formulations of botulinum toxin. Mov Disord 2004;19 Suppl 8:S129–136

16. Petrus GM, Lewis D, Maas CS. Anatomic considerations for treatment with botulinum toxin. Facial Plast Surg Clin North Am 2007;15:1–9, v

17. Maas CS, Kim EJ. Temporal brow lift using botulinum toxin A: an update. Plast Reconstr Surg 2003;112:109S–112S; discussion 113S–114S

18. Ahn MS, Catten M, Maas CS. Temporal brow lift using botulinum toxin A. Plast Reconstr Surg 2000;105:1129–1135; discussion 1136–1139

19. Carruthers J, Fagien S, Matarasso SL. Consensus recommendations on the use of botulinum toxin type a in facial aesthetics. Plast Reconstr Surg 2004;14:1S–22S

20. Matarasso SL. Complications of botulinum A exotoxin for hyperfunctional lines. Dermatol Surg 1998;24:1249–1254

21. Black MJ, Schloss MD. Masseteric muscle hypertrophy. J Otolaryngol 1985;14:203–205

22. Xie Y, Zhou J, Li H, Cheng C, Herrler T, Li Q. Classification of masseter hypertrophy for tailored botulinum toxin type a treatment. Plast Reconstr Surg 2014;134:209e–218e

23. Stupak HD, Maas CS. New procedures in facial plastic surgery using botulinum toxin A. Facial Plast Surg Clin North Am 2003;11:515–520

24. Choi KH, Rho SH, Lee JM, Jeon JH, Park SY, Kim J. Botulinum toxin injection of both sides of the face to treat post-paralytic facial synkinesis. J Plast Reconstr Aesthet Surg 2013;66:1058–1063

25. Bikhazi NB, Maas CS. Refinement in the rehabilitation of the paralyzed face using botulinum toxin. Otolaryngol Head Neck Surg 1997;117:303–307

26. de Bree R, Duyndam JE, Kuik DJ, Leemans CR. Repeated botulinum toxin type A injections to treat patients with Frey syndrome. Arch Otolaryngol Head Neck Surg 2009;135:287–290

27. de Bree R, van der Waal I, Leemans CR. Management of Frey syndrome. Head Neck 2007;29:773–778

28. Bjerkhoel A, Trobbe O. Frey's syndrome: treatment with botulinum toxin. J Laryngol Otol 1997;111:839–844

29. Cavallini M, Cirillo P, Fundaro SP, et al. Safety of botulinum toxin A in aesthetic treatments: a systematic review of clinical studies. Dermatol Surg 2014;40:525–536

30. Chen JJ and Dashtipour K. Abo-, inco-, ona-, and rimabotulinum toxins in clinical therapy: a primer. Pharmacotherapy 2013;33:304–318

23 面部注射填充剂

作者：Myriam Loyo，Linda N. Lee，Theda C. Kontis
翻译：孙美庆　　审校：刘蔡钺

引　言

过去 10 年来，可能最重要的面部年轻化治疗变化来自非手术技术的应用，可以恢复面部容积，抹平面部皱纹。在我们的时代，面部年轻化治疗曾经历过非常重大的变化，从最初主要关注拉紧皮肤和腱膜，到现在包括面部容积的重新定位和恢复。年轻的美容具有柔和的脸型，面部不同部分逐渐过渡。实际上，排在神经调质之后，软组织填充剂在美国已经成为最常用的介入最少的美容术，从 2000 年的 2 000 例到 2012 年增加了 205%，每年有 190 万例[1]。这种快速增长的主要原因可能在于软组织填充剂的进步，能改善美容效果，同时减少副作用。

注射填充剂发展进步的主要驱动因素是因为早期材料造成了很多不可接受的并发症。2000 年前硅胶基和石蜡基产品经常造成注射后并发症，包括肉芽瘤和石蜡瘤[2]。尽管美国 FDA（食品药品监督局）于 1981 年批准注射牛胶原蛋白，这些配方同样会有副作用，而且效果持续时间不长[3, 4]。在世纪之交，通过对合成注射填充剂进行更严格的净化，减少了副作用的发生。随后，又引入了新型皮下填充剂，进一步减少了超敏反应，效果持续时间更长。

透明质酸（HA），羟基磷灰石钙（CaHA）、聚左旋乳酸（PLLA）和聚甲基丙烯酸甲酯（PMMA）是近年来注射填充治疗的主流。

FDA 将所有皱纹填充剂视为医疗器械[5]。不管是临时性的（HA、CaHA 和 PLLA）还是永久性的填充剂（PMMA）都按照医疗器械的类别得到了 FDA 认证（表 23.1）。FDA 批准注射这些化合物的地方限于鼻唇沟、嘴角纹、唇部（特指 Restylane）和皮下脂肪萎缩的区域。尽管鼻唇沟是最常用的注射处[6]，其他经常注射的区域都未按照标签说明，包括暂时性的空心头皮、眼袋和颊前沟。有经验的医生发生并发症的情况比较低。

填充剂的理化特性决定了其注射中及注射后的行为。软组织填充剂的流变特性都不一样，即其黏性、弹性和塑性。产品黏性（$\eta*$）说明其如何流过针管，G′（G prime）说明其刚性及注射时防止变形的能力[7]。一旦注入后，这些特性将影响产品在面部运动时的反应。高 G′ 的产品对皮肤力的抵抗更强，可能适合增加容积，而低 G′ 的产品刚性低些，可能更适合抹平细纹。$\eta*$ 更大的填充剂在注射后游走的可能性低些。

选择合适的填充剂要求充分了解不同产品的异同，包括其美容效果的优缺点。掌握血管、肌肉组织的知识，有助于提高注射效果，减少并发症的风险，如后面的章节所述。我们阐述了 FDA 认证的填充剂产品、注射策略及如何减少并发症风险（及其管理）。

历史回顾

面部注射填充剂自 19 世纪发明了注射器后就开始运用了。最早使用的面部填充剂是石蜡。注射石蜡不仅造成面部变形，而且有威胁生命的并发症，最终被弃用[2]。德国化学家 Baron Karl Ludwig Von Reichenback（1788—1869 年）于 1830 年在蒸馏山毛榉焦油的过程中发现了石蜡[8]。人们注意到，这种材料惰性强，所以医

表 23.1　FDA 批准的面部填充剂

PDF 批准年份	商标名	面部填充剂	生产厂家
1981	Zyderm	牛胶原蛋白	Allergan
2003	Cosmoderm，Cosmoplast	人胶原蛋白	Allergan
2003	Restlylane	NASHA	Medicis Aesthetics
2004	Sculptra（用于皮下脂肪萎缩）	PLLA	Valeant Pharmaceuticals
2006	Radiesse	CaHA	Merz Aesthectics
	Artefill	PMMA	Suneve Medical
	Juvederm Ultra 及 Ultra plus	NASHA	Allergan
2007	Perlane	NASHA	Medicis Aesthetics
2009	Sculptra Aesthetic	PLLA	Valeant Pharmaceuticals
2010	Juvederm Ultra 及 Ultra Plus XX	带利多卡因的 NASHA	Allergan
	Restlylane-L	带利多卡因的 NASHA	Medica/Valeant
	Perlane-L	带利多卡因的 NASHA	
2011	Belotero	NASHA	Mertz Pharmaceuticals
	LaViv	自体成纤维细胞	Firbrocell Technology
2013	Juvederm Voluma XC	带利多卡因的 NASHA	Allergan

FDA. 美国食品药物监管局；HA. 透明质酸；NASHA. 非动物源性的透明质酸；CaHA. 羟基磷灰石钙；PLLA. 聚左旋乳酸；PMMA. 聚甲基丙烯酸甲酯

学界开始使用。尤其是被视为现代腹部外科之父的奥地利外科医生 Theodur Billroth（1825—1899 年），将石蜡作为关节润滑剂。在维也纳师从 Billroth 的 Robert Gersuny（1844—1924 年）率先将石蜡用于美容。Gersuny 将石蜡用于隆胸和隆鼻。1875 年，凡士林（联合利华）问世，它是一种固液态石蜡[9]。因为凡士林的熔点为 400，非常容易液化，在注入人体后，很快变硬。Gersuny 提倡无菌注射小剂量以防止并发症。凡士林很快流行成为美容隆鼻的材料。直到 20 世纪早期，其并发症的情况才见诸报端。因为注射凡士林，会发生发炎、感染、游走、对石蜡的肉芽肿反应、白色斑块变色、肺血栓及脑血栓[10,11]。或许，关于石蜡并发症最著名的报道发生在马尔伯勒公爵夫人 Gladys Spencer-Churchill（1881—1977 年）身上[12]。公爵夫人是社交名流，眼睛湛蓝，非常漂亮，其肖像画在公爵官邸主门柱廊的天花板上。公爵夫人对她鼻子的形状非常不满意，就在其鼻背上注射了石蜡，但石蜡却在其面部游走。因为面部变形，她将自己封锁在官邸内，孤独地死去，而且官邸内没有一面镜子。多年来，各种油都被用于美容注射，包括绵羊油、矿物油和植物油等，但因为不良的并发症最终都被弃用。直到 1981 年，FDA 才批准了第一款软组织整形的填充剂—牛胶原蛋白[3]。

材　料

胶原蛋白

牛胶原蛋白（Zyderm I Collagen Implant, Collagen Corp.）是 FDA 于 1981 年批准的第一款填充剂。在 FDA 认证前，经过了 6 年时间的开发测试，证明其作为面部填充剂的安全性[13]。1988 年，演员 Barbara 在出演电影《沙滩》前在其唇部注射了胶原蛋白，这是标示外使用，激起了媒体对面部注射胶原蛋白的疯狂报道[14]。尽管经过了复杂的净化工艺，牛胶原蛋白仍有对牛成分过敏的风险。在注射前，所有患者需要 0.1 mL 产品在前臂做皮下测试。建议在第一次测试过 2

周后再做一次测试，因为据报道有 6.2% 的病例会发生假阴性测试结果。Zyderm 的持续时间是 3 个月，为了增加产品的持续时间，开发出了新的胶原蛋白产品。Zyderm Ⅱ 利用了更浓的配方，效果更持久，性能增加 3.5%~6.5%。Zyplast 通过交联戊二醛，能增加持续效果。无意中，这种改变增强了其抗原性。20 世纪 90 年代报道称出现对牛胶原蛋白的特定免疫球蛋白反应，导致的并发症有皮肌炎和多肌炎[17, 18]。近年来，抗原性更少、效果更持久的新型面部填充剂的风头盖过了胶原蛋白[19~21]。

透明质酸

对天然产生的透明质酸（HA）进行化学改性，在面部填充剂世界起到了革命性作用。HA 是一种亲水的糖胺聚糖，常见于真皮、脐带、滑膜关节液及透明软骨的细胞外小腔。随着年龄增加，皮肤中的 HA 含量减少，使得皱纹增多，皮肤水分不够。注射 HA 填充剂能恢复面部容积。容积恢复的重要机制在于，HA 能持有超过其质量 1 000 倍的水分，所以能增加皮肤中的水分。因为其生物可降解、生物兼容且有免疫原性，所以是理想的填充剂。天然 HA 的半衰期为 12~24 小时[22]。为了增加可注射 HA 基产品的半衰期，引入了 HA 链交联的方法。HA 链交替和 D- 糖醛、N- 乙酰基 -D- 葡糖胺单糖进行交联[23]。交联作用可通过二醇二缩水甘油醚、二乙烯基砜、碳二亚胺、1，2，7，8- 二环氧辛烷键增强。理想情况下，交联增强了产品持续时间。但是，过分交联会造成异物反应[24]。交联产品的半衰期是 4~12 个月[25]。研究表明，各种 HA 的持续时间和安全性都优于胶原蛋白[19~21]。早期，在对鼻唇沟治疗进行双盲、随机、左右脸分开的试验中，结果显示利用 HA 的患者有 60% 在 6 个月后有持续效果，而胶原蛋白仅有 8%。

最早的 HA 面部填充剂来自公鸡冠，因为残留鸟类蛋白，会造成过敏反应。现在，非动物原性的稳定 HA（NASHA）通过对马链球菌发酵生成，是市面上唯一种类的 HA[5]。NASHA 在 2003 年被 FDA 批准用于美容注射。市面上的 HA 产品异同处在于其交联性、凝胶稠度和浓度。在美国，目前市面有售的 FDA 认证 HA 包括 Restylane 和 Perlane（Medicis Aesthetics，Inc）、Juvéderm Ultra、Ultra Plus 以及 Voluma（Allegran，Inc.）和 Belotero（Merz Aesthetics，Inc.）（见表 23.1）。HA 可分为双相及单相。首先商用的 HA 是双相凝胶。在双相凝胶中，交联 HA 颗粒悬浮在作为载体的非交联 HA 中。非交联 HA 增加流动性，使得其可通过细针头注入。Restylane 和 Perlane 都是与 BDDE 交联的双相 NASHA。它们分别在 2003 年和 2007 年得到了 FDA 认证。这两种配方的区别在于颗粒大小。Restylane 分子是 Perlane 分子的一半大（250 mm 和 550 mm）。单相填充剂是单密度凝胶，一步完成混合和交联。和双相凝胶相比，单相凝胶注入后更加均匀[6]。Juvéderm 和 Belotero 都是单相凝胶。Juvéderm Plus 和 Juvéderm Ultra Plus 的交联程度不同。Juvéderm Ultra Plus 更稠密，比其他产品持续时间更长[21, 26]。据说，双相 HA 的持续时间比单相 HA 长。最近，针对眼角纹治疗进行了对照盲法、左右脸试验，结果显示双相凝胶在 1 年后的持续改善效果为 70% 的患者，而单相凝胶仅有 10%。Belotero 是多密度单相凝胶。为了产生不同密度，在初始交联后，新加 HA 进行第二步交联。多密度单相凝胶比其他 HA 的沉积效果更光滑。针对鼻唇沟治疗进行了对照盲法、随机、左右脸试验，光学 3D 扫描结果显示，在注射后 1 个月，Belotero 和 Restylane 相比，脸型光滑效果明显好很多[28]。因为凝胶的不同特性，在注射后会有不同的扩散[6]。因此，使用特定产品有助于不同的面部解剖区域。Juvéderm Voluma XC 开发用于脸中部增加容积。其 G′ 更高，硬度和黏性更强，改善提升效果[29]。

羟基磷灰石钙

注射用羟基磷灰石钙（CaHA）填充剂由直径在 25~45 mm 间的合成 CaHA 微球组成，它们悬浮在羟甲基化纤维素和甘油载体中。CaHA 是天然存在于骨头和牙齿中的矿物质，所以没有免疫原性。在其用于美容前，CaHA 用于声带注射填充以及治疗尿失禁[30,31]。2006 年，Radiesse（Merz Aesthetics，Inc.）得到了 FDA 认证，是该类物质第一款，可用作面部填充剂[32]。Radiesse 由 30% 的 CaHA 微球和 70% 的凝胶载体组成。目前，FDA 批准 CaHA 用于治疗鼻唇沟和 HIV 有关的面部脂肪代谢障碍[33,34]。当作为面部填充剂注入时，CaHA 微球起脚手架作用，吸引成纤维细胞，就能分泌新胶原蛋白。最终，CaHA 降解为钙和磷酸盐，被重新吸收[35~37]。

和以前市面上的面部填充剂相比，CaHA 的持续时间更长。在 2007 年一次左右脸分开的试验中，Radiesse 的持续效果比胶原蛋白长。在 6 个月时，对对照盲法对象评估，结果显示用 Radiesse 治疗鼻唇沟有 82% 病例得到了改善，而胶原蛋白对照组仅有 27%。此外，最佳矫正所需的 CaHA 量是胶原蛋白量的一半[38]。同样，将 CaHA 和 HA 相比时，研究表明 CaHA 的持续效果更长[39]。填充剂的持续时间部分取决于注射技术、患者年龄和注射部位。CaHA 持续时间在 10~14 个月，平均矫正时间为 1 年[40,41]。

2007 年的共识建议确认了 CaHA 在矫正脸中部和脸下部容积损失中的效果。鼻唇沟、嘴角、颌前区域、下巴和脸中部都可用 CaHA 治疗[41]。但是，因为有小瘤形成和坏疽的风险，CaHA 的禁忌证是嘴唇和眉间。如果注射到这些区域，文献中报道有高达 5.9% 的小瘤形成情况[42]。浅部注射也和小瘤形成高发病率有关，因此建议皮下注射。请注意，与几乎其他所有填充剂不同，CaHA 没有预先混合局部麻醉药。FDA 已批准了注射前预混合利多卡因的 CaHA，可增强患者舒适度[43]。

聚左旋乳酸

聚左旋乳酸（PLLA）是合成聚合物，来自 α 羟基酸家族，类似于可吸收缝线材料，具有免疫惰性。Sculptra（童颜针，Valeant Aesthetics，Inc. 出品）是当前市面上销售的 PPLA 面部填充剂。和有立即改善效果的传统填充剂相比，PLLA 通过模拟胶原蛋白的合成，效果是逐渐的。为了实现最优的面部容积恢复，需要 4~8 周的多个疗程。效果可持续 2~5 年；但是，PLLA 是生物可降解材料，没有永久效果[44]。PLLA 颗粒在注射后 9 个月被重新吸收[45]。最初，FDA 于 2004 年批准将 PLLA 用于治疗 HIV 患者的面部肌肉萎缩。随后在 2009 年，PLLA 被批准用于面部脸型缺陷和其他面部皱纹方面的美容治疗。

Sculptra 是冻干粉，含有羧甲基纤维素钠和甘露醇。粉质需要水解，才能形成均匀的悬浮液。可用无菌水和利多卡因水解粉质。重组过程非常重要，能防止患者出现皮下结节以及注射时针头阻塞[46,47]。使用前至少重组 2 小时，建议最好在注射前放一夜。注射前可能需要轻微摇晃注射器，使颗粒处于悬浮状态。重组后，必须在 72 小时内使用。重组前，PLLA 可在室温下以冻干形态存储 2 年。

注射 Sculptra 时应深入真皮，到达前表皮下或骨膜外组织，有助于减少结节的发生。在对用 PLLA 治疗 HIV 有关的肌肉萎缩研究中，高达 52% 的患者出现了皮下结节[48,49]。随后的研究发现，增加 PLLA 的稀释量，注射部位更深，结节的情况降低了 0~13%[47,50,51]。为防止注射后出现结节及颗粒成块，建议患者对注射部位按摩几天。

聚甲基丙烯酸甲酯

聚甲基丙烯酸甲酯（PMMA）是唯一一种被视为有永久效果的面部注射填充剂[52]。这种材料以前很长一段时间用作骨水泥。最近以来，带

30~50 mm 的 PMMA 微球的牛胶原蛋白制剂开始被用作面部填充剂。更小颗粒的 PMMA 容易被噬菌降解，相反，更大颗粒与更多肉芽瘤形成有关。胶原蛋白防止 PMMA 颗粒结块。胶原蛋白载体在注射后 1 个月被吸收，并被患者新形成的胶原蛋白替换。最终增大的容积被视为 80% 归功于新胶原蛋白，20% 归功于 PMMA[53]。

ArteFill（Suneva Medical, Inc.）是第三代 PMMA 面部填充剂，也是 PDA 批准的唯一 PMMA 填充剂。早期配方的 PMMA（Artes Medical, Inc. 生产的 Artecoll 和 Arteplast）在欧洲使用了 10 年，但肉芽瘤发生率达到了不可接受的 2.5%。之后对配方做了改变，通过消除颗粒的负电荷，形成更光滑的球体，以减少肉芽瘤发生。配方改变后，肉芽瘤发生率显著降低到不足 0.01%[53]。2006 年，PDF 批准将 ArteFill 用于治疗深鼻唇沟。因为其配方包括牛胶原蛋白，患者需提前 1 个月做皮试，以确保对产品没有过敏反应。ArteFill 中的胶原蛋白被改性，消除了分子中的抗原部分。最近对 1 000 例患者的 ArteFill 皮试研究表明，阳性过敏反应仅有 0.2%[54]。ArteFill 可在冰箱里存放 1 年（4℃）。在盲法试验中，对第三代 PMMA 填充剂和胶原蛋白填充剂进行比较，6 个月后 PMMA 组在皱纹消除方面的效果明显更好（P<0.001）[52]。

鉴于 PMMA 是永久性填充剂，应考虑到 ArteFill 的时间性，在注射前和患者讨论。永久的微球不可降解，因此，逆转的唯一选择就是局部全部切除。对于 ArteFill 治疗鼻唇沟的疗效情况，盲法研究结果表明，注射 6 个月后和 5 年后的效果一样[55]。可考虑在使用 PMMA 前先用临时性填充剂，以在使用永久性填充剂之前评估效果。报告最常见的副作用是轻微肿块。因为嘴唇注射后发生了严重的结节，不建议将 PMMA 用于口周区域[56]。

自体成纤维细胞

细胞培养技术的发展使得可以利用患者自己的皮肤恢复面部容积，让面部焕发新颜，虽然这些新技术现有经验还很有限。2011 年，LaViv（azficel-T; Fibrocell Science, Inc.）被 FDA 批准用于矫正鼻唇沟，这是一种源自自体成纤维细胞的真皮填充剂。培养成纤维细胞的流程是用皮肤打孔器从患者耳郭后取下活组织，将样本送到公司，将之处理增大，最后，将自体填充剂用于注射。因为 LaViv 使用的是自体细胞，其抗原性及超敏反应都较低[57]。在 2007 年双盲、随机Ⅲ期临床试验中，比较了自体成纤维细胞和安慰剂对面部轮廓缺陷的治疗效果，成纤维细胞显著改善了面部缺陷。研究的绝大多数面部缺陷是鼻唇沟和痤疮瘢痕[57, 58]。将 LaViv 用于其他面部缺陷，如烧伤，目前仍在研究之中。

注射前的考量

在注射前的患者咨询中，应探讨愈合时间及效果持续情况。应拍下注射前照片。填充剂注射后最常见的副作用是轻微水肿。应建议患者恰当安排注射时间。嘴唇和泪沟注射比其他部位水肿及瘀斑的比例更高。注射后，可用冰块、菠萝蛋白酶（一种菠萝衍生物）或蒙大拿山金车（Arnica Montana）片剂减少水肿淤血[59, 60]。

带有系统性疾病的患者，如糖尿病、自体免疫失调及 HIV，可用面部填充剂注射，被视为有相对正常的愈合能力。如果指征发现伤口愈合能力下降，在填充剂注射前应仔细考量。在个案中，应考虑到长期服用阿司匹林、华法林阻凝剂、破坏血小板和其他抗凝血药物的情况，并不视为面部填充剂的绝对禁忌。在注射面部填充剂前，皮肤应该健康。如果患者先前做过皮肤或者化学褪皮术，应等到皮肤愈合后注射。对于已知口腔单纯疱疹感染的患者，在嘴唇注射前考虑抗病毒预防[61]。对于有肥厚性瘢痕和瘢痕瘤病史的患者，应咨询其潜在的风险。但是，肥厚性瘢痕仅仅对于皮内注射是风险，对于更深的注射没有风险。

注射前可以局部麻醉，以减少不适感。最常用的混合乳剂包括 BLT（苯唑卡因 20%、利多卡因 6% 和丁卡因 4%）和 EMLA（低共熔混合物局部麻醉药，有 2.5% 的利多卡因和 2.5% 的丙胺卡因）。BLT 起效果的时间约 20 分钟，EMLA 的起作用时间约 1 小时。1%~2% 利多卡因之类的局部麻醉药可用于在颏神经和眶下神经部位的局部阻断。麻醉前应仔细评估患者状况，因为因局部乳剂产生的轻微发肿都会造成细纹处虚假的临时改善，局部阻断也会造成临时性不对称。

治疗区域

让苍老的面孔重换新颜，恢复容积，抹平皱纹，能达到自然、更年轻的容貌。对面部不同区域实现不同的童颜效果，临床医生需要不同的材料和注射技术。浅表细纹最好用 HA 治疗，尤其指多密度单相凝胶。下巴恢复所用骨膜外注射需要大容积替换，这些区域通常用带高密度 HA 的 CaHA。适用的注射技术包括线状推针、扇形推针，交叉注射和连续穿刺（图 23.1）。线状推针以线性方式使填充剂沉积，既可采用逆行注射，也可顺行注射。它常用于抹平鼻唇沟。扇形推针使用的是相同的注射点，在推药过程中沿多个方向改变针头位置，常常用于下巴和太阳穴。交叉注射利用多个相交的平行线，是治疗口角之类离散的孤立萎缩部位的关键。连续穿刺注射时，在期望的区域利用直接注射将小剂量产品沉积下去，常用于泪沟治疗。填充剂材料、注射深度和注射技术应根据面部治疗的区域选定，这会决定期望效果及持续时间。视填充剂材料及注射区域的不同，填充剂效果的持续时间也不一样。有剧烈深层肌肉动作的部位，比没有深层肌肉动作部位的持续时间短。注射到嘴唇的填充剂持续时间很短，而泪沟或耳垂部位的注射效果时间更长。

面部上三分之一

凹陷颞部

颞窝消瘦凹陷使容貌看上去更老，总体给人以消瘦、不健康的感觉。在年轻的面庞上，颞部是凸起的，颧弓和眼眶连续。凹陷的颞部使得外侧眶缘可见，造成憔悴骷髅头的感觉。凹陷的颞部多发于消瘦的患者及 HIV 有关的肌肉萎缩。大多数患者没有特别意识到或要求颞部填充，但对自己整体看上去更老更疲倦感到不满。医生必须解释颞部填充如何帮助恢复容积和面部整体圆润。除了改善面部轮廓外，颞部填充也能将眉侧提升到前额，覆在颞窝，进一步使面部上 1/3 看起来更年轻[62]。

颞部填充可用多种填充剂，包括 CaHA、PPLA 和 HA（图 23.1）[63, 64]。这个区域注射填充剂时需深至骨膜外层的颞肌。用 2.5 cm 的针头刺入颞肌，抵达合适的深度。颞部的中间和上部的美容效果最好。通常采用弹丸注射，随后对该区域按摩，舒缓轮廓。该区域的颞浅动脉很容易被触诊到，应该避免。每侧通常需要 1 mL 的 CaHA 或 HA。因为注射深度，该区域使用 CaHA 比 HA 更好。PLLA 也适合该区域，但需要连续注射实现填充效果。如果选用 PLLA，需用至少 2.5 cm 的 25 规格针头。能看到立即的改善效果，但时间不长，随后渐渐地新胶原蛋白生成。注射后医生立即按摩 5 分钟，接下来几天由患者按摩。患者可能需要 4~8 周的 3 个疗程。

颞部注射最常见的副作用是局部淤血。应告知患者有临时性轻微疼痛，尤其在咀嚼时，甚至可能发生临时性牙关紧闭症，继发于颞肌发炎或肌肉血肿。浅静脉突出也被发现是注射的副作用。

眉　间

前额显老的特征是眉头下垂及很深的机能亢进皱纹。目前，对前额肌肉神经调质是主要的童颜术，以前是前额提升。因为额肌、皱眉肌和降眉间肌的重复收缩以及随着衰老发生的容积损失造成了很深的静态皱纹，这可能不能仅用肉毒杆菌注射解决。静态皱纹可结合神经调质和（或）面部填充剂治疗，以抹平舒缓前额，使面部焕发新颜，看上去也更放松（图 23.3）[66]。

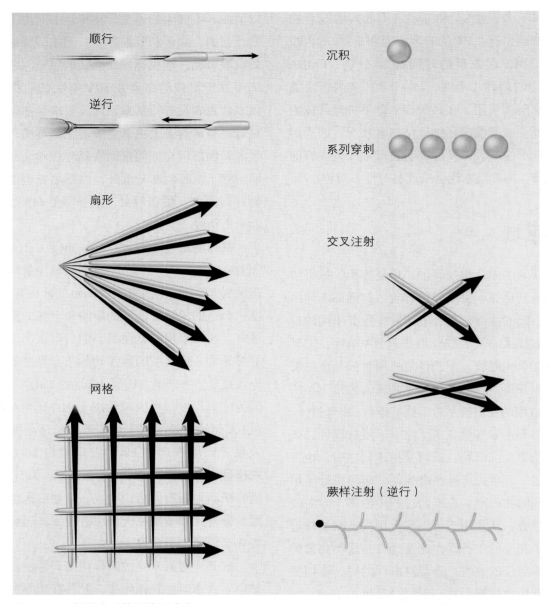

图 23.1　注射技术（使用许可来自 Kontis TC, Lacombe VG. Cosmetic Injection Techniques: A Text and Video Guide to Neurotoxins and Fillers. New York: Thieme; 2013: 102.）

　　注射技术通常在皮层内或皱纹皮下，针对发生容积损失的区域。在随机对照试验中，同时用肉毒杆菌和填充剂的效果优于仅用填充剂[67]。在研究眉间填充剂注射的研究中，有关于红肿、发软等轻微副作用的报道。尽管不常见，但文献中也有因为填充剂栓塞造成的眉间坏疽情况[68,69]。眉间血液供应主要来自滑车和眶上动脉。这些血管在上眶周区域下，小心浅层注射应可防止这种恼人的并发症。

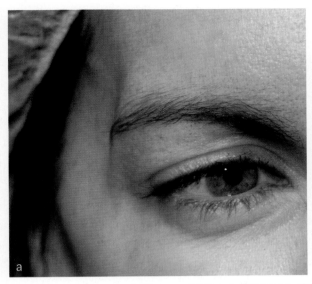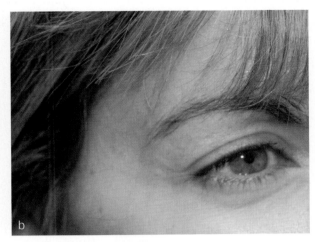

图 23.2　颞部 3 个疗程 PLLA 连续注射前（a）和注射 3 个月后（b）

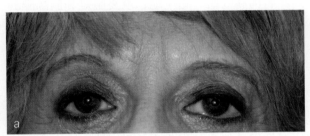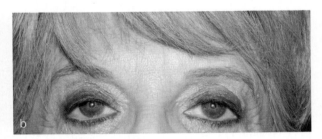

图 23.3　眉间皱纹注射透明质酸前（a）和注射 1 个月后（b）

凹陷上眼睑

上眼沟凹陷和衰老有关，也可能是眼睑成形术后产生的缺陷。衰老导致眼轮匝肌下脂肪及眼眶脂肪萎缩。骷髅般的眼眶使人看上去更老。传统的眼睑成形术主要切除多余的组织，而不治疗容积损失。在眼睑成形术中，过分热心地切除脂肪会凸显上眼沟，无意造成术后缺陷。填充眼睑皱纹可让眼睛焕发青春，通过增加上眼睑的负荷改善眼睑闭合能力。对于治疗凹陷上眼睑，可用脂肪移植和面部填充剂的方法。眼睑皱纹深、凹陷是眼睑下垂症的症状，在对上眼睑注射前应消除[70, 71]。

填充剂注射恢复上眼睑容积需要经验丰富的医生才能成功操作。在上眼眶下缘注射。建议使用连续穿刺注射技术。横向穿成一个套管，通过线型注射将填充剂注入。使用少量的 HA，常常少于 0.3 mL。应避开眶上神经血管束，在这个区域使用套管可减少对这些血管的损伤。眼球处需额外小心，需要眼窝脉管系统。在最近一次系列研究中，27 位患者进行了上眼睑 HA 注射术，水肿和淤青是唯一的副作用[72]。但是，文献中有关于面部填充剂注射后因动脉栓出现视力损失和眼肌麻痹的报道，建议特别小心[73, 74]。

眉下区域萎缩

眉下区域的容积损失会导致眉头衰老。年轻的眉头以凸出的形状过渡至眼睑。提眉和将神经毒素注射到眉间降眉肌治疗眉头下垂的常用方法；但是它们不解决容积损失的问题。可用填充剂增大眉下区域的容积，通过改善眉头轮廓、轻微提升眉侧以让上面部焕发青春（图 23.4）。注射方法包括线型注射或连续穿刺，注射到眉毛下、眶上缘之上。注射深度可为皮下或骨膜外。通常使用 0.3~0.5 mL 的 HA。最常见的副作用是水肿和轻微淤青[70, 75]。

面部中三分之一

凹陷的脸颊

随着年龄增长，中脸部下降，软组织萎缩。颧骨和下颧部区域呈凹形或肥胖，损坏脸颊突度和形状。肥胖的中脸部，颧隆缺失，使脸部看上去苍老、憔悴。年轻的脸颊饱满，有突度，颧弓后 1/3 有明显的颧隆突出。隆颧骨和下颧部区域能使中脸部看上去年轻。增加中脸部的容积可改善中脸部软组织轮廓，也在一定程度改善下脸部轮廓（图 23.5）[76, 77]。Juvéderm Voluma XC 是 FDA 批准的 HA 产品，专门用于丰脸颊。这款产品设计有很高的黏性、稠度和 G′，比其他 HA 有更好的提升效果[29, 78]。

利用面部填充剂丰脸颊可经皮或经口注射的方式。注射前进行表面麻醉或眶下神经阻断。为了恢复颧隆轮廓或下颧部区域，将高密度 HA 或 CaHA 注射到骨膜上平面和（或）皮下平面。这个区域最常用的注射方法是扇形和连续穿刺。用 1 mL 填充剂可以改善轻微平坦的状况。但是，每个部位通常需要 5~7 mL 的面部填充剂[79]。对于中脸部和脸颊有严重容积损失的患者，PLLA 也是很好的选择（图 23.6）。在做丰颧骨术方案时，可使用 Hinder 的方法确定颧隆的理想位置[80]。从耳眦到同侧口角画条线，再从鼻翼到耳屏画条线。颧隆应该在并列线的外四分之一部位。颧骨区域应平滑过渡到下颧部区域。对于下颧部区域，没法进行骨膜上注射。在下颧部区域，注射过渡到面部肌肉和皮下组织。下颧部区域从颧弓延伸到鼻唇沟和咬肌。相应地，恢复脸颊和侧颧隆的容积有助于改善鼻唇沟的形状。应防止过度矫正。微笑或大笑的时候会让人注意到填充物。在结合做脸颊注射和泪沟注射时，应先做脸颊注射，防止过度矫正眶下凹陷。

患者能耐受脸颊注射的痛楚。脸颊处最常见的副作用是轻微的淤青和水肿[81]。认识该区域的解剖结构能防止更严重的副作用。注射时，注意穿越中脸部的鼻内眦动脉和面动脉。同样，脸颊注射时应避开眶下神经。

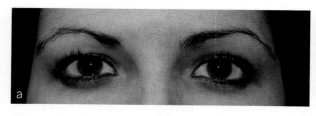
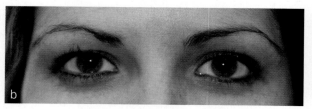

图 23.4 眉下侧注射透明质酸前（a）和注射后即刻（b）

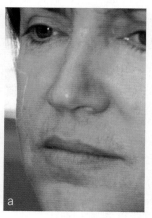
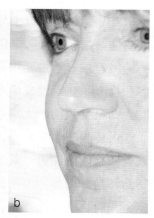

图 23.5 侧脸颊注射透明质酸前（a）和注射后即刻（b）。注意脸颊突度的改善情况

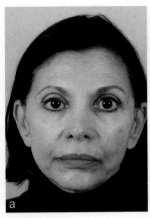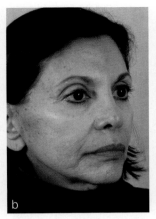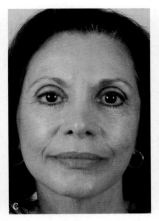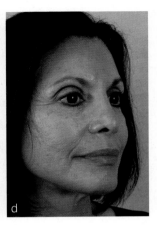

图 23.6 用 6 小瓶 PLLA 增大面部容积前（a，b）和 2 个月后（c，d）

泪沟变形

泪沟变形是因为眶下缘和下眼睑中间下垂。随着衰老的过程，颧脂肪垫向内游走，沿脸颊造成容积缺失。造成眶下凹陷，眼睑—脸颊结合部更突出，更引人注目。下眼睑的假疝或眶周脂肪进一步凸显这个区域的轮廓缺陷。最终，泪沟变形让人看得苍老、憔悴。泪沟变形可通过 HA 面部填充剂矫正，抹平轮廓不规则，使眼睑—脸颊结合部融合起来，看上去更年轻（图 23.7）。

注射前，叫患者向上看，可评估假疝和轮廓变形的区域。入针点应在下眼睑薄皮肤下。将填充剂注射到骨膜上平面，在上颌骨之上，沿着眼眶外缘，直到泪沟区域顶部。如果填充剂注入太低，会凸显眼睑—脸颊结合部，恶化泪沟变形状况。利用连续穿刺或线型法，注射小剂量的 0.1~0.2 mL。通常，需要 0.5~1 mL 的填充剂将缺陷填满[77]。为减轻眶周区域创伤，建议使用钝形注射套管。此外，尖锐的针头更易刺穿动脉，有更大的动脉栓塞风险。当结合泪沟注射和脸颊注射时，应先做脸颊注射，防止过度矫正眶下凹陷。该区域 HA 填充剂的持续时间超过 1 年。在最近一次盲法研究中，3D 成像显示，患者注射后 14 个月仍然保持最初效果的 85%[82]。

泪沟处是注射最有挑战性的区域，因为这里皮肤薄，皮肤和骨头间软组织少，而且容易发生瘀斑和水肿。但是，成功治疗泪沟能让面部显著变得年轻，是下眼睑成形术的临时替代方案[83, 84]。因为眼睑皮肤特别薄，有发生丁达尔效应的风险，这个区域用 HA 治疗后，容易看见一条蓝色变色区，但可方便地用透明质酸酶治疗。持久性颧骨肿胀尽管发生率罕见，但却是恼人的并发症。最大规模的泪沟研究发现，155 个病例中发生 5 例。报道称注射区域变黑的病例有 10%[85]。文献中也有眶周注射后因为栓塞发生视力损失的案例报告[70, 71]。

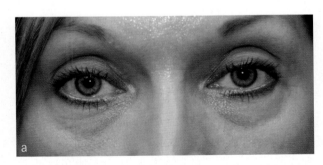

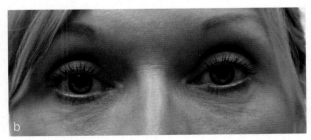

图 23.7 用透明质酸注射治疗泪沟变形前(a)和 6 周后(b)

非手术鼻成形术

面部填充剂正成为从事鼻成形术的面部整容医生武器库中的新工具。隆鼻和鼻成形术后不对称的矫正是鼻子注射面部填充剂最常见的指征。因为术后时间最少，能够立即产生效果，可注射填充剂对很多患者很有吸引力。无须手术直接微动鼻子轮廓，现在可以通过填充剂注射实现。Han 等于 2006 年发表了第一例"注射鼻成形术"的案例[86]。自体成纤维细胞和 HA 被注射到鼻背。鼻子注射填充剂的经验在增加，描述这些技术的系列案例也继续出现在文献中[87~91]。

鼻子的不同区域可用面部填充剂治疗。深鼻根或凸出的鼻背驼峰可用鼻背注射掩饰。沿鼻背中线以线型注射的方法可将短鼻子拉长，宽鼻子变窄。鹦鹉嘴畸形也可通过隆鼻背和嘴唇而治疗。轻微的鼻成形术后不对称和不规则可用填充剂解决。塌鼻子和倒 V 畸形可通过增大覆盖软骨结构的软组织而加以掩饰。鼻翼或鼻柱收缩可用填充剂充盈。鼻尖塌陷或不规则可通过直接注射充盈。除了对鼻子做美学改观，有文献描述利用填充剂进行功能性鼻成形术。CaHA 可注入内鼻瓣，扩大鼻瓣区域[92, 93]。

目前，鼻子注射优选材料是 HA 和 CaHA。通常少量即可显著改变鼻子轮廓。鼻背和鼻尖可用 0.1 mL 面部填充剂。避免用大剂量，以防止丁达尔效应或压迫性坏死。通过注射填充剂可显著改变鼻子轮廓和外形（图 23.8）。用填充剂进行鼻整形越来越受欢迎，对于希望小小变化的患者是个不错的选择。

鼻子使用填充剂的主要并发症是压迫性坏死和栓塞。了解鼻子的解剖性构造对于避免这些并发症至关重要。防止过度注射，尤其是皮肤最薄的鼻尖部位，这会降低坏死的概率[94]。鼻子有很多血管蒂。必须进行预注射，以避免动脉注射。应该注意鼻翼处的内眦动脉、眶上和滑车上动脉和鼻腔外侧壁的鼻外侧动脉[95]。注射位置应在硬骨膜上或软骨膜上。HA 注射中一旦出现黏薄的漂白物，应立即停止注射，并考虑注射透明质

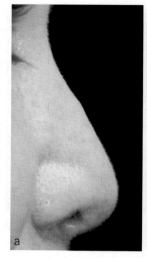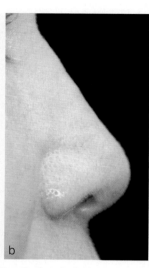

图 23.8　用透明质酸注射鼻根、鼻背和鼻尖前（a）和注射后即刻（b），得到非手术鼻整形效果

酸酶。填充剂注射后发生视力受损，说明出现视网膜栓塞，应妥善治疗[74]。

面部下三分之一

鼻唇沟

明显的鼻唇沟是衰老的结果。容量缺失和中脸部软组织下垂会加深鼻唇沟。注射填充剂以充盈鼻唇沟是童颜面部最常见的方法，也是面部注射研究最多的区域。在能使用填充剂前，鼻唇沟是难以用传统的童颜技术处理的。拉脸可改善颌部和颌前区域，但不能成功治疗鼻唇沟。HA、CaHA 和 PMMA 是 FDA 批准用于治疗这个区域的材料。在鼻唇沟注射填充剂可缓和面部亚解剖区域的过渡，改善面部轮廓，让容貌年轻（图23.9）。

填充剂通常注射到沟内或其内侧，可使用线状、连续穿刺或交叉注射方法。注射深度是浅皮下或深真皮层。一些填充剂可注入更深作为脚手架层。真皮下注射太浅会造成不希望的丁达尔效应。产品应注入沟内或其内侧；将产品注入沟外侧实际上会凸显沟纹。将填充剂深注入鼻翼角的鼻下三角区时，需特别小心，因为有发生血管内

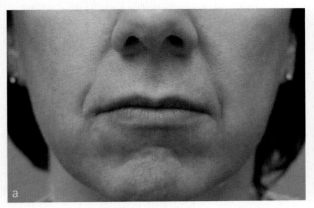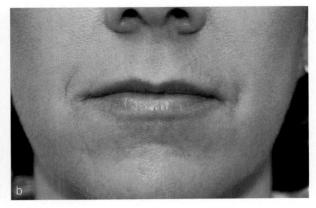

图 23.9 鼻唇沟和木偶纹注射 CaHA 前（a）和 6 周（b）

注射到内眦动脉的风险，随后可能发生栓塞和坏死。同时也要注意防止该区域过度矫正，因为如果完全将沟纹消除会看上去不自然。

在多个鼻唇沟注射研究的随机对照试验中，专门设计为左右脸分开，即面部两侧分别用不同的填充剂[96~100]。利用 HA 时的平均持续时间为 8~12 个月[97, 98]，一个疗程后效果最长达 18 个月[101]。达到最优矫正效果所需的注射平均量在每次疗程后显著减少。副作用通常比较轻微，包括固结、水肿、淤血和针眼。这个区域发生结节和肉芽肿的情况很罕见。

粉唇容量缺失

在中下面部，嘴唇是很重要的美丽要素。漂亮、有吸引力的嘴唇通常饱满、清晰。对女性面部人体测量研究表明，人们更喜欢更高、饱满的嘴唇[102]。衰老的嘴唇源自容积缺失导致的萎缩、唇缘变薄和上唇弧线缺失。衰老的嘴唇因为容积缺失，导致黏膜或粉唇上的皮肤或白唇比例过大。HA 填充剂为 FDA 批准用于嘴唇容积恢复的唯一产品。增加容积并改变嘴唇形状可让唇部恢复年轻、健康的样子（图 23.10）。可用填充剂丰粉唇、锐化唇缘、凸显人中嵴、锐化上唇弧线，轻微外翻上唇。

嘴唇注射根据患者偏好和缺陷区域而定制。

美唇术中有三个典型重点区域，沿唇缘的潜在区域、唇体和唇弧线顶端。嘴唇注射很痛，强烈建议在注射前阻断牙齿神经或表面麻醉。注射通常用线状注射法，沿唇缘注射在浅表皮下。然后处理唇体，直接皮下注入上粉唇，直接在唇弧线顶下面。因为肌肉不断运动，肌内注射会发生结块，应避免[103]。最后，为了进一步修饰唇弧线，用线状方式注射到嘴唇皮肤亚区域的人中嵴，从鼻槛开始，一直向下到唇部。注射后捏人中嵴可进一步修饰这个区域。需要注意的是，人中嵴不是和唇弧线中突平行，而是较之稍微外翻。张开嘴唇进行按摩有助于产品均匀分布。通常，嘴唇共需注射 1 mL 产品。上下嘴唇注射量的理想比例是 1：1.6[104]。注意不要过度注射，否则会导致形态不自然。去除唇弧线会导致"鸭"唇畸形，应加以避免。因为嘴唇很快水肿，注射医生应仔细检查两侧剂量，确保对称。嘴唇注射时建议用 26–30 规格的细针头。

应警告患者，在嘴唇注射后几天会发生严重的瘀斑和水肿，应相应调整安排。对于有单纯疱疹史的患者，强烈建议使用抗病毒药物。嘴唇填充剂注射后发生结节和肉芽肿的病例也有报道，似乎和皮肤注射有关。建议严格在黏膜下注射，尽量减少这些并发症[105]。在唇部，效果平均持续时间是 5 个月。这个区域注射效果持续时间比面部其他部位短是因为轮匝肌的不停运动[106, 107]。

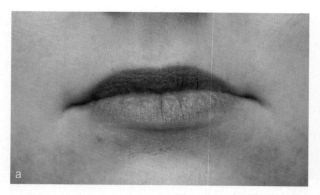 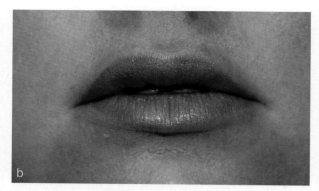

图 23.10　丰唇修饰注射透明质酸前（a）和 1 周后（b）

唇部皮肤垂直纹

上下唇皮肤发生垂直纹最常见于有抽烟史或讲话时习惯性噘嘴的患者。口轮匝肌是口周括约肌，随着年龄增长，这块肌肉的重复收缩会导致径向皱纹，即使平静时也可见。唇膏会陷在这些皱纹里。对这些皱纹注射填充剂可让口周区域恢复更平滑的轮廓。特细纹应特别小心，它可能因拉皮术而得到改善，无须注射填充剂。

和其他唇部注射一样，建议用 26-30 规格的细针头。强烈建议用表面麻醉膏或牙齿神经阻断，因为唇部非常敏感。应告知患者出现瘀斑和临时性水肿的高风险，以便他们安排合适的时间注射。常见的注射方法是沿皱纹路径线状注射。因为这些细纹非常浅表，很难在不出现丁达尔效应的情况下完全消除。因此，这个区域用低密度的 HA 填充剂最好。注射后应按摩，将不规则处抹平。这个区域因为讲话会不停动作，口周区域的注射效果没有面部其他区域的持续时间长。因为唇部皮肤细纹难以治疗，除填充剂注射外，其他附加治疗包括激光换肤、磨皮和化学脱皮[108]。此外，用填充剂治疗唇缘可起到抹平吸烟皱纹、改善口红出血的效果（图 23.11）。也可考虑用神经调质舒缓口轮匝肌[109]。

口角提升

随着口周区域的衰老，嘴角会向下转。口角向下会误让人觉得悲伤。严重时，下转会导致流口水或口角炎。口角通常不用拉脸方法改善，因为矫正所需的拉伸角度会导致不自然的形状。在口角下注射 HA，可提升嘴角（图 23.12），有助于矫正这一缺陷。这个区域的优选注射方法是交叉注射。因为肌肉收缩，这个区域移动性强，稍微过度矫正有助于延长注射效果。应警告患者，过度矫正的形状会随着水肿消除而变得更自然[110, 111]。降口角肌附加肉毒杆菌注射能进一步改善向下的嘴唇形状[112]。

木偶纹

木偶纹会随着衰老更加突出。鼻唇沟或口下颌沟从口角延伸到下颚，原因是降口角肌的重复动作及中脸部下垂。抹平脸下半部分的皱纹可恢复更年轻的容貌。沟形成于降口角肌的内侧或外侧，可考虑对肌肉辅以神经调质注射。注射部位是沟内或其内侧，前表皮下或深真皮，注射方法是线状、交叉或连续穿刺（图 23.12）。沟外侧注射会加重木偶纹，应避免。通常，每侧可用 1 mL 产品，即可完全矫正轮廓畸形。木偶纹注射的副作用比较轻微。淤血和临时性水肿可能出现。

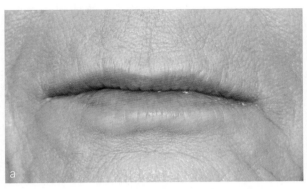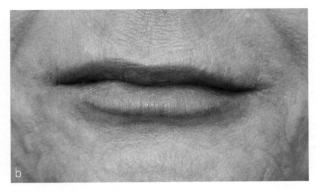

图 23.11　治疗吸烟皱纹，用透明质酸丰唇前（a）和 2 周后（b）

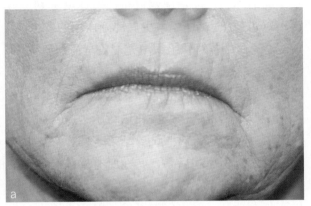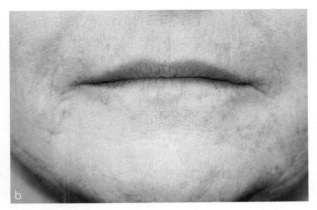

图 23.12　为提升口角、改善木偶纹而注射 2 mL 透明质酸前（a）和注射后即刻（b）

下巴纹

出现明显的下巴纹的原因是颏肌动作及该区域容积缺失，都是衰老下巴的特征。明显的沟状会严重改变下巴形状，严重的情况下会导致"巫婆畸形"[113]。用面部填充剂恢复该区域的容积可让容貌更年轻、平衡（图 23.13）。沿横沟以线状或连续穿刺的方式注射。在最近一次案例报告中，8 位患者得到注射治疗，没有任何重大副作用[81]。通常，对下巴注射填充剂可结合在颏肌神经调质。下巴处神经调质也能改善导致该处橘子皮样皮肤的网纹状皱纹。

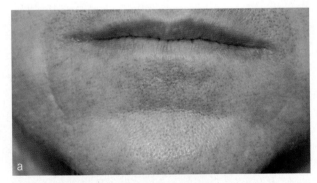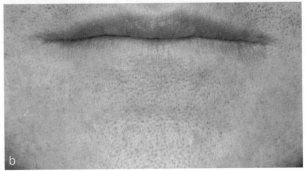

图 23.13　下巴纹注射透明质酸前（a）和注射后即刻（b）

下颌及下颌前沟

面部最下端可通过填充剂注射恢复年轻，即下颌轮廓。中脸部下垂及下颌部位容积缺失随着衰老而产生，使得年轻的下颌轮廓消失，造成下颌突出。可用面部填充剂重建光滑的下颌轮廓（图 23.14）。传统利用拉脸及下颌前移植治疗这个部位。在手术矫正前，可考虑用填充剂恢复下颌轮廓的年轻。

在注射颚部区域时，先在骨膜上积存注射，然后沿下颌前下垂处以线状或连续穿刺的方式更浅层注射。HA、CaHA 和 PMMA 都可用于这个区域。患者可能每侧需要 1 mL 产品。在给女士注射时，请小心防止造成方形或厚重的下颌轮廓，这样会让面部看上去男性化。注射后应按摩以平滑轮廓。应注意不要注射到第二颗前臼齿处下颚外侧的颏孔。

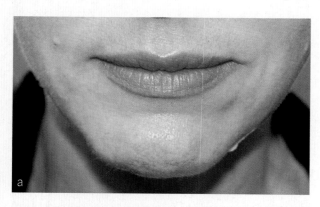

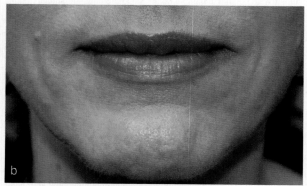

图 23.14　在下颚前注射 2 mL 透明质酸之前（a）和注射后即刻（b），以平滑下颚轮廓，掩饰下颚

并发症

随着在面部使用软组织填充剂越来越常见，了解其通常的副作用及知道如何应对并发症对面部整容医生来说越来越重要。过去 10 年来，随着新产品改善配方、净化流程，浓度更低，填充剂并发症的情况有显著下降。总之，面部填充剂的安全性还是可靠的，副作用大多轻微，是自限性的。常见副作用限于注射部位，包括淤血、水肿、嫩化、红斑和发痒。注射会发生这些副作用，通常 1 周消除。产品指南建议将注射速度降到每分钟 0.3 mL 以下，有助于减少局部副作用的发生[96]。请注意，在最初对软组织填充剂安全性的研究中，缺失皮肤类型在 Fitzpatrick Ⅳ ~ Ⅶ 型的患者。因为担心这个人群出现色素沉着过度、低色素沉着、肥大瘢痕或瘢痕疙瘩，促使进行了进一步后市场研究。随后的随机对照试验结果表明，深皮肤类型中没有发现那些后果，其在所有皮肤类型中的安全性都相当[115~117]。严重的并发症，如血管阻断、栓塞非常少见，但应仔细考量，以防止视力损失和坏死。对填充剂产品超敏的情况很少见，但可能导致血管性水肿或过敏反应。文献中有 2 例对软组织填充剂过敏的报道，1 例是对 PMMA 过敏，另 1 例是对 PLLA 过敏[53, 118]。可能需要介入的副作用将在下面详述[119]。

丁达尔效应

丁达尔效应，亦称瑞利散射，是注射部分皮肤出现浅蓝色现象。其发生原因是 HA 填充剂浅注射后，可通过皮肤部分看见。尽管产品是透明的，但丁达尔效应导致蓝光散射，所以在皮肤下呈蓝色。下眼睑皮肤，因为薄，是发生丁达尔效应最常见的区域（图 23.15）。蓝色部位会抵抗填充剂正常的降解。简单的观察不能解决这个问题。可用透明质酸酶降解产品。即使产品不是 HA，有证据表明透明质酸酶对于填充剂消散能起作用[120]。透明质酸酶的作用机制是水解单个

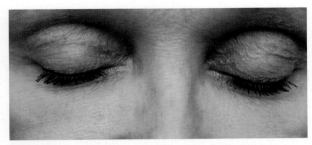

图 23.15 丁达尔效应：浅注射的透明质酸透过皮肤可见，呈蓝色

HA 分子的氨基葡萄糖键，加速降解。注射透明质酸酶后，应按摩该区域，帮助扩散。切除产品是另一种治疗方法。切开产品上面的皮肤，用大规格针头去除下面的产品，如 20 规格的针头[121]。

肿块、结节和肉芽肿

肿块和结节因产品聚集而产生。相反，肉芽肿意味着宿主出现了发炎反应。肿块和结节通常在注射 1 个月后产生。这种病灶是固定的，不会扩大。嘴唇比面部其他区域发生肿块结节的风险大。肌内注射到眼轮匝肌和这种并发症有关，建议浅注射以防止这种并发症[103]。按摩这个区域，刺激周围的填充剂，或用透明质酸酶解决肿块结节。通常，每 0.1 mL 的 HA 用 10 U 透明质酸酶。肉芽肿是罕见的并发症，通常在肿块结节发生很久后才出现，在注射后 6~24 个月，而且出现后会增大。如果表明出现感染，应给患者使用抗生素。所有的面部填充剂都会发生生物膜的情况，这非常难以治疗，所以重要的是即刻治疗。早期 Sculpta 研究报告了肉芽肿的高发病率。随着注射技术改进，注入更深，PLLA 浓度降低，肉芽肿的发生比例降到了 1%[45, 46, 51]。治疗肉芽肿可用大剂量的病灶内注射类固醇方式。据称，肉芽肿的其他局部治疗方法包括氟尿嘧啶（5-FU）、博来霉素、免疫调节剂咪喹莫特（Aldara）和他克莫司[122, 123]。也有报告呈全身性类固醇可治疗肉芽肿，而外用类固醇似乎不起效果。最后，可考虑切除肉芽肿[56]。

疱疹爆发

对于有单纯疱疹病毒史的患者，可考虑注射前 2~3 天用口服抗病毒药预防，注射后服用 1 周。对于爆发疱疹的患者，应立即使用口服抗病毒药。通常的用药包括阿昔洛韦 800 mg，口服，每天 5 次，或 1 g 伐昔洛韦，口服，每天 3 次，连续 10 天。唇部注射前尤其应该考虑预防，因为疱疹复发的概率高，也许是因为注射损伤了真皮[111]。

皮肤坏死

皮肤坏死是让人害怕的并发症，发生原因是无意的血管栓塞、直接损伤血管或过度注射造成的血管压迫。血管内注射的急性症状包括疼痛、漂白物、变黑和瘀斑（图 23.16 和图 23.17）。但是，在严重的情况下，注射过程中没有注意到症状，压迫情况延迟，导致血管危象。软组织缺失，伴以溃疡或焦痂约 1 周时间出现。最常见的部位是鼻子，尤其是鼻尖及眉间。鼻子坏疽的发生原因是直接注射或在鼻翼处注射鼻唇沟[119]。后者被认为次生于内眦动脉鼻翼支的动脉闭塞，这里的侧支循环很有限。

血管危象可能因为栓塞或机械外部压迫血管而发生。风险最高的血管包括唇动脉、内眦动脉和眶上末端动脉。如果怀疑出现血管危象，应立即停止注射并热敷。始终应考虑舒张血管的硝酸甘油膏以及透明质酸酶。即使填充剂不是 HA，有证据表明透明质酸酶有助于扩散填充剂，便于血运重建。每 0.1 mL 填充剂产品至少用 10 U 透明质酸酶，建议用 30 U。使用透明质酸酶的时机很重要，能促使及时介入。在对透明质酸酶治疗因填充剂发生的血管并发症的动物研究中，在注射后尽早注射透明质酸酶（24 小时内，最好 4 小时内）可减少皮肤坏死的发病率，但 24 小时后就没有效果了[124]。有些研究报告称，可使用阿司匹林、静脉注射前列腺素、高压氧和静脉注射

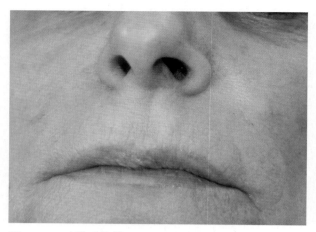

图 23.16　动脉系统供血不足立刻会出现界限分明的皮肤苍白区

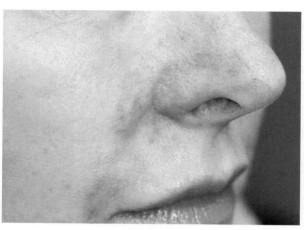

图 23.17　注意到皮肤有黑影和瘀斑，使用 PLLA 发生血管栓塞后 1 天

或病灶内注射低分子量的肝素。文献中也有提倡穿刺切除填充剂的案例[120]。患者应每天就诊，以查看改善情况。通常，早期介入可避免坏疽和组织缺失。如果发生坏疽，应好好护理伤口，让伤口成熟，然后考虑重建。为防止和填充剂有关的皮肤坏死，临床医生应该了解局部血管解剖知识，使用理论上可降低注射速度的小针头，同一部位避免注射过量，注射前吸气，注射过程中避免使用过大的力度。

视力损失

视力损失的并发症案例很罕见，但却让人崩溃，原因在于填充剂造成了眼血管栓塞[125~129]。所有报告的案例中，视力损失都发生于填充剂注射几分钟内，而且始终会有相关眼睛疼痛的现象。报告发生的并发症出现在眉间、鼻背和眶周注射中。视力危象是注射造成的，注射体逆行进入视网膜动脉。视网膜对缺血非常敏感。通过降低眶内压力，消除栓塞，以改善视网膜血液扩散，这需要急救。建议马上咨询眼科医生。应进行眼眶按摩，给予滴噻吗洛尔眼药水。应考虑利尿药、皮质激素、钙通道抑制药、抗凝药和前腔针头除压。术后恢复很差，50% 以上的案例导致全盲。有些案例中，有完全恢复的情况[119]。为防止视

网膜栓塞，建议在眶周区域使用钝形套管。注射填充剂时，应始终移动套管或针头，防止大剂量注入。锐型套管或针头更可能戳破动脉，造成动脉栓塞的风险更大。

参考文献

1. ASoPS. Cosmetic Procedure Trends 2012. Available at: http://www.plasticsurgery.org/Documents/news-resources/statistics/2012-Plastic-Surgery-Statistics/Cosmetic-Procedure-Trends-2012.pdf. Accessed May 27, 2015
2. Kontis TC, Rivkin A. The history of injectable facial fillers. Facial Plast Surg 2009;25(2):67–72
3. Knapp TR, Kaplan EN, Daniels JR. Injectable collagen for soft tissue augmentation. Plast Reconstr Surg 1977;60(3):398–405
4. Cooperman LS, Mackinnon V, Bechler G, Pharriss BB. Injectable collagen: a six-year clinical investigation. Aesthetic Plast Surg 1985;9(2):145–151
5. Monheit GD, Coleman KM. Hyaluronic acid fillers. Dermatol Ther 2006;19(3):141–150
6. Flynn TC, Sarazin D, Bezzola A, Terrani C, Micheels P. Comparative histology of intradermal implantation of mono and biphasic hyaluronic acid fillers. Dermatol Surg 2011;37(5):637–643
7. Sundaram H, Voigts B, Beer K, Meland M. Comparison of the rheological properties of viscosity and elasticity in two categories of soft tissue fillers: calcium hydroxylapatite and hyaluronic acid. Dermatol Surg 2010;36:1859–1865
8. Goldwyn RM. The paraffin story. Plast Reconstr Surg 1980;65(4): 517–524
9. Glicenstein J. [The first "fillers", vaseline and paraffin. From miracle to disaster]. Ann Chir Plast Esthet 2007;52(2):157–161

10. Uchida Y, Yoshii N, Kubo H, Kanzaki T, Kanekura T. Facial paraffinoma after cosmetic paraffin injection. J Dermatol 2007; 34(11):798–800

11. Di Benedetto G, Pierangeli M, Scalise A, Bertani A. Paraffin oil injection in the body: an obsolete and destructive procedure. Ann Plast Surg 2002;49(4):391–396

12. Vickers H. Gladys, Duchess of Marlborough: the aristocrat with attitude. The Telegraph 2011. Available at: http://www.telegraph. co.uk/culture/art/art-features/8303256/Gladys-Duchessof-Marlborough-the-aristocrat-with-attitude.html. Accessed May 27, 2015

13. Bailin PLBM. Collagen implantation: clinical applications and lesions selection. J Dermatol Surg Oncol 1988;14:49

14. Klein AW. Techniques for soft tissue augmentation: an 'a to z'. Am J Clin Dermatol 2006;7(2):107–120

15. Kamer FM, Churukian MM. Clinical use of injectable collagen. A three-year retrospective review. Arch Otolaryngol 1984; 110(2):93–98

16. Robinson JK, Hanke CW. Injectable collagen implant: histopathologic identification and longevity of correction. J Dermatol Surg Oncol 1985;11(2):124–130

17. Frank DH, Vakassian L, Fisher JC, Ozkan N. Human antibody response following multiple injections of bovine collagen. Plast Reconstr Surg 1991;87(6):1080–1088

18. Cukier J, Beauchamp RA, Spindler JS, Spindler S, Lorenzo C, Trentham DE. Association between bovine collagen dermal implants and a dermatomyositis or a polymyositis-like syndrome. Ann Intern Med 1993;118(12):920–928

19. Lindqvist C, Tveten S, Bondevik BE, Fagrell D. A randomized, evaluator-blind, multicenter comparison of the efficacy and tolerability of Perlane versus Zyplast in the correction of nasolabial folds. Plast Reconstr Surg 2005; 115(1):282–289

20. Narins RS, Brandt F, Leyden J, Lorenc ZP, Rubin M, Smith S. A randomized, double-blind, multicenter comparison of the efficacy and tolerability of Restylane versus Zyplast for the correction of nasolabial folds. Dermatol Surg 2003;29(6):588–595

21. Baumann LS, Shamban AT, Lupo MP, et al. Comparison of smoothgel hyaluronic acid dermal fillers with cross-linked bovine collagen: a multicenter, double-masked, randomized, within-subject study. Dermatol Surg 2007;33 Suppl 2:S128-135

22. DeVore DP, Hughes E, Scott JB. Effectiveness of injectable filler materials for smoothing wrinkle lines and depressed scars. Med Prog Technol 1994;20(3-4):243–250

23. John HE, Price RD. Perspectives in the selection of hyaluronic acid fillers for facial wrinkles and aging skin. Patient Prefer Adherence 2009;3:225–230

24. Tezel A, Fredrickson GH. The science of hyaluronic acid dermal fillers. J Cosmet Laser Ther 2008;10(1):35-42

25. Duranti F, Salti G, Bovani B, Calandra M, Rosati ML. Injectable hyaluronic acid gel for soft tissue augmentation. A clinical and histological study. Dermatol Surg 1998;24(12):1317–1325

26. Monheit GD, Prather CL. Juvederm: a hyaluronic acid dermal filler. J Drugs Dermatol 2007;6(11):1091–1095

27. Kono T, Kinney BM, Groff WF, Chan HH, Ercocen AR, Nozaki M. Randomized, evaluator-blind, split-face comparison study of single cross-linked versus double cross-linked hyaluronic acid in the treatment of glabellar lines. Dermatol Surg 2008;34 Suppl 1:S25–30

28. Prager W, Steinkraus V. A prospective, rater-blind, randomized comparison of the effectiveness and tolerability of Belotero (R) Basic versus Restylane (R) for correction of nasolabial folds. Eur J Dermatol 2010;20(6):748–752

29. Jones D, Murphy DK. Volumizing Hyaluronic Acid filler for midface volume defecti: 2-year results from a pivotal single-blind randomized controlled study. Dermatol Surg 2013;39(11):1602–1612

30. Rosen CA, Thekdi AA. Vocal fold augmentation with injectable calcium hydroxylapatite: short-term results. J Voice 2004; 18(3):387–391

31. Mayer RD, Dmochowski RR, Appell RA, et al. Multicenter prospective randomized 52-week trial of calcium hydroxylapatite versus bovine dermal collagen for treatment of stress urinary incontinence. Urology 2007;69(5):876–880

32. Ridenour B, Kontis TC. Injectable calcium hydroxylapatite microspheres (Radiesse). Facial Plast Surg 2009;25(2):100–105

33. Carruthers A, Carruthers J. Evaluation of injectable calcium hydroxylapatite for the treatment of facial lipoatrophy associated with human immunodeficiency virus. Dermatol Surg 2008;34(11):1486–1499

34. Silvers SL, Eviatar JA, Echavez MI, Pappas AL. Prospective, openlabel, 18-month trial of calcium hydroxylapatite (Radiesse) for facial soft-tissue augmentation in patients with human immunodeficiency virus-associated lipoatrophy: one-year durability. Plast Reconstr Surg 2006;118(3 Suppl):34S–45S

35. LeGeros RZ. Biodegradation and bioresorption of calcium phosphate ceramics. Clin Mater 1993;14(1):65–88

36. Marmur ES, Phelps R, Goldberg DJ. Clinical, histologic and electron microscopic findings after injection of a calcium hydroxylapatite filler. J Cosmet Laser Ther 2004;6(4):223–226

37. Misiek DJ, Kent JN, Carr RF. Soft tissue responses to hydroxylapatite particles of different shapes. J Oral Maxillofac Surg 1984;42(3):150–160

38. Smith S, Busso M, McClaren M, Bass LS. A randomized, bilateral, prospective comparison of calcium hydroxylapatite microspheres versus human-based collagen for the correction of nasolabial folds. Dermatol Surg 2007;33 Suppl 2:S112–121; discussion S121

39. Moers-Carpi MM, Tufet JO. Calcium hydroxylapatite versus nonanimal stabilized hyaluronic acid for the correction of nasolabial folds: a 12-month, multicenter, prospective, randomized, controlled, split-face trial. Dermatol Surg 2008; 34(2): 210–215

40. Bass LS, Smith S, Busso M, McClaren M. Calcium hydroxylapatite (Radiesse) for treatment of nasolabial folds: long-term safety and efficacy results. Aesthet Surg J

2010;30(2):235–238

41. Graivier MH, Bass LS, Busso M, Jasin ME, Narins RS, Tzikas TL. Calcium hydroxylapatite (Radiesse) for correction of the midand lower face: consensus recommendations. Plast Reconstr Surg 2007;120(6 Suppl):55S–66S

42. Tzikas TL. A 52-month summary of results using calcium hydroxylapatite for facial soft tissue augmentation. Dermatol Surg 2008;34 Suppl 1:S9–15

43. Marmur E, Green L, Busso M. Controlled, randomized study of pain levels in subjects treated with calcium hydroxylapatite premixed with lidocaine for correction of nasolabial folds. Dermatol Surg 2010;36(3):309–315

44. Mest DR, Humble GM. Duration of correction for human immunodeficiency virus-associated lipoatrophy after retreatment with injectable poly-L-lactic acid. Aesthetic Plast Surg 2009;33(4):654–656

45. Lowe NJ. Optimizing poly-L-lactic acid use. J Cosmet Laser Ther 2008;10(1):43–46

46. Fitzgerald R, Vleggaar D. Facial volume restoration of the aging face with poly-l-lactic acid. Dermatol Ther 2011;24(1):2–27

47. Rossner F, Rossner M, Hartmann V, Erdmann R, Wiest LG, Rzany B. Decrease of reported adverse events to injectable polylactic acid after recommending an increased dilution: 8-year results from the Injectable Filler Safety study. J Cosmet Dermatol 2009;8(1):14–18

48. Moyle GJ, Lysakova L, Brown S, et al. A randomized open-label study of immediate versus delayed polylactic acid injections for the cosmetic management of facial lipoatrophy in persons with HIV infection. HIV Med 2004;5(2):82–87

49. Valantin MA, Aubron-Olivier C, Ghosn J, et al. Polylactic acid implants (New-Fill) to correct facial lipoatrophy in HIV-infected patients: results of the open-label study VEGA. Aids 2003; 17(17):2471–2477

50. Kates LC, Fitzgerald R. Poly-L-lactic acid injection for HIVassociated facial lipoatrophy: treatment principles, case studies, and literature review. Aesthet Surg J 2008;28(4):397–403

51. Lowe NJ, Maxwell CA, Lowe P, Shah A, Patnaik R. Injectable poly-l-lactic acid: 3 years of aesthetic experience. Dermatol Surg 2009;35 Suppl 1:344–349

52. Cohen SR, Berner CF, Busso M, et al. ArteFill: a long-lasting injectable wrinkle filler material—summary of the U.S. Food and Drug Administration trials and a progress report on 4- to 5-year outcomes. Plast Reconstr Surg 2006;118(3 Suppl):64S–76S

53. Lemperle G, Romano JJ, Busso M. Soft tissue augmentation with artecoll: 10-year history, indications, techniques, and complications. Dermatol Surg 2003;29(6):573–587; discussion 587

54. Lemperle G, Knapp TR, Sadick NS, Lemperle SM. ArteFill permanent injectable for soft tissue augmentation: I. Mechanism of action and injection techniques. Aesthetic Plast Surg 2010;34(3):264–272

55. Cohen SR, Berner CF, Busso M, et al. Five-year safety and efficacy of a novel polymethylmethacrylate aesthetic soft tissue filler for the correction of nasolabial folds. Dermatol Surg 2007;33 Suppl 2:S222–230

56. Gelfer A, Carruthers A, Carruthers J, Jang F, Bernstein SC. The natural history of polymethylmethacrylate microspheres granulomas. Dermatol Surg 2007;33(5):614–620

57. Watson D, Keller GS, Lacombe V, Fodor PB, Rawnsley J, Lask GP. Autologous fibroblasts for treatment of facial rhytids and dermal depressions. A pilot study. Arch Facial Plast Surg 1999;1(3): 165–170

58. Weiss RA, Weiss MA, Beasley KL, Munavalli G. Autologous cultured fibroblast injection for facial contour deformities: a prospective, placebo-controlled, Phase III clinical trial. Dermatol Surg 2007;33(3):263–268

50. Seeley BM, Denton AB, Ahn MS, Maas CS. Effect of homeopathic Arnica montana on bruising in face-lifts: results of a randomized, double-blind, placebo-controlled clinical trial. Arch Facial Plast Surg 2006;8(1):54–59

60. Wu SY, Hu W, Zhang B, Liu S, Wang JM, Wang AM. Bromelain ameliorates the wound microenvironment and improves the healing of firearm wounds. J Surg Res 2012;176(2):503–509

61. Narins RS, Jewell M, Rubin M, Cohen J, Strobos J. Clinical conference: management of rare events following dermal fillers—focal necrosis and angry red bumps. Dermatol Surg 2006;32(3): 426–434

62. Rose AE, Day D. Esthetic rejuvenation of the temple. Clin Plast Surg 2013;40(1):77–89

63. Moradi A, Shirazi A, Perez V. A guide to temporal fossa augmentation with small gel particle hyaluronic acid dermal filler. J Drugs Dermatol 2011;10(6):673–676

64. Schierle CF, Casas LA. Nonsurgical rejuvenation of the aging face with injectable poly-L-lactic acid for restoration of soft tissue volume. Aesthet Surg J 2011;31(1):95–109

65. Ross JJ, Malhotra R. Orbitofacial rejuvenation of temple hollowing with Perlane injectable filler. Aesthet Surg J 2010;30(3):428–433

66. Carruthers J, Carruthers A. Volumizing the glabella and forehead. Dermatol Surg 2010;36 Suppl 3:1905–1909

67. Carruthers J, Carruthers A. A prospective, randomized, parallel group study analyzing the effect of BTX-A (Botox) and nonanimal sourced hyaluronic acid (NASHA, Restylane) in combination compared with NASHA (Restylane) alone in severe glabellar rhytides in adult female subjects: treatment of severe glabellar rhytides with a hyaluronic acid derivative compared with the derivative and BTX-A. Dermatol Surg 2003;29(8):802–809

68. Glaich AS, Cohen JL, Goldberg LH. Injection necrosis of the glabella: protocol for prevention and treatment after use of dermal fillers. Dermatol Surg 2006;32(2):276–281

69. Bachmann F, Erdmann R, Hartmann V, Wiest L, Rzany B. The spectrum of adverse reactions after treatment with injectable fillers in the glabellar region: results from the Injectable Filler Safety Study. Dermatol Surg 2009;35 Suppl 2:1629–1634

70. Hoenig J, Hoenig D. Minimally invasive periorbital rejuvenation. Facial Plast Surg 2013;29(4):295–309

71. Collar RM, Boahene KD, Byrne PJ. Adjunctive fat grafting to the upper lid and brow. Clin Plast Surg 2013;40(1):191–199

72. Morley AM, Taban M, Malhotra R, Goldberg RA. Use of hyaluronic Acid gel for upper eyelid filling and contouring. Ophthal Plast Reconstr Surg 2009;25(6):440–444

73. Kashkouli MB, Heirati A, Pakdel F, Kiavash V. Diplopia after hyaluronic acid gel injection for correction of facial tear trough deformity. Orbit 2012;31(5):330–331

74. Kim SN, Byun DS, Park JH, et al. Panophthalmoplegia and vision loss after cosmetic nasal dorsum injection. J Clin Neurosci 2014;21(4):678–680

75. Lambros V. A technique for filling the temples with highly diluted hyaluronic acid: the "dilution solution." Aesthet Surg J 2011;31(1):89–94

76. Taheri A, Mansoori P. Midfacial analysis and planning for midface augmentation with injectable filling materials: an anatomical approach. J Eur Acad Dermatol Venereol 2012;26(6):714–718

77. Carruthers J, Rzany B, Sattler G, Carruthers A. Anatomic guidelines for augmentation of the cheek and infraorbital hollow. Dermatol Surg 2012;38(7 Pt 2):1223–1233

78. Raspaldo H. Volumizing effect of a new hyaluronic acid subdermal facial filler: A retrospective analysis based on 102 cases. J Cosmetic Laser Ther 2008;10:134–142

79. Mills DC, Camp S, Mosser S, Sayeg A, Hurwitz D, Ronel D. Malar augmentation with a polymethylmethacrylate-enhanced filler: assessment of a 12-month open-label pilot study. Aesthet Surg J 2013;33(3):421–430

80. Gonzales-Ulloa M. Building out the malar prominences as an addition to rhytidectomy. Plast Reconstr Surg 1974;53(3):293–296

81. Lowe NJ, Grover R. Injectable hyaluronic acid implant for malar and mental enhancement. Dermatol Surg 2006;32(7):881–885; discussion 885

82. Donath AS, Glasgold RA, Meier J, Glasgold MJ. Quantitative evaluation of volume augmentation in the tear trough with a hyaluronic Acid-based filler: a three-dimensional analysis. Plast Reconstr Surg 2010;125(5):1515–1522

83. Glaser DA, Patel U. Enhancing the eyes: use of minimally invasive techniques for periorbital rejuvenation. J Drugs Dermatol 2010;9(8 Suppl ODAC Conf Pt 2):s118–128

84. Hirsch RJ, Carruthers JD, Carruthers A. Infraorbital hollow treatment by dermal fillers. Dermatol Surg 2007;33(9):1116–1119

85. Goldberg RA, Fiaschetti D. Filling the periorbital hollows with hyaluronic acid gel: initial experience with 244 injections. Ophthal Plast Reconstr Surg 2006;22(5):335–341; discussion 341–333

86. Han SK, Shin SH, Kang HJ, Kim WK. Augmentation rhinoplasty using injectable tissue-engineered soft tissue: a pilot study. Ann Plast Surg 2006;56(3):251–255

87. Lee CH, Han SK, Kim SB, Kim DW, Kim WK. Augmentation rhinoplasty minimizing nasion level changes: a simple method. Plast Reconstr Surg 2008;121(5):334e–335e

88. Bray D, Hopkins C, Roberts DN. Injection rhinoplasty: nonsurgical nasal augmentation and correction of post-rhinoplasty contour asymmetries with hyaluronic acid: how we do it. Clin Otolaryngol 2010;35(3):227–230

89. Jasin ME. Nonsurgical rhinoplasty using dermal fillers. Facial Plast Surg Clin North Am 2013;21(2):241–252

90. Kurkjian TJ, Ahmad J, Rohrich RJ. Soft tissue fillers in rhinoplasty. Plast Reconstr Surg 2014;133(2):121e–126e

91. Rokhsar C, Ciocon DH. Nonsurgical rhinoplasty: an evaluation of injectable calcium hydroxylapatite filler for nasal contouring. Dermatol Surg 2008;34(7):944–946

92. Nyte CP. Spreader graft injection with calcium hydroxylapatite: a nonsurgical technique for internal nasal valve collapse. Laryngoscope 2006;116(7):1291–1292

93. Nyte CP. Hyaluronic acid spreader-graft injection for internal nasal valve collapse. Ear Nose Throat J 2007;86(5):272–273

94. Park TH, Seo SW, Kim JK, Chang CH. Clinical experience with hyaluronic acid-filler complications. J Plast Reconstr Aesthet Surg 2011;64(7):892–896

95. Humphrey CD, Arkins JP, Dayan SH. Soft tissue fillers in the nose. Aesthet Surg J 2009;29(6):477–484

96. Cohen JL, Dayan SH, Brandt FS, et al. Systematic review of clinical trials of small-and large-gel-particle hyaluronic acid injectable fillers for aesthetic soft tissue augmentation. Dermatol Surg 2013;39(2):205–231

97. Kablik J, Monheit GD, Yu L, Chang G, Gershkovich J. Comparative physical properties of hyaluronic acid dermal fillers. Dermatol Surg 2009;35 Suppl 1:302–312

98. Brandt FS, Cazzaniga A. Hyaluronic acid gel fillers in the management of facial aging. Clinical Interv Aging 2008;3(1):153–159

99. Narins RS, Brandt FS, Lorenc ZP, et al. A randomized, multicenter study of the safety and efficacy of Dermicol-P35 and non-animal-stabilized hyaluronic acid gel for the correction of nasolabial folds. Dermatol Surg 2007;33 Suppl 2:S213–221; discussion S221

100. Carruthers A, Carruthers J, Monheit GD, Davis PG, Tardie G. Multicenter, randomized, parallel-group study of the safety and effectiveness of onabotulinumtoxinA and hyaluronic acid dermal fillers (24-mg/ml smooth, cohesive gel) alone and in combination for lower facial rejuvenation. Dermatol Surg 2010;36 Suppl 4:2121–2134

101. Narins RS, Dayan SH, Brandt FS, Baldwin EK. Persistence and improvement of nasolabial fold correction with nonanimalstabilized hyaluronic acid 100,000 gel particles/mL filler on two retreatment schedules: results up to 18 months on two retreatment schedules. Dermatol Surg 2008;34 Suppl 1:S2–8; discussion S8

102. Farkas LG, Kolar JC. Anthropometrics and art in the aesthetics of women's faces. Clin Plast Surg 1987;14(4):599–616

103. Lemperle G, Rullan PP, Gauthier-Hazan N. Avoiding and treating dermal filler complications. Plast Reconstr Surg 2006;118 (3 Suppl):92S–107S

104. Bisson M, Grobbelaar A. The esthetic properties of lips: a comparison of models and nonmodels. Angle Orthod 2004;74(2): 162–166

105. Lemperle G, Anderson R, Knapp TR. An index for

quantitative assessment of lip augmentation. Aesthet Surg J 2010;30(3): 301–310

106. Jacono AA. A new classification of lip zones to customize injectable lip augmentation. Arch Facial Plast Surg 2008;10(1): 25–29

107. Sarnoff DS, Saini R, Gotkin RH. Comparison of filling agents for lip augmentation. Aesthet Surg J 2008;28(5):556–563

108. Perkins NW, Smith SP, Jr., Williams EF, 3rd. Perioral rejuvenation: complementary techniques and procedures. Facial Plast Surg Clin North Am 2007;15(4):423–432, vi

109. Semchyshyn N, Sengelmann RD. Botulinum toxin A treatment of perioral rhytides. Dermatol Surg 2003;29(5):490–495; discussion 495

110. Perkins SW. The corner of the mouth lift and management of the oral commissure grooves. Facial Plast Surg Clin North Am 2007;15(4):471–476, vii

111. Carruthers J, Klein AW, Carruthers A, Glogau RG, Canfield D. Safety and efficacy of nonanimal stabilized hyaluronic acid for improvement of mouth corners. Dermatol Surg 2005;31(3): 276–280

112. Carruthers J, Fagien S, Matarasso SL. Consensus recommendations on the use of botulinum toxin type a in facial aesthetics. Plast Reconstr Surg 2004;114(6 Suppl): 1S–22S

113. Hamra ST. Surgery of the aging chin. Plast Reconstr Surg 1994;94(2):388–393

114. Beer K, Yohn M, Closter J. A double-blinded, placebo-controlled study of Botox for the treatment of subjects with chin rhytids. J Drugs Dermatol 2005;4(4):417–422

115. Odunze M, Cohn A, Few JW. Restylane and people of color. Plast Reconstr Surg 2007;120(7):2011–2016

116. Taylor SC, Burgess CM, Callender VD. Safety of nonanimal stabilized hyaluronic acid dermal fillers in patients with skin of color: a randomized, evaluator-blinded comparative trial. Dermatol Surg 2009;35 Suppl 2:1653–1660

117. Grimes PE, Thomas JA, Murphy DK. Safety and effectiveness of hyaluronic acid fillers in skin of color. J Cosmet Dermatol 2009;8(3):162–168

118. Lafaurie M, Dolivo M, Girard PM, et al. Polylactic acid vs. polyacrylamide hydrogel for treatment of facial lipoatrophy: a randomized controlled trial [Agence Nationale de Recherches sur le SIDA et les Hepatites Virales (ANRS) 132 SMILE]. HIV Med 2013;14(7):410–420

119. Ozturk CN, Li Y, Tung R, Parker L, Piliang MP, Zins JE. Complications following injection of soft-tissue fillers. Aesthet Surg J 2013;33(6):862–877

120. Daines SM, Williams EF. Complications associated with injectable soft-tissue fillers: a 5-year retrospective review. JAMA Facial Plast Surg 2013;15(3):226–231

121. Cox SE, Adigun CG. Complications of injectable fillers and neurotoxins. Dermatol Ther 2011;24(6):524–536

122. Conejo-Mir JS, Sanz Guirado S, Angel Munoz M. Adverse granulomatous reaction to Artecoll treated by intralesional 5-fluorouracil and triamcinolone injections. Dermatol Surg 2006;32(8):1079–1081; discussion 1082

123. Baumann LS, Halem ML. Lip silicone granulomatous foreign body reaction treated with aldara (imiquimod 5%). Dermatol Surg 2003;29(4):429–432

124. Kim DW, Yoon ES, Ji YH, Park SH, Lee BI, Dhong ES. Vascular complications of hyaluronic acid fillers and the role of hyaluronidase in management. J Plast Reconstr Aesthet Surg 2011;64(12): 1590–1595

125. Apte RS, Solomon SD, Gehlbach P. Acute choroidal infarction following subcutaneous injection of micronized dermal matrix in the forehead region. Retina 2003; 23(4):552–554

126. Kim YJ, Kim SS, Song WK, Lee SY, Yoon JS. Ocular ischemia with hypotony after injection of hyaluronic acid gel. Ophthal Plast Reconstr Surg 2011;27(6):e152–155

127. Sung MS, Kim HG, Woo KI, Kim YD. Ocular ischemia and ischemic oculomotor nerve palsy after vascular embolization of injectable calcium hydroxylapatite filler. Ophthal Plast Reconstr Surg 2010;26(4):289–291

128. Kubota T, Hirose H. Permanent loss of vision following cosmetic rhinoplastic surgery. Jpn J Ophthalmol 2005;49(6): 535–536

129. Roberts SA, Arthurs BP. Severe visual loss and orbital infarction following periorbital aesthetic poly-(L)-lactic acid (PLLA) injection. Ophthal Plast Reconstr Surg 2012; 28(3):e68–70

24 补充性脂肪移植

作者：Robert A. Glasgold，Samuel M. Lam，Mark J. Glasgold
翻译：史滢深　审校：汪　汇

引　言

体积的变化已经越来越广泛的被认为是衰老发生过程中的重要乃至首要机制。近期在面部脂肪移植技术上的进步已被证实有助于长期维持良好的美容效果，并且能够控制坏死率、延长脂肪存活。因此，面部脂肪移植已重新得到美容整形外科医生群体的青睐。可以用这样一个简单的类比来帮助理解以体积丢失为首要因素的老化过程：年轻的面部随时间的流逝，从一颗葡萄变成了葡萄干。那么，随之而来的问题就是，为什么由此产生的多余皮肤要被提升、牵拉和切除，以至于余下的部分并不能够重现年轻时的"葡萄"，反而转变成了一颗修剪过的豌豆。因此，我们应该按照需要，对面部凹陷区域进行填充，来达到年轻面部特征性的高光、轮廓和凸起。当然，以上提出的这种还原性的逻辑并不能完全代表作者本人观点，因为我们知道，复杂的衰老过程可能包括了体积的变化、重力性下垂和皮肤质地的改变。但不管怎样，过去所理解的单纯的重力效应或皮肤多余，应该被重新理解为一种可能由于组织皱缩所导致，并且可以通过面部脂肪移植来纠正的效应。

那么，当一名期望恢复年轻面容的患者向我们寻求帮助时，我们应该如何决定最佳的处理方法呢？答案就存在于患者二十几岁时的老照片当中。我们假定在这些照片当中，患者正值年轻，那么这些照片也就为每名患者个体化的年轻化方案的选择提供了蓝本。在咨询和评估阶段，很重要的一点是，我们不能仅仅关注患者的某个主诉——如眼睑的下垂——而是应该对年轻化的方案有一个整体的考虑。以上睑为例，如果我们让患者来讲他们的期望时，那么答案会是想要眼睑看起来更年轻。因此，我们需要帮助患者去理解的是，哪些特质决定了一个年轻的眼睑，而非整形手术本身。在上睑的例子中，以往对眉上提术和睑成形术不加考虑的使用会导致不自然的眉部提升以及眶上缘的骨架化。这样做无疑切去了患者所抱怨的多余皮肤，但是却并没有真正达到眼睑的年轻化以重现患者年轻的容貌。患者的老照片为我们的目标提供了一个框架，并且帮助患者明白怎样的综合治疗方案才能达到自然而年轻的面貌，这其中包括了脂肪移植，脂肪微吸/吸脂，睑成形术，面部提升和（或）皮肤治疗。我们将这种以脂肪移植为导向的综合治疗方法称为补充性脂肪移植，因为我们认为脂肪移植在每个病例当中的价值不仅仅是作为一种独立的治疗手段，而更是作为传统治疗手段的一个补充完善（图24.1）[1]。

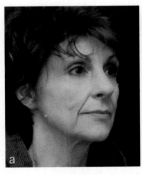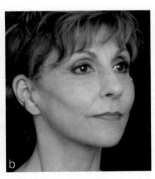

图 24.1　a. 术前，患者表现出既有体积丢失也有组织下垂的改变；b. 面部提升加面中部、眶周脂肪移植后 5 年（图片来源于 Lam SM, Glasgold MJ, Glasgold RA. Complementary Fat Grafting. Philadelphia: Lippincott Williams & Wilkins; 2007. 授权转载。）

这种整合策略能够让术者精确地基于每个患者过去的面貌来选择正确的、个体化的综合治疗方案。当然，如果患者并不喜欢他（她）过去年轻时的相貌，则可以根据医生及患者所共同确立的理想预期效果对具体的治疗进行调整。

用于门诊面部填充物的一次性微针的出现以及用于面部填充材料的不断发展，已经动摇了脂肪移植作为面部填充唯一手段的地位。如今，填充材料可被当作是许多想要接受脂肪移植患者的理想的备选方案，或者是当作脂肪移植的辅助治疗。微针可用于面部的精细塑形，而这一点在几年前还无法单独通过脂肪移植实现。这一章节里，我们不会详细讲述如何使用填充材料，而是介绍怎样合理地基于多方面因素来帮助人们决定是该如何选择脂肪移植、填充材料，抑或两者结合。在这里还要强调，在美容手术当中，术前教育与咨询辅导是关键所在。

历　史

在过去几十年中，脂肪移植在面部整形外科医生治疗手段中的地位愈显突出，这一点从这期间主要学术会议上相关文献的数量已然可以看出。脂肪移植的根源，要追溯到一个多世纪以前的第一例临床病例——1893 年 Neuber 所记录的通过脂肪移植来恢复结核性骨炎所引起的面部缺损[2]。2 年后，Czerny 报道了通过移植一个切除的脂肪瘤来修复良性肿块切除后导致的乳房缺损[3]。1910 年 Lexer 使用大块脂肪移植来提高脂肪存活率[4]，随后在次年 Bruning 通过脂肪移植成功修复了 1 例鼻整形术后缺损[5]，而 Tuffier 将脂肪移植到胸膜外间隙来改善某些肺炎患者的情况[6]。1932 年，Straatsma 和 Peer 在一例术后额窦瘘患者中使用自体脂肪组织进行了封闭[7]。两年后，Cotton 将脂肪颗粒化并用于多种外观缺损的改善。

1974 年，吸脂术的出现激发了人们使用去除的脂肪作为移植材料的兴趣[8]。1982 年，Bircoll 描述了使用吸脂后的脂肪来纠正轮廓缺陷[9]。在 80 年代 Illouz[10]，Kruli[11] 和 Newman[12] 继续了吸脂后的脂肪在面部以及身体塑形上的应用。而对当前自体脂肪移植再度成为热点起了实质性推动作用的两个人是纽约的 Sydney R.Coleman[13] 以及法国的 Roger Amar[14]，他们提倡使用较为温和的手工方法抽取脂肪（而非机器抽取），之后进行离心以纯化脂肪细胞，并且使用钝针，仅取较小块的脂肪组织进行注射。也有人提出，每次注射非常小量的脂肪（每个针管隧道内注射 0.05~0.1 mL）有助于达到更平顺的效果，同时还能够促进长期的脂肪存活，因为这样能保证每个脂肪微粒周围的血运更加丰富。

术前注意事项

向患者解释脂肪移植可能带来的好处，在一开始往往要比让患者相信面部提升所带来的效果要难。大多数整形外科医生、媒体以及大众都熟悉面部提升是怎么回事，而且患者也常常是用手扯着脸告诉医生自己想怎么改变。然而，纠正重力造成的下垂可能并不是唯一能带来收益的治疗，甚至可能根本就不需要，尤其是对于比较年轻的人。一般来说，想要面部年轻化治疗的 30~40 岁的人群，往往只表现出体积丢失，这时提升手术并不会带来收益（图 24.2）。

如果你回想一下，抛开穿衣风格和行为举止，人们在观察别人时一般是如何分辨别人是青少年、二十来岁还是三十来岁，那么答案就在于面部组织体积的改变；更具体地讲，就是通俗所说的"婴儿肥"的逐渐消失。事实上，一些女性或男性并不希望回到青少年或二十来岁时丰盈饱满的面容。用老照片可以帮助建立起关于该患者衰老变化的沟通，并且帮助确立面部年轻化的适宜目标（图 24.3）。

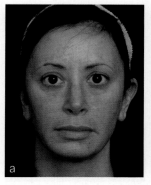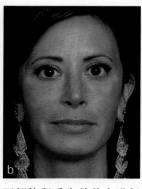 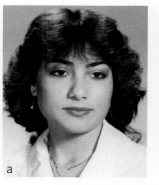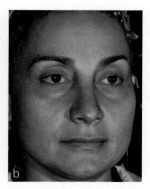

图 24.2　a. 一名三十多岁的有面部体积丢失并前来进行面部年轻化的患者术前照片。严重的面中部体积丢失造成了下睑脂肪突出、睑—颊连接处阴影以及眼部突出、轮廓欠佳的外观；b. 术后，通过眶下缘、前颊及侧颊部、颧骨下区、下颌前沟以及下颌侧面轮廓（下颌角）的脂肪移植，制造了年轻化的面容。患者面中部的阴影消除了，眼周完整的轮廓恢复，并且重现了年轻化的脸型（授权自 Glasgold Group Plastic Surgery，感谢 Robert Glasgold, MD 提供）

图 24.3　a. 患者 18 岁时的老照片；b. 患者 40 岁时的照片（应用 Canfield Vectra 系统拍摄）。在眶周区域可看到非常明显的改变——上睑以及眶下缘处的体积丢失。对比照片可以看出眶周完整轮廓消失以及衰老性体积丢失导致的睑—颊连接的分离（授权自 Glasgold Group Plastic Surgery）

　　这里提出有助于对体积丢失的面部进行分析的三个关键点：面部体积与外形，高光与阴影以及眼周轮廓的重要性。其中每一点都将在以下进行讨论。当一个人成长时，面部从年轻的心形或三角形变为更接近方形的外观。年轻时的三角形的顶点为完整而凸出的颧骨突起和颏部。随着时间的流逝，颧部和颊部的体积丢失、下颌前沟处的体积收缩以及下颌部位软组织的下垂共同改变了面部的形状。这种上面部的缩窄和下面部的增宽造成了典型的老龄化的方形脸。自体脂肪移植的主要目标之一，就是重建年轻面容所特有的理想的三角或心形外观。颧部和颊部可以通过面部脂肪移植来填充，而下颌部分可以通过选择性的脂肪微吸来进行削减，面部提升则根据情况来决定是否需要。对于有双下巴和（或）颈阔肌分离 / 颈部下垂的患者，单纯的脂肪移植就不能达到理想的年轻化美容效果（图 24.4）。在这些病例中，在颧部和颊部 / 下颌前区（以及其他面部凹陷区域）进行脂肪移植，结合面部提升，将能够达到更好的效果。

　　将面部过度简化为一个三角形所带来的问题就是，缺乏艺术审美眼光的术者会过度填充上述这几个点，以至于会产生不协调的颊、颏过度脸型，也就是好莱坞年轻女星变老时候所表现出的不自然的、常被贴切的戏称为"枕头脸"。在颊部和颏部之间的分界区域是口颊区，这里应该稍作填充，使上下两部分的填充区能够自然衔接。同样的，面部前侧区域往往被过度重视，而衰老过程同样影响到的外侧面却总被忽视，如颞部、颧弓以及骨性颧弓的下方。由此，对一个典型的理想的年轻面部的描述应更正为卵圆形的、具有美观的轮廓高光点、且拥有最少的额外阴影和骨性显露（图 24.5）。

　　面部的体积和形状是最能直观显现面部年龄的，也是欲求达到年轻美观容貌所最需要把握的要点。特别是有许多女性化完妆、在明亮的光照环境下用放大的镜子来评估自己的面貌。这样一来她们就喜欢关注一些细微的瑕疵。其实，大多数人都不会注意到她们自己所抱怨的这些细微的皮肤缺陷，因为这些在正常的社交距离范围内是

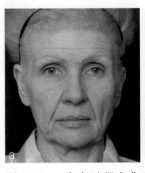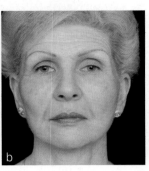

图 24.4　a. 衰老过程中典型的体积变化造成了长而方的脸型；b. 通过面部提升与中面部脂肪移植恢复心形的更年轻的脸型（图片源自 Lam SM, Glasgold MJ, Glasgold RA. Complementary Fat Grafting. Philadelphia: Lippincott Williams & Wilkins; 2007. 授权转载）

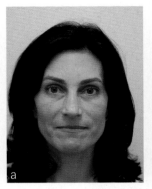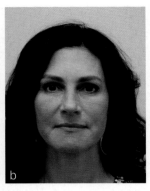

图 24.5　a. 一名 55 岁患者面部年轻化手术的术前照片；b. 单次脂肪移植及 1 年后眼下方区域和鼻唇沟填充物修整，术后 2 年照片。可以看到该患者达到了均衡的效果，由术前长方形且男性化的面容变为协调的椭圆形的年轻面容（授权自 Samuel Lam, MD）

看不到的。通过让患者看自己当前的照片，或者有条件的话看一看患者年轻时的照片，将对帮助患者接受这种明显的观念反差很有帮助。此外，给患者展示一些与其面部老化情况类似的病例在脂肪移植前后的对比，也容易帮助患者理解。通过照片，可以让患者更容易看到老化所导致的阴影，包括下陷的额部、上下眶缘、颞部、颧隔前区、颧骨下凹和口颊凹以及下颌前沟 / 颏前区。向患者展现衰老产生的阴影对面容的巨大影响，有助于让患者明白消除衰老性阴影以及通过脂肪移植恢复面部年轻高光的重要性。重要的年轻面部高光包括眉侧部高光，面颊前部和侧部高光以及颏部高光。减少造成面部被分割的阴影，并增加年轻的高光，可以使一张看上去疲惫而衰老的面庞一下变得年轻而充满活力（图 24.6）。

关于面部脂肪移植的第三个关键点在于重塑恰到好处的眼周轮廓。眼部可能是年轻化当中最重要的区域，因为它们是整个面部的焦点。传统的睑成形术依靠去除皮肤和脂肪，并且有使本来就凹陷老化的眼部进一步恶化的趋势——即进一步破坏了眼周年轻化的轮廓。这里我们强调体积的重要并不是要忽视皮肤切除的作用，而是说明眶周和眉部的体积丢失是造成皮肤多余的原因之一，并需要通过体积上的填补进行处理。这在临床实践中就形成了一种针对上睑的治疗方案，即

只有在内侧有明显的脂肪性凸起的情况下才适当地去除皮肤和脂肪，并联合眶上部的脂肪填充。至于下眼睑的处理则需要经结膜入路眼袋整形术来适当去除凸出的内侧、中部或外侧的脂肪，并结合以眶下缘及颊部的脂肪填充（图 24.6）。颊部应该被视为下睑这一亚单位的延伸。理想的年轻面部不应该有下睑和颊部的分界，而应该是从眼睑到颊部为一个整体性的凸起。建立良好的眼周轮廓就包括了从眼睑至颊部平滑的过度。

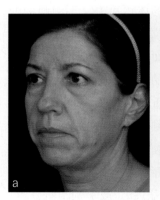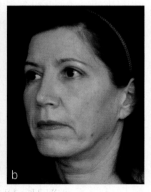

图 24.6　a. 体积的变化使下眶及颧骨凹陷处产生阴影，展现出面中部老化的特点。阴影将下睑及颊部两个亚单位分隔开来；b. 眶周及面中部脂肪移植（结合仅去除皮肤的上睑成形术，保守性经结膜下睑成形术以及颏部假体植入）重塑了年轻面部的高光，并且通过消除衰老带来的阴影使下睑与颊部重新结合（授权自 Carniol PJ, Sadick NS, eds. Clinical Procedures in Laser Skin Rejuvenation. Boca Raton, FL: CRC Press; 2007.）

男性一般会比较喜欢更有棱角的容貌，并且往往会等体积丢失到了更晚的阶段才来进行纠正。相比之下，女性则会在体积变化使其面部倾向于男性化的时候，更早的注意到这些变化并为之焦虑。因此，面部脂肪能够真正地使面部女性化并且恢复年轻女性面容的光泽。尤其是前颊部，在被突出以后具有女性化作用。这也是需要根据性别来决定年轻化目标的区域之一，因为如果前颊部过度丰满的话反而会使女性面容男性化。

已经证实，脂肪移植对不同人种来说都是一种有益的年轻化治疗方法[15]。许多深肤色的人受光损伤及重力作用的影响可能都比肤色较好的白色人种更小，但由于每个人种都会很大程度上受到体积丢失的影响，所以面部脂肪移植对各种皮肤类型来说都是面部年轻化中的一种重要措施[16]。

在引言部分已经提到过，面部填充物的应用在效果上已经逐渐能达到与脂肪移植相似的程度。再加上能免去手术，许多患者更倾向于这种方法。虽然这一章并不会详细的讨论填充物，但是作为一名外科医生，在术前准备中能够简明扼要地讲明脂肪移植与其他填充物各自的优缺点仍然是很重要的。

作为脂肪移植的替代，注射填充物提供了一种简便快捷的门诊治疗方案，很大程度缩短了治疗时间，并且能够更快地展现出理想效果。非永久性填充物的使用能够帮助那些还没有完全接受体积年轻化这一理念的患者，让他们在进一步进行脂肪移植前有一个"体验期"。对于年纪较轻、不需要较大量的面部填充的患者，填充物也是一个比较经济的选择。相比之下，对于面部整体体积丢失更严重的患者，由于大量的现成的填充物价格昂贵且作用不够持久，脂肪则是更好的选择。在治疗较为浅表的轮廓或皮肤凹陷时，脂肪并不如注射填充物有效和可靠。这是由于脂肪必须被置于更深的皮下层次。一定要向患者强调的是，脂肪填充实质上是一种组织移植，只有保证足够的血运才能够达到理想的效果；除了脂肪外可能

还有必要补充使用填充物来达到更好的更美观的效果。就好比毛发移植在1年内会有血供增加，脂肪移植的效果在1年内也会是渐进的。因此，通常建议在脂肪移植术后等待接近一年左右之后再决定是否进行二次脂肪移植。最后，由于脂肪移植物是活体组织，所以可能会随着患者体重的变化而产生变动。对于那些常有体重大幅变化，或者年纪很小、将来可能会有较大体重变化的人来说，为了避免体积变化所带来的问题，填充物可能会是更好的选择。

技　术

这一部分将按照术者在手术治疗当天的操作顺序来编排：标记受区，供区的选择，麻醉及注意事项，供区取材，脂肪处理，注射技术以及术后处理。

标记受区

患者应取直立位，以利于皱纹及凹陷的观察。相比龙胆紫记号笔，更建议使用常规记号笔来标记，因其在术后更易被擦除。标记出计划进行脂肪填充部位的轮廓。一般填充部位包括颞部，上下眶缘，前颊及侧颊部，口颊部凹陷，前尖牙窝，鼻唇沟，下颌前沟以及前颏部（图24.7）。

供区的选择

供区的选择主要取决于能够提供足够脂肪的部位，并且还要参考麻醉等级以及患者的体位。询问患者身体哪里脂肪最多或许是确定合适供区最简便的方法。男性身上多余的脂肪分布一般都位于躯干部，而女性则有可能在躯干，也可能在四肢部位。无论男女，下腹部都是一个不错的脂肪来源，并且在此处取材比较方便，也无须患者进行体位调整。在评估下腹部是否适合做供区时，应排除腹疝可能。对女性来讲，一般大腿外侧都

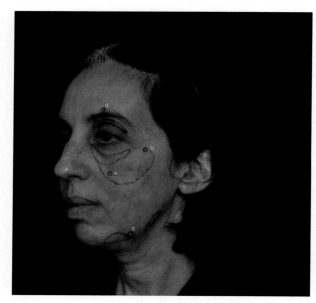

图 24.7　术前对需用脂肪进行体积充填的部位进行标记。红色标记为计划的三个主要注射进针点的位置，分别位于颊中部，外眦以及下颌前沟外侧。四个主要进针点标记为红色：（a）颊中部颧隔凹陷底部附近；（b）外眦外侧 2 cm；（c）下颌部前界处的下颌前沟的后面；（d）眉上方（授权自 Glasgold Group Plastic Surgery）

能提供优质且来源充足的脂肪；除此之外，也可以选择大腿内侧，这样能免去术中的体位调整。对男性来讲，臀部是一个不错的供区选择，但需要术中调整体位。

麻醉及注意事项

脂肪移植几乎可以在任何等级的麻醉下进行，从直接的局麻到全身麻醉。我们一般倾向选择静脉镇静方式，这样能最好的兼顾到患者的舒适性以及镇静效果，并且便于在术中根据需要调整患者体位。对于少量的二次（或修整）脂肪移植，一般可以在口服苯二氮䓬类加局麻下完成操作。患者的受区和供区用聚维酮碘消毒并铺无菌手术单。如果还有其他手术同时进行，我们一般会最先进行脂肪移植。在术中最好尽快地将获取的脂肪进行注射。理论上，组织离体暴露的时间越长，其活性越差。上述操作顺序有两个常见的例外，即上下睑区。对于上睑，一般建议先做皮肤切除

再行脂肪植入，以防止标记丢失；在脂肪注射完成之后再进行睑成形术。对于下眼睑，一般先完成经结膜脂肪切除，再进行脂肪移植。

供区取材

当患者达到适当的镇静效果后即开始供区麻醉。使用 22G 15 cm 脊髓穿刺针注射 20 mL 含 1 ：400 000 肾上腺素的 0.25% 利多卡因进行肿胀麻醉，肿胀液一半注射于脂肪垫浅面（近皮下平面），另一半注射到深面脂肪（深筋膜浅面）。20 mL 麻醉混合液由 15 mL 生理盐水加 5 mL 含 1 ：100 000 肾上腺素的 1% 利多卡因配制而成。对于镇静或局麻的患者，可以使用 10 mL 生理盐水加 10 mL 含 1 ：100 000 肾上腺素的 1% 利多卡因 1 ：1 混合配制的麻醉液。20 mL 的麻醉液可以用于整个下腹部的麻醉，此外四肢处可按每个肢体 20 mL 使用。

待麻醉起效后，使用 16G Nokor 针破皮，形成可供吸脂针插入的切口。吸脂时使用连接于 10 mL 螺旋口（Luer–Lok）注射器的钝性尖头吸脂针（图 24.8）。吸脂采用手工抽吸，将注射器拉至 2 mL 左右负压以减少对脂肪细胞的损伤；同时可以使用固定装置，如 Johnny–Lok（Tulip Medical Inc.）来保持负压，并有效减少不必要的前臂用力。当针管穿行于脂肪层时，出现皮肤凹陷意味着位置过浅，应尽量避免。吸脂时应当注意集中在脂肪垫的中到深层进行抽吸。可以用一只手来稳住脂肪层，但不能挤捏皮肤，否则容易造成吸脂不均匀。当抽吸大腿内侧时，应当使非抽吸侧保持蛙腿状体位，而抽吸侧腿部保持伸直。为了避免大腿内侧外形凹陷，入针时应当产生落空感以保证吸脂针穿过外层筋膜。总之，术者应当保证脂肪垫的某一部位不被过度抽吸。当吸脂针在某一预定区域往复抽吸后，应先回抽至接近入针点，再调整方向向相邻其他区域进针。这样操作能确保避免抽脂针在同一个吸脂区域抽吸，从而达到供区范围内的均匀吸脂，有效防止医源性的外观凹凸不平。在对需要抽吸的脂肪量进行

估算时，按照抽吸液中大约一半成分为脂肪来计算，剩余部分包括血液、裂解的脂肪细胞以及利多卡因，这些在离心过程中会被分离丢弃（对于推荐的注射量，请参照注射技术一节）。

脂肪处理

待脂肪吸入 10 mL 螺旋口注射器后，将进一步准备进行离心处理。脂肪的处理要在无菌区进行。尽管离心机是在无菌区外，但用来盛放 10 mL 注射器的无菌套可以保持无菌性。每个注射器要装上专用的塞帽（Tulip Medical Inc.）来避免其内容物在离心过程中溢出。不要使用 10 mL 螺旋口注射器附带的塞帽，因为其无法有效防止离心时注射器内容物的溢出。许多型号的离心机都能兼容无菌套或者整个的可插入转盘来保持注射器的无菌。注射器应按平衡分布插入离心机内，以约 3 000 r/min 转速离心 3 分钟。去除杂质时，首先将含有裂解脂肪酸的上层悬液倒出至纱布或废液盆里。一定要在倒出上层悬液之后再将下层血性悬液从螺旋口侧排出。如果先将下层悬液排出，易使脂肪随着上层悬液的倒出从注射器上端

流失。将只含有纯化脂肪的注射器置于试管架或杯内保持直立。再将一块纱布或神经棉垫（noncut 4 × 4 cotton gauze or neuropaddie）插入到注射器内并与脂肪接触 5~10 分钟，用来吸除多余的上悬液（图 24.9）。

之后将 10 mL 注射器内容物经非螺旋口开口侧倒至另一只空的 20 mL 注射器内。然后将活塞推杆装回到 20 mL 注射器后面，并将内容物通过螺旋口转换器分装到独立的用于脂肪注射的 1 mL 螺旋口注射器内。脂肪注射时使用的是连接于 1 mL 注射器的 0.9 或 1.2 mm 钝性勺形头注脂针（Tulip Medical Inc.）（图 24.8）。

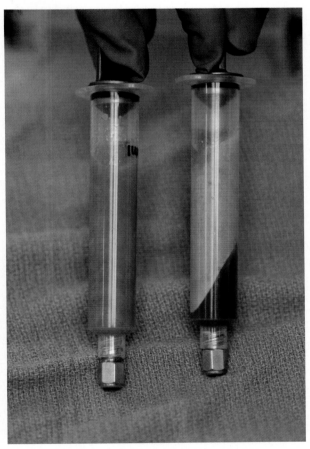

图 24.9　左侧的 10 mL 注射器内为处理前的吸脂物。右侧的 10 mL 注射器内为离心后的脂肪。上悬液（游离脂肪酸）将被倒出，之后下层悬液（包含血液和利多卡因）将从注射器的螺旋口侧排出。最后用纱布吸除残留的悬液（图片来源于 Lam SM, Glasgold MJ, Glasgold RA. Complementary Fat Grafting. Philadelphia: Lippincott Williams & Wilkins; 2007. 授权转载）

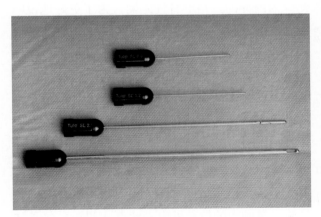

图 24.8　注射及吸脂用的针管（Tulip Medical Inc.）。图中针管从上至下分别为：0.9 mm × 4 cm 钝性勺形头针管；1.2 mm × 6 cm 钝性勺形头针管（blunt spoon tip cannula）；2 mm × 12 cm 多口吸脂针；3 mm × 15 cm 钝头吸脂针（图片来源于 Lam SM, Glasgold MJ, Glasgold RA. Complementary Fat Grafting. Philadelphia: Lippincott Williams & Wilkins; 2007. 授权转载）

注射技术

一般原则

为了提高脂肪成活的可能性，当针管穿行于不同组织层面时，每条隧道内一般只注入少量脂肪（0.03~0.1 mL 范围）。在接下来的部分所提到的三个组织层次为深、中和浅层，分别对应骨膜上层次、中部筋膜至皮下深层层次以及皮下浅层层次。虽然这些层次并不能直接观察区分，但是它们对于确保在脂肪植入过程中脂肪存活最大化和轮廓问题最小化，仍具有重要的指导意义。

根据注射治疗的区域不同，针管每条隧道内的脂肪注射量可为 0.03~0.1 mL。一般来说注射针管有四个主要的进入点，称为进针点 A、B、C 和 D。必要时，为了对拟填充部位进行处理，也可以按需使用额外的进针点。进针点 A 位于面中部颧隔凹陷的底部位置，不过其精确位置并不重要。进针点 B 位于外眦外侧 2 cm 处，进针点 C 位于下颌部前界的下颌前沟后方，进针点 D 位于眉的上方，可对眶上缘进行处理（图 24.7）。通过使用标准的 20G 针头来制造穿刺点，以此让钝性注脂针进入。

在进行脂肪注射前，入路及受区部位需要用含 1 : 100 000 肾上腺素的 1% 利多卡因进行麻醉。进针点部位及区域阻滞麻醉分别用 30G 和 27G 注射器来完成。受区同时还要通过钝性注射针管使用相同的麻醉液进行浸润麻醉。钝性注射针头的使用可有效减少出血的可能。一般来说，对于一侧面部使用 5~10 mL 的利多卡因即可达到满意的麻醉效果。

不同部位的脂肪注射

眶下缘（A 点入路）

想要使眶下缘部位达到持续的良好效果，是最具有技术难度的。务必注意不要在同一隧道内注射过多的脂肪，也不要注射至错误的层次，或

者过量注射，这些都会导致较难修正的并发症。在实践过程中，我们发现从侧向的水平入路到达眶下缘容易导致外观不平整的情况发生。在下眼睑区域填充脂肪时，应当使注脂针从垂直方向指向眶下缘（即进针点 A）。

注脂针指向眼部在注射脂肪时要注意保护眼球。确保针尖位于骨膜上层（深层）（图 24.10）。每次的回抽与进针应当使针尖贴着骨膜跨越眶下缘，并且每一次注射 0.03 mL 脂肪。如果针尖出现堵塞，在用力清除堵塞之前一定要从患者体内抽出针管，以免在这一敏感区域注射过多的脂肪。初学者可以沿着眶下缘在深层注射 2 mL 脂肪。随着经验的增加，可以沿着眶下缘在更浅的层次注射更多的脂肪。这对于眶下缘处凹陷更严重的患者来说尤其有必要。一般情况下我们会强调不要在一侧眶下缘注射超过 4 mL 的脂肪，从而控制过量填充或出现外形轮廓问题的风险。我们建议操作时尽量保守，尤其是在处理眼眶周围时，因为此处脂肪注射相对容易，但去除多余的脂肪则困难且具有风险。在注射过程中，应保持过犹不及以及多次注射的理念。

鼻颧沟（A 点入路）

骨性鼻颧沟是指以眶下缘内侧为上界，鼻侧壁为内界的三角形骨性陷窝。为了更好地说明脂肪注射的目的，我们将以骨性标志定义的鼻颧沟和浅表凹陷的泪沟加以区分（在部分患者中这两个区域直接相关）。鼻颧沟的注射以骨性标志为指引在较深的骨膜上层次进行。相比之下，泪沟的填充则在浅表的位于眼轮匝肌深面层次完成（我们不建议在眼轮匝肌的浅层进行眶周脂肪注射）。至于决定是否将泪沟填充列入手术计划则取决于是否有可见的凹陷，以及术者对此技术的经验。鼻颧沟的填充可由进针点 A 进行，每条隧道注射 0.1 mL，总量 1 mL。

眶上缘（上睑及眉）（D 点入路）

年龄的增长会使眶上缘及上睑出现不同程度的体积丢失。这一区域的皱缩继发于老年性的骨

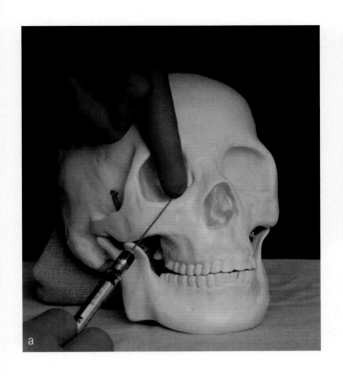

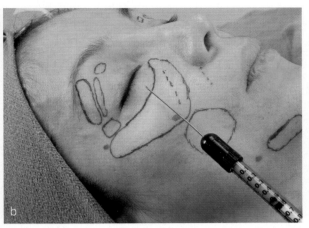

图 24.10　眶下缘脂肪注射技术。a. 用示指于眶缘保护眼球的演示；b. 术中照片展示了注射时针管的方向（图片来源于 Lam SM, Glasgold MJ, Glasgold RA. Complementary Fat Grafting. Philadelphia: Lippincott Williams & Wilkins; 2007. 授权转载）

及软组织萎缩；眶上缘内侧受影响最为严重，形成一个 "A" 状畸形。体积的丢失显露了眶缘，并产生了在年轻的上睑中并不常见的较深的额下阴影[17, 18]。

　　一般而言，治疗上睑皮肤多余需要同时进行眼睑成形术。如前面所述，皮肤切除要先于脂肪注射进行，以避免造成术前标记的丢失。眶上缘经由进针点 D 进入，即眉正中部的毛发位置或其上缘。在较深骨膜上层次或者紧挨眼轮匝肌下层进行少量的脂肪注射（每条隧道 0.03~0.05 mL）；平均一侧注射 1~2 mL 脂肪。和眶下缘一样，不建议在眼轮匝肌浅面进行注射。每次进针时，针头方向应与眶上缘垂直（图 24.11）。将脂肪注射至眶上缘下方，来填充眉下方的体积缺失。除非眉部的毛发区有明显的凹陷，否则只在骨性眶缘以下进行填充，以免产生额部隆起的外观。理想的结果会重塑眉下方与上睑过渡处的皮肤高光（图 24.12）。

外眦（B 点入路）

　　有时在对外侧眉部（上方）和眶下缘（下方）进行脂肪移植后，会看到外眦处仍会留有较小的

凹陷，甚至是加重。此区域强韧的纤维组织使得注射阻力较大，建议使用较小的 0.9 mm 针管（Tulip Medical Inc.）可以方便在外眦处将脂肪注射至骨膜浅层。外眦仅需要注射 0.5 mL，每条行迹注射 0.03~0.05 mL 脂肪。

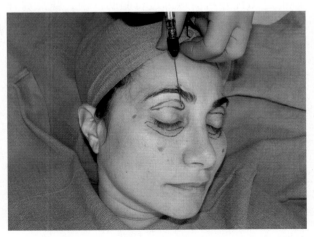

图 24.11　上睑脂肪注射时针管位置及方向的演示（图片来源于 Glasgold RA, Lam SM, Glasgold MJ. Periorbital fat grafting. In Massry G, Azzizadeh B, Murphy M, eds. Master Techniques in Blepharoplasty and Peri-orbital Rejuvenation. New York:Springer; 2011. 授权转载）

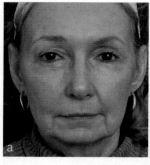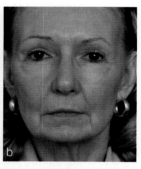

图 24.12　a. 术前照片显示了上睑的年龄性改变。双眼均有上睑皮肤的多余以及沿着眶上缘的上睑体积丢失。她的左眼体积丢失更加明显，并产生了上睑褶皱处体积萎缩的效果；b. 上睑成形术以去除多余皮肤，结合上睑脂肪移植术后的照片。上睑脂肪移植通过去除过重的眶上缘阴影而产生了更加年轻的外观，使上睑褶皱移至更加年轻（更低）的位置，并且恢复了上睑皮肤的高光（图片来源于 Glasgold RA, Glasgold MJ. The sigmoid upper eyelid blepharoplasty: commentary. Opthal Plast Reconstr Surg 2012;28(6):452–453. 授权转载）

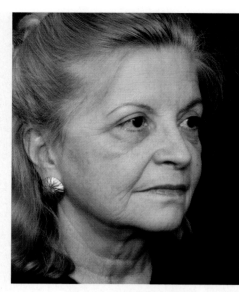

图 24.13　患者表现出前颊部沿颧隔的颧区凹陷（图片来源于 Lam SM, Glasgold MJ, Glasgold RA. Complementary Fat Grafting. Philadelphia: Lippincott Williams &Wilkins; 2007. 授权转载）

前颊 / 颧隔（B 点入路）

前颊部填充的重点主要为软组织，即从内上至下外侧方向走形、与颧隔相一致的线性凹陷（图 24.13）。从 B 点入路到达前颊部可以保证沿颧隔垂直的方向进行脂肪注射。注射时注脂针跨越颧隔进出针并对前颊部进行脂肪注射，重点放在颧部的凹陷区，这里通常是体积丢失最严重的地方。针管通过颧隔时经常会有一定的阻力。一定要确保针管穿过了隔部，并跨越隔部在其内侧注射脂肪。脂肪注射总量为 1~3 mL，每条隧道注射 0.1 mL。脂肪的注射可以在所有三个层次中进行（深、中和浅层）。通过在整个颧部的注射深度范围内等份的注射小量脂肪，可以确保每部分脂肪都能最大程度与周围组织接触，获得最佳的营养和血供，从而提高移植脂肪细胞的存活。

侧颊（A 点入路）

侧颊部集中在骨性颧弓周围，可以通过触诊来指导移植。通过 A 点入路进入侧颊部，并按照与前面所述的前颊部填充相同的技术在所有三个层次进行脂肪注射，每条隧道 0.1 mL，并按照从深至浅的顺序注射。根据预想的效果，可以注射 1~3 mL 脂肪。侧颊部填充应同时照顾到颧骨下区，确保从颧骨凸起到下面的颧骨下区维持一个柔和的过渡。侧颊部也同样可以通过 B 点入路进入。

口颊陷凹（A 点入路）

口颊陷凹与颧骨下区相连。当此处凹陷严重时，就会使外观看上去不健康且衰老。像颧部一样，口颊区的处理可以快速完成，因为此处的填充不易出现问题。脂肪注射于皮下深层，每条隧道 0.1 mL。注射总量很大程度上取决于患者：非常消瘦的人可能每一侧需要多达 7 mL 脂肪。最好在颧部处理完之后再决定口颊区需要的填充量，这样可以让填充过的颊部柔和地逐渐呈锥形过渡到稍稍凹陷一点的颧下区域及口颊区。口颊区应防止过度填充，以避免不出现过圆的脸型。如果患者同时进行了面部提升手术，分离区涉及口颊区，则不能同时进行脂肪移植。一般进行了面部提升手术的患者，其口颊区会因为软组织的上移而有一定的体积恢复。对于消瘦的患者，面部提升的肿胀恢复以后，再额外进行口颊区的脂肪移植往往会有所受益。

下颌前沟 / 前颊部（C 点入路）

下颌前沟定义为紧挨下颌前部的凹陷。不管是年轻的、下颌最小的患者，还是老年的、要同时进行面部提升的患者，此处都是需要填充的重要部位。对于年轻患者，下颌前沟的体积恢复通常足以掩盖住下颌，并且重塑年轻的下颌线条（图 24.14）。

对于衰老特征更加明显的患者，下颌处首先需要的是面部提升治疗，此时再行下颌前沟填充可以显著改善下颌轮廓。忽视这一点而不加处理的话，则面部提升时下颌前沟处的体积丢失会成为术后下颌纠正不完全的常见原因。一般来说，任何严重的下颌松弛都不能仅仅通过脂肪移植来完全改善，应该同时进行面部提升。使用 18G Klein–Capistrano 针对下颌进行脂肪微吸这一简单的辅助治疗手段可以进一步改善总体的美容效果。处理下颌前沟时，通过 C 点入路向前方注射 3 mL 脂肪至下颌前沟，每条隧道 0.1 mL。脂肪应当在从骨膜上层到皮下的多个层次内进行分层注射。将下颌前区视为一个三维的圆柱很重要，需要沿着下颌骨下方和前方进行填充，以及这两个层面之间的过渡区域，从而对凹陷的轮廓达到最佳的改善。对于有轻度小颏畸形的患者，也可以通过脂肪移植对颏部进行填充改善。虽然脂肪移植填充后前凸程度不如假体植入物容易预测把握，但脂肪移植为一定程度的小颏畸形提供了一种快速简单的疗法。

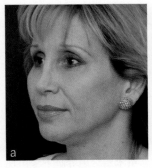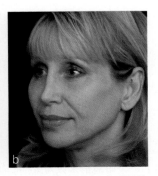

图 24.14　a. 术前照片；b. 单纯的下颌前沟填充后下颌轮廓改善（授权自 Glasgold Group Plastic Surgery）

术后即时处理

在治疗的最后，脂肪吸取或注射的入口均不需要缝合处理。吸脂的入口由于针管更粗的原因可能会有数月的色素沉着，这种可能性要在术前谈话中向患者说明。脂肪移植后受区无须包扎。可以在吸脂的穿刺点贴一块创可贴或小纱布，因为术后一天内这里通常会有血性或浆液性渗出。术后头部抬高以及冰敷 48~72 小时可以减少术后的肿胀并促进其吸收。术后的数天内患者颊部可能会有一些肿胀疼痛感，冰敷可以减轻这些症状。一般患者面部受区除了紧绷感外不会有其他不适，但更容易感觉到供区的疼痛。

脂肪移植术后建议休息 1 周，且不建议做需要 Valsalva 动作或弯腰的运动，包括做园艺或家务。虽然可以早期开始锻炼，但患者需要注意这可能会暂时加重肿胀。供区部位的锻炼并没有禁忌证，比较宽松，但是不要做可能增加胸内压并加重水肿的仰卧起坐。减少饮食中盐的摄入也可以减轻面部水肿的变化，尤其是术后早期。患者需要明白水肿在数月后才会完全吸收。展示其他患者在脂肪移植后恢复阶段的照片，可以帮助患者理解正常情况下的恢复过程。对于术后早期对自己外观感到不安的患者，可以向其展示水肿吸收过程的照片令其安心。尽管几乎没有患者必须进行的术后处理，医生需要向患者说明的注意事项也很少，但患者若对自己的水肿情况或对水肿认识有疑虑，需要缓解时，医生应及时当面给予帮助。

并发症

应用本章所讲述的保守、正规的方法，一般不会遇到什么并发症。治疗策略要基于对病理的正确认识。这一部分主要列举一些脂肪移植后特殊的并发症，包括肿块，凸起，矫正过度，矫正不足以及进针点粘连。

肿 块

此处的肿块是指游离的多余脂肪团块。眶缘处由于覆盖的软组织较薄，最容易发生此类并发症。理论上发生此情况的原因主要是在单隧道内注射了体积较大的脂肪团块，或在同一点注射了过多的脂肪，未能均匀分散注射。练习控制注射总量以及在深层次少量注射非常重要，有助于避免此类肿块的发生。局部类固醇注射可能是个合理的处理选择，但是对于散在的肿块效果有限，且有类固醇药物并发症的风险。不管怎样，尝试类固醇的保守治疗未尝不可——用高度稀释的曲安奈德直接注射至脂肪增厚的地方。如果无效，最终的解决方案就是进行肿块切除，可以在沿着眶下缘、较薄的下睑皮肤与较厚的颊部皮肤交接处做一单独切口来进行（图 24.15）。

凸 起

凸起是指比较广泛的轮廓不平整，表现为较明显的硬结或增厚。一般情况下其表现为方向与眶下缘平行、并伴有可触及的硬结的椭圆形隆起。出现这种情况的病因尚不明确，但根据我们的经验，主要会出现在通过外眦入路、以水平于眶缘方向在眶下缘呈条状脂肪注射的患者。此类问题可以通过从颊中部入路，以垂直方向并跨越骨性眶缘少量多次的进行注射来避免。曲安奈德一般对于处理此类问题有效。逐渐的升量注射，浓度从 5 mg/mL 到 40 mg/mL，1~2 个月重复 1 次，可能解决问题。直接的吸脂对于凸起并没有效果。如果类固醇治疗无效，需要沿眶下缘做切口对硬化的组织进行直接切除。

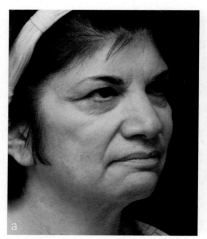
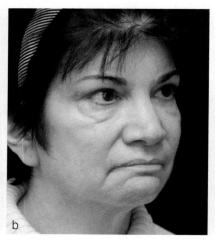
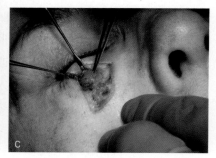
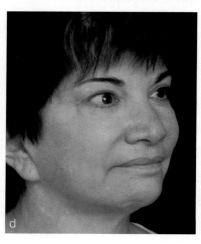

图 24.15　a. 术前照片；b. 上睑成形术以及眶周脂肪移植术后，患者眶下缘出现可见肿块；c. 直接切除移植的脂肪以恢复轮廓；d. 术后照片显示并发症得到纠正（图片来源于 Lam SM, Glasgold MJ, Glasgold RA. Complementary Fat Grafting. Philadelphia: Lippincott Williams & Wilkins; 2007. 授权转载）

矫正过度

矫正过度是非常难处理的，应当尽可能加以避免。如前所述，自体脂肪移植时应采取保守策略来避免这一问题的发生。如果发生，那么进行纠正就需要使用 18G Klein-Capistrano 微吸脂针对认为是矫正过度的区域进行交叉网状的微吸脂。在术后早期患者担心植入的脂肪过多是正常的。要告知患者在最终结果真正展现出来之前，会有明显的水肿，且需要等待未成活的脂肪细胞被吸收。因此我们建议先等待 6 个月的时间再考虑是否进行手术干预。有时候，矫正过度也可能是由于患者额外的体重增长造成。由于移植的脂肪是活体组织，因此当患者体重增加时，也会引起移植的脂肪细胞或周围原有脂肪细胞的生长，并造成填充过度的表现。这种情况下最好的解决方法就是减重。正由于这种可能性，体重变化幅度很大的患者不太适合进行脂肪移植。持续的颧丘水肿应当与矫正过度相鉴别。通常，出现颧丘水肿的患者会有周期性的水肿病史，表现为晨起后或饮食过咸后加重。这些人不应进行微吸脂处理，否则会加重水肿，而应当给予每个月 1 次的 10 mg/mL 曲安奈德直接注射，并减少食盐摄入，这样可以解决这一问题或者至少回到术前的情况。

矫正不足

矫正不足是相对比较容易处理的并发症，因为可以很容易地进行二次脂肪移植来达到让患者满意的水平——分次完善的理念（比如在脂肪移植中更加的保守，尤其是早期经验还不足的医生）应该始终谨记。由于脂肪存活的差异性，我们在术前都会和患者讲明术后有可能需要再次的修整才能达到想要的结果。对于需要较大量体积填充（如颊部和下巴侧面）的患者，或者对眶缘凹陷进行尽量精确的纠正时，都可能会需要二次脂肪填充。此外，如前面讲过的，在术前的准备中一定要向患者强调脂肪移植通常不能 100% 的纠正面部，可能需要通过填充物或额外的脂肪进行修整来达到理想效果。

进针点粘连

进针点的牵拉或粘连是很罕见的情况，表现为面部做表情时进针点地方出现的小凹陷。可以使用 Nokor 针或普通针头沿瘢痕带进行局限性皮下切开来处理这一并发症。

小　结

面部脂肪移植技术的革新已经到来并将继续。将体积的损耗视为衰老过程中至关重要的一环，已经改变了我们如何认识衰老以及如何纠正衰老的观念。其他的诸如可以扩充体积的真皮填充物，或可以恢复体积的注射剂的出现，均已成为非手术性的、效果相近的面部脂肪移植替代技术，但这些其实都凸显了我们对于体积在面部年轻化中重要作用的更深的认识[19]。

这一章所概述的治疗策略并不表示脂肪移植是面部年轻化的唯一模式。相反，脂肪移植应该被看作传统的提升手术以及紧肤治疗的补充，以达到自然、适宜、平衡以及全面的面部年轻化。

除了轮廓更柔和的优势外，还有观点认为脂肪移植能够改善皮肤的质地和色调，并且能够减轻瘢痕以及不美观的色素沉着[20]。尽管这些改善效果的确切机制还需要进一步阐明，但这些额外的优势或许能为以后的研究提供广阔而良好的发展方向，并且也能够提升患者总体的满意程度。

参考文献

1. Lam SM, Glasgold MJ, Glasgold RA. Complementary Fat Grafting. Philadelphia: Lippincott, Williams, & Wilkins; 2006
2. Neuber F. Fettransplantation. Chir Kongr Verhandl Dtsch Ges Chir 1893;22:66
3. Czerny M. Plastischer Ersatz der brusterlruse durch ein lipom. Verhandl Dtsch Ges Chirurg 1895;2:126
4. Lexer E. Freie Fettransplantation. Dtsch Med Wochenschr 1910;36:640
5. Bruning P. Cited by Broeckaert TJ, Steinhaus J: Contribution e l'etude des greffes adipueses. Bull Acad R Med Belg 1914: 28:440
6. Tuffier T. Abces gangreneux du pouman ouvert dans les

bronches: hemoptysies repetee operation par decollement pleuro-parietal; guerison. Bull Mem Soc Chir Paris 1911; 37:134

7. Straatsma CR, Peer LA. Repair of postauricular fistula by means of a free fat graft. Arch Otolaryngol 1932;15:620–621

8. Shiffman MA, ed. Autologous fat transplantation. New York: Marcel Decker, Inc.; 2001

9. Bircoll M. Autologous fat transplantation. The Asian Congress of Plastic Surgery, February 1982.

10. Illouz YG. The fat cell graft: A new technique to fill depressions. Plast Reconstr Surg 1986;78:122–123

11. Krulig E. Lipo-injection. Am J Cosm Surg 1987;4:123–129

12. Newman J. Levin J. Facial lipo-transplant surgery. Am J Cosm Surg 1987;4:131–140

13. Coleman SR. Structural fat grafting. St. Louis, MO: Quality Medical Publishing, Inc.; 2004

14. Amar RE. Adipocyte microinfiltration in the face or tissue restructuration with fat tissue graft. Ann Chir Plast Esthet 1999;44:593–608

15. Shu T, Lam SM, Liposuction and lipotransfer for facial rejuvenation in the Asian patient. Int J Cosm Surg Aesthetic Dermatol 2003;5:165–173

16. McCurdy JA Jr., Lam SM. Cosmetic Surgery of the Asian Face. 2nd ed. New York: Thieme Medical Publishers; 2005

17. Mendelson B, Wong CH. Changes in the facial skeleton with aging: implications and clinical applications in facial rejuvenation. Aesthetic Plast Surg 2012;36(4):753–760

18. Glasgold RA, Lam SM, Glasgold MJ. Periorbital fat grafting. In: Massry G, Azzizadeh B, Murphy M, eds. Master Techniques in Blepharoplasty and Peri-orbital Rejuvenation. New York: Springer; 2011

19. Lam SM, Azizzadeh B, Graivier M. Injectable poly-L-lactic acid (Sculptra): technical considerations in soft-tissue contouring. Plast Reconstr Surg 2006;118:55S–63S

20. Coleman SR. Structural fat grafting: more than a permanent filler. Plast Reconstr Surg 2006;118:108S–120S

25 美容下颌假体

作者：Harry Mittelman，Maxwell C. Furr，Nathan T. Schreiber
翻译：李宇飞　　审校：刘蔡钺

引　言

下颌骨构成脸部下 1/3 的骨架，当颏部适当突出并和中外侧下颌流畅相接才能达到美观的要求。一个发育良好的下颌可以给人以力量、自信和果断的感觉，而发育不良的下颌则往往带来相反的效果。颏填充术可以帮助受到年龄增长和下颌发育不良的患者，该术式往往作为鼻成形术和面部年轻化手术的一个补充。

最早的时候，改善小下颌的手术集中在颏的中心进行操作，小而集中的填充物造成的后果是颏部不自然的突出。80 年代，下颌不全被发现是促进老化的因素，因此下颌填充物应运而生。截至 2011 年，下颌填充术成为整形外科增长最快的术式[1]。该手术效果显著、有多种功能，可以改善由于年龄、外伤、先天畸形等因素导致的下颌畸形，而且手术时间短、手术技巧相对简单。这些手术无功能矫正如咬合不正等问题的作用。

随着人们对下颌的解剖和老化过程的了解深入，移植物也得到长足发展，如今有越来越多的移植物的形状和材料可供选择。笔者更青睐固体弹性硅胶假体，因为它们操作方便，很少引起排异反应。这些假体被制作成不同大小和形状，通过一个相对简便的方法给患者提供解剖上合适的自然的假体。除此之外，当患者感觉不满意，假体很容易取出或置换，但这种情形极少出现。相反，骨性颏成形术涉及骨切开术，这种植入导致骨性结构的改变，要想逆转须承担更高的并发症和风险概率。

可供选择的假体品种繁多，同时注射填充物也不失为一种选择，这么多的选项似乎让人有些无所适从。然而如果更详细地理解下颌的形状和年龄增长带来的变化，整形外科医生就不会觉得难以决断了。总的来说，仅一小部分填充假体就可以满足几乎所有人的需求。如果选择得当，很少有手术会带来像下颌填充术这般令人满意的效果。本章将介绍相关的解剖、术前评估、假体选择和手术技巧。

既往史和手术史

所有对整形手术感性的患者都需要进行术前评估以确保他们的动机和精神状态是合适的。若发现明确的精神病理状态，尤其是体象障碍，须转诊至心理咨询服务。同时，出凝血状态、麻醉反应、骨质疏松症、既往放射治疗、先天畸形、头颈部外伤史和颞颌关节或牙咬合不全等问题均需筛查。因为一旦患者有功能性下颌问题，他们可能更适合进行骨科手术，而非下颌填充物植入术。如果上述情形有异常，应正确进行转诊。当患者完整的病史资料收集完毕后，其手术史也应该详细了解。手术史不仅包括手术操作，还包括一些简单的填充物注射等。很多时候，除非特殊问到，患者并不会主动提及一些非常重要的术前操作，如最近进行过颏部的注射填充。既往的头颈部其他手术史也要筛查，头颈部外伤重建、先天畸形矫正术、牙科和骨科操作等都应该详尽了解。如果任何地方产生疑惑，需咨询相关专家的意见。

相关解剖

下颌是决定脸部下1/3外突程度的骨性标志。其内走行下牙槽神经，且下颌骨是许多控制咀嚼和面部表情的肌肉的起止点。下牙槽神经是三叉神经第三支分出来的，从后面由颏孔进入下颌骨，沿着下颌管走行直到从颏孔前开口穿出，此处更名为颏神经。颏神经提供各自所在半边的颏和下唇的触觉。50%的病例中颏孔位于第2前磨牙的水平，25%的病例发现在第1，2前磨牙之间，还有25%在第2前磨牙的后方。颏孔一般离中线约25 mm（20~30 mm）[2]。

而在衰老过程中，尤其是缺齿的患者中，由于齿槽脊的萎缩，颏孔更加接近齿槽脊，而与下颌骨下缘距离相对恒定，颏孔水平的下颌骨萎缩往往不成比例，导致下颌与颏之间的骨和软组织功能不全，出现颏前沟。该处的骨吸收随着年龄不同，导致了颏孔到颏下缘的距离各异。颏孔在老年人中距离颏下缘至少8 mm，而年轻人该数值达10 mm以上[3]。平均而言，颏孔在颏下缘以上（13±2）mm。儿童时期，颏孔相对更靠前靠下[4]。

下颌骨是许多肌肉的止点。其中几块肌肉斜行走向，沿着一个不太明显的骨脊，从下颌下缘顺着骨外侧面向后向上走行至下颌升支。沿该斜行骨脊附着降下唇肌和降口角肌，这两块肌肉垂直向上止于口周，可以下拉下唇和口角。顺下颌骨下缘放置的假体一般放在斜线的下方。颏肌起点位于更靠上的切牙窝，约在下颌下缘上（18±3）mm，垂直向下止于颏部皮肤[3]。该肌肉向上提拉皮肤，收缩时颏部出现浅凹。

颏孔和肌肉在下颌骨的止点分别为下颌假体的上下界[3,5]。总体而言，合适的假体垂直高度为6~8 mm，位于颏孔水平，且在植入过程中不应损伤神经。

术前评估

在评估一名欲行下颌植入术的患者时，主诊医生需要首先观察牙齿咬合是否紧密。在正常的Ⅰ类咬合中，上颌第一磨牙近中颊的尖端应该与下颌第一磨牙近中颊的沟对齐。如果无法对齐，则被认为有咬合问题，这时应建议患者转诊至骨科。一旦咬合问题得以纠正，仍然存在的下颌缺陷就可以通过假体来解决[6]。进行除皱术的患者通常能在同步下颌植入术中有明显获益[7]。非常重要的一点是除皱术—下颌植入术和单纯的除皱术并发症比例基本相当。欲行颏下成形术的患者同样也能从同步颏植入术中获益[8]。除此之外，另有一项研究发现有17%~62%的男性和42%~81%的女性也有类似结论，认为除皱术的患者可以从颏填充术中获益[9]。因此，外科医生需关注所有寻求面部整形手术的患者的颏及颌前区域[10]。

上文已经讨论过，颏孔以下的下颌骨以及其上的软组织随着年龄增大出现萎缩的趋势，形成颌前沟。这个凹陷可以组成联合下颌沟，亦称为Marionette线，该线常导致关节线不规则。联合下颌沟和颌前沟均为老龄化标志。然而这些都可以通过手术进行一定程度改善，因此术前评估十分重要（图25.1）。在已经出现联合下颌沟和颌前沟的患者中，简单行除皱术通常难以完全纠正出现的问题，而同步下颌填充术可以增强手术效果[11]。轻度的颌前软组织缺陷和联合下颌沟也通常可以通过注射填充改善。

在侧面观中，颏部最凸出的点称为颌前点，在标准Frankfort水平平面中该点投射在与下唇唇红中点相同的中线上。男性的颌前点应严格在此中线上，而女性则稍有1~2 mm向后偏也是允许的[12]。如果颌前点在该线之后，则为小下颌（图25.2）。小下颌可能是先天性的小颌畸形，有明显的Ⅱ度咬合不全，或者是小颏畸形，这是不伴有咬合问题的单纯性下颌联合的发育不全。小下

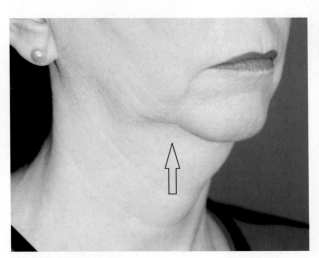

图 25.1　小颏和随年龄增长出现的颏前沟（箭头所示）

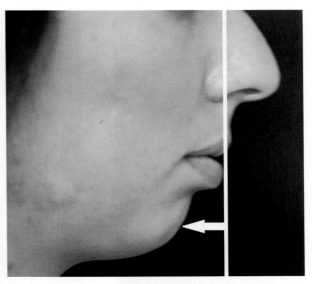

图 25.2　该患者欲行鼻整形术但发现下颌发育不良，颏位于下唇红缘垂线后方，鼻背隆起畸形同时存在

颌和小下颏均为下颌填充术的手术指征。然而需要注意的是，小颌畸形的患者在进行整形手术之前要咨询骨科的相关意见。通常情况下，当颏部轻到中度发育不良，患者通常来意往往并不是颏部，但医生会指出同步的颏部手术可以增强手术效果。

不容忽视的是，严重的小颏畸形可能是下颌填充术的禁忌证，直到骨科治疗完善后方可进行。相对禁忌证包括唇部相关问题、牙周病和下颌高度过小。

初次就诊和术前检查需要详细对患者下颌的不对称进行评估并充分告知患者，因为常规的颏填充术并不会纠正对称性的问题。如果术前下颌存在比例失调而术前未详细说明，患者可能会把不对称判定为手术所致，严重影响医患关系。特殊定制的下颌填充物可以改善不对称的存在。

和所有面部整形手术一样，术前拍照十分重要。前、侧和斜面的图像都要留存，可以帮助制订手术计划和填充物大小。图像成形软件可以帮助医生更好地向患者解释下颌填充手术。但是这种软件使用需要小心，因为可能会向患者传递过分理想的预期效果（图 25.3）。

选择假体

历史上，很多种相容性差的材料都得到过运用，比如金、银、石蜡、象牙等，如今均已废弃不用[13]。目前除了自体移植材料外，注射填充物和某些异体移植产品都有较以往大幅提升的生物相容性。对这些信息的全面了解有助于帮助个体化制订方案。虽然本章对各种填充物进行了优势和劣势的概要性介绍，但详情无法分说。

自体移植物结构包括脂肪、骨或软骨，通常可以保持永久的手术效果，然而这种方法需要另一个手术部位进行取材，并且对移植物的吸收性因为个体差异较大，有一定概率产生移位、表面不平、异常突出等后果，而这些后果通常不易于纠正[14-18]。注射填充物，如透明质酸、钙羟基磷灰石微球，都适合作为非永久性的下颌增大术的填充材料，尤其对颏前沟的填充，并且可以纠正不对称[19-21]。然而，以后需要补注射填充物以维持效果。而且这种方法比一次性的手术更昂贵。羟基磷灰石水泥也被用于颏填充术，异体移植材料包括硬质地硅胶固体硅弹性橡胶、膨体聚四氟乙烯、高密度多孔聚乙烯、聚酯纤维垫料、

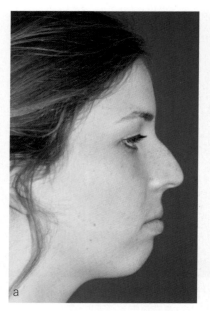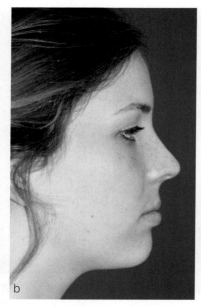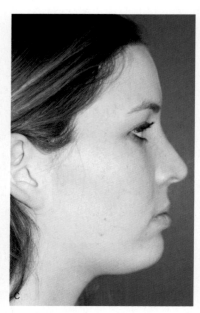

图 25.3　a. 小颏患者；b. 同期鼻整形术和下颌填充术评估，在术前谈话中使用了影像成形软件展示术后效果；c. 术后实际效果

和聚甲基丙烯酸甲酯[22]。理想的移植材料需要有合适的延展性和牢固程度以提供一个自然的外观和触觉，组织相容性好、可抗感染以及可形变易加工。除此之外，移植物需要维持稳定的形状和大小，并且当有需要的时候可以取出[23]。

目前在一些专家意见当中，理想的异体移植材料是硅胶。这种材料坚固而有一定可变形，可以进行塑形并且不会引起周围组织形成包裹囊，也就是不引起周围组织的反应[23]。过去通常采用在颏中央进行填充物植入，但发生位移的概率较大，导致外观看起来有异常的突出点（图 25.4）。中心移植物也无法填补颏前的骨性和软组织缺失。而扩大的下颌假体被设计成锥形，一直延展到颏前区域，因此可以矫正颏前的缺失并使整体外观更自然。使用和研究最多的延展性解剖性下颌、颏部手套假体、Mittelman 颏前—颏假体和 Mittelman 颏前假体。虽然这所有的假体都十分类似也提供类似的自然外观，但它们之间还是有细微差别的。延展性解剖性颏假体提供 4° 的颏部填充而仅仅 1° 的颏前填充。颏部手套假体对颏有一定的提拉功能，并且向外侧延伸至颏前沟，共有 5 种大小。Mittelman 颏前—颏假体

对颏和颏前区域均可提供 4° 的矫正，并且可以做开窗术，有利于组织向内生长，固定在下颌骨上。另外还有一种版本的假体——颏前假体，可以提供颏前沟的 4° 增大，而对颏部位无改变（图 25.5）。还有一种叫 Terino 扩大颏假体作为替换方案，可提供方形的填充，更适合某些男性

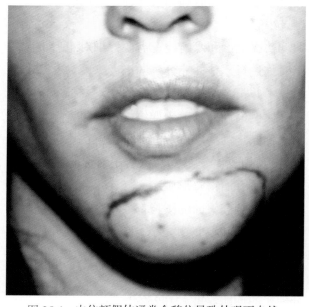

图 25.4　中位颏假体通常会移位导致外观不自然

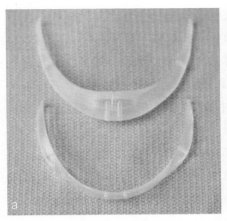
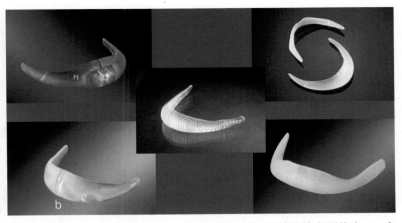

图 25.5　a. Mittelman 颏前—颏假体（上）可以填充颏中部和颏前沟。Mittelman 颏前假体（下）可单独填充颏前沟；b. 多种多样的下颌假体

患者[24]。这些假体都有大小筛选器，可供主刀医生在术中决定使用何种大小的假体。

手术技术

颏部假体既可以用口内切口也可选择经皮切口。笔者倾向于经皮切口，因为这种方式更直接，不需要复杂的分离，减少神经损伤。理论上，经皮技术减少感染的风险。此外，颏下切口可同时作为颏下成形术的切口，这个术式对大部分患者而言也是有指征的。经口切口无表面的切口但颏神经损伤和感染的概率更高。相关手术器械包括双尖头皮肤牵开器、手术刀、电烧、8 mm 丝带牵开器、2 个骨膜剥离器（6 mm 和 8 mm 宽）和2 个直钳（图 25.6）。

患者准备好、铺巾后，检查术前标记的颏中线和切口位置（图 25.7）。切口通常紧贴颏下褶皱前端，沿边缘稍向后划开皮肤（图 25.8）。选择该切口的原因是如果同步行脸部和颈部提拉，颏下的切口恰好被轻度提升至下颌的轮廓，如果切口更靠前，可能会随着皮肤提拉而显露。

切口随后向下到下颌前下方，该处骨膜水平方向分离（图 25.9）。骨膜剥离器用于牵拉骨膜，分离出足够的空间供假体植入（图 25.10）。术者一手持剥离器，导引器械避免器械划向所需分离的囊腔上方。此时骨膜被沿着下颌下缘向外牵拉，谨记囊腔需要足够大以容纳假体但不可损伤

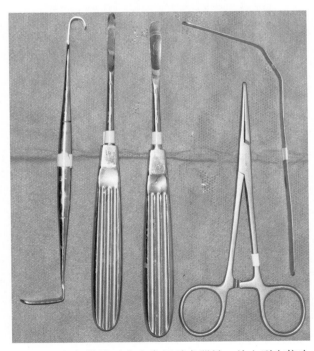

图 25.6　颏假体放置术中常用手术器械，从左到右依次为：Senn 钝性皮肤拉钩，6 mm 骨膜拉钩，8 mm 骨膜拉钩，2 个 Kelly 直钳（图中只摆放 1 个），8 mm 丝带牵开器

颏孔穿行的神经束。另一手精确操作器械创造颏孔下足够的囊腔空间（图 25.11）。一旦骨膜被牵拉，需用抗生素溶液冲洗囊腔和假体。我们使用的是庆大霉素溶液（40 mg 庆大霉素溶于 100 mL 生理盐水）。

用止血钳沿中线旁夹持假体，另一止血钳引导假体一侧置入囊腔（图 25.12）。用于夹持假体的止血钳保持原位或用手指固定位置，另一止血钳随即帮助假体的剩余部分置入囊腔（图 25.13）。触摸假体，保证外侧放到合适位置且假体在囊腔内无折叠。假体中心所画蓝线和患者中线重合说明放置无不对称（图 25.14）。

一旦假体放置到预期位置，其蓝线也与患者中线重合，可将其与骨膜固定。如果放置的是颏—颚前假体，则用 3-0 聚丙烯缝线将假体和下骨膜在中线处缝合。再用 3-0 缝线将上骨膜和下骨膜重新缝合。如果植入的是颚前假体，则用 5-0 缝线替代。一旦固定结束，可用 3-0 缝线缝合肌肉和皮下组织，最后用 5-0 聚丙烯缝线缝合皮肤（图 25.15 和图 25.16）。

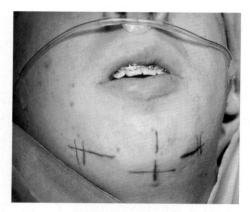

图 25.7　患者中线，计划切口和颚前沟

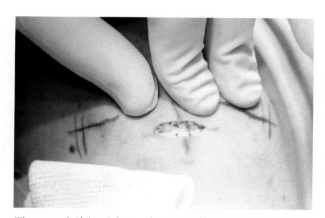

图 25.8　皮肤切开小口。如果颏假体和颏下成形术同期进行，需要做延长切口，位置通常再次切口稍靠后

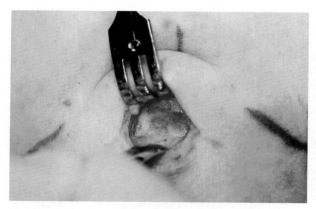

图 25.9　逐层向下通过肌肉到达骨膜，注意在下颌缘前下方停止分离

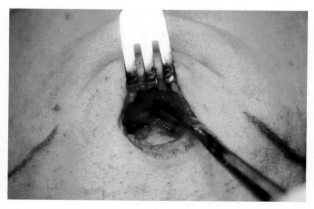

图 25.10　骨膜向上牵拉 10 mm 并在中线区域向下牵拉几毫米。也可在骨膜上平面制造此腔隙

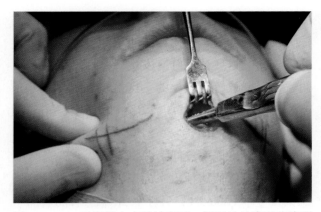

图 25.11　一旦骨膜在中线被牵开，侧面的骨膜下腔隙顺着下颌下缘显露出来，距离中线 6~7 cm。在牵拉骨膜时需注意颏孔水平的神经血管束。术者手指可辅助决定通过骨膜下腔隙放置假体的位置

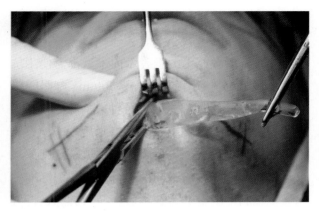

图 25.12　庆大霉素浸泡的假体放置于冲洗好的腔隙内，在两把止血钳的帮助下，假体一侧先放置妥当。助手固定假体游离端并用牵开器保持操作空间，术者一手完成植入另一手触摸以确保放置位置得当

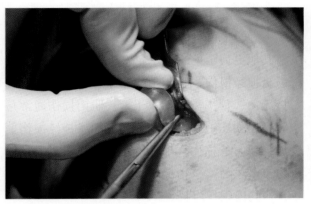

图 25.13　一侧放置完毕后将其保持原位，进行对侧相同操作

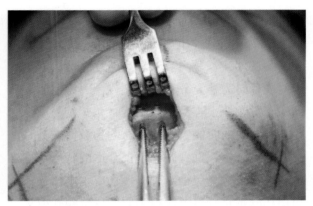

图 25.14　双侧假体植入后，检查假体，确保位置正确以及侧位无打折

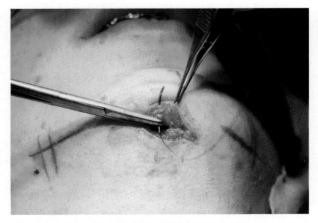

图 25.15　植入后三层缝合关闭操作部位（骨膜，肌肉 / 软组织，皮肤）

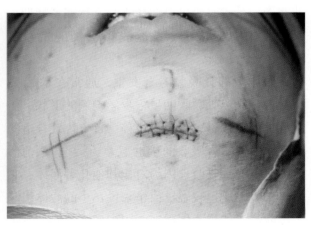

图 25.16　里层缝合结束后，皮肤用 5-0 聚丙烯缝线，从切口一侧开始，避免形成小凹

术后护理

进行下颌填充术的患者术前术后都需使用抗生素。我们通常使用头孢氨苄 500 mg 口服或头孢唑啉 1 g 行皮肤切口前 30 分钟内静脉输入及头孢氨苄 500 mg，每日 2 次，维持术后 5 天，只要无上述药物过敏。如果仅施行下颌填充术则无须敷料。如果面部除皱术同期进行，需使用标准的除皱术辅料。缝线通常在术后 4~7 天拆除，拆线后 7 天使用胶布垂直方向覆盖伤口。

并发症和后遗症

总体而言，下颌填充术的并发症较为罕见，一旦发生也多为暂时性的也较容易治疗。最常见的后遗症是一侧或双侧的颏神经感觉减退（20%~30%）[5]。这个问题多为暂时性的，在术前谈话时需要充分和患者交代，因为嘴唇和颏部的感觉改变很容易带来困扰，尤其是当患者对此毫无准备的时候。观察期通常为数周或数月，甚至长达 1 年，直到假体呈现合适的状态。其中出现的一些状况包括水肿、瘀伤或手术操作。长期存在的感觉减退可能因为假体压迫颏孔或过分分离导致的神经损伤。迟发性颏神经感觉减退也被报道过，该患者在术后 10 个月发生了假体的外伤性移位[25]。如果假体位置不合适可被取出或替换，手术时机可以选择立马进行或者择期。下颌填充术后的颏神经瘤非常罕见，但也曾被报道过[26]。

假体下的骨吸收时有发生，通常在术后 12 个月内出现。骨吸收的量很少影响颏的形状，而且假体固定较好、无明显位移、置入位置合适的情况下，通常骨吸收的量也不大[27, 28]。颏前假体较少引起骨吸收，因为对比其他几种假体，它对骨前端的压迫较轻。简单来说，小的假体引起骨吸收小。如果假体放在骨膜中间，引起的骨吸收也小于放在骨膜下。

不对称是另一个可能发生的并发症，通常由假体植入不当引起，比如假体自身折叠或手术操作的错误。这些情况鲜有发生，一旦发生可以通过手术重新放置。重要的一点是颏部的不对称通常是术前就存在的，需与患者在术前进行充分告知和沟通。

感染发生概率较低，占 4%~5%。324 名行下颌聚四氯乙烯假体植入术的患者病例序列报道的感染发生率为 0.62%，另一个 38 名患者的病例序列的感染率为 2.6%[29, 30]。此外，还有 125 名行口内切口固体弹性硅胶假体植入术的序列报道感染率为 0[31]。传闻，本书顾问作者使用庆大霉素浸泡和冲洗假体、器械和软组织囊腔达 18 年，在此期间从未遇到过术后感染。如果感染发生，也通常发生在术后早期，单用抗生素可以治疗。如果无好转，可将假体取出再择期置入。

其他更为罕见的并发症包括血肿、肌肉损伤、下颌缘神经损伤。血肿通常可以使用注射剂抽吸，保持无菌，很少需要手术干预。肌肉损伤通常是水肿和瘀伤压迫唇部肌肉。而下颌缘神经损伤更少见，暂时的损伤会出现流涎和构音不清以及饮水困难。虽然这些情况一旦发生会给患者带来困扰，但均能很快缓解。

小　结

下颌填充术的实施让医生可以通过手术改善小下颌和颏前沟的存在。评估患者是否适合行该手术时需注意有无咬合问题和已经存在的不对称，并充分交代病情。颏填充术通常作为鼻成形术和面部除皱术的补充，在合适的情景下予以充分考虑。下颌填充术手术操作简单、风险小、恢复时间短、高度可逆，并能显著提升面部美观度（图 25.17 至图 25.24）。在筛选的合适患者人群中，下颌填充术可以有很高程度的即刻满意度，是一个成就感很明显的术式。虽然该手术风险低、耐受性高，新的假体材料仍然可以进一步改善其风险收益比。

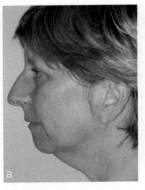 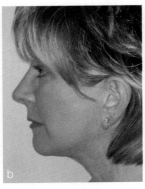 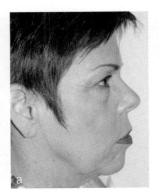 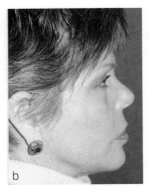

图 25.17 术前（a）和术后（b）对比，中度颏和颌前沟缺陷患者行颌前—颏下颌填充术，同期进行除皱术和鼻整形术

图 25.18 术前（a）和术后（b）对比，颏和颌前沟缺陷患者行颌前—颏下颌填充术，同期进行除皱术

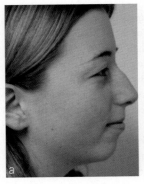 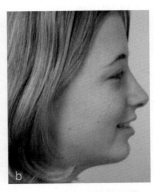 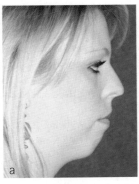 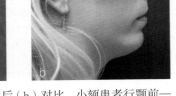

图 25.19 术前（a）和术后（b）对比，小颏患者行颌前—颏下颌填充术，同期进行鼻整形术和上睑成形术

图 25.20 术前（a）和术后（b）对比，小颏患者行颌前—颏下颌填充术（术前评估无功能性/症状性咬合问题）

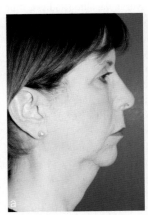 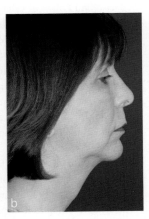 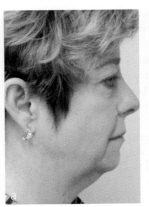 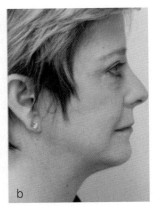

图 25.21 术前（a）和术后（b）对比，小颏患者行颌前—颏下颌填充术及颏下成形术。该患者未行颈部提拉

图 25.22 术前（a）和术后（b）对比，小颏患者行颌前—颏下颌填充术，同期进行除皱术和上睑成形术

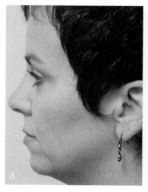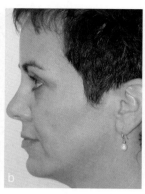

图 25.23　术前（a）和术后（b）对比，轻度小颏患者行颏前—颏下颌填充术

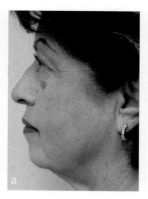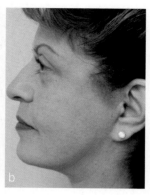

图 25.24　术前（a）和术后（b）对比，小颏患者行颏前—颏下颌填充术，同期进行除皱术和上睑成形术

参考文献

1. American Society of Plastic Surgeons. 2011 Plastic Surgery Statistics Report. Available at: http://www.plasticsurgery.org/news/plastic-surgery-statistics/2011-plastic-surgery-statistics.html. Accessed May 31, 2015

2. Hollinshead WH. Anatomy for Surgeons: The Head and Neck. 3rd ed. Philadelphia: Harper & Row; 1982

3. Hazani R, Rao A, Ford R, Yaremchuk MJ, Wilhelmi BJ. The safe zone for placement of chin implants. Plast Reconstr Surg 2013;131(4):869–872

4. Smartt JM Jr, Low DW, Bartlett SP. The pediatric mandible: I. A primer on growth and development. Plast Reconstr Surg 2005;116(1):14e–23e

5. Mittelman H, Newman J. Aesthetic Mandibular Implants. In: Facial Plastic and Reconstructive Surgery. 2nd ed. New York: Thieme; 2002:269–275

6. Yaremchuk MJ, Doumit G, Doumit G, Thomas MA. Alloplastic augmentation of the facial skeleton: an occasional adjunct or alternative to orthognathic surgery. Plast Reconstr Surg 2011;127(5):2021–2030

7. Hopping SB, Joshi AS, Tanna N, Janjanin S. Volumetric facelift: evaluation of rhytidectomy with alloplastic augmentation. Ann Otol Rhinol Laryngol 2010;119(3):174–180

8. Mladick RA. Neck rejuvenation without face lift. Aesthet Surg J 2005;25(3):285–287

9. Ahmed J, Patil S, Jayaraj S. Assessment of the chin in patients undergoing rhinoplasty: what proportion may benefit from chin augmentation? Otolaryngol Head Neck Surg 2010;142(2):164–168

10. Mittelman H, Spencer JR, Chrzanowski DS. Chin region: management of grooves and mandibular hypoplasia with alloplastic implants. Facial Plast Surg Clin North Am 2007;15(4):445–460

11. Romo T, Yalamanchili H, Sclafani AP. Chin and prejowl augmentation in the management of the aging jawline. Facial Plast Surg 2005;21(1):38–46

12. Gonzalez-Ulloa M. A quantum method for the appreciation of the morphology of the face. Plast Reconstr Surg 1964;34:241–246

13. Maas CS, Merwin GE, Wilson J, Frey MD, Maves MD. Comparison of biomaterials for facial bone augmentation. Arch Otolaryngol Head Neck Surg 1990;116(5):551–556

14. Gamboa GM, Ross WA. Autologous fat transfer in aesthetic facial recontouring. Ann Plast Surg 2013;70(5):513–516

15. Tang X, Gui L, Zhang Z. Analysis of chin augmentation with autologous bone grafts harvested from the mandibular angle. Aesthet Surg J 2009;29(1):2–5

16. Lazar F, zur Hausen A, Mischkowski R, Zöller JE. Atypical cyst formation following chin augmentation using a nasal osteocartilaginous graft. J Craniomaxillofac Surg 2006;34(2):107–112

17. Viterbo F. Chin augmentation with conchal cartilage. Plast Reconstr Surg 2003;111(2):899–903

18. Mottura AA. Chin augmentation with nasal osteocartilaginous graft. Plast Reconstr Surg 2002;109(2):783–787

19. Jacovella PF. Use of calcium hydroxylapatite (Radiesse) for facial augmentation. Clin Interv Aging 2008;3(1):161–174

20. DeLorenzi C, Weinberg M, Solish N, Swift A. Multicenter study of the efficacy and safety of subcutaneous non-animal-stabilized hyaluronic acid in aesthetic facial contouring: interim report. Dermatol Surg 2006;32(2):205–211

21. Lowe NJ, Grover R. Injectable hyaluronic acid implant for malar and mental enhancement. Dermatol Surg 2006;32(7):881–885; discussion 885

22. Lee DW, Kim JY, Lew DH. Use of rapidly hardening hydroxyapatite cement for facial contouring surgery. J Craniofac Surg 2010;21(4):1084–1088

23. Binder WJ, Kamer FM, Parkes ML. Mentoplasty—a clinical analysis of alloplastic implants. Laryngoscope 1981;91(3):383–391

24. Terino EO. Alloplastic facial contouring by zonal principles of skeletal anatomy. Clin Plast Surg 1992;19(2):487–510

25. Wever I, Hwang S, Choroomi S, Mooney W. Delayed Mental Nerve Neuralgia following Chin Augmentation. Case Rep Otolaryngol 2013;2013:860634

26. Deng W, Chen S-L, Huang D-Y. Traumatic neuroma of mental

nerve following chin augmentation. Int J Oral Maxillofac Surg 2009;38(12):1324–1326

27. Vuyk HD. Augmentation mentoplasty with solid silicone. Clin Otolaryngol Allied Sci 1996;21(2):106–118

28. Lilla JA, Vistnes LM, Jobe RP. The long-term effects of hard alloplastic implants when put on bone. Plast Reconstr Surg 1976;58(1):14–18

29. Godin M, Costa L, Romo T, Truswell W, Wang T, Williams E. Gore-Tex chin implants: a review of 324 cases. Arch Facial Plast Surg 2003;5(3):224–227

30. Wang TD. Multicenter evaluation of subcutaneous augmentation material implants. Arch Facial Plast Surg 2003; 5(2):153–154

31. Aynehchi BB, Burstein DH, Parhiscar A, Erlich MA. Vertical incision intraoral silicone chin augmentation. Otolaryngol Head Neck Surg 2012;146(4):553–559

26 面部美容假体

作者：William J. Binder，Babak Azizzadeh，Karan Dhir，Geoffrey W. Tobias
翻译：李宇飞　　审校：张文俊

引　言

在过去的 20 年里，生物材料的不断改进及面部假体设计的发展使这些材料在整形和面部回春术领域有更大的施展空间[1-3]。异体假体对于骨发育不良和面部轮廓线条不规则等问题提供了长久的解决方案，也在中、下脸部的年轻化手术中起到重要作用。一般的假体植入手术包括面颊膨体来弥补颧骨发育不良；下颌假体来突出下颌轮廓，改善鼻颏关系；下颌体和下颌角假体能增强传统面颈部除皱术的效果；颧下和中面部假体能弥补中面部的凹陷或平坦；鼻假体能改善鼻背和鼻小柱外形；上颌假体能改善中面部后移。现在计算机辅助的假体设计能为更复杂的面部外伤性、先天性或免疫缺陷性缺损提供解决方案，并通过正中矢状平面评估不对称的严重程度，脸部不对称的原因包括外伤、先天畸形、HIV 患者的脂肪萎缩[4-6]。

面部轮廓成形术指的是对患者面部形状进行修饰的手术。术者谨慎选择修改特定部位的大小和容积以及其上覆盖的软组织。精确的面部分析对面部假体相关的操作至关重要。合适的假体根据骨性结构和周围软组织的形状而设计。每个人的脸部轮廓和比例大体由鼻、颧骨—中脸部区域和下颌—下颌线决定。这些结构的相互平衡和其上覆盖的软组织决定了面部是否美观、和谐。现代审美观认为明朗的面部轮廓、年轻的颧骨—中脸部线条和轮廓清晰的尖下巴是美的标志。这些部分过小或过大都影响观瞻。举例来说，如果鼻凸较小，颧骨—中脸部和下颌—下颌线的容量和突出度均更显眼。同样，颏或颧骨—中脸部较大

也会让鼻子看起来更小。如果欲行填充手术，须谨慎选择假体的大小和形状，以符合与脸部轮廓和软组织的关系。因此，异体假体可以使脸部骨性结构和软组织缺陷得以纠正。

假体和生物材料

所有的假体都会引起纤维结缔组织囊生成，使宿主和假体间形成一道屏障[7, 8]。宿主对假体经久不退的炎症应答造成一种不良反应。这种应答也根据假体植入的部位特征性而有所不同。例如该部位皮肤的厚度、组织床的瘢痕化和会造成假体不稳定的骨骼结构。举个例子，若假体放得很深并覆有很厚的软组织，就很少会被暴露出来或被排挤出来。还有其他的因素，如术中和术后防止发生血肿、皮下积液和感染，也能减少宿主和假体间的反应，提高假体的成功率。现在使用的生物材料包括聚四氟乙烯（ePTFE），大孔高密度聚乙烯，固体医用硅胶，尼龙网等。除此之外，还有一些复合材料，如聚四氟乙烯外包硅胶也在市面上销售。有孔材料利于软组织在恢复期间在孔洞中的生长，而硅胶等无孔材料则会形成包膜。

理想的假体

理想的假体必须是经济、无毒、无抗原性、无致癌性、易被宿主接受和能抵抗感染的。它必须是惰性的、容易塑形、容易定形、容易放置并能永远保持它的原始形态，并且在有需要的时候可以移除。这种假体必须在手术过程中根据受需要很容易被塑形和定制，并维持其完整性。

令人满意的表面特性对于假体的放置和稳定来说非常重要，有点自相矛盾的是理想的材料还应能在不损伤软组织的前提下便于取出和更换。稳定性好意味着移除有一定困难。假体材料像弹性硅胶会在植入部位永久形成包囊，而膨体聚四氟乙烯相对形成更小的包囊，在固定的同时，有最低限度的组织在假体内的生长。每种假体与宿主之间的反应在临床上有其一定的优点。组织过分深入假体引起永久存在的材料通常是不受欢迎的，特别是当患者想在以后改变这种填充时。有包囊形成的硅树脂和少量组织长入的聚四氟乙烯使得假体得以取出且不会伤及周围软组织。

理想的假体设计应当有倾斜的边缘，这样可以和邻近骨面更好融合，形成与周围受区间不被察觉和感知的过渡。一个假体为了避免移动应有延展性和容易与底部组织融合的特性，而且其前端应模仿生理解剖形态。一种新的硅树脂假体（Implantech Associates, Inc., Ventura, CA）现在被研发出来以加强与其底部的骨面的融合。例如，假体背后的网状背板降低了硅树脂的记忆性并提高了可塑性。对骨面更好的贴合性减少了移动的机会并防止假体和底部骨面间的死腔形成（图26.1）。在生物材料技术领域更新的研究和进展已经研制出一种复合假体（利用硅树脂和

ePTFE），声称结合了两者的优点将成为未来手术的更优选择[9]。

假体的生物材料

聚合材料 / 固体聚合物

硅树脂聚合物

从1950年代开始，硅树脂因其持续、满意、安全和有效的特点而被广泛应用于临床。硅树脂的化学名是聚硅氧烷。是固体、液体或凝胶，这取决于它的聚合和交联。固体硅产品趋于稳定。硅凝胶的形式可能会随着时间的推移有一些内部分子物质的缺失。然而，最近的研究显示，没有客观证据说明硅胶乳房假体中的硅胶会引起硬皮病、系统性红斑狼疮、胶原性血管疾病或其他自身免疫疾病[10, 11]。固体硅胶呈化学惰性、疏水性而且非常稳定，没有毒性和免疫源性。组织对硅胶假体的特征性反应是包囊形成不伴随组织长入[12]。当其不稳定或没有足够的软组织覆盖时，假体会引起中等程度的炎症还可能形成皮下积液。包囊挛缩和假体变形鲜有发生，除非假体放置过浅或移行至表浅皮肤。

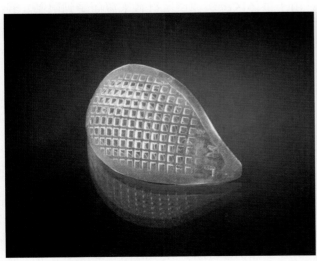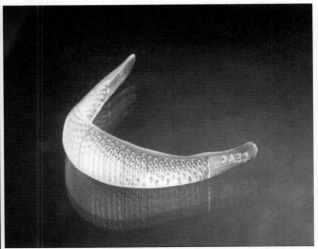

图26.1　这种假体是种较软的硅胶材料。背后的网状备板设计降低了硅酮的记忆性并提高了可塑性。对骨面更好的贴合性减少了移动的机会并防止植入物和底部骨面间的死腔形成

丙烯酸聚合物

丙烯酸聚合物是粉末状的混合物，可催化生成非常坚硬的材料。在应用中其坚硬度是个困扰，尤其当需要小切口放置大假体时。在预先成型的状态下，很难使其与底部骨面贴合。

聚乙烯

聚乙烯可以被制造成各种硬度，现今最流行的形式是多孔的。多孔聚乙烯，就是通常说的 Medpore，只引起轻微的炎症细胞反应。但是，这种材料太坚硬很难雕刻。聚乙烯的空隙允许纤维组织长入，提高了假体的稳定性。然而，它却很难在不引起周围组织破坏、出血、损伤邻近神经血管束的情况下取出。

聚四氟乙烯

聚四氟乙烯在临床运用的历史中有相当的影响力。我们所知道的牌子是 Proplast，由于其在颞颌关节应用中的并发症问题，现已经不在美国生产了。在过度机械应激下，这种材料会瓦解，引起严重并发症，厚包囊形成，感染，最终被排挤出或外植。

膨体聚四氟乙烯（ePTFE）

膨体聚四氟乙烯这种材料起初是为心血管方面应用而生产的[13, 14]。动物实验证明这种材料只引起有限的纤维组织长入，几乎没有包囊形成，只有轻微的炎症细胞反应。在各面部填充材料的比对中，它的反应是令人满意的。在皮下组织填充和体外假体预定型移植中有很好效果。由于缺少组织长入，ePTFE 作为皮下组织填充物表现突出，因为它可以二次塑形和在炎症时取出。

网状聚合物

网状聚合物包括 Marlex（Chevron Phillips），Dacron（INVISTA）和 Mersilene（Ethicon）都有易折叠、剪切和塑形等相似的优点；然而，它们也会促进纤维组织长入，引起取出困难。聚酰胺网状物（超聚酰胺）是尼龙的衍生物，它在体内易扩展和不稳定，会引起轻微的以多核巨细胞为主的排异反应，导致假体随时间降解及吸收[15]。

金 属

用于假体的金属主要有不锈钢、钴铬钼合金、金和钛。除了在某些病例中使用金，钛已经成为金属中长久假体的选择，如上睑弹簧或口腔医学中。这主要因为其有较高的生物兼容性、高耐腐蚀性、坚硬和在 CT 扫描或核磁共振成像中有微弱的 X 线弱化作用。钛主要用于颅面的重建而并不用于面部填充。

磷酸钙

磷酸钙或羟磷灰石没有骨传导性，但为骨提供了衬底使得邻近区域可以保存[16]。羟磷灰石结晶颗粒应用于口腔颌面外科学来增大牙槽脊。片形在骨切开术中作为中间假体[17]。但是，由于它的易碎、难塑形和难于适合不规则骨面及移动性，所以它作为填充物和高嵌体材料没有应用价值。

自体假体、同种异体假体和异种假体

自体假体，如自体骨骼、软骨和脂肪的应用，由于供体区患病和供区材料来源而受到限制。经处理的同种异体假体被应用于鼻再造，但最终只能被吸收和纤维化。

组织工程和生物兼容性假体形成

在过去的几年里，组织工程作为一种交叉学科出现。合成复合物的特性被利用使得分裂细胞的聚集物被运送入宿主，这样就能形成新的功能性组织。组织工程领域由于联合了众多科学成果包括材料科学、组织培养和移植而发展迅速。这些技术把细胞种植在悬浮液中，这样在三维环境中促进移植片形成。这些细胞再通过营养和气体交换，最终形成凝胶状的新组织[18]。一些组织工程软骨假体已经通过这种新原理制备出来，其中包括关节软骨、气管环和耳郭软骨。借鉴体内软骨形成原理，藻酸盐注射已经成功地应用于血管输尿管反流的治疗。其作用机制是形成的不规则的软骨串珠阻止了因尿道关闭不全而引起的尿液回流。组织工程提供了精确预定形的软骨生长潜质，目前研究处于培养不同形状面部假体的阶段，包括具有免疫兼容性的细胞和片形[19]。一旦进入商业应用，这些技术引起的供区病患率很低，而且像异种假体一样能减少手术时间。

异体移植手术相关考量

轮廓清晰而均衡的脸部对老化的耐受程度往往更好[20]。分析年轻脸庞可以发现大量的软组织覆盖于骨性结构之上造成了年轻的感觉。饱满的脸颊、光滑对称脸部线条和几乎没有皱纹的皮肤都是年轻的象征[21]。脸部老化通常是基因控制的，同时也受到日晒、吸烟、疾病、重力和肌肉运动的影响，导致脸部骨骼吸收、一些线条随着年龄增大而加深[22, 23]。

依托于其下的骨性结构，软组织随着年龄增长会表现出一些特定的变化，并逐渐明显和加深。辨认出这些特定的变化可以帮助我们决定患者是否适合做面部年轻化的手术[24]。面部老化的一些特征包括中脸部变得扁平、嘴唇变薄、脸颊下陷和皱纹加深，以及法令纹的出现、颏软组织变平和颚前沟的形成（图26.2）[1, 25]。

人们发现随着年龄增长，面部骨骼也发生着变化。总体容积的减少导致面部结构的改变，通过填充软组织可以达到年轻化的效果。骨骼的变化包括下颌骨和上颌骨的吸收[22]，导致眶孔径增大和下颌骨高度和长度的减少。如果患者软组织足够多，对患者中脸部、颚前、下颌角等部位的填充可以达到很好的减龄效果（图26.3）。

永久填充足够的软组织是面部年轻化中最难

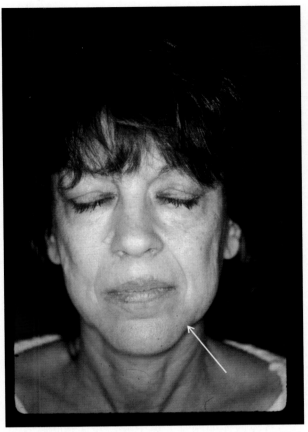

图 26.2　下颌骨凹槽内的骨吸收，合并软组织的松弛导致明显的下巴变平，造成明显的颏前沟和（矢面观）木偶线的形成。在这种情况下，颏前充填材料用来补充和纠正这种不足并帮助除皱术实现所需的理想的挺直的下颌骨线条和防止颏的回缩（Binder WJ. A comprehensive approach for aesthetic contouring of the midface in rhytidectomy. Facial Plast Surg Clin North Am 1993;1:231–255.）

以把握的能力。新近流行的脂肪移植再次强调了这种手术操作的关键就是组织替代。异体填充技术通过填充、填平脸部棱角、减少皱纹、填充骨性缺失等方法解决了这些问题[26~28]。

鼻充和颌骨前填充术

鼻背部很薄的皮肤很难为塑形不良的假体提供足够的掩饰。多种材料已经应用于鼻充填。理想的长期填充材料仍然没有得到完美的结果，即便自体移植、同种异体、异种移植均得到广泛尝试。一个合适的假体应该有如下特征：其峰度、

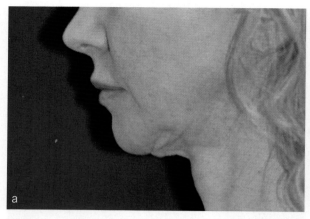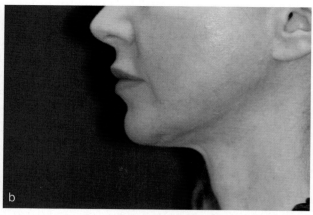

图 26.3　a. 术前侧面馆可发现前次手术的颏假体位置不当，约在下颌下缘以上 1 cm 处。此外颈部皮肤松弛和下颌骨性结构弱等问题均在图中有所反应；b. 术后 1 年侧面观。定制的全下颌假体填充术填充了包括颏角、联合旁、骨联合处的区域，未行除皱术。面部骨骼的重塑可帮助软组织重新分布，达成美观和更年轻的效果

长度要足够、弧度厚度和尖端应该和鼻梁很好吻合并和周围骨、软组织高度契合。除此之外，相容度和组织相容性也需要考虑，这所有因素缺一不可，否则难以长期承受压力和可能出现的外伤。

自体假体如颅骨、鼻中隔、外耳和肋软骨总是被优先考虑。然而，鼻中隔和耳郭软骨往往体积不够。而肋软骨和颅骨有额外的供区并发症。肋软骨如果没有正确的塑形也有可能会弯曲。同种异体软骨也被用于鼻再造，吸收率也较高。现在最常用的异体假体是硅树脂、ePTFE 和聚乙烯。硅树脂最终会引起一些覆盖皮肤的萎缩，必须固定住以防止滑动。ePTFE 和硅树脂都会引起感染，但取出和再放置都很方便。聚乙烯（Medpore）由于会有组织长入，所以当要取出时会对覆盖的皮肤软组织引起损伤。此外，不易弯曲的假体容易在植入后被鼻小柱和鼻翼侧壁区域的肌肉收缩所挤出。

自体组织的应用避免了生物兼容性问题，但有时不能取得足量来塑造合适的尺寸和形状。另外有些替代品可用来弥补骨性组织的缺陷，特别是在鼻背方面，这就是自体细胞培养出的新的软骨假体，它极好地模仿了原始骨骼形态。这种软骨由组织工程合成。这表示取得供区的软骨节段组织并降解成它的细胞成分。这些细胞在体外培养、增殖[31]。在成模期间，一种合成的藻酸盐支架被做成鼻背假体的形状。软骨细胞就被放在支架上，并被植入小鼠皮下，这样在体内使其最终成形。就在这期间藻酸盐支架逐渐溶解并被透明软骨取代。然后软骨就可被作为自体假体取出。在不远的将来，这种方法将会是鼻和面部填充领域的一种有价值的补充[32]。

在面部分析，尤其是鼻成形术中往往被忽略的就是上颌骨前的区域。合适的评估和填充技术可以使中面部更美观。上颌前的缺陷在亚种人中非常常见，然而这部分的缺陷通常会被忽略。鼻梁下区域的缺陷往往造成后缩的上颌和短上唇 / 人中的总体印象。这个区域的填充可以大大改善面部审美，如垫高鼻子、优化鼻唇角、延长上唇等[33]。自体或异体假体通常可以通过提高颌骨骨膜和创造足够空间的协助选择鼻内下方的半贯通切口。大多数病例中，仅仅垫高鼻梁是不够的，而需进一步将下颌前区域横向一直到梨状孔周围的范围进行足够填充。

异体假体技术包括自体软骨、预先架构好的硅胶假体和根据需要增大的鼻下区域设计好的卷帘状 ePTFE。这些通过半横穿切口固定在骨膜的假体提供了该区域美容手术的相对简单的方案。它们改善了鼻唇角、进行了中脸填充，最终形成

美观的中脸线条和鼻形。卷帘状 ePTFE 的好处是考虑了其下骨性结构的形状并且可以在无损软组织的情况下固定于鼻梁，不影响患者的笑容。假体位移发生较小，降低了假体被挤出的概率（图26.4）。

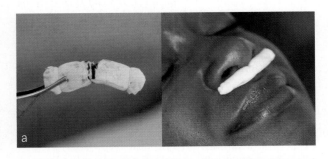

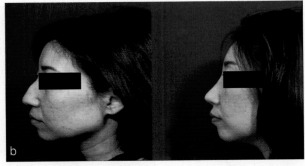

图 26.4　a. 用于颌骨前填充的 ePTFE 卷，中间有切记以吻合鼻梁中点，在体外比对假体位置评估假体大小形状是否足够覆盖预定手术区域；b. 术前（左）术后（右）照片对比上颌前假体植入、同期鼻整形术改善鼻唇角和中线附近面部轮廓的效果

中面部填充术

除皱术仅是面部年轻化手术的其中一个部分。面部衰老的自然过程是面部年轻化手术需要解决的关键问题。对中面部的老化带来的变化的理解日益加深，现在人们已经明白不仅是组织结构的下垂导致了这个后果，还有一个因素就是组织结构的萎缩。因此中面部的年轻化手术不仅可以通过向上提拉，还能通过填充的方法完成。异体填充是一种有效的方式，可以改变中面部外观。这种手术效果直接而维持时间长，同时手术风险

也较低，其效果稳定、可预测。它不仅可以替代面部缺失的软组织，还可以增加前外侧弧度，达到改善松弛度、减少鼻唇沟凹陷的效果。假体通常是可再次取出的，且可以联合标准的除皱手术。单纯的手术效果就是使年龄造成的棱角重回饱满平整的曲线，用不着痕迹的方法使整个脸部看起来更年轻。在某些轻度的患者中，放置假体就能达到很好的效果，而不一定需要除皱术。

中面部填充术也可以几种不同形式辅助除皱术。在填充术后，本来松弛的皮肤恰好覆盖在比术前更凸出的结构上。如果在除皱术前行填充术，皮肤软组织和假体的互补作用可能优于除皱术造成的过于紧绷的感觉。此外，软组织和骨骼间的韧带被离断，可以达到更好的提拉效果。很多二次手术的患者可以通过中面部填充的方法扩充该区域面部体积，也减少了对下睑纵向的牵拉。

对于判断美容缺陷的区域和它们相应的解决办法有其特殊的标准[34, 35]。另外，关于中面部老化和不平衡的其他因素也应该考虑进去。它们是眶周老化、中面部下垂和消瘦，以及面部骨骼发育畸形伴有软组织不平衡、下垂和不对称。随年龄增长，眶隔松弛和眶周脂肪疝出，导致眼袋形成。眶轮匝肌松弛特别是在它的最下方，用传统的眼睑成形术只会加重下内眦韧带的松弛，造成泪沟形成或在一些病例中引起老年性睑外翻。伴随老化的是皮下组织萎缩，这样对极薄的眶下皮肤的损害说明了为什么老年人眼睛凹陷[36, 37]。骨骼功能不全或不平衡。通常基于面部骨骼的发育不良和先天性骨骼不平衡，并随年龄增长而加重。中面部下垂包括眶下皮下组织、颧骨脂肪垫、下眼轮匝肌脂肪（SOOF）和轮匝肌的下垂。由于面颊下坠和上鼻唇褶的堆积，颧骨脂肪垫下降离开眶下区域暴露于薄的软组织下。这样，鼻颧骨 / 泪沟区域就显得突出，眼下部出现凹陷，眶下壁突出。皮下组织的丢失发生在身体各处但以中面部为甚，包括颊脂体、颧骨脂肪垫和SOOF。由于这些组织持续萎缩和下降，在眶下和面颊区域呈现不同形态的中面部老化的迹象。

在中面部，许多软组织缺损发生在称为"颧骨下三角"的隐窝里[38]。这个中面部的倒三角区域以颧骨为上界，中间是鼻唇沟，外界是咬肌（图 26.5）。在有严重皮肤变性性改变和其下软组织脂肪丢失并伴有骨性结构缺陷的患者中，重力的因素显得突出并导致凹陷、皱褶和皱纹加深，其中一些患者还有突出的面颊部骨性结构伴随缺少皮下或深层脂肪的薄皮肤，这将加重面部凹陷，使得健康的人看上去憔悴。严重病例的面部形态常见于神经性厌食症、饥饿或 HIV 患者。结合基础病变和其他新一代的抗 HIV 治疗会有中面部脂肪和颊脂体丢失的趋势（图 26.6）[4, 5]。这种情况也发生在年龄老化，一般不采用除皱术来达到年轻化的目的，近来通过计算机辅助设计面部假体而获得成功[6]。

为了获得中面部年轻化的手术效果，3D 模拟是必须的。面部下垂和体积缺失需要被掩盖、修正和置换。因此，术者需要从多个水平和用多种评估手段去设计手术。眼睑整容术通过跨弓状缘固定眶下脂肪，利用脂肪在分布的方法填平泪沟／泪流区域[39]。异体或自体填充物通过弥补中面部体积缺失的方法来改善中面部的外观。这些辅助性的操作可以和除皱术同期进行以达到和增强手术效果。理解老龄化对脸部造成的多方面影响有利于通过手术的方式改善这些变化，获得期望的年轻化效果[40]。

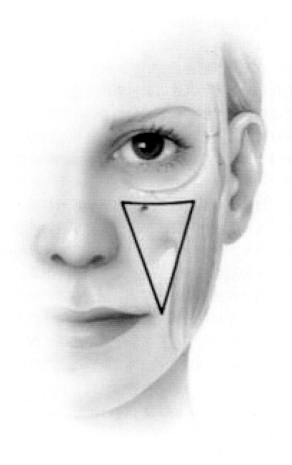

图 26.5 倒颧下三角是指中面部的凹陷区域，其边界以颧骨为上界，中间是鼻唇沟，外界是咬肌

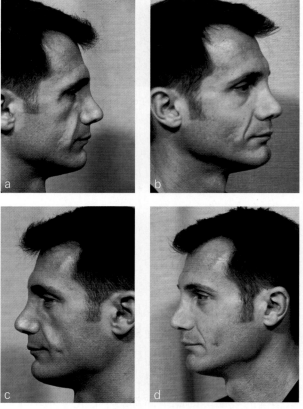

图 26.6 a，c. 术前患者进行了一段较长时间的蛋白酶抑制剂的治疗。许多患者最终导致了面中部的脂肪和颊脂垫的丢失，而遗留了一种特别严重的面中部凹陷；b，d. 手术 1 年后，通过计算机辅助设计面部植入物后获得成功

术前面部轮廓分析

面部填充术是一个三维空间的手术，了解解剖和成功辨认患者面部的空间位置信息可以知道术者制订手术计划和选择合适的假体。评估面部轮廓需要详细了解面部各区域的骨性结构特点和结构缺失带来的变化。将这些元素和空间结构的变化综合起来考虑有利于术者为患者选择最合适的假体形状、大小和植入位置。

下颌骨轮廓缺陷的评估

颏部的凸出程度是面部最重要的特征之一。合适的颏部凸出弧度和鼻整形术一样，带来的好处是更和谐的面部结构和年轻感。而颏部凸出度不足则会使鼻子更加突显。颚前沟在软组织萎缩和骨性结构缺失的情况下会慢慢突显。在评估咬合情况后，可以从侧面观评估颏部的位置。Gonzalez–Ulloa 在 Frankfort 平面的基础上发明了一种简单的方法以分析面部和颏部的曲度。Frankfort 平面是一种简单的面部和颏部凸出度分析方法。该平面是一条从外耳门上缘到眶下缘的水平平面。一条在鼻根点水平的垂直子午线从 Frankfort 平面决定额的凸出程度。如果颏前点在这条线之后，则患者有发育不全的问题。女性的 0 度子午线通常在颏前点前方 1~2 mm。

了解下颌前区域的解剖特点使医生能够创造出特别的颏和下颌轮廓线[34]。传统的假体放置在颏孔间。这个位置只能改变下颌的一部分。假体放置在中间而没有侧脚常使得颏部有圆钝的突起而不自然。颏前中外区域是从颏孔到下颌水平支的斜线。如果这里也被填充的话就增宽了下颌的轮廓线。这是解剖性颏假体和颚前假体的发展简图（图 26.7）。后外侧区域是下颌前区域的第三个部分，它包括下颌水平支后半部分（包括下颌角）和升支的 2~4 cm。这里可以填充下颌角假体来增宽增长下颌角形成有力的下颌曲线。该区域对新手来说需要特别注意和小心。

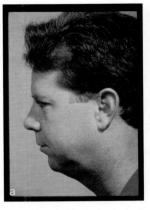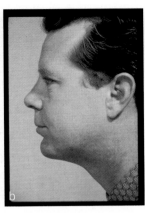

图 26.7 术前（a）和术后（b）运用伸展型下颌骨充填材料外加下颌下方的脂肪抽吸十分明显地改善了下颌和颈线

骨骼解剖的区域化对把颧骨面中部区域细分为明确的解剖区域很有用。颚前区域随着年龄增长而皮肤软组织菲薄，下方也无咬肌和颏肌的支持，因此下陷更为明显。行前端和下颌角填充术的患者该部位下陷会进一步放大。一个总的上颌假体可照顾上颌的方方面面，并且可以根据每个区域需要的大小进行设计。设计过程得益于计算机辅助的设计技术，该技术结合 3D CT 成像和商用软件，提供最精确的个体化假体方案。

面中部轮廓缺陷

我们修订了前一版的中面部缺陷分型以更好更简单地在患者咨询时分析这个问题（表 26.1，图 26.8）。为了更好更合适地服务于手术，我们很谨慎地把颧骨区域骨性结构的评估和颧骨下软组织的评估分割开来。Ⅰ型患者有原发的颧骨发育不全而颧骨下方的软组织正常。这种畸形很容易用贝壳状的颧骨假体纠正，该假体可覆盖中脸部的骨性结构，从侧面拓宽脸颊（图 26.9）。Ⅱ型畸形，颧骨发育良好但颧下软组织萎缩或下垂。Ⅱ型缺损是最常见于老年患者，颧下假体作为面部提紧术的辅助很有效（图 26.10 和图 26.11）。使用颧下假体填充来填补缺陷或形成前突是有效

表 26.1　中面部畸形的类型与植入物类型之间的关系

畸形类别	中面部畸形描述	所需填充类型	主要运用假体
I	先天性颧骨发育不良；颧骨下软组织发育可	颧突上方需要隆起	颧植入物"壳型"假体植入到颧下间隙以获得自然外观
II	颧骨下发育不良；颧骨发育可	需要前凸；假体置于上颌面部和（或）颧下间隙嚼肌肌腱处；同时提供中面部填充	颧下假体（New Conform 型或第 1 代颧下假体）
III	颧骨发育不良伴颧骨下发育不良	前部和侧方的隆起；全中面部"体积替换假体"	颧骨下壳型假体合并侧方（颧骨）和前方（颧骨下）突起，以充填中面部巨大缺陷

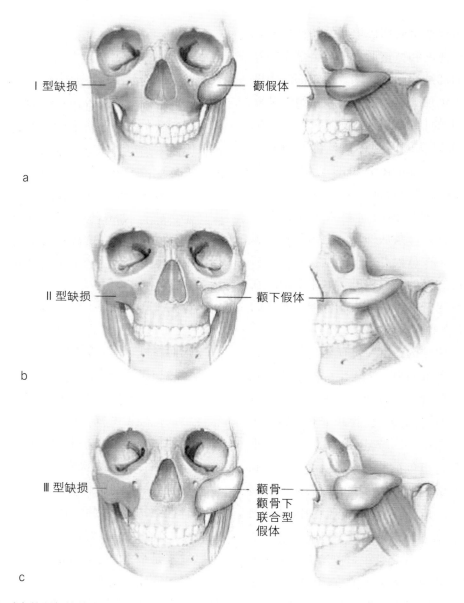

图 26.8　假体和对应的面部缺陷类型。a. I 型缺陷对应贝壳状假体，在上颌骨和颧骨上放置；b. II 型缺陷对应颧骨假体；c. III 型假体联合颧骨—颧骨下假体以纠正更明显的畸形

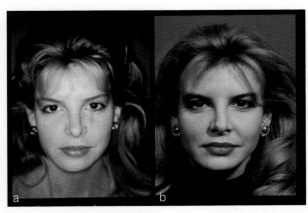

图 26.9 a. 术前颧部发育不全（Ⅰ型缺损）；b. 应用颧壳假体充填后 8 个月，向颧下的延伸使假体和邻近结构自然过渡

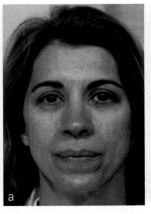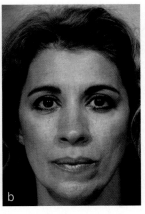

图 26.10 a. 术前此患者有一个相对好的颧骨结构但是面中部较平坦（Ⅱ型缺损）合并有 因早年的颊成形术而造成的下颌萎缩凹陷；b. 用颧下假体充填重建了面中 1/3 的前突，产生了更为年轻的表情，同时减轻了鼻唇沟的深度。一个普通假体被放在下颌凹陷处

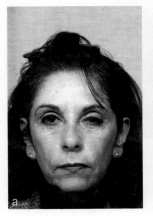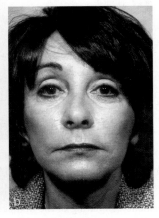

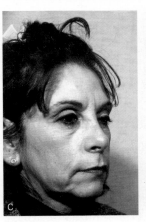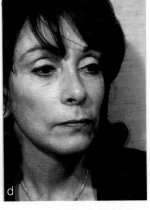

图 26.11 术前（a，c）术后（b，d）6 个月，与除皱术、下睑成形术、眉上体术相联合，第二代颧下假体用来连接并帮助重建容量和结构，使面部除皱术的寿命延长

情况下使口周鼻周的结合处皱纹加深。如果仅行面部除皱术，这些下垂的皮肤软组织需要悬吊，可能造成面部术后不平等结果。结合颧骨—颧骨下的中脸部假体可以大大改善Ⅲ型患者的面部轮廓（图 26.12）。

操作步骤

面部假体通用指南

颧部、中面部、上颌前间隙等部位的填充术的基本原则相同，控制假体的形状、大小和位置共同决定了面部总体轮廓。术者必须准备好所有结构和组成部分的设计、形状和（或）可使用的材料，并做好在术中进行调整的准备。由于脸型各不相同，所以假体必须塑形。因此，医生应该事先确定设计形状及材料并要当场塑形。假体塑形的失败会造成手术效果欠佳。

在术前 1 天到术后 5 天患者需使用广谱抗生素。围术期也可使用静脉抗生素和地塞米松。术前患者取直立位并标记出填充的正确区域。向患者解释标记线并共同决定假体的形状、尺寸和位以达到患者和医生都满意的效果（图 26.13）。

的方案。Ⅲ型患者则是兼有骨性发育不全和软组织下垂和萎缩。这些患者随着年龄增加畸形更为严重，因为下垂的软组织在没有骨性结构支撑的

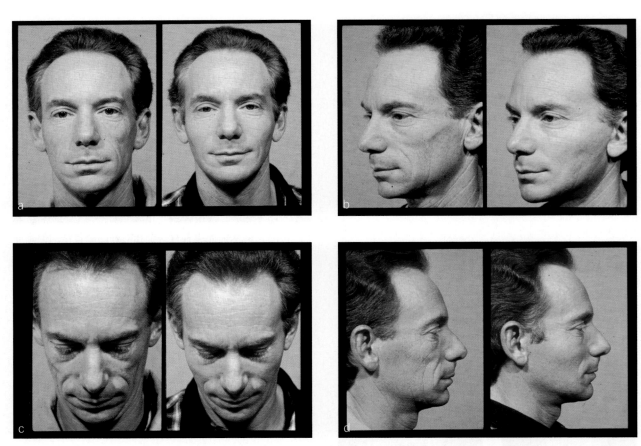

图 26.12　a. 前面观；b. 斜面观；c. 头低位；d. 侧面观。左侧为术前一名 40 岁男性患者的面部特征分析显示两侧骨骼结构和软组织容量的严重不足造成面中部的皮肤明显过多的皱纹。右侧术后 7 个月，除皱术联合颧下壳假体充填重建整个中面部，颏前假体加宽下颌，这个病例显示这些假体充填对于除皱术所要求的结构和容量的加强十分有意义，并会产生长期的改善（引自 Binder WJ. A comprehensive approach for aesthetic contouring of the midface in rhytidectomy. Facial Plast Surg Clin North Am 1993;1:231–255.）

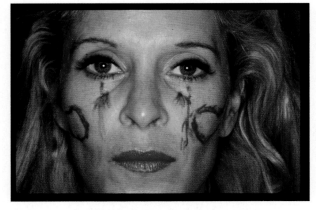

图 26.13　局部麻醉注射前需充填的部位被标记后的患者正面观。大多数病例颧下三角假 体或颧部假体的中间边界是放在眶下孔下、瞳孔正中线上（引自 Binder WJ. A comprehensive approach for aesthetic contouring of the midface in rhytidectomy. Facial Plast Surg Clin North Am 1993;1:231–255.）

定制设计过程

对于行中面部或上颌填充术的患者，假体定制过程是类似的。最原始的假体是通过脸部印模完成的。这些假体通过面部软组织轮廓而定型。然而表面以下的结构就无法模拟，尤其是表面以下的骨性结构。后来随着影像学和医学模型的建立，骨骼的形状也加入设计。蜡和硅胶的模具可以制作出硅胶假体。这样制作出来的假体可以适应后缘的骨性结构。然而这种方法仍然有一定的局限性，如获得最佳填充和无法对面部不对称进行量化。

如今随着 3D CT 扫描的发展，3D 计算机辅助的模型设计软件和网络给最佳面部假体的设计带来了长足发展。重建和整形外科医生可以通过实时的 3D 面部图像和影像学提供的骨面数据进行假体设计和修饰。最终术者可以用不同的软件工具定性定量地测量骨骼解剖的差异，并通过这些技术评估缺陷所在。而且这项技术可以在计算机上模拟完成（图 26.14，图 26.15）。再二次修复的病例当中，计算机储存的信息还能知道术者更精确地对假体的情况进行了解以便更方便更准确地取出和置换假体（图 26.16）。

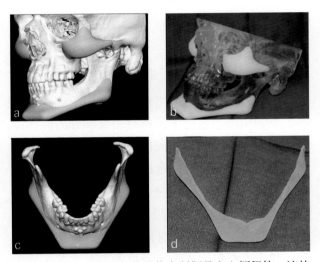

图 26.14 a，c.电子三维成像定制颧骨和上颌假体，该技术结合了软件和视频，通过网络进行合成；b.医用模型显示软组织以下的骨性结构，模拟更精确的植入后外部轮廓；d.最终形成的用于手术的假体

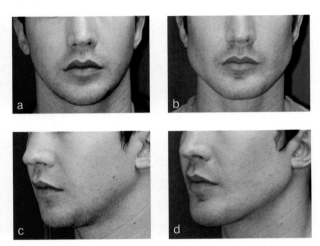

图 26.15 a，c.术前小颏患者照片，关节线和颏角都不自然；b，d.用定制假体进行填充术后的效果图

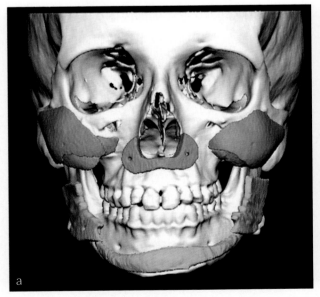

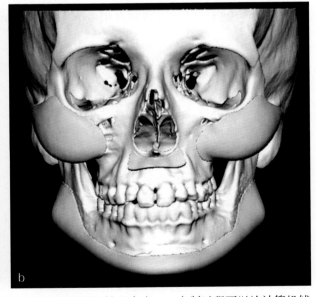

图 26.16 a.三维电脑空间成像在术前进行模拟并评估是否有不对称和不规则的情况存在；b.定制过程可以让计算机辅助模拟假体放入和取出过程，结合骨性平面模拟手术效果，这种术前模拟可以帮助手术在一期完成

下颌填充的外科技术

下颌前假体

有口内和口外两种途径到达下颌前区域。口内入路明显的优点就是没有外表的瘢痕。口内切口横向做于口腔黏膜。颏肌在中缝纵向分离以避免打断肌腹或骨起点。正中切口提供了往骨骼中部的足够空间而且避免了因误断肌肉而引起的肌无力。外侧解剖需要仔细避开颏神经。口外途径在颏下做 1~1.5 cm 切口。口外切口的优点是避免了口内的细菌污染；它还可以直接到达下颌骨的骨皮质，不需要避开颏神经；可以安全地放置和缝合固定假体于颏下缘骨膜。这样避免了横向和纵向的滑动。

安全正确的下颌填充的基本技术要点是：①在骨表面分离。把假体放置在骨膜下比较安全和牢固。紧紧贴合的下颌骨前下缘骨膜包含了下颌骨前韧带的起点，形成了老年人下部观的颏前沟。为了继续分离下颌骨下缘，常需要切断这些韧带的附着点。②分离腔必须适合假体的大小。中间可锐性分离，但神经周围和软组织附近只能钝性分离。③避免损伤颏神经。另一只手压住颏孔周围的组织使分离器避开神经直接到下颌骨下缘。干净的术野对于正确观察、精确分离、假体放置适当和避免术后血肿或血清肿都很重要。

Joseph 提拉器可以开始前端的解剖，紧接着 4 mm 的骨膜剥离子常被用来分离下颌骨下缘。当腔足够大时，先将假体一侧放入腔外侧然后折叠后把假体对侧放入腔的另一侧中。如果假体不能折叠，切口就需延伸或用口外切口。假体对中外侧和骨旁区域的扩展增宽了面部中下 1/3。假体的高度在男性是 6~9 mm，在女性 4~7 mm。有时患者的颏极小，假体应设计成 10~12 mm 或更大。

下颌角假体

在磨牙后三角区行 2~3 mm 切口可到达下颌角。它提供了到下颌角的最直接的途径。在咬肌下骨表面掀起骨膜上至升支，前至下颌体。90° 剥离子用来掀起后角和下颌支。这样能使假体正确放置在升支后缘来增强下颌角外观。这种假体用钛钉固定。

全下颌假体

手术入路包括颏下、磨牙后三角，沿着入路对结构进行分离。分离出来的腔隙用于放置用于纠正小颌畸形的包括下颌所有组成部分的假体。如果下颌角点较小，大假体可以整块放入。如果下颌角点较厚或者有多余的部分，硅胶假体可以在植入前沿中线切开，先逆向后顺向放入下颌角切口。这种放置方法的好处是从颏神经下方入路，通过沿着下颌骨下缘充分解离，可避免神经的损伤。对于高龄患者或无牙颌患者，由于存在骨吸收，应注意下颌的垂直高度减少；然而，下颌骨和颏孔下缘之间的距离相对恒定。骨吸收往往有重要的提示性，通常在 70 岁以上患者中明显，主要发生区域是牙槽嵴沿线、下颌角、下颌升支、和颚前区[22, 25, 41]。

术中使用 2-0 丝线辅助假体从下颌的囊腔中通过。丝线放置于前部或半切的假体的颏区。用长钳小心插入颏下切口，通过下颏孔横向延伸直到钳头在腔隙中可直视。丝线环在钳子尖端打结，假体向中线深入放置。一旦两者正确就位，两边的假体在前端对齐重合。双侧假体用 4-0 尼龙线间断缝合。假体的前下部分接着缝合到沿下颌骨下缘的骨膜上，并关闭颏下切口。如果需要进一步固定假体，则通过切口或经皮走颏下入路采用攻丝螺钉进行固定。用一个小螺钉深入皮肤约 1~1.5 mm 即可，避免损伤下牙槽管。

颧骨和面中部轮廓整形的外科技术

最初的手术入路为颧骨—中面部区域通过口内进入。其他方式还有睑下（通过下眼睑成形术切口）、经结膜、除皱术、颞颧和冠状切口。口内入路是除了泪沟以外大多数面中部植入术的常用和备受青睐的方法。麻醉后在黏膜颊龈线上方做 1 cm 切口，垂直斜向骨面（图 26.17a）。因为黏膜可扩张并可完整见到面中部结构，所以不需要在附近黏膜下或肌层做长切口。切口至少要留出离齿龈黏膜留出 1 cm 的距离。如果患者装有假牙，切口就需超过假牙上缘。假牙在术后可以留在原位，据我们经验不会引起牙外突或增加并发症的发生率。将 Tessier 型剥离子（约 10 mm 宽）通过切口直接伸到骨面。这种剥离子很容易分离并进入骨膜下（图 26.17b）。当保持剥离子在骨膜下时，软组织被斜向上提起离开上颌骨和颧骨。剥离子保留在颧骨和颧弓的下缘。外面的手帮助引导剥离子到达设计的部位。在颧骨—颧下充填过程中，除非假体放置需要，不要分离眶下神经附近区域。如果需要，眶下神经在内侧可见。

通过提起颧弓下的咬肌表面软组织可形成颧下腔（图 26.17c）。可以通过看到咬肌腱的白色纤维而分辨正确的分离水平。一定要注意不能损伤这些咬肌连接以保证假体有附着框架。由于在颧弓后面分离，腔会很紧并不像内侧端那样容易撑开。但是可以通过使用大而钝的骨膜剥离子来提起组织打开腔隙。必须保证分离确切才能使假体放入腔隙。太小的腔隙会使假体向相反方向突出，引起假体移位或排挤。在通常情况下，术后 24~48 小时假体周围腔隙会封闭。假体的选择必须依赖于对不同大小假体放入后表面体表标志引起的实际改变而定（图 26.17d）。

最终的假体放置必须忠于术前描出的外观局部缺陷（图 26.17e）。在颧下填充中，假体可在颧骨和颧弓下，咬肌腱表面，或可能跨过骨和肌腱。大的颧骨假体开始位于骨的上外侧，部分移至颧下。联合假体会占据上述两个区域。放置在面部不对称、薄的皮肤或骨过突的患者脸部的假体需塑型以减少厚度或长度避免不自然。硅胶假体的优点可弯曲，大假体只需要小切口，放置妥当后再腔内复原[42]。这样避免了为放置坚硬假体而必需的大切口，且在假体选择过程中放入和取出都很方便。

面部不对称的治疗在整形中是最难的。在术前会诊时，彻底的讨论非常必要，因为许多患者不知道自己不对称的情况以及严重程度[43]。观察时需要兼顾整体和细节，并随之因三维的缺陷而作出治疗的调整。有的患者在一侧能看到正常发育的颧骨和正常的软组织，而在另一侧则有发育不良的颧骨，萎缩的软组织及很多皱纹。在这些病例中，选择合适的假体和预先为两侧不同的轮廓塑形很重要[44]。有些不对称甚至需要两侧用不同的假体或用硅酮片雕刻出的填塞片缝在假体背面来增加特殊部位的突起。

在非常明显的不对称或二次修复的病例中，计算机设计的假体可以进一步提高假体的适应度。计算机可以测量和计算合适的曲度和大小，并且可以测算如何取出旧的假体，尽量行一期手术。

一旦假体放置妥当后需要固定。固定有不同的方法可选。内部缝合固定有赖于附近稳定的骨膜或肌腱结构，也可使用不锈钢或钛钉。另外有两种外部固定方法。外侧间接悬吊技术使用 2-0 楔形缝合在 Keith 针上并穿在假体尾部。此针放进腔内并从后上穿过皮肤从耳前发际线后穿出，缝合收紧假体尾部。本方法更适合颧骨假体。直接外固定主要用于有明显不对称或颧下或联合假体应用时。这种情况下，在术后立即应用。假体放置在标记位置并有两个穿孔。测量中线至两侧标记的距离，以便对称放置假体（图 26.18a）。然后取出假体，在皮肤上标记穿孔位置。在假体穿孔附近做的第二个标记决定假体外侧放置部位。带双股线的 2-0 丝线从后向前穿过两个孔。针经过腔隙并在外面标记处穿出皮肤（图 26.18b）。而假体随着针被带入腔隙，最后通过缝线打结固定在应有的位置。

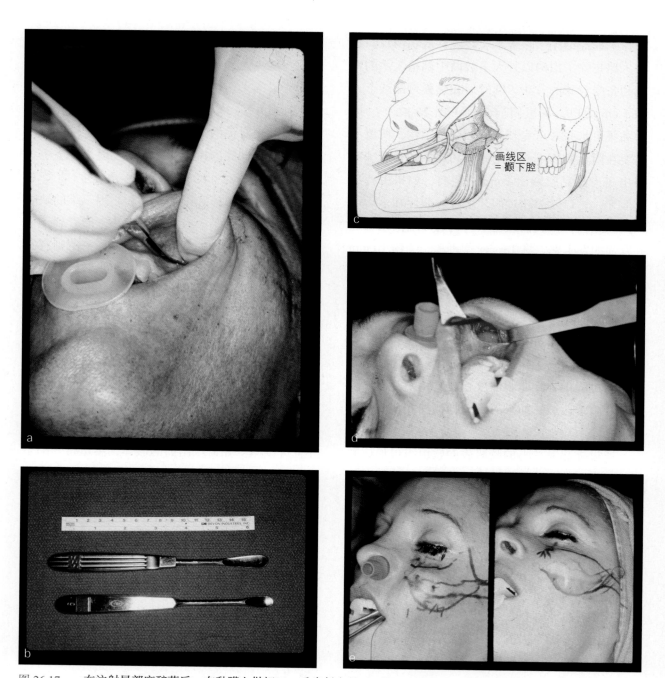

图 26.17　a. 在注射局部麻醉药后，在黏膜上做切口，垂直斜向骨面。切口长 1~1.5 cm 在颊龈线上方 1 cm；b. 9~10 mm 宽的弯和直的骨膜剥离子；c. 显示大多数面中部假体植入所需的剥离范围。范围必须足够大，在颧弓后面和（或）通过提起颧弓下的咬肌表面软组织可形成颧下腔；d. 牵拉黏膜扩张并可完整见到面中部结构。用尺或不同假体可以帮助测量理想的尺寸、形状和假体最终的放置位置（所画的范围表示一个比放入囊腔内假体稍大的尺寸）。e. 左侧：在皮肤上做的颧部与颧下三角区的 投影。右侧：最终的假体放置必须忠于术前描出的外观局部缺陷。此病例假体下方延伸至后方而占据了颧下三角的位置（引自 Binder WJ. A comprehensive approach for aesthetic contouring of the midface in rhytidectomy. Facial Plast Surg Clin North Am 1993;1:231–255.）

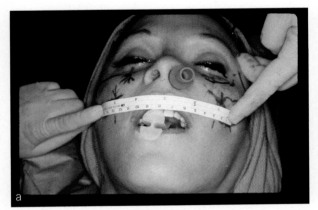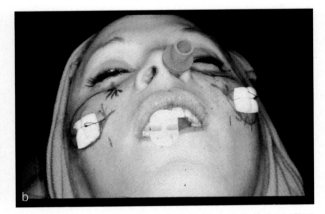

图 26.18 a. 测量中线至两侧标记的距离来对称放置假体，然后取出假体在皮肤上标记穿孔位置。在假体穿孔附近作的第二个标记决定了假体外侧的放置部位；b. 假体在外面用棉卷包扎固定，术后 3 天取走（引自 Binder WJ. A comprehensive approach for aesthetic contouring of the midface in rhytidectomy. Facial Plast Surg Clin North Am 1993;1:231–255.）

并发症

面部填充的并发症包括出血、血肿、感染、暴露、脱出、异位、移位或滑动、瘘、血清肿、持续水肿、不正常突出、持续炎症反应、疼痛和神经损伤[45]。但是，这些并发症中很少是由于假体本身引起的。很难把手术技术同周围环境及患者的危险因素分别开来。

如果遵守了操作原则，脱出就不会发生。假体较大的表面能和中面部及下颌骨紧贴而减少移位和旋转。充分分离出中面部和下颌骨的腔隙能使假体妥善放置。在下颌填充中面神经下颌支穿过下颌骨中间，绝对不能损伤这里的组织。颏神经走向下唇，这种操作也能帮助避免损伤它。手术后可能会有几天到几星期的颏神经暂时性感觉迟钝。永久性的神经损伤很少见，统计学显示只占 0.5%[46]。如果发现假体误放或方向错误导致侵及神经，应尽早重置假体。

面神经颞支从后面经颧弓向前走行，分离此处时也应小心。术毕用盐水或每升盐水 50 000 单位的杆菌肽冲洗腔隙能减少感染发生。建议将有孔假体浸泡在抗生素液中。引流在下颌填充不常需要但如果有较多出血，可用于中面部填充。我们发现术后立即带中面部弹力套能减少血肿、血清肿、肿胀和与积血相关疾病的发生（图 26.19）。

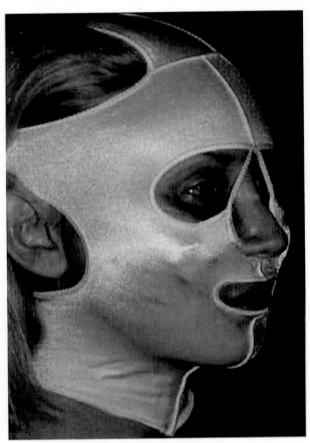

图 26.19 我们发现即刻的术后面中部弹力套加压能减少血肿、血清肿和肿胀

骨吸收在下颌填充中较其他假体手术要常见。1960 年就报道有颏假体移植后的骨破坏。但是，尽管早年有如此报道，如今大规模的调查并未证实该情况的普遍性[46]。只要假体位于骨皮质的正确位置，骨量就维持相对稳定，也极少引起前次假体的改变。

小 结

如果术者熟知面部的空间结构和解剖，以及遵循手术的基本原则，面部轮廓手术是一项可控程度高的操作。面部要素的分析以及和患者的充分沟通通常能获得满意的效果。目前有足够多假体可供术者选择，满足不同的审美需求。对复杂缺陷的重建如今也并非难事，因为 3D CT 和 CAD/CAD 技术的出现可帮助定制合适的假体。

面部填充术可以获得令人满意的长期效果。中面部填充物可以改善骨性畸形和进行面部年轻化。他们可以联合软组织手术来增强术后恢复效果。异体成形的颏填充术可以安全有效地改善小颏畸形。同时中面部填充术可填充因老龄化引起的颊前沟。全下颌假体可以对下颌的问题进行全面修复，每个部分的具体改变可以独立设计，精度和适应度都十分可观。虽然有一定操作层面的挑战，但面部轮廓修饰手术的效果却是其他手术难以媲美的。

参考文献

1. Binder WJ. Submalar augmentation. An alternative to face-lift surgery. Arch Otol Head Neck Surg 1989;115(7):797–801

2. Binder WJ. Facial rejuvenation and volumization using implants. Facial Plast Surg 2011;27:86–97

3. Binder W. Submalar augmentation: an alternative to face lift surgery. Arch Otolaryngol 1989;115:797–801

4. Carr A, Samaras K, Burton S, et al. A syndrome of peripheral lipodystrophy, hyperlipidemia and insulin resistance in patients receiving HIV protease inhibitors. AIDS 1998;12(7):F51–58

5. Kotler DP, Rosenbaum K, Wang J, Pierson RN. Studies of body composition and fat distribution in HIV-infected and control subjects. J Acquir Immune Defic Syndr Hum Retrovirol 1999;20(3):228–237

6. Binder WJ, Kaye A. Reconstruction of posttraumatic and congenital facial deformities with 3-D computer assisted customdesigned implants. Plast Reconstr Surg 1994;94:775–785

7. Anderson JM, Miller KM. Biomaterial biocompatibility and the macrophage. Biomaterials 1984;5:5–10

8. Ziats NP, Miller KM, Anderson JM. In vitro and in vivo interactions of cells with biomaterials. Biomaterials 1988;9:5–13

9. Personal communication (Implantech Associates, Inc. and W.L. Gore, Inc.): January 1999

10. Gabriel SE, O'Fallon WM, Kurland LT, Beard CM, Woods JE, Melton LJ III. Risk of connective-tissue diseases and other disorders after breast implantation. N Engl J Med 1994;330:1697–1702

11. Park AJ, Black RJ, Sarhadi NS, Chetty U, Watson ACH. Silicone gelfilled breast implants and connective tissue diseases. Plast Reconst Surg 1998;101:261–268

12. Park JB, Lakes RS, eds. Polymeric materials. In: Biomaterials: An Introduction. New York: Plenum Press; 1994:164

13. Soyer T, Lempier M, Cooper P, et al. A new venous prosthesis. Surgery 1972;72:864–872

14. McCauley CE, Steed DL, Webster MW. A seven-year follow-up of expanded polytetrafluoroethylene in femoropopliteal by-pass grafts. Ann Plast Surg 1984;199:57–60

15. Brown BI, Neel HB III, Kern EB. Implants of Supramid, Proplast, Plasti-pore, and Silastic. Arch Otolarngol 1979;105:605–609

16. Alexander H. Calcium-based ceramics and composites in bone reconstruction. CRC Crit Rev Biocompat 1987;4:43

17. Salyer KE, Hall CD. Porous hydroxyapatite as an onlay bone graft substitute in maxillofacial surgery. Plast Reconstr Surg 1989;84:236–244

18. Rodriquez A, Vacanti CA. Characteristics of cartilage engineered from human pediatric auricular cartilage. Plast Reconstr Surg 1999;103:1111–1119

19. Langer, R, Vacanti, J. Tissue engineering: biomedical applications. Tissue Eng 1996;1:151–161

20. Romm S. Art, love and facial beauty. Clin Plast Surg 1987;14:579–583

21. Broadbent TR, Mathews VI. Artistic relationships in surface anatomy of the face. Application to reconstructive surgery. Plast Reconstr Surg 1957;20:1–17

22. Shaw RB, Katzel EB, Koltz PF, Khan, DM, et al. Aging of the facial skeleton: Aesthetic Implications and rejuvenation strategies. Plast Reconstr Surg 2010;127(1):374–383

23. Blitzer A, Binder WJ, Aviv JE, Keen MS, Brin MF. The management of hyperfunctional facial lines with botulinum toxin: A collaborative study of 210 injection sites in 162 patients. Arch Otolaryngol Head Neck Surg 1997;123:389–392

24. Gonzolez-Ulloa M, Stevens EF. Senility of the face. Basic study to understand its causes and effects. Plast Reconstr Surg 1965;36:239–246

25. Mittelman H. The anatomy of the aging mandible and its importance to facelift surgery. Facial Plast Surg Clin North Am 1994;2:301

26. Belinfante LS, Mitchell DL. Use of alloplastic material in the canine fossa-zygomatic area to improve facial esthetics. J Oral Surg 1977;35:121–1258

27. Binder W. Submalar augmentation: a procedure to enhance rhytidectomy. Ann Plast Surg 1990;24:200–212

28. Binder W, Schoenrock L, eds. Facial contouring and alloplastic implants. Facial Plast Surg Clin North Am 1994;2

29. Ramakrishnan JB, Danner CJ, Yee SW. The use of porous polyethylene implants to correct nasal valve collapse. Otolaryngol Head Neck Surg 2007;136(3):357–361

30. Winkler AA, Soler ZM, Leong PL, Murphy A, Wang TD, Cook TA. Complications associated with alloplastic implants in rhinoplasty. Arch Facial Plast Surg 2012;14(6):437–441

31. Cao, Y, Vacanti JP, Paige KT, et al. Transportation of chondrocytes utilizing a polymer-cell construct to produce tissue engineered cartilage in the shape of a human ear. Plast Reconstr Surg 1997;100(2);297–302

32. Personal communication (G. Tobias): September 1999

33. Flowers RS, Smith EM Jr. Technique for correction of the retracted columella, acute columellar- labial angle, and long upper lip. Aesthetic Plast Surg 1999;23(4):243–246

34. Terino EO. Alloplastic facial contouring by zonal principles of skeletal anatomy. Clin Plast Surg 1992;19:487–510

35. Binder WJ. A comprehensive approach for aesthetic contouring of the midface in rhytidectomy. Facial Plast Surg Clin North Am 1993;1:231–255

36. Flowers RS. Cosmetic blepharoplasty, state of the art. In: Advances in Plastic and Reconstructive Surgery, Vol 8. St. Louis: Mosby Year Book, Inc.; 1992:31

37. Flowers RS. Tear trough implants for correction of tear trough deformity. Clin Plast Surg, 1993;20:403–415

38. Tobias GW, Binder WJ. The submalar Triangle: Its anatomy and clinical significance. Facial Plast Surg Clin North Am 1994;2:255

39. Hoenig JA, Shorr N, Shorr J. The suborbicularis oculi fat in aesthetic and reconstructive surgery. Int Ophthalmol Clin 1997;37(3):179–191

40. Binder WJ, Dhir K, Joseph JJ. The role of fillers in facial implant surgery. Facial Plast Surg Clin North Am 2013;21(2):201–211

41. Mittelman H, Spencer JR, Chrzanowski DS. Chin region: management of grooves and mandibular hypoplasia with alloplastic implants. Facial Plast Surg Clin North Am 2007; 15(4): 445–460, vi

42. Schultz RC. Reconstruction of facial deformities with alloplastic material. Ann Plast Surg 1981;7(6):434–446

43. Gorney M, Harries T. The preoperative and postoperative consideration of natural facial asymmetry. Plast Reconstr Surg 1974;54:187

44. Dhir K, Lawson, W, Binder WJ. Zonal analysis of facial asymmetry and its clinical significance in facial plastic surgery. JAMA Facial Plast Surg 2013;15(2):110–112

45. Courtiss E. Complications in aesthetic malar augmentation-discussion. Plast Reconstr Surg 1983;71:648

46. Terino EO. Complications of chin and malar augmentation. In: Peck G, ed. Complications and Problems in Aesthetic Plastic Surgery. New York: Gower Medical Publishers: 1991

27 中面部复合体的手术方式

作者：Keith A. LaFerriere，Richard D. Castellano
翻译：李宇飞　　审校：张文俊

引　言

中面部老化的校是全面面部年轻化的一个重要组成部分。这个重要部分在过去的面部整形手术中常被忽略。然而，在过去的 20 年里，中面部年轻化已演变为面部整形外科领域多样且不可或缺的一部分。本章介绍了面部解剖及中面部衰老变化，回顾中面部手术的发展历史，并介绍了目前中面部年轻化的常用方法。

解　剖

对中面部层次及每层中所含结构的认识，是了解中面部衰老变化的必要内容。中面部边界：上缘为眶下缘和鼻颧连线，下内侧为鼻唇沟，外侧为颧骨。中面部层次从底层到表层分别为：骨骼，骨膜，骨膜外脂肪层，眼轮匝肌下脂肪，眼轮匝肌和面部肌肉（提上唇鼻翼肌、提口角肌），皮下脂肪和皮肤。中面部下方包括骨、骨膜、面部肌肉、（大、小颧肌）、颧脂肪垫、皮下脂肪和皮肤（图 27.1）。

这些结构在下中部逐渐融合形成唇及鼻唇沟处的脂肪。颧脂肪垫位于眼轮匝肌下缘和鼻唇沟之间。颧脂肪垫与眶下脸颊部的皮下脂肪存在解剖学上的区分界线。Sasaki 和 Cohen 等[1] 进行尸体研究表明颧脂肪垫的最大平均厚度为 6 mm，而在鼻唇沟的厚度为 2.2 mm。颧脂肪垫和下方的浅表肌肉腱膜组织（SMAS）之间没有明显的连接。

除了这些层外，还有三个筋膜连接，使真皮附着在骨面上。这包括眶外侧韧带，这是一个在颧骨额突的宽基底韧带；眼轮匝肌韧带，分离颧前间隙和下眼睑的眶隔前间隙；和起自颧骨下方的颧骨皮韧带（图 27.2）。颧骨前区由这三个韧带为边界，而眶隔前间隙是眶隔及眼轮匝肌之间的组织所在[2]。眶外侧增厚和眼轮匝肌韧带一起将中面部组织提拉并维持在外上方位置。三叉神经第二分支穿透骨膜及脂肪层，发出到面中部皮肤感觉支。

中面部的感觉神经由三叉神经第二支（眶下神经）伴行颧神经和颧颞神经延续而来。应避免损伤眶下神经，否则会导致永久性的中面部皮肤麻木。即使损伤后出现感觉障碍只是暂时的，颧神经和颧颞神经也应重点保护。

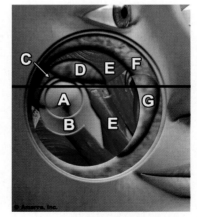

图 27.1　中面部层次。中面部由深到浅层次为骨、骨膜、骨膜脂肪、眼轮匝肌下脂肪垫或 SOOF、面肌（眼轮匝肌、提上唇鼻翼肌，并提口角肌）、皮下脂肪和皮肤。中面部下半部分包括骨、骨膜、面部肌肉（大颧肌、小颧肌、提上唇鼻翼肌、并提口角肌）、颧脂肪垫、皮下脂肪和皮肤

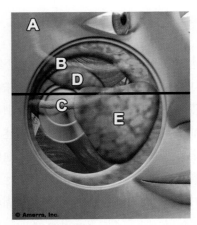

图 27.2　面部韧带和脂肪垫的解剖位置。侧眶增厚、眼轮匝肌韧带、颧骨—皮肤韧带、眼轮匝肌下脂肪和颧脂肪垫

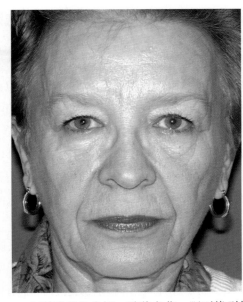

图 27.3　中面部老化分析。随着老化，眶下缘到侧脸颊距离增加，眶下缘软组织变薄，眶内脂肪假性疝出，丰满脸颊下陷而鼻唇皱纹加深，侧眶下新月形凹陷

衰老的变化

中面部衰老有七个特定的解剖学改变：鼻颧沟出现，眶下缘软组织缺失，下睑/脸颊颧骨出现双凸性皱纹，颧部丰满度缺失，下睑缘到颧脂肪垫距离延长，内下方的颧脂肪垫下降造成的鼻唇沟加深和眶下侧面地新月形凹陷。这些常伴随假性眶隔脂肪疝出，这将加重下眼睑/脸颊双凸性皱纹（眼袋）和眶缘的突出（图 27.3，图 27.4）。

这种解剖结构的退变是多种因素的综合作用，包括日光损伤、真皮变薄、脂肪的再分布或萎缩、重力、肥胖和遗传。面中部结构内下方下垂，会受到上外侧的眶外侧韧带和眼轮匝肌韧带的牵拉，牵拉作用于鼻唇沟，使中面部皱褶深化，冗余组织隆出更明显。上方的颧脂肪下垂加重了眼轮匝肌下缘下方的新月形凹陷，也加深鼻颧沟，使颧下颊部凹陷更加突出。Lucarelli 等[3]已详尽描述了这些中面部解剖退变，他们发现了眶骨、颧骨以及咬肌皮肤韧带的退化，但中面部下垂的主要原因是皮肤下垂以及附着的颧脂肪垫和深层组织的下垂。

患者出现颧袋并不常见，但本章不做深入的讨论。颧袋是局部皮肤/皮下组织过度水肿，表

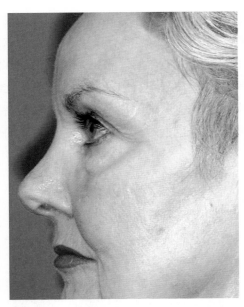

图 27.4　注意眶下脂肪假性疝出引起多余凸出，颧脂肪垫因为软组织缺乏在眶缘被分割成两部分

现为在颧骨处的圆形突出，而颧部皱纹是眶缘下多余的眼轮匝肌导致的。直接切除是对颧袋的简单处理，切除后形成薄层的瘢痕愈合。激光嫩肤也可被用来解决轻度至中度颧袋，一系列的两或三次激光治疗会有更好的疗效。通过皮肤/肌肉

入路的扩大的睑成形术也可以对颧袋和皱纹进行一些修正。

要充分进行面部评估，标准的正、斜和侧面照片是必不可少的。鸟眼视角（即从患者的头顶部的角度对准下巴和鼻尖）常被作为术前和术后的中面部位置比较的参考。正面视角，即从下眼睑边缘到年轻人的中面部软组织的距离，可以进行眼睑到眶下缘的距离的对比。这个距离随着年龄的增加和周围结构下垂，导致中面部老化的双凸皱纹（图 27.3，图 27.4）。

此外，当出现双凸皱纹时，应该注意侧视图看眼窝边缘位置或前或后，或与角膜处于同一平面。如果眶缘平面在角膜前缘之后，说明患者的皱纹有一个负面载体，使用眶脂肪复位，填充或隆颧是下眼睑及面部修复的最优选择（图27.5）。当负面载体存在时，这些患者常常有巩膜外露的风险，并可能会因眼窝脂肪去除而加重。理想情况下，眶下区应为光滑的凸起，掩盖了潜在的眶下缘和鼻颧沟[4]。丰满的颧骨是可取的，因为它会美化衬托眼睛，这也是化妆中经常强调的。暗色光线使局部有向前突出的效果，化妆中让颧骨颜色比皮肤的颜色深，给人脸颊抬高的错觉。同样，浅色妆的鼻颧沟可以帮助隐藏的面部的凹陷与下垂。

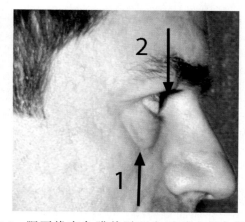

图 27.5　眶下缘在角膜前平面之后时出现负性载体〔引自 LaFerriere KA, Kilpatrick JK. Transblepharoplasty: subperiosteal approach to rejuvenation of the aging midface. Facial Plast Surg 2003;19(2):158. 已获得授权。〕

历　史

过去的几十年里中面部年轻化已经发展迅速。Paul Tessier[5] 在 20 世纪 70 年代末描述的面中部骨膜下剥离手术，为他人探寻面中部年轻化的技术铺平了道路。Hamra[6] 接着描述了复合除皱术，丰富了中面部年轻化的内容。他使用浅表肌腱膜瓣将眼轮匝肌提高固定在眼眶上。20 世纪 90 年代中期，Hamra 进一步阐述了眶周脂肪保存和眶缘定位法[7]。之后 Ramirez 将前额内镜用于中面部，用于悬吊眼轮匝肌下脂肪，颧骨骨膜和颊脂垫[8]。Owsley 和 Zweier[9] 还描述了一个扩大的中面部骨膜下除皱术。1998 年 McCord 等[10] 报道了眼睑移植成形术对中面部的提升，以及泪沟和鼻唇沟的校正。具体为面部骨膜的切开分离及骨膜在眶缘的再悬吊，使用眦成形术及固定术强化下睑。Gunter[11] 之后进行类似的手术，但是，明显的眼睑松弛的病例未使用下睑眦固定术。Goldberg[12] 其后阐述眼袋脂肪重新定位，可用于中面部提升。

术前评估

术前评估非常重要，它是验证患者是否适合进行中面部手术，是否需要附加手术或其他替代治疗方法。一个低颧骨的患者适于使用颧骨植入物，过于凹陷的脸颊可以通过颧骨下植入物获得改善。软组织填充剂可以用来暂时解决脸颊或面中部的不足；然而，通常需要大量填充剂来实现这一暂时效果。脂肪移植也是中面部体积丢失的备选方法。30 岁或 40 岁的患者很适宜应用鼻唇沟等处的埋线悬吊，因为术后恢复期很短。当然，患者接受过骨膜下面部提升术后，应告知肿胀可能会持续 3~6 周，眼睛水肿消退前会看上去像亚洲人一样。对于那些对中面部年轻化感兴趣的患者，可以按患者的解剖结构和喜好安排一系列手术。患者可以直接选择年轻化的程序，如眼睑成形术，额部提升手术，面部提升与皮肤平整。如同所有整容手术，完整的病史和体格检查是必要的，完整的术前访视，有助于探讨患者手术意愿、评估心理健康及稳定患者情绪。

手术技术

最常见的手术方法：经颞部骨膜下中面部提升（TTML）、经睑成形术入路骨膜下提升（TBML）及眼轮匝肌下脂肪提升。较少见的鼻唇沟提升或局部皱褶切除术可为备选。选择哪种取决于多种因素，包括结果最优化、对术后恢复期时间的容忍度、技术水平以及相关问题：经颞部骨膜下中面部提升（TTML）可以使用内镜，因为手术与内镜的入路一致。同样，经睑成形术提升手术可以通过睑成形术的皮/肌瓣完成。表 27.1 简单比较了个方法的优势。

经颞部中面部提升

颞部中面部提升手术经常用到前额提升的内镜，也可以行开放手术。颞部骨膜层常用于额部的提升，并能以此平面扩展至中面部其他下垂部位。额部提升具体步骤请参照 15 章。颞部入路也可用于下面部提升，提升完成后皮肤覆盖，切口较隐蔽。

笔者通过颞部骨膜下中面部提升（TTML）同时采用经上颌骨与颞骨内侧睑结膜入路骨膜下

提升辅助，这样可以很好的暴露骨膜下平面，这样可以释放眶下缘 2/3 的骨膜。剥离骨膜下缘梨状孔时应轻柔，区分并保护眶下神经。此步骤之后手术即可顺利进行，不再需要使用内镜了。此外，下眼睑脂肪假性疝出也可以一并解决。也可以全程使用内镜或且开行开放手术。

经结膜切口是以针烧灼形成 2~3 mm 切口经睑板下直达局部牵缩肌。此切口分离眶缘与眶隔前间隙，分离式使用两根棉签推顶，并逐渐向两边牵开。眶缘下骨膜剥离切开是在直视下完成的，剥离延伸至梨状孔，鼻翼外侧近颧面神经水平，剥离时保护眶下神经。分离时眶缘下脂肪如有疝出，可部分切除。

颞部入路深达颞浅筋膜，此筋膜为 SMAS 层的延续，与额部帽状腱膜亦相连续。颞浅筋膜是颞筋膜的最表层，包含面神经额支和颞动脉和静脉。颞浅筋膜的神经血管结构与面筋膜组织内的血管神经结构非常类似。从耳垂到外眦的 Pitanguy's 线是额支的分界线。这条线穿过颧部，其中点位置大约为面神经额支的起点[13]。颞部剥离位置位于颞肌筋膜上方，颞浅筋膜深部，可保护面神经。在这个位置上，一根穿支静脉从外侧走至内侧，浅层走至深层，穿过面部平面。此静脉也被称为前哨静脉，是一个重要的解剖标志，预示着此处距的面神经额支在 1 cm 内，应保存以此静脉以避开面部静脉网。如必须游离则尽量在静脉深部灼烧，以免损伤浅表的神经[14]。

表 27.1　中面部手术方法描述

方法	拉伸方向	与何种术式有类似离断	休息时长	优势	劣势
经颞（TTML）	上外侧或向上	前额上拉 +/- 眼睑整形术	3~6 周	和前额拉皮和面部提拉手术分离类似组织	恢复时间长，亚洲眼，颧骨间距加宽
骨膜下眼睑整形术切口（TBML）	向上	眼睑整形术	3~6 周	直接	恢复时间长，可能的眼睑位置不正
眼睑整形术切口经眼轮匝肌下脂肪	向上	眼睑整形术	5~10 天	直接	对中面部牵拉效果不持久
颧唇褶皱	上外侧	N/A	3~7 天	快速恢复	可能引起不对称，长期效果不确切
鼻唇沟切除术切口	下外侧	N/A	3~7 天	直接鼻唇减容	鼻唇沟留疤

颞部提拉手术的层次应该在颞浅筋膜以下和真正颞肌筋膜的表面。当分离到达眶缘和颧弓时，真正的颞筋膜分裂成浅层和深层，中间有脂肪垫分开。这明显不同于 Bichat 深层脂肪垫，如其名覆盖在颞肌和颞肌筋膜深层。Bichat 脂肪垫的重要意义在于：如果术中损伤，可能导致随时间加重的脂肪萎缩。在颧弓平面，颞肌浅层固定于颧弓外上侧，颞肌深层固定于颧弓外下侧。对面神经额支保护，要避免损伤颧弓上方 1~2 cm 的颞肌，术野位于颞肌筋膜间的脂肪垫中，制造跨颞部的通道时要紧贴骨膜。Gosain 等[15] 尸体解剖发现，面神经额支分出等分的三支跨过颧弓，每一支都有独立的前后主干。这些解剖关系说明，在暴露颧弓时，需要保护颞筋膜的浅层[16]。

从颧骨基部入路，贴骨面分离可以避免损伤上述结构。颞部切口并非开在耳屏正前方，而是在颧弓上 5 cm，耳前近发际线处。如进行下面部提升的联合手术，则需将下面部手术造成的皮肤皱褶重新抚平。颞浅筋膜为亮白色筋膜，在分离颞肌使可以区分。术野可以从颞线内直接穿过联合腱到达颧弓前突的骨膜处。如前所述，此处应避免切断前哨静脉，因为它与面神经支伴行，且损伤之后可能导致术后颞部的静脉曲张。联体肌腱的充分松解是避免术后中面部后悬吊成束的关键。泪沟处也要松解，但要至少保留骨膜周围 1 cm 的组织，如损伤可能导致外眦畸形。

下缘分离至颧骨体与颧弓结合处的骨膜，做平行颧弓以上 1~2 cm 的切口，露出中间的脂肪垫。分离面前侧软组织暴露颧弓。在颧弓处切开骨膜进入骨膜下层，保证上层脂肪垫的完整避免损伤额神经面支。将术区与眶缘及外侧颧骨骨膜连通，经睑结膜与下眼睑连通，此时需保护在眶下缘外侧走行的颧面部神经（尽管此神经损伤后不会造成长期的感觉障碍）。

获得最大动度的中面部术区可想咬肌起点处继续剥离几厘米，开始分离颞下颌关节及颧弓表面的软组织。这个层面自咬肌起点至颧骨体部，骨膜下提拉从下方咬肌起点沿着颧骨下缘向上，

可使提拉的方向近乎垂直。

中面部结构一旦分离，可将颊部脂肪或颧部骨膜分别或同时缝合在作为提拉载体的颞浅筋膜上[13, 17]。悬吊亦可使用 Endotine（Coapt Systems, Inc.）装置实现。Endotine 是一种可吸收装置，它有一个扁平的带子，带子一端有很多短提拉线。颧部提升是从鼻唇沟经颧部骨膜的进行埋线提拉。带子另一端固定于颞浅筋膜。这种提拉方法偶用于鼻唇沟深、脂肪下垂严重的病例。Saltz[18] 报道此线实验检测效果较好。

如前所述，提拉线如超过颧弓上端和咬肌的起点几厘米，可以保证提拉力的垂直。另一根线经过面浅筋膜固定在耳屏前方 1~2 cm 处以加强颞部提拉线（图 27.6）。这不仅有助于进一步提升中面部，也可使下面部得到提拉。位于耳前的切口可用皮钉闭合。如使用前额内镜，则还需在切口内分离一个从额部到中面部的空间。如同时进行下面部提升，则需重新牵拉、平整皮肤，切口处理如常。

颞部提拉手术的优点是还可进行前额部的提升，并且避免了单纯眼袋手术可能造成的眼睑位置异常。在衰老的中面部结构中，基底部的作用至关重要（图 27.7 至图 27.9）。Ransom[19] 报道了眼袋手术与颞部提拉手术对眼部和面颊部轮廓的改善。此手术的缺点包括：额神经面支的损伤、外眦变形导致亚洲容貌、颧大肌颧小肌提升导致颧部变宽以及术后显著的水肿造成康复期的延长。避免面神经损伤主要是分离时紧贴骨膜，选择正确的层次。大多数神经损伤都是暂时的。外眦畸形同样可以恢复，避免的方法是分离眼角及泪沟处骨膜时不应范围过大。颧大肌颧小肌提升移位导致颧部丰满，使颧部增宽，随着时间推进以也会有所缓解。

通过睑成形术入路进行中面部提升

这种经皮手术技术利用睑缘切口和一个标准的皮肤—肌瓣，在眼眶下 1.5~2 cm，横向外侧延

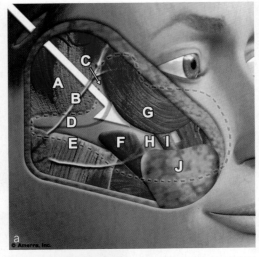

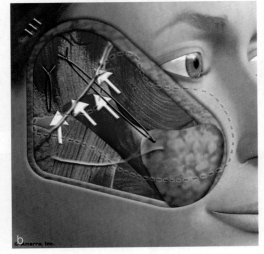

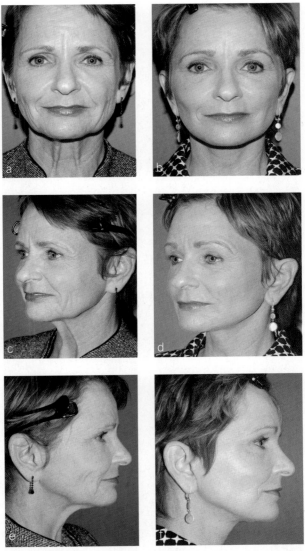

图 27.6　a. 颞下中面部提拉（TTML）如图所示为手术入路，可见颞肌筋膜和其下颞浅筋膜（含面神经额支）。箭头表示在骨膜下腔隙进行分离。虚线表示骨膜下腔隙的牵拉，范围超过咬肌的部分肌纤维、外侧眶缘、颧弓、大颧肌、眼轮匝肌、骨膜、小颧肌和颊脂肪垫；b. 组织上外侧固定于颞肌筋膜。注意大颧肌的固定方向。当骨膜下分离沿着颧弓到咬肌筋膜上 1~2 cm，可获得更直接更垂直的操作空间，以方便下面部和颈部的提拉

图 27.7　59 岁女性患者术后 6 个月图，该患者行经颞部骨膜下中面部提拉术（TTML），经结膜下眼睑成形术、内镜下前额 / 眉提拉、下面部提拉：a，c，e. 术前；b，d，f. 术后

伸在一个自然的皮肤皱褶。旨在使用肌皮瓣提升眶隔脂肪（图 27.10）。如常规的重睑术，多余的皮肤和肌肉可以切除，但在面中部被提升时，如去除过多的皮肤和肌肉，可能有眼睑位置异常的风险。用缝线将下睑中部的睑板前眼轮匝肌固定在手术单上，使眶隔处有一定张力以便术中保护角膜。

使用两只棉签进行睑缘至眶下缘的组织分离。睑缘切口两侧距离眼角大于 5 mm，眼眶前侧骨膜切开并沿眶缘向外侧延伸切口。注意保护眶缘内侧同样贴骨膜下行的下斜肌，骨膜提升的位置以面内侧梨状孔及鼻翼水平作为参照，外侧提升则以皮肤张力尽可能提升超过颧弓，注意保护眶下内侧的眶下神经。骨膜使用锐性切割在内

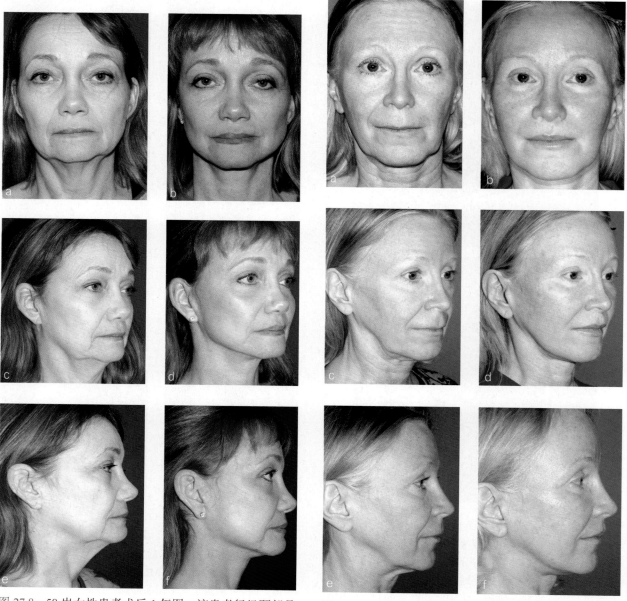

图 27.8　58 岁女性患者术后 1 年图，该患者行经颞部骨膜下中面部提拉术（TTML），经结膜下眼睑成形术、上睑成形术、下脸提拉术：a，c，e. 术前；b，d，f. 术后

图 27.9　54 岁女性患者术后 1 年图，该患者行经颞部骨膜下中面部提拉术（TTML），经结膜下眼睑成形术、上睑成形术、内镜下前额 / 眉提拉、下面部提拉术：a，c，e. 术前；b，d，f. 术后

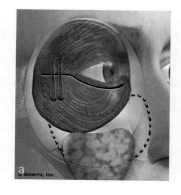
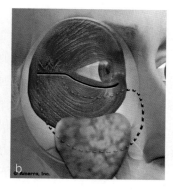

图 27.10　a. 经眼睑成形术行中面部提拉（TBML）所破坏的骨膜范围。实线表示皮瓣需要拉开的切口大小，虚线表示骨膜开口程度。缝合的范围显示在外侧眶缘附近；b. 修饰后的中面部于垂直方向缝合固定于骨膜袖

测、下侧、外侧尽可能扩大分离范围。目的是为面部提升获得一个充分松解的骨膜层次。充分松解后，整个中面部更容易提升到一个年轻美观的位置。

如果明显的眶脂肪假性疝出，可以按通常的方式部分切除或可以重新缝合定位在眶缘，也可以固定在中面部的底面完成中面部高度的提升。颞部提升后会出现局部脂肪的假性疝出，此时不需要切除或移位脂肪。如果存在下睑松弛，外眦成形术、外眦固定术可用于固定支持眼睑，笔者推荐改良的 Jelks 等[20]提出的外侧韧带悬吊术处理下睑松弛。如果眼睑术前位置及张力正常，那么不需要特殊固定加强手术，因为面部提升手术已足够为下睑提供支持。

将眼眶外侧骨膜边缘提升缝合至外眦水平，这将创建一个非常坚固的中面部提升附着点。中面部结构及骨膜都可以缝合至这一点上，一个更年轻的位置。中面部位置提升后，可将皮瓣及其下方的骨膜用 4-0 可吸收缝线固定在眶外侧缘的骨膜边缘上（图 27.10）。这个过程中可能出现下睑及面部皮肤的皱褶富余，这些在术后都会慢慢恢复。侧方有大量的组织堆积，可在该区域切除少量的皮肤以避免猫耳畸形。手术效果可以通过额、眉上提术进一步改进。不管怎样，眼睑外侧会有持续的肿胀，在手术后会及时缓解。

眼睑成形术进行中面部提升的优势是：直接提升中面部组织，常见的下睑成形术的手术入路，外眦失真风险较少。面部基础较好者，可以将老化后中面部提升更高的范围。下睑成形术入路还有助于切除疝出的下睑脂肪垫及皮肤皱褶（图27.11）。眼睑成形术进行中面部提升在笔者经验看来也是保持面部提升效果最久的手术方法（图27.12）。缺点是在术后会恢复的 3~6 周内可能出现眼睑位置异常，如下睑外翻，巩膜外漏。局部水肿加重可能导致眉上提或中面部提升不良。然而，缝合皮肤之前将眼轮匝肌牢固地悬挂于外侧眶缘骨膜就可以显著降低眼睑错位风险。依笔者经验，这些不良后果全都可以避免，主要是由

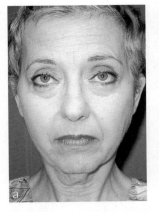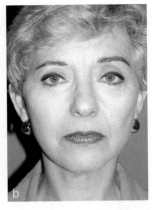
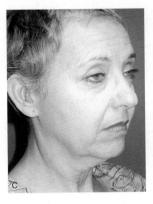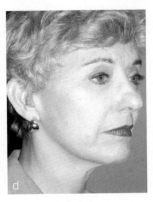
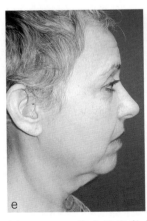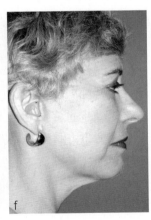

图 27.11　57 岁女性患者术后 1 年图，该患者行经眶骨膜下中面部提拉术、脂肪重新分布、下面部提拉书、颏填充术：a, c, e. 术前；b, d, f. 术后［引自 LaFerriere KA, Kilpatrick JK. Transblepharoplasty: subperiosteal approach to rejuvenation of the aging midface. Facial Plast Surg 2003;19(2):157-170. 已获得授权］

于保守的下眼睑皮肤切除和注意下眼睑松弛时的矫正。干眼症是暂时的，当然避免前患者已有此病。重睑成形术横向范围的切口很少会需要瘢痕修正。侧眶周皮肤过剩通常是在术后早期过程出

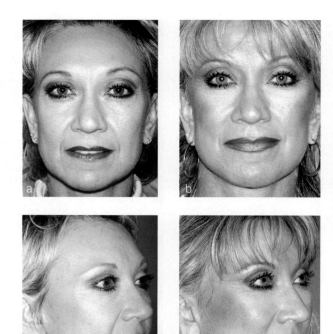

图 27.12　54 岁女性患者术后 4 年图，该患者行经眼睑骨膜下中面部提拉术（TBML）、下面部提拉术：a，c. 术前；b，d. 术后

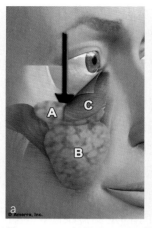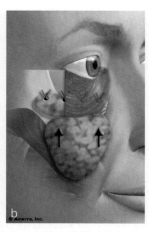

图 27.13　a. 经眼睑 SOOF 提拉书。这是经结膜手术入路，箭头所示为眶膈前平面的分离：SOOF、颧脂肪垫、眼轮匝肌；b. 由于 SOOF 被悬吊于眶下缘下方骨膜，颧脂肪垫得到提拉，引起面部改变

现，但会随时间自愈。Hester 补充了一个技术改造，来减少过多的延伸上下睑成形术的切口和最大化的皮肤切除[21]。眉侧部的明显增加，由于患者术前已存在眉下垂却没有使用眉上提术。这可能是面部提升后组织堆积的表现。

眼睑成形术入路的眼轮匝肌下脂肪提升术

　　该方法可通过经结膜切口或做皮肤/肌肉瓣，取决于多余的皮肤和眼轮匝肌的量。如果多余的皮肤和眼轮匝肌的存在，可以做一个常规眼袋切除术。与上文同，如果面中部提升后存在多余的皮肤，要绝对避免去除更多的皮肤，因为术后可能会出现眼睑错位。

　　眶膈下及眶缘解剖正如上文描述的方法（图 27.13）。眶膈脂肪假性疝出可切除或保存的内侧和中间脂肪垫，眶隔脂肪使用烧灼处理。这种处理将导致隔膜收紧，脂肪轮廓缩小和减少假性疝出。在颞浅脂肪垫突出去除常规切除，因为这个位置持续的鼓胀很显眼，而眶周脂肪则并不那么明显。眶下缘切口在其整个范围内从内侧到外侧。在眶缘前表面上切开但不切开骨膜。解剖平面在骨膜上，软组织下几个厘米，上颌和内侧颧骨以上。这是使用棉拭子进行剥离。中面部浅筋膜组织缝合在眶缘骨膜上。将中面部浅筋膜组织用 4-0 长效可吸收缝合线沿眼眶眶缘骨膜多处固定缝合。同样，要避免进一步清除明显多余的皮肤。切口按通常的方式闭合。

　　眼睑成形术入路的眼轮匝肌下脂肪提升术的手术优点与眼睑成形术进行中面部提升术类似，包括提升面中部优越的效果，常见的下睑成形术的手术入路和外眦失真风险少（图 27.14）。缺点是浅筋膜与骨膜固定不可靠（即相对于缝合骨膜与骨膜）。再次，将眼轮匝肌牢固地挂到外侧眶缘骨膜，或使用结膜入路时，眼睑错位风险可以显著降低时[22]。

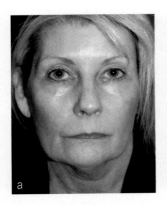
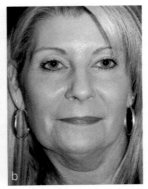
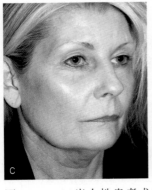
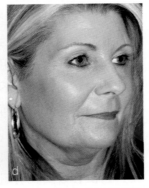

图 27.14 46 岁女性患者术后 3 月图，该患者行经眼睑 SOOF 提拉术：a，c. 术前；b，d. 术后（Courtesy of M. Sean Sreeman, MD.）

鼻唇沟折叠 / 缝合悬吊

面中部鼻唇沟折叠 / 缝合悬吊是最适合三十多岁四十出头的患者，他们主要抱怨是颧脂肪垫的下降及鼻唇沟加深。这个手术可以通过折叠鼻唇沟皱褶及上外侧颧脂肪垫缝合术带来丰满的面部。

已经描述了多种技术的面中部缝合悬吊[1, 23~27]。Keller[24] 所用的方法技术，如图 27.15 所示。

鼻唇沟皮肤缝合悬吊术的优点包括最小的解剖损伤和最短的恢复时间。此外，手术过程还可根据需要进行灵活调整。早期的患者满意度在作者的经验中相当高，但是长期的结果有点令人失望。Sasaki[1] 也表明，接受治疗的 137 例患者中，82% 的人在 3 年后维持良好的结果，但这不是大多数外科医生的所得到的结果。面部变化往往是微妙的，有时参照摄影文件，而有时是直接观察发现在颧骨地区微妙的年轻化。此手术主要的缺点是缺乏长期的改善和面颊不对称的可能性，然而，这通常在 1~2 个月内得到解决。

直接切除

当所有其他方法对深鼻唇沟都矫治失败，直接切除仍然是一个可行的选择。切口直接放在鼻唇沟处，多余的皮肤和脂肪都可以从脸颊褶皱切除时一并除去。结果很明显，而并发症发生率低；然而，患者必须能接受鼻唇皱褶处的瘢痕[28, 29]。

其他选择

除了手术，植入物也为面部年轻化手术的一种选择。颧骨和鼻唇沟植入也可非常成功地改善面部轮廓，应考虑患者是否接受较多的侵入性手

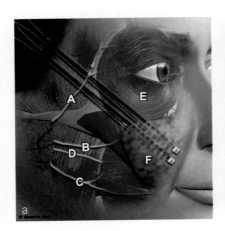
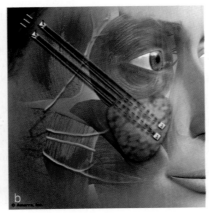

图 27.15 a. 颧唇褶皱（悬吊前）。缝线装置在离鼻唇沟 1 cm 处插入，彼此间距 1 cm。注意缝合线的路径是通过颧脂肪垫，在眼轮匝肌和面神经额支下，注意位于颞浅筋膜中的面神经颧支、面神经颊支、腮腺导管、眼轮匝肌和颧脂肪垫；b. 悬吊术后

术。另外，我们可以用吸脂去除突出的鼻唇沟，虽然这很罕见，必须做得很小心，避免脂套管吸出局部不规则的轮廓。

小 结

面中部老化修正是一个不断发展的过程，取得了种类繁多的成果。有很多方法已被开发，但并达成共识。各种技术的初期结果似乎很有前景，但术后2年以上的长期随访结果却仍很稀缺。Hamra指出，深层面部提升后1或2年面中部有下垂趋[30]。经颞部中面部提升术报道效果较佳；然而，长期随访超过1年的资料非常少见[17]。Hester指出持续中面部提升，可以持续到术后3~4年，但这些都是个案，而且并没有提供分组数据[21]。

眼睑成形术进行中面部提升确实取得良好的中面部提升效果；然而，有效改善面中部提升的眼眶内侧半软组织较缺乏。此外，暂时性重新定位了颧大、小肌的位置，将它们移到上外侧，并不符合解剖结构，同时创造一个在丰满的颧骨或正面看上去的宽脸。

Hester[21]指出经颞部中面部提升术的并发症可能包括：眶外侧皮肤多余，外眦畸形，下睑错位。757例患者中，19%例需行翻修。Williams[31]报道使用内镜经行面部提升13例。2例患者需要加做手术拆除悬浮在外眦骨膜上的聚丙烯缝线（Ethicon），致使患者在后续改为使用聚对二氧环己酮缝线，随访也未超过3个月。Gunter[11]报道60例经颞部中面部提升术的患者，不做常规外眦固定术，并平均随访5个月，只有4例发生睑下垂并发症，两人未采用手术干预。

经颞部中面部提升术有垂直向上提升的优势。该途径最显著的改进是恢复下眼睑及颊部软组织之间的年轻时的位置。鼻唇沟和口周的改善也很明显，但长期的改善并不确信。几名作者[11, 32]主张所有颞部中面部提升术患者进行外眦固定术或成形术。本章作者简化了要求，只为那些出现下眼睑松弛的患者实施外眦固定术。下睑内眦错位和不对称性，这些会在早期的术后随访中遇到的，但我们的病例中未有发生。巩膜外露或外翻的原因可能是过度的皮肤切除。为了避免这种情况，应在切除多余的下睑皮肤和肌肉的前进行悬吊。考虑到力学和途径垂直向量，在无张力下行眼睑皮肤切除术。在下眼睑松弛的情况下手术，不应该会出现下睑错位。根据笔者的经验，颞部中面部提升术途径提供了最具优秀的和最持久的面部年轻化效果。

眼睑成形术入路的眼轮匝肌下脂肪提升术是一个重要的技术，利用这种直接提升中面部的浅表组织。然而，固定不可能像颞部中面部提升术或眼睑成形术进行中面部提升那么牢固，没有长期的结果未见报道。

鼻唇沟折叠是一项面部矫正，微创技术，但是，它没有数据表明超过3年的长期疗效。简单的鼻唇沟直接切除最为简单，但要花费隐藏一个面部瘢痕的费用，而且它不能解决其他中面部的老化变化等。

多年来，多种方法一直在试图纠正中面部老化，而且目前还没有被普遍公认的治疗技术。这可以说明中面部年轻化的难度。医生正努力地发展中面部的手术方法和医疗技术，给予中面部老化患者最大化、个体化的治疗。

参考文献

1. Sasaki GH, Cohen AT. Meloplication of the malar fat pads by percutaneous cable-suture technique for midface rejuvenation: outcome study. Plast Reconstr Surg 2002;110:635–654
2. Mendelson BC, Muzaffar AR, Adams WP. Surgical anatomy of the mid-cheek and malar mounds. Plast Reconstr Surg 2002; 110(3):885–896
3. Lucarelli MJ, Khwarq SI, Lemke BN, et al. The anatomy of midfacial ptosis. Ophthal Plast Reconstr Surg 2000;16(1):7–22
4. LaFerriere KA, Kilpatrick JK. Transblepharoplasty: subperiosteal approach to rejuvenation of the aging midface. Facial Plast Surg 2003;19(2):157–170
5. Tessier P. Lifting facial sous-perioste. Ann Chir Plast Esthet 1989; 34:193
6. Hamra ST. Composite rhytidectomy. Plast Reconstr Surg 1992; 90:1

7. Hamra ST. Arcus marginalis release and orbital fat preservation in midface rejuvenation [see comment]. Plast Reconstr Surg 1995;96(2):354–362

8. Ramirez OM, Pozner JN. Subperiosteal minimally invasive laser endoscopic rhytidectomy: the SMILE facelift. Aesthetic Plast Surg 1996;20:463–470

9. Owsley JQ, Zweifler M. Midface lift of the malar fat pad: technical advances. Plast Reconstr Surg 2002;110(2):674–685

10. McCord CD Jr, Codner MA, Hester TR. Redraping the inferior orbicularis arc. Plast Reconstr Surg 1998;102(7): 2471–2479

11. Gunter JP, Hackney FL. A simplified transblepharoplasty subperiosteal cheek lift. Plast Reconstr Surg 1999; 103(7): 2029–2035

12. Goldberg RA. Transconjunctival orbital fat repositioning: transposition of orbital fat pedicles into a subperiosteal pocket. Plast Reconstr Surg 2000;105(2):743–748

13. Quatela VC, Jacono AA. The extended centrolateral endoscopic midface lift. Facial Plast Surg 2003;19(2):199–205

14. Sabini P, Wayne I, Quatela VC. Anatomical guides to precisely localize the frontal branch of the facial nerve. Arch Facial Plast Surg 2003;5(2):150–152

15. Gosain AK, Sewall SR, Yousif NJ. The temporal branch of the facial nerve: how reliably can we predict its path? Plast Reconstr Surg 1997;99(5):1224–1233

16. Nishioka GJ, LaFerriere KA, Renner GJ. Modified approach to the subperiosteal rhytidectomy. Plast Reconst Surg 1996;97: 1485–1488

17. Williams EF III, Vargas H, Dahiya R, Hove CR, Rodgers BJ, Lam SM. Mid-facial rejuvenation via a minimal-incision browlift approach. Arch Facial Plast Surg 2003;5:470–478

18. Saltz R, Ohana B. Thirteen years of experience with the endoscopic midface lift. Aesth Surg J 2012;32:927–936

19. Ransom ER, Stong BC, Jacono AA. Persistent improvement in lower eyelid and cheek contour after transtemporal midface lift. Aesthetic Plast Surg 2012;36(6):1277–1282

20. Jelks GW, Glat PM, Jelks EB, Longaker MT. The inferior retinacular lateral canthoplasty: a new technique. Plast Reconstr Surg 1997;100(5):1262–1270

21. Hester TR, Codner MA, McCord MD, Nahai F, Giannopoulos A. Evolution of technique of the direct transblepharoplasty approach for the correction of lower lid and midfacial aging: maximizing results and minimizing complications in a 5-year experience. Plast Reconstr Surg 2000;105(1):393–406

22. Freeman MS. Rejuvenation of the midface. Facial Plast Surg 2003;18(2):223–236

23. LaFerriere KA, Castellano RD. Experience with percutaneous suspension of the malar fat pad for midface rejuvenation. Facial Plast Surg Clin North Am 2005;13(3):393–399

24. Keller GS, Namazie A, Blackwell K, Rawnsley J, Khan S. Elevation of the malar fat pad with a percutaneous technique. Arch Facial Plast Surg 2002;4:20–25

25. Yousif NJ, Matloub MD and H, Summers AN. The midface sling: a new technique to rejuvenate the midface. Plast Reconstr Surg 2002;110(6):1541–1553

26. Lycka B, Bazan C, Poletti E, Treen B. The emerging technique of the antiptosis subdermal suspension thread. Dermatol Surg 2004;30(1):41–44

27. Silva-Siwady JG, Díaz-Garza C, Ocampo-Candiani J. A case of Aptos thread migration and partial expulsion. Dermatol Surg 2005;31(3):356–358

28. Rudkin G, Miller TA. Aging nasolabial fold and treatment by direct excision. Plast Reconstr Surg 1999;104(5):1502–1505

29. Sen C, Cek DI, Reis M. Direct skin excision fat reshaping and repositioning for correction of prominent nasolabial fold. Aesthetic Plast Surg 2004;28(5):307–311

30. Hamra ST. A study of the long-term effect of malar fat repositioning in facelift surgery: short-term success but long-term failure. Plast Reconstr Surg 2001;110(3):940–951

31. Williams JV. Transblepharoplasty endoscopic subperiosteal midface lift. Plast Reconstr Surg 2002;110(7):1769–1775

32. Malcolm PD. A Simplified transblepharoplasty subperiosteal cheek lift [discussion]. Plast Reconstr Surg 1999;103(7): 2040–2041

28 毛发移植

作者：Daniel E. Rousso，Dow B. Stough，Kimberley D. Rutherford
翻译：李宇飞　审校：张文俊

引　言

关于脱发的研究可以追溯到公元前 1553 年的古埃及亚伯斯古医籍——已知历史最悠久、保存最完好的医学文本。此文本的译本记载了治疗脱发的秘方，其中包括油类物质、各种动物制品，还有魔法圣歌[1]。在公元前 400 年，这一主题也受到了希波克拉底和亚里士多德的关注，二人均患有脱发[2]。而直到 19 世纪早期，才引入了植发手术的概念。多姆·安格尔（Dom Unger）最先提出将毛发移植作为脱发的治疗手段。1822 年，安格尔的博士学生 J·迪芬巴赫（J. Dieffenbach）在一篇论文中讨论了关于异体和自体毛发、羽毛及动物皮肤移植的内容[3]。自 1893 年以来，使用带毛发的自体皮瓣和游离皮移植来治疗创伤性脱发已经取得了不同程度的成功。1939 年，日本医师奥田（Okuda）报道了使用钻孔式移植法将自体头皮处的毛发移植到瘢痕性脱发患者头皮处的成功案例。由于二战的影响，他的技术多年未受到日本以外的国家的认可。1959 年，被公认为植发手术之父的诺曼·奥伦特拉奇（N. Orentreich）报道了美国第一例男性型脱发植发的成功案例。通过研究，奥伦特拉奇发明了供区优势和受区优势这两个术语，为现今的植发手术提供了理论基础[4]。

1942 年，解剖学家詹姆斯·汉密尔顿（James Hamilton）发表了男性型脱发病因学研究[5]。通过对被阉割雄性和无睾丸者进行比较，他指出，男性型秃发的发病取决于雄激素、遗传因素和年龄的相互作用。他同样提出了一种脱发的分型方法。修改后的版本依旧沿用至今[5]。从那时起，植发技术便不断取得进步，逐渐发展成现在的规模。美国食品和药物管理局（FDA）批准的药物可用于减缓或抑制脱发。旋转皮瓣、头皮缩减术和组织扩张器已被添加到毛发整复选用的医疗设备和治疗方案中。此外，植发手术已经从钻孔式移植术（用直径 4 mm 的钻孔器）演变为毛囊单位移植术。不论取发方式如何，毛囊单位移植术现已成为植发手术的黄金标准。

胚胎学

在胚胎学上，毛囊发育自外胚层和中胚层。毛母质细胞和黑素细胞发育自外胚层。立毛肌、毛乳头、毛囊鞘和血管发源于中胚层。

妊娠第 10 周左右时，毛发开始发育。最初的毛芽发育自上皮层的基板，向下生长延伸至真皮层。上皮层基板在间叶组织控制的范围内增殖扩展，之后发育成毛乳头。毛囊生长并不断深入真皮层，最深部的细胞发育为毛囊球和毛母质细胞。到了第 18 孕周，胚胎分化形成皮脂腺，同时毛发通过皮肤表面伸出。身体上的毛孔在第 18 孕周前会全部形成[6]。

在出生时，身体上一共会形成 500 万个毛孔，其中 100 万个位于头部，10 万个位于头皮。白种人出生时，头发的平均密度为每平方毫米 1 个毛囊单位（每平方厘米 175~275 根头发）（表 28.1）。枕中区域是头皮最密集的区域，中乳突区和上耳区的头皮也同样密集。毛囊发育后，随着年龄的增长不再有新的毛囊形成；或者可以说，随着表皮面积的增加，头发的密度会减小。

表 28.1 毛发的解剖学和胚胎学

出生时毛囊的总数	5 000.000
出生时头部毛囊的总数	1 000.000
出生时头皮毛囊总数	100.000
出生时毛囊的密度	1 fu/mm²

解剖学

毛囊由浅到深可分为 3 段：漏斗部、峡部和毛囊球部（图 28.1）。漏斗部从毛囊口延伸至皮脂腺导管的入口。峡部从皮脂腺导管延伸至立毛肌附着处。毛囊下段由毛囊球组成，位于立毛肌附着处和毛囊底之间。毛囊球包含毛基质、毛乳头和影响头发颜色的黑素细胞。

毛乳头调节毛发的生长和发育并且被认为储存着多能干细胞。在毛乳头的控制下，毛基质细胞发生分裂，促进毛干和内根鞘的生长。头皮毛囊正常以毛囊单位形式存在（图 28.2）。毛囊单位的组成包括 1~4 根终毛和几根毳毛（或无）、皮脂腺和导管、立毛肌和周围血管丛及神经丛。整个毛囊单位被一个结缔组织鞘包绕。通过显微镜可观察到毛囊单位的结构和无发皮肤的周围区域（图 28.3）。

毛囊的生命周期包括三个阶段：生长期、退行期和休止期。生长期为毛发活跃生长的阶段，为期 3~4 年。头皮上约 90% 的头发处于生长期。生长期之后便是退行期——退行阶段（2~3 个星期）。在退行期阶段，头发从毛囊底部向皮肤表面移动，到达立毛肌附着处的水平部位。休止期为休息阶段，为期 3 个月。约有 10% 的头发处于休止期（图 28.4）。

病因学

至少有 65%~85% 的男性和 30%~40% 的女性被脱发困扰，而且会随着年龄的增长而加剧（表 28.2）[2]。对于男性和女性来说，头发稀少的最常见原因是雄激素性秃发。雄激素性秃发可表现

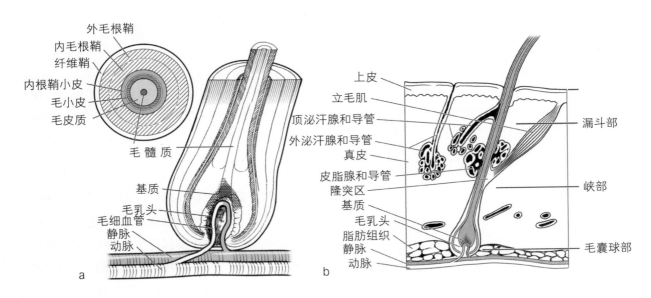

图 28.1　a. 毛囊解剖学。标记结构包括上皮、毛乳头、皮脂腺和导管、汗腺和导管、立毛肌、外毛根鞘（ORS）、内毛根鞘（IRS）、髓质、基质和皮质；b. 毛囊分为 3 部分：漏斗部从皮脂腺导管入口到毛囊口；峡部从立毛肌附着处到皮脂腺导管；毛囊球部从毛囊底到立毛肌附着处（选自 Brys A, Rousso D. Hair transplantation. In: Fedok F, Carniol P, eds. Minimally Invasive and Office-Based Procedures in Facial Plastic Surgery. New York: Thieme; 2013: Fig. 31.1. 已授权使用）

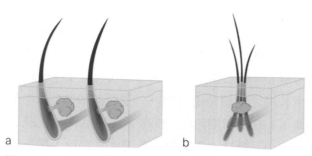

图 28.2　a. 毛囊单位是独立的组织结构，由立毛肌（红色）、皮脂腺（绿色）和表皮（黄色）构成。毛囊单位与立毛肌上方的皮脂腺有关，被毛囊周围的环形胶原带所包围；b. 在这个带状结构下，毛囊多分散于皮下脂肪，而并非分组分布

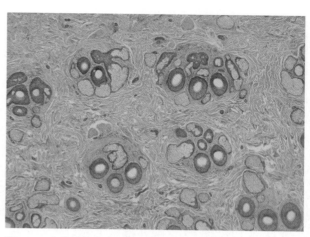

图 28.3 毛囊单位的组成包括 1~4 根长毛和几根毳毛（或无）、皮脂腺、立毛肌和周围血管丛及神经丛，被一个结缔组织鞘包绕。苏木精—伊红染色，×25（Rousso DE, Presti, PM. Follicular unit transplantation. Facial Plast Surg 2008;24:381–388. 已获得授权。）

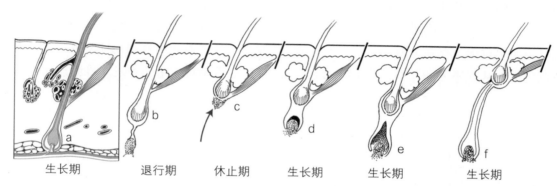

| 生长期 | 退行期 | 休止期 | 生长期 | 生长期 | 生长期 |

图 28.4　毛囊的生命周期分为 3 个阶段：生长期、退行期和休止期。在生长期（a，d，e，f），毛发活跃生长。退行期（b）是退行的阶段，在此阶段，头发从毛囊底部移动到立毛肌附着处的水平部位。休止期（c）代表休息时期（引自 Brys A, Rousso D. Hair transplantation. In: Fedok F, Carniol P, eds. Minimally Invasive and Office–Based Procedures in Facial Plastic Surgery. New York: Thieme; 2013: Fig. 31.3.）

表 28.2　脱发的发病率

男性	
18~29 岁	16%[8]
30~39 岁	30%[7]
40~49 岁	50%[8]
70~79 岁	80%[7]
女性	
70 岁	40%[9]

为男性型雄激素秃发（MPA）、女性型秃发（FPHL）或众多小亚型——包括弥漫性非典型秃发、典型扩散型秃发、额中头发保留型男性型秃发和老年性秃发。一般情况下，18~29 岁的男性发生 MPA 的概率为 16%；30 多岁男性发生 MPA 的概率为 30%；40 多岁男性发生 MPA 的概率为 53%；70 多岁男性发生 MPA 的概率为 80%[7，8]。据报道，有 40% 的女性在 70 岁之前会患上女性型秃发[9]。

二氢睾酮（DHT）是一种类固醇激素，被认为是造成雄激素性秃发的主要原因。睾酮由毛囊、肾上腺、睾丸及前列腺分泌，在二型 5α 还原酶的作用下合成 DHT。在人体发育的过程中，DHT是胚胎期性别分化和雄性胚胎男性化发育的必要物质，但在成年人身体中没有已知的效用。在雄激素性秃发中，DHT 通过比睾酮高 5 倍的亲和力结合毛囊中的雄激素受体来影响遗传易感的毛囊[10]。头发发育过程中，DHT 会引起生长期发量的减少及休止期发量的增多[11]。此外，前额和头顶区域浓密的长毛也会逐渐稀薄。毛囊会变细、缩短，产生的色素量减少。同时，生长周期缩短，直到最终到达毳毛阶段。耳前区和耳后区的毛发质地发生改变，类似胡子。唇部、络腮处、胸部和耻区上部的毳毛会变成长毛。

对于 FPHL，脱发的途径和过程并不是完全已知的并且雄激素的作用仍有待确定。对于FPHL 进行显微镜微观检测，发现该疾病分型类似 MPA，同时伴有毛囊不断缩小及生长期缩短。然而，女性脱发的临床分型有别于男性，可能受到头皮中受体和酶活性的影响。据报道，40% 的女性在 70 岁前会患上 FPHL[38]。细胞色素 P450芳香化酶，一种可将睾酮转化为雌二醇以防止双氢睾酮带来影响的酶，其在女性前额毛囊中的含量要高于男性。此外，女性前额毛囊中一型和二型 5α 还原酶及雄激素受体的含量要少于男性[12]。这些差异可能使 FPHL 患者的前额发际线得以保存。对于 FPHL，雌激素也会发挥作用，可能改变雄激素的代谢。这一点可以通过观察孕期、产后和更年期出现的阶段性变化得以证明[13-15]。有些患有秃发的女性可能呈现出更类似于典型男性型秃发的症状。在这些案例中，有必要对雄激素过多的临床征兆作出评估。这些征兆包括多毛症、中度到重度 / 难治性痤疮、月经不调和溢乳。女性秃发的途径和过程并不完全已知。

与雄激素性秃发中出现的头发稀疏截然相反，绝大多数情况下，头发脱落是由休止期脱发引起的。休止期脱发是指由于生长期毛发同时进入休止期而导致的大量脱发或脱落。其表现为应激状况后出现的弥漫性头发稀疏。脱发症状在发生应激状况后的 3~4 个月内停止并可完全治愈。应激状况可能是精神应激也可能是生理应激。生理应激包括饮食失调、突然消瘦、缺乏蛋白质的饮食、高热、怀孕、慢性病、全麻、贫血、甲状腺功能减退和激素水平波动。药物也可能引起休止期脱发，其中包括口服避孕药、维 A 酸类药物、维生素 A、血管紧张素转化酶抑制剂和锂剂。

生长期脱发是指生长期的头发发生病理性脱落，与应用放疗、全身化疗或细胞毒性药物有关。这些药剂会影响毛囊细胞的快速增值，从而导致脱发加速。脱发最快可在接触后的 2~6 周发生并导致完全脱发。

在治疗结束后，头发会在 1 个月内重新长出，但可能造成发色或发质的永久性改变。斑秃是一种自身免疫性疾病，发生于毛囊部位。在美国，斑秃的罹患风险为 1.7%[16]。该疾病的病理和触发因素尚不清楚。临床上，以头部发生圆形、椭圆形、非瘢痕性秃发为特点，且秃发区边界清晰，呈肤色。患者可呈现出各种秃发的类型，包括全秃或普秃。检查发现，毛囊在生长活跃期有着明显的外观特征，会朝底部不断缩小。目前还没有可以用于治疗斑秃的 FDA 批准药物。最常施用的治疗方式是在病灶内注射类固醇。目前使用的局部和全身性药物效果各不相同[17]。

在瘢痕性秃发中，毛囊上部会产生炎症从而导致干细胞和相关皮脂腺遭到破坏。因此，毛囊被瘢痕组织替代，造成永久性秃发。临床表现为病变处无发、皮肤光滑，并且无正常孔状结构。在生长活跃期，病变处周围皮肤会出现红斑和鳞痂。该疾病可通过钻取活检的方式进行诊断。为瘢痕性秃发患者进行植发时必须小心谨慎。对于处在疾病活跃期的患者，移植的成功率可能不高并且疾病可能在任何时间出现再次活跃，从而导致移植物脱落。同时应考虑到移植物测试、头皮缩减术、术前观察期及手术次数间存在较长等待期的问题。瘢痕性秃发会引发一系列的疾病：扁平苔藓、中央离心性脱发、盘状狼疮、假性斑秃（Brocq 病）、秃发性毛囊炎、毛囊炎、头皮切割性蜂窝组织炎、带状硬皮病、结节病、前额纤维化性秃发。

其他较少见的秃发原因包括感染性原因、拔毛癣、拉扯性脱发和三角形秃发。秃发的感染性原因包括头癣、毛囊炎和毛孢子菌病，并且外观通常表现为片状、虫蛀样。拔毛癣的患者表现为出现成片的长短不一的毳毛。与拔毛癣类似，拉扯性脱发是由于头发受到机械性牵拉导致的。紧马尾和玉米垄的发型是最常见的起因。拉扯性脱发会导致永久性秃发。三角形秃发是一种罕见疾病，主要影响人群是儿童。该疾病表现为出现三角形或柳叶刀形毳毛区域，前额区无长毛，三角形顶点指向头顶部。

患者评估 / 会诊

了解患者的全部病史并对其进行全面的身体检查对确定患者秃发的病因及选择最佳的处置方案十分必要。在治疗之前必须考虑到患者年龄的因素。尽管手术治疗没有最低年龄限制，但 22 岁以下的患者往往不会出现和预想一致且令人满意的结果。治疗前，应与年轻患者建立长期医患关系。在此过程中，观察患者的秃发类型和疾病进展速度。同时，引导患者慎重做出合乎实际的期待。

年轻的患者通常希望复原出更年轻的发际线，这对于中年以上年龄的患者而言看上去是不自然的，因为会有人造感。相反，成熟的前额发际线才是应该追求的目标。这一点应该在对年轻患者进行首次会诊时得以解决。应该获取关于脱发发病、疾病进展速度和以往处置方法的信息。以往处置方法可能包括局部遮瑕喷雾、医疗干预以及外科手术前处理。家族史应包括母方和父方的家族史。必须了解患者的目的和期望达到的效果。必须对患者进行教育，以保证其对发际线的位置、密度抱有实际性的期待，同时使其了解自身对多重手术的需求。使其了解整个头顶、中部头皮和前额发际线的移植在人的一生中是存在局限性的。

在体格检查的过程中，应记录秃发的类型。对于男性，由诺伍德（Norwood）修改的汉密尔顿分型被用于脱发类型和严重性的分级[18]（图 28.5）。患有雄激素性秃发的男性通常表现为额颞区头发后移和头顶区脱发。随着年龄的增长，这些区域会逐渐扩大并慢慢合并。然而，患者很少仅被归为单一类别，并且必须根据最接近的类型进行分类。按照汉密尔顿—诺伍德分类法，可将男性脱发分为：

· 第 1 类：青少年或少年的发际线位于上额纹处，额颞部发际线前沿未出现后移或出现很小程度的后移

· 第 2 类：额颞部发际线呈三角形后移，向后延伸时，不超过外耳道之间冠状面上画线处前方 2 cm 的位置

· 第 3 类：额颞部发际线深度后移，该部位光秃或有极少量头发覆盖。向后延伸时，超过外耳道之间冠状面上画线处前方 2 cm 的位置

· 第 3 类 V 型：早期脱发主要发生在顶部。患者也可能出现一定程度的前额后移，但程度不超过第 3 类

· 第 4 类：额颞区和顶点区出现脱发，有一条相对密集的发带穿过顶部将这两个区域分离开

· 第 5 类：额颞区和顶点区出现连续性脱发，中间有一条较窄稀疏的发桥将这两个区域分离开

· 第 6 类：分隔额颞区和顶点区的发桥完全消失造成单一大面积秃顶区域头皮的侧发仍然较高

· 第 7 类：枕骨部形成狭窄和细薄的马蹄形发带，向两侧延伸

诺伍德 A 类分型发生在约 3%~12% 的研究个体中，描述了发际线的前后进展，而没有通常的中脑前区半球或顶点秃顶[18, 19]。

· 2A 类：前额发际线从中冠线位置后移不超过 2 cm

· 3A 类：前额发际线接近或达到中冠线

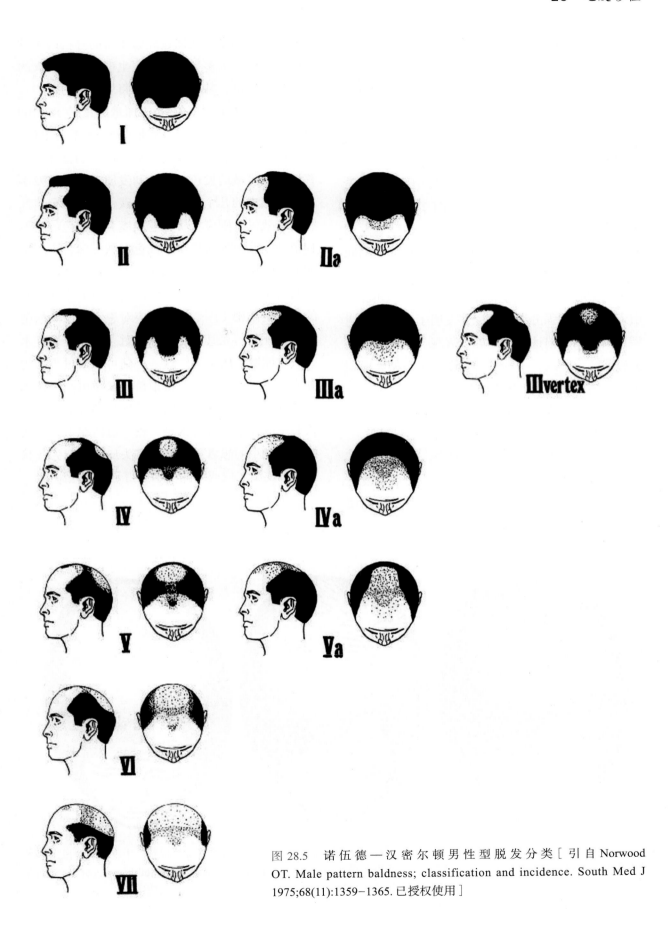

图 28.5　诺伍德—汉密尔顿男性型脱发分类［引自 Norwood OT. Male pattern baldness; classification and incidence. South Med J 1975;68(11):1359-1365. 已授权使用］

- 4A 类：超出中冠线
- 5A 类：未到达顶点，除此之外，无法对第 5 类和第 6 类作区分

评 价

FPHL 有几个分级标准，其中路德维希（Ludwig）分级最常用[20]（图 28.6）。路德维希分级对女性常出现的弥漫性中心型秃发的 3 个阶段进行了描述。5 分辛克莱（five-point Sinclair）分级使用较少，该分级法对前额发际线保留的中心型秃发进行了描述。奥尔森（Olsen）引入了前额加强分级的概念并发明了术语圣诞树型秃发，用来描述秃发的外观表现。这种秃发会突破前额发际线，头发呈现弥漫性中心型大面积稀少。路德维希分级标准将患者分为：

- 第 1 类：冠状区发量稀少，发际线保留
- 第 2 类：中线部分增宽，发量减少明显可见
- 第 3 类：冠状区发量弥漫性稀少，伴皮肤发亮

对头发和头皮的评估应包括头发密度、发色和发质。枕部供皮区和脱发区的头发密度可以使用密度计来测定，或通过经验丰富的外科医生进行临床判断。大多数的外科医生都开发了个人的密度判定标准，并利用此标准将患者分为几类：优秀（100~130 毛囊单位 / 平方厘米）、良好（85~100 毛囊单位 / 平方厘米）、普通（75~85 毛囊单位 / 平方厘米）和不良（<75 毛囊单位 / 平方厘米）。移植候选区域的发色、肤色和发质是进行植发手术需要考虑的几个因素。如要获得最好的覆盖性和伪装效果，则应将带有卷曲度和胡椒色的毛发移植到浅肤色的头皮中。浅色皮肤配深色头发不太能呈现出满意的覆盖效果，而浅色皮肤配浅色头发看上去会更浓密。粗硬的卷发看上去比柔软的细发更浓密（图 28.7）。应对患者头皮的松弛度进行评估，尤其是之前接受过条状头皮取发术或头皮缩减术的患者。这一评估可以通过人为的方式实现，使用两个拇指推挤皮肤便可测量枕部皮肤的松弛度。患者皮肤松弛度过小可能导致条状头皮取发术的缝合困难。极少数情况下，皮肤松弛度过小的患者可能需要将头皮拉伸，为条状头皮、皮瓣取皮或缩减手术获得足够的松弛度。

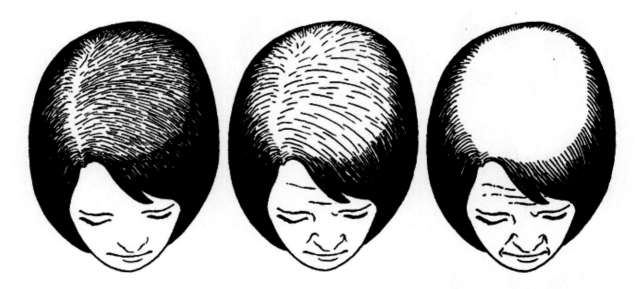

图 28.6 路德维希女性型秃发分型。左：第一阶段，察觉冠部头发稀少，但额叶的发际线保留。中，第二阶段，中线部分明显增宽且发量明显减少。右，第三阶段，头发弥漫性稀少（引自 Ludwig E. Classification of the types of androgenic alopecia (common baldness) occurring in the female sex. Br. J Dermatol 1977;97(3)247-254. 已授权使用）

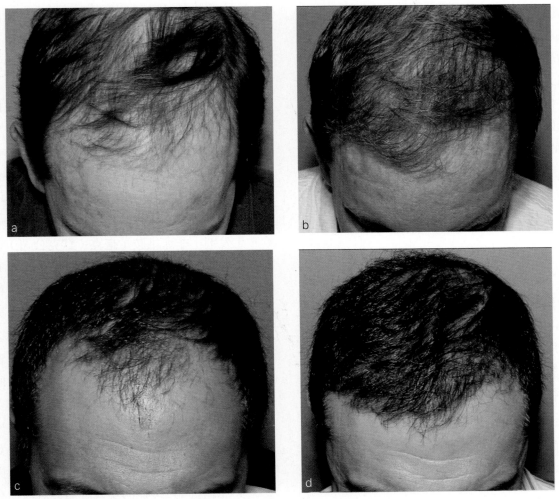

图 28.7　植发术前（a，c）和术后（b，d）图。每个患者一次可接受 1 500 毛囊单位的移植体。图 a，b 中的患者头发较细。图 c，d 中的患者头发较粗，呈现了浓密的移植效果（引自 Brys A, Rousso D. Hair transplantation. In: Fedok F, Carniol P, eds. Minimally Invasive and Office-Based Procedures in Facial Plastic Surgery. New York: Thieme; 2013: Fig. 31.6. 已授权使用）

　　虽然很少这样做，但可以在患者评估中引入定量测量以确定更标称的测量。局部宽度的评估允许随时间对头皮的不同区域进行比较。在密度减小的地方，该部分会呈不规则形状，并可向任意一边打开。在头发拉伸试验中，一次拉伸 50~100 根头发，操作 2~3 次，在不同区域操作，评估头发脱落的数量。如获得 5 根以上休止期头发，则为异常表现。头发窗口可用于主诉头发生长减少的患者。此窗口可通过刮取 2.5~5 cm 的头皮进行操作。观察此区域的头发生长情况，如每日生长速度小于 0.4 mm，则为异常表现。每日收集脱落的头发，持续 7 天以上。每日脱发量少于

100 根为正常表现。对于主诉头发停止生长或折断的患者，头发羽化测试可用于检查患者头发的异常脆化。

　　对于所有脱发的患者而言，实验室检查并不是必须的。对于符合 MPA 特点的男性，不需要进行该测试。如果存在其他症状，需要的检测可能包括甲状腺功能检测或血清铁蛋白的测定。对于 FPHL 患者，雄激素过多症的评估包括对多毛症、月经异常和痤疮的临床评估。激素研究应包括血清中的雄激素水平对多囊卵巢综合征、产生雄激素的肿瘤或先天性肾上腺皮质增生症进行评估。对于有症状的女性患者，应考虑进行甲状腺、

血清铁蛋白、催乳素、抗核抗体、锌含量和梅毒滴度的检测[21]。疑似多囊卵巢综合征和肾上腺异常的患者可进行影像检测。

当无法确诊时，需要进行组织活检。瘢痕性脱发、慢性休止期脱发和弥漫性斑秃需要通过活检来诊断。如果怀疑存在这些疾病，需使用直径 4 mm 的钻取器在秃发处进行钻取活检。许多皮肤科医生要求行两次活检——1 次通过水平钻取，1 次通过垂直钻取。

治 疗

用于治疗脱发的药物主要包括两种：生长刺激因子和雄激素调节剂。局部用米诺地尔［落健（McNeil–PCC 公司）］是一种哌啶吡啶的衍生物，是最常用的头发生长刺激因子。该药最初被引入用作系统性血管舒张剂，治疗高血压。同时，在用药过程中，70% 的患者会出现四肢和面部出现多毛症。目前，米诺地尔的确切作用机理尚不完全清楚。长期使用，会使毛囊大小增加，诱导毛发进入生长期，致使生长期延长，等待周期缩短[22]。在毛发移植后几天内开始米诺地尔可延迟局部区域的移植后脱落，并缩短毛发移植体重新生长所需的时间。报道表明，米诺地尔与格列宁或视黄醇联合用药可达到更深的穿透性并提升米诺地尔的疗效[23-25]。米诺地尔在溶液和泡沫载体中的有效浓度分别 2% 和 5%。该药每天涂抹 2 次，但是许多医生建议每天 1 次更为有效。大概 3 个月的时间可观察到明显改善，4~6 个月时效果可达到最大化。按照指示使用，已证明 2% 溶液可刺激约 30% 的男性患者的头发生长，比例略高于女性。已发现 5% 溶液对于停止和抑制男女脱发更有效[26]。使用 1~2 年后，药物的效用降低，但与基线相比，毛发密度仍然有所增加。米诺地尔的停用会导致 3~4 个月的脱发期。局部用米诺地尔具有最小的副作用，并且对于男性和女性中都是安全的。观察到的主要副作用是皮肤病，其中包括接触性皮炎、干燥、结鳞痂、瘙痒

和发红。米诺地尔溶液含有可引起头皮刺激的丙二醇。泡沫型含有甘油，刺激性较低。对于某些患者来说，泡沫的效果要优于溶液，但并不是全部患者都适用。由于存在少量全身吸收率，故在高达 5% 的女性会出现面部多毛症。建议使用较低浓度的药物以避免这种副作用。

最初发现雄激素调节剂是为治疗良性前列腺肥大，但同时无意中改善了脱发患者的头发密度。该药作为睾酮的竞争性拮抗剂，可抑制二型 5α 还原酶，从而降低 DHT 的产生。1997 年，非那雄胺生发剂［非那雄胺 1 毫克（默克公司）］成为该类被 FDA 批准用于治疗男性雄激素性秃发的唯一药物。然而，FDA 没有批准该药对女性的使用。对于 MPA 患者，非那雄胺生发剂每天使用一次。根据皮肤科专家独立小组提供的图表评估信息来看，使用的患者中，有 48% 的患者出现了毛发再生（279 例中有 134 例），42% 的患者没有出现进一步脱发（279 例中有 117 例），而安慰剂组有 25% 的患者未出现进一步脱发（16 例中为 4 例）[27]。没有雄激素过多征兆的女性未受益于使用 5α 还原酶抑制剂，而患者有男性型脱发和雄激素过多症的女性可能会对药物有所反应。

由于在怀孕期间使用 5α 还原酶抑制剂存在导致出生缺陷的风险，这些药物对育龄妇女是禁忌使用的。非那雄胺的副作用主要包括不良的性功能影响。这些影响包括勃起功能障碍、性欲降低、射精问题、性高潮障碍和精液质量问题。在临床对照试验中，使用非那雄胺生发剂的男性中，有 3.8% 报道了一种或多种不良性功能经历，而服用安慰剂的男性中，有 2.1% 报道了该现象[28]。在非那雄胺生发剂的初步临床对照试验中，这些副作用在停止服药的患者以及大多数持续治疗的患者中得以解决。经 FDA 批准，对 421 例性功能障碍报告进行回顾。其结果表明，14% 的患者在停止治疗后至少 3 个月持续出现的性功能障碍。因此，2011 年对药品标签进行了更改，其中包括停药后会出现无法避免的勃起功能障碍[28]。然而，

长期副作用的报告在目前可用的数据中尚未得到充分证实。

使用非那雄胺的患者必须通知其初级保健医师药物的使用情况，因为该药会导致血清前列腺特异性抗原（PSA）水平的降低。对于服用非那雄胺时 PSA 症状加重的患者应评估是否患有前列腺癌，即使这些值对不服用 5α 还原酶抑制剂的患者仍然处于正常范围内。非那雄胺的使用可能将前列腺癌的发病率降低 25%，尽管发现使用非那雄胺的患者具有较高的疾病等级[28]。

螺内酯和醋酸环丙孕酮是 FPHL 治疗中最常用的抗雄激素口服药物。这两种药物对于 44% 的 FPHL 患者可实现头发再生。然而，使用这些药物的女性中，44% 的患者毛发密度未出现明显的变化[29]。螺内酯是一种用于治疗高血压的钾利尿剂，可在细胞水平上阻断雄激素的作用。已将其作为用于治疗 FPHL 的非标记药物，其最小有效剂量为每日 100 毫克，至少使用 6 个月。可能的副作用包括出生缺陷、月经过多、恶心和嗜睡。需要同时使用口服避孕药来预防出生缺陷并改善月经过多。醋酸环丙孕酮是一种雄激素受体结合分子，与 DHT 发生竞争并直接阻断雄激素受体。它在加拿大和欧洲被批准用于治疗多毛症、痤疮和 FPHL，但在美国不可用。这种药物可能导致男性胎儿女性化，并需要同时使用口服避孕药。

手术治疗

手术干预的目的是为了重新分配头皮中的头发，使脱发区域的毛发密度增加。手术方法包括毛发移植、局部和游离皮瓣以及头皮缩减术。存在外科手术干预的几个禁忌证，包括一般健康状况差、利多卡因过敏和活动性自身免疫性疾病。在外科手术前也必须考虑年龄、头发和头皮特征等因素以及患者对治疗的期望。

毛发移植

毛发移植是基于毛发维持供体部位的生长特征或供体部位优势的概念操作的。枕部和顶骨部的毛孔往往对 DHT 的作用有较强的抗性，可将其转移到前额和顶点区生成新的发际线。

毛发移植已经从原来的大型钻孔移植发展成更自然的毛囊单位移植。最初使用直径 4 mm 钻孔移植器会导致头发呈簇绒状，外观不自然并且有"插入"感。毛囊单位移植通过利用自然生长的 1~4 根发簇来实现更自然外观（图 28.8）。取发技术包括条状取发和毛囊单位提取。条状取发可实现移植物的最大提取，但会留下线性瘢痕。毛囊单位提取较为烦琐，但避免了线性瘢痕的产生。

预期的发际线应在患者的准备手术之前进行设计。在设计发际线的同时，外科医生必须预测未来的脱发情况，以创造一种随着年龄增长而出现的自然的形状和位置。为了避免低位、死板和不自然的发际线，前发际线应该位于比上眉线高 7.5~9 cm 米处。发际线的轮廓可以是圆形、半椭圆形或喇叭形（图 28.9）。发际线应以不规则的方式创建，使前发际线和单个毛囊单位移植物形成羽毛感。患者必须意识到，植发的目标是建立一种静态的成熟发际线，随着年龄的增长会越来越自然。

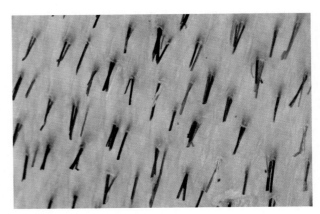

图 28.8　术前供体区域的特写视图显示了离开头皮的自然生长的毛囊单位。注意不同大小的组作为一个单位，每组 1~4 个毛囊。这种自然排列形成了毛囊单位移植概念的基础

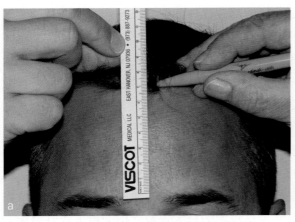
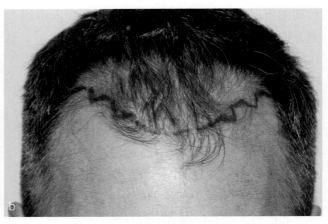

图 28.9　a. 前发际线应设置在眉间上方 7~9 cm 处；b. 发际线的轮廓是圆形的，但也可以是喇叭形、半圆形或平坦的，并且具有不规则的微小进出轮廓。

毛发移植时使用含或不含轻度镇静药的局部麻醉。苯二氮䓬类药物的使用可使患者顺利过渡到手术室，并且可在局部麻醉注射期间改善患者的舒适度。一旦患者进入手术室，便进行眼窝上，枕部和后耳部神经阻滞。在受体区域中进行环形区和皮下渗透。可以在整个手术过程中进行重新配制麻醉药量，注意不要超过利多卡因的最大剂量。在手术结束时重新注射供体区域，减少术后所需的疼痛药物剂量，并增加患者术后整体舒适度。

条状取发是收取供体移植物的传统方法。条状取发枕部和顶叶头皮头发最密集的区域进行。所需供体条的大小取决于供体部位的头发密度和受体区域所需的毛发数量。条状部位通常长度为 18~22 cm，宽度为 1~1.5 cm，但可根据需要的毛囊数量和头皮松弛度进行调节。在取发前，修剪供体条带区域中的头发，留下 2~4 mm短枝，以确定在取发和切片过程中根部的方向（图 28.10）。上切口与头发生长方向平行，而下切口保持过度倾斜，以允许头发通过瘢痕形成隐形闭合（图 28.11，28.12）。划开两道切口后，深入毛囊球取下位于深层皮下平面上的条状头皮（图 28.13）。通过将条状头皮切成单毛囊厚的条带，然后分配成毛囊单位来制备移植物

（图 28.14）。伤口以多重或单层方式关闭（图 28.15）良好的条状取发目标患者包括需要最大数量移植物的患者、良好头皮松弛度的患者以及那些希望在愈合时起到更好伪装效果的患者。不理想的目标患者有大面积瘢痕病史，头皮较紧，松弛度很小，发色深且皮肤苍白。

毛囊单位移植也可以利用 2000 年初引入的毛囊单位提取技术（FUE）单独获取[30]。在FUE 中，使用 1 mm 或更小的电动钻孔器一次移除一个毛囊单位（图 28.16）。供体区域可以包括整个枕部，顶叶部，上耳和颈部区域（图28.17）。FUE 中的新技术可作为协助外科医生进行移植物采集的工具。其中包括自动化机器和机器人（图 28.18）。FUE 的适应证包括头发很短、脱发有限、FUE 瘢痕扩大治疗，条状切除术的松弛度不佳，愈合时瘢痕加重以及需要限制停机的患者[31]。优点包括不会留下线性瘢痕和缝合线，并且术后不适降到最低。缺点是 FUE 更耗时，需要削减供区面积，而且技术要求更高。在 FUE中，毛囊横断的风险较高，因为机动钻孔器必须根据头发从头皮的退出角度来放置，这可能是具有挑战性的。这可能导致 1.3%~10% 的横切率，而条状取发的截断率为 1%~2%[32]。

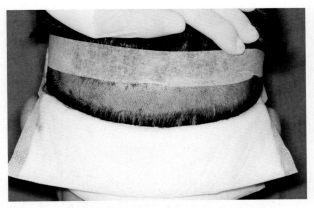

图 28.10 供体区域由枕部头皮毛发最密集的区域和可能会用到的顶叶头皮组成。用剪刀修剪头发，留下 2 mm 的头发，以便更容易地确定头发离开头皮的角度

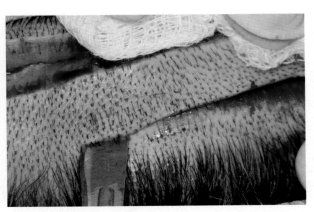

图 28.11 可以用 10 号刀片以块状方式进行条状取发

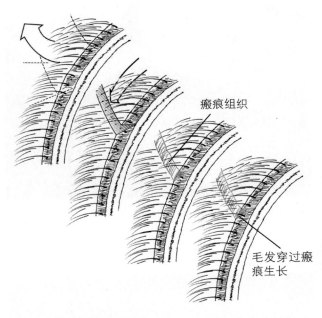

图 28.12 隐形缝合切口。上切口与头发生长方向平行。下切口过度倾斜，在头皮的下部留下深层上皮的毛囊。此方式使毛发穿过瘢痕生长，仅留下非常窄的线性瘢痕

瘢痕组织

毛发穿过瘢痕生长

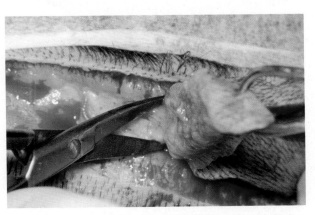

图 28.13 在皮下平面上进行条状部提拉，深入毛囊球，但保持在枕部动脉和神经的浅表处。切除前的膨胀麻醉有助于分离这些平面

通过周围头发生长的自然模式精心地创建受区位置。可以使用各种针或专用刀片来创建这些受区（图 28.19）。然后用细镊子将毛囊单位移植物放入受体部位（图 28.20）。

无论技术如何，术后都可能会出现并发症，包括感染、出血、伤口开裂、移植物衰竭和不良

瘢痕。毛发移植术后感染罕见，发生在不到 1% 的患者。与受区相比枕部供区的切口更容易发生出血，通常可以直接加压或用局部麻醉剂与肾上腺素重新注射该区域来控制。术后发生水肿是正常现象，程度可以从轻微到明显，明显水肿会导致眼睛睁开困难。这种情况可以通过使用围术期

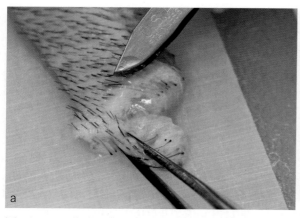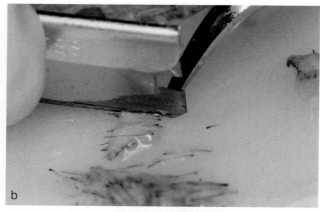

图 28.14　a. 收取的条状头皮首先借助于显微镜解剖为单个毛囊单位粗的细条，使其可以更容易地解剖为单个毛囊单位移植物；b. 然后仔细地将细条解剖成每个移植物具有 1~4 根头发的毛囊单位

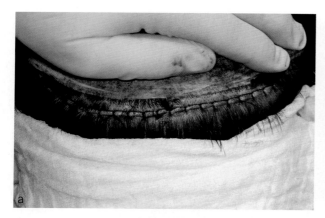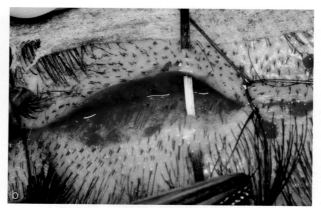

图 28.15　皮内放置运行的锁定 2-0 Prolene 缝线以封闭供体部位的缺损

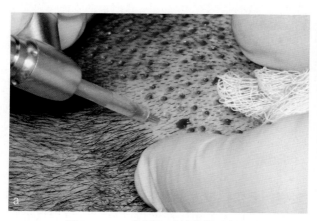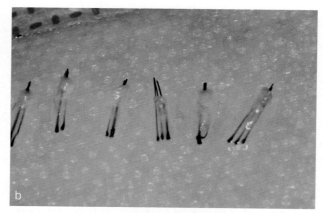

图 28.16　a. 使用电动钻孔器进行毛囊单位提取；b. 收取单个毛囊单位，注意避免横断毛发移植物

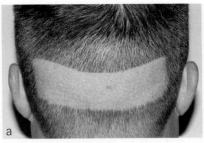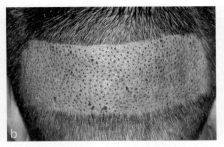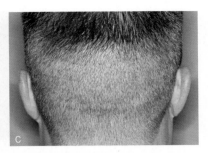

图 28.17 毛囊单位提取（FUE）需要剃刮头皮的较大部分。而使用条状取发，对于相似数量的移植物通常需要剃毛。该区域产生 500 个 FUE 移植物。a. 术前；b. 术后立即；c. 术后 8 天。FUE 无须缝线

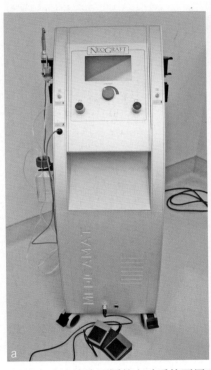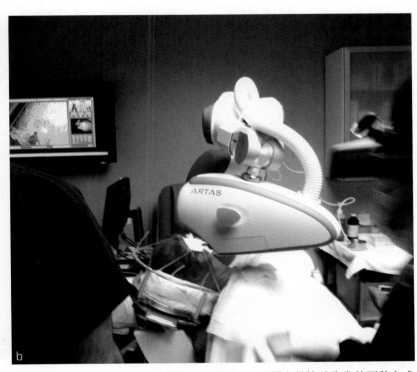

图 28.18 有许多不同的电动系统可用于毛囊单位提取。（a）NeoGraft 系统和（b）Artas 机器人是协助取发的两种方式

类固醇和头部抬高来将水肿降至最小化。导致移植物衰竭的因素包括机械创伤、脱水、将移植物置于过高密度处，延长体外放置时间[33]。一般，移植物在体外存活 6 个小时的概率为 92%，并且在身体外部每小时约减少 1%[34]。发生移植物喷出可能由于大移植物体积过大，受体部位过浅或受体部位存在瘢痕组织。如果移植物放置得太深，可能会导致头发向内生长，但可以通过打开和提取头发来简单地进行管控。大多数外科医生主张在受体部位将移植物抬高 1%~10%，以尽量减少毛发向内生长和留下瘢痕。

在为女性进行毛发移植时，必须考虑到一些特殊的情况。由于 FPHL 的分类模式，枕部和顶叶区域的密度降低，因此对该供区的使用造成了限制。此外，女性在毛发移植手术后出现的暂时性休止期可能比男性持续更久。尽管如此，大多数具有足够供体区域的女性是适合毛发移植的目标患者，此手术可以明显起到美容的作用。

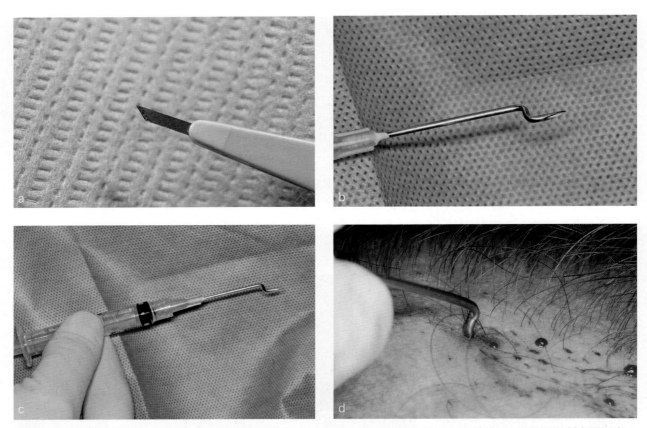

图 28.19　可以使用各种针或专用刀片来创建受体部位。a. Minde（最小深度）刀；b、c. 弯曲 18 号针以限制穿透深度，从而为移植物创建精确的容纳口；d. 注意使受体部位倾斜以模拟周围的头发或正常头发生长的模式

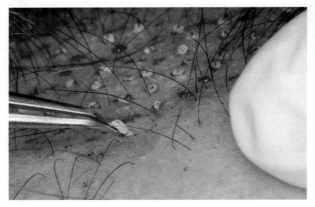

图 28.20　使用精细镊子将移植物细致地放入受体部位

头皮缩减

　　头皮缩减术的理想目标是具有顶点脱发的患者。受脱发影响的头皮区域被多层切除呈凸起状，头皮遭到横向和后向大幅度破坏，然后将有发的头皮推进以封闭两层缺损。切面的形状可以是中线矢状面、椭圆形、旁侧的、反向 J 椭圆形、梅赛德斯或马蹄形（图 28.21）形状必须根据患者的脱发类型和头发生长方向，针对每个患者的需要来进行个性化的选择。通常，需要每 3 个月进行一系列切除。毛发移植可用于伪装头皮，减少头皮缩减所产生的瘢痕。与头皮缩减术相关的潜在风险包括形成狭槽畸形、不良瘢痕、坏死和回拉现象。这些潜在的并发症可以使用最小张力闭合、头皮扩张器或诺德斯特姆缝合线进行避免[35]。

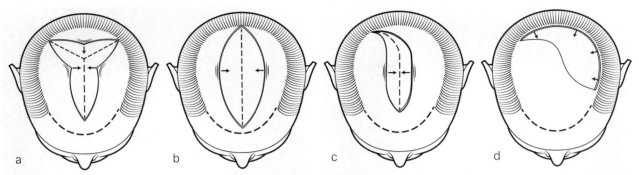

图28.21 秃发切面形状包括梅赛德斯形（a）、中线矢状面椭圆形（b）、反J形（c）和旁矢状面形（d）（引自Brys A, Rousso D. Hair transplantation. In: Fedok F, Carniol P, eds. Minimally Invasive and Office-Based Procedures in Facial Plastic Surgery. New York: Thieme; 2013: Fig. 31.27. 已授权使用）

采用发际线降低或推进操作，也称为前额缩减，可能对所选的具有高发际线的患者有益[36]。所有患者顶点脱发的长期进展现已被认为是头皮缩减术的主要缺点。这种模式现在很少被使用，但对于某些个案是有用的。

皮 瓣

由于移植手术的成功和普及，利用皮瓣来修正脱发便成为不太受欢迎的选择。然而，一小部分患者通过手术治疗能获得最佳效果。佳选目标包括具有稳定发际线的老年患者、脱发限于前额发际线的老年患者以及无须多次手术但要立即看到结果的患者。使用皮瓣可使血液维持在毛囊中供应，避免初始脱发，从而立即产生高密度头发。轴型、随机和游离皮瓣全部可用于治疗脱发。

轴型皮瓣包括颞枕部扩张轴型返流（TPO）皮瓣和颞顶（TP）皮瓣——两者均基于浅表颞动脉。TPO瓣是一种双倍延缓的过程，其为3~4 cm蒂状物，最大宽度为3~5 cm，长度为24~26 cm。根据头皮的松弛度，TPO皮瓣的跨度为整个前额发际线。第一步，切开皮瓣的边缘，但不接触蒂。关闭切口，1周内保持原样。在第二阶段，完全掀起皮瓣，结扎穿透于皮瓣下的枕动脉。然后将皮瓣替换为供体部位并进行缝合封闭。1~2周后，将皮瓣掀起并旋转到前额发际线的位置[37]（图28.22）。

从与TPO瓣相同的位置获取颞顶瓣，但长度只需要15 cm。由于其长度有限，双侧皮瓣需要跨越整个前额发际线。对于留有瘢痕或血管受损的患者，不适用TPO皮瓣，则可使用这种皮瓣进行移植。这种皮瓣也可作为牵累坏死皮瓣的替代皮瓣。

TP和TPO皮瓣的潜在风险包括尖端坏死和皮瓣失败。头皮皮瓣潜在的长期并发症包括前额发际线定位错误或不对称，可察觉到前额发际线（来自致密头发的坚硬发丝），因进行性秃发而导致的瘢痕脱发，由渐进性暂时后移引起的半岛效应，以及可察觉到供区位置。此外，许多皮瓣都会导致头发向后上方生长，这给头发造型增加了难度。与头皮缩减类似，长期进行性脱发可能导致TPO皮瓣美观度变差。相反，这种模式的长期（3年以上）优良案例有很多。目前，皮瓣最常用于头皮重建术。

术后护理

在任何外科手术之后，患者可以在头皮覆盖非黏性敷料后出院回家。术后敷料的选择是个性化的，因为一些外科医生不使用敷料。那些使用敷料的医生要求在第二天早上应去除敷料。指导患者从第一个术后日开始每天用温水淋浴。可以使用温和的清洁剂和金缕梅对切口进行局部护

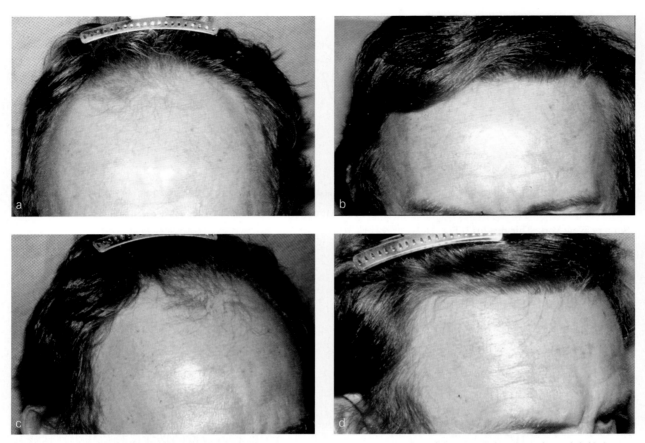

图 28.22　颞顶瓣用于跨越整条发际线。该皮瓣长 25 cm，宽 3 cm，基于颞浅动脉。通过适当选择患者和手术技术，可以获得良好的效果。术前（a，c）和术后（b，d）

理，直到所有痂都消失。患者应将头部抬高，避免剧烈运动并且手术后 2 周内避免弯腰。由于术后麻木，患者应避免使用加热造型设备。条状取发的患者，手术后 7~10 天拆除缝合线或缝钉。患者出院时预防性使用抗生素和泼尼松。

此外，米诺地尔在毛发移植后立即开始使用，可以加速新发的发育。在所有外壳脱落前，应避免其他局部遮蔽用喷雾。应根据术后期望对患者进行建议，以确保达到实际的期望。术后 1~6 周，移植物脱落。移植后的头发将在休止期停留 3 个月，并在此之后进入生长期。头发最初会很细，但随着头发的生长，其发质和发色会逐渐接近供区。

替代疗法

许多辅助治疗可用于治疗脱发。成功率高低不等。伪装技术包括造型、假发和接发，该技术对于大多数脱发的患者都是有益的。局部喷雾、粉末和角蛋白纤维也可用作伪装技术。在手术治疗后立即使用这些技术，由于移植物衰竭的风险增加，因此必须小心。对脱发患者使用各种激光和光疗法。低水平激光治疗是一种家庭疗法，已证明具有安全性，但在男性和女性中都有不同的结果[38, 39]。精确的作用机理和最有效的波长仍有待确定[40]。市售的替代性局部和口服营养素可用于脱发患者，包括生物素、咖啡因、西咪替丁、铁蛋白、褪黑激素和锌。遗憾的是，没有足够的数据表明这些疗法中的任何一种在脱发的处置中都是有效的。

小　结

　　毛发移植手术在过去 20 年中发生了戏剧性的演变。使用现代毛囊单元移植技术，我们现在可以提供几乎不能从天然生长的头发检测到的结果（图 28.23 至图 28.25）男性和女性都可以成功治疗，但患者选择至关重要。结果往往可以让患者和医生感到惊喜和满意。

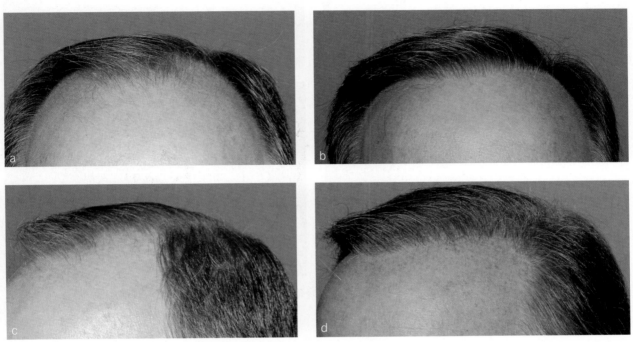

图 28.23　接受三次毛囊单位毛发移植的 45 岁的男性的术前（a，c）和术后（b，d）图，显示可以实现的自然结果

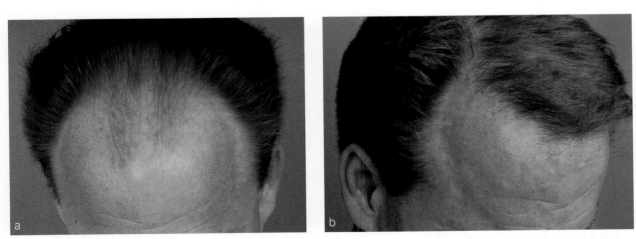

图 28.24　一名 44 岁的诺伍德 5 类脱发患者。a. 头发直径粗，90 μ m，头发密度为 80 毛囊单位 / 平方厘米，最小毳毛；b. 2 000 个移植物进行的毛囊单位移植注意发际线故意保持不规则

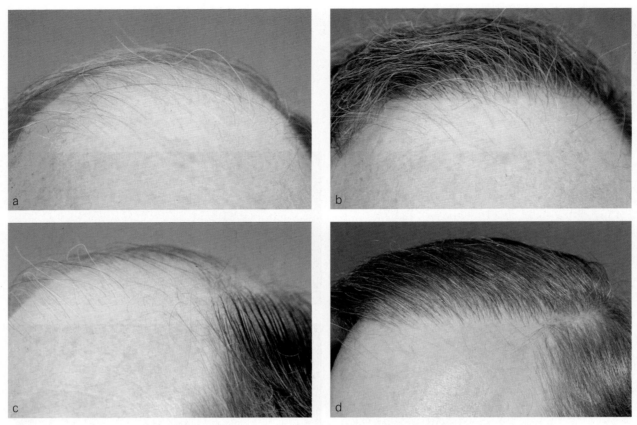

图 28.25　一名 52 岁男性患者进行三次毛囊单位移植术前术后对比照片。a，c. 术前；b，d. 术后

参考文献

1. Bryan C. The Papyrus Ebers. Letchworth, England: The Garden City Press LTD; 1930
2. Norwood O. Alopecia: classification and incidence. In: Stough D, Haber R, eds. Hair Replacement. St. Louis: Mosby; 1996:13–20
3. Orentreich DS. The history of hair restoration. In: Stough D, Haber R, eds. Hair Replacement. St. Louis: Mosby; 1996:59–62
4. Orentreich N. Autografts in alopecias and other selected dermatological conditions. Ann N Y Acad Sci 1959;83:463–479
5. Hamilton J. Male hormone stimulation is prerequisite and an incident in common baldness. Am J Anat 1942;71:451–480
6. Muller M, Jasmin JR, Monteil RA, Loubiere R. Embryology of the hair follicle. Early Hum Dev 1991;26(3):159–166
7. Stough D, Stenn K, Haber R, Parsley WM, Vogel JE, Whiting DA, Washenik K. Psychological effect, pathophysiology, and management of androgenetic alopecia in men. Mayo Clin Proc 2005;80:1316–1322
8. Rhodes T1, Girman CJ, Savin RC, et al. Prevalence of male pattern hair loss in 18-49 year old men. Dermatol Surg 1998; 24(12):1330–1332
9. Birch MP, Messenger JF, Messenger AG. Hair density, hair diameter and the prevalence of female pattern hair loss. Br J Dermatol 2001;144(2):297–304
10. Grino PB, Griffin JE, Wilson JD. Testosterone at high concentrations interacts with the human androgen receptor similarly to dihydrotestosterone. Endocrinology 1990; 126(2):1165–1172
11. Price VH. Testosterone metabolism in the skin. A review of its function in androgenic alopecia, acne vulgaris, and idiopathic hirsutism including recent studies with antiandrogens. Arch Dermatol 1975;111(11):1496–1502
12. Sawaya ME, Price VH. Different levels of 5alpha-reductase type I and II, aromatase, and androgen receptor in hair follicles of women and men with androgenetic alopecia. J Invest Dermatol 1997;109(3):296–300
13. Niiyama S, Happle R, Hoffmann R. Influences of estrogens on the androgen metabolism in different subunits of human hair follicles. Eur J Dermatol 2001;11:195–198
14. Muallem MM, Rubeiz NG. Physiological and biological skin changes and pregnancy. Clin Dermatol 2006;24(2):80–83
15. Mirmirani P. Hormonal changes in menopause: Do they

contribute to a "midlife hair crisis" in women. Br J Dermatol 2011;165 Suppl 3:7–11

16. Safavi KH, Muller SA, Suman VJ, et al. Incidence of alopecia areata in Olmsted County, Minnesota, 1975 through 1989. Mayo Clin Proc 1995;70(7):628–633

17. Alkhalifah A. Alopecia Areata Update. Dermatol Clin 2013;31: 93–108

18. Norwood OT. Male Pattern Baldness: Classification and Incidence. South Med J 1975;68(11):1359–1365

19. Rhodes T, Girman CJ, Savin RC, et al. Prevalence of male pattern hair loss in 18-49 year old men. Dermatol Surg 1998;24(12): 1330–1332

20. Ludwig E. Classification of the types of androgenic alopecia (common baldness) occurring in the female sex. Br. J Dermatol 1977;97(3):247–254

21. Atanaskova Mesinkovska N, Bergfeld WF. Hair: What is new in diagnosis and management? Female pattern hair loss update: Diagnosis and treatment. Dermatol Clin 2013;31:119–127

22. Mori O, Uno H. The effect of topical minoxidil on hair follicular cycles of rats. J Dermatol 1990;17(5):276–281

23. Shin HS, Won CH, Kwon OS, Kin KH, Eun HC. Efficacy of 5% Minoxidil versus combined 5% minoxidil and 0.01% Tretinoin for male pattern hair loss. Am J Clin Dermatol 2007;8(5):285–290

24. Ferry JJ, Foebes KK, VanderLugt JT, et al. Influence of tretinoin on the percutaneous absorption of minoxidil from an aqueous topical solution. Clin Pharmacol Ther 1990;47(4):439–446

25. Bazzano GS, Terexakis N, Galen W. Topical tretinoin for hair growth promotion. J Am Acad Dermatol 1986;15(4 pt 2):880–883

26. International Society of Hair Restoration Surgery. About Minoxidil (Rogaine). Available at: http://www.ishrs.org/nonsurgical/options-rogaine.htm. Accessed June 2, 2015

27. Merk. How Propecia Works; Clinical Study. Available at: http://www.propecia.com/finasteride/propecia/consumer/about_propecia/propecia.jsp?WT.svl=2. Accessed June 2, 2015

28. FDA (Apr 11, 2012). Questions and Answers: Finasteride Label Changes. Available at: http://www.fda.gov/drugs/drugsafety/informationbydrugclass/ucm299754.html. Accessed June 2, 2015

29. Sinclair R, Wewerinke M, Jolley D. Treatment of female pattern hair loss with oral antiandrogens. Br J Dermatol 2005;152: 466–473

30. Rassman WR, Bernstein RM, McLellan R, Jones R, Worton E, Uyttendaele H. Follicular unit extraction: minimally invasive surgery for hair transplantation. Dermatol Surg 2003;28:720–727

31. Dua A, Dua K. Follicular unit extraction hair transplantation. J Cutan Aesthet Surg 2010;3(2):76–81

32. Harris JA. Follicular unit extraction. Facial Plast Surg Clin North Am 2013;21(3):375–384

33. Parsley WM, Perez-Meza D. Review of factors affecting the growth and survival of follicular grafts. J Cutan Aesthet Surg 2010;3(2):69–75

34. Limmer R. Micrograft survival. In: Stough D, Haber R, eds. Hair Replacement. St. Louis: Mosby; 1996:147–149

35. Nordström RE, Greco M, Raposio E, Barrera A. The "Nordstrom suture" to enhance scalp reductions. Plast Reconstr Surg 2001; 107(2):583–585

36. Kabaker SS, Champagne JP. Hairline lowering. Facial Plast Surg Clin North Am 2013;21(3):479–486

37. Juri J, Valotta MF. The use of the Juri temporo-parieto-occipital flap. Semin Plast Surg 2005;19(2):128–136

38. Leavitt M, Charles G, Heyman E, Michaels D. HairMax LaserComb laser phototherapy device in the treatment of male androgenic alopecia: A randomized, double-blind, sham device-controlled, multicenter trial. Clin Drug Investig 2009;29(5):283–292

39. Avram MR, Rogers NE. The use of low-level light for hair growth: part I. J Cosmet Laser Ther 2009;11(2):110–117

40. Avci P, Gupta GK, Clark J, Wikonkal N, Hamblin MR. Low-level laser (light) therapy (LLLT) for treatment of hair loss. Lasers Surg Med 2014;46(2):144–151

29 耳郭矫正术

作者：Nathan E. Nachlas
翻译：朱晓海　审校：朱晓海

引　言

整个 20 世纪的文献报告了很多种的耳郭矫正技术，形成了一个独立的领域。自 1881 年 Ely 报告了招风耳整形手术方法以后，已有超过 200 种的同类方法报告[1]。遵循面部整形外科技术的原则，当前的主流方法同样强调保守性和最小化理念。

耳郭矫正术是指矫正招风耳畸形。与鼻整形术一样，要想获得最佳的效果，首先要对畸形进行三维分析。手术矫正的步骤涉及重建耳郭的各个结构与骨性基座的正确关系，并且，组成耳郭的各个结构—耳轮—对耳轮、耳甲、耳屏—对耳屏和耳垂也需在术前评估，术中重新定位和谐，以获得自然的耳郭形态。

直到十来年前，传统的耳郭矫正术分为两大类，尽管有所交叉。一类是纯粹缝合法，以 Mustarde 法为代表，另一类是软骨修整法，基本都要切透耳软骨以重建对耳轮，或切开更大范围以后缩突出的耳甲腔。显然，交叉的那类方法针对这两类的缺点，要么对软骨作有限的切开以便利缝合，或倒过来。随着方法越来越多，现在已分为四类，新增的两类方法为非手术方法类（几十年前就有报告，但只在最近才流行起来）和无切口方法类。由于耳郭畸形包罗万象，似乎多种方法同时使用为妥。

历史回顾

畸形的耳郭不断地启发着诸多有创造性的分析。现实生活中，某些特征（例如突出的达尔文的结节和扁平的耳轮边缘）被认为具有犯罪倾向[2]。本章选择性描述的是一组具有共同特征的畸形，即招风耳外观。这类外观可以是来源于典型的对耳轮缺失，耳甲的过分外突，或这两种表现的综合。相对少见的扭曲或极度外突的耳垂会加重这种畸形。

19 世纪以后，即可查到重建耳郭与头皮以及下方的骨性乳突正常关系的手术方法的文献。耳郭矫正术最早由 Ely 首次报道，他通过切除一整块的耳郭组织，包括耳前皮肤、软骨、耳后皮肤，达到降低耳郭前突的目的。随后出现了一些类似的技术（Haug、Monks、Joseph、Ballenger 和 Ballenger），都采取切除软骨和皮肤组织的策略以矫正招风耳。

直到 1910 年，才有 Luckett 正确地把经典的招风耳畸形归因于对耳轮的缺失[3]。这种正确地指出了解剖缺陷的新认识使得他和许多后来的作者都提出了正确的术式。较早的术式是在期望的对耳轮位置边缘做耳软骨的切开。在 Luckett 的方法中，要在形成对耳轮的部位切除一块新月形连带皮肤的软骨，再将切口内的软骨缝合。Becker 的方法也是在期望的对耳轮位置作切开，以缝合固定法形成新的对耳轮，并且在后方作磨削[4]。另外一种差别较大的方法是 Converse 法，他把软骨切开后要形成对耳轮的软骨缝成一个管[5]。

当代的技术强调避免留下手术痕迹的重要性。要避免看出软骨边缘，成形后的耳郭要光滑、美观，与头颅的位置关系也要正常。我们将复习相关的解剖和胚胎发育过程，然后叙述软骨缝合法和软骨雕塑法的基本要点，以及各种衍化而来的方法。

解剖学和胚胎学

外耳是一个以软骨为主的结构,除了耳垂(图29.1)。柔软的弹性软骨外覆皮肤,前面皮肤与软骨附着紧密,后面附着疏松。这片软骨具有特定的形状,构成诸多嵴和沟,不完全地包绕于骨性外耳道口。

正常情况下耳郭与颅骨形成20°~30°夹角(图29.2)。从耳轮的最外侧边缘测量到乳突区皮肤的垂直距离,通常在2~2.5 cm。当从头顶往下看的时候,这个角度由90°的耳甲乳突角和90°的耳甲耳舟角综合而成的。男性耳郭的平均长度和宽度分别是63.5 mm和35.5 mm,在女性分别为59 mm和32.5 mm[6, 7]。

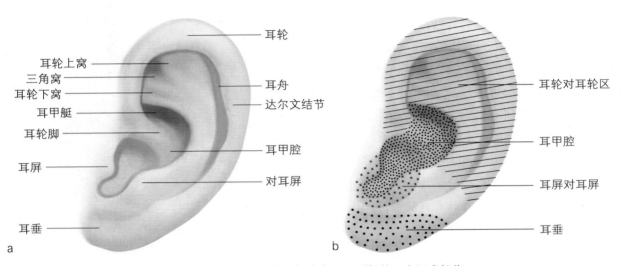

图 29.1 a. 正常耳郭的标志点;b. 耳郭的四个组成部分

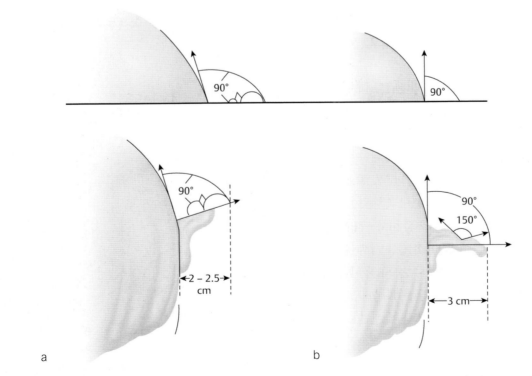

图 29.2 耳郭与头皮的关系。a. 俯视观,正常耳,显示耳郭与头皮的相互关系。耳甲乳突角为90°,耳甲耳舟角为90°。两角复合而成的耳郭乳突角为30°;b. 招风耳中,相对应的各角,其中耳甲耳舟角为140°~150°

分析正常耳郭的卷曲从耳轮和对耳轮开始。它们在下方起源于对耳屏水平，向上延伸并逐渐分开，分开的部分称为耳舟。对耳轮在向上延伸过程中，逐渐分为上脚和下脚，上脚光滑、较宽，下脚锐利、较窄，上下脚之间为三角窝。从正面看，耳郭的最上方可看到整个耳轮，而在对耳轮和上脚部位仅可刚刚看到耳轮边缘。

耳软骨与颅骨之间有三个韧带。前韧带连接耳轮和耳甲到颞骨的颧弓。外耳道口的软骨在前部缺如，但被一个耳屏到耳轮的韧带横跨。

耳郭附着有固有肌和非固有肌，皆由面神经支配。这些小肌肉位置明确，加强了局部组织的厚度和血供。这些肌肉基本没有什么功能，尽管有些人的耳朵可以翕动。

图 29.3 显示的是耳郭的血供。主要来源于颞浅动脉和耳后动脉，也有部分来源于耳深动脉的分支。静脉回流通过颞浅静脉和耳后静脉。淋巴回流通过耳前和颈浅淋巴结。

耳郭的感觉神经支配为多来源性（图 29.4）。三叉神经的分支下颌神经分出的耳颞支支配耳轮的前部和部分耳屏。耳郭前部的其余部分主要由耳大神经支配。耳郭后部神经支配来源于枕小神经。其他少部分神经支配也来自第 7、9 和 10 颅神经。

"His 小丘"是指 His 医生所描述的第 39 天胚胎出现的 6 个肉眼可见的小丘，后来发育成耳郭。当时 His 认为前 3 个小丘发源于第一鳃弓，后 3 个小丘发源于第二鳃弓，然而后来的研究对此有异议。现在通常认为只有耳屏发源于第一鳃弓，其余结构均发源于第二鳃弓（图 29.5）。其依据来源于先天性的耳前凹陷和瘘管的位置分布，均位于耳前切迹和屏间切迹。因为这些区域解剖学上代表了第一、二鳃弓之间的分界线，因此出现的异常即表明来源于第一咽弓凹[2, 8, 9]。大多数的耳郭畸形为常染色体显性遗传。类似的遗传方式也见于耳前凹陷和附耳。

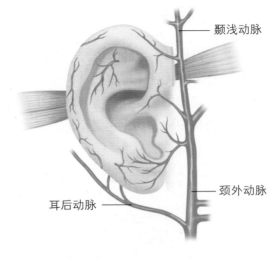

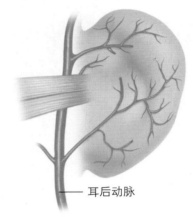

图 29.3　耳郭的动脉血供

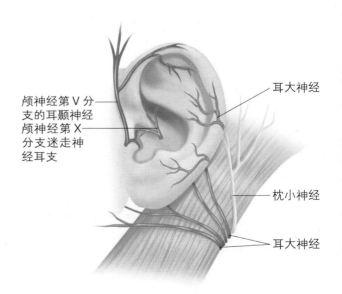

图 29.4　耳郭的神经支配

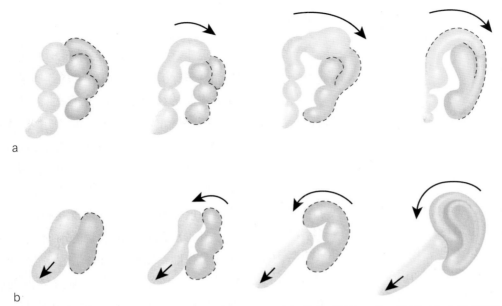

图 29.5　耳郭的胚胎发生。a. His 的最早描述，认为第一和二鳃弓各形成耳郭的一半，前面三个小丘来源于第一鳃弓，后面三个小丘来源于第二鳃弓，发育完成后的分界线位于耳郭结节；b. Wood-Jones 和 I-Chuan 代表的现代胚胎发育理论。仅耳屏来源于第一鳃弓，其余均来源于第二鳃弓，分界线位于耳前切迹和屏间切迹连线

功　能

低等动物耳郭的功能已经研究得很透彻了[4]，声源定位和防水入耳为其确认的功能。防水入耳功能是通过耳屏对耳屏的对合实现的。这些功能在人类无案可查。

术前评估

与其他面部整形手术步骤一样，耳郭矫正术需要精确的术前评估与分析。每个耳郭的评估必须个性化，没有两个耳郭的畸形是一样的。评估包括耳郭的大小，与头皮的关系，耳郭本身四个部分之间的关系（耳轮，对耳轮，耳甲和耳垂）。术前检查的测量结果包括以下内容：

1. 乳突—耳轮间距，在耳轮最高点位置。

2. 乳突—耳轮间距，在平外耳道口位置。

3. 乳突—耳轮间距，在平耳垂位置。

其他测量数据包括耳轮的顶点到对耳轮上下脚分叉点之间的距离，耳轮边缘到对耳轮的距离（图 29.6）。

术前照片包括正面全脸，后面全头部，Frankfort 线水平位的患侧耳的特写照。

招风耳最常见的畸形是耳甲软骨的过度发育或外突。这种畸形采用对耳轮重建的方法是得不到纠正的。需要通过改变耳甲和乳突骨面之间的

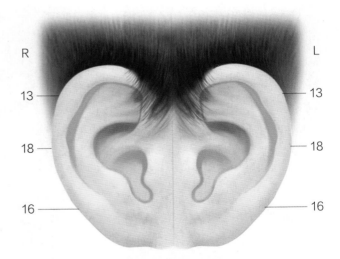

图 29.6　左右侧的正常耳郭，显示的间距的单位是毫米（mm），分别是乳突区皮肤到耳郭最高点、耳轮中点和耳垂的间距（Smith 和 Keen 提供）

关系才有效。外突的耳垂也许可能是唯一的畸形，而其他部分正常，其可能的原因是外形异常的耳轮尾所致（图 29.7）。

先天性耳郭畸形的手术方法

经典文献认为 4~5 周岁是耳郭畸形矫正手术的最佳年龄，依据是此时耳郭已充分发育，且未到入学年龄，无同学讥笑之虞。然而早在 1980 年代即有个案报道认为一出生即行矫治有更好的效果[11, 12]。2010 年，Byrd 报告一组 488 例病例的结果，在出生后早期以非手术的加压塑形法进行矫治。他依据"EarWell 婴儿耳郭矫治系统"的原则对常见的多种耳郭畸形进行矫正，包括对耳轮缺失和耳甲腔的过度外突。经过这样的治疗，得到了 90% 治愈成功率[13]，与其他提倡早期塑形治疗的作者的经验相近[14, 15]。也许其中部分的畸形是自愈性的，然而早期介入治疗可以最大程度避免日后的手术。耳郭压力塑形在 5 岁之前都会有效，最佳年龄为 6 周以内[16, 17]。起原因可能是新生儿体内有较高的雌激素，使得软骨对压力的反应更为敏感[13]。

非切开法耳郭矫形术（缝合法）

近十年来非切开法耳郭矫形术的接受度在增加。最早由 Fritsch 在 1995 年报告，通过留置穿透皮肤的缝合结达到矫正效果。对耳郭立体构型的调整矫正原理与下文的切开法类似。切开法以 Mustarde（对耳轮矫正）和 Funas（耳甲—乳突角度矫正）法最为流行。两类方法之间的主要区别是：缝合结是穿透皮肤缝合的，后一针的进针点和前一针的出针点在皮肤的同一点上[18, 19, 20]。新形成的对耳轮软骨的前面作一些抓擦痕，以减弱弹性，降低对缝合结的张力。回顾性分析 19 例患儿，经此法治疗，最终的效果非常好。3 例发生线结外露，未有软骨炎发生[21]。2 例双侧欠对称，需再次矫形。

已发表的资料显示，非切开法或者穿透缝合法，若技术应用适当，永久性缝合和恰到好处的抓擦痕，可以获得和切开法同样良好的效果。

切开法耳郭矫正术手术步骤

经典法或切开法依然是治疗大多数先天性耳郭畸形的金标准。方法可分为缝合法、软骨雕刻

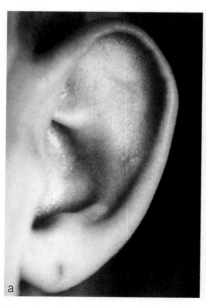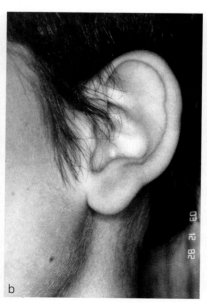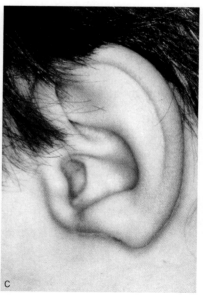

图 29.7　招风耳病例。a. 典型的招风耳。耳甲和耳垂外形正常；b. 耳甲—对耳轮复合畸形。需行耳甲后缩和对耳轮矫正；c. 耳垂畸形病例。需行软组织转移术修复

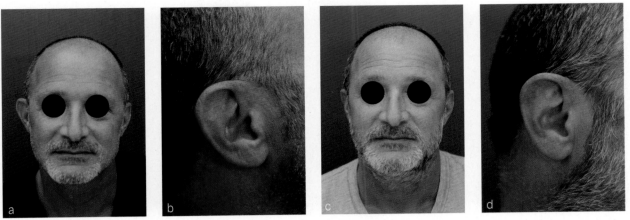

图 29.11　a. 45 岁男性，单侧（右）耳郭畸形；b. 右耳特写，显示耳舟上部缺失的对耳轮；c. 术后 6 个月观。改良 Mustarde 法，钻石锉打磨修薄耳郭上部软骨后表面；d. 右耳术后观。显示耳舟上部自然的卷曲，无明显的手术痕迹

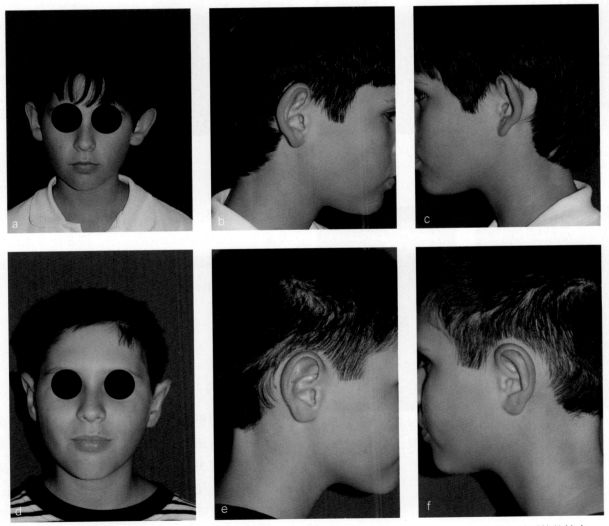

图 29.12　a. 10 岁男性，双侧先天性耳郭畸形，左侧耳甲外突，双侧对耳轮缺失；b. 右耳特写，显示右对耳轮的缺失；c. 左耳特写，显示耳甲外突和左侧对耳轮缺失，形成典型的"杯状耳"畸形；d. 术后正面观。左侧行耳甲后缩术，双侧耳软骨劈开术（Nachlas 术式）；e. 右耳特写。软骨互相叠合后隐去了软骨的切缘，使得耳郭前表面外观光滑；f. 左耳特写

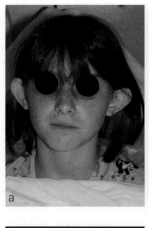
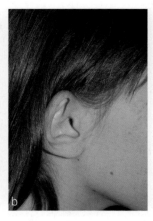
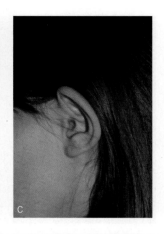

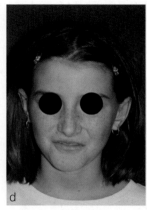
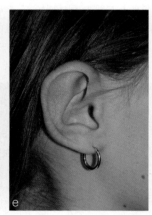
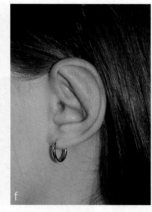

图 29.13　a. 8 岁女性。先天性耳郭畸形，双侧耳甲外突，对耳轮缺失；b. 右耳特写；c. 左耳特写；d. 术后 2 年正面观；术式为耳甲后缩术和软骨劈开术（Nachlas 术式）。e. 右耳术后观；f. 左耳术后观

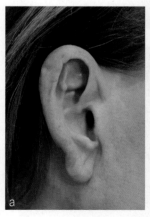
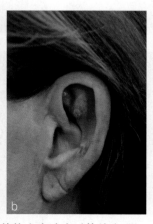

图 29.14　双耳外观。患者因其他疾病治疗时体检发现，有幼时耳郭矫正术史。此种术后观罕见，术中行软骨切开后未采取措施隐藏软骨切缘

得良好的效果，越来越重要的是如何选择一种并发症少，远期效果稳定的方法。许多作者无论选用哪种方法都能取得良好效果，因而似乎可以认为对技术的熟练掌握更为重要。

并发症

早期并发症

最令人恐惧的早期并发症是血肿和感染。血肿形成的过度张力压迫软骨可导致坏死。感染可发展为软骨膜炎和化脓性软骨炎，导致软骨坏死和畸形。血肿的发生率约为 1%。Schuffenecker 和 Reichert 报道一组 3 200 例软骨雕刻法耳郭矫形，只有 2 例发生血肿。为避免形成血肿，术前须查明是否有出血倾向。若病史或家族史无异常，

无须常规作凝血功能检查。术中采用双极电凝止血，可预防软骨坏死。耳后沟留置小皮条引流，首次换药时拔除[37]。

术后早期的单侧疼痛是血肿形成的征兆。整体而言，患者术后48小时内应无明显不适，任何超出常理的不适均应去除包扎，检查伤口，以查明原因。若有血肿形成，需打开伤口，止住出血，抗菌液冲洗，重新包扎。伤口感染常在术后3~4天出现症状。伤口红肿，脓性分泌物，可不伴有明显的疼痛。伤口感染必须积极处理，尽量避免发展到软骨膜炎或软骨炎。全身使用抗生素是必要的，包括抗绿脓杆菌药物。化脓性软骨炎是一种少见但后果严重的并发症，由感染蔓延到软骨所致，结局为软骨坏死和吸收。前驱症状为疼痛，是一种深部痛，伴烦躁情绪。体检症状与体征不相符。一般的抗菌治疗无效后即可拟诊。治疗原则包括全身使用抗生素，包括抗绿脓杆菌药物，清创，充分引流。反复的保守清创是需要的。感染控制的表现是疼痛消退，伤口外观转为正常。软骨炎的远期后果可以是毁灭性的。软骨坏死会导致永久性的耳郭畸形。

远期并发症

耳郭矫形术的远期并发症包括线结外露，美容效果不佳。Mustarde法术后的线结外露并不少见，可发生在术后的任何时候。可能原因为缝合位置不对，张力过大或感染。处理为去除线结。术后早期的线结外露可能需要重新缝合以保持矫正。术后远期的线结外露可能无须缝合，因为耳郭形状已固定。

美容效果不佳包括耳郭与头皮的关系异常和耳郭本身的外形怪异。关系异常包括外突的耳郭矫正不足，复发和矫正过度。外形怪异包括电话听筒样畸形、反电话听筒样畸形、耳郭拱起、软骨边缘显现和弓弦形线结。

矫正不足可能与诊断错误有关。主要由耳甲外突引起的畸形无法以着重重建对耳轮的方法得到矫正。术前和术中的准确测量是获得理想矫正的重要保证。其他可能因素包括线结外露和线结松脱。大多数单纯线缝矫正术后均有不同程度的外突复发，其原因是软骨的弹性记忆。Stal和Spira[25]报告他们所有的病例中均有不同程度的复发，上极最明显。过度的矫正可能会导致耳郭倒伏在头皮上，一旦发生，医生更为担心这种情况。术中仔细的测量可以避免这种情况的发生。

耳郭电话听筒样畸形是指耳郭的中1/3相对于上下的1/3而言矫正过度而形成的怪异外形。通常发生于耳甲软骨的过度内缩，而耳郭上极矫正不足的情况下。外突的耳轮尾若未得到充分矫正，也成为电话听筒样畸形的部分原因。反电话听筒样畸形则相反，上极和耳垂得到矫正或过度矫正后，中间部分显得突起。耳甲突起未做矫正时也可形成。对这两种畸形的再次手术矫正可能会导致耳郭的过分后缩。

耳郭拱起主要见于缝合法，缝线之间相隔太远所致。避免的方法为遵循建议的缝线间距[14]。

耳后瘢痕外观问题，程度可从弓弦样缝线结到瘢痕疙瘩形成。弓弦样缝线结是一个公认的缝合法耳郭矫正术的并发症，起因是过大的缝线张力导致皮肤紧贴在缝线上。这导致了明显的耳后瘢痕。耳郭矫正术的耳后皮肤切口缝合时若张力过大，可能会导致瘢痕增生。瘢痕疙瘩的形成少见，尽管在黑种人中较高。Baker和Converse报告的大宗病例中，术后瘢痕疙瘩的发生率为2.3%[38]。瘢痕疙瘩初始采取保守治疗，醋酸曲安奈德注射（10，20或40 mg/mL）/每2~3周。作用机制是糖皮质激素能降低胶原活性，增加胶原分解[39]。若需行手术切除，术后低剂量放疗是需要的。

小　结

耳郭矫形术，重点强调精准的术前分析和测量，对特定的畸形选择效果最稳定和创伤最小的

术式。尽管医生难以精通所有的术式，只要对耳
郭矫正术原则有扎实的理解，对各种各样的畸形，
无论何种入路，均能给予矫正。

参考文献

1. Ely E. An operation for prominence of the auricles. Arch Otolaryngol 1981;10:97–99

2. Rogers BO. Mirotic, lop, cup, and protruding ears. Plast Reconstr Surg 1968;41:208–231

3. Luckett W. A new operation for prominent ears based on the anatomy of the deformity. Surg Gynecol Obstet 1910;10:635

4. Becker OJ. Surgical correction of the abnormally protruding ear. Arch Otolaryngol 1949;50:541–560

5. Converse JM, Wood-Smith D. Technical details in the surgical correction of the lop ear deformity. Plast Reconstr Surg 1963;31:118–128

6. Farkas LG. Anthropometry of normal and anomalous ears. Clin Plast Surg 1978;5:401–412

7. Weerda H. Embryology and structural anatomy of the external ear. Facial Plast Surg 1985;2:85–91

8. Streeter GL. Development of the auricle in the human embryo. Contrib Embryol 1922;69:111

9. Wood-Jones F, I-Chuan W. Development of the external ear. J Anat 1934;68:525–533

10. Potter E. A hereditary ear malformation. J Hered 1937;28:255

11. Korozumi N, Ono S, Ishida H. Non-surgical correction of a congenital lop ear deformity by splinting with Reston foam. Br J Plvvast Surg 1982;35:181–182

12. Matsuo, K, Hirose T, Tomono T, et al. Nonsurgical correction of congenital auricular deforities in the early neonate: a preliminary report. Plast Reconstr Surg 1984;73:38–51

13. Byrd H, Langevin C, Ghidoni L. Ear molding in newborn infants with auricular deformities. Plast Recon Surg 2010;126: 1191–1200

14. Schonauer F, La Rusca I, Molea G. Non-surgical correction of deformational auricular anomalies. J Plast Reconstr Aesthet Surg 2009;62:876–883

15. Tan S, Shibu M, Gault D. A splint for correction of congenital ear deformities. Br J Plast Surg 1994:47:575–578

16. Yotsuyanagi T, Yokoi K, Urushidate S, et al. Nonsurgical correction of congenital auricular deformities in children older than early neonates. Plast Reconstr Surg 1998;101:907–914

17. vanWijk M, Breugem M. A prospective study on non-surgical correction of protruding ears; the importance of early treatment. J Plat Reconstr Aesthet Surg 2012:65:54–60

18. Fritsch M. Incisionless otoplasty. Laryngoscope 1995:105:1–11

19. Firtsch M. Incisionless otoplasty. Facial Plast Surg 2004:267–270

20. Fritsch M. Incisionless otoplasty. Otolaryngol Clin North Am 2009:1199–1208

21. Strychowsky J, Moitri M, Gupta M, Sommer D. Incisionless otoplasty: a retrospective review and outcomes analysis. Int J Ped Otorhinol 2013:30:1–5

22. Furnas DW. Correction of prominent ears by conchamastoid sutures. Plast Reconstr Surg 1968;42:189–193

23. Spira M, Stal S. The conchal flap: an adjunct in otoplasty. Ann Plast Surg 1983;11:291–298

24. Horlock N, Misra A, Gault D. The postauricular fascial flap as an adjunct to Mustarde and Furnas type otoplasty. Plast Reconstr Surg 2001:108:1487–1490

25. Shokrollahi K, Cooper, M, Hiew, L. A new strategy for otoplasty. J Plast Reconstr Aesthet Surg 2009;62:774–781

26. Mustarde JC. Correction of prominent ears using simple mattress sutures. Br J Plast Surg 1963;16:170–178

27. Bull TR, Mustarde JC. Mustarde technique in otoplasty. Facial Plast Surg 1985;2(2):101–107

28. Burres S. The anterior-posterior otoplasty. Arch Otolaryngol Head Neck Surg 1998;124:181–185

29. De la Torre J, Tenenhaus M, Douglas BK, Swinburne JK. A simplified technique of otoplasty: the temporary Kaye suture. Ann Plast Surg 1998;41:94–96

30. Hilger P, Khosh MM, Nishioka G, Larrabee WF. Modification of the Mustarde otoplasty technique using temporary contouring sutures. Plast Reconstr Surg 1997;100:1585–1586

31. Connolly A, Bartley J. "External" Mustarde suture technique in otoplasty. Clin Otolaryngol 1998;23:97–99

32. Gibson T, Davis WB. The distortion of autogenous cartilage grafts: its cause and prevention. Br J Plast Surg 1958;10:257

33. Spira M. Otoplasty: what I do now-a 30-year perspective. Plast Reconstr Surg 1999;104:834–841

34. Pilz S, Hintringer T, Bauer M. Otoplasty using a spherical metal head dermabrador to form a retroauricular furrow: five-year results. Aesthetic Plast Surg 1995;19:83–91

35. Nachlas NE, Duncan D, Trail M. Otoplasty. Arch Otolaryngol 1970;91:44–49

36. Cloutier AM. Correction of outstanding ears. Plast Reconstr Surg Transplant Bull 1961;28:412–416

37. Schuffenecker J, Reichert H. A scoring and V-Y plasty technique. Facial Plast Surg 1958;2:119

38. Baker DC, Converse JM. Otoplasty: a twenty-year retrospective. Aesthetic Plast Surg 1979;3:36

39. Cohen IK, McCoy BJ. Keloids and hypertrophic scars. In: Rudolph R, ed. Problems in Aesthetic Surgery. St. Louis: CV Mosby; 1986

30 亚洲人面部的美容整形手术

作者：Hyoung Jin Moon，Valerie Tay

翻译：侯　强　　审校：刘蔡钺

引　言

亚洲人美容整形手术数量在近5年来迅速增长。韩国美容整形手术激增在此过程中起着巨大的引导作用，根据国际整形美容医师学会（International Society of Aesthetic Plastic Surgeons，ISAPS）调查发现，韩国人接受美容整形手术的比例高达13人次/1 000人，位居全球第一[1]。

因为亚洲大陆生活的40亿人中存在着巨大人种差异，所以需要对本章讨论的范围进行界定。

历史上，人类学家和科学家使用"蒙古人种"这个名词称呼生活在东亚和中亚的人群。

在本章，"亚洲人"特指居住在东亚和东南亚的人们。本章讨论不包括南亚、中东和其他具有高加索人种特点的亚洲人。

本章聚焦亚洲人群中最常见的美容整形手术——睑成形术，以及面部轮廓成形术，后者也是亚洲人群特有的美容整形外科手术。

重要的解剖学差异

皮　肤

亚洲人种比高加索人种真皮层更厚，更容易色素沉着。胶原密度较高导致在创伤愈合中成纤维细胞增殖活跃，这也解释了亚洲人创伤愈合过程中易于出现过度色素沉着和瘢痕增生反应。

面部骨骼结构

人体测量学研究显示，与高加索人种相比，亚洲人头颅更加扁平、宽阔，面部轮廓更宽广，面宽及两下颌角间距离更大。对于亚洲女性而言，下颌间距宽大的方形脸被认为缺乏吸引力，她们更青睐呈V字形的椭圆形小脸，中国人常称为瓜子脸[2, 3]。

这也解释了肉毒素（药品核准标示外使用）在咬肌肥大的亚洲女性中广受欢迎的原因。因为使用肉毒素瘦脸的效果有限，因此整形美容手术治疗被期望可以更有效的减少下颌角间距。近年来，面部轮廓整形手术的数量迅速增加，尤其是韩国人——具体原因将在后续章节中详细讨论。

眼　睛

根据一组被广泛引用的数据显示，仅有不超过50%的亚洲人拥有与生俱来的上睑皱褶[4]。

Chen[5]将亚洲人眼睑形态分为7种不同的类型，最常见的眼睑类型是单睑、新月形重睑，平行形重睑和开扇形重睑。他还指出，东方人上睑皱褶比高加索人种窄，原因在于东方人睑板窄（6.5~8.5 mm），且眉—眼间距短。

内眦赘皮是亚洲人眼睛另外一个特征性表现。内眦赘皮在非亚洲人群中仅有2%~5%的发生率，但是其在亚洲人群中的发生率高达40%~90%[6]。

Johnson描述了内眦赘皮的4种临床类型，包括眉型内眦赘皮、上睑型内眦赘皮、睑板型内眦赘皮和倒向型内眦赘皮，睑板型内眦赘皮在亚洲人中最常见[7]（图30.1，图30.2）。

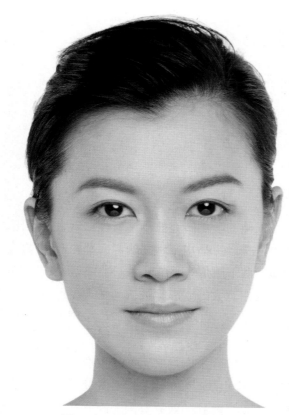

图 30.1　理想亚洲人脸型的照片

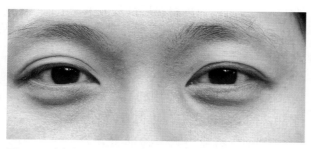

图 30.2　同时具有新月型重睑和平行型重睑的患者照片

面部骨骼轮廓重塑

面部骨骼轮廓整形通常包括颧骨缩小术、下颌角缩小术和颏成形术。这些手术项目可以单独实施，也可以组合开展以获得满意的疗效。

颧骨缩窄

这个手术可以分解为三个主要的步骤。

1. 切口及入路
   a. 口内切口
   b. 耳前切口
   c. 冠状切口
   d. 上述三者的组合切口
2. 缩小术
   a. 截骨术 –L 形或者 I 形切开，可同时去除或不去除骨质
   b. 刨削术
   c. 磨削术
3. 固定技术
   a. 微型钢板与螺钉固定技术
   b. 缝扎固定技术

不同技术方法的回顾

1983 年，Onizuka[8]最早提出了颧骨缩窄术。他提出了一种完全通过口内入路利用宽骨凿刨削实现颧骨缩窄的方法。Whitaker[9]认为可以通过冠状切口使用牙钻磨削两侧颧弓和颧骨突出部，同时使用植入物进行颞部填充。

其他学者比如 Ung 和 Lew[10]以及 Yang 和 Park[11]提出通过组合方式完成颧骨缩窄术，即通过口内切口磨削突出颧骨，通过耳前或者冠状切口完成颧弓单处青枝骨折或者多处截骨。

Rhee 等[12]认为通过单一耳前切口就可以完成颧骨体磨削，颧弓截骨以及颧弓外侧骨皮质去除。

最近更加流行的手术方法是经由口内切口实施 L 形[13~15]或者 I 形[16]截骨，并与颧弓截骨相配合。Kim 和 Seul[14]在 2000 年第一次报道了经口内切口的 I 形截骨术。首先移除两条间距 3~8 mm 倾斜平行截骨线间的骨组织，随后使用弧形骨凿通过同一口内切口进行颧弓横行截骨。

Ma[12]选择移除 L 形短臂 4~6 mm 宽的骨质，并通过双皮质螺钉修复骨折。

Ma[13]选择切除 L 形短臂 3~7 mm 骨质，使用微型钢板和螺钉修复骨折。

作者的心得

作者倾向于使用耳前切口与唇下切口进行手术。于耳前的鬓角内设计短小的发际线切口。将软组织和骨膜从颧弓表面剥离，随后使用骨凿进行颧弓截骨。

随后，通过唇下切口从上颌窦前方及颧骨体表面剥离骨膜。作者使用摆锯通过 L 形截骨线切断颧骨体（图 30.3）。

于患者 L 形截骨线长臂截除 3~5 mm 长骨质。

通过锤击造成颧骨不完全性骨折。使用三孔微型钢板和螺钉固定骨折部位（图 30.4）。耳前切口使用聚丙烯线缝合，唇下切口使用可吸收的聚乙烯线缝合。持续加压包扎 3 天，随后换用弹力头套包扎。

并发症

目前大多数外科医生都避免使用冠状切口，以避免术后瘢痕性脱发和手术时间过长。因为手术瘢痕隐蔽，并且能够快速达到颧骨手术区域，所以口内切口和耳前切口是目前多数外科医生的选择。

口内切口入路实施颧骨缩窄术主要的顾虑在于咬肌切断后可能出现脸颊下垂的现象。所以，避免过度从颧骨上分离与切开咬肌是非常重要的。

单纯使用磨削术进行颧骨缩窄的主要争论在于这种方法不能够充分去除颧骨组织，同时由于术后骨膜增生，复发率较高。

L 形截骨术中出现上颌窦黏膜破损的现象很常见，但是上颌窦炎却很少有报道。颧骨截骨术后发生慢性上颌窦炎[17]和黏液囊肿[18]的报道均为个别现象。

据作者所知，尽管面神经走行接近颧弓，但仅有 1 例颧骨缩窄术后发生面瘫的报道[19]。这名患者同时伴有医源性外直肌损伤、眼眶骨折和张口受限。

其他有报道的并发症包括形态不对称、眶下神经损伤导致局部麻木、血肿和骨不连。

下颌角肥大的手术治疗

下颌角肥大手术治疗的主要目的是减少下颌角间宽，增加下颌角和下颌平面角的角度。

1. 手术入路
   a. 口内入路
   b. 口外入路（通常位于耳后）
   c. 口内口外结合入路
2. 手术方式
   a. 下颌角截骨术
   b. 下颌支外板劈除术
   c. 下颌支后方截骨术

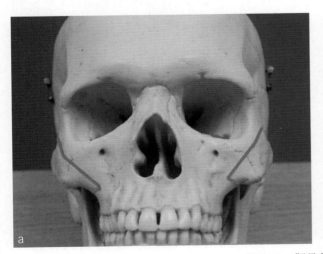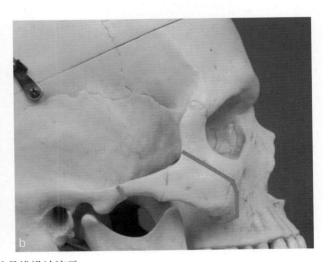

图 30.3　颧骨截骨线设计演示

不同技术方法的回顾

1880 年，Legg 首次报道了特发性咬肌肥大。最早治疗下颌轮廓肥大的尝试见于 20 世纪 40 年代。1947 年，Gurney[20] 提出了治疗咬肌过度肥大的方法。2 年后，Adams[21] 认为可以通过口外切口去除咬肌的中间部分以及缩小下颌角。

众所周知，过宽的下颌角不仅是由于咬肌的肥厚，而且与下颌骨骨骼结构有关[22, 23]，这一现象在亚洲尤为常见。

需要注意的是，术前评估患者非常重要。术者必须在正面与侧面评估患者的双侧下颌角间距和下颌角角度，因为两者手术处理技巧可能有差异。

早期多采用下颌角截骨术治疗下颌角肥大，但后来发现单纯下颌角截骨不能充分缩小双侧下颌宽度，对于特定患者而言，结合下颌骨外板劈除术或矢状劈除术更有必要。Baek 等[22] 在 1989年首次报道使用摆锯通过口内切口去除突出的下颌角，同时还切除了部分患者部分内侧咬肌。

后来，切线方向截骨的方法被用于改善下颌角外翻的患者的面部轮廓[24]。因为有出血、水肿和面神经损伤的可能，切除咬肌的方法被废弃。

Pu 等[25] 提出可以通过口内切口解决正面观时下颌角宽大及外翻的问题，或者利用耳后切口

缩窄侧面观时下颌升支前突。Shao 等[26] 提出可以使用长弧形全层截骨结合下颌骨外板截骨的方法纠正下颌平面角的倾斜以及缩窄下颌角宽度。

2011 年，Ying 等[27] 提出了多阶梯截骨术纠正下颌角宽大的方法，这种方法能够在侧面观时获得平滑自然的面部轮廓。他们首先从下颌切迹截骨至下颌支。随后，在前方逐渐减小截骨线倾斜的角度以产生平滑的下颌骨边缘。

作者技术心得

于下颌支设计口内切口可根据需要将切口向下颌骨体方向延伸。随后进行骨膜下剥离，横向牵拉咬肌暴露下颌骨角。

使用摆锯完成下颌角的切除，同时顺着下颌骨的主体完成切除获得平滑的轮廓，避免出现双角畸形（图 30.5）。

通过磨削下颌骨皮质的方法减小下颌骨的宽度。并且打磨下颌骨锐利的边缘。使用不可吸收线缝合切口。压力包扎术区 3 天，随后改为弹力绷带继续包扎 3 天。

并发症

最常见的并发症是术中出血、术后血肿、双侧不对称和第二下颌角的出现。过度切除引起的过矫或踝突骨折，以及下牙槽神经和颏神经损伤

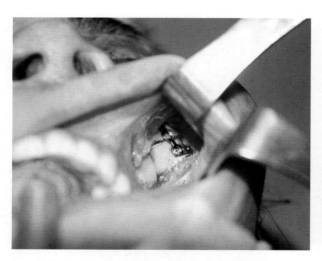

图 30.4　使用三孔微型钢板和螺钉进行固定

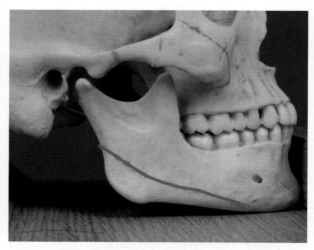

图 30.5　使用摆锯切除下颌骨肥大部分实现平滑的缩窄下颌角

可导致长时间张口困难以及下唇感觉麻木，此外下颌下腺下垂也有报道。

图 30.6 至图 30.9 为接受面部骨骼轮廓整形手术的临床实例。

亚洲人眼睑整形术

眼睑成形术是当今世界最常见的面部美容整形手术。眼睑成形术在亚洲特指重睑成形术，因为仅有 50% 的亚洲人先天具有重睑。事实上，很多亚洲人把重睑成形术看成微创治疗而不是手术，特别是埋线技术的广泛应用。相比接受鼻成形术或面部提拉术而言，接受重睑成形术的患者不需要承担过多的社会压力。

亚洲患者通常希望通过眼部美容整形使她们的眼睛看起来更大，更灵动[3]。重睑成形和内眦开大可以达到患者需要的效果。许多作者均指出，亚洲患者要求的重睑形态不同于西方患者要求的高位月牙形重睑形态，他们更喜欢自然的低位重睑。

解　剖

目前认为，重睑皱褶的存在是因为睑板前上睑提肌腱膜与上睑板边缘存在广泛的粘连。睑板前眼轮匝肌结缔组织纤维附着于皮肤真皮组织中，导致当上睑提肌收缩提升时上眼睑出现重睑皱褶。

对于大多数白种人而言，眶隔与提上睑肌腱膜融合的位置位于上睑缘上方 8~10 mm 处。

关于部分亚洲人没有重睑皱褶（即这部分亚洲人表现为单眼皮）的主要假说是：眶隔与提上睑肌腱膜之间黏附位置不固定，且多数位于比较低的位置，这就导致上睑提肌腱膜前脂肪垫的位置相对靠下，使眼睑外观显得臃肿；并且上睑提肌腱膜进入眼轮匝肌和上睑真皮组织的位置也更靠近眼睑边缘。

不同技术的回顾

很多作者提出了独特的技术并取得了临床的成功。他们的手术方法可以大概归类为切开和非

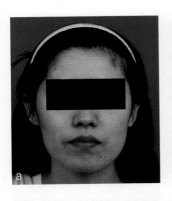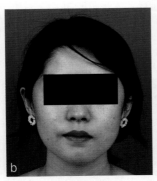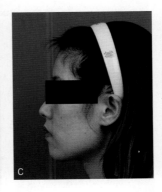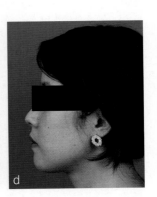

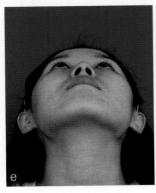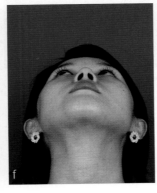

图 30.6　接受面部骨骼轮廓的患者术前（a，c，e）和术后（b，d，f）对比

切开两种。

不管采用那种技术，术前评估是非常重要的。检查过程中，外科医生应该留意患者面部或者眼睑是否存在不对称的情况。上眼睑与眉毛应该作

为一个整体来考虑—注意眉毛的位置—当老年人进行睑成形术时，眉毛下垂的问题应该被同时矫正。其他重要的要点包括额外的皮肤、肌肉和脂肪。

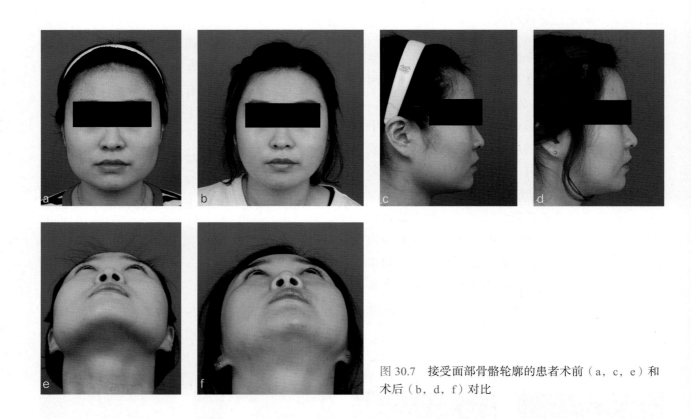

图 30.7　接受面部骨骼轮廓的患者术前（a，c，e）和术后（b，d，f）对比

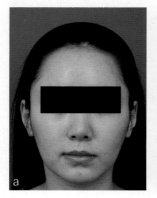
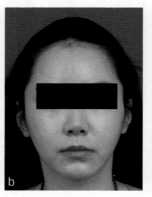
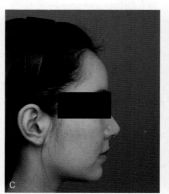
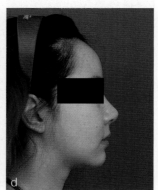

图 30.8　接受面部骨骼轮廓的患者术前（a，c）和术后（b，d）对比

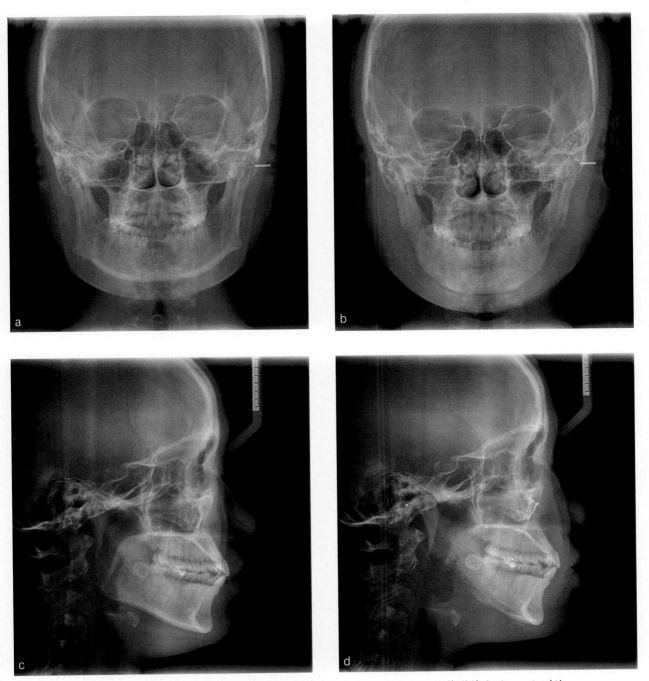

图 30.9　接受面部骨骼轮廓的患者术前影像学检查（a，c）和术后影像学检查（b，d）对比

埋线技术

因为术后水肿和淤青较少发生且总体恢复时间快，埋线技术深受重睑成形患者的欢迎。这种术式主要的问题在于形成的重睑皱褶线容易消失。没有上睑皮肤松弛以及腱膜前过度脂肪堆积的患者适合接受埋线法重睑成形术。

前文中已经描述了单一缝合和多重缝合技术在重睑成形术中的应用。尽管重睑成形术中有多种缝线种类和缝合技术可供选择，但是重睑成形术的主要目的仍然是相同的：就是在睑板与眼睑皮肤之间产生粘连。

多点间断皮肤缝合法

1896 年，Mikamo[28] 提出了一种非切开的重睑成形术。他在睑缘上方 6~8 mm 处穿透皮肤全层缝合 3 针建立重睑皱褶。

1933 年，Hata[29] 将 Mikamo 的方法进行了改进。Hata 设计的重睑线距离睑缘 10 mm，明显高于 Mikamo 的设计高度。他们使用 5-0 双针编织丝线从睑板贯穿全层皮肤 3 针，缝线穿出皮肤后再穿过小串珠继而打结。

多点间断埋藏缝合法

1926 年，Uchid[30] 提出可以使用肠线在距离睑缘 7~8 mm 处缝合 3 针以获得建立重睑皱褶。

多点连续埋藏缝合法

1929 年，Maruo[31] 提出了一种连续的皮下缝合方法实现重睑，他利用双针缝线以正弦形式 5 次穿过眼睑皮肤。最近，很多作者描述了自己关于埋线重睑成形术的独特技术。

Moon 等[32] 对 Maruo 的方法进行了改良，他使用双针尼龙线以正弦形式 4 次穿过皮肤和结膜，最后线结埋藏于眼轮匝肌内。

切开法

切开法重睑成形术可以在术中移除多余的皮肤和脂肪组织。但是，术后恢复的时间也较长。切开法重睑成形术的手术适应证包括：①皮肤松弛或者上睑下垂的患者；②皮肤冗余；③脂肪过多导致的上睑臃肿。

对于切开法重睑成形术而言，有很多种缝合的方法。Broadly 认为，重睑成形的方法包括：

1. 上睑提肌腱膜—真皮

2. 皮肤—上睑提肌—皮肤

3. 皮肤—睑板—皮肤

前两种方法可以形成动态重睑，而"皮肤—睑板—皮肤"缝合方法会形成静态重睑。1929 年，Maruo[33] 第一次提出利用外切口形成重睑的方法。他将结膜及睑板上缘皮肤做贯穿缝合形成重睑褶皱。

20 世纪 70 年代，Flowers[34] 提出了深部锚着技术——它使用 6-0 可吸收缝线穿过睑板前皮瓣的真皮层、睑板前组织以及上睑提肌腱膜的游离缘，将上睑提肌腱膜和真皮组织连接在一起。随后，将上睑提肌腱膜与皮肤组织缝合。

Chen 等[4] 建议使用 6-0 不可吸收线将切口下唇、上睑提肌腱膜和切口上唇缝合。他通常这样缝合 5 或 6 针以形成重睑褶皱，然后用 6-0 或者 7-0 尼龙线缝合切口。

Lam[35] 提出使用 5-0 尼龙线将皮肤和上睑提肌固定 3 处以形成上睑皱褶，随后使用 7-0 尼龙线缝合切口。

作者重睑成形术的经验

术前，在患者坐姿情况下使用泪道探子或牙签模拟理想重睑皱褶的位置。对亚洲人而言，理想的重睑皱褶最高点为 6~8 mm。使用甲紫溶液沿理想的重睑皱褶线进行标识，这就是重睑手术的下缘切口位置。

使用镊子夹持上睑皮肤直至达到睫毛轻度外翻的位置，就是重睑手术上缘切口位置

使用利多卡因/肾上腺素（1：100 000）进行局部浸润麻醉。助手将上睑皮肤绷紧，随后使用 15 号手术刀切开皮肤。使用剪刀去除多余的皮肤组织。使用精确的双击电凝进行止血。

切除一条眼轮匝肌后即可显露眶隔。打开眶隔后如果有疝出的眶隔脂肪，则止血钳夹紧并烧灼后切除。老年患者需要谨慎选择去除眶隔脂肪的数量，避免出现上睑凹陷。

作者还注意到，过度切除上睑板缘的眼轮匝肌和睑板前眼轮匝，可能导致凹陷性瘢痕形成。

作者倾向于使用不可吸收线，比如 6-0 或 7-0 尼龙线缝合以形成重睑褶皱。使用 4~5 针将上睑提肌腱膜与睑板前皮肤真皮组织固定。皮肤切口使用 6-0 尼龙线缝合。

图 30.10 和图 30.11 显示接受重睑成形术患者的术前和术后照片。注意重睑皱褶的最高点明显低于高加索人种。

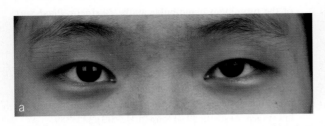
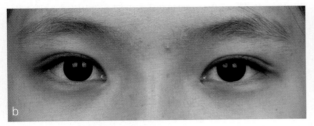

图 30.10   接受重睑成形术的患者：a. 术前；b. 术后

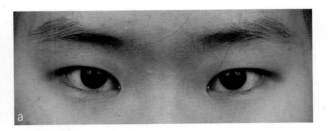
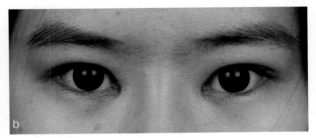

图 30.11   接受重睑成形术的患者：a. 术前；b. 术后

并发症

埋线法重睑成形术后 1~5 年内重睑皱褶消失的发生率在 2.9%~7.1%[36, 37]。因此，作者建议使用切开法重睑成形术以获得长期稳定的手术效果。

其他问题包括不对称、眼睑肿胀、血肿形成、兔眼和皮肤麻痹。正如前面提到的，对于亚洲人而言存在术后瘢痕增生的风险，特别是内眦区。外科医生也应该意识到存在血供解剖变异的可能，腱膜间隔外侧动脉是亚洲人重睑成形术中出血的可能来源之一[38]。位于眶隔外侧的腱膜间隔外侧动脉是上睑外侧动脉的分支，在韩国，它在 11% 的重睑成形术中和 38% 的尸体解剖中被发现。

小　结

整形手术数量迅速增加导致了医疗旅游飞速发展。其中有很多的原因，比如韩国区域影响力的增加，旅游的便捷，韩国流行文化的输出，嗜好自拍年轻人的增多以及对整形外科公正认识的深入。

然而，与此同时美容整形手术后投诉和手术并发症也逐步增多，无相关资质的美容整形医院和缺乏严格训练的美容整形外科医生也不少见。

因此，针对亚洲人进行美容整容手术的外科医生应该意识到亚洲文化的特点以及亚洲人解剖和手术技巧的细微差别，只有这样才能取得最好的手术效果。

参考文献

1. ISAPS International Survey on Aesthetic/Cosmetic Procedures Performed in 2011. Availabel at: http://www.isaps.org/Media/Default/global-statistics/ISAPS-Results-Procedures-2011.pdf. Accessed June 1, 2015
2. Gui L, Yu D, Zhang Z, Changsheng L, Tang X, Zheng Z. Intraoral onestage curved osteotomy for the prominent mandibular angle: a clinical study of 407 cases. Aesthetic Plast Surg 2005;29(6): 552–557
3. Dobke M, Chung C, Takabe K. Facial aesthetic preferences among Asian women: are all oriental Asians the same? Aesthetic Plast Surg 2006;30(3):342–347
4. Chen WPD. Asian Blepharoplasty and the Eyelid Crease. Philadelphia: Butterworth Heinemann/Elsevier; 2006
5. Chen WP. Asian blepharoplasty update on anatomy and techniques. Ophthal Plast Reconstr Surg 1987;3(3):135–140
6. Park J. Modified Z-epicanthoplasty in the Asian eyelid. Arch Facial Plast Surg 2000;2(1):43–47
7. Johnson C. Epicanthus. Am J Ophthalmol 1968;66(5):939–946

8. Onizuka T, Watanabe K, Takasu K, Keyama A. Reduction malar plasty. Aesthetic Plast Surg 1983;7(2):121–125

9. Whitaker L. Aesthetic augmentation of the malar-midface structures. Plast Reconstr Surg 1987;80(3):337–346

10. Uhm K, Lew J. Prominent zygoma in orientals: classification and treatment. Ann Plast Surg 1991;26(2):164–170

11. Yang D, Park C. Infracture technique for the zygomatic body and arch reduction. Aesthetic Plast Surg 1992;16(4):355–363

12. Rhee D, Kim S, Shin D, et al. Lateral facial contouring via a single preauricular incision. J Plast Reconstr Aesthet Surg 2012;65(8): e205–e212

13. Ma Y, Zhu S, Li J, et al. Reduction malarplasty using an L-shaped osteotomy through intraoral and sideburns incisions. Aesthetic Plast Surg 2011;35(2):237–241

14. Wang T, Gui L, Tang X, et al. Reduction malarplasty with a new L-shaped osteotomy through an intraoral approach: retrospective study of 418 cases. Plast Reconstr Surg 2009; 124(4): 1245–1253

15. Kim Y, Seul J. Reduction malarplasty through an intraoral incision: a new method. Plast Reconstr Surg 2000;106(7): 1514–1519

16. Mu X. Experience in East Asian facial recontouring. Arch Facial Plast Surg 2010;12(4):222–229

17. Kim D, Jeon E, Jang S, Kim H. Maxillary sinusitis after reduction malarplasty. Ann Plast Surg 2011;67(6):577–578

18. Kim H, Roh S, Lee N, Yang K. Giant maxillary mucocele occurring after reduction malarplasty. J Craniofac Surg 2012;23(2): e123–e124

19. Hwang K. Lateral rectus muscle injury, orbital fracture, mouth locking, and facial palsy resulting from reduction malarplasty. J Craniofac Surg 2011;22(1):151–154

20. Gurney C. Chronic bilateral benign hypertrophy of the masseter muscles. Am J Surg 1947;73(1):137–139

21. Adams WA. Bilateral hypertrophy of the masseter muscle: an operation for correction (case report). Br J Plast Surg 1949;2(2): 78–81

22. Baek S, Kim S, Bindiger A. The prominent mandibular angle. Plast Reconstr Surg 1989;83(2):272–278

23. Yang D, Park C. Mandibular contouring surgery for purely aesthetic reasons. Aesthetic Plast Surg 1991;15(1):53–60

24. Baek S, Baek R, Shin M. Refinement in aesthetic contouring of the prominent mandibular angle. Aesthetic Plast Surg 1994;18(3): 283–289

25. Pu Z, Zhang Y, Yang J et al. Mandibular angle ostectomy for Chinese women. J Craniofac Surg 2009;20(1):105–110

26. Shao Z, Peng Q, Xu Y, Xie Y, Yu B. Combined long-curved ostectomy in the inferior mandibular border and angle of the mandible with splitting corticectomy for reduction of the lower face. Aesthetic Plast Surg 2011;35(3):382–389

27. Ying B, Wu S, Yan S, Hu J. Intraoral multistage mandibular angle ostectomy. J Craniofac Surg 2011;22(1):230–232

28. Sergile S, Obata K. Mikamo's double-eyelid operation: the advent of Japanese aesthetic surgery. Plast Reconstr Surg 1997;99(3): 662–667

29. Hata B. Application of eyelid clamp and beads in "double-eyelid" operation. Jpn Rev Clin Ophthalmol 1933;28:491–494

30. Shirakabe Y, Kinugasa T, Kawata M, Kishimoto T, Shirakabe T. The double-eyelid operation in Japan. Ann Plast Surg 1985;15(3): 224–241

31. Maruo M. In: Mutou Y, ed. Atlas of Aesthetic Surgery. Toyko: Nan San Publishing Company; 1977:64

32. Moon K, Yoon E, Lee J. Modified double-eyelid blepharoplasty using the single-knot continuous buried non-incisional technique. Arch Plast Surg 2013;40(4):409

33. Maruo M. Plastic construction of a "double-eyelid." Jpn Rev Clin Ophthalmol 1929;24:393–406

34. Flowers R. Asian blepharoplasty. Aesthet Surg J 2002;22(6): 558–568

35. Lam S. Asian blepharoplasty. Facial Plast Surg Clin North Am 2014;22(3):417–425

36. Takayanagi S. Asian upper blepharoplasty double-fold procedure. Aesthet Surg J 2007;27(6):656–663

37. Kim Y, Park H, Kim S. Secondary correction of unsatisfactory blepharoplasty: removing multilaminated septal structures and grafting of preaponeurotic fat. Plast Reconstr Surg 2000;106(6): 1399–1404

38. Hwang K, Kim B, Kim Y, Chung I. Lateral septoaponeurotic artery: source of bleeding in blepharoplasty performed in Asians. Ann Plast Surg 2003;50(2):156–159

31 鼻整形患者的面部分析

作者：Peter A. Hilger，Kofi D. O. Boahene
翻译：刘安堂　　审校：刘安堂

引 言

虽然客观上难以有一个明确的定义，但面部美在不同文化中有不同的标准，而且会随时间而演变。面部的美有其特征，包括对称、美学上令人愉快的比例和相互关系等。几个世纪以来，希腊艺术家在他们的画作中强调面部的比例感，并用它们来反映主体的气质。现代人体固定骨骼和软组织点的人体测量，可以以比率、长度和角度的形式对面部进行更客观和定量的分析。在过去的十年中，数学家和计算机科学家试图用分形几何学和数字分析来定义面部美。一个结论是，面部美与主观观察者的编码和记忆方式相关[1, 2]。换句话说，"美在旁观者的眼里"，任何试图量化面部美的尝试都必须考虑到观察者。即便如此，面部美似乎普遍推崇一定比例、角度、对称和平衡的几何规则。全面了解这些被认为是有吸引力的面部应该具备的标准比例，角度，测量和关系，是辨别偏离理想值的必要条件。虽然白人患者的美学分析已得到很好打的分类、总结，但这些标准的种族差异没有得到很好的描述。因此，在不同种族的面部尝试应用统一标准，往往导致患者严重的不协调和不满意。成功的鼻整形术，完全取决于对鼻子和周围面部特征的准确透彻的分析，并对分析标准、种族差异和患者的愿望进行深入的评价。本章的目的是介绍临床上适用的鼻部和面部的美学概念，有助于评估做鼻整形的患者。它侧重于高加索患者的分析细节，但突出在非白种人患者的解剖变异。

一个必须强调的核心概念是，忽略患者的种族基础或外科医生选择的分析细节，重要的是要有一个全面和一致的系统来评估鼻子，以避免被单一特征所分心。此外，一个彻底的分析将预测潜在的结构解剖，并预计需要达到期望的改变所需的外科技术或策略。一套综合的分析，有助于细化手术的美学和生理目标。在本质上，一个深入的分析将有助于外科医生的手术预演。最后，面部和谐是外科手术的一个基本目标，一些鼻整形外科医生认为有吸引力的鼻子会吸引眼球，这是社会互动的焦点。面部和谐的一个有意义的组成部分，包括有高光区和阴影区的、曲线柔和的轮廓。不自然的轮廓如 Bossa 和锋利的线条分散其他有吸引力的面部特征。

鼻部—面部分析

鼻整形之前对患者的分析，首先是对其鼻—面部关系的评估。尽管鼻部和面部外观有很大的变化，但关于鼻部和面部比例的一般准则已经制订出来。也有许多不同的方法来分析面部比例，其中一些复杂且相互混淆而难以应用。以下图表提出了一些术前和术中可应用于鼻整形患者的基本准则。

一般来说，面部可被水平线划为三等份（图31.1）。前额发际线（发际中点）到眉间，眉间至鼻底（鼻下点），鼻底到下巴（颏点）大约是三等分。Powell 和 Humphrey 指出，由于发际线的位置不同，除额部除皱手术后灯外，面部的上 1/3 部分并不显著[3]。因此，他们重新定义了面部高度的评估，中间 1/3 从鼻根点延伸至鼻下点。这些重新定义的边界，面部的中和下 1/3，各自分别是从鼻根点至颏下点的距离的近似 43%

和 57%。面部下 1/3 可进一步细分为三，上唇为 1/3，下唇和下巴为 2/3。鼻部和面部可被垂直线分为五份，鼻基底的宽度与内眦间距和每一只眼睛的宽度相等（图 31.2）。

从侧面看，鼻子与面部成直角三角形的比例，其中鼻突出度是鼻长度的 60%（图 31.3）[4]。鼻额角大约起始于上睑皱襞的水平，而下巴向前的突出度应接近下唇。

在这些一般审美准则中，由于个人或种族差异而存在差异。非洲裔美国人、东亚人和拉丁美洲人的鼻子经常偏离垂直五分和水平三分的经典描述。这些族群的鼻底宽度往往大于眼角间距，与泪阜间距离有更好的相关性。在中东患者从鼻根点至鼻下点的中 1/3 经常是比下 1/3 要长，而在东亚和非洲裔美国则通常较短。

大多数患者有面部和鼻部的不对称，这应在术前咨询中讨论。最好是通过使用数码照片的计算机格式来创建来自不同半面部的两个全面部（图 31.4）。在术前，这些不对称不被患者注意，而术后，患者却对不对称会格外敏感。此外，骨骼不对称，如在一个鼻前棘和小柱歪斜的鹰钩鼻患者中，如果不确认和适当处理，可能会影响最终的结果。

鼻部评估

正如前面在讨论中所指出的，系统的方法是必不可少的。它包括优秀的面部摄影，不仅记录了鼻部的术前表现，而且是术前研究的必要资源和术后评估的资源。一个有重点的鼻部评估，包括评估皮肤罩的特征，然后是正面分析和侧面评估。从基底位视图的分析，可以得到相当多的洞察力。从斜位图和附加视图，如天空或直升机视图，以及微笑的外观，可以得到更多的细节，会产生额外有价值的信息。最后，我们使用了一个与需要手术调整的不良结果相关的分析特征的检查表，将在本章结尾处列出。

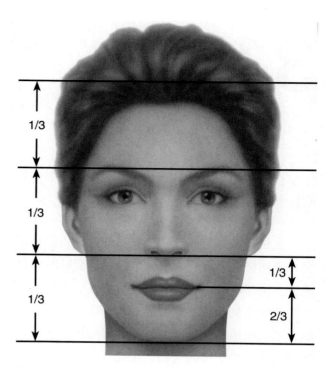

图 31.1 面部被水平线分为垂直 3 等份。上 1/3 从发际线至眉间，中 1/3 从眉间到鼻下点，下 1/3 是从鼻下点至颏点

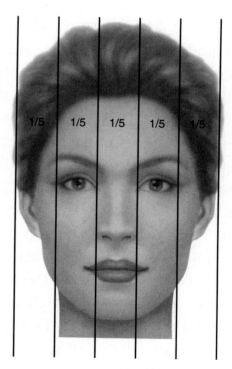

图 31.2 面部可以被垂直线分为 5 等份，鼻基底宽度等于内眦间距和睑裂宽度

鼻部皮肤

对鼻整形患者的评价应该考虑到鼻部皮肤和软组织的覆盖。厚而皮脂腺丰富的鼻部皮肤不能很好呈现骨软骨结构中的细微变化。因此，厚皮患者的鼻缩小整形术，可能会产生一个小但结构不清的鼻子，而不那么激进的减容加上合理的软骨移植则会使鼻部外观更加平衡和精细，并同时保存气道的功能。许多外科医生认为，在皮肤厚和皮脂多的患者，需要更长的时间水肿才能消退然后呈现出最后的结果。然而，薄的皮肤也可能更容易显示出其下任何轻微的畸形和不规则。

鼻子皮肤在额鼻角处较厚，跨过鼻缝点时变薄（图 31.5）。从鼻缝点到鼻尖上点，皮肤又开始增厚，皮脂腺增多。在鼻尖部，皮肤厚度变化较大，较薄者可清晰的显示出其下的鼻尖软骨，较厚的则参与形成球形鼻尖。鼻翼皮肤同样较厚，有高密度的皮脂腺，而鼻小柱的皮肤通常比鼻子其他区域的皮肤都薄。

应当注意到既往瘢痕的存在（水痘、外伤等），他们可能影响到软组织的覆盖，并可能需要一些掩饰技术。应及时预处理酒渣鼻的征象或转诊给皮肤科医生，因为它可能会加剧术后持续性的红斑。

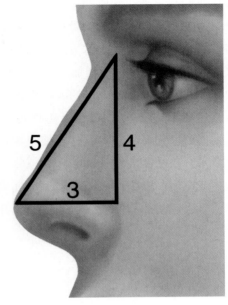

图 31.3 鼻的突出度及长度如图示呈 3 : 4 : 5 三角形。突度与长度之比有代表性的是 3 : 5，使得鼻突度是长度的 60%

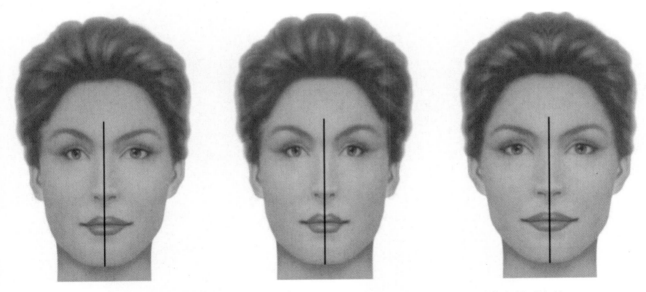

图 31.4 通过计算机不同的半侧面部生成的两个面孔来看，微妙的面部不对称变得更清晰

支架强度

对骨和软骨支架的触诊，是鼻整形术前分析的必要组成部分。例如，下外侧软骨的硬度会影响采用何种鼻整形技术。弱的软骨可能需要更保守的修整或抬高，来达到所期望的轮廓并抵消愈合的收缩力。相反，较硬的软骨可能需要更积极的修整。鼻骨短也会改变手术方式。通常，鼻骨短时软骨穹隆的长度会相应增加。软骨的柔软性，使鼻中部 1/3 容易受愈合产生的收缩力而变形。当去除鼻背驼峰，新的中隔鼻背缘比原来更窄时，情况尤其如此。在鼻骨短和软骨支架很柔软时进行鼻整形术，往往需要增强的结构移植物，如扩展移植物或皮瓣。鼻整形时，必须保留气道的结构支撑，以生理功能妥协为代价的审美提升不会使患者受益。

正面观

在正面观可以评估鼻子的对称性。经眉毛内侧到同侧的鼻尖表现点，可以看到有一条连续的弧线（图 31.6）[5]。从眉间到颏点的连线鼻梁和鼻尖一分为二（图 31.7）。从这个角度看，鼻子的任何偏斜或扭曲都是显而易见的。正面观可以最好的评价鼻背和鼻翼的宽度。鼻翼的宽度应与内眦间距基本相等，但正如前文所述必须考虑到种族差异性。如果鼻翼基底明显宽于内眦间距，可以考虑鼻整形，这将在本章的基底位视图中进一步讨论（图 31.8）。

鼻的骨性侧壁的宽度应为正常鼻翼基底的 75% 到 80%（图 31.9）。如果骨性鼻基的宽度超过这一比例，可以通过外侧截骨术来缩窄。如果骨性基底宽度在正常范围，而骨性鼻背较宽，则需要在保持骨性基底不动的同时移动鼻骨。

从正面观，鼻尖有两个表现点，是覆盖在下外侧软骨穹隆上皮肤的光线折射点（图 31.9）。在高加索人中的鼻子上，这个距离通常是 6~8 mm（图 31.10）。对于鼻尖表现点另一个有用的参考是，从鼻尖表现点到鼻翼缘下缘水平线的距离应与该线与鼻小柱尾侧缘的距离近似（图 31.11a）。鼻翼软骨穹隆部的不对称，在正面视图上表现为鼻尖不对称，这可能需要手术调整。应该注意球形鼻尖并分析潜在原因。一个球形、

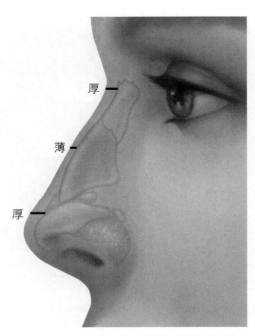

图 31.5　鼻背皮肤厚度各不相同。最厚处通常在鼻尖，而最薄处在鼻缝点

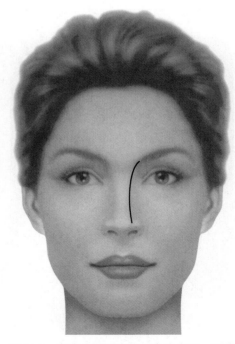

图 31.6　鼻背从眉毛内侧至鼻尖应呈一弧线

表现点不良的鼻尖可能由如下原因导致：外侧脚过宽，较厚的皮脂腺丰富的皮肤覆盖于正常软骨穹隆，穹隆间分开角过大，穹隆拱宽度过大和下外侧软骨头侧端错位。获得清晰鼻尖表现点依赖于对鼻尖和鼻翼小叶轮廓特征的精确分析。如果鼻尖表现点间距过宽，可以通过各种技术，包括穹隆间缝合和贯穿穹隆缝合，将下外侧软骨的穹隆拉近。识别出外侧脚的异位非常重要，因为不适当的头侧端去除而没有恰当的补救措施，最终可能导致夹捏畸形和鼻阀塌陷。

在正面看上去，鼻小柱正好悬挂于鼻翼缘下方，给鼻尖下小叶一只柔和的"展翅飞翔的海鸥"样外观（图31.11b）[6]。正面观看到太多的鼻小柱表明鼻小柱突出或有悬垂，这可能需要减小。在正面缺乏这种"海鸥线"，则提示有鼻小柱退缩，需要鼻小柱充填。鼻孔不能显露太多，否则提示鼻尖过度旋转。此时应注意鼻翼缘或其与鼻翼基底附着处的不对称现象。正面可以最好的观察到

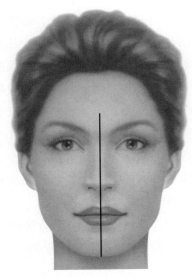

图 31.7 从眉间中点至颏点画一垂直线时，鼻偏曲就明显了

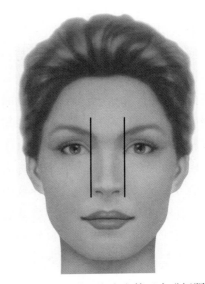

图 31.8 鼻翼基底宽度等于内眦间距

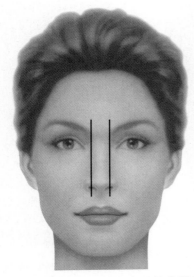

图 31.9 鼻骨性侧壁基底的宽度大约是鼻翼基底宽度的75%

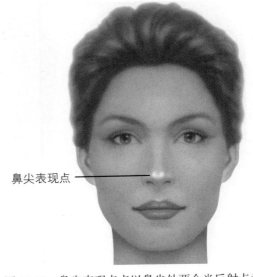

鼻尖表现点

图 31.10 鼻尖表现点点以鼻尖处两个光反射点为标志

鼻翼缘外侧部的悬垂，可以通过特定技术达到鼻尖的和谐。

精细的鼻尖可以在正面看到鼻尖上和鼻尖下的双转折外观。鼻尖上转折定义为鼻背与鼻尖的连接区域，而鼻尖下转折定义为鼻尖和鼻小柱的连接。鼻尖下转折点、鼻尖表现点和鼻尖上转折点的关系会构成两个等边三角形（图 31.11c）。

在讨论鼻子的合适大小的同时，要顾及其他的面部器官与之的协调性。例如，如果中 1/3 面部较长，而且内眦间距窄，将鼻翼缩窄以与内眦间距相匹配，会导致鼻子看上去过长，导致中面部更长。能认识到这些细微差别且能够改良手术方法以适应之是区分高级鼻整形医生与一般医生的标志。

在正面视图上讨论鼻子合适的比例时，必须在其他突度上也要调和鼻部，同时考虑与面部其他比例和种族差异性的协调。如果中 1/3 面部较长，而且内眦间距窄，将鼻翼缩窄以与内眦间距相匹配，会导致鼻子看上去过长，导致中面部更长。同样，在有些种族中试图缩小鼻基底使之与内眦间距匹配，可能导致外观不自然和鼻孔狭窄导致的功能受损。能认识到这些细微差别且能够

改良手术方法以适应之是区分高级鼻整形医生与一般医生的标志。

侧面观

侧面视图可以对面部轮廓向前突起的情况进行评价。准确地对鼻的突出度进行评价，需要评估鼻的基底情况。这包括中面部、前额和下面部的突出度和轮廓，具体包括软组织容量、骨骼结构和咬合关系。例如，上颌发育不全明显影响鼻侧面的评判。与上面部和下面部关系包括在本章的后文中。对眉间、鼻、上颌骨、颧突、嘴唇和下巴之间的整体关系，应进行评估。从侧面观，鼻额角经鼻背与眉毛相连。鼻额角最深的点是鼻根点，应该在上睑皱褶水平。鼻额角由从鼻根点出发与眉间相切的线和鼻根点出发与鼻尖相切的线构成（图 31.12a），通常在 115°~130°。没有一个标准的参数来决定此角的正确深度，因此，必须用美学标准判断是否太浅还是太深。这个角度通常是 115°~130°。最佳的深度，或者相反鼻额角的突出度变化较大，需要包含鼻缝点和鼻尖点的突出度去考量，以达到一个平衡的迷人轮廓。

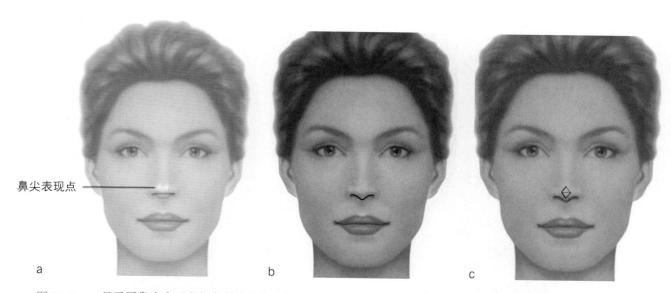

鼻尖表现点

图 31.11　a. 显示了鼻尖表现点与鼻翼缘和鼻小柱最下缘的关系。在正面视图上，与鼻翼拱上缘相切的一条线在鼻尖表现点和鼻小柱最下部之间是等距的；b. 正面观，可见鼻翼与鼻小柱呈"飞翔的海鸥"样外形；c. 鼻尖上转折、鼻尖表现点和鼻尖下转折的关系，可以用两个虚拟的底边相连的等边三角形表示

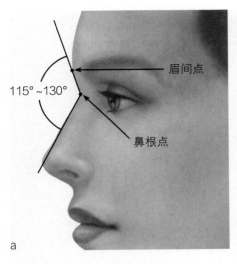

115°~130°

眉间点

鼻根点

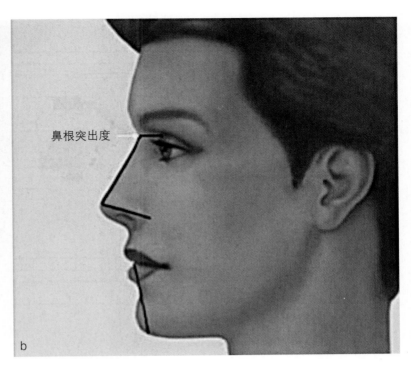

鼻根突出度

a

图 31.12 a. 典型的鼻额角是 115°~130°；b. Byrd 和 Hobar 认为鼻根的深度通常是 9~14 mm

b

Byrd 和 Hobar[7] 建议鼻根的突出度应由鼻子的长度和鼻尖的突出度来决定。他们认为，理想的鼻长度应由下面部的高度和颏部的垂直高度（即口点到颏点的距离）来决定。鼻的长度应等于颏部的垂直高度，而鼻根的突出度应为颏部垂直高度的 0.28 倍，大概 9~14 mm（图 31.12b）。他们还认为，鼻尖突出度应该是鼻长度的大约 2/3（图 31.13a）。当然，鼻根位置的最终判断或改变将受到周围结构的影响。如一个深的鼻额角与一个突出的额头和眉组合在一起，将显得更男性化。

Goode 描述了一个简单而有用的方法来评估鼻尖突出度（图 31.13b）。在该方法中，从鼻根经鼻翼沟画一条线，然后经鼻尖作该线的垂直线。该垂直线的长度就是鼻尖突出度。三角形的斜边是从鼻根到鼻尖，从而构成直角三角形。比较突出度应该应该大约是从鼻根到鼻尖测量出的鼻长度的约 60%。

Crumley 和 Lancer 描述的技术由 Goode 技术发展而来，占上唇的长度（图 31.13c）。从鼻根到上唇唇红缘画一条线，与鼻翼沟相切。第二条线与第一条线垂直并穿过鼻尖，此线的长度代表鼻尖的突出度。垂直线与代表鼻尖突出度的线的比率应为 3.53。SIMON 认为鼻高度与上唇长度有关联[8]。如果鼻小柱基底（鼻下）至鼻尖的距离与鼻小柱基底到上唇唇红缘的距离之比是 1:1，那么用这种方法确定的鼻尖突出度可以认为是合适的。最后这种确定鼻尖突出度的方法是假定上唇的长度是合适的。如前所述，与其他面部结构的平衡很重要。如上颌骨发育不良会增加对鼻投影的感知。下巴和额头轮廓影响更大，会分别讨论。

当期望的鼻尖突出度和鼻根点突出度确定以后，就可以来评估鼻背。在鼻根至设计的鼻尖划一连线，鼻背应在这连线上，或在其后 1~2 mm 且与之平行（图 31.14）。如果鼻背明显地位于这条线后方，就需要隆鼻加以纠正。如果在其前方，则可以考虑降低鼻背高度。鼻背的突出度也应相对于鼻根的位置进行评估。鼻根低可能导致高估鼻背的突出度。鼻尖上区的轻度凹陷使得鼻子更加轮廓清晰，而且有助于区分鼻背和鼻尖。

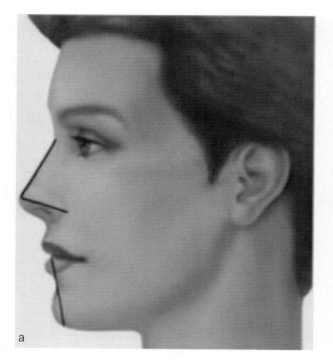

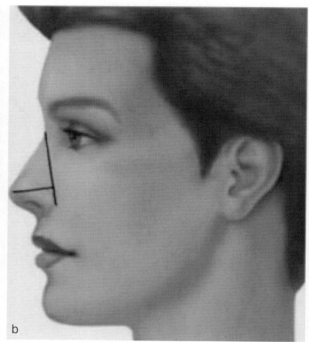

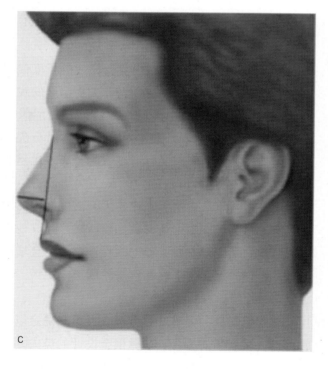

图 31.13　a. Byrd 和 Hobar 定义鼻尖突出度是鼻长度的 2/3；b. Goode 定义的鼻尖突出度；c. Crumley 定义的鼻尖突出度

在男性中，直的鼻背轮廓配以较小的鼻尖上转折是理想的。

　　侧面观可以最好的评价鼻尖旋转度。鼻尖旋转度被认为是前面部平面上突出的鼻尖的倾斜。测量鼻唇角时，在鼻孔的最前端和最后端作一连线（图 31.15）。这线与经上唇的垂直线所成的角叫鼻唇角。男性和女性的理想鼻唇角各不相同。男性是 90°～95°，而女性则是 95°～115°。这一角度在非高加索人种中也是变化很大的，有时非常尖锐需要上颌骨前移植物或者其他鼻尖整形技

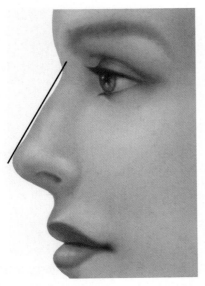

图 31.14　鼻背应该在或略后于（1~2 mm）鼻根与鼻尖的连线

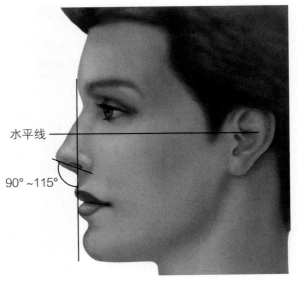

图 31.15　男士鼻唇角应在 90°~95°，而女性在 95°~115°

术。在实践中，大多数医生在术中并不测量这些角度，术是基于他们眼睛的主观判断来进行美学上的平衡。与高个相比，在矮个个体中，较大的向上旋转是可以接受的。突出度越高的鼻子越不能有太大的旋转。

侧面观时，要评估鼻翼—鼻小柱关系。在鼻翼缘下方应该可见 2~4 mm 的鼻小柱（图 31.16）。鼻小柱显露大于 4 mm 就过多了，原因可以是鼻翼退缩或中隔尾部的悬垂。

小柱和鼻翼缘构成的卵圆形的二分线下方距离过多，提示中隔尾段突出或下外侧软骨内侧脚过大。如果这条线上方的距离过多，鼻翼缩缩就会明显。鼻小柱显示不足，通常是由于鼻小柱退缩或严重悬垂的鼻翼小叶。侧面观，鼻小柱有两个折点（图 31.17）。第一个折点在鼻尖转向上后方至鼻尖下叶处，第二个在鼻小柱中部，此处鼻小柱更为水平，向后延伸至鼻中隔下点。后面这一点通常对应内侧脚和中间脚的连接处。

基底位

术前鼻基底的评估应包括鼻孔的大小，形状，方向和对称性；鼻小柱的宽度和长度；小叶的高度；鼻翼小叶的大小和轮廓。当鼻子从基底位看时，可见一个等腰三角形[9]。理想的鼻尖下小叶是三角形高度的 1/3，小柱贡献了其余 2/3 的高度（小柱小叶比 2∶1）（图 31.18）。

在前后方向上，鼻翼小叶的突出度应小于总鼻尖突出度的 50%（图 31.19）。鼻孔应该是对称的梨形或水滴形，最宽的部分在鼻槛处。在窄鼻子中，鼻孔的宽度应该与小柱宽度相同，其长轴与鼻小柱成 45° 角。可见鼻小柱在其基底处向外扩展，由下外侧软骨的内侧脚构成。如果内侧脚短，这种扩展将更靠前，医生应该注意到这一点，因为许多技术将影响鼻尖的支持结构。应考虑在这些情况下增加结构移植物以稳定鼻尖形态。鼻小柱在中段最窄，在与鼻尖下小叶汇合处向外扩展。鼻翼基底的宽度最好在基底面上进行评估。在非白种人中已经注意到偏离这一理想值的情况。在非洲裔美国人、东亚人和拉丁美洲人

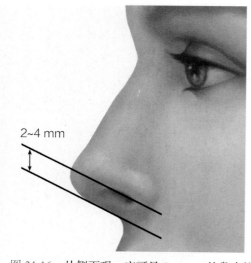

图 31.16　从侧面观，应可见 2~4 mm 的鼻小柱

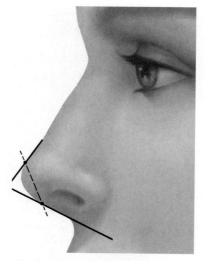

图 31.17　鼻侧面观，注意鼻小柱和鼻尖之间的双转折

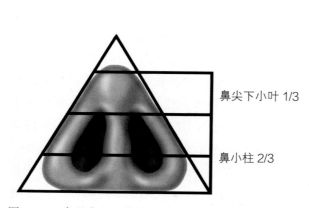

图 31.18　鼻基底观，代表一个等腰三角形，其中鼻尖下小叶占 1/3，而鼻小柱及鼻孔占 2/3

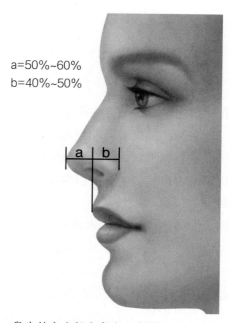

图 31.19　鼻尖的突出部在鼻尖和鼻翼小叶之间应该可以等分

中，小柱小叶比为 1~1.5：1~1.3，反映出与白种人相比相对低的鼻尖[10~14]。同样，在这些民族的中，鼻翼的比例大于总鼻尖突出度的 50%。需要区分开鼻基底过宽和鼻翼外张，因为二者矫正技术不同。鼻翼外张指鼻翼小叶的曲率超出鼻面沟，增加了基底宽度。另外，对于某些患者，鼻翼基底宽度的增加是由于宽阔的鼻槛。这些畸形的矫正需要完全不同的技术，将在本书其他部分进行讨论。此外，应注意鼻翼小叶与其面颊附着处的角度。如果附着处有相对垂直的走向然后再鼻槛区缩窄，会让附着处的下部向内靠拢形成"保龄球畸形"。如前所述，在做出改变时，需要考虑鼻翼基底宽度、骨性基底、鼻尖宽度和鼻背宽度之间的复杂关系。鼻内检查常被忽视的一部分是外侧脚的轮廓，因为它与前庭衬里相连。

常常有外侧脚的反弯，即更靠外侧的部分突

出回鼻气道内。任何缩窄穹隆提供更好的鼻尖表现点的技术，都可能造成气道阻塞。

此外，在鼻内检查中观察到的反射可能与更前方的非常凸的外侧腿有关，而在基底位中看到的有一些沙漏边缘的沙漏形状，而不是相对直的鼻翼边缘，这有助于形成理想的三角形形状。将这种曲率变平可得到更好的尖端轮廓，同时保持气道通常，这可能需要板条移植物或外侧脚支撑移植物等辅助技术。

鼻内检查

鼻检查尚需包括鼻内检查，包括气道的通畅与否、中隔位置、鼻阀的功能、黏膜及下鼻甲的状态。如果需要进行软骨移植，要用棉签检查中隔，确定在修复鼻整形时中隔软骨是否还存在。

鼻与颏的关系

患者与医生的注意力经常只在鼻子上，而忽略鼻子与其他面部器官的关系。在与患者进行术前讨论中，常见的错是没有涉及鼻与颏之间的关系。颏部不前突的患者中，即使鼻尖高度与鼻长度比是合适的，也会看上去不成比例的大。已经提出了几种用于定义下巴的矢状投影的方法，但并无统一的标准。Gonzales-Ulloa 和 Stevens 描述合适的颏位置应在经鼻根画一条与 FRANKFORT 水平面的垂直线上（图 31.20）[15]。假定整个面部高度、中面部高度正常，Ⅰ型咬合关系的情况下，合适的颏部高度应该在此线 2 mm 范围内。简单一点的方法是，经下唇红画一垂直线，估计颏部高度与此线的关系（图 31.21）[16]。男性中，颏部应达到或大约接近此线。另一方法是使用经上下唇部最凸点的连线（图 31.22）。女性颏部的高度，应该在此线 2~3 mm 之内。

计算机图像处理，大大方便了医生与患者就这一重要关系进行交流。如果颏部高度不足，重要的是决定患者是否有小颏（颏部不发达）、小颌（不发达的下颌，Ⅱ类咬合）或缩颌（下颌骨的大小正常，Ⅱ类咬合）。后两者，还要讨论咬合关系，要进行正颌手术。如果患者有小颏，而不愿做正颌手术矫正咬合问题，可以选择隆颏手术或颏成形术。除了确定矢状面上颏的高度存在失衡之外，在垂直方向上有发育过度或不足，应检查面下 1/3 的垂直高度和对称性。这一话题在本书的其他部分进行了讨论。

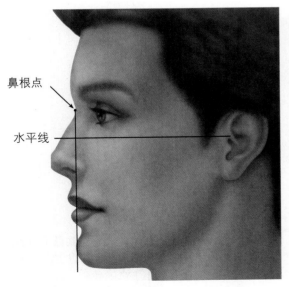

图 31.20　Gonzales-Ulloa 认为，恰当的颏位置，与从鼻额角所画的 Frankfort 水平线的垂直线有关

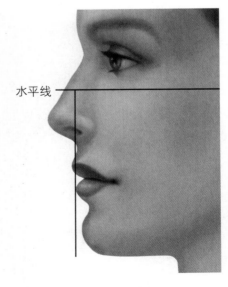

图 31.21　颏部应该接近沿着下唇唇红缘画的垂直线

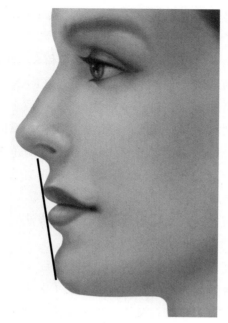

图 31.22　一些作者推荐以在唇部最突出部位画一斜线决定下颌部的适当突度。斜线的下部应触及颏部

鼻—眉—额关系

额部的形态会影响到鼻子的外观。基本上有三种额部轮廓：前突、平和后斜的额部[3]。从眉至发际向后倾斜的额部，会看上去增加鼻子的高度和长度，而平的，垂直的或前突的额部则降低了鼻子长度。类似的，眉毛也会影响到鼻子的外观（图 31.23）。如果面部上 1/3 和中 1/3 要保持协调，在额部前突的患者中，应谨慎处理降低鼻尖和鼻背的高度。再者，突起的眉弓会改变额鼻角的形态，使之看上去更深和更锐利，鼻子更高。

特别注意事项

我们发现，在每个鼻整形术评估的最后经常使用的包含 11 个项目的清单，可以增加有意义的见解。根据我们的经验，这些特征增加了不良后果的风险。对这些项目的全面讨论超出了本章的范围，但它们被纳入本书其他部分的适当章节。

1. 皮肤很厚的患者寻求鼻缩小整形术是一个挑战，因为皮肤和软组织罩没有无限的回缩能力，过度的缩小鼻支架可能导致一个小但形态不规则鼻子，美学上不具有吸引力而且容易发生鼻瓣膜区堵塞。

2. 同样，皮肤过薄的患者也需要特别考虑，因为任何未预料到的支架收缩或扭曲都会导致难看的不规则现象。在这些患者中，经常需要在支架和皮肤罩之间应用缓冲移植物等补

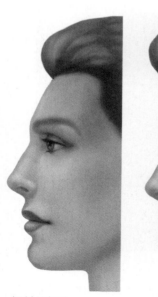
倾斜的额头

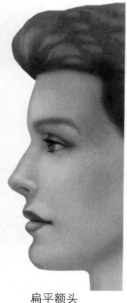
扁平额头

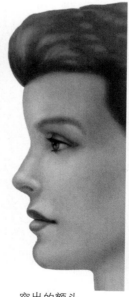
突出的额头

图 31.23　额部外形影响到鼻子的感知。退缩的额部会使鼻子显得更高，而突出的额部缩小了鼻子外形。如图所示，图中只有额部轮廓有倾斜变化

救技术。

3. 正如前面所提到的，那些短鼻骨患者尤其需要保留支架结构的支撑，减少中鼻拱塌陷的风险。

4. 骨性鼻基狭窄的患者在进行外侧截骨时必须十分谨慎，以保持面部元素的和谐在和呼吸道的通畅。

5. 偏斜或扭曲的鼻具有特殊的挑战，需要在术前坦诚地与患者讨论需要额外的移植物和某种程度复发的可能性。

6. 在鼻基底评估部分已经讨论过外侧脚反弯的问题，在本书其他关于鼻尖和功能性鼻阀手术部分也有讨论。

7. 需要从情感和结构的角度对再次隆鼻患者进行考虑。在我们的实践中，第一次面诊常规需要 45~60 分钟。在决定进行手术之前，我们通常会对再次鼻整形的患者进行二次面诊咨询。在进行手术时，需要更加谨慎对待患者不可预知的结构缺失、瘢痕挛缩以及伴随着不愉快结果而带来的心理负担。

8. 中鼻拱狭窄的患者进行鼻背降低时，可能会导致中鼻拱塌陷，通常需要撑开移植物或撑开皮瓣。

9. 必须在术前确认下外侧软骨的错位，因为需要改变常规的鼻整形技术。

10. 术前鼻尖表现点不佳的患者将需要辅助技术。

11. 最后，在一次成功的鼻整形手术中，识别出那些有着不切实际期望的患者是必要的，并且需要在最初的咨询中警惕。

照　相

标准角度的高质量的照片是术前和术后结果比较、教学、医疗文书及方便与患者交流的必要条件。一致性是拍摄鼻部照片的关键。Larrabee 医生提供了关于摄影器材、背景、放大、灯光和角度的标准化信息，这样术前和术后照片具有可比性。标准的鼻整形患者照片应包括正位、两侧位、两斜位以及基底位[17]。在某些情况下，天空或"鸟眼"视图比较好，如显示外鼻偏离中线时。另外，患者微笑时的侧位照。可以显示静止时不明显的鼻部下 1/3 的问题。手术前，医生和患者应该研究照片，讨论对手术的期望和结果。对好照片的独立研究，常常能揭示出在检查患者时不明显的额外特征。

计算机分析

计算机成像系统允许外科医生在屏幕上捕捉和改变患者的图像，可以增强外科医生和患者之间的交流。在办公室咨询时很难表达的美学概念，可以很容易地直观显示。图像系统使用影像或数字照相机在监视器上显示患者的图像。患者和外科医生可以以更客观的方式讨论图像上所看到的东西。通过不同软件可以改变图像，以达到理想的手术结果。图像可以被打印出来或者存储为文件，方便以后今后检索并提示医生或患者手术的目的。建议考虑采用这类技术时一定要谨慎，避免"过度图像化"。外科医生和患者都会从保守的应用这一技术中获益。

小　结

与面部整形外科的其他任何手术相比，鼻整形要求对面部的解剖、生理和美学有更加全面的掌握。对面部比例、测量和关系的评价以及敏锐的审美判断，将有助于外科医生进行术前计划和确定手术目标。对种族差异的敏感性，可以使精明的外科医生完善自己的技术，以达到确保平衡和协调的手术结果。对摄影和计算机成像技术的适当应用，可以成为术前和术后分析、制订手术目标、促进患者和外科医生之间审美观念交流的宝贵工具。

参考文献

1. Schmidhuber J. Facial beauty and fractal geometry. IDSIA; 1998. Available at: http://www.idsia.ch/~juergen/loco/newlocoface.html

2. Perrett DI, May KA, Yoshikawa S. Facial shape and judgments of female attractiveness. Nature 1994;368:239–242

3. Powell N, Humphrey B. Proportions of the Aesthetic Face. New York: Thieme-Stratton; 1984

4. Crumley RL, Lancer R. Quantitative analysis of nasal tip projection. Laryngoscope 1988;98:202–208

5. Sheen JH. Aesthetic Rhinoplasty. St. Louis, MO: CV Mosby; 1978

6. Rees TD. Aesthetic Plastic Surgery. Philadelphia, PA: WB Saunders; 1980

7. Byrd HS, Hobar PC. Rhinoplasty: A practical guide for surgical planning. Plastic and Reconstructive Surgery 1993; 91:642–654

8. Simons RL. Nasal tip projection, ptosis, and supratip thickening. Ear Nose Throat J 1982;61(8):452–455

9. Bernstein L. Aesthetics in Rhinoplasty. St. Louis, MO: CV Mosby; 1978

10. Farkas LG. Anthropometry of the Head and Face. New York: Raven Press; 1994

11. Porter JP, Olson KL. Anthropometric facial analysis of the African American female. Arch Facial Plast Surg 2001; 3:191–197

12. Ofodile FA, Bokhari FJ, Ellis C. The black American nose. Ann Plast Surg 1993;31:209–218

13. Sim RST, Smith JD, Chan AS. Comparison of the aesthetic facial proportions of southern Chinese and white women. Arch Facial Plast Surg 2000;2:113

14. Milgrim LM, Lawson W, Cohen AF. Anthropometric analysis of the female latino nose: revised aesthetic concepts and their surgical implications. Arch Otolaryngol Head Neck Surg 1996;122:1079

15. Gonzales-Ulloa M, Stevens E. The role of chin correction in profile plasty. Plast Reconstr Surg 1966;41:477–486

16. Simons RL. Adjunctive measures in rhinoplasty. Otolaryngol Clin North Am 1975;8:717–742

17. Larrabee WF. Facial analysis for rhinoplasty. Otolaryngol Clin North Am 1987;20:658–674

32

鼻整形术中的鼻科学

作者：Holger G. Gassner，David A. Sherris，Oren Friedman
翻译：刘安堂　　审校：刘安堂

引　言

鼻子是面部容貌中突出的部分，因而是面部美学的主要决定因素。当鼻子的形状与美学上令人愉悦的面部其他部分相协调时，注意力会被集中在眼睛的美丽上。相反，不好看的鼻形会让注意力远离眼睛，面部会给人不愉悦的感觉。

艺术、解剖学和外科学界对鼻子的着迷，诠释了他们对鼻整形术的巨大兴趣。鼻子在决定面部容貌美时的重要性，其解剖的复杂性，相当多潜在的功能缺陷，以及与鼻畸形相关的心理影响，这些使得鼻整形术成为最困难，同时，又在面部整形中最值得做的手术。

鼻子还具有重要的生理功能，必须加以保护，有时也要在受到损害时进行重建。鼻的基本功能包括呼吸、空气调节、过滤、免疫防御和嗅觉。鼻子的呼吸功能中一个经常被低估方面，是其提供了气道阻力。舒适的呼吸需要对吸入的空气有一定的阻力。空气调节功能主要指的是对吸入的空气进行加温和加湿，使之适合于肺气道。鼻子也作为一个有效的屏障阻挡空气中的颗粒物和病原体。鼻黏膜有许多特异性和非特异性的机制进行免疫防御，保护人体免受外来病原体的侵害。当缺乏嗅觉时，就会尤其觉得嗅觉重要性。识别出潜在有害的吸入剂是可以救命的，而能够闻到气味和香味的愉悦则大大提高生活质量。

解剖注意事项

鼻部解剖学的详尽掌握，对于了解、识别和正确使用鼻子的手术平面至关重要。鼻部是分层的。对解剖学组织平面的精确分离，可以减小手术创伤、出血和术后的瘢痕形成。

皮肤—软组织罩

鼻子皮肤质地有个体差异。薄的皮肤，会很明显显示出深面骨性与软骨结构的轻微起伏引起的不规则。较厚的皮肤通常毛孔粗大，鼻尖表现点缺失。非常厚的皮肤通常伴有深面软弱的软骨结构，以及由此引起的鼻尖下垂。两种极端的皮肤状况，都使得鼻整形术变得更加困难，因为各种手术操作对皮肤纹理和厚度改变都很微小。

面部的表浅肌肉腱膜层是美容和重建面部手术中的重要标志。它作为一个面部肌肉浅层的独特层次延伸入鼻部。Tardy 和 Brown[1] 认为鼻部的肌肉被表浅肌肉腱膜层包绕并相互连接。根据其功能，将鼻肌分为不同的组（图 32.1）[2]。鼻的肌肉组织对鼻整形术的美容和功能方面都有重要的意义。降肌群包括降鼻中隔肌的过度活跃，使鼻尖下旋，并导致圆形和鼻尖变长的不良外观。这种所谓的"U 现象"，可通过在鼻整形术时在鼻小柱的基底来切断这些肌肉的止点来解决。

一些研究表明，鼻肌的自主和非自主运动对鼻气道阻力具有重要作用[3]。如单纯的鼻部肌肉麻痹可导致某些患者的鼻气道阻塞。外科医生应特别小心，以保护这些结构的解剖完整性和神经血管支配，以最大限度地减少功能障碍的可能性[3，4]。

骨性结构

鼻 阀

鼻腔适当的术后功能对于鼻成形术的成功至关重要。成对的鼻阀区域代表整个气道的最窄部分，占鼻气道阻力总量的一半。必须认识到鼻阀区域、内鼻阀角和外鼻阀之间的区别。鼻瓣区域是由鼻中隔尾侧端，上外侧软骨返折部，鼻的侧壁，鼻底，有时还有下鼻甲的头部（图 32.2）所限定的区域。

内鼻阀角是上外侧软骨的尾侧端与鼻中隔之间的狭缝状区域。内鼻阀角一般在 10°~15°。Cole[5] 描述了内鼻阀区域的四个功能部件（表 32.1）。

表 32.1 鼻阀的四个功能部件 [a]

分部	描述
Ⅰ	内鼻阀角
Ⅱ	骨性梨状孔
Ⅲ	下鼻甲头部前端
Ⅳ	鼻中隔支撑部

[a] 如 Cole 所述，Ⅰ 和 Ⅱ 代表了鼻阀的结构部分，而 Ⅲ 和 Ⅳ 代表了黏膜血管部分

外鼻阀由鼻翼侧壁支撑，并由鼻孔边缘界定。其内侧为鼻翼软骨内侧脚，下部为鼻棘和鼻底的软组织[6]。文献中将鼻翼侧壁定义为"鼻翼的纤维脂肪组织"。鼻翼有相当程度的肌肉活动。在系统发育中，鼻入口是肌肉括约肌的衍生物，并且外鼻阀相当大比例的结构支撑可能来源于肌肉组织。

Ridgway 和 Murakami[7] 的一项研究显示，展示了从外侧脚延伸并连接到梨状孔的重要的外侧软骨和韧带延伸。临床上，这一结构起到类似坚强支撑的作用，可在手术中被识别和横断。因此，我们称之为"梨状韧带"（图 32.3）。在外科手术时，梨状韧带限制了（下外侧软骨）外侧脚向外的横向偏移，例如外侧悬挂缝合。因此，如果要求对外侧脚进行有效的外侧移位和需要扩大鼻瓣区域的底部，那么松解释放该韧带是很重要的，如下文"鼻阀手术"部分所述[7]。

鼻中隔

在后方，骨性鼻中隔由筛骨垂直板和犁骨构成。在前方，四边形软骨形成软骨性鼻中隔，并与上外侧软骨相延续。图 32.4 显示了鼻中隔的五

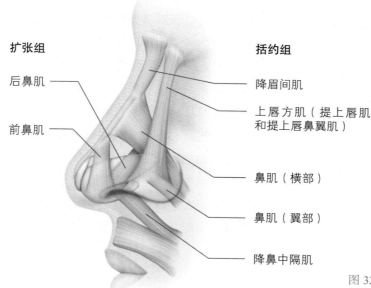

扩张组

后鼻肌

前鼻肌

括约组

降眉间肌

上唇方肌（提上唇肌和提上唇鼻翼肌）

鼻肌（横部）

鼻肌（翼部）

降鼻中隔肌

图 32.1　鼻部肌肉有两个功能组：括约组和扩张组

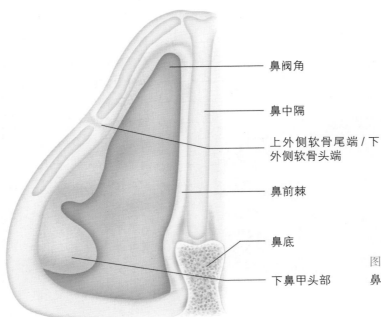

图 32.2 内鼻阀由上外侧软骨尾端、鼻中隔、鼻底和下鼻甲头部组成

鼻阀角

鼻中隔

上外侧软骨尾端 / 下外侧软骨头端

鼻前棘

鼻底

下鼻甲头部

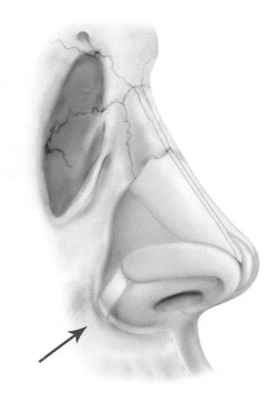

图 32.3 梨状韧带是外侧脚外侧的纤维延伸，提供了鼻翼外侧的稳定性。其也限制了（下外侧软骨）外侧脚向外的横向偏移，手术加宽鼻翼基底时需要横形切断该韧带

个区域。对于鼻部手术，区域 1 和区域 2 是特别重要的，因为它们是横截面直径最窄的区域。鼻中隔尾侧端的构型和结构支撑对于鼻阀是至关重要的。在更靠后的地方，鼻中隔棘突（spurs）和（或）鼻甲肥大通常在临床上没有症状，这是因为后鼻腔较大的直径可以对这些病理情况形成代偿。然而，在更靠后方的区域，这些情况将阻碍鼻窦的出口从而导致鼻窦的相关疾病，这些问题是不能总被忽略的。

鼻翼和上外侧软骨

鼻翼软骨头侧缘和上外侧软骨头尾侧缘的相互关系，在功能上是相关的。在较年轻的患者中，鼻翼软骨超过上外侧软骨的尾端，通常形成不同程度的头端卷曲（图 32.5）[8]。鼻尖的旋转，如同老年性鼻尖下垂观察到的，对鼻阀有压缩效应。几乎一成不变的是，重建鼻中隔的尾侧端、鼻尖的旋转以及鼻背部皮肤软组织罩的头侧端推进，构成了成功矫正的基础。

骨性架构

前鼻棘的形状和梨形孔的宽度与鼻阀的功能

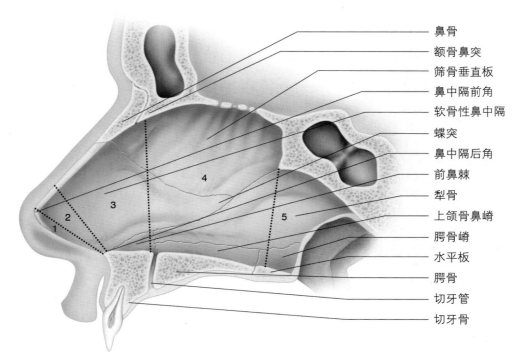

鼻骨
额骨鼻突
筛骨垂直板
鼻中隔前角
软骨性鼻中隔
蝶突
鼻中隔后角
前鼻棘
犁骨
上颌骨鼻嵴
腭骨嵴
水平板
腭骨
切牙管
切牙骨

图 32.4　鼻中隔的 Cottle 分区：1 区，鼻前庭；2 区，内鼻阀；3 区，外侧软骨性和骨性鼻锥之间的空间；4 区，骨性鼻锥水平和后鼻孔之间的鼻中隔；5 区，分隔后鼻孔的鼻中隔

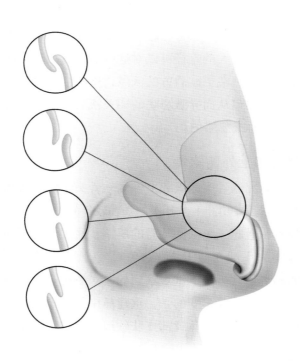

图 32.5　鼻翼软骨和上外侧软骨的重叠部分有不同的解剖学形态。这种重叠形成鼻阀区域的外侧部分，与呼吸时的塌陷有关。通常，塌陷发生时的第一接触点位于这一重叠区域的中点

有关。鼻前棘的偏斜可能导致鼻中隔尾侧端的变化，而鼻前棘的变宽，可能会引起鼻阀区域内侧基底部分临床可见的缩窄。梨状孔骨嵴与下侧软骨的外侧脚有重要的韧相连，如图 32.3 所示。梨状孔骨嵴的位置决定了鼻翼基底的宽度。鼻翼基底过于狭窄，可能会引起鼻阀区域外侧基底部临床上重要的缩窄。

软骨结构的支撑

鼻尖的结构支撑，对于维持功能上开放的鼻阀是至关重要的。鼻中隔的尾侧端尤其重要。前鼻棘的脱位，尾侧偏曲，尾端增厚，尾段或前端突出度不足，或者前鼻中隔角变钝，都可能导致鼻阀的塌陷和阻塞。鼻翼塌陷，可能会继发于中央基座的解剖上的发育不足。临床上，这些缺陷经常与鼻尖的突出度不足和鼻尖的下旋有关。

图 32.6 显示完整软骨架构的解剖，其中有缺陷的前中隔角导致鼻尖下垂和鼻阀塌陷。鼻翼塌陷的主要原因包括软弱，内侧脚移位，或过长的

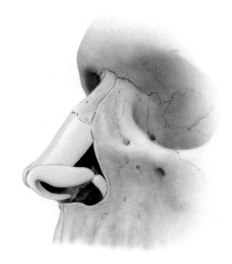
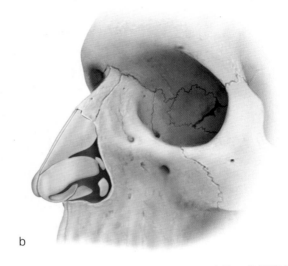

a   b

图 32.6　膜性鼻中隔因衰老松弛时会发生鼻尖的下垂。结果导致，下外侧软骨的穹隆部分想后向下移位、外侧脚的头端向下向内翻转。用手指主动旋转可以缓解这些人的症状（Cottle 征）

外侧脚。次要原因经常涉及初次鼻整形术中过度切除下外侧软骨。对解剖学因素的准确诊断，对于选择合适的手术入路至关重要。

鼻　甲

　　鼻甲由三个功能不同的组织层组成：鼻甲骨，黏膜下层和黏膜。每个组成部分占不同比例的鼻甲体积。黏膜层最薄，黏膜下层和骨骼都占鼻甲体积的最大比例（图 32.7）。黏膜下层具有非常重要的功能：通过改变充血和减轻充血，来调节气流。此外，它提供能量和代谢物来加温和加湿吸入的空气。相对薄的黏膜层，充当接触面并介导与鼻腔气流温度和湿度的交换。黏膜还有纤毛功能，帮助分泌物在鼻内从前往后的适当流动。鼻甲骨骼是鼻甲功能上最不重要的组成部分。它稳定并支撑鼻甲。

　　虽然鼻黏膜的界面功能无疑是重要的，术语"黏膜保留"或"黏膜下层"在鼻甲手术的研究中导致了严重的误解。这些术语经常用于表示可能是较少侵入性的鼻甲体积减小技术。作者认为，

黏膜下层同样值得采用保守的方法，因为它对维持鼻子需要消耗能量的生理功能至关重要，包括加温和加湿。

　　鼻甲减容术，如激光或电凝，旋切和其他治疗等会对黏膜下层造成显著的损害。虽然普遍认为灌注的鼻内软组织的严重损失可导致慢性萎缩性鼻炎，但是没有可用的数据来量化可以安全地牺牲多少鼻内黏膜，而没有长期的临床上明显的功能缺失的风险。这种数据对于黏膜下层同样是缺乏的。因此，作者主张在进行鼻甲减容手术时保留黏膜和黏膜下层。在作者的实践中，在大多数情况下通过简单的骨折或选择性切除鼻甲骨来实现，如"鼻甲手术"部分所述。

内鼻上皮组织学

　　在鼻腔的不同位置各有不同类型的上皮细胞系。在鼻前庭中，中度角化鳞状上皮占优势。紧随其后，大约 1 cm 宽的过渡区可能有鳞状上皮，移行上皮或假复层状柱状上皮。鼻腔中和后三分之一，是典型的假复层、纤毛状柱状上皮与杯状

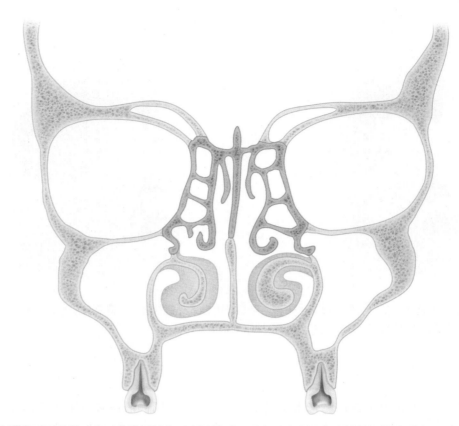

图 32.7　鼻甲的横截面可以揭示出，黏膜下层和下鼻甲骨对于下鼻甲总容量的贡献有不同的比例。通常单纯骨切除就可以治疗鼻甲肥大。完整的保留黏膜和黏膜下层可以最小化内鼻生理功能的损伤

细胞。纤毛以 10~20 赫兹的频率摆动，以 2.3~23.6 毫米 / 分的速度移动黏膜。嗅阈被嗅黏膜覆盖，面积约为 200~400 mm²[2]，厚度比周围呼吸道上皮细胞更厚。嗅上皮是假复层和柱状的，并含有双极嗅觉神经元。在嗅黏膜中可识别出四种主要的细胞类型，纤毛嗅觉受体，微血管细胞，支持细胞和基底细胞。

鼻旁窦

彻底讨论鼻旁窦的解剖结构超出了本章的范围。然而，对于成功的鼻整形术，必须能够准确诊断和治疗伴随的鼻旁窦病理情况。Draf，Kennedy，Stammberger 和 Hosemann 等的论著提供了完整的总结[9~12]。

鼻生理

鼻周期

没有对鼻周期的理解，临床医生可能容易在鼻塞诊断的确立过程中被误导。鼻周期是鼻黏膜下层的功能。它是由 Kayser 在 1895 年描述的，72%~80% 的人群中存在。具有显著的规律性，鼻腔的横截面腔的周期性变化大约每 3~4 小时交替。这些变化一般不被患者注意，因为双侧鼻腔气道总的阻力保持不变[13]。鼻周期在检查或成像上，可能导致几乎是完全性的单侧鼻塞，了解到这一点不要与病理性鼻塞混淆很重要。鼻周期功能，推测可能与允许阻塞侧的鼻黏膜再生有关。这表明，加温、加湿和其他功能对鼻黏膜（下层）

有很大的挑战，使得这些功能不能以不间断的方式保持。不幸的是，没有数据可用于量化鼻子的功能残留量。因此，在鼻子功能受损之前，无法知道多少黏膜下层或黏膜可能会损失。需要进一步的研究来更好地阐明这个重要问题以及鼻周期的目的和意义。

嗅觉

嗅觉的神经支配来自嗅神经、三叉神经、舌咽和迷走神经。带有特定的气味的气体，必须经鼻内气流转运至嗅裂才能刺激到嗅神经。这种运输似乎在用鼻子吸气时增强，因为吸入的气流增加能更好到达嗅觉上皮。逆行气流也能将来自咽部食物的空气传播分子转运至嗅觉上皮。因此，嗅觉可以帮助识别食物的味道。鼻整形术后嗅觉暂时会受损，术后 6 周至 6 个月恢复[14]。

过滤功能

鼻黏膜可防止颗粒物的吸入，从而有效保护下呼吸道。多项研究调查了颗粒物在鼻内的沉积（摄取，吸收，保留）和区域分布。颗粒的大小，形状，重量和空气动力学属性决定了颗粒物在鼻黏膜上的沉积程度。大约 60% 直径 1 mm 的颗粒沉积在鼻腔中，颗粒越大沉积得更为完全[15]。

鼻内可识别出两个主要的沉积点。由于从层流到湍流的过渡，颗粒物会沉积在鼻阀后面的黏膜上。鼻内空气流动的方向随后将颗粒引导到第二个主要的沉积部位，即中鼻甲的前方[16]。鼻腔肿瘤的鼻内分布与这些颗粒沉积模式相关。这种沉积模式也可以解释过敏性鼻炎患者多发的中鼻甲水肿以及鼻息肉的初始形成最常见于中鼻甲区域。

加湿能力

表面积相对较小的鼻黏膜（120 cm²）和深面的黏膜下层面对着湿化和暖化一个正常成人在 1天内鼻腔吸入 14 000 L 空气的重任。黏膜下层将能量和代谢物输送到黏膜，后者作为交换界面。吸入的空气通过传导、对流和辐射的方式被加热。热交换是有效的，因为血液流向与进入的空气流相反。在房间条件舒适的情况下，需要约 280 kJ 的能量来将鼻咽部的空气升温至 32℃。为了这么多体积的空气湿度饱和，消耗了 1 400 kJ 的能量和 600 g 的水。在呼气时，相当一部分热度和湿度从空气中提取出来以节约能源[17~19]。

气流、阻力及其调节

对吸入的空气来说，鼻子的作用就是要一个动态的阻力产生器。在鼻腔入口处，吸入空气的速度约为 2~3 m/s，到内鼻阀提高到约 12~18 m/s。在这里，气流以 60° 角向上，因此用术语"上游电阻"来描述鼻阀的面积。在鼻阀后方，速度降低至 2~3 m/s，气流变得更加水平，最终向下朝后鼻孔倾斜。更多的空气穿过中鼻道，而不是下鼻道。随着气流变得不稳定，吸入空气的暖化和湿化也随之增强。进入鼻咽后，气流向下倾斜，变成层流，速度增加到 3~4 m/s。鼻内气流的这些概述，主要是从静态模型中得出的。鼻阻力的调节是一个动态过程，理解这一点很重要。

在管内流经狭窄区域的液体或气体，会增加其速度从而减小透壁压力。这种被称为伯努利效应的现象，可解释鼻阀在吸气时有不同程度塌陷的观察结果。当鼻瓣塌陷过早时，就会发生病理性气道阻塞。三个因素决定了鼻阀是否会塌陷：鼻瓣的总横截面面积，鼻阀区域的形状和结构骨架的回弹力。鼻阀面积越小，吸入空气的流速越大，负的透壁压越大；鼻阀区域形状越狭窄，塌陷的倾向越大；骨骼结构越弱，越容易塌陷。理论上的理想鼻阀，将是一个具有更圆形，较大鼻阀面积和结构骨架的鼻阀。

鼻翼代表鼻尖最柔软的部位，其次是鼻孔，穹隆间区和鼻中隔前角[20]。鼻翼的中点是最容易塌陷的位置。这是由于杠杆作用，这一点与鼻阀的结构位置距离最远：鼻中隔前角和鼻翼基底。

进一步的研究表明，鼻肌对鼻阀的结构弹性。静息状态时可增加对鼻翼的支撑，且这在鼻肌肉组织的主动收缩时进一步增加（扩张鼻孔）。正如鼻测压测量所证明的，肌肉的静息状态可降低鼻气道阻力。自主性的鼻孔扩张进一步打开了鼻气道[3]。这种现象解释了为什么患有第Ⅶ颅神经麻痹的患者可能新发鼻腔阻塞。

免疫防御

保护鼻子免受刺激物，微生物和过敏原的机制可以描述为非特异性和特异性系统。非特异性系统包括鼻黏膜纤毛运输系统的过滤功能。黏液毯由杯状细胞产生，并通过纤毛运动向咽侧壁驱动以吞下。在正常条件下，黏液流速和颗粒运输的平均速度约为 6 mm/min。吸入的微生物，刺激物和过敏原被捕获。特异性防御机制包括各种免疫学、体液和细胞反应。

鼻功能的客观测量

鼻测压

鼻腔测压法是最常用的客观评价鼻通气功能的客观测试方法。存在各种方法，根据压力传感器的位置可区分为前鼻测压法、后鼻测压法和鼻后测压法。主动和被动测压的区分点在于鼻气流是由患者的呼吸（主动）还是外部泵（被动）驱动的。前鼻主动测压是临床上最常用的方法。它是由 Coutarde[21] 于 1902 年提出，并由 Masing[22]、Kern[23] 等进一步改进的。

原理是分别测量每个鼻腔内气流的压力。为隔离出单个鼻腔，对侧鼻孔被封闭。封闭的塞子或者胶布内含压力传感器，保证与对侧鼻腔中的压力接近。未封闭侧的鼻气流，由嵌入紧密贴合口鼻的面罩中的流速传感器定量。必须注意，不要用堵塞的塞子或胶带扭曲鼻尖和鼻阀的解剖结构。压力和流量数据通常绘制在图中。所得到的图形对许多生物过程是常见的，是一个 S 形回路或滞后。

尽管有着广泛的兴趣和相当多的研究，但是还没有实现对鼻腔测压法的最佳效用。生理性与病理性鼻气道阻力数据之间的区别尚未标准化。鼻测压结果的解释，需要经验丰富的可以根据临床发现来分析所获数据的人员来评估。鼻测压有几个缺点，包括无法在动态呼吸条件下充分评估鼻瓣的功能。在非病变状态下，鼻循环的交替性黏膜充血似乎引入了一个对于可重复性测量来说太显著的变量。此外，自主和不自主的鼻肌活动对于鼻气道阻力的减轻，在鼻腔测压是无法进行控制。尽管鼻腔测压对我们理解鼻气道生理功能帮助巨大，现代分析方法能更好地推断鼻阀病变的程度，但测量结果不足以成立病理性鼻塞阻塞的诊断或作为外科手术指征的依据[14]。

鼻声反射测量

鼻声反射测量是鼻气道第二常用的客观测量方法。这种方法是由 Hilberg[24] 等在 1989 年提出的。鼻声反射仪包括一个装有发声器和麦克风的管子。它产生声音反射，允许绘制鼻内解剖的二维视野。该装置通过可弯曲的硅胶管和凝胶与患者鼻子相连。

鼻声反射测量可以较准确地评估鼻腔容积，并在短时间内监测尺寸的变化。测量结果通常显示鼻腔容积与深度的函数曲线图。在同一个体内，鼻声反射测量值显示有 10%~16% 的变化幅度，表明在探头、发声管和适配器位置固定时有可用于临床的重复性[25]。一些熟练的操作者可以通过手持技术就获得可接受的重复性，但是必须注意，不能使鼻部适配器扭曲鼻尖的解剖结构，并将发声管保持在适当的角度进行测量。在鼻腔中越远位置获得的测量值，可重复性越小。

像鼻腔测压法一样，鼻声反射测量主要用于研究目的。在有经验的使用者手中，它可以提供关于前气道几何形状和鼻前部肌肉血管结构反应性的有用信息。像鼻腔测压法一样，用鼻声反射测量值不允许用来建立手术矫正的指征。

嗅觉检测

嗅觉检测主要包括识别气味的能力及及其检测的阈值范围。现代的方法允许定量和可重复的进行检测和记录。检测水平的测量可以通过提供被测个体一套两个涂抹器来实现，一个有而另一个没有气味剂。在临床实践中证明有用的检测，包括 Sniffin' Sticks 检查（Heinrich Burghart Elektround Feinmechanik GmbH）。可以在 10 分钟内完成，并准确定量记录结果[26]。嗅觉检测是术前评估鼻部手术患者的有用辅助手段，特别是当患者的病史显示既往有嗅觉的症状时。

嗅觉与味觉是重叠的。为了测试目的，单纯的三叉神经刺激可以呈现在鼻部，而单纯的嗅觉刺激可以呈现在口腔。鼻部三叉神经刺激的不识别或口腔嗅觉刺激的识别揭示出功能性厌食的本质。在鼻子进行任何手术之前，基线嗅觉测试对于医疗法律方面的原因非常重要，正如耳科医师在耳朵手术前获得鼓室导抗图。

其他测量

其他鼻部功能的测量包括黏液纤毛运输时间，免疫球蛋白和其他重要分泌物质的基础分泌的评估，以及鼻内空气温度、湿度和颗粒沉积的测量。这些目前仅用于研究。

病理生理学

鼻阻塞的鉴别诊断

关于鼻气道阻塞的许多潜在原因的完整讨论，超出了本章的范围[27]。感兴趣的读者可以参考相关文献。以下段落讨论了与鼻整形外科医生特别相关的鼻塞阻塞原因。

对文献的批判性回顾，可以更容易的发现鼻中隔后的偏曲和推测的鼻甲肥大似乎被过度诊断，而鼻阀病变诊断不足。鼻阀阻塞为多达 64% 的鼻缩小整形术后主诉鼻阻塞的患者中确诊[28]。

应用前鼻镜检查时，由于鼻镜对鼻瓣区域的遮蔽和扩张，往往会忽略瓣膜疾病。许多出现鼻阻塞症的患者，在将脸颊向两侧推时出现明显的气道症状改善，称为"Cottle 征"阳性。外科医生可以用鼻镜或棉签的木柄来重建这一过程（图 32.8）。这种临床操作可以可靠的识别出鼻瓣区疾病。诊断瓣膜区病变的位置需要良好的临床经验。观察鼻阻塞患者正常和强力吸气时的表现非常重要的，以评估动态鼻阀塌陷的证据。在鼻阀

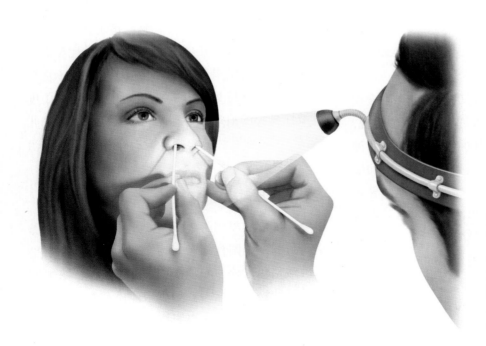

图 32.8　用鼻镜扩张鼻阀区域可以区分前鼻（鼻阀区域）和后鼻（鼻中隔 3 到 5 区）阻塞。如果这一测试导致鼻阻塞缓解，那么可能存在鼻阀区的病理状态，而不存在后鼻中隔和鼻甲解剖导致的鼻阻塞

坍塌过程中，第一接触点的确定是选择正确的矫正技术的一个有用参数[29]。

瓣膜阻塞可能是固定的或动态的或两者一起，并且可能由先前的手术，创伤，老年变化，先天性异常或这些因素的组合引起。这种现象的一个重要原因是不利的杠杆作用：这个位置是距位于鼻中隔前角和鼻翼基底的鼻阀支点最远的点。这部分解释了鼻阀手术的困难之处：很少的技术具有足够的机械效应达到这个最大崩溃点。

矛盾性鼻阻

当患者有严重的单侧结构性阻塞时，例如鼻中隔偏曲，可能导致矛盾性鼻阻塞。患者习惯于固定的梗阻（例如在左侧鼻腔中），并且仅当鼻周期转换至右侧时才注意到反复的对侧（右侧）阻塞。因此，患者感受到的是与实际阻塞侧相对侧的阻塞，因此描述"矛盾的"。这种形式的阻塞，通常可以通过鼻瓣膜修复和（或）鼻中隔成形术矫正。

鼻气道损伤的另一种形式也被认为是矛盾性鼻阻。当过度的鼻甲切除导致鼻腔太大时，会发生这种形式的鼻阻塞。鼻气道阻力的过度减少，导致鼻呼吸受损的感觉。这种形式的矛盾性鼻阻及其相关症状特别难以治疗。

慢性鼻炎

慢性萎缩性鼻炎是有争议的。这种多因素疾病历来是由细菌引起的。随着现代抗生素的出现，其他慢性萎缩性鼻炎的病因也得到了确认。这种疾病的特征，是鼻黏膜的萎缩和功能丧失。加湿功能受损导致干燥、结痂、疼痛。细菌定殖导致脓性分泌物和气味。鼻内组织的萎缩在鼻子中留下太多的空间，引起矛盾性鼻阻塞。关于这一问题的争议是缺乏疾病相关的表现，进展，诊断和病因的数据。慢性萎缩性鼻炎的病因包括鼻甲切除术、放射治疗、感染和其他破坏性措施。干燥的黏膜，结痂，疼痛已经被提出作为诊断标准，

但这些仅见于该疾病的终末期。文献报道，鼻甲手术与终末期慢性萎缩性鼻炎表现之间有很长时间的迟滞。诊断慢性萎缩性鼻炎早期变化或记录其进展没有良好的试验或既定标准。

血管性鼻炎是鼻内血管的自主神经网络失调。临床表现为黏膜肥厚伴和清鼻涕。典型的排除性诊断是，该疾病对局部鼻内施用沙丁胺醇反应良好。

药物性鼻炎由于过度使用去充血的鼻喷雾而产生。典型的药物是去氧肾上腺素和羟甲唑啉。延长使用这些拟交感神经药物会阻碍其血管收缩性质，血管舒张反弹和鼻黏膜充血伴阻塞。长期过度使用时，患者鼻黏膜下层和黏膜发生临床上的长期变化。这些患者在鼻甲手术治疗后似乎更频繁地出现复发性气道阻塞。药物性鼻炎的诊断由病史确定，停药是一线治疗

药物治疗

这个简短的讨论总结了最常用于鼻塞的药物，如口服抗组胺药和局部和全身性皮质类固醇。

抗组胺类

口服抗组胺药（苯海拉明、氯苯那敏和溴苯那敏）在治疗过敏性鼻炎方面是有效的，但这些药物与镇静作用有关。其次是一代非特异性抗组胺药，如非索非那定，氯雷他定和地氯雷他定。与安慰剂组相比，几项研究显示，过敏性鼻炎患者基于症状的结果数据显著改善。这些低不良反应发生率，支持其作为一线药物用于轻度至中度过敏性鼻炎的治疗，特别是间歇性症状患者和儿童[30]。对于慢性鼻窦炎，没有可用数据显示治疗效果。

经鼻使用皮质类固醇

局部皮质类固醇喷雾主要用于治疗过敏性鼻炎。目前，美国食品和药物管理局批准的药剂是二丙酸倍氯米松，布地奈德，环索奈德，氟尼缩松，氟地松丙酸酯，糠酸莫米他松和曲安奈德。这些药物已被证明比口服抗组胺药更有效地治疗

过敏性鼻炎（和结膜炎）的症状。比较倍氯米松，布地奈德，曲安奈德，氟替卡松和莫米松的研究中，基于症状的结果表明没有一种药物有明显的优势[31-34]。鼻内皮质类固醇的总体不良影响是可以接受的，包括轻微的症状，如干燥，刺痛或灼热。鼻出血是最常见的并发症，发生在约5%的患者中。通过指导患者将喷雾头从鼻中隔朝向鼻侧壁，可以减少鼻中隔穿孔和鼻出血的风险。全身不良反应如抑制下丘脑—垂体轴和生长迟缓不再是现在的药物的一个相关问题。表32.2显示了儿童使用的最低允许年龄。

表32.2 儿童鼻内应用激素的批准年龄

药剂	批准年龄 [a]
布地奈德	6岁或以上
环索奈德	6岁或以上
弗尼缩松	6岁或以上
糠酸氟替卡松	2岁或以上
氟替卡松丙酸酯	4岁或以上
水合糠酸莫米他松	3岁或以上
曲安奈德	6岁或以上

[a] 成人与儿童适应证和剂量不同

全身应用皮质类固醇

全身应用皮质类固醇通常肌注或口服。肌注药物包括二丙酸倍他米松，醋酸甲泼尼松，磷酸倍他米松，曲安奈德。全身性皮质类固醇是三线药物，用于抗组胺药和鼻内皮质激素无效时。这些药物会将内源性皮质醇产生抑制在12天至3周的不同程度，但是高度有效[35]。Axelsson和Lindholm在施用单剂曲安奈德后，17例过敏性鼻炎患者中有16例出现症状改善，而安慰剂组21例患者中仅有2例改善[35, 36]。这种缓解可以持续整个过敏季节。很少有数据用于比较口服与肌注皮质类固醇。一项研究显示[37]，口服泼尼松龙每天7.5 mg，血浆皮质醇水平被抑制超过3周，但肌注皮质类固醇没有。通过充分筛查患者的糖尿病，青光眼，高血压和骨质疏松症，使用

全身性皮质类固醇，如肌注曲安奈德，已经成为慢性鼻炎的重要且安全的治疗方法。

鼻生理外科干预的效果

鼻中隔手术

鼻中隔成形术的技术细节已在相应章节详细讨论。以下部分将重点介绍与鼻腔生理功能保护有关的一些重要问题。标准的摆动门鼻中隔成形术可有效地纠正广泛的后部畸形。然而，由于鼻腔的后方更宽敞，这种偏曲需要非常明显地引起症状性阻塞。识别出鼻中隔尾侧端的偏斜和鼻中隔背侧与上外侧软骨的相互关系至关重要。这些区域需要更复杂的操作来矫正。常见的错误是试图保留一个变形的L形支柱或者过度切除支柱。这可能导致鼻尖垂，鞍鼻畸形和鼻瓣阻塞。鼻中隔尾端畸形，可能需要尾侧端中隔延伸移植物或尾侧端端端移植物[38]。中隔软骨向上外侧软骨移行区域的畸形，可能需要从将上外侧软骨从鼻中隔软骨上分离出来。当中隔尾端严重变形或缺损时，需要移植鼻中隔后部、肋软骨或其他材料[39]。在作者的实践中，即使很严重的问题，也可以通过稳定的扩张移植物和尾侧端中隔延伸移植物的组合来矫正。全中隔的体外重建，应仅限于极端情况。

鼻中隔病理情况发生的另一个重要位置是膜性鼻中隔。在老年性鼻尖下垂中观察到延长的膜性中隔。这种畸形通常导致双侧鼻斑阻塞。患者可能会指出，用手指将鼻尖向上推会缓解鼻阻塞。除了将覆盖鼻背的下垂的皮肤软组织罩复位，还需要重建鼻小柱和鼻中隔尾侧端之间的生理关系。尾侧鼻中隔重建联合榫卯技术和中隔—小柱缝合技术，可以矫正这一功能性问题。应该注意的是，当鼻中隔尾侧端完全前移入鼻小柱时，榫卯技术有使得鼻尖变硬的风险。作者主张至少部分保留膜性中隔，以保持鼻尖的天然柔软度。

面部整形与重建外科（第 4 版）

鼻内支撑包扎的放置，似乎随着无创伤的成形术和鼻整形术而减少。多项研究表明，当鼻内包扎被移除时，患者的舒适度和疼痛得到改善[40]。经中隔褥式缝合，是最小化中隔血肿风险的有效方法。经鼻呼吸快速重建，随之患者舒适度增强[41]。

鼻阀手术

矫正鼻阀阻塞和保留足够的鼻阀解剖，是鼻成形术中最具有挑战性的任务。对病变本质和位置的准确诊断，对于成功的修复至关重要。图 32.9 示意性地示出了鼻阀区域的解剖学边界，以及各种矫正术式的影响。

安德森三脚架的中央支柱（内侧角、膜性中隔和鼻中隔软骨尾侧端）的结构完整性，是鼻阀重建手术成功的基础。用直的中隔软骨前推鼻小柱（榫卯），尾端延伸移植物或固定型鼻小柱支

撑移植物的放置，以及鼻中隔尾侧端的移植，在合适的病例中都是有效的方法。这些操作引起鼻阀区域的加长和外侧脚头侧缘的外旋。

撑开移植物是鼻阀修复的常用技术。图 32.10 显示，中鼻拱的完整性对于鼻的呼吸功能很关键。上外侧软骨与中隔软骨汇合处常呈圆拱形，其在尾缘处形成鼻阀角。撑开移植物通常在分离上外侧软骨后植入。有多种撑开移植物的使用形式，包括具有梯形截面的移植物和由上外侧软骨头端折叠形成的撑开瓣。原则上，撑开移植物可以达到两个效果：它们可以扩大和加宽鼻阀角度。

然而，必须仔细掌握撑开移植物的适应证。在初次鼻阀修复中，放置撑开移植物并不总是最有效的技术，因为在初次鼻阀修复中鼻阀角宽度的不足并不常见。经常需要对鼻阀角的进行钝化。如图 32.10 所示，这需要上外侧软骨的向外

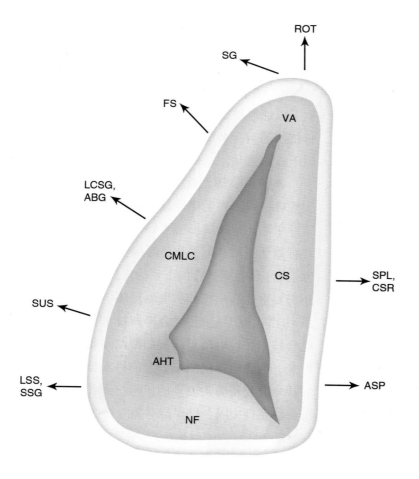

图 32.9 （内）鼻阀的边界：VA. 鼻阀角；CMIC. 外侧脚 / 卷轴头侧缘；AHT. 下鼻甲头部前缘（并不一定总是与鼻阀区域紧密接触）；NF. 鼻底。各种外科技术对鼻阀区域的可能效果：CSR. 鼻中隔尾端重建；ROT. 鼻尖旋转；SG. 撑开移植物；FS. 扩张缝合；LCSG. 外侧脚支撑杆移植物；ABG，鼻翼板条移植物；SUS. 外侧悬挂缝合；SSG，阶梯状移植物；LSS. 外侧悬挂缝合（Paniello）；ASP. 上颌骨和前鼻棘矫正；SPL. 鼻中隔成形技术

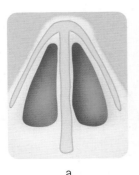 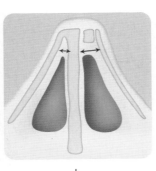 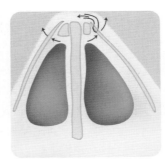 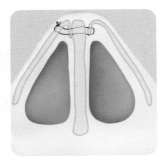

| a | b | c | d |

图 32.10　撑开移植物技术在（初次）鼻阀修复中的重要局限：用撑开移植物和缝合技术将上外侧软骨向外旋转受限于不确定的杠杆作用和这种效果传递到鼻翼中点的第一接触点长距离。a. 中鼻阀的正常解剖形态；b. 标准的撑开移植物加宽鼻阀角，但同时可能让角度变锐；c. 形成一个更开放的鼻阀角的技术，包括梯形的撑开移植物（右侧）和扩张缝合（左侧）；d. 撑开皮瓣：贯穿褥式缝合（右侧）打结过紧可能会压迫鼻阀角；将缝合仅放置在皮瓣上可以减少这种压缩效应

旋转。然而，这种向外的旋转很难维持，有两个原因：①利用缝合来产生的旋转上外侧软骨的杠杆作用是不可靠的；②效应必须经相当长的距离传递到鼻阀塌陷最严重的点，即鼻翼的中点（图32.11）。

撑开移植物可能更适合在鼻阀塌陷与既往的缩小鼻整形术相关的修复案例，或张力鼻畸形时，来重建中间穹隆。放置移植物可以加宽鼻阀角，因其补偿组织损失并纠正狭窄的中鼻拱。在张力鼻畸形中，将背侧鼻中隔去除作为手术的一部分，使上外侧软骨向下、鼻尖向外放松。然后，可以使用撑开移植物来达到所需的加宽效果。

总体而言，鼻翼塌陷可能是导致鼻阀塌陷的最常见机制。第一接触点通常是鼻翼的中点。直接结构移植物是最适合解决该区域塌陷的技术。原则上，有两种移植物可以实现这一效果：鼻翼板条移植物和外侧脚支撑移植物。鼻翼（外侧脚）支撑移植物可能在两种移植物中效果更好，因为它被放置在外侧脚的下表面并将其向外推，这比放置在外表面的板条移植物的更有效。

确定外侧移植物效果的重要参数，包括其内侧和外侧位置，以及其结构强度。内侧位置由外侧脚的内侧面决定，可能受撑开移植物加宽效果的正面和适度的影响。鼻翼支撑或板状移植物的

结构质量，由其长度，宽度，高度和强度决定。一般来说，只有中隔软骨和肋软骨具有足够的结构质量，用于鼻阀矫正。其向外应足够远，着力于骨性梨状脊上。这种外侧位置的改变，可以通过最近 Regensburg 小组描述的"阶梯移植物"来实现（图 32.12）。该移植物使得移植物的外侧部分更靠外，从而有效拓宽了鼻瓣区域的基础。由于其效果和移植技术相对容易，对于大部分原发和继发的鼻阀塌陷的患者来说，这是一种非常适合的方法。

严重的鞍鼻畸形，如创伤后或抗中性粒细胞胞浆抗体相关性血管炎发生时，由于下外侧软骨外侧脚头侧端继发的内旋转，引起明显的鼻阻塞。需要大量的软骨移植重建鼻中隔，通常是肋软骨，以重建鼻骨骼的不足方面，重新悬挂上外侧软骨，从而在这些情况下重建鼻阀。可以应用各种技术来增加残留背侧的缺损：悬臂肋软骨背侧移植物是有效的，并允许通过移植物顶部的上侧向软骨观察以打开气道。最近，筋膜包裹的软骨丁移植，显示可以提供显著的鞍鼻增高，卷曲风险最小并减轻易受创伤的风险。

穿过上外侧软骨的外张缝合可能是其他鼻阀修复技术的有用辅助手段。Paniello 推广了悬挂缝合技术。这种简单而快速的技术允许抬高上外

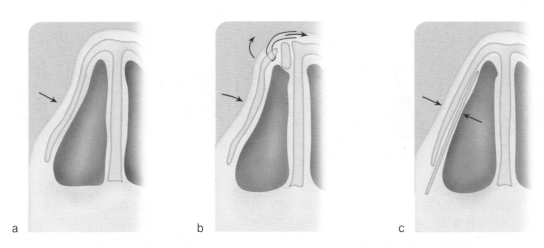

图 32.11　a. 当发生鼻阀塌陷，吸气时鼻底检查可观察到第一接触点。通常发生在鼻翼中点卷轴区下方 2~3 mm。第一接触点代表了鼻阀结构上最薄弱的地方。外科修复需要在这一区域增加足够的回弹力以获得成功的治疗。专门针对这一区域的技术并不多；b. 内侧技术，比如撑开移植物和外张缝合，是从第一接触点的远处起作用；他们的效应需要通过较长的距离到达最关键的区域，第一接触点；c. 外侧脚支撑杆移植物和阶梯状移植物等技术直接在第一接触点上方起作用

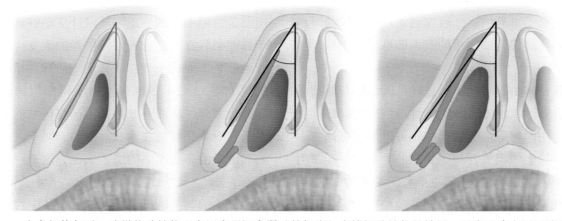

图 32.12　在鼻阀修复时，阶梯状移植物现在用来强调鼻翼（外侧脚）支撑杆移植物的效果。适当重建中隔尾端和鼻尖的旋转度、突出度，是成功应用这个移植物的前提。鼻翼（外侧脚）支撑杆移植物通过经前庭入路放置。重要的是这些移植物要有足够的长度和力量。另外的插入移植物（"阶梯状移植物"）通过缝合固定到鼻翼（外侧脚）支撑杆移植物的外侧部分。阶梯状移植物位于固定梨状孔崎上，使向外扩张鼻翼（外侧脚）支撑杆移植物的外侧部分。重要的是要分离足够的囊袋来无张力的放置这些移植物

侧软骨和矫正鼻阀塌陷。这是解决解剖修复那些不适合鼻整形的患者的替代方案。这些悬挂缝合技术可能随着时间的推移而失效，因为缝合线可能会松动或切割。悬挂缝合最好用作其他技术的辅助。

最后，在内鼻阀角的瘢痕或粘连的情况下，鼻内 Z 成形术或 M 成形术是打开瘢痕角度的有用技术。在这些情况下，主张采用硅胶支架支撑鼻阀角 2 周，以避免狭窄。

截骨术

从 Jacques Joseph 在鼻整形术中推广截骨术以来，已经发展出一定数量的改良术式[43]。这些技术在本书其他部分中有详细描述。鼻截骨术的一些方面，因为它们影响鼻子的功能，所以在本节中重点阐述。

去除鼻背驼峰后的侧面截骨不足，可能导致顶板开放畸形，这是一种与疼痛、皮肤改变和美容畸形相关的鼻背骨质的缺损。深，直的外侧截骨导致鼻面凹陷和在梨形孔中插入较低。虽然这种方法足以纠正鼻骨的畸形并关闭开放的顶板，但是已经观察到深、直的外侧截骨会观察到鼻阀阻塞。Webster 认为，通过在梨形孔上开始外侧截骨，可以减少鼻阻塞的风险。保留梨状孔边缘处的三角形骨片，防止了鼻翼的一些肌层组织的内侧，在某些情况下，可防止下鼻甲头部的内侧移位。Guyuron[44]发现高、低截骨术对鼻气道通畅的影响不同，取决于鼻骨长度和其他解剖因素。这些数据强调准确的个体化术前评估，以确定每个患者适当的截骨术的重要性。

一些患者需要向外侧骨折而不是向内的骨折，来矫正向内侧移位的鼻侧壁。Byrne，Walsh 和 Hilger[45]描述了通过将骨凿护罩放置在鼻锥内部的由内向外的截骨术，来保持外侧骨膜的完整性。

驼峰去除的另一个并发症是倒"V"畸形。在去除驼峰和外侧截骨术后，鼻骨短的患者，特别容易鼻子中 1/3 狭窄。这种畸形可以在截骨术之后的几年中发生，可以通过准确放置撑开移植物来防止这种畸形。

鼻甲手术

鼻甲肥大尚未得到很好的定义，我们对其理解和研究都较少。尚无能区分生理性和与病理性增大的检查。鼻塞的确切鼻内定位，主要依赖于外科医生的仔细临床检查。后部中隔或鼻甲病变需要比较严重和广泛，才会导致鼻腔更宽敞的后方阻塞。因此，鼻阀区域的阻塞比后部更常见。在确定鼻阻塞是由鼻甲肥大造成之前，应确认鼻阀的完整性。当用鼻镜或棉签的木棒端扩张鼻阀，引起主动的鼻气道改善时，鼻阻塞的原因可能不会是鼻甲肥大。在考虑手术干预之前，鼻甲肥大应该是抗炎药物治疗难治性的。

各种各样的外科技术被用来进行鼻甲缩小。Passali 等[46]在迄今为止最深入的研究中，以随机前瞻性方式证明，与鼻甲切除术、激光烧灼、电凝或冷冻治疗相比，黏膜下下鼻甲切除术联合或不联合下鼻甲向外侧骨折，都会造成气道阻力的更持久的降低。这些作者量化了分泌型免疫球蛋白 A 的浓度和黏膜纤毛清除，作为鼻生理功能的测量方式。值得注意的是，在最初 3 年的随访中，所有的鼻甲缩小技术都与这些生理功能的损害明显相关，其他研究也有类似结果[47]。在随访 6 年时，只有黏膜下鼻甲切除术后这些功能能恢复成近似正常水平。然而，研究中只有 24 名患者获得了随访资料。有趣的是，黏膜下切除术患者中有 8 例结痂，而鼻甲切除术患者中有 76 例。

Moore 和 Kern 回顾了 242 例患萎缩性鼻炎的梅奥诊所患者，214 例活检证实了临床诊断。症状包括鼻充血，结痂，干燥，面部疼痛，厌食和抑郁。166 例慢性萎缩性鼻炎继发于鼻手术后，其中 95 例患者接受过鼻甲切除术。所有患者鼻外侧壁都出现了结痂。因此，本研究中包括的患者似乎仅代表该疾病的终末期，其在早期阶段似乎被高漏诊。诊断萎缩性鼻炎的标准包括检查中的结痂和黏膜干燥。然而，结痂和干燥表明鼻黏膜的关键加湿功能完全失代偿。当发生这种情况时，鼻子的剩余功能也可能受到严重的损害。如 Moore 等[48]指出的，鼻甲缩小术与萎缩性鼻炎诊断之间的时间为 3~5 年。

早期临床体征和症状包括与干燥和冷空气相关的疼痛，干燥感和其导致的刺激和慢性咳嗽，头痛以及嗅觉降低。虽然这些症状在确诊之前经常被忽视，但是患者会将注意力集中在鼻腔症状上，因客观发现与主观症状之间的不符合而受挫，并最终抑郁。Lindemann 等[49] 已经发现，鼻甲切除术导致鼻黏膜加湿能力下降。未来对吸入空气加湿和加温测量方式的改进，可能适用于检测萎缩性鼻炎早期的变化。目前尚无检查能可靠的测量鼻塞阻塞部位，鼻甲病变的存在和程度，是否存在鼻阀的阻塞。更重要的是，没有关于鼻长期功能残留能力的数据。因此，目前还不清楚鼻甲对病理性鼻气道阻力贡献有多大。更重要的是，它仍然难以捉摸，多少黏膜和黏膜下层可以被破坏，而不会影响鼻子长期的生理功能。在建立这些数据之前，我们主张鼻腔黏膜和黏膜下保留的手术路径来治疗鼻塞。鼻甲骨的向外侧骨折和黏膜下切除术似乎是唯一的手术操作，可以减少鼻甲对鼻阻力的影响，而不会破坏其生理功能。在作者（HGG）的长期经验中，在大多数情况下，鼻甲骨骼的黏膜下切除术，被证明可以解决推定的鼻甲病理问题，当鼻骨骼的其余部分已经被充分重建并且没有去充血鼻喷雾的滥用。图 32.13 用简图说明了该技术。

鼻中隔成形术、功能性内镜鼻窦手术联合

从头灯照明到放大镜内镜技术的转变大大提高了鼻窦手术的质量。精心的鼻内注射血管收缩药物和每次外科手术的持续可视化，使得经验丰富的医生能进行安全和几乎无血的手术，并发症发生率非常低。精心关注无创伤外科技术的节，也有助于功能性和美容性鼻整形技术的显著改善。术后恢复时间越短，结果越可预期，对这些手术的需求就越来越大。患者通常要求将鼻成形术与功能性内镜鼻窦手术相结合，以便缩短术后恢复时间。

一些作者报告了他们的联合内镜鼻窦手术和主要经鼻内入路的鼻成形术的经验[50]。Toffel[51] 在 122 例患者中观察到较低的总体并发症发生率。当鼻窦中存在大量脓性或真菌病时，该作者中止了鼻整形部分。Rizk、Edelstein 和 Matarasso[52] 选择轻度至中度鼻窦病变的患者进行联合治疗。Lee、Sherris 和 Moore[53] 回顾了梅奥中心同期行内镜鼻窦手术和开放性鼻中隔鼻成形的系列病例。他们的结果与其他作者相互印证，鼻内入路鼻成形术和功能性内镜鼻窦手术联合，并发症或其他不良反应没有增加。选择轻度至中度鼻窦病变的患者，排除了急性细菌或真菌感染者，联合手术的方法是安全的。

小　结

对鼻子和鼻旁窦的生理功能及其保护的良好理解，对于鼻整形术后的一个良好的长期结果是

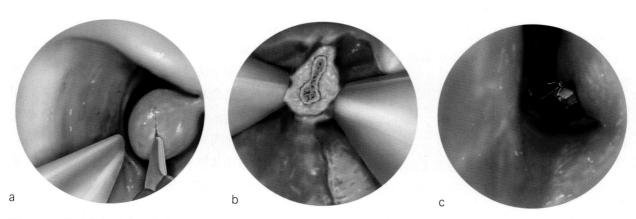

图 32.13　鼻甲容量缩小的黏膜（下）保留技术。a. 下鼻甲骨性头部的下表面设计切口；b. 用 Cottle 剥离子形成双侧骨膜下隧道，沿骨头表面整个完全游离黏膜下层很重要。通常，前 2/3~1/2 的范围可被游离。使用 Takahashi 镊将鼻甲骨弄碎并取出。将下鼻甲附着的前方和上方包含在内可获得最佳的功能结果；c. 可吸收线闭合切口

必需的。如果鼻子的功能残留能力是未知的，建议不管采用何种技术，都应尽量保留能性鼻甲组织。单纯切除鼻甲，保留所有黏膜和黏膜下组织是一个很好的选择。识别鼻阀病理状态的本质和位置，允许在大多数病例中进行充分的矫正和取得良好的功能结果。同期的鼻整形术和功能性内镜鼻窦手术可以安全执行。无创外科技术的进步，使得患者舒适度提高和恢复加快。

参考文献

1. Tardy ME Jr, Brown RJ. Surgical Anatomy of the Nose. New York: Raven Press, Ltd.; 1990:34

2. Griesman BL. Muscles and cartilages of the nose from the standpoint of typical rhinoplasty. Arch Otolaryngol Head Neck Surg 1944;39:334

3. Kienstra MA, Gassner HG, Sherris DA, Kern EB. Effects of the nasal musculature on the nasal airway. Am J Rhinol 2005;19:375–381

4. Gassner HG, Remington WJ, Sherris DA. Quantitative study of nasal tip support and the effect of reconstructive rhinoplasty. Arch Facial Plast Surg 2001;3(3):178–184

5. Cole P. The four components of the nasal valve. Am J Rhinol 2003;17:107–110

6. Constantian MB. The incompetent external nasal valve: pathophysiology and treatment in primary and secondary rhinoplasty. Plast Reconstr Surg 1994;93:919–931

7. Ridgway JM, Murakami CS. The C-ring complex: defining the parameters of nasal tip anatomy. Arch Facial Plast Surg 2011;13(4):285–288

8. Drumheller GW. Topology of the lateral nasal cartilages: the anatomical relationship of the lateral nasal to the greater alar cartilage, lateral crus. Anat Rec 1973;176:321–327

9. Stammberger HR, Kennedy DW, the Anatomic Terminology Group. Paranasal sinuses: anatomic terminology and nomenclature. Ann Otol Rhinol Laryngol Suppl 1995;167:7–16

10. Wigand ME, Hosemann WG. Endoscopic Surgery of the Paranasal Sinuses and Anterior Skull Base. New York: Theime Medical Publishers; 2008

11. Stamm AC, Draf W. Micro-endoscopic Surgery of the Paranasal Sinuses and the Skull Base. Berlin: Springer; 2000

12. Hosemann W, Draf C. Danger points, complications and medicolegal aspects in endoscopic sinus surgery. GMS Curr Top Otorhinolaryngol Head Neck Surg 2013;12

13. Hasegawa M, Kern EB. The human nasal cycle. Mayo Clin Proc 1977;52:28–34

14. Grützenmacher S, Günther M, Robinson DM, Mlynski G, Beule A. Investigations for the diagnostic recording of nasal wing collapse. Laryngoscope 2005;115(10):1763–1767

15. Fry FA, Black A. Regional deposition and clearance of particles in the human nose. J Aerosol Sci 1973;4:113–124

16. Itoh H, Smaldone GC, Swift DL, Wagner HN. Mechanisms of aerosol deposition in a nasal model. J Aerosol Sci 1985;16:529–534

17. Jones N. The nose and paranasal sinuses physiology and anatomy. Adv Drug Deliv Rev 2001;51:5–19

18. Anderson SD, Togias AG. Dry air and hyperosmolar challenge in asthma and rhinitis. In: Busse WW, Holgate ST, editors. Asthma and Rhinitis. Boston: Blackwell Scientific Publications; 1995:1178–1195

19. Cole P. Modification of inspired air. In: Proctor DF, Andersen I, eds. The Nose, Upper Airway Physiology and the Atmospheric Environment. Amsterdam: Elsevier Biomedical Press; 1982:351–375

20. Gassner HG, Remington WJ, Sherris DA. Quantitative study of nasal tip support and the effect of reconstructive rhinoplasty. Arch Facial Plast Surg 2001;3:178–184

21. Coutarde A. Archives Internationales de Laryngologie, d'Otolagie et de Rhinologie 1903;16, 320, 598, 884

22. Masing H. Rhinomanometry, different techniques and results. Acta Otorhinolaryngol Belg 1979;33:566–571

23. Kern EB. Standardization of rhinomanometry. Rhinology 1977; 15:115–119

24. Hilberg O, Jackson AC, Swift DL, Pedersen OF. Acoustic rhinometry: evaluation of nasal cavity geometry by acoustic reflection. J Appl Physiol 1989;66:295–303

25. Taverner D, Bickford L, Latte J. Validation by fluid volume of acoustic rhinometry before and after decongestant in normal subjects. Rhinology 2002;40:135–140

26. Wolfensberger M, Schnieper I, Welge-Lessen A. Sniffin'Sticks: a new olfactory test battery. Acta Otolaryngol 2000;120:303–306

27. Wei JL, Remington WJ, Sherris DA. Work-up and evaluation of patients with nasal obstruction. Facial Plast Surg Clin N Am 1999; 7(3):263–278

28. Constantian MB. Differing characteristics in 100 consecutive secondary rhinoplasty patients following closed versus open surgical approaches. Plast Reconstr Surg 2002;109:2097–2111

29. Gassner HG, Maneschi P, Haubner F. The stairstep graft in functional rhinoplasty. An alternative technique in nasal valve repair. Submitted for publication, Jan 2014, JAMA Facial Plastic Surgery

30. Dykewicz MS, Fineman S, Skoner DP, et al, American Academy of Allergy, Asthma and Immunology. Diagnosis and management of rhinitis: complete guidelines of the Joint Task Force on Practice Parameters in Allergy, Asthma, and Immunology. Ann Allergy Asthma Immunol 1998;81(Pt 2):478–518

31. Ratner PH, Paull BR, Findlay SR, et al. Fluticasone propionate given once daily is as effective for seasonal allergic rhinitis as beclomethasone dipropionate given twice daily. J Allergy Clin Immunol 1992;90(Pt 1):285–291

32. Haye R, Gomez EG. A multicentre study to assess long-term use of fluticasone propionate aqueous nasal spray in comparison with beclomethasone dipropionate aqueous nasal spray in the treatment of perennial rhinitis. Rhinology

1993;31:169–174

33. Stern MA, Dahl R, Nielsen LP, Pedersen B, Schrewelius C. A comparison of aqueous suspensions of budesonide nasal spray (128 micrograms and 256 micrograms once daily) and fluticasone propionate nasal spray (200 micrograms once daily) in the treatment of adult patients with seasonal allergic rhinitis. Am J Rhinol 1997;11:323–330

34. Meltzer EO. The treatment of vasomotor rhinitis with intranasal corticosteroids. World Allergy Organ J 2009; 2(8):166–179

35. Axelsson A, Lindholm B. The effect of triamcinolone acetonide on allergic and vasomotor rhinitis. Acta Otolaryngol 1972;73: 64–67

36. Mygind N, Laursen LC, Dahl M. Systemic corticosteriod treatment for seasonal allergic rhinitis: a common but poorly documented therapy. Allergy 2000;55:11–15

37. Laursen LC, Faurschou P, Pals H, Svendsen UG, Weeke B. Intramuscular betamethasone dipropionate vs. oral prednisolone in hay fever patients. Allergy 1987;42:168–172

38. Sherris DA. Caudal and dorsal septal reconstruction: an algorithm for graft choices. Am J Rhinol 1997;11:457–466

39. Sherris DA, Kern EB. The versatile autogenous rib graft in septorhinoplasty. Am J Rhinol 1998;12:221–227

40. Cukurova I, Cetinkaya EA, Mercan GC, Demirhan E, Gumussoy M. Retrospective analysis of 697 septoplasty surgery cases: packing versus trans-septal suturing method. Acta Otorhinolaryngol Ital 2012;32(2):111–114

41. Certal V, Silva H, Santos T, Correia A, Carvalho C. Trans-septal suturing technique in septoplasty: a systematic review and metaanalysis. Rhinology 2012;50(3):236–245

42. Paniello RC. Nasal valve suspension: an effective treatment for nasal valve collapse. Arch Otolaryngol Head Neck Surg 1996;122:1342–1346

43. Kienstra MA, Sherris DA, Kern EB. Osteotomy and pyramid modification in the Joseph and Cottle rhinoplasty. Fac Plast Clin North Am 1999;7(3):279–294

44. Guyuron B. Nasal osteotomy and airway changes. Plast Reconstr Surg 1998;102:856–860

45. Byrne PJ, Walsh WE, Hilger PA. The use of "inside-out" lateral osteotomies to improve outcome in rhinoplasty. Arch Facial Plast Surg 2003;5:251–255

46. Passali D, Passali FM, Damiani V, Passali GC, Bellussi L. Treatment of inferior turbinate hypertrophy: a randomized clinical trial. Ann Otol Rhinol Laryngol 2003;112:683–688

47. Garzaro M, Landolfo V, Pezzoli M, Defilippi S, Campisi P, Giordano C, Pecorari G. Radiofrequency volume turbinate reduction versus partial turbinectomy: clinical and histological features. Am J Rhinol Allergy 2012;26(4):321–325

48. Moore GF, Freeman TJ, Ogren FP, Yonkers AJ. Extended followup of total inferior turbinate resection for relief of chronic nasal obstruction. Laryngoscope 1985;95(Pt 1):1095–1099

49. Lindemann J, Leiacker R, Sikora T, Rettinger G, Keck T. Impact of unilateral sinus surgery with resection of the turbinates by means of midfacial degloving on nasal air conditioning. Laryngoscope 2002;112:2062–2066

50. Millman B, Smith R. The potential pitfalls of concurrent rhinoplasty and endoscopic sinus surgery. Laryngoscope 2002;112(Pt 1): 1193–1196

51. Toffel PH. Simultaneous secure endoscopic sinus surgery and rhinoplasty. Ear Nose Throat J 1994;73:554–556, 558–560, 565

52. Rizk SS, Edelstein DR, Matarasso A. Concurrent functional endoscopic sinus surgery and rhinoplasty. Ann Plast Surg 1997;38: 323–329

53. Lee JH, Sherris DA, Moore EJ. Combined open septorhinoplasty and functional endoscopic sinus surgery. Otolaryngol Head Neck Surg 2005;133(3):436–440

33 鼻整形术的理念和原则

作者：Thomas J. Walker，Dean M. Toriumi
翻译：高亚坤　　审校：刘安堂

引　言

鼻整形术被普遍认为是面部整形手术中最具挑战性的手术。主要的困难在于如何理解软骨支架的三维立体结构及其所转换成为的外部轮廓。然而鼻整形术作为一个连续演变的手术，其潜在的理念和手术原则近几年未见明显的变化。而更好的鼻部分析情况的理解，鼻部解剖和功能间的相互作用以及长期的术后愈合可以促进外科技术的进一步进展，而且所有这些因素都有助于改善美学和功能的远期结果。

在隆鼻术的问世岁月里，大多数技术都是减容的，主要是鼻背隆起部分的切除和鼻尖的整形，特别是远期功能方面的改变常常是不明或忽视。经鼻途径的普遍使用，导致不准确的暴露和不一致的组织去除。术后的组织水肿常常掩盖住事实上差强人意的效果。随后的愈合中鼻子会出现变短和凹陷，甚至导致鼻塞。

事情的发展犹如钟摆般：近年来，功能和形式的重要性被提升到相同的高度，在两者之间找到恰当的平衡现在是现代很多鼻整形医生优先考虑的问题，即更多地侧重于关键解剖结构的保留来强调高鼻背以及与其互补的鼻尖突出度[1]。随着开放性鼻整形技术的兴起，外科医生可以准确地评估患者的解剖性问题并精确的调整皮下支撑结构。然而，有些看法认为，开放入路提供了良好暴露术野使得外科医生可以对鼻子做更激进的改变，而这会导致更多并发症的出现[2]。

随着年龄的增长鼻部会发生固有的组织学变化，同时每一次呼吸运动所产生的恒定的外力作用于鼻子的支撑结构，这些都招致鼻部塌陷的发生。鼻内部骨性支架结构一定程度上阻止了鼻被覆皮肤—软组织（SSTE）的塌陷。既往的观点认为，鼻子随着年龄增长而增大，事实上鼻子随时间增长逐渐变窄而缩短。术后 1 周鼻外形可能与术后 6 个月、1 年及此后的外观大不相同。外科医生在进行外科干预的同时，培养自身掌握和控制术后愈合动态变化的技巧同样重要。当然，手术本身应该被认为是改变鼻子的形状和功能的首选手段。因此，维持和建立鼻的结构支撑是至关重要的，承受前述外界力量可能会导致非最优的功能和美学结果的发生。

鼻整形术中有句习语：没有两个鼻子是完全一样的，可能是由于先天和环境的不同影响，即使在同卵双胞胎中，也存在鼻部解剖结构的差异。因此，每个鼻整形手术都给外科医生提供了各种各样的鼻部解剖、轮廓和比例等基础，术者则需要通过一系列有组织的和相互关联的手术方案，来适应每个患者的需要。手术计划的制订是由患者的意愿为指导外科医生的审美以及判断。不存在一个单一的程序或技术可以适用于重建每一个鼻子。严格观察、分析、修改和完善手术结果需要多年的外科经验。随着外切口鼻整形愈来愈常见，年轻医生可以在直视下完成精细操作，超出软组织允许范围的不适当或激进的改变将导致由于过度的切除支撑组织引起的并发症，应该避免。几十年前流行的减容技术已经被更具有争议的结构保护技术取代。带有正确认知畸形矫正的术前术中分析以及认知到外科技术的局限性对于取得手术的一贯成功至关重要。

术　语

鼻整形术源于希腊词鼻和鼻整形术源于希腊词 rhis（鼻）和 Plassein（形状）。任何重建鼻外形，功能和增加鼻部美感的手术过程都可称之为鼻整形术。初次鼻整形术是指患者既往未接受过手术，二次鼻整形术是指患者此前至少接受过一次其他医生进行的鼻部手术。即使鼻修正手术是指由与前次手术同一个医生进行的手术，但是鼻修正术常常和二次鼻整形术交替使用。

术语"切口""方法"和"技术"也需要区别对待。切口是一种外科手术切口，经由此可以进入皮下鼻骨骼框架。常用的鼻整形切口有经鼻小柱切口、边缘切口、穿软骨切口（软骨劈裂切口）、软骨间切口和鼻翼缘切口，手术入路提供暴露皮下骨骼框架的入路方式描述特定的组织间的解剖分离。常用的手术入路是经鼻内（闭合式）或外部（开放式）。经鼻途径可进一步分为传递或非传递，后者可通过软骨间（软骨分裂）或逆行入路。术语"技术"描述了任何操作、特定的过程方法或既定操作的细节（切除、重定位，或者重建下外侧软骨以达到鼻尖的大小、形状、投影、旋转和清晰度的变化）。

鼻部解剖

鼻子分为几种解剖部分，包括皮肤覆盖、骨性鼻骨锥体、骨性中隔以及上颌骨的升支。软骨性锥体（侧鼻软骨，软骨中膈）以及鼻尖（鼻翼软骨）。鼻尖可以进一步分为：穹隆部分、鼻尖下叶、鼻翼侧壁和鼻小柱[3]。鼻部丰富的动脉血供来源于颈外动脉的分支，主要是面部和上唇动脉[4]。同名静脉和淋巴系统与动脉伴行走行于 SMAS 层内。术中应该在 SMAS 层深面抬高鼻骨架的 SSTE 以最大程度的保留血供，尽可能减少术中出血和术后缺血引起的组织坏死。二次或再次手术病例中寻找合适的手术层次非常重要，因为术区原有血供可能已经被破坏。

患者评估

面　诊

在初次面诊中，外科医生应该询问患者的目标，评估患者期望是否现实，并确定患者是否适合进行手术。患者需要了解鼻整形手术的可能性和局限性。面诊的重要目的是建立一个互相信赖的医患关系以利于双方交流现实的期望。照片和电脑图像是协助有效沟通的重要工具。

鉴于先前的手术记录中可能包含有不完整或错误的信息，在再次鼻整形术前，外科医生也应该回顾前次手术的记录，医生工作档案记录和既往照片[5]。再次手术前的沟通需要我们了解是否存在可移植材料，是否术区存在移植物或注射物。

无论原发性或继发性的手术计划，外科医生可以识别出某些对手术结果永远不满意的患者。甚至包含患有不同程度的躯体障碍性疾病（BDD）[6]的患者，医生应谨慎规划这样的患者手术；有疑问的时候，最好不要进行手术。然而，一旦医生了解患者的目标和患者对手术有切合实际的期望，可以进行手术[7]。

体格检查

外部检查

全面、系统的体格检查和准确诊断对于成功的手术来说很关键。应该充分分析面部的一般形状以及常说的"三庭五眼"，全面的对鼻畸形的评估与健存的面部特征有关，常常显示出一两个显而易见的问题区域。这些畸形应该在手术中优先考虑，因为任何鼻部结构的改变都会影响邻近结构的外观[7]。患者的种族特征、医生的审美观念以及医生创造理想形状的能力是另外需要被考虑的因素，此外，身高也是个重要因素。身高较矮小者较高大者更倾向于上翘的鼻子，同样，适当的鼻突起高度取决于下颏和下颌骨的前突高度和形状。如一个前突鼻子搭配在一个具有较大的下颏和下颌骨比搭配较弱的要好看很多。相反，一个不过分前突的鼻子搭配较弱的下颏和下颌骨可能显得过分前突，也不美观（图33.1）。

皮肤厚度和分泌皮脂腺的情况必须要检查清楚，适度的皮肤厚度是最佳的，因为它符合合理的骨骼骨架，从而给鼻子一个理想的形状，同时提供了一个令人满意的缓冲区来隐藏小的、不规整的轮廓。然而，较薄的皮肤因随时间更容易显露皮下的不规整所以是有较多问题的，非常薄的皮肤往往是苍白，布满斑点。术前必须意识到其固有的局限性。既虽然薄的皮肤可能是获得最佳的外形，其有限的皮下组织基本上没有缓冲来掩盖可能的轮廓不规则。薄皮肤术后更容易收缩，这可能有助于进一步显示缺陷。如果皮肤薄的鼻子缩小，只要不发生严重的收缩，皮肤可能会有更厚的特征。因此，薄皮肤的病例需要近乎完美的手术来达到预期的效果。相反，厚皮掩盖细微的不规则，但是术后水肿期相对延长，此外，较厚的皮肤具有较好的回形能力。针对皮肤较厚的鼻整形病例，医生不应该过度的修剪皮下支架来影响被覆皮肤的显形。这种手法往往会削弱鼻部

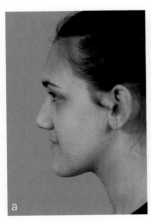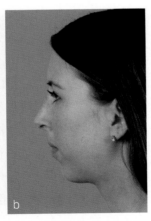

图33.1　鼻—颏关系　合适的鼻突出程度取决于下颌和下颌骨的突出和形状。a.一个前突鼻子搭配在一个具有较大的下颏和下颌骨比搭配较弱的要好看很多；b.一个不过分前突的鼻子搭配较弱的下颏和下颌骨可能显得过分前突，也不美观

骨骼的支撑，最终会在瘢痕挛缩的力量下屈曲并塌陷。厚皮肤的回形能力可以防止皮肤重新覆盖完全导致鹰钩鼻的形成。对于皮肤较厚的患者，最好是保持或增加鼻尖突出来伸展鼻皮肤套以实现更好的清晰度。另一方面，降低较厚皮肤的鼻子是一个非常具有挑战性的任务，必须明智地避免不必要的皮肤冗余和鹰钩鼻形成（图33.2）。

皮肤厚度的评估是通过仔细检查和数字触诊来完成的。轻柔的捏皮肤套（SSTE）可以使外科医生弄清楚它如何架构在鼻骨上。对于再次鼻整形病例，弹性和活动性的缺乏可能反映SSTE严重瘢痕挛缩，二次手术时将增加额外的风险。边缘切口前庭的缺损可能需要增加衬里，用耳郭复合皮肤/软骨移植来进行无张力缝合。如果有任何关于SSTE稳定性的怀疑，手术即应该延迟进行，分期使用游离皮肤，临近或者远位皮瓣进行SSTE修复，应被视为任何鼻手术之前需要完成的事情。

外形的评估上，中、上、下三部分分别在偏斜，平整，不对称和宽度上进行评估。鼻塞的存在或发展的外部征兆包括薄SSTE，狭窄的拱顶，短鼻的骨头，一个突出的前鼻翼折痕，鼻翼聚拢，薄的鼻侧壁，侧壁和动态塌陷，缩小的鼻孔（图33.3）。鼻子的触诊对于评估鼻部骨骼的形状、强度和对称性是很重要的。鼻尖对数字压力的阻力和反弹提供了鼻尖支撑强度的重要信息。具有较弱鼻尖支撑的鼻子通常具有不应该做过多的组织切除的较弱的下外侧软骨（LLCs）。在这种情况下增加支撑支柱有助于防止术后鼻尖支撑丧失。另一方面，触诊时具有较强的鼻尖反弹比较弱的下外侧软骨的鼻子可以进行更多的手术调整。两根手指触诊下外侧软骨有助于外科医生了解其大小、形状以及力量[7]。

此外，可以用示指和拇指触诊鼻中隔尾侧端和鼻小柱的关系。尾隔可能偏离或扭曲，或四边形软骨被切取利用过，推动内侧脚鼻小柱下方，形成一个悬挂的小柱外观。无论切取中隔软骨与否，内侧脚都可能退回到一个过长的中隔槽内，

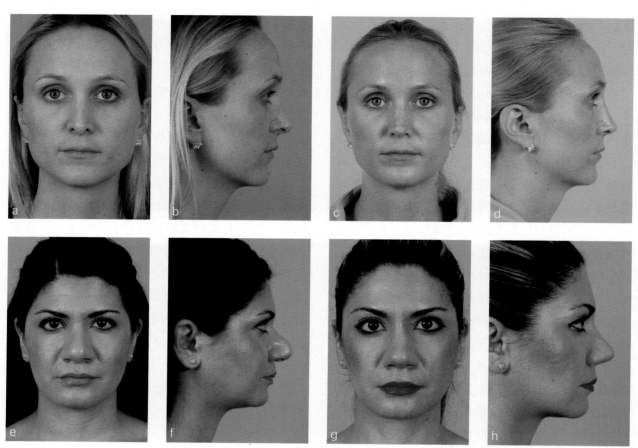

图 33.2　皮肤厚度。a，b. 皮肤极薄的患者接受二次鼻整形术。值得注意的是，薄的皮肤往往是苍白和斑点状的。而薄的皮肤可能获得的形态显形是最好的，其有限的皮下组织对于深部组织提供的掩盖有限；c，d. 术后 24 个月的照片显示一个平滑的眉—鼻尖审美线，对称和宽度适中的鼻背，精巧的鼻尖上区光和改善的鼻翼鼻小柱关系；e，f. 这个鼻子皮肤很厚的患者做了初次鼻整形术，注意鼻部皮肤的油性和皮脂腺。对于厚皮肤患者，最好保持或增加鼻尖投影，以拉伸皮肤—软组织包膜（SSTE）以获得更多的鼻尖突出度。降低较厚皮肤的鼻子是一个非常具有挑战性的任务，必须明智地避免不必要的皮肤冗余和鹰钩鼻形成；g，h. 如图示术后 16 个月的照片，鼻尖突出度很好地保持住了。从而提高了鼻尖清晰度和良好的侧壁阴影。注意术前鹰钩鼻不再存在

形成此外观[8]。然而，在绝大多数情况下，鼻中隔并不需要切除，而是应该保留以防止鼻尖支持结构的损伤。事实上，常常需要放置尾侧段移植物来防止内侧脚的后缩。充分的认识内侧脚和鼻小柱的宽度和长度是重要的，因为这个解剖提供结构支撑且结构复杂。短的内侧脚通常需要鼻小柱支撑或尾侧延长移植物来提供鼻尖的支持，从而防止术后鼻尖突出度的降低（图 33.4）[9]。

上外侧软骨的长度和强度应与鼻骨长度进行比较。由于相关的长通道倾向于向内塌陷的负吸气力量，鼻骨短的患者在内鼻阀的支撑力量较低

（角鼻中隔的定义，ULCs 的尾缘的下鼻甲和鼻子底部），这种情况在驼峰去除术中更常见，因为 ULCs 的尾端支撑结构更少了，利用后鼻中隔与上外侧的铺片移植进行软骨重建和拱顶支撑加固是关键，如果没有这样的支持，中间拱顶可能会出现缩小，导致一个倒 V 畸形内位移的畸形移位（图 33.5）[9]。

在正面视图中，对鼻对称性颌宽度进行评估，眉至鼻尖的美学线是一个微妙的位于内侧额头和鼻尖之间的沙漏型曲线，其宽度在骨拱处最宽，在中间拱处稍小，并在鼻头部位再次增大（图

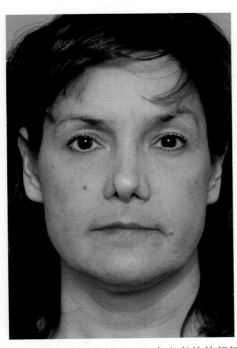

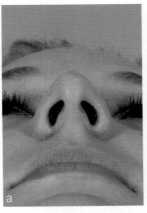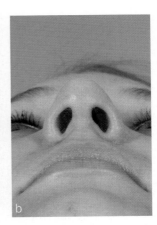

图 33.4　短的内侧脚踏板。图示患者具有短而开阔的内侧脚踏板。a. 术前会诊时注意到的。通常需要用户鼻小柱支撑或尾间隔延长移植物来提供鼻尖的支持从而防止鼻尖投影后的损失；b. 术后 6 个月外观显示的外扩踏板得到修正

图 33.3　鼻塞的外部警告标志。这个患者的外部征兆提示经典鼻塞的存在或发展：一个狭窄的拱顶，短鼻的骨头，倒 V 畸形，鼻翼上提，鼻侧壁薄，狭窄的鼻孔

33.6），它对于面部畸形的评估可以提供重要信息[10]。夸张的曲率可能意味着骨穹或鼻尖的宽度过大。或可能表明中间拱起的过度聚拢，从鼻小柱到鼻翼边缘的过渡应该是一个温柔的"海鸥飞行"样外观（图 33.7），过低的"身体"可能表明一个鼻小柱偏短或后缩的鼻翼，鼻翼和鼻翼基底的尺寸和形状也应检查，着重检查鼻翼的宽度和扩张程度是怎样随着鼻尖突出度的抬高和降低而变化的，在某些情况下为了更加和谐，鼻翼切除可能仍然是需要的。

　　基底位可以获得有关的小柱，鼻翼基底，小页和鼻孔的重要信息，基底位观鼻子应该有一个圆润的没有任何突起或凹尖的鼻翼小页间等边三角形状外观（图 33.8）[11]，在这种观点下，外鼻阀塌陷也能得到最好的评估，表现为吸气时鼻孔边缘向内塌陷（鼻翼塌陷），本书的其他多处都有关于外鼻阀塌陷外科整复的介绍[9, 12]。

　　侧面观（失面观）的视野较正面观更为广阔，

可以在此视野上进行鼻根鼻背的起始点、平滑度、整体轮廓以及鼻尖表现点的评估。同样可以对鼻尖突出度，鼻背长度，鼻唇角和鼻小柱小叶角进行评估，需要仔细的评估鼻额、鼻唇角度倾斜的位置，鼻额角最深处或者鼻根点应该略低于女性上睑皱襞，稍高于或者平行于男性的上睑皱襞[3]。较钝鼻额角（因额头形状而不同，接近 120°）可能是由于骨突在本区域或较厚的降眉间肌的影响，这两种方法都可以通过明智的骨或肌肉切除来建立一个明确的鼻部起始点。相反，较低或者较深的鼻根可能需要鼻根下植入物，这会形成一个明显延长的鼻子的外观，一个过钝鼻唇角（这通常应该从 90°~95° 的男性和 95°~110° 的女性范围内）可能通过以下方法进行纠正：①对于内侧脚踏板的存在的病例进行踏板间缝合；②鼻小柱－唇交界的位置进行移植软骨；③在更严重的情况下，通过唇下切口在前颌骨放置移植物，此类情况常见于非白种人的鼻子（图 33.9）[13]。

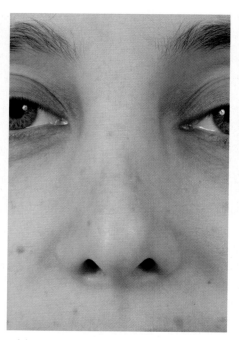

图 33.5　倒 V 畸形（鼻翼后缩），这个患者有一个经典的拱顶支持不足引起的倒 V 畸形。具有短鼻骨和长上外侧软骨的患者易发生此类畸形。从鼻背分离的上外侧软骨需要稳定的缝合和经常放置扩展移植或支撑移植物。扩展移植帮助确保上外侧软骨固定于鼻背撑开移植物来防止上外侧软骨崩溃

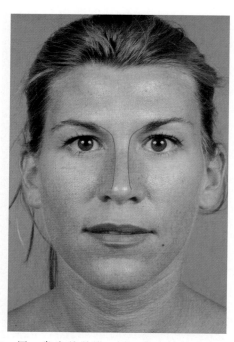

图 33.6　眉—鼻尖美学线。眉—鼻尖的美学线是一个微妙的位于内侧额头和鼻尖之间的沙漏型曲线，其宽度在骨拱处最宽，在中间拱处稍小，并在鼻头部位再次增大

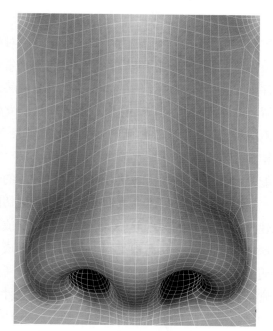

图 33.7　鼻尖正面观。良好的鼻尖轮廓显示鼻尖表现点为上下方均有阴影形成的水平定向突出。鼻尖上的影子渐渐轻轻地进了翅上的区域。从叶尖小叶到鼻翼小叶没有明显的分界。从鼻小柱至鼻翼缘的过度应该是一个温柔的"海鸥飞行"样外观

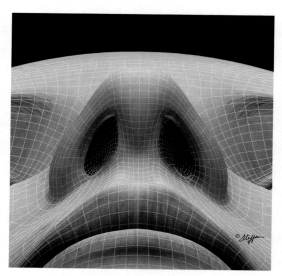

图 33.8　鼻尖。基底位可以获得有关的小柱，鼻翼基底，小页和鼻孔的重要信息，基底位观鼻子应该有一个圆润的没有任何突起或凹尖的鼻翼小页间等边三角形状外观，注意鼻尖的水平部分，其宽度由穹隆位置决定

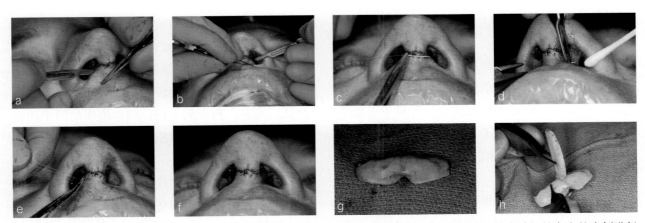

图 33.9 基底观和盾牌移植物。一个过于锐或钝的鼻唇角可能通过以下方法改善：①对于内侧脚踏板的存在的病例进行踏板间缝合；②鼻小柱—唇交界的位置进行移植软骨；③在更严重的情况下，通过唇下切口在前颌骨放置移植物，此类情况常见于非白种人的鼻子。a，b. 通过双侧内侧脚踏板的小切口；c，d. 5-0 尼龙线通过上述双侧小腿内侧脚踏板切口进行贯穿缝合；e. 缝线末端剪得很短覆结防止术后触及，6-0 可吸收线缝合切口；f. 外扩的内侧脚踏板得到纠正；g，h. 在更严重情况下，通过唇下切口盾牌移植物可以与中隔延长移植物相互连接形成复合体

鼻内检查

鼻内检查应该通过前鼻镜检查和刚性内镜（0°或30°的内镜），应该检查下鼻甲、鼻中隔、和内鼻阀通畅程度，一个狭窄的内鼻阀、鼻中隔偏曲、下鼻甲肥大，或黏膜粘连可导致鼻塞，必须通过外科手术纠正。

过于激进的下鼻甲切除会导致鼻腔干燥以及萎缩性鼻炎，对于大多数进行适当的鼻中隔整形术患者来说并没有必要。但是，如果由于代偿性增大而需要进行下鼻甲减压，那么应该保守地在黏膜下层次进行以便保留内侧黏膜。

鼻中隔需要被评估是否存在偏斜和穿孔，偏斜的鼻中隔不仅是鼻气道阻力的原因之一，同时它也是最重要的供体移植的来源，偏离的筛骨板的诊断也很重要，它可能是截骨和骨片移动后鼻塞的原因。

应用 Cottle 或者改良 Cottle 法测定面颊张力，或者利用设备分别测量双侧鼻翼张力来评估的内鼻阀通畅情况。如果动态塌陷发生在吸气的过程中，内鼻阀通畅可通过鼻翼移植物和（或）外侧脚移植物（LCSGs）来改善侧壁强度，或通过延长移植物来改善中鼻拱。

照片和图片

照 片

术前术后标准和统一的照片对于记录患者的缺陷以及如何通过外科手术矫正的非常重要，在医学法律角度，摄影是手术规划和执行的重要工具。在标准的六个头部位置（正面、左右侧面、左右斜面、基底面）摄影中，传统的 35 mm 彩色幻灯片已被数码摄影取代，较为理想的摄影基础是使用一个标准的 105 mm 人像镜头，有两个光源位于患者的上方和 45°处（背景为浅蓝色），其他有用的照片文档包括正面、左右侧面和正面微笑的特写。微小特写时需要注意的是，对于微笑时口角位于上唇最高点的患者，鼻中隔张力移植物和鼻小柱前鼻棘支撑移植物可能有形成术后上唇褶皱的风险，此类患者应该进行较短而不缝合至骨上的移植（图 33.10）。

图 像

电脑图像有助于医患沟通，患者往往难以用言语表达他们对于手术的期望和目的，图像同样为医生提供了对患者进行可实现的外科手术效果演示的可能，然而，为了不要给患者制造不切实际的期望和希望，保守地进行计算机成像是非常重要的。

正面图像因鼻子背景是肉色面部因而效果较侧面为次，然而，在正面视图中复杂的计算机程序中仍然可以移动阴影来演示可能发生的变化。背景为蓝色的侧面图在二维图上容易进行调整，侧面线条，鼻尖突出度和角度，鼻翼鼻小柱关系，鼻长度和下颏突出度最常见的计算机图像处理参数。最后，必须向患者强调的是，计算机图像仅仅是建议的变化，而不是最终结果的保证。需要特殊的摄像机的新兴的三维成像软件近年来越来越受欢迎，本章不做介绍。

移植物

鼻整形术需要的移植材料在初次鼻整形患者中较充足，但在二次手术中常不足。因此，二次翻修手术中常常需要再次提供移植物的部位，因为解剖结构可能需要用可雕刻和成形的移植材料进行重建，移植材料可以根据其供体部位、功能作用或来源进行分类。

结构与轮廓移植对比

根据目的的不同肋软骨移植物可以分为结构移植物和轮廓移植物，如同名字所示，结构移植物对于骨性的支撑结构提供支撑，常用的结构移植物来源有耳软骨、鼻中隔软骨和肋软骨。外科医生的技能、偏好和经验，结合患者的结构要求，考虑到这一点在决定哪一个移植物最适合某一特定部位时起着不可或缺的作用。如鼻中隔尾侧移植物术后变形可能性最小，所以尽可能避免使用肋软骨做夹板移植物。另一方面，延伸移植物可以忍受轻微的弯曲，肋软骨可能有利于这一手术目的，尤其针对偏斜的鼻背。在这种情况下，肋骨软骨移植后的轻微弯曲可能有助于矫正歪鼻。或者，利用两个相反的移植物的两个凹面可以面对面贴合彼此以抵消它们的翘曲倾向（图33.11）。

轮廓移植物的结构性作用要远远小于美学作用，因此它的稳定性和坚硬性并不十分重要。事实上，带有软性轮廓的移植物常为首选，因为位置更接近皮肤，术后不良轮廓更容易被扪及。较优良的轮廓移植物有鼻中隔软骨，耳软骨，或下外侧软骨。

解剖与非解剖移植物

解剖学上的移植物被放置在一个解剖学位置上，它与移植体本身（如移植物）有着相同的组织类型。一非结构移植物的意思恰好相反，它所放置的区域没有特定的组织类型（如鼻翼缘移植物）。

自体移植物与同源移植物与同种移植物与异种移植物

自体移植物是从同一个体身体某部位获取并移植。同种异体移植物具有相同的关系、相对位置或供受体结构。同种异体移植物是指从同一物种个体转移到另一个体。异体植入材料是指完全的人工合成，或者通过广泛的物理或化学处理得到的异种（不相关的物种）的组织或结构。

材料和供区间隔

鼻中隔

鼻中隔软骨因为易于获得，术后并发症少常常是首选的供体材料。它相对直，易于雕刻，并能够提供足够的利于嫁接目的的结构支撑。然而，

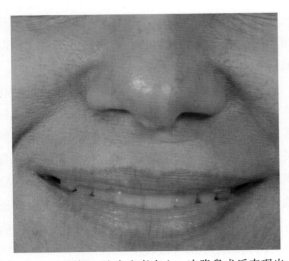

图 33.10 上唇褶。这个患者在上一次隆鼻术后表现出上唇皱褶。对于微笑时口角位于上唇最高点的患者，鼻中隔张力移植物和鼻小柱前鼻棘支撑移植物可能有形成术后上唇褶皱的风险，此类患者应该进行较短而不缝合至骨上的移植

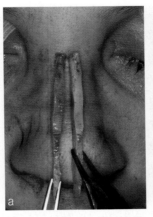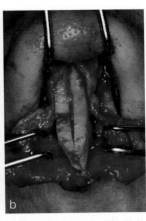

图 33.11 曲面支撑移植物。延伸移植物可以忍受轻微的弯曲，肋软骨可能有利于这一手术目的，尤其针对偏斜的鼻背。在这种情况下，肋骨软骨移植后的轻微弯曲可能有助于矫正歪鼻。或者，利用两个相反的移植物的两个凹面可以面对面贴合彼此以抵消它们的翘曲倾向。注意这个扩展移植垂直锥在下方防止过度堆积在鼻尖和鼻尖上区

鼻中隔软骨常常可能已被切取，或者在初次手术或鼻创伤中被破坏。可以通过以下方法评估是否有足够量的鼻中隔软骨。调取既往手术记录，门诊触诊，操作室内 27G 枕头触诊，或术中打开软骨膜后直视下观察。鼻中隔软骨可能通过 Killian 切口，半贯穿切口，或鼻外途径后打开内侧脚之间的夹层来获取。如果不需要从鼻中隔尾侧段分离出中间脚（此种方法可能有使患者的鼻尖支撑结构发生破坏）鼻中隔成形术可通过 Killian 切口或半贯穿切口进行。Killian 切口位于鼻黏膜和前庭皮肤交界处，此法对于鼻中隔偏曲局限于鼻腔中、后部第三的情况下是有用的，这种切口的缺点是不能到达中隔软骨的尾部边缘，半贯穿切口放置在尾缘鼻中隔（通过可视化和触诊确定）。直接进入这个区域的操作有助于解决尾部鼻中隔的偏曲，如果进入尾侧鼻中隔是没有必要的，则首选 Killian 切口。

在不涉及鼻中隔的鼻部整形术中，必须保持鼻背和尾侧段 15 mm 的 "L" 形支架来保持结构的稳定性。当计划切除背驼峰时，最好先在取中

隔软骨之前进行驼峰复位，为避免留下 L 支架高度不足。在鼻中隔软骨供应不足的情况下，医生可能需要从第二供区获得自体软骨组织（耳郭或肋软骨）。

耳郭

当鼻中隔软骨不可用、肋软骨由于过度钙化无法使用，且只需要少许移植物时耳郭软骨是一种可替代的移植材料。耳软骨一般不做支撑性的结构移植。耳软骨可取单侧或双侧，耳后切口因术后瘢痕隐蔽较为多用，整个耳郭软骨（耳甲腔和耳甲艇）可的切取对于耳外形的影响也不大，然而需要患者知情的是，术后耳朵可能会向头侧靠近，术后感觉变化或轻微的外形改变，耳软骨移植的缺点是固有的弯曲性、结构缺陷和供区不适。

肋

肋软骨可来源于自体或异体（来源于尸体并经过放射线辐照），肋软骨是当二次鼻整形的患者鼻中隔软骨来源不足或质量不够时的另一个选

择，肋软骨的优势在于其来源丰富，可提供强有力的支撑，以及较异体移植物较少概率发生感染和屈曲。虽然自体肋软骨（通常为第六肋）在切取的过程中增加了供区的风险（疼痛、气胸和瘢痕）以及手术时间，但是挑战往往存在于移植物的准备和使用过程中。术者需要充分考虑到关于移植物类型和如何选择最合适的肋软骨片段，选择次优的软骨或不合适的雕刻可能导致术后变形和随后的畸形。

肋软骨移植的理想年龄为30~50岁。年轻患者的肋骨软骨柔软，在增加翘曲风险的同时雕刻和切取变得容易。较大年纪患者的肋软骨钙化且更脆，操作的时候更容易骨折但不易翘曲。肋软骨膜可能会收获后用作软组织补片，或用作闭合鼻中隔穿孔（图33.12）。

术后翘曲可能继发于术中雕刻，外科医生在植入前可以观察到移植物的弯曲趋势（图33.13）。虽然有点违反直觉，但是相比于直的移植物，弯的移植物更容易被选用，因为外科医生可能根据自己的擅长策略性地应用弯形移植物，此时轻微弯曲是需要的。当精细处理鼻翼板条移植、外侧软骨支撑移植甚至是延伸移植物时，弯曲的软骨是不错的选择，弯曲的肋软骨移植也有助于矫正隔软骨缺损，为了减少体积往往制作得较薄。较直的软骨片段通常用于鼻中隔尾侧端延长或替换移植物，以及某些延伸移植物。为了排除气胸，所有接受自体肋软骨移植的患者在出院前都要做一个胸片。

同种异体的尸体来源肋软骨可以代替自体软骨移植，其相对于自体肋软骨的优势在于无供区并发症以及较短的手术时间。然而在某些地区其来源有限，且相对费用昂贵，此外仅需要软骨膜的移植以及鼻中隔穿孔的修补无法应用异体肋软骨进行。移植的尸体肋骨是否发生新生血管还有待证实。潜在的血运重建不足可能导致尸体肋骨移植偶尔发生部分吸收。

颅 骨

在颞区获取并通过老式电钻雕刻的颅骨移植物来源丰富。虽然颅骨的收获需要一个额外的技能，如果手术细致供区并发症非常少见。其缺点是潜在的供区并发症、延长的时间以及需要钻、拧等特殊方法来固定移植物。骨移植也可能对鼻子产生不自然的僵硬导致患者不适。有报道称骨移植鼻整形术后发生吸收[14]。

异体移植物

异体移植物常见于亚洲人种的鼻背部位移植，最常用的合成鼻植入物包括多孔聚乙烯（Medpor）、硅（硅橡胶）、聚四氟乙烯（Gore

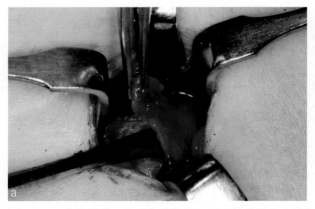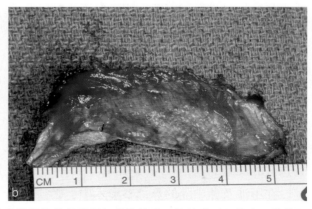

图33.12　肋软骨膜。当采集肋软骨，可以从从胸部在提切取肋软骨前获得其强韧的软骨膜。软骨膜可以作为一种软组织补片修复鼻中隔穿孔

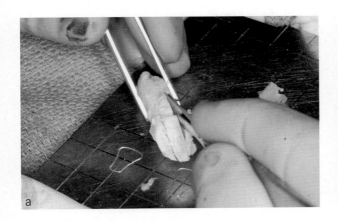

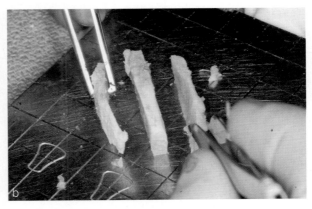

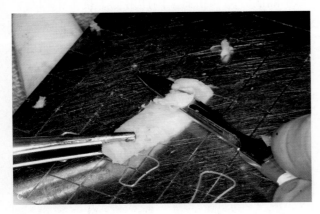

图 33.13　肋软骨雕刻。将获得的肋软骨雕刻成适当的部分。a，b. 在大多数情况下，它是用 10 号手术刀纵向切割成三段的。肋骨移植物被垂直地固定在切割板上，垂直切割成三个片段（2~3 mm 厚）。图为获得的肋骨被分成相似的厚度段；c. 每片依次削薄并雕刻成特定的移植物（支撑移植物、中隔延长移植物、外侧脚支撑移植物等）。注：软骨薄片可以用作夹板移植物。雕刻的肋骨应保持湿润以防止干燥，外科医生在植入前可以观察到移植物的弯曲趋势并通过连续雕刻以控制术后翘曲

Tex）。放置方便，不存在供区并发症使之成为经验不足的外科医生的心仪的选择，然而它们并不是没有并发症：移植物感染，移植物移动和顶出是严重的并发症常常需要移植物取出。由于它的生物相容性，Medpor 是很难去除，可以使鼻尖的组织纤维化。这显著复杂的二次手术可能造成永久性的 SSTE 损害。

手术入路

内切口

闭合入路

闭合入路相对于开放入路具有较低的分离引起的并发症以及较短的手术时间，该入路往往可以提供需要的手术视野来完成手术目的，术后可能发生错误，不对称，术后鼻尖形态不满意，以及术后愈合不良等很少发生在闭合入路的手术中，然而，经鼻入路在调整主要潜在的结构性缺陷方面的能力有限，如果结构性缺陷不得到调整，鼻子会随着时间发生挛缩，塌缩等并发症。此种方法适合于鼻尖基础形态良好，中等适度鼻背皮肤厚度，较小的鼻尖缺陷，以及相对对称的双侧下外侧软骨。

经软骨（软骨分裂）入路因其较简单是常用的外入路手术方式。在皮平行或者走行于下外侧软骨中间做一从头侧端至尾侧段的切口。经后入路的方法是一种可替代的非开放方法，此方法可通过软骨间切口进入鼻内部支架结构。对那些鼻尖局限膨出的，需要稍许去除下外侧软骨头侧端的患者，此方法最为有效。这种鼻子有一个良好的三角形鼻尖，从基底位观察时呈等腰三角形结构（图 33.8）。然而，非暴露切口无法解决患者

具有较宽大的、分叉的或者球形的下外侧软骨。

暴露入路

对于鼻尖部位畸形较严重的患者来说，需要更为广阔的手术视野来暴露下外侧软骨。鼻背入路切口的方式通过鼻翼缘或者软骨间的切口达到双侧黏膜下可以提供此类手术切口。鼻基底位的形态对于如何选择手术入路提供了重要信息。鼻基底观具有宽鼻（拱）、球状下外侧软骨（鼻翼软骨）、开阔鼻翼以及对鼻尖三角形态不满意的患者是选择开放入路进行下外侧软骨整形的良好适应证（图 33.14）。有效的方法有：①经由暴露入路进行软骨间缝合以收缩宽阔的鼻翼软骨。或者②为了更彻底地收缩和旋转鼻尖，采用间断

带技术，几乎总能通过精细地缝合来完成。暴露入路对于手术野的暴露比非暴露方式好，但是对于组织的损伤较大。

外切口

外切口的视野暴露鼻内支架结构是空前开阔的，为医生提供了传统鼻内切口不能获得的诊断与技术能力。利用大量的局部麻药肿胀注射进行鼻中隔的分离和止血。因注射会干扰术中判断，所以在注射肿胀液前，需要对畸形、扭曲等不规则外观进行标记。外切口为行双侧鼻翼缘切口，伴鼻小柱中部的跨鼻小柱切口。如果准备行鼻尖降低，鼻小柱切口可设计略高于柱正中，为将切

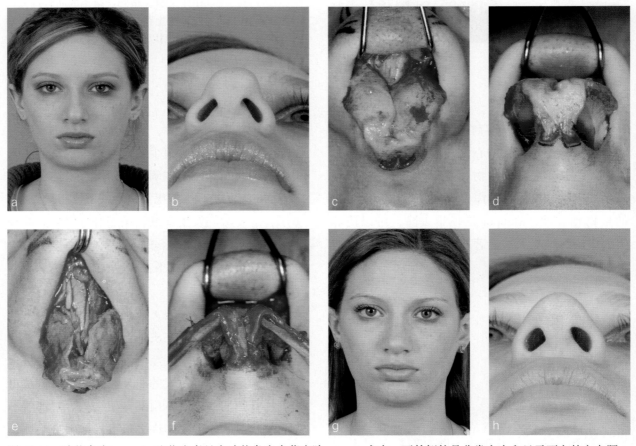

图 33.14　球状鼻尖。　a，b. 这位患者具有球状鼻尖半薄皮肤；c，d. 术中，下外侧软骨非常突出和显示不良的方向既，尾侧端不是外侧脚的前端，而是在头侧端偏后或者同一水平；此外，外侧脚在头端错位形成比 35°~45° 更锐的不良角度；e，f. 外侧脚支撑移植物被放置和固定在尾侧端平和调整外侧脚，最终纠正球状鼻尖；g，h. 术后 3 年的照片显示额部和基底部的鼻尖解剖结构得到改善

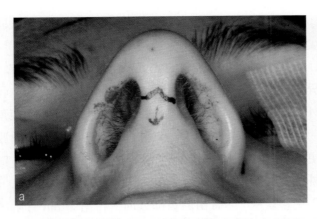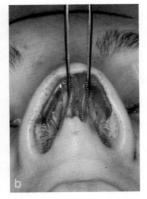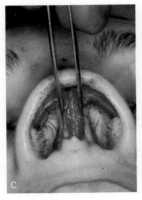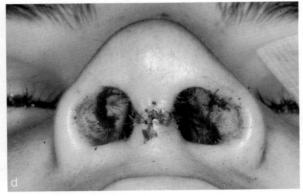

图 33.15 鼻小柱切口。切口通常是位于鼻小柱正中，如准备行鼻尖降低，则（a）切口可以设计略微高于鼻小柱中间；b，c.切口后期会随着鼻尖一起降低；d.最终切口位于鼻小柱中央

口连同鼻尖一起降低（图 33.15）。再明显鼻尖偏低的病例中，鼻小柱瘢痕可设计位于鼻小柱—唇交界处的最终位置。

行外切口的指征包括鼻尖不对称、明显球形鼻尖、鼻尖严重过度突出或低下或解剖较复杂（如见于唇裂鼻畸形，继发性病例，严重的鼻中隔偏曲，或有婴儿鼻孔的患者）。相对指征包括有厚鼻背皮肤、鼻尖支撑差或大穿孔。使用外切口的最大价值之一是教学目的。外切口看上去较为激进，然而，暴露鼻骨的方法本身没有分离任何主要的支撑结构，只会损害一个次要的小支持机制（位于鼻尖部的表面皮肤被分离开）。当患者的鼻子外形适用于精细及保守的鼻尖手术时，没必要用外切口。

外切口的缺点包括需广泛的分离、可能的瘢痕形成、长时间鼻尖水肿和手术时间长。对有经验的医生而言，这些都不是主要问题。如果采用恰当的皮肤外翻缝合技术并且早期去除缝线，经鼻小柱的瘢痕可忽略不计。近年来，随着对结构声鼻框架的再次重视，精确放置缝合固定移植物与获取最大曝光手术野的显得很必要，也促进了外切口方法的日益流行。

轮廓校正

轮廓校正

与鼻子轮廓有关的结构是鼻骨、鼻中隔软骨和鼻翼软骨，这三种结构必须仔细重新排列以形成非常平衡、自然的轮廓外形。有一个轮廓清晰鼻起始点在或仅仅低于上睑皱褶水平，使得鼻背挺直。避免过度降低鼻背，因为在正面观它会产生一个平坦的、似婴儿的外形（图33.16）。

在妇女中，鼻背线（鼻额角至鼻尖点）应该是直的或有一点轻度凹陷；在男人中，鼻背线应是有轻度的凸起。当然个体和种族差异也同样重要。中东女性更青睐较为强硬的侧鼻外观，相对于中东女性来说，日耳曼女性更适合一个稍微凹陷的侧鼻外观。相对于男性，女性也更适合一个稍微凹陷的鼻背。创造或者保持这种外观有利于显现鼻尖的高度和投影。其他外科医生更喜欢从上到下，如果鼻背偏离首先设置鼻骨中线，如果鼻背宽大先设计缩小线，然后调整中间鼻背高度、宽度和方向，最后调整鼻尖形态。后者对于鼻尖的把握至关重要。然而，独立于外科手术概念以外来看，两种方法对于调整的背部高度和鼻尖位置的复杂关系难度相同。

鼻背手术可以通过软骨间、软骨内切口或外切口进行。鼻背的分离层次应在软骨膜附近，或只在骨膜下。依据医生的喜好鼻背驼峰可以作为一个整体或一个增加的部分去除[13, 16]。可以使用锐利的Rubin骨凿凿去骨性鼻背。一个常见的错误是在鼻缝点切除过多较薄的鼻骨和在额鼻角处对较厚的骨骼切得过少。在鼻额角轮廓不清的患者中，如鼻骨过多，有必要切除厚的额骨以加深此角度。2 mm直骨凿能经皮肤直接插入（图33.17），以精确修饰切除的上缘，然后，Rubin骨凿向头部方向，再用2 mm骨凿凿刻，完成驼峰的去除。

其余细小的畸形可以使用传统骨锉或电动仪完成。术中应对手术区域进行冲洗，防止术后小骨颗粒形成的小愈伤组织，这可能会导致外部轮廓的不规则。通过鼻根部位小移植物、鼻背部位小移植物的调整，鼻尖部位软组织的切除或移植增加可以精细的调整鼻尖轮廓外观。颞肌筋膜、肋软骨、假体等的应用用来调整鼻背的轮廓外观。

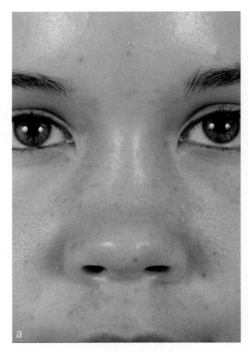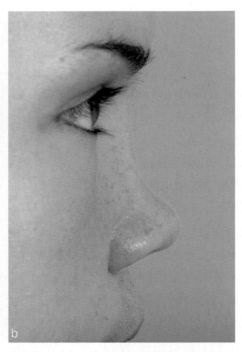

图33.16　年少时期外伤引起的鼻背低平。高挺的鼻背会在鼻两旁形成阴影外观，正面看起来显得鼻背更为狭长。a，b.宽鼻背在正面观看起来形成一个鼻背摊开的外观，鼻背的延长可以重建更为正常的鼻背曲线

正面轮廓

在正面看鼻形态时，应注意面部不对称的病例。以鼻尖和鼻骨中点连线为对称线，鼻穹隆对称的分布在两侧。如前所述，鼻背与鼻尖孰先进行手术矫正取决于术者，在处理鼻尖之前，设置鼻骨中线的优点是，在这个病例中，术中具有一个稳定的基础鼻骨结构。矫正鼻骨可以自动纠正中间凹陷的偏移，因为这两个区域可以通过在键石区的连接形成一个单位而移动。然而，鼻骨固定的方法可能加重鼻背中间凹陷或鼻尖偏移。在手术开始时既纠正鼻骨拱的缺点是导致术后水肿和眶周瘀斑的风险增加。对于有经验的医生来说，精细的操作，应用较细小的骨凿和避免对软组织的损伤可以避免此并发症。

截骨不应常规进行除非明确指征，如鼻骨偏斜或宽大，或骨驼峰后开放性顶端畸形的缩窄操作。既往鼻整形概念认为所有鼻整形术均应行鼻骨矫正是错误的。事实上，在患者有骨性狭窄鼻穹隆，或需要背侧加强的患者中，截骨是禁忌证。

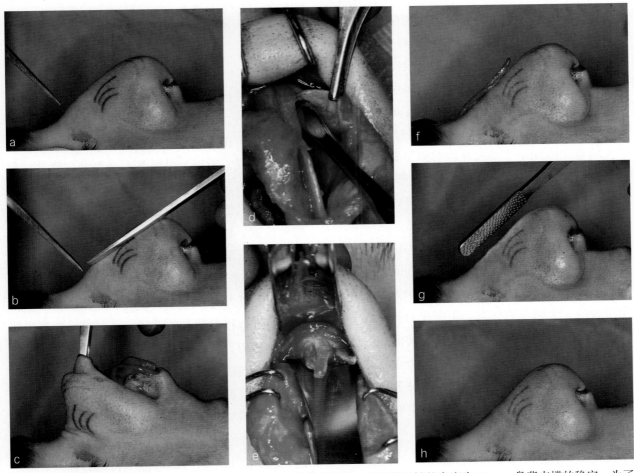

图 33.17 驼峰鼻的去除。在去除间隔软骨之前要进行背驼峰复位，以确保足够的高度为 15 mm 鼻背支撑的稳定。为了保持骨拱稳定性还应做横向截骨。a~c. 为了防止头端的鼻骨被过度切除，可以用 2 mm 的骨刀来通过小切口进行头侧缘的驼峰切除（开放或经皮入路）；d. 在使用 15 号手术刀进行软骨驼峰复位后，如果进行较大驼峰的去除，则需要距离上外侧软骨膜上方约 2~3 mm 以防止损伤鼻内黏膜；e. Rubin 的刀可以直接去除头端骨性或非骨性驼峰。Rubin 骨刀可以将头端的骨精确地去除约 2 mm 宽。f. 可见软骨和骨驼峰复位案例；g. 轻微的突起可以用锉刀磨平。大量的冲洗在防止术后形成硬结十分中烟。但是这可能导致术后淤血的形成；h. 在背侧驼峰复位结束后可以触及和观察到背侧轮廓的平滑外观

同样，背侧移植物用于增加鼻背高度需要宽阔的鼻拱作为基底。要求鼻拱基础为良好的三角形的截面，而不是垂直的侧壁结构。这样的定向高度增加有利的鼻背侧壁阴影，形成了一个狭窄的外观。而不适当的骨拱顶缩小会阻止这些阴影形成。

一旦骨穹已经设置中线，可据此行中穹隆手术。鼻尖部位手术是隆鼻手术的最后一步。在设置鼻尖中线之前，中线参考点需要确定。

一般来说，骨性标志优于软组织。前鼻棘和上切牙中线都是可靠的标志。

前鼻棘和上切牙中间为中线并彼此对称的情况下，可依次为基准矫正偏曲的鼻中隔尾侧端。可以通过分离鼻中隔后修剪去除过长的尾侧端再缝合固定于鼻棘上。另外，可以再歪曲的对侧平行放置鼻中隔尾端延长移植物（CSEG）。最后，对于鼻中隔先天性偏曲或者应用缝合固定的方法已经无法纠正的情况时，可以应用鼻中隔替代移植物（CSRG）。在鼻脊柱偏离中线而不与上切牙对齐的情况下有两种选择。或是通过"摆动门"手法将鼻中隔固定于偏曲鼻棘对侧位置，或是在中线使用骨凿将鼻骨向后移位。无论哪一种情况，新定位的鼻中隔尾侧端都应缝合到鼻棘的骨膜和软组织上。

在某些罕见的情况下，鼻棘和上切牙彼此对齐但都不是中线。此类患者常见于颌面骨不对称影响上颌骨的不对称。上唇人中可作为设定的鼻尖位置的一个标准的标志。正面观的鼻背的中线将是直的。但歪向一侧；就是说，从前额的鼻部起始点垂直下降来看，中线不在一个垂直线上。相反，鼻尖会与人中对齐。如果将鼻尖与鼻根的连线与垂直线对齐，鼻尖将不与人中对齐从而产生一个奇怪的外观（图 33.18）。

骨 拱

鼻骨拱由一对鼻骨构成。鼻拱的畸形的纠正

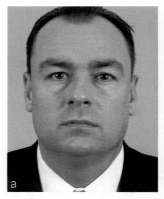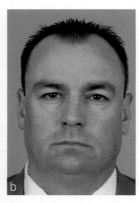

图 33.18　正面外观。a. 这名患者的术前照片说明了这一概念，既无论是鼻中线与上切牙呈一条直线，他们却都不是中线。在这种情况下，上唇（尤其是人中鼻峰和丘比特的弓）作为一个设计鼻尖位置的有用标志；b. 7 个月的术后照片显示，正面观鼻背线与上唇保持一致，但是却偏向一侧，也就是说，它不是从鼻尖正面观往下的垂直线，相反，鼻尖和上唇是一致的

既无法通过鼻背入路应用骨凿去除轻微的轮廓不规则的方法，也无法应用外部切口移植物进行较为激进的矫正方法。对于宽鼻或者驼峰去除术后的患者来说，矫正鼻骨拱是有必要的。截骨时避免青枝骨折，骨性外壁必须完全游离及向内侧移动，使高—低—高外侧截骨容易以及控制骨折的精确位置。内侧斜向截骨较理想的是用 2~3 mm 微型骨凿。非保护下截骨可以减少组织损伤从而避免术后过于肿胀，但是同时降低了操作准确性。一个更大的有保护骨刀（Anderson Neivert 刀）可以更好地控制截骨的路径，可以很好的替代非保护小骨刀。内侧斜截骨线应与垂直正中线成角 15° ~20°。在去除驼峰之后，骨性与软骨锥体必须缩窄以恢复鼻子正常正面观。具有较厚鼻骨的年轻男性更需要内侧截骨，内侧截骨术的路径是斜定向的以避免进入额骨。有时，鼻骨具有凹陷或凸起、重度鼻骨偏曲，或双侧鼻骨之间存在显著差异时需要中间截骨。中间截骨通常在外侧截骨前进行，外侧截骨最后进行。凹面或者偏曲的对侧面最先进行截骨，其次是凸面（图 33.19）[7, 10]。

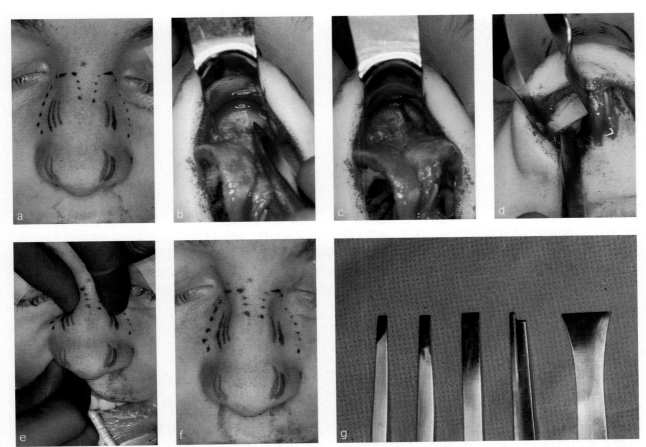

图 33.19 截骨。截骨是指将歪鼻骨纠正道到一个更合适的位置。a. 内侧虚线描绘内侧截骨术的路径，而横向的虚线显示外侧截骨术的路径。注意，在鼻骨头端的内侧和外侧保有 5 mm 的骨桥以保持鼻骨的稳定性（由虚线所示）；b. 内侧截骨术是利用 3 mm 宽的骨刀在骨性间隔和鼻骨交界处的鼻缝点进行；c. 内侧截骨术应该距离中线的 15°~20° 以避免切开鼻额区域。对于侧截骨，可在下鼻甲前方附着处做一个小的切口；d. 外侧截骨术是采用 3mm 骨凿通过切口垂直于梨状孔进行；e. 内外侧鼻骨可以通过骨刀的纵向旋转以推向中间；f. 与中间的骨段进行充分动员和截骨后，骨拱出现收窄，形成良好的阴影侧壁外观；g. 一些现有的各种骨凿说明（从左到右）：2 mm，3 mm，4 mm，无保护的骨凿；3 mm 有保护的 Anderson Neivert 骨刀；和 14mm Rubin 骨刀（用于去除骨性驼峰）

拱 顶

拱顶的畸形是上外侧软骨错位、不规则或不对称或鼻中隔畸形引起的。上外侧软骨决定鼻拱形状和轮廓上的美学外观，并影响内鼻阀功能和呼吸道通畅程度。从鼻背分离的上外侧软骨后需要缝合再稳定和经常放置撑开移植物。中部穹隆结构重建的失败会引起上外侧软骨的塌陷，导致中穹隆和内鼻阀的阻塞（鼻背和通道之间的最佳角度至少 15°）。鼻子较短和皮肤较薄的患者更易发生中穹隆堵塞。严重的情况下，可能会形成倒 V 畸形（图 33.5）。

撑开移植物

铺片移植（矩形截面）通常成对纵行排列在鼻中隔两侧[17]。撑开移植物通常用于维持或改善内部鼻阀通畅，调整、拉直变异的鼻中隔的背部美学线，或重建一个开放的鼻背顶端畸形。鼻撑开移植物头端可达鼻骨，尾部超出鼻中隔尾端成为鼻中隔尾端延长移植物。变厚度的移植物可放置在偏曲中隔对侧以矫正背间隔偏曲。在这种情况下，较厚的移植物嫁接位于凹边上，在凸面上应用较薄的移植物（图 33.20）。

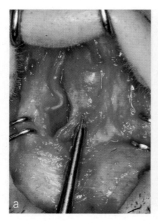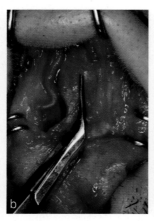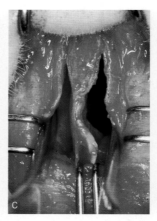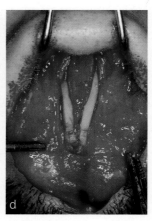

图 33.20　上外侧软骨从中隔分离开后，利用外切口入路放置撑开移植物。撑开移植物（横截面矩形）通常是成对的纵向放置在中隔和上外侧软骨之间移植物，用于维持或改善内鼻阀的通畅，调整背部美学线，矫正偏离的中隔，或重建一个开放的顶端畸形。a. 从鼻背部分的中隔表面分离一个通道；b. 用逆行分离的方法在上外侧软骨与中隔间进行锐性分离；c. 一旦打开顶拱可以观察到偏曲的中隔；d. 用 5-0 PDS 缝线将移植物与中隔和上外侧软骨进行缝合固定

撑开移植物可经内部或开放切口放置，经外部通道从鼻背分离。摊撑开移植物位于鼻黏膜和外侧软骨之间，放置于鼻中隔尾侧端时缝合时适当带有张力以矫正一些先天性偏曲。时钟线的方法可能会调整倾斜的鼻中隔却不能矫正先天性的弯曲。时钟缝合法对称的分布在软骨的两侧。中隔会向后倾斜到最高张力的一侧，即头部缝合处的位置（图 33.21）。在软骨与中隔没有分开的情况下，可以通过外切口的方法通过双侧黏膜下层隧道放置撑开移植物。这种情况下黏膜下移植物通过产生悬臂效应来扩大鼻腔内瓣膜。鼻背撑开移植物通过黏膜下切口通道，此开口正位于中隔和软骨连接处。对鼻背撑开移植物进行固定是不必要的，因为口袋结构将移植物固定牢靠（图 33.22）。

鼻　尖

原　则

鼻尖整形在鼻整形术中最令人激动。他要求术者能够将鼻翼软骨对称的调整在一起。鼻尖是鼻部外形中最能呈现解剖学的变异性。鼻尖皮肤也是鼻部皮肤中最厚的部分。皮肤厚不仅要求皮下软骨具有较高的结构性，同时也能较长时间的掩盖皮下结构。因此，必须考虑到愈合的动态性。不可能一种手术方法应对所有鼻整形需求。外科医生必须制订手术方案并考虑以下因素：皮肤的厚度，软骨强度，形状，位置；发散角；背侧轮廓；鼻子的长度和宽度；鼻唇角；鼻尖高度和旋转度；鼻尖支持以及患者的期望。

外科手术应遵循的基本原则是保持理想和正常的解剖特征，而不正常的和不优良的特征，需要进行分析和手术方法改变。有责任的鼻整形医师会避免激进的切口和软骨及鼻尖支撑结构的改变，防止术后鼻尖支撑的丧失，鼻翼塌陷、堵塞等形成。对于结构应该进行保留，改性，增强或取代。术中良好的状况可能在术后愈合过程中会发生变化。如果一定要进行的话，首选保留软骨外侧脚至少 8~10 mm 的较保守的头部修剪。在支架移植物放置于中隔尾侧端的情况下，因在保持鼻阀功能和术后恢复中防止夹捏畸形的形成中的重要作用鼻翼软骨基本不进行修剪。鼻尖畸形程度越重，相应的手术方法越激进。这样的程序可能包括外侧脚带中断和外侧脚的翻转，软骨外侧脚支架带或不带中隔尾端复位或放置圆顶替换移

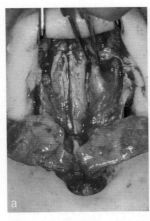
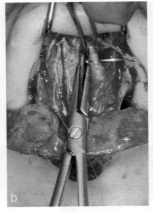
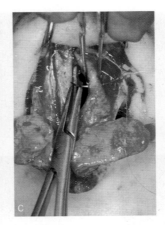
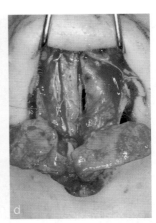

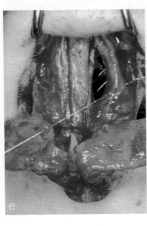
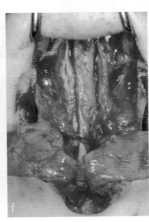

图 33.21 钟状缝合。利用钟状缝合来稳固中隔，但是却不能纠正先天性偏曲。a. 中隔已经与上外侧软骨分离开，注意左侧的撑开移植物已经与上外侧软骨缝合，右侧正在放置中隔软骨制作的撑开移植物；b. 5-0 PDS 线先从上外侧软骨头侧端穿过，并不携带对侧软骨或者中隔；c, d. 从同侧上外侧软骨传出；e. 从头端更多的携带中隔—上外侧软骨复合物；f. 中隔将被张力大的一侧牵拉住，既缝合的上外侧软骨侧。可以从两个层次应用钟状缝合：①同侧软骨在头端紧密固定；②对侧软骨在尾端连接较松

植物。这样的激进技术的利用，重要的是最大限度的保留原有软骨，在中隔尾端延伸移植物中保持中线支撑，重建或者加强鼻翼支撑提供所期望的形状和改善的鼻部功能。

成功的鼻尖手术，认可和保留鼻尖部位的支撑必不可少，多数鼻尖整形手术术后并发症形成的原因都与鼻尖部位支撑结构损伤有关[18]。正常的鼻尖生理包括：①形状、大小以及软骨的显形；②内侧脚踏板固定于鼻中隔尾侧端（四边形软骨）；③卷轴区域有软组织覆盖的软骨两端。我们认为中隔应该是鼻尖支撑结构的第四要素。正常鼻尖生理应有以下组成：①穹隆间韧带（Pitanguy 韧带）；②膜性鼻中隔；③鼻背皮下组织；④籽骨复合体；⑤鼻背[19]。在某些解剖学变化中，较小的尖端支撑机制可能预示着更重要的鼻尖支撑机制。因为任何鼻部手术如果不能正确重建，将不可避免地改变一个或多个鼻尖支

撑机构。因此，了解鼻尖支撑机制在规划切口、手术入路和技术方面是至关重要的。如用于鼻内软骨间切口的方法不可避免地违反了主要的鼻尖支撑结构之一（在滚轴区域的上外侧软骨或下外侧软骨）。相反，外鼻整形术会危及一个小的鼻尖的支持机制，既分离鼻尖骨框架与皮肤组织。

在对鼻尖做任何改变之前，外科医生要确定鼻尖投影的变化，旋转程度的变化和下外侧软骨体积减小程度，或者下外侧软骨形状和旋转程度的变化，因为下外侧软骨作为鼻尖形状最重要的影响因素，常常本身不对称。试图改善下外侧软骨不对称的尝试常常造成更加不对称、鼻翼退缩、夹捏或者内外鼻阀的塌陷。鼻翼侧壁的弱化可以通过五个常见的机制出现：激烈的头端软骨修剪；下外侧软骨分离和去除；矫正术前鼻翼退缩、夹捏失败；重建支持本身脆弱的鼻翼缘的失败和与外侧脚头的错误定位。种族因素同样重要，

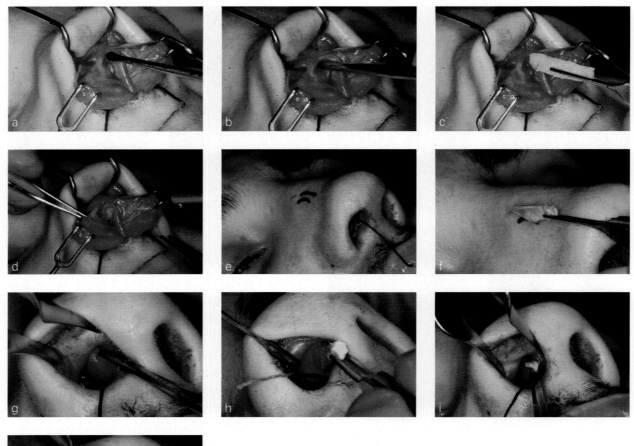

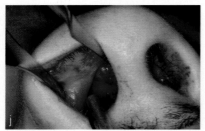

图 33.22　皮下的鼻背移植物。鼻背移植物可不切开鼻骨拱，通过前庭切口放置，a，b. 通过双侧黏膜下通道分离出入路；c，d. 如图放置移植物，这种黏膜下放置的建立，通过创建一个悬臂通道以扩大内鼻阀，移植物同样可以通过内切口放置；e，f. 这个患者通过单侧放置移植物来纠正右侧鼻通道，在中隔与软骨连接的尾侧端做切口；g. 在黏膜下分离得到一个更紧致的通路；h~j. 通过这个较紧致的通道放置移植物可以省去缝合固定

在白种人或中东裔患者，鼻尖投影通常是足够的，支撑支柱的放置就足以保留尖端投影。而亚裔非裔患者通常鼻尖投影不够，需要通过带有或者不带有鼻中隔延长移植物的强硬的鼻尖支撑移植物来改善。

强烈建议采用鼻尖手术的系统解剖学方法，以获得长期满意的结果[20]。经典的方法是。术前设计好适当的切口、方法和鼻尖的雕刻技术，同时，术中灵活修改以应对解剖变异。

鼻翼软骨成形技术

关于何种技术是最恰当的改变下外侧软骨形态和位置的方法，有待于术中解剖特征。同时，预期的结果基于长期愈合的动态和患者的愿望。本书中介绍了大量解决应对设计下外侧软骨的手术方法。

鼻尖投影

有几种方法可以分析鼻尖投影和鼻长，

Simons 认为鼻尖投影约等于上唇长度[21]。Goode 的方法是使用垂直线，从鼻根至鼻翼沟画线，从鼻翼沟至鼻尖画垂直线，最后画一条线从顶端回到鼻根。比较垂线长度的比率线（鼻翼沟至鼻尖），鼻长（鼻根至鼻尖）应该是 0.55~0.60[22]。Crumley 和 Lanser 用 3-4-5 三角形斜边，弦是鼻长度，鼻尖投影是三角形的最小臂长[23]。

鼻尖支撑机制的保留是隆鼻术成功的关键之一。许多在隆鼻手术中进行的操作（调整下外侧软骨或进行其他的美学单元的改变），结果导致 T 型支架失效，最终导致鼻尖投射的改变。特别是增加鼻尖投影的患者中，更应该保留或者增强鼻尖支撑结构的功能。用于增加鼻尖投影的技术包括经穹隆缝合、外侧脚嫁接、鼻小柱支柱或鼻中隔尾侧端延长移植物的应用，以及应用外侧脚支撑移植物。除去外科技术因素外，外科医生必须避免不适当的降低背高度以补偿鼻尖投影的不足。

鼻尖旋转度

鼻尖旋转度是另一个鼻尖整形术的重要部分。鼻尖旋转度取决于术前对于下外侧软骨的设计。术后瘢痕以及愈合过程中的动态变化也在鼻尖旋转度中起到重要作用。许多外科手术倾向于将鼻尖向上旋转。然而，一度风靡几十年上翘、短鼻子，开始让位给更自然的鼻子。有足够长度强度的鼻背，良好的侧壁阴影，并在整个脸部中的合适比例是很重要的。鼻尖旋转的程度取决于以下几个因素。最重要的是鼻子长度。患者身高、性别和种族是决定理想鼻尖旋转度时要考虑的其他因素。

手术时经常需要处理鼻尖投影和鼻尖旋转，而二者必须明确的区分开来。鼻尖复杂可以视为一个三脚架，连接在一起的内侧脚为一条腿，两侧的外侧脚为剩下的两条腿。以此概念为基础，我们必须认识到，改变三条腿中的任何一个可能会影响鼻尖旋转度，鼻尖投影，或两者同时改变或不变[10]。某些鼻尖旋转技术可能会导致鼻尖投影的增加，其他可能导致鼻尖投影的减少，或者不改变鼻尖投影。

此外，外科医生可能通过增加鼻小叶角度或者使鼻小柱上唇角变钝来形成一个鼻尖上旋的外观。鼻小柱上唇角与鼻小叶角需要区别开。严格来说，鼻尖旋转是指鼻尖表现点的半径在外耳道产生弧度的精确定位。旋转程度沿弧的上部增加，沿着下部减小。而鼻小柱上唇角界定了鼻小柱与上唇的交接。该角度是由鼻小柱最前点的切线和上唇最前点的切线相交形成的。因此，常用于表示鼻尖旋转的角度（图 33.23）[1, 10, 11]。

增加鼻尖旋转的技术包括精细的修剪内侧脚头侧缘，中间脚的离断后重叠缝合，通过高位置的经纤维连接间的切口缩短尾隔和鼻中隔，设置在内侧脚尾隔，或安置一个雕刻适当的尾侧端延长移植物[20]。对尖唇复合体进行带有软骨移植的调整可能会到达在保持鼻尖长度的同时提供鼻尖旋转的错觉。

下外侧软骨的体积减小操作会在鼻翼软骨头侧缘形成皮下空隙导致后期的鼻尖上旋以及可能的鼻翼夹捏和内支架坍塌的发生。如果在穹隆部位离断鼻翼软骨，则可能会发生愈合过程中瘢痕挛缩引起的不对称形成，过度上旋以及支架坍塌。更加可靠的做法是在穹隆部位横向离断并随后进行离断部位重叠的缝合固定。这种横向离断很少骚扰穹隆部位及导致后续不良反应的发生。然而，不对称和过度旋转的可能性依然会伴随不正确的手术方式。内侧脚间的缝合可以提供一定的支撑力度。另外，内侧脚可以通过固定到鼻中隔尾侧端提高稳定性。

从鼻前庭的皮肤深面进行外侧脚的解剖（外侧脚释放），穹隆部位的横向运动和外侧脚外侧支撑移植物的放置（LCSGS）是控制尖端旋转度，鼻尖投影和鼻小柱上唇角的另一个非常强大和可靠的技术。此外，外侧脚支撑移植物抚平外侧脚消除球状鼻尖，并给外侧脚提供力量纠正或防止其坍塌[25]。具有错位外侧脚的患者需要进行复位。这些患者通常具有较正常值（35°~40°）更大

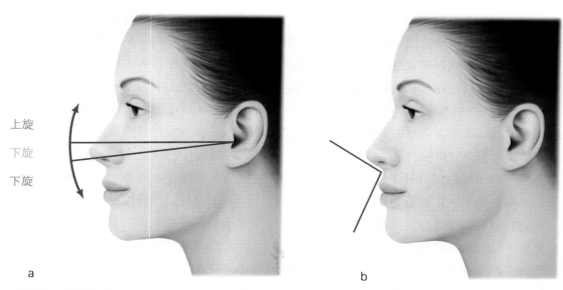

图 33.23　上唇角和鼻尖旋转度。正确的区分二者十分重要。a.严格来说，鼻尖旋转是指鼻尖表现点的半径在外耳道产生弧度的精确定位，旋转程度沿弧的上部增加，沿着下部减小；b.而鼻小柱上唇角界定了鼻小柱与上唇的交接，该角度是由鼻小柱最前点的切线和上唇最前点的切线相交形成的，故常用于表示鼻尖旋转的角度

的向头端倾斜的鼻小柱上唇角（图 33.24）。

最后，鼻尖旋转度的调整只是鼻整形术的众多目标之一，改变鼻尖位置的操作不应干扰其他外科手术目标。

鼻尖缩小

球状鼻尖可以通过多种方法进行调整。首先，如果患者鼻部皮肤较厚且弹性差，不带有鼻部皮肤筋膜组织改变的单纯穹隆部位缝合方法可能无法达到预期目标。此时，整体的改善鼻部皮肤筋膜组织显得尤为重要。其次，矫正鼻翼缘或防止鼻翼缘内侧塌陷是非常重要的。仅仅穹隆部位的锐化操作无法达到基底位三角形的良好外观。事实上，穹隆和穹隆部缝合过于紧密会导致内侧较凹陷和外侧脚突出的侧不良外观。除非外侧脚的弧形被强有力的缝合或支撑移植物进行改善，否则宽而大的鼻尖难以改变[7, 11]。翼缘移植可重建从顶端小叶到翼小叶的良性过渡[26]。这些较薄的软移植物通常被放置在沿鼻翼缘尾侧切口内形成的狭窄的腔隙内，并可以缝合到位。鼻翼缘移植为鼻基底创造良好的三角形轮廓，并向鼻翼

小叶提供支撑。

细尖的细化的调整可以通过镶嵌或鼻尖软骨移植后的移植物（碎软骨或软组织）放置来完成。此时，应该选择鼻尖下旋或者皮肤较厚的患者。他们应该稍微弯曲以避免影响鼻小柱小叶角或抚平鼻小叶。如果帽状移植物超过穹隆 3 mm 厚，在移植物后方应缝合固定帽状或者外侧脚移植物来抵抗鼻背筋膜组织给予鼻尖头端的收缩力量（图 33.25）[11]。外侧脚移植物还提供帽状移植物和外侧脚间的平滑过渡。需要将外侧脚移植物和外侧脚支撑移植物区分开来，外侧脚移植物置于外侧脚表面并与和提高鼻尖投影的盾牌移植连接，而外侧脚支撑移植物放置于外侧脚下面用来抚平和提供外侧脚的支撑力度。

术后护理

术后鼻子应用 Steri 胶带（3M 公司）和热塑夹板一周，拆卸夹板时，一定要注意防止从内部鼻支架上分离鼻背筋膜组织。患者术后第一天口

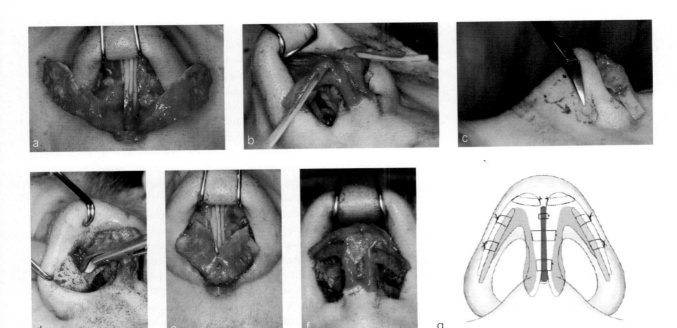

图33.24 下外侧软骨支撑移植物与中隔尾侧端的重新定位固定。头侧端的连接调整可以增加鼻尖的效果和显现鼻尖上区。具有尾端错位鼻头的患者需要进行将尾侧端软骨放置于下外侧软骨袋内进行重新定位，为了防止该移植物需要将软骨从皮肤底层分离开。a. 外侧的下外侧软骨需要充软组织上分离开；b. 将移植物缝合与下外侧软骨下以抚平组织和软骨，纠正消除球状鼻尖；c、d. 为了适应移植物将软骨连接部分向下端移动；e、f. 将移植物移动到新的尾端连接点；此时，下外侧软骨的角度调整为月45°；g. 注意下外侧软骨下方的软骨支撑移植物（浅蓝色）与下外侧软骨以5-0 PDS缝合固定，内侧脚之间的深蓝色的结构是一个鼻小柱支撑或尾中隔延伸移植物

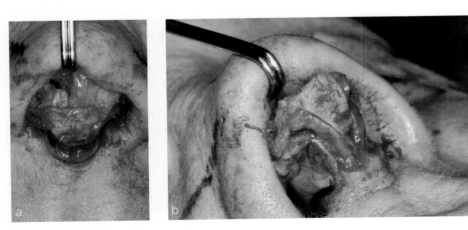

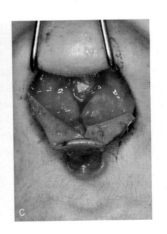

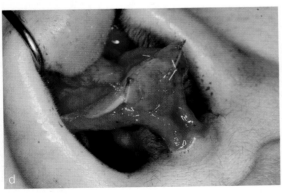

图33.25 盾型鼻尖移植物稳定性：外侧脚移植物与帽状移植物。在皮肤较厚和鼻尖突出度不足时，盾型鼻尖移植物的放置可以增加鼻尖的突出度和精致度。它们应略微弯曲以避免导致小柱小叶角的消失，或者鼻尖下小叶变平。如果盾型移植物突出穹窿上方3 mm以上，可以在其后面就地缝合一个支撑或帽状移植物（a，b）或外侧脚移植物（c，d），以抵消和抵抗皮肤软组织罩施加的压力所导致的头侧旋转。外侧脚移植物还在盾形移植物和外侧脚之间提供了平滑的过渡。外侧脚移植物通常与外侧脚重叠至少5 mm。盾型移植物应该用一块柔软的经处理的软骨移植物进行伪装，该移植物缝合在盾形移植物的前缘后方

服抗生素，术后 5~7 天鼻小柱部位柴鑫，为了限制术后水肿，患者应避免剧烈运动 6 周，并限制钠摄入量。患者及其家属应该了解，术后 1 年可能都会发生形态改善，又不少患者终生鼻部都在改变形态。

参考文献

1. Johnson CMJ, Toriumi DM. Open Structure Rhinoplasty. Philadelphia, PA: WB Saunders Co: 1989

2. Constantian MB. Differing characteristics in 100 consecutive secondary rhinoplasty patients following closed versus open surgical approaches. Plast Reconstr Surg 2002;109(6):2097–2111

3. Natvig P, Sether LA, Gingrass LP, Gardner WD. Anatomical details of the osseous-cartilaginous framework of the nose. Plast Reconstr Surg 1971;48:528

4. Toriumi DM, Meuller RA, Grosch T, et al. Vascular anatomy of the nose and the external rhinoplasty approach. Arch Otolaryngol Head Neck Surg 1996;122:24–34

5. Nassif PS. Revision rhinoplasty: pearls and surgical techniques. In: Thomas JR, ed. Advanced Therapy in Facial and Reconstructive Surgery. Shelton, CT: People's Medical Publishing House-USA, Ltd.; 2010:377–401

6. Constantian MB. What motivates secondary rhinoplasty? A study of 150 consecutive patients. Plast Reconstr Surg 2012; 130(3):667–678

7. Kim DW, Toriumi DM. Nasal analysis for secondary rhinoplasty. Facial Plast Surg Clin N Am 2003;399–419

8. Kridel RWH, Scott BA, Foda HMT. The tongue-in-groove technique in septorhinoplasty: a 10-year experience. Arch Facial Plast Surg 1999;1:246–256

9. Toriumi DM. Management of the middle vault in rhinoplasty. In: Operative Techniques in Plastic and Reconstructive Surgery. Vol. 2. St. Louis: Mosby; 1995:16–30

10. Tardy ME. Rhinoplasty: the art and the science. Philadelphia: WB Saunders Co; 1996

11. Toriumi DM, Checcone MA. New concepts in nasal tip contouring. Facial Plast Surg Clin N Am 2009;17:55–90

12. Toriumi DM, Josen J, Weinberger M, Tardy ME. Use of alar batten grafts for correction of nasal valve collapse. Arch Otolaryngol Head Neck Surg 1997;123:802–808

13. Webster RC. Advances in surgery of the tip: intact rim cartilage techniques and the tip-columella-lip esthetic complex. Otolaryngol Clin North Am 1975;8:615

14. Dresner HS, Hilger PA. An overview of nasal dorsal augmentation. Semin Plast Surg 2008;22(2):65–73

15. Tardy ME. Transdomal suture refinement of the nasal tip. Facial Plast Surg 1987;4:4

16. Webster RC, Smith RC. Rhinoplasty. In RM Goldwyn, ed. Longterm Results in Plastic and Reconstructive Surgery. Boston: Little, Brown and Company; 1980

17. Sheen JH. Spreader graft: a method of reconstructing the roof of the middle nasal vault following rhinoplasty. Plast Reconstr Surg 1984;73(2):230–239

18. Tardy ME, Denneny JC. Micro-osteotomies in rhinoplasty—a technical refinement. Facial Plast Surg 1984;1(2):137

19. Tardy ME. Contemporary rhinoplasty: principles and philosophy. In: Behrbohm H, Tardy ME, ed. Essentials of Septorhinoplasty: Philosophy, Approaches, Techniques. Stuttgart, Germany: Thieme; 2004:44

20. Tardy ME. Rhinoplasty: The Art and the Science. Philadelphia: WB Saunders; 1997

21. Simons RL: Nasal tip projection, ptosis and supratip thickening. Ear Nose Throat J 1982;61:452

22. Powell N, Humphreys B. Proportions of the Aesthetic Face. New York, Thieme-Stratton; 1984

23. Crumley RL, Lanser M. Quantitative analysis of nasal tip projection. Laryngoscope 1988;98:202

24. Parkes ML, Brennan HG. High septal transfixion to shorten the nose. Plast Reconstr Surg 1970;45:487

25. Gunter JP, Friedman RM. Lateral crural strut graft: technique and clinical applications in rhinoplasty. Plast Reconstr Surg 1997;99:943–955

26. Rohrich RJ, Raniere J Jr, Ha RY. The alar contour graft: correction and prevention of alar rim deformities in rhinoplasty. Plast Reconstr Surg 2002;109(7):2495–2505

34 外切口鼻整形

作者：Peter A. Adamson，Jason A. Litner，Alyn J. Kim
翻译：孟　威　审校：刘安堂

引　言

外切口鼻整形不是一个新的手术方法。公元前600年，Sushruta Ayurveda 描述了外切口鼻整形手术已在印度实施[1]。关于 Joseph 第一例报道鼻缩小术案例的照片资料常常显示的是侧面照，这使在他手术中鼻背全长的手术切口被忽略掉了[1]。在1920年 Gillies 在鼻小柱下方采用一个"大象躯干切口"脱套鼻尖。现代外切口鼻整形时代开始于1934年，那时 Rethi 描述了高位跨鼻小柱切口，以暴露鼻尖区域[2]。1956年南斯拉夫萨格勒布的 Sercer 施行了鼻的剥皮手术，扩大了暴露部位甚至包括整个鼻子椎体部分[3]。Sercer 的学生 Padovan 进一步利用这种外暴露技术完成了鼻中隔成形术[4]。1970年他在纽约举行的第一届美国面部整形再造外科学会国际研讨会上报告了他的方法，至此，北美的外切口鼻整形时代开始了。这项技术曾引起了争议，直到近20年只有少数人提倡。多伦多的 Goodman[5, 6] 是第一位拥护此技术的北美医生，随后 Anderson、Johnson[7]、Wright[8] 及其他人相继认同该技术。今日在北美，外切口鼻整形是被公认的广泛被接受的鼻整形方法[9, 10]。在住院医生及研究生教育中，此方法被广泛传授，且作为一个独特方法已成功地获得推崇[11]。本方法起源于欧洲至今已近70年，由此可见此技术的复兴。

适应证

众所周知，每一个鼻整形医生有不同的手术经验，因此在使用外切口技术时有各自独特的指征。在过去的几年中，这种方法对治疗困难或者修复案例逐渐被认可，随着这项技术舒适度和熟悉程度的提高，其适应证逐渐提高，根据我们的经验，开放式鼻整形术是所有病例的首选技术，除非对鼻畸形采用非外切口入路可以获得同样的改善效果。开放性鼻整形手术由于其可以提供广泛未失真的暴露为许多有挑战性的功能性及美容性鼻畸形提供了明确的诊断和治疗优势。尤其是对于上颌前嵴、鼻中隔尾侧端、背侧及前中隔、叶及背上部而言。通过外切口的方法，能对导致畸形的潜在解剖有一个准确的诊断。能完成缝合、精确修整移植物，纠正不对称而不会扭曲周围组织。瘢痕组织和多余的皮下组织更容易被切除，可以很好地保护鼻瓣区域，在软骨间区域没有切口，避免破坏鼻尖支撑机制或瘢痕形成，从而避免了随后的鼻通气障碍。北美的大多数面部整形外科医生现在依靠这种技术来实现对各种适应证的持续良好和可重现的效果（图34.1~图34.7）。

术前评估

在最初的咨询过程中，要采集完整的病史并重点对鼻的功能和美学进行检查。确定患者的愿望，回顾拍摄的标准照片，明确手术目标。教育患者有关实际期望并且强调轻微术后不对称可能。概述手术方案和风险。有必要进行进一步的调查，包括鼻道研究，成像和过敏测试，因为手术前治疗好鼻黏膜疾病。我们常规在第二次坐诊时与患者一起审查手术方案的细节以及任何相关的检查结果。完成鼻整形术评估表，并为每名患者制订详细的书面手术计划。

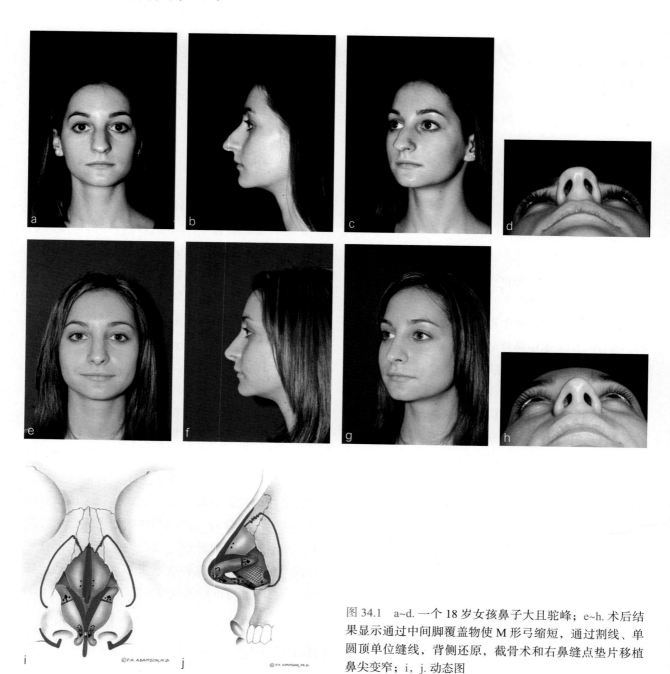

图 34.1 a~d. 一个 18 岁女孩鼻子大且驼峰；e~h. 术后结果显示通过中间脚覆盖物使 M 形弓缩短，通过割线、单圆顶单位缝线，背侧还原，截骨术和右鼻缝点垫片移植鼻尖变窄；i, j. 动态图

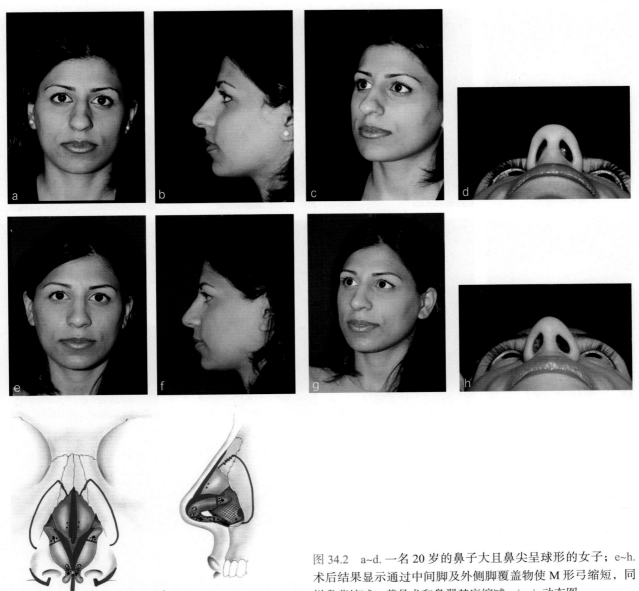

图 34.2 a~d. 一名 20 岁的鼻子大且鼻尖呈球形的女子；e~h. 术后结果显示通过中间脚及外侧脚覆盖物使 M 形弓缩短，同样鼻背缩减，截骨术和鼻翼基底缩减；i，j. 动态图

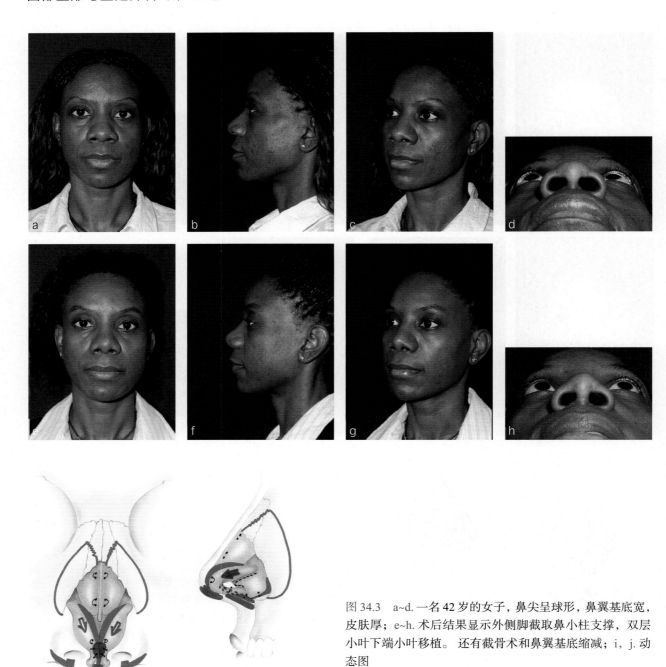

图 34.3　a~d. 一名 42 岁的女子，鼻尖呈球形，鼻翼基底宽，皮肤厚；e~h. 术后结果显示外侧脚截取鼻小柱支撑，双层小叶下端小叶移植。还有截骨术和鼻翼基底缩减；i，j. 动态图

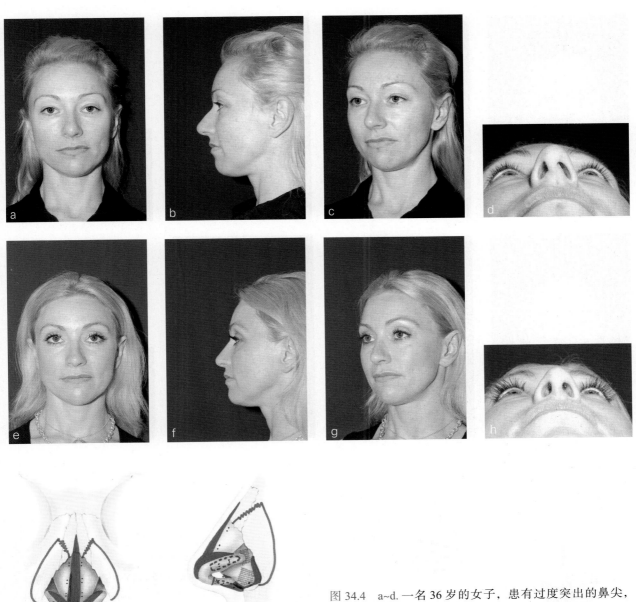

图 34.4　a~d. 一名 36 岁的女子，患有过度突出的鼻尖，背部高，鼻中隔偏曲；e~h. 术后结果（包括上睑成形术），显示中间脚覆盖使尖端降低，加固和压扁外侧脚使用小型外侧脚支撑移植物，鼻背缩小，截骨术和右支架移植物矫直；i, j. 动态图

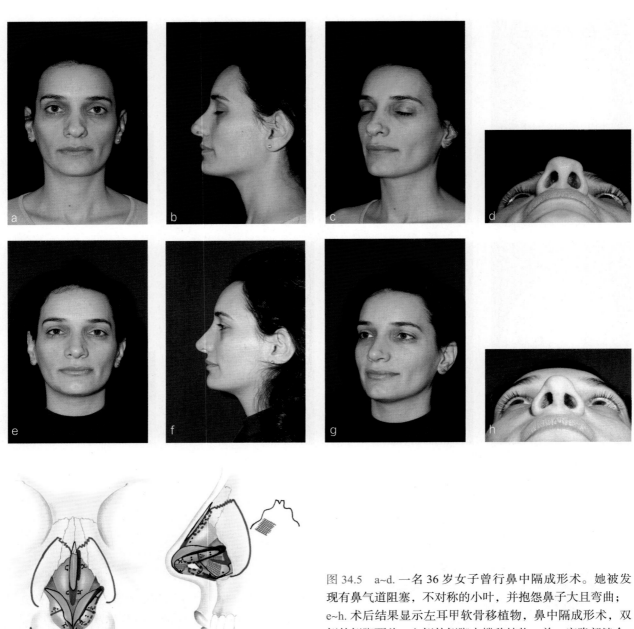

图 34.5　a~d. 一名 36 岁女子曾行鼻中隔成形术。她被发现有鼻气道阻塞，不对称的小叶，并抱怨鼻子大且弯曲；e~h. 术后结果显示左耳甲软骨移植物，鼻中隔成形术，双侧外侧脚覆盖，左侧外侧脚支撑移植物，单一穹隆部缝合，鼻背部缩减，截骨术，左侧扩张器移植，鼻尖右侧软组织削薄，鼻翼基底部减少；i, j. 动态图

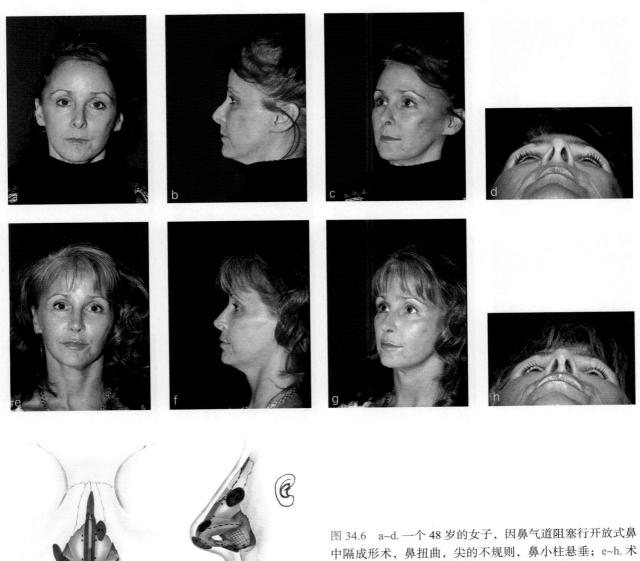

图 34.6　a~d. 一个 48 岁的女子，因鼻气道阻塞行开放式鼻中隔成形术，鼻扭曲，尖的不规则，鼻小柱悬垂；e~h. 术后鼻中隔成形术和双侧耳郭软骨供体移植。移植包括鼻小柱支撑，下鼻尖小叶、双侧鼻翼缘，右鼻翼板条和鼻翼支撑，小叶间隔、左小叶帽子，左上外侧软骨移植体。鼻背降低，无截骨；i，j. 动态图

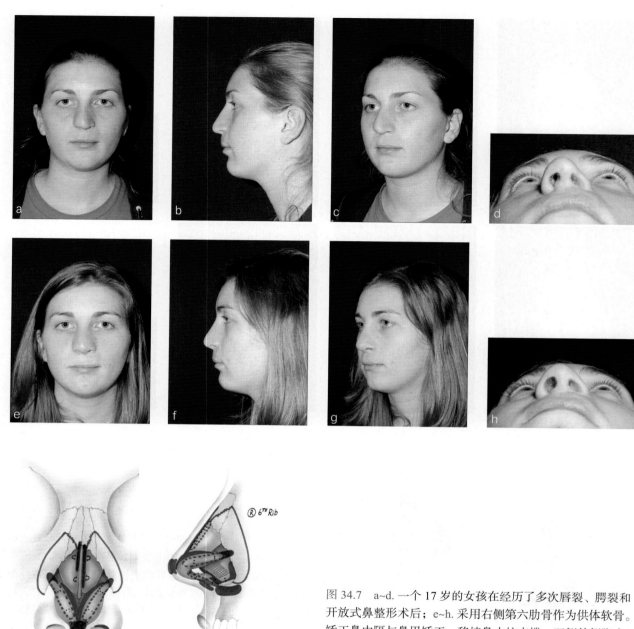

图 34.7　a~d. 一个 17 岁的女孩在经历了多次唇裂、腭裂和开放式鼻整形术后；e~h. 采用右侧第六肋骨作为供体软骨。矫正鼻中隔与鼻甲矫正。移植鼻小柱支撑，双侧外侧脚支撑移植扩展，双层帽移植，双边扩展移植，鼻唇角移植和左梨状缘移植；i，j. 动态图

麻 醉

大多数鼻成形术患者在门诊麻醉师在场的情况下进行一般或精神安定药物麻醉治疗。阿莫西林（2 g）静滴预防细菌感染，除复合移植物，同种异体移植物或以前感染病史以外，我们不常规术后对患者使用抗生素。鼻子局部浸润麻醉使用1% 利多卡因加 1 : 100 000 肾上腺素混合效果与0.5% 布比卡因加 1 : 200 000 肾上腺素。这可以提供长期的麻醉效果且可以产生令人满意的血管收缩的效果。需要 15~20 mL，我们未发现添加局部血管收缩药会提供额外的好处。

手术操作

切口设计和暴露

一些外科医生，最初不赞成鼻外切口手术的方法，主要原因是术后鼻小柱瘢痕明显。然而如果设计和缝合的方法正确的话，一般不会因为这个原因而修复的。一个对采用外切口鼻整形患者进行的大样本的回顾性研究显示，主观不满意率小于 2%[12, 13]。获得理想瘢痕的第一步是切口设计。我们首选的开放式鼻整形切口是横的倒鸥翼的方法在鼻小柱正中或稍下方（图 34.8）。

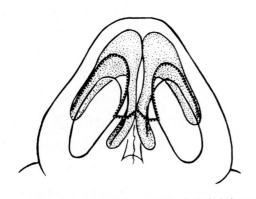

图 34.8　外切口鼻整形切口。水平鼻小柱中段切口应置于内侧脚底之上，与两侧鼻翼切口垂直相交

倒鸥翼切口较 V 形、梯形或者横直切口要美观。它应该在内侧脚的尾侧缘周围弯曲，以达到直角的边缘切口。边缘切口放在内侧脚尾缘的后面，这样可以获得更大的鼻小柱皮瓣，并且更容易掩盖此切口。注意切口于内侧脚的上侧，尤其是在黑人和亚洲人，他们的这些结构往往会缩短，并有术后鼻小柱切口的风险。鼻小柱皮瓣应小心处理以避免损害其血管。鼻小柱的横向和垂直边缘的切口处由于收缩倾向会产生活板样改变，最容易形成瘢痕。缝合前潜行分离鼻小柱下方皮肤能尽可能减少发生率。由缝合下方的全层缝合，但上方的部分缝合，"塞入"较厚皮瓣的边缘。在鼻小柱中央皮内用 6-0 可吸收线缝一针以减少张力。我们习惯使用 6-0 尼龙线外翻缝合鼻小柱皮肤。一旦出现明显的鼻尖塌陷，说明鼻小柱皮瓣可能长了一点。缩短 1~2 mm 皮瓣，会降低出现轻度悬垂状鼻小柱的风险。相反，当鼻尖被抬高后，鼻小柱皮瓣可能会出现相对较短的情况。通过两侧向下延长垂直边缘切口能减少张力、形成一个鼻小柱下推进皮瓣。如果在术前就认识到此潜在问题，另一选择是设计 V 形切口，V–Y 推进以延长鼻小柱，但是有可能会留稍许瘢痕。

首先用 11 号刀片做水平鼻小柱切口。水平切口与垂直缘切口相连。垂直切口较浅，以免切断其下的内侧脚，经软三角与两鼻翼切口相连。鼻小柱皮瓣用剪刀向上游离至角处，钝性与锐性剪刀分离向外上方方向跨过穹隆且沿着外侧脚向下，外侧与鼻翼缘切口相连至完成暴露。然而有时需先行边缘切口逆行暴露以防有严重瘢痕或不常见的叶结构情况，使得剪刀分离跨过穹隆时较困难。鼻背皮肤的分离可以在盲视下进行。如果有严重瘢痕、不明畸形或皮肤薄，可以用剪刀或手术刀在直视下分离。有来自鼻小柱下动脉或梨状孔周围面动脉穿支的出血，通常可自行停止，但如有必要可用双极电凝止血。为减少出血与组织损伤，鼻背皮肤应在黏软骨膜下及黏骨膜下层次分离。在维持软组织支撑和皮肤高度足以允许适当的手术操作和术后皮肤上提之间发生平衡。

中隔整形

通常首先进行中隔整形以纠正功能性问题且可以获得可能需要作为移植材料的软骨。中隔前角容易分辨，将内侧脚之间直至上颌前的软组织去除。这使得中隔尾部暴露良好且能缩窄鼻小柱。如果鼻小柱支柱能放入，则特别有用，因为支柱会增宽鼻小柱。如果要增大鼻唇角，内侧脚之间的软组织可以保留，作为一个基底朝下的皮瓣且将之翻转增加额外的充填量[14]。这是一个贯穿前颌骨贯穿缝合固定。如果需要，软组织常常切除后将作为伪装移植使用。我们常常会用咬骨钳加深或变平前颌骨。开放式方法所提供的广泛暴露远优于封闭式技术。鼻前棘为鼻小柱支撑提供最佳安置平台，但其切除是极不妥当的。分离起始于中隔前角，将两侧的黏骨膜瓣及黏软骨膜瓣掀起。上外侧软骨与中隔软骨分离开，以至鼻背与中隔开放。这提供了极良好的暴露，是任何非外切口手术不能得到的，标准的及更彻底的中隔手术均能经此暴露路径进行（图 34.9）。然而，此视野比闭合方法更为前上方向，就需要一些方向上调整。

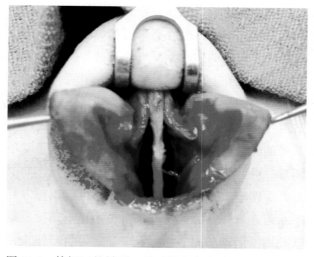

图 34.9　外切口的暴露。通过提起鼻尖和鼻背皮肤，得到鼻结构完整的良好暴露。侧鼻软骨从中隔处的分离能显露完整的中隔

鼻中隔成形术特殊注意事项

开放式的方法可以更容易地和更可靠地处理有问题的鼻中隔区域。包括后中隔突起或者偏斜，沿着背侧或者后嵴偏斜。后嵴的诊断很重要，因为如果不进一步矫正的话会导致残余鼻背偏曲。治疗上首先鼻背中隔软骨垂直削刮，然后仔细将筛骨板移至中线，注意不要将上方的筛板骨折。严重的偏斜要求将骨性与软骨鼻背支柱脱位，移至中位，再与上外侧软骨缝合固定。它们容易被忽略且难以评估，内切口较外切口更是如此。不借助仪器目测观察到鼻背软骨细微的偏曲是有价值的。治疗第一软骨刻线或部分切开限制软骨，其次是中隔软骨不对称位置与上外侧软骨贯穿缝合带或不带移植软骨。

在这种情况下，撑开器可以作为一个间隔移植物来矫正弯曲，并在中间第三处增加鼻中隔强度。外切口为尾部中隔提供了额外良好的暴露，对任何残余畸形有更好的诊断。传统鼻中隔软骨术后张"摆动门"技术，使中隔尾部能自由地摆动到中线并固定于上颌骨沟中。在软骨的凹面和凸面刻画来打断其固有的弹性，能立即评估这些手术方法的效果。在坚硬的鼻中隔偏曲的罕见例子中，软骨支架可以应用或可以将中隔整体去除，切除严重畸形部位，前后倒置回复中隔与鼻侧软骨固定[15]。在治疗过程中聚对二氧环己酮，PDS，板（Mentor）被发现对维持鼻中隔有效[16]。医源性或外伤性中隔软骨骨性脱位能用类似的方法处理。

鼻中隔穿孔

实质上外切口提供了改良的进路以手术修复中隔穿孔[17]。无症状的穿孔不需要强制关闭。症状性穿孔的达 3 cm，可以通过上、下鼻中隔黏膜皮瓣做推进皮瓣。较大的穿孔需要更高的技术，风险大，失败率高。

相关中隔情况

与鼻中隔有关的其他情况可能需要治疗。无论是外切口还是内切口径路，以下情况的治疗方法类似。切除粘连并用异体移植物隔片固定如甲基纤维素纱布或者硅胶支架。同样，前庭狭窄可以通过开放的方法直接解决。非外切口径路手术后，鼻前庭狭窄更为常见，他们开口多位于鼻阀附近的前庭或者黏膜区[18]。外切口手术中，内切口线位于软骨边缘，因此狭窄相当少见。一个"Z"成形术可以解决轻度的狭窄，但是我们发现这种情况最好通过全厚皮瓣移植配合下鼻甲前端去除和扩大梨状孔边缘。使用硅胶或者其他材料延长支架的时候要预防环形愈合，有时候复合皮肤和耳软骨移植是必须的。

完成鼻中隔成形术

中隔黏膜皮瓣用羊肠线贯穿固定复位缝合，加上避免血肿的下水平皮瓣引流切口完成后，中隔整形结束。如果中隔尾部在上颌嵴处已被游离至后方，用4-0 Vicryl线贯穿缝合固定之。如果鼻尖畸形有行外切口鼻整形的指征，而鼻中隔与鼻背相对位置良好，一些学者喜欢先只做外切口鼻整形或同时伴行闭合的中隔整形，这样可以仍保持术前鼻小柱的结构完整性[19]。我们通常选择重建正常的小柱中隔关系通过仔细缝合和鼻小柱支撑。开放鼻成形术提供更广泛的方法纠正小柱中隔畸形，如果一个支柱是被使用的，它通常是用来缩短尾隔边缘以避免潜在的挂鼻小柱的效果，受力可被分担。

在这个时刻，我们经常需要治疗下鼻甲。除非明显突出，简单的骨折一般足以使鼻气道发生巨大变化。黏膜下电凝去除突出的部分，一般不进行鼻甲切除，然而，这种技术已被证明可以客观地改善鼻道气流[20]。

鼻基底

鼻基底的治疗通常在鼻背手术之前。用此方法，能获得想要的鼻尖高度与旋转，随后能降低或隆起鼻背，以获得满意的鼻轮廓。有时在鼻尖手术之前降低鼻背高度，以减弱其对鼻尖的扭曲作用。资深作者（P. A. A.）提出当代鼻尖动力学模型，被称为M-arch模型[21]。这一概念扩展了乔林已成熟的三脚架拱桥理念认为M形下外侧软骨类似麦当劳公司的金色拱门。通过了解这些弓的三维结构，外科医生能够影响的主要鼻子参数通过适当的修改鼻拱的形状和突度。总的长度和改变的位置是影响调整鼻尖结果的重要因素（图34.10，图34.11）。

缩短或延长接近鼻尖表现点最高点的弓形对鼻尖突度有很大的影响，然而一个相同的修改在鼻尖表现点会对旋转影响很大其次是对长度有影响。然而缩短鼻尖表现点外侧弓形会降低突度，旋转，缩短鼻子缩短鼻尖表现点内侧会降低突度，反旋转，延长鼻子（图34.12）。

变化的程度与节段缩短程度和距离鼻尖表现点的距离有关，我们定义拱的任何部分在其长度

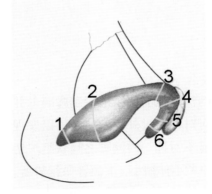

1 -Hinge
2 -LCF
3 -Goldman
4 -VLD
5 -Lipsett
6 -MC

图 34.10 通过垂直划分减少 M-arch 的长度。M-arch 模型显示一个长的鼻尖可以被缩短以及鼻尖缩短和适当的尖端突起，旋转和小叶细化通过适当的弓形划分，然后进行内侧脚中间脚外侧脚缝合固定，Goldman 分离是个例外，它可以延长弓形

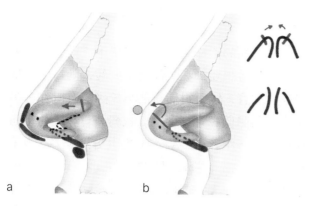

图 34.11　增加 M-arch 长度的方法。a. M-arch 模型显示，一个短鼻尖的拱可以被延长和适当增加鼻尖突度、旋转和小叶细化通过外侧脚游离，缝合，软骨移植法；b. Goldman 垂直弓部从外侧脚借用软骨成为中间脚，增加突起和小叶的细化

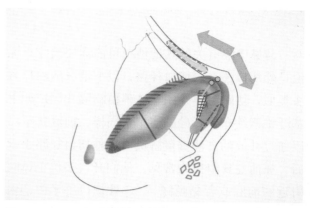

图 34.12　M-arch 和旋转度 如图 M-arch 显示缩短外侧脚向鼻尖表现点的长度会降低鼻尖表现、旋转和缩短鼻子，相反，缩短中间脚至鼻尖表现点的高度会降低鼻尖表现反向旋转和增加鼻子长度

上作为一个垂直拱分区（VAD）。VAD 后面，软骨的重叠部分被称为内侧（MCO），中间（ICO），或横向（LCO）脚覆盖。尤其是在拱的穹隆部或者小叶部分，包括中间脚和外侧脚的前部分，经常被称为垂直小叶部分（VLD）。注意这并不同于 Goldman 技术设计 VLD 和下外侧软骨的近端增加突度和缩窄小叶。这些理念同样适用于封闭或开放的方法，但这种开放式的方法高超的无失真的暴露能够更精确的诊断和确诊，手动矫正鼻底畸形。

内侧和中间脚

　　外切口路径的优点是能够精准识别脚畸形并修复，在外观相对对称通过外切口路径可以发现下外侧软骨的明显不对称。内侧脚之间软组织切除后会产生轻度的鼻小柱缩小，上颌骨暴露清晰。内侧脚可以缩短来降低鼻尖高度或切除、收拢减少外下展开。通过外切口路径也便于切开突出的内侧脚尾侧缘。过度的脚弯曲可以通过刻画技术矫正。最常见的一种鼻小柱支柱是用来增加脚的高度，并增加脚的支持。在上颌骨脊使用 4-0 乔薇线将支持—脚复合体和中隔缝合固定。在鼻小柱下方改变其放置的角度，可以增加鼻唇角或增加鼻小柱的高度。一种舌槽技术，就是内侧脚推进入鼻中隔手术分离的腔隙内，可以使用鼻小柱支撑物代替。这样的操作可以获得想要的鼻尖旋转度和突度，纠正鼻小柱显示过量，纠正鼻中隔尾侧偏曲。我们倾向于将脚的支撑和对称放在首位，可以为进一步的移植提供一个支架[17]。随着内侧脚的调整，我们发现使用 5-0 的尼龙线进行一个或多个垂直定向中间脚水平褥式缝合对设定等高线和小叶拱对称特别有效。这种精确定位缝合可以调整脚间和鼻翼鼻小柱角，缩小鼻尖下鼻小柱或者降低鼻尖下小叶。

外侧脚

　　外侧脚的修饰可以做到一定程度的小叶细化。比如横向切除下外侧软骨的头侧缘可以减小鼻尖，并且也可以通过其他方式使鼻尖旋转，尽管不是它本身并不产生实质性的旋转。比切除软骨更重要的是保留软骨的数量和对称性，这一原则在开放性手术中很容易注意到。主要考虑因素是保留或者构造外侧脚的支撑强度以及美学。脚的长度减小到小于 8~10 mm 将会增加术后鼻翼内收屈曲的风险。在下外侧软骨头部削减的时候可以使用下外侧软骨头侧翻转瓣，这样可以提高下外侧软骨的强度，补充内阀[22-24]。

由于小叶重建变得更加复杂，开放鼻整形的手术方法变得意义更大。尤其是在垂直拱部或者小叶移植时[21]。垂直脚分离可以被用来实现调整鼻尖的旋转和突度。尽管一些医生因为鼻尖不规则的倾向而反对，我们仔细观察后发现，这种方法在应用中很实用。实际上当切开的软骨边缘重叠和稳定后，M-arch 和之前相比实际上是被加强了。在弓形分裂之前，前庭皮肤被广泛分离，弓被垂直分离并且重叠中间软骨边缘实用 6-0 尼龙线。另外，使用 4-0 的薇乔缝线稳定外侧软骨通过前庭皮肤。这项技术可以产生旋转，降低突度，小叶精修，纠正不对称，改善鼻孔鼻小柱的比率。

转折区域或者下外侧软骨与籽骨结合点，通过开放切口手术可以很容易发现。精确解剖切除转折区域比 LCO 形成的鼻尖旋转和降低程度要小。保持鼻翼外侧切口，鼻前庭和鼻阀畸形的风险会被降低。另外使用外侧脚支撑移植物和复位错位的脚也可以精确操作。开放入路有利于可视化和便于操作。

软骨移植

这种开放式手术非常适合于小叶和鼻翼移植，因为这些移植可以很容易地固定和直接雕刻。自体鼻中隔或耳郭软骨是首选[25]。鼻尖下移植物可以用来增加鼻尖突出度，提高清晰度，掩饰不对称性，并赋予一定程度的反转和延长。这些都是使用 6-0 尼龙线固定。这种移植可以延长沿鼻小柱长度或加强鼻小柱的轮廓或增加鼻小柱显露。必须注意任何移植物表面要加覆盖，特别是在皮肤较薄的患者，手术后几年可以看到"收缩包裹"效应。制作的外侧板条移植物、支撑移植物或者边缘移植物都是用来应对之前过度去除支撑结构的情况、鼻翼凹陷、轮廓不规则或者边缘皱缩。这些被使用 4-0 薇乔线通过下外侧软骨和前庭皮肤固定。

鼻唇沟填充是最经常需要的在医源性缩短鼻中隔尾侧端或者切除上颌骨崎之后。直视下操作一个上颌骨口袋很容易形成，注意不要进入唇沟，并且限制剖开骨软组织层面，保证是一个软组织口袋。自体软骨是最适于这种情况的，并且以分层的方式较为安全。鼻小柱软组织瓣已经描述可能会给一个额外的校正。

鼻 背

开放式鼻整形大大提升了鼻背细化。经验丰富的封闭式鼻整形医生对鼻背轮廓的评估可能会在应用开放式鼻整形的过程中遇到困难，但是随着时间的推移，这些随着达到突出的鼻背效果而消失。鼻背降低和截骨术操作与封闭式鼻整形相同，改进的仅仅是在可视化下操作。这为外科医生提供了关于特定动作效果的直接反馈。鼻背局部突起很容易评估是骨性还是软骨性，并选择合适的方式去除。我们提倡使用金刚石锉刀来降低骨性鼻背，因为在我们经验中它们和骨凿相比更精准。一旦鼻背中隔软骨已经从上外侧软骨上游离下来了可以使用角剪减掉部分中隔软骨以保留关节的自然 T 形结构。在直视下进行改良的内侧截骨术，这减少了骨片及摇摆畸形的发生率。在内外侧掀起骨膜后，通过梨状孔边缘切口进行低位外侧截骨。偶尔需使用双截骨来减小骨性椎体的宽阔基底或纠正严重的单侧骨性椎体的凹陷。鼻骨短、脆的或鼻梁低的患者，应被警告有较高的骨塌陷或壳裂的发生率。如果发生了，用 Surgicel 填塞支撑骨骼。截骨后，鼻骨和侧鼻软骨与中隔的相关位置会改变。因此，截骨完成后，最后行鼻背修饰。

外切口鼻整形的技术能成功地完成理想的鼻背构建手术。外切口鼻整形可以在直视下发现隐藏的鼻中隔和上外侧软骨并修整。弯曲或折叠的上外侧软骨可以被 4-0 薇乔线固定在中线。这样缝合可以治疗开放的鼻背畸形并且可以提供鼻子中 1/3 的稳定性。扩展移植或者自体扩展移植通过横向的上外侧软骨内旋类似一个扩展瓣。可以插入的中隔和上外侧软骨之间实现功能和美学的拱顶拓宽[23, 24]。另外可以将小软骨植于充填骨碎片区域或开顶畸形区域中。鼻背移植物可以很容易地被雕刻并植入鼻背皮瓣下。颗粒软骨移植结合或者不结合筋膜或者纤维蛋白胶可以用于增加基底或者鼻背高度同时结合肋软骨移植物避免阶梯畸形[27, 28]。这些小的覆盖移植物可以被经皮精确放置并且填充固定直至向内生长的开始。开放技术的优势包括精确植入，缝合固定牢固，鼻腔被暴露的防护。

鼻叶修饰

鼻叶的修饰最好留在手术的最后，当鼻尖轮廓成形术时，重点应该是创造良好的渐变和突出度，减少对狭窄的影响[29]。这样可以通过对顶部进行刻画建造一个更明确的鼻尖表现点或者减少软骨的突度。我们避免使软骨破损，因为这样可以使鼻尖不稳定。应该强调的是雕刻小叶软骨应该使用各种描述的缝合技术而不是软骨切除技术以避免损伤 M-arch。单穹隆缝合会缩窄穹隆角，双穹隆缝合会将每侧单位拉向内侧，从而缩窄鼻叶。如果更大程度上缩窄鼻尖，鼻尖上成组缝线是有用的。另外鼻尖定位缝合会增加鼻尖旋转度和突度[30]。最后，切除突出的膜性鼻中隔可以减少鼻小柱悬垂。虽然这可以通过外切口入路同时进行，但必须意识到鼻小柱的血运被破坏掉了，所以应当谨慎操作。

软组织修剪

皮肤是影响最后的美容结果的最有意义的因素。患者皮肤较厚或者皮脂腺皮肤和弹性较差的衰老皮肤可能同样要较长时间恢复。明智的术后护理可以减少软组织鹦鹉嘴畸形的风险。切除鼻尖上区域的皮下组织，注意避免损伤真皮下血管网。我们发现可以术后鼻尖上按摩和夜间使用胶带固定，常规使用激素治疗。开放式鼻整形术后未遇到长期水肿或者皮肤异常悬垂。

鼻小柱瘢痕

很少有必要修饰原外切口鼻整形遗留的鼻小柱瘢痕[31]。最多见的畸形是在水平和垂直鼻小柱切口交界部分的小畸形。最好的治疗是用磨皮或激光治疗。在再次外切口鼻整形手术中，可以采用原切口而不增加新的瘢痕。

鼻翼基底缩窄

如果鼻翼在内眦角垂直线的外侧，因为鼻翼较宽，或鼻基底比例上较大而失去了鼻基底的等边三角形比例，可以考虑缩窄鼻翼。当大鼻子被缩小和降低鼻尖导致鼻翼平塌时，鼻翼修正尤其常见。可以使用各种鼻槛或鼻翼切口[32~34]。适当切除鼻孔周径或鼻翼长度。切口同样最好做在鼻槛处，因为这保留了鼻翼与鼻孔解剖上曲线周缘且避免鼻槛切迹的形成。在鼻翼—面沟处切开皮肤，使鼻翼如同一个皮瓣向前旋转，推进。如果外侧鼻翼壁太长，可以在鼻翼沟上做楔形切除以缩短鼻翼。切口仔细地用 6-0 尼龙线或快吸收线缝合，特别注意缝合时要外翻鼻槛切口。此技术缩窄了鼻基底，减小鼻孔大小，改变了鼻孔轴心。

鼻翼覆盖

在鼻尖旋转和鼻小柱位置理想之后，评估鼻翼覆盖修复。从外侧看，覆盖表现为鼻翼缘的中部及后部曲线下垂。在鼻翼缘的尾部做水平的梭形楔形切除术切除鼻翼缘尾端边缘，然后用 6-0 尼龙线间断缝合[35]。

术后护理

中隔支架接触 X 线片或者硅橡胶膜用 4-0 薇乔线缝合固定。术后第 2 天去除截骨处的填塞物。鼻小柱和鼻翼缝线第 4 天的时候拆除除横垂直切口交界处以外的缝线。这些在第 8 天连同鼻中隔支架和鼻内支架除去。术后5周建议患者进行鼻子锻炼。建议患者3周内避免积极活动及6周内避免身体接触性运动。

小结

精通封闭式鼻整形术的外科医生可能发现开放性鼻整形手术的适应证很少，开放式鼻整形手术鼻封闭式鼻整形手术花费更多的时间，外科医生可能发现他们自己用更多的时间来矫正畸形。术中评估和术后处理均与封闭式鼻整形的治疗经验不同，但是没有影响。对开放式鼻整形手术好处的认识还在继续扩大，无论新手还是经验丰富的鼻整形医师都能提高他们的诊断和治疗技巧。使用这种技术所取得的改进有时确保它将在今后很长一段时间内继续受到高度重视。

参考文献

1. Snell GE. A history of rhinoplasty. Can J Otolaryngol 1973; 2(3):224–230
2. Rethi A. Operation to shorten an excessively long nose. Rev Chir Plast 1934;2:85
3. Sercer A. Dekortication der Nose. Chirureie Maxilofac-Plast (Zagreb) 1958;1:49
4. Padovan T. External approach in rhinoplasty (decortication). Symp ORL 1966;4:354
5. Goodman WS. External approach to rhinoplasty. J Otolaryngol 1973; 2(3):207–210
6. Goodman WS, Charbonneau PA. External approach to rhinoplasty. Laryngoscope 1974;84(12):2195–2201
7. Anderson JR, Johnson CM Jr, Adamson P. Open rhinoplasty: an assessment. Otolaryngol Head Neck Surg 1982; 90(2):272–274
8. Wright WK, Kridel RW. External septorhinoplasty: a tool for teaching and for improved results. Laryngoscope 1981; 91(6):945–951
9. Adamson PA, Galli SK. Rhinoplasty approaches: current state of the art. Arch Facial Plast Surg 2005;7(1):32–37
10. Gunter JP. The merits of the open approach in rhinoplasty. Plast Reconstr Surg 1997;99(3):863–867
11. Dayan S, Kanodia R. Has the Pendulum Swung Too Far? Trends in the Teaching of Endonasal Rhinoplasty. Arch Facial Plast Surg 2009;11(6):414–416
12. Foda HM. External rhinoplasty: a critical analysis of 500 cases. J Laryngol Otol 2003;117(6):47–713
13. Foda HM. External rhinoplasty for the Arabian nose: a columellar scar analysis. Aesthetic Plast Surg 2004; 28(5):312–316
14. Adamson PA, McGraw B. Soft tissue premaxillary augmentation flap. Laryngoscope 1991;101(1):86–88
15. Gubisch W. Extracorporeal septoplasty for the markedly deviated septum. Arch Facial Plast Surg 2005;7(4):218–226
16. Boenisch M, Nolst Trenite GJ. Reconstructive septal surgery. Facial Plast Surg 2006;22(4):249–254
17. Kridel RWH, Scott BA, Foda HMT. The Tongue-in-Groove Technique in Septorhinoplasty. A 10-Year Experience. Arch Facial Plast Surg 1999;1:246–256
18. Bagal AA, Adamson PA. Revision rhinoplasty. Facial Plast Surg 2002;18:233–244
19. Johnson CM, Toriumi D. Open Structure Rhinoplasty. Philadelphia: WB Saunders; 1990
20. Smith O, Adamson P, Tropper G, et al. The role of partial turbinectomy in aesthetic septorhinoplasty. In: Plastic and Reconstructive Surgery of the Head and Neck: Proceedings of the Fifth International Symposium. Philadelphia: B.C. Decker; 1991
21. Adamson PA, Litner JA, Dahiya R. The M-Arch model: a new concept of nasal tip dynamics. Arch Facial Plast Surg 2006;8(1):16–25
22. Janis JE, Trussler A, Ghavami A, Marin V, Rohrich RJ, Gunter JP. Lower lateral crural turnover flap in open rhinoplasty. Plast Reconstr Surg 2009;123(6):1830–1841
23. Apaydin F. Lateral crural turni-in flap in functional rhinoplasty. Arch Facial Plast Surg 2012;14(2):93–96
24. Byrd HS, Meade RA, Gonyon DL. Using the autospreader flap in primary rhinoplasty. Plast Reconstr Surg 2007;119(6): 1897–1902
25. Constantinides MS, Adamson PA. Vertical lobule division in open septorhinoplasty. Face 1997;5(2):63–72
26. Ansari K, Asaria J, Hilger P, Adamson PA. Grafts and Implants in Rhinoplasty – Techniques and Long Term Results. In: Friedman C, ed. Operative techniques in Otolaryngology-Head and Neck Surgery, Elsevier; 2008;19(1);42–58
27. Daniel RK. Diced Cartilage Grafts in Rhinoplasty Surgery: Current Techniques and Applications. Plast Reconstr Surg 2008;122:1883
28. Tasman AJ. Advances in nasal dorsal augmentation with diced cartilage. Curr Opin Otolaryngol Head Neck Surg 2013;21(4): 365–371
29. Toriumi DM. New Concepts in Nasal Tip Contouring. Arch Facial Plast Surg. 2006;8:156–185
30. Daniel RK. Rhinoplasty: Open Tip Suture Techniques: A 25-Year Experience.
31. Adamson PA, Smith O, Tropper GJ. Incision and scar analysis in open (external) rhinoplasty. Arch Otolaryngol Head Neck Surg 1990;116(6):671–675
32. Adamson PA. Nasal tip surgery in open rhinoplasty. Facial Plast Surg Clin North Am 1993;1:39–52
33. Kridel RWH, Castellano RD. A Simplified Approach to Alar Base Reduction, A Review of 124 Patients Over 20 Years. Arch Facial Plast Surg. 2005;7:81–93
34. Warner JP, Chauhan N, Adamson PA. Alar soft-tissue techniques in rhinoplasty: algorithmic approach, quantifiable guidelines, and scar outcomes from a single surgeon experience. Arch Facial Plast Surg. 2010 May-Jun; 12(3): 149–58
35. Adamson PA, Van Duyne JM. Alar base refinement. Aesthetic Plast Surg 2002;26(Suppl 1):20

35 鼻骨骨性穹隆的处理

作者：Sam P. Most，Craig S. Murakami，Wayne F. Larrabee Jr.
翻译：钱玉鑫　审校：刘安堂

引　言

对于希望掌握现代鼻整形术的外科医生来说，一个重要的挑战是除了传统的美学问题外，还需要考虑鼻功能。相较于直立人，人类鼻功能的重要特征体现在更多的水分保护[1]。在外科医生处理鼻骨性结构时，对鼻功能的认识尤为重要。不充足或者不恰当地移动鼻骨—软骨支架可能产生不理想的美学效果，也可能造成明显的鼻气道减小。大量的技术可以恰当移动和重新定位骨鼻穹隆。本章我们将回顾一些经验、技术，并探讨一些特殊情况。

解　剖

外部标志和软组织构成

运用本章所介绍的技术必须了解鼻骨解剖学以及解剖与鼻外部轮廓的关系。鼻子上 1/3 的外部轮廓是由两个侧壁、鼻背和鼻额角所定义的[2,3]。鼻根点是额骨和鼻骨之间的骨性连接处。鼻额角是区分鼻背最深部分的外在标记，一般位于鼻根点的下方几个毫米。侧鼻软骨上缘与鼻骨的骨—软骨连接部叫作鼻缝点。

鼻子的外观受到骨—软骨框架的影响，同时也受到表面软组织罩形状和一致性的影响。鼻骨表面的软组织罩厚度有所不同。如图 35.1 所示，鼻尖及鼻根部皮肤较厚，鼻背中央骨—软骨连接处皮肤较薄[2]。因此，鼻部手术必须注意这一点，以避免出现"鞍鼻"畸形。如为达到笔直的软组织轮廓，鼻背骨软骨连接处必须保留轻度驼峰。

骨—软骨支架

鼻骨是一个成对的结构，上方与额骨、侧方与上颌骨鼻突相连。这些结构一起构成鼻骨穹隆。键石区（keystone area）是指筛骨垂直板与鼻骨在中线位置下缘的结合部。这个区域非常重要，粗暴的鼻中隔成形操作可能破坏键石区，进而引起鞍鼻畸形。侧壁由鼻骨和上颌骨的鼻突构成。下鼻甲侧上方的鼻骨支撑了鼻腔，在截骨时需要保留，这点将在本章后文进行讨论（图 35.2）。鼻骨下方薄上方厚[2,4]。这点由头骨的透光实验即可证明（图 35.3）。鼻骨性部位的不同厚度对截骨位置有指导作用，将在此章后部分述及。

鼻中隔软骨支撑鼻骨尾侧下方的鼻结构。鼻中隔和上外侧软骨构成了鼻下部背侧的轮廓。在中隔手术中在上方和尾侧缘保留足够的软骨（＞1 cm）

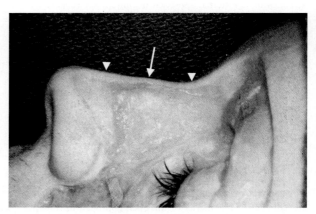

图 35.1　鼻背的皮肤厚度。鼻背的厚度因患者的不同而有很大的不同，但总的来说，鼻尖和鼻根部的厚度更大（三角箭头）。在鼻整形术中减少骨—软骨框架必须允许皮肤软组织罩厚度的变化。为了保持一个直的软组织轮廓，框架必须在鼻缝点处（箭头）上保持轻微的驼峰（摘自 Larrabee WF Jr, Makielski KH. Surgical Anatomy of the Face. New York: Raven; 1993:164.）

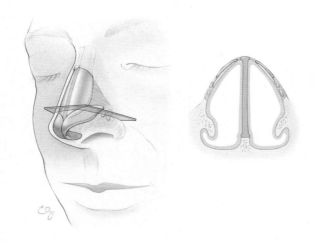

图 35.2 鼻腔的横截面。注意软组织支撑结构和鼻腔侧壁的附着。保留鼻腔外侧壁的下方部分对预防术后鼻气道狭窄至关重要

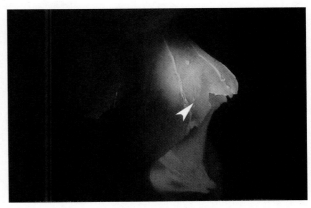

图 35.3 颅骨的透视照片显示鼻骨的较薄部分，此部分在截骨后将被移动（箭头）。截骨在骨质较厚的上颌骨或者额骨是无效的，或会导致骨折位置不良

框架十分重要。在驼峰去除手术中，框架保留必须考虑到背侧驼峰的去除量。因此，在同时施行中隔成形手术时，作者常规先行驼峰去除和内侧截骨。

基本手术技术

驼峰降低

将软组织罩从骨—软骨框架上分离开直至鼻额角（通过本书描述切口的章节介绍）。注意仅限在鼻背保守的有限分离，但又要留有足够的宽度以降低驼峰及利于后期的皮肤回缩（图35.4）。虽然充分暴露能较好地完成驼峰去除或轮廓修饰，但应尽可能多的保护好软组织。软组织的支持可以减少截骨术后骨折碎片的发生。可以根据医生的经验与喜好用骨凿或者骨锉减低鼻背高度。一般骨凿用于较大的驼峰，而骨锉用于小的及驼峰修整。为去除较大的驼峰，可以用双保护骨凿保守的矫正（图35.5）。接着用钨碳骨锉修饰。骨锉与中线微成斜角，以避免从鼻骨的

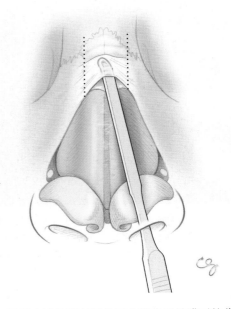

图 35.4 骨膜皮瓣的翻起开始于中线位置骨膜下的分离，且仅在鼻背分离隧道。宽度应该足够骨锉或骨凿进入皮肤囊袋，但不能更宽。在进行截骨术时，保留鼻骨外侧附着的骨膜非常重要，可以防止骨碎片

内表面撕脱侧鼻软骨。鼻背驼峰去除后会产生顶板开放畸形，需要截骨关闭（图35.6）。

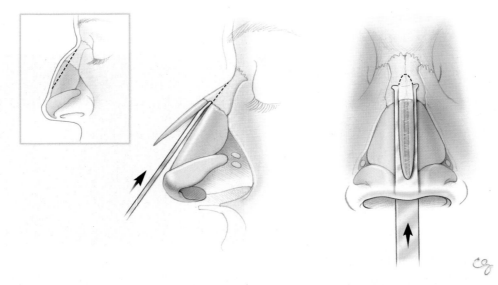

图 35.5　软骨性鼻背用锐性切除，并遗留鼻骨部分。在掀起骨膜后，使用双保护骨凿去除驼峰。注意沿着设计的轮廓向上至鼻根，且避免骨凿偏向左、右侧。通过骨锉进行细小修正来保守性去除驼峰

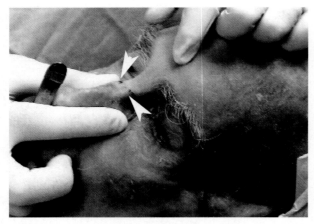

图 35.6　如尸体解剖所示，在去除软骨性和骨性驼峰后会出现顶板开放畸形。平坦的鼻背是顶板开放的外在表现（箭头）。截骨术被用来关闭开放的顶板（见正文）

截骨术

　　外侧截骨术的命名方法值得复习。截骨线被分为下中上各 1/3。在每一点上，用相对于患者面部平面的高低来命名。Jacques Joseph 是最早推崇截骨术的外科医生之一[5]。截骨的路径是经梨状孔下方向上到额骨的鼻突。该路径被称为低—低—低截骨（图 35.7a）。截骨上部的下方指向可延伸至额骨的鼻突，使得控制性的内推骨折变得困难。如果内推未发生，则出现跷跷板畸形。因此，在截骨路径的上端有一个向上的角度，可以形成更多的控制后骨骨折到内侧截骨术和较低的跷跷板畸形。这就是所谓的低—低—高截骨（图 35.7b）。

　　外侧截骨术的下一步发展是认识到保留下外侧软骨的骨膜和外侧悬韧带的可有助于降低 Joseph 和其他早期鼻整形外科医生所注意到的术后气道狭窄的发生率。因此，下鼻甲外侧的一处小的三角形骨块被保留下来，形成了高—低—高的截骨路径（图 35.7c）。这是一个重要的具有积极意义的技术改良[6-8]。因此，现代的截骨技术已经进展到考虑功能和美学效果上的骨骼复位。

　　鼻骨截骨术的适应证包括：①闭合开放的鼻穹隆（见图 35.6）；②纠直扭曲的鼻背；③缩窄鼻子的侧壁。功能上，医生必须考虑截骨对患者鼻气道可能的影响。每一个患者的鼻结构是独一无二的。总之，截骨应该限制在鼻子侧壁的较薄部

分。截骨处鼻子侧壁的平均厚度是 2.5 mm[9]。通常使用的截骨技术包括外侧截骨（采用穿透或者线性截骨）、内侧截骨、上截骨和中间截骨。

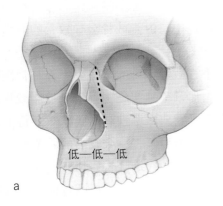

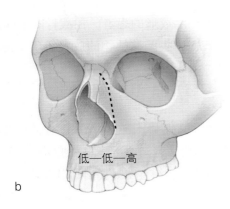

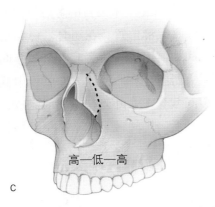

图 35.7 外侧线性截骨路径。（a）低—低—低截骨，由 Joseph 报道的最经典截骨路径；（b）低—低—高截骨，设计用于减少跷跷板畸形；（c）高—低—高截骨，现在最常用截骨路径。在梨状孔边缘保留一三角形骨块（绿色三角形），避免破坏鼻腔侧壁的韧带附着。这可以减少鼻气道堵塞的风险

外侧截骨

外侧截骨是为了关闭顶板开放畸形，缩小或者纠直鼻锥体。有两种基本技术：鼻内线性（单切）方法和经皮穿透方法。线性截骨时，骨凿沿鼻面沟进行（图 35.7）。如上所述，最被广泛接受的截骨路径遵循高—低—高线路。外侧截骨的路径开始于或略高于下鼻甲附着水平。在梨状孔位置保留一小的三角形骨块用来保护悬韧带的外侧附着点（图 35.7c），从而保护鼻气道。下一步，截骨线沿着鼻面沟前行，直到截骨线转至前上方向在眶下缘水平到达鼻骨的较薄部分（图 35.7b，c）。截骨终止于内眦水平的鼻骨。如上所述，如果截骨线终止于较高部位额鼻缝处的较厚骨骼，会导致摇摆畸形，以及骨折线上方有骨性突出[10]。在图 35.8 中显示了高—低—高线性外侧截骨的正确方法。

后上方骨折可以通过旋转骨凿、指压或使用经皮的横行上截骨来实现。经皮横行上截骨是指用 2 mm 的骨凿在鼻背和内眦之间的皮肤上切开一小孔。通过这一位置，用骨凿形成 3~4 个小的穿孔，从而在不破坏骨膜的情况下活动鼻骨。

穿透技术同样可用于外侧截骨术中。采用经鼻或经皮路径，沿着设计的骨折位置形成一系列的小穿孔（图 35.9）。鼻内截骨术同样适用于"推出"原先外伤或手术导致的鼻骨向内侧的错位，目的是将鼻子的侧壁向外侧移动[11]。在难度较大的病例中尤为适用，如鼻整形再手术或损伤后鼻手术，并且在传统手术适应证中也更多应用。原因在于可以直视观察截骨路径，并且能够保护鼻骨骨膜附着尸体研究已经表明，与线性截骨术比较，穿孔性截骨术能够保护更多的骨膜[12, 13]。严重扭曲的鼻子或那些有较厚侧壁的鼻子更合适适用线性截骨术治疗[14]。

内侧截骨术

内侧截骨术的适应证：①在需要移动整个鼻侧壁时；②帮助防止外侧截骨的上半部分的不受控制或不规则的后骨折；③增宽过度狭窄的骨鼻

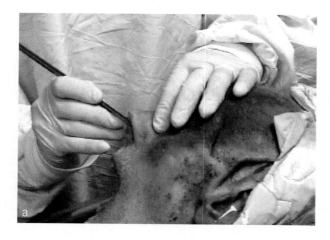

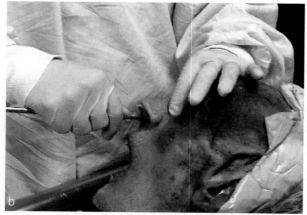

图 35.8　外侧截骨术。a. 骨凿先置于下鼻甲附着水平上方，可以保护外侧的悬韧带附着，外侧截骨开始于下鼻甲的前缘，首先垂直于梨状孔进行（位置 1）；b. 随着截骨进行，注意骨凿角度变化以及由正手转为反手抓握骨凿的转变（位置 2）

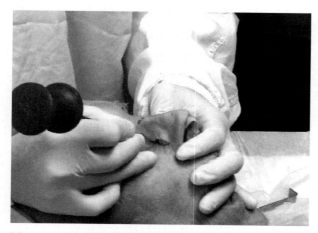

图 35.9　经皮穿透外侧截骨术。使用锋利的 2 mm 直形骨凿，通过 1~2 个外部切口进行多重邮票状截骨

穹隆。内侧斜行截骨适用于前两种情况；内侧垂直截骨适用于后一种。内侧斜行截骨可以呈线性（鼻内）或穿透的方式（经皮）。在鼻骨和中隔间呈一定角度进行线性内侧截骨，方向向上与侧壁截骨线汇合（图 35.11a）。他们通常用于纠正歪鼻或缩窄没有驼峰的宽鼻。在严重扭曲或宽鼻中，内侧截骨是一个基本的操作。然而在一些轻度偏曲的病例中，内侧截骨会导致骨的畸形，要慎重使用。

内侧垂直截骨术目的是将鼻中隔与骨性鼻穹隆分开。它通常单独实施（不进行外侧截骨），用来扩大先天性或医源性鼻穹隆狭窄。将上外侧软骨从中隔分离后，将一个直形的骨凿放在中隔和鼻骨的下缘之间。进行垂直切开，注意不要延伸到额骨内（图 35.11b）。在键石区开始内侧截骨时也需要注意，否则会发生中隔不稳，尤其在既往有过鼻中隔成形的患者。在截骨的末端进行轻微的扭转，为扩展移植物的放置提供 1 mm 左右的空间。

中间截骨

中间截骨最初用于：①缩窄高度合适且极宽的鼻子（双侧截骨）；②纠正一侧侧壁明显长于另一侧的歪鼻畸形；③纠直明显突出的鼻骨[14, 15]。中间截骨沿着鼻侧壁的中间进行，与外侧截骨线平行（图 35.12）。根据手术的目的考虑鼻侧壁上准确的内侧 / 外侧截骨位置。在闭合性鼻整形中，通常经软骨间切口用小的骨凿（3 mm），向头侧截骨直至上方骨折位置。开放入路手术中截骨更为精确。中间截骨术在外侧截骨之前完成，因为鼻骨外侧活动后，中间截骨就不是很容易。软组织必须与鼻骨相联。

术后处理

截骨会导致轻到中度的软组织肿胀，此外还可能引起淤血和眶周水肿。冷敷以及在术后的第一个 24 小时内头抬高至 30° 能够明显减轻术后

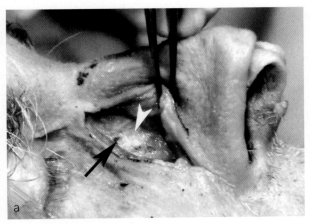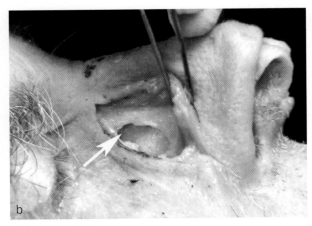

图 35.10　用穿透技术保护骨膜。a. 在尸体上实施穿透截骨后，分离骨膜显示了骨膜的完整性，仍然附着在（但已移动）鼻骨上（白色箭头），黑色箭头指的是邮票状骨膜和相应的骨切割；b. 骨膜切开后，骨侧壁进入鼻腔（白色箭头），说明截骨时骨膜附着保护骨片的重要性

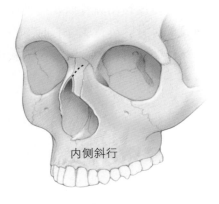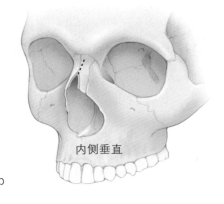

图 35.11　内侧截骨不常规应用，但在必要时进行，如极宽或极歪的鼻子。a. 垂直路径（用于增宽狭窄的骨性穹隆，如在应用扩展移植物的病例中）；b. 斜行通路（用于关闭顶板或者纠正歪鼻）

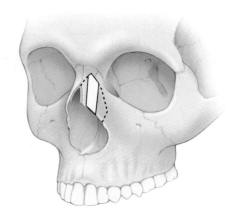

图 35.12　中间截骨术。内斜行捷星和高—低—高的外侧截骨路径如图所示（虚线）。中间截骨位置不同，但与外侧截骨中部区域大体平行（白色多边形区域）

水肿。围术期应用抗生素。24 小时后取出鼻腔填塞，1 周后去除鼻石膏或支架。一些外科医生鼓励患者活动鼻部。患者将手指放在鼻子的任一侧，施加适中的向内压力，以防止新内推的骨块移位。

特殊情况

严重偏曲的鼻子

合并使用上述的所有截骨方法以纠正任何骨性鼻部解剖上的畸形。如在创伤后或长期严重弯曲的鼻子中，重要的是完全活动骨性锥体的各个部分，以避免术后长期的偏曲。在这种情况下，截骨术首先在扭曲的对侧开始（如鼻背向左侧偏曲，截骨从右侧外侧截骨开始）。注意操作如同翻开一本书，用鼻侧壁和中隔模拟书页（图 35.13）。这样可以通过创造空间进行重组偏斜。

宽 鼻

从宽鼻上取出一大块驼峰可能导致形成一个宽的开放鼻背。标准截骨术通过移动鼻骨关闭开放的顶部。骨或软骨的残余碎片会在鼻骨和中隔汇合处存在。在关闭切口前这些必须去除。在一些病例中，如果鼻子的高度合适，而鼻骨极其宽或凸出，有必要行双侧的中间截骨[14]。

短鼻骨

术前患者的评估应该包括对鼻骨长度的估计和鼻驼峰的组成（骨—软骨）。鼻骨短的患者，通过触诊可以发现通常有原发性的软骨驼峰，鼻根低平，或者两者都有。在这种病例中，手术需要避免用截骨术过度移动鼻骨以及用骨锉和骨凿过量去除鼻背的鼻骨。鼻背驼峰有时不需要截骨即可降低。穿透截骨可以最大限度保护软组织。

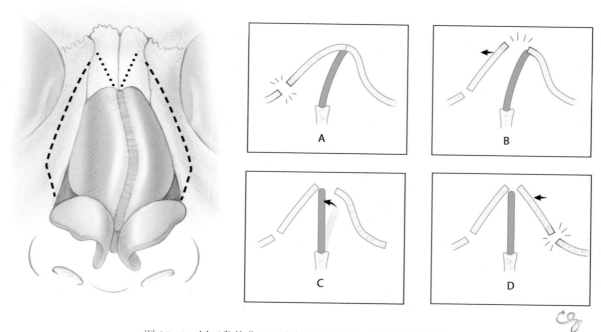

图 35.13　纠正鼻偏曲，以类似于翻书的方式完成序列截骨

这种病例适合使用青枝骨折以避免短而脆弱的鼻骨的过度活动。

小 结

处理鼻子的偏斜要一个系统化的操作。这包括术前和术中对骨性畸形的精确解剖分析。对不同技术的全面了解让医生能够用最合适的方法处理偏斜的鼻子，而且获得理想的术后效果。

参考文献

1. Franciscus RG, Trinkaus E. Nasal morphology and the emergence of Homo erectus. Am J Phys Anthropol 1988;75(4):517–527
2. Larrabee WF Jr, Cupp CC. Advanced nasal anatomy. Facial Plast Surg Clin North Am 1994;2(4):393–416
3. Most SP, Murakami CS. A modern approach to nasal osteotomies. Facial Plast Surg Clin North Am 2005;13(1):85–92
4. Harshbarger RJ, Sullivan PK. Lateral nasal osteotomies: implications of bony thickness on fracture patterns. Ann Plast Surg 1999;42(4):365-370; discussion 370–361
5. Aufricht G. Joseph's rhinoplasty with some modifications. Surg Clin North Am 1971;51(2):299–316
6. Farrior RT. The osteotomy in rhinoplasty. Laryngoscope 1978;88(9 Pt 1):1449–1459
7. Thomas JR, Griner NR, Remmler DJ. Steps for a safer method of osteotomies in rhinoplasty. Laryngoscope 1987;97(6):746–747
8. Webster RC, Davidson TM, Smith RC. Curved lateral osteotomy for airway protection in rhinoplasty. Arch Otolaryngol 1977;103(8):454–458
9. Larrabee WF Jr, Murakami CS. Osteotomy techniques to correct posttraumatic deviation of the nasal pyramid: a technical note. J Craniomaxillofac Trauma 2000;6(1):A–E
10. Anderson JR. A new approach to rhinoplasty. Trans Am Acad Ophthalmol Otolaryngol 1966;70(2):183–192
11. Byrne PJ, Walsh WE, Hilger PA. The use of "inside-out" lateral osteotomies to improve outcome in rhinoplasty. Arch Facial Plast Surg 2003;5(3):251–255
12. Rohrich RJ, Minoli JJ, Adams WP, Hollier LH. The lateral nasal osteotomy in rhinoplasty: an anatomic endoscopic comparison of the external versus the internal approach. Plast Reconstr Surg 1997;99(5):1309–1312; discussion 1313
13. Murakami CS, Larrabee WF. Comparison of osteotomy techniques in the treatment of nasal fractures. Facial Plast Surg 1992;8(4):209–219
14. Larrabee WF Jr. Open rhinoplasty and the upper third of the nose. Facial Plast Surg Clin North Am 1993;1(1):23–38
15. Parkes ML, Kamer F, Morgan WR. Double lateral osteotomy in rhinoplasty. Arch Otolaryngol 1977;103(6):344–348

36 中部穹隆的处理

作者：Ira D. Papel，Linda N. Lee
翻译：钱玉鑫　　审校：刘安堂

引　言

许多年以来，鼻整形很少涉及驼峰处理之外的中部穹隆的处理。传统的鼻整形经常包括中部穹隆顶（软骨和黏膜）的切除，极少顾及鼻功能和长期效果。在 20 世纪 80 年代，医生开始意识到这种手术方法的长期并发症：功能性鼻阻塞和美学畸形[1]。原发性鼻整形术中为了避免这些问题的预防措施及修复受损中部穹隆的鼻再造手术方法越来越得到重视[2]。本章我们将介绍这些技术，并在鼻整形手术中区分有中部穹隆病理风险的患者。

中部穹隆的解剖

在鼻子皮肤和软组织下方深面，中部穹隆由一对上外侧软骨和鼻背中隔组成。上外侧软骨与鼻骨相融合，大约 2~3 mm 头部插入鼻骨尾部边缘。内上外侧软骨与软骨中隔融合；尾端与中隔不相连且有相当的活动度。上外侧软骨的尾端向后弯曲或卷曲与鼻翼软骨相连。外侧上外侧软骨靠近梨状孔边缘，与致密纤维组织相连。黏膜与鼻侧软骨的内侧面紧密附着，与中隔和鼻外侧壁的衬里连续（图 36.1）。行鼻整形术暴露鼻内结构时，鼻软组织的解剖和潜行性分离应深入到表浅肌肉腱膜系统，以防止上方皮肤软组织罩的血供阻断和变薄。为了保持鼻键石区部位的结构支撑，应注意确保上上外侧软骨不会从鼻骨尾部脱离。

内侧鼻阈上外侧由上外侧软骨的尾侧缘、外侧由梨状孔、内侧由中隔、下方由鼻底面、后方

由下鼻甲构成。该区域是鼻气道最狭窄的地方，鼻阈截面 55~83 mm²，是鼻阻力最大之处[3]。正常情况下中隔和上外侧软骨的成角为 10°~20°，由于外伤、手术或疾病导致的角度变小能够出现明显的鼻阻塞的症状（图 36.2）。

鼻整形术中鼻拱解剖的意义

中穹隆并发症是术后困扰鼻整形患者的最重要问题之一。5%~15% 的鼻整形术患者最终要接受修复手术[4, 5]，中穹隆问题是导致需要修复手术的三个最常见原因之二[6]。通过回顾，我们发现鼻缩小整形可以将鼻阈的横截面减小 25%[7, 8]。近来，预先评估穹隆解剖和导致鼻阈并发症的因素越来越得到重视。这提高了鼻整形术后患者的效果及满意度[2, 9]。

许多鼻整形切除术会破坏中穹隆的结构完整性与支撑。驼峰去除是导致中穹隆不稳定的最常见的操作。传统手术中，软骨驼峰连同其下的黏膜一同去除。这就将上外侧软骨从中隔分离，同时破坏了深面的黏骨膜。这反过来导致上外侧软骨向下内侧塌陷，如果黏膜同样切开的话就更为严重[10]。所以中穹隆不稳定，这可能会削弱对抗愈合时的收缩力量或吸气时的向内压力。鼻驼峰切除术中，若中隔软骨背侧和尾侧缘保留宽度不足 10 mm，中穹隆塌陷及鞍鼻畸形风险会大幅增加。鼻中隔成形术时，若未保留至少 10 mm 的支撑，则随后的鼻驼峰修整术会导致背侧中隔保留不足和中穹隆弱化。未来瘢痕收缩会引起支撑丧失，导致中穹隆变化。

中穹隆不稳定的美学畸形（倒 V、中穹隆弯

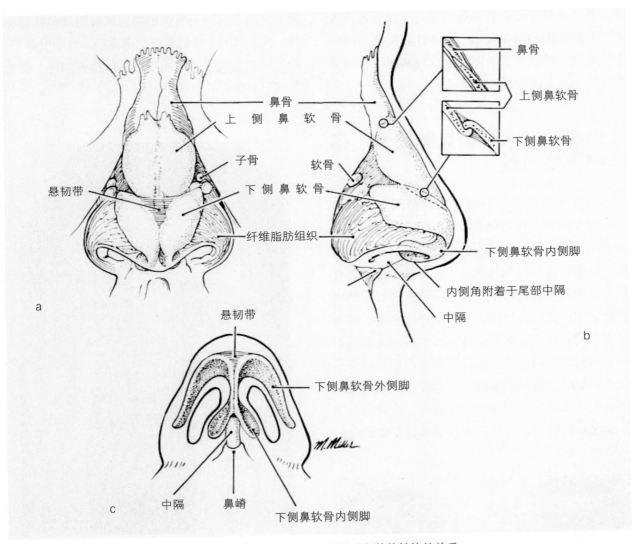

图 36.1 鼻软骨解剖，上外侧软骨和其他结构的关系

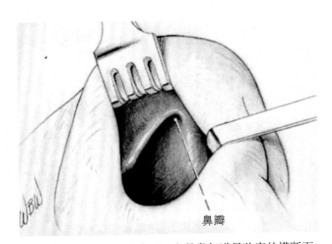

图 36.2 内鼻阈的临床表现，它是鼻气道最狭窄的横断面

曲、中穹隆过窄）及内鼻阈阻塞症状会立即或在几年内逐渐出现。由于软骨支架的弱化，软组织罩术后持续收缩，这些变化在术后数年内会出现。经典的倒 V 畸形即是不稳定的上外侧软骨后移、下移的结果，使得鼻骨尾侧缘在外部显露。在鼻整形术前确定风险因素、利用手术方法稳定中穹隆，可预防术后问题的产生。

除中穹隆的手术病因外，还有其他几种情形可能会导致内部鼻阈阻塞。由于鼻肌功能丧失，面瘫能够导致鼻外侧软组织下垂以及鼻瓣的狭窄，导致阻塞症状。由于肿瘤而切除了下 2/3 的鼻子可能导致瘢痕收缩和鼻阈的扭曲。除了鼻部手术外，自身免疫疾病和鼻内用药也会导致严重的中穹隆塌陷和鞍鼻畸形。老年性鼻尖下垂同样会导致明显的狭窄和鼻阻塞。这种情况下，可采用特殊手术方法改进生活质量（图 36.3）。

和中穹隆术后问题有关的特殊风险因素包括短鼻骨、长而弱的上外侧软骨、薄皮肤、高和窄鼻子、原先的损伤或手术、术前 Cottle 检查阳性、张力鼻畸形和前置的下鼻甲（图 36.4）[11, 12]。

认识鼻整形术中的风险因素、预防中穹隆问题

中穹隆最常见的问题包括内鼻阈塌陷或狭窄、倒 V 畸形、中穹隆鼻背不对称和鼻背过窄。鼻整形医生必须要个性化评估每个患者的中穹隆，以确定术后问题的风险。并非每个患者都有医源性中穹隆病理风险。宽中穹隆患者可行鼻驼峰修正术，收缩内鼻阈，无须重建中穹隆，这常见于非裔美国人。然而，外科医生必须要能够识别有风险因素的患者，未经慎重考虑而行缩窄术是不明智的。恰当的术前评估和设计能够避免大多数中穹隆并发症。在术前评估中，高质量的照片有极高的价值，而且应该在手术前仔细研究。

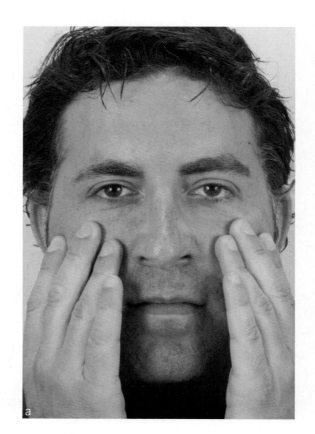

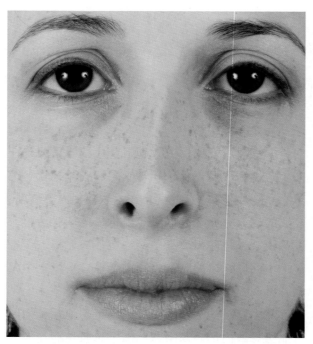

图 36.3　鼻整形后患者的外观，有中穹隆的狭窄而导致鼻阈阻塞。鼻中隔经皮肤可见

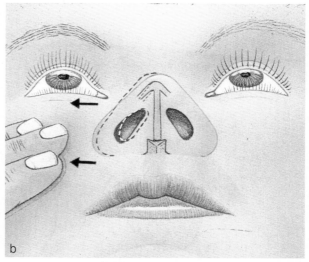

图 36.4　a. 患者向外拉脸颊、展示 Cottle 征

对于有上述术后中穹隆问题风险的患者，我们要始终考虑使用预防性辅助手段，包括保护中穹隆支撑结构、鼻驼峰修正术中谨慎切除、使用保守的截骨术、用软骨移植重建软骨中穹隆结构支撑。鼻整形外科医生应采用这些技术以确保稳定的中穹隆，可以长期承受瘢痕和伤口收缩的张力。

在可能的情况下，尽量保留中穹隆支撑结构。避免鼻背骨粗暴的锉除，预防上外侧软骨从鼻骨脱落及中穹隆不稳定。卷轴区分离或上外侧软骨切除都应谨慎进行。Toriumi 和 Johnson[11] 已经阐明对中穹隆黏膜的保护有助于在去驼峰中最大限度地减少上外侧软骨的向后移位。在中隔和上外侧软骨之间的附着区域之下形成贯通隧道能够保护中隔和上外侧软骨之间的黏膜桥。保存此黏膜同样有助于维持术野清洁。

当进行鼻驼峰缩小时，应进行保守性切除。维持一个强的鼻背线通常对美容和功能角度讲都是可取的。在有突出鼻背和狭窄穹隆的患者中，有必要最小限度地缩小鼻背，用扩展移植物增宽中穹隆，增加鼻尖高度以获得鼻部对称性。

在过度截骨后由于鼻骨的内侧移位导致鼻子过度狭窄，这个问题在术后常见，需要避免。虽然许多患者想要一个狭窄的鼻子，但过度狭窄可能会减小鼻腔侧壁和中隔之间的距离，导致上外侧软骨内侧移位和内鼻阈缩窄。

Grymer 的尸检研究表明，外侧截骨术会导致最小横截面积减少 12%，梨状孔横截面积减少 15%[13]。Guyuron 同样发现：在大多数病例中，截骨术限制了鼻气道，下鼻甲前移和显著内侧截骨术的患者气道狭窄最明显[14]。为了减少气道狭窄的风险，截骨术应相对保守，保留鼻骨和上侧软骨的软组织附着（图 36.5）。

中穹隆问题的矫正与治疗

如果患者存在着中穹隆问题，在鼻整形修复术中可能会用到许多修复技术。其中包括软骨移

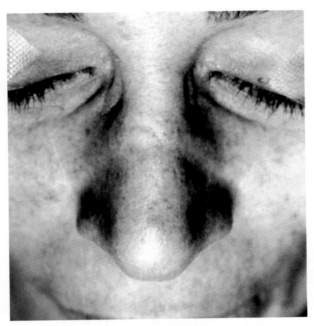

图 36.5　倒 V 畸形合并中穹隆软骨后移、下移照片

植、缝合技术和骨移植。常用的软骨移植物包括扩展移植物、自体组织撑开移植、耳郭软骨移植，上外侧软骨重建和盖板移植。

撑开移植物

撑开移植是中穹隆修复中最为常用的纠正手段。此方法首先由 Sheen 和 Sheen 描述[15]，这些矩形软骨移植物被放在于上外侧软骨和中隔的黏膜下腔隙内，以增宽内鼻阈[16]。这些软骨不仅将上外侧软骨推到外侧，而且固定了中穹隆以抵抗吸气时的向内运动。他们在功能上增加了鼻阈的面积，在美学上矫正表面过窄的鼻背。他们能够经过开放入路或者闭合入路操作放入，但是通过外切口直接缝合固定更容易。中隔软骨是最常使用的移植材料，但是如果不能获取，则使用耳软骨或肋软骨。

撑开移植物长 1.5~2.5 cm、宽 1~3 mm。一般来说，移植物应沿着中隔从骨—软骨连接处延伸至中隔前角。严重的情况下，移植物可以多层以提供额外的体积。扩展移植物也可用作内支架，

以帮助矫正鼻中隔尾侧偏曲。图 36.6~36.8 展示了扩展移植物放置及固定的方法。用 30G 针头固定软骨复合体，使缝合放置较为容易（图 36.9，36.10）。

撑开移植同样可以用于美容目的。对于单侧中穹隆凹陷的患者，单侧的撑开移植即可恢复平衡。

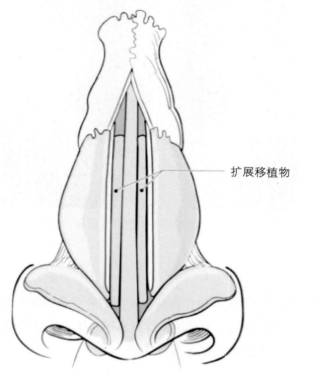

图 36.6　理想的扩展移植物放置于中隔和上外侧软骨之间

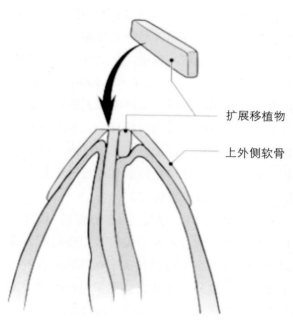

图 36.7　扩展移植物放置后将上外侧软骨推向外侧并提升之以增宽中穹隆

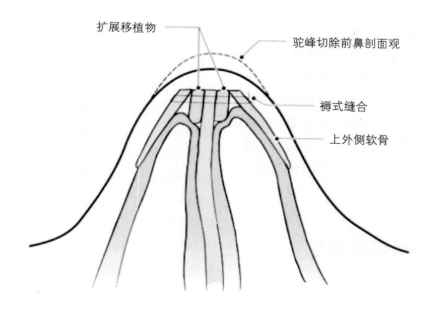

图 36.8　褥式缝合固定扩展移植物。原驼峰的高度已标记

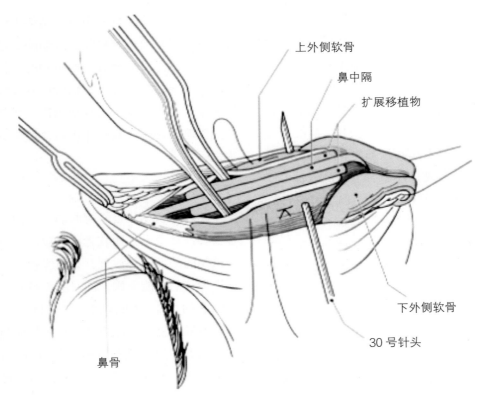

上外侧软骨

鼻中隔

扩展移植物

下外侧软骨

30 号针头

鼻骨

图 36.9 扩展移植物褥式缝合固定的方法示意图

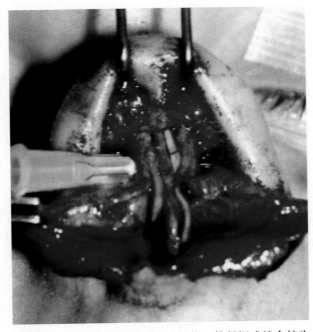

图 36.10 暂时用 30G 针固定移植物，使得褥式缝合较为容易

自体组织扩展移植物 / 扩展瓣

在原发性鼻整形术中，整复鼻背驼峰时，自体组织扩张移植物可用于中穹隆重建，而不需要其他软骨供区。自体组织扩展物，也被称作扩展瓣或翻转瓣，利用了驼峰切除术中切除、丢弃的上鼻侧软骨的鼻背部分。从鼻背中隔上释放上外侧软骨，保留深面软骨膜，上外侧软骨尾端用夹子或手术钳向内折叠。折叠的上鼻外侧软骨用 5-0 PDS［聚对羟基苯乙酮（Ethicon）］褥式缝合彼此固定，并与鼻中隔固定[17, 18]。为了暴露术区从而固定自体扩展移植物，该手术在开放入路下进行更为容易。

Oneal 和 Berkowitz 对自体扩展移植物的初步描述中[18]，整个上外侧软骨都被折叠。这样只能形成非常薄的组织瓣，通常不足以作为移植物，并且对鼻宽度不能产生实质性变化。如今手术方法已改良，鼻软骨折叠仅限于上外侧软骨尾端，保留皮下黏软骨膜。这些改良措施形成的移植物较宽，当瓣向内折叠插入时，造成上外软骨横向张开[17]。

如果鼻驼峰高于理想鼻背线至少 2 mm，就可能形成足够大的扩展瓣[17]。使用 / 不使用传统扩展移植物时，在尝试扩展瓣时，我们发现鼻背驼峰太小，移植物宽度不够，上外侧软骨可以展开并与鼻中隔固定。当上外侧软骨与中隔分离，黏膜被完好保留下来时，尝试扩展瓣不会造成损伤。Most 的研究评估了自体扩展移植合并鼻缩小整形术，使用该方法鼻气道功能在统计学上得到显著改善（图 36.11）[19]。

几种情况下，传统扩展移植仍优于自体扩展移植。如鼻中隔严重偏曲时，传统扩展移植物能提供更大的张力使鼻中隔维持在中线。传统移植物的厚度与数量可以更改，因此它也能更好地解决显著的中穹隆不对称，从而达到对称与平衡。

此外，在修复性的鼻整形案例中如果患者上鼻侧软骨区域有明显瘢痕，或切除少量驼峰而未留下足够的上外侧软骨向内折叠时，传统的扩展移植物更具优势。如果伴随骨性侧壁塌陷导致鼻阈塌陷，可对传统扩展移植物进行雕刻，使其延长至鼻礁石部位，较自体扩展移植头侧端支撑更为稳固。

蝶形移植物

耳郭移植物是自然弯曲的、结构支持的盖板移植物，放于上外侧软骨尾部以改善倾斜。耳郭移植物的凸面朝外放置，且边缘被适当地倾斜以提供最佳的功能支撑，同时减少摸到和看见不规则轮廓的可能。Clark 研究了鼻阈功能不全患者行鼻整形修复术时鼻内耳郭移植物的使用，发现术后患者鼻通气显著改善[20]。移植后，可修剪鼻中隔和移植物背部，最大程度减少鼻尖上区肥大的风险。

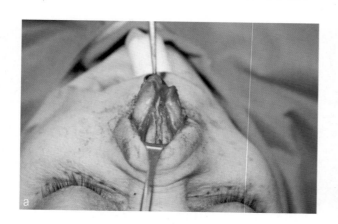
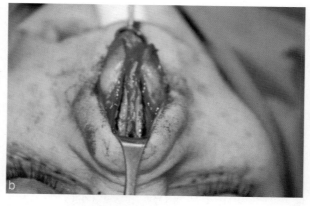
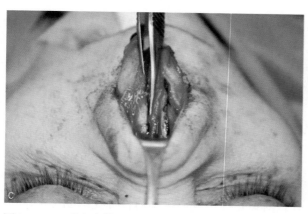
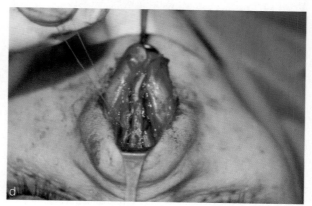

图 36.11　a. 准备自体组织扩展移植物，上外侧软骨与鼻背中隔分离；b. 标记上外侧软骨折叠处；c. 上外侧软骨向内折叠，抵靠中隔；d. 可吸收 5-0 Polydiaxone 褥式缝合固定折叠的上外侧软骨

上外侧软骨重塑

在鼻整形修复术中，可能发现上外侧软骨几乎完全切除，导致了内鼻阈狭窄。这些情况下，除了扩展移植物外，还可以使用耳郭软骨移植以提供侧方支撑。对移植物进行雕刻、对齐，并用 5-0 PDS 缝线褥式缝合固定。

盖板软骨移植

细小的中穹隆缺陷或凹陷可以通过修饰性移植物纠正，如盖板移植。盖板移植的可选材料有破碎的中隔或耳软骨、颞筋膜、软骨膜或这些材料的组合。如果需要进行下外侧软骨头侧端切除，切除的软骨也可以用作为盖板使用，以纠正轻微的轮廓畸形。当无自体移植物时，也可使用脱细胞真皮和其他灭菌异体产品。

缝合技术

Schlosser 和 Park[21] 描述了使用外张缝合技术，复位上外侧软骨，改善内在鼻阈的横截面积。5-0 尼龙水平褥式缝合，横跨上外侧软骨的尾部和外侧，穿过鼻背，打结后增加了内鼻阈的角度，理论上改善了鼻功能。PARK 运用鼻声反射方法进行研究，表明外张缝合合并扩展移植物的使用效果好于单独使用扩展移植物（图 36.12）[22]。

肋骨或颅骨骨移植

由于缺乏骨骼和软组织支撑，鞍鼻畸形患者可能因中穹隆塌陷而患有严重的鼻塞。这些病例中，鼻背移植物固定后，可以帮助支撑下方软组织和稳定内鼻阈。以前，这些患者常使用颅骨移植合并 / 无螺钉固定，以修复中穹隆[23]。近来，自体和辐照肋骨移植物已被用于鞍鼻畸形重建中穹隆，效果良好[24-26]。在严重的鞍鼻畸形病例中，颅骨或肋骨移植物用于锚定其他重建移植物，对中穹隆而言增加了垂直高度[27]（图 36.13）。

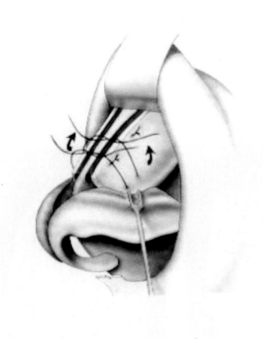
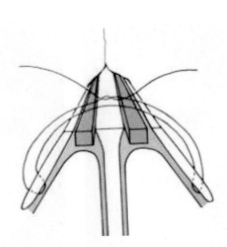

图 36.12 外张缝合在合并有扩展移植时能进一步增宽中穹隆（引自 Park SS. Treatment of the internal nasal valve. Fac Plast Clin North Am 1999;7:333–345. 获授权）

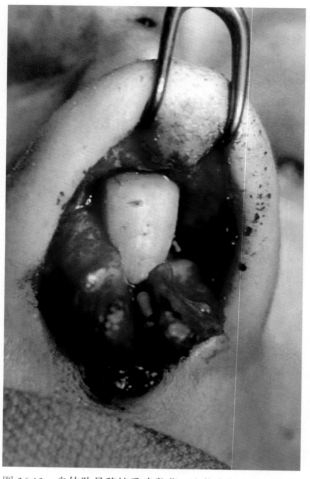

图 36.13 自体肋骨移植重建鼻背，也能支撑上外侧软骨和中穹隆

病 例

图 36.14 的患者既往有鼻整形病史和进行性的鼻阻塞 10 年。症状逐步恶化，经药物及局部治疗未有缓解。检查显现双侧内在瓣塌陷，有证据表明切除了过多的上外侧软骨，残余的中穹隆软骨向下内侧移位，导致中穹隆狭窄。上外侧软骨和骨边缘不规则、不对称，下外侧软骨同样不对称且右侧有一个隆起。术前状况如图 36.14a，c，e，g。

患者在开放入路下进行手术，使用了扩展移植物，降低鼻尖高度，穹隆间缝合固定，放入鼻小柱支撑，以及鼻背骨骼轮廓矫正。术后 2 年照片显示，中穹隆对称而且功能上、美学上均有合适的鼻背宽度。

图 36.15 显示的是一名 24 岁女性患者，她抱怨慢性阻塞、驼峰畸形、歪鼻及大鼻尖。检查显示其中穹隆狭窄，且鼻背高瘦。此外，该患者鼻中隔偏曲且颌后缩。她实施了包括双侧扩展移植物和穹隆间缝合在内的鼻中隔鼻成形术，同期行颏成形术。术后 7 年的照片显示，她拥有更稳定、对称的中穹隆。

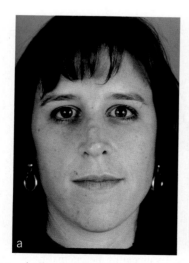
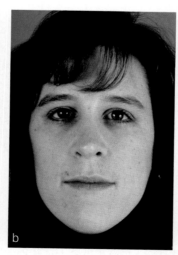
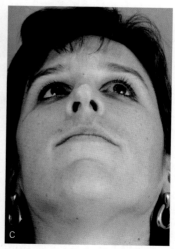

图 36.14 有明显中穹隆病变的 28 岁患者，表现为继发于原鼻整形术后的内鼻阈阻塞。a，c，e，g. 术前照片；b，d，f，h. 使用扩展移植物和鼻尖成形手术后 2 年效果

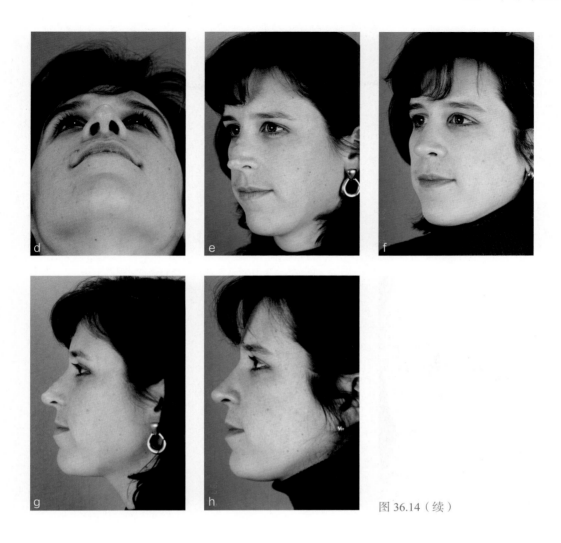

图 36.14（续）

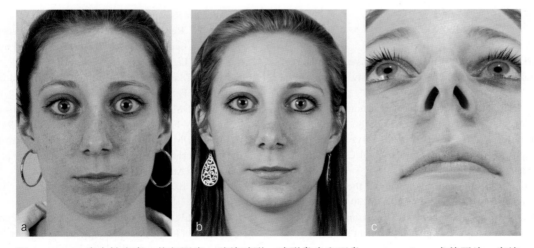

图 36.15　24 岁女性患者，抱怨阻塞、驼峰畸形、球形鼻尖和歪鼻。a，c，f，g.术前照片，实施了包括双侧扩展移植物和穹隆间缝合在内的鼻中隔鼻成形术，同期行颏成形术；b，d，f，h.术后照片

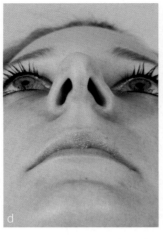
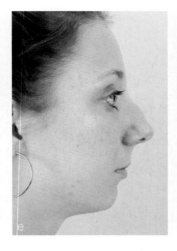
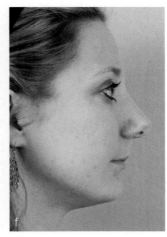
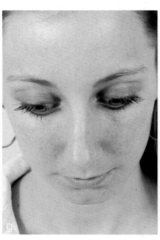
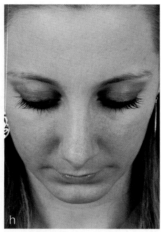

图 36.15（续）

参考文献

1. Sheen JH. Spreader graft: a method of reconstructing the roof of the middle nasal vault following rhinoplasty. Plast Reconstr Surg 1984;73:230–237

2. Pearlman SJ, Baratelli R. Avoiding complications of the middle vault in rhinoplasty. Facial Plast Surg 2012;28:310–317

3. Kasperbauer JL, Kern EB. Nasal valve physiology: implications in nasal surgery. Otolaryngol Clin North Am 1987;20:669–719

4. Thomason C, Mendelsohn M. Reducing the incidence of revision rhinoplasty. J Otolaryngol 2007;36:130–134

5. Vuyk HD, Watts SJ, Vindayak B. Revision rhinoplasty: review of deformities, aetiology and treatment strategies. Clin Otolaryngol Allied Sci 2000;25:476–481

6. Yu K, Kim A, Pearlman SJ. Functional and aesthetic concerns of patients seeking revision rhinoplasty. Arch Facial Plast Surg 2010;12:291–297

7. Courtiss EH, Goldwyn RM. The effects of nasal surgery on airflow. Plast Reconstr Surg 1983;72:9–21

8. Grymer LF. Reduction rhinoplasty and nasal patency: change in the cross-sectional area of the nose evaluated by acoustic rhinometry. Laryngoscope 1995;105:429–431

9. Sykes JM. Management of the middle nasal third in revision rhinoplasty. Facial Plast Surg 2008;24:339–347

10. Toriumi DM. Management of the middle nasal vault in rhinoplasty. Fac Plast Clin North Am 1995;3:77–91

11. Toriumi DM, Johnson CM. Open structure rhinoplasty: featured technical points and long-term follow-up. Fac Plast Clin North Am 1993;1:1–22

12. Robin JL. Extramucosal method in rhinoplasty. Aesth Plast Surg 1979;3:179–200

13. Grymer LF, Gregers-Petersen C, Baymler Pedersen H. Influence of lateral osteotomies in the dimensions of the nasal cavity. Laryngoscope 1999;109:936–938

14. Guyuron B. Nasal osteotomy and airway changes. Plast Reconstr Surg 1998;102:856–860

15. Sheen JH, Sheen AP. Aesthetic rhinoplasty. St. Louis: CV Mosby, 1987

16. Constantian MB, Clardy RB. The relative importance of septal and nasal valvular surgery in correcting airway obstruction in primary and secondary rhinoplasty. Plast Reconstr Surg 1996;98:38–58

17. Gruber RP, Perkins SW. Humpectomy and spreader flaps. Clin Plastic Surg 2010;37:285–291

18. Oneal RM, Berkowitz RL. Upper lateral cartilage spreader flaps in rhinoplasty. Aesthet Surg J 1998;18:370–371

19. Yoo S, Most SP. Nasal airway preservation using the autospreader technique: analysis of outcomes using a disease-specific qualityof-life instrument. Arch Facial Plast Surg 2011;13:231–233

20. Clark JM, Cook TA. The 'butterfly' graft in functional secondary rhinoplasty. Laryngoscope 2002;112:1917–1925

21. Schlosser RJ, Park SS. Surgery for the dysfunctional nasal valve. Arch Fac Plast Surg 1999;1:105–110

22. Park SS. The flaring suture to augment the repair of the dysfunctional nasal valve. Plast Reconstr Surg 1998; 101:1120–1122

23. Frodel JL, Marentette LJ, Quotela VC, Weinstein GS. Calvarial bone graft harvest: techniques, considerations, and morbidity. Arch Otolaryngol Head Neck Surg 1993;119:17–23

24. Christophel JJ, Hilger PA. Osseocartilaginous rib graft rhinoplasty: a stable, predictable technique for major dorsal reconstruction. Arch Facial Plast Surg 2011;13:78–83

25. Bilen BT, Kilinc H. Reconstruction of saddle nose deformity with three-dimensional costal cartilage graft. J Craniofac Surg 2007;18:511–515

26. Kridel RW, Ashoori F, Liu ES, Hart CG. Long-term use and followup of irradiated homologous costal cartilage grafts in the nose. Arch Facial Plast Surg 2009;11:378–394

27. Papel ID. Augmentation rhinoplasty utilizing cranial bone grafts. Md Med J 1991;40:479–483

37 鼻尖外科手术：鼻内入路

作者：Gilbert J. Nolst Trenité，Holger G. Gassner
翻译：杨济泽　　审校：刘安堂

引　言

随着信息技术的发展，对鼻部手术感兴趣的患者获得了越来越多的信息，并对功能及外观方面以外的期待越来越普遍。外科医生需要考虑如何缩短术后恢复时间，患者外观多久可以恢复自然，是否需要鼻腔填塞物，什么时候可以正常活动以及鼻尖在术后是否可以拥有自然柔软的触感。因此，鼻内入路在 20 世纪 90 年代几近消失以后又逐渐流行起来。

鼻整形是最困难的一类面部整形手术，鼻内入路鼻尖整形是最具挑战性的部分。内衬、骨组织和皮肤—软组织间复杂的相互作用需要医生具有扎实的解剖基础、全面的外科技术以及对预后的丰富经验。类似下外侧软骨的骨组织暴露会破坏重要软组织的附着，这些附着物有助于维持形状和结构。更广泛的入路就需要更多的恢复性操作以维持解剖结构和生理功能。

鼻内入路在技术上比开放入路更为困难，因为鼻尖手术无法在没有扭曲的情况下保证直视操作。鼻内入路的优点包括多种术式的可行性，这使得外科医生可以采用更灵活的手术方式：根据矫正程度的不同逐渐调整软组织的分离程度。鼻内入路可以保留更多的软组织，特别是鼻小柱和鼻尖下小叶。而鼻尖和基底部移植物通常不大，肿胀和水肿情况也有所改善。

根据软组织分离的程度不同可以将鼻内入路分为非游离路径、游离路径和完全游离路径。完全和不完全剥离技术的区别是另一个重要指标：它表示下侧软骨的连续性是否中断。表 37.1 罗列了针对鼻内入路的暴露切口，术中复杂性和潜在的术后变化。

此外还列出了鼻外入路的方法。在直视下以最小的扭曲和简单的双手塑形来评估鼻骨支架的能力有助于外科医生在训练的早期阶段分离矫正鼻尖畸形。开放入路的缺点包括需要更多的延伸移植物及供区组织，晚期软组织萎缩和更坚硬的鼻尖。

表 37.1　鼻尖手术入路

入路	切口	指征	技术
软骨间入路	软骨间或软骨内	轻度球状；鼻尖小幅旋转	外侧脚头侧端切除（完全离断）
软骨内入路	边缘	中度球状；裂隙畸形；不对称	头侧端修剪，峰和技术，鼻翼支撑移植物，分离
游离（双蒂皮瓣）	软骨间和边缘	直视下，显著球状，裂隙畸形，不对称	头侧端修剪，峰和技术，鼻翼支撑移植物，分离
完全游离	软骨间和边缘	显著上旋，不对称，修复	重建穹隆角，外侧脚搭建和推进，外侧脚支撑和台阶移植物，穹隆间缝合
开放入路	鼻小柱切口和边缘	精细切除或隆鼻盾形移植，先天性畸形，大范围修复，严重鼻外伤，鼻尖下小叶畸形	开放移植和缝合技术

面部分析

在进行鼻部畸形分析之前，医生应当考虑其他的主要面部特征—额头，眼睛，嘴唇和下颌，以便在各部分之间创造和谐平衡的关系。鼻尖的美观由外形，位置，皮肤质地和支撑结构决定。外形由下侧软骨的三维结构，旋转度和突出度的位置以及皮肤的纹理和颜色决定。支撑结构由鼻部骨性的结构决定。鼻尖支撑可能是这些方面中最被忽视的。除了鼻小柱的重要结构支撑外，在术后必须考虑患者触诊感。延伸移植物可能导致不自然的鼻尖，虽然不会在照片中显示，但可能会是患者不满意的原因。

正面观的鼻尖特征（术后患者）包括（图37.1）：

· 鼻背线
· 鼻尖突出度
· 鼻尖高度和宽度
· 鼻尖下小叶过渡
· 皮肤纹理和颜色

侧面观（图37.2）：

· 鼻尖突出度和旋转度
· 鼻唇角
· 鼻小柱突出度
· 鼻小柱双侧裂隙

基底观（图37.3）：

· 鼻尖等边三角
· 鼻翼、鼻尖和鼻尖下小叶
· 鼻小柱基底
· 鼻孔形状和大小

根据全面分析，外科医生必须将患者的疑虑和期望与所鉴别的畸形进行联系。向患者表明实际的期望对于成功的鼻整形是至关重要的。在患者咨询期间，我们使用计算机进行模拟。这一流程可以使患者了解手术的可行性和限制（图37.4）。此外，它可以使外科医生更好地了解患者的个性和预期。术前讨论还应包括术前，术后和术后护理的各个方面。

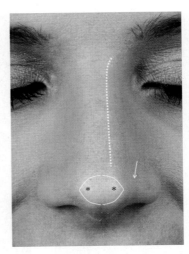

图 37.1　鼻尖前视图：星号位于鼻尖表现点，由鼻尖椭圆形轮廓构成。箭头位置是鼻尖至鼻翼小叶的光滑过度。虚线显示流畅的鼻背线止于鼻尖表现点

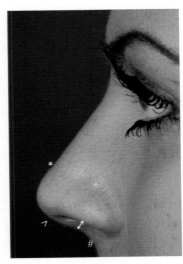

图 37.2　鼻尖侧视图：鼻背轮廓在星号处从鼻尖上转折过渡到鼻尖。箭头位于鼻小柱从鼻尖到鼻尖下小叶的过度。鼻小柱显露（双箭头处）约为 2~4 mm。鼻唇角（#号）决定鼻尖旋转度

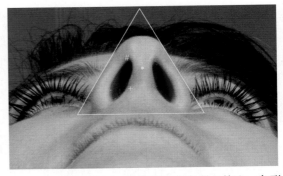

图 37.3　鼻尖基底位图：鼻翼基底和鼻翼是等边三角形。相对较直的鼻翼小叶呈现更自然的外观。#号位于软三角；*号位于鼻尖下小叶；鼻小柱基底是潜在的中间脚踏板

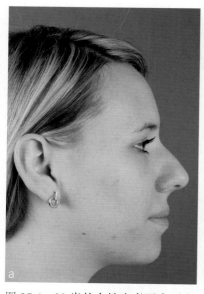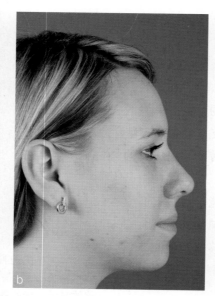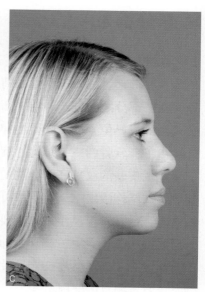

图 37.4 23 岁的女性患者要求更小更精致的侧面外观（a）。软件模拟的预期效果（b）。模拟图片应当放在医生的手术室中。术后结果（c）

适应证

　　鼻内鼻尖手术中的基本方法包括非游离和游离路径。在游离路径中，可以区分完全和不完全的剥离技术。完全的剥离技术可以保持解剖的连续性，并且比不完全剥离技术风险更小，其需要在各种位置横向和重叠缝合下侧软骨。这些方法中的每一种的适应证都取决于鼻子的具体解剖结构和预期发生的变化（表 37.1）。这包括组织量减少、重建、旋转和改变突出度。此外非量化的因素，如外科医生的培训和偏好也起着重要的作用。这说明对于畸形矫正的治疗方案缺乏清晰的选择标准。外科医生之间差异性很大，一些外科医生通过较少的侵入性路径达到了实质性的改变。因此，以下关于适应证的讨论只是导向性的。

非游离路径：适应证

　　这些路径包括经软骨间和软骨内。内镜技术已经应用在较少侵入性的鼻内入路鼻整形术中。Simmen 强调通过高清晰度内镜可以增强对鼻背轮廓的控制。Behrbohm 开发了专门的仪器，可以非常精确地解决鼻背不规则现象，特别是在修复患者中。

软骨间路径：适应证

　　外侧脚头侧端的少量切除非常适用于软骨间路径的术式。可能的结果包括鼻尖垂直高度的降低，旋转度的改变和鼻尖变窄。最重要的是要理解头侧端切除的效果有限并且过度去除可能会引发延迟性内鼻阀塌陷，夹捏和严重的鼻翼水平折叠。文献中看起来倾向于更保守的头侧端切除，大多数作者建议保留女性 7 mm 或男性 8 mm 的处置高度，还有一些作者建议都应该保留至少 10 mm 的垂直高度。穹隆间缝合可以应用在软骨间路径的术式中。软骨间路径相比软骨内路径可以暴露更广泛的鼻背区域，这样更容易对中鼻拱和鼻骨拱进行调整。图 37.7 正是使用软骨间路径对软骨的适量切除来达到目的案例。

软骨内路径：适应证

　　Fuleihan 报道的软骨内路径是通过边缘切口实现的。前庭部皮肤经过分离后由外侧脚下表面向上提升。这可以广泛地进入外侧脚下表面，进而通过各种手术方式调整下外侧软骨。这些手术方式包括下外侧软骨的头侧端修整，外侧脚适度的推进以及穹隆间和鼻尖重现缝合。软骨内路径可以适度调整鼻尖的体积、宽度和旋转度。这种术式可以和其他操作相结合，以调整旋转度并可以更好地控制鼻尖高度。这种方法的优点包括较少的软组织创伤和相对较快的恢复速度。但进入鼻部区域会受到限制，在进行撑开移植物的缝合固定时是极具调整性的。

游离路径：适应证

游离路径包括鼻部前庭的双蒂软骨皮瓣游离和完全游离。这需要将前庭皮肤从外侧脚的下表面向上拉升并切断梨状孔韧带。游离路径可以直视外侧脚表面，包括内侧脚的穹隆和小叶。使用缝合技术可以实现对穹隆角度的调整。完全游离路径提供了独特的控制穹隆角度位置的可能性，并在保持完整的软骨的同时调整鼻尖高度。

双蒂软骨皮瓣游离路径：适应证

这种（典型游离）路径相比非游离路径最重要的优点是下外侧软骨的表面被暴露，并且可以在直视下进行调整。暴露范围从内侧脚的小叶段向外侧脚的外侧。与非游离路径相比，双蒂游离路径可以对鼻尖形状进行更大范围的调整。

通常较宽的手术器械通过回拉暴露下外侧软骨，这可以明显摊平并扭曲软骨的三维结构。外科医生必须考虑到这一点，需要预见手术手段对鼻尖表面的影响。不时地将皮瓣归位有助于判断预期的鼻尖变化。

可以通过多种技术调整外侧脚。Tardy 介绍了完全对抗的不完全剥离技术这一重要概念。完全剥离技术代表的是一种更为保守的观念。下侧侧软骨的解剖连续性保持不变。通过使用缝合技术增加或减轻软骨的弯曲、保守的降低垂直高度以及移植物的添加可以实现改变。经常使用的缝合技术是穹隆间缝合和穹隆贯穿缝合。

除了上述技术之外，不完全剥离技术还需要进行下外侧软骨的垂直分离。这通常是为了获得更低的鼻尖或当缝合技术不足以改造过宽，僵硬或分叉的鼻尖时进行。外侧脚的分离最好在较外侧进行，这里较厚的皮肤软组织包膜可以减少轮廓不规则风险。这种操作会影响鼻尖突出度和旋转度。内侧脚的分离通常在小叶区域（Lipsett 技术）。这会导致鼻尖降低和下旋。穹隆的分离目前还存在争议。总体而言，下外侧软骨垂直分割的风险包括轮廓不规则，不对称和鼻阀完全破坏，特别是在薄皮肤患者中。在不对称和轮廓不规则方面，危险区域包括穹隆和内侧脚。在鼻阀破坏方面，外侧脚的中心位置最为脆弱。可以使用鼻翼板条移植物和支撑移植物进行加固。

完全游离路径：适应证

完全游离路径是为了避免穹隆的分离，保持下外侧软骨的解剖连续性，并将开放鼻整形和鼻内入路小切口鼻整形相结合。完全游离路径在技术上要求最严格并且是鼻内入路术式中最具多样性的技术。它在一些重要方面与上述鼻内入路术式有所不同，它可以完全重新调整穹隆部及下外侧软骨的形状。为了更好地描述这一概念，我们利用可被弯曲成各种形状的金属条带作为模型。这种条带可以被拉直和弯曲，重新形成所需的形状而没有折断。

类似地，鼻尖的形状主要由下外侧软骨的位置和形状决定，并且在较小程度上取决于软骨组织的厚度和体积。因此，支撑软骨的重构已成为指导原则，不能进行切除。关键是从所有软组织附件中完全释放外侧脚。完全游离后，外侧脚的代偿性推进将给预期的穹隆位置提供所需的空间。通过额外的穹隆缝合技术和外侧脚支撑移植物，支撑移植物会塑造新的穹隆角来代替已有的。在避免进行下外侧软骨分离的同时对鼻尖突出度、宽度和形状进行调整。使用外侧脚支撑移植物对外侧脚进行延长和支撑后，对鼻阀有两个方面的积极作用：外侧脚可以安置于坚实的骨组织上同时强化支撑结构。因此，鼻阀的病理性改变可以预防并且纠正。这可以用于穹隆缝合导致的外侧脚头侧端内旋。此外，鼻翼支撑移植物的放置可以塑造更直的鼻翼小叶，这对于美容效果来说至关重要。基底位视图更接近于美观的等边三角形，鼻翼小叶和鼻尖的关系更和谐。

除了预防和治疗鼻阀病理性改变外，完全游离路径的适应证包括需要使用其他方法进行穹隆分离的畸形：明显分裂，僵硬的，不对称的或过高的鼻尖。此外，完全游离路径在治疗腭裂畸形方面也有优点：它可以与前颌延伸移植物结合，结构坚固的鼻中隔延伸移植物。因此，实现坚实鼻小柱支撑的同时不存在鼻小柱切口裂开的风险。总之，完全游离路径的指征包括：

· 过宽，僵硬，分离和球状鼻尖
· 过高或过低的鼻尖
· 鼻尖的不对称性
· 合并鼻阀组织损伤的鼻尖畸形
· 合并鼻裂的鼻尖畸形

完全游离路径是最近才被应用于鼻内入路的手术中的。对于有经验的外科医生来说，它是一种有效且多变的术式，可以用于美观和功能方面的改善。但是，学习过程很长，精确的操作才能保证优秀并且安全的效果。

鼻外入路：适应证

超出了本章范围的鼻外入路相比其他术式提供了最外宽广的术区暴露。这种术式可以是医生操作更加便捷同时更容易判断一些特殊畸形。因此，它的适应证包括：

· 先天性畸形，如唇裂鼻
· 广泛的修复手术
· 严重的鼻外伤
· 精确的填充和降低手术
· 较大的鼻中隔穿孔

鼻外入路具有良好的术野，操作的便利以及更容易学习等特点，所以在临床中已被大量使用。外部方法的缺点包括：需要外部皮肤切口，更广泛的软组织损伤，对软骨移植的需求量更大并且塑造更坚固的鼻尖。

外科技术（表 37.1）

非游离路径：外科技术

软骨内：外科技术

使用边缘切口来暴露外侧脚头侧端。根据 Fuleihan 的最初报道，与（半）完全贯穿切口相连的边缘切口可以最大程度地暴露术野。使用 25G 枕头经切口刺穿并将前庭皮肤从外侧脚的下表面游离出来。使用鼻剪锐性分离出适当的解剖平面。撑开动作有可能撕裂前庭皮肤。根据患者的解剖，从中间开始分离中间脚的小叶段。当下外侧软骨完全暴露开时，应采用恰当的动作。

软骨内路径一个重要的应用是治疗鼻阀病理性改变。坚实的鼻中隔尾侧端和良好的鼻尖突出度与旋转度是成功的鼻阀修复手术的基础。如果已经存在鼻翼塌陷，可能就需要进行鼻翼（外侧脚）支撑移植物的放置。前庭皮肤需要从外侧脚部分分离出来并在梨状孔出分离出一个囊袋。可应从鼻中隔或肋软骨获取足够长度和硬度的鼻翼（外侧脚）支撑移植物（图 37.5a）并插入软组织囊袋，确保移植物安置于梨状孔处的骨性组织上（图 37.5b）。最重要的是将移植物缝合固定在外侧脚的下表面（如经皮三角缝合）（图 37.5b）。如果需要更明显的鼻阀侧移，鼻翼（外侧脚）支撑移植物就需要更多的侧向台阶移植物，可以安置于鼻翼（外侧脚）和梨状孔处骨组织之间（图 37.5d）。这些移植物的数量和厚度应适合病理学要求（图 37.5e）。

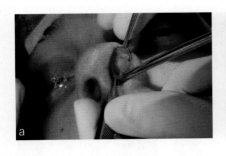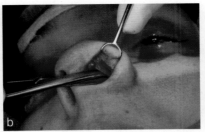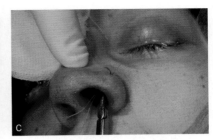

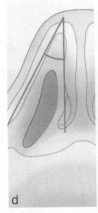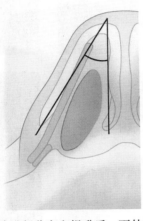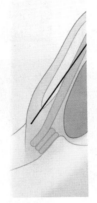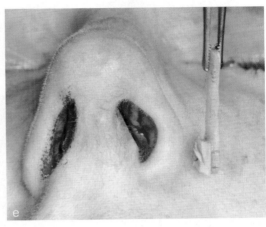

图 37.5　对前庭皮肤进行分离和提升后，下外侧软骨的深面可以经边缘切口暴露（a）。将下外侧软骨支撑移植物插入预先分离出的短组织口袋中（b）。依靠缝合拉紧移植物和外侧脚（c）。如果需要更大的鼻瓣角和更大的鼻瓣区，鼻翼支撑物的固定点可以叠加在台阶移植物上。叠加的移植物数量和厚度可以根据矫正的程度适当调整（d）。前庭皮肤使用 4-0 线缝合（e）

软骨间：外科技术

　　切口的标记可以通过可以用缝针从外面贯通或用手术器械在前庭皮肤上作印记。注意保留外侧脚至少 8~10 mm 的连续外侧脚软骨（垂直方向）。软骨间路径是从预期切除的外侧脚头侧端切除线的前庭皮肤开始。切口可以从第一次切割的软骨开始。在前庭切口部位注射局部麻醉产生的液体分离区域有利于软骨膜下平面的解剖分离。外科医生的中指（鼻翼双头拉钩）在外侧脚的压力可以提供良好的暴露和控制。或者也可以在切开后进行前庭皮肤的反向拉高。头侧端边缘可以在直视下用手术刀切除（图 37.6a）。切除部分的高度应与鼻尖的预期旋转度和体积减小相

符（图 37.6b）。软骨间路径的效果有限是需要重视的。

　　经过充分对称的体积减小后，应使用 5-0 无创伤可吸收的缝合材料仔细缝合前庭皮肤。

图例：软骨间路径

　　图 37.7 是一名 20 岁的患者，表达了改善外观的要求。她希望鼻子更小，有更优雅和自然的外观。如图 37.7 所示，通过软骨间路径实现了保守的头侧端切除。通过鼻中隔尾侧端的降低和适度的榫槽技术调整了鼻尖旋转度。使用标准的截骨术降低鼻背，并且使用缝合固定皮瓣重建中鼻拱。患者对自己的术后效果感到满意。

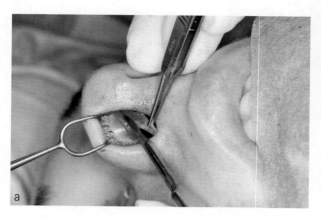

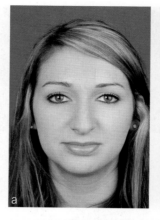

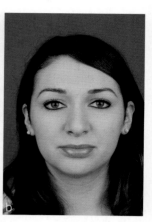

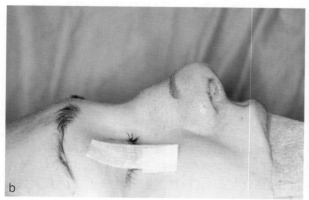

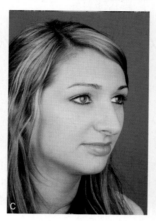

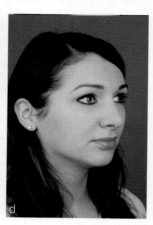

图 37.6　外侧脚尾侧端切除的软骨间入路（a）。对外侧脚尾侧端的修整应当保守，至少保留 7~8 mm 的外侧脚垂直高度（b）

图 37.7　20 岁女性患者，要求更小的鼻部外观，特别提到避免明显的手术外观。医生采用软骨间入路以减小手术创伤并适度调整。a，c. 术前观；b，d. 术后观

游离路径：外科技术

双蒂软骨皮瓣游离路径：适应证

　　为了保持干燥的手术视野，沿着鼻翼软骨的尾侧端边缘以及其表面使用局部麻醉。8 分钟后应重复操作。

　　游离鼻翼软骨从软骨间切口开始，切口紧接下外侧软骨头侧端边缘。用鼻镜暴露的前庭皮肤切口从平行于上外侧软骨的鼻背边缘开始（图 37.8a）。重要的是使切口靠近鼻阀尾侧，防止在该区域发生不必要的瘢痕。这种切口应位于鼻中隔前角附近，以便完全游离穹隆（图 37.8b）。

　　下一步是进行边缘切口。了解软骨表面的皮肤不包含毛囊有助于确定下外侧软骨的尾侧端。15 号刀片的触诊也有助于确定外侧脚的尾侧边缘（图 37.9a）。不要勉强地沿着这个边缘切开，

因为这将大大减小前庭皮肤外侧蒂部的宽度，造成血运障碍可能。紧贴外侧脚下段的尾端边缘以避免破坏"软三角"（图 37.9b）。

　　在这两个切口完成后，用剪刀将外侧脚背面（图 37.10a）分离出来。为了游离双蒂软骨皮瓣，在中间和两侧进行分离，皮瓣置于鼻前庭内（图 37.10b）。

　　通常穹隆间缝合被应用于双蒂软骨游离路径（图 37.11）。缝线由一侧穹隆跨越至另一侧来缩窄鼻尖。这种缝合可以用来改善宽大的、分离的或僵硬的鼻尖。对这种技术的局限性也应当重视。过度缝合使外侧脚头侧端上旋会导致鼻阀功能障碍。

　　应用这一不完全剥离技术，外侧脚的分离可以在内侧脚（Lipsett 技术）或外侧脚的上方进行（图 37.12）。

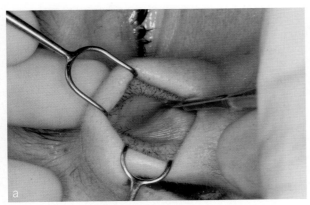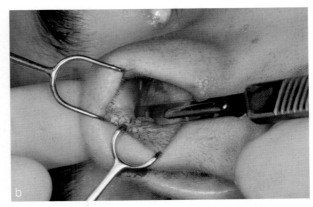

图 37.8　软骨内切口从头侧端开始至尾侧端结束。刀片平行于上外侧软骨表面（a）。切口一般延伸至鼻中隔前角（b）

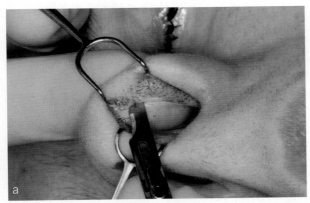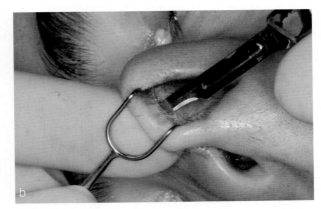

图 37.9　边缘切口从侧面开始，沿外侧脚尾侧端边缘切开，在前庭皮肤的有毛发生长和无毛发生长处（a）。边缘切口行进至软三角处并进一步延伸至鼻小柱切口（b）

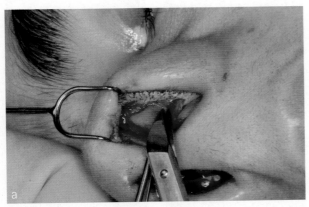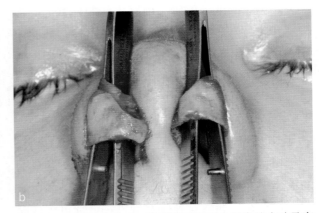

图 37.10　在软骨膜下对外侧脚表面的附着软组织进行游离并修建（a）。解剖完成后，外侧脚可以和中间脚的小叶及穹隆一样被游离出来（b）

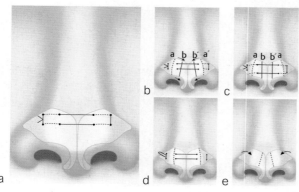

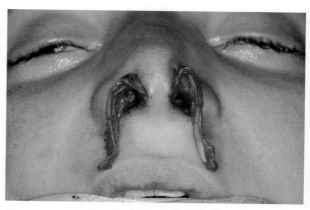

图 37.11　穹隆内缝合形成穹隆并缩窄鼻尖（a）。位置较高可以维持鼻尖裂隙（b）。避免不对称最重要的是缝合位置。应在穹隆区打结。作者常使用 5-0 尼龙线或 Prolene 缝合。缝合位置较低会使穹隆及鼻尖裂隙消失（c，d）。必须注意到的是，鼻尖裂消失可以被认为是美学上令人愉悦的，且可以由外科医生预期。在盒式鼻尖或者鼻尖明显宽大时，穹隆间缝合结合经典的双蒂皮瓣法入路可能会过度。这可能导致外侧脚头侧端内旋，并危及鼻阀（e）

图 37.12　不完全剥离技术的外侧脚切除。外侧脚的切除和重叠缝合会造成鼻尖旋转和突出度下降。分离的位置越靠外，表面不规则的风险就越低（患者右侧）。内侧脚的分离被称为"Lipsett 技术"，该技术会导致鼻尖的降低和反旋转

图例：完全剥离双蒂软骨皮瓣游离路径

图 37.13 是一名 22 岁的患者，表达了改善外观和功能的要求。她希望鼻子具有更小，有更优雅和自然的外观。为了实现充分的旋转、降低和缩窄鼻尖，我们通过传统的游离路径进行穹隆间缝合。为了降低外侧脚，前庭皮肤的外侧部分被抬高并将外侧脚推进至囊袋内。鼻背被降低并用 5-0 PDS（Ethicon）缝合固定，不再放置移植物可以更多地保留原有的中隔软骨。患者对术后很满意。

完全游离路径：外科技术

相比其他术式，完全游离路径可以更全面的重建下外侧软骨。软骨间切口与改进了的边缘切口相结合。调整在外侧区域进行，这可以使前庭皮瓣拥有足够的外侧蒂宽度（图 37.14a）。使用鸟嘴剪将前庭皮肤从外侧脚的下表面剥离出来（图 37.14b）。从外侧脚侧面向梨状孔进行软骨膜浅层分离。切断梨状孔韧带可以使外侧脚完全

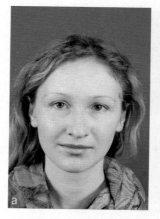
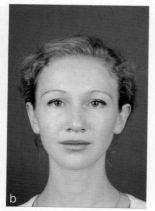
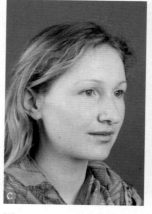
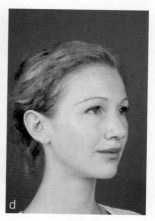

图 37.13　22 岁患者案例。患者进行初次鼻整形后的结果（a，c）。患者要求更精致的外观。进行了游离入路的手术。没有放置外侧脚支撑移植物。鼻尖进行保守的头侧端切除和穹隆内缝合（b，d）。术后 12 个月外观

游离至鼻前庭（图37.15a）。穹隆部分被完全游离出以后，用尺子对称性的标记预计形成的穹隆（图37.15b）。5-0 PDS或6-0 Prolene（Ethicon）进行中间脚的褥式缝合从而形成新的穹隆（图37.15c）。需要更高的鼻尖时，新的穹隆应更靠近中间（图37.16a）。原有的穹隆使用外侧脚移植物进行延长（图37.16b）。加强后的外侧脚插入软组织囊袋。新的穹隆使用穹隆间缝合拉近。前庭切口用4-0 Vicryl（Ethicon）间断缝合，放置硅胶夹板并保持外侧脚支撑移植物在合适的位置上（图37.16b）。

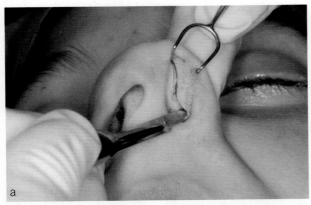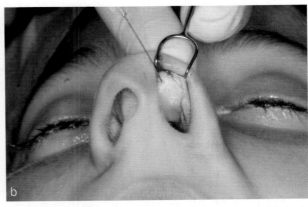

图37.14　使用完全游离入路，边缘切口靠近尾侧端可保留足够的前庭皮肤宽度。可以使用潜行切除和局部麻醉来提升前庭皮肤

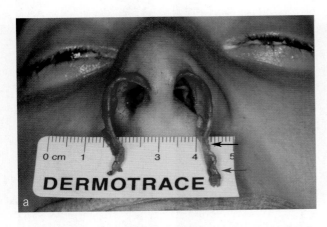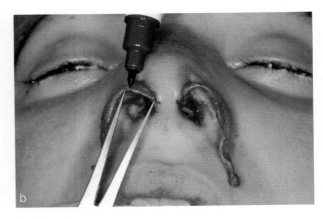

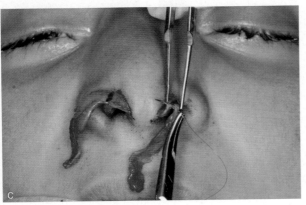

图37.15　外侧脚和中间脚的穹隆及小叶段完全游离（a）。鼻尖的重塑需设计新的穹隆角位置（b）。穹隆内缝合形成的新穹隆角（c）。下外侧软骨的解剖连续性应当被保留

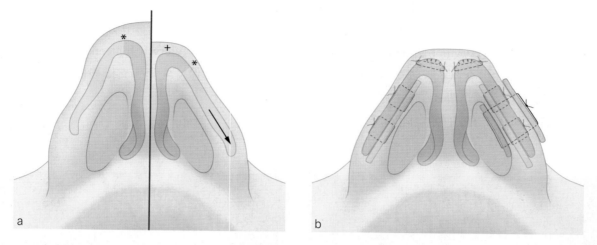

图 37.16 完全游离入路重塑鼻尖的示意图。术前标记的在患者右侧。与右侧相比，新的穹隆角更靠外侧。外侧脚的有效延长可防止并治疗鼻阀阻塞

图例：完全游离路径（1）

图 37.17 是一名 22 岁的患者，希望改善鼻尖下垂和鼻子过大的问题。由于过长和严重扭曲的鼻尖，联合穹隆间贯穿缝合的双蒂皮瓣不能够完全解决这个问题，所以需要进行完全游离路径的手术。修短的中隔软骨尾侧端和上外侧软骨、适度的榫槽技术以及最小化的外侧脚头侧端切除等手段改善了鼻尖旋转度。鼻背降低，撑开皮瓣用 5-0 PDS 缝合固定。外侧脚被游离，进行穹隆贯穿缝合的穹隆向外侧推进后再进行穹隆间缝合。外侧脚使用鼻翼（外侧脚）支撑移植物进行调整。术后患者对效果满意。

图例：完全游离路径（2）

图 37.18 是一名 27 岁的唇裂鼻患者，她在成年后接受了 4 次的开放鼻整形术。她希望改善完全的鼻塞以及外观。图 37.18a，c 显示了数千的外观。鼻小柱和鼻尖的软组织条件非常差，第五次的开放入路可能会对组织造成严重损伤。图 37.18b，d 是术后 1 年的外观，术中使用完全游离路径并使用了右侧上颌骨延伸移植物、右侧台阶移植物和右侧鼻中隔延伸移植物。6 个月后她的鼻塞也被完全治愈。

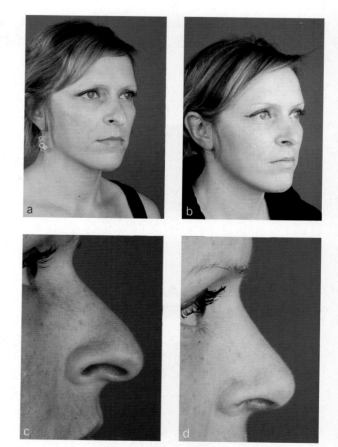

图 37.17 22 岁患者要求更自然的鼻尖外观。显著下旋的鼻尖（a，c）通过鼻内完全剥离技术得以矫正（b，d）

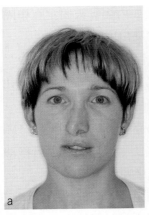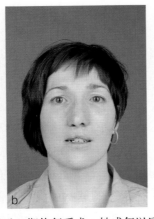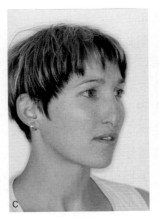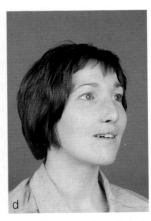

图 37.18　22 岁女性患者进行过二期修复手术。她成年以后进行过两次外鼻入路的鼻整形术。鼻小柱和鼻尖有显著瘢痕和挛缩（a，c）。进行完全游离入路，使用肋软骨和颗粒软骨，尾侧端鼻中隔延伸移植物，鼻翼支撑移植物和鼻尖缝合技术（b，d）

经　验

优化效果，减轻患痛，促进恢复

我们建议患者术前 3 周避免使用阿司匹林、非甾体类抗炎药和膳食补充剂。建议乘坐飞机来手术的患者至少提前 24 小时，以尽量减少飞机中干燥空气对鼻黏膜的影响。

为了尽量减少手术中的肿胀和水肿，建议重复使用血管收缩剂，特别是在截骨术前；截骨术也尽量安排在手术后期进行。自 2007 年以来，我们一直在使用无菌冰取得良好效果。术中维持低血压，平滑拔管。术后不使用鼻包，患者头部保持抬高 24 小时。按常规，静脉给药 4 mg 地塞米松，并减少使用非甾体抗炎药物。10~12 天后拆除固定夹板。我们告诉患者肿胀和水肿会在 12~14 天后逐渐消退到不明显的状态，可能性为 90%。图 37.19 显示了术后 10 天的 2 个代表性病例。

随访时间是术后 3 个月和 1 年，2 年和 5 年。交给患者术前和术后 1 年的照片。3 周后可以恢复轻度运动，3 个月后再进行剧烈运动；6 周后戴眼镜；桑拿浴，日光浴和明显的阳光照射应避免 3 个月。手术后 2 天患者可以乘飞机旅行。

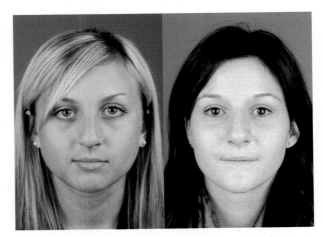

图 37.19　2 例术后 10 天的肿胀和水肿程度

失　误

在鼻整形术中，手术解剖、鼻尖支撑机制、鼻尖动力学、三脚理论这些基础知识，以及鼻整形手术的基本路径和技术是预防严重后遗症的先决条件。一个糟糕的手术结果对患者的心理和社会生活带来的影响赋予手术医生沉重的责任感。在为患者开始手术之前，一个透彻的学习过程，包括理论上和实践中的（尸体解剖），以及在实际手术中观看和作助手，都是必不可少的。

鼻中隔成形术的常见失误包括：

- 鼻前棘的暴露不充分：可能会造成持续的偏斜、半脱位和鼻阀功能障碍，完整暴露和 4-0 缝合材料的有效缝合可以有效避免这种情况
- 过度的榫槽操作：鼻中隔尾侧端完全推进至鼻小柱囊袋会导致坚硬的鼻尖，这会使患者感觉不自然，至少应该保留部分鼻中隔
- 梭形切除膜性鼻中隔：虽然可以缩短鼻子，但作者不赞成这种操作。这会导致鼻小柱退缩和触痛敏感；这种状况很难纠正。尾侧端的修剪和适度的榫槽技术可以作为替代方案

非游离路径的常见失误和预防措施：

- 不对称的切除导致鼻尖不对称：为避免不对称，应该比较切除的头段软骨
- 切除过多导致鼻翼不足（外侧的鼻阀塌陷）：根据鼻翼软骨的强度，尾端应该保留 7~8 mm 的软骨条
- 错误的软骨切口线导致不完全离断，产生支撑弱化，外形不对称，向上旋转过多和瘢痕形成。对于鼻翼软骨尾端边缘的行径的了解可以避免这一后遗症

游离型路径（双蒂软骨皮瓣）的常见失误和预防技巧：

- 在软骨间切口和边缘切口中，由于内侧或外侧的范围不够产生的不完全游离，致使预期的手术操作变得困难或甚至不可能
- 由于一侧切口线范围不同而产生的不对称游离：有助于预防的办法是，每侧各放一个插针以测定穹隆部相应的鼻尖标志点，然后游离软骨皮瓣并标记确切的鼻尖标记点
- 不对称的切除导致鼻尖不对称：用记号笔标记头段有助于预防
- 不对称穹隆间或贯穿穹隆缝合：这可以通过在水平面检查穹隆或在垂直面检查内侧脚的平整度来避免
- 过度的磨削和分碎操作，会导致鼻尖不对称及典型的瘢痕形成
- 做了完全的贯穿固定而危及鼻尖支撑：扰乱了主要的鼻尖支撑机制，如内侧脚被固定在中隔上，丝毫没有减低鼻尖突出度

游离型路径的常见失误和预防：

- 粗心的操作导致穹隆区域外侧脚撕裂：缝合并放置一小块软骨片可以恢复连续性
- 鼻尖不对称：完全游离路径可以完全重建穹隆结构。医生根据预判并使用卡尺测量重新移动和放置穹隆间缝线是有必要的
- 持续的球状鼻尖和鼻阀塌陷：当放置的外侧脚支撑移植物长度和强度不足时可能会出现这两种情况。在修复手术中，当没有足够鼻中隔软骨时可以考虑使用肋软骨

小 结

目前有许多鼻内入路的术式，恰当的选择可以纠正大多数的鼻畸形。

必须强调的是现在还没有一个明确的标准来判断究竟应该使用哪种术式。没有哪种术式可以完全优于其他术式，因为手术操作永远比手术方法重要。因此，作者认为没有必要深入讨论哪种术式最好，而应该提醒年轻医生取得鼻整形手术成功所需要的精密技术的重要性。应当强调鼻内入路手术技术难度，并建议年轻医生从开放入路进行练习，以获得对鼻解剖结构复杂性的良好理解。

一旦掌握鼻内入路的术式，术后就可以获得自然良好的效果，同时最大限度地减少恢复时间并提高患者舒适度。

推荐阅读

Adamson PA. Refinement of the nasal tip. Facial Plast Surg 1988;5:115

Adamson PA, Constantinides M, Kim AJ, Pearlman S. Rhinoplasty: panel discussion. Facial Plast Surg Clin North Am 2014;22(1):25–55

Becker DG, Pastorek NJ. The radix graft in cosmetic rhinoplasty. Arch Facial Plast Surg 2001;3(2):115–119

Behrbohm H, May J. Endoscopic guided rhinoplasty. Facial Plast

Surg 2013;29(2):133–139

Berman WE. Surgery of the nasal tip. Otolaryngol Clin North Am 1975;10:563

Bull TR. The tip. In: Rees TD, ed. Rhinoplasty: Problems and Controversies-A Discussion with the Experts. St. Louis: CV Mosby; 1988;35

Byrd HS, Constantian MB, Guyuron B, Pastorek N. Revision Rhinoplasty. Aesthet Surg J 2007;27(2):175–187

Constantian MB. The boxy nasal tip, the ball tip, and alar cartilage malposition: variations on a theme-a study in 200 consecutive primary and secondary rhinoplasty patients. Plast Reconstr Surg 2005;116(1):268–281

Constantian MB. Differing characteristics in 100 consecutive secondary rhinoplasty patients following closed versus open surgical approaches. Plast Reconstr Surg 2002;109(6):2097–2111

Denecke HG, Meyer R. Plastische Operationen an Kopf und Hals. Vol 1. Nasenplastik Berlin: Springer-Verlag; 1964:82

Fuleihan NS. The transvestibular approach: a new horizon in rhinoplasty. Arch Facial Plast Surg 2006;8(4):273–282

Gassner HG, Mueller-Vogt U, Strutz J, Kuehnel T. Nasal tip recontouring in primary rhinoplasty: the endonasal complete release approach. JAMA Facial Plast Surg 2013;15(1):11–16

Goodman WS. External approach to rhinoplasty. Can J Otolaryngol 1973;2:207

Johnson C, Toriumi D. Open Structure Rhinoplasty. Philadelphia: W. B. Saunders Co.; 1990

Kridel RWH, Konior RJ. The underprojected tip. In: Krause CHK, ed. Aesthetic Facial Surgery. Philadelphia: JB Lippincott Co; 1991:191

Mahe E, Gambling J. La voie transcartilagineuse dans la chirurgie de la pointe du nez. Ann Chir Plast 1982;27:147

Nolst Trenité GJ. The surgical approach to the nasal tip. Clin Otolaryngol 1991;16(1):109

Nolst Trenité GJ. Surgical correction of nasal tip deformities. In: Proceedings of the XVI World Congress of Otorhinolaryngology Head and Neck Surgery, Sydney. Bologna: Monduzzi Editore SpA; 1997:138–144

Nolst Trenité GJ, ed. Rhinoplasty: A Practical Guide to Functional and Aesthetic Surgery of the Nose. 2nd ed. (with interactive CD-ROM). New York: Kugler Publications; 1998

Nolst Trenité GJ. Alar insufficiency surgery. In: Nolst Trenité GJ, ed. Rhinoplasty: A practical Guide to Functional and Aesthetic Surgery of the Nose. 2nd ed. New York: Kugler Publications; 1998;67

Nolst Trenité GJ. Guidelines to cadaver dissection. In: Nolst Trenité GJ, ed. Rhinoplasty: A Practical Guide to Functional and Aesthetic Surgery of the Nose. 2nd ed. New York: Kugler Publications; 1998;23:237

Parell GJ, Becker GD. The "tension nose." Facial Plast Surg 1984;1(2):81

Pastorek N, Ham J. The underprojecting nasal tip: an endonasal approach. Facial Plast Surg Clin North Am 2004;12(1):93–106

Peck GC. Techniques in Aesthetic Rhinoplasty. New York: Gower Medical; 1990

Ponti L. Aesthetic problems in surgical technique of the nasal tip. In: Plastic and Reconstructive Surgery of the Face and Neck. Proceedings of the 2nd International Symposium. Vol 1. New York: Grune & Stratton; 1977

Tardy ME, Hewell TS. Nasal tip refinement: reliable approaches and sculpture techniques. Facial Plast Surg 1984;1(2):87

Tardy ME, Younger R, Key M, et al. The overprojecting tip: anatomic variation and targeted solutions. Facial Plast Surg 1987;4:4

Tardy ME. Transdomal suture refinement of the nasal tip. Facial Plast Surg 1987;4:4

Tardy ME, Toriumi DM. Philosophy and principles of rhinoplasty. In: Papel ID, Nachlas NE, eds. Facial Plastic and Reconstructive Surgery. Vol 31. St. Louis: CV Mosby; 1991: 278

Tardy ME. Rhinoplasty. The Art and Science. Vol 2. Philadelphia: WB Saunders; 1997

Webster RC. Advances in surgery of the tip: intact rim cartilage techniques and the tip–columella–lip esthetic complex. Otolaryngol Clin North Am 1975;8:615

38 鼻尖外科手术（鼻翼穹隆垂直切断术）

作者：Robert L. Simons，John S. Rhee
翻译：胡 皓 审校：刘安堂

引 言

近年来，有 3 个主要的趋势影响了鼻尖手术的变革。首先，手术技术与增强内侧稳定性和鼻基底支撑的方法相互结合。其次，更多外科医生宁愿依靠鼻翼软骨的切开和缝合技术而不是单纯的切除技术来获得理想的改变。最后，应用鼻外路径暴露鼻翼软骨已经成为常见方法，而鼻内路径逐渐变得不为人知。

穹隆垂直切断术的基本原则

讽刺的是，前两个趋势作为 Irving Goldman 的基本原则存在已久，甚至可以追溯到 1957 年[1]。从他发表的第一篇关于内侧脚重要性的报道开始，以及随后的关于穹隆垂直切断手术（VDD）的文章[2-5]，他一直坚持：宁愿保留和保守，也不要切除和后悔。尽管在穹隆区域切开鼻翼软骨的概念被认为是危险的、极具破坏性而非保守和合理的。非常重要的是不要将切除技术及其原则和切开手术，如 VDD 结合起来。术后鼻翼切迹的并发症如塌陷、不自然的帐篷—柱样外观、夹捏以及结疤形成等，通常由外侧脚切除过多引起而比穹隆切断术引起的更为常见[6]。

在几乎所有初诊患者和大多数再次修整病例中，我们采取的是鼻内路径进行鼻尖手术，运用边缘切口游离技术。充分游离这一双蒂瓣需要在鼻翼软骨尾端的边缘行前庭切口，内侧范围延长到鼻小柱前缘的 50%。注意到这些细节可以使鼻小叶不规则和不对称的组织得到广泛和充分的暴露。更重要的是这样可对称地切开和缝合组织而不需要贯穿鼻小柱切口。通过边缘切口能容易地在鼻小叶或鼻小柱区域插入其他填充物或覆盖软骨。

术前评估

和所有的鼻整形手术一样，术前评估鼻尖对于正确选择手术操作至关重要。在术前评估的时候需同时决定何时何处切开软骨以及去除量的问题。获得足够的鼻尖突出度，有两个因素要关注：第一，侧面观显示鼻基底和上唇长度之间呈 1：1 的比例关系（图 38.1）；第二，鼻基底位观显示支架呈等边三角形，说明软骨有足够的外侧边和强有力的内侧支撑。内侧脚的长度和强度通过鼻小柱与鼻小叶 2：1 的理想比例来显现（图 38.2）。理想的双侧裂隙是由内侧脚在鼻小柱—鼻小叶交界处的上翻弯曲度自然形成的（图 38.3）。

鼻尖沿着面部同一平面的辐射弧运动，勾画出鼻尖的旋转弧度（图 38.4）。通过鼻整形手术中的相关步骤来构建旋转弧度，包括降低鼻背高度，缩短鼻中隔尾端长度，使尖锐的鼻唇角变得圆钝，以及下外侧软骨头端部分的切除。单单保守地切除鼻翼软骨的头段对鼻尖旋转不起作用。同样，过分切除软骨将造成鼻翼塌陷和鼻部产生节疤等术后并发症。

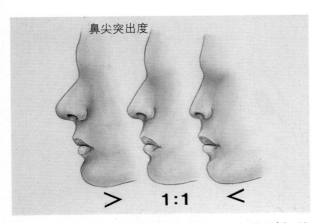

图 38.1　鼻底和上唇长度之间理想的 1∶1 的比例。注意鼻小叶长度的改变直接影响鼻尖突出度

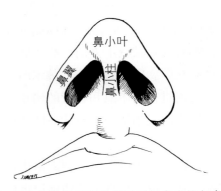

图 38.2　强有力的鼻基底位观显示了鼻小柱与鼻小叶长度的 2∶1 的理想比例

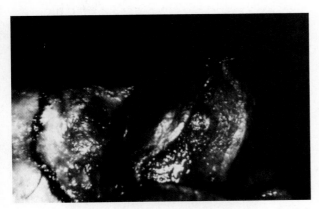

图 38.3　由强壮的内侧脚的弯曲产生的鼻小柱双侧裂隙的解剖证据

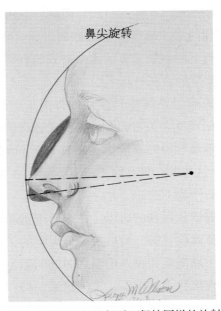

图 38.4　鼻尖上翘弧度与面部平面保持同样的放射状距离

外科技术

在过去的 30 年里，我们对 1 000 余名患者使用了不同形式的 VDD 穹隆垂直切断手术。VDD 的基本原理是：最小限度切除软骨而达到直接改变突出度、缩窄和旋转鼻小叶的目的。这些理想的效果不需要使用附加的支撑或鼻尖移植物就能实现，因为 VDD 技术提供了内侧稳定性和强度。

其基本原则就是保留周围组织，如中隔角或中隔尾端，进一步降低了术后出现过度旋转或"手术过度"鼻形外观的风险。

有 3 种不同的 VDD 技术可以有效加强鼻尖效果：经典 Goldman 手术、改良 Simons 术和曲棍球球棒改良术。以下将分别讨论这 3 种技术的适应证和手术方法。

Goldman 技术

VDD 手术的原型是经典的 Goldman 技术，通过切断鼻翼软骨及其下方的前庭皮肤来创建一个软骨皮肤支撑。应用 Goldman 技术时，通常在鼻尖手术之前进行鼻中隔和鼻背的调整。在改变鼻尖突出度之前先稍微减低鼻背高度并保持鼻背张力既重要又有利。

鼻翼软骨通过边缘切口被游离出来。鼻小叶顶点在游离软骨被一个直角拉钩标记定位。尤其牢记外侧脚的挪动不要超过 2 mm 或 3 mm（图 38.5）。沿着鼻翼脚尾端边缘测定挪动 3 mm 的范围。在鼻翼穹隆处垂直切开时的倾斜度使可以向上移动超过 3 mm 的组织。因此一旦内侧脚向中间靠拢时必须修整多余的远端组织。4-0 铬肠线在前侧、后侧和上方的水平褥式缝合将带软骨皮肤的支撑缝合在一起（图 38.6）。

在头端边界修整时在外侧脚至少要保留 8~10 mm 的宽度至关重要。值得再次强调的是，垂直切断鼻翼穹隆时不能挪动超过 2~3 mm 的外侧脚。记住这些要点将有助于避免不自然的"帐篷—柱"样的外观（图 38.7）。

修剪软骨锐利的边缘，在小叶中重新定位缝合后的鼻翼软骨脚。最后重要且保险的一针缝合关闭鼻中隔尾端和膜性中隔之间的间隙。不必将内侧脚直接缝合至中隔。关闭边缘切口，不需要缝合内侧和外侧脚（图 38.8）。

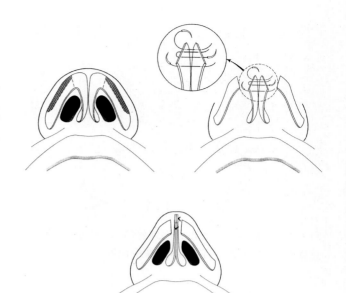

图 38.6　Goldman 技术示意图

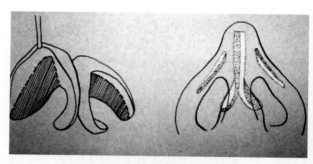

图 38.7　将外侧脚大量切除和穹隆垂直切断结合起来而造成的不自然的"帐篷—柱"样外观

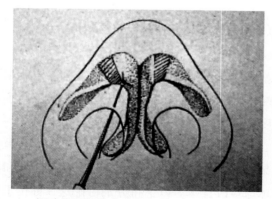

图 38.5　挪动范围与鼻小叶顶点（通过"直角拉钩"标记定位）间的距离，并在尾端边缘被切开

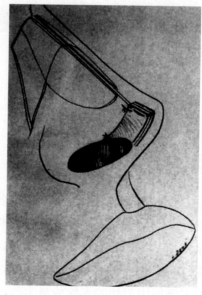

图 38.8　在 Goldman 经典技术中内侧支撑和中隔之间的有限的距离

作者认为 Goldman 技术更适用于鼻尖下垂和衰老的情况，这时鼻翼复合物存在垂直方向上的移位而需要重新定位（图 37.9，图 37.10）[7]。如果鼻唇角特别尖锐，软骨强度又有可能不足以支撑覆盖的较厚的皮肤时，我们通常在内侧脚之间用一块软骨支撑。这一支撑物通常来源于中隔软骨，放置范围从内侧脚底部延伸到切开的上缘。这一由软骨皮肤瓣和游离软骨组成的"三明治"结构通过与 Goldman 经典术式同样的方式缝合在一起。

将内侧脚旋转在一起，有时会产生或加重凸出的鼻小柱—鼻小叶角或称为双侧裂隙。当鼻小柱力量较弱，平直或后缩时，软骨条或充填移植物将充实鼻尖手术的内容。充填移植物是指一些小片的软骨，通过鼻小柱基底独立的小切口被放置在内侧脚后面。软骨条经由边缘切口内侧面放置在内侧脚前面（见"附加技术"部分）。

Simons 改良术

鼻小叶比鼻尖低平或下垂需要更精细的改变，包括增加内侧脚强度和小叶穹隆向内侧移动。鼻小叶宽阔或分叉是指鼻翼穹隆最高点分开超过 4 mm。对于这些更常见的情形，我们采用改良的 VDD 技术[3~5]（图 38.11）。

如前描述，小叶穹隆的解剖顶点作为双蒂瓣从边缘切口游离出来后，通过一个"直角拉钩"标记定位。穹隆的最高点或解剖顶点并不同于内侧脚和外侧脚的交界，也不是软骨上部分和下部分之间的区域。准确地说它是指鼻基底软骨最前端的点，容易被"直角拉钩"穿刺定位。

游离出两侧穹隆之后，覆盖在鼻翼软骨上的软组织被去除。清除穹隆之间的脂肪纤维组织非常重要，尤其当小叶内组织薄弱或明显的裂隙存在时。即使如果不进行穹隆内缝合，术后的瘢痕形成也会增加穹隆内的稳定性。

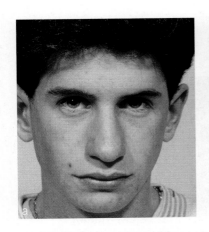
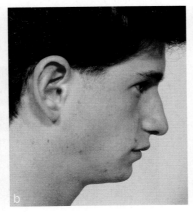
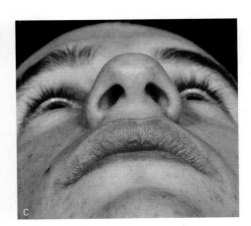
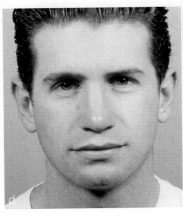
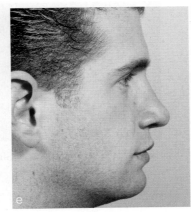
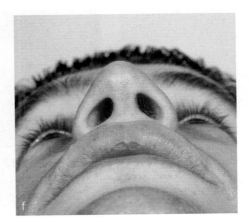

图 38.9　a~c. 重度鼻尖下垂患者的术前观；d~f. 行 Goldman 手术 6 年后外观

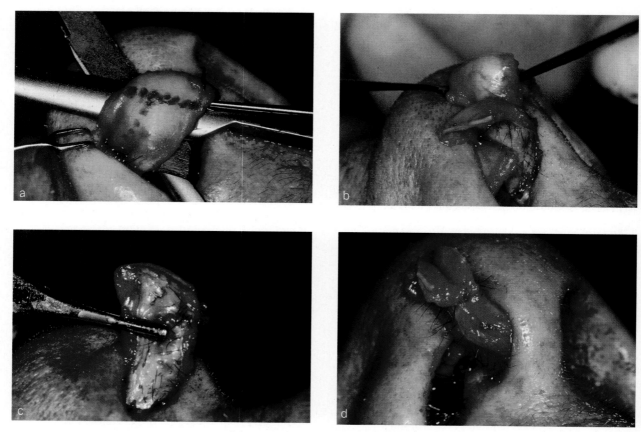

图 38.10　Goldman 手术的术中演示

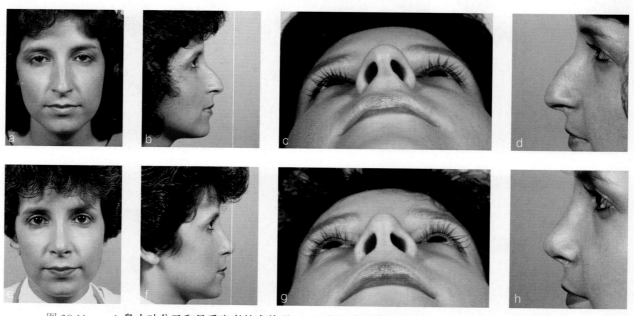

图 38.11　a~d. 鼻小叶分叉和悬垂患者的术前观；e~h. 行垂直穹隆切断术 Simons 改良法 2 年之后的外观

鼻翼软骨被垂直切开，但不同于 Goldman 鼻尖手术，下方的前庭皮肤仍保持完整。垂直切开穹隆使得小叶内侧部分可以向内向上移位。像 Goldman 经典方法，将尾端边缘上的切开点限制在小叶顶点外侧 3 mm 的距离内，以预防切迹凹陷。水平切除外侧脚头端后要保留至少 6~8 mm 的宽度以预防鼻翼塌陷和维持鼻基底锥形的稳定。

维持对称性和此后内侧脚的稳定取决于鼻翼穹隆内恰当的缝合位置。从右侧鼻孔可以看见两侧穹隆时，用 5-0 尼龙缝线以水平褥式缝合方式将垂直切开的鼻翼软骨内侧缘缝起来。第一针靠近左上缘穿过，而不是内下方，不要超过内侧的软骨膜。缝针在右侧行一个镜像缝合，线结埋在内侧脚之间的上方（图 38.12，38.13）。

当切断的内侧缘逐渐移向外侧，很自然地为重建穹隆做了一件精彩的操作。我们在鼻尖部所用的缝合仅限于稳定内侧组分。试图通过缝合内

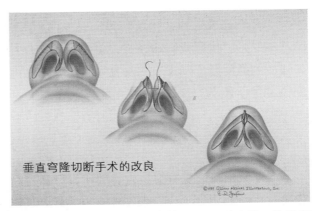

垂直穹隆切断手术的改良

图 38.12 垂直穹隆切断手术的 Simons 改良法。注意穹隆内水平褥式缝合的斜形 位置。穹隆内缝合在上方打结确保了新定位鼻尖的理想窄度和对称性

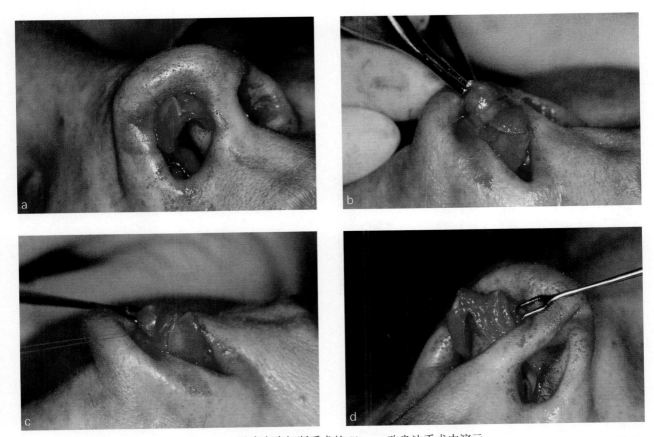

图 38.13 垂直穹隆切断手术的 Simons 改良法手术中演示

外侧脚来重建穹隆毫无必要的，反而会引起不对称。此外，将内侧脚缝向外侧或是外侧脚组分之间缝合违背了 VDD 的目的，也会再次导致小叶顶点不自然地缩窄。

"打断弧度"或"松解切口"是 VDD 手术的基本原则。按照我们的经验，单纯依靠缝合去加强内侧强度经证明远不如垂直穹隆切断结合内侧稳定缝合有效。

曲棍球球棒改良术

在外侧和前内侧有多余软骨的四方形鼻尖和鼻尖过度突出并不少见（图 38.14）。通常遇到鼻尖过于突出和过宽是不理想的，这种情况是结合使用了切开和切除技术的结果。

去除组织通过"曲棍球球棒"样切除软骨来实现[3-5]。与前面所述的穹隆切开位于小叶顶点或其外侧的 Goldman 和 Simons 改良手术相反，这一方法在穹隆顶点内侧开始切开到穹隆顶点。穹隆的一部分（不能超过顶点任一侧 2 mm）和

外侧脚软骨下段的头端部分被去除（图 38.15）[8]。

完整的下方前庭皮肤像支架一样重建突出度降低的穹隆。同样，仅建议在内侧脚之间缝合以缩窄和消除小叶间距离或裂隙。和 Simons 改良术一样用同样的方式以 5-0 尼龙缝线进行水平褥式缝合。外侧脚软骨条如果没有被过度切除或其下方的组织被破坏的话，会向内侧愈合，获得更标准的锥形外观。

和其他鼻尖手术一样，"曲棍球球球棒"手术不是减低鼻尖过度突出的唯一办法。在皮肤较薄、小叶轮廓长且成角的病例中，切除穹隆外下方的软骨会缩短三脚基底的外侧和内侧部分，并使鼻尖向后移位。

如果四边形的鼻中隔软骨过多，造成鼻尖呈张力样过度突出，切除中隔的背侧和尾侧部分是合适的。根据我们的经验，几乎不可能单纯通过贯穿切口能使过度突出的鼻尖向后移位。有时，切除过长的内侧脚脚底或去除凸出的鼻前棘会帮助改善或减低鼻尖突出度。

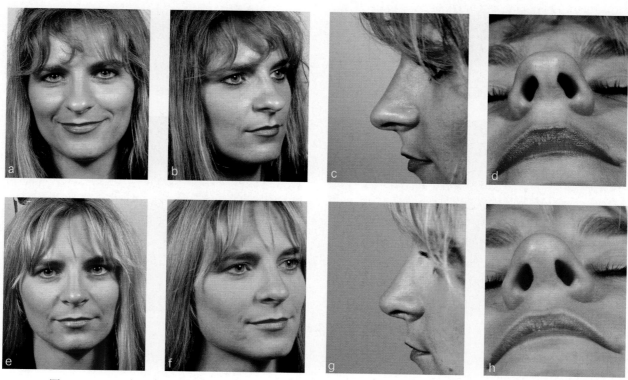

图 38.14　a~d. 方形鼻尖患者的术前观；e~h. 行垂直穹隆切断术"曲棍球球棒改良法"2 年之后的外观

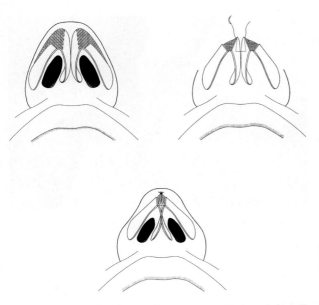

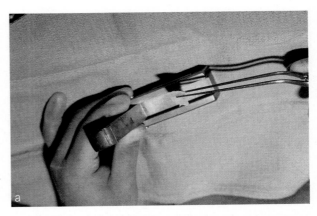

图 38.15　垂直穹隆切断手术的"曲棍球球棒"改良法的示意图，结合了切开和切除技术

附加技术

我们已经越来越多地在鼻小叶处使用挤压过的鼻中隔软骨作为软性覆盖物。使用 Cottle 挤压器可将中隔软骨挤压成薄的、曲边的、具有延展性的移植物，或是轻度压迫塑形成较厚的、坚固的充填移植物。这种软骨通过右侧边缘切口的内侧面放置入鼻尖下区域（图 38.16）。根据鼻尖的需要，这一挤压过的软骨可作为的精致的覆盖掩饰鼻翼软骨的尖锐切缘，或是将压迫塑形后的大量软骨植入鼻小叶作为增加鼻小叶的移植物[9]。

当鼻小柱退缩和不足时，来源于中隔软骨的条状软骨可通过边缘切口被放置到内侧脚的前方（图 38.17）。这一条状软骨与支撑物不同，后者从内侧脚脚底延伸到穹隆间间隙，并放置在内侧脚之间再缝合在一起。在某些情况下，运用软骨条能够形成或是增强理想的双侧小叶间隙（图38.18）。此外，软骨条可以与小叶处挤压后的软骨连接使用以延长短鼻。

边缘切口应该用 4-0 铬制羊肠线进行两针或者三针斜行的间断缝合来关闭。这一方式在愈合

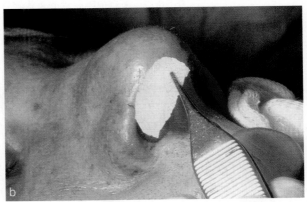

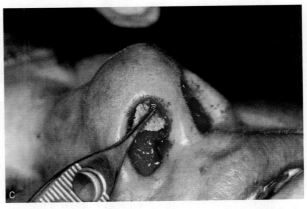

图 38.16　a. Cottle 挤压器上被挤压的软骨；b, c.手术演示，通过右侧边缘切口将挤压过的软骨放置到小叶下区域

过程中促进了双蒂软骨皮瓣向内侧移位。很重要的一点是不要使缝合的内侧出针处太靠近鼻翼边以避免切迹凹陷。鼻小叶处的透明胶布作为"束带敷料"要保持 3~4 天，同时用 Telfa 垫（Kendall）作为鼻内夹板。鼻部的胶布和石膏模型外敷料大约在术后 5~6 天去除。

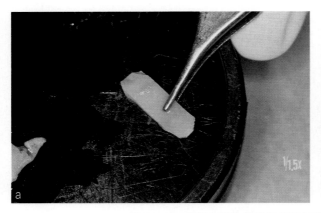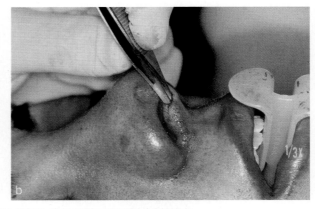

图 38.17　来自中隔软骨的条状软骨通过右侧边缘切口被放置到内侧脚前方

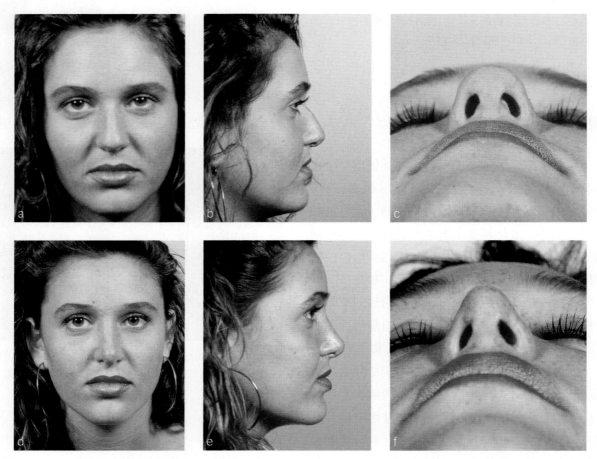

图 38.18　a~c. 悬垂鼻尖和小叶轮廓不清晰的患者的术前观；d~f. 行垂直穹隆切断手术的 Simons 改良法、鼻小柱软骨条植入和小叶下挤压后的软骨植入等手术 2 年后的外观

小　结

　　总而言之，VDD 是一项可以获得长久的鼻翼穹隆突出、缩窄而合适的鼻尖突出度等效果的卓越的方法。手术产生了鼻翼软骨的内侧化和稳定性，为初诊和一些再次修整病例提供了可选择的鼻尖移植物。运用延伸的边缘切口游离内侧和外侧脚获得精确选择软骨切开和切除的位置，并对称缝合内侧各组分。对初诊病例加强鼻尖软骨轮廓时，很少需要做鼻外切口。Goldman 经典手术在患者要求实质性提高鼻尖突出度，支撑或改变小叶方向时推荐使用。Simons 改良法适用于更常见的关于鼻尖位置和缩窄的修整需求，包括简单的外侧脚头端部分切除不足而需要的修整，或是内侧脚分叉而需要更好的内侧稳定性。"曲棍球球棒"改良法结合了切开和切除技术，对于改观鼻尖过度突出或是四方形鼻尖是一个可靠的方法。不管鼻尖手术选择什么方法，"宁愿保留和保守也不要切除和后悔"的原则总是正确的。切除技术适用于巨大的、外观自然的、保持长久的结果，通常不需要附加支撑物或移植物。较好地理解不同 VDD 手术方法之间细微差别，会扩充医生的知识储备，更好地回答鼻整形患者的咨询。

参考文献

1. Goldman IB. The importance of the medial crura in nasal tip reconstruction. Arch Otolaryngol 1957;65:143–147
2. Simons RL, Fine IB. Evaluation of the Goldman tip in rhinoplasty. In: Plastic and Reconstructive Surgery of the Face and Neck: Proceedings of the Second International Symposium. Vol 1. New York: Grune & Stratton; 1977:38–46
3. Simons RL. The difficult nasal tip. In: Current Therapy in Otolaryngology-head and neck surgery: 1982–83. Philadelphia: BC Decker; 1983:122–125
4. Simons RL. Vertical dome division in rhinoplasty. Otolaryngol Clin North Am 1987;20:785–796
5. Simons RL. Vertical dome division techniques. Facial Plast Surg Clin North Am 1994;2:435–458
6. Gillman GS, Simons RL, Lee DJ. Nasal tip bossae in rhinoplasty. Arch Facial Plast Surg 1999;1:83–89
7. Davis AM, Simons RL, Rhee JS. Evaluation of the Goldman tip procedure in modern-day rhinoplasty. Arch Facial Plast Surg 2004;6:301–307
8. Chang CW, Simons RL. Hockey-stick vertical dome division technique for overprojected and broad nasal tips. Arch Facial Plast Surg 2008;10:88–92
9. Simons RL. A personal report: emphasizing the endonasal approach. Facial Plast Surg Clin North Am 2004;12:15–34

39 二次鼻整形术

作者：Ira D. Papel，Amit Kochhar
翻译：胡　皓　　审校：刘安堂

引　言

鼻整形手术的修复已经成为一种常见的手术。随着鼻整形外科医生的数量不断扩大，有深度的经验也逐渐减少，在初次手术后的修复率高达 15%~20%[1]，这并不罕见。造成这一比率的因素是患者期望近乎完美的结果——由媒体创造的趋势和外科医生自己过于乐观的宣传。这种不切实际的期望的氛围无疑增加了对鼻整形手术的需求。

鼻整形术在面部手术方面有一些独特的问题。将皮肤和软组织、软骨、骨和黏膜不同愈合特性的组织结合在一起。这就使得外科医生有责任预测这些组织将如何相互协调愈合。虽然大部分是可预测的，但即使是做了很好的鼻整形手术也可能会造成不利的结果。根据经验，鼻整形外科医生必须学会预测治疗模式，从而减少外科手术修复的需要。

在鼻整形史上，尤其是在 20 世纪早期，大多数技术都是还原性质的。Roe[2] 和 Joseph[3] 在早期通过改变鼻子来减少鼻尖和鼻尖的突出部分。这些技术不惜任何代价着重于鼻内切口，经常导致鼻部结构不精确和不均匀的切除。由于长期的组织水肿和不熟悉预期结果，这些结果往往在数年内都不明显。事实上，在 20 世纪的前期，功能上的后遗症往往没有被报道。

20 世纪后半叶对鼻子形态和功能的关系有了更好的认识。鼻整形术现在不再那么有破坏性，重点是保护关键的结构。如今，审美规范得到了更广泛的认可，与保护结构一起，有助于防止鼻倾斜、挤压鼻尖的现象，这种情况在 20 世纪 70 年代非常普遍。对开放式鼻整形术的重新介绍，在某些情况下可以进行更精确的修整。然而，当外科医生倾向于做出更多的改变，开放式的方法带来了一些新的问题。一般来说，鼻子的改变越多，就越有可能发生并发症。

分　析

评估鼻整形手术患者的首要任务是确定过去做过什么手术，以及采用什么技术。重要的是要确定过去的手术的数量和时间，以及患者对当前状态的感觉。应该询鼻子术前及术后干预的功能，以及对进一步手术的期望等问题。手术记录是有帮助的，并且应该被要求。如果之前的手术在会诊前超过了 10 年，可能很难获得这些记录。

面谈对于确定患者是否有现实的期望也是至关重要的。有一部分患者永远不会满足于任何结果，因此不断地寻求修复手术，哪怕是微小的、微不足道的身体特征。患有身体畸形恐惧的患者不适合做手术，必须尽早确认，以避免进一步的并发症[4]。经验丰富的外科医生要学会如何发现这些患者，并引导他们进行更适当的心理咨询[5]。

体格检查是鼻部修复手术成功的另一个关键。对美学和功能问题的精确评估将有助于外科医生确定最佳的手术方法。因此，在最初的和随后的咨询中，详细的内外部的鼻检查是必不可少的。要检查的具体区域包括鼻中隔、鼻甲和内鼻阀。外侧的上、中、下鼻拱及其相关的解剖组成必须单独评估。关于皮肤软组织的厚度和硬度方面的状况必须进行评估。旧伤疤应该被记录下来。在鼻整形修复手术中，鼻阀的稳定性通常是有问题的。外科医生应该确定是否存在于内鼻阀、外鼻阀或两者的病理形态。这一领域经常被鼻整形外科医生忽略。并不是所有的鼻道通气障碍患者都有鼻中隔和鼻甲的问题。

因此，在决定患者是否适合做鼻整形手术时，必须先进行彻底的美学、功能和心理评估。

再次手术的时机

大多数的鼻整形手术患者在初次手术后一年多的时间里都提出了修复。这是由于几个因素造成的。大多数外科医生会准确地告知患者软组织至少需要 1 年的时间才能成形，这可以让患者相信在一定程度上某些畸形会减少。这通常是正确的，但不是普遍的。许多患者在畸形变得更加明显之前已经满足了好几年，常常与功能问题联系在一起。这组患者生动地展示了鼻整形的最终结果可能会包含 10~15 年甚至更长的时间。在 20~30 年间拍摄的连续照片清楚地显示了软组织的变化和软骨结构的移动。这种"收缩包裹"的皮肤软组织包裹的现象已经得到了很好的描述[6]。

虽然通常情况下最初的软组织水肿消除等待 1 年是明智的，一个例外是严重畸形，这是没有机会改善的。一个严重的鞍鼻或严重的鼻尖支撑缺失的例子说明，这些问题在等待一整年后可能会变得更糟。瘢痕收缩的增加和组织层的减少只会使在以后的日子矫正更加困难。因此，对于某些畸形，一旦发现问题，就应立即进行纠正。

图 39.1 展示了在 10 年的时间里组织收缩的力量。注意在愈合过程中鼻尖和鼻背线的变化。

手术入路

近年来，开放式手术在初次鼻整形术中越来越流行。然而，在鼻整形修复术中，选择的方法应该由畸形或问题来决定，而不是采用先前的方法。外科医生应该选择最有效的方法来修复这个问题，并在取得这个结果的过程中进行最少的侵入性和改变。

一个简单的鼻背轮廓畸形最好通过鼻内软骨间切口来解决。这将保护不需要进一步修改的鼻尖结构。简单的鼻翼移植可能比一个开放的方法更容易通过边缘切口进行。相反地，一个需要结构移植的有明显的中间穹隆塌陷的患者可能需要一个开放的方法来正确放置和固定移植物。重要的鼻尖不对称也更适合开放式手术。

方法的选择应该由患者的个人需求决定。所有的鼻整形外科医生都应该有一系列的技术来治疗各种各样的畸形。

移植材料

鼻整形修复术经常需要替换解剖结构。作为重建的一般原则，外科医生应该用材料代替解剖结构。在鼻整形术中，这意味着自体的软骨移植可以下 2/3。软骨通常被用来修复上 1/3 和其他骨结构。

如果中隔软骨是可用的，这通常是最容易获得的，只有最小的发病率。不幸的是，许多鼻整形修复术的患者在之前的手术中已经切除了中隔软骨。耳软骨是下一个最好的选择，大多数患者都有丰富的量。由于其固有的曲率和厚度，在鼻翼重建中尤其有帮助。耳软骨可以通过外侧切口或内切口获得，也可用于获得复合移植物。

肋软骨对于需要进行更广泛的重建的患者来说是一个丰富的软骨来源。如果中隔和（或）耳软骨移植不可用，这可能是需要的。对肋骨软骨的获取需要更多的时间，并且比中隔软骨或耳软骨的供区部位不舒适有关。应注意避免刺穿胸膜，切口应小心地关闭以最大限度地减少瘢痕。

在一些患者中，辐照过的同种肋软骨可能是自体软骨的另一种选择。在有多种并发症的特殊患者中，相比脆弱的耳软骨或骨化的肋软骨，受辐射的同种肋软骨可能是最好的选择。此外，对于需要大量鼻背扩增的人来说，这可以减少收集大块肋软骨的需要。支持辐照过的同种肋软骨的

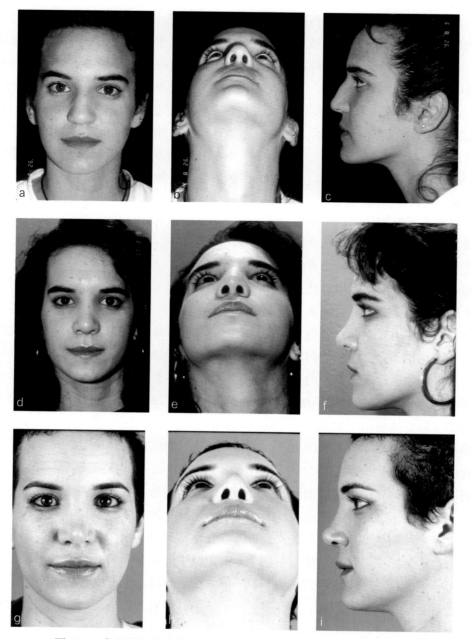

图 39.1 鼻整形患者术前（a~c），术后 1 年（d~f），术后 10 年（g~i）

人强调大量的移植材料可用，并且供区缺乏作为其使用的理由[7]。除了覆盖鼻背外，它还可用于各种各样的移植物，包括鼻尖、鼻小柱支柱、或鼻翼的条状移植。然而，在长期的随访研究中发现了移植物的不可预测的再吸收和翘曲[8]。供体部位的发病率、再吸收、感染和扭曲的风险都是必须与患者权衡和考虑的因素。

颅骨被用于背鼻重建，取得了一定的成功[9]。骨是从颅骨顶的外板获得的，而且可以大量使用。通过仔细的手术，供体部位的发病率是最小的[10]。骨移植的固定是很重要的，并且使用一个方头螺钉钉入既存的鼻骨是一个可靠的方法。颅骨移植在鼻背上往往会产生一种不自然的僵硬感，通常是由患者注意到。

多年来，合成材料在初次和鼻整形修复手术中得到了应用。在原发性病例中，如 Gore-Tex（W. L. Gore & Associates，Inc.）或 Medpor（Stryker）等材料的挤压或感染发生率约为 3%[11]。鼻整形修复手术患者的并发症发生率要高得多。随着后续随访的跟进，挤压的比率似乎在增加[12]。因此，如果没有其他选择或者患者拒绝使用自体材料移植的话，许多外科医生只会在修复鼻整形手术中使用合成材料（图 39.2~39.4）。

骨性鼻背畸形

鼻整形后最常见的鼻背骨畸形是视觉轮廓畸形。这可能是中线或外侧。这些轮廓缺损是由于不均匀的切除或扩增了上 1/3 的鼻子。由于这一区域的皮肤覆盖很薄，所以缺陷通常很早就显现出来，并且没有随着时间的推移而改善。治疗通常需要一种鼻内的方法，破坏皮肤软组织的包裹，并通过将骨边缘锉平或者用小软骨移植物扩增凹陷处来来矫正轮廓畸形（图 39.5）。

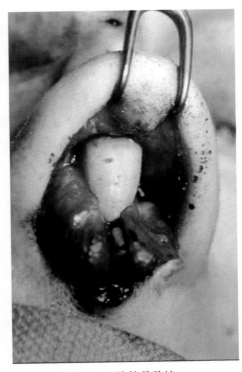

图 39.4   肋软骨移植

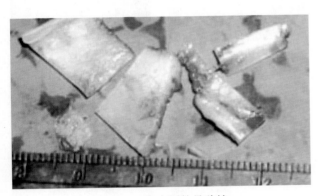

图 39.2   鼻中隔软骨移植

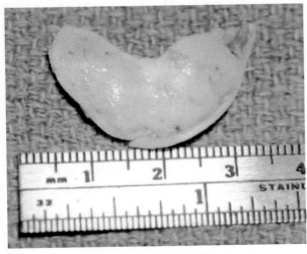

图 39.3   耳软骨移植

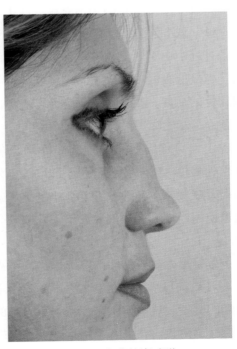

图 39.5   鼻背轮廓畸形

鼻整形手术后鼻骨的偏移也很常见，尤其是在事先不对称的情况下。矫正可能需要结合截骨术修复和（或）骨表面移植来掩饰骨凹陷。中间骨凸面切除术结合外侧骨切除术可能有助于骨背骨的变平坦（图39.6）。

上外侧鼻背的阶梯样畸形是外侧截骨术在鼻腔内放置过高的结果。这导致了明显的、显而易见的畸形，通常是不对称的。治疗需要进行内侧和外侧骨切除术，以调动和正确地放置外侧骨碎片。

当截骨术产生骨折的时候，会导致摇臂样畸形，并延伸到鼻骨，并涉及眶壁内侧。在鼻骨上压下，使上侧骨偏向侧面，因此被命名为"摇椅畸形"。治疗需要将骨头固定复位，并愈合8~12周。完全愈合后，可以完成适当的截骨术。

中鼻拱畸形

中鼻拱畸形是上外侧软骨的不对称或错位造成的。这一对软骨支撑着鼻通气道，并决定了外部轮廓。中部穹隆在驼峰鼻的降低很重要，如果某些解剖关系没有被保留可能会发生美学和功能性的问题。

中鼻拱变形最常见的是不对称。在手术后的几个月里，上外侧软骨的降低不均匀可能不明显。在手术过程中由于向上收缩这种不对称可能会被隐藏。当最低程度或不收缩时，最好检查一下上外侧软骨的高度。在外科手术中为了避免这种畸形，触诊鼻背轮廓是很有必要的。

矫正不对称需要在出现凹陷时降低软骨边缘或软骨移植。扩张移植可用于凹陷的上外侧软骨的提升或侧方的轮廓或功能。小的软骨缺陷可以通过使用经皮针在局部麻醉下去除或软化软骨（图39.7）。

在鼻整形术中当中间的穹隆向后向下移位时发生了倒V畸形。这一机制似乎缺乏对手术后中间穹隆的支持。这些典型的症状在手术后的数年里可能并不明显。在手术最初重建上外侧软骨和

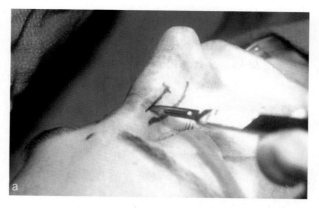

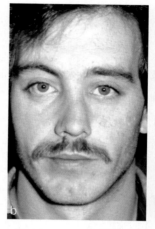 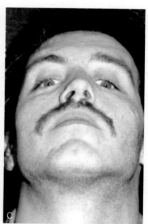

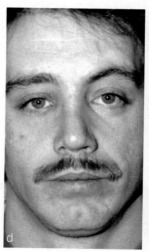 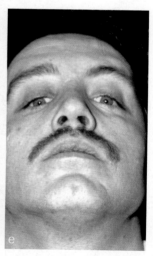

图39.6 a. 中间截骨术；b，c. 在首次鼻整形后并发骨畸形的患者；d，e. 患者经中外侧骨切除术后

中隔之间的自然关系可以预防这个问题。在首次和二次手术中利用扩张植入物可用于定位和稳定性的维持[13]。在一些患者中永久的缝合重建中隔软骨和上外侧软骨的解剖关系可能会阻止这些后遗症（图39.8~图39.10）。

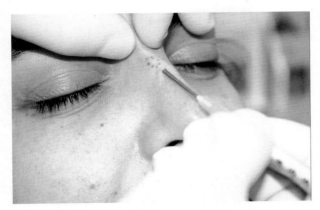

图 39.7 细针修整轻微鼻背畸形

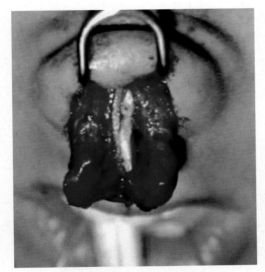

图 39.8 楔形补片矫正鼻子的术中观

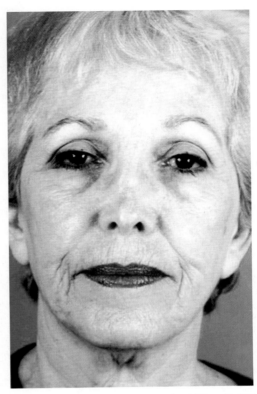

图 39.9 在首次鼻整形手术 40 年后倒 V 型畸形

最明显的中间穹隆畸形是鞍鼻。这可能是由于软骨鼻背的塌陷或与骨性鼻背缺陷合并而造成的（图 39.11）。

鞍鼻缺损可能是由于骨骼的过度切除造成的，也可能是由于鼻中隔缺少支撑。可卡因滥用和那些有侵袭性的中隔手术的人是最常见的患有这种疾病的。有肉芽肿疾病的患者，如肉瘤或梅毒，在没有任何手术的前提下即发展成鞍鼻。

矫正需要用软骨移植来替代骨骼的支撑。小的缺陷可以用耳软骨修复。对于严重的鞍鼻畸形，需要增加整个鼻背，肋软骨（自体或辐照过的同种）或颗粒软骨移植物（DCG）用于重建适当的鼻背力量和轮廓（图 39.12）。DCG 是由富含凝血酶和纤维蛋白原的细微颗粒软骨组成的。它是经过雕刻和固化的，可以包裹在自体的颞肌筋膜上以防止翘曲[14]。

顶板开放畸形

在驼峰鼻切除后，鼻侧壁和鼻中隔之间可能存在间隙。这通常是通过截骨术或使用扩张移植来完成的。如果这个缺口保持开放，明显的鼻背轮廓缺陷可能会暴露。修正后，需要完成外侧骨切除，扩张移植物或鼻背移植以矫正轮廓畸形（图 39.13，图 39.14）。

鼻 尖

鼻尖在鼻整形中有独特的问题。鼻子的这一部分包含了人类中最多变的解剖特征。此外，

535

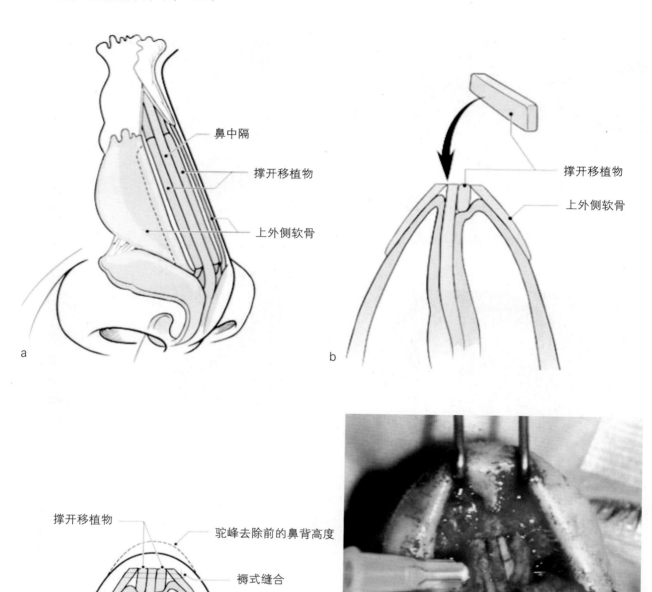

图 39.10　a. 扩张移植物：扩张移植的经典位置；b. 上外侧软骨和鼻中隔间的放置位置；c. 增宽内鼻阀的扩张移植的轴位观；d. 扩张移植物的手术图

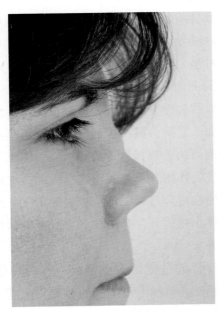

图 39.11　鞍鼻畸形

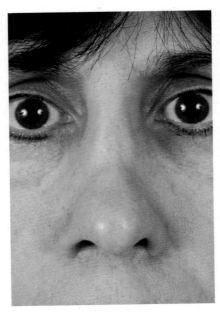

图 39.13　开放顶板畸形

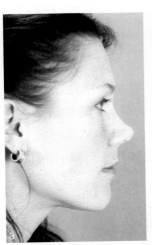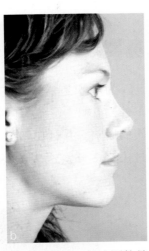

图 39.12　a. 首次鼻整形过度切除的患者；b. 经中隔软骨移植矫正后

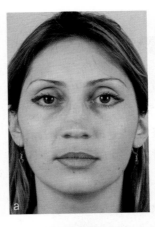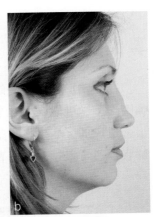

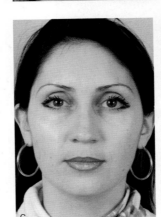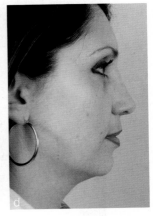

图 39.14　a，b. 30 岁患者，在鼻整形术后 10 年鞍鼻的中鼻穹隆凹陷；c，d. 耳软骨移植鼻背扩增术后

鼻尖的皮肤比鼻子的其他部分要厚，这有助于愈合和掩饰缺陷长达数月之久。下外侧软骨通常是不对称的，有覆盖不同厚度的软组织，这可能掩盖了这些差异。试图强迫下外侧软骨形成对称的结构实际上可能会产生一个更不对称的结果。术前和术中评估对于获得可预测的结果是至关重要的。因此鼻尖需要修复最常见的并发症可能是鼻尖的不对称。

有大量的技术来矫正鼻尖不对称（图39.15）。如何矫正不对称的鼻尖通常取决于上次手术的特点。软骨劈开可能需要重新构造支撑移植的穹隆。以前鼻尖移植可能需要雕刻或重置。下外侧软骨的大部分切除可能需要鼻翼条或边缘移植。复合移植可能是正确的，以纠正鼻翼退缩和（或）鼻阀坍塌。缝合技术可能有助于使穹隆位置相对于其他部位的位置更好[15]。

鼻尖过度丰满 / 鹦鹉嘴

在鼻整形后的鼻尖过度丰满，即所谓的"鹦嘴畸形"，可能是由几个技术错误或体部特征的组合造成的。如果在鼻整形术中出现明显的鼻尖肿胀，通常很难判断鼻背的正确高度。为了不过

度切除软骨的背侧，前中隔角附近的区域可能会太高。这就导致了鼻尖过度丰满，尤其是在鼻内手术的时候（图 39.16）。

鼻尖突出和支持是鼻尖过度丰满的主要因素。如果鼻尖没有足够的力量来抵抗术后组织的收缩，那么它就会被后拉形成一个圆弧形。这主要影响侧面的美观和鼻子功能。外科医生了解鼻尖突出度的作用并且熟悉支撑鼻尖的方法至关重要，以便在愈合过程中维持鼻尖突出度。矫正可能包括鼻小柱提升，鼻小柱支柱，鼻尖移植，或外侧脚手术[16]。

对骨背的过度切除也会给人一种鼻尖过度丰满的感觉。再加上不适当的鼻尖突出度，这可能是鹦嘴畸形最极端的例子。除了改善鼻尖突出度外，还可以加强在鼻根处的鼻背扩增（图39.17）。

鼻翼塌陷

为了塑造鼻尖，许多外科医生过度切除了下外侧软骨，导致外侧脚的薄弱。结果导致外鼻阀的塌陷，并且在鼻翼边缘留下难看的凹痕。在过去许多外科医生被要求只在外侧脚上留下 2~

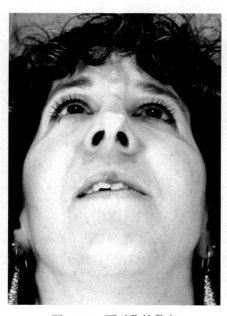

图 39.15　不对称的鼻尖

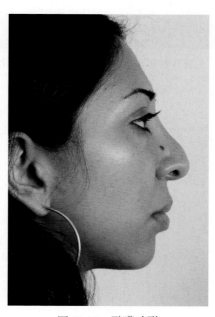

图 39.16　鹦嘴畸形

4 mm 的软骨。这种情况通常在几年内是足够的，但后来又导致了畸形的发生。鼻翼退缩，塌陷和凹痕都是最明显的（图 39.18）。

这些畸形的矫正通常包括软骨移植。如果允许会使用中隔软骨，但耳软骨通常有更好更自然的形态来重建鼻翼。移植物可以通过前或后侧的方式从耳甲艇中获得。注意避免在同一个位置进行皮肤和软骨的切开以避免轮廓变形。为了防止术后血肿的发生，应将其缝合（图 39.19）。

这种移植物可在残余软骨表面上作为一种鼻翼支架，或在黏膜和现有的下外侧软骨之间进行支撑。利用长期缝合材料直接缝合固定是可取的。无论在哪种情况下，鼻翼边缘移植都可能是提高鼻翼边缘轮廓的必要条件（图 39.20，图 39.21）[17]。

鼻翼退缩

下外侧软骨过度切除术的另一个并发症是鼻翼边缘退缩。失去支撑和广泛的破坏将会导致鼻翼边缘的更大的退缩，导致过度的柱状暴露和外观的畸形。侵袭性鼻整形手术的标志是外观通常非常明显。鼻翼退缩鼻小柱过度暴露必须与鼻中隔过长鉴别（图 39.22）。

治疗这种畸形通常包括耳软骨复合组织移植以使鼻翼边缘向尾侧端移动。复合移植将同时提供对外部鼻阀塌陷恰当的支撑。如果鼻中隔太长，可以进行尾侧端切除来减少多余的鼻小柱过度暴露（图 39.23，39.24）。

结节状突起

下外侧软骨切除术的另一个并发症，是由于愈合过程中瘢痕收缩而导致的穹隆区域的畸形。脆弱的软骨、皮肤薄和过度切除会导致明显的畸

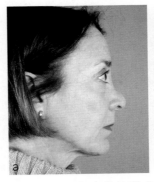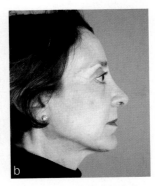

图 39.17　a. 初次鼻整形术后鹦嘴畸形患者的侧面观；b. 经鼻小柱、鼻尖缝合、鼻尖上中隔降低和鼻根移植后的纠正

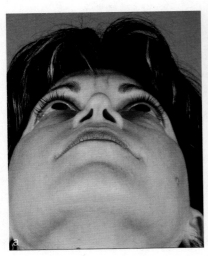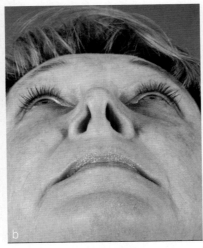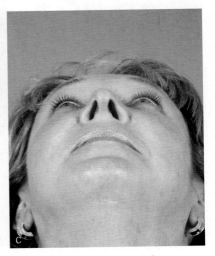

图 39.18　a. 双侧鼻翼塌陷的患者；b. 单纯右侧鼻翼塌陷的患者；c. 条形移植纠正右侧鼻翼塌陷的患者

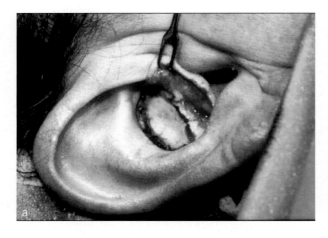
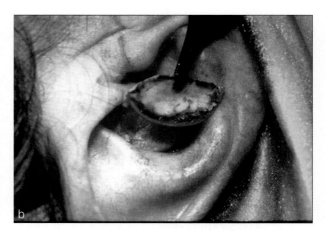

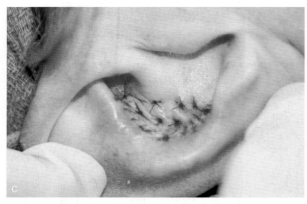

图 39.19　a. 从右耳掀起皮瓣获得舟状耳软骨移植物；b. 切除软骨，可将其分为两个相等的条形骨移植物；c. 褥式缝合代替软骨支撑

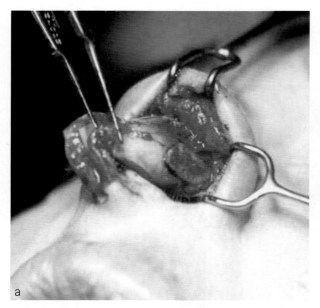
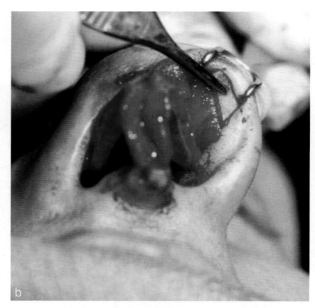

图 39.20　a. 鼻翼条形骨移植的合适位置；b. 鼻翼边缘移植物被置入

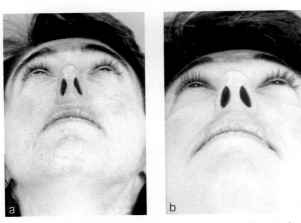

图 39.21　a. 在初次鼻整形手术后，患者双侧外鼻阀不全；b. 在双侧条形骨移植以加强鼻阀后的基底观

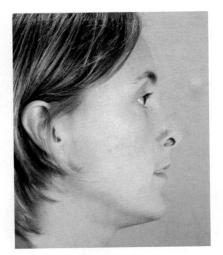

图 39.22　鼻翼退缩

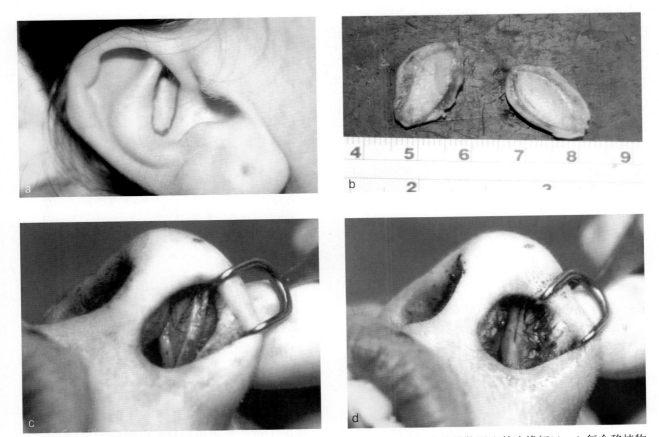

图 39.23　a. 耳复合组织移植物的供体部位；b. 移植前的双侧移植物；c. 为复合移植物置入的边缘切口；d. 复合移植物置入定位

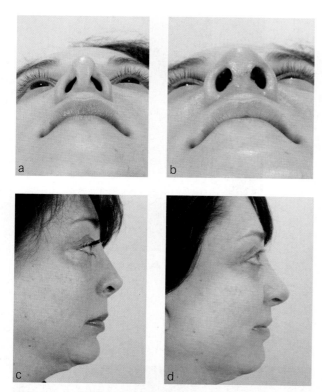

图 39.24　a. 鼻翼退缩和塌陷患者的基底观；b. 双侧复合组织移植后的基底观；c. 有鼻翼退缩的患者的侧面观；d. 在复合组织移植后的侧面观

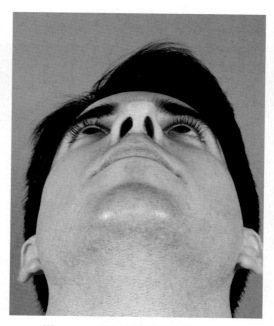

图 39.25　首次鼻整形术后鼻尖扁平

形。通常的标志是穹隆的不对称，随着时间的推移会变得更糟糕。治疗包括通过边缘切口或在畸形上的软骨移植来治疗畸形（图 39.25）[18]。

突出的鼻尖移植物

在开放鼻整形术的时代，鼻尖移植手术的频率要高得多。利用盾牌移植增加鼻尖突出度和形状已变得很平常。在皮肤薄的患者中，随着组织收缩发生，这些移植物可以随着时间的推移变得非常明显（图 39.26）。

矫正这种畸形需要一个修正的开放式手术，以软化或修剪移植的边缘。用一层颞肌筋膜或同种异体皮覆盖移植物，有助于维持该区域的支撑和轮廓（图 39.27）。

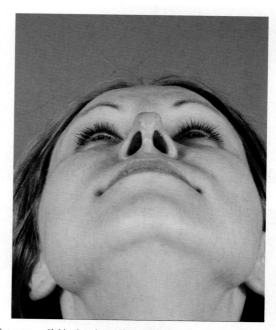

图 39.26　移植后 5 年，薄皮肤有明显的鼻尖移植物突出

短　鼻

鼻子过短是最难修复的鼻整形手术后遗症之一。由于过度切除鼻中隔尾侧，当愈合和瘢痕收缩的进展会导致过度旋转。矫正手术除了鼻小柱和鼻翼的移植物，还包括鼻中隔尾侧端延伸移植物和扩展的撑开移植物（图 39.28）[19-21]。

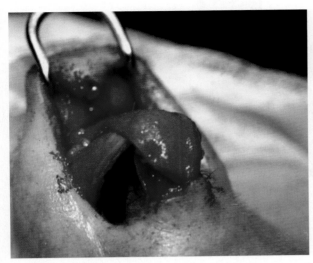

图 39.27　在鼻整形修复术中，在皮肤薄的患者中，用同种异体真皮移植来给鼻尖移植做衬垫

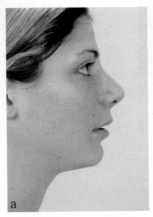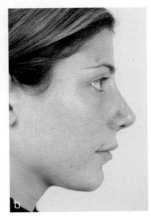

图 39.28　a.初次鼻整形术后短鼻畸形；b.在利用扩张移植、中隔延长移植和鼻尖下移植来延长鼻子

鼻小柱和鼻翼瘢痕

开放式的鼻整形方法使许多鼻畸形的矫正变得更加可预见。然而，如果鼻小柱贯穿切口没有仔细闭合，那么就有可能愈合不良。鼻小柱最狭窄处，在内侧脚上方是最适当的切口位置，将会形成一个愈合良好的几乎不可见的瘢痕。如果切口没有覆盖到内侧脚就会发生收缩，有明显的轮廓畸形。切口的形状无论是倒 V 还是阶梯状都不重要，只要组织的处理得当，适当地闭合。这个区域的瘢痕修复是很困难的，而且尝试切除和重新剪掉旧伤疤几乎是没有帮助的。

鼻基底切除术后的瘢痕也很难修复。通过适当的定位和闭合鼻翼切口可以防止瘢痕。鼻基底的细化通常在完成鼻整形手术后或接近完成鼻整形手术后完成，并且已经确定了鼻子的整体大小和形状。一些技巧如鼻尖突出度降低或旋转可能会不引人注意，并且会使鼻翼小叶变宽 / 变圆。推荐保守的切除手术作为切除后的小梁或者鼻翼修复，但是过度切除可能导致不可挽回的组织损失和不可修复的畸形。在非白种人中，术后瘢痕的发生率可能会增加。一般来说，基底切口应该在自然折痕外约 0.5 mm 处，而不是延伸到

外侧之外以至于末端在自然折痕处可见到（图 39.29，39.30）[22]。

总之，修订鼻整形术是一个很广泛的临床表现（图 39.31）鼻整形外科医生必须准备好应对生理和心理因素的挑战。有大量的技术经验可以帮助外科医生在这个困难的患者群体中获得适当的结果。

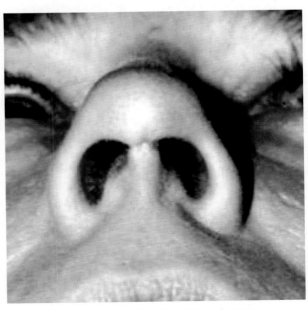

图 39.29　初次鼻整形术后鼻小柱瘢痕

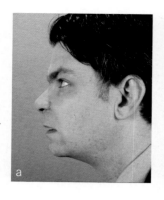
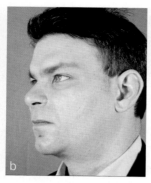

图 39.30　鼻翼基底下瘢痕

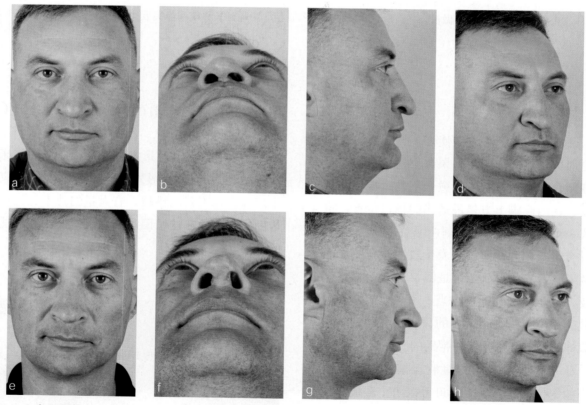

图 39.31　鼻整形修复患者经历了鼻中隔尾侧段和鼻尖支撑结构几乎完全切除：a~d. 上睑下垂导致的鼻尖和鼻阀塌陷；e~h. 利用肋软骨骨移植进行重建，提供了鼻中隔软骨代替移植和双侧鼻翼支柱

参考文献

1. Mazzola RF, Felisati G. Secondary rhinoplasty: analysis of the deformity and guidelines for management. Facial Plast Surg 1997;13(3):163–177

2. Roe JO. The deformity termed "pug nose" and its correction, by a simple operation. Med Rec 1887;31:621–623

3. Joseph J. Rhinoplasty and Facial Plastic Surgery with a Supplement on Mammaplasty. Leipzig: Verlag von Curt Kabitzsch; 1931

4. Jerome L. Body dysmorphic disorder: symptom or syndrome. Am J Psychiatry 1994;151(3):460–461

5. Sarwer DB, Crerand CE, Didie ER. Body dysmorphic disorder in cosmetic surgery patients. Facial Plast Surg 2003;19:7–18

6. Tardy ME. Rhinoplasty: The Art and the Science. Philadelphia: WB Saunders; 1997

7. Kridel RW, Ashoori F, Liu ES, Hart CG. Long-term use and followup of irradiated homologous costal cartilage grafts in the nose. Arch Facial Plast Surg 2009;11(6):378–394

8. Clark JM, Cook TA. Immediate reconstruction of extruded alloplastic nasal implants with irradiated homograft costal cartilage. Laryngoscope 2002;112:968–974

9. Papel ID. Augmentation rhinoplasty utilizing cranial bone grafts. Md Med J 1991;40(6):479–483

10. Frodel JL. Calvarial bone graft harvest in children. Otolaryngol Head Neck Surg 1999;121(1):78–81

11. Godin MS, Waldman SR, Johnson CM. Nasal augmentation using Gore-Tex. A 10-year experience. Arch Facial Plast Surg 1999;1(2):118–121

12. Ahn J, Honrado C, Horn C. Combined silicone and cartilage implants: augmentation rhinoplasty in Asian patients. Arch Facial Plast Surg 2004;6(2):120–123

13. Sheen J. Spreader graft: a method of reconstructing the roof of the middle nasal vault following rhinoplasty. Plast Reconstr Surg 1984;73(2):230–239

14. Tasman A, Diener P, Litschel R. The diced cartilage glue graft for nasal augmentation: morphometric evidence of longevity. JAMA Facial Plast Surg 2013;15(2):86–94

15. Papel ID. Interlocked transdomal suture technique for the wide interdomal space in rhinoplasty. Arch Facial Plast Surg 2005;7(6): 414–417

17. Toriumi DM, Josen J, Weinberger M, Tardy ME Jr. Use of alar batten grafts for correction of nasal valve collapse. Arch Otolaryngol Head Neck Surg 1997; 123(8):802–808

16. Foda HM, Kridel RW. Lateral crural steal and lateral crural overlay: an objective evaluation. Arch Otolaryngol Head Neck Surg 1999;125(12):1365–1370

18. Gillman GS, Simons RL, Lee DJ. Nasal tip bossae in rhinoplasty. Etiology, predisposing factors, and management techniques. Arch Facial Plast Surg 1999;1(2):83–89

19. Gruber RP. Surgical correction of the short nose. Aesthetic Plast Surg 2002;26 Suppl 1:6

20. Lovice DB, Mingrone MD, Toriumi DM. Grafts and implants in rhinoplasty and nasal reconstruction. Otolaryngol Clin North Am 1999;32(1):113–41

21. Beaty MM, Dyer WK, Shawl MW. The quantification of surgical changes in nasal tip support. Arch Facial Plast Surg 2002;4(2):82–91

22. Adamson PA, Van Duyne JM. Alar base refinement. Aesthetic Plast Surg 2002;26(1):S20

40 儿童鼻整形术

作者：Gilbert J. Nolst Trenité，Dirk J. Menger
翻译：胡　皓　　审校：刘安堂

引　言

传统观念中儿童的鼻部整形手术除非有严重的鼻腔通气功能障碍或严重的外部畸形，此外，或存在特殊的适应证，如急性鼻外伤、中隔脓肿、皮样囊肿，以及需要早期手术干预的逐渐扭曲变形的鼻子，一般均推迟到青春期后，否则对患者有明显的心理影响。

在鼻中隔手术中，发育中的鼻子若行黏膜下中隔切除术（SMR）会导致鞍鼻畸形，明显影响发育以及上颌骨的后移。这类临床观察[1, 2]和实验研究[3~10]也证实了这种临床意见的重要性。

一种更保守的黏膜下中隔矫正术（SSC）的引入降低了对传统观念的限制[11~14]。

一些学者认为保守的鼻中隔手术不会影响鼻部发育[14, 15]。先前对正处在发育中的鼻子支持SSC手术的临床研究缺乏外科干预的相关信息，而且随访时间过短[15~17]。

然而，长期随访一直持续到青春期的发育高峰期显示明显儿童的鼻部整形手术抑制了鼻子和上颌骨的发育[18, 19]。

幼年雌性新西兰白兔的实验研究结果与童年经历了鼻外伤和手术干预后患者的临床观察结果相当[3, 10, 20]。不仅是鼻中隔手术，软骨穹隆的手术也会导致生长抑制和骨骼畸形[21]。对胎儿和新生儿鼻骨的解剖学研究[22]有助于理解特定阶段的手术干预对鼻子发育的影响[23]。

对正在发育的兔鼻进行手术干预的实验结果与临床观察结果一致，为这类型的鼻整形手术提供了科学依据。儿童鼻整形有明显和相对的适应证。尤其是在后者中，外科医生不得不权衡手术可能对发育的影响和（或）对美学的改善。

在这一章中，我们针对鼻中隔的形态功能对鼻和上颌骨的生长发育的理论背景和实验数据进行讨论，并介绍鼻软骨的创伤修复和改善软骨创伤修复的新实验进展。此外，还讨论了自生、同源、非生物植入物对发育的鼻子所产生的影响。这些实验研究和临床观察是鼻整形（方法和技术）实用指导原则的依据。最后，讨论了生长期的鼻子的整形手术的时机选择和一般指导原则，并对具体的临床病例进行了说明。

理论背景

在鼻手术或创伤后的中面部发育的临床观察显示典型的解剖发现与阿姆斯特丹和鹿特丹的颅骨开发小组各学科的实验工作是一致的[24~32]。

在早期的实验中，由厄本斯和韦维尔—韦赫夫对新西兰雌兔进行了人工唇裂和唇腭裂的实验，结果与唇腭裂患者的发育障碍相同。鼻中隔的形态功能在中面部发育过程中和特殊的外科手术，如SMR和SSC，在实验动物和人类之间有着明显的相似之处[24, 25]。

软骨手术后的主要问题之一是伤口愈合。与软骨的愈合不同，由手术所致软骨的伤口边缘总是有一个纤维层，这导致软骨结构的扭曲和偏离，这是基于软骨结构被中断的"相互间的压力"造成的[33~37]。

生长期鼻子的外科手术实验数据

鼻中隔和鼻锥体手术的基本步骤是切除基底

条、软骨后垂直切开术、雕刻、切除和再植自体材料，以及截骨术。对这些手术效果的分析如下：

· 切除部分鼻中隔造成鼻中隔的不连续性，会影响到鼻子发育的形态和功能（缩短和鞍鼻），并导致上颌骨的后移[3, 5, 10]

· 垂直切口（鼻中隔的完整高度）会导致中隔软骨和（或）褶层（软骨部分重叠）的偏移，从而影响鼻子的发育[3, 28, 30, 33]

· 切除一条基底条导致正常长度的鼻背降低，软骨背部的降低和上颌骨后移[3, 27]

· 自体移植材料（中隔软骨）会导致重叠、偏移和轻度的发育限制，而同源植入物和非生物材料（四氟乙烯均聚物）则会导致鼻尖的严重发育不良和上颌骨的后移[10]

· 自体移植物显示出内在的生长[10, 30]

· 使用聚二恶酮（PDS）箔片的内夹板可以显著减少鼻中隔偏移（图 40.1）[38]

· 切除中隔软骨的一个中心薄弱部分（如：鼻中隔穿孔）不会导致鼻子的发育不全[39]

· 软骨穹隆的手术会导致鼻背的畸形[29]

· 对鼻骨和（或）梨骨的移动和（或）部分切除不会干扰鼻子的生长[10, 29, 30, 39]

儿童时期的鼻子解剖结构的发展

关于鼻子的形状和下方的软骨骨骼，儿童成年人的鼻子有很大的不同。其典型特征是：

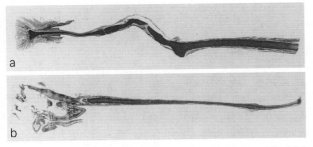

图 40.1　a. 在 4 周大的新西兰白兔中，切除 1 cm 的中隔软骨替代自体软骨，并在成年期（24 周）中进行鼻中隔移位；b.同样的外科手术用 0.15 mm PDS 箔片（聚二恶酮）矫直鼻中隔

· 鼻背和鼻尖突出度较小
· 鼻唇角更钝
· 鼻背更短
· 鼻尖扁平
· 鼻孔圆
· 鼻小柱短

婴儿的鼻骨与成人有很大的不同[29, 31]。

· 软骨形成了更大的部分，使得鼻子更灵活不容易受到创伤

· 新生儿的鼻中隔软骨从鼻尖到颅内

· 上外侧软骨在鼻骨下延伸超过其总长度，并与颅底内的软骨结构结合

· 筛骨垂直板还没有形成

· 鼻中隔和上外侧的丁字结构直接以蝶骨为基础支撑鼻骨，并主要决定了鼻背的轮廓

· 梨骨只是初步形成

在儿童时期，鼻腔骨架变化通过软骨隔的骨化与垂直板的形成，最后在 6~8 岁时与犁骨结合，上外侧到前颅底的延伸退化，在成人阶段只留下一个鼻骨下 3~15 mm 的延伸。

软骨中隔不同厚度的特殊形式，特别是厚的区域，蝶骨和蝶骨区的差异对鼻子和上颌骨的正常生长起着重要的作用（图 40.2）[22, 23, 39, 40]。

这两个生长中心增加了骨的长度和高度（蝶骨区）和上颌骨（蝶骨区）的生长。这两个生长中心的创伤或手术损失会导致特定模式下的生长干扰[31, 39]

手术时机

按照过去的说法把鼻中隔成形术推迟到生长高峰期之后（防止生长受限和再发生偏离）仍然是有效的。然而，严重的影响功能和美观的需要外科手术治疗（图 40.3）。需要直接手术的明显指征有急性鼻外伤、中隔脓肿和恶性肿瘤，而严重的鼻中隔偏曲会导致鼻通气管阻塞，良性肿瘤如皮样囊肿，高度进行性扭曲，以及如唇裂等严重畸形等，在青春期发育结束前需要进行外科手术。

随着更精细的现代化手术技术的实现和患者［和（或）父母］的强烈要求，在最终（青春期）的生长高峰期之前倾向于进行鼻中隔成形术。

一些短期的随访在文献中引起了误导性的报道，即儿童的鼻整形手术不会对鼻子和上颚的生长产生影响。有两种显著的生长高峰期：出生后头两年和青春期时，鼻子的发育速度要快于其他时期。因此，在这两个时期之间进行的手术可能掩盖手术导致的发育障碍（图 40.4）。

外科医生应该意识到，即使在最终的生长高峰期之后，25 岁时也会有进一步的发育，这可能会导致手术后期鼻子的扭曲。因此，应该告知患者及其父母后期无法预期的结果，并且应该讨论修改手术方案的可能性。

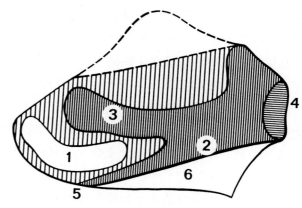

图 40.2　不同厚度差异的具体模型：①软骨的内侧角区（0.75 mm 厚）；②蝶骨；③蝶状蝶区（0.75~1.5 mm 厚）；④蝶窦；⑤前鼻脊（1.5~3 mm 厚）；⑥在软骨膜的基底边缘和上颚之间的梨骨（引自 Verwoerd CDA, Verwoerd-Verhoef HL. Rhinosurgery in children, developmental and surgical aspects. In: Nolst Trenite GJ, ed. Rhinoplasty 3rd Edition. The Hague: Kugler Publications; 2005.）

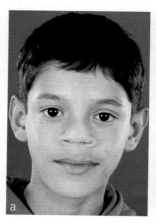
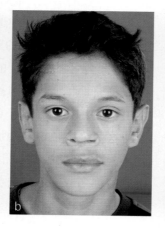
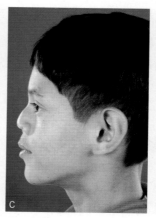
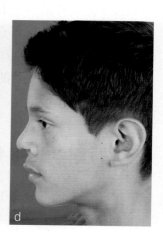
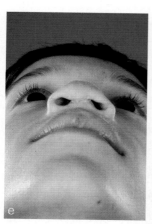
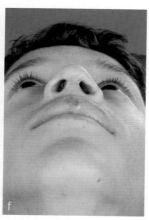

图 40.3　a，c，e.术前；b，d，f.术后观，一名 7 岁的患者，由于早期鼻外伤导致中隔软骨尾侧缺乏和鼻小柱短瘢痕表现为鼻尖突出度不足。由于心理问题和发育影响，在 11 岁鼻发育高峰期前进行了鼻中隔成形术。自体耳甲软骨中隔重建和耳郭复合组织移植重建鼻小柱手术

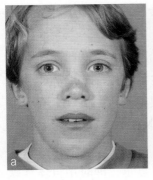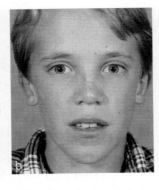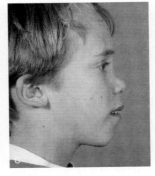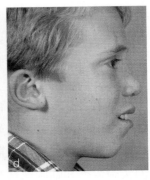

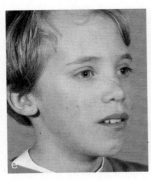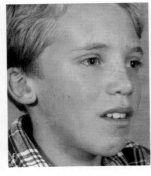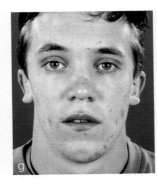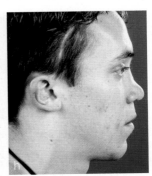

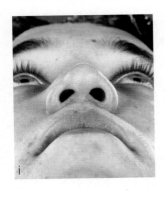

图 40.4 a，c，e. 术前；b，d，f. 术后观，一名 11 岁的男孩由于严重的鼻外伤导致鞍鼻畸形而引起严重的心理问题。他做了一个鼻中隔成形术使畸形的中隔变直，用微骨切除术来缩小鼻锥体，并利用耳甲软骨移植增强鼻背；g~i. 青春发育高峰期后的术后观，18 岁时表现出短鼻子畸形，鼻小柱退缩，鼻尖不突出，中度的鞍鼻，以及上颌骨和前鼻棘的后移

儿童鼻中隔成形术的指导原则

　　根据临床观察、外科手术的实验数据和鼻解剖知识的进展，可以给出"保守"的指导方案：

· 一侧或双侧软骨膜的提升不会影响正常发育，对鼻中隔行褥式缝合以确保接近于鼻中隔成形术

· 雕刻和切开软骨并将软骨隔重新排列的远期结果是无法预测的

· 为了稳定矫正的鼻中隔，PDS 薄片（0.15 mm）附着在一侧软骨膜下可以改善远期的效果

· 应该避免垂直软骨后切开或从垂直板中分离出中隔软骨

· 如果切除中隔软骨部分对重排或重建是必须的，那么中心较薄的部分生长抑制的机会最小

· 切除大部分的蝶骨背部"生长中心"会引起鼻背和蝶骨脊生长中心的紊乱，从而导致前鼻棘和上颌骨的后移

· 切除偏移的前颌骨和犁骨（脊）的移动和（或）部分切除，不会影响鼻子的生长

· 驼峰鼻切除术后，软骨穹隆的 T 型结构被破坏可能导致鼻中隔上外侧前方突起和鼻背形态的不规则

· 骨锥体的切除对鼻背的重新排列不会造成生长

障碍

· 在开放式跨鼻小柱切开的手术方法（如：去除皮样囊肿），保留鼻骨完整性，不会影响鼻部生长

然而，在青春期发育高峰后的长期随访中，往往会出现明显的早期鼻部手术的后遗症。尽管如此，在青春发育高峰期后的长期随访中，更多的实验数据和临床观察对于防止不必要的生长期鼻部医源性的手术后遗症是至关重要的。

童年期鼻外伤

儿童的鼻骨骨折和错位需要精确的分析来防止其在生长过程中过度突出（图 40.5），不做或延迟鼻整形手术，可能会在畸形和不对称的情况下对鼻部和面部生长造成不利影响[41~43]。

以下是指导方针：

· 在全身麻醉（大多数情况下）后视诊和触诊检查是必要的，以获得正确的诊断并随后进行适当的治疗

· 用内镜和牙挺（闭合复位）手动调整通常是可行的

· 应该避免骨膜的隆起，在手术重新调整时，2 mm 的骨凿是非常有用的

· 这样仍然附着的骨膜会像一个内部的夹板

· 鼻腔检查以诊断黏膜撕裂和"新鲜的"软骨的偏差是至关重要的

· 尤其是复杂的纵行骨折会导致鼻部生长障碍

· 用 PDS 内部薄片夹板（0.15 mm）重新调整和支撑可以帮助防止早期的中隔偏移

· 中隔的褥式缝合和鼻腔填塞将有助于防止血肿的发生，并使其保持在合适固定的位置

· 在幼儿中，鼻腔填塞是禁止的，因为他们必须靠鼻腔呼吸

中隔脓肿

鼻中隔脓肿通常会导致鼻中隔软骨的完全破坏，如果治疗不当，就会导致鞍鼻畸形和严重的鼻发育不良[44]。

在早期的文献中，标准治疗方法是引流和填塞[44, 45]。一些作者描述了直接植入同源软骨的方式，这可以给人一个很好的短期美观效果，但最终会导致中面部生长抑制（鼻子和上颚）[46, 47]（图 40.6）。

实验和临床观察结果显示，即时用自体耳软骨或肋软骨重建鼻中隔软骨显示出更好的鼻和上颌的生长，这是因为移植自体软骨能促进进一步生长[10, 48, 49, 50]。

为了促进自体植入物的充分生长，良好的组织与组织的相似物的移植以及鼻中隔的残迹是必要的。当将单个的移植物附着 PDS 薄片时，就可以组成一个大的软骨移植体完美的移植在中隔软骨破坏的区域内[51]。这一技术在一些儿童中显示出有成功的希望，与鼻长度和鼻尖突出度的标准化生长曲线相比，鼻子的发育是正常的，没有发生预期的后遗症[52]（图 40.7，图 40.8）。

技术方法

对于中隔的手术，一种鼻内半贯穿切口的方法，以及对软骨膜隆起适合于儿童的手术。注意不要造成神经的损伤。保守的手术（见指南）是必须的，以防止出现非连续性的前后错位。

在生长期的鼻子应该避免在鼻背行软骨间切口的方式，不包括使用释放的方法。开放式手术尤其是生长期的鼻子，有一个优势就是鼻软骨保持完整。这种"开放"的方式使外科医生能够切除皮样囊肿，重新调整下外侧软骨（单侧裂），并缝合自体修饰移植物，而不会破坏软骨骨骼的完整性（图 40.9）。

如前所述，在不提升骨膜的情况下，用微骨切除术来移动和重新调整鼻骨是非常合适的。应避免生长期鼻子的鼻背部驼峰切除，以保持鼻中隔和上外侧的 T 型结构完整。由于儿童的精细结构，使用放大镜是明智的。仔细缝合鼻小柱

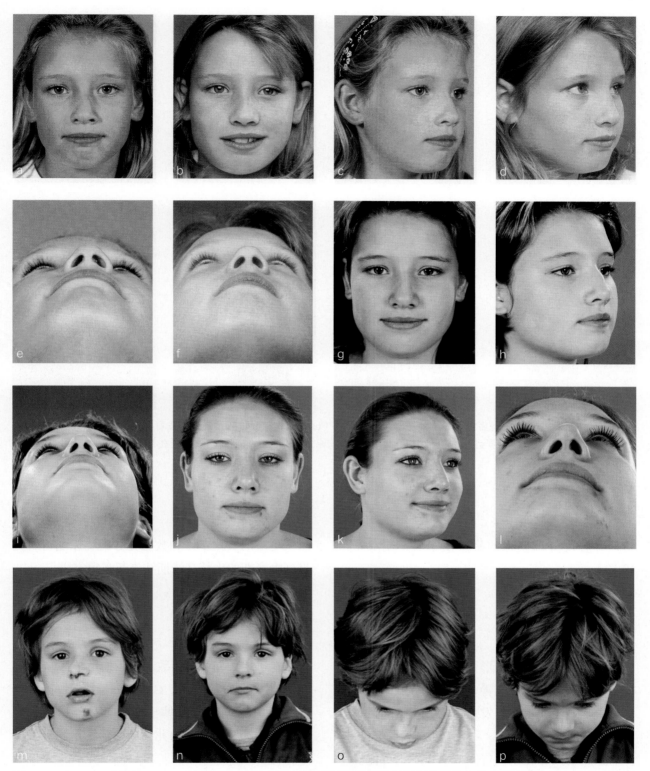

图 40.5　a，c，e. 术前；b，d，f. 术后，一名 10 岁的女孩因创伤后鼻腔通气管的损伤和鼻背部逐渐加重的偏移而接受了鼻中隔成形术；g~i. 对鼻背的重新调整是通过内侧斜肌和（鼻内）外侧截骨术进行的；j~l. 在 17 岁时（在她的青春期发育高峰期后）的术后后期，显示出鼻部正常的生长，有一个小的"创伤性的隆起"，通过鼻内的方式来纠正；m，n. 术前和术后 5 个月的正面观，7 岁男孩，急性的鼻外伤和严重软骨和软骨偏移；o，p. 术前和术后的俯视观，在鼻外方式的整形术中，包括截骨和重新定位和重新排列软骨骨骼，以避免有变形、不对称和功能问题的进展

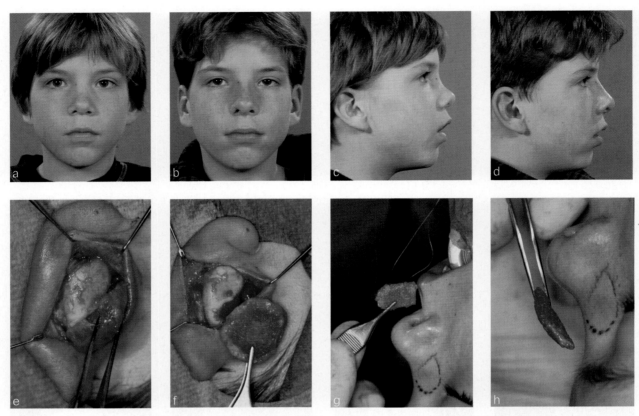

图 40.6　a，c. 一名 7 岁的患者由于鼻中隔脓肿行同种异体（bank）软骨重建而导致鼻子发育不全（没有生长潜力）；b，d. 第二次外科手术是在 10 岁进行的，组织工程软骨（牛胶原蛋白基质，在 6 周内被包裹在耳后软骨膜中）用于中隔重建和背侧覆盖（e~h）

切口并轻度外翻创缘的将会使瘢痕不明显（图 40.10）。

小　结

在儿童中实行鼻整形手术时，外科医生应该权衡功能和美学上的改善，以防止可能的发育障碍。为了避免严重的并发症，软骨骨骼的完整性应该尽可能地受到重视。

患者的父母应该被告知二次手术的可能性，如果可能的话，应该在最后一次生长高峰期之后进行手术。

由于移植物的增长潜力，自体软骨是移植的首选，尤其是在儿童中。

更多的实验工作和数据充分的临床随访研究直到青春期的生长高峰期结束都必须完成。

致　谢

对于生长期鼻子的数十年长期地（1974 年到 2005 年）实验研究中，Carel Verwoerd 教授和他的妻子 Jetty Verwoerd 博士对儿童鼻外科手术做出了很大的贡献，并为儿童鼻整形手术制订了指导方针。

这些初步指导方针将随着实验数据和临床研究知识的更新而进一步发展。尽管如此，当前的指导方针将帮助外科医生在发育期的鼻子上施行手术后防止严重的并发症。

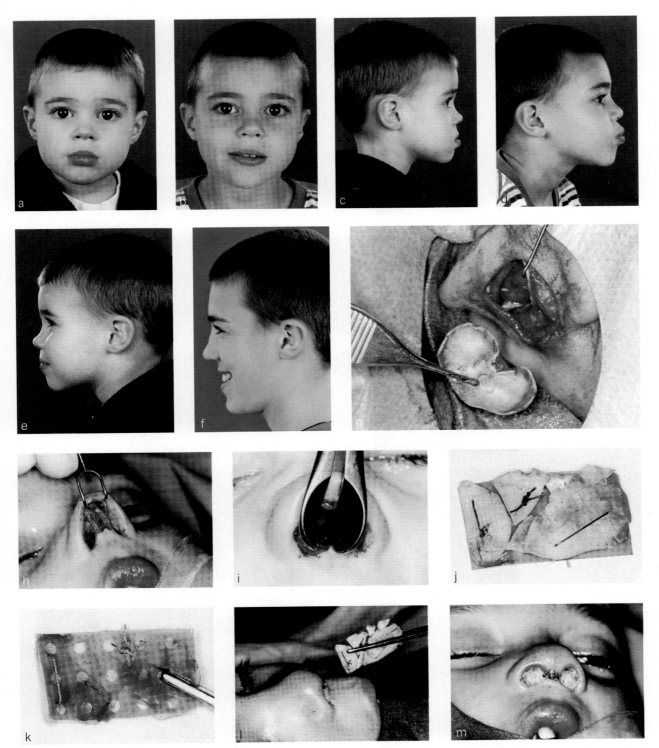

图 40.7　a，c，e. 一名 4 岁儿童在鼻中隔脓肿导致中隔软骨损坏 1 周后的术前观察。术后观察（b，d），在 PDS- 耳甲软骨移植重建鼻中隔后的 2 年多的时间里，直到现在，鼻背显示正常生长和鼻中隔的支撑。f. 14 岁时，鼻子生长基本正常，软骨鼻背轻微呈鞍状。外科手术过程（g~m），收集了耳甲软骨联合 PDS 支架，用开放的手术方式进行治疗

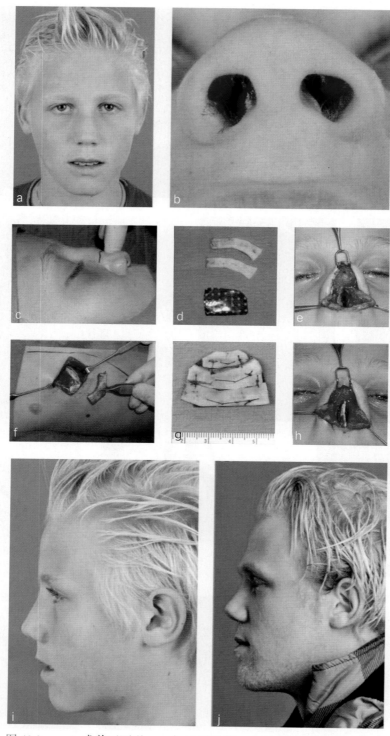

图 40.8　a，b. 术前正面观，一个 11 岁男孩，由于脓肿导致鼻中隔软骨的完全性损坏，仰视可见肿胀的鼻中隔；c~h. 围术期的观点认为软骨背部的支撑力不足，取第七肋骨的肋软骨，被切成 1 mm 的薄片，然后贴附上 PDS 薄片，正好适合于中隔软骨。将此植入物置于软骨黏膜层之间以彻底重建鼻中隔；i，j. 术前观，17 岁时，鼻子发育充分，并且有足够的软骨支撑

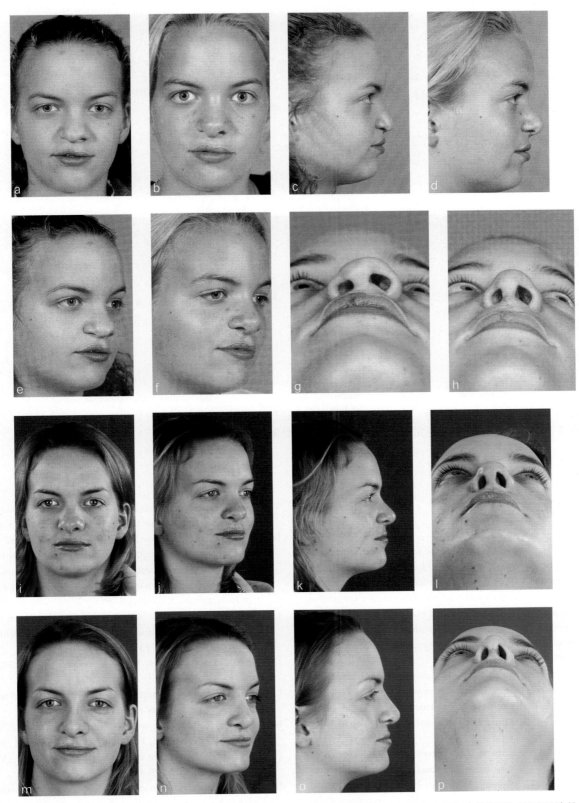

图40.9　a, c, e. 术前；b, d, f. 术后，一个14岁女孩由于典型的单侧唇裂鼻畸形而出现心理和功能问题。通过开放的方式，纠正了鼻中隔侧偏、其次是重新定位扭曲的下外侧、裂口侧和鼻翼基底的内旋。通过一个鼻小柱支撑和盾牌移植物来修复鼻尖突出度；i~l. 在24岁时术后的后期观察，显示正常的鼻部生长，其次是（最近）小的修复手术（m~p）

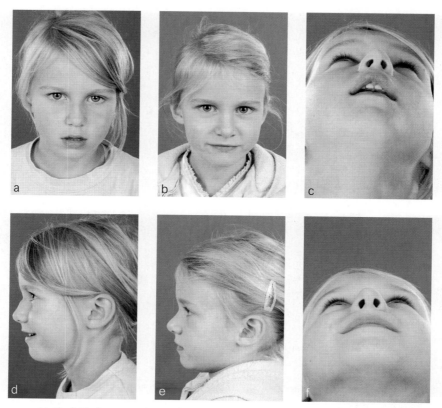

图 40.10 术前（a，c，d）和术后（b，e，f），5 岁女孩，通过开放的方式切除了鼻背的皮样囊肿。鼻小柱切口（f）的瘢痕几乎看不见的。由于鼻骨是完整的，预期鼻子和上颌骨无生长受限

参考文献

1. Hayton CH. An investigation into the results of the submucous resection of the septum in children. J Laryng 1916;31:132–138

2. Ombrédanne M. Les deviations traumatiques de la cloison chez l'enfant avec obstruction nasale. Traitement chiurgical et resultants eloignés. Arch Fr Pediatr 1942;1:20

3. Verwoerd CD, Urbanus NA, Nijdam DC. The effects of septal surgery on the growth of nose and maxilla. Rhinology 1979a;17: 53–64

4. Sarnat BG, Wexler MR. The snout after resection of nasal septum in adult rabbits. Arch Otolaryngol 1967b;63:467–478

5. Nordgaard JO, Kvinnsland S. Influence of submucous septal resection on facial growth in the rat. Plast Reconstr Surg 1979;64(1):84–88

6. Kremenak CR Jr, Searls JC. Experimental manipulation of midfacial growth: a synthesis of 5 years of research at the Iowa Maxilla Facial Laboratory. J Dent Res 1971;50:1488–1491

7. Kvinnsland S. Partial resection of the cartilaginous nasal septum in rats: its influence on growth. Angle Orthod 1974;44(2):135–140

8. Freer OT. The correction of deflections of the nasal septum with a minimum of traumatism. J Am Med Assoc 1902;38:636–642

9. Killian G. Beiträge zur sub submukösen Fensterresektion der Nasenscheidewand. Passow U Schaefer Reits 1908;1:183–192

10. Nolst Trenité GJ, Verwoerd CD, Verwoerd-Verhoef HL. Reimplantation of autologous septal cartilage in the growing nasal septum, I: the influence of resecrtion and reimplantation of septal cartilage upon nasal growth: an experimental study in growing rabbits. Rhinology 1988;26:25

11. Conle MH, Loring RM. Surgery of the nasal septum: new operative procedures and indications. Ann Otol Rhinol Laryngol 1948;57:705–713

12. Cottle MH. Nasal surgery in children. Eye Ear Nose Throat Mon 1951;30:32–38

13. Goldman JB. New technique in surgery of the deviated nasal septum. Arch Otolaryngol 1956;64:183–189

14. Masing H. Eingriffe an der Nase. In: Kurze HNO-Operationslehre, bd. I, G. Theissing. Stuttgart: Thieme; 1971

15. Jennes ML. Corrective nasal surgery in children. Arch Otolaryngol 1964;79:145–151

16. Pirsig W, Knahl R. Rhinoplastische Operation bei Kindern: Erfahrungen an 92 Fällen. Z Laryngol Rhinol Otol 1974;53:250

17. Pirsig W. Septal plasty in children: influence on nasal growth. Rhinology 1977;15:193–204

18. Huizing EH. Septum surgery in children: indications, surgical technique, and long-term results. Rhinology 1979;17:91–100

19. Verwoerd CD, Verwoerd-Verhoef HL. Developmental aspects of the deviated nose. Facial Plast Surg 1989;6:95–100

20. Grymer LF, Bosch C. The nasal septum and development of the midface. A longitudinal study of a pair of monozygotic twins. Rhinology 1997;35:6–10

21. Poublon RML, Verwoerd CDA, Verwoerd-Verhoef HL. Anatomy of the upper lateral cartilages in the human newborn. Rhinology 1990;28:41

22. van Loosen J, Verwoerd-Verhoef HL, Verwoerd CD. The nasal septal cartilage in the newborn. Rhinology 1988;26:161–165

23. Van Loosen J, Van Zanten GA, Howard CV, Verwoerd-Verhoef HL, Van Velzen D, Verwoerd CD. Growth characteristics of the human nasal septum. Rhinology 1996; 34:78–82

24. Urbanus NAM. Schedelgroei na sluiting van lip-kaak-en gehemeltespleten. Experimentele toetsing van de beginselen van enige chirurgische methoden bij het konijn [thesis]. University of Amsterdam; 1974

25. Verwoerd-Verhoef HL. Schedelgroei onder invloed van aangezichtsspleten. Een experimentele studie bij het konijn [thesis]. University of Amsterdam; 1974

26. Mastenbroek GJ. De invloed van partiële resectie van het neustus-senschot op de uitgroei van bovenkaak en neus [thesis]. University of Amsterdam; 1978

27. Nolst Trenité GJ. Implantaten in een groeiend neustussenschot [thesis]. Rotterdam: Erasmus University; 1984

28. Nijdam DC. Schedelgroei na partiële submukeuze resectie van het neustussenschot [thesis]. University of Amsterdam; 1985

29. Poublon RMC. The cartilaginous nasal dorsum and postnatal growth of the nose [thesis]. Rotterdam: Erasmus University; 1987

30. Meeuwis CA. Wondreacties in het kraakbenige neustussenschot [thesis]. Rotterdam: Erasmus University; 1988

31. Loosen J. Postnatal development of the human nasal septum and its related structures. Rotterdam: Erasmus University; 2000

32. ten Koppel PG. Woundhealing, distortion, and generation of cartilage [thesis]. Rotterdam: Erasmus University; 2005

33. Verwoerd CD, Verwoerd-Verhoef HL, Meeuwis CA, van der Heul RO. Wound healing of autologous implants in the nasal septal cartilage. ORL J Otorhinolaryngol Relat Spec 1991;53:310–314

34. Verwoerd-Verhoef HL, ten Koppel PG, van Osch GJ, Meeuwis CA, Verwoerd CD. Wound healing of cartilage structures in the head and neck region. Int J Pediatr Otorhinolaryngol 1998;43: 241–251

35. ten Koppel PG, van der Veen JM, Hein D, et al. Controlling incision-induced distortion of nasal septal cartilage: a model to predict the effect of scoring of rabbit septa. Plast Reconstr Surg 2003;111(6):1948–1957

36. Fry H. Nasal skeletal trauma and the interlocked stresses of the nasal septal cartilage. Br J Plast Surg 1967;20:146–158

37. Fry HJH. The aetiology of so-called "septal deviations" and their experimental production in the growing rabbit. Br J Plast Surg 1968;21:419–422

38. Boenisch M, Hajas T, Nolst Trenité GJ. Influence of polydioxanone foil on growing septal cartilage after surgery in an animal model. Arch Facial Plast Surg 2003;5:316–319

39. Verwoerd CDA, Verwoerd-Verhoef HL. Rhinosurgery in children, developmental and surgical aspects. In: Nolst Trenité GJ, ed. Rhinoplasty. 3rd ed. The Hague: Kugler Publications; 2005

40. van Velzen D, van Loosen J, Verwoerd CDA, Verwoerd-Verhoef HL. Persistent pattern of variations in thickness of the human nasal septum: implications for stress and trauma as illustrated by a complex fracture in a 4-year-old boy. Otolaryngology in ASEAN countries. Adv Otorhinolaryngol 1997;51:46–50

41. Lawrence R. Pediatric septoplasy: a review of the literature. Int J Pediatr Otorhinolaryngol 2012;76(8):1078–1081

42. Crysdale WS. Nasal surgery in children: a personal perspective. J Otolaryngol Head Neck Surg 2009;38(2):183–190

43. Dispenza F, Saraniti C, Sciandra D, Kulamarva G, Dispenza C. Management of naso-septal deformity in childhood: long-term results. Auris Nasus Larynx.2009;36(6):665–670

44. Ambrus PS, Eavey RD, Baker AS, Wilson WR, Kelly JH. Management of nasal septal abscess. Laryngoscope 1981;91:575–582

45. Pirsig W. Historical notes and actual observations on the nasal septal abscess especially in children. Int J Pediatr Otorhinolaryngol 1984;8:43–54

46. Huizing EH. Long-term results of reconstruction of the septum in the acute phase of a septal abscess in children. Rhinology 1984;22:55–63

47. Dispenza C, Saraniti C, Dispenza F, Caramanna C, Salzano FA. Management of nasal septal abscess in childhood: our experience. Int J Pediatr Otorhinolaryngol 2004;68(11):1417–1421

48. Schrader M, Jahnek K. Tragal cartilage in the primary reconstruction of defects resulting from a nasal septal abscess. Clin Otolaryngol 1995;20:527–529

49. Nolst Trenité GJ. Postoperative care and complications. In: Nolst Trenité GJ, ed. Rhinoplasty. 3rd ed. The Hague: Kugler Publications; 2005:31–37

50. Bönisch M, Nolst Trenité GJ. New concepts in reconstructive septoplasty. In: Nolst Trenité GJ, ed. Rhinoplasty. 3rd ed. The Hague: Kugler Publications; 2005:285–296

51. Menger DJ, Tabink IC, Trenité GJ.. Nasal septal abscess in children: reconstruction with autologous cartilage grafts on polydioxanone plate. Arch Otolaryngol Head Neck Surg 2008;134(8):842–847

52. Menger DJ, Tabink I, Nolst Trenité GJ. Treatment of septal hematomas and abscesses in children. Facial Plast Surg 2007;23(4): 239–243

41 东亚鼻整形术

作者：Yong Ju Jang
翻译：杨济泽　审校：刘安堂

引　言

东亚包括中国、韩国、日本等国家。此外，东南亚国家如菲律宾、泰国、马来西亚和越南等，有很多中国后裔。典型的东亚人的鼻子往往比白种人的鼻子皮肤更厚，同时伴有大量的皮下软组织。在作者使用 CT 扫描对韩国人鼻子的厚度的研究中，鼻根平均厚度为 3.3 mm，鼻缝点为 2.4 mm，鼻尖为 2.9 mm，鼻小柱为 2.3 mm（图 41.1）。在作者的研究中，鼻尖、鼻小柱皮肤厚与术后效果较差有关，表明局部皮肤厚度是鼻尖手术成功的重要预后因素。东亚人鼻尖通常较低，下外侧软骨小而弱。鼻骨发育不良，厚度较大，表现为根部较低[1]。白种人鼻子鼻尖长度，鼻背高度以及鼻根高度的平均鼻长比为 2∶1∶1∶0.75[2]。然而，在作者的研究中，韩国年轻人鼻尖长度，鼻背高度以及鼻根高度的平均鼻长比为 2∶0.97∶0.61∶0.28。这些数据表明，东亚人鼻背和鼻根高度较低。同时还发现，东亚人比白种人有更加尖锐的鼻唇角，但鼻额角相似。鼻中隔软骨薄而小。因此，可获取的鼻中隔软骨的大小和数量可能不足以进行完整的鼻整形手术，由此表明从其他部位采集移植物的可能性较高[3]。

隆鼻术

概　述

隆鼻术是东亚鼻整形术中最常被提及，也是修复手术中最常见的。在隆鼻手术过程中，重要的是设置一个对应于植入物头侧端的理想起点。对于女性来说，植入物的头侧端最好位于瞳孔水平线附近或上方，男性则位于上睫毛和眼睑折痕之间（图 41.2）。必须考虑患者皮肤的厚度，如果对皮肤太薄的患者进行过度的隆鼻，则植入物可能通过皮肤显形或植入物被挤压。相反，太厚的皮肤可能会降低隆鼻的效果。因此，在皮肤薄的患者中，优选使用诸如 Gore-Tex（W. L. Gore & Associates）的软植入物或诸如自体颗粒软骨而不是硅胶。在皮肤较厚的患者中，可以使用相对较硬的材料，例如硅胶，增强型 Gore-Tex 或

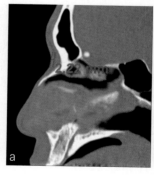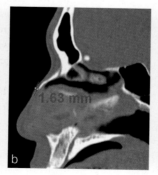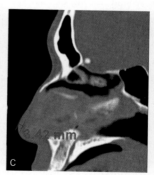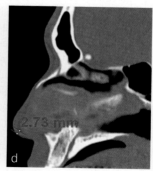

图 41.1　外鼻不同位置的皮肤厚度。a. 鼻根；b. 鼻缝点；c. 鼻尖；d. 鼻小柱

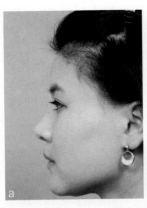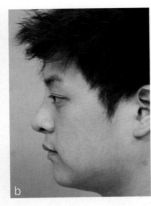

图 41.2 亚洲人的鼻部起始点。a. 女性；b. 男性

肋软骨，而不会引起明显的问题。特别地，当使用具有一定水平的硬度的植入物（例如硅胶或肋软骨）时，植入物的底部应该被仔细地修整，使其符合鼻背的轮廓。否则通过触诊或扭曲植入物会引起上下移动，导致植入物通过皮肤可见。

植入材料

多种植入材料被用于隆鼻。主要分为生物组织（自体和同源组织）和异体材料。在白种人的鼻整形中使用异体植入特别是硅胶，是不被允许的。与白种人相比，在东亚鼻整形术中由于亚洲人的解剖学特征不同，如皮肤厚，发育不良的软骨支架，异体植入物仍然发挥作用。

异体植入物通常需要具有生物相容性，无毒性，化学安全性和非免疫原性。此外，不得在体内诱发感染、癌症或产生有毒物质。此外，在恢复过程中，这些植入物应保持原有的大小、形状和硬度。目前，最常用满足这些条件的异体植入物有硅胶、Gore-Tex 和 Medpor（Stryker）。隆鼻术中没有一种植入物或移植物是完美的，每种材料都有自己的优点和缺点。因此，当外科医生选择隆鼻植入材料时，他们应该考虑患者的皮肤特征和解剖特征，以及他们在使用每种材料方面的专业水平。

根据我自己的经验，术后很长一段时候后的

延迟性炎症和感染在异体植入物术后更常见，如果不能及时治疗，可能引起严重的变形。对隆鼻患者的长期随访表明，美容并发症在生物植入物中更加频繁。原因是鼻背软骨植入物的显形，吸收或变形，以及在使用筋膜或 dermofat 的情况下发生的吸收。

硅 胶

预制硅胶假体是东亚鼻整形术中最受欢迎的。现成的产品使用方便，硅胶的相对硬度适合中厚皮肤的亚洲人，可以塑造理想的鼻形。预制产品主要分为 L 形和 I 形植入物。一些外科医生青睐 L 形或 I 形硅胶（覆盖鼻尖）能够覆盖从鼻根到鼻尖。然而，由于鼻尖区域是一个经常暴露在外界刺激下的区域，所以无论亚洲人的鼻皮下组织厚度如何，使用 L 形硅胶都有更高的挤压风险。因此，优选的手术方法是在鼻背区域放置 I 形植入物，在鼻尖处使用自体材料（鼻中隔软骨，耳郭软骨）。在硅胶塑形时，最好是 3.5~4 cm 长，约 8 mm 宽，边缘应尽可能薄。在设计硅胶植入物时，应考虑鼻骨的自然突起。因此，建议和鼻缝点连接的植入物要尽可能薄。硅胶植入物的尾侧端不应与鼻尖皮肤直接接触。因此，与鼻尖皮肤直接接触的，放置在穹隆部的多层盖板移植物是一个常用的方法（图 41.3）。硅胶植入物偏斜、浮动、移位、挤压、被排异或者感染都需要进行修复性手术（图 41.4）。虽然感染是硅胶植入物最可怕的并发症之一，但无菌术和预防性抗生素的使用可以预防早期感染。感染也可以通过移除植入物，抗生素治疗和二期隆鼻来治疗。植入物可以通过鼻部皮肤或黏膜被挤出，通常是由于植入物的张力太大所致。

Gore-Tex

Gore-Tex［膨胀聚四氟乙烯（ePTFE）］，在东亚整形术的使用中仅次于硅胶。Gore-Tex 植入物有微孔，使周围组织通过孔隙向内生长，并且具有稳定性较高和发病率较低的优点。此外，Gore-Tex 的排异风险要低于硅胶。与硅胶植入物相比，Gore-Tex 的柔软质地减轻了患者的不适感，植入物显形相对不常见。由于常用的 ePTFE 的厚度通常为 1~2 mm，所有要多层材料堆叠以增加隆鼻的效果。使用片装植入物的方便之处在于可以对每个区域的高度进行调节，即使是对鼻背突起或凹陷的患者。如果外科医生在鼻根和鼻尖上区的增高，使用多层材料可以获得理想的鼻背形态（差异隆鼻）（图 41.5）。

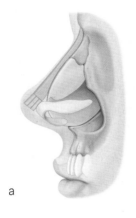
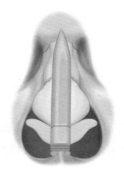

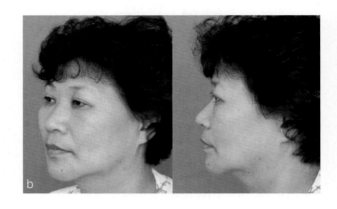

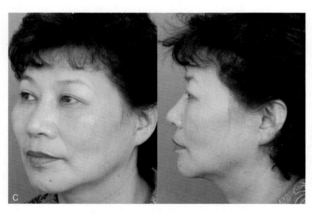

图 41.3　a. 使用硅胶植入物的隆鼻术和穹隆区域的堆叠移植物；b. 隆鼻术前；c. 隆鼻术后

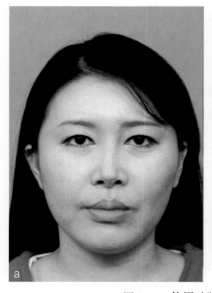
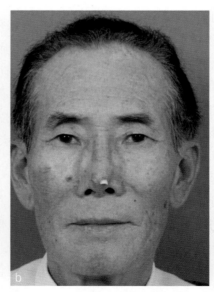
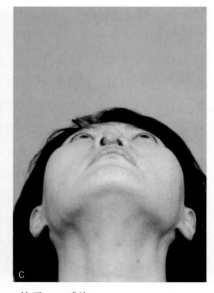

图 41.4　使用硅胶假体的术后并发症照片。a. 移植物偏移；b. 外露；c. 感染

要记住的一点是，当使用多层 Gore-Tex 时，上方植入物应该被雕刻得比下面的更窄，从而形成一个自然的鼻部形状。因此，当雕刻厚度超过 4~6 mm 的材料时，应雕刻足够厚的底片以使整个横截面呈长菱形/菱形。

当使用 Gore-Tex 时，片状材料边缘的适当斜面是必不可少的，特别是对于厚度超过 2 mm 的片状材料。如果没有足够的斜度，手术后植入

物的边缘可以通过皮肤感觉到。当使用 ePTFE 片材时，特别是多层时，切口要比使用硅胶时的尺寸略宽一点。因为狭小的切口会在插入过程中折叠或折皱植入物的边缘。在隆鼻手术准备充分时，在插入植入物前充分冲洗切口有助于减少感染。

当通过外鼻入路进行隆鼻时，将植入物直接插入鼻中线位置不是一个困难的过程。但是通过鼻内入路时，则会有点困难。

Gore-Tex 的一个显著缺点是插入后体积减小。另外，与硅胶植入物相比，从鼻背上移除 Gore-Tex 植入物更为困难。迟发性炎症是使用这种材料的严重并发症（图 41.6）。使用 Gore-Tex 时，鼻腔内存在鼻腔炎（鼻窦炎、前庭炎和活动性痤疮）时必须谨慎。在处理 Gore Tex 之前，外科人员应清洗手套以去除粉末或其他异物。据报道，初次手术感染率为 1.3%，二次手术感染率为 4.3%~5.4%。

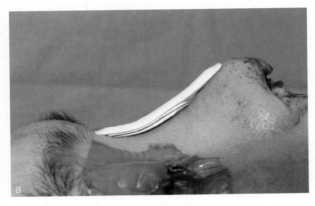

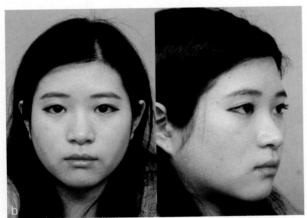

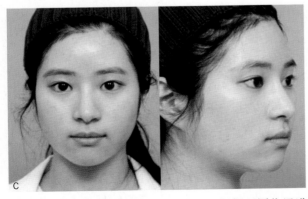

图 41.5　a. 使用片状移植物，医生可以根据不同位置进行调整。b. Gore-Tex 隆鼻术前；c. 术后

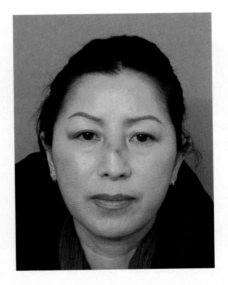

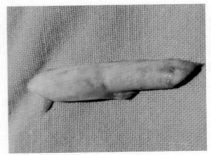

图 41.6　使用 Gore-Tex 术后两年的感染患者

自体软骨

自体材料在隆鼻中的优点不容置疑，具有良好的相容性，感染风险最小。然而，如果选择了除鼻中隔软骨之外的任何自体组织，获取移植物所需的手术时间和供体部位并发症则会成为限制因素。隆鼻常见的自体组织包括鼻中隔软骨、耳软骨、肋软骨、筋膜和真皮下脂肪。由于鼻中隔软骨容易取得和塑形，可用于适度抬高鼻背，掩盖鼻背凹陷和鼻尖手术。由于亚洲患者的鼻子相对较小，鼻中隔软骨用于隆鼻的一个主要缺点是材料不足。能取得的鼻中隔软骨的量并不能满足多个移植的需求。此外，鼻中隔软骨也很难雕刻成不规则形状用于隆鼻。

与鼻中隔软骨不同，耳软骨有一个固定的弧度。原有的形状使其在鼻背手术中的使用受到限制。相反，在亚洲的隆鼻手术，耳软骨多用于鼻尖手术，掩饰部分凹陷和覆盖硅胶植入物的顶端

以防被挤出。此外，耳软骨往往太小，不能成为鼻背填充的整块单独移植物使用。为了克服耳软骨固有的弧度和有限的大小，建议缝合软骨或分为多层结构使用。然而，即使使用这种方法，术后一段时间，耳软骨内在的不规则会变得明显。另一个方法是，将耳软骨切成小块用筋膜包裹使用。这是一种获得广泛认可的理想的隆鼻技术。

虽然肋软骨难以收获，并且伴随更严重的供体部位发病率（如气胸）以及变形的问题。这仍然是需要大量填充，鼻部皮肤较厚患者的初次手术或异体植入后并发症的修复手术中最有效的自体软骨（图 41.7）。尽管一些外科医师极力提倡在亚洲人初次鼻整形术中使用，但除了少数几位经验丰富的鼻整形手术医师外，大多数鼻整形医师都很难在鼻背使用这种软骨以形成美观的鼻子。在作者的经验中，使用自体肋软骨鼻整形术的整体并发症发生率和修复率远远高于使用其他移植材料的鼻整形术。整体并发症发生率为 17.6%，感染率为 8.4%。弯曲，植入物可见和不自然的鼻型是使用肋软骨最常见的并发症（图 41.8）[12]。因此，没有经验的鼻整形外科医生应慎用肋软骨。

筋膜和真皮下脂肪

自体筋膜，包括颞肌筋膜，可用于鼻整形术作为鼻根植入物或鼻背植入物。与颞筋膜相比，阔筋膜可以提供足量的厚度适合鼻背增高的结缔组织。获取这种组织，还需要在术区外增加切口。然而在隆鼻术中，筋膜可用于鼻背填充，特别是二次鼻整形中矫正失败的异体植入物。和耳软骨联合使用，或以筋膜包裹切割成小块的耳郭软骨的形式，也是一种有效的隆鼻技术（图 41.9）[14]。

自体筋膜需要额外手术来获取，从而导致更多的并发症，并且能获取的数量有限。这样的特性使其具有一定的局限性。为了克服这些缺点，人们开发了同种异体筋膜移植。作为加工过的植入材料，筋膜具有减少供体部位发病率的优点。从尸体获得的筋膜经过许多组织处理方法来避免

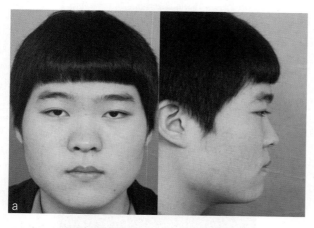

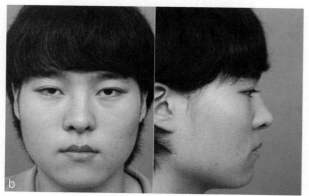

图 41.7　使用自体肋软骨隆鼻的术前（a）术后（b）

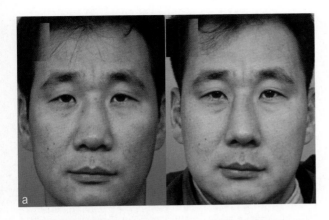

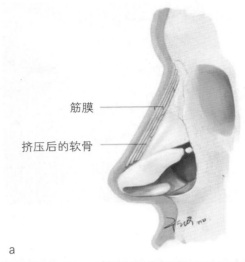

筋膜
挤压后的软骨

a

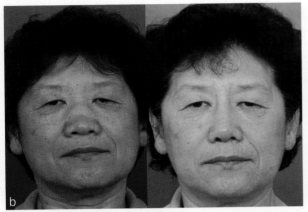

图41.8 自体肋软骨隆鼻术后软骨翘曲(a)移植物显形(b)

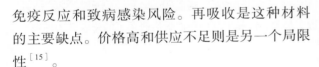

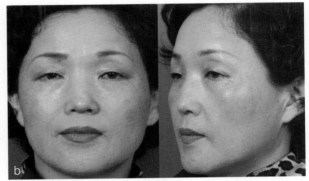

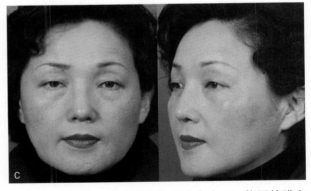

图41.9 a.筋膜包裹的颗粒软骨隆鼻术；b.使用筋膜和肋软骨的隆鼻术术前；c.术后

免疫反应和致病感染风险。再吸收是这种材料的主要缺点。价格高和供应不足则是另一个局限性[15]。

从各部位取得的真皮下脂肪也可用于隆鼻手术。虽然可以大量取得，但其吸收很难预测，所以不适合用于大面积鼻背填充。然而，真皮下脂肪可用于皮肤较薄的患者或者是复杂的初次鼻整形术后的鼻挛缩（图41.10）。

鼻尖手术

仔细观察亚洲人的鼻子，可以发现鼻尖形状的惊人多样性。曾被认为仅适用于白种人的各种鼻尖手术技术也在很大程度上适用于亚洲人。白种人典型的鼻内入路包括通过游离或非游离方法切除鼻头以及穹隆贯穿缝合，穹隆间缝合与鼻小柱支撑。使用非游离方法进行的头侧切除对于亚洲患者来说是不切实际的，因为亚洲患者仅需头侧切除的鼻尖手术是非常少见的。同时，通过下外侧软骨中间脚至前庭侧的切口，可以实现一定程度的鼻尖突出和旋转。使用这种有限的边缘切口并切开下侧软骨的尾侧端，可以让医生将移植物放置在鼻尖（图41.11）。外鼻入路是一种多用途的方法，可以使外科医生精确的判断鼻尖畸

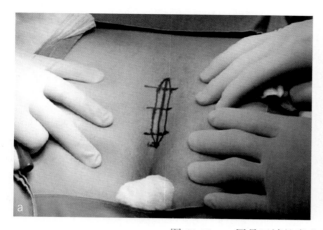
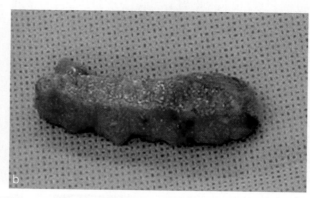

图 41.10　a. 尾骨区域的真皮下脂肪；b. 获取的真皮下脂肪

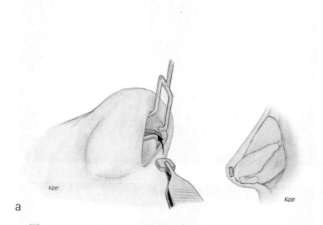
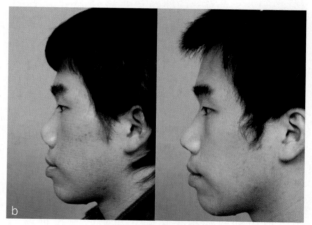

图 41.11　a. 通过有限的边缘切口可以将鼻尖盖板移植物放置于鼻尖；b. 鼻尖移植物放置后改善了的患者鼻尖外观

形并使用各种鼻尖手术技术进行治疗。这些鼻尖手术技术中最常见的包括鼻小柱支柱，盾牌，盖板，鼻中隔延伸移植和穹隆贯穿缝合以及穹隆间缝合[16]。

特定方案的选择取决于患者的畸形形状，移植材料的特性以及外科医生的偏好。在众多的鼻尖外科技术中，以下方面具有重要作用，并应在东亚鼻尖技术中加以强调。

软骨移植技术

当前的鼻尖移植手术包括盾形移植物，盖板移植物，帽状移植物和外侧脚植入物。鼻尖移植是最常见的鼻尖外科手术，用于改进鼻尖的突出

度，旋转度和轮廓。同样也可以增强鼻尖的支撑。鼻中隔软骨是首选的移植材料。但当数量不足时，也可以使用耳软骨和肋软骨。鼻尖移植物的有效性取决于鼻翼软骨的形状和方向。理想的情况是，在侧视图中，下外侧软骨以固定方向提供良好的三角形投影。然而，亚洲患者的下外侧软骨的形状和方向对于这些手术来说，通常不是很理想。亚洲患者的鼻内部下外侧软骨的形状是鼻尖突出度不足，而不是向前和尾侧旋转（图 41.12）。突出度不足的鼻尖通常呈圆形鼻尖轮廓。

盾形移植（鼻尖下小叶移植）

这是位于下外侧软骨的中间和内侧上方的移植。并且是在亚洲患者中增强鼻尖表现点和轮廓

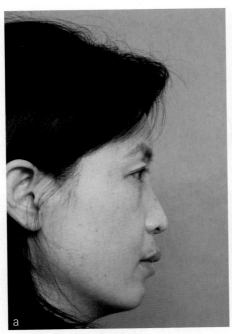
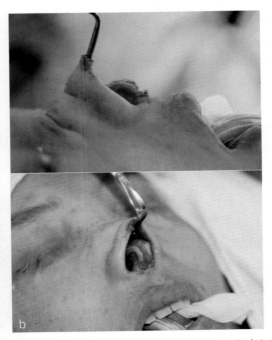

图 41.12　a.亚洲人鼻尖特征是较低的鼻尖表现点和鼻尖定义点的缺失；b.术中照片显示较厚的皮肤和发育较差的软骨组织

最常用的方法之一。这种技术通常对延长鼻尖下小叶有效，从而增强了鼻尖表现点[17]。

当进行此操作时，如果植入物的长度长，除了增加鼻尖表现点外，还可以增加鼻小柱的整体长度。植入物上缘的宽度应为 6~8 mm。

有时候皮肤再次被覆盖后，很难获得一个足够牢固的软骨把厚厚的皮肤推上去。因此，即使前缘比原有的穹隆高，实际上软骨将被较厚皮肤的重量压缩并弯曲，从而难以实现期望的鼻尖表现点。为了解决这个问题并保持适当的突起，有必要在顶端放置支撑植入物。如果用具有完整软骨膜的耳软骨作为盾形移植，为了放置鼻尖植入物的头部弯曲，建议将凹面朝向前方（图41.13）。

多层软骨鼻尖移植技术

很多技术被用来改善亚洲患者的鼻尖表现点，软骨移植，特别是盾形植入物，是最常见的。

然而，在许多情况下，只有一个盾形植入物的放置通常是不够的。为了克服传统的鼻尖移植技术的局限性，对于皮肤较厚，球形鼻尖和鼻尖

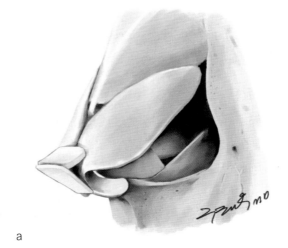

a

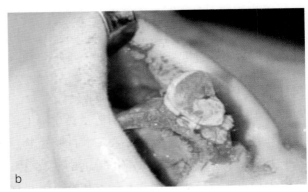

b

图 41.13　a.为防止头侧端弯曲的盾牌移植物；b.如果保留完整软骨膜的耳软骨作为盾牌移植物，最好将凹面朝前

突出度不足的患者,我采用多层鼻尖移植技术[18]。

为了进行多层鼻尖移植,将第一个软骨盾形移植层放置在中间脚至内侧脚的尾部。然后将第二层移植物置于第一层的尾部。尾部放置更多的移植层,使其前缘高于现有的穹隆和原有的移植物。使用移植物的数量取决于预期鼻尖高度（图41.14）。当皮肤软组织包膜重新形成时,通常会将移植物向后推,并可能使鼻尖形状和方向发生变形。作者用以下两种方法中的一种来避免此种情况的发生:①如果使用牢固的耳郭软骨作为移植材料,其固有的凹型通过面向凹面的方式使用。这使得自然的尾侧缘前部的弹簧样效果使移植物在皮肤软组织包膜重新形成时保持其位置所在。②对于不具有固定弧度的植入物,如鼻中隔软骨,必须放置支撑植入物。

这种多层软骨鼻尖移植技术保持了盾形鼻尖植入物的优点,有利于改善鼻尖高度和形状。克服了亚洲鼻整形术患者经常遇到的皮肤厚,软组织和软骨框架薄弱的问题。这一技术的并发症包括短暂性鼻尖红斑,感染,移植物轮廓可见并伴随迟发性皮肤红斑,鼻孔畸形和鼻尖突出度过高。

鼻尖盖板移植物

鼻尖盖板移植物是将单层或多层移植物水平安置于鼻尖穹隆部。对具有适当鼻尖支撑的患者盖板移植物可以增高鼻尖表现点或掩饰鼻尖形态不规则。在亚洲鼻整形术中,放置在鼻尖穹隆上的盖板移植物经常与异种鼻背充填材料一起使用。如果不对下外侧软骨进行特殊处理,多层盖板移植物放置于鼻尖时,虽然侧位观可以发现鼻尖表现点有所改善,但是鼻尖下小叶区域在基底位观察时会出现过度延长造成不自然的外观。

鼻中隔延伸移植物

鼻中隔延伸移植物是一种附着于鼻中隔上,通过外科手段改变鼻中隔大小和形状的移植物。这一方法可以产生多种效果,比如加强鼻尖支撑,鼻尖表现点和旋转度的调整,延长鼻背,鼻小柱延长和鼻唇角的改善[19, 20]。

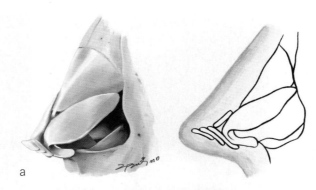

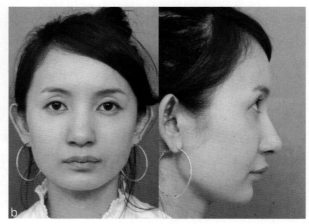

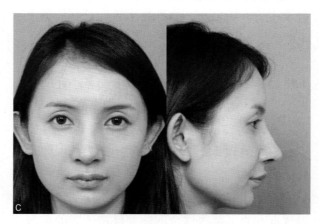

图 41.14　a.多层鼻尖移植物；b，c.使用鼻尖多层移植物的术前术后观

根据调整延伸长度的方向,鼻中隔延伸移植物可以调节鼻翼软骨的方向和表现点。作为和两侧鼻翼软骨一起的独立移植物,鼻中隔移植物没有其他鼻尖移植物术后常见并发症的风险,比如移植物显形或皮肤变薄。为了成功的使用鼻中隔延伸移植物,鼻中隔软骨必须有足够的厚度和强度。如果软骨薄弱,获取的软骨作为 L 形支撑物也同样缺乏强度,会造成鼻中隔延伸移植物变形,

进而引起鼻尖变形或鼻尖表现点缺失。使用延伸移植物时，鼻中隔尾侧端不能有变形。如果鼻中隔前角和鼻中隔尾侧端发育良好，使用鼻中隔延伸移植物可以取得良好的效果。Byrd 等[19]将鼻中隔延伸移植物分为三类：成对撑开移植物，成对板条移植物和直接延伸移植物。除了这三种类型的延伸移植物，根据手术目的和获取移植物的形状和大小，还可以演变为多种类型的移植物（图41.15）。使用鼻中隔延伸移植物时，切取鼻中隔软骨一般需要保留 1 cm 宽度的鼻背支撑和 1 cm宽度的鼻中隔尾侧端支撑。特别是亚洲女性患者，由于鼻中隔软骨发育的比较薄弱，术中应当保留更宽大的软骨组织。虽然鼻中隔延伸移植物有许多优点，但是也一样存在很多限制。鼻中隔延伸移植物的最关键的缺点是，改变整个鼻翼软骨的尺寸时并不能改变鼻翼软骨的基本形态。因此，鼻尖或鼻尖小叶关系的精细调整需要额外的鼻尖移植物技术来实现。除了这种限制之外，还可能伴随以下并发症，包括鼻尖僵硬，继发性鼻塞，由于鼻中隔弯曲引起的鼻孔变形，以及鼻尖表现点缺失和旋转。

截骨术

截骨术是一项针对歪鼻、驼峰降低和眉—鼻尖美容线调整的重要技术。虽然截骨术在亚洲人和高加索人的鼻整形术中被广泛应用，但因为亚洲人鼻骨的大小和厚度，截骨术依然是极具挑战性的。亚洲人鼻骨普遍发育的小而厚，这会增加截骨术中破碎骨组织并骨折为小骨片的风险。在这类患者中，建议使用其他方式，如盖板移植物代替截骨术。此外，在白种人鼻整形术中广泛进行的经皮外侧截骨术不适合具有较厚鼻骨的患者。因为难以在较厚鼻骨上形成多个骨孔，并使用压力连接起来。所以作者建议使用内部连续方法进行内侧和外侧截骨术，而不是经皮途径。另外，亚洲人群的共同特征之一是皮肤过厚，截骨术引起的变化往往不会出现在外部，从而使截骨术的效果不那么明显。一般只对具有明确指证的患者采用非常谨慎地截骨术。

鼻翼基底手术

由于许多亚洲患者鼻翼基底部宽大，在亚洲鼻整形术中鼻翼基底手术是调整鼻部形态非常重要的一种补充术式。多数基底手术都被用来缩窄鼻翼宽度。鼻翼基底调整技术包括外张鼻翼缩窄（鼻翼楔形切口），鼻孔缩窄（鼻槛切口）和外张鼻翼缩窄与鼻口缩窄（鼻翼/鼻槛联合切口）[21]。术式的选择根据调整的需要决定（图41.16）。

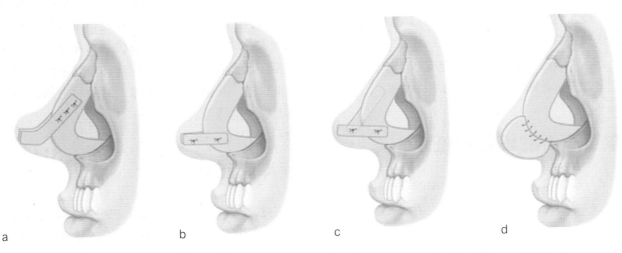

图 41.15　鼻中隔延伸移植物的不同形式。a. 延伸撑开移植物；b. 板条；c. 撑开板条；d. 端端吻合

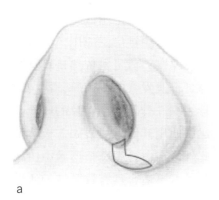
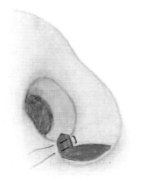
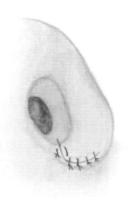

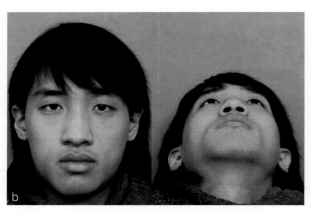
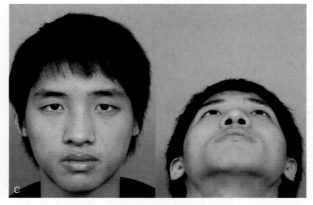

图 41.16　a.鼻槛鼻翼切除：存在鼻孔宽大和鼻翼外展时采用椭圆形和楔形切除；b，c.典型的鼻槛鼻翼联合切除术前术后观

鼻翼鼻小柱关系

　　鼻基底的形状由鼻小柱和鼻翼的关系决定。从侧面看，美观的鼻孔呈卵圆形。在寻求鼻整形的亚洲患者中，鼻翼鼻小柱异位是相对常见的问题，鼻翼悬垂是最常见的畸形。鼻翼悬垂可以通过在鼻孔内侧切除前庭皮肤，然后缝合切除的边缘来校正鼻翼悬垂（图 41.17）。在更严重的情况下，可以进一步切除鼻翼缘皮肤。如果皮肤的切除太多，鼻翼缘会出现不自然的倾斜。

东亚患者驼峰鼻降低术

　　与高加索人发育良好和突出的鼻子相反，东亚人的鼻子通常很小且不突出。因此亚洲人驼峰鼻的发生率相对较低，但仍有相当数量的患者具有驼峰鼻。通过对患者的检查可以明确驼峰的类型。亚洲人的鼻背突起可以分为三类：广泛驼峰，孤立驼峰和低鼻尖驼峰（图 41.18）[22]。广泛驼峰是高加索人中最普遍的驼峰类型，驼峰的柔和曲线从鼻骨一直延伸至软骨。孤立驼峰表现为在鼻背突然出现的三角形或圆形凸起。驼峰整体的长度很短，大多位于鼻缝点。低鼻尖驼峰表现为鼻背发育不突出但鼻尖发育较差，呈现鼻背驼峰的假象。除了驼峰降低，鼻尖手术和鼻背填充同样是东亚患者驼峰鼻成功治疗的重要手段之一。因此，亚洲患者的驼峰手术是一种综合调整，而不是简单的降低。

歪鼻矫正术

　　处理骨拱，中鼻拱和下三分之一高加索人鼻整形的手术原则也可适用于矫正亚洲的歪鼻患者。但是许多患者缺乏足够的鼻中隔软骨，不足

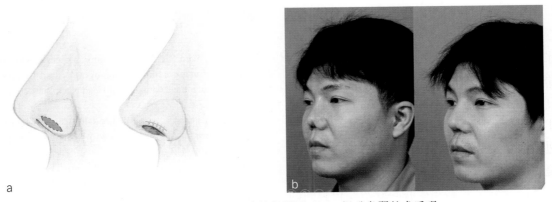

图 41.17 a. 前庭皮肤切除的鼻翼矫正；b. 提升鼻翼的术后观

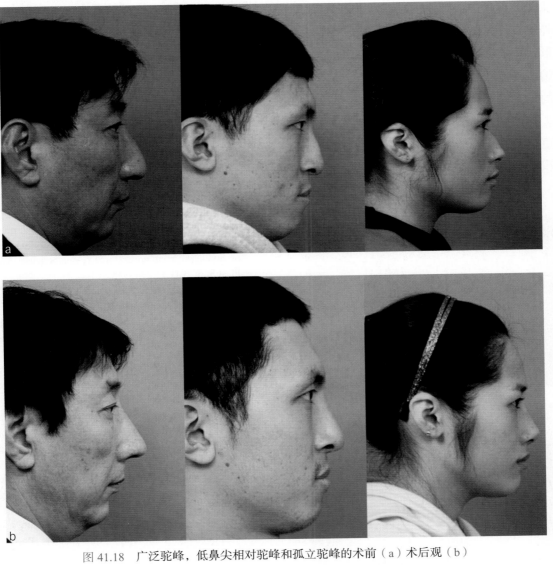

图 41.18 广泛驼峰，低鼻尖相对驼峰和孤立驼峰的术前（a）术后观（b）

以完成鼻中隔软骨支架，鼻尖手术和鼻背填充。因此，外科医生经常不得不获取额外的软骨用以矫正歪鼻。在几种不同类型的歪鼻中，直线型的最难治疗[23]。在进行手术治疗之前，外科医生必须仔细检查面部不对称的情况，这将大大地影响手术效果。此外，许多进行歪鼻矫正的患者也希望进行鼻背填充手术。因此，鼻背填充术也被认为是歪鼻矫正术中重要的一部分。通过手术外科医生重新建立了骨骼和皮肤—软组织包膜间的关系，以及鼻子的功能和美学之间的平衡。歪鼻矫正术中进行的截骨术或用于固定撑开移植物的缝线可能导致鼻背在术后的不规则外形，尤其是在皮肤薄的患者中。另外，在手术过程中可能发生意外的事件，例如由于基石区的破坏引起的鞍鼻畸形，特别需要鼻背填充。一些歪鼻的患者在严重偏斜的区域会表现出皮肤和软组织的挛缩。适当的鼻背填充可有助于缓解造成偏斜的软组织畸形。此外，鼻背填充本身也可以使鼻子看起来更长更窄。当进行鼻背填充时，如果可能，应选择体积较小材质较软的植入物（图 41.19）。

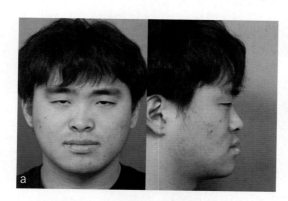

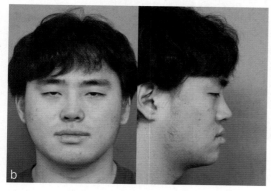

图 41.19 行歪鼻矫正的隆鼻术，术前（a）术后观（b）

参考文献

1. Cho GS, Kim SH, Yeo NK, Jang YJ. Nasal skin thickness measured using computed tomography and its effect on tip surgery outcomes. Otolaryngol Head Neck Surg 2011;144:522–527

2. Wang JH, Jang YJ, Park SK, Lee BJ. Measurement of aesthetic proportions in the profile view of Koreans. Ann Plast Surg 2009;62:109–113

3. Kim JS, Khan NA, Song HM, Jang YJ. Intraoperative measurements of harvestable septal cartilage in rhinoplasty. Ann Plast Surg 2010;65:519–523

4. Jang YJ, Moon BJ. State of the art in augmentation rhinoplasty: implant or graft? Curr Opin Otolaryngol Head Neck Surg 2012;20:280–288

5. Wang JH, Lee BJ, Jang YJ. Use of silicone sheets for dorsal augmentation in rhinoplasty for Asian noses. Acta Otolaryngol Suppl 2007;558:115–120

6. McCurdy JA. The Asian nose: Augmentation rhinoplasty with L-shaped silicone implants. Facial Plast Surg 2002;18:245–252

7. Tham C, Lai YL, Weng CJ, et al. Silicone augmentation rhinoplasty in an oriental population. Ann Plast Surg 2005;54:1–5

8. Jung YG, Kim HY, Dhong HJ. Ultrasonic monitoring of implant thickness after augmentation rhinoplasty with expanded polytetrafl uoroethylene. Am J Rhinol Allergy 2009;23:105–110

9. Godin MS, Waldman SR, Johnson CM. Nasal augmentation using Gore-Tex: A 10-year experience. Arch Facial Plast Surg 1999;1:118–121

10. Yap EC, Abubakar SS, Olveda MB. Expanded polytetrafl-uoroethylene as dorsal augmentation material in rhinoplasty on Southeast Asian noses: three year experience. Arch Facial Plast Surg 2011;13:234–238

11. Toriumi DM, Swartout B. Asian rhinoplasty. Facial Plast Surg Clin 2007;15:293–307

12. Moon BJ, Lee HJ, Jang YJ. Outcomes following rhinoplasty using autologous costal cartilage. Arch Facial Plast Surg 2012;14: 175–180

13. Karaatin MV, Orhans KS, Demirel T. Fascia lata graft for nasal dorsal contouring in rhinoplasty. J Plast Reconstr Aesthet Surg 2009;62:1255–1260

14. Jang YJ, Song HM, Yoon YJ, Sykes JM. Combined use of crushed cartilage and processed fascia lata for dorsal augmentation in rhinoplasty for Asians. Laryngoscope 2009;119: 1088–1892

15. Jang YJ, Wang JH, Sinha V, et al. Tutoplast-processed fascia lata for dorsal augmentation in rhinoplasty. Otolaryngol Head Neck Surg 2007;137:88–92

16. Gunter JP, Landecker A, Cochran CS. Frequently used grafts in rhinoplasty: nomenclature and analysis. Plast Reconstr Surg 2006;118:14–29

17. Jang YJ, Yu MS. Rhinoplasty for the Asian nose. Facial Plast Surg 2010;26:93–101

18. Jang YJ, Min JY, Lau BC. A Multilayer cartilaginous tip-grafting technique for improved nasal tip refinement in Asian rhinoplasty. Otolaryngol Head Neck Surg 2011;145:217–222

19. Byrd HS, Andochick S, Copit S, et al. Septal extension grafts: A method of controlling tip projection shape. Plastic Reconstr Surg 1997;100:999–1010

20. Hubbard TJ. Exploiting the septum for maximal tip control. Ann Plast Surg 2000;44:173–180

21. Anderson JR. A reasoned approach to the nasal base. Arch Otolaryngol Head Neck Surg 1984;110:349–358

22. Jang YJ, Kim JH. Classification of convex nasal dorsum deformities in Asian patients and treatment outcomes. J Plast Reconstr Aesthet Surg 2011;64:301–306

23. Cho GS, Jang YJ. Deviated nose correction: different outcomes according to the deviation type. Laryngoscope 2013;123:1136–1142

42 非裔患者的鼻整形术

作者：Ifeolumipo O. Sofola，Kofi D.O.Boahene
翻译：钱玉鑫　审校：刘安堂

引　言

过去三十年间，要求美容鼻整形术的患者人口特征有了很大的发展。目前，非高加索人口约占美国人口 33%。保守估计，包括非裔、亚裔和西班牙裔在内的该群体是美洲增长最快的群体之一，到 2050 年将占人口总数的约 54%[1]。这期间，要求鼻整形术的非裔患者会明显增加。这种增加反映了鼻整形意识的提高、患者对非必须手术的经济及态度有积极转变，更普遍的是这些患者希望在保留种族特征的同时，有令人满意的外表、且面部和谐。

寻求鼻整形手术的患者希望获得的美容效果受到审美观的强烈影响。种族、族群、文化等许多因素会影响审美观。由于多数团体有不同的民族特性，审美也会不同。美是一种平衡、对称、和谐，看上去令人愉悦。人们尝试通过建立种族标准，标准化美与不美。通常外科医生尝试达到的这种理想标准往往无法令患者个体满意。鼻整形医生必须意识并接受属于该人口独特的种族、文化和解剖学特征。鼻整形设计时，全面了解非裔患者的面部特征及审美趋势对鼻分析至关重要。

种族是一个客观术语，指拥有类似身体素质的同样传统的人；族群则是一个自我分配、更主观的概念。文化是信念及价值观的集合，并不一定会考虑种族或族群[2]。同种族的人不一定会是同样的族群和审美观。由于类似族群背景的人可能会有非常不同的文化价值观，因此我们要重视文化力量对个人审美的影响。当评估来自不同族群、要求进行美容鼻整形的患者时，应仔细研究种族、族群、文化及其相互作用。

当评估非裔患者时，保留或改变种族特征的概念很重要。除了希望改善外观、和谐和面部平衡外，多数非裔患者还强烈要求手术效果能保持与种族、民族特征的和谐。相对而言，种族变化则是指改变患者的特征，塑造一个更西化或者说与种族不一致的外观。医生对要求去除种族特征的鼻整形患者应进行教育，告知潜在风险，通常不鼓励这些申请。

虽然寻求鼻整形术非裔患者的预期效果无法普遍化，但还是有些常见的诉求，包括轮廓分明的鼻背，改善鼻尖，缩小鼻中穹隆和鼻翼基部。在本章中，我们概述了一种系统分析、重建非裔患者鼻子的、与其种族特征和谐的方法。

解剖学

鼻子是由软组织罩、软骨和骨结构组成，以呼吸道黏膜为衬里。多数非洲人的鼻尖软组织厚于高加索人。这种厚鼻尖皮肤会抵消皮下软骨结构，形成球状鼻或鼻尖不明显。由于皮下纤维脂肪层厚（厚 2~4 mm），非裔患者皮肤厚、脂肪过多、无弹性。

鼻支架由鼻骨、上外侧软骨（ULCs）、下外侧软骨（LLCs）和前上颌骨组成。鼻骨与前额骨、上颌骨的鼻腔部分相接[3]。非裔美国人最常见的鼻部求诊内容是鼻骨与鼻背之间的钝角关系导致鼻背轮廓形态不明显、中穹隆过宽。短鼻骨—这个非洲人鼻子的共同特征，导致了侵入性截骨术后中穹隆塌陷的风险[4]。

上外侧软骨头侧与鼻骨底面相接，尾侧与下外侧软骨在卷轴区相连。上外侧软骨支撑鼻中穹隆，与鼻骨一同确定鼻梁的宽度和鼻背的轮廓。上外侧软骨由下方与之相连的、四边形的鼻中隔软骨支撑。鼻整形术时，四边形的鼻中隔软骨是移植物的主要来源，但对于非裔患者来说，软骨提取可能不够，因此要考虑其他移植物来源。鼻中隔尾侧位于中隔前角，对支持鼻尖有重要作用。

下外侧软骨对鼻尖支撑起主导作用。每个下外侧软骨由内侧脚、中侧脚和外侧脚组成。双侧下鼻软骨的大小、轮廓和方向决定了鼻尖的宽度和轮廓。当解剖去除周围软组织后，下外侧软骨被看作三维结构；它在多个平面改变方向，塑造了鼻尖的结构与形状。下外侧软骨内侧脚到外侧脚的变化确定了穹隆间角。宽穹隆间角会导致轮廓较差的球形鼻尖。穹隆间角是指下外侧软骨的两中段部分形成的角，它一定程度上指明了鼻尖表现点间的距离。经皮表现出的下外侧软骨的轮廓，确定鼻尖的定位及美学效果。在下外侧软骨尾侧，鼻翼无任何软骨支撑。因此，沿鼻翼边缘的鼻孔形状及弹性取决于鼻翼区域软组织的硬度（图 42.1）。在基底位观，基准视图中，鼻孔呈梨形，尺寸差异很大。鼻孔的形状及尺寸确定：外侧是鼻翼缘、中间是鼻小柱、下侧是鼻槛、上

侧是鼻软三角。鼻翼边缘应在侧面从鼻尖平缓过渡到鼻面沟。鼻孔宽大的患者普遍鼻翼边缘外扩明显。与鼻翼外扩不同，鼻翼基部宽度是指两个鼻翼—面部过渡点间的距离（图 42.2）。合适的鼻翼基部宽度是基于个体患者的整个面部美学比例确定。

鼻尖支撑非常复杂，基于多个连接结构间的关系，包括下外侧软骨、上外侧软骨与下外侧软骨间的纤维连接、鼻中隔前角与下外侧软骨表面的悬韧带、下外侧软骨与梨状孔之间的连接、鼻中隔和前鼻棘[5]。

考虑鼻整形手术时，保留鼻功能至关重要。鼻阈对鼻功能很关键，在调节鼻通气上起关键作用。外鼻阈内侧是尾部中隔、鼻小柱和前上颌骨，外侧是鼻翼小叶、鼻翼和扩张肌[6]。中隔的与上外侧软骨尾侧连接处形成的内鼻阈角是鼻气道的最狭窄的部分，是上气道阻力的主要原因[6]。高加索人的鼻子的内鼻阈角要在 10°~15°，以保证充分的鼻通气，非裔人的鼻子角度要更宽。由中隔、上外侧软骨尾部、下鼻甲头部组成的鼻瓣区域，对非裔患者的上气道阻力有较大影响[7]。

文献中有多处说明了高加索人鼻子和非洲鼻子之间的区别。但其中有些神话。这些差异源于非裔美国人的三民族背景[8]，中美洲的非裔患

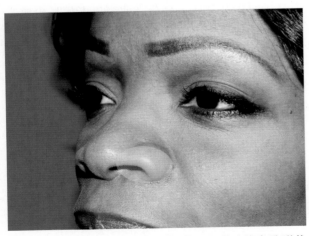

图 42.1　鼻翼区软组织无软骨，导致鼻翼边缘鼻孔形状及弹性

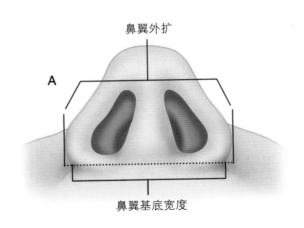

图 42.2　鼻翼扩张是指鼻翼折痕结合部上最大凸出程度。鼻翼基部宽度（鼻翼间宽度）是指双侧鼻翼折痕结合部间的距离

者也有同样的差异。在非洲大陆，不同族群和地区的面部特征、鼻解剖学也有明显差异。这既可归因于固有的种族差异，也可以认为受到了来自其他大洲的跨种族混合的影响。这些跨种族的影响已存在数百年，正如东部南部非洲深受东印度的影响，而东北部非洲则受到了阿拉伯地区的影响。此处总结了高加索人与非裔患者的解剖学差异。

鼻　锥

与高加索人的鼻子相比，非洲人的鼻子通常扁、宽和不突出，前额角深、鼻根低。鼻骨普遍缺乏上颌骨的突出，导致了鼻基底低且宽[9~11]。因此，非裔美国患者实施鼻整形术通常采用移植物或假体填充鼻背。

鼻翼软骨

我们通常认为非裔患者的鼻翼软骨薄弱、无力支撑鼻尖，其有厚的纤维油性皮肤。相反地，Rohrich[11]的解剖研究显示非裔患者的鼻翼软骨大小与高加索患者类似。Ofodile 和 James[12] 报道了类似的发现，虽然上文中提到了三民族线的差异。因此，与非裔印度人、非裔高加索人鼻型相比，非洲人尸体的鼻翼软骨更窄。鼻翼软骨的内外侧突出并不如原来所想的比高加索人短且脆弱。相比高加索患者，非洲患者的前上颌骨和鼻前棘不是非常突出。内外侧脚之间的夹角圆钝，内有大量脂肪和皮肤。鼻小柱短、丰满，侧位观时常隐藏在厚实鼻翼缘下。这些差异形成了尖鼻唇角和鼻尖支撑减少[13]。

鼻部分析

分析非裔鼻整形患者的鼻子后，我们发现鼻子形状及皮肤厚度有很大差异，因此无法使用严格的人体测量标准作为指导。除了上述的人体测量数据外，为该类患者实施鼻整形术的医生要基于美丽非洲鼻型的概念、研究一套系统方法来分析每个鼻子[14]。形成美丽非洲鼻型概念的一种方法是密切关注流行杂志发表的"最美黑人女性名单"中非裔的鼻子。通过研究这些妇女的鼻子，以了解鼻根突出、鼻轮廓形状、鼻背和鼻尖突出、鼻尖宽度、鼻孔形状、鼻翼外扩程度和鼻底宽度的趋势。这种训练使得外科医生不再从鼻角度和比率，而是从整张脸去设计非洲型鼻子。

分析非裔患者鼻子时，患者的信息非常有用。作者使用一种简单的问诊法，询问患者喜欢 / 不喜欢自己鼻子哪些方面，以了解他们的审美。通常，患者能迅速列出对自己鼻子不满意之处，但他们难以判定他们喜欢的特征。设计鼻子形状时，判定所需的特征有助于建立一个参考标准。

系统分析非裔鼻子应从皮肤开始。首先，确定鼻部皮肤的厚度，预估其对手术、瘢痕形成和二次塑形的反应。触诊鼻部皮肤能为随后的轮廓定形提供有价值的信息。其次，评估鼻根处鼻子的起点。应对鼻根内眦水平以上的宽度和突出度、与眼睑关系以及反射光线的能力进行评估。鼻根是非裔患者鼻整形求诊普遍关注的问题。患者通常自述鼻根扁平。因此，多数非裔患者的鼻根在内眦上不会突出，鼻根起点与瞳孔或睑缘平行。过度突出的鼻根或起点高于眼睑会对眼部产生阴影，使他们看上去凹陷，外观不自然。下一步确定鼻尖突出度和所需变化。非裔患者的鼻尖普遍没有高加索患者突出。鼻尖突出过度变化会使外观异常、不自然。一旦确定了鼻根和鼻尖突出度，则可以通过连接这两个点并且在需要时在鼻尖上区降低部分高度，来确定期望的鼻轮廓。鼻子可通过正面观进行分析。患者最常使用正面观来评判其鼻成形术效果。正面观时，鼻子通常分为上、中、下 1/3，分别对应解剖学上的鼻骨、上外侧软骨和下外侧软骨。上 1/3 即是鼻根处双眼间区域。触诊鼻骨时，应分析其长度。鼻骨短患者考虑截骨术时应加以重视。要确定中穹隆宽度及考虑是否需要缩减中穹隆。对下 1/3 鼻进行分析，决定鼻尖突出度、鼻翼轮廓、宽度及患者微笑时的动态变化。鼻尖轮廓不等同于鼻尖宽度。由于鼻尖软骨会影响鼻尖的功能与美观度，因此要评估其形状、强度和轮廓。如果是球形鼻尖，还需考虑皮肤和鼻尖软骨轮廓的影响。相比由宽下外侧软骨和宽穹隆间角引起的球形鼻尖，修整由厚皮肤引起的球形鼻尖难度更高。

基面观分析提供关于鼻翼小叶、鼻翼扩张度、鼻翼—面部过渡、鼻孔形状、大小及对称度、上唇长度和鼻唇沟处变化等关键信息。多数非裔患者都有一定程度的鼻翼扩张，即使在鼻孔缩窄术时这点仍应保留。将棉签轻轻放入鼻孔，挑起鼻尖，可以观察到鼻整形手术后鼻翼外扩的继发性变化。

非裔鼻整形求诊患者普遍鼻翼基底较宽。通常，鼻翼基部宽度的分析要结合面中部宽度和内眦间距离。如果高加索人的鼻翼外侧缘位于内眦处，被认为鼻翼基部宽。对于非裔患者，我们发现泪阜取代内眦成了更佳的参考点。

对鼻翼基底也应进行动态评估。患者通常抱怨鼻基底部的"扩张"，微笑时鼻形态完全消失或钝化。微笑时鼻基部扩张是面部肌肉收缩作用于鼻子的必然结果。为鼻尖、鼻翼基底和中穹隆提供更强大的支撑，可以抵抗面部肌肉的收缩力量，使微笑时钝化程度降到最低。

正面观时要分析整体轮廓、位置和大小。轮廓分明的鼻尖能反射光，其轮廓可与鼻背、鼻翼小叶细微区分。轮廓分明的鼻尖不一定是尖的、突出的或孤立的，而是要对比体现出阴影区包围的、高光的鼻尖表现点。鼻尖宽度可能等于或略宽于鼻背宽度，取决于眉尖鼻尖美学线条。我们发现上唇的唇弓宽度是确定非裔患者适合鼻尖宽度的好方法。

轮廓分明的鼻梁不一定是突出的，而是要在鼻背和侧壁间形成明显对比。患者普遍反映可以通过化妆达到更突出的鼻部效果。

所有的鼻整形手术患者都必须进行鼻内检查，以确定鼻气道的通畅率和支撑、移植软骨的

可用性及现有的需要解决的所有病理问题。

患者的期望和鼻整形术的目标

求诊鼻整形的非裔患者普遍希望得到保留其种族特征的、某种形式的鼻改良手术。因此，"鼻改良手术"这词更适合，指通过手术手段来为鼻子重新塑形以达到美学效果。高加索患者考虑鼻整形时，作为外科医生，我们是否有意改变患者普遍的种族特征，或者我们是否追求美学和面部和谐的效果？多数外科医生会选择后者。要记住这一理念，即处理其他种族患者时，面部和谐、保留其种族特征及鼻功能至关重要。如今的美国是一个种族混合的大熔炉，我们发现很多不符合传统审美的混合特征，因此面容和谐这一需求则显得更加真实。设计满足患者希望的手术方法对外科医生而言是一种挑战。实现这一目标取决于对非裔患者鼻解剖的认识及了解影响手术方法选择的关键性差异。Rohrich 和 Muzaffar[15] 简要概括了非裔美国人鼻整形手术的 5 个目标：

1. 保持鼻—面部和谐与平衡
2. 窄和直的鼻背
3. 增加鼻尖突出度和轮廓感
4. 轻微的鼻翼扩张
5. 鼻翼间距离缩窄

手术技术

选择一种方法

与其他种族一样，非裔患者鼻整形手术中暴露鼻结构的方法应根据诊断、预期支架构建策略和医生舒适度来选择。非裔患者普遍容易形成不佳的瘢痕。因此，患者关注鼻小柱切口引起的和鼻孔周围的瘢痕。尽管作者本人没有在鼻子上遇到瘢痕疙瘩，但是对于增生性瘢痕及瘢痕疙瘩形成要高度重视。过度的皮下瘢痕形成虽然看不见，但也会导致鼻轮廓较差。限制皮肤切口和皮

下分离的方法与技巧是可取的，而且应更多用于非裔患者的鼻整形中。实施皮肤切口时，要小心设计并仔细闭合切口。应限制皮肤软组织罩分离，以尽可能减少皮下瘢痕形成。愈合功能良好的非裔患者可以采用经鼻小柱的外切口行鼻整形术。当进行穹隆折叠缝合时，外切口暴露鼻尖软骨仅限制在穹隆部位，不需要向外侧分离。无须过度侧面分离即可暴露鼻背，减少鼻侧壁瘢痕形成。鼻内切口入路无须鼻小柱切口，也可提供轮廓成型的方法。在使用鼻内法的鼻背处理中，仅在一侧行软骨间切口，减少内鼻阈周围瘢痕的形成。长边缘切口（外切口与内切口法结合）可以集合这两种经典技术的优点，是解决非裔鼻子重建中多数结构问题的理想方法。边缘切口结合膜性中隔分离，延长了外侧脚软骨的暴露，经鼻孔显露穹顶，无须二次软骨间切开或经鼻小柱切开（图42.3）。穹顶分离后，可暴露鼻背用于改变轮廓。鼻背处理中单侧鼻软骨间切口能与单侧边缘切口结合，以放置鼻尖移植物，这会显著减少软组织损伤和术后肿胀。

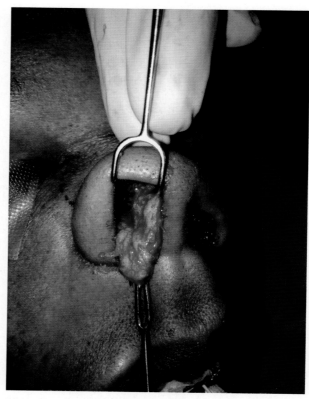

图 42.3　边缘切口合并膜性中隔分离，经鼻孔显露穹顶。无须大面积皮下分离、二次软骨间切开或经鼻小柱切开即可暴露术野

鼻部厚皮肤的处理

　　非裔美国人鼻部皮肤普遍较厚，使得鼻尖、鼻梁塑形极具挑战。厚的鼻部皮肤很坚硬，会对软组织覆盖和鼻轮廓产生阻力，钝化了皮下软骨的表现点。术后瘢痕形成会抵消鼻尖缝合的效果。厚鼻部皮肤很重，因此术后瘢痕收缩时，更需要足够的结构支持。

　　为尽量降低皮下瘢痕形成的钝化影响，尽可能使用降低皮肤罩损伤的技术。经局部皮下囊袋植入鼻尖盖板移植物，可以避免拉伸皮肤至下外侧软骨进行穹隆间鼻尖缝合。

　　精细、准确地切除厚鼻部皮肤，可以软化其硬度，使贴合更好并改善外形轮廓。皮肤切除必须有选择性地进行，并且不能超过真皮血管网。用手术剪将皮下纤维脂肪组织钝性分离去除，同时反复触诊皮肤以评估其柔韧性变化。也可以使

用 Adson-Brown 镊，通过撕拉的方法，将纤维脂肪精确切除。鼻侧壁可以通过切除表浅肌肉腱膜筋膜系统层去除头侧至鼻翼沟的软组织，注意避免侧鼻动脉（图 42.4）。术后通常需要注射曲安奈德，进一步调节皮下瘢痕形成。

鼻背塑形

　　轮廓分明的鼻梁能沿眉鼻美学曲线反射光线。隆鼻术后寻求手术修复的非裔患者经常抱怨眼睛凹陷、鼻梁过高、鼻根过高或不成比例的细鼻梁。为避免这些不自然效果，应采用计算方法定义鼻梁低平。首先要确定预期的鼻根起点。非裔患者中，鼻根通常位于瞳孔或上眼睑缘水平。高鼻根点不是多数非裔鼻子的特征，应该要避免。鼻根突出不应对内眦产生阴影，否则会导致眼部

凹陷的效果（图 42.5）。其次，鼻梁的宽度要突出鼻尖，鼻梁宽度略窄于鼻尖表现点间距离。如果鼻梁足够突出但在正面观时缺乏轮廓，可以考虑使用鼻背轮廓盖板移植物，以伸展皮肤。

双层中隔软骨或带软骨膜的、经过雕刻的肋软骨薄片是很好的鼻梁移植物。软骨膜应宽于下方软骨条，使鼻背线平缓过渡到鼻侧壁。当鼻梁不够突出时，需要更高的鼻背移植物。较高的鼻背移植物应从鼻额交界平缓过渡到鼻尖，并在鼻梁上保持笔直和稳定。较高的肋软骨移植物容易变形和移位，仍受到医生和患者的质疑。可使用多种技术和操作，以降低肋软骨移植物的继发性变化。从肋软骨块的中心开始雕刻可减少变形。肋骨—软骨复合移植物不易弯曲。将雕刻的肋软骨移植物置于盐水中，使用前观察，评估其变形趋势。对于鼻背移植物，沿着移植物底面、同心雕刻使中空凹陷，这能分散力量、降低变形概率。雕刻鼻背移植物底面，以适应鼻骨和上外侧软骨。5 mm 皮肤活检钳是雕刻肋骨移植物底面的最佳工具。盖板移植物的理想尺寸受皮肤厚度及皮下瘢痕形成影响。盖板移植物的尾端应向下逐渐变细，置于侧鼻软骨之间，避免鸟嘴样畸形或增宽鼻尖上区。盖板移植物的头端应平缓过渡到前额。由变形导致的鼻根部位移植物边缘的后期抬高，使得移植物可见或可触摸到。

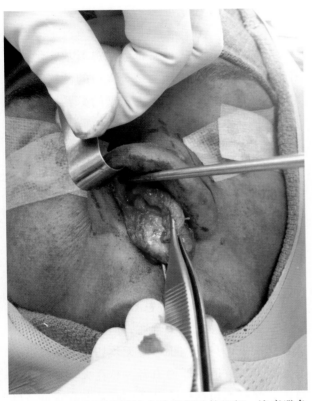

图 42.4 从头侧到鼻翼沟去除鼻侧壁软组织。注意避免侧鼻动脉和真皮下血管网

将鼻背盖板移植物固定至鼻尖软骨，通常会引起不自然的、坚硬的鼻尖。相反，将鼻背软骨移植物与鼻尖软骨分离，效果更自然。非裔鼻子皮肤厚实，鼻尖上区阴影不常见，试图重建会破坏鼻梁轮廓。鼻尖表现点间距离不应窄于鼻梁宽度。现在越来越流行使用筋膜包裹切碎的软骨移植物，从而取代雕刻的块状软骨移植物来修整鼻梁。对耳、中隔和肋部软骨精确切割，并转移到筋膜囊袋中，然后植入鼻背。切割软骨的优势在于不会有继发性变形，植入的移植物可以混合，能够平缓地过渡到相邻亚单位。鼻背整形中，异质移植物是自体组织的一种替代品，但其终身都有较高的感染及排异风险。辐照肋软骨也可用于鼻背填充[16]。

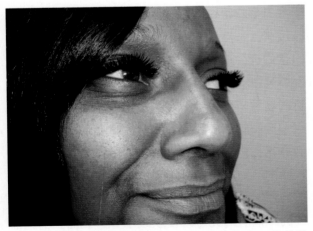

图 42.5 该患者肋软骨移植后，鼻背过度突出，使其眼睛外观凹陷，对内眦和侧鼻背产生阴影

鼻 骨

短鼻骨是非裔患者鼻背不突出的普遍特征。为缩小较宽的中穹隆，通常必须实施仔细的截骨术，以重新定位骨穹隆基底部。中穹隆不宽时，实施无明显鼻骨不全骨折的下外侧截骨术即可。中穹隆非常宽时，控制性间断内侧截骨术合并无不全骨折的下外侧截骨术效果好。

需保持鼻骨稳定，以确保控制性地重新定位。极少使用中间截骨术，仅在需形成高对比的鼻背时采用。间断的外侧截骨术可经 1 mm 穿刺切口以可控的方式实施，保留骨膜、最大限度地减少鼻骨不稳的可能性。受控的内侧截骨术可采用内切口在预期眉鼻尖曲线侧面实施。

表现鼻尖轮廓

鼻整形术中常规使用的软骨轮廓缝合技术[17,18]适用于非裔鼻整形术，但当鼻部皮肤较厚时效果可能较差。过度依赖缝合技术有形成鼻尖夹捏和鼻翼退缩的风险。重建非裔鼻尖的一种方法是首先确定鼻尖突出度。通常，非裔鼻子不应过高。应避免试图通过增加鼻尖突出来减少鼻翼外扩并塑造一个较小鼻尖。用鼻小柱支撑移植物或尾侧中隔延伸移植物来形成并稳定预期的鼻尖[19-21]。鼻基部稳定，可以仅用层叠的鼻尖盖板移植物[22,23]，或者合并使用轮廓缝合技术，来形成鼻尖轮廓。通过保守的头部端切除，可以缩窄较宽的鼻翼软骨外侧脚。可考虑采用外侧脚横跨缝合技术来缩小鼻尖区域的宽度。因此，应选择并合并使用鼻尖表现技术，使鼻尖表现点与周边阴影区域产生对比。

短鼻延长

正面观时，非裔短鼻通常有朝天鼻和鼻孔过大的特征。需延长鼻子中央的稳定支柱，以延长短鼻。通过稳定的中央支柱，可以拉伸鼻部皮肤罩并保持在合适位置。通过拉伸膜性中隔、释放

卷轴区、将下外侧软骨尾端从上外侧软骨分离，使长度发生变化。可使用强力扩展撑开移植物、尾侧中隔延伸移植物或两者并用达到效果[20,24]。

鼻翼基底修整

非裔鼻整形患者通常都要求鼻翼基底修整。因此，多数外科医生认为该类人口的鼻整形术即为鼻翼基底手术。非裔患者重塑的鼻翼与鼻孔要保留功能、外观自然，并与余下的面部特征相符。非裔患者鼻翼基底畸形分为 3 类：

1. 鼻翼过度扩张，其特征就是部分鼻翼延伸到鼻翼—面颊交界处的外侧（通常 2 mm）
2. 鼻翼间距离增加，鼻翼基底外侧到达泪阜线内侧
3. 鼻翼扩张合并鼻翼间距离增加，需要复合技术进行修整

需要鼻翼切除术的患者通常分为Ⅰ型和Ⅱ型。Ⅰ型患者鼻孔大小合适，但鼻翼小叶过大。这种情况下，只需缩小小叶无须切除前庭皮肤。Ⅱ型患者（普遍是非裔患者）鼻孔大且鼻翼小叶过大。修整术包括切除鼻翼小叶及前庭皮肤（图42.6）。

鉴于这些观察结果，对鼻翼基底修整一般侧重于用软组织切除技术，解决鼻翼扩张和鼻基底过宽。虽然这些技术有助于处理鼻基底宽度，但它们也会形成外部伤疤、色素沉着、脸颊或者上唇过渡不自然。人们不能过度强调要适当地分析问题性质并设计解决方案，这涉及许多技术。当考虑鼻翼基底切除技术时，重要的是要正确诊断鼻翼扩张并认识到它与增加的鼻翼基底宽度是不同的。鼻翼扩张是指鼻翼沟上方的鼻翼基底凸出的最大程度（图42.7）。鼻翼间宽度则是鼻翼沟的距离。因此考虑皮肤或小叶的表面、前庭面这两个表面是有帮助的。如果这些被单独地正确地考虑，每个都会导致不同程度的鼻基底宽度和轮廓的变化。考虑到这一点，每个表面会独立采

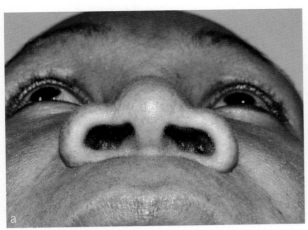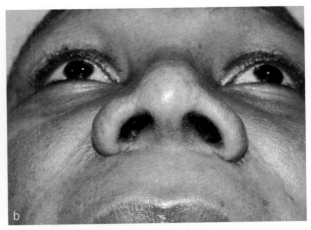

图 42.6　a. 该患者鼻尖不突出、鼻翼扩张过度合并大鼻孔（Ⅱ型形态）。矫正包括用中隔尾侧延伸移植物矫正鼻尖，切除鼻翼小叶和前庭皮肤；b. 术后可见鼻孔缩小、鼻翼扩张减少并愈合良好。与其面部特征一致的民族鼻特征得以保留

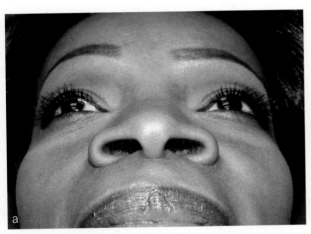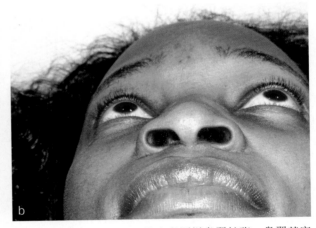

图 42.7　鼻翼扩张如图所示。a. 该患者的鼻翼扩张可以通过单独切除鼻翼基部完成；b. 该患者同样鼻翼扩张，鼻翼基底切除需小心处理。如有必要，作者推荐延迟切除术，在初次手术愈合后实施

用不同类型、不同量的切割。前庭侧面组织切除从根本上缩小了鼻孔大小。另一方面，皮肤面的组织切除修整了鼻翼小叶，可能间接影响了鼻孔轮廓。总之，根据畸形程度，鼻翼基部切除和缝合技术能应用到鼻基底、鼻槛或两者组合（图42.8）[25]。

鼻翼扩张

　　需鼻翼切除术的患者可能有多种鼻翼基底轮廓形态。鼻翼基底切除术前，重要的是要确定鼻翼基底那些部分需要改变并相应地调整手术。鼻翼基底宽度缩小不应以牺牲鼻孔尺寸或鼻翼轮廓为代价。如本章前面所述，可接受的鼻子宽度范围广，重要的是要认识到增加鼻尖突出的手术操作可能会减少鼻子外扩，从而形成外观较窄的鼻子。此外，鼻尖突出技术并不显著影响鼻翼基底宽度。术前评估中应考虑这些问题，进行鼻尖突出术后，在手术台上对鼻翼扩张重新评估，然后再确定切除手术。作者偶尔采用鼻翼扩张延迟切除手术，在鼻翼基部切除术前待鼻尖位置确定、组织已消除肿胀。

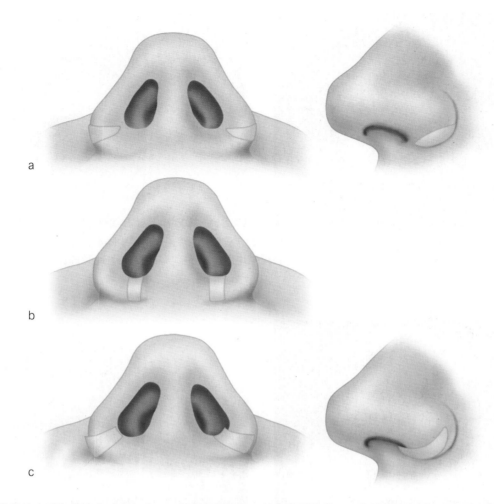

图 42.8 鼻翼基底及鼻槛缩小手术方法。a. 切除鼻翼基底，纠正鼻翼扩张；b. 直接切除鼻孔底部，缩小鼻槛；c. 鼻翼基部、鼻孔底部合并切除，缩小鼻翼扩张和鼻孔大小

设计鼻翼切除术时要考虑的一个重要问题，即鼻翼小叶垂直面相对于鼻基部水平面的位置。理想状态下，小叶平面不应垂直于基面，如图 42.9 所示。如果鼻翼面垂直于基面，则不考虑鼻翼切除术。但如果平面外扩（图 42.10），则可以考虑鼻翼切除术。非裔患者常见鼻翼横向扩张过度，可能还需要鼻孔缩小术。最后，内扩变形患者（如图 42.11）更具欺骗性，如果进行鼻翼基底切除术，可能会造成灾难性后果。

鼻翼基部切除术

为纠正鼻翼边缘过度扩张，应进行鼻翼基部切除术，在鼻面交界处上方 1 mm 处切开，将切口向内弯曲入鼻孔，以避免鼻翼切迹和瘢痕，该

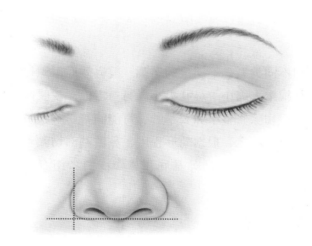

图 42.9 鼻翼切除术前要注意鼻翼小叶垂直面相对于鼻基部水平面的位置。如图所示鼻翼面垂直于基面，则不应实施鼻翼切除术

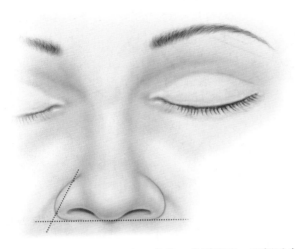

图 42.10 如图所示，垂直面外扩。鼻翼扩张，双侧过度外扩，表明鼻小叶需向内侧移位

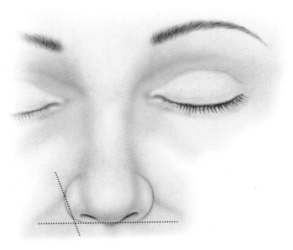

图 42.11 鼻翼内扩患者外观上也是鼻翼扩张，这具有欺骗性。对这类患者实施鼻翼切除术会造成灾难性后果，应该避免

方法由 Sheen[26] 普及。确定鼻孔缩小尺寸的需求，鼻孔尺寸的缩小范围可以从无到外科医生认为适合的任何程度。鼻翼切口应保持在鼻翼沟下方，以避免切断鼻侧动脉。一旦实施了所需的鼻翼基部切除术，随之鼻面交界处底部的宽度会增加。这可以通过埋线缝合改进，减少鼻翼基底切除术缝合后的张力。

如果问题是鼻翼宽度增加，可单独实施鼻槛直接切除。如果需要切除大量软组织来纠正鼻翼间底部过宽，鼻翼缩窄技术更有效，它包括在其底部释放并重新定位鼻翼[27]。该技术中，垂直切口位于鼻槛中，切除与变窄量相对应的组织。移除该组织后，鼻翼用直 Keith 针缩短在中线（图42.12）。使用鼻翼缩窄术，鼻翼缘完整保留；且一旦实施缩窄手术，通常会增加鼻尖突出度。作为辅助手段，可植入鼻翼缘移植物，以加强鼻翼侧壁、缩小鼻翼扩张。当处理鼻翼基部时，重要的是避免将切口直接设计在鼻面沟，且使用斜切切口，这可以在闭合创面时反转皮肤边缘。闭合创面时使用深缝也很重要，这可以使术后瘢痕扩大最小化。

鼻翼缘移植物

鼻翼缘移植物是一种多用的移植物，其常用于修复鼻翼边缘扩张和上外侧软骨的头侧异位。该移植物还用于支撑鼻翼边缘塌陷，纠正鼻翼边缘不对称、轻度的切迹和退缩[28]。然而在本病例中，我们发现使用这种软骨移植物置于鼻翼边缘或者作为外侧脚支柱，会使边缘变硬、纠正轻中度鼻翼扩张畸形，避免了鼻翼基底切除。此外，侧脚支柱移植物可沿外侧脚皮下放置，使其扁平化，并可突出球形鼻尖患者的鼻尖轮廓。图42.13 描述了一位实施闭合鼻整形术的患者，处理包括鼻背 Overlay 移植物、脚前延伸支撑移植物突出鼻尖和双侧鼻翼缘移植物。

通常人们预计该患者会实施鼻翼基部缩减术，但一旦鼻尖突出后，要保留与患者种族特征一致的合理介入物即是边缘移植物。非裔美国患者鼻整形术后不满意通常是因为鼻翼基部和鼻孔塑形，因此在实施手术时要仔细设计、谨慎处理。要与患者讨论鼻孔不对称的可能性并努力使差异最小化。

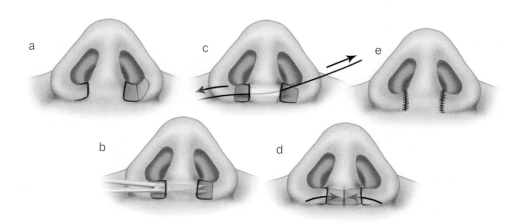

图 42.12　鼻翼缩窄技术。a. 鼻槛内行垂直切口，对应所期的变窄量进行水平后切；b. 如图所示，缩窄的组织可能去表皮或切除；前鼻棘上组织被破坏；c，d. 在中线，使用直 Keith 针进行缩窄；e. 闭合鼻槛切口

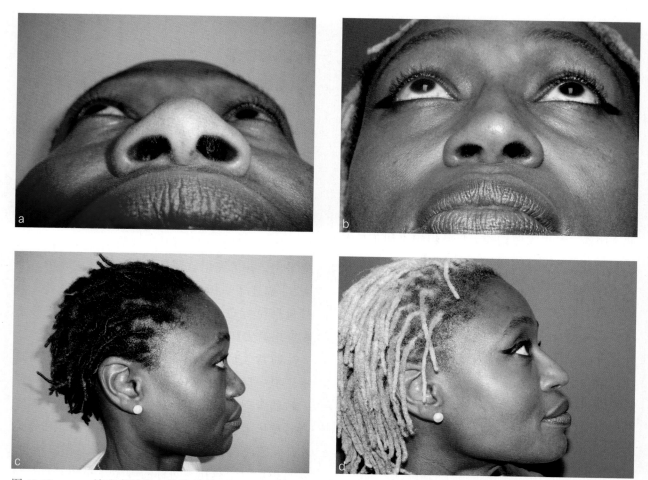

图 42.13　a，c. 该患者经鼻内鼻整形术，有瘢痕疙瘩史。鼻背填充使用肋软骨移植物、脚前延伸支撑移植物突出鼻尖和双侧边缘移植物；b，d. 鼻翼扩张减少，并保留其民族特征

术后护理

　　非裔患者实施鼻整形手术时，密切关注术后护理对术后效果至关重要。术后早期通常水肿明显。这可以通过口服类固醇或草药方剂（如蒙大拿山金车）解决。夹板需小心放置和固定；如有必要，向患者充分说明夹板或绑带长期使用的可能性，因为术后长时间水肿很常见。术后冰敷、使用硅胶贴和抬高有助于控制水肿。外部瘢痕通常不明显，这也是术中切口正确设计、切口闭合细致、强制术后伤口护理的结果。尽管如此，鼻子周围形成瘢痕疙瘩或增生瘢痕比身体其他部位更不常见。术后皮下瘢痕形成会导致表皮不平整，特别是术中皮下组织实施广泛切除。可能需要经常复诊，皮下注射曲安奈德，来减轻这潜在问题。鼻尖轮廓改善术后可能不完全显现，直至18个月后肿胀完全消退[29]。18个月后若患者还有问题，则需考虑鼻整形修复术。

并发症

瘢痕和瘢痕疙瘩形成

　　非裔患者实施外科手术时，瘢痕疙瘩和增生瘢痕总是令人担忧。但这种情况很少发生在非裔患者鼻整形手术中[15, 29]。尽管如此，诸如：细致的切口设计、切口无张力闭合等预防措施很重要。尽管采用外切口方法，只要秉持细致的外科技术，切口会愈合很好。一种潜在的、不美观的瘢痕是由于鼻翼基部减少引起（图 42.14）。将切口置于鼻面折痕上方 1 mm、不在折痕处，可以避免这种情况。切口无张力缝合，使用精细永久缝合，3~4 天拆线。作者鼓励尽可能使用永久性缝合线。使用绑带、类固醇注射和硅胶贴来处理皮下瘢痕形成和不平整。也可使用新型复合瘢痕霜，加速伤口愈合、预防瘢痕形成。

长期水肿

　　据报道，术后水肿持续时间长达 12~18 个月。

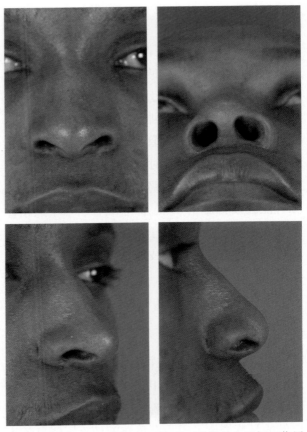

图 42.14　该患者鼻翼瘢痕不美观，可能是由于切口位置不佳（位于转折部位）引起。切口应位于鼻翼折痕上方 1 mm 处，有利于切口愈合、便于隐藏

这可能是由于多切口导致的淋巴阻塞和鼻部皮肤厚、脂肪过多造成。术中对组织平面、已知血管（如侧鼻动脉）精细止血能减少术后水肿。也提倡延长术后夹板使用、使用类固醇来改善水肿。术前患者应被告知此后遗症，以便在出现这种情况时做好心理准备。

对　称

　　术后最常见的即是鼻翼基部不对称，这主要是因为鼻翼基部的不对称或过度切除引起。该问题最好在术中关注到，并在术中采取适当措施改正。用卡尺仔细测量、评估术前照片，以帮助精确测定要切除的组织量，防止不对称。术后不对称情况下，纠正术通常在 10~12 个月后或者水肿完全消失后进行。

鼻尖坏死

非裔鼻尖软组织罩厚、脂肪过多，不利于显现鼻尖轮廓。为了更好的鼻尖轮廓，大量切除纤维脂肪组织，这可能会引起皮肤血管损伤，随之导致鼻尖皮肤坏死。增加鼻尖突出后，皮肤张力过大，也会造成鼻尖血管损伤。当采用外切口合并大面积鼻翼基部切除时，尤其要关注鼻尖坏死。鼻翼基部切除不应超越鼻翼沟，因为横切侧鼻动脉可能会损害血供[30]。保守减容、术中严格评估鼻尖皮肤灌注，有助于预防此并发症。软组织或可二期进行，使鼻尖皮肤从初次鼻整形张力中恢复。

种族特征不协调

种族特征不协调也许是非裔鼻整形患者最不幸的并发症。这些患者由于过度鼻翼基部切除或者鼻槛切除造成鼻不全骨折，导致与鼻小叶不成比例的鼻背变窄，因为鼻翼基部切除不能显著将鼻翼、鼻小叶宽度变窄。Matory 和 Falces[29] 报道了 4 例有不全骨折、实施了鼻翼基部切除术患者的此类并发症（134 名非高加索患者中有 4 名）。首先可以通过细致的术前分析来预防这个问题，第一步要描述实施这些手术的需求。此外，调整与鼻小叶尺寸相应的断裂，避免多数非裔鼻整形术鼻金字塔断裂，即可预防这个问题。如果怀疑是否有必要进行鼻翼基部切除，我们应该推迟鼻翼基部和（或）鼻翼间槛部切除直到手术结束或后续阶段。原则上来说，当鼻翼基部切除存疑时，他们不应作为首要手术步骤。最好等待、再评估，在必要时作为后续步骤进行。使用鼻尖移植物、鼻翼边缘移植物以增加鼻尖突出、减少鼻翼扩张，无须进行鼻翼基部切除。任何情况下，都要有良好的判断力。

鼻重修手术

对于任何民族而言，鼻重修手术提供了一个很好的平台，可以从手术的错误或失败中学习。对非裔患者尤其如此，多个原因中最显著的是种族特征不协调导致患者需要进一步求诊。对于此类患者，详细面诊、检查及面部分析，合理的影像资料对于确定手术问题、看法、动机及适用性极为关键。不满意的患者不远千里寻找正确的医生来修复他 / 她的鼻子，这一情况很常见。作者的病例中，患者要求修复的原因还有鼻尖过度突出、鼻翼基部过度切除、鼻背不平、鼻背过高及鼻尖轮廓不清。这些可能反映出鼻整形术的变化趋势，也进一步强调术前需要进行充分的民族特征面部分析。鼻整形术中的成熟技术适用于修复术，最终目的是获得功能、外观都令人满意的鼻子（图 42.15）[31~33]。

小 结

过去三十年中，求诊鼻整形术患者的人口统计数据变化显著，其中包括非裔患者增加。该人种鼻整形方法应基于对其微妙的鼻变化的认识，以及对美的理解。系统的种族面部分析是对该人种进行适当手术评估和规划的关键。经证实，鼻背填充、软骨缝合技术鼻尖修复等成熟的鼻整形技术对非裔患者有效。保留非裔患者种族特征同时，适当的鼻整形变化对手术效果极为关键。

参考文献

1. National population projections by age, sex, race, and Hispanic origin: 2008 to 2050, U.S. census bureau. http://www.census.gov/population/www/projections/2008projections.html
2. Sturm-O'Brien AK, Brissett AE, Brissett AE. Ethnic trends in facial plastic surgery. Facial Plast Surg 2010;26:69–74
3. Safian J. A critical review of recent literature on rhinoplasty. Plast Reconstr Surg 1947;2:463–473
4. Ofodile FA. Nasal bones and pyriform apertures in blacks. Ann Plast Surg 1994;32:21–26
5. Adams WP Jr, Rohrich RJ, Hollier LH, et al. Anatomic basis and clinical implications for nasal tip support in open versus closed rhinoplasty. Plast Reconstr Surg 199;103:255–261; discussion 262–264
6. André RF, D'Souza AR, Kunst HP, Vuyk HD. Sub-alar batten grafts as treatment for nasal valve incompetence: description of technique and functional evaluation. Rhinology 2006;44:118–122

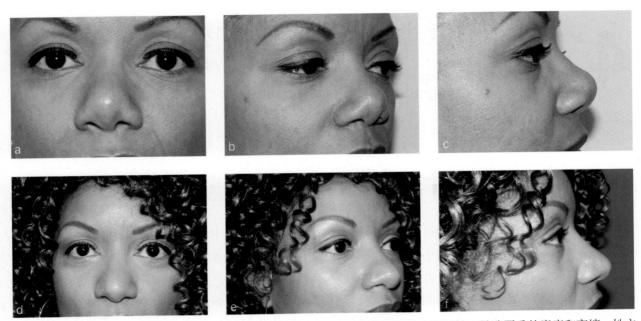

图 42.15　a~c. 该患者由整形外科医生进行了美容鼻整形术，由于鼻骨框架的支撑不够，导致严重的瘢痕和挛缩。她主要抱怨严重的鼻呼吸困难和鼻外观不满意；d~f. 植入物包括尾部中隔延长移植物、双侧延长扩展移植物、双侧脚支撑移植物及盾牌移植物。鼻背未填充

7. Zhu JH, Lee HP, Lim KM, Lee SJ, Wang de Y. Evaluation and comparison of nasal airway flow patterns among three subjects from Caucasian, Chinese, and Indian ethnic groups using computational fluid dynamics simulation. Respir Physiol Neurobiol 2011;175:62–69

8. Ofodile FA, Bokhari FJ, Ellis C. The black American nose. Ann Plast Surg 1993;31:209–219

9. Rohrich RJ. Rhinoplasty in the black patient. In Daniel RK, ed. Aesthetic Plastic Surgery. 2nd ed. Boston: Little, Brown, 1993.

10. Rohrich RJ, Friedman RM. Black male. In Marchac D, Granick MS, Solomon MP, eds. Male Aesthetic Surgery. Boston: Butterworth–Heinemann, 1996.

11. Rohrich RJ. The African–American Rhinoplasty. Dallas Rhinoplasty Symp 1994;11:229

12. Ofodile FA, James EA. Anatomy of alar cartilages in African–Americans. Plast Reconstr Surg 1997;100:699

13. Ofodile FA, Bokhari F. The African–American nose: part II. Ann Plast Surg 1995;34:123–129

14. Porter JP, Olson KL. Analysis of the African American female nose. Plast Reconstr Surg 2002;111:620–626

15. Rohrich RJ, Muzaffar AR. Rhinoplasty in the African–American patient. Plast Reconstr Surg 2003;111(3):1322–1339; discussion 1340–1341

16. Kridel RW, Ashoori F, Liu ES, Hart CG. Long–term use and follow–up of irradiated homologous costal cartilage grafts. Arch Facial Plast Surg 2009;11:378–394

17. Daniel RK. Rhinoplasty: Creating an aesthetic tip. A preliminary report. Plast Reconstr Surg 1987;80:775–783

18. Guyuron B, Behmand RA. Nasal tip sutures part II: the interplays. Plast Reconstr Surg 2003;112:1130–1145; discussion 1146–1149

19. Toriumi DM. New concepts in nasal tip contouring. Arch Facial Plast Surg 2006;8:156–185

20. Byrd HS, Andochick S, Copit S, Walton KG. Septal extension grafts: a method of controlling tip projection shape. Plast Reconstr Surg 1997;100:999–1010

21. Kang JG, Ryu J. Nasal tip surgery using a modified septal extension graft by means of extended marginal incision. Plast Reconstr Surg 2009;123:343–352

22. Peck GC. The onlay graft for nasal tip projection. Plast Reconstr Surg 1983;71:27–39

23. Sheen JH. Achieving more nasal tip projection by the use of a small autogenous vomer or septal cartilage graft. A preliminary report. Plast Reconstr Surg 1975;56:35–40

24. Rohrich RJ, Hollier LH. Use of spreader grafts in the external approach to rhinoplasty. Clin Plast Surg 1996;23:255–262

25. Brissett AE, Sherris DA. Changing the nostril shape. Facial Plast Surg Clin N Am 2000;8(4):433–445

26. Sheen JH, Sheen AP. Aesthetic Rhinoplasty. 2nd ed. St. Louis: Quality Medical Publishing, 1998

27. Momoh AO, Hatef DA, Griffin A, Brissett AE. Rhinoplasty: the African American patient. Semin Plast Surg 2009;23:223–231

28. Boahene KD, Hilger PA. Alar rim grafting in rhinoplasty. Arch Facial Plast Surg 2009;11(5):285–289

29. Matory WE Jr, Falces E. Non–Caucasian rhinoplasty: a 16–year experience. Plast Reconstr Surg 1986;77:239–252

30. Rohrich RJ, Gunter JP, Friedman RM. Nasal tip blood supply: an anatomic study validating the safety of the transcolumellar incision in rhinoplasty. Plast Reconstr Surg 1995;95:795

31. Kridel RHW, Konior RJ. Controlled nasal tip rotation via the lateral crural overlay technique. Arch Otolaryngol Head Neck Surg 1991;117:411–415

32. Foda HMT, Kridel RW. Lateral crural steal and lateral crural overlay. Arch Otolaryngol Head Neck Surg 1999;125:1365–1370

33. Gunter JP, Rohrich RJ. External approach for secondary rhinoplasty. Plast Reconstr Surg 1987;80:161–174

43 鼻整形术的肋软骨获取及制备

作者：Allen Foulad，Brian J. F. Wong
翻译：高亚坤　审校：刘安堂

引　言

　　肋软骨是鼻重建的重要移植材料，尤其在大范围结构性鼻缺损及或再次鼻整形术时。获取肋软骨的方法虽然很多，但是所有方法都基于类似的基本原则。理解掌握胸壁的解剖，对于获取肋软骨时最小化供区并发症的发生很重要。将获得的肋软骨雕刻成合适的形态而又能最小化术后的扭曲，需要对这一独特的材料的生物力学特性做深入的认识。本章旨在阐述肋软骨在鼻整形术中的作用，并提供肋软骨切取及雕刻的理论依据及技术。

软骨材料概述：优点、局限性及并发症

　　自体材料来源于患者本身，其生物相容性好，是移植的理想材料[1]。鼻中隔软骨在鼻整形术中的优势在于其无须增加新的供区，扁平并能很好地维持形态。但是，鼻中隔软骨来源有限，有时不足，再次鼻整形时尤其明显。外另一个软骨来源是耳甲软骨。虽然耳软骨有并发症小、继发缺损及瘢痕不明显的优点，但是它的硬度弱、结构弯曲，对绝大多数鼻整形移植物来说都不适用。和上述移植材料相比，肋软骨因其来源充足，成为一个重要选择。但是，获取肋软骨会带来供区的相关并发症，诸如疼痛、外貌畸形、胸壁活动以及气胸等。此外，肋软骨雕刻移植的运用也受制于术后弯曲。

适应证及应用

　　鼻整形术中鼻中隔及耳软骨不足时，肋软骨是非常适用的移植材料。这包括鼻中隔及耳软骨在前次手术时已取用完毕、广泛的鼻缺损或者耳软骨强度达不到相应的移植物的要求等情形。肋软骨强度足够且能适当弯曲，适用于很多类型的移植物[2]。肋软骨可被雕刻用于结构性支撑，如中隔尾端和鼻外侧壁；还可雕刻后成块覆盖或者软骨丁移植物，用于抬高鼻背。为进一步提高手术美容效果可将小块的肋软骨雕刻成盾牌、帽状和鼻翼缘移植物等来增强鼻部美观。

　　肋软骨最常见用于鼻背抬高。例如，亚洲人的鼻背扁平，植入舟状鼻背覆盖移植物可有效改善形态[3]。拉丁美洲[4]和非洲[5, 6]的患者也常常进行隆鼻术。修复鼻整形的患者，因为鼻背结构被过度切除或替换已经外露或感染的异体材料，可能需要用到鼻背移植物。另外，创伤也会造成鼻背部低平，需要重建鼻背。这可能是鼻背被撞击后的直接塌陷，或者是未经处理的中隔血肿导致鼻部框架结构受损间接引起鼻背塌陷。

　　肋软骨的多功能性，使得其成为重建多种鼻部畸形的独特材料来源。在全鼻重建时，肋软骨可用来重建整个鼻部框架结构。肋软骨非常适合构建鼻小柱支撑等承重单位，已证实这个支撑结构可以对抗唇裂患者鼻小柱缺如导致的塌陷压力[7]。

解　剖

肋软骨是肋骨前端延续而来的透明软骨，使得胸壁具有弹性（图 43.1）。在背部，12 对肋骨的后端各自与对应脊柱相连接。在前胸部，第 1 肋到第 7 肋，又称为真肋，通过他们各自的肋软骨与胸骨直接相连。第 6 肋和第 7 肋的软骨之间还存在软骨间连接。余下的 5 对肋骨（8~12）或者间接与胸骨连接，或完全不与胸骨连接，被称为假肋[8~10]。

通常，第 8、9 和 10 肋软骨分别附着到第 7、8 和 9 肋软骨上。第 11 和 12 肋被称为浮肋，因其肋软骨并不与胸骨和其他肋软连接。但从外科手术角度来看，第 9 和 10 肋也被描述为浮肋，因其与肋缘也没有明确连接[8, 11]。

一共有 11 对肋间隙，每个间隙内存在 3 组肋间肌。这些肋间肌辅助呼吸，他们由表及里分别是肋间外肌，肋间内肌，肋间最内肌。肋间神经血管束在肋骨下缘走形，位于肋间内肌与肋间最内肌之间，由上至下包含静脉、动脉、神经。肋间血管神经通常认为走形于肋下沟，但是有研究表明它的位置会离预期路线更偏上或者偏下[12]。

在皮肤及皮下组织深层，肋软骨由肌肉覆盖（图 43.2）。上胸部的肋软骨大部分由胸大肌覆盖，后者起自锁骨、胸骨、上方 7 条肋软骨（通常不包含第 1 和第 7 肋软骨）以及腹外斜肌腱膜，肌纤维如同 0 扇形止于肱骨。腹直肌呈细长条状，起至耻骨，止于第 5、6 和 7 肋软骨。值得注意的是，亚洲人尸体解剖中发现，腹直肌大部分止于第 6 肋，没有上升到第 5 肋[13]。位于腹直肌与腋前线之间由表及里的肌肉分别是腹外斜肌、腹内斜肌、腹横肌。这三层肌肉在内侧汇合成为腹直肌腱鞘，覆盖腹直肌。

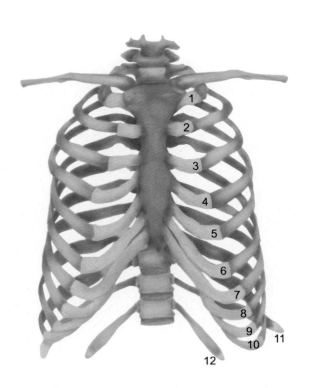

图 43.1　胸壁骨性及软骨结构。数字标记肋软骨

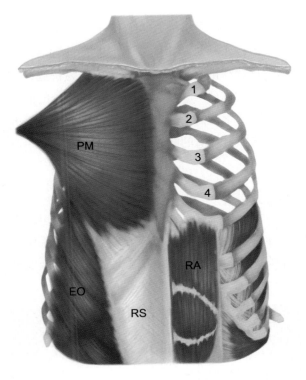

图 43.2　胸腹部肌肉。PM.胸大肌；EO.腹外斜肌；RS.腹直肌鞘；RA.腹直肌

术前计划

肋软骨切取的准备，最早可在初次面诊患者时开始。既往胸部或腹部的手术史会极大地影响手术入路。如果考虑术前肋软骨已切除或者损害，肋软骨的切取部位应选取未受影响的区域，诸如选取其他肋或者对侧肋软骨。如果患者有假体隆胸，手术时医生应该避免损伤假体，并注意避开假体囊。

影像学检查可以帮助医生判断肋软骨是否有钙化或者畸形。钙化会导致肋软骨更加坚硬和易碎，增加雕刻难度或导致移植物无法使用（图 43.3）。数项研究表明，肋软骨的钙化程度与年龄和性别相关[14~16]。随着年龄增加钙化的总体趋势增加，然而目前的文献不能提供准确的指导来根据年龄判断钙化的程度。在生命的头二十年，钙化通常不明显，而后几十年肋软骨钙化越来越严重。一些外科医生考虑获取 50 岁左右患者胸部 CT 图像进行研究。一项最新的在亚洲人群中的研究表明，在更小的年龄时，女性钙化程度会更严重[17]。影像学检查也有助于检查患者胸部潜在创伤，尤其是拳击手或者职业足球运动员。为减少花费和消除辐射，超声也可作为备选检查用以评估肋软骨[18]。除了用来检查肋骨的病理情况，影像学检查可判断软骨是否适合移植，并有助于选择最合适的肋软骨来切取。

肋骨选取

选择合适的肋软骨切取方法受鼻整形手术所需移植物的要求所影响。获得理想中长度及宽度都适合雕刻的肋软骨是极其重要的。肋软骨长度有一条重要的规律，即从第 1 到第 7 肋长度递增，第 7 肋以后则长度递减。举个例子，有一项研究在韩国成年人尸体中解剖发现，第 5 肋、第 7 肋、第 9 肋软骨长度分别为 5.5 cm、11 cm、6.5 cm，其中肋软骨直线部位长度为 5 cm、9 cm、5.5 cm。肋软骨的直线部分是移植物雕刻时最有用也是功能最多的部分。

第 5、6、7 肋在鼻整形术中最为常用，通常利用女性乳房下皱襞切口获取。最突出的优点是，切口通常位于乳房下皱襞上，可以被比基尼上装或者乳房本身所隐藏。该切口的位置基于十分一致的解剖关系，体现在内侧乳房下皱襞位于第 5、第 6 肋软骨上，外侧的下皱襞则延伸到第 7 肋软骨（图 43.4）[19]。在第 5、6、7 肋中，第 5 肋软骨最短，但是它不与相邻的软骨有连接，因此很适合切取。相对的，第 6，7 肋软骨之间有软骨纤维相连，在切取时需要将这些连接分离，增加了手术的复杂性。取第 7 肋最大的优点在于它的长度最长[20]。此外，与第 5、6 肋软骨相比，

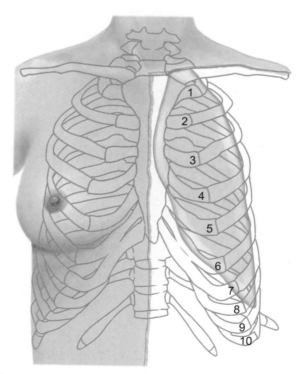

图 43.4　肋软骨与乳房下皱襞（右侧胸）及胸膜（左侧胸）的关系

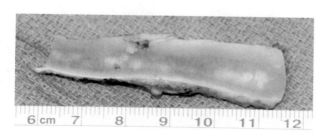

图 43.3　含钙化区的脆弱肋软骨

第 7 肋软骨靠下，处于更安全的位置，可以将气胸发生的危险最小化（图 43.4）[13]。但它的不足之处在于，第 7 肋软骨位置距离下皱襞切口较远，增加了手术难度。

切取第 8、9、10 肋软骨的切口通常明显低于乳房下皱襞，诸如肋下切口，这类切口很难隐匿。虽然难度系数很高，但有可能将第 8 肋软骨从乳房下皱襞切口切取。从手术角度来看，第 9 肋软骨被认为是第 1 浮肋，它和肋缘没有直接连接。这点可简化手术切取，软骨分离时可从内侧游离肋软骨向外侧扩展。此外，第 9 肋以下的软骨切取时可快速在软骨膜表面分离，而其上的肋软骨分离时则需要小心翼翼[11]。第 9、10 肋软骨的性状及大小适用很多鼻整形术，它们形状平直可减少加工处理并且不易弯曲。另外，这些肋同样利于骨与软骨复合移植。虽然第 11 肋在文献中很少被提及，但是它小巧别致且易于切取，作为移植物在鼻整形中仍有价值[21]。

切口长度

肋软骨切取的合适长度通常在 2~5 cm。长切口适用于肥胖的患者，因为需要更深层次的解剖分离。2 cm 或者更小的切口由更有经验的医生完成[11, 22]。小切口利用普通常见的设备完成，但经常因切口下肋骨太深受限。

内镜取肋软骨被认为有助减小切口长度，并且改善切口位置到隐蔽的区域。有文献报道，在小耳症修复中，利用直径 4 mm 30° 的内镜可以在 2 cm 的切口中切取第 7、8 肋软骨[23]。这一技术的缺点在于较长的学习周期、需要内镜以及手术时间为传统的 1.5 倍。也有报道经脐切口可以从第 7，8，9 肋中切取长达 7 cm 的肋软骨[24]。内镜技术可以很好地隐藏切口，但是需要专门的技术设备，并且显著延长切取时间，切取肋软骨通常需要 2.5 小时。

供区保护

在切取肋软骨时会使用很多手段来保护供区以减少并发症。全肋软骨切除是常见的获取方法，但带来的供区缺损最大。剩余的软骨会移植回供区，可填充部分缺损，且如将来还需使用可提供一个简便易得的移植材料。

小耳症治疗中大量肋软骨被切除，供区的重构得以很大程度的发展。利用聚乙丙交酯包裹软骨碎片填充供区被证实能减少供区可见或可触及的缺陷[25]。另一个方法是供区保留整个软骨膜，将残留的软骨碎片放入管状的软骨膜囊袋[26]。术中软骨膜起到一个三维支架的作用，缝合后确保软骨碎片的稳定。组织学检查软骨膜囊袋内的重构组织表明软骨有再生迹象[27]。

相比耳再造手术，鼻整形术需要的肋软骨量更少，因此可开发出避免全厚肋软骨切除的技术。一个次级的软骨板即可用以修复，这样可减少肋骨并发症和疼痛[28]。只需从前胸肋软骨获取一块三角棱楔形肋软骨即可满足修复[29]。因此，除了小部分软骨取出的部位，所有胸壁肋骨保持完整。这一技术不断进步，早期取出一非常小的楔形软骨块，后来进展至直接从供区取出薄片状移植物（图 43.5）[30]。

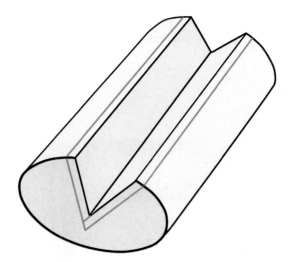

图 43.5 供区保护技术。在切除软骨边缘以后，将平直的薄片状移植物从肋软骨上切下

一般手术技术

虽然肋软骨切除术有各种变化的术式，但是其遵循的基本的原则是类似的[11, 31-35]。在女性患者中，下皱襞路径经常使用，切口位于乳房下皱襞上方数毫米（图 43.6a）。理想的情况是，患者取坐位时标记乳房下皱襞，而非平卧位时标记。这有助于术者在设计利用乳房将手术瘢痕隐藏时选取最合适的切口范围。在男性患者中，切口标记通常直接位于所取肋骨的表面，可尝试利用将切口藏于胸毛区。鼻整形术切取肋软骨时伤口全长通常 2~5 cm。标化外科手术标记时，触诊确定肋骨的位置是非常重要的。胸骨角的触诊尤其重要，它处于第二肋软骨水平。

肋软骨可以从身体任意一侧切取。一名医生行鼻整形术，另一名医生取肋软骨时在左侧会比较方便，如此两名医生处于对侧，重叠最少。只有一名医生完成整台手术时，取右侧比较理想。此外，右侧胸部口造成的术后疼痛便于和心脏源性疼痛鉴别。但无论如何，所有胸部疼痛的处理都应该结合病史和检查。

患者取仰卧位。于患者臀部放置小垫子将利于肋下路径。暴露术区，无论是否标记，于软组织内注入含肾上腺素的利多卡因。

通常使用 15 号刀片的手术刀划开切口皮肤。电刀向下分离皮下组织至肌肉筋膜表面。行肋骨触诊确定位置，将要切取的肋软骨上方筋膜切开。顺肌纤维方向将肌肉分离（图 43.6b）。避免切断肌肉以减少术后疼痛。

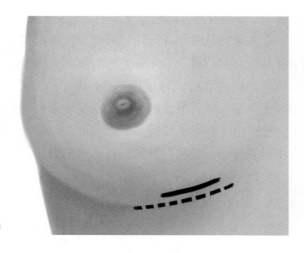
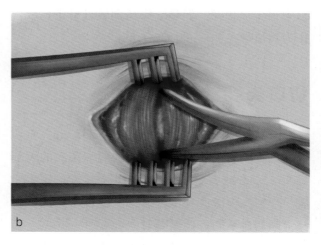
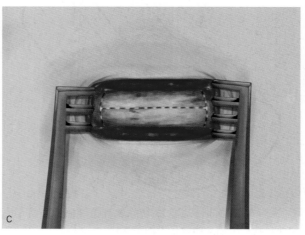
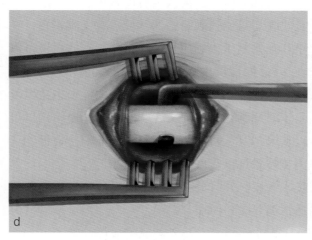

图 43.6　肋软骨切取过程。a. 下皱襞切口位于乳房下皱襞上方数毫米处；虚线：乳房下皱襞；实线：切口标记；b. 分离肋软骨上方的肌肉；c. 背侧软骨膜分离前行软骨膜 H 形切口；d. 使用起子将软骨膜完全从软骨上剥离

到达软骨层后，纵向扩大分离暴露前方软骨膜。为获取软骨最大长度，外侧需分离至肋骨与肋软骨接合处。在接合处可见颜色变化，肋骨颜色为红灰色，软骨成米黄色。年龄大的患者中，软骨颜色更黄。一根 27 号针或者电针可用以简便区别软骨与骨。软骨很容易被针穿过，而骨则不然。

软骨膜下分离通常需围绕整个软骨圆周分离。第一步，沿软骨长轴将前面的软骨膜切开。于待取肋软骨内侧起始、中间、外侧边缘做额外的软骨膜切口，将有利于提起软骨膜瓣。如此形成的软骨膜切口成 H 型（图 43.6c）。然后利用 Freer 或者 Dingman 剥离子用以提起软骨膜。软骨膜的分离需深达软骨背面，可通过提起软骨内外侧面继续分离。通过保留体内面软骨膜，位于肋下沟的血管神经束得以保护。虽然不经常用到，但是如 Doyen 起子等弯型肋骨剥离工具，有利于将软骨膜从软骨表面分离（图 43.6d）。器械需紧贴软骨表面，以防损伤胸膜壁层，导致气胸。这一点在处理胸膜腔上覆的头端肋软骨时尤其重要。

于肋软骨的外侧缘做一切口，将软骨与骨性组织分离。在真肋中，还需在中间做一切口使肋软骨与胸骨分离。保留数毫米与骨性结构相连的软骨，可避免骨性组织的出血。切开软骨的过程中应保护好胸膜，可以在软骨背侧垫提拉或者伸展牵开器。先用手术刀完成大部分切开，但在最后时结合起子行侧向运动切割可以进一步保护好胸膜。软骨游离下来以后应放入无菌生理盐水中。盐水中可添加抗生素，如 50 mg/500 mL 的庆大霉素。

还需有额外软骨时，利用统一切口于肌层向邻近肋软骨扩展分离。这样可减少对肌肉的损伤及降低额外的疼痛感。

肋骨切取完成后，电凝止血。术区加入无菌盐水以检查气胸。嘱麻醉师鼓气，正压约 30 cm 水柱。如未见气泡，则气胸可能性很小，可以即时关闭创面。

引流管按照外科医生的习惯放置。逐层关闭切口。如供区胸膜完整，锥形针缝合胸膜。牢靠的缝合胸膜有助于减小供区缺损，通过固定肋骨减少术区疼痛。使用同样的针来缝合肌肉。而后按照原则关闭浅层的组织。闭合切口也可以推迟到移植物雕刻完毕，让多余的软骨可以放入胸部术区保存。利用软骨膜瓣包裹残余软骨来重构缺损和生理状态最为接近。还可以选择将多余的软骨包埋在肌肉层。该法包埋的软骨在将来需要使用时切开皮肤及皮下筋膜层即可获得，但在体型纤瘦患者身上可能会导致可视或者可触及的畸形。

可在结束时局部注射额外的麻药以减少术后早期疼痛。如在肋间阻滞麻醉下手术，推荐使用布比卡因。根据外科医生的习惯手术后穿带压力服。

术中并发症

如果术中诊断出气胸，在关闭术区时需要行附加步骤。通常损伤局限于壁层胸膜，不涉及脏层胸膜，处理上不需要放置胸导管。红色橡胶导管通过破损处插入胸膜腔内。肌肉层的贴合与平时一样，但导管周围使用荷包缝合技术。而后关闭剩下的部分。麻醉师提供气道正压，导管连接注射器或吸管形成负压。一边扎紧荷包缝合一边撤出导管。而后关闭缝合剩下的浅层组织。立即行胸部听诊，术后在手术时或者在术后护理单元拍胸部正位片。应考虑请普外科或者胸外科会诊，尤其出现大的或者持续的气胸，有放置胸腔引流管迹象的时候。

切割及雕刻肋软骨移植物

弯　曲

肋软骨具有弯曲的趋势，明白这一点对于肋软骨移植的塑形很重要。在 1920 年，Gillie 报道肋软骨移植物雕刻以后向附带软骨膜的一面弯曲。Gibson 和 Davis 解释在软骨中心和外周的紧固程度有变异，在雕刻以后变异之间不平衡导致弯曲[37]。Fry 通过引进连锁压力的概念及蛋白多糖之间的相互作用，进一步描述这一弯曲的过程。

平衡移植物使弯曲最小化

Gibson 和 Davis 的工作突出贡献在于他们的移植物平衡理论[37]。他们总结通过平衡软骨中心核的横截面可使软骨弯曲最小化（图 43.7）。为获取如此移植物，需要从肋软骨中切取体量对称的软骨。Kim 等进一步强化了这一学说，他们描述在新鲜尸体上切取平衡的独木舟形鼻背移植物比同样形状的非平衡移植物更不易弯曲[39]。平衡移植物将软骨周围一圈等量消去雕刻而成，然而非平衡移植物则来自软骨的周围。Lopez 等[40]在活体猪中也有相同发现，并总结厚的样品较薄的样品更不易弯曲。虽然所有这些发现都提示平衡移植物在维持稳定形态上有优势，但仍然有小的形态变化。获取横截面平衡的完美移植物具有技术挑战性，且会导致周围软骨的浪费。另一个局限之处在于，平衡移植物是平直的，无法从弯曲的肋软骨中获取。

弯曲时间段

肋软骨移植后一段时间其弯曲程度进入稳定阶段。早在 1941 年，在平衡移植物概念尚未提出时，Mowlem 建议将肋软骨埋藏于腹部软组织

3 个月。在二期手术中软骨修正后放入鼻子中。但是，他没有注意到软骨的稳定性仍没保证。虽然研究表明动力性弯曲延续数天到数周，但是大部分弯曲都发生在更短的时期。Harris 等[42]证实，在体外平衡移植物 15 分钟之内完成 90% 的弯曲度。而非平衡移植物需要 30 分钟。与此相反，Adams 等[43]研究显示，在体外平衡移植物经过 1 小时达到总体弯曲度的 60%。不幸的是，很难比较他们测量的标准以及实施一套严格规则来度量弯曲度。此外，软骨活性变化的生理过程在体内及体外不同。尽管如此，目前常规认为 30~60 分钟后，平衡移植物的任何潜在弯曲都将十分不明显。

肋骨最小化弯曲其他方法

为规避雕刻平衡移植物，一些其他方法被推荐用于防止弯曲。起初，人们将肋软骨用电离伽马射线照射后再行移植，试图防止弯曲变形[44]。但随后 Adams 等[43]研究表明电离辐射射线的能量无法影响弯曲过程。Erol[45]将肋软骨切成小块用可吸收止血纱包裹，该法可避免移植物弯曲。但是，该土耳其软糖式移植物不足以作为支撑结构，作为填充物使用受限。随后发现止血纱导致软骨高吸收率，Daniel 等[46]用颞筋膜替换止血纱。为维持支撑架构，Gunter 等[47]将克氏针插入软骨中作内固定用。克氏针能有效地防止弯曲，但引入了异物。Foulad 等[48]证实猪模型中使用 ND：YAG 激光可在体外稳定软骨形态。虽然弯曲无法制止，但是软骨形态能够迅速达到

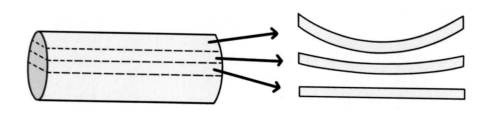

图 43.7 从周围取得肋软骨发生弯曲。相对的，从中央核切取的平衡移植物拥有稳定的形态

稳定阶段。而后，一个雕刻方法被报道可防止弯曲，该法垂直于软骨长轴切成移植物薄片（图43.8）[49]。这样，移植物的平面就是肋软骨的横截面。如此形成的移植物受力平衡，但移植物长度有限，相当于软骨的直径。移植物的长度可以通过缩小切开时的角度得到一定改善，比如沿45°角切开，此法被称为斜向分割法。

切割移植物

软骨移植物通常用外科手术刀进行雕刻。显然，该法不太精确，且需要一定水平的技术，特别是加工平坦薄片状移植物的时候。据报道数个基于铡刀设计的软骨切割机可更易制作移植物薄片。这些切割机包含两片平行的刀片，因刀片之间距离相同，切割软骨可制成厚度相同的平薄移植物（图43.9）。最初的铡刀式软骨切割装置从传统的切纸机改造而来[42]。而后，另一装置构建成剃刀刀片，同时联合一项能在切割软骨时保护软骨的方法[50]。为了一次获得多块软骨片，

一种切割机安装了四个平行刀片[40]。这些切割装置只在文献肋骨弯曲变形探索研究的方法中简要讨论，其细节及准确性无法得知。那以后，一种简易的切割装置被报道在手术室中使用优化，它可根据使用者的设计切出高度一致的软骨薄片[51, 52]。

在我们机构，我们使用一种铡刀式肋软骨切割机以获得平薄的移植物（Anthony Products Inc.）[52]。切割机可从肋软骨中间切出一片平直的薄片，周围切出两片（图43.10）。中间的薄片具高度价值，因为它可切出所需厚度，并且符合剖面平衡原则。通常将该装置中间的薄片设定为1.5 mm，但也能很好的切出1 mm和2 mm的厚度。软骨移植物切割好后，注意力转至鼻成形术时所有切片放入无菌盐水。这些软骨移植物在使用前至少会在无菌生理盐水中放置1小时。经过这一段时间，无须担心从中间薄片获得的平衡移植物弯曲。这一平衡移植物在上侧壁软骨及中隔尾侧软骨替换手术中价值突出（图43.11）。剩余的平衡移植物可充当其他多种移植物。

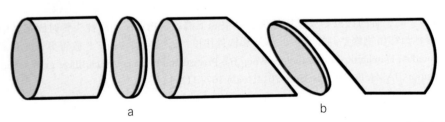

图43.8　斜向分割法。a. 垂直于肋软骨长轴切取薄片状软骨作为移植物；b. 与肋软骨长轴的小角度夹角，增加移植物的长度

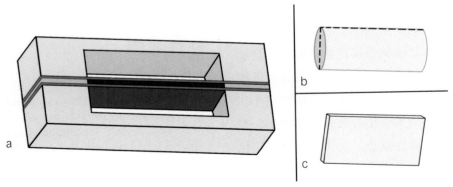

图43.9　a. 双刀片切割机的基本设计；b. 切割机穿过肋软骨；c. 获得厚度均匀的薄片

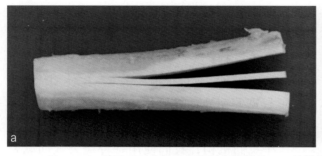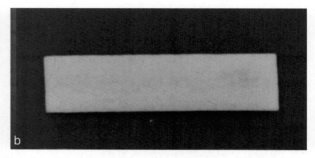

图 43.10　利用双刀片装置获得平衡移植物。a. 从肋软骨中央核获得的软骨片；b. 软骨经修整成为移植物

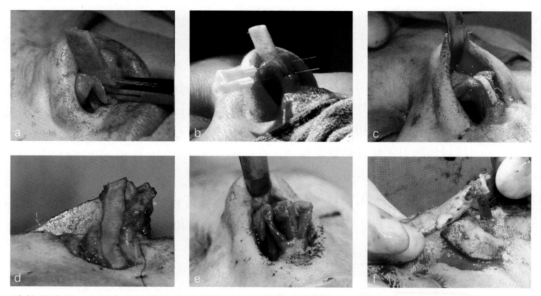

图 43.11　肋软骨移植。a. 平直的移植物放置用作延长鼻中隔下端移植物；b. 利用枕头暂时固定鼻中隔下端延长移植物；c. 将鼻中隔下端延长移植物修整并缝合；d. 鼻外侧软骨移植；e. 横向展移植；f. 放置鼻背软骨移植；移植物还需最后修整 [引自 Foulad A, Hamamoto A, Manuel C, Wong BJ. Precise and rapid costal cartilage graft sectioning using a novel device: clinical application. JAMA Facial Plast Surg 2014;16(2):107−112.]

当需求额外的移植物时，我们也小心使用外周肋软骨薄片。如果软骨切块或者内固定等方法没有使用，告知患者使用这些非平衡移植物会增加风险是极其重要的。虽然不是取自肋软骨的正中剖面间，使用非平衡软骨移植物切取时尽量选取接近中间的。一般来说，使用直段肋骨或者较厚的移植物可使移植物弯曲变形的可能性减小。如果软骨泡在盐水的头一小时软骨弯曲极小，提示将来软骨弯曲可能性减小。交叉影线及碎块化技术也频繁使用以减弱弯曲变形的力量，需在盐水中浸泡额外一段时间。此外，弯曲的方向能直

接预测，我们可以将软骨放置在弯曲变形不重要之处，或者将弯曲转化为我们的优势。

参考文献

1. Sajjadian A, Rubinstein R, Naghshineh N. Current status of grafts and implants in rhinoplasty: part I. Autologous grafts. Plast Reconstr Surg 2010;125:40e–49e

2. Cakmak O, Ergin T. The versatile autogenous costal cartilage graft in septorhinoplasty. Arch Facial Plast Surg 2002;4:172–176

3. Toriumi DM, Swartout B. Asian rhinoplasty. Facial Plast Surg Clin North Am 2007;15:293–307, v

4. Cobo R. Structural rhinoplasty in Latin American patients. Facial Plast Surg 2013;29:171–183

5. Chike-Obi CJ, Boahene K, Bullocks JM, Brissett AE. Tip nuances for the nose of African descent. Facial Plast Surg 2012;28:194–201

6. Harris MO. Rhinoplasty in the patient of African descent. Facial Plast Surg Clin North Am 2010;18:189–199

7. Hafezi F, Naghibzadeh B, Ashtiani AK, et al. Correction of cleft lip nose deformity with rib cartilage. Aesthet Surg J 2013; 33: 662–673

8. Standring S. Gray's Anatomy: The Anatomical Basis of Clinical Practice. Philadelphia: Elsevier Health Sciences UK; 2008

9. Netter FH. Atlas of Human Anatomy. Philadelphia: Elsevier Health Sciences; 2010

10. Jenkins DB. Hollinshead's Functional Anatomy of the Limbs and Back. Philadelphia: Elsevier Health Sciences; 2008

11. Daniel RK. Mastering Rhinoplasty: A Comprehensive Atlas of Surgical Techniques with Integrated Video Clips. New York: Springer; 2010

12. Wraight WM, Tweedie DJ, Parkin IG. Neurovascular anatomy and variation in the fourth, fifth, and sixth intercostal spaces in the mid-axillary line: a cadaveric study in respect of chest drain insertion. Clin Anat 2005;18:346–349

13. Jung DH, Choi SH, Moon HJ, et al. A cadaveric analysis of the ideal costal cartilage graft for Asian rhinoplasty. Plast Reconstr Surg 2004;114:545–550

14. Rejtarova O, Slizova D, Smoranc P, Rejtar P, Bukac J. Costal cartilages—a clue for determination of sex. Biomed Pap Med Fac Univ Palacky Olomouc Czech Repub 2004;148:241–243

15. Inoi T. Estimation of sex and age by calcification pattern of costal cartilage in Japanese. Nihon Hoigaku Zasshi 1997;51: 89–94

16. McCormick WF. Mineralization of the costal cartilages as an indicator of age: preliminary observations. J Forensic Sci 1980;25:736–741

17. Sunwoo W, Choi H, Kim D, Jin H. Characteristics of rib cartilage calcification in asian patients. JAMA Facial Plast Surg 2014;16(2):102–106

18. Bozzato A, Bumm K, Hertel V, Wurm J. Ultrasonographic evaluation of calcification patterns in costal cartilage: implications for rib graft harvesting. JAMA Facial Plast Surg 2013;15:457–460

19. Muntan CD, Sundine MJ, Rink RD, Acland RD. Inframammary fold: a histologic reappraisal. Plast Reconstr Surg 2000;105: 549–556; discussion 557

20. Windfuhr JP, Chen YS, Guldner C, Neukirch D. Rib cartilage harvesting in rhinoplasty procedures based on CT radiological data. Acta Otolaryngol 2011;131:67–71

21. Cervelli V, Bottini DJ, Gentile P, et al. Reconstruction of the nasal dorsum with autologous rib cartilage. Ann Plast Surg 2006;56:256–262

22. Toriumi DM. Personal communication; 2011

23. Kobayashi S, Yoza S, Takada H, Nagase T, Ohmori K. Endoscopeassisted rib cartilage harvesting. Ann Plast Surg 1995;35:571–575

24. Ching WC, Hsiao YC. Transumbilical endoscopic costal cartilage harvesting: a new technique. Ann Plast Surg 2014;72(4):423–427

25. Fattah A, Sebire NJ, Bulstrode NW. Donor site reconstitution for ear reconstruction. J Plast Reconstr Aesthet Surg 2010;63: 1459–1465

26. Kawanabe Y, Nagata S. A new method of costal cartilage harvest for total auricular reconstruction: part I. Avoidance and prevention of intraoperative and postoperative complications and problems. Plast Reconstr Surg 2006;117:2011–2018

27. Kawanabe Y, Nagata S. A new method of costal cartilage harvest for total auricular reconstruction: part II. Evaluation and analysis of the regenerated costal cartilage. Plast Reconstr Surg 2007;119:308–315

28. Chauhan N, Sepehr A, Gantous A. Costal cartilage autograft harvest: inferior strip preservation technique. Plast Reconstr Surg 2010;125:214e–215e

29. Boyaci Z, Celik O, Atespare A, Koca O. Conservative costal cartilage harvest for revision septorhinoplasty. J Craniofac Surg 2013;24:975–977

30. Lee M, Inman J, Ducic Y. Central segment harvest of costal cartilage in rhinoplasty. Laryngoscope 2011;121:2155–2158

31. Marin VP, Landecker A, Gunter JP. Harvesting rib cartilage grafts for secondary rhinoplasty. Plast Reconstr Surg 2008;121:1442–1448

32. Di Giuseppe A, Shiffman M. Advanced Aesthetic Rhinoplasty: Art, Science, and New Clinical Techniques. New York: Springer; 2013

33. Rodriguez-Bruno K, Toriumi DM, Kim DW. Bone and cartilage harvesting techniques in rhinoplasty. Oper Techn Otolaryngol Head Neck Surg 2011;22:308–315

34. Gunter JP, Cochran CS, Marin VP. Dorsal augmentation with autogenous rib cartilage. Semin Plast Surg 2008;22:74–89

35. Menick FJ. Nasal Reconstruction: Art and Practice. Place: Mosby/Elsevier; 2008

36. Gillies H. Plastic surgery of the face. Place: Oxford University Press; 1920

37. Gibson T, Davis WB. The distortion of autogenous cartilage grafts: Its cause and prevention. Br J Plast Surg 1958;10:257–274

38. Fry H. Cartilage and cartilage grafts: the basic properties of the tissue and the components responsible for them. Plast Reconstr Surg 1967;40:526–539

39. Kim DW, Shah AR, Toriumi DM. Concentric and eccentric carved costal cartilage: a comparison of warping. Arch Facial Plast Surg 2006;8:42–46

40. Lopez MA, Shah AR, Westine JG, O'Grady K, Toriumi DM. Analysis of the physical properties of costal cartilage in a porcine model. Arch Facial Plast Surg 2007;9:35–39

41. Mowlem R. Bone and cartilage transplants and their use and behaviour. Br J Surg 1941;29:182–193

42. Harris S, Pan Y, Peterson R, Stal S, Spira M. Cartilage warping: an experimental model. Plast Reconstr Surg 1993;92:912–915

43. Adams WP, Jr., Rohrich RJ, Gunter JP, Clark CP, Robinson

JB, Jr. The rate of warping in irradiated and nonirradiated homograft rib cartilage: a controlled comparison and clinical implications. Plast Reconstr Surg 1999;103:265–270

44. Dingman RO, Grabb WC. Costal cartilage homografts preserved by irradiation. Plast Reconstr Surg Transplant Bull 1961;28: 562–567

45. Erol OO. The Turkish delight: a pliable graft for rhinoplasty. Plast Reconstr Surg 2000;105:2229–2241; discussion 2242–2243

46. Daniel RK, Calvert JW. Diced cartilage grafts in rhinoplasty surgery. Plast Reconstr Surg 2004;113:2156–2171

47. Gunter JP, Clark CP, Friedman RM. Internal stabilization of autogenous rib cartilage grafts in rhinoplasty: a barrier to cartilage warping. Plast Reconstr Surg 1997;100:161–169

48. Foulad A, Ghasri P, Garg R, Wong B. Stabilization of costal cartilage graft warping using infrared laser irradiation in a porcine model. Arch Facial Plast Surg 2010;12:405–411

49. Tastan E, Yucel OT, Aydin E, et al. The oblique split method: a novel technique for carving costal cartilage grafts. JAMA Facial Plast Surg 2013;15:198–203

50. Wong BJ, Chao KK, Kim HK, et al. The porcine and lagomorph septal cartilages: models for tissue engineering and morphologic cartilage research. Am J Rhinol 2001;15:109–116

51. Foulad A, Manuel C, Wong BJ. Practical device for precise cutting of costal cartilage grafts to uniform thickness. Arch Facial Plast Surg 2011;13:259–265

52. Foulad A, Hamamoto A, Manuel C, Wong BJ. Precise and rapid costal cartilage graft sectioning using a novel device: clinical application. JAMA Facial Plast Surg 2014;16(2):107–112

44 鼻整形手术的并发症

作者: Daniel G. Becker, Madeleine Becker, Jonathan A. Cabin

翻译: 杨济泽   审校: 刘安堂

引 言

鼻子在功能上,心理上、情感上、社交上和象征性上的重要性是毋庸置疑的[1, 2]。大量研究表明,许多的鼻整形患者在心理上得益于手术[1, 2]。即使医生和患者对鼻整形手术的满意度都很高,但是据文献报道鼻整形术后并发症的发生率仍介于8%~15%[3-5]。鼻整形医生必须注意减少并发症的发生率,经验丰富的外科医生在患者中始终保持较高的满意度。所有的外科医生都会遇见并发症,尽管技术精湛,也不可能避免并发症的发生。

"并发症"是如何定义的呢? 大多数情况是,碰到一个难以接受的结果时患者和医生承认这一点并对矫正计划达成统一意见。有些时候是医生会注意到一个相对细微的畸形并想进行矫正,但是患者并介意。还有可能是医生对结果感到得意,但是患者觉得不满意的情况,这种情况是比较少见的[6]。

医生和患者应坦诚讨论手术目标和期望值,这是术前计划中的一个重要方面。讨论潜在的并发症也很关键,这样可以使患者理解产生并发症的危险性。尽管大多数并发症很轻微并且是可以修复的,但也确实会发生更严重的不可逆的并发症。所以必须重视所有的并发症,包括客观地评估,密切关注患者并合理安排矫正手术的时间和方式。

术前细心的解剖诊断至关重要。这里提供一个简单的系统方法(表44.1和44.2),但还需进一步研究[6-8]。术前全面的解剖检查、术后密切关注愈合情况并根据情况采取保守的治疗方式,

表 44.1 初次鼻整形分析

视诊和触诊
整体
皮肤质地:薄,中等,厚
主诉:宽大,扭曲,驼峰
前面观
扭曲或流畅:
宽度:正常,宽,窄
鼻尖:偏斜,球状,不对称
基底位观
三角关系:
鼻尖:偏斜,宽大,球状,不对称
基底部:宽大,窄小,正常,鼻中隔偏曲
鼻小柱:鼻小柱/小叶比例;中间脚踏板形态
侧面观
鼻额角:浅,深
起始点:高,低
鼻背:平直,凹凸,鼻骨,软骨
鼻部长度:正常,长,短
鼻尖表现点:正常,过高,过低
鼻翼鼻小柱关系:正常,不正常
鼻唇角:锐角,钝角
斜位观
这个角度有些什么新的发现,或者是否确认其他角度的观察结果? 每个角度都可以做出很多分析,所列出的是其中一些关键点。

这些对减少和避免并发症都是至关重要的。如果医生术前没有观察到形成鼻部特征的准确解剖学因素,术后就难以达到预期的改变。技术操作(如青枝截骨,鼻背畸形)也是另一个潜在的原因。不管术前分析多么仔细,手术细节多么小心谨慎,还是会产生不理想的手术结果。

并发症在本质上可被分为功能的和美容的两类,常常是两种因素都有。鉴于这个原因,也可以根据所涉及的鼻部亚单位来区分并发症。

表 44.2　鼻整形修复术分析

视诊和触诊
整体
皮肤质地：完整性，血供条件，移动性
鉴别患者修复的主要诉求
前面观
宽度：正常，宽，窄
鼻背：扭曲或平直
鼻阀：评估宽度
鼻尖：偏斜，球状，不对称
基底位观
鼻尖：偏斜，宽大，球状，不对称
基底部：宽大，窄小，正常，鼻中隔偏曲
鼻小柱：鼻小柱 / 小叶比例；中间脚踏板形态
侧面观
鼻额角：浅，深
起始点：高，低
鼻背：平直，凹凸，鼻骨，软骨
鼻部长度：正常，长，短
鼻尖表现点：正常，过高，过低
鼻翼鼻小柱关系：正常，不正常
鼻唇角：锐角，钝角
斜位观
这个角度有些什么新的发现，或者是否确认其他角度的观察结果？每个角度都可以做出很多分析，所列出的是其中一些关键点。

鼻整形术后的问题通常和切除不足、过度切除和（或）不对称有关。一般而言，解决切除不足的问题比较容易些，因为医生只需要"多去掉一点"就可以了。关于过度切除的问题会困难些，且同时伴有瘢痕增生，需要移植材料和其他组织[3, 6]。

解剖诊断有助于避免并发症，对并发症发生时进行评估和治疗也至关重要。这一章中我们会特别关注常见手术并发症的原因和治疗。重点会放在每个并发症的解剖基础上，因为这一方法会为矫正提供指导。虽然并发症一般按照解剖位置排列，仍有些主题是交叉的。

通过仔细研究实践中遇到的问题，学生们可以提高在初次鼻整形和修复鼻整形中解决问题的能力，并能在实践中尽量减少这些问题的发生。如需进一步的研究，您可以登录到免费网站www.RhinoplastyArchive.com，里面包含有超过 60 个章节以及 100 多个鼻整形术和修复鼻整形术的相关视频，对于鼻整形术的终生学习，是非常有用的资源[7]。

本章的内容，作者进一步讨论了一些经常遇到的问题并选取了一些对外科医生很有帮助的主题和手术技巧。受限于篇幅，讨论并不全面，进一步的学习研究还需进行。同时，作者希望此篇内容对读者能有所帮助。

鼻　尖

总　则

鼻尖组织的过度去除会影响鼻尖重要的支撑结构（表 44.3）[6~10]，会发生鼻尖下垂、鼻尖不够突出等并发症。中隔软骨尾侧端的过度切除会导致鼻尖上旋和短鼻。过度切除也会造成其他并发症，例如鼻翼退缩和鼻翼塌陷[3, 6~11]。

去除不足可能仅仅是因为过分谨慎，但也可能是因为术前没能正确评估。例如没能认识到过度突出的鼻子，或没有重视患者的解剖基础而未能进行相应的处理，导致持续过度突出的情况。未能切除适量的鼻背软骨，可能导致鸟嘴畸形[3, 9~13]。

表 44.3　鼻尖支撑结构

主要鼻尖支撑结构
1. 下外侧软骨的大小、形状和强度
2. 内侧脚踏板和中隔尾侧端的附着
3. 上外侧软骨尾侧缘和下外侧软骨头侧缘之间的附着关系
（鼻中隔也被认为是鼻部的主要支撑结构）
次要鼻尖支撑结构
1. 下外侧软骨穹隆之间的韧带条索（如穹隆间韧带）
2. 鼻背软骨
3. 下外侧软骨籽骨
4. 下外侧软骨与表面的皮肤 / 软组织的附着
5. 鼻棘
6. 膜性中隔

鼻尖的不对称可能是因为下外侧软骨去除不等或不对称的穹隆固定缝合[9]。也可由瘢痕的不同而引起，这可能出现在自然愈合过程中并且术后数月到数年都不明显。术前常会存在的不对称应该诊断出来，并在手术前向患者指出。

特殊的鼻尖并发症

鼻尖下旋

避免鼻唇角不良改变的一个重要原则是评估鼻尖解剖和鼻尖支撑，然后维持或增加鼻尖支撑，使鼻子恢复更自然的外观。尽管如此使鼻子失去支撑的操作会产生低垂的鼻尖（鼻尖下垂且鼻唇角过锐）。正常的鼻唇角（定义为小柱点—鼻底线与鼻底—上唇线之间的夹角）是90°~120°[14]。在这一范围之内，女性的角度越钝越好，男性的角度越锐越好。失去鼻尖支撑可以导致下垂的、低平的、松弛的鼻子外观。

处理有关鼻尖下旋的并发症需要依靠恢复鼻尖的支撑和突出度。当遇到这样的并发症，恰当的诊断会指导矫正[6, 9, 10]。有很多鼻整形手术方法可以增加鼻尖支撑，抬高并上旋鼻尖（表44.4）[8]。

鼻尖过度上旋

相反的，我们还可能遇到患者鼻尖的过度上旋，鼻唇角角度过钝。切除了过多的中隔软骨尾侧端是鼻尖过度上旋的常见原因。过度上旋的鼻尖表现为过短的外观。

术前的仔细检查能够避免术中旋转过度而造成的上旋。加长和反向旋转鼻尖的方法可以处理鼻尖过短或过度上旋等术后并发症[9, 10]。下面有些特殊的加长和反向旋转鼻尖的方法（表44.4）[8]。

结节状突起

结节状突起是指因为愈合过程中对软骨产生的牵拉力使下外侧软骨在鼻尖处形成球形突起。具有较薄皮肤、强壮软骨和鼻尖裂隙的患者特别容易发生结节状突起。过分切除外侧脚或未能减少穹隆间宽度等原因都容易形成结节状突起。结节状突起是过窄的鼻翼缘瘢痕挛缩的结果，在术后愈合中产生突起。一些学者描述了软骨劈开和结节状突起形成之间的关联[3]。尽管如此，另一些意见坚持只要正确操作垂直穹隆切开手术也

表 44.4　手术操作

增加上翘程度
外侧脚固定
贯穿穹隆缝合使内侧脚向内靠拢
中隔尾端的适度切除（效果可变）
软骨头端切除（效果可变）
外侧脚的覆盖移植
鼻小柱支撑物（效果可变）
充填移植物（效果可变）
上翘的视觉假象—增加双侧裂隙，充填移植（鼻唇角钝化）
减低上翘程度
完全贯穿固定切口
双层鼻尖移植物
缩短内侧脚
中隔尾端延伸移植物
植入鞍鼻的 L 形支撑，如肋软骨形成的移植物（使鼻背移植物和小柱支撑一体化）
增加突出程度
外侧脚固定（增加突出度，增加上翘度）
鼻尖移植物
充填移植物
前颌骨移植
中隔小柱缝合（隐藏的）
小柱支撑物（效果可变）
中隔尾端延伸移植物
减低突出程度
高位部分或完全贯穿固定切口
外侧脚的覆盖移植（减低突出度，减低上翘度）
鼻棘的去除
垂直穹隆切开，包括切除多余的内侧脚并缝合再固定
增加长度
中隔尾端延伸移植物
鼻根移植物
双层鼻尖移植物
重建 L 形支撑
减少长度
见增加上翘度的方法
也可加深鼻额角

是可靠的，不会造成这类畸形[11, 15]。

作为一种单独的畸形，治疗结节状突起的典型方法是经患侧损伤较小的边缘切口切开，修整或是切除受累的软骨。有些情况下，该区域用一层软骨、筋膜或其他覆盖材料进一步修饰。

鼻翼退缩 / 鼻翼—鼻小柱比例失调

外侧脚头端部分切除是鼻尖手术中常用的方法。如果没有留下足够的软骨，随着时间推移，愈合过程中的收缩力会引起鼻翼退缩（图44.1）[3, 9-11, 16]。这是外侧脚过度切除的一个常见并发症。单凭手术经验的方法可保留至少 6~9 mm 完整的软骨条。不过，关于鼻翼基底的解剖研究发现，有 20% 的患者原本只有很薄的鼻翼缘。我们必须承认这一解剖变异，因为这些患者甚至需要更保守的手术方法以避免产生鼻翼退缩和（或）外鼻孔的塌陷[17]。同样，应该保留鼻

前庭黏膜，因为切除前庭黏膜会促进瘢痕挛缩而发生鼻翼退缩。

鼻翼退缩可以用很小的软骨（1~2 mm）移植来治疗[3]。注射麻醉之前标记退缩的范围，通过一个小的鼻翼缘切口能分离出一个准确的腔隙。将塑形的软骨（通常取自耳郭或中隔软骨）植入腔隙，移植物应该向下延伸到籽骨并且要足够宽，以获得外侧脚在穹隆部的正常形状。

耳郭复合组织通常在更严重的鼻翼退缩病例中使用。对侧耳（比如左鼻翼、右耳）的耳甲腔提供了最佳的轮廓。切口在离开鼻孔边缘几毫米处，接着小心地进行粘连松解，分离出缺损部位并向下移动鼻翼边缘[3, 18]。

鼻翼—鼻小柱比例失调是患者高度重视的一个方面。正常鼻小柱的长度通常是 2~4 mm。鼻翼—鼻小柱关系的复杂性被 Gunter[20] 和他的同事们归类，他们通过一条沿鼻孔长轴的直线描述

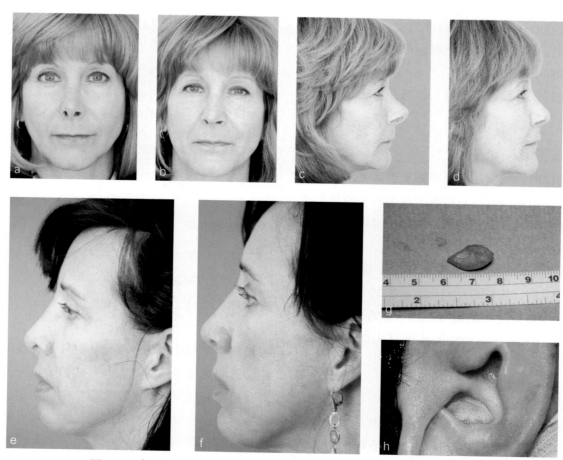

图 44.1　鼻整形术后多年患者，伴有鼻翼退缩引起的鼻翼鼻小柱比例失调

了鼻翼和鼻小柱在位置上的关系[20]。所有的患者具有悬垂、正常或退缩的鼻翼以及悬垂、正常或退缩的鼻小柱。这样，鼻翼—鼻小柱的关系有9种可能的解剖组合（图44.2）。

未经手术的患者可能存在鼻翼—鼻小柱比例失调，也可能由手术失误造成（图44.1）。凸出的或悬垂的鼻小柱可能是由于持续存在的畸形引起，比如过宽的内侧脚或过长的中隔尾侧端[9]。鼻小柱显露部分增多的这类畸形可能更多是由于鼻翼缘退缩，而并非真正的鼻小柱凸出。不足或退缩的鼻小柱可能是因为之前存在的未矫正畸形，或过度切除软组织、软骨、鼻棘而引起的。

医生应该避免过度切除中隔尾侧端以及鼻棘[3, 9, 19]。

处理凸出的或悬垂的鼻小柱可以切除从黏膜到小柱的全层组织，包括皮肤、软组织和中隔软骨尾侧端的一部分。如果内侧脚过宽，处理时也可以适当切除内侧脚尾侧端的边缘[9, 19]。

退缩的鼻小柱可以通过在基底处充填移植物来改善，并得到锐利的鼻唇角，鼻小柱支撑物也有助于减少畸形。术中可以用软骨移植物来加长过短的鼻子，也可以使用复合组织移植[3, 9]。

鸟嘴畸形

鸟嘴畸形指鼻尖上区在术后的丰满外形，一种异常的鼻尖—鼻尖上区关系（图44.3）。这有多种原因，包括未能维持足够的鼻尖支撑（术后鼻尖突出度的丧失），软骨驼峰去除的不够（中隔前角）和（或）鼻尖上区死腔／瘢痕形成。

处理鸟嘴畸形要根据解剖分析。如果软骨驼

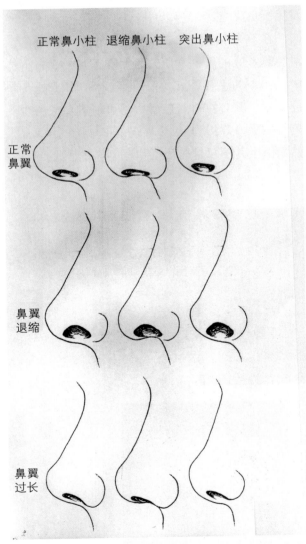

正常鼻小柱　退缩鼻小柱　突出鼻小柱

正常鼻翼

鼻翼退缩

鼻翼过长

图44.2　鼻翼—鼻小柱关系可以被描述为9种可能的解剖组合

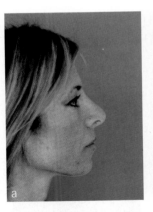
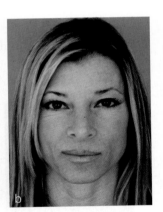
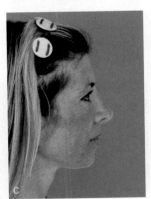
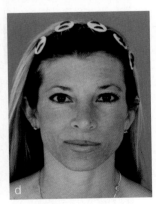

图44.3　过度切除的骨性鼻背和切除不足的鼻背软骨患者。她的鸟嘴畸形是源于顽固的鼻背软骨，因此通过增加鼻背软骨切除而矫正

峰切除不足，医生就要切除多余的鼻中隔。如果确定是因为鼻尖支撑不足，可以采用植入鼻小柱支撑的方法。如果骨性驼峰被过度切除，使用骨性鼻背的移植物会有好处。如果鸟嘴畸形是由于过多的瘢痕，注射 Kenalog 或术后早期压迫皮肤等原因引起的，应该在手术修整之前优先考虑。

鼻小柱切口

鼻整形手术的外部入路包括鼻小柱切口[21]。做这一切口的时候必须十分当心不要倾斜，要确保切口和皮肤相垂直，从而避免滑门畸形的并发症。关闭这一切口时亦需十分小心，避免边缘的凹陷切迹或其他畸形（图 44.4）。

用 6-0 PDS 缝线做皮下缝合可以加强皮缘的外翻并减张。这类缝合需要对准皮缘且轻度外翻，过度外翻会产生畸形。转角处的缝合很重要，因为转角的异常愈合会导致可见的凹陷切迹。

用 5 针 7-0 号尼龙垂直褥式缝合关闭皮肤。第一针缝线为倒 V 的顶点，接下来的两针缝线从中间较低的皮片向外侧较高的皮片缝合，以正确对齐皮肤。用一根 6-0 可吸收缝线缝合鼻小柱皮瓣转角处前庭皮肤。这个转角缝合很重要，因为这个角的异常愈合会导致明显的切口缺陷。

延伸说明：外侧脚过度切除

外侧脚过度切除可能是鼻整形中最常见的问题[10, 17, 18, 22, 23]。外侧脚的过度切除会导致鼻翼内收，内陷，结节状突出和鼻尖不对称（图 44.5）。鼻黏膜切除在鼻整形术中也可能导致瘢痕挛缩。在鼻整形术中应采用保守的头侧端切除方法。

在很多修复手术中，外侧脚切除过多，一般切除通常在 6~9 mm 的范围内。在这种情况下，愈合继发的瘢痕挛缩显然超过了残余软骨的支撑强度。如果鼻尖软骨脆弱而瘢痕挛缩很深，则会发生不良反应。

在一些情况下，这种情况是可以预见的。对鼻翼基底的解剖学研究表明在正常的患者群体中，20% 的患者鼻翼缘很薄。必需认识到这种解剖变异，并且在这些患者中尽可能避免或减少头侧端切除，以尽量减少鼻翼退缩或塌陷的风险[17]。然而医生并不总是能预见和避免这些情况。

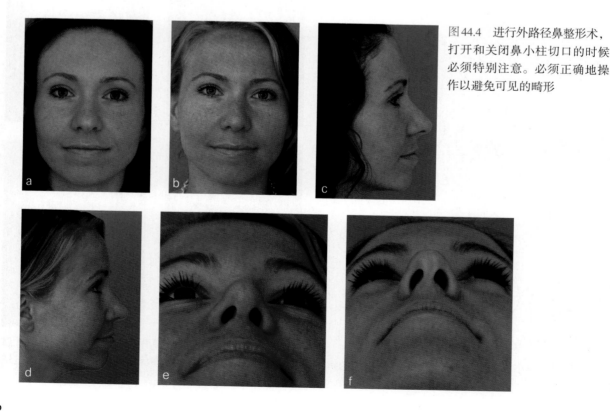

图 44.4 进行外路径鼻整形术，打开和关闭鼻小柱切口的时候必须特别注意。必须正确地操作以避免可见的畸形

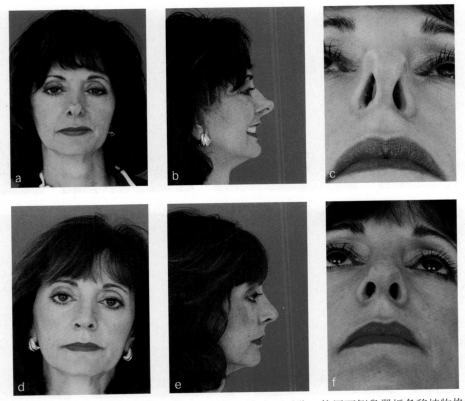

图 44.5 过度切除外侧脚导致鼻翼退缩，夹捏和鼻尖不对称。使用两侧鼻翼板条移植物修复

鼻背（鼻子的中 1/3 和上 1/3）

总 则

鼻背轮廓和鼻尖—鼻尖上区关系的美学重要性使轮廓修饰成为鼻整形中的关键步骤。过度去除骨性结构会导致外观扁平而导致假性眶距增宽。过度去除鼻背骨和软骨组织会形成过分凹陷的手术样外观。过分去除会导致医源性鞍鼻畸形。在进行轮廓修饰时，必须十分小心保留中部鼻背的支撑，否则会产生并发症，例如鼻孔塌陷和倒"V"畸形[3, 9, 11]。

为了避免过度去除或去除不足，医生需要关于皮肤厚度和骨、软骨在鼻背解剖中的相关知识。骨在鼻背中的作用不如软骨结构重要，切除每个部分都要十分当心。在鼻额角处的皮肤／软组织覆盖是厚的，而鼻尖上区软硬骨接合处是最薄的。为了适应这一特点，软硬骨接合处的驼峰应该去除得少点。

去除不足会使畸形仍持续存在。去除不足不仅留下了持续的鼻背驼峰，而且会形成鼻尖上区的突起或鸟嘴畸形，或者出现鼻上 1/3 的畸形。然而，这一畸形总比过度去除要好，因为有指征的时候很容易矫正。

不对称的切除会导致难看的外观。矫正这类畸形是很有挑战性的[24, 25]。可以通过覆盖移植物完成，或是通过鼻外入路手术[26-28]。

特殊的鼻背并发症

鞍 鼻

鞍鼻是指缺失支撑的伴有塌陷的鼻背外观（图 44.6）。这类畸形在鼻中隔过度切除后出现，且不能保持足够的 L 形支撑。根据经验推荐保留最少 15 mm 的软骨，如果鼻背驼峰的切除也在计划之列，必须要考虑到术后有足够的 L 形支撑。其他产生鞍鼻畸形的原因包括鼻中隔血肿，鼻中

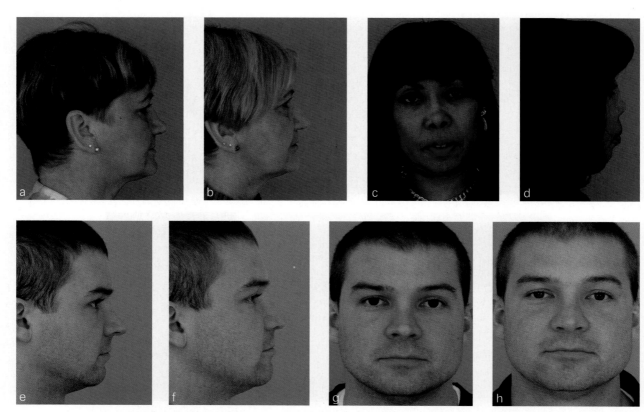

图 44.6　a，b. 精确的囊袋，三层软骨盖板移植物可以有效矫正患者鞍鼻畸形；c，d. 患者伴有鼻中隔穿孔，鼻部软骨支撑缺失和严重的鞍鼻畸形；e~h. 患者术前呈现鼻尖过度上旋的外观

隔脓肿和严重的鼻创伤。过度的鼻背驼峰切除也可以导致鞍鼻畸形。

　　覆盖移植术可以有效地掩饰和矫正轻中度鞍鼻畸形[24, 25]。一层或多层的鼻中隔或耳郭软骨可以被有效利用。严重的鞍鼻畸形可能需要软骨搭桥或骨移植等较大的重建整复手术[26~28]。

倒 V 畸形

　　在倒 V 畸形中，可见鼻骨的尾端边缘呈宽阔形态（图 44.6）。鼻背驼峰去除之后的上外侧软骨支撑不足，可以导致上外侧软骨向内下方塌陷以及倒 V 畸形[29]。鼻骨不完全骨折是倒 V 畸形的另一个重要原因。

　　进行驼峰切除时，保留下方的黏膜软骨膜（黏膜外分离）是有好处的，这一结构为上外侧软骨提供支撑，有助于减少驼峰切除后上外侧软骨产生向内下方塌陷的危险。当驼峰切除后进行截骨术时，必须达到合适的不完全骨折以缩窄骨性鼻背。

鼻孔塌陷

　　内鼻阀以上外侧软骨和鼻中隔尾侧端边缘为界限[29~34]。外鼻阀是指内鼻阀之前的、以活动的鼻翼的皮肤和骨骼支架构成的区域[34]。其中任一部位的过度狭窄或松弛都能引起鼻塞。这些部位任意一处的薄弱可能在吸气时产生负压，导致塌陷，引起鼻气道的阻塞。鼻孔塌陷是最常见的因过度切除外侧脚或中部鼻背塌陷的后遗症。过分切除外侧脚以及软组织术后挛缩常常累及鼻阀。不能维持适当的鼻背中部支撑可能导致上外侧软骨向内下方塌陷，累及内鼻阀。

　　治疗内鼻阀塌陷包括利用延展移植物。延展移植物作为上外侧软骨和鼻中隔之间的隔离物，用来矫正过于狭窄的鼻背中部和内鼻阀，或者用来避免高危患者进行鼻整形术时出现的过度缩窄[29~34]。

仔细的术前分析应该能够决定对于支撑性和重建性操作的需求，比如恢复塌陷的鼻外侧壁的支撑所用的外耳软骨移植物。植入鼻翼缘移植物，特别是弯曲的鼻中隔或耳郭软骨，用来支撑软骨边缘可以纠正内或外鼻阀塌陷（图44.7）[29~34]。

延伸说明：减少鼻孔塌陷和倒 V 畸形

鼻整形手术是一个渐进的发展过程[6, 8, 23, 35]。这个观念是基于这样的一种理念：即以最少的操作达到最大的效果。然后，讨论的关键是可靠的操作究竟需要多大的术野。Adamson[36]敏锐地察觉到其实并没有一种理想的方法。每个外科医生都会在学习过程中根据自己的技术和经验总结出一套独有的方法。

Perkins[37]陈述了他个人理念上的一个演变过程，反映了这个过程中涉及的一些问题，并对过去15~20年中发生的变化提供了宝贵意见。虽然以渐进的方式来实现一种美容效果一直是他个人理念，但是为了实现更加精细的结果和预防晚期并发症，他更多地使用了开放式入路和一些移植物手术。Perkins继续大力提倡这样一种理念，即选择的方法应在最短的时间内采用最少的操作达到满意的结果并满足患者的需要。然而，由于他所遇到的晚期并发症，他选择的方式发生了变化。他发现鼻腔并发症最常见的两个区域是鼻中段的金字塔区域和鼻翼侧壁。他强调为中间拱顶提供结构基础的重要性（例如，扩展移植物）。尽管这些问题可以通过鼻内入路解决，但Perkins则表示，通过外部入路进行结构移植有时更容易。此外，他认为当需要降低鼻尖突出度时，使用鼻小柱入路往往更容易。

歪 鼻

鼻整形术后出现持续性的歪斜可以发生在鼻子的上1/3、中1/3和鼻尖，或是发生在术前笔直的鼻子上。术前的解剖诊断是成功治疗的重要基础。青枝骨折或截骨术可能会引起持续性的鼻骨歪斜[38, 39]。鼻背中部先天性软骨歪斜的修整已

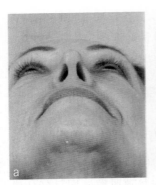
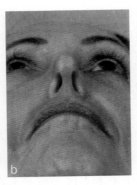
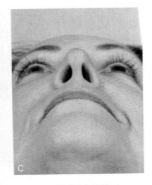
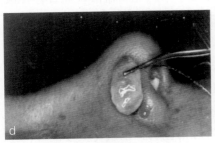
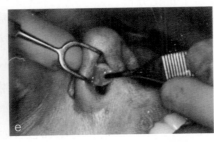
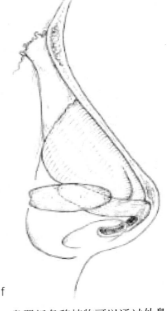

图 44.7 鼻翼板条移植物可以用来治疗鼻阀塌陷。鼻阀塌陷也可出现在正常吸气过程中。鼻翼板条移植物可以通过外鼻入路放置，也可以使用鼻内入路的同时分离一个精确的囊袋进行放置。移植物一般放置在外侧脚头侧端，即塌陷最为严重的位置。应告知患者短期内移植物较厚。移植物的厚度在2~3个月后逐渐降低。为了最大化支撑效果，鼻翼板条移植物应当延伸超过梨状孔区域

被证明是特别具有挑战性的一类手术[40]。同样，去除驼峰会显露不对称而导致出现术前不存在的歪斜。鼻尖不对称可能是在术前被忽视了，或是由于外侧脚不对称的切除，鼻小柱支撑物放置不对称，或是放置了过长的鼻小柱支撑等原因。有许多手术方法可用于歪鼻整形[29, 38~40]。

鼻的上 1/3 部分的特殊并发症

具体并发症

摇摆畸形

如果截骨位置过高（进入了较厚的额骨），鼻骨不全截骨时，截开的鼻骨上部的外形会突出或摆向外侧。这就是摇摆畸形。应该使用 2 mm 的骨凿以制造更适当的上侧骨折线，以矫正摇摆畸形[38]。

鼻背不规则

锋利的骨凿是进行干净精确的驼峰切除术的必要条件。当骨凿钝的时候，不对称，不规则切除的概率会增加，骨质隆起过度的概率也会增加。一些外科医生至少有两套骨凿交替使用——其中一套总是被磨平。另外一些外科医生则用锋利的石头手工打磨。这两种方法通常都是有效的[22, 41]。

然而，根据其预期临床研究的结果，Bloom 等[41]建议外科医生可能考虑用一次性骨凿。在使用了 3 次，6 次和 9 次后和在使用锐化技术后，作者对相同骨凿基线的相对锐度做了量化分析。切割时所需的力与骨凿的锐度成反比[41]。

基于具体的骨凿制造商，骨凿的使用效果随着在 3~9 次的使用次数后明显下降。专业锐化只能达到类似于骨凿使用 3~6 次的效果。进一步的锐化似乎不利于效果。资深作者（DGB）目前便在骨凿特定使用次数后进行处理[41]。

在驼峰去除产生"露顶"后，应该用骨锉锉平骨质边缘。所有的碎骨都应该去除，并注意确保所有明显的颗粒都从皮肤/软组织囊腔中去除。

如不去除所有碎片会导致可见的和（或）可扪及的鼻背不规则。

骨性鼻背不规则是鼻整形手术中容易发现的并发症。在关于确保鼻轮廓平整不带有锐缘、不规则或不对称的研究调查中，医生们报道了各种各样覆盖移植物的应用，包括自体巩膜[42]、凝胶薄膜[43]、颞顶筋膜[44]和 SMAS 系统[45]。Becker 等[46]描述了使用带有动力的钻子或骨锉，他们认为可以减低鼻背不规则的发生率。文献中关于这一主题的多种建议提示尚缺乏一种完全令人满意的解决办法。

"露顶"畸形

驼峰去除后，鼻骨的游离缘可以在皮肤/软组织下被扪及。未能进行外侧截骨或是不充分的截骨，可导致露顶畸形。应用典型的外侧截骨可以关闭开放的鼻骨。

青枝骨折

截骨术后鼻骨的不完全性骨折，也被称为青枝骨折，会由于记忆和弹力而使鼻骨畸形复发（例如鼻歪斜）。这在某些特定的患者可能是可以接受的，比如年老的鼻整形患者骨质菲薄脆弱，青枝骨折通常会导致术前鼻骨畸形的复发。

皮肤／软组织覆盖

皮肤/软组织覆盖具有界定良好的组织平面，在这个平面中可以做到不出血分离。在较浅的平面中手术不仅导致手术野充满血液，而且存在破坏血供的危险并可能破坏皮肤。一旦皮肤/软组织覆盖被破坏，就永远不能完全恢复。破损的皮肤产生令人不悦的外观[47]。

血供和淋巴管位于鼻肌肉组织的浅面[48]。鼻子的软组织层次是表皮、真皮、皮下组织[这一平面包含血管和淋巴管，以及（典型的）薄层脂肪]，肌肉和筋膜（肌腱膜）平面网状组织平面和软骨膜／骨膜。在鼻整形手术中合适的组织平面分离（例如网状组织平面，即肌腱膜下平面）

能保留鼻部血供并且减小术后水肿。

使用异源整形植入体具有产生皮肤并发症的危险。鼻子几乎不能满足使用异源整形植入体的任何要求。如果异源整形植入体经皮肤钻出，皮肤—软组织覆盖将被永久地、不可修复地破坏了。

皮肤/软组织覆盖的感染是中隔鼻整形中少见的并发症。然而，以红斑、水肿和疼痛为特征的蜂窝织炎是一个潜在的危险，必须迅速地诊断和治疗。如果口服抗生素不能很快产生效果，必须使用静脉抗生素以快速控制这一罕见但潜在的严重并发症。在困难病例中鼻部细菌培养可以指导治疗[47]。

心理并发症

寻求美容性鼻整形的患者通常是对鼻子外观不满意的健康患者。人体外观的心理学和整容手术的心理效益已经得到了很好的研究。外科医生在评估鼻整形患者时，考虑心理因素是很重要的[49]。

尽管整容手术的患者中精神疾病的比率基本上是未知的，但是可以肯定地说，所有的主要精神病都存在于需要整容手术的患者中。值得一提的是，身体畸形障碍是一种精神障碍，因为它在鼻整形中出现的频率似乎在增加。身体畸形障碍由 DSM-Ⅳ-TR 定义为对主观偏见或外观轻微缺陷，从而导致日常功能中的重大情绪困扰或损伤[50]。很少有研究探讨身体畸形障碍在鼻整形患者中的发生概率[49]。

鼻整形患者的心理评估是术前评估的重要组成部分。应该努力帮助确定患者的术前动机和期望是否现实可行，确定患者外观的关注及是否比例上有异，确定患者是否患有不利于手术的精神疾病。读者可参考 Crerand 等[49]关于这一重要课题这个重要问题的更详细信息的概述。

功能性并发症

列举可能的功能性并发症会耗费精力。但必须注意可能比较严重的并发症[51, 52]。颅内并发症的发生与中隔手术相关联，因为筛骨垂直板向上在颅底有附着点。必须十分小心，特别是在年老的患者，避免撕脱筛骨产生骨折造成脑脊液漏。其他中隔成形手术和中隔鼻整形手术的功能性并发症包括中隔穿孔、中毒性休克综合征、中隔血肿和脓肿。

气道并发症值得单独写一个章节。简要地说，医生必须详细询问病史去鉴别内科原因的鼻阻塞，例如过敏、鼻窦炎或滥用药物（药物性鼻炎）。

鼻整形手术维持或改善气道是至关重要的。未能保持鼻气道功能的手术是无用的手术。产生鼻气道阻塞的原因必须被认清和强调。保守主义必须被强调，例如过度切除鼻甲会导致萎缩性鼻炎，就是残缺的手术。过度缩窄骨性鼻背，而没有保留鼻孔处的气道，也会导致鼻阻塞[53]。外侧脚的过度切除会导致美学并发症，同时经常伴有鼻孔塌陷和呼吸问题。

小　结

关于鼻整形术并发症的纵览包括预防、诊断和鼻整形常见并发症的处理。术前仔细的诊断以及对于术后愈合过程中所发生改变的了解和在其指导下的保守的手术方法，对减少并发症是至关重要的。这些原则在发生并发症后的治疗中也是很重要的。

参考文献

1. Goin JM, Goin MK. Changing the body – psychological effects of plastic surgery. Baltimore: Williams & Wilkins; 1981
2. Robin AA, Copas JB, Jack AB, Kaeser AC, Thomas PJ. Reshaping the psyche: the concurrent improvement in appearance and mental state after rhinoplasty. Br J Psychiatry 1988;152: 539–543
3. Kamer FM, Pieper PG. Revision rhinoplasty. In: Bailey B, ed. Head and Neck Surgery Otolaryngology. Philadelphia: Lippincott; 1998
4. Rees TD. Postoperative considerations and complications. In: Rees TD, ed. Aesthetic Plastic Surgery. Philadelphia: W.B. Saunders; 1980
5. McKinney P, Cook JQ. A critical evaluation of 200

rhinoplasties. Ann Plast Surg 1981;7:357

6. Tardy ME. Rhinoplasty: The Art and the Science. Philadelphia: W.B. Saunders; 1997

7. Becker DG, Palma P, eds. Rhinoplasty Archive. Available online at: http://www.rhinoplastyarchive.com/. Accessed June 14, 2015

8. Tardy ME, Toriumi DM. Philosophy and principles of rhinoplasty. In: Cummings CW, Fredrickson JM, Harker LA, et al, eds. Otolaryngology−Head & Neck Surgery, 2nd ed. St. Louis: Mosby Year Book; 1993:278−294

9. Thomas JR, Tardy ME. Complications of rhinoplasty. Ear Nose Throat J 1986;65:19−34

10. Tardy ME, Cheng EY, Jernstrom V. Misadventures in nasal tip surgery. Otolaryngol Clin North Am 1987;20(4):797−823

11. Simons RL, Gallo JF. Rhinoplasty complications. Facial Plast Surg Clin North Am 1994;2(4):521−529

12. Tardy ME, Walter MA, Patt BS. The overprojecting nose: anatomical component analysis and repair. Facial Plast Surg 1993;9(4):306−316

13. Tardy ME, Kron TK, Younger RY, Key M. The cartilaginous pollybeak: etiology, prevention, and treatment. Facial Plast Surg 1989;6(2):113−120

14. Ridley MB. Aesthetic facial proportions. In: Papel ID, ed. Facial Plastic & Reconstructive Surgery. St. Louis: Mosby−Year Book; 1992:99−109

15. Simons RL. Vertical dome division techniques. Facial Plast Surg Clin North Am 1987;2(4):435−458

16. Tardy ME, Patt BS, Walter MA. Alar reduction and sculpture: anatomical concepts. Facial Plast Surg 1993;9(4):295−305

17. Becker DG, Weinberger MS, Greene BA, Tardy ME. Clinical study of alar anatomy and surgery of the alar base. Archives Otolaryngol Head Neck Surg 1997;123(8):789−795

18. Tardy ME, Toriumi DM. Alar retraction: composite graft correction. Facial Plast Surg 1989;6(2):101−107

19. Tardy ME, Genack SH, Murrell GL. Aesthetic correction of alarcolumellar disproportion. Facial Plast Surg Clin North Am 1995;3(4):395−406

20. Gunter JP, Rohrich RJ, Friedman RM. Classification and correction of alar−columellar discrepancies in rhinoplasty. Plast Reconstr Surg 1996;97(3):643−648

21. Johnson CM, Toriumi DM. Open structure rhinoplasty— featured technical points and long−term follow−up. Facial Plast Surg Clin North Am 1993;1(1):1−22

22. Becker DG. My personal philosophy of revision rhinoplasty. In: Revision Rhinoplasty. New York: Thieme; 2007

23. Toriumi DM, Becker DG. Rhinoplasty Dissection Manual. Philadelphia: Lippincott, Williams and Wilkins; 1999

24. Tardy ME, Schwartz M, Parras G. Saddle nose deformity: autogenous graft repair. Facial Plast Surg 1989;6(2):121−134

25. Gunter JP, Rohrich RJ. Augmentation rhinoplasty:dorsal onlay grafting using shaped autogenous septal cartilage. Plast Reconstr Surg 1990;86(1):39−45

26. Wang TD. Aesthetic structural nasal augmentation. Oper Tech Otolaryngol Head Neck Surg 1990;1(4):214−217

27. Daniel RK. Rhinoplasty and rib grafts: evolving a flexible operative technique. Plast Reconstr Surg 1992;94(5):597−611

28. Murakami CS, Cook TA, Guida RA. Nasal reconstruction with articulated irradiated rib cartilage. Arch Otolaryngol Head Neck Surg 1991;117:327−330

29. Toriumi DM. Management of the middle nasal vault. Oper Techn Plast Reconstr Surg 1995;2(1):16−30

30. Toriumi DM, Josen J, Weinberger MS, Tardy ME. Use of alar batten grafts for correction of nasal valve collapse. Arch Otol Head Neck Surg 1997;123:802−808

31. Constantian MB, Clardy RB. The relative importance of septal and nasal valvular surgery in correcting airway obstruction in primary and secondary rhinoplasty. Plast Reconstr Surg 1996;98(1):38−54

32. Goode RL. Surgery of the incompetent nasal valve. Laryngoscope 1985;95:546−555

33. Sheen JH. Spreader graft: a method of reconstructing the roof of the middle nasal vault following rhinoplasty. Plast Reconstr Surg 1984;73(2):230−237

34. Constantian MB. The incompetent external nasal valve: pathophysiology and treatment in primary and secondary rhinoplasty. Plast Reconstr Surg 1994;93(5):919−933

35. Gunter JP. The merits of the open approach in rhinoplasty. Plast Reconstr Surg 1997;99(3):863−867

36. Adamson PA. Nasal tip surgery in open rhinoplasty. Facial Plast Clin North Am 1993;1(1):39−52

37. Perkins SW. The evolution of the combined use of endonasal and external columellar approaches to rhinoplasty. Facial Plast Clin North Am 2004;12(1):35−50

38. Larrabee WF, Jr. Open rhinoplasty and the upper third of the nose. Facial Plast Clin North Am 1993;1(1):23−38

39. Thomas JR. Steps for a safer method of osteotomies in rhinoplasty. Laryngoscope 1987;97(6):746−747

40. Toriumi DM, Ries WR. Innovative surgical management of the crooked nose. Facial Plast Surg Clin North Am 1993;1(1): 63−78

41. Bloom JD, Ransom ER, Antunes MB, Becker DG. Quantifying the sharpness of osteotomes for dorsal hump reduction. Arch Facial Plast Surg 2011;13(2):103−108

42. Michel RG, Patterson CN. Evaluation of sclera as a homograft in facial plastic and reconstructive surgery. Otolaryngology 1978;86:206

43. Kamer FM, Parkes ML. Gelatin film: a useful adjunct in rhinoplastic surgery. Arch Otolaryngol 1977;103:667

44. Guerrerosantos J. Temporoparietal free fascia grafts in rhinoplasty. Plast Reconstr Surg 1984;74(4):465

45. Leaf N. SMAS autografts for the nasal dorsum. Plast Reconstr Surg 1996;97(6):1249

46. Becker DG, Toriumi DM, Gross CW, Tardy ME. Powered instrumentation for dorsal nasal reduction. Facial Plast Surg 1997;13(4):291−297

47. Rettinger G, Zenkel M. Skin and soft tissue complications. Facial Plast Surg 1997;13(1):51−59

48. Toriumi DM, Mueller RA, Grosch T, Bhattacharyya TK, Larrabee WF. Vascular anatomy of the nose and the external rhinoplasty approach. Arch Otol Head Neck Surg 1996;122:24−34

49. Crerand CE, Gibbons LM, Sawrer DB. Psychological characteristics of revision rhinoplasty patients. In: Becker DG, Park SS, eds. Revision Rhinoplasty. Thieme: New York; 2007:32−41

50. American Psychiatric Association. Diagnostic and statistical manual of mental disorders. 4th ed., text rev. Washington, DC: American Psychiatric Press; 2000

51. Schwab JA, Pirsig W. Complications of septal surgery. Facial Plast Surg 1997;13(1):3−14

52. Thumfurt WF, Volklein C. Systemic and other complications. Facial Plast Surg 1997;13(1):61−69

53. Olphen A. Complications of pyramidal surgery. Facial Plast Surg 1997;13(1):279−297

45

鼻中隔重建术

作者：Douglas D. Reh，Jan L. Kasperbauer，George W. Facer，Eugene B. Kern
翻译：孟 威 审校：刘安堂

引 言

从古到今，鼻中隔歪斜的整复方法多种多样。19 世纪中著名的鼻科专家，包括 Bosworth，Roe，Watson，Gleason，Asch，Douglas 等，使用了各种方法来整复鼻中隔畸形[1]。最常用的是 Bosworth 法[2]，是运用锯片去除畸形而保留一侧的中隔黏膜。中隔穿孔成了常见的并发症。Watson[3] 记述了早期的保留中隔黏膜的中隔整形技术，Asch[4] 提出了软骨修整技术。20 世纪的鼻科学以黏膜下切除技术的发展为标志。Freer[5] 和 Killian[6] 提出了黏膜下切除术的概念，这在缓解鼻阻塞的同时不牺牲黏膜。简而言之，在鼻小柱后方 1.5~2 cm 的呼吸黏膜上做切口，切口穿过软骨，接着掀起两侧的后方的黏软骨膜，让阻塞的中隔结构可以去除（图 45.1）。褥式缝合拉拢关闭黏软骨膜。黏膜下切除的原则是保留背侧尾端约 1 cm 的中隔软骨支架。尽管黏膜下切除是一个重大的进步，仍有一些缺点要注意（表 45.1）。还有最重要的问题就是不能修整尾部末端的畸形。Metzenbaum[7] 及其他的学者[8~12]提出了修整尾部末端畸形的备选方法。

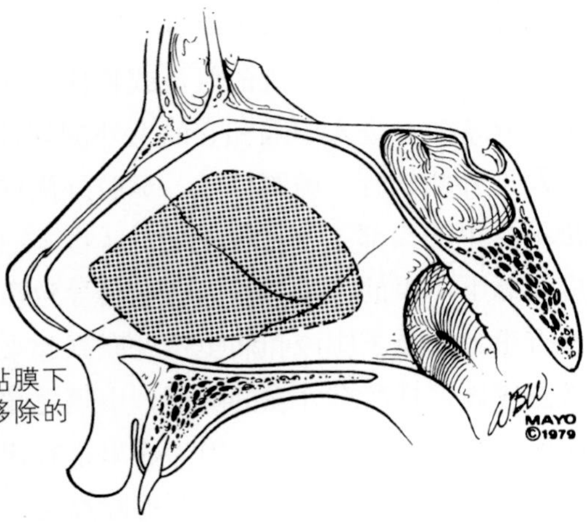

现代鼻中隔整复手术是基于 Cottle[13] 提出的原则而创建的，是一种整复鼻中隔的全面的手术方式。与黏膜下切除手术比较，切口穿透皮肤（也就是在鳞状上皮层而不是呼吸黏膜）并位于四边形软骨的远端。这在随后的手术中就便于进入骨性和软骨性中隔的所有边缘（图 45.2）。Cottle 称之为上颌骨—前颌骨路径[14]。这一路径简要的基本原则包括保留黏膜，在分离过程中修补以前的黏膜破损，避免四周切口，将骨和软骨片段重新复位用于重建中隔。这是笔者偏爱的手术路径，后面有详细描述。主要的优势在于效果显著并且当需要时可以调整整个中隔以及保留或复位尾部中隔。实际上，熟练的鼻科医生在对鼻中隔畸形进行手术的时候会运用这两种方法的相关知识。在 20 世纪晚期鼻科学的革新包括内镜下治疗鼻旁窦疾病，以及随后的内镜中隔整形术[15]。在这一方法，用于鼻旁窦手术的内镜仪器被用来完成局限的中隔畸形的黏膜下切除手术。视频监视器的使用令这一技术促进了教学，避免了头灯的使用，且使黏膜软骨膜瓣的分离最小化。

经典的黏膜下切除中移除的鼻中隔

图 45.1 阴影区域代表鼻中隔的部分，可以通过黏膜下剥除分离得到

表 45.1 黏膜下剥除术的缺点

·尾端畸形无法处理
·前颌和前鼻棘暴露受限
·鼻阀区域的凸度无法处理
·儿童无法适用黏膜下切除
·再次手术时因缺乏软骨和骨操作更困难

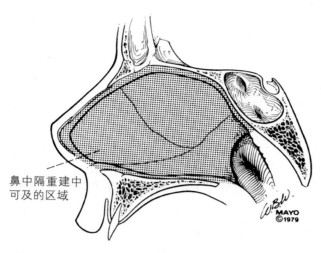

鼻中隔重建中可及的区域

图 45.2　可以通过上颌—前颌骨通路利用鼻中隔重建的方法达到鼻中隔和上外侧软骨的结构。阴影区域代表可以通过该方法暴露的整个鼻中隔的部分

鼻中隔手术随着鼻部解剖、生理、病理生理知识的进展而发展。鼻压测定法可以提供治疗前和治疗后的客观资料，显著推进了对鼻部生理学和病理学的理解[16]。这些资料肯定了前中隔、鼻阀区域、黏膜（鼻甲）在鼻呼吸中的重要性[17, 18]，可以调节气流和物质交换[19]。鼻阀区域的结构（鼻阀角、中隔、前下鼻甲、鼻腔底壁的前部分）需要仔细的检查。这一功能区域需要平直的、稳固的中隔和具有适当弹性的上外侧软骨以提供可变的阻力，就像 Starling 电阻器一样[20]。这样，上颌骨—前颌骨路径、鼻压测定法和鼻部生理知识的结合容许鼻科医生有选择的整复中隔、黏膜（鼻甲）、鼻阀等的病理改变，从而改善患者的病况。

上颌骨—前颌骨路径最常见的应用就是整复中隔畸形及其导致的鼻阻塞。这一路径真正的灵活性和潜在的广泛暴露使其可以和开放式及闭合式的鼻整形手术相结合，并被用作蝶窦中线暴露的一种方法（例如，经中隔经蝶窦鼻黏膜手术）。另外当鼻中隔歪斜限制筛窦的暴露时，这一路径可以使中隔调整以充分的显露鼻外侧壁。

术前评估

带有鼻中隔生理异常的患者在手术干预之前需要完整的病史、仔细的临床检查、实验室检查和一次坦率的谈话。鼻子在主动呼吸和最终氧气与二氧化碳在肺泡中的交换（呼吸）方面起着重要的作用。呼吸障碍对身体和心理都有深远影响。主要的诊断目的是判断患者的生理异常是否在根本上与黏膜异常或结构异常有关，还是两者都存在。如果病史提示有与患者的主诉相关的黏膜原因，纠正结构异常之前应该先用合适的药物治疗并在足够的疗程之后进行效果评估。鼻腔局部类固醇外用和口服抗组胺药已被证明可有效治疗鼻炎[21]。在病史中寻找的主要因素是过敏性和非过敏性鼻炎、慢性和急性鼻炎的症状，滥用局部减充血药物，使用治疗高血压的药物，甲状腺功能减退或怀孕的病史。这些都是但仅是少数黏膜异常的原因，产生干扰的鼻腔生理及鼻部症状。

病史的要点包括倾向于结构缺损的先天性畸形史，例如唇裂或腭裂畸形、Binder 综合征，或伴有错位的中隔外伤。可能产生结构异常的炎性疾病，包括 Wegener 肉芽肿病、肉状瘤病和梅毒。外伤作为手术前的病史，是常见的但需受到重视的。当然，有新生肿块、睡眠呼吸暂停综合征的病史，也值得注意。谨记患有萎缩性鼻炎的患者可能会主诉鼻阻塞，鼻甲手术过度的患者会存在与物质交换有关的主诉（干燥，结痂，鼻充血，出血和疼痛可能是临床症状的一部分）。

在矫正可能与紊乱的气流或物质交换有关的结构异常时，进入中隔和它的上外侧软骨延伸，以及下外侧软骨、鼻阀区域、鼻腔外侧壁（特别是下鼻甲的头部），是很重要的（图 45.3）。还应注意下鼻甲的大小，因为他们会导致鼻阻塞。检查患者的鼻子应该和病史情况联系起来。鼻科检查应该包括所有外在的畸形。中隔尾端包括鼻阀区域，必须仔细评价，因为这里是有症状的中隔畸形最常见的位置。这需要剪除鼻毛，用儿科

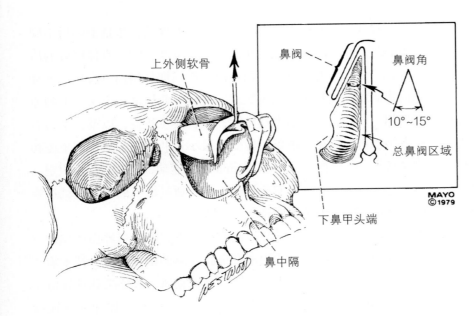

上外侧软骨

鼻阀　　　　鼻阀角

10°~15°

下鼻甲头端

总鼻阀区域

鼻中隔

MAYO
©1979

图 45.3　鼻阀区域是以鼻中隔、上外侧软骨的尾端、覆盖梨状孔的纤维脂肪组织及鼻底部，以及后侧的下鼻甲头部为界的。这一区域呈倒锥形或泪滴状，其裂隙样的顶点是鼻阀角，通常相当于 10°~15°

窥鼻器或四齿牵引器使前庭和鼻阀区域在变形最小的情况下被看清楚。应该评估中隔的位置与下外侧软骨、鼻棘、前颌骨及其余鼻阀区域成分之间的关系。内鼻和外鼻阀区域都要被检查到。外鼻阀是气道阻力的第一块区域，包括由鼻中隔、鼻翼缘、鼻翼软骨的内侧脚鼻翼下构成的鼻前庭。内鼻阀是由鼻背中隔、上外侧软骨的尾缘、下鼻甲前面构成。改良的 Cottle 器械带有一个耳刮匙来支撑上外侧软骨可以改善鼻道气流。如图 45.3 所示，正常的鼻阀角是 10°~15°。检查必须在减轻充血前后都进行。彻底地检查完鼻腔之后，通过内腔镜进一步检查中部和后部鼻腔是必要的。在局部使用 1% 的氢氯化苯肾上腺素（新—脱氧肾上腺素）后这一检查很容易完成。中隔中部的畸形常常被发现且一般并无阻塞症状，尽管如此，患者会存在面部疼痛病史或易患复发性鼻窦炎。

　　敏感的、特异的、可靠的鼻功能检查可以理想的量化异常的鼻生理以及确定对治疗的反应性。现在很多鼻功能检查的记录结果对于面部整形或鼻科医生来说仍然是难以明白的或是不实用的。与鼻中隔手术相关的呼吸和嗅觉功能测定是可以用的，但仍存有问题。比较普及的用来测定嗅觉功能的工具包括宾夕法尼亚大学嗅觉鉴定

（UPSIT）和商品化的气味剂。阈值检测比较复杂、费时，不易使用，在这篇回顾中没有深入探讨。UPSIT 是一种基于 3M 公司的微气味样品的简单易行的被动选择的测试。测试基于大量个体正常的嗅觉功能的数据，包含一系列刮—和—嗅的过程，对气味剂进行描述和解释。UPSIT 的结果从 0~40 打分，分数越高表明嗅觉功能越好。提供表格来计算个人在正常群体中的百分点作为结果。分数也被归为嗅觉正常，嗅觉不敏感（减退但不是毫无嗅觉），无嗅觉和可能装病几类。很难解释年龄在两端的患者的结果，部分是由于样本的大小和所研究的正常人群中分数的变异度。现在在 SenSonics 公司也能买到这一试剂盒。

　　当一位患者做过鼻部手术并主诉嗅觉功能减退的时候，利用嗅觉测试很容易辨认。由鼻部手术造成嗅觉受损的机制包括直接损伤嗅觉上皮，因筛板位移产生的嗅神经牵拉，手术中嗅觉神经上皮的血液循环受损，药物作用，鼻内组织过度去除之后的萎缩性鼻炎，由于手术创伤引起或加重的黏膜水肿阻碍了气味通向神经上皮以及术后阶段的特发性嗅觉丧失。Kimmelman[22] 使用 UPSIT 法研究了 93 名患者术前和术后的嗅觉变化以确定危险性。34% 的患者术后 UPSIT 的评分

降低，平均减低 2.25 分，约 25 个百分点。在研究的患者群体中，1.1% 产生了完全的嗅觉丧失，66% 没有改善或改变。

嗅觉测试在接受鼻部和鼻旁窦手术的患者中并不是常规检查，因为它会增加时间和费用。尽管如此，当医生碰到一位情绪失常的患者抱怨鼻部手术后嗅觉改变时，使用常规嗅觉测试还是必要的。

鼻压测定法提供了关于鼻气道呼吸功能的客观信息。鼻压测定量化了鼻气流和压力，可以计算气道阻力。根据压力导管的位置存在三种测量气流的方法。前鼻压测定是靠导管放置于一侧密封的鼻前庭中去测量对侧的鼻压力变化。后鼻压测定包括经口放置导管至口咽部，可同时测量双侧鼻压。经鼻鼻压测定需要通过鼻子放置压力导管至鼻咽部，这与后鼻压测定相似，可以同时用来测量双侧的气流和压力。在每一种方法中，患者不是戴面罩就是位于腔室中，测定压力和气流随呼吸的改变。后鼻压测定需要患者受教育程度最高并能承受最高的测试失败发生率。经鼻鼻压测定由于导管的放置会产生一些疼痛不适，但却提供了最恒定的结果[23]。前面罩鼻压测定是最常用的方法，因为需要患者配合得最少并且使用最不复杂的设备。

从鼻压测定获得的数据包括鼻呼吸同期的压力和气流，这在呼吸周期中呈非线性改变。尽管可以计算出许多结果，鼻阻力（压力／气流）是最常报道的。然而，由于非线性关系阻力随压力—气流曲线上的不同点而改变，在压力—气流曲线上必须选择一个恒定的点用于同一患者不同测试的比较以及不同患者之间的比较。报道特定压力（150 Pa）[24] 时的鼻阻力和特定范围之内的鼻阻力是很重要的[25]。还可以报道的其他参数包括最大鼻阻力[26] 和平均阻力[27]。所有患者的最大和平均鼻阻力都可以计算，这比沿着压力—气流曲线检测定点的阻力有优势，因为有些患者需要主动通气才能达到这些定点。所有对鼻压测定的数据的质询在于变异度以及和临床症状之间

的联系。有些变异是鼻源性的，包括锻炼后不同的黏膜充血状态，体位改变，某一身体区域的压力，鼻分泌物，以及鼻周期。用药、海拔、人种和年龄也可能引起变异。变异度在方法学上的原因包括面具渗漏，设备换位放置，以及设备没有充分准备。使变异最小化的因素包括患者坐姿相同，测试前 30 min 避免运动，温度和湿度恒定，测试前避免用药，以及通过恰当的解释测试过程来缓解患者的焦虑紧张[28]。

声学鼻压测定法是测定鼻腔交界面面积的方法，表达为离开鼻孔距离的函数。这一技术需要声音发生器、波管、麦克风、鼻梁架和计算机。声音发生器产生一个声音信号（脉冲的或连续的）通过波管向下传播至检测对象。声波经过检测对象时变窄而部分反射回来，这样显现出一个交界面面积的改变。麦克风测量传输的和反射的声音，通过重建阻抗和区域形状得以数字化，示意出面积相对于距离的函数。这些计算是基于一些假设的。首先，被测对象是一系列相同长度的圆柱体。其次，信／噪比无穷大。第三，管壁存在显著的惯性（不变形）。以上所有的假设都会促使检测交界面面积产生不准确性。纵然有这些局限性，仍可以通过许多模型获得并证实准确的测量。检测声学鼻压的器具中至关重要的一部分是鼻梁架[29]。鼻梁架必须和波管、鼻子形成声学上的封闭而不会扭曲鼻尖／鼻阀区域。不同形状和材料的鼻梁架测量同一个患者时会产生不同的结果。最好使用同样的顺应解剖结构的材料以取得准确的结果。声学鼻压测定法的结果显示出鼻腔的交界面面积（cm^2）相对于离开鼻梁架末端的距离（cm）的函数。源自正常个体的声学鼻压测定的数据会因种族、颅面部发育、黏膜差异、环境条件，以及骨骼差异而有所不同。声学鼻压测定的结果提示交界面面积一开始会减少，与鼻阀区域的狭窄和随后的下鼻甲前头的狭窄有关。这些缩窄在距离鼻梁架 1.3~1.6 cm 时特别明显。交界面面积远离下鼻甲前头时会逐渐增加，直到鼻咽区域。声学鼻压测定要在减充血前后都进行，

患者应处在舒适、对称的体位。一些研究报道了正常人和患有过敏性鼻炎、血管收缩性鼻炎的患者，以及在中隔手术前和后的患者的资料[30~32]。

尽管声学鼻压测定法提供了鼻腔交界面面积的数据，但它并没有详细描绘气道的形状。所以，声学鼻压测定法不能提供鼻气道阻力的信息。声学鼻压测定法确定了全面的鼻状态，但是不能提供气道的几何学参数。得出的结论是这些都是研究鼻气道关键因素的互补方法。鼻压测定法和声学鼻压测定法的作用受到研究的前提条件、相关设备的费用、缺乏回报以及测试变异度的限制。不能要求常规检测，但是在复杂的治疗过程或可能会有诉讼的病例中进行检测会获得益处。

2004年推出了光学测量技术可以通过测量组织吸收可见光和近红外光。这项技术的工作原理类似脉搏血氧饱和度测量血红蛋白吸收近红外光以评估鼻腔内血容量[33]。在鼻背放置一个发射体和探测器，当光密度减少时被计算。最近研究表明这项技术与患者进行鼻激发试验的声反射有关。本试验在手术患者的效果尚未确定[34]。

术前评估的最终方面包括病史、体检和实验室检查，以及鼻生理紊乱的病因和治疗方案。这包括坦诚讨论替代疗法、潜在并发症、成功可能性，如果需要手术术后恢复时间和再次手术可能性。

手术技术

鼻中隔整复手术的主要的过程是基于以下的规则和概念。①手术的目标是去除病理并将异常的中隔部分修复到正常的位置，以使正常的生理性气道功能可以发挥作用；②切口和随后的分离的目的是完全暴露病态的中隔结构；③黏膜衬里是鼻部有价值的器官，防御和生化反应都发生于此，而切口应该位于皮肤以保留黏膜的完整性；④手术的目的是帮助患者从困扰他或她生活的症状中解脱出来。

鼻部手术在手术台上的体位要令患者和医生都感到舒适。患者应该被安置在设有软垫的台子或椅子上（口腔可调节椅位），离右侧越近越好，以尽可能减少医生做鼻部手术时需要伸出的距离。采用 Fowler 半卧位有助于患者的舒适。最近研究表明在内镜鼻窦手术中头高位 15°~20° 可以改善总失血量和手术区域可视化程度的评分（Boezaart 内镜视野评分）。他可以推断鼻中隔成形术以及鼻内镜手术相同的生理学原理[35, 36]。两个外科环在进行这一精细的手术时非常有用。鼻中隔手术可以在全身麻醉或局部麻醉结合静脉镇静下进行。术前用药包括镇痛和镇静。

在任何一种情况下鼻子都必须浸润含有肾上腺素的液体。肾上腺素的浓度各有不同，通常 1：1 000 000 的浓度是安全的。溶液应该注射至手术操作的区域，另外要集中于切口区域和有血管的区域。因此，通常浸润的区域包括内侧脚之间半贯穿的切口，切牙孔区域，下鼻甲和中鼻甲的头部（使充血减少并增加鼻部的可见性），以及上外侧软骨和下外侧软骨之间靠近软骨间切口的区域。外侧软骨和鼻背的骨性部分也在同一时间麻醉。通常，5 mL 的液体就足够完成这些。通常在局部麻醉结合静脉镇静的情况下，最好是先用 1% 的氢氯化苯肾上腺素喷鼻收缩血管，再喷 2~3 次 4% 的利多卡因行表面麻醉。接着直接使用载有 100~150 mg 可卡因的棉片到前筛神经和蝶腭神经节的区域以产生极佳的麻醉效果。氟烷、氨氟醚、异氟醚是常用的吸入麻醉药。这些药剂和可卡因使心肌对交感神经活动更敏感。所以，这些药剂与含有肾上腺素的溶液浸润联合使用时要密切监视心脏，并尽可能减少可卡因和肾上腺素的剂量[37]。

中隔手术的开放型切口是右侧的半贯穿切口（图 45.4）。半贯穿切口从中隔的尾端前部分延伸到鼻棘的前方区域。切口位于皮肤上平行于中隔尾端。暴露中隔尾部和确认中隔尾端的器械包括 Cottle 钳和鼻翼保护器。对于更高水平的医生，窥鼻器可能就是全部的需要。在中隔软骨的尾端被游离出来之后，从左侧或是从左前隧道开始掀

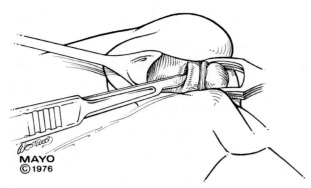

图 45.4 惯用右手的医生左手持 Cottle 鼻小柱钳，助手握着鼻翼拉钩。使用鼻小柱钳确定了中隔尾端之后，用 15 号刀片在鼻中隔尾端后约 1~2 mm 处做右侧的半贯通切口

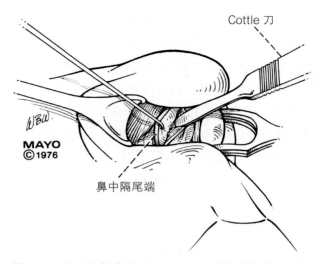

图 45.5 通过右侧半贯通切口，四边形的中隔软骨被拉钩回缩向右侧，使用 Cottle 刀开始在中隔软骨的黏软骨膜下进行分离

起中隔的黏骨膜（图 45.5）。在软骨和软骨膜之间形成一个分离平面以维持软骨膜的血供是很重要的。当平面清晰地确定之后，掀起黏软骨膜快速地进行下去，用长度合适的窥鼻器使黏软骨膜回缩以显露出黏软骨膜仍附着在中隔上的区域（图 45.6）。

有了充足的血管收缩、麻醉、低压和软骨膜下正确的分离平面，出血通常不是一个重要的问题且失血量非常少。Cottle 剥离子是将软骨膜瓣从中隔骨骼上掀起的优秀的器械。这一技术可用于大部分的前中隔，以及经过骨软骨结合处之后的后中隔。下中隔与棘和前颌骨之间的韧带附着有点厚，而黏膜则较单薄，这是由于常常在这个位置存在歪斜，需要仔细地分离以保持黏软骨膜瓣的连续性。

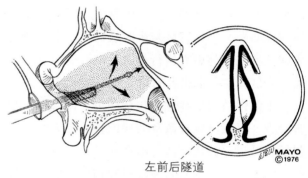

图 45.6 分离继续，当鼻子后半部分的筛骨垂直板和梨骨的黏骨膜被掀起时，左前隧道变成了左侧的前/后隧道。随着窥鼻器通过半贯通切口放置入左前隧道，Cottle 分离器被用来继续黏软骨膜和黏骨膜向着蝶骨的分离

鼻内镜下鼻中隔成形术

Lanza 等[38] 首先报道了利用内镜辅助鼻中隔成形术。内镜在鼻中隔成形术中有以下优势。它可以让手术医生直视下分离偏曲的鼻中隔和头灯下难以检测到的后部偏曲。它还可以改善皮瓣的光照，有助于帮助有经验的医生减少鼻中隔黏膜撕裂和防止扩大现有的撕裂。此外内镜下鼻中隔成形术允许多人观看手术使之成为外科医生了解鼻中隔解剖极好的教学工具。内镜下鼻中隔成形术的适应证与传统鼻中隔成形术的相似，主要是去除解剖梗阻改善鼻功能性呼吸。此外，内镜下鼻中隔成形术可与鼻内镜鼻窦手术同时进行。在患者有中度或严重偏离鼻中隔的情况下，这一偏差应加以处理，以便内镜检查上颌窦和筛窦。矫正鼻中隔偏曲有助于防止鼻窦手术后中鼻甲侧偏从而阻塞鼻窦并限制鼻腔鼻窦冲洗和局部消炎。内镜鼻窦手术并发症不同于传统头灯的鼻中隔成形术，现描述如下。

在内镜下鼻中隔成形术或传统手术之前，一个鼻窦 CT 扫描有助于发现可能导致功能性鼻阻塞的异常结构，在手术中应该解决。内镜可以让手术医生发现导致解剖型阻塞的原因例如泡状鼻甲（图 45.7）。如图所示患者有双侧泡状鼻甲导致鼻阻塞，当缩减后明显改善患者鼻通气功能。不恰当的外科治疗可能会导致鼻甲解决失败。图45.8 CT 平扫显示患者左侧鼻阻塞较右侧严重，右侧前组筛窦充气腔室挤压中隔。在鼻中隔成形术中要减少腔室来使中隔居中。这个病例说明CT 可以显示解剖异常，所以在鼻中隔成形术中要解决这些问题，最大限度地提高手术效果。

鼻内镜下鼻中隔成形术与传统鼻中隔成形术类似。内镜下鼻中隔成形术的器械与传统鼻中隔成形术所需器械差别不大。Cottle 剥离子、Freer 剥离子，Blakesley 或者 Takahashi 钳可以完成大部分操作（图 45.9a）。Jensen–Middleton 钳可以用来切割中隔厚骨。然而在内镜和中隔瓣之间有时候偏大没有合适的位置。Accufex basket 钳是一种用于关节镜外科手术，在鼻中隔内镜手术时可以轻松放置，可以钳断厚的中隔骨。

鼻内镜注射方式与传统的鼻中隔成形术相似，不同点在于鼻内镜下是直视下注射的。下鼻甲使用内镜更容易注射。一个半侧贯通切口通常用于黏膜软骨膜瓣下。由于内镜放置在中隔瓣下，并且在切口处旋转，使手术医生可以调整自己的视野，但是切口处会发生不可控的撕裂。一个 Killian 切口（图 45.10）可以在鼻中隔从鼻阀下延伸到鼻基底。这使得内镜的轴点有一个更宽的切口和皮瓣，这样可以减少皮瓣撕裂的机会。在内镜可视下分离黏膜骨膜瓣和骨软骨结合点。Freer or Cottle 剥离子可以切入软骨来去除偏斜。手术医生应该在前部和背部保留适当（经典描述为 1 cm）距离，形成 L 形支撑保持鼻尖支撑力。Accufex 钳可以用来切割中隔厚骨来防止鼻中隔震动传递到颅骨底部。偏斜的骨可以安全的去除。内镜能清楚显示偏曲中隔的平面，以保留间隔皮瓣。手术中应该将偏曲推至中部，以便更好地可视化和更容易解剖，而不是盲目的解剖。内镜可以被用来做过大的定向黏膜切口，后方位于鼻中隔偏曲。Killian 切口应该首先使用 5–0 快可吸收线缝合保证前软骨不会暴露出来影响伤口愈合。

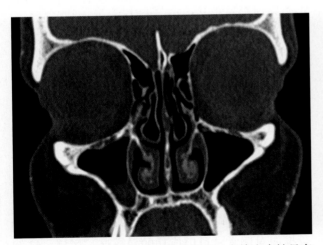

图 45.7　一位 36 岁女性患双侧鼻阻塞。在检查中她只有轻微的鼻中隔偏曲，CT 扫描显示双侧鼻甲大疱。双侧内镜复位，术后鼻呼吸有明显改善

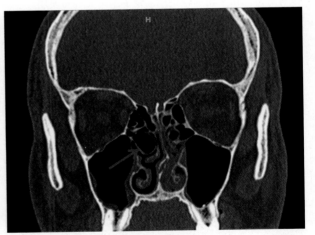

图 45.8　双侧鼻阻塞患者的计算机断层图像。检查时他左鼻中隔偏曲。断层扫描显示右侧前组筛窦充气腔室（箭头）引起同侧中鼻甲与鼻中隔偏斜。通过内镜减小了腔室使中鼻甲与鼻中隔矫正［引自 Reh DD, Chan JY, Byrne PJ. Concurrent rhinoplasty and endoscopic sinus surgery: a review of the pros and cons and a template for success. Facial Plast Surg Clin North Am 2012;20(1):43–54.］

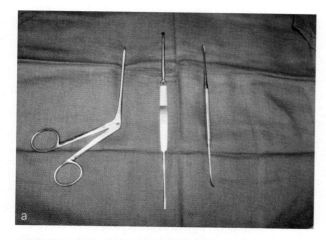

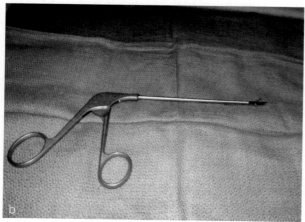

图 45.9 a. 从左至右 Blakesley 钳、Cottle 剥离子、Freer 剥离子在传统和内镜鼻中隔手术中都主要使用；b. Accufex basket 钳可以用来切割中隔厚的骨防止震动中隔骨传递到颅骨底部。由于轮廓较小在内镜手术中更容易使用

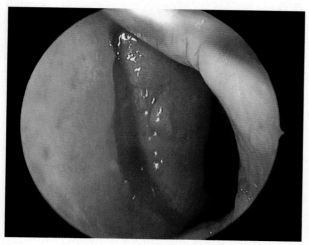

图 45.10 内镜下 Killian 切口。可以在鼻中隔从鼻阀下延伸到鼻基底。这使得内镜的轴点有一个更宽的切口和皮瓣，这样可以减少皮瓣撕裂的机会

中隔瓣应该对齐褥式缝合固定，4-0 Vicryl 线缝合可以减少肉芽组织增生，在同时进行鼻窦手术时固定中鼻甲防止偏斜。图 45.11 显示内镜下鼻中隔整形术前后的图片。

特殊问题

横断的前中隔

受过严重创伤的鼻子可能存在前中隔的几近横断的畸形，伴有软骨上从鼻棘向上延伸至"K"形区域的骨折线，该区域是由上外侧软骨和鼻骨的交界形成的。当去除或减轻了歪斜之后，这将导致中隔尾端特别的不稳定。出现鼻尖部缺乏足够的支撑的情况或关系到维持气道开放的正常位置的时候，前中隔需要去除然后用自体材料（软骨或骨）重建。在这种情况下，如果后侧骨性中隔是完整的将会产生帮助，可以获取一大片中隔骨骼在塑形后用于替代前侧的软骨性中隔。在这种情况下用中隔尾端作为模板估量将被置于尾端的移植物的高度常常是有益处的。骨组织被塑形以接近软骨的尾端，在内侧脚之间半贯通切口的前方制造小腔隙，接着用 Keith 针上的 4-0 铬制牵引缝线来置入移植物（图 45.12）。

宽阔的歪斜的前颌骨突出

中隔畸形中常见的发现包括宽阔的、常为不对称的前颌骨翼或突起。与中隔手术的其他区域一样，在暴露下方结构的同时维持黏软骨膜的完整性是有用的。解决这一问题有两种方法可用。如果畸形位置靠前，经常可以在后面找到邻近骨的分离平面；随后，小心地向前分离并将中隔软骨推向对侧常常可以成功的暴露这一区域。这就允许用凿子、钝头剪刀或咬骨钳去除歪斜的前颌骨突出。另一种方法包括通过掀起从鼻底到前颌骨棘的黏软骨膜以辨认鼻棘和锥形孔。这一下方的隧道与邻近中隔的前方隧道相连接，使直视并去除骨性畸形成为可能（图 45.13）。

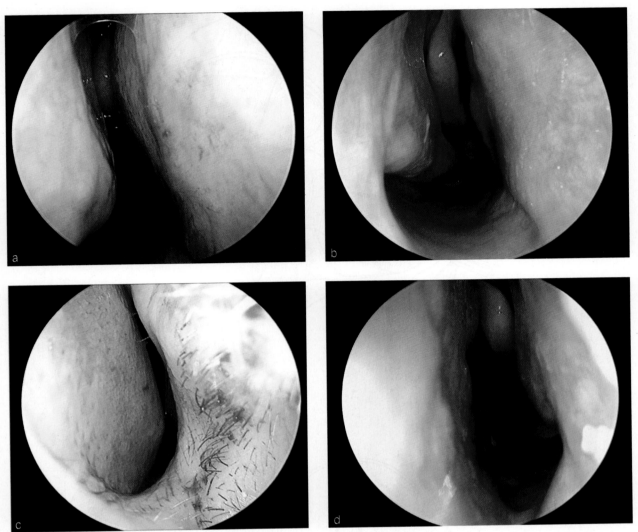

图 45.11 a. 内镜下鼻中隔右偏患者术前照片；b. 一个患者在鼻内镜下鼻中隔成形术后改善鼻气道；c. 内镜显示左鼻中隔偏曲患者术前；d. 内镜显示左鼻中隔偏曲患者术后 [引自 Reh DD, Chan JY, Byrne PJ. Concurrent rhinoplasty and endoscopic sinus surgery: a review of the pros and cons and a template for success. Facial Plast Surg Clin North Am 2012;20(1):43–54.]

大的后中隔的棘

患有中隔畸形的患者经常在中间或后侧的中隔区域存在大的尖锐的中隔畸形。这可能与间歇性的面部疼痛和可能复发的鼻窦炎有关。笔者偏爱的路径是在中隔两侧延伸黏软骨膜下的分离，直至棘的前边缘、超越棘的棘对侧面。如果可能的话同样在棘下方进行分离。在棘上方和下方的骨性边缘被骨剪或骨凿游离出来，棘从黏膜上分离。罕见的情况是进行中隔手术的患者只具有尖

锐的后中隔棘这样唯一的畸形，例如在单侧面部疼痛或鼻窦炎的情况下，通过位于棘前方的切口，掀起棘周围的黏膜，并用骨凿去除畸形。

上外侧软骨手术

关于上外侧软骨的手术最好在手术早期进行，即是手术野干燥的时候。严密止血和准确的暴露是上外侧软骨手术的关键。这最好是在中隔手术之后和鼻尖鼻背手术之前完成。软骨间切口

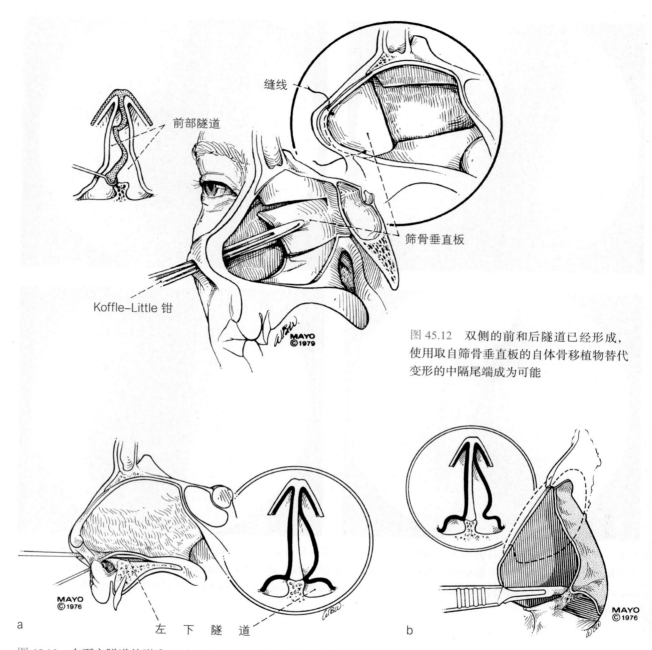

图 45.12　双侧的前和后隧道已经形成，使用取自筛骨垂直板的自体骨移植物替代变形的中隔尾端成为可能

图 45.13　左下方隧道的形成。a. 锥形孔的突出被识别，用弯曲的 Cottle 起子掀起左侧鼻底的黏膜。现在有三个隧道形成，一个左前 / 后，一个右下，一个左下；b. 在左前和左下隧道的接合处锐性分离束缚黏膜至该区域的纤维组织，达到前颌骨突出。注意不要穿破黏膜

是最常用的到达鼻背的路径，然而 Anderson[39] 指出，软骨劈开切口（切穿下外侧软骨，例如鼻翼或鼻小叶软骨）可被用于调整鼻背和下外侧软骨而不妨碍鼻阀的皮肤或黏膜。

因为这一区域需要精确的手术技术，手术的细节将被描述。Gray[40] 可获得第一个发展这一技术的荣誉。这一章的笔者在多数情况下偏爱软骨间切口，因为它可以提供到达上外侧软骨的最直接的路径。这一切口沿着上外侧软骨的尾端从外向内进行，最好是用 15 号刀片并且有四齿牵引器和左手中指的帮助（如果施术者是惯用右手的）（图 45.14a）。首先切开皮肤，接着切口达

到几毫米的深度直到上和下外侧软骨（鼻翼或小叶）之间的腱膜。如果为中隔手术作了半贯通或全贯通的切口，必须注意软骨间切口不要和这些切口相连接。尽管如此，一旦这些切口被无意的或是有意的（为了鼻尖上翘）连接起来，就需要精确的对位缝合以避免鼻阀角处的过度的瘢痕形成。助手在上外侧软骨中放置了一个有利的 16 cm 长的 Joseph 皮肤拉钩，并将它向下牵拉，同时施术者用左手持着四齿牵引器或是其他的牵引器以暴露上外侧软骨，右手持棉签或吸引器以去除手

术野中的出血。66 号 Beaver 刀片被用来切开上外侧软骨的软骨膜。

这一技术不仅暴露了上外侧软骨，而且能避免损伤表面的神经肌肉和血管结构（图 45.14b）。通过这一方法，上外侧软骨直到以及超过鼻骨的部分都可以在相对无血管的平面上被广泛地削除。上外侧软骨可以被双侧探查和暴露，仅对覆盖组织产生最低程度的损伤。通过小心使用 66 号 Beaver 刀片或锐利的剪刀，上外侧软骨的下表面可以被暴露出来，同时保留皮肤

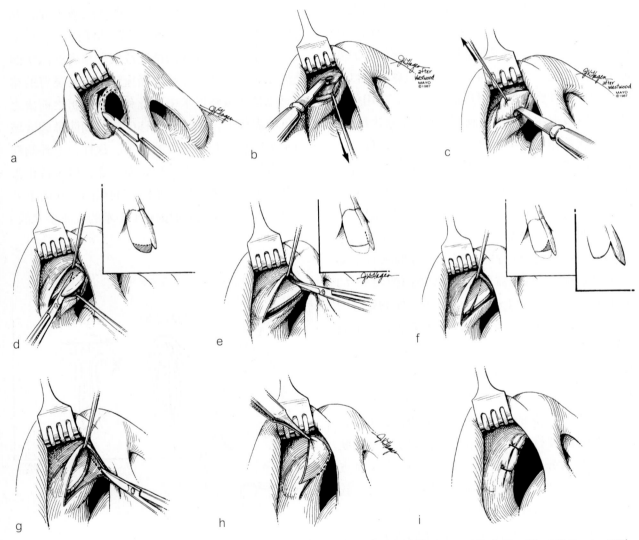

图 45.14　a. 用 15 号刀片在皮下做软骨间切口；b. 有用的拉钩被用来作上外侧软骨的对抗牵引，用 66 号 Beaver 刀片进行的分离直至软骨膜；c. 上外侧软骨的下表面可被暴露，同时保留皮肤；d. 切除上外侧软骨的尾端可直接进行，同时保留黏膜皮肤组织；e. 上外侧软骨在内侧可以完全地与鼻中隔分离，如果想要可以保留黏膜下层；f. 上外侧软骨的内侧三角可以在黏膜下层从中隔上的附着处被去除；g. 上外侧软骨的尾端和内侧三角被去除之后，黏膜皮肤组织和中隔分离；h. 修整多余的组织，关闭软骨间切口；i. 从而打开和加宽鼻阀角的顶点

和黏膜（图 45.14c）。上外侧软骨的尾端边缘或是黏膜可以被 17.5 cm 的弯曲的 Gerald 敷料镊抓住。用镊子抓住皮肤或软骨便于分离。这样，上外侧软骨从黏膜皮肤覆盖上被分离出来。在上外侧软骨被精确的暴露出来并且被矫正了畸形以试图恢复角度正常的鼻阀之后，它可以被评估（图 45.14d~f）。

这一区域的增厚或扭曲可以通过切除被充分地解决。Gray[40] 认为上外侧软骨的一些弯曲（也成为卷曲或涡形）可能是正常的现象。但是其他作者，包括 Cottle（被 Hinderer[41] 引证），相信弯曲几乎总是一种病态现象。"生理性"的上外侧软骨弯曲提供一些抵抗塌陷的强度，然而"病理性"和"过度的"弯曲会影响上外侧软骨的变形瓣膜的功能。为了获得一个正常的鼻阀角以及避免增加刚性和塌陷变形性能，医生会利用他或她的智慧来重建正常的鼻阀。切除上外侧软骨（和下外侧软骨作为鼻尖手术的一部分）应该保守一些，以避免可活动的呼吸性塌陷。上外侧软骨尾端应该切除的量是根据维持上外侧软骨和中隔尾端之间的关系来决定的，正如 Hinderer[41] 指出的。所以，如果中隔被缩短 2~4 mm，应该考虑切除 2~4 mm 的上外侧软骨的尾端。上外侧软骨中部应该切除的量是根据需要重建正常的 10°~15° 的鼻阀角所要切除的量来决定的。当上外侧软骨增厚、偏斜或扭曲时，通常去除上外侧软骨的内侧三角部分（三角形的底是尾端，顶是头端）可以打开鼻阀角。另外，当鼻阀角变窄时，修整上外侧软骨的尾端并去除它的内侧三角是有用的。

在邻近中隔的上外侧软骨内侧三角被去除且鼻阀角被打开之后，有几毫米的黏膜皮肤组织和中隔分离了（图 45.14g），从鼻阀顶点的软骨间切口延伸向头部做黏膜松弛切口。软骨间切口头部边缘的组织会垂下则要修整（图 45.14h），软骨间切口用 4-0 铬制羊肠线关闭（图 45.14i），从而打开和加宽鼻阀角。上外侧软骨被支撑于一个更靠背侧的位置。随后的瘢痕形成有助于形成一个更大的鼻阀角。我们称这个瓣

为 Lopez-Infante 瓣，因为我们是从墨西哥城的 FaustoLopez-Infante 医生那里学来的。

上外侧软骨的手术完成之后，有时鼻阀角的加宽通过切除上外侧软骨的三角部分或通过创建 Lopez-Infante 瓣并不能满意地达到，这是因为鼻子先天性的狭窄或是先前的鼻整形手术使上外侧软骨和中隔之间在驼峰去除和不全骨折之后的瘢痕粘连。当上外侧软骨的位置靠着中隔时，有两种办法可以用来重新打开鼻阀角。如果需要明显的上外侧软骨移位，内侧、外侧以及横行截骨都是有必要的，用完全性骨折使上外侧软骨远离中隔（图 45.15）。如果鼻背驼峰已经被去除，就需要使用合适的组织移植进行顶部修补。

可能会出现特殊的情况或问题来考验医生的灵活技能。比如，在鼻中隔重建伴有外鼻背的移位时或是在鼻整形术中，骨和不全骨折之前或之后可能需要上外侧软骨的移位，以预防鼻阀区域的永久性狭窄和鼻阀角的闭锁。这样，上外侧软骨的内侧三角可以为了预防而去除，以维持正常的鼻阀角以及避免鼻阀角固定的塌陷。在由上外侧软骨不回弹或先前的损伤（手术的或非手术的）

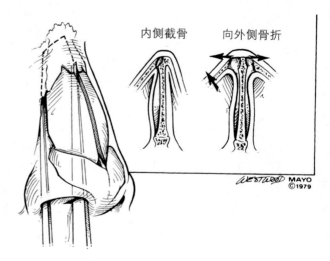

图 45.15　上外侧软骨可以完全地在黏膜下与鼻中隔分离（隔内分离）。这些内侧、外侧以及横行截骨，有必要时在一侧或两侧行完全性骨折，可以用来使上外侧软骨远离中隔以打开鼻阀角

引起鼻阀活动性塌陷，伴有部分或全部的上外侧软骨缺损时，不管是外耳软骨或是中隔软骨自体移植物，抑或是旋转下外侧（鼻翼）软骨至上外侧软骨的残端上，都可用来阻止或减轻鼻阀的塌陷变形性能的增加。这一观点包含在 Goode[42] 最近的一篇文章当中。他认为缺失软骨产生的鼻阀塌陷最好用软骨移植物来替代。瘢痕挛缩可通过皮肤移植来修复，复合缺失（皮肤和软骨）最好由复合移植物来重建。

在治疗严重扭曲或粉碎的鼻子的时候，如果上外侧软骨的膨胀或张开存在，并伴有鼻阀角的加宽，上外侧软骨应该在黏膜下与中隔分离，可以去除上外侧软骨的一部分用于重建。在这一病例中还要缩窄鼻阀角使其接近正常。

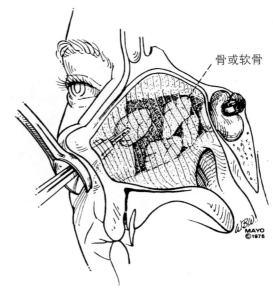

骨或软骨

图 45.16　在中隔腔隙内置入挤压碎的软骨和骨组织

修复手术

有鼻气道阻塞并有先前鼻科手术史的患者带来挑战的原因是：首先，以往的手术产生了瘢痕组织，使手术分离变得困难。其次，软骨和骨支架的重要部分很有可能已经缺失，增加了分离的难度和产生并发症的可能性，这些可能需要使用远处的自体移植物或异体移植物来进行中隔重建。这些因素不仅导致了黏软骨膜更难分离，而且增加了撕裂黏膜瓣的危险性。这样，医生就要在一个技术更困难的环境中手术，而且可供重建的资源也较少。另外，生理上和心理上的困难就更复杂，所以深思熟虑的和全面的术前谈话是必不可少的。

重　建

鼻中隔的整复手术是一种真正的重建，最后的步骤包括在中隔黏膜囊腔中植入和固定经适当修整的软骨和骨组织。骨被放置在切除骨的位置，同时软骨被放置在切除软骨的位置（图45.16）。缺乏足够的中隔软骨（背侧或尾端支撑）会导致不同程度的鞍鼻畸形，伴有鼻小柱回

缩，甚至是鼻尖支撑的不足。鼻尖支撑不足可以通过在内侧脚之间放置和缝合尾端软骨支撑来克服。这一支撑必须跨越鼻棘到穹隆间鼻尖区域的距离。如果产生了鞍鼻畸形，用自体中隔结构或是自体肋骨来替代中隔的软骨部分是需要的。对于美容缺陷，通过半贯通或是软骨间切口的鼻背覆盖软骨移植，可以被考虑。

关闭切口和包扎

完成中隔整复手术，包括关闭半贯通切口和修补黏膜上所有明显的破损（大于1 cm）。可吸收缝线对关闭切口和修补中隔囊腔都是令人满意的。黏膜破损用 G2 缝针上的 4-0 铬制线以及 Castroviejo 持针器拉拢缝合。如果黏膜破损位于对侧，就在中隔腔隙中置入软骨或凝胶膜，希望为黏膜愈合提供一个平面。

关闭切口还包括用一个装置维持重建的中隔位于中线并预防血肿形成。有两个选项可供完成这一目的。最常见的是，笔者用塑料鼻夹缝合在中隔上，随后用浸有抗生素的凡士林纱布作鼻腔填塞（图45.17）。另一个备选方案是用可吸收

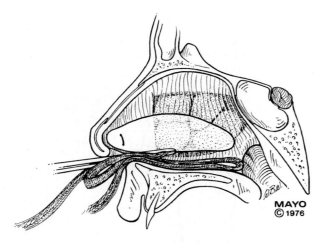

图 45.17　鼻夹保护在中隔的两侧，应用鼻腔填塞来结束整个手术

缝线作黏膜软骨瓣的褥式缝合，这样就不需要鼻腔填塞了。尽管如此，如果重建手术已付出了很大的努力或是由于软骨的畸形骨移植在中隔腔的前部分，还是不主张使用褥式缝合。最后，外面绷带包扎。坚固的鼻夹用于支撑和保护背侧中隔的分离。

术后护理

中隔的重建手术常常是对门诊患者施行的。患者一般治疗后带着少量的止痛药、抗生素和镇静剂离开医院。患者被嘱咐 10 天内避免拎超过 9 kg 的东西。服用止咳药和增加湿度有助于避免上气道的干燥。如果鼻子有填塞以维持中隔位于其重建的位置，去除填塞的时机则各有不同。当然，如果有心脏疾病的历史、严重的肺功能不全或睡眠中呼吸暂停综合征，当鼻腔充填在位时，要保证吸氧、监测动脉血氧饱和度。去除填塞的时机因人而异，各个医生选择手术后 4~7 天。根据保护黏膜和预防粘连的需要，塑料的夹子一般术后 7~10 天去除。

并发症

术中并发症

不管是单独或是与全身麻醉联合使用局部麻醉，局麻药物、添加剂带有固有毒性的危险，或是这些药物与全身麻醉之间具有潜在的相互作用。应用不能超过安全剂量，手术中必须监测动脉血氧饱和度和精神状态。监测患者精神状态可以使医生很快发现中枢神经系统毒性的早期症状，而监测血氧饱和度利于维持较高的氧分压，这对防止突发性局部麻醉并发症非常重要。

术中过量出血并不常见。尽管如此，在掀起黏软骨膜和黏骨膜瓣的时候，会碰到切牙动脉并撕裂。这很容易通过电凝术来处理，保护黏软骨膜瓣的完整性。不过，在出血点上非常轻的电凝也往往会惹麻烦。临时用含有 1 : 1 000 000 肾上腺素的敷料压迫是有帮助的。

必须注意在半贯通切口和接近鼻棘区域的软组织分离之后的鼻翼基底的增宽。术前软组织的关系可以通过在关闭半贯通切口之前用中等尺寸的 Keith 针和铬制缝线在基底部插入一针得到恢复。Keith 缝针通过半贯通切口的下方进入穿过皮下组织，在左侧鼻翼面沟出针，再从出口的旁边进针，就在鼻棘的下方穿过皮下组织，再次从右侧鼻翼面沟出针。最后，Keith 缝针再从右侧出口的旁边进针，穿过皮下组织，从半贯通切口出来。窥鼻器放置在半贯通切口中形成了一个坚硬的衬垫使 Keith 缝针能无损伤地穿过半贯穿切口。缝线的游离端被结紧，所用的张力使术前外形得以恢复。

在做半贯通切口的时候，不注意会产生鼻翼边缘的破口。这可以用 6-0 Prolene 的缝线去缝合，操作要十分小心，以避免任何切迹和残余的瘢痕。

术后早期并发症

鼻中隔整复手术之后的出血是很罕见的，但是需要积极的治疗。如果出血很少，局部采取措施，例如合适的压力就足够了。如果出血是继发于去除填塞，表面血管收缩剂的使用会有效。如果其他措施失败了，需要重新填塞。

一般情况下，鼻中隔整复手术只产生很小的不适感。鼻子的疼痛值得立即再次检查，因为有中隔血肿和脓肿存在的可能性。存在发热和中毒症状时需要去除填塞，考虑采用引流和静脉抗生素等治疗时，要包括对金黄色葡萄球菌的治疗，因为有中毒性休克综合征的病例报道。患者常规口服抗金葡菌的抗生素，并且鼻填塞也用浸有抗生素油膏的敷料，可以抑制细菌生长[43~45]。

术后晚期并发症

术后晚期最令人丧气的并发症是鼻中隔畸形的复发，尽管这并不常见。它一般由于术后的瘢痕挛缩或是鼻外伤而产生。如果患者的鼻呼吸因为复发的畸形而受阻，就要考虑再次手术。通常建议在延迟到 12 个月再行再次手术。这可以使瘢痕组织收缩并成熟。

鼻中隔穿孔在中隔手术后并不常见，尽管手术损伤是中隔穿孔最常见的原因。事先倾向于中隔穿孔的因素包括黏膜瓣的去血供[46]（在不正确的平面上进行分离），双侧相对的黏软骨膜瓣撕裂、血肿以及感染。为了减少穿孔的可能性，必须坚持合适的分离平面，黏膜破裂处要用可吸收线缝合。关闭切口和填塞的时候应该小心注意，以减少血肿形成。

偶尔，患者会感觉到有上颚和牙齿的麻木。这最可能是由于损伤了穿过切牙孔的鼻腭神经的分支。嗅觉丧失是中隔手术后少见的并发症，如果分离进行的区域高到筛窦的垂直板就有可能发生[47]。在这一区域更严重的破坏结构会导致脑脊液漏[48]。

小　结

涉及鼻中隔的手术是既具有挑战性又有丰厚的回报。鼻科医生需要广泛的鼻解剖、生理学、生理病理学的知识，以正确有效地制订治疗计划，缓解患者绝大部分的症状。运用鼻中隔整复技术和原则是获得成功的有效方法。

参考文献

1. Bailey BJ. Nasal septal surgery 1896–1899: transition and controversy. Laryngoscope 1997;107:10–16
2. Bosworth FH. Treatment of nasal stenosis due to deflective septa, with or without thickening of convex side. Laryngoscope 1899;7:337–339
3. Watson AW. Treatment of nasal stenosis due to the deflective septa, with or without thickening of convex side. Laryngoscope 1899;7:348–351
4. Asch MJ. Treatment of nasal stenosis due to the deflective septa, with or without thickening of convex side. Laryngoscope 1899;7:340–343
5. Freer OT. The correction of deflections of the nasal septum with a minimum of traumatism. JAMA 1902;38:636–642
6. Killian G. The submucous window resection of the nasal septum. Ann Otol Rhinol Laryngol 1905;14:363–393
7. Metzenbaum M. Replacement of the lower end of the dislocated septal cartilage versus submucous resection of the dislocated end of the septal cartilage. Arch Otolaryngol 1929;9:282–296
8. Peer LA. An operation to repair lateral displacement of the lower border of the septal cartilage. Arch Otolaryngol 1937;25:475–477
9. Salinger S. Deviation of the septum in relation to the twisted nose. Arch Otolaryngol 1939;29:520–532
10. Seltzer AP. The nasal septum: plastic repair of the deviated septum associated with a deflected tip. Arch Otolaryngol 1944;40:433–444
11. Fomon S, Gilbert JC, Silver AG, et al. Plastic repair of the obstructing nasal septum. Arch Otolaryngol 1948;47:7–20
12. Fomon S, Bell JW, Berger EL, et al. New approach to ventral deflections of the nasal septum. Arch Otolaryngol 1951;54:356–366
13. Cottle MH, Loring RM. Surgery of the nasal septum: new operative procedures and indications. Ann Otol Rhinol Laryngol 1948;57:705–713
14. Cottle MH, Loring RM, Fischer GG, et al. The "maxilla–premaxilla" approach to extensive septum surgery. Arch Otolaryngol 1958;68:301–313
15. Hwang PH, McLaughlin RB, Lanza DC, Kennedy DW. Endoscopic septoplasty: indications, technique, and results. Otolaryngol Head Neck Surg 1999;120:678–682

16. Gordon AS, McCaffrey TV, Kern EB, et al. Rhinomanometry for preoperative and postoperative assessment of nasal obstruction. Otolaryngol Head Neck Surg 1989;101:20–26

17. Mertz JS, McCaffrey TV, Kern EB. Objective evaluation of anterior septal surgical reconstruction. Otolaryngol Head Neck Surg 1984;92:308–311

18. Pallanch JF, McCaffrey TV, Kern EB. Normal nasal resistance. Otolaryngol Head Neck Surg 1985;93:778–785

19. Scherer PW, Hahn II, Mozell MM. The biophysics of nasal airflow. Otolaryngol Clin North Am 1989;22:265–278

20. Kasperbauer JL, Kern EB. Nasal valve physiology. Otolaryngol Clin North Am 1987;20:669–719

21. Beninger M, Farrar JR, Blaiss M, et al. Evaluating approved medications to treat allergic rhinitis in the United States: an evidencebased review of efficacy of nasal symptoms by class. Ann Allergy Asthma Immunol 2010; 104(1):13–29

22. Kimmelman CP. The risk to olfaction from nasal surgery. Laryngoscope 1994;104:981–988

23. Cole P, Ayiomanimitis A, Ohki M. Anterior and posterior rhinomanometry. Rhinology 1989;27:257–262

24. Clement PA. Committee report on standardization of rhinomanometry. Rhinology 1984;22(3):151–155

25. Broms P, Jonson B, Lamm CJ. Rhinomanometry. Acta Otolaryngol 1982;94:157–168

26. McCaffrey TV, Kern EB. Clinical evaluation of nasal obstruction. Arch Otolaryngol 1979;105:542–545

27. Cole P, Fastag O, Niinimaa V. Computer–aided rhinometry: a research rhinometer for clinical trial. Acta Otolaryngol 1980; 90:139–142

28. Pallanch JF. Rhinometry: the application of objective airway testing in the clinical evaluation of nasal obstruction. In: McCaffrey TV, ed. Rhinology and Sinusology. New York: Thieme; 1997: 125–154

29. Lenders HG. Acoustic rhinometry. In: McCaffrey TV, ed. Rhinology and Sinusology. New York: Thieme; 1997:125–154

30. Grymer LF, Hilberg O, Pedersen OF, Rasmussen TR. Acoustic rhinometry: values from adults with subjective normal controls. Rhinology 1991;29:35–47

31. Lenders H, Pirsig W. Diagnostic value of acoustic rhinometry: patients with allergic and vasomotor rhinitis compared with normal controls. Rhinology 1990;28:5–16

32. Grymer LF, Hilberh O, Elbrond O, Pederson OF. Acoustic rhinometry: evaluation of the nasal cavity with septal deviations, before and after septoplasty. Laryngoscope 1989; 99:1180–1187

33. Hampel U, Schleicher E, Wustenberg EG, et al. Optical measurement of nasal swellings. IEEE Trans Biomed Eng 2004;51: 1673–1679

34. Cheung EJ, Citardi MJ, Fakri S, et al. Comparison of optical rhinometry to acoustic rhinometry using nasal provocation testing with Dermatophagoides farina. Otolaryngol Head Neck Surg 2010;143(2):290–293

35. Hathorn IF, Habib AR, Manji J, Javer AR. Comparison of the reverse Trendlenburg and horizontal position for endoscopic sinus surgery: a randomized controlled trial. Otolaryngol Head Neck Surg 2013;148(2):308–313

36. Gan EC, Habib AR, Rajwani A, Javer AR. Five–degree, 10–degree, and 20–degree reverse Trendelenburg position for functional endoscopic sinus surgery: a double blinded randomized controlled trial. Int Forum Allergy Rhinol 2014; 4(1):61–68

37. Verlander JM, Johns ME. The clinical use of cocaine. Otolaryngol Clin North Am 1981;14:521–531

38. Lanza DC, Kennedy DW, Zinreich SJ. Nasal endoscopy and its surgical applications. In: Lee KJ, ed. Essential Otolaryngology: Head and Neck Surgery. 5th ed. New York: Medical Examination; 1991: 373–387

39. Anderson JR. A new approach to rhinoplasty. Trans Am Acad Ophthalmol Otolaryngol 1966;70:183–192

40. Gray VD. Physiologic returning of the upper lateral cartilage. Int Rhinology 1970;8:56–59

41. Hinderer KH. Fundamentals of Anatomy and Surgery of the Nose. Birmingham, AL: Aesculapius Publishing Co.; 1971

42. Goode RL. Surgery of the incompetent nasal valve. Laryngoscope 1985;95:546–555

43. Hull HF, Mann JM, Sands CJ, et al. Toxic shock syndrome related to nasal packing. Arch Otolaryngol 1983;109:624–626

44. Barbour SD, Shalaes DM, Guertin SR. Toxic shock syndrome associated with nasal packing: analogy to tampon–associated illness. Pediatrics 1984;73:163–165

45. Jacobson JA, Kasworm EM, Crass BA, et al. Nasal carriage to toxigenic Staphylococcus aureus and prevalence of serum antibody to toxic shock syndrome toxin 1 in Utah. J Infect Dis 1986;153: 356–359

46. Fairbanks DN, Fairbanks GR. Nasal septal perforation: prevention and management. Ann Plast Surg 1980;5:452–459

47. Ketcham AS, Han JK. Complications and management of septoplasty. Otolaryngol Clin North Am 2010;43:897–904

48. Thakar A, Lal P, Verma P. Delayed cerebrospinal fluid leak following septoplasty. Ann Otol Rhinol Laryngol 2009;118: 636–638

46 鼻中隔穿孔的预防、处理和修复

作者：Russell W. H. Kridel，Hossam M. T. Foda
翻译：徐 勇　审校：刘安堂

引 言

封堵鼻中隔穿孔是所有鼻部手术中技术要求最高同时也是最困难的手术之一。鼻中隔修补术的困难在于穿孔存在于在三个不同的组织层次中，包括左右中隔黏软骨膜瓣和中间的软骨——三者必须清晰地解剖并分别修补。通常皮瓣已经被削弱，很难缝合的同时避免进一步的撕裂。穿孔越大，封堵率越低，穿孔越靠后越难被闭合。许多修补鼻中隔穿孔的方法已被描述，因为膜性中隔相对缺乏弹性，那些没有足够游离而尝试通过前徙皮瓣来拉伸中隔黏膜的做法通常都失败了。那些具有最佳生理效果、最高成功率和最佳患者接受度的技术通常需要用到广泛游离的双侧鼻内黏膜推进皮瓣和一种结缔组织移植物的插入和锚定。开放或外部入路提供了最佳视野和修复入口。

患者的评估

症 状

有鼻中隔穿孔症状的患者如果穿孔小常常主诉结痂，出血，哨音，如果穿孔大常常出现鼻塞、疼痛和（或）鼻漏。鼻中隔穿孔越靠前，患者的症状就越明显，因为鼻子的这个部位比后面的部分更干燥。有时如果穿孔很小，特别是如果比较靠后，患者不会有任何症状，只有医生检查才可以发现穿孔。较大的穿孔通常会引起更多鼻塞的症状，因为它们打乱了鼻腔正常隔开的层流[1]。疼痛的症状往往是更不祥的，因为它预示着软骨

炎的可能性，软骨炎发生在穿孔圆周线暴露出的软骨边缘。当中隔穿孔形成时，正常的鼻腔气流循环被打乱，异常的气流模式和湍流可以使呼吸道正常的纤毛上皮层转变为干燥的黏膜，这些区域常常因黏膜结痂而被注意到，且并不仅发生于穿孔的部位，尤其是那些长期穿孔的患者。

黏膜很难在任何裸露的软骨上愈合，因此结痂和出血通常发生在鼻中隔穿孔的边缘（图46.1）。可能会有显著的出血，需要妥善处理。当患者大量结痂、瘢痕和炎症时，需要考虑慢性炎症，同时必须排除可卡因滥用或肉芽肿。

在体检时，应触诊鼻中隔，以确定环绕穿孔的黏膜瓣之间是否有尚存残留的软骨。在鼻中隔成形术后的穿孔中，在穿孔周围通常很少留有软骨，这使得对相互粘连的皮瓣剥离更加困难（图46.2）。自残的创伤或既往短期可卡因吸食史造成的穿孔经常会留下比较多的中隔软骨和骨，从而使修复变得容易些（图46.3）。在肉芽肿或血管炎的患者中，中间隔的软骨通常质量较差。

患者常常不能理解鼻中隔穿孔的复杂性和修复它的难度。手术虽然并不总能成功但却是恢复正常生理功能所必须的，为了帮助他们理解，大量的患者教育是非常重要的，在显示器上向患者展示穿孔部位的内镜影像常有助于这样的教育过程（图46.4）[2, 3]。

病因和病史

尽管最常见的病因是患者自身造成或医源性的，但必须从一长串的潜在因素中——其中一些有可能会威胁生命——确定一个明确的病因，一

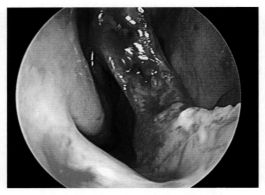

图 46.1　鼻中隔穿孔被认为是其后缘刺痛和出血、结痂的原因（© Russell W. H. Kridel，MD. 获得授权。）

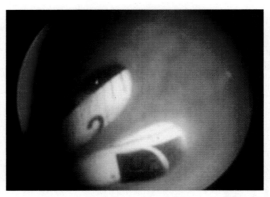

图 46.2　内镜观察一位患者的中隔穿孔，他在之前的鼻中隔成形术中切除了几乎所有的中隔软骨和骨。可见在极薄的粘连的黏膜皮瓣穿孔处有一个很小的组织桥。一张纸尺显示了穿孔的大小（© Russell W. H. Kridel, MD. 获得授权。）

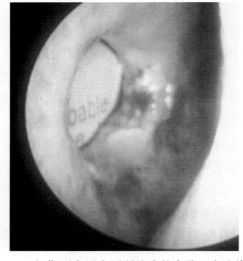

图 46.3　短期可卡因应用所造成的穿孔，在边缘处有完整的中隔软骨，使解剖和修复更容易（© Russell W. H. Kridel, MD. 获得授权。）

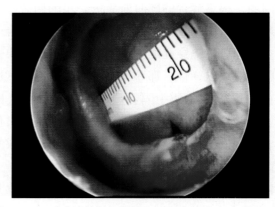

图 46.4　一张纸尺被放进鼻腔，内镜镜头向患者显示了穿孔的大小和形状（© Russell W. H. Kridel, MD. 获得授权。）

个十分彻底的病史和体格检查对每一个患者都是必须的。中隔穿孔可能是一个潜在的能够威胁生命的全身性疾病的第一个征象。表 46.1 明确列出了导致鼻中隔穿孔的多个原因，这一章节的读者被指向一篇作者早先的论文，其中详细描绘了这些病因[4]。

医源性原因

不幸的是，最常见的鼻中隔穿孔的原因源于早前的鼻腔手术，尤其是鼻中隔成形术和为了处理鼻衄所行的鼻中隔烧灼术。行鼻中隔成形术时，那些去除了中间的中隔软骨或者骨的区域，鼻中隔两侧的膜性部分有可能都已被划开或者撕裂。如果没有立即将任何东西——比如压碎的软骨——被放回皮瓣之间，并缝合修补，那么皮瓣愈合时的收缩力将撕开裂口，在两侧的裂缝之间形成破洞。认为穿孔能够自愈是不明智的，事实上，它更有可能在术后愈合时的收缩力作用下进一步扩大。聪明的做法是不仅去修补黏膜上的破

表 46.1　中隔穿孔原因

创伤	化学刺激
外部的	稻米和谷物升降机粉尘
骨折	化学和工业粉尘
鼻中隔血肿	石灰
穿孔伤	水泥
自身因素	玻璃盐
抠鼻子	灰尘
异物	重金属
医源性	氰化物、砷化物
鼻部手术	**肿瘤因素**
鼻中隔成形术	腺癌
鼻窦手术	鳞状细胞癌
鼻甲手术	转移癌
鼻整形术	面中线坏死性肉芽肿
鼻中隔电灼术	**炎症因素**
鼻中隔填充	脉管炎
鼻中隔夹板术	胶原血管病
冷冻手术	结节病
经蝶窦垂体切除术	韦格纳肉芽肿
术后吸引	肾衰竭、肾脏疾病
经鼻气管内插管	**感染**
药物——合法或非法	结核病
血管收缩鼻腔喷雾剂	梅毒
类固醇鼻腔喷雾剂	鼻硬结病
可卡因	结节型麻风病
吸烟	鼻孢子菌病
化学刺激	多种真菌感染
铬酸、硫酸和盐酸	毛霉菌感染
氯、溴	伤寒
农业雾化吸入粉尘	白喉

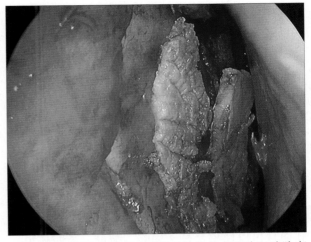

图 46.5　鼻中隔成形术后，取出的软骨在压碎以消除弯曲后置回中隔黏膜瓣之间使鼻中隔"再骨骼化"以助于防止穿孔（© Russell W. H. Kridel, MD. 获得授权。）

洞，同时要在两侧黏膜瓣之间插入一片软骨或结缔组织移植物作为穿孔的屏障[5]。鼻中隔成形术中扭曲的软骨取出后往往会被丢弃或送病理检查。而作者总是会将取出的软骨压碎后置回原位，无论黏膜上是否有撕裂。将这些软骨校直或者压碎后置回黏膜瓣之间，充当屏障避免穿孔同时可以加强那些因为去除软骨而削弱的区域（图46.5）。

在尝试去除扭曲的软骨和鼻中隔棘突区域之前将黏软骨膜从上面广泛分离和抬高，是鼻中隔成形术中避免黏软骨膜相关撕裂的秘诀。即使当有巨大的棘突时——其上的黏膜层穿破很常见，它的背侧的黏软骨膜常可以很容易地先抬起并维持完整。如果仅有一面黏软骨膜层撕裂的话，发生完全性穿孔的可能性会显著降低。当在鼻中隔后部遇到巨大的骨性棘突需要去除时，应该先把软骨从骨性鼻中隔上分离开，黏软骨膜需要从棘突背侧的骨性部分抬起。去除棘突之前，拨开棘突突出部分的黏软骨膜，用贝克尔剪刀剪开骨棘的上方和下方，然后用鼻窥器的尖部把棘突向中线推动。

鼻中隔两侧对应位置膜的撕裂仍可造成鼻中隔穿孔，即使其间尚留有软骨，因此，这些撕裂必须被修复。软骨的血供来自上面覆盖的黏软骨膜，如果两侧的软骨膜均被破坏，中间的软骨就有可能坏死并最终发生穿孔。

鼻喷雾剂和可卡因的使用

一些类固醇类的鼻喷剂在长期使用时会对鼻中隔黏膜产生刺激，并可能导致穿孔[6]。让患者使用这类喷雾剂的医生有义务定期检查鼻腔黏膜以避免药物的不良反应。

因为使用可卡因导致的鼻中隔穿孔已经显著增加，毒品本身可以导致剧烈的血管收缩，使皮瓣的血供减少。大部分街头可卡因掺杂了非常刺激性的填充剂，比如硼砂或滑石粉，对中隔黏膜的损害更加糟糕，甚至仅鼻内吸食一次街头可卡因就可能引起中隔穿孔。长期使用可卡因可以完全摧毁鼻内结构，因为频繁的感染使炎症、刺激、血供减少更为复杂，坏死的持续进展不仅导致穿孔而且可以使整个鼻子塌陷、鞍鼻、鼻腔狭窄、瘢痕形成。可卡因是极其容易成瘾的，那些长期使用者需要被鉴别出来——即使他们否认，在仍在使用可卡因的患者身上尝试去修复鼻中隔穿孔是无意义的。

疾病过程

鼻中隔穿孔可以是严重的全身性疾病的结果，无论是肿瘤，炎症，或感染。如果没法确定明显的病因，医生必须排除潜在的严重疾病。肾功能衰竭和肾脏疾病，血管炎、韦格纳肉芽肿、胶原血管疾病如红斑狼疮、类风湿关节炎、多发性软骨炎等均易引起鼻中隔穿孔。不幸的是，后面的这些情况可能反复发作。因此，去修复穿孔之前，与患者的主治医生取得联系非常重要。患有这些疾病的患者必须被告知，即使修复可能会成功，如果原发病今后再次发作也有可能再次穿孔，作者已向患有肾病和小血管疾病的患者强调这点[8]。韦格纳肉芽肿，结节病和其他肉芽肿性疾病是不太常见的原因，鼻和鼻窦 CT 有助于排除它们。在诊断一些没有已知病因、头颈检查阴性、CT 扫描阴性的患者时，必须包含胶原血管病和肾脏疾病的实验室检查。还应包括荧光螺旋体抗体吸收试验，性传播疾病实验，胞质抗中性粒细胞胞浆抗体、EB 病毒滴度等。当有任何炎症时鼻腔真菌和细菌培养也是有益的，皮试有助于鉴别无应变力、结核和真菌感染。如果所有

这些检验都是阴性，仍没有明确的原因被检出，穿孔部位的活检或许可以明确方向。活检应该从穿孔的后边缘切取，并且应该足够大到包括远离穿孔的组织，以便病理学家能够得到明确的诊断，而不仅仅是提供慢性炎症的报告。不要在穿孔的上边缘或下边缘活检非常重要，这样会增加穿孔的垂直高度，这是成功修复穿孔最关键的尺寸。此外，应避免在穿孔前部活检，因为这是减少症状必须优先修补的区域。

治 疗

无症状患者的穿孔很少需要治疗。此类患者应建议在气候干燥时用凡士林软膏保持鼻腔湿润。大量结痂的患者，有指征用软膏和润肤剂之类的鼻冲洗液经常治疗。Fairbanks[7] 推荐使用一茶匙食盐溶解在 1 夸脱温水中作为洗鼻液，用一种类似于喷水洁牙器的鼻腔喷雾器进行鼻腔冲洗。玉米糖浆或甘油可以加入盐水混合物中作为保湿和涂层成分，可以进一步降低鼻腔的结痂。一茶匙醋或 1~3 汤匙硼酸粉有助于减少金黄色葡萄球菌和铜绿假单胞菌的生长。如果有慢性感染，可以应用抗菌药物软膏如杆菌肽或莫匹罗星。

患者对这种艰苦的治疗方案常常会因为感到麻烦，而选择其他的治疗方案。硅胶纽扣假体并不修复穿孔，但有助于恢复较好鼻内通气并使穿孔边缘保持更湿润（图 46.6）。市售的纽扣假体并不总是有合适的大小以适应更大的穿孔，在这种情况下，一旦有正确的尺寸就可以通过当地的修复专家制作一个定制的版本。标准或定制的鼻中隔纽扣通常可以在门诊局麻下置入。当纽扣就位后，仍需要偶尔的鼻腔冲洗以使封闭器保持清洁，同时假体也可以取出以便更充分的清洁和每年一次或更频繁的全面检查。这种纽扣假体非常适合那些因为医疗原因而不适于外科手术的患者和患有慢性或复发性疾病以及长期使用可卡因的患者。

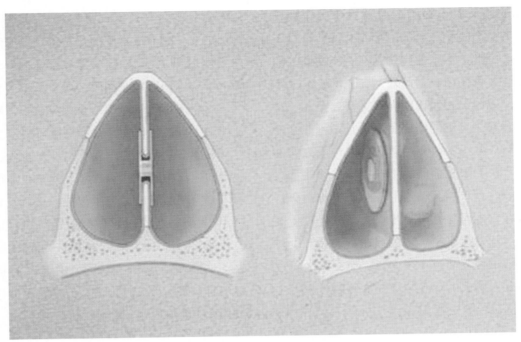

图 46.6 对于小的穿孔，市售的硅胶纽扣假体是手术之外的替代选择（© Russell W. H. Kridel, MD. 获得授权。）

手术治疗

目标和方案

手术的目的不仅要修补穿孔，而且应尽可能恢复正常的鼻生理和功能。文献中描述了不同的封闭技术，但只有那些使用鼻内推进皮瓣的才成功地实现了正常的鼻腔生理，因为封闭使用了鼻腔呼吸道上皮。使用皮肤或口腔颊黏膜移植物的方法可以成功地关闭穿孔，但没了正常的呼吸道上皮细胞，无论这些移植物是渗出还是变干，患者鼻子总是干燥和持续地结痂。鼻腔的正常空气流动加剧了这问题，因为气流会使这些移植物变干。应选择可促进无张力闭合的手术方式，使修复不会在术后愈合收缩中再次撕裂。因为鼻中隔黏膜没有弹性组织，移植物无法拉伸，依靠中隔推进而不充分松解的方法通常会失败。

开放入路鼻整形术为充分松解和利用黏膜瓣提供了必要的入路和视野暴露，使这些皮瓣可以无须拉伸的情况下推进到位。通常采用来自鼻底和下鼻甲下区域的滑行单蒂或双蒂皮瓣，手术者可以用正常的鼻呼吸道黏膜关闭穿孔的黏膜部分（图 46.7）。因为这些皮瓣自带血供，它们的成功率远高于其他任何可能没有血管化的复合移植。除了关闭每一侧黏软骨膜的穿孔，最关键的是使用一种结缔组织移植于穿孔修复部位的皮瓣之间以阻止重新连通和再穿孔，并作为一个连续的表面，使穿孔的缝合边缘可以定植和黏膜化封闭。这种黏膜化皮瓣＋插入移植的方法由几位作者报道过，有超过 90% 的修复成功率，即使穿孔大到 2~3 cm，这些作者包括：Fairbanks[9]、Gollom[10]、Wright 和 Kridel[11]、Goodman 和 Strelzow[12]。当穿孔尺寸进一步增大时，它们被成功关闭的可能性成比例地下降，患者需要被告知这一点。Romoetal[13]描述了一个组织扩张以创造更大的推进皮瓣封闭这些更大更困难穿孔的方法。Murrell 甚至还报道了一例利用前臂游离皮瓣吻合面动脉进行修补的方法。

穿孔的前后大小在闭合时并不十分重要，因为闭合的张力是从鼻子的底部到背部，垂直于这个尺寸。因此，穿孔的高度是能否成功修复的决定性因素（图 46.8）。此外，穿孔的绝对大小不如剩余中隔膜的相对比例那么重要。穿孔一直延伸到鼻背或一直延伸到蝶窦几乎是不可能修复的，除非有一些小的膜瓣可以被用来与下方的推进皮瓣缝合。如果从前的鼻中隔成形术移除了大量的鼻中隔软骨，相互粘连的黏膜瓣更难剥离，可能导致在剥离时穿孔进一步扩大。软硅胶（聚合硅胶）薄片（道康宁）被放置在鼻中隔上以防止穿孔在尝试修复前进一步变化，而在此之前数周可能需要对剩余的隔膜与鼻腔外侧壁、鼻甲之间的粘连进行单独松解。

移植物的选择

许多类型的结缔组织移植物已被用于插入修复中隔皮瓣之间，包括乳突骨膜、颞肌筋膜、颅骨膜、鼻中隔骨或软骨，阔筋膜和同种异体脱细胞真皮[14]。将这样的结缔组织移植物插入修复的鼻中隔皮瓣之间提供了一个完整的细胞外基质，有助于加强修复，同时作为一种支架供黏膜在愈合期爬行——这在黏膜缺损不能完全封闭时特别重要。目前最常用的移植物是颞肌筋膜和同种异体脱细胞真皮（图 46.9，46.10）。通过颞侧水平切口切取颞肌筋膜，切口呈斜面和发干平行，以免损伤毛囊。切开至颞深筋膜，颞深筋膜下注射生理盐水以使它从颞肌上抬升。由于穿孔本身可能在皮瓣剥离过程中进一步扩大，切取的移植物应比中隔穿孔大得多。完全止血后，颞侧切口分为两层缝合，加压包扎。相对于真皮移植物，作者更喜欢脱细胞人类真皮，而不是含有 α - 半乳糖苷酶抗原的猪源产品——可能引起炎症反应。对聚对二氧环己酮片[15]作为一种插入移植物充当支架已被文献报道，但是它不能像颞肌筋膜或真皮移植物那样再血管化。

手术入路

鼻内入路修复穿孔的方法已经被 Fairbanks[7] 推广普及。本方法具有较高的成功率但极其难于操作，尤其是穿孔比较大或者鼻孔比较小的患者。当需要更多暴露时，Fairbanks 会做一个侧向切开——这样有可能会使切口更明显和血供更少。鼻外入路是非常方便的，因为它不仅能提供通向

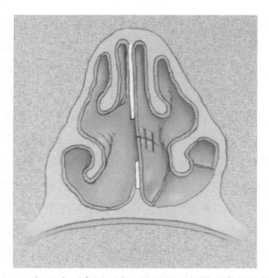

图 46.7　切口在下鼻甲下方，这里展示的是患者的左侧，皮瓣被向内侧推进以关闭穿孔（© Russell W. H. Kridel, MD. 获得授权。）

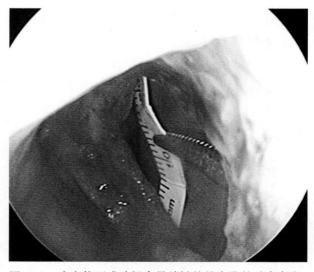

图 46.8　决定能否成功闭合最关键的是穿孔的垂直高度，因为它反映了剩余需要闭合的组织数量（© Russell W. H. Kridel, MD. 获得授权。）

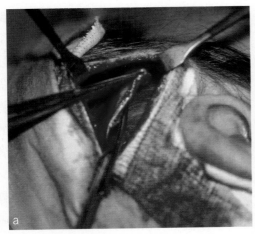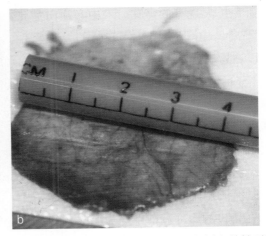

图 46.9　a. 切取颞肌筋膜；b. 一片 4 cm × 3 cm × 4 cm 的颞肌筋膜片在插入黏软骨膜复合组织瓣之前摊开晾干

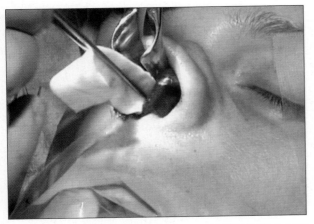

图 46.10　和结缔组织移植物类似，图示脱细胞真皮在穿孔两侧均已封闭后插入黏软骨膜复合组织瓣之间

手术技巧

患者仰卧位。在获得足够水平的口咽通气管全身麻醉后，放置一个口咽咽喉包，以防止任何血液流入食道和胃，从而减少术后恶心的机会。鼻与中隔用含 1∶100 000 肾上腺素的 1% 利多卡因浸润麻醉。患者术前准备完毕，常规消毒铺单，可以稍等片刻以待渗透液的血管收缩和麻醉作用起效。仔细检查鼻内，在这个阶段处理任何轻微的鼻粘连或鼻甲肥大。

一个经典开放入路鼻整形术是从双侧鼻翼软骨缘切口开始，沿外侧脚的尾侧缘，在鼻小柱内侧沿长轴向下切开，并与鼻小柱倒"V"形切口连接。鼻小柱皮肤帽从中间脚上拉起并继续向上分离，注意剥离层次应保持在软骨膜上方的乏血管平面直至鼻骨，用 Joseph 骨膜剥离子剥离抬起骨膜。继续剥离鼻翼软骨内侧脚之间区域以接近鼻中隔软骨尾侧端，然后在黏软骨膜下平面精确地剥离抬起两侧鼻中隔尾端黏软骨膜层（图46.11）。继续在穿孔上缘和上外侧软骨之间向背部剥离，然后将上外侧软骨从强化的中隔黏膜上锐性分离（图 46.12），使黏软骨膜瓣附着在向外侧收缩的上外侧软骨上。中隔皮瓣向上剥离直至穿孔的软骨边缘，在分离过程中，由于之间没有间隔的软骨，中隔皮瓣彼此粘连阻力逐渐增加。使用广泛的显露技术从前面打开黏膜穿孔，仔细

前壁，而且能通向穿孔的上、后侧的通道。这增加了手术显露和可见性，避免了正常鼻内收缩可能引起的畸形。此外，由于没有贯通切口，中隔前面的血液及淋巴循环得以保存，可改善鼻部推进皮瓣的活力。通过外入路技术，术者可以完全分离鼻翼软骨内侧脚和中隔，从而暴露鼻中隔尾侧端。这一过程切断了两侧鼻翼软骨内侧脚、中隔、皮肤帽之间的正常纤维连接，通常有助于维持鼻尖突出度。谨慎的外科医生必须在穿孔修复后重建鼻尖的支撑结构，有时不仅是将内侧脚间断缝合到原位，而且需要放置鼻小柱支撑物。

解剖，以避免扩大现有的穿孔。术中必须向穿孔后侧至少剥离 1 cm 以上，任何残留的骨和软骨的偏曲可以在这时矫正（图 46.13）。

在这个阶段，继续向下分离，将黏膜从上颌嵴、鼻底抬起，侧面一直到下鼻甲基底部。在上颌嵴遇到任何穿支血管出血均应烧灼止血。完成鼻底皮瓣的游离后，在下鼻甲侧下方基底部做一个从后向前的切口，从而形成一个前方和后方均有连接以保证其血液供应的双蒂黏膜皮瓣（图46.14）。在切口的后部和前部向鼻中隔方向逆行切开短切口，以便更大程度地调动这种皮瓣（图46.15）。此皮瓣向内侧推进直到向上达到鼻中隔两侧便于检查由皮瓣提供的黏膜冗余量。

有些较大的穿孔，下方基底推进皮瓣不能单独提供足够的黏膜来封闭，可能需要一个上方的基底皮瓣。每个上外侧软骨的背侧边缘是固定的，但黏膜已从其底面剥离下来，保证黏膜皮瓣的完整。这一联系起穿孔上边缘和上外侧软骨底面的"屋顶皮瓣"可以垂下以协助关闭每侧的黏膜穿孔，并提供更多的垂直长度，这些额外的黏膜可帮助实现无张力缝合（图 46.16）。

当穿孔特别大时，可以在上外侧软骨下的黏膜逆行切开，从而将一个屋顶皮瓣转化成双蒂皮瓣，并允许向下更多的推进。这只能在一侧进行，因为担心背侧鼻中隔软骨两边同时暴露出来。中隔软骨背侧区域活力下降可能导致鞍鼻或高位穿孔。

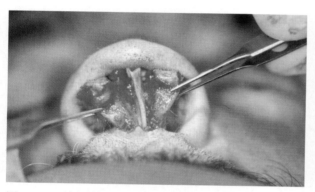

图 46.11　剥离并拉开内侧脚以显露鼻中隔软骨尾部（© Russell W. H. Kridel, MD. 获得授权。）

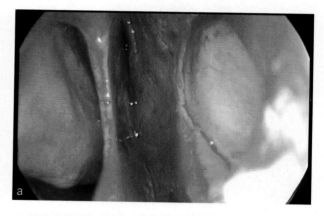

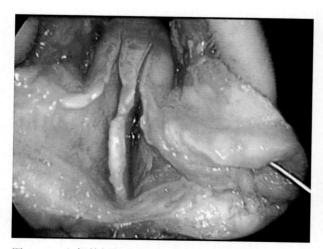

图 46.12　上部外侧软骨与中隔锐性切开，以提供更好的进入穿孔的通道。留下完整的黏软骨膜附在上外侧软骨底面

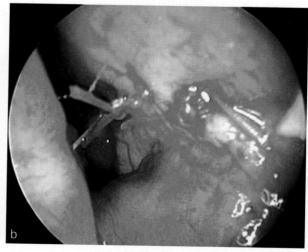

图 46.13　a. 黏膜软骨膜的皮瓣，分离时可以很容易看到每侧皮瓣上都有穿孔；b. 穿孔被缝合关闭（© Russell W. H. Kridel, MD. 获得授权。）

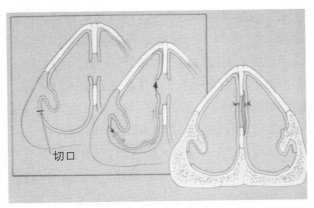

图 46.14　鼻甲基底 / 下鼻甲皮瓣的效果是将黏膜瓣推进至鼻中隔以关闭穿孔。注意在修复的黏膜瓣之间放置移植物（引自 Kridel R. The open approach for repair of septal perforations. In: Daniel RK, ed. Aesthetic Plastic Surgery: Rhinoplasty. Boston: Little Brown & Company; 1993:555–556. 获得授权。）

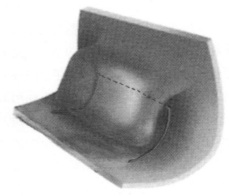

图 46.15　这个示意图显示了在左下鼻甲下方的前向后切口，以及逆行切开以便游离基底皮瓣（© Russell W. H. Kridel, MD. 获得授权。）

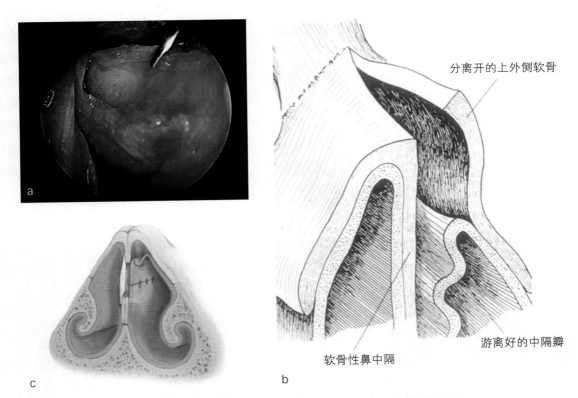

图 46.16　左侧上外侧软骨下方的鼻中隔黏膜被从基底面剥离以增加皮瓣组织的量用于封闭穿孔，两侧同时这样做（© Russell W. H. Kridel, MD. 获得授权。）

一旦这些推进皮瓣提供了足够的黏膜松弛度，就可以用 4-0 或 5-0 铬或普通肠线将每侧黏软骨膜瓣穿孔无张力缝合关闭（图 46.13）。在缝合之前，应清除穿孔周围的肉芽组织或瘢痕，以提供更易愈合的新鲜边缘。此时应利用颞肌筋膜或人脱细胞真皮等结缔组织移植物，插入两侧黏软骨膜皮瓣之间，并且应向后方至少超过封闭的穿孔缘 1 cm。移植物应利用单独几针可吸收缝线直接固定到残余的中隔软骨上，以防止术后移动。固定后，应检查移植物的位置，以确保闭合性穿孔的中心完全被其覆盖。

上外侧软骨必须重新缝合到中隔上。如果穿孔很大，需要上方推进皮瓣，它可能很难将上外侧软骨与中隔缝合在原来的高度，同时避免对新封闭穿孔部位产生张力。外科医生可能被迫将上外侧软骨与中隔重新固定在较低的位置上，其潜在的美学影响是鼻背的压缩外观。这种外观效果源自上外侧软骨新的位置低于鼻中隔软骨背侧缘。意识到这个潜在的问题，就必须在重置的上外侧软骨上放置软骨覆盖移植物，以避免这种畸形并使鼻背更加协调。如果同时进行鼻减容手术，这个问题就不那么严重了。

两侧鼻中隔皮瓣必须与夹住的介入移植物褥式缝合在一起。这种处理有利于穿孔愈合并加快移植物的血管重建，它还有助于防止术后血肿的发生。通常用 4-0 的铬制羊肠线进行连续的褥式缝合（图 46.17）。针必须非常尖锐，以便它不仅穿过皮瓣，而且还有移植物，使插入移植物不会移动。褥式缝合必须穿越穿孔的上方和下方，以便将缝线与穿孔修补部位相垂直。这种缝合技术加强了穿孔的闭合（图 46.18）。

如前所述，重新建立鼻尖的承重结构是至关重要的[4]。无论是否伴有鼻小柱的支撑物内侧脚必须重新缝合至一起。此时鼻子也应进行评估，检查是否因为缝合时的张力造成任何不必要的鼻尖旋转，或中隔皮瓣与内侧脚黏膜的连续性。如果不希望鼻尖上旋和短鼻发生，外科医生会用鼻中隔尾侧移植物延长鼻子或在内侧脚前面置入一块大软骨板以掩饰上旋。也可以增加一个鼻尖移植物，它不延伸到背部上方，因此可以增加尖端的长度而不增加鼻尖旋转度或突出度，延伸支撑移植物是对抗旋转的另一种选择。穹隆部软骨必须使用不可吸收缝线缝合在一起，以重建鼻腔顶部复合结构和防止术后的不平整。完成鼻整形术后，鼻部皮肤帽需要放回其原来的解剖位置并缝合开放切口。经鼻小柱切口先用 6-0 聚对二氧环己酮缝线深部缝合以去除皮缘张力，然后用 6-0 聚丙烯线间断缝合组合 6-0 快吸收普通肠线连续缝合关闭切口。两侧边缘切口用 5-0 普通缝线缝合关闭。

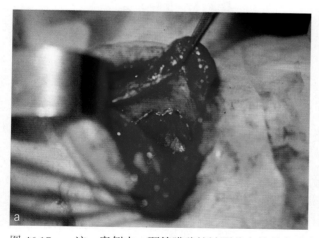
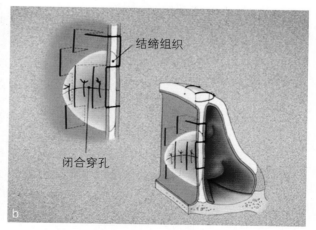

结缔组织

闭合穿孔

图 46.17 a. 这一案例中，颞筋膜移植被覆盖在软骨穿孔上，并被缝合到周围的中隔软骨上以免移动；b. 插入移植物以已闭合的穿孔为中心。褥式缝合穿过黏膜瓣和移植物避免移植物移动，将移植物与皮瓣并列有利于愈合和防止术后出血或血肿形成

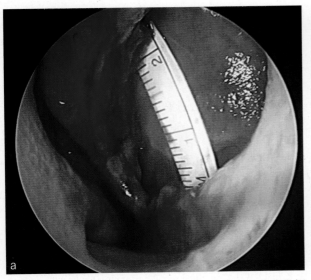 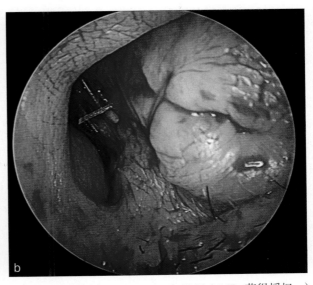

图46.18　a.手术前的巨大穿孔；b.同一穿孔通过恰当的褥式缝合被无张力封闭（© Russell W. H. Kridel, MD. 获得授权。）

　　为了在愈合期保护修复的中隔皮瓣，0.05 cm厚的透明软硅胶薄膜分别修整到合适尺寸后放置到两侧中隔皮瓣上，并几乎完全覆盖住两侧鼻中隔，用三针5-0不可吸收缝线缝合固定，缝合不宜过紧进而压迫到中隔的血供（图46.19）。因为硅胶薄膜是透明的，修复的区域可以直视以监测黏膜的修复。如果术者不能完全关闭穿孔，对受保护的修复部位的监测尤其重要。硅胶薄片保护移植部位免受气流的影响变干燥，保持湿润以加速愈合过程。之后用明胶海绵条（辉瑞）轻轻地塞入下鼻甲下方，随后放入一个小的用抗生素药膏抹匀的Telfa敷料团（肯德尔）。如果填塞过多，随着鼻腔逐渐肿胀，修复部位的血供就会受到影响。明胶海绵有助于吸收任何因为应用双蒂皮瓣而造成的出血。然后鼻外部夹板包扎固定，不论是否有鼻背部的修整，截骨，或应用移植物。开放式鼻整形术抬高的皮瓣为术后积血和纤维化创造了一个潜在的腔隙，需要放置一个标准的外鼻夹板来预防。放置一片滴水垫，患者就可以麻醉拔管了。

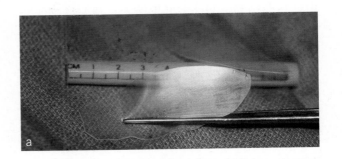

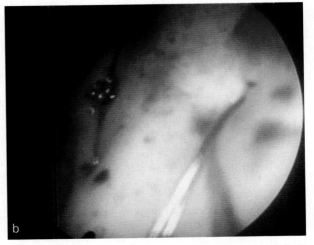

图46.19　a. 0.05 cm厚的透明软硅胶薄膜经修整后盖住两侧鼻中隔穿孔修复区域；b. 用三针贯穿的褥式缝合将硅胶薄膜缝合到位，5-0 Prolene缝线（爱惜康）。注意小心不使皮瓣受到压迫而损害血供。人们可以很容易地通过这些透明的薄片监测鼻中隔穿孔修补区的愈合情况

术后护理

所有的患者都会反映可能会有一些血性分泌物，因为下鼻甲下方为提供皮瓣而裸露的区域。鼻腔分泌物通常在头24小时后减少。

在术后第一天，移除Telfa敷料团，明胶海绵通常留在原位，从未尝试在术后第一天去除所有的明胶海绵。

患者被告知每天使用3~4次盐水滴鼻液。这有助于明胶保持湿润且在未来7~10天更容易去除。鼓励患者将抗菌药膏用棉签涂抹在鼻子里以防止术后结痂。外鼻夹板通常是在5~7天后去除，然后鼻子用胶带再固定5天。鼻小柱的不可吸收缝线大约第5天去除。

每次就诊时要通过透明硅胶薄片仔细检查之前穿孔的区域。在大多数情况下，我们将薄片放置2~3个星期，但如果穿孔看起来似乎没有完全愈合，则会延长时间。如果去除硅胶薄片之后我们发现了小块区域未愈合，让患者保持该区域潮湿，每天除了盐水喷雾以外再增加使用抗菌软膏3~4次。

指示患者术后不使用任何血管收缩喷剂，不要吸烟，并避免有害烟雾。术后头2个月也要避免鼓气。

如果患者使用了颞筋膜移植，第一天就拔出引流管，压力敷料维持2天或3天，7~10天拆线。

小 结

手术的成功取决于许多因素，包括穿孔的原因，穿孔的大小和位置，手术医生的手术技巧，以及患者的术后配合。即使手术没能成功完全关闭穿孔，也通常会使其缩小。如果不能完全封闭，所有的穿孔都应从前向后方向关闭，把穿孔的位置向后移，从而减轻患者的症状。如果必要的话，可以在大约六个月至一年的时间内进行再次手术。

当穿孔完全愈合后，患者就可以体验到医生成功修补后的喜悦。摄影资料能够再一次帮助患者理解这个问题的复杂和困难，并看到成功的结果。值得注意的是，鼻中隔愈合得如此良好，几乎没有先前穿孔的迹象。

参考文献

1. Belmont JR. An Approach to large nasoseptal perforations and attendant deformity. Arch Otolaryngol Head Neck Surg 1985; 3:450–455

2. Kuriloff DB. Nasal septal perforations and nasal obstructions. Otolaryngol Clin N Am 1989;22:333–350

3. Kridel RWH. Combined septal perforation repair with revision rhinoplasty. Facial Plast Surg Clin North Am 1995;3:459–472

4. Kridel RWH. Septal perforation repair. Otolaryngol Clin N Am 1999;32:(4):695–724

5. Trenite GJN, Verwoerd CDA, Verhoef V. Reimplantation of autologous septal cartilage in the growing nasal septum. Rhinology 1987;25:225–236

6. Schoelzel EP, Menzel ML. Nasal sprays and perforation of the nasal septum. JAMA 1985;253:2046

7. Fairbanks DN. Nasal septal perforation repair: 25-year experience with the flap and graft technique. Am J Cosmet Surg 1994;11:189–194

8. Adler D, Ritz E. Perforation of the nasal septum in patients with renal failure. Laryngoscope 1980;90:317–321

9. Fairbanks DN. Closure of nasal septal perforations. Arch Otolaryngol Head Neck Surg 1980;106:509–513

10. Gollom J. Perforation of the nasal septum, the reverse flap technique. Arch Otolaryngol Head Neck Surg 1968;888:518–522

11. Kridel RWH, Appling D, Wright W. Closure of septal perforations: a simplified method via the external septorhinoplasty approach. In: Ward P, Berman W, eds. Plastic and Reconstructive Surgery of the Head and Neck: Proceedings of the Fourth International Symposium, Los Angeles, 1983. Vol 1. St. Louis: CV Mosby; 1984:183–188

12. Goodman WS, Strelzow VV. The surgical closure of nasoseptal perforations. Laryngoscope 1982;92:121–124

13. Romo T III, Jablonski RD, Shapiro AJ, McCormick SA. Long term nasal mucosal tissue expansion using repair of large nasoseptal perforations. Arch Otolaryngol Head Neck Surg 1995; 121:327

14. Kridel RWH, Foda H, Lunde K. Septal perforation repair with acellular human dermal allograft. Arch Otolaryngol Head Neck Surg 1998;124:73–78

15. Rimmer J, Saleh H. Use of polydioxanone plate in septal reconstruction. Facial Plast Surg 2013;29(6):464–472

47 皮肤恶性肿瘤的诊断和治疗

作者：Meir Hershcovitch，Ryan M. Collar，David B. Hom

翻译：方　帆　　审校：张文俊

引　言

皮肤恶性肿瘤是世界上最常见的肿瘤，包括黑素瘤和非黑素瘤皮肤癌（NMSC），主要是鳞状细胞癌（SCC）和基底细胞癌（BCC）。这些肿瘤起源于皮肤的上层，称为表皮。许多因素在皮肤癌的发展中起到作用，但是表皮暴露在主要来源于日光的紫外线（UV）下，是最重要的因素。不常见的皮肤恶性肿瘤可以起源于较深的层次——真皮和皮下脂肪或其他结构，例如毛囊、皮脂腺、汗腺、血管和神经。皮肤癌有时会误诊，因为它们与源于皮肤中的这些结构的良性生长相似。

皮肤癌在美国的发病率和流行病学率比较接近。目前，每5个美国人中就有1个会在其一生中罹患皮肤癌[1]。现在美国每年会有超过100万的非黑素瘤皮肤癌患者[2]。黑素瘤的发病率在持续上升。据估计，到2009年，会有68 720名美国人被诊断为黑素瘤，而目前侵袭性黑素瘤的终生患病率是1/58[3]。当加上预估的53 120例原位黑素瘤患者，被诊断为黑素瘤的终生发病率将为1/30[4]。皮肤癌患病率增加可以用生活方式的改变和臭氧层的减少来解释，臭氧层可以滤除日光中致癌的UV射线[5]。流行病学研究提示患有皮肤癌的人不但更容易患上其他皮肤癌，还有可能患上其他肿瘤，例如肺癌[6~8]。一个患有非黑素瘤皮肤癌的患者在3年内有35%和5年内有50%的概率患上其他一种或者多种皮肤癌[9]。

在这一章中，我们集中讨论皮肤癌的诊断和治疗，尤其是SCC和BCC。也将包含这些肿瘤治疗相关的生物学和组织学研究。还将回顾其他不常见的皮肤肿瘤。

鳞状细胞癌

流行病学和发病原因

皮肤SCC是第二常见的非黑素瘤皮肤癌，在美国它的预估发病率在每年70万[10]。SCC及所有皮肤癌的发病率都在增高。SCC可发生于所有皮肤表面，但最常发生于头颈部等日光暴晒部位。皮肤SCC是白种人群中第二常见的肿瘤[11]。SCC的病因是多方面的。日光暴露、浅肤色、以及低免疫力是最主要的危险因素。某些特殊环境和健康状况都与SCC危险性增高有关系。当许多易感因素同时存在时，例如累积的日光暴露、浅肤色以及器官移植后的免疫抑制，发生SCC的可能性就非常高。

SCC最主要的原因就是日光中的UV辐射。大多数的SCC发生于老年人、肤色浅且常年暴露于日光下的高加索人种。色素在保护皮肤免受UV射线侵袭中起着重要的作用[11]。因此，皮肤癌很少发生于深肤色的个体（Fitzpatrick中Ⅳ到Ⅵ型）。UV-B诱导的p53失活，一种关键的肿瘤抑制基因，发生在接近90%的SCC病灶和75%~80%的恶变前的日光性角化症（AKs）。p53在G1/S检查点阻断细胞周期起着重要作用[12, 13]。流行病学和实验研究的证据都表明日光的主要成分UV-B是引起皮肤SCC的原因[13~15]。

可用于鉴定产生SCC和其他皮肤癌风险的长期日光暴露后的临床征兆包括：色斑、毛细血管扩张、萎缩、皱纹记忆癌前病变。从事户外工作或运动的，居住在赤道附近的（日光更强烈的地方），或者老年人（更多的UV辐射累积）都有较高的罹患SCC的风险[18]。

暴露于化学有机碳氢化合物、杀虫剂、砷剂（常见于污染的井水）之中与产生 SCC 有关[19-21]。电离辐射也与 SCC 形成有关[22]。吸烟被发现也是导致 SCC 的危险因素之一[23]。某些遗传紊乱和综合征（比如着色性干皮病和白化病）也与 SCC 的发病有关[24-26]。慢性皮肤病，比如瘘管、烧伤后瘢痕[27]、溃疡和感染，也与 SCC 的形成有关[21]。

细胞免疫不全（药物或疾病导致的）与皮肤 SCC 的发生有关。器官移植患者需要长期服用免疫抑制剂，例如环孢霉素、咪唑硫嘌呤和泼尼松，也有罹患皮肤癌的高风险。在长期肾移植人群中，T 细胞缺乏（特别是 CD4±T 细胞）与皮肤癌风险增加有关[28]。器官移植受体罹患 SCC 的风险比正常要高 60~250 倍，罹患 BCC 的风险要高 10 倍[29]。罹患恶性肿瘤的风险随着移植后时间的延长而增加。一项研究显示，移植患者罹患第一次皮肤癌的总危险性从移植物存活 10 年时的 20% 增加到 20 年时的 40%[30]。第一次 NMSC 的累积发病率移植后没有延迟呈线性上升，这和 SCC 及 BCC 的情况类似[31]。SCC 更容易发生在鱼细胞免疫缺陷有关的疾病中，例如淋巴瘤或白血病[32, 33]、自身免疫疾病[34]及疣状表皮发育不良（一种罕见的遗传性免疫缺陷，其中人乳头瘤病毒与 SCC 有关）[35]。

临床特征和前驱病变

SCC 最常见的前驱病变是日光角化病（AK）。AK，也称为日光角化病，是日光诱导的癌前病变。一般触诊能比视诊更好地确诊这种有鳞的、界限清楚的、质地粗糙的红斑病变。AK 的独立危险因素包括：年龄老、男性、持续日光暴露以及 Fitzpatrick 皮肤分型的 I 和 II 型[17]。它通常是无症状的，但是患者可能偶尔会觉得痒或疼痛。尺寸从针尖到大红斑不等，但通常直径是 3~6 mm。AK 是常日 UV 诱导的光损伤的标志，也是患者发生 NMSC 风险增高的重要信号[36]。尽管 AK

在生物学上被认为是癌前病变，但是组织学上它的表现为原位的早期 SCC[37]。大约 20% 的 AK 会自行消退[38]。不管怎样，AK 的出现意味着发生皮肤癌的概率增加超过 6 倍[39]。估计转为恶性的概率是每年千分之一，并涉及 p53 基因突变[40, 41]。在超过 50% 的癌前病变 AK 病灶中发现了 p53 基因的突变[42]。

另一种不常见的可发展为 SCC 并与 AK 相关的前驱病变是 Bowen 病（原位 SCC）。组织学上可见恶性细胞充满表皮但是未侵及真皮。临床上，Bowen 病常表现为单个、少许鳞屑且轻度发硬的斑块，可能被误诊为湿疹、真菌感染或银屑病。有时可以是日光损伤和 AK 基础上的多发皮损，皮损大小从毫米到厘米不等。Bowen 病最常见于躯干。任何硬化或角化过度增厚都提示医生该部位有侵袭性 SCC 的可能性，需要及时进行病理活检。

侵袭性 SCC 典型的可能出现在头颈和手臂等日光暴露部位。它们可自发起病或者来源于先前的 AK 或 Bowen 病。临床上，SCC 最常表现为过度角化地生长或有坚硬外壳的丘疹，去除外壳显露较脆的红色颗粒状基底。SCC 通常有隆起外翻的边缘，中部为溃疡。珍珠样边缘和毛细血管扩张（在 BCC 中发现）通常是缺如的。肿瘤是坚硬的，尽管晚期的病变可以变软、变脆。糜烂和溃疡在 SCC 中比在 BCC 中常见。组织学上，SCC 可以显示出很大范围的分化程度，从完全角化的细胞（分化良好）到仅可通过特殊组织化学染色与其他肿瘤进行区分的纺锤形细胞（分化不良）（图 47.1）[12]。分化良好的 SCC 很可能表现为坚硬的大小不等的红斑结节，有时中间是一个过度角化的部分（图 47.2）[12]。分化不良的 SCC 更倾向于表现为较软的界限不清的红斑结节或斑块，其中常见有糜烂和溃疡。

角化棘皮瘤传统上被认为是一种良性生长，与 SCC 在临床上和组织学上相似的疾病。最独特的临床特征是它的快速生长。通过几周时间，病灶可以生长到几厘米，然后再过几周，突然又恢

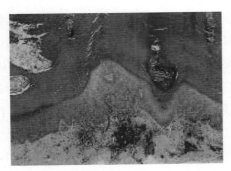

图 47.1 原位鳞状细胞癌组织病理学特征是显著的角化过度和表皮全层角质细胞全层的不典型

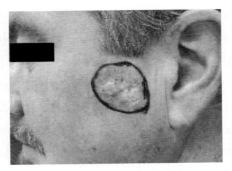

图 47.2 原位鳞状细胞癌

复原状。经典的角化棘皮瘤出现时，是一个光滑的发亮的丘疹或结节伴有毛细血管扩张和中央角化栓，有时伴有溃疡。角化棘皮瘤活跃生长时像一个微型的火山。不幸的是，区分 SCC 和单发的角化棘皮瘤通常很困难。皮肤病理学专家和临床医生把单发的角化棘皮瘤作为分化良好的 SCC 的一种，并应用与 SCC 相同的治疗[43~45]。强烈建议用与 SCC 同样的方法治疗任何角化棘皮瘤，因为一旦误诊会导致治疗不充分。

生物学行为和危险因素

在大多数病例中，SCC 是一种在日光暴露皮肤上局限生长的肿瘤，容易诊断和治疗。有些情况下，SCC 可能浸润周围皮肤和临近结构，这时治疗就更困难，而且治疗后容易复发。如果持续生长，还会发生转移。组织学（分化程度、厚度、侵犯深度、神经周围累及）、临床尺寸（直径）、病因学、患者的免疫状态以及肿瘤的解剖位置，在预测复发和转移的危险性时都起一定的参考作用（表 47.1）。局部复发的 SCC 都有可能转移[46]。转移性 SCC 最常见的扩散途径是淋巴。

肿瘤厚度和侵犯深度的增加，是皮肤 SCC 复发和转移最恒定的组织病理学特点。侵犯到深部真皮（网状真皮层）、皮下组织或者更下方（Clark Ⅳ 或 Ⅴ 型）与复发或转移的发生密切相关[47~50]。一般说来，肿瘤分化程度越差，复发和转移的危险性就越大，但是任何级别的 SCC 都可以转移。特别不祥的预兆是 SCC 伴有神经周围侵犯，并有沿神经纤维直接向颅内扩散的可能性[46, 51~53]。直径较大的病灶，复发和转移的可能性更大。

表 47.1 鳞状细胞癌局部复发和转移的预测因素

因素	局部复发（%）	转移（%）
临床表现		
直径		
< 2 cm	7.4	9.1
> 2 cm	15.2	30.3
位置		
日光暴露皮肤	7.9	5.2
耳	18.7	11.0
唇	10.5	13.7
以往治疗过	23.3	30.3
免疫抑制	N/A	12.9
瘢痕肿瘤（非日光暴露）	N/A	37.9
组织学		
厚度		
< 4 mm/ClarkⅠ-Ⅲ	5.3	6.7
> 4 mm/ClarkⅣ-Ⅴ	17.2	45.7
分化程度		
分化良好	13.6	9.2
分化不良	28.6	32.8
周围神经侵犯	47.2	47.3

来源：Rowe DE, Carroll RJ, Day CL. Prognostic factors for local recurrence, metastasis, and survival rates in squamous cell carcinoma of the skin, ear, and lip. J Am Acad Dermatol 1992;26:976–990. 获得授权。

解剖位置在 SCC 的行为中起到重要作用。与鼻唇沟、眶周及耳前等区域相比，耳和唇都一直被报道有较高的复发和转移率[46]。与此有关，皮肤 SCC 直接侵犯腮腺时有 50% 的转移率[54]。

SCC 发展的情况也影响复发和转移的危险程度。SCC 起源于瘢痕，溃疡边缘以及被电离辐射损伤的皮肤上，有较大的发生转移的可能[46]。在器官移植患者中 SCC 更具有侵袭性，因为宿主免疫抑制后增加了转移的风险[55, 56]。丹麦一项有趣的针对 83 896 名患者的断代研究发现：和 BCC 不同，SCC 是个体所有疾病发病率的一个标志。作者假设 SCC 与引起长期系统性免疫抑制的长期累积的 UV 暴露有关[57, 58]。

基底细胞癌

流行病学和发病因素

BCC 是人类最常见的恶性肿瘤。据预估，美国每年有 100 万 NMSC，其中至少 3/4 将是 BCC。每个高加索人终生患 BCC 的危险性是 28%~33%。BCC 是高度破坏性的，但总体是生长缓慢和极少转移的（少于 1%）[59]。

BCC 起源于表皮和相关的皮肤附属器（例如毛囊）的基底角化细胞[60]。像 SCC 一样，BCC 的发病机制当中最常见的就是 UV 射线，尤其是 UV-B 射线。在正常个体，UV 损伤到临床上 BCC 发作的潜伏期可以长达 20~50 年。强烈的间断的日光暴露与 BCC 的发生相关（与 SCC 的长期稳定暴露相反）[61]。

其他与 BCC 发生相关的因素都和 SCC 相同。有环境因素，比如电离辐射和砷剂暴露。与 BCC 发病相关的医学条件包括免疫抑制（在器官移植患者）和遗传功能紊乱（例如痣样基底细胞癌综合征）[21]。痣样基底细胞癌综合征（也称为基底细胞痣样综合征或 Gorlin 综合征）是一种常染色体显性遗传的综合征，以幼年持续出现多个 BCC 为特征[62]。齿源性角化囊、手掌足底侵蚀、颅内钙化和肋骨畸形也能在痣样基底细胞癌综合征中见到。UV 射线诱导的人类 PATCHED 基因突变和一些散在的 BCC 病例及痣样基底细胞癌综合征有关[63]。细胞外的直链蛋白结合一种跨膜的受体，修饰后的 PTCH1，阻断了下游 PTCH1 介导的对 SMO 信号传导的抑制。SMO 信号通路能激活一个转录因子家族。PTCH-1 或 SMO 基因的突变都会引起通常在成人组织内无活性的直链信号通路的持续激活，从而允许表皮基底细胞的无限制增殖[62]。

临床特点和前驱病变

BCC 没有像 SCC 那样常见的临床前驱病变。典型的 BCC 多出现在日光暴露部位，尤其是头颈部，特别是鼻子。患者常存在不同时限的不愈合的皮肤创面。轻微受伤后的出血是常见的症状。有些 BCC 扩散后自发性愈合，并形成瘢痕组织。病灶有时瘙痒，但一般没有症状。病灶会逐渐增大，1 年时肿瘤的体积约是 6 个月时的 2 倍，到 2 年时会达到 4 倍[64]。

BCC 的临床表现多种多样，比如结节型、色素型、囊肿型或者表浅型。结节型 BCC 是最常见的类型，通常由一个或一些小的、蜡样的、半透明的"珍珠样"丘疹或结节组成，有时形成一个中央凹陷（图 47.3）[12]。肿瘤可被侵蚀、溃疡化、结痂或出血。溃疡形成的创面通常很浅，患者常常坚持认为病灶是一个抓伤或剃刀伤痕。较大病灶的边缘常呈特征性的涌起或隆起，而且边界清晰。可见扩张的毛细血管穿过病灶。BCC 也可能有棕色或黑色的色素。色素型 BCC 通常在深肤色的患者中更常见，且与胎记甚至黑素瘤相似（图 47.4）[12]。囊肿型 BCC 充满液体时，看起来呈透明的蓝灰色。这些囊性结节与良性的囊肿结节很相似。表浅型 BCC 通常是粉红或红褐色的脱屑斑疹或斑块，偶尔能见到中部为透明的病灶。表浅型 BCC 形成溃疡的情况比结节型 BCC 要少见。表浅型 BCC 常见于躯干部，发病

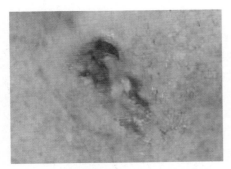

图 47.3　表浅型基底细胞癌合并局部溃疡

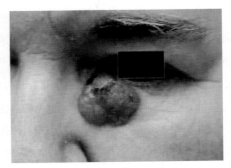

图 47.4　结节型溃疡性基底细胞癌

率会倍增。它们几乎没有侵袭性。表浅型 BCC 可与银屑病、真菌感染或湿疹相似。大量表浅型 BCC 的出现可能是砷剂接触的线索。

"侵袭性" BCC 也能有苍白、扁平、表面光滑的斑块或斑丘疹等容易误诊的表现，同时又有临床上不易发现的肿瘤的深部侵袭性。它们被称为 "硬化型" BCC，因为它们硬得可以像瘢痕。毛细血管扩张、溃疡、侵蚀、脱屑和结痂等表现通常都不会出现。临床上这种肿瘤表现为黄白色、硬化的斑块且界限不清。这和结节性 BCC 相反，后者通常边界清晰。侵袭性 BCC 常常经历长时间的深部生长而不被发觉，当正常组织受到巨大破坏时肿瘤才被发现。这种隐匿生长的特性被称为亚临床扩散。亚临床扩散是指肿瘤已经在组织学上存在但是不能在临床上被发现的一个阶段。即使边界看上去十分清晰，肿瘤能无形的扩展远超出临床上显示的边界。伴有亚临床扩散的 BCC 在皮肤被展平时呈黄白色且触感坚硬。明显的亚临床扩散常见到变性、渗透和微结节等组织学亚型，这些将在后面的章节讨论。

检查可疑的皮肤癌时，最好具有良好的照明和放大设备。受累及的皮肤应该被拉伸、挤压和触摸以更好地估计肿瘤的大小和深度。倾斜的照射肿瘤可以突出表面的改变，比如 "涌起" 的边界。可以用龙胆紫笔来标记肿瘤的临床边界。有时，因为亚临床扩散的影响，肿瘤真正的边界会被大大低估。

生物学行为和危险因素

和 SCC 一样，BCC 是一种局部生长的肿瘤，通常易于诊断和治疗。有些病例，BCC 会侵犯到周围的皮肤和临近的结构。尽管 BCC 的临床表现会提示医生亚临床扩散的可能性，但大范围的皮肤活检术（见 "黑素瘤" 章节中讨论的 "活检技术"）能更精确地预测哪个 BCC 不能完整手术切除的可能性更大（包括之后的复发率）[65]。BCC 的微结节、渗透和变形等组织学亚型，因为生长在皮肤内（图 47.5）[12]，临床上比结节型 BCC 更难检测和根治。微结节、渗透和变形的 BCC 生长是一种分散的方式，在表皮下增大，通过手指样扩展来穿透组织而没有替代正常组织。当基底细胞岛失去表皮连接后，肿瘤就具有了浸润性，并侵入深部的真皮。浸润性生长和神经周围侵入预示更激进的临床行为和更高的复发风

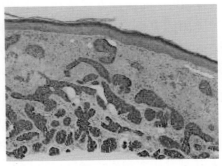

图 47.5　结节型基底细胞癌组织病理学特征是基底细胞样的嗜碱性染色的细胞，从表皮向下出芽，伴随栅栏样外层细胞和裂缝

险[65]。表皮上的扩散很小，以至于皮肤检查时，几乎没有发现提示肿瘤的表面改变。相反地，结节型 BCC 呈侵袭性生长方式，表现为边界扩张后扩大，替代更多的组织以及更隆起，随时间在临床上愈加明显。任何组织亚型的 BCC 都有肉眼不可见的恶性扩散，但是与结节型 BCC 相比，微结节、渗透和变性等类型是持续具有欺骗性的，而实际上比临床表现出来的大得多[66~69]。

微结节、渗透和变性的 BCC 通常需要更大的切除范围来有效、完整地切除这些亚型[70]。肿瘤的不可见部分会向深部发展，侵袭皮下组织、骨和软骨，造成局部广泛的破坏和毁损[71, 72]。

转移性的 BCC 很罕见，但越来越多的病例已经被报道[73~75]。BCC 的转移总是因为反复的切除不完全或存在容易忽视的病灶，以至于发展到体积巨大而没有治疗的价值[76]。转移的 BCC 预后极差，根据英国的文献，患有转移性 BCC 的患者中位生存期是 10 个月[73]。

SCC 和 BCC 的治疗选择

可疑的病灶需要完整皮肤的检查和局部淋巴结的评估。作为皮肤活检术的补充，影像学检查可帮助排除骨、神经周围疾病和深部软组织，或者相关局部淋巴结等深部结构的可疑性。可疑的患者需做磁共振检查。有可触及的或影像检查发现的淋巴结时，需要细针穿刺活检以判断局部疾病状态。

SCC 和 BCC 的治疗方式选择是类似的（表 47.2）。美国国家综合癌症网络将 BCC 和 SCC 归类为低风险和高复发风险亚类，这也提示了治疗方案的选择。总的说来，风险划分以肿瘤的大小、边界、初发和复发、RT 历史、免疫抑制、组织学亚型、侵犯神经，以及深度和分化（对于 SCC）为基础（表 47.2）。需要认真考虑治疗的选择，尤其是发病率和死亡率更高的 SCC。标准治疗可以被分为切除和局部治疗。

表 47.2　基底细胞癌和鳞状细胞癌的治疗选择

Mohs 纤维切除（MME）
复发的肿瘤
肿瘤直径 > 2 cm
肿瘤具有侵犯性的组织学特征（例如变性、渗透和微结节型 BCC 或分化不良的 SCC）
肿瘤的界限不清
未彻底切除的肿瘤
侵犯神经周围的肿瘤
肿瘤的位置需要最大限度保留正常组织（例如眼睑、鼻、耳、唇、手指、生殖器）
否则考虑标准切除并至少做到：
如果小的原发性 BCC/SCC（< 2 cm）具有临床上清晰的边界和非浸润的组织学特征，切除 4~6 mm 中到深度皮下组织的深度
考虑但不可行 MME 或患者不同意行 MME，切除 7 mm 包括所有皮下组织的深度
放疗在患者耐受不了手术或拒绝手术时进行。如果 MME 或标准切除发现神经周围侵犯或阳性边缘，放疗应该作为术后治疗
如果患者有结缔组织病（例如狼疮 / 硬皮病）或患者小于 50 岁，应考虑放疗之外的治疗
如果以上的情况都不符合（这些方法主要用于躯干和四肢的表浅 BCC 和 SCC），可以考虑以下这些方法：
冷冻治疗
刮除和电离烧灼术
激光治疗
光动力治疗

BCC. 基底细胞癌；SCC. 鳞状细胞癌

对于绝大多数 BCC 和 SCC 病例，带有至少一项美国国家综合癌症网络的危险因素，没有深部结构侵犯或局部疾病，首选 Mohs 显微切除术（MME）。这个方法应用横截面冰冻切片和术中肿瘤定位为 SCC 和 BCC 提供了高于标准切除术的治愈率，且留下创面更小。与其他治疗手段相比，MME 获得了更高的治愈率，对于初发的 BCC 和 SCC 高达 99%[46, 47]。高治愈率的原因是 100% 的手术切缘（深部和周边）都经过显微检查，并且结合了精确的手术部位定位和组织学标本检测[78]。

MME 开始时，麻醉皮肤和紧贴临床边界之外切除肿瘤。组织冰冻后，制成很薄的切片贴附于载玻片上。组织是经过定向的，所以可以根据样本底部和侧缘进行横向切片而代替纵向切片法（常规的方法）。接着是皮肤病理学家读片，通过检查所有边缘来寻找残留的肿瘤细胞。通过肿瘤部位的定位，外科医生可以指出残余病灶的位置并切除仅包含肿瘤组织的部分。在所有残余肿瘤细胞被发现之前，可能需要切除并检查 1 层或多层组织。更多的细节在其他章节还有描述[78]。

严格掌握 MME 在复发性、较大的（超过 1 cm）、边界不清或者位于重要部位的 SCC 和 BCC 的适应证。重要部位可能指的是周边组织量严重不足的部位（例如鼻尖、眼睑和外耳），或者容易复发的部位（比如鼻、耳和眶周）。难度较高的组织学类型也应考虑 MME，例如分化不良的 SCC 或伴有变性、渗透、微结节及混合形态的 BCC、肿瘤侵犯周围神经组织的。如果标准切除之后报告切缘阳性但无明显临床肿瘤，应考虑行 MME。当存在这些因素时（例如复发、浸润性生长表现、神经周围侵犯等），就更需要 MME。

在所有治疗方法中 MME 的 5 年复发率是最低的：初发病灶（1%~2%），再发病灶（4%~7%）[79]。多篇文献综述证明：对于 NMSC（包括 BCC），MME 是比标准切除法性价比更高的治疗方法[80, 81]。

局部扩大切除结合术后边缘检测仍然是 SCC 和 BCC 可接受的治疗选择，尤其对于低风险肿瘤又没有任何危险因素的患者[82]，或者对于有风险因素但肿瘤位于 MME 不能进行的区域。标准切除法通常是在局部麻醉下进行，沿着临床正常外观的皮肤为边缘切除肿瘤。挑选标本的垂直面切片（冰冻或者固定），然后显微镜下检查以确定边缘是否存在肿瘤。遗憾的是，这种方法只抽取了不到 1% 的手术切缘，很可能检查的切片不包含肿瘤延伸的部分。尽管存在这样的缺点，SCC 和 BCC 通过该方法的治愈率超过 90%[46,

[83]。虽然划定的"标准"切缘有一定的危险性，目前的手术指南仍要求结节型 BCC 的切缘要达到 4mm 的正常组织，侵袭性 BCC 要超过 7 mm[66, 67, 69, 84]。对于 SCC，一项研究建议最小的切缘要达到临床边界外 4~6 mm[85]。

有深部结构疾病的肿瘤需要进行边缘阴性的彻底切除和重建手术。需要专门考量有高风险 SCC 而没有局部疾病的临床或影像学证据的患者。近期的队列研究调查了前哨淋巴结活检（SLNB）对于存在深度 >6 mm 或超过皮下脂肪层，耳部或触须覆盖的唇部，直径 >2 cm 的优点，结合周围神经侵犯，低分化，以及免疫抑制等因素的患者的优点，然而，SLNB 对于高风险皮肤 SCC 组的价值尚未成立。如果细针穿刺或 SLNB 阳性，则需要进行局部淋巴结清除和（或）因为阳性淋巴结而行放射辅助治疗（RT）的腮腺切除术，以及超过 2 个阳性淋巴结而行的 RT 加化疗，或者不能完全切除的淋巴结疾病。

局部治疗破坏肿瘤内部或周围的组织，而不对组织边缘性组织学进行评价。常用的局部治疗包括：RT、冷冻术、外用咪喹莫特、刮除术和电离烧灼术。

冷冻术，一种局部治疗，通过冷冻（通常是液氮）来破坏肿瘤组织。大多数情况下，冷冻术最好局限于小且表浅的 SCC 和 BCC。经由熟练的操作，对于选择性的 SCC 和 BCC 患者，冷冻术可获得超过 95% 的治愈率[86]。创面进行二期愈合遗留色素减退、柔软或凹陷的瘢痕。

刮除术后辅以电离烧灼术只适用于最小的、最表浅的、界限清楚的 SCC 和 BCC。刮匙锐利的边缘刮除了柔软的肿瘤组织后，接着是对伤口基底部的电凝。美学外观通常是不满意的。在一项研究中，在复发率较低的部位（颈部、躯干和四肢），所有直径的 BCC 对刮除术和电离烧灼术反应良好，5 年的复发率是 3.3%[87]。

外用咪喹莫特通过促进 toll 样受体 7，激活细胞的免疫应答反应来破坏发育不良的角质形成细胞。5% 咪喹莫特被美国食品与药物管理局

（FDA）批准用于治疗非面部的活检明确的表浅的 BCC[88]。尽管外用治疗不能做到边缘阴性，咪喹莫特单用的 5 年清除率高达 80%。

RT，另一种局部治疗，可作为一种初步治疗的选择或手术治疗的补充[89]。RT 是一种经适当选择的 SCC 和 BCC 患者中可获得超过 90% 治愈率的治疗方法。它对于不是手术良好适应证或不希望接受手术的患者，是一种非常好的治疗[90]。

Vismodegib 是美国发现的第一个 Hedgehog 通路的抑制剂。这可能对转移性 BCC、术后复发局部进展的 BCC，或不适合手术或放疗的患者有治疗作用。在一项正在进行的、非对照、Ⅱ期临床试验中，口服 vismodegib 对局部进展或转移的 BCC 患者治疗有效，同时具有可接受的耐受性[91]。

总的说来，SCC 和 BCC 是世界上最常遇到的皮肤癌。临床医生应该熟悉它们的临床表现，以利于早期诊断和治疗。如果延误了治疗，显著的发病率和死亡率会紧随其后。许多治疗虽然取得了合理的治愈率，MME 仍然是治疗的金标准。

黑素瘤

流行病学和发病因素

黑素瘤起源于黑素细胞，皮肤的色素形成细胞。在 2012 年，美国有 76 250 名新诊断的黑素瘤患者，其中 9 180 名因此死亡[92]。黑素瘤在白种人发病率持续增加，在近 30 年增长了 60%。数据表明黑素瘤在男性常见新诊断的恶性肿瘤已成排名第 5，在女性新诊断恶性肿瘤中是第 7[93]。

通常恶性肿瘤发生于日光暴露的部位。在 1970 年代，皮肤黑素瘤主要发生在男性的躯干和女性的四肢。然而，极可能是因为生活方式和穿着习惯的改变，目前的情况显示最常见的病灶分布于女性的胸部和男性的下肢[94]。

BRAF 基因（V600E）被认为是黑素瘤发病机制的关键。几项研究表明 50%~60% 的皮肤黑素瘤患者中存在该基因的单个突变[95]。这些突变常常分布于年轻患者（86% 在 20~30 岁），分布于躯干和四肢的病灶，多痣的，几乎没有雀斑，Fitzpatrick Ⅰ 或 Ⅱ 型皮肤，以及表浅扩散亚型[96]。

环境暴露在黑素瘤的形成中起重要作用。日光暴露是最重要的环境危险因素，也是唯一可能调整的。有趣的是经常暴露在日光中的人并没有表现出黑素瘤的高发性。黑素瘤最高危的人是持续日光暴露并严重晒伤的浅肤色人群。和黑素瘤特别相关的皮肤是凯尔特人肤质，包括淡白肤色、雀斑、金黄或红色头发，以及淡色眼睛。黑素瘤在深肤色高加索人种不常见，在亚裔或非洲裔美国人中更少见。

晒黑时的人造 UV 暴露是额外的危险因素。这种间断照射源从 30 年前开始流行，能发射 UV-A 和 UV-B 射线。UV-B 射线是皮肤癌致癌作用的主要原因；然而，必须记住 UV-A 也能被黑素细胞吸收。人造源产生很高水平的 UV-A 射线。一项诊断人造源的分析证实任何使用晒黑床的个体罹患黑素瘤的风险都会增加（相对风险，1.15），如果这种暴露发生在 35 岁之前，风险会更高（相对风险，1.75）[97]。

临床特征

许多黑素瘤起源于色素痣，尽管大多数时候是新发的。通常它们的边界不规则，突出于皮肤表面，有不同的颜色变化，有时是全黑的。一种鉴定黑素瘤的有用的记忆方法是：A（不对称），B（边界不规则），C（颜色变化），D（直径 >6 mm），E（突出皮肤表面）。图 47.6 中的黑素瘤表现出了所有的这些特征[98]。应该意识到，目标是早期诊断黑素瘤，小而扁平的满足 A-B-C 标准或者全黑的病灶都要考虑可疑，比如包含直径 3 mm 深 0.8 mm 黑素瘤的发育不良的痣。

不幸的是，有些黑素瘤没有褐色或黑色的色素，看起来就像正常皮肤一样。这就非常难以诊断，甚至是有经验的内科医生也一样。在这些无

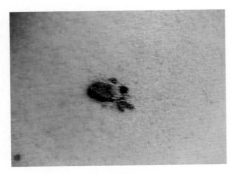

图 47.6 表浅扩散性黑素瘤

色素性黑素瘤中，有不成比例的数量符合一种罕见的组织学类型：促结缔组织型黑素瘤[99]。鉴于黑素瘤多样化的临床表现，任何发生改变的色素病灶都应该进行活检术。

虽然大约 90% 的病例中，黑素瘤都起源于明确的皮肤部位，但仍有起源于黏膜、眼睛，未知来源或是内脏等部位的。这些起源方式很罕见但进行很好的描述，熟悉每种的表现对于治疗黑素瘤患者是十分重要的。

1%~2% 的黑素瘤起源于黏膜部位，它们平均分布于 3 个不同的身体部位：头颈部的黏膜（口咽、鼻咽和鼻窦）、肛门直肠区和女性生殖道[100]。这些病灶在诊断时往往已经比较大，因为它们位于不容易看到的部位，通常这也和很差的预后有关系[101]。尽管多达 10%~20% 的患者可以存活到 5 年，绝大多数患者最终将死于这种疾病。根治性切除与广泛切除相比，虽然不能改善患者的生存率，但是对局部控制有改善[102]。

眼部黑素瘤占黑素瘤总数的 2%~5%，它们可以来源于视网膜、虹膜、睫状体或眼睛的其他部位。这些黑素瘤通常很小就会被发现，因为它们可以被看见或者影响视力。它们常常可以通过放疗来治疗，但是进展期需要行眼球摘除手术。尽管这些肿瘤和皮肤黑素瘤有许多相同的表现，但是它们仍有独特的形式。很少出现淋巴结转移，可能与眼内淋巴循环少有关[103]。取而代之的是，肝脏是远处转移最常见的位置。在很多病例中，肝脏是远处转移的唯一部位，且是死亡的原因。

5%~10% 存在远处转移的黑素瘤患者，找不到原发的黑素瘤。这最常见于淋巴结或皮肤部位的黑素瘤[104]。有些病例中，可以看到色素病灶自发萎缩的病史。其中一些病例被认为是免疫系统破坏了原发的黑素瘤。另一种关于淋巴结黑素瘤但找不到原发灶的假说是：黑素瘤可能就在淋巴结原发，因为有时可以在一些淋巴结中发现独立的痣细胞巢。然而，大多数病例仍然无法解释。

生物学行为

多数黑素瘤发展经过两个生长时期，第一个是放射状生长期（RGP），当肿瘤细胞在真皮—表皮连接处开始呈放射状增殖。这个时期病灶局限于表皮和表浅的真皮（图 47.7）。[98]接着，皮损开始侵入更深的真皮，出现纵向生长的扩大的细胞巢。这常常和病灶内可触及小结节的发展相关，同时这时被称为纵向生长期（VGP），肿瘤所处的时期与转移的风险相关。侵入真皮内的深度越深，提示肿瘤细胞与淋巴管和脉管系统间的通路越大。典型的黑素瘤通过淋巴管转移，通常是引流原发性黑素瘤的局部淋巴结，或通过血性传播到远隔部位。

一种头颈部常见的黑素瘤是恶性雀斑样痣（图 47.8，47.9），[98]是原位黑素瘤的一种。在有些患者，恶性雀斑样痣可能会发展为促结缔组织增生性黑素瘤，这是一个 RGP 向 VGP 转化的过程。放射状和纵向生长类似的形式也发生

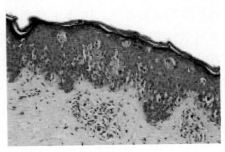

图 47.7 表浅扩散性黑素瘤的组织病理学表现（苏木精和伊红染色，原始放大倍数，20×）

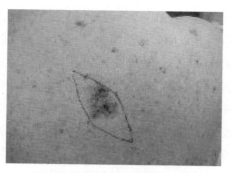

图47.8 恶性雀斑样痣黑素瘤

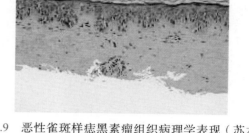

图47.9 恶性雀斑样痣黑素瘤组织病理学表现（苏木精和伊红染色，原始放大倍数，10×）

在表浅播散性黑素瘤和肢端雀斑样黑素瘤。结节型黑素瘤不遵循这种生长顺序，因为它只存在VGP。还处于RGP的薄黑素瘤切除后，转移的风险非常小，预后非常好[105~107]。

预后和分期

美国肿瘤联合委员会（AJCC）在2009年发布了新的分类标准，与2002年的指南相比，新的指南使医生们治疗恶性黑素瘤时更准确和明确。指南强调了几个预后因素的重要性，包括：肿瘤厚度和分裂速度。指南用有丝分裂的速度代替了之前的Clark侵蚀等级，作为判定T1b期黑素瘤的标准。罹患微结节黑素瘤的任何患者都正式分类为Ⅲ期[82]。表47.3和47.4来源于2009年AJCC的指南[82]。

黑素瘤分期最重要的临床病理因素是肿瘤的厚度，或Breslow厚度。在2008年AJCC黑素瘤分期数据中，随着肿瘤厚度的增加，5年和10年生存率明显下降。在11 841名T1期（厚度≤1 mm）黑素瘤患者中，10年生存率是92%，在8 046名肿瘤厚度在1.01~2 mm的T2期黑素瘤患者中，10年生存率是80%，在5 291名肿瘤厚度在2.01~4 mm的T3期黑素瘤患者中，10年生存率为63%，而在2 461名肿瘤厚度超过4 mm的T4期黑素瘤患者中，10年生存率仅为50%[82]。

除了肿瘤厚度，其他组织学特征对考虑全面的预后也很重要。它们包括溃疡形成、分裂速度、

微笑转移灶的免疫组织化学检测，以及血清乳酸脱氢酶的升高[82]。纳入黑素瘤分期标准40年后，因为分裂速度引入分期体系后。Clark分级不再是一个独立的预后因素，所以它也不再作为分期的标准了[82]。

溃疡形成是预后不良的征象，常见于较厚的病灶[108,109]。相同的T期条件下，伴有溃疡的黑素瘤患者的生存率比没有溃疡的黑素瘤患者相对要低，但是和后者下一个T期的生存率相似[82]。和溃疡形成一样，原发黑素瘤的分裂速度也作为一个有力的独立的预测生存率的因素，其最为广泛接受的阈值是至少1/mm²[82]。

免疫组织化学（IHC）染色使在显微水平检测只存在于一些细胞的淋巴结转移成为可能[110-112]。新的2009AJCC黑素瘤分期委员会认为将黑素瘤相关标志物的IHC染色为基础的淋巴结转移单独作为一条标准是可行的。一些旧的IHC标志物虽然敏感但是对于黑素瘤细胞特异性不高（例如S100蛋白，络氨酸酶），有至少一种黑素瘤相关的标志物（例如HMB-45，Melanie-A/MART 1），IHC就将具有鉴别性[110]。

展望组织病理学方面，厚黑素瘤的SLNB状态具有决定预后的重要价值。在关于头颈部SLNB的最大的单机构队列研究中，包括溃疡、分裂速度和Breslow厚度的多元分析表明：SLNB阳性状态是对预后不良最具预测价值的临床病理指标，其中SLNB状态和无复发生存率的风险比为4.23（P<0.000 1），而对于总生存率的风险比

表 47.3 皮肤黑素瘤的 TMN 分期

T 分期	厚度（mm）	溃疡状态 / 有丝分裂
Tis	NA	NA
T1	≤ 1	a：无溃疡及有丝分裂数 < 1/mm²
		b：溃疡或有丝分裂数 ≥ 1/mm²
T2	1.01~2.0	a：无溃疡
		b：有溃疡
T3	2.01~4.0	a：无溃疡
		b：有溃疡
T4	> 4.0	a：无溃疡
		b：有溃疡
N 分期	**转移淋巴结的数目**	**淋巴结转移的负荷**
N0	0	NA
N1	1 个	a：微小转移 *
		b：大转移 †
N2	2~3 个	a：微小转移 *
		b：大转移 †
		c：卫星转移或运输转移，不伴随淋巴结转移
N3	4 个以上淋巴结转移或淋巴结表面粗糙或卫星转移或远位转移	
M 分期	**部位**	**血清乳酸脱氢酶**
M0	没有远处转移	NA
M1a	远处皮肤、皮下或结节转移灶	正常
M1b	肺转移	正常
M1c	其他任何内脏转移	正常
	任何远端转移	升高

* 临床分期包括原发黑素瘤的镜下分期，临床 / 放射学对转移的评估。常规用于原发黑素瘤完全切除并行局部和远处转移的临床评价之后

† 病理状态包括原发黑素瘤的镜下分期和局（前哨淋巴结活检）部或完整淋巴结切除术后区域淋巴结的病理信息。病理分期为 0 或 IA 期的患者例外，他们不需要接受淋巴结的病理评价

是 3.33（P<0.000 1）[113]。尽管可能缺乏统计学意义，但在完成淋巴结清扫术时出现非前哨淋巴结阳性并不提示预后不良。

评估和诊断

绝大多数黑素瘤的表现为临床上的局限性疾病，但是有时患者会有淋巴结或内脏转移的临床证据。最先的评估步骤包括病史和系统回顾，寻找骨痛、精神状态改变、咳嗽、头疼、体重减轻或可能提示转移到骨、肺、肝或脑的其他新的系统症状的证据。仔细的体格检查应该聚焦于局部淋巴结走形的评估以排除淋巴结改变，因为黑素瘤最先的转移部位通常是这些淋巴结。体检也应该包括对原发灶和局部淋巴结之间的皮肤和皮下组织的详细评估，因为局部运输转移也很常见。此外，还应寻找远隔皮肤转移灶，因为它们也是相当常见的转移部位，同时最好用体格检查的方法来辨别。胸部 X 线和血清乳酸脱氢酶是合理的筛查分析以辨别存在肺和肝转移的患者，尽管

表 47.4　黑素瘤的临床和病理分期

	临床分期 *				病理分期 †		
	T	N	M		T	N	M
0	Tis	N0	M0	0	Tis	N0	M0
I A	T1a	N0	M0	I A	T1a	N0	M0
I B	T1b	N0	M0	I B	T1b	N0	M0
	T2a	N0	M0		T2a	N0	M0
II A	T2b	N0	M0	II A	T2b	N0	M0
	T3a	N0	M0		T3a	N0	M0
II B	T3b	N0	M0	II B	T3b	N0	M0
	T4a	N0	M0		T4a	N0	M0
II C	T4b	N0	M0	II C	T4b	N0	M0
III	AnyT	N0	M0	III A	T1-4a	N1a	M0
					T1-4a	N2a	M0
				III B	T1-4b	N1a	M0
					T1-4b	N2a	M0
					T1-4a	N1b	M0
					T1-4a	N2b	M0
					T1-4a	N2c	M0
				III C	T1-4b	N1b	M0
					T1-4b	N2b	M0
					T1-4b	N2c	M0
					AnyT	N3	M0
IV	AnyT	AnyN	M1	IV	AnyT	AnyN	M1

* 临床分期包括原发黑素瘤的镜下分期，临床 / 放射学对转移的评估。常规用于原发黑素瘤完全切除并行局部和远处转移的临床评价之后

† 病理状态包括原发黑素瘤的镜下分期和局（前哨淋巴结活检）部或完整淋巴结切除术后区域淋巴结的病理信息。病理分期为 0 或 IA 期的患者例外，他们不需要接受淋巴结的病理评价

对于没有转移临床证据的患者来说，这种可能性很小[114~116]。如果所有的评估都是阴性的，常规 CT 扫描或骨扫描是没有指征的。但是，用于评价令人担忧的症状或体检发现的特殊检查，应该重点考虑。

活检技术

通过简单的活检术可以容易地得出皮肤病灶的诊断，但是，选择的活检技术能对分期和治疗计划产生显著的影响。虽然切削技术非常适用于良性皮肤病灶，比如角化病，这种方法的活检术应该避免用于考虑黑素瘤的病灶。尤其是病理专家诊断左右为难时，没有完整切除的组织会造成更大的困难。这些情况的一种就是鉴别黑色素瘤和 Spitz 痣[117, 118]。Spitz 痣多见于儿童，但也可以发生于成人。因为有一些差别是基于整个皮损结构的，没有包含全部皮损的削除活检可能导致不正确的诊断或是延迟的诊断。更常见的问题是削除活检没有包括病灶的基底部，这样就不能精确地评估肿瘤厚度。这样得到的对患者可用的预后信息就很有限，而且可能影响随后的手术范围，比如 SLNB 的选择范围或辅助治疗。如果怀疑黑素瘤，活检的目的应该包括①做出诊断；②收集可能最多的预后信息；③方便后续的治疗。

确保这些目的完成的原则：①总是做全厚层

的活检；②如果可能在活检中包含一条正常皮肤的边；③面部切口沿皮肤张力线松弛的方向。

从定义上，全厚活检应该包括皮肤的所有层次，所以要将皮下组织纳入活检的范围。全厚活检术通常是用一把手术刀梭形切除一小块皮肤。活检中包括的正常皮肤不需要很大，1~2 mm 的正常皮肤边缘就足够病理专家检查结合处的改变，这对于鉴定黑素瘤和决定它是原发还是转移性病灶非常重要[119]。这种活检在门诊和流动设备上很容易开展。

有些病例，病灶大到即使简单切除会留下一个巨大的创面，考虑到功能性和美观结果。这种情况下，病灶最大限度的部分切除就可能满足诊断的需要。同样的，部分正常皮肤应该包含在一条边缘内。活检中对病灶全厚进行评价是非常重要的。因为活检之后总是要进行广泛的再次切除，所以黑素瘤的部分切除并不总是会对后续治疗造成不利，无论如何，影响预后的可能性仍然没有排除。因此，条件允许时，进行完整的切除活检术是明智的。

对于有些病例，穿刺活检是有用的，比如很小的痣。当使用穿孔器时，确定完全切除带有 1~2 mm 边缘的病灶和注意取出时不要挤碎病灶组织是非常重要的。穿过皮肤之后，带有皮损的皮肤必须在真皮下用剪刀剪开，确保取到全厚的活检组织。大于 2~4 mm 的病灶不能使用穿刺活检，因为病灶边缘的结合部位对确定诊断非常重要。

治 疗

皮肤黑素瘤的最终治疗包括广泛切除最初的活检部位。目标是去除原发性黑素瘤周围的正常皮肤，以去除可能随淋巴流动扩散到真皮或皮下的微转移。加强边缘选择对于控制局部复发至关重要。

几项研究发现对于侵袭性黑素瘤的切除应包含最少 1 cm 边缘同时不超过原发肿瘤周围的 2 cm。对于原位肿瘤，保留 0.5~1 cm 的边缘是合适的[120, 121]。病灶厚度不超过 2 mm 的，切除时需带 1 cm 边缘，而对于任何超过 2 mm 厚的肿瘤切除时可能需要保证 2 cm 的边缘[120, 121]。

来自组间对比的随机临床试验数据表明在 1~4 mm 厚的黑素瘤中，2 cm 的边缘表现的局部控制和生存情况和 4 cm 相同[109, 122, 123]。此外，对于厚度在 1 mm 之内的黑素瘤，1 cm 边缘能达到和 2 cm 同样的局部和远处控制程度[124]。至于 1~2 mm 厚的黑素瘤，局部复发率轻微升高（<5% 的患者），对生存率没有影响[124]。因此，对于 2 mm 厚度之内的黑素瘤，切除时带有 1 cm 的边缘和合理的[125]。在头颈部，常常鉴于美容需要和解剖限制，避免大于 1 cm 边缘的。以上资料证明在某些病例中使用更窄的边缘的切口是可行的。

广泛切除的目的：①放射状获得推荐的正常组织的边缘；②切除全厚皮肤和皮下组织；③减少死亡率。通常最好在手术室内、局部麻醉（1% 利多卡因，1 : 100 000 肾上腺素以减慢向全身分布以及 0.084% 碳酸氢钠以减少患者不适）和静脉镇静下进行。

外耳的黑素瘤，除非非常表浅，通常需要楔形切除软骨并直接封闭创面。在戴眼镜的患者，保留外耳的上半部分是特别重要的。切除并重建外耳一般用于局部病变非常广泛的患者。对于鼻部黑素瘤，软骨膜通常是幸免的，除非肿瘤大范围侵犯皮下组织。头皮黑素瘤有产生特别不良预后的倾向，当帽状腱膜和骨膜被严重侵犯时，它们应该被一起切除。关于淋巴结阴性原发头皮黑素瘤的一项研究对比了骨膜下和帽状腱膜下切除对减少运输后复发的效果[126]。在腮腺表面的黑素瘤，应该一直切除到腮腺筋膜，如果黑素瘤侵及腮腺筋膜，那么提示要行腮腺切除术。

应该保持推迟重建直到边缘的结果得到最终确认。这个方法通过在任何皮瓣或移植操作前确保有足够的安全边缘，而节省重要的结构[127]。对于头皮黑素瘤，封闭创面的合适方法包括局部推进皮瓣、旋转皮瓣和断层皮片移植[81]。在头颈部，美容的考虑更重要。游离皮肤移植之外的选择方案，包括简单的推进皮瓣或旋转皮瓣或游离带蒂皮瓣。游离皮瓣或大的旋转皮瓣需要考虑对受区局部复发的随访可能造成的影响。产生大的复合二次创伤会使患者置于局部复发延伸到更大范围的危险，而这种情况可能非常难处理。在任何情况，保证切除足够的边缘是至关重要的，特别是局部复发会威胁临近结构的部位。

区域淋巴结清扫的手术操作

临床表现阴性的区域淋巴结的手术处置是治疗黑素瘤中最有争议的事件之一。在一项随机对照研究中，罹患原发性皮肤黑素瘤的患者随机分配到两组。一组行广泛切除和区域淋巴结观察，如有淋巴结复发则进行淋巴结切除术，另一组行广泛切除和SLNB，如果活检发现淋巴结微转移，则立即行淋巴结切除术。在淋巴结转移的患者中，立即行淋巴结切除术组（SLNB组）的5年生存率高于延迟进行淋巴结切除术组（观察组），同时，相应的肿瘤侵犯的淋巴结得平均数量在活检组是1.4，而在观察组是3.3，提示观察过程中疾病进展了。Morton的这项标志性研究巩固了SLNB在皮肤黑素瘤分期中的作用[82]。

头颈部区域给SLNB操作提出了独特的挑战，因此SLNB在头颈部的作用是有争议的。颈神经、主要血管的相似性和复杂而不明确的头颈部淋巴管引流关系是获得精确、可靠、安全识别的SLN的阻碍[128~130]。

一项近期关于353名头颈部黑素瘤患者的研究[113]发现：SLNB对于头颈部皮肤黑素瘤的患者是安全、精确、可靠和有预测性的。在99.7%的颈神经或主要血管损伤的患者中，淋巴结都被鉴别出来了。差不多20%的患者出现了至少1个淋巴结阳性，而25%的SLNB阳性接受完全淋巴结切除术组的患者中至少有1个阳性的非前哨淋巴结。在这项单一因素研究中，SLNB状态是单一最能判断预后的临床病理因素，甚至比Breslow厚度或溃疡形成更有预测性[113]。

AJCC推荐采用SLNB对患者进行分期，这些信息对于这些患者的后续治疗计划和随访观察都很有帮助。该操作被特别推荐给罹患T2、T3和T4期黑素瘤和临床N0期的其他方面都健康的患者[82]。有选择的颈部解剖用于临床和病理淋巴结都阳性的患者。

大部分医生术前使用锝99标记的硫胶体和单光子发射计算机断层扫描或淋巴系闪烁造影术来确定引流的区域淋巴结并定位哨兵淋巴结。手持的γ照相机可以在术中切除前确定哨兵淋巴结的位置，同时注射活体蓝染料可进一步确定同位素标记的淋巴结作为哨兵；有的医生常常习惯把这些技术同时使用。

常规应用淋巴系闪烁造影术可以详细了解个体淋巴结的变异。34%~84%的头颈部黑素瘤患者，引流区域淋巴结的位置不能在临床上预知[129, 131]。前哨淋巴结活检用于头颈部黑素瘤使其能精确分期，这对于不需要颈部淋巴结清扫和腮腺切除的许多患者来说，免了手术带来的病痛，但仍可获得详细的分期。

在颈部转移的病例中，颈部淋巴结切除的范围并没有影响复发或生存率，所以，建议通过改良的颈部淋巴结切除来保留功能[132]。当黑素瘤发生在区域淋巴结，完全切除区域淋巴结与绝大多数病理的局部控制和极少数的长期生存率相关。单个淋巴结转移的患者，在淋巴结完全切除后的10年生存率大约是40%，至于更多淋巴结转移的患者，仍有很大的长期生存的机会。因此，切除淋巴结转移在没有已知的系统疾病的情况下是可积极采用的。建议在淋巴结切除之前完成胸、腹和盆腔的CT扫描[134]。在未知起源的淋巴结转移的患者中，手术切除之后的生存情况等于甚至优于已知起源的类似患者[133, 135]。

对于黑素瘤淋巴结转移的治疗有一些经验，即在颈部淋巴结切除后的手术部位采用辅助放疗。尽管有一些局部控制提高的迹象，但差异并不显著，并且没有证据表明影响了生存率[136]。随机的回顾性研究正在进行中，决定是否能检测到治疗性淋巴结切除术之后辅以放疗与不用放疗患者的结果有任何显著差异。有许多阳性淋巴结伴有囊外延伸的患者具有较高的区域复发的危险性，所以如果放疗有益处的化，可以对这些患者产生重大的影响。

系统性疾病的治疗

恶性黑素瘤的免疫治疗刺激机体的免疫反应抵抗恶性细胞。目标细胞因子，其中一些已经被证实对黑素瘤有治疗作用，包括白细胞介素 2（IL-2）、IL-5、IL-7、L-21、干扰素 -α（INF-α）和粒细胞—巨噬细胞集落刺激因子（GM-CSF）。IL-2 治疗是 FDA 批准的第一种免疫治疗，适用于不能切除的黑素瘤，并且已经显示出疗效[137]。此外，通过 IFN 和化疗的结合，应答速度得到增加[138, 139]。IL-2 结合 GM-CSF 的治疗也显示出协同疗效[137]。不幸的是，几年前兴起的单用 INF-α 的治疗，对改善生存率没有帮助，并且不良反应明显增加了[137, 139]。

GM-CSF 是另一种细胞因子，能激活负责 T 细胞免疫的巨噬细胞和真皮细胞[140]。此外，一种烷化剂替莫唑胺的使用，结合 GM-CSF、IFN-α 和重组 IL-2 的皮下注射，结果显示 13% 的患者出现完全应答，13% 的患者出现部分应答[141]。

有许多活跃的研究领域和进展。其中一个对黑素瘤最有希望的是使用免疫分子靶向的单克隆抗体。伊匹单抗（Ipilimumab，Yervoy）是 FDA 批准的第一个以细胞毒 T 淋巴细胞抗原 -4 为靶向的治疗，适用于无法切除的黑素瘤。在 III 期临床研究显示该方法对总生存率有提高。使用伊匹单抗的 1 年和 2 年生存率分别在 46% 和 24%[142]。

危罗菲尼（Vemurafenib，Zelboraf）是一种新的 BRAF 抑制剂，适用于表达 BRAFV600E 的转移或无法切除的黑素瘤。BRAF 是直接负责细胞生长的一种人类基因。几项研究显示：危罗菲尼对比化疗结合达卡巴嗪的方法，6 个月生存率分别是 84% 和 64%，而且前者有 52% 出现了病灶缩小[142]。

细胞毒性化疗具有中度 20%~40% 的反应率，其中含有单一的最有活力的成分是达卡巴嗪。尽管如此，持久的完全反应最多只发生在 1%~2% 的患者。高剂量 IL-2 治疗有 15%~20% 的反应率，却又 5%~10% 的患者有持久的完全反应[143, 144]。细胞毒性化疗结合生物学治疗（IL-2 和 INF-α）的联合疗法具有较高的反应率（60%~70%），但到目前为止与单独使用达卡巴嗪相比生存率没有改善[145]。相似的，IL-2 和 INF 结合化疗只能增加反应率，而不能改善长期生存率[146, 147]。

治疗后患者监测

黑素瘤患者的随访中要关注复发。这主要包括局部复发、运输转移和淋巴结复发。这其中绝大多数在体格检查时就很明显，所以，体格检查是随访中最重要的。不同的治疗中心使用着不同的随访计划，部分是根据患者个体的危险性级别而定的。随访检查的一个合理的计划是前 2 年每 3~4 个月 1 次，之后 3 年中每 6 个月 1 次，5 年后每年 1 次。

随访还应包括鉴别系统性疾病的症状或体征的病史，任何症状都应该详细评估。在缺少复发的临床证据时，每年要进行胸部 X 线和血清乳酸脱氢酶的筛查以及全血计数。

不常见皮肤恶性肿瘤

血管肉瘤

皮肤血管肉瘤（AS）是一种血管起源的高度恶性软组织肉瘤，占所有面颈部肿瘤的不到 0.1%。所有 AS 中有一半发生在头皮和面部，最常见于老年高加索男性。日光暴露看来对 AS 的产生不发挥作用[148]。慢性淋巴水肿，通常是在因乳腺肿瘤进行乳房根治手术及腋淋巴结切除术而发生在妇女水肿的手臂上，可以和 AS 相关联（Stewart-Treves 综合征）[149]。AS 很少继发于乳房或颈部癌肿的放射治疗[150]。

典型的 AS 表现为无痛渐大的紫蓝色斑点、斑块或结节，可以被错当为感染或瘀伤。它们的大小范围从两角五分的美元硬币到垒球，病损通常边界不清，可以是单发的或是多发。晚期的病例可以发生溃疡和出血。

AS 经常和多灶疾病一起出现，同时具有局部复发和远处转移的倾向。AS 的淋巴结转移率是 13%，是所有头颈部软组织肉瘤中最高的[151]。选择性淋巴结切除不作为常规操作。远处转移的发生在 AS 患者中高达 50%，最常累及肺和肝脏[152, 153]。

AS 患者的预后很差。近期的一项研究报道总体生存率是 33%[148]。如果累及某一肢体，截肢可能会为存活带来最好的机会[153]。MME 法可以提供一些治疗益处而改善 AS 治疗中的边缘控制[154]。文献提示积极的联合治疗方式包括手术、放疗和化疗，可为 AS 患者提供最好的长期生存概率[152]。遗憾的是，这一肿瘤的罕见性使人们无法用大规模对照研究来评估各种治疗方法。

非典型性纤维黄色瘤

非典型性纤维黄色瘤（AFX）是一种不常见的纺锤状细胞肿瘤，通常表现为老年男性头或颈部不起眼的皮肤赘生物。UV 射线在 AFX 的产生中起作用大概是因为 AFX 最常见于日光损害的皮肤，例如耳朵和鼻子[155]。

AFX 最常表现为单独的、镍币大小的红斑样结节。它在临床上常被误认为 BCC、SCC 或无色素性黑素瘤。结节可在几周的时间中迅速长大，病损时常是易破的，并有溃疡伴随出血和疼痛。"不典型"一词是指在 AFX 的组织学上有时出现怪异的、肿瘤样的巨大细胞。AFX 通常只是局部侵袭，有时在切除后复发但很少转移[156,157]。AFX 的处理与皮肤 SCC 处理差不多，即进行广泛局部切除。在晚期病例，可放疗结合手术来治疗[157]。MME 比广泛局部切除具有更低的

复发率[158]，因为它的组织学表现，有时被认为是恶性纤维组织细胞瘤（带有较差的预后）的一种表浅形式。

皮肤纤维肉瘤

皮肤纤维肉瘤（DFSP）是一种中等级别的肉瘤，被认为起源于真皮中的成纤维细胞[159]。DFSP 通常发生在中年之前，偶尔先前有创伤史[160]。没有种族倾向，尽管有轻微的男性优势。DFSP 很少发生在儿童[161]。

DFSP 最初表现为一个独立的、无症状的、坚硬的、半美元大小的斑块，通常是由紫罗兰到红褐色的。DFSP 最常源于躯干或肢体近端，有时在头颈部。肿瘤在几个月到几年中缓慢增大，并逐渐在斑块中出现小的突出的结节。肿块通常是固定于覆盖的皮肤而不是其下的结构，最初的病损有时会和瘢痕、脂肪瘤、囊肿或神经纤维瘤混淆。患者在病损的大小突然改变或变得柔软时才意识到病损的存在。

尽管已知 DFSP 局部进展很快，但很少发生转移。临床上 DFSP 表现为边界清晰，但皮肤以下肿瘤弥漫性浸润真皮和皮下组织可呈树根样突出。过去这一亚临床的扩散，造成医生低估了肿瘤的范围，且在切除时使用了窄于需求的边缘。这一低估可以部分地解释切除后的高复发率，这在一项研究中显示高达 60%[162]。在多次复发之后，它会向筋膜、肌肉、骨骼，甚至大脑侵袭[163]。转移通常通过两处或三处的局部复发而继续下去。一项近期的 913 例 DFSP 患者的回顾报道中，只有 1% 的患者有区域淋巴结的转移，而大约 4% 怀疑远处转移，主要是肺。大多数转移的患者在 2 年内死亡[164]。

DFSP 最好是经广泛手术切除来治疗。建议最小的边缘是周围 3 cm 的皮肤，包括其下的筋膜[164]。在有选择的病例中放疗是有用的[165, 166]。用 MME 来治疗原发性和复发的 DFSP 显示，较广泛局部切除可降低复发率[167, 168]。

乳房外 Paget 病

Paget 病是一种腺癌，不仅可以在乳房周围产生，也可以在其他浆液分泌的腺体相关的乳房外部位产生，例如阴唇、阴囊和肛周区域。乳房外 Paget 病（EP）主要发生在老年的高加索人，且女性比男性更常见。EP 偶尔关联着下方的腺瘤或是内在的恶性肿瘤，与乳房 Paget 病相反，后者往往关联着下方的乳腺导管内癌[169]。

EP 最经常表现为肛门生殖器部位界限不清的红色斑点或斑块。在女性最常累及的部位是大阴唇，男性是阴囊[170]。大小可以从几个 mm 到整个肛门生殖器。瘙痒和烧灼感是常见的症状，可以产生脱屑和结痂，还有溃疡。EP 很容易被当作银屑病、湿疹、脂溢性皮炎或真菌感染，从而延误诊断。

大多数 EP 病例是表浅的，局限在表皮没有浸润。尽管如此，一项研究发现 24% 的 EP 患者关联着其下皮肤附属器的腺癌。下方伴有腺癌的 EP 的发病率是 46%，没有下方肿瘤时降到 18%。并发的内在恶性肿瘤，例如膀胱肿瘤或前列腺癌，在 12% 的 EP 患者中被发现[171]。下方内在肿瘤的位置看上去与 EP 的位置紧密相连，所以发现肛周 EP 时应该注意对消化系统的探查，而生殖器 EP 则应该对生殖泌尿系统进行检查[172, 173]。下方肿瘤的危险率最高的是肛周 EP（特别是直肠癌），在所有部位中预后最差[174, 175]。在患有 EP 病的患者中，26% 最终死于这一疾病或相关的内在恶性肿瘤[171]。

治疗包括广泛局部切除结合冰冻病理切片的边缘控制，最好随后有永久性切片的边缘控制[176]。如果疾病是广泛扩散或位于一个重要的解剖部位，切除可能非常困难甚至是不可能。切除后复发是相当的常见，可能是因为肿瘤几乎总是延伸向临床显现的边缘的下方并有多病灶[177, 178]。MME 对 EP 可以避免较多重要解剖结构组织的切除。病灶破坏性治疗，如放疗、激光和 5- 氟尿嘧啶乳剂，被用作辅助性或初始治疗并得到了不同的成功[180~183]。

Kaposi 肉瘤

Kaposi 肉瘤（KS）是一种相对无痛的血管肿瘤，最常见于 AIDS 的患者，有时作为 HIV 感染的体征存在（流行性 KS）[184]。KS 很少见于 HIV 阴性的个体，常常位于东欧或地中海血统的老年男性的下肢（地方性 KS)。也有非洲人患病的。KS 也可以在免疫抑制的患者中被发现，例如器官移植的受体。近来，人类疱疹病毒 8 型被发现涉及 AIDS 相关的 KS 的发病机制[185, 186]。

KS 经常表现为下肢双侧对称的、瘀斑样、紫罗兰色到褐色的斑点、斑块和结节。也可以发现耳、唇、鼻、黏膜和躯干的累及。病损可以是孤立的或多发的，且多发病损可以融合。KS 的病损逐渐变暗、变厚并隆出。晚期病损可能变得疼痛、溃破以及水肿，特别是在下肢时。

免疫抑制，由药物治疗（即器官移植患者的环孢霉素）或感染（如 HIV）引起的，在 KS 的发展中起到作用。在器官移植患者中停止免疫抑制治疗或是 AIDS 患者 CD4+ 细胞计数的改善，都可以使 KS 消退[187, 188]。KS 时常是无痛的且不威胁患者的全身健康。KS 患者内在器官的累及是常见的，但是没有什么后果，除非发生胃肠道或肺的出血或阻塞[189]。

无症状的 KS 不需要治疗。美学上的改观可以通过冷冻疗法、放射疗法或病损局部注射药物例如硫酸长春碱来达到[190~192]。如果 KS 威胁到生命则可以应用系统性化疗，可使用细胞毒性制剂，例如依托泊苷或抗病毒制剂，例如西多福韦[193, 194]。

Merkel 细胞癌

Merkel 细胞癌（MCC）是一种高度恶性的肿瘤，从一种被认为功能是接触受体的神经内分泌细胞分化而来[195]。大多数 MCC 发生在老年的高加索男性和女性的头和颈部。MCC 经常与皮肤其他的肿瘤相关联，最常见的是鳞状细胞癌。这提示 UV 射线可能是 MCC 发展中的一个重要病因[196]。

MCC 表现为快速生长的紫到红色的结节，并伴有毛细血管扩张。结节通常是无痛的、坚硬的、隆起的，且是红、粉红或偶尔蓝色。晚期的病损可能有溃破。肿瘤的大小范围是几毫米到几厘米，平均 2 cm。

MCC 的复发和转移率都很高，一项回顾研究报道了 40% 的局部复发率，55% 的淋巴结复发率和 36% 的远处转移的发生率[197]。一项研究发现全体的中位存活期限是 24 个月，其中 65% 的患者死于转移性疾病[198]。没有可靠的显微镜下特征可以把 MCC 与转移性的燕麦细胞癌区分开；所以，有必要通过影像学研究排除从肺转移到皮肤的燕麦细胞癌。

因为这一肿瘤的罕见性目前没有针对 MCC 的标准治疗[199]，大多数作者建议广泛局部切除[200]。预防性的淋巴结切除是有争议的[201]。MCC 对化学治疗较敏感，大量的化学治疗药物都可用于缓解病情[202, 203]。MCC 也是放射敏感的肿瘤，对所有患者都推荐行术后的放射治疗[204, 205]。

微囊附属器癌

微囊附属器癌（MAC）起源于汗腺导管可能最大[206]，它最常发生于中到老年的高加索男性和女性。该肿瘤有时和以前的放射治疗病史有关[207]。MAC 的诊断常常延误，因为它缓慢生长、临床外观不起眼和症状缺乏。患者感觉的改变，例如疼痛、麻木或感觉异常等，应该提醒医生 MAC 可能出现的神经周围侵犯。据报道神经周围浸润的发生率高达 80%[208]。临床上，MAC 表现为坚硬的白到黄色的表面光滑的斑块或结节，最常位于上唇、眉毛或偶尔的头皮[209, 210]。MAC 是局部破坏性肿瘤，具有高复发率（在传统切除之后复发高达 47%）[206]。MAC 经常是深部浸润的，侵犯肌肉和骨骼，并且肿瘤常常延伸到临床显现的边缘之外很远[211, 212]。MAC

很少被报道存在转移[213]。MAC 临床上不清晰的边界和神经周围的累及使 MME 成为治疗的首选[214]。许多 MAC 的病例被报道是放射抵抗的[208, 210, 211]。

皮脂腺癌

皮脂腺癌（SGC）可以起源于身体内的任何皮脂腺，但是最常起源于眼睑的皮脂腺，经常是睑板腺（51% 的病例），其次是 Zeis 腺（10% 的病例）[215]。眼外的 SGC 最常发生于头颈部[216]。SGC 与离子辐射有关联[217]。p53 基因的突变失活可能与皮脂腺癌的进展有关[218]。

SGC 最常发生于老年女性上眼睑的结膜表面，表现为一个缓慢生长的、坚硬的、无痛的、黄到红色的结节。上眼睑较下眼睑更常被涉及[216]。SGC 常被错当为眼睑的良性的炎症（例如睑板腺囊肿），并经常延误诊断[219]。

SGC 具有复发和转移的倾向。眼部和眼外的 SGC 经常在治疗后复发，大约三分之一的患者具有局部复发[220]。14%~25% 的病例发生复发，最常发生在区域淋巴结[216]。眼眶侵犯发生的病例为 6%~17%[221]。眼眶 SGC 诊断的延误和肿瘤体积增大会增加病死率。据报道下睑的 SGC 有较好的预后，然而如果上下眼睑都累及预后就很差，病死率为 83%[215, 216]。眼外 SGC 比累及眼睛具有较好的预后。SGC 患者同时伴发胃肠道恶性肿瘤提示 Muir-Torre 综合征的可能性，这是一种常染色体显性遗传的疾病[222]。

6 mm 手术边缘的广泛手术切除，根据冰冻切片或永久切片控制边缘，是 SGC 的基本治疗方法[216]。眼 SGC 的眶内容物剜出术在眼眶疾病、广泛的上皮内肿瘤形成、肿瘤直径大于 2 cm 或病损存在超过 6 个月的情况下提倡应用[221]。MME 可以得到更好的边缘控制和组织保留，但是 SGC 的多中心性和变形性骨炎样扩散使肿瘤逃逸，故而治愈率很低[223, 224]。用于 SGC 的结膜变形性骨炎样扩散的冷冻手术在治疗中能发挥作用，可以不做剜除术[225]。尽管使用放疗在治疗 SGC 上有一些成功，但是它通常被保留给那些不能耐受手术的患者用来缓解病情，或是作为手术的辅助治疗[223, 226]。

不常见皮肤恶性肿瘤的总结

不常见的皮肤恶性肿瘤常常具有不同寻常的临床表现。它们中的许多预后常常是不良的，因为不能识别并作出正确的诊断。不常见的皮肤恶性肿瘤总是包括在可疑皮肤新生物的鉴别之中。如果有怀疑，应该进行足够量的活检。可惜的是，这些不常见的皮肤恶性肿瘤中，许多的治疗都不理想，不仅因为诊断被延误，还因为它们的罕见性而难以找到标准的检查方法。

参考文献

1. Rigel DS, Friedman RJ, Kopf AW. Lifetime risk for development of skin cancer in the U.S. population: current estimate is now 1 in 5. J Am Acad Dermatol 1996; 35(6):1012–1013

2. Landis SH, Murray T, Bolden S, Wingo PA. Cancer statistics, 1998. CA Cancer J Clin 1998;48(1):6–29

3. Jemal A, Siegel R, Ward E, Hao Y, Xu J, Thun MJ. Cancer statistics, 2009. CA Cancer J Clin 2009;59(4):225–249

4. Rigel DS. Trends in dermatology: melanoma incidence. Arch Dermatol 2010;146(3):318

5. Urbach F. Ultraviolet radiation and skin cancer of humans. J Photochem Photobiol B 1997;40(1):3–7

6. Karagas MR, Greenberg ER, Mott LA, Baron JA, Ernster VL. Occurrence of other cancers among patients with prior basal cell and squamous cell skin cancer. Cancer Epidemiol Biomarkers Prev 1998;7(2):157–161

7. Levi F, La Vecchia C, Te VC, Randimbison L, Erler G. Incidence of invasive cancers following basal cell skin cancer. Am J Epidemiol 1998;147(8):722–726

8. Marghoob AA, Slade J, Salopek TG, Kopf AW, Bart RS, Rigel DS. Basal cell and squamous cell carcinomas are important risk factors for cutaneous malignant melanoma. Screening implications. Cancer 1995;75(2, Suppl)707–714

9. Karagas MR; The Skin Cancer Prevention Study Group. Occurrence of cutaneous basal cell and squamous cell malignancies among those with a prior history of skin cancer. J Invest Dermatol 1994;102(6):10S–13S

10. Rogers HW, Weinstock MA, Harris AR, et al. Incidence estimate of nonmelanoma skin cancer in the United States, 2006. Arch Dermatol 2010;146(3):283–287

11. Gloster HM Jr, Brodland DG. The epidemiology of skin cancer. Dermatol Surg 1996;22(3):217–226

12. Dubas LE, Ingraffea A. Nonmelanoma skin cancer. Facial Plast Surg Clin North Am 2013;21(1):43–53

13. Nomura T, Nakajima H, Hongyo T, et al. Induction of cancer, actinic keratosis, and specific p53 mutations by UVB light in human skin maintained in severe combined immunodeficient mice. Cancer Res 1997;57(11):2081–2084

14. English DR, Armstrong BK, Kricker A, Winter MG, Heenan PJ, Randell PL. Case–control study of sun exposure and squamous cell carcinoma of the skin. Int J Cancer 1998;77(3):347–353

15. Stern RS, Liebman EJ, Väkevä L. Oral psoralen and ultraviolet–A light (PUVA) treatment of psoriasis and persistent risk of nonmelanoma skin cancer. PUVA Follow–up Study. J Natl Cancer Inst 1998;90(17):1278–1284

16. English DR, Armstrong BK, Kricker A, Winter MG, Heenan PJ, Randell PL. Demographic characteristics, pigmentary and cutaneous risk factors for squamous cell carcinoma of the skin: a case–control study. Int J Cancer 1998;76(5):628–634

17. Harvey I, Frankel S, Marks R, Shalom D, Nolan–Farrell M. Nonmelanoma skin cancer and solar keratoses II analytical results of the South Wales Skin Cancer Study. Br J Cancer 1996;74(8): 1308–1312

18. Strom SS, Yamamura Y. Epidemiology of nonmelanoma skin cancer. Clin Plast Surg 1997;24(4):627–636

19. Gallagher RP, Bajdik CD, Fincham S, et al. Chemical exposures, medical history, and risk of squamous and basal cell carcinoma of the skin. Cancer Epidemiol Biomarkers Prev 1996;5(6): 419–424

20. Markey AC. Etiology and pathogenesis of squamous cell carcinoma. Clin Dermatol 1995;13(6):537–543

21. Preston DS, Stern RS. Nonmelanoma cancers of the skin. N Engl J Med 1992;327(23):1649–1662

22. van der Laan BFAM, Baris G, Gregor RT, Hilgers FJ, Balm AJ. Radiation–induced tumours of the head and neck. J Laryngol Otol 1995;109(4):346–349

23. Wensveen CA, Bastiaens MT, Kielich CJ, et al; De Hertog SA; Leiden Skin Cancer Study. Relation between smoking and skin cancer. J Clin Oncol 2001;19(1):231–238

24. Copeland NE, Hanke CW, Michalak JA. The molecular basis of xeroderma pigmentosum. Dermatol Surg 1997;23(6):447–455

25. Halder RM, Bridgeman–Shah S. Skin cancer in African Americans. Cancer 1995;75(2, Suppl)667–673

26. Hendrix JD Jr, Patterson JW, Greer KE. Skin cancer associated with ichthyosis: the MAUIE syndrome. J Am Acad Dermatol 1997;37(6):1000–1002

27. Phillips TJ, Salman SM, Bhawan J, Rogers GS. Burn scar carcinoma. Diagnosis and management. Dermatol Surg 1998;24(5): 561–565

28. Ducloux D, Carron PL, Rebibou JM, et al. CD4 lymphocytopenia as a risk factor for skin cancers in renal transplant recipients. Transplantation 1998;65(9):1270–1272

29. Hofbauer GF, Bouwes Bavinck JN, Euvrard S. Organ transplantation and skin cancer: basic problems and new

perspectives. Exp Dermatol 2010;19(6):473–482

30. Hartevelt MM, Bavinck JN, Kootte AM, Vermeer BJ, Vandenbroucke JP. Incidence of skin cancer after renal transplantation in The Netherlands. Transplantation 1990; 49(3):506–509

31. Muehleisen B, Pazhenkottil A, French LE, Hofbauer GF. Nonmelanoma skin cancer in organ transplant recipients: increase without delay after transplant and subsequent acceleration. JAMA Dermatol 2013;149(5):618–620

32. Frierson HF Jr, Deutsch BD, Levine PA. Clinicopathologic features of cutaneous squamous cell carcinomas of the head and neck in patients with chronic lymphocytic leukemia/small lymphocytic lymphoma. Hum Pathol 1988;19(12):1397–1402

33. Hartley BE, Searle AE, Breach NM, Rhys–Evans PH, Henk JM. Aggressive cutaneous squamous cell carcinoma of the head and neck in patients with chronic lymphocytic leukaemia. J Laryngol Otol 1996;110(7):694–695

34. Rosenthal AK, McLaughlin JK, Gridley G, Nyrén O. Incidence of cancer among patients with systemic sclerosis. Cancer 1995;76(5):910–914

35. Drolet BA, Neuburg M, Sanger J. Role of human papillomavirus in cutaneous oncogenesis. Ann Plast Surg 1994;33(3):339–347

36. Salasche SJ. Epidemiology of actinic keratoses and squamous cell carcinoma. J Am Acad Dermatol 2000;42(1 Pt 2):4–7

37. Cohn BA. Squamous cell carcinoma: could it be the most common skin cancer? J Am Acad Dermatol 1998;39(1):134–136

38. Marks R, Foley P, Goodman G, Hage BH, Selwood TS. Spontaneous remission of solar keratoses: the case for conservative management. Br J Dermatol 1986;115(6):649–655

39. Chen GJ, Feldman SR, Williford PM, et al. Clinical diagnosis of actinic keratosis identifies an elderly population at high risk of developing skin cancer. Dermatol Surg 2005;31(1):43–47

40. Einspahr J, Alberts DS, Aickin M, et al. Expression of p53 protein in actinic keratosis, adjacent, normal–appearing, and non–sun–exposed human skin. Cancer Epidemiol Biomarkers Prev 1997;6(8):583–587

41. Sober AJ, Burstein JM. Precursors to skin cancer. Cancer 1995;75(2, Suppl)645–650

42. Nelson MA, Einspahr JG, Alberts DS, et al. Analysis of the p53 gene in human precancerous actinic keratosis lesions and squamous cell cancers. Cancer Lett 1994;85(1):23–29

43. Hodak E, Jones RE, Ackerman AB. Solitary keratoacanthoma is a squamous–cell carcinoma: three examples with metastases. Am J Dermatopathol 1993;15(4):332–342, discussion 343–352

44. Manstein CH, Frauenhoffer CJ, Besden JE. Keratoacanthoma: is it a real entity? Ann Plast Surg 1998;40(5):469–472

45. Schwartz RA. Keratoacanthoma. J Am Acad Dermatol 1994; 30(1):1–19, quiz 20–22

46. Rowe DE, Carroll RJ, Day CL Jr. Prognostic factors for local recurrence, metastasis, and survival rates in squamous cell carcinoma of the skin, ear, and lip. Implications for treatment modality selection. J Am Acad Dermatol 1992;26(6):976–990

47. Breuninger H, Black B, Rassner G. Microstaging of squamous cell carcinomas. Am J Clin Pathol 1990;94(5):624–627

48. Dinehart SM, Nelson–Adesokan P, Cockerell C, Russell S, Brown R. Metastatic cutaneous squamous cell carcinoma derived from actinic keratosis. Cancer 1997;79(5):920–923

49. Friedman HI, Cooper PH, Wanebo HJ. Prognostic and therapeutic use of microstaging of cutaneous squamous cell carcinoma of the trunk and extremities. Cancer 1985; 56(5):1099–1105

50. Immerman SC, Scanlon EF, Christ M, Knox KL. Recurrent squamous cell carcinoma of the skin. Cancer 1983; 51(8):1537–1540

51. Clouston PD, Sharpe DM, Corbett AJ, Kos S, Kennedy PJ. Perineural spread of cutaneous head and neck cancer. Its orbital and central neurologic complications. Arch Neurol 1990;47(1): 73–77

52. Frierson HF Jr, Cooper PH. Prognostic factors in squamous cell carcinoma of the lower lip. Hum Pathol 1986;17(4):346–354

53. Hayat G, Ehsan T, Selhorst JB, Manepali A. Magnetic resonance evidence of perineural metastasis. J Neuroimaging 1995;5(2): 122–125

54. Dinehart SM, Pollack SV. Metastases from squamous cell carcinoma of the skin and lip. An analysis of twenty–seven cases. J Am Acad Dermatol 1989;21(2 Pt 1):241–248

55. Christiansen TN, Freije JE, Neuburg M, Roza A. Cutaneous squamous cell carcinoma metastatic to the parotid gland in a transplant patient. Clin Transplant 1996;10(6 Pt 1):561–563

56. Dinehart SM, Chu DZ, Maners AW, Pollack SV. Immunosuppression in patients with metastatic squamous cell carcinoma from the skin. J Dermatol Surg Oncol 1990;16(3):271–274

57. Jensen AO, Lamberg AL, Jacobsen JB, Braae Olesen A, Sørensen HT. Non–melanoma skin cancer and ten–year all–cause mortality: a population–based cohort study. Acta Derm Venereol 2010;90(4):362–367

58. Kripke ML. Ultraviolet radiation and immunology: something new under the sun—presidential address. Cancer Res 1994;54(23):6102–6105

59. Miller DL, Weinstock MA. Nonmelanoma skin cancer in the United States: incidence. J Am Acad Dermatol 1994;30(5 Pt 1): 774–778

60. Miller SJ. Biology of basal cell carcinoma (Part I). J Am Acad Dermatol 1991;24(1):1–13

61. Kricker A, Armstrong BK, English DR, Heenan PJ. Does intermittent sun exposure cause basal cell carcinoma? a case–control study in Western Australia. Int J Cancer 1995;60(4):489–494

62. Xie J, Murone M, Luoh SM, et al. Activating Smoothened mutations in sporadic basal–cell carcinoma. Nature 1998;391(6662):90–92

63. Brash DE, Ziegler A, Jonason AS, Simon JA, Kunala S, Leffell DJ. Sunlight and sunburn in human skin cancer: p53, apoptosis, and tumor promotion. J Investig Dermatol Symp Proc 1996;1(2):136–142

64. Salasche SJ. Status of curettage and desiccation in the treatment of primary basal cell carcinoma. J Am Acad Dermatol 1984;10(2 Pt 1):285–287

65. Rippey JJ. Why classify basal cell carcinomas? Histopathology 1998;32(5):393–398

66. Hendrix JD Jr, Parlette HL. Micronodular basal cell carcinoma. A deceptive histologic subtype with frequent clinically undetected tumor extension. Arch Dermatol 1996;132(3):295–298

67. Hendrix JD Jr, Parlette HL. Duplicitous growth of infiltrative basal cell carcinoma: Analysis of clinically undetected tumor extent in a paired case–control study. Dermatol Surg 1996;22(6):535–539

68. Orengo IF, Salasche SJ, Fewkes J, Khan J, Thornby J, Rubin F. Correlation of histologic subtypes of primary basal cell carcinoma and number of Mohs stages required to achieve a tumor–free plane. J Am Acad Dermatol 1997;37(3 Pt 1):395–397

69. Salasche SJ, Amonette RA. Morpheaform basal–cell epitheliomas. A study of subclinical extensions in a series of 51 cases. J Dermatol Surg Oncol 1981;7(5):387–394

70. Sexton M, Jones DB, Maloney ME. Histologic pattern analysis of basal cell carcinoma. Study of a series of 1039 consecutive neoplasms. J Am Acad Dermatol 1990;23(6 Pt 1):1118–1126

71. Mohs F, Larson P, Iriondo M. Micrographic surgery for the microscopically controlled excision of carcinoma of the external ear. J Am Acad Dermatol 1988;19(4):729–73

72. Morselli P, Tosti A, Guerra L, et al. Recurrent basal cell carcinoma of the back infiltrating the spine. Recurrent basal cell carcinoma. J Dermatol Surg Oncol 1993;19(10):917–922

73. Mall J, Ostertag H, Mall W, Doolas A. Pulmonary metastasis from a basal–cell carcinoma of the retroauricular region. Thorac Cardiovasc Surg 1997;45(5):258–260

74. Tavin E, Persky MS, Jacobs J. Metastatic basal cell carcinoma of the head and neck. Laryngoscope 1995;105(8 Pt 1):814–817

75. Wysong A, Aasi SZ, Tang JY. Update on metastatic basal cell carcinoma: a summary of published cases from 1981 through 2011. JAMA Dermatol 2013;149(5):615–616

76. Weinstock MA, Bogaars HA, Ashley M, Litle V, Bilodeau E, Kimmel S. Nonmelanoma skin cancer mortality. A populationbased study. Arch Dermatol 1991;127(8):1194–1197

77. Rowe DE, Carroll RJ, Day CL Jr. Mohs surgery is the treatment of choice for recurrent (previously treated) basal cell carcinoma. J Dermatol Surg Oncol 1989;15(4):424–431

78. Swanson NA, Grekin RC, Baker SR. Mohs surgery: techniques, indications, and applications in head and neck surgery. Head Neck Surg 1983;6(2):683–692

79. Leibovitch I, Huilgol SC, Selva D, Richards S, Paver R. Basal cell carcinoma treated with Mohs surgery in Australia II. Outcome at 5–year follow–up. J Am Acad Dermatol 2005;53(3):452–457

80. Rogers HW, Coldiron BM. A relative value unit–based cost comparison of treatment modalities for nonmelanoma skin cancer: effect of the loss of the Mohs multiple surgery reduction exemption. J Am Acad Dermatol 2009;61(1):96–103

81. Tierney EP, Hanke CW. Cost effectiveness of Mohs micrographic surgery: review of the literature. J Drugs Dermatol 2009;8(10):914–922

82. Balch CM, Gershenwald JE, Soong SJ, et al. Final version of 2009 AJCC melanoma staging and classification. J Clin Oncol 2009;27(36):6199–6206

83. Silverman MK, Kopf AW, Bart RS, Grin CM, Levenstein MS. Recurrence rates of treated basal cell carcinomas. Part 3: Surgical excision. J Dermatol Surg Oncol 1992;18(6):471–476

84. Wolf DJ, Zitelli JA. Surgical margins for basal cell carcinoma. Arch Dermatol 1987;123(3):340–344

85. Brodland DG, Zitelli JA. Surgical margins for excision of primary cutaneous squamous cell carcinoma. J Am Acad Dermatol 1992;27(2 Pt 1):241–248

86. Kuflik EG. Cryosurgery for cutaneous malignancy. An update. Dermatol Surg 1997;23(11):1081–1087

87. Silverman MK, Kopf AW, Grin CM, Bart RS, Levenstein MJ. Recurrence rates of treated basal cell carcinomas. Part 2: Curettageelectrodesiccation. J Dermatol Surg Oncol 1991;17(9):720–726

88. A Gaspari A, Tyring SK, Rosen T. Beyond a decade of 5% imiquimod topical therapy. J Drugs Dermatol 2009;8(5):467–474

89. Geohas J, Roholt NS, Robinson JK. Adjuvant radiotherapy after excision of cutaneous squamous cell carcinoma. J Am Acad Dermatol 1994;30(4):633–636

90. Zablow AI, Eanelli TR, Sanfilippo LJ. Electron beam therapy for skin cancer of the head and neck. Head Neck 1992;14(3):188–195

91. Lyseng–Williamson KA, Keating GM. Vismodegib: a guide to its use in locally advanced or metastatic basal cell carcinoma. Am J Clin Dermatol 2013;14(1):61–64

92. Institute, N.C. Melanoma. 2013

93. Health NIo. Melanoma. 2013 [cited 2013 December 17, 2013]; Available from: http://nci.nih.gov/aboutnci/servingpeople/snapshots/melanoma.pdf

94. Clark LN, Shin DB, Troxel AB, Khan S, Sober AJ, Ming ME. Association between the anatomic distribution of melanoma and sex. J Am Acad Dermatol 2007;56(5):768–773

95. Jemal A, Siegel R, Xu J, Ward E. Cancer statistics, 2010. CA Cancer J Clin 2010;60(5):277–300

96. Scolyer RA, Long GV, Thompson JF. Evolving concepts in melanoma classification and their relevance to multidisciplinary melanoma patient care. Mol Oncol 2011;5(2):124–136

97. International Agency for Research on Cancer Working Group on artificial ultraviolet (UV) light and skin cancer. The association of use of sunbeds with cutaneous malignant melanoma and other skin cancers: A systematic review. Int J Cancer 2007;120(5):1116–1122

98. Ingraffea A. Melanoma. Facial Plast Surg Clin North Am 2013;21(1):33–42

99. Quinn MJ, Crotty KA, Thompson JF, Coates AS, O'Brien CJ, McCarthy WH. Desmoplastic and desmoplastic

neurotropic melanoma: experience with 280 patients. Cancer 1998;83(6):1128–1135

100. DeMatos P, Tyler DS, Seigler HF. Malignant melanoma of the mucous membranes: a review of 119 cases. Ann Surg Oncol 1998;5(8):733–742

101. Welkoborsky HJ, Sorger K, Knuth A, Bernal-Spekrelsen M, Dippold WG. Malignant melanoma of the mucous membranes of the upper aerodigestive tract. Clinical, histological and immunohistochemical characteristics. (in English). Laryngorhinootologie 1991;70(6):302–306

102. Slingluff CL Jr, Vollmer RT, Seigler HF. Anorectal melanoma: clinical characteristics and results of surgical management in twenty-four patients. Surgery 1990; 107(1):1–9

103. Tojo D, Wenig BL, Resnick KI. Incidence of cervical metastasis from uveal melanoma: implications for treatment. Head Neck 1995;17(2):137–139

104. Norman J, Cruse CW, Wells KE, Saba HI, Reintgen DS. Metastatic melanoma with an unknown primary. Ann Plast Surg 1992;28(1):81–84

105. Clark WH Jr, Elder DE, Guerry D IV, et al. Model predicting survival in stage I melanoma based on tumor progression. J Natl Cancer Inst 1989;81(24):1893–1904

106. Elder DE, Van Belle P, Elenitsas R, Halpern A, Guerry D. Neoplastic progression and prognosis in melanoma. Semin Cutan Med Surg 1996;15(4):336–348

107. Guerry D IV, Synnestvedt M, Elder DE, Schultz D. Lessons from tumor progression: the invasive radial growth phase of melanoma is common, incapable of metastasis, and indolent. J Invest Dermatol 1993;100(3):342S–345S

108. Buzaid AC, Ross MI, Balch CM, et al. Critical analysis of the current American Joint Committee on Cancer staging system for cutaneous melanoma and proposal of a new staging system. J Clin Oncol 1997;15(3):1039–1051

109. Heaton KM, Sussman JJ, Gershenwald JE, et al. Surgical margins and prognostic factors in patients with thick (4mm) primary melanoma. Ann Surg Oncol 1998;5(4):322–328

110. Ohsie SJ, Sarantopoulos GP, Cochran AJ, Binder SW. Immunohistochemical characteristics of melanoma. J Cutan Pathol 2008;35(5):433–444

111. Scolyer R, Mihm MJ, Cochran A. Pathology of melanoma. In Balch HA, Sober AJ, et al., eds. Cutaneous Melanoma. St. Louis, MO: Quality Medical Publishing; 2009:205–250

112. Spanknebel K, Coit DG, Bieligk SC, Gonen M, Rosai J, Klimstra DS. Characterization of micrometastatic disease in melanoma sentinel lymph nodes by enhanced pathology: recommendations for standardizing pathologic analysis. Am J Surg Pathol 2005;29(3):305–317

113. Erman AB, Collar RM, Griffith KA, et al. Sentinel lymph node biopsy is accurate and prognostic in head and neck melanoma. Cancer 2012;118(4):1040–1047

114. Khansur T, Sanders J, Das SK. Evaluation of staging workup in malignant melanoma. Arch Surg 1989;124(7):847–849

115. Provost N, Marghoob AA, Kopf AW, DeDavid M, Wasti Q, Bart RS. Laboratory tests and imaging studies in patients with cutaneous malignant melanomas: a survey of experienced physicians. J Am Acad Dermatol 1997;36(5 Pt 1):711–720

116. Terhune MH, Swanson N, Johnson TM. Use of chest radiography in the initial evaluation of patients with localized melanoma. Arch Dermatol 1998;134(5):569–572

117. Paredes B, Hardmeier T. Spitz nevus and Reed nevus: simulating melanoma in adults. (in English) Pathologe 1998;19(6):403–411

118. Walsh N, Crotty K, Palmer A, McCarthy S. Spitz nevus versus spitzoid malignant melanoma: an evaluation of the current distinguishing histopathologic criteria. Hum Pathol 1998;29(10):1105–1112

119. Austin JR, Byers RM, Brown WD, Wolf P. Influence of biopsy on the prognosis of cutaneous melanoma of the head and neck. Head Neck 1996;18(2):107–117

120. Bichakjian CK, Halpern AC, Johnson TM, et al; American Academy of Dermatology. Guidelines of care for the management of primary cutaneous melanoma. J Am Acad Dermatol 2011;65(5):1032–1047

121. Haigh PI, DiFronzo LA, McCready DR. Optimal excision margins for primary cutaneous melanoma: a systematic review and meta-analysis. Can J Surg 2003;46(6):419–426

122. Balch CM, Urist MM, Karakousis CP, et al. Efficacy of 2-cm surgical margins for intermediate-thickness melanomas (1 to 4 mm). Results of a multi-institutional randomized surgical trial. Ann Surg 1993;218(3):262–267, discussion 267–269

123. Cascinelli N. Margin of resection in the management of primary melanoma. Semin Surg Oncol 1998;14(4):272–275

124. Veronesi U, Cascinelli N. Narrow excision (1-cm margin). A safe procedure for thin cutaneous melanoma. Arch Surg 1991;126(4):438–441

125. Cascinelli N, Santinami M. Excision of primary melanoma should allow primary closure of the wound. Recent Results Cancer Res 1995;139:317–321

126. Pannucci CJ, Collar RM, Johnson TM, Bradford CR, Rees RS. The role of full-thickness scalp resection for management of primary scalp melanoma. Ann Plast Surg 2012;69(2):165–168

127. Harris TJ, Hinckley DM. Melanoma of the head and neck in Queensland. Head Neck Surg 1983;5(3):197–203

128. Morton DL, Cochran AJ, Thompson JF, et al; Multicenter Selective Lymphadenectomy Trial Group. Sentinel node biopsy for earlystage melanoma: accuracy and morbidity in MSLT-I, an international multicenter trial. Ann Surg 2005;242(3):302–311, discussion 311–313

129. O'Brien CJ, Uren RF, Thompson JF, et al. Prediction of potential metastatic sites in cutaneous head and neck melanoma using lymphoscintigraphy. Am J Surg 1995; 170(5):461–466

130. Willis AI, Ridge JA. Discordant lymphatic drainage patterns revealed by serial lymphoscintigraphy in cutaneous head and neck malignancies. Head Neck 2007;29(11):979–985

131. Wells KE, Cruse CW, Daniels S, Berman C, Norman J, Reintgen DS. The use of lymphoscintigraphy in melanoma of the head and neck. Plast Reconstr Surg 1994;93(4):757–761

132. Van de Vrie W, Eggermont AM, Van Putten WL, Wiggers T.

Therapeutic lymphadenectomy in melanomas of the head and neck. Head Neck 1993;15(5):377–381

133. Slingluff CL Jr, Vollmer R, Seigler HF. Stage II malignant melanoma: presentation of a prognostic model and an assessment of specific active immunotherapy in 1,273 patients. J Surg Oncol 1988;39(3):139–147

134. Buzaid AC, Tinoco L, Ross MI, Legha SS, Benjamin RS. Role of computed tomography in the staging of patients with localregional metastases of melanoma. J Clin Oncol 1995;13(8): 2104–2108

135. Anbari KK, Schuchter LM, Bucky LP, et al; University of Pennsylvania Pigmented Lesion Study Group. Melanoma of unknown primary site: presentation, treatment, and prognosis—a single institution study. Cancer 1997;79(9): 1816–1821

136. O'Brien CJ, Petersen-Schaefer K, Ruark D, Coates AS, Menzie SJ, Harrison RI. Radical, modified, and selective neck dissection for cutaneous malignant melanoma. Head Neck 1995;17(3): 232–241

137. Zito CR, Kluger HM. Immunotherapy for metastatic melanoma. J Cell Biochem 2012;113(3):725–734

138. Atkins MB, Kunkel L, Sznol M, Rosenberg SA. High-dose recombinant interleukin-2 therapy in patients with metastatic melanoma: long-term survival update. Cancer J Sci Am 2000;6(Suppl 1): S11–S14

139. Jilaveanu LB, Aziz SA, Kluger HM. Chemotherapy and biologic therapies for melanoma: do they work? Clin Dermatol 2009;27(6):614–625

140. Szabolcs P, Moore MA, Young JW. Expansion of immuno-stimulatory dendritic cells among the myeloid progeny of human CD34659 bone marrow precursors cultured with c-kit ligand, granulocyte-macrophage colony-stimulating factor, and TNFalpha. J Immunol 1995;154(11):5851–5861

141. Weber RW, O'Day S, Rose M, et al. Low-dose outpatient chemobiotherapy with temozolomide, granulocyte-macrophage colony stimulating factor, interferon-alpha2b, and recombinant interleukin-2 for the treatment of metastatic melanoma. J Clin Oncol 2005;23(35):8992–9000

142. Hu SS, Parmet Y, Allen G, et al. Disparity in melanoma: a trend analysis of melanoma incidence and stage at diagnosis among whites, Hispanics, and blacks in Florida. Arch Dermatol 2009;145(12):1369–1374

143. Keilholz U, Conradt C, Legha SS, et al. Results of interleukin-2-based treatment in advanced melanoma: a case record-based analysis of 631 patients. J Clin Oncol 1998;16(9):2921–2929

144. Rosenberg SA, Yang JC, White DE, Steinberg SM. Durability of complete responses in patients with metastatic cancer treated with high-dose interleukin-2: identification of the antigens mediating response. Ann Surg 1998;228(3): 307–319

145. Falkson CI, Ibrahim J, Kirkwood JM, Coates AS, Atkins MB, Blum RH. Phase III trial of dacarbazine versus dacarbazine with interferon alpha-2b versus dacarbazine with tamoxifen versus dacarbazine with interferon alpha-2b and tamoxifen in patients with metastatic malignant melanoma: an Eastern Cooperative Oncology Group study.

J Clin Oncol 1998;16(5): 1743–1751

146. Keilholz U, Goey SH, Punt CJ, et al. Interferon alfa-2a and interleukin-2 with or without cisplatin in metastatic melanoma: a randomized trial of the European Organization for Research and Treatment of Cancer Melanoma Cooperative Group. J Clin Oncol 1997;15(7):2579–2588

147. Rosenberg SA, Yang JC, Schwartzentruber DJ, et al. Prospective randomized trial of the treatment of patients with metastatic melanoma using chemotherapy with cisplatin, dacarbazine, and tamoxifen alone or in combination with interleukin-2 and interferon alfa-2b. J Clin Oncol 1999;17(3):968–975

148. Lydiatt WM, Shaha AR, Shah JP. Angiosarcoma of the head and neck. Am J Surg 1994;168(5):451–454

149. Woodward AH, Ivins JC, Soule EH. Lymphangiosarcoma arising in chronic lymphedematous extremities. Cancer 1972;30(2): 562–572

150. Robinson E, Neugut AI, Wylie P. Clinical aspects of postirradiation sarcomas. J Natl Cancer Inst 1988; 80(4): 233–240

151. Fong Y, Coit DG, Woodruff JM, Brennan MF. Lymph node metastasis from soft tissue sarcoma in adults. Analysis of data from a prospective database of 1772 sarcoma patients. Ann Surg 1993;217(1):72–77

152. Mark RJ, Tran LM, Sercarz J, Fu YS, Calcaterra TC, Juillard GF. Angiosarcoma of the head and neck. The UCLA experience 1955 through 1990. Arch Otolaryngol Head Neck Surg 1993;119(9):973–978

153. Sordillo PP, Chapman R, Hajdu SI, Magill GB, Golbey RB. Lymphangiosarcoma. Cancer 1981;48(7):1674–1679

154. Goldberg DJ, Kim YA. Angiosarcoma of the scalp treated with Mohs micrographic surgery. J Dermatol Surg Oncol 1993;19(2):156–158

155. Dei Tos AP, Maestro R, Doglioni C, et al. Ultraviolet-induced p53 mutations in atypical fibroxanthoma. Am J Pathol 1994;145(1):11–17

156. Fretzin DF, Helwig EB. Atypical fibroxanthoma of the skin. A clinicopathologic study of 140 cases. Cancer 1973;31(6):1541–1552

157. Helwig EB, May D. Atypical fibroxanthoma of the skin with metastasis. Cancer 1986;57(2):368–376

158. Davis JL, Randle HW, Zalla MJ, Roenigk RK, Brodland DG. A comparison of Mohs micrographic surgery and wide excision for the treatment of atypical fibroxanthoma. Dermatol Surg 1997;23(2):105–110

159. Allan AE, Tsou HC, Harrington A, et al. Clonal origin of dermatofibrosarcoma protuberans. J Invest Dermatol 1993;100(2):99–102

160. Mbonde MP, Amir H, Kitinya JN. Dermatofibrosarcoma protuberans: a clinicopathological study in an African population. East Afr Med J 1996;73(6):410–413

161. Pappo AS, Rao BN, Cain A, Bodner S, Pratt CB; Jude Children's Research Hospital. Dermatofibrosarcoma protuberans: the pediatric experience at St. Pediatr Hematol Oncol 1997;14(6): 563–568

162. Mark RJ, Bailet JW, Tran LM, Poen J, Fu YS, Calcaterra TC. Dermatofibrosarcoma protuberans of the head and

neck. A report of 16 cases. Arch Otolaryngol Head Neck Surg 1993;119(8):891–896

163. Rockley PF, Robinson JK, Magid M, Goldblatt D. Dermatofibrosarcoma protuberans of the scalp: a series of cases. J Am Acad Dermatol 1989;21(2 Pt 1):278–283

164. Rutgers EJ, Kroon BB, Albus–Lutter CE, Gortzak E. Dermatofibrosarcoma protuberans: treatment and prognosis. Eur J Surg Oncol 1992;18(3):241–248

165. Haas RL, Keus RB, Loftus BM, Rutgers EJ, van Coevorden F, Bartelink H; Soft Tissue Tumours Working Group. The role of radiotherapy in the local management of dermatofibrosarcoma protuberans. Eur J Cancer 1997;33(7): 1055–1060

166. Marks LB, Suit HD, Rosenberg AE, Wood WC. Dermato-fibrosarcoma protuberans treated with radiation therapy. Int J Radiat Oncol Biol Phys 1989;17(2):379–384

167. Gloster HM Jr, Harris KR, Roenigk RK. A comparison between Mohs micrographic surgery and wide surgical excision for the treatment of dermatofibrosarcoma protuberans. J Am Acad Dermatol 1996;35(1):82–87

168. Ratner D, Thomas CO, Johnson TM, et al. Mohs micro-graphic surgery for the treatment of dermatofibrosarcoma protuberans. Results of a multiinstitutional series with an analysis of the extent of microscopic spread. J Am Acad Dermatol 1997;37(4): 600–613

169. Heymann WR. Extramammary Paget's disease. Clin Dermatol 1993;11(1):83–87

170. Perez MA, LaRossa DD, Tomaszewski JE. Paget's disease primarily involving the scrotum. Cancer 1989;63(5):970–975

171. Chanda JJ. Extramammary Paget's disease: prognosis and relationship to internal malignancy. J Am Acad Dermatol 1985;13(6):1009–1014

172. Allan SJ, McLaren K, Aldridge RD. Paget's disease of the scrotum: a case exhibiting positive prostate–specific antigen staining and associated prostatic adenocarcinoma. Br J Dermatol 1998; 138(4):689–691

173. Feuer GA, Shevchuk M, Calanog A. Vulvar Paget's disease: the need to exclude an invasive lesion. Gynecol Oncol 1990;38(1):81–89

174. Beck DE, Fazio VW. Perianal Paget's disease. Dis Colon Rectum 1987;30(4):263–266

175. Merot Y, Mazoujian G, Pinkus G, Momtaz–T K, Murphy GF. Extramammary Paget's disease of the perianal and perineal regions. Evidence of apocrine derivation. Arch Dermatol 1985;121(6):750–752

176. Barlow RJ, Ramnarain N, Smith N, Mayou B, Markey AC, Walker NP. Excision of selected skin tumours using Mohs' micrographic surgery with horizontal paraffin–embedded sections. Br J Dermatol 1996;135(6):911–917

177. Gunn RA, Gallager HS. Vulvar Paget's disease: a topographic study. Cancer 1980;46(3):590–594

178. Wagner RF Jr, Cottel WI. Treatment of extensive extramammary Paget disease of male genitalia with Mohs micrographic surgery. Urology 1988;31(5):415–418

179. Coldiron BM, Goldsmith BA, Robinson JK. Surgical treatment of extramammary Paget's disease. A report of six

cases and a reexamination of Mohs micrographic surgery compared with conventional surgical excision. Cancer 1991;67(4):933–938

180. Arensmeier M, Theuring U, Franke I, Willgeroth C, Kühne KH. Topical therapy of extramammary Paget's disease. (in English). Hautarzt 1994;45(11):780–782

181. Besa P, Rich TA, Delclos L, Edwards CL, Ota DM, Wharton JT. Extramammary Paget's disease of the perineal skin: role of radiotherapy. Int J Radiat Oncol Biol Phys 1992; 24(1):73–78

182. Burrows NP, Jones DH, Hudson PM, Pye RJ. Treatment of extramammary Paget's disease by radiotherapy. Br J Dermatol 1995;132(6):970–972

183. Eliezri YD, Silvers DN, Horan DB. Role of preoperative topical 5–fluorouracil in preparation for Mohs micrographic surgery of extramammary Paget's disease. J Am Acad Dermatol 1987; 17(3):497–505

184. Rabkin CS. Epidemiology of AIDS–related malignancies. Curr Opin Oncol 1994;6(5):492–496

185. Kennedy MM, Cooper K, Howells DD, et al. Identification of HHV8 in early Kaposi's sarcoma: implications for Kaposi's sarcoma pathogenesis. Mol Pathol 1998;51(1):14–20

186. Moore PS, Chang Y. Detection of herpesvirus–like DNA sequences in Kaposi's sarcoma in patients with and without HIV infection. N Engl J Med 1995;332(18):1181–1185

187. Aboulafia DM. Regression of acquired immunodeficiency syndrome–related pulmonary Kaposi's sarcoma after highly active antiretroviral therapy. Mayo Clin Proc 1998; 73(5):439–443

188. Montagnino G, Bencini PL, Tarantino A, Caputo R, Ponticelli C. Clinical features and course of Kaposi's sarcoma in kidney transplant patients: report of 13 cases. Am J Nephrol 1994;14(2): 121–126

189. Requena L, Sangueza OP. Cutaneous vascular proliferations. Part III. Malignant neoplasms, other cutaneous neoplasms with significant vascular component, and disorders erroneously considered as vascular neoplasms. J Am Acad Dermatol 1998;38(2 Pt 1):143–175, quiz 176–178

190. Gascón P, Schwartz RA. Treatment of Kaposi's sarcoma. Dermatol Clin 1994;12(2):451–456

191. Kirova YM, Belembaogo E, Frikha H, et al. Radiotherapy in the management of epidemic Kaposi's sarcoma: a retrospective study of 643 cases. Radiother Oncol 1998; 46(1):19–22

192. Tappero JW, Berger TG, Kaplan LD, Volberding PA, Kahn JO. Cryotherapy for cutaneous Kaposi's sarcoma (KS) associated with acquired immune deficiency syndrome (AIDS): a phase II trial. J Acquir Immune Defic Syndr 1991;4(9):839–846

193. Hammoud Z, Parenti DM, Simon GL. Abatement of cutaneous Kaposi's sarcoma associated with cidofovir treatment. Clin Infect Dis 1998;26(5):1233

194. Schwartsmann G, Sprinz E, Kromfield M, et al. Clinical and pharmacokinetic study of oral etoposide in patients with AIDS–related Kaposi's sarcoma with no prior exposure to cytotoxic therapy. J Clin Oncol 1997;15(5):2118–2124

195. Ratner D, Nelson BR, Brown MD, Johnson TM. Merkel cell carcinoma. J Am Acad Dermatol 1993;29(2 Pt 1):143–156

196. Pitale M, Sessions RB, Husain S. An analysis of prognostic factors in cutaneous neuroendocrine carcinoma. Laryngoscope 1992;102(3):244–249

197. Hitchcock CL, Bland KI, Laney RG III, Franzini D, Harris B, Copeland EM III. Neuroendocrine (Merkel cell) carcinoma of the skin. Its natural history, diagnosis, and treatment. Ann Surg 1988;207(2):201–207

198. Boyle F, Pendlebury S, Bell D. Further insights into the natural history and management of primary cutaneous neuroendocrine (Merkel cell) carcinoma. Int J Radiat Oncol Biol Phys 1995;31(2):315–323

199. Queirolo P, Gipponi M, Peressini A, et al. Merkel cell carcinoma of the skin. Treatment of primary, recurrent and metastatic disease: review of clinical cases. Anticancer Res 1997;17(3C): 2339–2342

200. O'Connor WJ, Roenigk RK, Brodland DG. Merkel cell carcinoma. Comparison of Mohs micrographic surgery and wide excision in eighty-six patients. Dermatol Surg 1997;23(10):929–933

201. Kokoska ER, Kokoska MS, Collins BT, Stapleton DR, Wade TP. Early aggressive treatment for Merkel cell carcinoma improves outcome. Am J Surg 1997;174(6):688–693

202. Krasagakis K, Almond-Roesler B, Zouboulis CC, et al. Merkel cell carcinoma: report of ten cases with emphasis on clinical course, treatment, and in vitro drug sensitivity. J Am Acad Dermatol 1997;36(5 Pt 1):727–732

203. Wynne CJ, Kearsley JH. Merkel cell tumor. A chemosensitive skin cancer. Cancer 1988;62(1):28–31

204. Fenig E, Brenner B, Katz A, Rakovsky E, Hana MB, Sulkes A. The role of radiation therapy and chemotherapy in the treatment of Merkel cell carcinoma. Cancer 1997;80(5): 881–885

205. Morrison WH, Peters LJ, Silva EG, Wendt CD, Ang KK, Goepfert H. The essential role of radiation therapy in securing locoregional control of Merkel cell carcinoma. Int J Radiat Oncol Biol Phys 1990;19(3):583–591

206. Cooper PH. Sclerosing carcinomas of sweat ducts (microcystic adnexal carcinoma). Arch Dermatol 1986;122(3):261–264

207. Borenstein A, Seidman DS, Trau H, Tsur H. Microcystic adnexal carcinoma following radiotherapy in childhood. Am J Med Sci 1991;301(4):259–261

208. Cooper PH, Mills SE, Leonard DD, et al. Sclerosing sweat duct (syringomatous) carcinoma. Am J Surg Pathol 1985; 9(6): 422–433

209. Chow WC, Cockerell CJ, Geronemus RG. Microcystic adnexal carcinoma of the scalp. J Dermatol Surg Oncol 1989;15(7):768–771

210. Sebastien TS, Nelson BR, Lowe L, Baker S, Johnson TM. Microcystic adnexal carcinoma. J Am Acad Dermatol 1993; 29(5 Pt 2): 840–845

211. Billingsley EM, Fedok F, Maloney ME. Microcystic adnexal carcinoma. Case report and review of the literature. Arch Otolaryngol Head Neck Surg 1996;122(2):179–182

212. Yuh WT, Engelken JD, Whitaker DC, Dolan KD. Bone marrow invasion of microcystic adnexal carcinoma. Ann Otol Rhinol Laryngol 1991;100(7):601–603

213. Bier-Laning CM, Hom DB, Gapany M, Manivel JC, Duvall AJ III. Microcystic adnexal carcinoma: management options based on long-term follow-up. Laryngoscope 1995;105(11):1197–1201

214. Burns MK, Chen SP, Goldberg LH. Microcystic adnexal carcinoma. Ten cases treated by Mohs micrographic surgery. J Dermatol Surg Oncol 1994;20(7):429–434

215. Rao NA, Hidayat AA, McLean IW, Zimmerman LE. Sebaceous carcinomas of the ocular adnexa: A clinicopathologic study of 104 cases, with five-year follow-up data. Hum Pathol 1982;13(2):113–122

216. Nelson BR, Hamlet KR, Gillard M, Railan D, Johnson TM. Sebaceous carcinoma. J Am Acad Dermatol 1995;33(1):1–15, quiz 16–18

217. Lemos LB, Santa Cruz DJ, Baba N. Sebaceous carcinoma of the eyelid following radiation therapy. Am J Surg Pathol 1978;2(3): 305–311

218. Gonzalez-Fernandez F, Kaltreider SA, Patnaik BD, et al. Sebaceous carcinoma. Tumor progression through mutational inactivation of p53. Ophthalmology 1998; 105(3):497–506

219. Margo CE, Lessner A, Stern GA. Intraepithelial sebaceous carcinoma of the conjunctiva and skin of the eyelid. Ophthalmology 1992;99(2):227–231

220. Doxanas MT, Green WR. Sebaceous gland carcinoma. Review of 40 cases. Arch Ophthalmol 1984;102(2):245–249

221. Kass LG, Hornblass A. Sebaceous carcinoma of the ocular adnexa. Surv Ophthalmol 1989;33(6):477–490

222. Schwartz RA, Torre DP. The Muir-Torre syndrome: a 25-year retrospect. J Am Acad Dermatol 1995;33(1):90–104

223. Folberg R, Whitaker DC, Tse DT, Nerad JA. Recurrent and residual sebaceous carcinoma after Mohs' excision of the primary lesion. Am J Ophthalmol 1987;103(6):817–823

224. Yount AB, Bylund D, Pratt SG, Greenway HT. Mohs micrographic excision of sebaceous carcinoma of the eyelids. J Dermatol Surg Oncol 1994;20(8):523–529

225. Lisman RD, Jakobiec FA, Small P. Sebaceous carcinoma of the eyelids. The role of adjunctive cryotherapy in the management of conjunctival pagetoid spread. Ophthalmology 1989;96(7): 1021–1026

226. Nunery WR, Welsh MG, McCord CD Jr. Recurrence of sebaceous carcinoma of the eyelid after radiation therapy. Am J Ophthalmol 1983;96(1):10–15

48 皮肤重建的微创选择及原则

作者：David B. Hom，Whitney D. Tope，Craig S. Murakami
翻译：吴包金　　审校：刘蔡钺

面部缺损评估原则

在制订最佳的修复方案前，必须从缺失的组织层次、部位、表面积以及其与美学亚单位之间的关系入手，综合考虑并分析缺损的情况。

对伤口的初步评估包括确定缺损部位的大小、位置及深度，并根据伤口的这些特点对伤口下血管神经或纤维结构可能存在的缺失作出初步的判断。正确评估缺损累及的深度（皮下组织、面部肌肉组织、软骨组织和骨组织）对制订合适的治疗计划至关重要。通过对伤口及周围组织进行初诊检查，可了解该区域支撑组织的结构。如果该区域的支撑结构缺失，CT 检查将有助于确定是否需要额外的支撑结构。此外，还需评估组织缺失的程度及其与周围易移位的面部结构（如，眼睑、鼻翼、鼻、耳郭、唇红、口角和人中嵴等）之间的关系。

重建的主要目标是在功能性恢复结构支撑和组织覆盖的基础上，尽可能减少面部变形以达到最佳的美学效果。理想情况下，缺损组织应该用颜色、质地、厚薄类似的组织进行修复。而重建缺失的支撑结构（骨和软骨）对外形和轮廓的复原至关重要。同时，通过避免伤口感染、过度挛缩和瘢痕形成来优化伤口的修复，方能达到最佳的修复效果。

修复原则的确定和面部亚单位结构

术前需仔细评估面部亚单位结构的缺损情况。如果缺损对侧面部正常，则正常的面部半侧

颊直接作为修复的模板指导缺损的修复。在制订修复重建计划时将面部分为六大美学单位（额、眼 / 眉毛、鼻、唇、下颏和颊区）有助于制订重建方案（图 48.1）。美学单位代表了面部解剖的界限，也是面部在光线下明暗交界处，瘢痕在此愈合隐蔽。在一些美学单位中，还可分出解剖学上的亚单位，例如鼻部可进一步分为鼻背、鼻尖、鼻小柱、鼻翼、软三角和侧鼻等亚单位[1]。

坚持采用伤口无张力闭合、伤口边缘外翻对合，并将伤口设计于面部松弛皮肤张力线（relaxed skin tension line，RSTL）（图 48.2）中或面部美学单位的边缘，即可最大限度隐蔽瘢痕。

对靠近面部活动结构（眼睑、鼻翼、鼻尖、耳郭、唇红、口角和人中嵴）的组织缺损伤口，

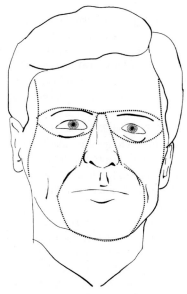

图 48.1　面部美学单位（额部、眼、眉、鼻、颊、口、颏）（引自 Hom DB, Odland RM. Prognosis for facial scarring. In: Harahap M, ed. Surgical Techniques for Cutaneous Scars Revision. New York: Marcel Dekker, Inc.; 2000:25–37.）

662

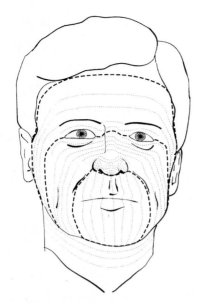

图 48.2　面部松弛皮肤张力线。梭形切口的长轴应与松弛皮肤张力线平行（引自 Hom DB, Odland RM. Prognosis for facial scarring. In: Harahap M, ed. Surgical Techniques for Cutaneous Scars Revision. New York: Marcel Dekker, Inc.; 2000:25–37.）

需要对缺损和活动结构间的距离有足够的认识，避免闭合切口时对后者的扭曲，以免使得瘢痕更加明显。

如果缺损较大，在无张力且不扭曲周围结构的前提下，无法进行一期闭合，就需要考虑修复重建的方法，包括二期愈合、局部皮瓣转移、纸皮、邻位皮瓣或游离皮瓣移植等。对于累及一个面部美学单位中的大部分的缺损，可考虑将该面部亚单位完全切除后进行皮瓣或植皮修复，从而保证该面部美学单位内皮肤颜色和外形的一致，并将瘢痕隐藏于面部美学单位的交界处。对于累及多个面部美学单位的缺损，应对各单位分别进行重建。

保守的面部皮肤重建包括一期闭合伤口和二期愈合。通常，微创技术是面部缺损重建的最佳方法。本章节的第一部分介绍这些微创修复重建方法。在治疗需要进行面部重建的这类患者时，需要和患者及患者家属就治疗的主要目标和术后恢复过程进行仔细的讨论，从而达成双方对重建效果的共同认识。

一期愈合

伤口的各个组织层次（黏膜、肌肉、皮下组织和皮肤）均需做到无张力缝合。为了避免周围结构的移位变形，有时需对伤口两侧皮下组织层面上的潜行分离作区别处理，这意味着仅进行伤口一侧的皮下潜行分离和推进，从而避免对侧未分离组织的周围结构的变形。深层结构可用可吸收缝线单独进行埋线缝合，以防止伤口张力传到皮肤表面。在真皮闭合之后，再进行皮缘的外翻。对于斜面的伤口边缘，为避免缝合后产生表面凹陷，应将多余的真皮组织保守地去除，以形成一个与表皮垂直的皮缘。如果缺损不能直接一期闭合，则考虑植皮、局部皮瓣转移或二期愈合。

面部的小型皮损均可梭形切除缝合。将切缘置于 RSTLs 中即可获得较好的美容效果[2]。

如此可使得切口受到的最大张力平行于最大延展线（lines of maximal extensibility，LEMs）上。LEMs 通常垂直于 RSTLs，沿该线进行缝合可以将张力降至最低[3]。

如果想要将梭形切除的总长度缩短（特别是当梭形切除的尖端角度大于 30° 时），可以用 M 成形法（图 48.3）。尤其是当梭形切除的切口跨越面部美学亚单位或跨越面部的褶皱（如鼻唇沟）时，采用 Gillies 角缝合法可将 M 成形的尖角进行缝合，避免切口两端"猫耳"的形成。

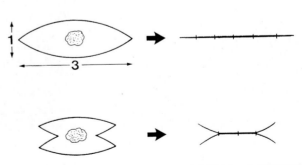

图 48.3　M- 整形。梭形切除，通过翻转切口末端使其两端形成一个小 M。角部缝合在闭合 M- 整形时，将会牵拉 M- 整形的尖部到切口中央

二期愈合

二期愈合通过促进创口表面的肉芽组织形成、再表皮化和创面收缩。对于全层皮肤缺损，二期愈合无法形成皮肤的各个层次结构及附属器官，愈合形成的组织质地与周围皮肤质地也完全不同（图48.4）。

二期愈合的影响因素

进行二期愈合时应考虑伤口的形状和轮廓，是否影响未来皮瓣或植皮，伤口附近是否有肿瘤复发可能、患者是否适宜手术，是否需要肉芽组织床作为植皮的准备。此外，对于希望减小面部创面以方便二期重建的病例可以考虑二期愈合。

影响二期愈合的因素包括创面曾接受过放疗、糖尿病、烟草使用和创面感染。血肿可能导致皮瓣或皮片坏死，但并不影响二期愈合。如果患者正在服用像阿司匹林、NSAID、盐酸噻氯吡啶、肝素和华法林这类影响凝血功能的药物且自身疾病不允许停药，二期愈合可能是更好的选择。

对于一些高度恶性的肿瘤，容易沿神经、血管侵袭肌肉、软骨和骨组织，或组织学上表现为高度恶性，Mohs手术也无法保证局部肿瘤的完全清除[4]。常见的这类肿瘤包括硬化型、硬斑型和角化型基底细胞癌，低分化型鳞状细胞癌、小细胞腺癌、乳房外Paget病和脂溢性腺癌[5]。一些医生反对对复发型基底细胞癌进行切除后一期重建，因为重建不利于肿瘤复发的诊断。

二期愈合不仅是对重建的补充，在某些情况下可以帮助重建的进行。较深的创面在皮片移植前可以通过二期愈合由肉芽组织填补缺损，从而改善术后的外观。大的面部缺损可通过二期愈合组织的收缩来减小创面，此时还可以再进行二期重建。二期愈合还可以与皮瓣、皮片移植同时使用，尤其对于面部伤口涉及两个以上美学亚单位者，可以分别对各个亚单位进行不同处理。通过皮瓣转移，可以让缺损转移到二期愈合效果较好的区域，例如在鼻再造时选用前额皮瓣，前额的组织缺损二期愈合通常可以达到较好的美容效果。耳后沟和中耳缘缺损的二期愈合效果也很好[6]。

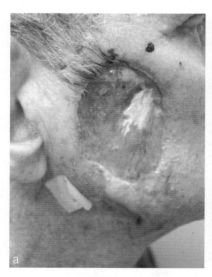 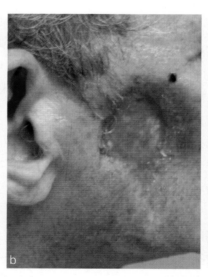 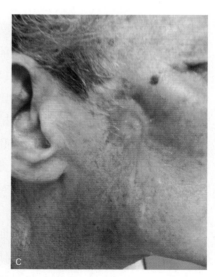

图48.4 a. 60岁男性，曾接受过面部放射治疗，需要扩大切除右侧脸颊复发的鳞状细胞癌。患者因明显的并发症拒绝接受切除术后重建手术（糖尿病，因为凝血功能障碍而在使用抗凝药物和愈合不良的病史）；b. 随着时间的推移，在2个月的时候开放性伤口二期愈合；c. 6个月后的二期愈合情况

对于美容效果和功能恢复要求甚高的区域，二期愈合则应慎重考虑。二期愈合的一大缺点是对于邻近功能结构和解剖学边缘（如唇、鼻翼、眼睑和外耳道）的大型/深缺损，缺损愈合挛缩可能造成结构扭曲和功能障碍，而应采用恰当的重建方法。除此之外，多数创面二期愈合不影响功能。Zitelli等[6,7]发现在凹陷结构表面（鼻、眼、耳、颞部的凹陷结构，即NEET区域）二期愈合效果一般较好。

对于隆起表面的缺损（鼻部、唇部、颊部、颏部和耳轮的隆起结构，即NOCH区域）二期愈合易造成明显瘢痕。在平坦表面（额头、对耳轮、眼睑、鼻部的其他位置及FAIR区）创口愈合效果更好（图48.5）。其他影响二期愈合的因素包括：对于肤色较深的患者，成熟的浅色瘢痕更为明显。在一个解剖学亚单位内，小而浅的缺损

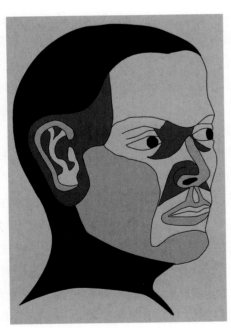

图48.5　面部二期愈合后的美学效果。深灰区（NEET区：鼻子的凹面、眼睛、耳朵和颞部）预后效果极好。白区（FAIR区：前额、对耳轮、眼睑和鼻子、嘴唇、颊部剩余部位）预后效果令人满意，但可能会导致色素减退的瘢痕。浅灰区（NOCH区：鼻子、口唇、面颊、下巴和耳轮的凸面）预后效果不一；一些患者能够接受浅表的创面，但是更深的创面的愈合就会产生抑郁情绪或可能出现增生性瘢痕（引自Zitelli JA. Wound healing by secondary intention: a cosmetic appraisal. J Am Acad Dermatol 1983;9:407–415.）

愈合形成更不明显的瘢痕，因为缺损常常保留了皮肤的附属结构。含有大量大型皮脂腺（鼻尖、面颊部和早期酒渣鼻）的皮肤则容易形成明显的瘢痕[7]。

二期愈合的创面准备

对于计划进行二期愈合的创口进行如下准备。最优的创面愈合条件见表48.1。患者或监护人最好能参与最初的包扎过程。如果去除了大量骨膜，应对皮质骨进行磨削、钻孔或激光钻孔，暴露板障，从而促进肉芽组织形成[8]。暴露的骨质应保持湿润，否则将失活、影响创面愈合，也不应在暴露骨质表面频繁使用过氧化氢溶液[1]。暴露骨质的创面应及时清除坏死组织，直到创面全部被肉芽组织覆盖。这类创面通常不容易严重感染。

应教育患者保持创面的湿润，因干燥的痂皮严重影响创面愈合、引起术后疼痛[11]。

第一周常规进行一天两次创面清洁和换药，然后改为一天一次。表48.2和表48.3罗列了常见的敷料和使用。

表48.1　理想的局部创伤护理管理的主要原则

清除坏死组织	去除坏死组织可减少细菌生长
发现并及时治疗感染	感染抑制创面愈合
对死腔进行松散填塞	严密的填塞影响死腔的收缩
有效引流	积液是感染的温床
吸收多余的渗出	过多的创面渗出浸软周围皮肤
保持创面干燥	促进肉芽组织形成、表皮细胞迁移
保持创缘外翻	内卷、表皮化的创缘阻止创面的表皮化
避免创面创伤和感染	创伤和感染破坏新生组织
创面保温	温暖的环境提高血液流动和细胞活性

来源：Bryant R. Science and reality of wound healing–Wound healing: State of the Science. 1997 Program of the Wound Healing Society and the Wound, Ostomy, and Continence Nurses Society, Nashville, TN (The Wound, Ostomy, and Continence Nurses Society, June 12, 1997).

表 48.2　敷料目的和产品分类

用途	产品分类
表面清洁	生理盐水 商业化的创伤清洁剂
吸收渗出	吸收珠、膏剂、粉剂 铝擦剂 复合敷料 海绵 纱布 水胶体剂 水凝胶
覆盖创面使自溶酶消化痂皮和纤维碎片	吸收珠、膏剂、粉剂 铝擦剂 复合敷料 海绵 纱布 水胶体剂 水凝胶 透明膜
化学清除表面坏死组织	酶清创试剂
机械清除坏死组织	创面清洁剂 纱布
保持湿润环境	油膏 泡沫海绵 纱布 水胶体剂 水凝胶 透明膜 创面护理系统
覆盖、保护创面	敷贴 加压绷带 泡沫海绵 纱布 水胶体 水凝胶敷贴 透明膜敷贴
保护周围正常皮肤	油膏 泡沫海绵 水胶体 固定装置 皮肤密封剂 透明膜敷贴

来　源：Krasner D. Dressing decisions for the twenty-first century. In: Krasner D, Kane D, eds. Chronic Wound Care. 2nd ed. Wayne, PA: Health Management Publications, Inc.; 1997:139–151; and Hom DB, Adams G, Koreis M, Maisel R. Choices of wound care management for irradiated soft tissue wounds. Otolaryngol Head Neck Surg 1999;121(5):591–598.

第一周内需对创面进行检查，告知患者创面护理的方法，警惕不良事件的发生。然后改为一月一次随访，直到创面完全愈合。此后可以根据情况对患者进行一年一次的随访，以观察是否有肿瘤复发或新创面形成。二期愈合的创面愈合后初期通常会形成硬化、发红或发紫的中央或边缘，后期自然消退。可以通过一天两次的油膏按摩促进血液循环和瘢痕组织重建，加速消退过程。

二期愈合

伤口愈合取决于以下生理步骤：止血（发生损伤后数分钟），炎症反应（损伤后 3 天发生），增殖（发生于损伤后第 3 至第 12 天）和重塑（损伤后数月发生）。在开放伤口愈合的二期愈合中，收缩起关键作用。所有步骤必须以协调的顺序存在，以实现最佳愈合。

当一个愈合步骤被延迟时，所有后续的愈合步骤都将受到影响。当这些步骤中的一个或多个受损时，愈合明显延迟，导致更多的瘢痕形成。伤口重塑是软组织伤口愈合的最后步骤，时间最长。在此期间，肉芽组织消退，胶原蛋白重塑，成熟瘢痕形成。瘢痕成熟需要很多年时间，拉伸强度逐渐增加。然而，愈合组织的张力从未达到未受伤的皮肤的水平。

只要一个伤口保持开放，炎症就会存在。这是因为在暴露的伤口中，不断暴露于微生物和异物的刺激。为了使得炎症消退，必须消除这种刺激。上皮是保护伤口免受外部环境的关键屏障。伤口上皮化后，进一步保护下层组织，减轻炎症。

我们相信上皮中的某些物质具有炎症抑制的作用。在临床上观察到一期闭合伤口或用皮片移植覆盖伤口可以减少炎症的事实，足以支持这一观点。如果开放性伤口在 2~3 周内不能恢复上皮细胞化，则发生肥厚性瘢痕的可能性增加[12]。使用真空辅助装置还有助于进一步促进开放伤口中的肉芽形成[13]。

表 48.3 根据伤口的特殊特性剪裁伤口敷料

类型	创面特点	敷料	目的
坏死型	大量黄色渗出、碎屑、深色焦痂（黑色或棕色）	高渗盐水纱布、高渗凝胶和含酶油膏	吸收
肉芽型	肉芽组织形成，少量或中量渗出	水凝胶纱布，硅酸钙	维持环境湿润
需要表皮化	粉色，深度浅	水凝胶敷料，水胶体，泡沫海绵	保持湿润，促进表皮化，保护新生表皮

来源：Drasner D. Dressing decisions for the twenty-first century. In: Krasner D, Kane D, eds. Chronic Wound Care. 2nd ed. Wayne, PA: Health Management Publications, Inc.; 1997:139–151; and Hom DB, Adams G, Koreis M, Maisel R. Choices of wound care management for irradiated soft tissue wounds. Otolaryngol Head Neck Surg 1999;121(5):591–598.

皮肤移植

皮肤移植物由一块真皮和表皮组成，已经与其供血部位和供体部位完全分离，并转移到受体位置。皮肤移植物被分类为层厚皮片（STSG）和全厚皮片（FTSG）（图 48.6）。

当局部皮瓣转移不可行时，通常会考虑皮肤移植。与局部皮瓣相比，皮肤移植物在脸部难以形成较好的颜色和纹理匹配。如果相邻的软组织成活的可能性不确定或需要大量的软组织覆盖，STSG（0.254~0.457 mm）可以提供软组织缺损的临时覆盖，然而颜色和纹理比 FTSGs 要差，会形成色浅、萎缩和闪亮的外观，对抗感染和创伤的能力较差，创面收缩明显。与 STSG 相比，取自耳前、耳后、上睑、鼻唇沟或锁骨上的供体区域FTSG 形成的面部颜色和纹理匹配更佳。

当获取皮肤移植物时，应该注意皮肤厚度因年龄、性别和身体的区域而异。新生儿的皮肤比成年人薄 3.5 倍。5 岁以后，儿童皮肤厚度接近成年人。女性皮肤比男性更薄。按身体区域分，眼皮（0.431 mm）的皮肤最薄，脚和手掌的底部最厚（3.810 mm）[14]。

STSG 可用于覆盖足以支持其生存的血供的任何伤口。不能为移植物提供足够的血液供应的区域包括没有骨膜的皮质骨，没有软骨膜的软骨，没有外膜的肌腱，没有外膜的神经，以及具有完整上皮的表面。此外，先前受过放疗的受体部位的血供较少，导致移植成功率降低（图 48.7 和图 48.8）。

图 48.6 不同移植皮肤的厚度

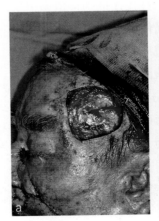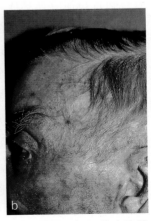

图 48.7 中厚断层皮片。a. 左侧颞部深部浸润的皮肤鳞状细胞癌切除后 6~8 cm 缺损；b. 中厚皮片移植修复术后 4 个月

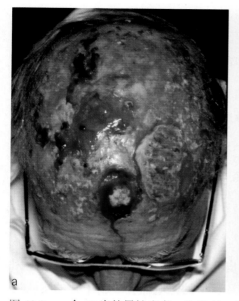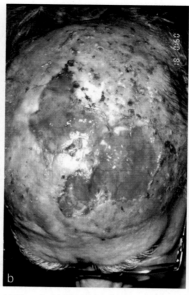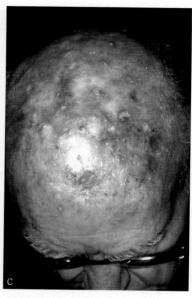

图 48.8　一个 82 岁的男性患者，头皮有一个持续 2 年的持续性、慢性、不愈合的全层创面，在先前 2 年曾行鳞状细胞癌切除术。10 年前，他的头皮曾受到过辐射。并通过多次活检证实肿瘤没有复发。a.不足的肉芽组织和无遮盖的颅骨外露；b，c.颅骨外板钻孔后，头皮用抗生素软膏保持湿润，新生肉芽组织形成以便后来覆盖刃厚皮片

皮肤移植后的创面愈合

在皮肤移植物与其受体床接触之后，立即在头 48 小时期间如海绵一般通过毛细管作用（血浆吸收）开始吸收伤口流体。此外，在第一个 24 小时内，在移植物下面形成纤维蛋白层，保持移植物黏附到创面床上以允许血管发芽。移植后 4~7 天，皮肤通过三大机制进行血运重建。一是血管吻合将血管芽从床上直接连接到移植物中预先存在的血管中。二是受体部位的血管顺着移植物中预先存在的内皮通道向内生长。三是血管芽随机生长到移植物中，从而形成新的血管网络。较薄的 STSG（小于 0.356 mm）比较厚的皮肤移植物血运重建更快，因为血管在较薄的皮肤移植物中穿透真皮的距离较短。另外，薄的 STSG 具有较低的代谢率；因此，在血运重建发生之前，血浆吸收能够更长时间地维持移植物存活[15]。

层厚皮片

STSGs 含有表皮和一部分真皮。它们的厚度可以进一步定义为：薄（0.203~0.254 mm），中等（0.279~0.381 mm）和厚（0.406~0.457 mm）。超薄 STSG 较厚的 STSG 后期收缩更剧。薄的 STSG 后期不会长出头发。使用 STSGs 重建面部缺陷的优点如下：①如果相邻软组织存活率不确定，它们可以是覆盖软组织缺损的有利技术；②可以覆盖较大的肿瘤切除后缺损并密切监视肿瘤复发。层厚皮片的缺点如下：①它们与周围皮肤的颜色和质地差别大，产生色浅、萎缩和闪亮的外观；②它们导致对未来创伤的皮肤耐久性降低；③瘢痕挛缩增多；④存在供体部位瘢痕。

供体区域

常见的供体部位包括大腿，腹壁和臀部。如果需要更大量的 STSG，头皮可以以 7 天为间隔重复使用，因为它的真皮稠密，毛囊密实，血供稳定。最多可以从同一地点采集 5~6 次[16]。

手术方法

用于获得 STSG 的常用仪器是布朗电或空气驱动取皮器，Padgett-Hood 取皮器或 Humby 刀。仪器的选择基于外科医生的偏好。要使用电动皮肤刀获得最优的 STSG 厚度，通过旋钮调整完全关闭仪器中的刀片间距，并将此读数作为每侧的零点。在设置了厚度和宽度后，建议对刀片和仪器之间的距离进行二次检查，以确保获得一致和合适的厚度。皮肤用杀菌溶液清洗并干燥，然后用无菌矿物油处理。取皮机根据需要设置在 0.203~0.457 mm。取皮机表面应紧贴皮肤，压力均匀。

将移植物置于受体部位后，将其固定 5~7 天，以防止血肿形成和剪切。压力敷料、棉球、拆散的纱布或海绵可以帮助形成移植部位上的均匀压力。可以使用热敏模夹板 [Aquaplast（Patterson Medical）] 将加压材料贴合并固定在适当位置 5~7 天。皮肤移植供体部位可以用封闭敷料 [例如 OpSite（Smith & Nephew）] 覆盖数天，并在需要时更换敷料，直到再上皮化。潮湿环境有助于供体部位愈合（图 48.7）。

全厚皮片

全厚皮片由皮肤的整个表皮和真皮层组成。移植后，颜色或质地不变。当然这些移植物上的毛发生长也被保留。因为比 STSG 更厚，所以血运重建更慢。本质上说，全厚皮片不会挛缩。然而受体床却仍然有挛缩的可能（图 48.9）。FTSG 适合的面部区域包括鼻尖，眼睑和耳郭。使用 FTSGs 的优点如下：①如果从耳前、耳后、上眼睑或锁骨上的供体部位取得，则它们比 STSG 具有更好的颜色和纹理；②一次手术即可完成。FTSG 的缺点如下：①与 STSG 相比，它们具有较低的存活率；②深度的缺损可能需要在移植前有足够的肉芽组织；③相比之下耐磨性较皮瓣差；④供体部位并发症发生率增加。

市面上存在美国食品和药物管理局（FDA）批准的 FTSG 替代品可用。它由培养的新生儿包皮的活体表皮和真皮皮肤 [Apligraf（Organogenesis）] 组成。该双层移植物类似于 FTSG，具有活细胞和生长因子组分。朗格汉斯细胞已经从真皮中提取出来，因此其免疫性已经被去除。目前，它被批准用于静脉溃疡和糖尿病足溃疡，但可以用于头颈部缺损。

供体区域

身体不同区域的皮肤颜色，质地，厚度，血管分布和毛发分布不同。供体位置越靠近受体部位，皮肤越可能接近。最常见的供体部位是耳后，耳前，锁骨上和上眼睑皮肤区域和腹部。通常，这些供体位点可以一期闭合或用 STSG 覆盖。在锁骨上和耳前位置，颜色和质地也很好，皮肤较厚。当需要小而薄的 FTSG 进行眼睑重建时，上

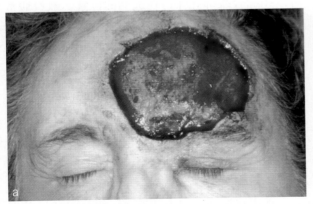
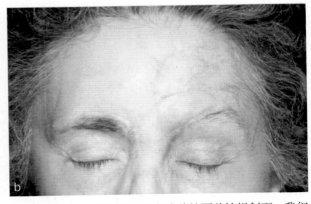

图 48.9　a. 65 岁妇女在前额基底细胞癌 Mohs 显微手术切除后全层皮肤缺损。用耳前全层皮片移植覆盖缺损创面。我们进行了一个进展研究，为了减少皮肤移植前的缺损；b. 1 年后的外观

眼睑皮肤可用作供体部位。应进行双侧上眼睑皮肤切除以确保对称性。

皮片的保存

当预期将来可能需要皮肤移植物时，可以通过两种方法储存皮肤移植物。STSG 可以放回供区上，并且可以在 14 天之后取下。另一种方法是将皮肤移植物包裹在生理盐水或林格乳酸盐浸湿的纱布中，并将其置于 4℃冰箱的无菌罐中。通过这种方法，STSG 可以冷藏 21 天后仍可用于移植。根据经验，使用从供体部位第二次取下的STSG 比 4℃下储存在盐水中的移植物存活率更高[17]。

皮片的再血管化

皮肤移植物的血运重建分为以下阶段：血清吸收，血运重建和机化。

血清吸收期

血清吸收或血浆循环的初始阶段约 48 小时。移植营养离子依赖于来自受体床的血浆扩散。不含血清纤维蛋白原的血清进入移植物进行营养[18]。

血运重建期

移植后的前 48 小时，血管芽开始生长至支持的纤维蛋白网络。血管重建通过移植物中受体血管的直接向内生长（新生血管形成）和移植物和受体血管之间的吻合形成发生[19]。前者是血管新生的主要途径。

随着血运重建的发生，新的血流进入移植物，并从移植物中带走血浆液体。移植物和受体床之间的淋巴循环在术后第 4 或第 5 天建立。

机化期

机化阶段在移植后 5 小时内开始。血液凝块形成移植物和受体床之间的界面。血液凝块还将移植物黏附到宿主床上。白细胞开始渗透移植物

的较深层，随着血运重建的进行，它们被成纤维细胞代替。在术后第 7 或第 8 天，随着纤维蛋白凝块溶液中的成纤维细胞迁入，胶原蛋白基质形成。到第 9 天，移植物被其新的血液供应和细胞整合牢固地锚定。在 2 个月内，神经结构开始通过基底和侧面再生并进入移植物，皮肤移植物在愈合完成后很少获得完全正常的感觉神经支配。

手术方法

通常用于获取皮片的器械是手术刀，或电动或空气驱动的取皮器。Airdriven Brown（Padgett Corporation） 或 Zimmer dermatome（Zimmer, Inc.）和 Padgett 电动取皮器（Integra）都是获得均匀皮肤移植物的理想选择。

受体床的准备对于确保移植物的存活是重要的。未被骨膜或软骨膜覆盖的骨或软骨不能为移植物提供良好的血管受体床，应予以避免。

STSG 可以通过打孔网化来提供更大的表面积，并保证引流。但是，网状植皮形成较薄的皮片，后期很可能收缩并且形成有光泽，薄而萎缩的瘢痕。如果获得足够尺寸的皮片，则可以使用手术刀在移植物中切割多个小狭缝（5~6 mm），以保证引流。移植物可以用订皮机或缝线固定到受体部位。确保 STSG 成功的最重要因素是移植物固定和加压包扎。这可以防止移植物迁移，从而限制施加到移植物上的剪切力，以免破坏新形成的血管连接。棉球，拆散的纱布或海绵等压力敷料可以用缝合线绑扎保持在适当的位置。敷料通常在 7~10 天清除。

皮肤移植物可以用浸过林格乳酸盐或生理盐水中的纱布包裹，并在 4℃下储存在无菌容器中。在 4℃储存 14 天后，皮肤移植物的呼吸活性降低50%[20]。

真皮移植

真皮移植物由没有表皮的 FTSG 组成，并埋在皮肤表面以下。通过去表皮，可以在移植物的

两个表面上发生血管化。在真皮移植物移植后，在移植物中发生强烈的肉芽反应，其在几个月内纤维化和挛缩。移植后，上皮成分萎缩失活；然而，暴露或用作表面移植物的真皮移植物能够再上皮化[21]。

真皮移植物已用于口腔内覆盖，或用于皮下植入以增加体积或修饰轮廓。

真皮移植物应放置在软组织收缩不会扭曲相邻结构的区域。移植前可以将其堆叠成多层，以增加体积。真皮移植物可用于增加需要体积的面部区域，但不适用于支持。它们可以是自生的，也可以是同种异体。无细胞真皮移植物的真皮同种异体移植物包括用于向许多面部缺陷增加体积和轮廓的 AlloDerm（LifeCell Corp.）[22, 23]。

皮肤—软骨复合移植

皮肤—软骨复合移植物可用于覆盖、重建面部缺损。为了保证血供，移植物的每个部位距离边缘不超过 5 mm[24]。3 cm 大小的复合移植物也有文献报道，但是超过 1 cm 的复合移植物存活率下降[25]。与软骨相比，含有更多皮肤组分的转移可以增强复合移植物的新生血管形成，从而将移植物更可能转化为全厚型。皮肤移植物可用于在周围组织具有的足够的血管分布存在的情况下，修复鼻翼，鼻小柱，对侧耳和眼睑的缺陷。复合皮肤软骨移植的优点是：①一次手术；②组织结构和上皮覆盖同时转移。

复合移植物的缺点是：①一旦移植物的尺寸超过 1 cm 直径，复合皮肤移植物存活的可能性降低；②复合移植物收缩逐渐发生，这可能会影响最终的美容效果。

在一些情况下，通过增加受体床表面积可以改善复合移植物的血运重建。这可以通过局部皮瓣转移来实现，以增加移植物—受体表面接触，而不是仅依赖于边缘到边缘的接触。

皮肤—软骨复合移植物的愈合

复合皮肤软骨移植物的愈合类似于皮肤移植

物，因为移植皮肤的血运重建对于其长期存活是必不可少的。在复合皮肤软骨移植物的血运重建过程中，受体血管不能穿透皮肤软骨。因此，宿主血管沿着软骨的下侧扩散，直至达到移植物的真皮。48 小时后，血管形成开始于复合移植物的受体—真皮界面，随后血管化到移植物的真皮中心[25]。

创面护理

对于伤口清洁，皮肤清洁剂［Betadine（Purdue Products）和 Hibiclens（MölnlyckeHealth Care）］不应重复使用在伤口中以避免细胞损伤。伤口清洁可以使用生理盐水或商业伤口清洁剂进行。应使用保湿性敷料或软膏，直至复合移植物稳定。

妨碍伤口愈合的局部因素，如感染，血肿和血清肿，会增加瘢痕形成的可能性。增加瘢痕形成潜力的另一个因素是切口处的过度紧张。通过仔细的术前规划和细致的手术，可以将这些风险降至最低。

促进皮肤愈合的生长因子

过去 10 年内的新产品意味着为外科医生积极改善伤口愈合的新时代开始。1998 年，第一批 FDA 生长因子产物，重组人血小板衍生生长因子贝卡普勒明［Regranex（Ortho-McNeil）］被批准用于积极改善伤口愈合，具体用于糖尿病，神经病变，非缺血性溃疡中诱导肉芽组织的形成。使用方法是每 24 小时将贝卡普勒明凝胶局部施用于伤口部位。最近，临床医生已经报告了贝卡普勒明的非标签使用，以帮助将慢性创面变成急性愈合状态[26, 27]。然而目前，因为有引起恶性肿瘤的风险，贝卡普勒明不应该用于活动性肿瘤的部位。因此，在面部整形手术中，贝卡普勒明不应该用于活动性头颈部癌症的患者，直到进一步的研究澄清这个问题。

FDA 批准的另一种生长因子产品是来自培养

的新生儿包皮［Apligraf（Organogenesis）］的同种异体活的表皮和真皮皮肤。该产品是具有细胞和生长因子成分的活的双层移植物。其真皮层由牛胶原蛋白基质内的活的成纤维细胞组成。表面上，它在上皮中具有活的角质形成细胞。真皮中已经去除了朗格汉斯细胞以去除移植物的免疫原性。目前，它被批准用于静脉溃疡和糖尿病足溃疡。对于面部整形外科医生，它对于不能或不愿意自体部分厚度皮肤移植的患者尤其有用[28]。这些最近的产品如贝卡普勒明和 Apligraf 有希望帮助面部整形外科医生更积极地改善慢性创面愈合。

局部皮瓣

皮瓣由皮肤和皮下组织组成，附有血液供应。在某些情况下，可通过微血管吻合将血管蒂切断并转移到远端部位，另一组受体（滋养）血管（微血管自由瓣）。微血管游离组织转移可能包括筋膜和皮肤，或皮肤、肌肉和骨骼的复合物。

经常需要皮瓣，因为受体部位血管不足，不能滋养自由的皮肤移植物，或者转移皮瓣可以更好地匹配颜色和质地。当规划重建面部缺陷时，外科医生必须考虑缺陷的位置，部位的可见性以及患者对最终美学外观的关注。一个独特的情况是切除肿瘤的概率很高，手术切缘不确定。在这些情况下，建议使用临时 STSG 来密切监测肿瘤复发。如果在可接受的观察期后没有肿瘤复发，则可以用适当的皮瓣重建缺损。

在规划局部皮瓣时，需要了解皮肤和皮下组织的类型（轮廓，颜色，血管分布程度和毛囊型单位的存在）。本章的这一部分提供了对局部皮瓣解剖和生理学的综述，重点在于评估美学关闭皮肤和软组织缺陷的过程。

皮瓣手术相关的皮肤血管解剖

皮肤由两种主要血管来源提供：肌肉血管和直接皮肤血管。肌肉血管由节段血管产生；他们在肌肉下方与轴向血管吻合。从肌肉脉管系统出现进入皮下组织的穿孔肌肉分支[19]。肌肉血管提供大部分血液流向皮肤，特别是在躯干和四肢[29]。

在深层网状真皮上升后，这些血管向真皮中的两个水平排列的微血管丛提供分支。位于真皮皮下连接处的较深的丛供应附件结构，毛囊和外分泌腺。来自这个深丛的突出与位于乳头状真皮的浅表丛中的血管吻合（图 48.10）[30]。

分段，吻合和轴向血管还产生有限数量的直接皮肤血管，其位于肌肉筋膜之上并平行于皮肤。这些动脉补充肌肉动脉，为皮肤提供额外的血液流动[31]。

除了配对的静脉细胞之外，直接皮肤动脉还具有相关的皮下静脉。直接皮肤动脉将分支发送到两个真皮微循环丛中，占大部分头皮和面部皮肤血管供应。

皮瓣设计

随意皮瓣

随意皮瓣（局部皮瓣）是重建头颈部皮肤缺损的最常用类型。这些皮瓣是通过在皮下脂肪水平上分离皮瓣来产生的。他们的动脉供应来自皮瓣基底上的肌肉血管穿支，由肌肉和皮下组织构成的节段性血管产生（图 48.11）。通过较深的皮肤—皮下神经丛和更浅的乳头状真皮神经丛之间的吻合来提供通向瓣片游离部分的血液流动[30, 32]。

随意皮瓣可以分为两种基本类型：推进皮瓣和旋转皮瓣（其可以包括转位皮瓣）。随机皮瓣的生存是不可预知的[19]。Milton[23]反对早期教学中要求长度宽度比来确保皮瓣生存能力[33]。

如果面部皮瓣具有通过直接皮肤血管（如前额皮瓣）的轴向血管供应，则可以创建长度与宽度比为 3 : 1 和更长的瓣[29, 34]。

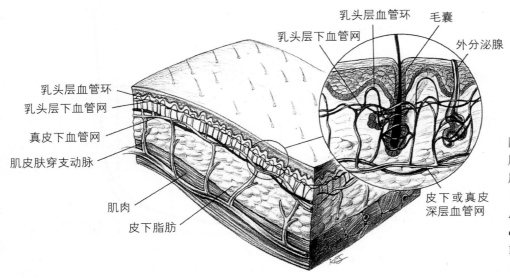

图 48.10 皮肤血管解剖展示的皮下和真皮乳头层之间的血管吻合（引自 Conner CD, Fosko SW. Anatomy and physiology of local skin flaps. Facial Plast Clin North Am 1996;4:447–454.）

乳头层血管环
毛囊
乳头层下血管网
外分泌腺
乳头层血管环
乳头层下血管网
真皮下血管网
肌皮肤穿支动脉
肌肉
皮下脂肪
皮下或真皮深层血管网

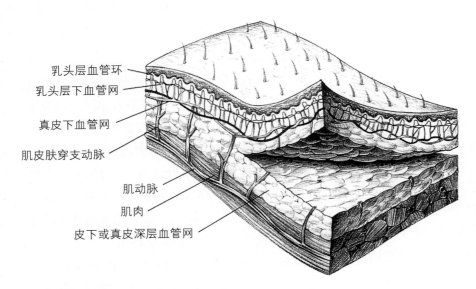

图 48.11 一个任意皮瓣的横断面。切开的平面位于皮下脂肪层。肌皮穿支动脉的起自下层肌肉动脉为这些皮瓣提供血供

乳头层血管环
乳头层下血管网
真皮下血管网
肌皮肤穿支动脉
肌动脉
肌肉
皮下或真皮深层血管网

轴型皮瓣

轴型皮瓣从分段，吻合或轴型动脉产生的直接皮肤动脉获得血液供应[25]。轴型皮瓣可以比随意皮瓣具有更大的长宽比。皮瓣的远端游离部分是其血管供应性质的随意瓣膜。因此，动态血管领域大于解剖领域。由此引出概念血管体，也就是包括由轴向血管支配的皮瓣的区域，可以通过与相邻血管的分支的连通而延伸[35]。

轴型皮瓣由可识别的血管提供：三角胸大肌皮瓣（胸廓内动脉），前额（滑车上动脉）或头皮瓣（颞浅动脉）。轴型皮瓣的一个优点是，可以在单次手术中提供大面积的皮肤覆盖，而不需要包含大体积的肌肉。蒂的底部仅需要足够宽以包含相关的命名血管。

游离皮瓣

微血管游离组织移植或游离皮瓣允许重建外科医生将供体部游离轴型皮肤（皮肤筋膜瓣），皮肤和肌肉（皮肌瓣）或皮肤，肌肉和骨（骨肌瓣或骨皮瓣）皮瓣转移到远处受体位点在一次手术内完成。皮瓣的轴向动脉和静脉在显微镜下吻合，受体血管靠近头颈部缺损。常用的皮肤（皮肤筋膜瓣）的供体部位包括前臂（桡侧前臂游离皮瓣），侧臂游离皮瓣和股外侧游离皮瓣[36, 37]。

对于包括骨骼和周围软组织的缺损，肩胛骨，腓骨和髂嵴组织是优良的供体部位[38~41]。

对于需要大面积缺损重建的区域，腹直肌和背阔肌是良好的供体部位[41~44]。

这些皮瓣切取时常连带下方的肌肉。尽管游离组织移植需要先进的手术技术、特殊设备，并延长手术时间，但是它为外科医生提供了复杂头颈部缺陷重建的绝佳选择。

本章的其余部分重点是使用各种随意皮瓣来重建面部缺陷。

创面皮瓣关闭

选择适当的面部缺陷闭合方法需要了解伤口闭合的生物力学。

皮瓣手术创口关闭的生物力学

皮肤的机械性能主要与胶原和弹性蛋白含量有关[42, 45, 46]。Ⅰ型和Ⅲ型胶原蛋白提供真皮中细胞外基质的主要支撑框架。与胶原蛋白结合使用的弹性蛋白可提供皮肤弹性或相对容易的变形[1]。当皮肤被拉伸时，在应力—应变曲线上有一个容易变形的时期（第一部分），主要由弹性蛋白网络控制（图 48.12）。在曲线的第二节中，随机排列的胶原蛋白开始在力的方向上延长，并且变形更加困难。最后，在第三部分中，所有的胶原纤维都是在力的方向上，几乎没有进一步的变形。临床上，当试图闭合伤口导致过大的张力（应力—应变曲线的第三部分）时，可以用更多的力量增加少量附加的组织，并且应考虑其他闭合方法（移植物或皮瓣）。

皮瓣过度紧张可能导致皮瓣坏死可能是由于那些皮瓣中来自周围组织血液流量减少所致[39]。Larrabee 等[40]在他们的动物研究中报道了使用

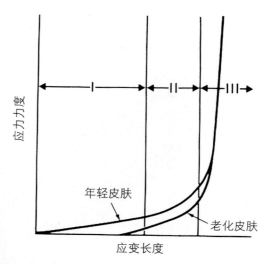

图 48.12　年轻和老年皮肤的应力应变曲线（引自 Toriumi D, Larrabee WF. Skin grafts and flaps. In: Papel ID, Nachlas N, eds. Facial Plastic and Reconstructive Surgery. St. Louis: CV Mosby; 1992.）

2 cm 宽的随意皮瓣，任何长度超过 6 cm（长宽比大于 3 ∶ 1）的皮瓣，无论张力如何，均发生坏死。任何长度小于 2 cm（长宽比不足 1 比 1）的皮瓣，无论张力如何都是可行的。那些中间长度的皮瓣最容易受到张力影响。在 250 g 张力以下闭合的皮瓣易于存活，而在较高张力下闭合的皮瓣易于坏死。这项研究加强了临界活性皮瓣在张力下坏死发生率增加的临床印象[47]。

组织再分配可以通过控制分离层次来进行。有时需要有区别地进行分离，以限制特定解剖结构周围的游离，以减少变形或畸形（例如口角、眼睑、眉毛和鼻尖）。

局部皮瓣

大多数面部缺陷如不能一期闭合，通常可以用局部皮瓣闭合。这些随机图案皮瓣的血液供应来自皮下血管丛。皮瓣通常以长宽比为 2 ∶ 1 创建。一些面部皮瓣通过直接皮肤血管（例如前额）具有轴型血管供应。这些瓣片容许更高的长宽比，因为血管供应通常可以保证[34]。

所有局部面部皮瓣在从供体部位到缺损的转

移中都具有旋转和（或）推进。在局部皮瓣的设计中，必须对缺陷的许多需求进行识别和分析。应分析缺陷的深度和组成，以便重建恢复缺陷的所有层。在选择皮瓣类型时，必须了解皮肤层厚度的区域差异。例如，眼皮的皮肤缺陷比鼻尖的皮肤缺陷更薄。

推进皮瓣

经典设计的推进皮瓣具有 2~4 ：1 的长宽比，并且推进距离接近皮瓣宽度的距离。推进皮瓣对于额头的缺陷非常有用。在前额中，设计双侧推进襟翼，其水平部件平行于 RSTL 并且与正常额头皱褶相邻（图 48.13，图 48.14）。偶尔，需要 Burow 三角形切除，但是不应该在皮瓣推进之前进行。

旋转皮瓣

所有旋转皮瓣也具有推进的组成部分；因此，许多外科医生更喜欢术语旋转推进瓣（图

48.15）[48]。

旋转线倾向于遵循脸部的自然轮廓。旋转推进皮瓣通常设计成沿着小于 30° 的弧线移动。这些皮瓣易于设计，并且通常导致最小的组织冗余和伤口闭合张力。虽然可以通过将皮瓣的旋转延伸超过 30° 来改善组织重新形成，但瓣片中的张力将在供体侧增加，而且不是沿着瓣的长边[2]。

可以通过皮瓣设计的改变来增加或减少旋转推进皮瓣的前进量。经典的旋转皮瓣设计使用半径大约为缺陷直径的 2~3 倍，并将其长度延伸到缺陷宽度的 4~5 倍，从而产生接近 90° 的弧度。90° 弧将旋转 30° 以关闭缺陷（图 48.16）。虽然通常不需要，但是皮瓣的弧度可以增加到最大 180°。

可以通过增加旋转半径来在上述基础上进行变化。这些变化改变了前进的比例，并且扩大了皮瓣的基部和远端的宽度。皮瓣的底部不固定，但随着皮瓣移动到缺陷中而前进。可以通过反向延长切口来提高推进的长度。这将推进皮瓣并减少其远端部位的张力，但缩小皮瓣底部的宽度，

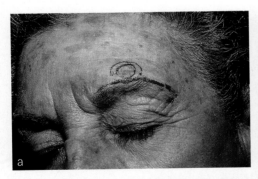
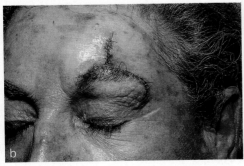
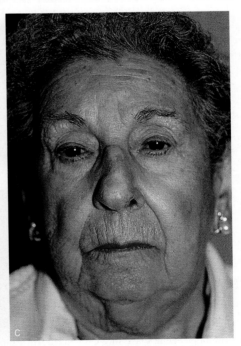

图 48.13　双侧前移皮瓣。a. 眉部 / 额部的基底细胞癌切除后 2 cm 的缺损；b. 双侧推进皮瓣闭合切口；c. 4 个月的术后效果

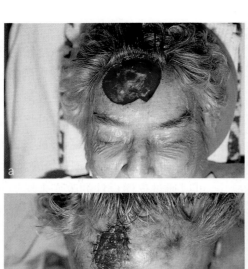
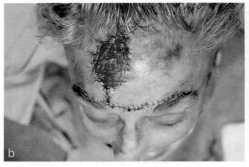
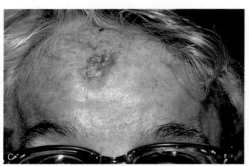
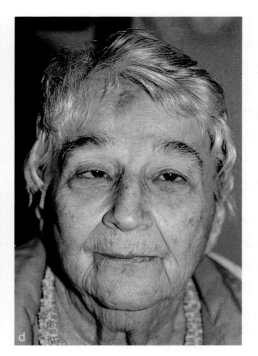

图 48.14 双侧推进皮瓣。a. 基底细胞癌切除术后额部巨大莫氏缺损；b. 双侧推进皮瓣用于局部创面闭合。中央区缺损开放创面以二期愈合；c. 1 个月的术后效果，愈合明显；d. 3 个月术后效果，额部完全愈合

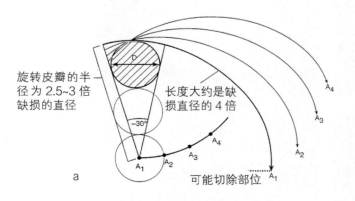
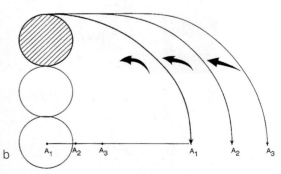

图 48.15 旋转推进皮瓣和改进方案。a. 用缺损直径（D）的 2.5~3 倍作为基本旋转皮瓣的半径（R）来设计皮瓣。旋转轴（A1-A4）可以沿着圆弧移动，以允许更大的旋转和较小的滑行。改良皮瓣的基底和尖端更宽；b. 如果旋转轴（A1-A3）沿垂直线移动，转移皮瓣滑行较多和旋转较少（引自 Murakami CS, Nishioka GJ. Essential concepts in the design of local skin flaps. Facial Plast Surg Clin North Am 1996;4:455-468.）

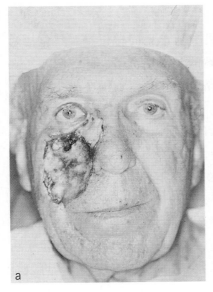
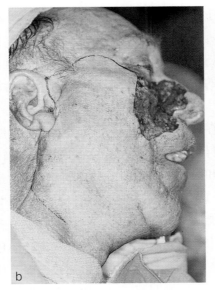
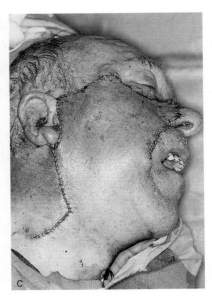
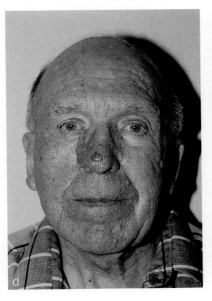
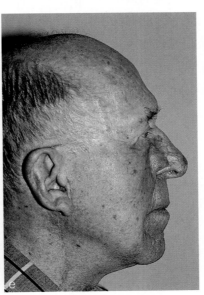

图 48.16 旋转推进皮瓣。a. 右颊、上唇、鼻侧壁的巨大莫氏缺损；b. 旋转推进皮瓣的设计。注意保护现存的下睑皮肤，防止术后眼睑畸形；c. 切口延伸至颈部闭合创面；d. 5 个月的术后效果；e. 术后 5 个月的效果侧面观

如果过度进行，可能影响血管蒂[24, 34]。

旋转推进皮瓣可用于大的面颊缺陷。可以组合两个或三个旋转推进皮瓣以闭合大的圆形缺陷。尤其适用于头皮的缺陷。

转位皮瓣

转位皮瓣可以用于一期闭合缺损。这些皮瓣可以被设计成许多不同的形状和尺寸，使得选择哪种皮瓣用于给定的缺陷可能会难以选择[34]。

有三个基本的转位皮瓣：菱形，双叶和 Z 成形。

菱形皮瓣

60°的菱形皮瓣是 Limberg 描述的经典的[47]，由两个 60°角和两个 120°角的菱形组成（图 48.17）[49]。菱形的最大优点是其简单的设计，使得最大张力沿着 LME 定位，其中皮瓣的边界位于 RSTL 中[50]。菱形设计的一个变体包括一个 30 度的旋转皮瓣被转换成一个已经用 M 型成形术缩短的菱形缺陷[49, 51]，30°瓣可能具有降低旋转角度的理论优势，但是临床上很少使用。

677

Dufourmentel 皮瓣是可以应用于任何菱形缺陷的菱形皮瓣的另一种修改，不仅仅是 60° 或 120° 的缺陷（图 48.18）[52]。它可用于 60° ~90° 的锐角的菱形缺陷，不需切除额外的皮肤以产生更锐利的角度。

一个菱形皮瓣的大部分张力存在于供体部位关闭[48~51]。只要有可能，张力应与 LME 平行。双重和三重菱形在关闭大的矩形和圆形缺损方面非常有用。首先画出两条平行于 LME 的线，并设计两个菱形。然后绘制四个可能的菱形皮瓣。在这四个襟翼中，应选择短对角线与 LME 平行的两个皮瓣之一[53]。

菱形皮瓣特别适用于颊部和颞部区域的缺陷（图 48.19）。虽然这种皮瓣是可靠的，多功能的，易于设计，但它确实需要将面部缺损强行放入几何图形中。这可能导致切除部分正常的组织，并使最终的瘢痕因为标准的几何形状而更为明显。

双叶皮瓣

双叶瓣是另一种常见的转位瓣，其包括两个具有共同基地的皮瓣以覆盖缺陷。主瓣与缺损尺寸相同或略小，并且副瓣稍小于主瓣（图 48.20）[54]。

对双叶皮瓣的早期描述表明，每个皮瓣围绕 90° 的轴线旋转，这通常导致组织的大的冗余和沿着皮瓣的边缘的过度的张力[55]。Zitelli[56] 重新设计了双叶半，使得每个翼片旋转 45°。

这减少了多余组织的量和瓣边缘的张力。有时这些皮瓣的角度很难绘制，尤其在皮瓣位于凸表面或凹面，如鼻背上时。圆形模板技术可以简化这个过程[57]。

双叶皮瓣通常用于鼻子的背部和侧面的小缺陷（1~2 cm）（图 48.21）。双叶瓣的缺点是切口的长度和偶尔发生的针垫样瘢痕挛缩。

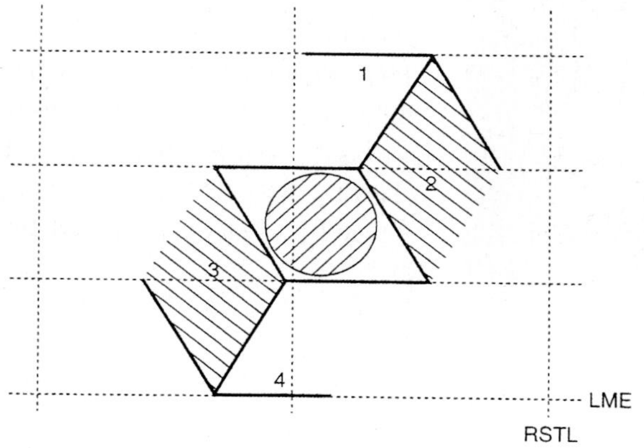

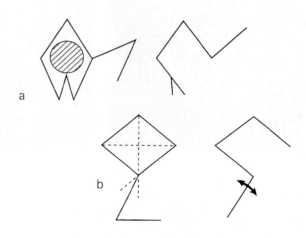

图 48.17　菱形皮瓣。使用松弛的皮肤张力线和最大张力线设计基本的 60° 菱形皮瓣，在皮肤缺损周围标记菱形切口后，可以设计产生四个菱形皮瓣。只有 2 号皮瓣和 3 号皮瓣可以将在最大张力线上的最大的伤口闭合。这样的设计没有考虑到缺陷通常是圆形的（不是菱形），且皮肤张力线和最大张力线一般都是曲线的（引自 Murakami CS, Nishioka GJ. Essential concepts in the design of local skin flaps. Facial Plast Surg Clin North Am 1996;4: 455–468. ）

图 48.18　Webster 和 Dufourmentel 皮瓣。a. Webster 30° 皮瓣；b. dufourmentel 瓣。这些基本 60 度的菱形皮瓣的改良，允许使用周围组织二期移动来部分闭合皮肤缺损。皮瓣旋转角度较小，则形成的立锥较小，多余组织也较少（引自 Murakami CS, Nishioka GJ. Essential concepts in the design of local skin flaps. Facial Plast Surg Clin North Am 1996;4:455–468. ）

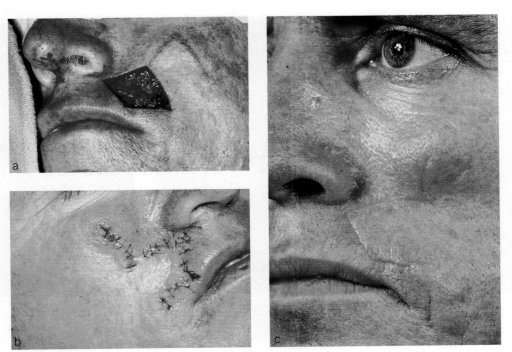

图 48.19　菱形皮瓣。a. 左上唇莫氏缺损。创面修补有利于菱形设计；b. 伤口闭合；c. 1 个月的术后结果

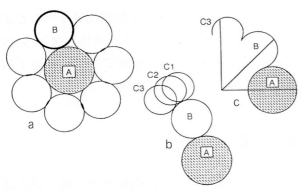

图 48.20　双叶皮瓣。a. 模板 B 设计在缺损 A 周围，然后将 C 模板绘制到（b）圆旁边，C 位置可以被修改，来控制旋转和移动的部分（C1~C3）。C3 皮瓣与 A-B 轴成 45° 角；c. 如果采用模板 C3，则在 B-C3 模板周围画出双叶皮瓣，这就形成了类似 Zitelli 双叶皮瓣（引自 Murakami CS, Nishioka GJ. Essential concepts in the design of local skin flaps. Facial Plast Surg Clin North Am 1996;4:455-468.）

Z 成形

　　Z 成形术是两个相同尺寸的襟翼的双重转位。经常使用 Z 成形术来修复瘢痕，延长瘢痕或改变瘢痕的方向，以便将其重新调整到有利的 RSTL 或美学单位的边界[58~60]。Z 成形术技术可用于关闭位于其三肢之一的缺陷（图 48.22）。基本上，在缺陷闭合过程中转移不同大小和不等角度的两个皮瓣。该概念基本上相同，因为在一个维度上将具有伸长并且在另一个维度上具有切口的重新定向的收缩。最后，Z 成形术可能有助于闭合穿过基本美学单位之间的接合处的伤口，或者避免对重要解剖结构（例如眼睑，鼻子和嘴巴）的不必要的牵引（图 48.23）。

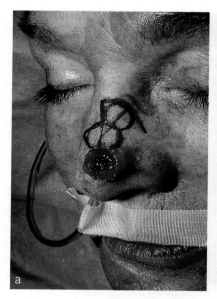
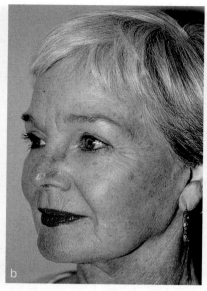
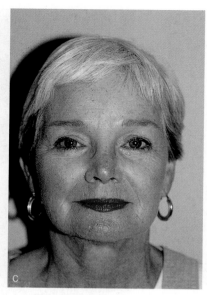

图 48.21　双叶瓣。a. 鼻尖的莫氏缺损。双叶皮瓣设计；b，c. 术后 3 个月手术效果

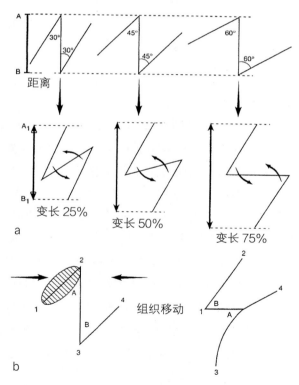

图 48.22　Z 成形皮瓣。a. 标准的 Z 成形术从外侧缘推进组织，沿着 2~3 轴扩张组织。缺损可以位于 Z 整形术的三条臂的任何一条上。A 瓣与 B 瓣必须互相交叉转位。皮瓣 A 和皮瓣 B 完成了转位，虽然可能不像 Z 成形术中的皮瓣那么明显；b. 一个 Z 整形术通常用于闭合位于它的三条手臂的任意一条的缺损（引自 Murakami CS, Nishioka GJ. Essential concepts in the design of local skin flaps. Facial Plast Surg Clin North Am 1996;4:455–468.）

皮下带蒂皮瓣

　　皮下带蒂皮瓣可用于移动短距离的少量组织。三角形或风筝形皮肤区域根据其皮下蒂血供切开。然后移动至缺陷部位。供体区域以 V–Y 方式封闭（图 48.24）。皮瓣也可以设计用于旋转或推进到不相邻的缺陷。

小　结

　　在开始面部软组织缺损的重建之前，需要对皮肤的解剖，生理和生物力学的全面了解。每个缺陷都是独一无二的，外科医生根据患者的具体情况调整重建[24]。外科医生了解这些概念，能够根据缺陷的具体需要定制一个计划，避免并发症，并以最小的相关发病率获得美观的修复效果。

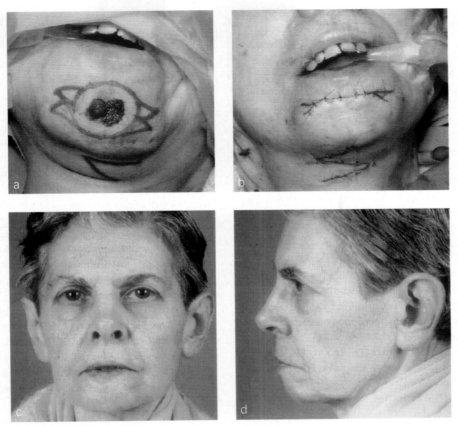

图 48.23 辅助 Z 成形术。a. 设计一个 Z 整形术，借助颏下区组织对颏部大的缺损进行梭形缝合；b. 用隐藏在颏下区的 Z 整形术修补缺损；c，d. 术后 6 个月（引自 Toriumi D, Larrabee WF. Skin grafts and flaps. In: Papel ID, Nachlas N, eds. Facial Plastic and Reconstructive Surgery. St. Louis: CV Mosby; 1992:36.）

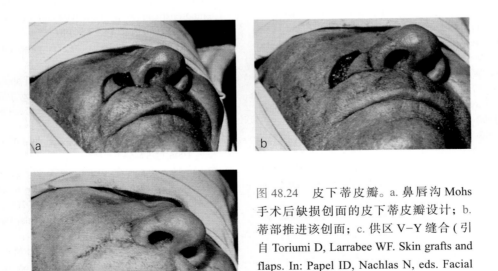

图 48.24 皮下蒂皮瓣。a. 鼻唇沟 Mohs 手术后缺损创面的皮下蒂皮瓣设计；b. 蒂部推进该创面；c. 供区 V-Y 缝合（引自 Toriumi D, Larrabee WF. Skin grafts and flaps. In: Papel ID, Nachlas N, eds. Facial Plastic and Reconstructive Surgery. St. Louis: CV Mosby; 1992:36.）

参考文献

1. Burget GC, Menick FJ. The subunit principle in nasal reconstruction. Plast Reconstr Surg 1985;76:239–247

2. Larrabee WF. A finite element model of skin deformation. Laryngoscope 1986:399–405

3. Borges AF. Elective Incisions and Scar Revision. Boston: Little Brown Co; 1973:316

4. Mohs FE. Chemosurgery: microscopically controlled surgery for skin cancer–past, present and future. J Dermatol Surg Oncol 1978;4:41–54

5. Albom MJ. Surgical gems: the management of recurrent basalcell carcinomas. Please, no grafts or flaps at once. J Dermatol Surg Oncol 1977;3:382–384

6. Zitelli JA. Wound healing by secondary intention. A cosmetic appraisal. J Am Acad Dermatol 1983;9:407–415

7. Zitelli JA. Secondary intention healing: an alternative to surgical repair. Clin Dermatol 1984;2:92–106

8. Bailin PL, Wheeland RG. Carbon dioxide (CO2) laser perforation of exposed cranial bone to stimulate granulation tissue. Plast Reconstr Surg 1985;75:898–902

9. Walsh JT, Jr., Flotte TJ, Deutsch TF. Er:YAG laser ablation of tissue: effect of pulse duration and tissue type on thermal damage. Lasers Surg Med 1989;9:314–326

10. Snow SN, Stiff MA, Bullen R, Mohs FE, Chao WH. Secondintention healing of exposed facial–scalp bone after Mohs surgery for skin cancer: review of ninety–one cases. J Am Acad Dermatol 1994;31:450–454

11. Hinman CD, Maibach H. Effect of air exposure and occlusion on experimental human skin wounds. Nature 1963;200:377–378

12. Deitch EA, Wheelahan TM, Rose MP, Clothier J, Cotter J. Hypertrophic burn scars: analysis of variables. J Trauma 1983;23: 895–898

13. Yang YH, Jeng SF, Hsieh CH, Feng GM, Chen CC. Vacuum-assisted closure for complicated wounds in head and neck region after reconstruction. J Plast Reconstr Aesthet Surg 2013;66:e209–216

14. Southwood WF. The thickness of the skin. Plast Reconstr Surg (1946) 1955;15:423–429

15. Gibson T. Physical Properties of Skin. Philadelphia: WB Sanders; 1990

16. Crawford BS. An unusual skin donor site. Br J Plast Surg 1964;17:311–313

17. Shepard GH. The storage of split–skin grafts on their donor sites. Clinical and experimental study. Plast Reconstr Surg 1972;49:115–122

18. Singer AJ, Clark RAF. Mechanisms of disease: cutaneous wound healing. N Engl J Med 1999;341:738–746

19. Mir Y, Mir L. Biology of the skin graft; new aspects to consider in its revascularization. Plast Reconstr Surg (1946) 1951;8: 378–389

20. Fitzgerald MJ, Martin F, Paletta FX. Innervation of skin grafts. Surg Gynecol Obstet 1967;124:808–812

21. Reed GF, Zafra E, A.L. G, al. e. Self–epithelialization of dermal grafts. Arch Otolaryngol 1968;87:518–521

22. Jones F, Schwartz B, Silverstein P. Use of a nonimmunogenic acellular dermal allograft for soft tissue augmentation. Aesthetic Surg Q 1996;16:196–201

23. Sclafani AP, Romo T. Alloplasts for nasal augmentation: clinical experience and scientific rationale. Facial Plast Surg Clin North Am 1999;7:43–54

24. Barton F, Byrd H. Acquired Deformities of the Nose. Philadelphia: WB Sanders; 1990

25. Rees T. Composite Grafts. Washington, DC: Excerpta Medica; 1963

26. Hom DB, Manivel JC. Promoting healing with recombinant human platelet–derived growth factor–BB in a previously irradiated problem wound. Laryngoscope 2003;113:1566–1571

27. Jakubowicz DM, Smith RV. Use of becaplermin in the closure of pharyngocutaneous fistulas. Head Neck 2005;27:433–438

28. Greaves NS, Iqbal SA, Baguneid M, Bayat A. The role of skin substitutes in the management of chronic cutaneous wounds. Wound Repair Regen 2013;21:194–210

29. Connor DC, Fosko SW. Anatomy and physiology of local skin flaps. Facial Plast Surg Clin North Am 1996:447–454

30. Cormack GC, Lamberty BGH. The Arterial Anatomy of Skin Flaps. New York: Churchill Livingstone; 1986

31. Menick FJ. Facial reconstruction with local and distant tissue: the interface of aesthetic and reconstructive surgery. Plast Reconstr Surg 1998;102:1424–1433

32. Murujo AA. Terminal arteries of the skin. Acta Anat (Basel) 1961:289–295

33. Milton SH. Pedicle skin flap: the fallacy of the length–width ratio. Br J Surg 1970:5020–5508

34. Taylor GI, Minabe T. The angiosomes of the mammals and other vertebrates. Plast Reconstr Surg 1992;89:181–215

35. McGregor IA, Morgan G. Axial and random pattern flaps. Br J Plast Surg 1973:202–213

36. Clymer MA, Burkey BB. Other flaps for head and neck use: temporoparietal fascia free flap, lateral arm free flap, omental free flap. Facial Plast Surg 1996:81–89

37. Smith PJ. The vascular basis of axial pattern flaps. Br J Plast Surg 1973;26:150–157

38. Chen ZW, Yan W. The study and clinical applications of the osteocutaneous flap of fibula. Microsurgery 1983;4(2):11–16

39. Deschler DG, Hayden RE. Lateral thigh free flap. Facial Plast Surg 1996;12:75–79

40. Funk GF. Scapular and parascapular free flaps. Facial Plast Surg 1996;12:57–63

41. Urken M, Vickery C, Weinberg H. The internal oblique-iliac crest osteomyocutaneous free flap in oromandibular reconstruction. Arch Otolaryngol 1989;101(3):339–349

42. Civantos FJ. Latissimus dorsi microvascular flap. Facial Plast Surg 1996;12:65–68

43. Meland NB, Fisher J, Irons GB, Wood MB, Cooney WP. Experience with 80 rectus abdominis free–tissue transfers. Plast Reconstr Surg 1989;83:481–487

44. Taylor GI, Corlett RJ, Boyd JB. The versatile deep inferior epigastric (inferior rectus abdominis) flap. Br J Plast Surg 1984;37: 330–350

45. Daly CH, Odland GF. Age-related changes in the mechanical properties of human skin. J Invest Dermatol 1979;73:84-87

46. Gibson T, Stark H, Evans JH. Directional variations in the extensibility of human skin in vivo. Biomech 1969;2(2): 201-206

47. Toriumi DM, Larrabee WF. Skin Grafts and Flaps. St. Louis: Mosby; 1992

48. Wexler DB, Gilbertson LG, Goel VK. Biomechanics of the rotationadvancement skin flap: experimental and theoretical studies. St. Louis: Mosby; 1992

49. Limberg AA. The Planning of Local Plastic Operations on the Body Surface Theory and Practice. Toronto: Cullamore Press; 1964

50. Larrabee WF, Jr., Trachy R, Sutton D, Cox K. Rhomboid flap dynamics. Arch Otolaryngol 1981;107:755-757

51. Webster RC, Davidson TM, Smith RC. The 30-degree transposition flap. Laryngoscope 1978;88(1 Pt 1):85-94

52. Lister GD, Gibson T. Closure of rhomboid skin deftects: The flaps of Limberg and Dufourmental. Br J Plast Surg 1972; 25(3): 300-314

53. Pletcher SD, Kim DW. Current concepts in cheek reconstruction. Facial Plast Surg Clin North Am 2005; 13: 267-281, vi

54. Becker FF. Rhomboid flap in facial reconstruction. New concept of tension lines. Arch Otolaryngol 1979;105:569-573

55. Zimany A. The bi-lobed flap. Plast Reconstr Surg (1946) 1953;11:424-434

56. McGregor JC, Soutar DS. A critical assessment of the bilobed flap. Br J Plast Surg 1981;34:197-205

57. Zitelli JA. The bilobed flap for nasal reconstruction. Arch Dermatol 1989;125:957-959

58. Baker SR. Regional flaps in facial reconstruction. Otolaryngol Clin North Am 1990;23(5):925-946

59. Esser JF. Island flaps. N Y State J Med 1917;106:264-266

60. Murakami CS, Odland PB. Bilobed flap variations. Oper Tech Otolaryngol Head Neck Surg 1993;4:76-79

49

局部皮瓣和邻近（区域）皮瓣

作者：Stephen S. Park
翻译：吴包金　审校：刘蔡钺

引　言

皮肤恶性肿瘤患病率继续增加，代表了面部和颈部皮肤缺损的最大适应证。因此，面部重建的局部皮瓣正在成为耳鼻咽喉科实践的重要部分，是需要掌握的有价值的技能；它仍然是面部整形手术的一个具有挑战性和实际意义的部分。多年来，医疗水平大幅上升，今天的治疗预期是保持正常功能的同时达到美观的效果。最新提出的许多治疗原则使我们能够在日常实践中进一步实现这些目标。

皮肤损伤可以以多种方式治疗，但莫氏显微手术代表了面部和颈部复杂恶性肿瘤的黄金标准。Frederick Mohs 在 20 世纪 40 年代作为威斯康星大学的医学生首先描述了这种技术。该技术需要将组织在原位进行固定，等待组织的术后脱落，迫使这些缺损的大部分通过二期愈合。新鲜组织的即刻固定技术的发展允许明确的切除和立即修复，这为利用皮瓣和移植物进行面部重建领域打开了新的门。

皮肤恶性肿瘤的主要风险是幼年时期的一系列高强度，短时间的阳光暴晒，如儿童期的晒伤。然而，今天许多成年人在童年时期不重视防晒，因此皮肤恶性肿瘤的发病率持续上升。紫外线 B（UVB）射线在皮肤表皮细胞上被吸收，引起表皮细胞的恶变。UVC 射线是最短的波长，被臭氧层整体吸收。UVA 射线穿透到更深的真皮层，并且与晒黑并引起皮肤光老化更相关。

解剖和生理

血　供

皮肤血管网是具有丰富皮肤和皮下神经丛的独特系统，允许可靠和通用的随机皮瓣。这种真皮神经丛受到由肾上腺素能神经供应控制的动静脉分流，是我们身体的主要热调节机制之一。皮肤还可以通过基于皮下层中的主要动脉的轴向来进行动脉供给。肌肉穿支动脉也是皮肤血管床的可靠来源。局部灌注压力是随机皮瓣的存活关键。临界闭合压力是毛细管血管塌陷，血管全部停止的压力。通常认为发生在 5~10 mmHg。灌注压力和闭合压力的概念挑战了老观念，即随机皮瓣需要长宽比为 3：1。现在研究表明这是一个谬误，瓣膜活力的基本变量是蒂部的灌注压力和血管。这种认识强烈支持带蒂皮瓣和微血管游离皮瓣的诞生。

皮　纹

Langer 线条是通过圆形的伤口在尸僵发展时呈椭圆形的方式定义的。Langer 假设沿着这些伤口的长轴取向的皮肤切除有利于愈合。临床经验表明，这并不总是准确，而且与其他描述的皮肤线条相冲突。今天 Langer 线条只有历史的意义。松弛皮肤张力线（RSTL）源自皮肤内张力的载体，其反映张力的固有方向和休息时的皮肤松弛。皮肤的这些性质是由微结构定义的，如弹性和胶原纤维的排列，以及在较小的程度上受下面的骨骼和软组织的影响。当皮肤松弛时，RSTL 是出现的内在皮肤张力线，代表伤口上的定向拉力。它们对伤口张力和正常愈合具有最大的累积效应。RSTL 通常平行于外部皮肤皱纹，但是本质上与它们不同，有时会相互矛盾（图 49.1）。

最小张力的线，也称为天然皮肤皱褶或皱纹，是外部可见的、从肌肉收缩皮肤的反复弯曲导致一个永久的皮肤折痕，已与真皮和深层组织之间粘连。这些天然皮肤皱纹垂直于肌肉纤维运动，并能引导伤口方向以获得良好的愈合。眉间，鼻，外眦区的 RSTLs 和反复的肌肉牵拉造成永久性的皮肤皱褶相冲突，后者重新定义了局部的最小张力线。在这些区域，最好将伤口和伤痕设计在皮肤皱褶内，而不是完全根据 RSTL。

睡眠线表示由睡眠时患者的习惯性定位引起的皮肤皱纹，这时皮肤不自然地折叠，并且折痕与内在的皮肤力以及肌肉收缩无关。

当从相邻区域招募组织时，最大延展线（LME）是重要的。皮瓣上的张力是必不可少的考虑因素，可以通过研究 LME 来最小化。这些线通常垂直于 RSTL 并平行于肌肉纤维。延展性必须与弹性区别开来，后者是促进皮肤恢复其原始形状的弹力。

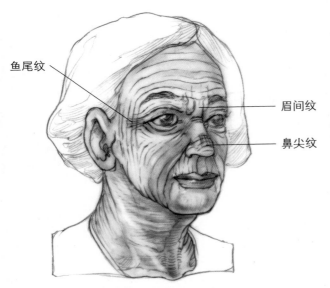

鱼尾纹
眉间纹
鼻尖纹

图 49.1　面纹：松弛皮肤张力线和自然皮肤皱褶

创面修复的时机

一种普遍的说法是软组织伤口在 6 小时内未闭合，应等待二期愈合。其理由是对细菌污染和随后的软组织感染的担忧。虽然这是下肢伤口的一个重大问题，但它不适用于面部和颈部的软组织。脸部强壮的脉管系统使软组织感染的发生率非常低，对于面部伤口闭合的延迟基本上没有限制。有时，软组织伤口的修复最好延迟几周，例如当肉芽组织的积累将改善创面的轮廓时。在闭合延迟伤口之前，应该积极地清除创面上形成的薄层纤维蛋白渗出物。修剪伤口边缘以去除经常发生的外周上皮化。关于延迟伤口修复的一个重要考虑是软组织挛缩，使得软组织缺损的总体尺寸减小而有利于创面修复。然而，一旦这种挛缩扭曲周围的结构，例如眼睑，嘴唇或鼻翼缘，其手术矫正可能比原始缺陷更难。

创面护理

闭合的切口用稀释的过氧化氢清洁，然后用保湿软膏覆盖。过氧化物的目的是去除皮肤切口内的任何小血块和痂皮。这些痂皮下面发生上皮化，可能会导致更宽的瘢痕。完全的止血通常在几天后发生，而不再需要过氧化物。持续的潮湿伤口覆盖是必需的，简单的凡士林凝胶就足够。所有开放伤口和皮肤移植物都用温和的肥皂和水清洗，然后用软膏覆盖。过氧化氢由于其细胞毒性和可能发生的潜在的延迟愈合而应加以避免。在重建手术后至少 6 个月内的防晒至关重要，应不断向患者重复说明。未破坏的皮肤和新鲜的瘢痕对光线更敏感，容易早期晒黑和晒伤。过早的阳光照射可能会导致皮肤瘢痕的永久性变色或"文身"效果。

皮瓣相关术语

不同皮瓣的一致命名非常重要，却经常被忽视。它表达了对生理学的清晰认识，并方便精确的沟通。用于描述皮瓣的术语系统有四个。

1. 血供　皮瓣可以以其动脉血供给为特征，无论是任意皮瓣，轴型皮瓣还是带蒂皮瓣。任意皮瓣依靠真皮和皮下血管丛滋养。轴型皮瓣具有沿着皮瓣轴线的更主要的浅表血管。带蒂皮瓣具有更大的知名血管，通常通过肌肉或筋膜穿通支给皮瓣提供血供（图49.2）。

2. 位置　另一种分类手段依据皮瓣的来源区域。局部皮瓣通常意味着利用邻近的组织。邻近区域皮瓣来自身体相同部位的不同区域（例如用于鼻部重建的前额皮瓣）。远位皮瓣来自身体的不同部位，例如用于头部和颈部修复的胸大肌皮瓣。

3. 组织成分　皮瓣或移植物中包含的组织的胚胎来源层次是另一种分类手段。皮瓣限于皮肤。对于含有较深的层次的皮瓣则相应命名（例如，肌皮瓣，筋膜皮瓣和复合皮瓣）。

4. 转移方式　转移方式可能是最广泛使用的命名系统，但往往没有准确定义。推进皮瓣以单线方式推进到缺损。旋转皮瓣绕固定点旋转并保持该半径。因此，很少使用单纯的旋转皮瓣。大多数局部皮瓣同时结合了推进和旋转。转位是指分离并移动至相邻缺陷的皮瓣。菱形皮瓣是转位皮瓣的一个例子。交换皮瓣与转位皮瓣相似，但在相反的方向填充皮瓣造成的缺损。Z成形术是交换皮瓣的例子。交换皮瓣不同于转位皮瓣，因为皮瓣被升高并转移到一个完整的皮肤桥。创建了一个皮肤蒂，并规定了第二阶段的椎弓根分裂。额头皮瓣是插入皮瓣，其中，眉间代表未受干扰的皮肤桥。岛瓣是内插皮瓣的一种变体，其中椎弓根是深层的，并且仅包含皮下组织。该椎弓根可以埋在皮肤完整的桥下，从而避免了第二阶段。微血管游离皮瓣基于分离的血管蒂，并转移到不同的区域用于再吻合。

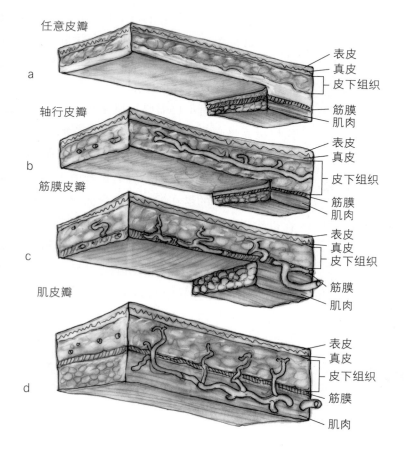

图49.2　皮瓣的血管解剖。a. 基于真皮血管网的任意皮瓣；b. 轴型皮瓣（c）伴有知名血管的筋膜皮瓣（d）和伴有知名血管的肌皮瓣

患者评估：缺损评估

在皮肤缺损的初步评估过程中，重建的最佳方法并不总是立即显现，计算和分析可以帮助皮瓣选择和设计。通过皮瓣设计前四个方面的仔细评估，可以布置最合理的皮瓣，同时避免面部不对称或扭曲。

1. **不动结构**　与面部缺陷相关的不能扭曲或受到张力的具体结构是什么？这些包括诸如发际线，眼睑，鼻唇沟等的标志。

2. **供体区域**　缺损周围的哪个区域最容易获得，并且具有足够的松弛度以动员到缺陷？

3. **轻松的皮肤紧张线和审美单位**　如何将 RSTL，皮肤折痕和 LME 定位到最适合添加皮肤切口的同时最大限度地减少伤口张力？此外，美学单位的边界代表假想线条，可以以不显眼的方式接受皮肤切口及其随后的瘢痕。美学单位的原则是基于这样一个事实，即我们的眼睛倾向于将物体和面部视为一系列空间组织的块图像。例如，面部的特征在于几个不同的审美单位，每个单独的观察者都被看作是一个单一的块图像。鼻子进一步分为美学亚单位，已成为当代鼻腔重建的主要进展之一（图 49.3）。面部和鼻子的这些审美单位由形貌的微妙变化，光的反射，预先存在的褶皱和皮肤纹理的过渡区定义。它们并不一定与潜在的骨质和软骨框架相关。位于两个相邻美观单元之间的瘢痕往往不显眼，因为人们期望在这些面部区域之间形成划痕。

4. **瘢痕**　必须总是考虑到任何局部和区域皮瓣的最终瘢痕。通常这些皮瓣可以以符合上述条件的方式定向。皮瓣设计应尽量使瘢痕位于或平行于皱纹和（或）美学单位的边界。

从这几个方面分析缺损可以获得最佳的面部重建皮瓣，导致最少的功能问题和意外失真。

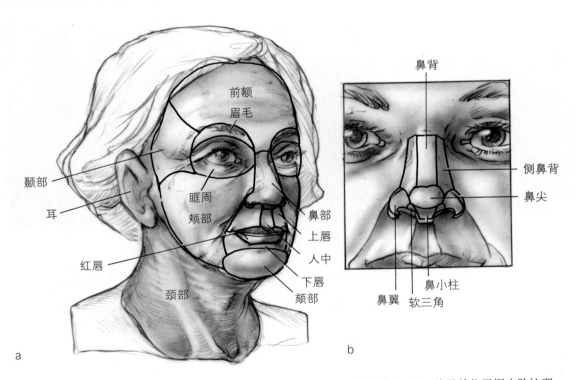

图 49.3　面部美学单位（a）和亚单位（b）顺着美学单位边界的瘢痕更不明显。美学单位根据皮肤纹理、轮廓和光线反射界定

Case 49.1（图 49.4）

62 岁的女性为修复鼻部的莫氏缺陷。2.5 cm 缺损包括鼻尖和鼻背下端（a）。绘制鼻部的亚单位（b）。显露缺损的鼻侧壁、鼻尖部和鼻背部。左侧鼻翼亚单位也显露出一个基底部的缺损（c）。鼻基底视角显示了鼻尖缺陷的范围（d）。为了准备前额旁正中皮瓣，缺损扩大到包括鼻背亚单位的其余部分，并绘制模板（e）。额部皮瓣术后 6 个月的随访及随后取下皮瓣行修薄术（f）。结合鼻尖和鼻背等亚单位可以产生更自然的轮廓。

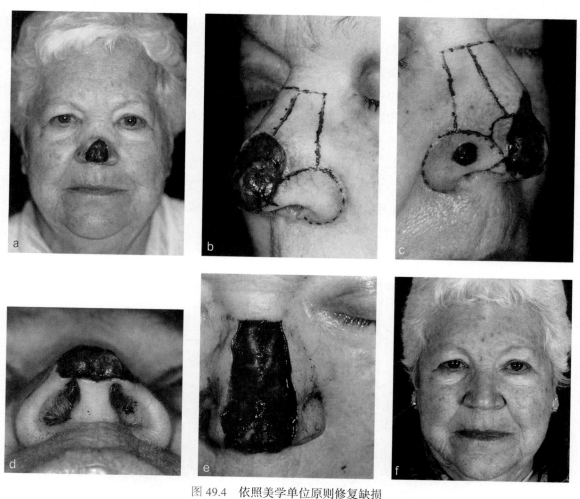

图 49.4　依照美学单位原则修复缺损

二期愈合

面部整形外科医生往往忽视了二期愈合，但经常被皮肤科外科医生使用。二期愈合具有几个优点。有时，二次愈合可能是获得最佳美学和功能结果的首选方法。适用于二次愈合的伤口是表面的，凹陷的，并不紧邻在正常伤口挛缩期间可能扭曲的结构周围。手术风险极高的患者也是该修复方法的良好候选者。二次愈合的缺点是完全愈合所需的时间长；平均1 cm缺损可能需要接近4周才能恢复上皮化。与开放性伤口相关的并发症通常超过手术修复。如果发生伤口挛缩并导致相邻结构的显著变形，则二次修复通常是一个艰巨的挑战。软组织挛缩通常涉及较深的组织，可能需要进行多层重建以进行矫正。

手术治疗

推进皮瓣

当一般关闭皮肤伤口时，最好是使得边缘从中心斜开，以便在深埋的缝合线的皮下闭合期间允许最大皮肤外翻。Mohs手术技术使伤口边缘朝向伤口中心倾斜，产生了碟形缺陷。Mohs缺陷的伤口边缘必须"清新"并在破坏性关闭之前进行修复。

主要封闭是推进瓣最简单的形式。推进皮瓣是指在没有旋转元件的情况下以单线性尺寸移动组织。圆形缺陷主要必须修改为椭圆形，以避免局部皮肤畸形。缺陷的终端角度应大约在30°以内，以避免这种"狗耳"畸形。这个30°角可以作为参考，以决定必须延伸多远的椭圆和多少正常组织将被丢弃。当这种组织不能容易地被牺牲时，椭圆可以被转换成具有"W"的顶点30°或更小的W形整形体（图49.5）。这保留了一些周围的组织，并且也避免了所得瘢痕的延伸。W型整形术可以非常适用于接近面部界标的皮肤缺损，例如主要使用劣质W型整形术修复的下唇缺损，以避免穿过新生成的瘢痕。

单纯推进皮瓣将伤口张力限制在单个方向上，并且垂直方向的张力最小（图49.6）。前额和眉毛区域通常使用推进皮瓣以利用自然前额沟，同时不会发生上发或下边缘的垂直变形。皮瓣和非瓣侧皮肤的边缘具有不同的长度，并且它们的闭合可能产生可能需要直接切除（Burrow三角形）的一个或几个直立的皮肤畸形。这些切口产生垂直于翼片边缘的瘢痕，这通常是不希望的，并且应尽可能隐藏。当皮瓣和非瓣侧皮肤存在较小的差异时，瓣片边缘可能主要通过连续的锁边缝合；每个顺序缝合线沿着切口放置在中间，使得长度差异沿伤口的长度均匀分布。

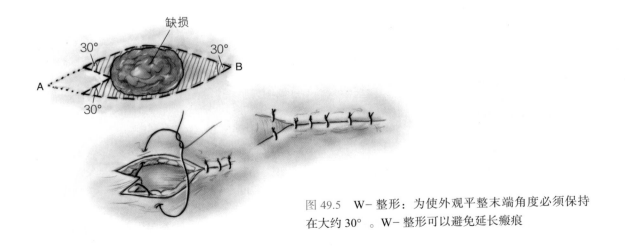

图 49.5　W-整形：为使外观平整末端角度必须保持在大约30°。W-整形可以避免延长瘢痕

V-Y皮瓣也是推进皮瓣，因为它们在线性方向上被动员。它们基于皮下蒂，这可能限制皮瓣可达到的推进程度。二次缺损通过一期闭合，并且所得的瘢痕类似于字母"Y"。沿着面部凹槽的颊部缺陷可适用于从色调褶皱而进行V-Y瓣修复。这样可以最大限度地减少鼻子和上唇的变形，同时保持鼻唇沟的一般方向。

头皮瓣

头皮瓣是纯旋转皮瓣的一个独特的例子，因为皮瓣内部和周围的极度不可伸展性。可以用设计有4倍于缺陷直径的圆弧（图49.7）设计的旋转翼片来关闭许多面部缺陷。然而，在头皮上，弧度必须大约是伤口直径的6倍，以允许初级缺陷覆盖。帽状腱膜切口可以改善延伸性，并且最好与动脉血流平行并垂直于张力线。可以以螺旋方式围绕主要缺陷设计多个旋转皮瓣。头皮缺损偶尔需要术前组织扩张才能产生足够的覆盖。使用头皮瓣用于头部缺陷的优点是覆盖有类似的组织（即相邻的生发组织）。也可以允许二期愈合或皮肤移植覆盖，然后每2个月连续切除一次。

颊部皮瓣（颈面皮瓣）

颊部皮瓣是组合旋转和前进皮瓣的一个常见例子，理想地适用于内侧面颊区域的中度至较大皮肤缺损。它在相邻的脸颊和下颚区域中利用通常丰富的组织松弛。虽然它需要适度的分离，切口的策略性放置使得所得到的瘢痕相对不显眼，具有可靠和美观的优点。颊部皮瓣受到足够覆盖所需的皮肤移动量限制。此外，一些患者留下面颊不对称，其中一侧具有明显较少的皱纹和较小的下颌。不恰当地使用颊部皮瓣可能会导致重要的结构变形，如下眼睑，口角和鼻翼。

脸颊皮瓣的上切口通常沿着下睑缘延到外眼角和颞侧区域。切口延伸时常常在不经意间倾向下漂移，应注意避免，改为向外上方延伸切口再向下转向标准面部提升或腮腺切除术切口。这样可以将推进更多地转化为旋转。下延伸可以类似于在上颈部具有水平段的腮腺切除术切口。必要时，该瓣可以放大，与三角肌胸大肌皮瓣相结合。可以通过将切口延伸到耳后，非发毛区域并以双叶方式将其置于耳前来取得更多皮肤。内侧切口应沿着鼻面沟至鼻唇沟；不再延伸到上唇。通常在鼻唇沟会有冗余的皮肤需要直接切除。可以将切除的皮肤作为植皮来源。分离层面在皮下层，面神经的上层。将皮瓣向内上侧悬挂锚定到眶下缘或鼻面沟的骨膜至关重要。在闭合切口时，下眼睑，鼻翼或上唇应无张力。悬挂缝合线可以使用慢吸收材料，如4-0聚二恶烷酮［（PDS（Ethicon）］。悬吊缝线可能产生小皮肤"凹陷"，但这些是临时的，按摩后可以消除。皮瓣内上侧的角度应保持锐角，并精确地吻合于脸颊，眼睛和鼻部美学单位的边界。圆钝的尖端容易形成明

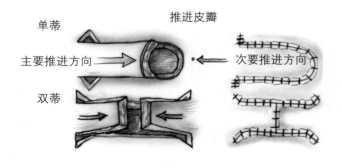

图49.6 推进皮瓣。单侧和双侧推进皮瓣具有单向量张力

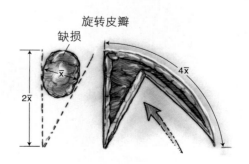

图49.7 旋转皮瓣。围绕固定点弧形旋转的组织轴的长度大致4倍于缺损直径

Case 49.2（图 49.8）

　　77 岁的女性，左面颊内侧的莫氏缺损，深度达到皮下脂肪层。其左下眼睑张力适度。（a，b）面部单元的边界沿下睑缘皱纹水平延伸，沿鼻面沟垂直延伸，并延伸至鼻唇沟。虽然沿着缺损的长轴缝合仅需动用较少的皮肤，但产生的瘢痕会更不利，因为它就位于面颊部。（c）颊部皮瓣是向内侧推进的，所产生的瘢痕沿面部美学单位的边界。在颊部皮瓣内侧可见一个小凹陷，这表示沿着梨状孔在真皮和骨膜之间做了悬吊。下眼睑没有缩短，虽然当存在明显松弛时会出现。睑缘下没有张力。（d）术后 9 个月观，由于伤口位置，瘢痕不那么明显。（e）下睑缘保持良好，但是下眼睑和脸颊的饱满度有一些不对称。

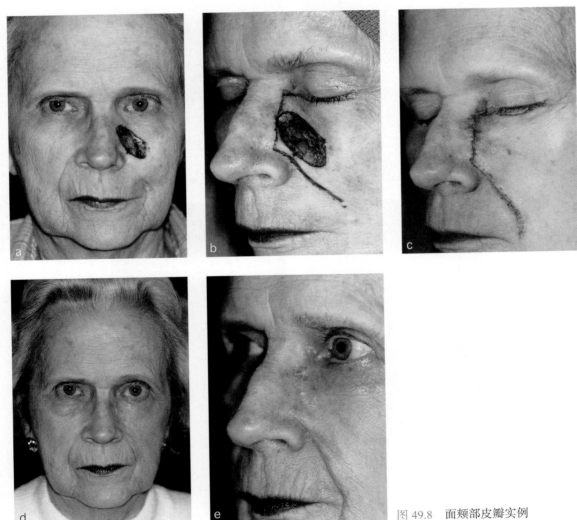

图 49.8　面颊部皮瓣实例

Case 49.3（图 49.9）

52 岁女性，左上额的皮肤缺损。发缘和眉毛是此区域内的固定结构，不能做垂直关闭切口形成横向瘢痕——必须进行侧面补充。避免下额部的垂直瘢痕也是必要的。（a）设计一个 OT 推进 / 旋转皮瓣以不破坏发缘和眉毛原状。两个皮瓣均在皮下平面移动，也是在面神经浅层。皮瓣闭合后的一边垂直于前额的皮肤张力线，另一条边位于额部的横向皮肤折痕内。（b）术后一年观。面部区域性标志保持不受影响（c，d）。

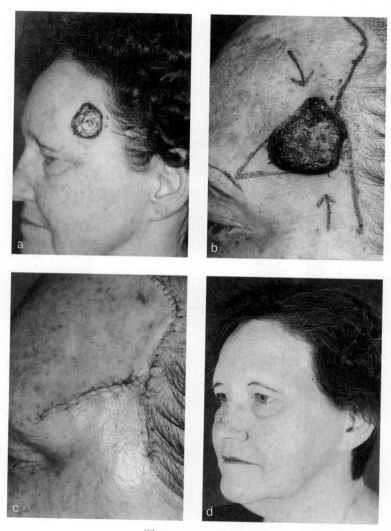

图 49.9　O-T 皮瓣

显瘢痕，后期挛缩易导致下睑外翻。重新定位在下眼睑上的皮瓣的部分应该修薄以模拟该区域的皮肤的厚度。

O-T瓣

该瓣将圆形缺损转换成T形瘢痕。它包含推进和旋转，具有从缺陷周围的特定区域招募邻近组织的独特特征，同时使一个边界不受干扰。这种设计非常适合与重要的美学标志相邻的缺陷，不能在其上施加张力或变形。例如，沿着发际线的皮肤缺损可以用O-T瓣修复，因为它避免了头皮向面部移动。经常使用O-T皮瓣的其他区域包括前额，颞部和嘴唇。这些皮瓣的缺点是留下两条互相垂直的瘢痕，一个通常与皮纹方向垂直。另外，圆形缺损的中央肢体必须延长，为了避免"狗耳朵"，需要切除一些正常的组织。

O-Z瓣

O-Z皮瓣是与O-T皮瓣类似的旋转/推进皮瓣，不同之处在于相邻的皮瓣基于缺损的相对侧，并且正切口类似于字母"Z"。该设计的独特特征是产生的瘢痕不相互垂直，可以与皮肤褶皱更贴近。这种皮瓣可用于颞部和脸颊区域，其中瘢痕方向对美容结果有显著影响。

音符瓣

音符瓣是一个简单的移位皮瓣，由此圆形缺陷用相邻的三角形皮瓣修复，供体位置一期闭合。皮瓣设计类似于音乐八分音符，并被转置在相邻皮肤的一个不完整的小桥上。一个Burrow三角形沿着皮瓣的底部从缺陷边缘切除。所得的瘢痕具有圆形和直的部分。相邻皮肤的不完全桥梁也可以被用来将供体部位作为插入瓣（图49.10）。

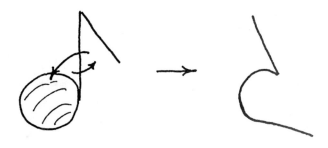

图49.10　Note皮瓣。一种三角形的皮瓣作为转位皮瓣用来填补圆形缺损。圆形缺损可以被修改成三角形以产生直线和尖角的瘢痕

菱形瓣

菱形皮瓣具有精确的几何形状，是一种经典的皮瓣，仍然是面部许多小皮肤缺损的主力。它是一种转移瓣，因为皮瓣组织分离后形成不完整和未受干扰的皮肤桥。菱形瓣从特定区域招募和动员组织，并产生具有明确定义的张力向量的可预测的瘢痕。这种皮瓣的独特之处在于，它对大多数周边地区很少或没有张力。

Limberg菱形皮瓣是传统的设计，皮肤缺损具有60°和120°的角度，四肢的长度相等。瓣片通过沿着缺损的短轴延伸切口开始，长度与菱形缺损的一侧相等。第二个切口距离第一个切口为60°，长度相等。在与二次缺损关闭相对应的单个点处可以发现不成比例的张力（58%）。更重要的是，这种张力的方向是可预测的，并且大致平行于原始缺陷的相邻段（图49.11和49.12a，b）。所产生的瘢痕在多个方向上运行，并且不可能将它们全部与RSTL平行。因此，该最大张力向量决定了皮瓣方向，使其平行于现有的LME。经典Limberg皮瓣的缺点之一是关闭点处的显著张力以及将圆形缺陷转换成几何菱形所需的废弃组织量。Dufourmentel修改了Limberg皮瓣，以适应更方的缺陷，并尽量减少丢弃的正常组织（图49.12c，d）。转置的皮瓣比Limberg的比例更宽，并且仍然产生一个张力决定着皮瓣的设计方向。

韦伯斯特 30° 菱形将更狭窄的瓣片转换成更锐角，便于供体位置闭合而无狗耳畸形，并在缺损周围产生更均匀的张力分布。这种张力分布可能转化为相邻结构的少量扭曲，这是必须预料到的。通常将 W 型整形术纳入缺损中以保留更多的组织，但以额外的瘢痕为代价（图 49.12e，f）。

用菱形皮瓣修复的大多数缺陷都利用了这些修改的组合。皮肤缺陷很少转化为精确的菱形；更经常地，转置的瓣稍微更窄并且沿着缺陷的长轴更多地定向，这两者都有助于供体位点闭合并且在缺损周围产生张力的均匀分布。可以围绕矩形或圆形的较大皮肤缺陷设计多个菱形瓣。

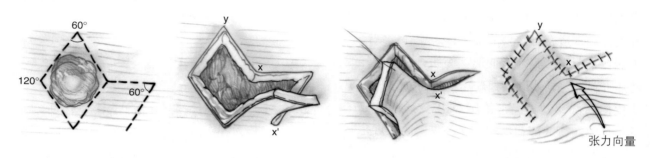

图 49.11　菱形皮瓣。精确设计的菱形皮瓣其张力向量是可预测的，张力线平行于菱形的一个臂

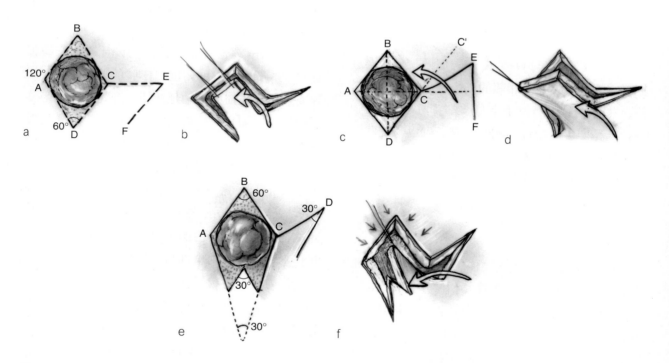

图 49.12　改良菱形皮瓣。a，b. 经典菱形设计；c，d. Dufourmentel 改良利用更方的缺损和皮瓣；e，f. Webster-30° 改良采用 W- 成形

Case 49.4（图 49.13）

（a）左侧颞部直径 2.5 cm 圆形缺损深达皮下，邻近发际线和额部。设计改良菱形皮瓣，正常组织去除更少，皮瓣由颊部转移，可以减少转移张力。（b）皮瓣无张力缝合，眉部无变形。（c）术后 6 个月外观，眉部对称，发际线正常。

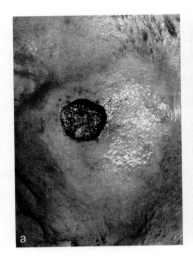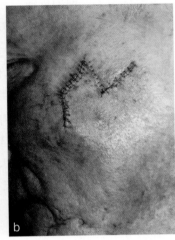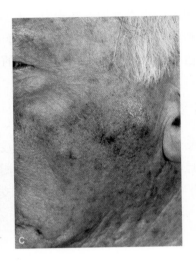

图 49.13　菱形皮瓣病例

双叶瓣

双叶皮瓣是一种基于普通皮肤基底的两个圆形皮瓣的转位瓣，位于不完整的皮肤桥上。它主要是围绕枢转点的旋转翼，但它包含一些推进的元素。这些双瓣襟翼具有明显的优势，即移动供体领域，从而使张力远离主要缺陷。该第二瓣允许将供体部位闭合的张力从主要缺损转移出来，这对于鼻下部和颏下部的小缺陷特别有用。早期的设计将皮瓣设计为彼此 90°。因此，第二皮瓣的轴线与原始缺陷相距 180°，并产生大的弧形旋转，引起更多的局部皮肤畸形。双瓣设计已被修改为围绕较小的（通常为 90°~100°）旋转，从而减少了狗耳朵（图 49.14）。

双叶瓣的缺点是它们留下圆形的瘢痕，不会与存在的褶皱或 RSTLs 平行。此外，由于以下几个原因，双叶皮瓣经常会发展出一些皮瓣的"针垫"样畸形：①瓣片通常基于狭窄的蒂部并且容易发生充血，特别是在蒂位于上方时；②襟翼下方形成一大片瘢痕，阻止淋巴引流；③最重要的是，皮肤瘢痕是曲线的；随着切口的缩小，它们收缩并且倾向于将瓣折叠起来。这种针垫畸形通常在一年后改善，并且可以通过类固醇注射来促进这个过程。

一个双叶皮瓣的设计首先是识别皮瓣区域和枢轴点。该枢转点大致是远离伤口边缘的缺损的半径。皮瓣的第一瓣可以是主要缺损的确切尺寸，并且第二瓣稍小，具有三角形顶点以允许主要闭合。第二个皮瓣的轴线距离主要缺损为 100°，分离层次在鼻部紧贴软骨膜 / 骨膜上方，其他地方在皮下层进行分离。广泛的分离可以减小张力。虽然一级和二级缺损可能导致曲线性瘢痕，但三级缺损闭合是线性的。人们可以利用这一点，并使皮瓣定向，使得这种线性瘢痕位于美学亚单位的边界处，或至少平行于皮肤褶皱。此外，二次缺陷闭合不一定是曲线的。缺陷可以修改成一个小三角形，从而留下直线和锐角而不是半圆的瘢痕。一般来说，这些瘢痕在肉眼看来往往不那么显眼（图 49.15）。最后，主要的旋转瓣倾向于沿着缺陷的边界施加一些张力，并且应该记住沿鼻尖和鼻翼的缺陷。矛盾的是，由于皮瓣的旋转，缺陷边界的张力通常处于不太理想的方向。

前额皮瓣

额头皮瓣是大型鼻缺损的主力皮瓣，其历史可以追溯到古代。历史上，这些皮瓣已经被设计为基于各种血管，包括颞浅动脉的前支，眶上动脉，以及两个滑车上血管。目前的前额瓣主要基于单个滑车上血管和相对狭窄的蒂（1.0~1.5 cm），并利用来自额正中的皮瓣。该皮瓣跨越完整的眉间皮肤，并需要进行蒂部的二次手术。前额皮瓣的血液供应是沿着内侧眉毛 / 内眦区域的强大的灌注压力和丰富的侧支循环。滑车上动脉和来自面动脉的角动脉的末端分支一起使其成为稳定的轴型皮瓣。

额头皮瓣是较大的皮肤鼻缺损的选择瓣，因为其特征是局部皮肤瓣的许多优点：①存在丰富的组织，允许整个鼻单元用单个皮瓣重新铺展；②它遵循用类似组织代替组织的原理，因为与天然鼻子有很好的皮肤颜色和质地的匹配；③存在可接受的供体位点并发症发生率；④皮瓣已被证明是非常强大和可靠的，即使在具有小血管疾病的个体。主要的缺点是需要二期手术，以及蒂部

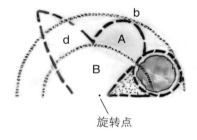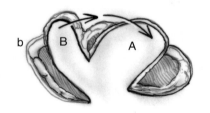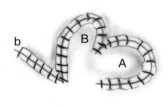

旋转点

图 49.14　双叶皮瓣。旋转弧越小，皮肤突出畸形越小

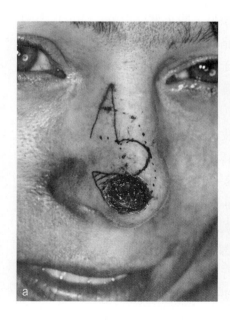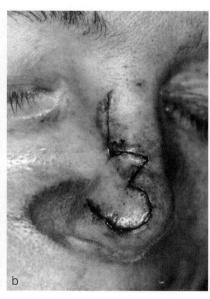

a

b

图 49.15　改良双叶皮瓣。将瘢痕从叶状改为三角形可以改善外观

Case 49.5（图 49.16）

一名 65 岁的老年男性鼻背部慢性溃疡缺损经病理活检提示为基底细胞癌。（a）他和他的父母选择额部皮瓣修复缺损，同时他们也曾考虑采用双叶推进皮瓣结合全厚皮片移植修复，在术中发现采用额部皮瓣能够更好地隐藏术后瘢痕和保留鼻部美学单位，所以选择额部皮瓣修复；（d）用手术缝线的包装精确地模拟鼻部的三维缺损的范围；（e）将模板转移到额部正中并且仔细地测量其距离眶上缘的距离；（f, g）额部皮瓣被掀起带着一个不超过 1.5 cm 宽的一个窄的皮肤蒂，蒂部修薄仅保留皮下组织，修薄到露出鹅卵石样的外观就可以了，皮瓣的远端的厚度需要和鼻背皮肤的厚度一样，皮瓣的灌注和回流沿着眉正中都很好；（h, i）皮瓣转移到鼻背和受区被仔细地缝合好；（j）三周后，他的皮瓣的蒂部断开，并进行了进一步的皮瓣修薄；（k, i）18 个月以后，他鼻背部缺损修复得十分稳定和完美。

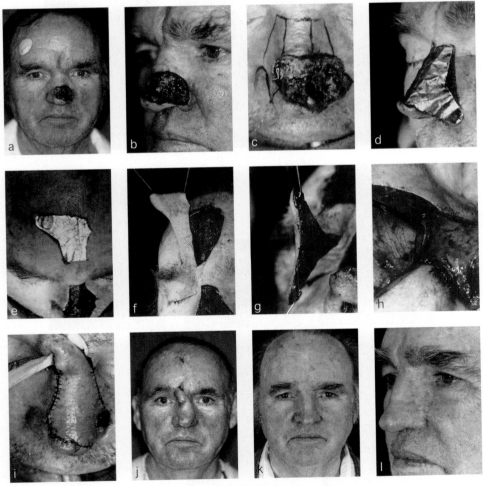

图 49.16　额部皮瓣病例

Case 49.6（图 49.17）

一名 16 岁的男孩，在莫氏外科手术后在右侧鼻背出现一个大的缺损，他很清楚 3 周左右的额部皮瓣断蒂时间将会给他带来很大的困难，他不能够开车，戴眼镜和工作，而且他很健康并且不吸烟，所以尝试采用一期额部皮瓣转移修复缺损。（a，b）修整缺损的范围以符合美容修复的原则；（c~e）眉间的皮肤仔细地从蒂部分离，将额部皮瓣转变为岛状皮瓣，并且仍然基于滑车上动脉和眉中部灌注压；（f）皮下分离腔隙到鼻缺损处，去除部分皱眉肌肉以容纳皮瓣蒂部，皮瓣穿过眉间部皮肤覆盖鼻背部缺损；（g）皮瓣周围一圈与缺损周围缝合固定，额部皮瓣供区缺损直接拉拢缝合，额部使用绷带压迫 24 小时，他就能够返回正常活动；（h）一年以后，恢复得很好只有眉间留有一点点痕迹。

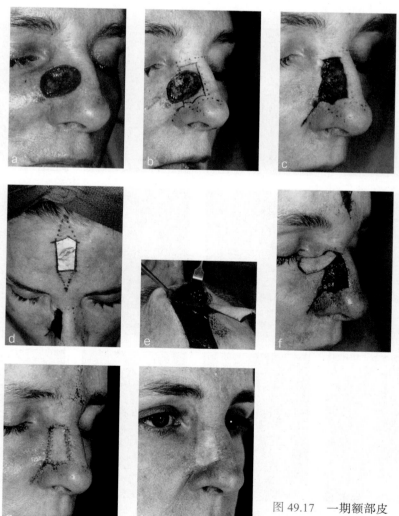

图 49.17　一期额部皮瓣病例

Case 49.7（图 49.18）

一名 70 岁的老年男性进行了左侧鼻翼基底细胞癌的莫氏手术切除术，鼻翼软骨和鼻腔内侧面均受到累及。（a）这个缺损的修复需要通过耳甲腔软骨的移植支撑皮下蒂鼻唇沟皮瓣作为覆盖，将缺损扩大到符合美容鼻翼亚单位大小从而将瘢痕隐藏在边缘，制作一个模板配合三维结构；（b）耳甲腔软骨放置在鼻翼边缘处提供结构支撑从而避免塌陷

和挛缩。（c）很重要的移植物需要足够大其内侧能够支撑在梨状孔骨性的囊袋里面，软骨必须向外侧向下至骨性缺损的外缘从而获得一定凸度；（d）皮下蒂鼻唇沟皮瓣掀起来覆盖移植物和缺损，蒂部较浅并且供区可以直接缝合，缝合一个小的垫枕使皮瓣和软骨保持贴合；（e，f）六个月后，获得了一个正常的鼻功能。

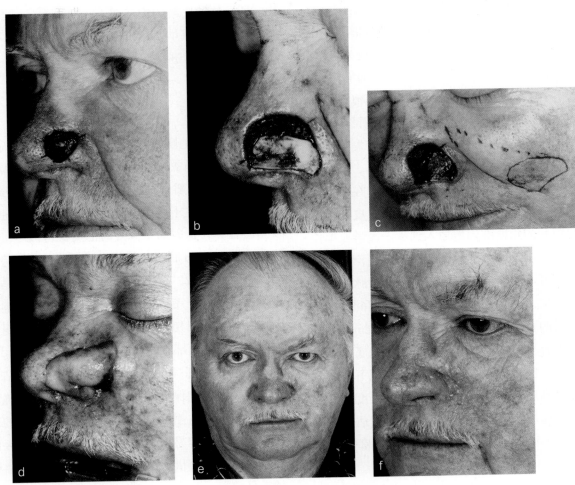

图 49.18　梅洛唇皮瓣（鼻唇沟皮瓣）病例

护理较为烦琐。

分离前额皮瓣的技术已有描述。鼻缺损的模板可用于绘制前额皮瓣的轮廓。这考虑了如果简单地使用尺子来测量缺陷尺寸不能完全描绘鼻子的三维轮廓。前额皮瓣可以设计为旁正中或正中皮瓣。这些皮瓣之间的区别是指皮瓣的精确位置，而不是蒂部。旁正中以滑车上动脉为中心，而正中皮瓣位于前额的精确解剖中心。两个皮瓣都使用以单侧滑车上动脉为中心的狭窄蒂部（小于 1.5 cm），并且可以轻易延伸到眉毛水平以下。在该区域，在滑车上动脉和角动脉之间存在丰富的吻合，允许在蒂部具有高灌注压力。旁正中皮瓣的优点在于它集中在滑车上动脉上，其中更多的主干和其真皮分支在蒂部和皮瓣内。临床上旁正中皮瓣并没有优于正中皮瓣。正中皮瓣的优点在于，所产生的瘢痕位于额头的中心，更为隐蔽。尽管两个皮瓣导致垂直于 RSTL 的垂直前额瘢痕，但它们往往愈合得很好。然而，中线瘢痕与美学单位是一致的，因为旁观者倾向于把脸看作两半。正中皮瓣稍长于旁正中皮瓣，对于低前发际线的患者具有重要意义。

皮瓣在腱膜下层或皮下平面分离，在插入之前需要在选择性区域进行额外的减容。皮瓣边缘应保持锐利的角度准确地插入到鼻子美学亚单位的边界上。皮瓣的蒂部总是在腱膜下层，包括部分额肌。可以通过周围游离滑车上动静脉在骨膜穿出的部位，从而使皮瓣有更长的长度和游离度，通常皮瓣的宽度在 1.5 cm，更接近 1.0 cm，使皮瓣蒂部更容易旋转和扭转。在皮瓣的基底部可以将皱眉肌与皮瓣小心地解剖分离，直视下可以将蒂部分离到眉毛下，可以延长蒂部的长度。皮瓣在供区，远端的可以选择性地修薄使其适应受区天然皮肤不同的厚度。一般在 3 周后断蒂，断蒂后修整以获得蒂部的对称性。

高风险人群，如吸烟者与已知的小血管疾病，前额皮瓣往往需要在帽状腱膜下经过三个阶段重建才能被提升和移位。这就需要一个中间阶段，在 3 周的皮瓣和从横向方面同时保持灌流等方式

通过椎弓根远端[20]。有时整个皮瓣再被允许变薄，软骨移植物的位置或修改。以这种方式，皮瓣基本上是作为一个改进的延迟皮瓣，因为任何伤口愈合在这个中间阶段被切断。中间阶段 3 周后，血管蒂按标准方式进行分割。这种方法的优点是它能进一步保证新生血管形成时皮瓣的存活率。这是牺牲额外的阶段，并要求患者忍受带蒂 6 周，而不是 3 周。

对于没有血管病变的患者，可以采用单蒂前额皮瓣转移修复。皮瓣的蒂部去表皮从眉下穿过形成额部岛状皮瓣，这样的皮瓣不需要二次断蒂。形成皮瓣时在蒂部需要去除大部分降眉间肌。老年、吸烟和有血管病变的患者是这种皮瓣手术的禁忌证。这种皮瓣的优点在于一期手术，缺点是术后在眉间区域早期会出现一个明显的隆起，可能需要后续手术进行修整。

Melo 唇瓣

Melo 唇瓣是修复鼻缺损中第三常用的皮瓣，主要用于修复鼻翼小叶和鼻小柱的缺损，皮瓣可以为转位瓣，皮瓣血供以面动脉的角动脉为蒂部，蒂部包含动脉主干后血供良好就变成了一个轴型皮瓣。在鼻再造时为了修复时的美观可以尽量地修薄皮瓣。Melo 唇瓣与前额皮瓣相比，其优势在于接近缺损部位，不需要大范围的转移。但是该皮瓣的缺点在于蒂部较短，并且供瓣区的范围有限。并且在皮瓣切取后供区与前额皮瓣相比更容易出现明显的面部不对称。

在设计 Melo 唇瓣的时候，需要精确地估计缺损的大小，确保皮瓣宽度覆盖缺损，并且确定好旋转点保证皮瓣的旋转长度。经常在旋转的时候皮瓣的长度容易损失。广泛地分离皮瓣供区两侧的皮肤从而使供区更容易关闭，皮瓣越窄供区越容易关闭。

在断蒂的时候，主要的瘢痕位于鼻唇沟处，Melo 唇瓣的切取会提高供瓣侧的面颊，可能会导致面部不对称。为了避免面部的不对称，有时会

将皮瓣的蒂部放回到面部，这虽然有助于保持面部的对称但会造成两条斜向的手术瘢痕。

Melo 唇瓣供瓣区直接缝合，对于修复面积不大靠近外侧的鼻缺损最为有用，但有可能造成鼻部不对称的缺点。将面颊皮肤越过美学边缘转移到鼻子上之后，鼻面部连接往往变钝，使鼻子显得丰满。

并发症的预防和处理

术前详细询问病史从而排除涉及血管危象危险因素的患者。包括全身胶原血管紊乱、高血压、糖尿病、放疗、术前存在瘢痕和吸烟的患者。使用尼古丁贴片替代吸烟的患者同样是血管危象的危险因素。通过改进皮瓣设计和选择手术时机，尽早发现血管危象，及时采取措施，尽可能减少高危患者的术后并发症。

皮瓣延迟

通过皮瓣延迟术能够 100% 地提高皮瓣的长度和活力。皮瓣延迟时需要切开皮瓣周围及皮下将皮瓣抬起离开原位 2 周，然后再进行皮瓣转移。皮瓣延迟的机制目前尚不清楚，但有可能的假设包括以下几个：

1. 代谢适应理论

   一种早期假设是，在细胞水平上发生的一个生化适应允许这个组织更好地耐受相对缺血[24]。大量试验证明这个理论是错误的，延迟皮瓣的蒂部比延迟皮瓣本身更为重要，而试验发现经过延迟的皮瓣似乎对缺血的耐受度反而越差[25]。

2. 肾上腺素能神经痉挛理论

   该理论认为在神经末梢切断时，会突然释放去甲肾上腺素导致血管收缩，从而加重皮瓣缺血和导致皮瓣成活率下降。皮瓣延迟手术可以切断皮瓣内的交感神经，消耗神经末梢释放的去甲肾上腺素从而预防肾上腺素痉挛的发生[26]。但如果这是导致皮瓣延迟的唯一机制的话，皮瓣周围的去甲肾上腺素在神经切断后一天内就能够迅速地耗尽，然而术后一天的延迟已经被证明是无效的[27]。

3. 动静脉分流理论

   交感神经分流术应该关闭沿皮瓣边缘的动静脉（AV）分流并增加毛细血管水平的灌注压和营养供应。然而，放射性微球试验表明延迟过程中 AV 分流并没有关闭[28]。

4. 血管侧支理论

   通过血管造影研究发现，进行皮瓣延迟后皮瓣周围毛细血管流密度增加的同时毛细血管的灌注边界也是扩张的[29]。然而一些血管造影研究并不支持该理论，尽管这些测试的灵敏度可能不够[30]。虽然在动物模型中复制皮瓣延迟证明其是有效的，但其机制可能是多因素的，并且研究受限于目前的生物技术研究手段。

高压氧

高压氧治疗已被证明有助于皮瓣边缘组织的成活[31]。它对于血管正常的组织没有明显影响，但能明显放大相对缺血组织的缺血梯度，刺激新生血管向内生长。这对于外周缺氧的部位同样有效，如糖尿病足创面和下颌骨拔牙前有助于改善局部的愈合。预防性的高压氧治疗目前主要应用于皮瓣区域受过射线照射、创面情况差、血管硬化和红细胞减少的患者。术前和术后的治疗都有助于提高皮瓣的成活率。对于已知的受过照射的缺氧组织，经患者同意后可行高压氧的治疗（例如头颈部的预防性放疗）。

淤 血

早期识别受损皮瓣是最大限度抢救的必要条件。大多数血管问题的皮瓣涉及充血，而不频繁，动脉缺血。一个皮瓣的不同部位有静脉淤血和动脉缺血的可能。一个典型的淤血皮瓣的迹象是温暖、水肿、蓝紫色的颜色，受压后马上充盈（图

49.19），针刺会出现暗色深静脉血。另一方面，动脉缺血的特点是冰凉的、苍白的、皮瓣扁平弹性不足，针刺常不出血。

静脉淤血显著时，可导致动脉损伤和皮瓣坏死。这可以通过几种方式进行管理。缝合可以暂时释放，使皮瓣边缘减压。皮瓣周围的紧密绷带或封闭也可能被释放。药用水蛭（Hirudo medicinalis）是在一个拥挤的瓣减压静脉血通过经皮途径有效。水蛭只能用于皮瓣充血静脉血和动脉缺血的存在不利于当。幸运的是，他们一般不坚持皮瓣，是不是已经充盈。从水蛭的唾液中含有一种抗凝血和血管扩张剂，促进持续渗血从咬口部位 6 小时后他们分离，减压约 50 mL 的血瓣。通常，几个水蛭同时使用，治疗持续几天直到重建正在进行。大多数医疗中心保持库存的水蛭，但也有可能是私人的公司购买，通过通宵服务。

高压氧有助于通过组织氧含量的急剧增加产生局部动脉收缩，从而减少流入量。尽管这种血管收缩和减少血管灌注，皮瓣组织氧水平继续上升，由于改善扩散和净氧输送。

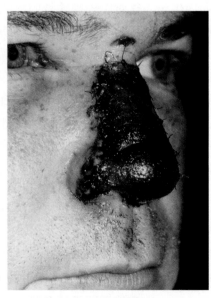

图 49.19　淤血皮瓣。一断鼻再植患者出现淤血坏死迹象，未能存活需前额正中皮瓣作最终修复

缺　血

皮瓣动脉缺血比充血更常见，更难矫正。局部皮瓣缺血的原因是皮瓣关闭过度紧张。如果皮瓣太小或触及不足，紧密闭合可以产生足够的张力横跨皮瓣造成动脉缺血。释放一个封闭区域可以帮助缓解。高压氧是缓解缺血的一种直接方法。这可以保持皮瓣的生存能力，同时促进新生血管形成和建立更明确的动脉供应。肝素、双嘧达莫已被证明能增加缺血皮瓣存活率，可能是通过防止受伤缺血小血管血栓形成[32, 33]。确定坏死组织后，最好清除干痂，保持一个干净、湿润的伤口床，这将促进更快速地愈合和上皮形成。

小　结

局部和局部皮瓣仍然是面部整形外科医师的重要工具。我们对局部皮瓣的美学和力学的了解继续增长和改善。对伤口愈合、局部张力向量、美观单位和皮瓣增强技术的更大赞赏，使我们能够改善我们的结果，更好地照顾我们的患者。

参考文献

1. Mohs FE. Chemosurgery, a microscopically controlled method of cancer excision. Arch Surg 1941;42:279
2. Cutting CA. Critical closing and perfusion pressure in flap survival. Ann Plast Surg 1982;9:524
3. Milton S. Fallacy of the length–width ratio. Br J Plast Surg 1970; 57:502
4. Borges AF. Relaxed skin tension lines (RSTL) versus other skin lines. Plast Reconstr Surg 1984;73:144–149
5. Burget GC, Menick FJ. The subunit principle in nasal reconstruction. Plast Reconstr Surg 1985;76:239–247
6. Orticochea M. Four flap–scalp reconstruction technique. Br J Plast Surg 1967;20(2):159–171
7. Wang TD, Park SS. Tissue expansion in head and neck reconstruction. In: Reonigk RK, Reonigk HH, eds. Cosmetic Dermatologic Surgery. 2nd ed. London: Martin Dunitz 1996: 897–909
8. Walike JW, Larrabee WF. The note flap. Arch Otolaryngol 1985; 111:430

9. Limberg AA. The Planning of Local Plastic Operations on the Body Surface: Theory and Practice. Toronto: Cullamore Press; 1984

10. Larrabee WF Jr, Trachy R, Sutton D. Rhomboid flap dynamics. Arch Otolaryngol 1981;107:755–757

11. Lister GD, Gibson T. Closure of the rhomboid skin defects: the flaps of Limberg and Dufourmentel. Br J Plast Surg 1972; 25:300

12. Webster RF, Davidson TM, Smith RC. The 30–degree transposition flap. Laryngoscope 1978;88:85

13. Zitelli JA. The bilobed flap for nasal reconstruction. Arch Dermatol 1989;145:957

14. "BL," Letter to the Editor. Gentleman's Magazine, London, October 1794, p. 891; reprinted in Plast Reconstr Surg 1969; 44:67–69

15. New GB. Sickle flaps for nasal reconstruction. Surg Gynecol Obstet 1945;80:497

16. Kazanjian VH. The repair of nasal defects with the median forehead flap: primary closure of the forehead wound. Surg Gynecol Obstet 1946;37:83–87

17. Converse JM. New forehead flap for nasal reconstruction. Proc R Soc Med 1942;35:811

18. Shumrick KA, Smith TL. The anatomic basis for the design of forehead flaps in nasal reconstruction. Arch Otolaryngol Head Neck Surg 1992;118:373–379

19. Quatela VC, Sherris DA, Rounds MF. Esthetic refinements in forehead flap nasal reconstruction. Arch Otolaryngol Head Neck Surg 1995;121(10):1106–1113

20. Burget GC, Menick FJ. The paramedian forehead flap. In: Aesthetic Reconstruction of the Nose. St. Louis: Mosby; 1994:57–92

21. McCarthy JG, Lorenc ZP, Cutting C, Rachesky M. The median forehead flap revisited: the blood supply. Plast Reconstr Surg 1985;76: 866–869

22. Younger RA. The versatile melolabial flap. Otolaryngol Head Neck Surg 1992;107:721–726

23. Myers M, Cherry G. Differences in the delay phenomenon in the rabbit, rat, and pig. Plast Reconstr Surg 1971;47:73

24. McFarlane R, Heagy FC, Radin S, Aust JC, Wermuth RE. et al. A study of the delay phenomenon in experimental pedicle flaps. Plast Reconstr Surg 1965;35:245

25. Cutting C, Bardach J, Rosewall D. Skin–flap delay procedures: proximal delay versus distal delay. Ann Plast Surg 1980;14:293

26. Norberg K, Palmer B. Improvement of blood circulation in experimental skin flaps by phentolamine. Eur J Pharmacol 1969;8:36

27. Cutting C, Robson M, Koss N. Denervation supersensitivity and the delay phenomenon. Plast Reconstr Surg 1978;61:881

28. Guba A. Arteriovenous shunting in the pig. Plast Reconstr Surg 1980;65:323

29. Cutting C, Bardach J, Tinseth F. Hemodynamics of the delayed skin flap: a total blood flow study. Br J Plast Surg 1981;34:133

30. Myers M. Attempts to augment survival in skin flaps: mechanism of the delay phenomenon. In: Graff W, Myers MB, eds. Skin Flaps. Boston: Little, Brown and Company; 1975

31. Zamboni WA, Roth AC, Russell RC, Smoot EC. The effect of hyperbaric oxygen on reperfusion of ischemic axial skin flaps: a laser Doppler analysis. Ann Plast Surg 1992;28:339–341

32. Myers M, Cherry G. Enhancement of survival in devascularized pedicles by the use of phenoxybenasmine. Plast Reconstr Surg 1968; 42:254

33. Kinkead L, Zook E, Card E. Vasoactive drugs and skin flap survival in the pig. In: Abstracts of Plastic Surgery Research Council meeting, Springfield, IL, May 22, 1981.

50 组织扩张术在面部重建中的应用

作者：John F. Hoffmann

翻译：吴包金　　审校：刘蔡钺

引　言

　　大型和复杂的面部、头部及颈部缺陷对于重建外科来说是很大的挑战。传统的局部和区域皮瓣应该总是作为达到美学及最小病态效果的第一选择。时常，可以使用皮肤移植，但通常他们由于组织不匹配而导致美容效果较差这种独特的问题。微血管游离组织移植，由于可以可靠地传送大量的可靠组织，是现在常用的修复头部和颈部广泛而复杂的缺陷的方法。虽然游离皮瓣相当可靠，但它们来自身体其他区域，因此，组织匹配和最终审美效果往往不佳。此外，游离皮瓣往往是没有感觉的和非功能性的。当局部或区域组织不够用时，此时微血管游离组织转移瓣又是一个糟糕的选择时，诸如组织扩张之类的辅助技术可能是有利的。组织扩张技术又可以被用来扩张需要应用的供区局部皮瓣和微血管游离组织瓣。外科医生在决定利用扩张皮瓣法时需要特别谨慎，因为这项技术并不寻常而且会使患者在组织扩张过程中遭受一定的痛苦。本章总结了在头颈部重建外科领域内的生理学、外科技术，组织扩张术的应用及并发症。

组织扩张技术的历史

　　组织扩张是一个自然的生理性过程。怀孕时子宫及腹部组织的改变可以很好地展示组织扩张的过程。一些传统文化采用原始的组织扩张来修饰、增强和偶尔破坏面部和身体结构，如耳垂和鼻孔扩张。Neumann[1] 报道 1957 例第一次使用皮下球囊扩张的案例，但直到 Austed[2] 和

Radovan[3] 分别在 20 世纪 70 和 80 年代出版，组织扩张才成为一个被广泛接受的技术。这些作者的工作为人们对组织扩张的生理学和技术的临床应用奠定了基础。在接下来的几十年里，对临床[4~12] 和实验[13~18] 中的试验组织扩张经历许多报道证实了该技术的安全性和有效性。

组织对扩张的反应

　　人体组织在承受持续压力和扩张时表现出动态效应。对组织扩张过程中发生的组织学和生化变化进行了研究。广泛的动物模型和人类实验中不同的组织对膨胀力有不同的反应，扩张的速度和持续时间对组织反应有很大的影响。毫无疑问，许多组织不能忍受快速或极度扩张，也不能控制渐进扩张。

　　必须区分相似，但在生理学上不同的传统的、长期的组织扩张和术中快速扩张技术（ITE）。持续和渐进的组织扩张在数周和数月期间导致皮肤和皮下组织的重要生理和组织学改变。相比，ITE，发生在几分钟内，主要引起皮肤内部的机械变化，或者它可能是一种增强的破坏和周围组织的募集[19~21]。这两种技术之间的差异，将在这一章中进一步讨论。

长期组织的扩张术

　　广泛的生物和形态的变化发生在组织进行长期和渐进的组织扩张过程中。虽然扩张皮肤的表面积在膨胀过程中不断增加，但覆盖的表皮并不薄，甚至被发现有点变厚[13, 14, 22]。研究表明，

扩大皮肤的有丝分裂活动增加[23]，这种增强的有丝分裂率有助于维持和提高表皮高度，而正常的分层上皮外观被保留下来。表皮内的这些变化似乎是暂时的，在扩张结束后一年或两年内皮肤的微观外观恢复正常。临床上最常见的皮肤变化如：明显增加干燥、红斑及色素沉着等。

同时，真皮也不能忍受慢性扩张。通常，真皮层变薄（30%~50%）显著，特别是当扩张加速[14, 24]。在真皮内的许多细胞群中观察到代谢活动的增加。成纤维细胞活性增强，胶原合成增强。同时，胶原纤维的物理排列也发生了变化，弹性纤维变得支离破碎。由于暂时性的黑色素生成增加，色素沉着会增加。由于表皮的表面积增加，而毛囊的实际数目不变，毛囊变得不那么致密。已经看到基底层的厚度增加，并且在扩张的组织中发现了另外的肌成纤维细胞。这种增强的肌成纤维细胞群在很大程度上是造成组织扩张器移除后扩张皮瓣可能发生挛缩的主要原因，因此在进行手术计划时应牢记这一点。在真皮和相关附属物中看到的组织学变化解释了扩张组织的常见临床特征，包括僵硬、皮纹、红皮病、痤疮和感觉减弱[25]。

扩张过程也影响皮下组织的结构。脂肪组织是非常不能容忍的扩张和迅速变薄，失去了50%的初始厚度。脂肪细胞变得扁平，失去脂肪含量，并可能被纤维组织所取代。然而，有些脂肪体积的丢失在扩张完成后可以恢复。扩张过程中血管的变化相当剧烈，因为慢性组织扩张是血管增生的强烈刺激[26]。这种增强的血管是为增强血液供应的组织允许组织扩张带来的好处，大量的局部皮瓣，也更能抵抗感染[27]。这可以是特别有用的情况下，组织的血管已经受到如放射治疗后，在吸烟者和糖尿病患者。在膨胀过程中有增生的毛细血管和小静脉和动脉，最终，血管结构延长发生[28]。临床经验表明，扩张皮瓣确实能提高存活率，类似于延迟皮瓣[29]。膨胀的气球周围有一个致密的纤维囊，它含有高浓度的成纤维细胞，但也有很高的血管（图50.1）。胶囊周围有

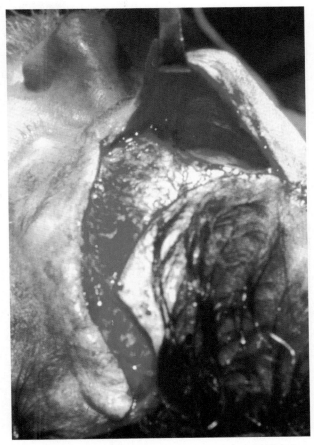

图 50.1 额部长期扩张后掀起的皮瓣。注意皮瓣厚度和其下包膜

巨噬细胞，由成纤维细胞包围，它们正在积极生产胶原质。胶囊有助于增强血管扩张皮瓣，但它也有助于对皮瓣挛缩和收缩后的膨胀，瓣插入。随后的挛缩可能使皮瓣变得增厚和美观，不需要某些重建需要薄和柔软的皮瓣，如前额皮瓣鼻重建的情况下[30]（图50.2）。如果需要的话，这种胶囊可能十分谨慎，并在大多数情况下，这不会显著影响皮瓣的血供[31]。最近的一份报告描述了一种新的方法，它实际上利用扩张器胶囊作为软组织移植和皮瓣的来源，用于修复瘢痕修复病例中的软组织缺损，从而将胶囊的依赖性转化为好处[32]。

肌肉组织几乎不能耐受血管组织的扩张。观察到肌肉变薄、坏死、萎缩和临床虚弱[33]。在面部，我们最关心的是如果扩张是削弱前额或其他肌肉

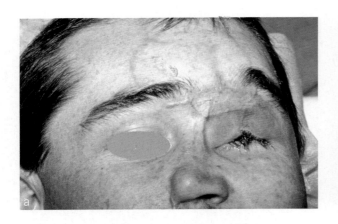
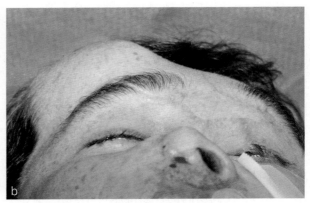
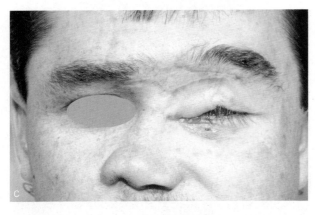

图 50.2　a. 面部广泛软组织外伤后右半鼻缺损。瘢痕跨越分布在右额部正中皮瓣蒂部位置；b. 额部扩张后；c. 额旁正中皮瓣修复重建右鼻翼外观。注意皮瓣组织厚度

的面部表情神经组织是相当宽容的扩张和逐步延长的神经可以实现无坏死。实验研究表明，周围神经可以延长到长期扩张，但可能有一些功能减退[34]。Martini 等[35] 在快速扩张过程中对面部神经进行了研究，他发现猫的面神经在术中扩张时明显延长。然而，由于机械轴索破坏或损害血管的可能，导致扩大 40% 的神经再生失败。因此，它可能是谨慎的放置扩张器在面部和颈部神经和表浅肌肉腱膜系统（SMAS）表面在脸颊或颈阔肌在颈部尽量减少潜在的面神经损伤。

快速术中扩张术

　　快速术中扩张术（ITE）是由 Sasaki[36] 在常规组织扩张术中的基础上发展的一项技术，以填补传统、长期组织扩张技术的不足。在实践中，ITE 涉及在手术过程中快速的周期性的皮瓣扩张。

最初，它被认为可以暂时性地在长期组织扩张球囊去除之前，获得一些明显的附加皮瓣长度。这个概念本身就被应用于没有任何预先慢性扩展。Sasaki 报道了近 300 个案件中，他觉得利用这种方法可以获得一个额外的 1~3 cm 的皮瓣扩张。它的快速性显然不允许长期组织扩张中出现的生理或代谢变化发生。相反，皮瓣长度的增加被认为主要是由机械"蠕变"引起的。皮肤自然延展性的最大化。力学蠕变是由于组织间隙和基质的位移、弹性蛋白的断裂、胶原纤维的重新排列以及邻近组织位移等因素导致的[24]。最近的研究也表明，ITE 技术有可能会改变一些可能诱导参与细胞生长基因的变异[37]。快速 ITE 技术仍是一个有争议的技术，争论主要集中在是否有真实的膨胀效果还是在主要增强组织的破坏、募集及重修[19, 37~40]。然而，最近文献报道，继续支持 ITE 作为一种可行的方法[36, 41~43]。

组织外扩张技术

最近有报道使用外组织扩张装置。这些设备是以黏合剂和弹性胶带的形式出现的[44, 45] 或者是机械紧张装置[46]。这两个装置都适用于 1~14 天，这取决于缺陷或手术目标不同。因此，原理上来自机械蠕变，正如前面所描述的那样，由于没有足够的时间来进行长时间膨胀所发生的生理变化。这个外扩装置（DynaClose；Canica Design Inc.）在皮瓣移植前 1 周应用于前臂游离皮瓣供区时，已被证明是有用的[44, 45]。外扩紧张装置（Derma Close RC；Wound Care Technologies Inc.）已经证实经过 6~14 天的体外扩张，在大面积头皮缺损伤口从 50%~99% 的大小的治疗中，

已被证明是有用的[46]（图 50.3）。需要进一步的临床研究，以确定这些设备是否在面部重建有其他应用。

组织扩张适应证

在头部和颈部的任何部位都可以进行组织扩张。然而，临床经验表明，有些领域更适合于扩展，因为厚的上表皮和强健的血液供应。在膨胀球囊装置下有坚实的骨支撑的部位，组织扩张效果最好。例如，头皮[47, 48] 和前额[49]（图 50.4）是长期扩张的最佳地点。分期修复广泛的头皮缺损（图 50.5）和毛发替换[50-52] 是组织扩张的极好

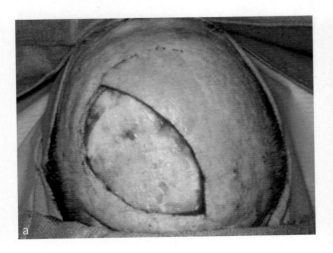

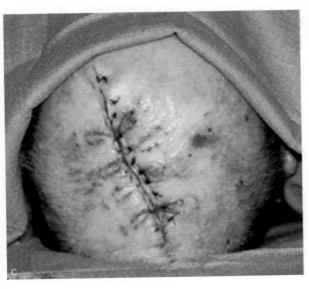

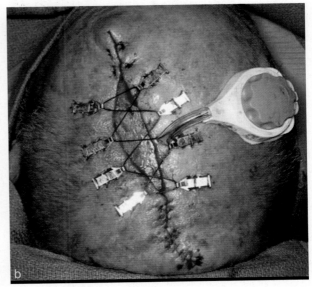

图 50.3　a.肿瘤切除后的大面积头皮缺损（5 cm×9.5 cm）；b.外置式组织扩张器；c.术后 8 天扩张器取出及一期修复术后出现

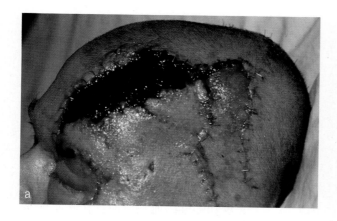

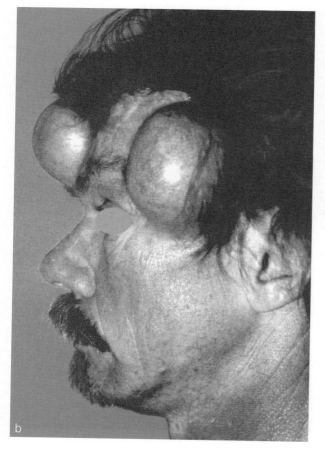

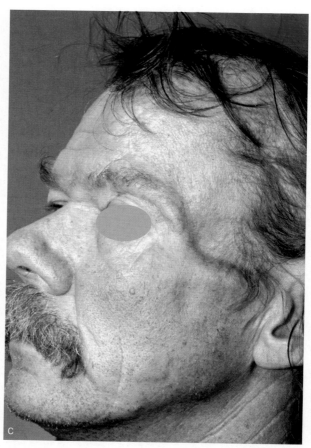

图 50.4　a. 外伤性头皮坏死和前额缺损；b. 在两个组织扩张器。本病例强调了对晚期扩张畸形术前患者宣教的重要性；c. 双侧扩张的局部皮瓣修复后外观

机会。一些医生也倡导组织扩张器在耳或耳郭再造[53~56]。然而，正如前额皮瓣所讨论的那样，扩张皮瓣的挛缩和扩张器的组织增厚可能限制耳鼻再造用扩张皮瓣的应用。在这种情况下，一个薄而柔软的软组织覆盖是必要的，让底层软骨框架显示通过。扩张也可用于继发于皮肤癌（图50.6）或先天性皮损如毛痣的颊部大面积缺损[57~59]

（图 50.7）。然而，外科医生应该记住，面颊皮肤不能耐受扩张，因为皮肤比较薄，并且有可能对面神经造成损害。当扩张器在颊部使用时，可能需要在较长的时间内用体积较小的液体膨胀扩张器，以尽量减少诸如伤口坏死或扩张器暴露等并发症。同样，颈部组织扩张可能受到薄皮和底层神经血管结构的限制。组织扩张可能特别有用，

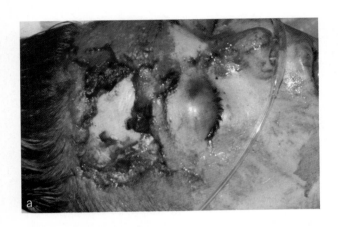

图 50.5   a. 额部和头皮外伤性撕脱伤；b. 头皮扩张末期；两个大容量扩张器位于头皮瘢痕前后。前臂桡侧皮瓣修复额部；c. 扩张头皮瓣修复发际和脱发后的术后外观

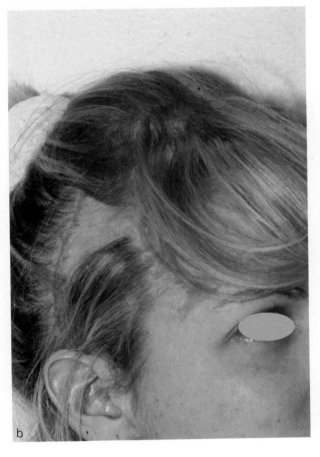

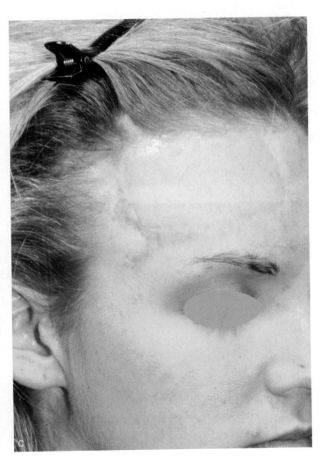

因为在先前照射区域信号的增强，这是由扩张提供[60]。然而，在这些患者中应该特别小心，因为他们的组织会更脆弱，而且更容易破裂，导致扩张器暴露或挤压（见图 50.11）。Romo 和他的同事们[61]描述了一系列的患者在其中一个小组织扩张器放置鼻内提供大的室间隔穿孔的修复成功的额外组织。在文献中出现了一些报道，描述了组织扩张在区域或远端游离皮瓣的应用[62~66]。

膨胀前皮瓣可能减少供区并发症以及为转移，具有增强血液供应更多的组织。只要有可能，重建外科医生应在切除前先预测缺损的大小，并据此规划扩张。如果有一个大的缺陷，最好用一个扩张的皮瓣修复，那么在扩张过程中，可以考虑临时植皮。一旦扩张完成，植皮可以切除，并用扩张皮瓣代替。

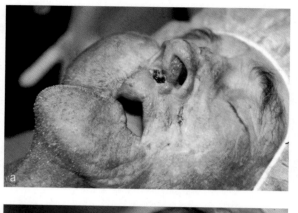

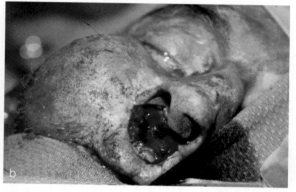

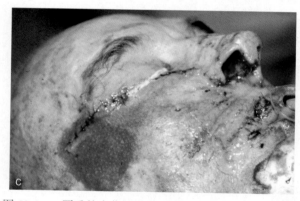

图 50.6　a. 严重的光化性弹力纤维变性和手术后多处瘢痕患者的扩张器放置；b. 肿瘤切除术后上唇和面颊缺损；c. 扩张皮瓣

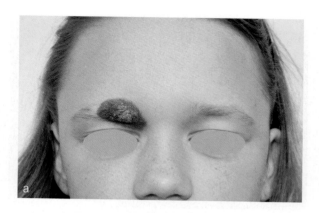

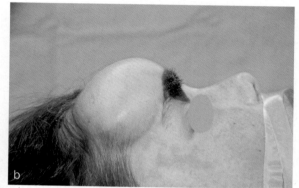

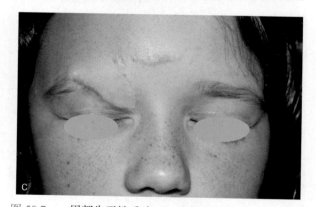

图 50.7　a. 眉部先天性毛痣；b. 右侧额部扩张后；c. 额部扩张皮瓣转移修复术后

外科技术

常规组织扩张术

　　各种形状和大小的扩张器可供临床使用。最常见的是，一个带有远端注射端口的扩张器用于头颈部重建（图 50.8）。远程端口允许外科医生把港口远离关键结构和在敏感和痛苦的地区，在通货膨胀过程中。在儿童中，重要的是把注射端口放在一个不敏感和不受外界影响的区域，这样就不那么吓人了。放置注射端口的常用部位是头皮或颈部或耳后的后部。各种非常有用的可供选择的适当大小和形状的扩张器可从制造商这里购置（图 50.9）。可以通过教育患者模板有助患者想象膨胀时和膨胀后的畸形外貌。患者的准备和

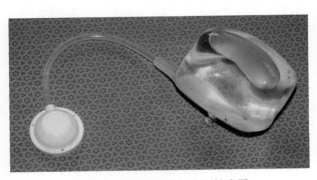

图 50.8　带有注射壶的典型扩张器

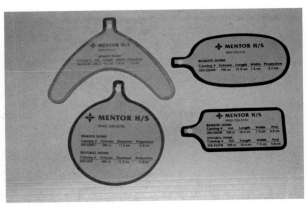

图 50.9　术前设计所用的不同扩张器模板

教育对于帮助减轻焦虑和情绪压力至关重要。许多患者在组织扩张过程中经历过。组织扩张对患者及其家属提出了许多要求，因为不仅需要多个外科手术。需要放置扩张器，也需要注水扩张，并经常去外科医生的办公室，需要监视膨胀扩张器并及其膨胀过程。在某些情况下，教育患者的家庭在家里进行扩张可能是有帮助的，特别是在远期患者会有社交困难（参见图 50.4）。受教育程度越高的患者和他们的家庭，他们就越容易接受这一点。

　　由于组织扩张不常导致并发症，术前彻底讨论这些是必要的，将使社会变得非常显眼和令人尴尬的凸起。选择合适的尺寸和形状的扩张器仍然是一种艺术，虽然是由经验指导，但也是有指导方针可以遵循的。头颈部重建中最常用的形状是矩形、新月形和椭圆形。通常情况下，计划的皮瓣的类型和形状将决定扩张器的形状。例如，前额部的皮瓣进展可能最好用矩形扩张器来扩张。相反，一个大的弧形旋转头皮瓣可能是最好的扩展与一个新月形或圆形扩张器。选择合适的扩张器应考虑到缺损的大小和供体皮瓣的可用性和位置。一个人应该总是认为，皮肤扩张后的皮肤重建比预期的要少，因为皮瓣和胶囊收缩，并选择一个更大的扩张器。选择膨胀器基本尺寸的一般准则是重建的面积的 2.5~3 倍[67]。Sasaki[68]在他的关于组织扩张的优秀文章中，提出了以下

扩张器的选择和扩张的一般准则：将扩张器填充到平面缺陷区域宽度的 2~2.5 倍，弯曲区域宽度的 2.5~3 倍（表 50.1）。一定要选择一个扩张器，它不仅有足够平面的底座尺寸，也需要足够的体积和高度，以使足够的扩展。对于一些缺陷，这意味着所需的扩张器要大于现有的周围组织。在这种情况下，可能需要的地方安放多个扩张器来弥补周围的缺陷和有多个扩张皮瓣可提前进入缺陷（见图 50.4，图 50.5）。

　　当选择适当的扩张器尺寸和形状时，进行第一阶段的重建以植入扩张器。外科医生应该仔细地勾画皮瓣，预定扩张器末端的位置和注射口。外科医生应该记住最终皮瓣需要在哪一个切口。还应该仔细地确定可能对皮瓣很重要的神经和血

表 50.1　扩张器选择和相关信息指南

部位	扩张皮瓣宽度 （cm）	扩张皮瓣推进距离 （cm）
头皮	12~16	最大到 8
前额	8~14	最大到 7
面中部	10~14	最大到 7
耳	4~8	最大到 4
颈部	12~16	最大到 8

来源：　数据来源 Saski GH. Tissue expanders and general guidelines for tissue expansion technique. In: Tissue Expansion in Reconstructive and Aesthetic Surgery. St. Louis: CV Mosby; 1998. 获得授权。

管结构，这样它们不会因扩张器的放置或皮瓣的抬高而受损。切口应尽可能轻，尽量远离扩张器，以尽量减少伤口裂开和扩张器外露的危险。放置扩展器的深度取决于要扩展的区域。在头皮上，最常见的部位是头皮和颅骨外膜之间。皮下组织放置太浅会损伤毛囊，导致脱发。在前额，扩张器也放置在前额和骨膜顶部。在脸颊和颈部，膨胀机通常放置在皮下平面以避免损伤面神经，但SMAS 下（颈阔肌下）位置可能是在患者的皮肤上覆有一个可疑的血管作为 SMAS 下皮瓣更加稳健的考虑。标准整容和颈部切口可用于访问。

对于扩张器放置的腔隙必须进行广泛的分离，腔隙必须足够大，从而使扩张器能够完全展开不会发生折叠或者弯曲，并且应选择合适的注射壶的位置，大多数的扩张器连接一个固定长度的注射壶，也可以按照外科医生的需要缩短注射壶连接管的长度。在放置扩张器的切口深层进行缝合，从而减少扩张器早期扩张时切口裂开的风险。在放置扩张器的时候，可以在扩张器内注入少量液体，从而有助于消灭死腔，有助于减少皮下积液及血肿的发生。但注意不应该增加切口的张力。通常情况下，应在扩张器置入 2~3 周后进行扩张器的连续注水扩张。

通过注射壶注射无菌生理盐水进行扩张器扩张，通常是 1 周 1 次，偶尔 1 周 2 次。注射量的多少通常取决于扩张器的大小、扩张的阶段、注射时患者的感觉以及扩张组织的耐受性。在皮肤敏感和疼痛的地方，以及那些皮肤较薄、更容易发生破裂和扩张的部位，皮肤的扩张应更慢一些。用（23~25G）针头注射，大多数注射壶上有一个凸起的可以触摸的注射环，即使在头皮等皮肤较厚的部位也能够较为容易地触摸出来（见图 50.8）。如果盐水不慎注入周围组织而不是通过注射壶进入扩张器，应该让盐水逐渐吸收并且没有发生感染时再继续注水。一般持续注水，并且观察扩张器表面的皮肤，注水后扩张器变硬或者出现不舒服时停止。如果皮肤变得苍白很长时间不能恢复时，应抽出少量注入扩张器的盐水减轻

压力。大多数情况下需要 4~6 周的时间才能使扩张器完全充满，但有时也需要好几个月的时间。扩张器扩张时需要密切观察患者对于扩张器的反应和扩张器表面扩张组织的情况。可以给予患者少量的镇痛药从而提高扩张器扩张时患者的舒适度。一般来说扩张器表面周长的长度减去扩张器基底的长度就是扩张器扩张后可以推进覆盖创面的宽度[52]。为了保证扩张器取出后能够完全覆盖创面，通畅需要超量扩张。

在扩张皮瓣之前，过度快速扩张可能有利于提供一些皮瓣的快速扩张，帮助皮瓣本身的提升，也许有助于破坏扩张器周围的一些纤维。有些专家提倡在皮瓣抬高时切除部分或全部包膜，尽管这样可能会使皮瓣失去部分血液供应。囊袋切除术的优点是可以减少皮瓣的体积，减少皮瓣挛缩。这可能是特别关键的耳郭或鼻重建期间，任何挛缩严重影响最终的结果。由于有这些担心，Burget 和 Menick[69]建议不使用前额旁正中皮瓣用于鼻再造的扩张。相反，他们主张采用未扩张的额部皮瓣进行全鼻即刻重建，皮瓣缺损二期进行修复。最近一项研究报道了应用多孔聚乙烯联合不需要扩张的皮肤及颞筋膜瓣进行耳再造术后成功的案例[56]。尚需更多的临床经验去验证这些结果。

快速术中扩张

在术中，皮瓣被提升和扩大，同时可以利用一个大的尿管球囊或商业设计的术中扩张器。Sasaki[70]提供扩张器与术中扩张指南（表 50.2）。设计了扩张范围后，进行了循环扩张气囊直到组织苍白。扩张一般保持 3 分钟，然后注水停止，组织被允许休息几分钟再灌注。然后循环重复两次，此时皮瓣转移，供体部位关闭。希望使用该技术的外科医生必须对使用这种技术可获得多少额外的组织有切实的估计。一些学者认为，有很多的迅速扩大组织立即向后伸展，这可能会限制这项技术[19]。偶尔，这项技术可能对

关闭邻近供区皮瓣时而不是扩张皮瓣本身时更有用（图 50.10）。

表 50.2　术中扩张增加长度

部位	通过组织扩张获得平均长度（cm）
头皮	1.0~1.5
前额	1.0~2.5
鼻背上半区	1.0~1.5
鼻尖	0.5~0.75
面中部	1.0~2.5
颈部	1.0~2.5

来源：数据来源 Saski GH. Intraoperative tissue expansion as immediate reconstructive technique. In: Tissue Expansion in Reconstructive and Aesthetic Surgery. St. Louis: CV Mosby; 1998. 获得授权。

并发症

　　组织扩张可使面部组织承受重要的机械和生物应力。因此，应谨慎使用这些技术，并密切观察临床情况。10%~15% 的患者可能会出现并发症[71]；然而，即使膨胀器相关的问题发生时，大多数情况下也可以进行扩展和重构。最常见的并发症是扩张气囊的暴露或挤压（图 50.11）。通常扩张器外露发生在皮肤薄弱的部位，特别是受射线照射的皮肤。如果在扩张早期发生扩张器外露需要尽早取出扩张器，并且终止扩张过程。如果发生在接近扩张过程结束的时候，可以超量扩张或者缩短扩张周期。

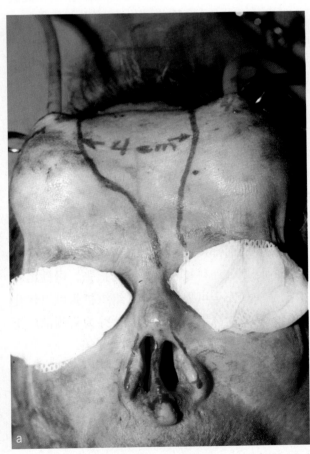
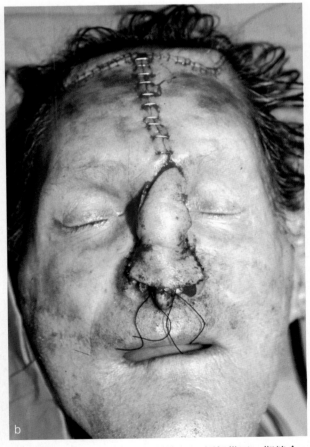

图 50.10　术中快速扩张。a. 额部两侧扩张利于额正中皮瓣切取修复鼻缺损后的供区创面缝合；b. 额部供区一期缝合

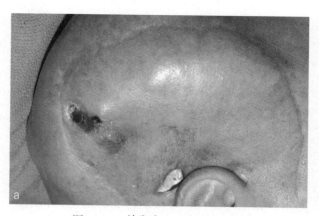
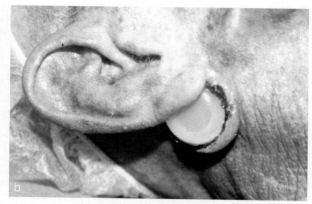

图 50.11　并发症。a. 头皮经放射治疗后扩张器后部外露；b. 有吸烟史患者的耳垂后注射壶外露

破裂通常是发生在皮肤厚度薄的区域，如在乳突区域，在面部和颈部。缓慢、谨慎的扩张可能会降低这种风险，谨慎的临床判断是必要的。感染扩张器周围的头部和颈部是不寻常的，是最常见的在耳朵或头皮。同样，如果感染发生早，可能需要切除扩张器。如果适当的抗生素治疗控制感染充分，扩展过程可能继续完成，虽然有些延迟。在扩张器扩张过程中要小心无菌技术，尽量减少感染的风险。在扩张过程中是罕见的，是最有可能过快或过度扩张器扩张技术结果的头部和颈部皮瓣缺血坏死。造成这一灾难性并发症的危险因素包括吸烟史、糖尿病、广泛瘢痕和以前的照射史。扩张器的实际故障是相当罕见的，而且更可能是由于恶劣的充气技术造成的。大多数注射壶非常耐用并且防止渗漏发生，但主气球本身是容易受到伤害，针穿刺或其他穿透性损伤。为了使气球本身的风险降到最低，注射口应该远离气球。神经性失用症在扩张过程中是不寻常的，通常是暂时的。神经在面对风险或额颞下颌支与面神经的耳大神经在颈部。在整容和其他面部手术中，这些神经的位置应该仔细识别和避免。

未来的发展方向

组织扩张的基本技术和适应证已被广泛接受。最近的研究一直致力于进一步阐明扩张的生理和提高技术。内镜微创技术已被描述应用于扩张器的植入[72, 73]。不同的作者试图加强和促进扩张过程的药物[74, 75]。自充气式渗透扩张器最近也被描述，不需要痛苦注水来扩张[76]利用扩张器来代替结膜的眼睑重建的新方法最近也被描述过[77, 78]。这些和其他将来的新发展可能会扩大在面部重建组织扩张中的应用。

小　结

组织扩张术在头颈部重建中已成为一种被广泛接受和有价值的辅助技术。当不能直接闭合缺损或常规的面部皮瓣不足时，应考虑扩张。随着周密的计划、外科技术和适当的扩张，慢性组织扩张是一种安全可靠的技术。组织扩张可以优化传统的局部、区域和游离皮瓣，并为头颈部广泛缺损提供坚固而合适的组织。

参考文献

1. Neumann CG. The expansion of an area of skin by progressive distention of a subcutaneous balloon. Plast Reconstr Surg 1957;19:124

2. Austed ED, Rose GL. A self-inflating tissue expander. Plast Reconstr Surg 1982;70:588

3. Radovan C. Adjacent flap development using expandable silastic implants. Paper presented at: Annual Meeting of the American Society of Plastic and Reconstructive Surgery; September 1976; Boston

4. Radovan C. Tissue expansion in soft tissue reconstruction. Plast Reconstr Surg 1984;74:482

5. Austed ED. Evolution of the concept of tissue expansion. Facial Plast Surg 1988;5:277

6. Malata CM, Williams NW, Sharpe DJ. Tissue expansion: clinical applications. J Wound Care 1995;4:37

7. Cunha MS, Nakamoto HA, Herson MR, Faes JC, Gemperli R, Ferreira MC. Tissue-expander complications in plastic surgery: a 10-year experience. Rev Hosp Clin Fac Med Sao Paulo 2002;57:93

8. Bauer BS, Few JW, Chavez CD, Galiano RD. The role of tissue expansion in the management of the large congenital pigmented nevi of the forehead in the pediatric patient. Plast Reconstr Surg 2001;107:668

9. Hoffmann JF. Tissue expansion in the head and neck. Facial Plast Surg Clin North Am 2005;13:315

10. Hudson DA, Grob M. Optimizing results with tissue expansion: 10 simple rules for successful tissue expander insertion. Burns 2005;31:1

11. Rivera R, LoGiudice J, Gosain AK. Tissue expansion in pediatric patients. Clin Plast Surg 2005;32:35

12. LoGiudice J, Gosain AK. Pediatric tissue expansion: indications and complications. J Craniofac Surg 2003;14:866

13. Austed ED, Pasyk KA, McClatchey KD, et al. Histomorphologic evaluation of the guinea pig skin and soft tissue after controlled expansion. Plast Reconstr Surg 1982;70:704

14. Pasyk KA, Argenta LC, Hassett C. Quantitative analysis of the thickness of human skin and subcutaneous tissue following controlled expansion with a silicone implant. Plast Reconstr Surg 1988;81:516

15. Belkoff SM, Naylor EC, Walshau R, et al. Effects of subcutaneous expansion on the mechanical properties of porcine skin. J Surg Res 1995;58:117

16. Guida RA, Cohen JI, Cook TA, et al. Assessment of survival and microscopic changes in porcine skin flaps undergoing immediate intraoperative tissue expansion. Otolaryngol Head Neck Surg 1993;109:926

17. Preyer S. Skin expansion and skin growth: molecular proof of collagen synthesis in long-term expansion. HNO 1996; 44:117

18. DeFilippo RE, Atala A. Stretch and growth: the molecular and physiologic influences of tissue expansion. Plast Reconstr Surg 2002;109:2450

19. Machida BK, Liu-Shindo M, Sasaki GH, et al. Immediate versus chronic tissue expansion. Ann Plast Surg 1991;26:227

20. Suegert R, Weerda H, Hoffman S, Mohadjer C. Clinical and experimental evaluation of intermittent intraoperative short-term expansion. Plast Reconstr Surg 1993;92:248

21. Wee SS, Logan SE, Mustoe TA. Continuous versus intraoperative expansion in a pig model. Plast Reconstr Surg 1992;90:808

22. Johnson TM, Lowe L, Brown MD, et al. Histology and physiology of tissue expansion. J Dermatol Surg Oncol 1993; 19:1074

23. Austed ED, Thomas SB, Pasyk KA. Tissue expansion: dividend or loan? Plast Reconstr Surg 1986;78:63

24. Pasyk KA, Argenta LC, Austed LC. Histology of human expanded tissue. Clin Plast Surg 1987;14:435

25. Sasaki GH. Reactive patterns and dysfunctional changes in expanded tissue. In: Tissue Expansion in Reconstructive and Aesthetic Surgery. St. Louis: Mosby; 1998:40

26. Cherry GW, Austed ED, Pasyk KA. Increased survival in the vascularity of random pattern skin flaps elevated in controlled, expanded skin. Plast Reconstr Surg 1983;72:68

27. Baker DE, Dedrick DK, Burney RE, et al. Resistance of rapidly expanded random skin flaps to bacterial infection. J Trauma 1987;27:1061

28. Hong C, Stark GB, Futrell W. Elongation of axial blood vessels with a tissue expander. Clin Plast Surg 1987;14:465

29. Saxby PJ. Survival of island flaps after tissue expansion in a pig model. Plast Reconstr Surg 1988;81:30

30. Burget GC, Menick FJ. Subtotal and total nasal reconstruction. In: Aesthetic Reconstruction of the Nose. St. Louis: Mosby; 1994

31. Morris SF, Pang CY, Mahoney J, et al. Effect of capsulectomy on the hemodynamics and viability of a random pattern skin flaps raised on expanded skin in the pig. Plast Reconstr Surg 1989;84:323

32. Kim BJ, Lee Y. Use of scar and capsule for preventing contour deformity after applying tissue expansion in patients with scar. J Craniofac Surg 2014;25:151.

33. Sasaki GH. Reaction patterns and dysfunctional changes in expanded tissue. In: Tissue Expansion in Reconstructive and Aesthetic Surgery. St. Louis: Mosby; 1998:35-37

34. Milner RH, Wilkins PR. The recovery of peripheral nerves following tissue expansion. J Hand Surg [Br] 1992;17:78

35. Martini DV, Har-El G, McKee J, et al. Rapid intraoperative facial nerve expansion. Otolaryngol Head Neck Surg 1996;114:605

36. Sasaki GH. Intraoperative sustained limited expansion as an immediate reconstructive technique. Clin Plast Surg 1987; 14:563

37. Zhu Y, Luo J, Barker J, Hochberg J, Cilento E, Reilly F. Identification of genes induced by rapid intraoperative tissue expansion in mouse skin. Arch Dermatol Res 2002;293:560

38. Shapiro AL, Hochman M, Thomas JR, Braham G. Effects of intraoperative tissue expansion and skin flaps on wound closing tension. Arch Otolaryngol Head Neck Surg 1996; 122:1107

39. Mackay DR, Saggers GC, Kotval W, et al. Stretching skin: undermining is a more important than intraoperative tissue expansion. Plast Reconstr Surg 1990;86:722

40. Siegert R, Weerda H, Hoffman S, et al. Clinical and experimental evaluation of intermittent intraoperative short-term expansion. Plast Reconstr Surg 1993;92:248

41. Wee SS, Logan SE, Mustoe TA. Continuous versus intraoperative tissue expansion in the pig model. Plast Reconstr Surg 1992;90:808

42. Chandawarkar RY, Cervino AL, Pennington GA. Intraoperative acute tissue expansion revisited: a valuable tool for challenging skin defects. Dermatol Surg 2003;29:834

43. Zeng YJ, Xu CQ, Yang J, Sun GC, Xu XH. Biomechanical comparison between conventional and rapid expansion of skin. Br J Plast Surg 2003;56:660

44. Bonaparte JP, Corsten MJ, Odell M et al. Management of the radial forearm free flap donor site using a topically applied tissue expansion device. Oral Surg Oral Med Oral Pathol Oral Radiol 2013;116:28

45. Chung J, Bonaparte JP, Odell M, Corsten MJ. The effect of topically applied tissue expanders or radial forearm skin pliability: a prospective self-controlled study. J Otolaryngol Head Neck Surg 2014;43:8

46. O'Reilly AG, Schmitt WR, Roenigk RK, et al. Closure of scalp and forehead defects using external tissue expander. Arch Facial Plast Surg 2012;14:419

47. Manders EK, Graham WP, Scheiden MJ, et al. Skin expansion to eliminate large scalp defects. Ann Plast Surg 1984;12:305

48. Earnest LM, Byrne PJ. Scalp reconstruction. Facial Plast Surg Clin North Am 2005;13:345

49. Azzolini A, Riberti C, Cavalca D. Skin expansion in head and neck reconstruction. Plast Reconstr Surg 1992;90:799

50. Konior RJ, Kridel RWH. Tissue expansion in scalp surgery. Facial Plast Surg Clin North Am 1994;2:203

51. Kolasinski J, Kolenda M. Algorithm of hair restoration surgery in children. Plast Reconstr Surg 2003;112:412

52. Mangubat EA. Scalp repair using tissue expanders. Facial Plast Surg Clin N Amer 2013;21:487.

53. Bauer BS. The role of tissue expansion and reconstruction of the ear. Clin Plast Surg 1990;17:3129

54. Brent B. Auricular repair with autogenous rib cartilage grafts: 2 decades of experience with 600 cases. Plast Reconstr Surg 1992; 90:355

55. Zim SA. Microtia reconstruction: an update. Curr Opin Otolaryngol Head Neck Surg 2003;11:275

56. Kludt NA, Vu H. Auricular reconstruction with prolonged tissue expansion and porous polyethylene implants. Ann Plast Surg 2014;72:S14

57. Baker SR, Swanson NA. Reconstruction of major facial defects following surgical management of skin cancer: the role of tissue expansion. J Dermatol Surg Oncol 1994;20:133

58. Bauer BS, Vicari F. Approach to excisions of congenital giant pigmented nevi in infancy and early childhood. Plast Reconstr Surg 1988;82:1012

59. Bauer BS, Corcoran J. Treatment of large and giant nevi. Clin Plast Surg 2005;32:11

60. Goodman CM, Miller R, Patrick CW, et al. Radiotherapy: effects on expanded skin. Plast Reconstr Surg 2002;110:1080

61. Romo T, Jablonski RD, Shapiro AJ, McCormick SA. Long-term nasal mucosal tissue expansion use in repair of large nasoseptal perforations. Arch Otolaryngol Head Neck Surg 1995; 121:327

62. Forte V, Middleton WG, Briant TD. Expansion of myocutaneous flaps. Arch Otolaryngol Head Neck Surg 1985;111:371

63. Masser WR. Pre-expanded radial free flap. Plast Reconstr Surg 1990; 86:295

64. Russell RC, Khouri RK, Upton J, et al. The expanded scapular flap. Plast Reconstr Surg 1996;96:884

65. Acarturk TO, Glaser DP, Newton ED. Reconstruction of difficult wounds with tissue expanded free flaps. Ann Plast Surg 2004;52:493

66. Ninlovic M, Moser-Rumer A, Spanio S, Rainer C, Gurunluoglu R. Anterior neck reconstruction with pre-expanded free groin and scapular flaps. Plast Reconstr Surg 2004;113:61

67. Swenson RW. Tissue expansion. In: Papel ID, Nacklas ND, eds. Facial Plastic and Reconstructive Surgery. St. Louis: Mosby-Year Book; 1991:61

68. Sasaki GH. Tissue expanders and general guidelines for tissue expansion technique. In: Tissue Expansion in Reconstructive and Aesthetic Surgery. St. Louis: Mosby; 1998:11–14

69. Burget GC, Menick FJ. The paramedian forehead flap. In: Aesthetic Reconstruction of the Nose. St. Louis: Mosby; 1994:65

70. Sasaki GH. Intraoperative expansion as an immediate reconstructive technique. In: Tissue Expansion and Reconstructive and Aesthetic Surgery. St. Louis: Mosby; 1998:248

71. Patel PA, Elhadi HM, Kitzmiller WJ et al. Tissue expander complications in the pediatric burn patient: a 10-year follow-up. Ann Plast Surg 2014;72:150

72. Shabaro VI, Moroz VY, Starkov YG, Strekalovsky VP. First experience of endoscopic implantation of tissue expanders and plastic and reconstructive surgery. Surg Endosc 2004; 18:513

73. As'adi K, Saleh SH, Shoar S et al.Emdoscopic-assisted neck tissue expansion in reconstruction of facial burn injuries. J Craniofac Surg 2014;25:455

74. Tang Y, Luan J, Zhang X. Acceleration of tissue expansion by application of topical papaverine and cream. Plast Reconstr Surg 2004;114:1166

75. Copcu E, Sivrioglu N, Sisman N, Aktas A, Oztan Y. Enhancement of tissue expansion by calcium channel blocker: a preliminary study. World J Surg Oncol 2003;9:19

76. Ronert MA, Hofheinz H, Manassa E, Asgarouladi H, Olbrisch RR. The beginning of an era in tissue expansion: self-filling osmotic tissue expander—4-year clinical experience. Plast Reconstr Surg 2004;114:1025

77. Margulis A, Amar D, Billig A, Adler N. Periorbital reconstruction with the expanded pedicled forehead flap. Ann Plast Surg 2015;74(3):313–317

78. Gu Y, Guo X, Wang T et al. Reconstruction of total upper eyelid with prefabricated capsule-lined advancement flaps. J Craniofac Surg 2013;24:1038

51 游离皮瓣及局部皮瓣在面颈部重建中的应用

作者：Peter C. Revenaugh，Taha Z. Shipchandler，Brian B. Burkey
翻译：吴玉家　张文俊　审校：刘蔡钺

引　言

头颈部独特的形态与功能给重建外科医生提出了独特的挑战。通常，无论是创伤、先天畸形还是恶性肿瘤所导致的缺陷都可能是很复杂的。在这样一个关键区域，需要进行高水准重建，而周围局部组织量有限，这突显了各种局部或远位重建选择的必要性。本章充分概述和介绍了局部皮瓣和显微游离皮瓣在头颈部重建的应用。我们将要讨论的问题包括手术技巧、皮瓣观察及皮瓣移植失败后的处理等。我们将重点介绍一些最常用的皮瓣，并分别讨论每一个皮瓣的解剖、手术技巧及优缺点等。最后，本章总结了头颈部特定缺陷的重建。

术前评估和患者的选择

任何成功的手术都需要最佳的患者选择。一个周全的病史采集和体格检查可以识别患者游离皮瓣的相对禁忌证或选择局部皮瓣的优点。随着肿瘤根治术和皮瓣获取术联合术式的建立，游离皮瓣的手术时间已大大减少。然而，较差的心肺功能状态可能会阻碍长时间手术或使微血管手术风险提高。严重的外周血管疾病情况下可能要放弃对某些肢体皮瓣的选择，询问既往的手术史及可能的不利于皮瓣获取的外伤史是非常重要的。重要的是，无论是游离皮瓣还是局部皮瓣，任何潜在的供区都应彻底检查其可行性。影像检查可能有助于这样的评估。最终，决定在头、颈部重建中利用游离皮瓣还是局部皮瓣取决于外科医生的经验和患者的具体缺陷，以及患者的整体健康水平、个人意愿及社会支持系统。

局部皮瓣在头颈部重建中的应用

在微血管技术的兴起之前，带蒂的局部皮瓣在头颈部重建中起着主要作用。通常肌皮瓣或筋膜瓣作为头颈部供区的局部皮瓣，其基于一个知名的轴向血管供应，且不与缺陷部位相邻。20世纪70年代带蒂肌皮瓣的发展预示着头颈重建外科的新时代。这些皮瓣提供了良好的血运、可靠灵活的组织来重建各式各样的头颈部软组织缺损（表51.1）。

1896年汤西尼[1]首次报道了利用带蒂背阔肌肌皮瓣进行乳房再造。而直到1955年才有Owens[2]报道了肌皮瓣在头颈部的应用。相反，筋膜皮瓣和皮片移植在重建中大量应用。在1979年Ayrian[3]报道了胸大肌肌皮瓣在头颈部重建中的应用，这些最后才被推翻。局部皮瓣在头颈部重建中提供了一些优势，包括供区发病率低、获取快、可靠性高。下面我们着重介绍一些比较常用和有用的局部皮瓣。

胸大肌肌皮瓣

1968年，有人在前胸壁缺损修复中首次提出并描述了胸大肌肌皮瓣，但直到1979年才首次在头颈部重建中应用[3-5]。从此胸大肌肌皮瓣成为头颈部修复重建一个最常用、最可靠的皮瓣。它可以用于口腔、口咽部、面部和颈部缺损的修复重建。

胸大肌肌皮瓣可以很容易作为肌筋膜瓣或肌皮瓣被应用。众所周知，它在各种各样实例中是可靠的，它为一期手术提供了良好的组织量，如大血管覆盖、咽重建、瘘闭合及修补手术。此皮瓣的主要缺点是过于臃肿，这是由皮肤和肌肉之间存在的较多的脂肪组织所引起的。这可以通过剥离皮肤和皮下脂肪，并应用肌肉表面替代植皮的办法来解决。

表 51.1　局部皮瓣

局部皮瓣	主要供血动脉	常见用途
胸大肌肌皮瓣	胸肩峰胸肌支	口腔、口咽，面颈部缺损
胸锁乳突肌肌皮瓣	枕/甲状腺/甲状颈干	口腔表面置换术，衬里/保护咽部重建，保护大血管
颈阔肌肌皮瓣	面动脉颏下支或许多吻合支	口内，口咽，下咽缺损
背阔肌肌皮瓣	胸背动脉	口腔、口咽、脸、颈部缺陷；大血管保护
颞肌肌皮瓣	颞浅与颞深动脉	动态面部康复，面部强化；颊眶缺损
颏肌肌皮瓣	面动脉—颏下支	口腔，一些面部缺陷
锁骨上皮瓣	TCA 锁骨上分支	口腔、下面部，大血管保护、瘘、气管造口等伤口
面动脉的颊肌黏膜瓣	面动脉	口底、软硬腭、磨牙后三角区、鼻衬里

DSA. 肩胛背动脉；TCA. 颈横动脉

解剖

胸大肌呈扁平扇形，起源于锁骨内侧半的前表面、胸骨及第 1~6 肋骨肋软骨和腹外斜肌腱膜。止于肱骨二头肌沟。在其深面是胸小肌。蒂部血供有：从胸肩峰动脉分出的胸肌支、胸外侧动脉及从第 4 肋间穿出的胸廓内动脉穿支（图51.1）。

手术技术

胸肩峰动脉在锁骨的内侧 1/3 下方以直角发自腋动脉。因此，在患者胸前经肩峰（内侧1/3）到剑突划一连线即可代表胸大肌分支的走向。在乳头及胸骨之间沿这条线。理想状况是皮岛应避开胸三角皮瓣区域；因而，可以保留第二、三胸骨旁肋间穿支血管的完整。切口设计在皮岛的上外侧缘与腋窝之间。在女性患者中，皮岛设计必须考虑对乳房的影响尽可能降低到最低程度，皮岛到腋窝的切口选择在乳房下皱襞里[6]。

充分分离皮瓣内、外侧，暴露胸大肌外侧缘。一旦皮岛作为一个最小灵活组件位于肌肉之上，皮岛周围的切口宣布完成。当切开皮岛周围皮肤

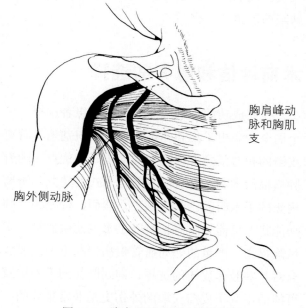

图 51.1　胸大肌肌皮瓣的血管解剖

胸肩峰动脉和胸肌支

胸外侧动脉

及掀起皮瓣时，应注意防止皮岛皮肤与其下方的肌肉撕脱分离。缝合固定可减少皮岛皮肤与深层肌肉撕脱的可能性。

然后将皮瓣下方的胸大肌从胸骨上分离下来，结扎胸骨旁穿支血管。然后在胸大肌和胸小肌之间的平面可见到血管蒂。沿胸小肌的外侧缘可有胸外侧血管供应，通常需要牺牲之以使皮瓣得到充分游离和旋转。另外，可通过缩窄覆盖于血管蒂上方的肌袖来增大旋转弧。

在颈部和胸壁之间形成一皮下隧道，肌皮瓣蒂经皮下隧道向上翻转180°从锁骨上方转移到受区。血管蒂在穿过隧道时必须确保其无扭曲、折叠或压迫等。皮瓣按照设计插入受区，供区则通过广泛分离两侧皮肤可一期闭合。

胸锁乳突肌肌皮瓣

胸锁乳突肌皮瓣首次报道于1955年[2]。然而，直到1980年胸锁乳突肌肌皮瓣的血液供应才真正搞清楚[7]。胸锁乳突肌的血液供应是通过三支：枕动脉、甲状腺上动脉和甲状颈干，分别提供上、中和下2/3肌肉的血供。因此，胸锁乳突肌肌皮瓣可设计成上、下蒂皮瓣。理想情况下，三套血管中应包括两套以确保血液供应的可靠性。该皮瓣适用于口腔、咽部的覆盖重建或作为衬里；从肿瘤学的角度切除或分离该肌皮瓣没有必要[8, 9]。

解　剖

胸锁乳突肌有两个起点：胸骨和锁骨内侧头。锁骨头和胸骨头向上汇合止于乳突。胸锁乳突肌的支配神经为副神经。

手术技巧

如果使用皮岛，这包括了大部分胸锁乳突肌，并且需要注意的是掀起皮瓣时不要与下面的肌肉分开。向下皮肤还可延伸到锁骨表面。肌皮瓣切取时分别切开皮肤、皮下组织及颈阔肌，切口线直达乳突。在掀起皮瓣时，下方的甲状颈干分支血管需牺牲了。理想情况是，最好保留甲状腺上

动脉的血供；然而，这可能会限制皮瓣的旋转弧度。切取下方血管为蒂的皮瓣方法是相似的，所不同的只是皮岛的中心设计在乳突尖部。在这种情况下，切断结扎的供血血管为枕动脉。无论是以上方或下方血管为蒂，胸锁乳突肌肌皮瓣切取后通过局部皮肤分离推进通常能将供区直接闭合。

颈阔肌肌皮瓣

颈阔肌肌皮瓣最早是1887年由Gersuny[10]描述了其应用在颊部全层缺损修复中。皮瓣向内旋转作为颊黏膜的衬里。1978年，Futrell等[11]首次报道了一系列应用颈阔肌肌皮瓣修复重建头颈部缺损的病例。该皮瓣最常用于口腔内缺损的重建，如颊黏膜和口底等部位，另外，有报道描述口咽和喉咽部缺损重建也可应用此皮瓣[11~13]。

该皮瓣由于具有暴露良好、切取方便、不臃肿、质地柔软、可一期完成手术、供区可直接缝合关闭、继发损害小等优点，使其在头颈部重建中是一个非常有吸引力的选择[12]。

解　剖

颈阔肌位于颈部浅筋膜层。颈阔肌起自胸廓上部，在颈部前面伸展至下颌骨边缘，止于口角外侧的颊部皮肤。面神经颈支支配该肌。颈阔肌的主要血供来自面动脉的分支颏下动脉。下方有颈横动脉浅支，内侧有甲状腺动脉，外侧有枕动脉和耳后动脉参与供血。

早期的报道曾质疑在颈淋巴结清扫术中结扎面动脉后其皮瓣血供的可靠性。但是，拥有完整颏下动脉远端的颌下腺（类似于颏下岛状皮瓣）是保证充足血液供应的必要条件[13]。双侧面动脉系统之间及和同侧颈内动脉、颈外动脉系统之间存在广泛的吻合。这些同侧和对侧的血液供应通过吻合支可逆向到达充盈近端已结扎的面动脉。该皮瓣静脉回流为垂直方向。通过增加皮瓣长度、减少皮瓣张力及防止其扭曲等以确保良好的静脉回流。在颈淋巴清扫术和放射治疗患者中应注意确保皮瓣使用前的血供充足[14]。

手术技巧

颈阔肌皮瓣最初设计成椭圆形，下边位于颈部下方。通常椭圆皮瓣的大小为 5 cm × 10 cm~ 7 cm × 14 cm[21]。如果采用标准的裙边瓣做颈淋巴清扫术，则该皮瓣下方切口线即可作为颈阔肌肌皮瓣的下缘。其下方切口全层切透皮肤和颈阔肌，而上切口线则仅切透皮肤。肌皮瓣皮岛上方的皮肤从颈阔肌浅层向上翻起直到下颌骨。在这一点上，像颈淋巴结清扫术是掀起皮瓣的暴露方式一样，经颈阔肌连同其上方的皮岛在颈阔肌下平面从下向上掀起至下颌骨。肿瘤切除及颈淋巴清扫术完成后，将颈阔肌肌皮瓣向上旋转 180° 到达缺损区固定。供区可通过游离上胸壁皮肤向上直接关闭切口。

背阔肌肌皮瓣

背阔肌皮瓣是最先被发现的肌皮瓣[1, 15]。该肌皮瓣的优点为组织供应量大、供区位置远离头颈部放射治疗区，能对颈淋巴结清扫术后的颈动脉提供有效保护。事实上，在头颈部的重建中，背阔肌肌皮瓣提供的组织量在临近软组织中是最多的。背阔肌肌皮瓣供区几乎无毛发生长，同胸大肌肌皮瓣相比，从美学角度来说，更易为一部分患者尤其女性所接受。

背阔肌肌皮瓣具有以下缺点：该皮瓣较为臃肿、切取时必须取侧卧位、切取增加了肩关节的不稳定性，而且肩关节活动将降低。特别是在合并有副神经损伤时尤为明显。切取背阔肌肌皮瓣时必须固定好同侧上臂的位置以防损伤臂丛神经。

解 剖

背阔肌形态扁平，起自胸、腰、骶椎，胸腰背筋膜、腹外斜肌腱膜和髂嵴，止于肱骨粗隆间沟。肩胛下动脉起自腋动脉，其终末支胸背动脉轴向供养背阔肌（图 51.2）。

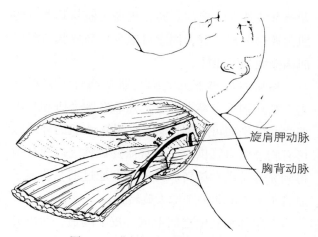

图 51.2　背阔肌肌皮瓣的血管解剖

旋肩胛动脉

胸背动脉

手术技巧

患者取侧卧位，根据缺损大小在背阔肌对应的上方皮肤设计皮岛范围。从皮岛上方至腋窝连线及围绕皮岛四周切开皮肤，暴露背阔肌[16]。向上掀起背阔肌时，可在背阔肌的前缘内侧看到血管蒂，继续向上将背阔肌同前锯肌分离，可看到胸背动脉发出的到前锯肌的分支血管，予以结扎切断，当分离到达旋肩胛血管平面时，背阔肌肌皮瓣已足以转移到达头颈部的大部分区域。将背阔肌从肱骨止点和脊椎上分离时注意保护血管蒂不被损伤。肌皮瓣游离完成后通过颈部和腋窝间的皮下隧道向上转移到颈部受区。为防止肌皮瓣蒂部受压，术后数天内可将上肢外展抬高。如果皮岛宽度小于 10 cm，供区常可直接闭合，否则需植皮以闭合肌皮瓣切取后的继发创面。

颞肌瓣

首次应用颞肌肌瓣在 1898 年，当时将该肌瓣用于眶重建[17]。20 世纪 30 年代，该肌瓣第一次被用于面神经瘫痪的恢复治疗[18]。目前，颞肌肌腱转移更符合面部复原的解剖学特点，但颞肌瓣更适用于眼眶、侧颅底、颞下窝和面颊部的重建。但是，其较短的旋转弧和不能制成肌皮瓣的形式限制了颞肌瓣的使用。幸运的是，颞肌为植皮提供了很好的受体床。该瓣的另一缺点是颞肌肌瓣旋转转移后造成颞部凹陷畸形。这种畸形可利用多种异体材料或折叠的颞顶筋膜充填纠正。

解　剖

颞肌宽而薄，起自颅骨膜，斜向前下方穿过颧骨止于下颌骨的喙突。其血液供应来自上颌内动脉的分支颞深动脉和颞前动脉。颞肌与控制咀嚼的其他肌肉一起受三叉神经的下颌支支配。

手术技巧

手术切口呈正弦曲线或"Y"形，从上颞线向下达同侧耳轮。最好使切口线呈曲线，这样可使术后瘢痕不明显。有时需将切口在耳前向下延伸，但一般不超过耳屏平面。切口穿透颞顶筋膜（TPF），达到颞深筋膜。将两侧头皮瓣翻开，暴露深部的肌筋膜。在分离前方头皮瓣时必须注意面神经额支。神经常行走于颞浅筋膜或称之为颞顶筋膜之内。

从上颞线开始掀起肌瓣，将颅骨膜和深筋膜的连接切断后，可用骨膜剥离子钝性将颞肌从颅骨上分离出来。从上向下方颧弓和肌肉止点喙突方向剥离颞肌。当分离到颧弓平面时须注意避免其深部颞肌血管的损伤。将颧弓截断或眶外侧截骨的方法（颞肌瓣用于眶内填充时）均可延长旋转弧便于肌瓣转移到受区。掀起颞肌瓣时还可根据需要调整其大小，无论是整个颞肌瓣还是一条形肌瓣均可按需使用。

必须谨慎的是，如在颞区已进行过放射治疗的患者同时切取颞肌瓣和颞顶筋膜瓣时，由于颞浅动静脉随颞顶筋膜转移，剩下的皮肤将因此不能成活。

颏下皮瓣

首先由 Martin 等[19]描述了颏下皮瓣可以为面部、口腔，甚至上颌骨缺损重建提供一个选择。皮瓣可以作为筋膜、肌、甚至骨膜瓣切取[16]。其优点包括组织薄、柔韧、血液供应可靠、供区较近、且供区继发的损伤小。缺点是放疗后的供体可靠性差，并发颈淋巴结清扫，皮瓣蒂长度有限，在口腔恶性肿瘤中存在潜在的邻近淋巴结[20]。

解　剖

根据颏下动静脉可以将皮瓣设计为 16 cm×9 cm。在下颌下腺深面颏下动脉起自面动脉，发出的穿支分布在皮肤内外侧[21]。颏下动脉有5~6 cm 长。

手术技巧

皮瓣上限位于颏部下颌缘颏下区内，下限由颏下可以捏起皮肤松紧程度决定。皮瓣切取后可以直接拉拢缝合。如果同时进行颈部淋巴结清扫，皮瓣的下缘应位于淋巴结清扫的边缘。皮瓣切取时应仔细解剖出颌下腺，颏下血管及面神经下颌缘支。在下颌缘皮瓣的上缘切开颈阔肌深面，通常包括下颌舌骨肌和一个二腹肌前腹作为蒂部从远端向近端掀起皮瓣。若要形成一个逆行皮瓣则需要从近端向远端掀起皮瓣包括颏下动静脉，蒂部需要包括二腹肌后腹扩展，结扎面动脉扁桃体支，从而形成逆行皮瓣[21]。

锁骨上皮瓣

1949 年 Kazanjian and Converse[22]描述了应用自由皮瓣来覆盖肩膀的缺陷；然而直到 1979年，Lamberty[23]才描述了更可靠的轴向设计的锁骨上皮瓣。锁骨上皮瓣提供了更薄、更柔韧的皮瓣或筋膜瓣，其可以用于侧颅底、颈部、下面部、或口腔，或理想状态下咽部或气管缺损。其优点包括与缺陷部位肤色极度匹配，以及可以方便、快捷的获取[24]。其主要缺点包括在前颈部切取所致的蒂部抵达困难及供区潜在损伤。

解　剖

锁骨上皮瓣是基于从甲状颈干颈横动脉的锁骨上分支。锁骨上动脉起自颈横动脉的 3~5 cm 处，在由锁骨、胸锁乳突肌和颈外静脉构成的锁骨三角内可以找到此动脉。依赖于次动脉皮岛可以切取为长 24 cm 和宽 8 cm。

手术技巧

超声多普勒有助于定位皮岛蒂中心的设计。可靠起见，皮岛设计可以沿三角肌在距离多普勒检测到的最远信号 5 cm 处切取。标记一旦做好后，将外周切口切开至筋膜层，完成了由远及近的切开。切开覆盖着三角肌和斜方肌的深筋膜，仅留骨膜在锁骨上[24]。一般情况下，锁骨上动脉可见的在筋膜下被保护。在锁骨上动脉延伸范围内可以追溯到其蒂部起源。蒂在颈外静脉和副神经同一平面上，所以在切开内侧时应谨慎。5~8 cm 宽度的皮瓣供区可一期缝合关闭。

面动脉颊肌黏膜瓣

1992 年，面动脉的颊肌黏膜瓣（FAMM）首次由 Pribaz[26] 提出。此皮瓣在黏膜重建中是非常有价值的，其为口底、软硬腭、磨牙后区、舌甚至鼻腔隧道衬里缺陷提供了较薄的皮瓣。其优势包括黏膜皮瓣不臃肿、切取获得可靠、能够到达口腔绝大多数的位置。缺点包括可获得的皮瓣大小有限，并与其他轴向皮瓣相比其部分坏死率稍高[27]。坏死的危险因素可能是前颈淋巴结清扫术或放射治疗。

解　剖

如前所述，FAMM 皮瓣基于面部动脉，其穿过颊间隙就在颊肌的深面。根据重建位置可顺着或逆着面动脉来设计一个下方或上方为蒂的皮瓣。上蒂在唇龈沟的水平，而下蒂皮瓣在下颌第三磨牙水平。通常，面静脉的分支被作为其静脉引流，尽管在颊丛中已有一个潜在的引流模式[29]。皮瓣的典型宽度被供区的闭合所限制，其宽度范围为 2~3 cm，最大长度不超过 8 cm[16]。

手术技巧

再次，一旦暴露颊黏膜，多普勒超声可以帮助识别面部动脉的走形。在 Atenson's 管后和口角前连线切开皮肤。无论从上方还是从下方，起初通过黏膜及其深面的肌肉切开找到面部动脉。然后皮瓣层次深入到颊动脉血管，结扎其侧支血管，并保护主干以确保其皮瓣蒂的连续性。如前所述，主要静脉并不容易辨认，在这种情况下，预留 2 cm 的软组织以保留皮瓣的静脉回流。如果小于 2.5~3 cm，供区可以直接关闭，否则借助颊脂垫皮瓣、无细胞真皮或厚皮移植来闭合。

综　述

头颈部手术治疗和重建的目标是生存、功能的保留和恢复及恢复正常的外观。理想的情况应是切除及重建手术一期完成。为了这个目的，肌皮瓣具有可靠性好、组织容量大、可一期完成手术等优点。每一部位肌皮瓣有各自的特点，适合修复不同的缺损。治疗时需考虑的因素有：缺损的整个范围，组织瓣的厚度、柔软性、血管蒂的长度、切取的难易程度及供区的继发性损害等。

肌皮瓣既有许多优点也有缺点。手术失败的最常见原因是肌皮瓣切取及转移中技术不熟练及失误造成。并发症包括肌皮瓣部分或全部坏死、伤口缝线裂开、瘘、伤口感染、血肿和血清肿形成等。这些并发症可发生在供区或受区或供受区。在肌皮瓣掀起、转移及在受区固定过程中，尽可能减少对组织的创伤将有助于降低并发症的发生率。另外，最重要的是确保组织瓣蒂部不受压或扭曲。任何时候，设计时必须避免组织过多造成的臃肿及任何张力的形成。

显微游离皮瓣的发展大大增加了修复的手段，但不可能完全替代带蒂肌皮瓣。带蒂皮瓣仍是一个可靠、便捷的修复方法，且对于在头颈部重建部位来说，其技术要求较低。

显微皮瓣在头颈部重建中的应用

显微血管游离组织移植无疑是头颈部缺损复杂外科重建的重要突破之一。目前，它被认为是许多类型重建的金标准。虽然在过去的20年中，显微血管皮瓣成活率大幅度增加，但过程仍然很复杂，需要较高水平的技术培训。

手术技巧

要取得游离组织移植手术的成功，显微外科医师必须对手术的全程进行谨慎细致的操作，确保从皮瓣的切取、血管的吻合前准备、血管吻合到最后皮瓣转入受区等均精确无误。

我们简要介绍了一些需要考虑的问题，其次是对一些头部和颈部重建中最常用的游离皮瓣的总结。

皮瓣切取

成功、高效地切取皮瓣的关键是要求熟悉所切取皮瓣的解剖结构及皮瓣的切取层次。手术医师在皮瓣切取过程中，必须注意血管蒂位置并加以保护使之不受任何损伤。不要在靠近蒂部使用单极电凝。当血管蒂分离达到一定长度而足够移植之用时即可切断皮瓣血管蒂，将皮瓣转到准备桌上进行血管的修整准备工作。显微镊子、直形和弯形的显微剪、小血管扩张器、弯型持针钳为吻合血管的组织转移所必需，以确保轻柔地对血管进行操作（图51.3）。操作时必须避免直接钳夹血管内膜，因为内膜撕裂导致暴露内皮下膜，具有很高的血栓形成的风险[30]。

手术常可在手术显微镜放大（4~16倍）及显微镜光源照明下进行，有些医师使用高倍的手术放大镜也能取得同样的效果[31]。在此，外科医师用肝素生理盐水冲洗灌注皮瓣以去除皮瓣及血管蒂内的血液和形成血栓的起始因子。

在距离动脉远端2~3 cm处去除其外膜疏松层以供吻合。血管蒂中的动脉和静脉亦需互相分开，这样有利于血管吻合时的操作及保证血管位置及走向的合理性，使吻合时无张力。血管扩张器和肝素盐水用来轻轻扩张动脉和静脉。

血管吻合

在颈部受区血管进行类似的外膜剥除后，可以开始血管吻合。通常情况下，动脉吻合采用端—端吻合法，静脉则可采用端—端或端—侧吻合的方式。当有多条血管可供选择时，选择合适口径及大小的血管进行吻合十分重要，同时供吻合的血管必须要有活跃的出血。如果管径大小超过2：1时，可将口径较小的血管修剪成"鱼嘴"形以缩小与大口径血管的差距，或采用不等针距的方式以确保对合正确。对于血管口径相差过于

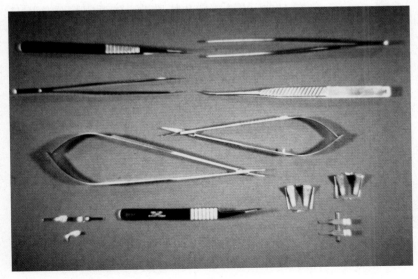

图51.3　基本显微血管外科手术器械，包括直型和弯型 显微剪、显微镊、直角钳、血管扩张器、血管夹、血管对合固定支架等

巨大的血管吻合，可以采用端—侧吻合的方式（图51.4）[32]。绝大多数显微外科医师更乐于将供区静脉通过端—侧吻合的方式同颈内静脉连接；将端侧吻合与端—端吻合进行比较，发现在血栓形成方面，两者并无统计学上的明显差别[33]。

常规的血管吻合常用9-0或更细的尼龙线行间断缝合，但是采用连续缝合也能取得相同的血管通畅率[34]。动静脉夹通用用于端—端吻合，而端侧吻合通常是手法吻合完成。也有其他作者在头颈部游离组织移植术中试用了血管吻合器，发现这些血管吻合器是完全有效的，与手法吻合相比，血管内血栓形成的概率与手法吻合相当[35]。血管吻合器的优点是缩短了手术时间及当暴露不良时也能进行血管吻合操作。目前，建议套环血管吻合器仅用于静脉的吻合。

血管几何学

血管几何学指的是吻合血管的走向。尽管这问题看似简单，但有时皮瓣移植成功与否就取决于血管蒂的位置和方向。血管蒂吻合必须在无张力状态，且有足够的血管蒂长度以防止血管蒂因突然转向屈曲而形成血管蒂的扭曲和导致吻合处血管的形成。切开二腹肌后腹，360°充分剥离颈内静脉周围组织，切断胸锁乳突肌，在其供应血管如面动脉或颈外动脉下仔细切开，暴露舌下神经，可以消除过大的张力。最好将血管吻合口置于颈部深部组织包裹中，而避免将吻合口直接置于皮下较浅表部位。当进行骨皮瓣复合移植时，如将血管蒂直接置于骨片段下方或上方，则有可能因为隧道过紧或外来压力将血管蒂压向骨面而对血管蒂过度挤造成危险，对此要有足够的预计。在修复重建的每一步，手术医师要经常检查血管蒂的位置及外力对其可能产生的影响，手术中对具体细节的把握十分重要，有时在必需的地方简单的一针固定常是手术成功的重要保证。在关闭之前，应确认血管走形和血流状态最佳。

皮瓣观察

通过可靠的皮瓣观察来早期发现缺血或静脉栓塞是成功显微血管游离组织转移的关键。在手术室，血管吻合后立即开始监测血管灌注。在这种情况下，绝大部分手术医师通过直接检查皮瓣的方法来观察其血运。这项检查包括观察皮瓣切缘有出血，皮岛上皮肤毛细血管再充盈反应存在、皮瓣温暖、血管超声多普勒信号存在。

当皮瓣转移到受区手术完成后，不同医师、不同部位及类型的皮瓣其观察方法有时会不同。一项理想的监测技术应该是既安全、又经济有效，有100%的敏感性和特异性，能重复操作使用且具有非侵袭性特点，同时又易为护士和内科医师等所掌握，可记录血管的连续动态变化[36]。大量关于监测设备的文献报道证实，这样的一个理想技术还没有出现。其评判皮瓣血流情况的技术从对移植组织中某一部分的观察到皮瓣下埋藏植入式多普勒超声，从手持式多普勒超声[37，38]到激光多普勒[39]来监测血流灌注[40]，以及通过氧分压或近红外光谱监测组织灌注[41]。

尽管所有上述技术，评估皮瓣血运最直接、最可靠的方法的仍然是对末梢循环的临床评判。这可以通过对皮瓣毛细血管再充盈，皮肤温度，

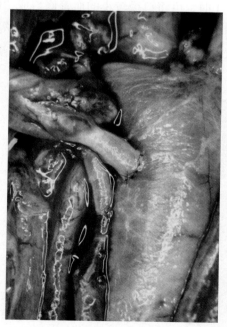

图51.4 上臂外侧皮瓣血管吻合，动脉行端—端吻合，静脉行端—侧吻合（和颈内静脉吻合）

皮肤颜色和膨隆的评估来确认，如果条件允许，用 20 号针刺扎皮瓣，拔针后皮瓣有鲜血流出。有时也通过皮瓣组织中某一特定部分的多普勒超声信号来评估动脉和静脉流量。每个机构和外科医生都有自己的规范，虽然经典的监测方案包括术后第一个 24~48 小时，每小时一次的临床评估。其次如果手术时间较长，则需要进行一些较少见的评估。如果有任何临床情况异常，则通知外科医生立即重复检查。

皮瓣血供正常的表现为皮瓣呈粉红色、手感温暖、毛细血管再充盈时间在 3 秒以内及针刺扎皮瓣后 5~20 秒内有鲜红色出血。动脉供血不足时表现为手感冷，皮肤呈苍白，毛细血管再充盈时间延长致 5 秒以上，皮瓣针刺试验出血迟缓或没有出血。静脉危象的特征为皮肤肿胀、毛细血管再充盈时间大大缩短，针刺检查时在 20 号针拔除后即刻有黑色血液流出。上述患者应在全身麻醉下即刻皮瓣探查时被发现。在发生术后血肿时，患者应及时返回手术室。在此期间，伤口应在床边打开，立即缓解来自蒂部的压力。据说，感染伤口创面有静脉血栓形成的风险；因此，大多数外科医生青睐于返回手术室对所有出现脓液的患者进行手术冲洗或引流。

重要的是要遵循一丝不苟的外科技术并熟悉常见游离组织瓣的各种手术供区，以避免供区并发症。供区的护理超出本章的范围，但应在所有情况下都应得到适当遵守。

皮瓣危象

目前显微游离组织移植的成功率在 95%~98%[42]。由血管内血栓形成所造成的皮瓣危象常发生在术后的早期。静脉血栓最常见，占皮瓣失败的 50%。动脉血栓形成占皮瓣失败的 20%，往往发生在吻合术后的 24 小时内。皮瓣移植失败常与不适当的术前规划、皮瓣切取、或存在微血管并发症，或患者为易栓状态等因素有关。理想情况下，游离组织移植应优化血管走向，尽可能避免静脉移植，除非有必要。其他影响皮瓣成活的重要因素包括精准的皮瓣切取、适当的血管走

向、血管吻合及术后周密的皮瓣监测等[43, 44]。

挽救皮瓣危象取决于正确判断造成危象的原因以及及时干预纠正。我们的目标是尽可能缩短移植组织缺血的时间，以避免"不复流现象"，因为长期缺血导致不可逆的内皮损伤[45]。一旦发生缺血损伤，血管将呈现弥散性的栓塞状态。此时尽管大血管重新获得再灌注，微循环的损害已不能纠正，血栓形成是永久性的。从皮瓣缺血到发生不复流现象的确切时间目前仍不清楚，因此显微外科医师必须依赖于问题的早期诊断及快速纠正来防止皮瓣移植失败。早期发现皮瓣危象后的成功救治率在 70%~100%[44, 45]。

抗凝和抗血小板药物通常用于预防血栓形成，但目前还没有达成最佳治疗方案的共识[46]。我们首选阿司匹林和皮下肝素，在手术当天开始使用阿司匹林，持续 1 个月，肝素在住院期间维持应用。

这里对头颈部重建中的主要游离皮瓣进行详细描述。本节重点讲解皮瓣的解剖及皮瓣切取的手术技术。请参阅表 51.2，总结了相关游离皮瓣及其相关的神经血管构成。

筋膜和筋膜皮瓣

前臂游离皮瓣

前臂桡侧游离皮瓣自从在 1978 年被发现，就得以流行。现在被视为头颈部修复重建的一个主流皮瓣。此皮瓣相对容易切取，具有可靠的解剖及有薄而柔软的软组织的特点，允许应用于各种重建。前臂桡侧游离皮瓣常用于口腔、下咽部、咽食道、颅底、皮肤和头皮等部位的修复重建[47]。

解　剖

前臂桡侧游离皮瓣可以做成筋膜皮瓣、筋膜皮瓣或骨皮瓣，带或不带感觉神经的复合组织瓣。典型的皮瓣设计包括一个大小可变的皮岛，通常为 9 cm × 6 cm 大小；然而，几乎整个前臂皮肤在必要时可以被转移。皮岛以血管蒂为中心，由

表51.2 常见头颈部游离皮瓣综述

皮瓣	动脉	静脉	神经
颞浅筋膜皮瓣	颞浅动脉	颞浅静脉	N/A
前臂桡侧皮瓣	桡动脉	头静脉	前臂外侧神经
侧腕皮瓣	后桡侧副动脉	并行静脉	臂后皮神经
股前外侧皮瓣	旋股外侧动脉	并行静脉	股外侧皮神经
背阔肌皮瓣	胸背神经	胸背静脉	胸背（M） 肋间（S） 股外侧神经（M）
腹直肌皮瓣	腹壁下深动脉	腹壁下深静脉	N/A
股薄肌皮瓣	旋股内侧系统股薄血管	旋股内侧系统股薄血管	闭孔神经支
空肠皮瓣	肠系膜上动脉	肠系膜上静脉	N/A
腓骨肌皮瓣	腓侧动脉	腓侧静脉	腓肠外侧皮神经
肩胛骨肌皮瓣	旋肩胛骨动脉	旋肩胛骨静脉	N/A
髂嵴—腹内斜肌皮瓣	旋髂深动脉	旋髂深静脉	N/A

缩写：M.运动神经；N/A.无神经；S.感觉神经

桡动脉及其伴行的静脉或头静脉组成。血管蒂走形于桡侧屈腕肌和肱桡肌的肌间隔中。在前臂近端，血管蒂深入至肱桡肌。从桡血管蒂上发出无数穿支血管供养皮肤、肌肉和桡骨远端外侧的骨皮质。桡骨远端因此必要时可切取骨—皮瓣复合组织瓣。皮瓣的浅静脉回流通常由头静脉及其分支完成。深、浅静脉系统在肘前窝区域合二为一，形成一个共同静脉。临床中，皮瓣的成活并不依赖于这两个系统，只要带有深或浅静脉系统任意一套，就可以实现足够的静脉回流[48]。如果切取皮瓣需要感觉，在皮瓣切取时可将前臂内侧和外侧皮神经包含在内。

如果需要复合重建，可以从桡骨远端切取10~12 cm的骨。最初，尽管将切取范围限制在半径的40%，其病理骨折高达23%[49]。除去"船形"骨，限制切取的圆周半径，降低并发症的发生率，使前臂桡侧皮瓣在修复主体的后侧角、下颌支以及上颌前支的缺损选择上更合理[50]。

最后，掌长肌可以纳入前臂游离组织移植来支持复杂的重建，如整个的唇重建[51]。为了重建去除这一肌肉肌腱复合体，与其很少发病有关。

外科手术技巧

在准备牺牲桡动脉前，所有患者必须术前对手的侧支血流进行评估。大部分外科医师通过Allen's试验来检查前臂桡、尺动脉通畅情况。在我们学院，我们越来越普遍地应用多普勒辅助的Allen's试验来进一步证实前臂及手部的供血情况。

术中患者取仰卧位，供瓣上肢置于搁板上。皮瓣的轮廓以血管蒂为中心。最近，应用S形切口延长至肘窝（图51.5）。如果需要用止血带提供无血液干扰的解剖分离。在止血带压力充到

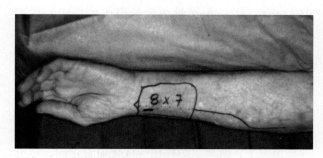

图51.5 前臂桡侧游离皮瓣切口设计，虚线示桡动脉行径，皮瓣到腋窝处切口设计成曲线形

250 mmHg 前需将前臂用弹性绷带先行驱血。

皮瓣的解剖分离可从桡侧或尺侧进行。分离层次从各个层面的筋膜穿过肌间隔到达肱桡肌、桡侧腕屈肌肌肉之间。在皮瓣桡侧分离时注意浅静脉回流系统和桡神经浅支不受损伤，其支配拇指与前两个手指背侧感觉。而在皮瓣的尺侧分离时则需注意识别和保护肌腱腱膜及尺动脉不受损伤。尽管肌腱需要长期保护，但供区的并发症是罕见的[52]。一旦从皮瓣两侧分离到达血管蒂，从血管蒂深层掀起使之与其下方的肌肉、骨骼等分离。血管蒂的解剖从皮瓣向近端的肘窝游离直到获得足够长度的血管蒂。典型动脉蒂的近端往往止于桡动脉的移位处。皮瓣供区的闭合采用大腿前移植一层厚皮片的方法，负压吸引伤口，将前臂手背夹板固定制动 6 天以提高皮片成活率。

优缺点

前臂桡侧游离皮瓣具有皮瓣薄、组织柔软性好、可用于各种类型的修复和重建等优点而被广泛地应用（图 51.6）。皮瓣供区几乎无毛发生长、血管蒂血管大小合适、蒂长，在肌间隔中行走恒定，另外还可制成带感觉的皮瓣，同时还可携带骨骼和肌腱等形成复合组织瓣，所有这些大大扩大了其修复范围。

前臂桡侧游离皮瓣的缺点是供区皮瓣切取后的继发性损害。其最严重的并发症是桡动脉牺牲后手的缺血。幸运的是，Allen's 试验[53]几乎毫

无例外地可以发现问题的所在。皮瓣切取且供区植皮后外观不佳。应用局部皮瓣和组织扩张器来修复皮瓣供区，也有人报道骨皮瓣切取后有前臂肌腱暴露和手功能受损的情况[52, 54]。虽然从总体上说，前臂桡侧游离皮瓣切取后腕关节活动的范围、手的握持力、桡神经、尺神经和正中神经分布区的感觉同未进行皮瓣切取者相比无多大变化。

上臂外侧游离皮瓣

上臂外侧游离皮瓣由宋业光等[55]于 1982 年首先应用。它可以以筋膜瓣或筋膜皮瓣的形式切取：在皮瓣切取时可将一部分肱骨、两条皮神经和肱三头肌的一部分包含在皮瓣内形成复合组织瓣以扩大修复重建的范围。该皮瓣的特点是皮瓣皮肤的厚薄不同，分别利用其较厚的皮肤部分重建舌底及较薄的皮肤同时作咽侧壁的重建[56]。

解　剖

上臂外侧皮瓣供血动脉为桡侧副动脉的后支，它是肱深动脉的终末支。桡侧副动脉后支位于肱桡肌和肱三头肌间的上臂外侧肌间隔内。从三角肌止点到肱骨外上髁连线大约就是外侧肌间隔的位置。皮瓣设计应位于上臂 1/3（图 51.7），以外侧肌间隔为中心。尽管大部分作者建议皮瓣宽度不超过上臂周径的 1/3（大约在 6 cm 左右），然而，血管范围延伸至前臂上部，实际上皮瓣的

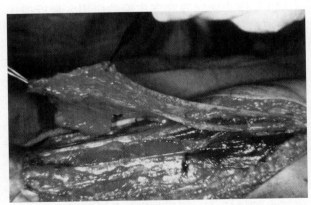

图 51.6　松止血带后，前臂桡侧皮瓣除血管蒂外已全部游离掀起，注意皮瓣薄、血运丰富、血管蒂长

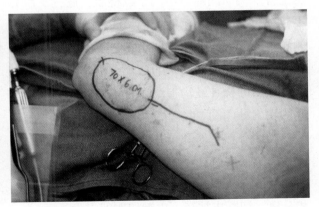

图 51.7　上臂外侧皮瓣切口设计，皮瓣上方和三角肌止点间切开附加向上回切切口有助于血管蒂的暴露

安全切取范围可大于此数值[57]。一般情况下，桡侧副动脉后支的供血区域，包括供给肱三头肌的动脉穿支及肱三头肌、肱骨干、肱骨骨膜形成的复合组织瓣[58]。

同前臂桡侧游离皮瓣一样，上臂外侧皮瓣具有双重动静脉回流系统。深静脉回流由同名动脉的两条伴行静脉组成，向上在上臂近端常合二为一；浅静脉回流由头静脉的分支组成。两组静脉均可作为皮瓣移植时的吻合静脉，但通常情况下单独吻合深静脉即可。

在切取上臂外侧皮瓣时需辨认清楚三根神经。最大的一根为桡神经，桡神经与肱深动脉伴行，沿肱骨桡神经沟向下穿外侧肌间隔后进入肘部。桡神经通常有 2 支可用于修复重建。上臂后侧皮神经支配皮瓣供区的感觉，而前臂后侧皮神经则伴随皮瓣血管蒂，支配前臂的感觉。由于前臂后侧皮神经与血管蒂相距很近，因此，该神经可用于带血运的神经移植。

外科手术技巧

上臂外侧皮瓣切取可与头颈部手术同时进行。皮瓣切取可在止血带下进行，但这并非必需。皮瓣可从前或后方掀起，在肱骨髁平面以下，分离平面在上臂筋膜浅层，在肱骨髁平面以上时，前方分离在肱桡肌和肱肌筋膜下进行直到显露外侧肌间隔。肱桡肌起自于外侧肌间隔的部分予以切断，显露桡神经、上臂和前臂后侧皮神经和血管蒂，从后方肱三头肌筋膜下平面向前解剖分离至上臂外侧肌间隔，不同于肱桡肌，肱三头肌并不起源于隔膜。出于此原因，我们喜欢先完成后侧隔膜的分离，因为这些组织是不太敏感的隔膜或血管。为验证血管蒂的口径大小及长度，向上沿其伴随的桡神经沟追溯血管蒂到其在深肱动静脉的发出处（图 51.8），在此可经常观察到血管蒂中的两条伴行静脉合并成一条静脉再注入肱静脉。为方便在直视下解剖，必须将肱三头肌外侧头从其肱骨附着点上分离开。将桡神经与血管蒂相分离，切断皮神经，皮瓣切取即完成。

皮瓣供区通常可直接闭合，以让肱三头肌覆

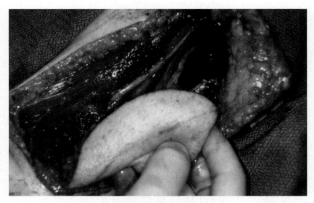

图 51.8　上臂外侧皮瓣掀起后，质地较薄，血管蒂位于桡神经沟中

盖和保护桡神经。在广泛的剥离后，缺损通常可以关闭，但在极少数情况下无法直接关闭，可以用厚皮进行移植。

优缺点

上臂外侧游离皮瓣具有柔软的优点，且筋膜皮瓣可根据重建需要提供不同的厚度且其供血血管是肱动脉的终末支，因而在皮瓣切取过程中牺牲桡侧副动脉后对手及臂的活动无影响。Graham 等[59]回顾了他们所做的 123 例侧臂游离皮瓣，主要缺点包括感觉障碍、肘部疼痛、手臂外侧瘢痕明显。

大腿前外侧皮瓣

1984 年，宋等[60]首次报道了股前外侧皮瓣（ALT）作为肌间隔穿支皮瓣的应用。最近描述了其作为皮下筋膜、肌筋膜瓣的临床应用，可以根据软组织缺损的个体差异设计不同的皮瓣厚度[60, 61]。ALT 成为头颈重建中一个万能皮瓣，常被用于舌、咽喉、口腔、鼻腔、上颌、外软组织缺损的重建[62~64]。

解　剖

股前外侧皮瓣主要由旋股外侧动脉降支的穿支血管供应[65]。这些穿支走行于股直肌和股外侧肌肌间，并受其空间限制。在沿大腿外侧下降过程中，下降支为大腿表面的皮肤提供几支穿支。这些穿支可能有 1~2 个走形路线。他们沿股直肌和股外侧肌之间穿过筋膜作为肌间隔穿支供应大腿外侧皮肤。另外，该血管穿支穿过股外侧肌和深筋膜供应皮肤。Yildirim 等[66]在 28 例一系列的股前外侧皮瓣中，以股前外侧皮瓣的血供是通过肌间隔的穿支占 10%，肌皮穿支的降支占 89%，肌皮穿支横支只有 4%。最终的肌间隔和肌穿支分布于股骨外侧髁 2 cm 处，相当于髂前上棘与髌骨外侧缘连线的中点[67]。股前外侧皮瓣的静脉引流系统与动脉供应相伴行。

股外侧皮神经是该皮瓣的主要感觉神经。它是腰丛的直接分支，在靠近髂前上棘位置进入大腿深部直达腹股沟韧带外侧。它沿旋髂深动静脉，伴行于其前后，有的通过缝匠肌继续穿过筋膜，它将出现在大腿前外侧分出多个小分支。据报道，皮瓣设计可达 20 cm×26 cm[66]。

外科手术技术

患者取仰卧位切取股前外侧游离皮瓣，有两种手术方法。股直肌和股外侧肌之间的肌间隔通过髂前上棘与髌骨外侧缘之间画了一条线估计。于这条线的中点作为标识，用多普勒超声确定皮下穿支动脉。沿皮岛内侧缘切开和直入股直肌的筋膜，继续于筋膜下分离，直到所得的皮下穿支动脉可以清晰识别为止。继续完成剩下的皮肤切口，筋膜下分离肌间隔。股直肌牵向内侧使肌间隙皮或肌皮穿支动脉得以暴露识别。逆行的方式仔细分离血管蒂，在肌间隔穿支分离降支，或通过股外侧肌分离肌皮穿支。在后者的设计中，袖口肌肉应留在血管蒂周围（图 51.9）。如果想得到筋膜脂肪瓣，除筋膜脂肪层有少量皮肤掀起外，其切取的方法与上面常规方法相同[63]。如果皮岛宽度小于 8 cm，供区往往可以直接一期缝合。

优缺点

股前外侧皮瓣提供了强大的功能，其可提供大量的组织以及可作为皮下、筋膜、肌筋膜瓣来使用。皮瓣可以提供一个超过 16 cm 长的血管蒂、大口径血管和一个大而可靠的皮岛。另一个优点是切取此皮瓣同时可以行肿瘤摘除术。相对于缺点，供区并发症是最小的。Kimata 等[68]提出，供区并发症主要依赖于对股外侧肌损伤的程度及是否需要中厚植皮闭合。股前外侧游离皮瓣血管解剖可存在变异，为穿支血管的分离提出技术上的挑战（图 51.10）。此外，在肥胖患者皮下脂肪过多的情况下，皮瓣可能体积较大。最后，以前大腿上部经历过手术的患者可能不选此大腿作皮瓣。

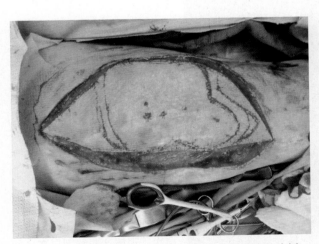

图 51.9 股前外侧皮瓣大面积暴露，可以切取此皮瓣

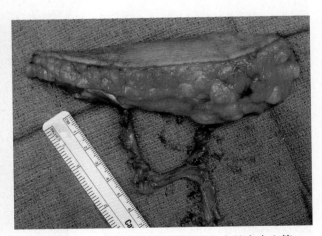

图 51.10 股前外侧皮瓣提供两支粗大的穿支血管

颞浅筋膜瓣

颞顶浅筋膜瓣（STPFF）是用于头颈部修复重建的又一种薄而柔软的组织瓣。该筋膜瓣常用于带蒂皮瓣转移，其可以转移进行组织重建，如口腔、颅底、耳郭。颞顶浅筋膜瓣应用广泛，它可从头皮切取带毛发复合组织移植，也可携带颅骨片移植或携带耳轮脚部的软骨一起移植转移[69]。它还可作为一个血管床用于分离厚皮移植。

解　剖

颞顶浅筋膜（STPF）位于头皮皮肤和皮下组织深层，它是面部浅肌筋膜系统（SMAS）向上的延伸。于颞线上与帽状腱膜相连。在颞顶筋膜下方为一疏松结缔组织，然后是颞深筋膜（DTF）（图 51.11）。DTF 根据和颧弓位置不同分为颞肌深层和浅层。

STPF 血供由颞浅动、静脉供给。颞浅动脉是颈外动脉的终末支，在腮腺内行程曲折，穿出腮腺向上进入头皮侧方。颞浅动脉有三支主要分支。第 1 支为颞中动脉，大致位于颧弓平面发出。该支血管提供 DTF 的血供。另外在斜根水平，颞浅动脉分支为额支和顶支。顺着顶支向前解剖的安全范围为 3~4 cm，超过此距离，继续向前则很容易损伤面神经的颞支，其离眶外侧壁大约有

1~1.5 cm。颞浅动脉的顶支为颞顶浅筋膜瓣的主要供血血管。动脉血管通常行走于筋膜瓣内，而静脉通常位于该筋膜表面。该筋膜瓣可切取达 14 cm × 17 cm 大小，厚约 2 mm[69]。

外科手术技术

切取 STPFF 时，患者取仰卧位。耳前切口优越于头皮、正弦或 Y 形切口。皮肤从毛囊下层皮下组织层掀起，以防止潜在的静脉回流系统受到损伤[70]。用细针或锐性分离可用于提高皮瓣切取效率；然而，必须采取非常谨慎的方法避免损伤静脉回流或潜在的脱发。经皮肤掀起找到血管蒂进行标识、确定和保护。根据所需筋膜皮瓣的大小切开和掀起 DTF（图 51.12）。供区一期闭合几乎是可能的。皮下放置负压引流及加压包扎有助于预防皮下积液形成。

优缺点

颞顶浅筋膜瓣（STPFF）具有薄而柔软、耐用的特点，其获取的是一个筋膜皮瓣或形成复合组织瓣。其缺点为筋膜瓣切取后在供区可能形成秃发。面神经颞支也可能受到损伤。最后，由于颞浅静脉位于筋膜瓣浅面，切取时有可能损伤该静脉。

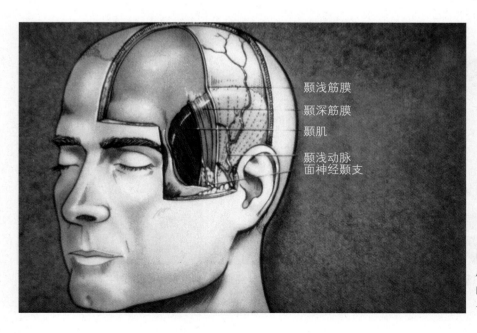

颞浅筋膜
颞深筋膜
颞肌
颞浅动脉
面神经颞支

图 51.11　头皮和颞下分离解剖层次。理解这些解剖层次之间的相互关系对成功切取颞浅筋十分重要

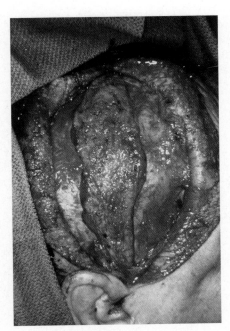

图 51.12 颞浅筋膜瓣已掀起，组织瓣很薄，长度较长，可从耳轮脚向上延伸到近颅顶部

肌皮瓣和肠瓣

游离腹直肌肌皮瓣

Pennington 和 Pelly[71] 首次报道了以腹壁下血管为蒂的转移的腹直肌肌皮瓣。腹直肌瓣可制成单纯腹直肌瓣、肌筋膜瓣、肌皮下组织瓣和肌皮瓣等各种形式。在头颈部重建中，腹直肌瓣已被用于颅底、口腔及皮肤/软组织的重建等。

解 剖

游离腹直肌瓣有 2 个主要供血血管：腹壁上、下深动脉吻合支。腹壁上动脉和腹壁下动脉在脐周吻合形成血管网。在头颈部重建中常以腹壁下血管为供养血管，因为其管径更大，供养的皮下组织范围更广。腹壁下动脉是髂外动脉的分支，从起点发出后向上，在半环线平面穿腹直肌筋膜，沿肌肉上行，沿途发出分支供养皮肤和肌肉直到到达脐孔周围区域。腹壁下动脉是髂外动脉的分支[72]。从起点发出后向上，在腹横筋膜的 3~4 cm 平面，跨过弓状线，穿过腹直肌筋膜，沿途发出分支供养皮肤和肌肉。在脐周区域，腹壁下

深动脉和腹壁上深动脉、肋间动脉、腰动脉、腹股沟深动脉和对侧腹壁上下动脉等吻合。这一富含血管的区域同时有许多肌皮支血管存在。肌瓣的静脉回流由动脉的两根伴行静脉完成，这二根伴行静脉在注入髂外静脉前通常并为一根静脉。

根据需要可在脐周腹直肌上方形成各种形态的皮岛。皮瓣设计不同决定了皮岛的位置和方向。血管研究表明，同侧腹直肌上方皮肤及半月环线以外皮肤可安全地切取腹壁下深动脉[72]。由于脐周血供丰富，对侧皮肤也能安全地切取。

腹直肌区域的感觉及运动神经支配均来源于节段性的肋间神经。到目前为止，尚未有可靠的技术进行带神经的腹直肌瓣移植[73]。

外科手术技术

患者取仰卧位进行腹直肌瓣切取，这样允许二组人员同时手术。在腹直肌上划出所需的皮岛。如上所述，多种可能的皮瓣设计取决于重建所需的组织量及患者的体型。为了获得较薄的皮瓣，皮岛应以倾斜的方式设计，呈 45° 角向肩胛骨下角延伸（图 51.13）[74]。另外，横向皮岛可设计于肚脐上或下，一个扩展的皮瓣可合并对侧脐周区域，或纵向皮岛可沿腹直肌全长切取。无论哪个方向，皮岛应该集中在肚脐区域的优势穿支血管周围。弓状线大概位于两髂前上棘连线水平。在这条线上腹外斜肌、腹内斜肌腱膜与腹横肌汇合形成腹直肌前鞘。腹直肌后鞘仅留下薄的腹横筋膜层。因此，弓状线尾端找不到腹直肌前鞘[62]。

沿皮瓣外侧切开，在腹外斜肌筋膜浅层掀起皮瓣，分离到腹直肌中间位置时需要小心，大约在弓下缘水平可识别肌皮穿支血管。为了保护这些血管，从筋膜外侧切开分离这些穿支血管。向上分离切断腹直肌形成大小合适的肌袖（图 51.14）。在腹直肌前鞘上方的筋膜平面内侧再进行分离，切开筋膜及深层肌肉露出外侧的白线。这样做，残留一个小块的筋膜以方便关闭。随后将腹直肌分离过程中，最关键是保持腹直肌后鞘的完整以免破坏腹壁的完整性及防止术后腹壁疝的形成。在弓状线的水平，可见到腹壁下血管，

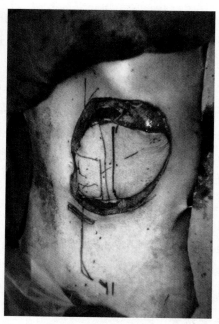

图 51.13　腹直肌游离皮瓣的切口。此皮瓣基于脐旁穿支和在一个 45° 角向肩胛骨的尖端延伸

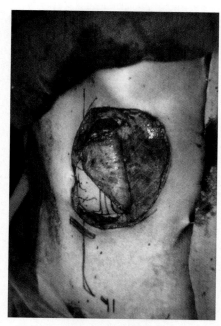

图 51.14　腹直肌皮瓣从外横向内侧从腹外斜肌表面掀起，直到遇到腹直肌筋膜，此时分离筋膜切取腹直肌

可追溯到髂外血管，以获得足够长的血管蒂。为了获得足够长的蒂暴露解剖视野，沿腹直肌筋膜下方的弓状线水平垂直切开。然后将直肌在耻骨联合上断开，然后将皮瓣进行转移。

需要广泛分离才能关闭供区。至关重要的是，前腹直肌筋膜弧形线要仔细关闭，以防止术后疝形成。如果可能的话，将前腹直肌筋膜闭合于弓状线以上。

优缺点

腹直肌肌皮瓣的优点为血管蒂长，可形成各种类型的复合组织瓣供转移，患者取仰卧位可供两组手术医师同时进行手术。但是，在大部分患者身上腹直肌肌皮瓣组织量丰富，显得较为臃肿，这相应地降低了它的应用范围。腹直肌肌皮瓣切取后最常见的并发症是腹壁疝、伤口裂开和感染。在皮瓣设计及供区闭合时注意对细节的把握可有效地降低该类并发症的发生。

背阔肌皮瓣

1976 年 Baudet 首次报道了背阔肌皮瓣，对于带蒂背阔肌皮瓣应用的第一次描述几乎在 1980 年后[75]。该皮瓣可提供十分丰富的皮肤和软组织供头颈部修复重建使用。该皮瓣主要用于颅底软组织缺损的修复再造。背阔肌皮瓣可联合肩胛皮瓣形成巨型复合皮瓣，这类大型的背阔肌皮瓣可用于充填较大的软组织缺损。

解　剖

背阔肌宽大，呈扇形，占据了绝大部分的背部区域。它广泛起自下背部腹外斜肌、前锯肌、大圆肌、下 6 胸椎、下 4 肋骨、腰骶筋膜和髂嵴等处，止于肱骨。皮岛设计可位于背阔肌上方的许多部位，皮岛大小通常受供区一期缝合要求而有所限制。

背阔肌肌皮瓣有二套血液供应系统供血。主要的血管蒂为胸背动静脉，肋间血管穿支作为辅助供血血管。背阔肌肌皮瓣以胸背动静脉为蒂。

胸背动脉是肩胛下动脉的一个分支，由腋动脉第3段发出。因此背阔肌皮瓣的血管蒂可追溯到肩胛下血管系统从而获得较大的动静脉口径（动脉为3~4 mm，静脉为3.5~4.5 mm）和很长的血管蒂。进行这种操作将牺牲旋肩胛动脉（CSA），或可将旋肩胛动脉及其分支包括在内形成巨型皮瓣，此是CSA被纳入获得肩胛游离皮瓣。当胸背动脉最终进入胸廓肌时，它通常（85%）分成两个分支（内侧支和上支），可以根据需要制成独立皮瓣[76]。胸背动脉与静脉相伴行。

带运动和感觉神经背阔肌皮瓣已成功游离移植[77]。胸背神经提供此皮瓣的神经支配，它是臂丛后束的一支分支。胸背神经通常伴血管蒂前行。皮瓣的感觉神经支配是节段性的，由肋间神经皮支支配。

手术外科技术

背阔肌皮瓣切取时相关的解剖要点有：髂前上棘和髂后上棘连线的中点、腋窝中点和肩胛骨下角。腋窝中点和髂棘中点的连线大体上为背阔肌的前缘。胸背血管蒂进入背阔肌的位置大约在腋窝中点平面以下8~10 cm处。皮岛设计时通常将其置于背阔肌中部，如将皮岛置于背阔肌远端上方则血运并不可靠（图51.15）[78]。

背阔肌皮瓣切取可首先从后侧切口开始直达背阔肌。肌肉切取量可根据修复重建需要调整，可切取包括部分胸腰背筋膜在内的整块背阔肌。采用钝性分离和锐性分离相结合的方法将背阔肌从其起点处分离掀起。肌皮瓣前方切口切开方法和后部切口切开类似。当沿背阔肌前缘向上分离肌肉时，必须确定血管蒂穿入肌肉所在部位，这可通过拉开背阔肌前缘的腋部脂肪来完成。通常，先确定到前锯肌的第一肌支，沿前锯肌肌支回溯向上到其起点处即可靠近胸背动脉。最终，这些分支被结扎，直到锯肌完全分离完成。随着血管蒂的识别及保护，将背阔肌从肱骨止点上游离下来。最后，切取皮瓣需将胸背血管蒂向内游离以达到足够的长度、血管蒂口径。广泛游离用于一期关闭供区。

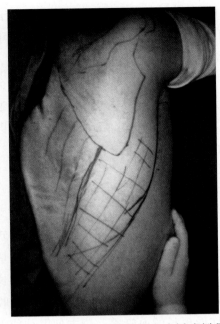

图51.15 标记区域表示背阔肌游离皮瓣皮瓣最常见的位置

优缺点

背阔肌为修复重建提供了大量的肌皮组织。该肌皮瓣优点包括蒂长、血管蒂口径较粗。背阔肌皮瓣的主要缺点是其所处的部位，患者需要采取侧卧位。因此，同时切除肿瘤和完成皮瓣手术非常困难。而且由于背阔肌肌皮瓣距头颈部较近，增加了两组医师同时进行手术的难度。其他缺点包括肌皮瓣切取后降低上臂功能，可能损伤胸长神经及臂丛神经。

股薄肌微血管神经皮瓣

股薄肌作为第一个肌皮瓣，1976年Harii等[79]进行了引进和推广。已用于下肢和会阴部缺损局部和游离组织覆盖，但在头颈部它通常用于面部的修复。如今，股薄肌皮瓣已经是面部动态修复可选游离皮瓣[80]。

解 剖

股薄肌游离皮瓣是大腿内侧一个长的而肌肉平坦的肌肉，从较低的耻骨联合和耻骨支延伸至胫骨内侧。股薄肌的血管供应是通过一个占主导地位的次级血管蒂[81]。主血管蒂内包含动脉及其相关联的两并行静脉。血管蒂长度可达 6~8 cm。股薄肌神经支配是闭孔神经的前支，于血管蒂上 1 cm 处很容易识别。神经可以逆行分离，甚至如果必要的话可分离到达腹膜后，但通常情况下，在面部修复中约 8 cm 的神经长度以足够与选择的神经相接合（图 51.16）。

外科手术技术

如果想得到一个皮岛，应该在皮肤穿支分布的位置基础上设计，皮肤穿支可通过手持式多普勒超声监测。另外，可沿大腿内侧设计线切开一个 10cm 的切口。股薄肌是容易识别和延长，暴露在下面的血管神经蒂。血管蒂分离需要收缩大收肌。切取更长的血管蒂，分支到需结扎内收肌的分支，在接近股深动、静脉的分叉处切取血管蒂。如果需要一个神经支配的皮瓣，可以在切取时间歇地刺激闭孔神经以确保充分切取收缩部分的肌肉。一旦供应的血管和神经得到充分的分离和保存，肌肉可按所需的大小切取，如面部修复手术中利用整个或一小部分肌肉来完成。

优缺点

股薄肌皮瓣可靠，切取快。股薄肌皮瓣用于头颈部重建主要优势是可以切取一个带神经支配肌肉来作面部修复。虽然可靠，但肌皮神经瓣很少使用。皮瓣的潜在缺点是血管蒂长度相对较短。

空肠皮瓣

1958 年 Seidanberg 和他的同事[82]首次介绍了游离空肠皮瓣。随后即成为下咽部重建的选择皮瓣。游离空肠皮瓣成为下咽部和颈段食道环形缺损或不完全缺损的修复的理想皮瓣。然而，由于其有潜在的潜在并发症和其他可靠方法的可用性，游离空肠皮瓣不太常用。

解　剖

空肠是小肠的一部分，通过十二指肠悬韧带（又称 Treitz 韧带）与十二指肠相接。其血液供应来自肠系膜上动脉的分支空肠动脉弓，其呈节段性分布。通常，空肠的二级襻上单一动脉大约可足够提供 15~25 cm 长的肠段的血供。空肠动脉血管直径在 1~5 mm，而静脉直径在 2~4 mm。肠神经支配为内源性，肠段恢复供血后即可恢复自发性收缩。

外科手术技术

游离空肠皮瓣移植手术可分两组同时进行，由普外科医师负责空肠瓣的切取，通常，经腹正中切口入路[83]。最近，对经腹腔镜下切取空肠瓣的重视程度不断提高。在腹腔镜下切取空肠瓣，可降低术后腹部疼痛，缩短恢复时间及减少开腹手术后可能引起的并发症。肠透光观察可帮助确定血管弓的位置。空肠切取后置放胃和空肠造口有助于术后恢复。

空肠移植手术中有几个外科技术要点。一旦游离空肠皮瓣离断，必须尽量减少肠缺血时间。另一关键问题是：外科医生切取肠段时必须标明切取肠段的远近端以确保移植后与头颈部受区取得一致的蠕动方向。尽管空肠大小和食道匹配良好，但口咽部空肠与食管吻合时仍嫌过小，其关键技术是减少术后狭窄。因此最后皮瓣必须沿近端肠系膜缘修剪成鱼嘴形以扩大空肠口径以接近咽部利于吻接。空肠修剪开大时注意保护肠瓣的血运完整性。

动静脉吻合完成后空肠瓣呈粉红色，蠕动收缩开始，肠腺体分泌黏液。肠瓣的观察可通过将一小段肠段置于颈部闭合口之外，这样可直接观察肠瓣的血运（图 51.17）。

优缺点

游离空肠瓣移植较传统的全咽再造术的优点包括：住院时间缩短、恢复经口营养摄入的时间缩短及较低的瘘发生率[84]。其缺点是包括剖腹手术相关并发症、肠瓣蠕动导致的咽下困难和狭窄形成、气管食道穿孔时发声差等[85]。腹部供区最常见的并发症是伤口裂开和消化道出血。

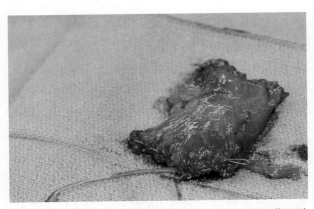

图 51.16 带血管蒂（右）和闭孔神经（左）的股薄肌游离皮瓣

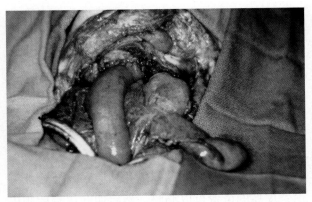

图 51.17 全喉咽切除术后空肠瓣应用于缺损修复重建。注意右侧的空肠段，以肠系膜为蒂，并将其拉到颈外侧以利于血运的观察

骨瓣在头颈部重建中的应用

腓骨骨皮瓣

游离腓骨移植首先由 Taylor 等[86] 提出。自从 1975 年腓骨瓣获得了巨大欢迎，现在已成为口腔下颌骨重建的主力。该瓣可提供长段骨组织（25 cm）、较长的血管蒂及满足皮瓣多样的潜在可能。骨组织易于塑形，可用于下颌骨轮廓、硬腭及面部的重建。

解　剖

下肢骨组织中腓骨较为细小，为非负重骨组织。切取腓骨时在其上下端必须保留 6~8 cm 的长度以确保膝关节和踝关节的稳定。这样做，可切取的腓骨长度达 25 cm。腓骨横断面的平均面积为 90 mm²。尽管腓骨骨组织量足以承受牙种植体，但其同原来下颌骨相比，高度仍嫌不足[87]。

腓骨瓣以腓动脉及伴行静脉为蒂，行走于屈蹲长肌、胫前肌及腓骨的长度。腓动脉来自胫后动脉，于动脉远端 2~3 cm 处分叉。腓动脉发出一支营养动脉供养腓骨，同时腓骨通过骨膜获得节段性血液供应。腓骨这种获得双重血液供应的优点使其在进行骨塑形时可安全地进行多段截骨（可多达每 2 cm 截骨一次）[88, 89]。尽管并不常见，

需注意腓动脉有时也可成为足部的主干供血动脉或者缺如，因此，我们在进行游离腓骨瓣手术前，对所有患者进行下肢动脉造影。最近，有人提出采用磁共振血管照相术和彩色多普勒超声血流仪替代动脉造影术[88]。

皮岛设计时以小腿外侧肌间隔为纵轴。这个区域血供由腓动脉的肌间隔皮支穿支提供，往往集中于肌间隔的中下段。如果有多个肌间隔皮肤穿支存在，则可将皮岛分成数个小皮岛以分别覆盖头颈部不同的创面。腓动脉除了提供腓骨和上覆皮肤的血供，如果需要扩大重建，其发出的肌支也允许将腓肠肌和蹲长屈肌的一部分包括在皮瓣内一起切取。腓侧皮瓣的感觉神经支配为腓肠外侧皮神经，是腓总神经的一个分支[90]。

外科手术技术

患者取仰卧位，臀部稍垫高，使下肢轻度内旋以方便腓骨皮瓣的切取。此种体位允许受供区两组可同时进行手术。手术切取可在止血带（350 mmHg）下进行，这样允许解剖分离时免受出血的干扰。小腿外侧肌间隔大约位于外下踝后方和腓骨后上方的连线上（图 51.18）。以这个肌间隔为轴设计梭形皮岛，注意在骨上下方分别保留 6~8 cm 的骨组织，以防止分别损伤膝关节和踝关节。设计较大的皮岛建议尽量将主要的

肌间隔皮肤穿支血管包含在内，以有利于骨皮瓣移植成功。

从皮瓣前方切开皮肤，然后依次切开皮肤、皮下组织和筋膜、腓骨长肌和腓骨短肌。在肌间隔筋膜下平面从前到后掀起皮瓣。此时可以看到肌间隔穿支血管，他们穿过隔膜供应皮瓣（图 51.19）。标记穿支血管在皮岛的大致面积以供查备。如果有必要的话，如果其相应穿支血管被辨识，皮岛的位置可以调整。然后切开皮瓣后侧皮肤切口，直达腓肠肌和比目鱼肌表面掀起皮下组织和筋膜。继续在筋膜下平面掀起皮瓣，直到腓骨肌间隔的外侧缘。在此过程中结扎腓肠肌穿支血管，在腓骨外侧缘可保留比目鱼肌作为一个小肌袖。

拨开内侧的腓骨长短肌、踇长伸肌，暴露肌间隔的内容，其中包括胫前动、静脉和腓深神经。继续沿腓骨内侧边界剥离，就可见到骨间隔膜。

在设计点的近端和远端截骨，轻柔的分离，用来将腓骨完全与周围组织分离下来。将腓骨从骨上分离下来，这对于安全的剥离血管蒂是必要的。骨间隔和底层的胫后肌纤维分离，允许辨识腓动脉和静脉。血管蒂连接胫后动脉上端与其起始端。此过程中，踇长屈肌和比目鱼肌在腓骨肌中分离下来并直视下可见。如果重建需要较大的组织量，可以切取每个肌袖。如果覆盖的皮瓣由腓动脉肌皮支提供，就必须切取相应的肌肉。

要增加血管蒂的长度，切取的腓骨骨长需比实际手术通常切取的要长。一旦游离皮瓣被分离，周围软组织和相关的血管蒂则被小心地从骨的近端剥离下来，这是重建所不需要的。完成一个额外的截骨术后，外科医生留下腓骨皮瓣远端与手术缺损及蒂长相匹配。

如果只切取一个小的皮岛，则供区可以一期闭合。在大多数情况下，需要厚皮植皮。术后即刻小腿行夹板固定制动（6 天）。

优缺点

游离腓骨瓣移植能够为外科医生提供充足骨组织来修复缺损（图 51.20）。在颌面部特别是下颌骨缺损中，游离腓骨瓣是唯一能够提供充足骨长度的皮瓣，具有独一无二的作用。其优点在于皮瓣骨含量充足、术后可以进行种植体移植、皮瓣可靠，并且包含感觉神经。其缺点在于在切取后踝关节跖屈力量减弱、潜在踝关节不稳定及踝关节疼痛和僵硬。供区修复需要进行中厚皮片游离移植，皮瓣切取时切断腓动脉可能导致术后足部缺血。

肩胛皮瓣游离移植

游离肩胛骨组织瓣移植修复下颌骨首先由 Swartz 及其同事于 1986 年提出，游离肩胛皮瓣

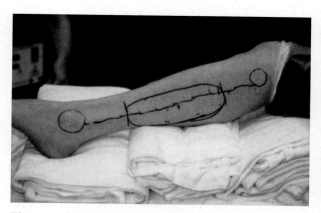

图 51.18　提出了一种用于腓骨皮瓣切口。皮瓣的中心是一条连接外踝后侧和腓骨头后侧面的线。长梭形皮岛应将多个穿支血管包括在内

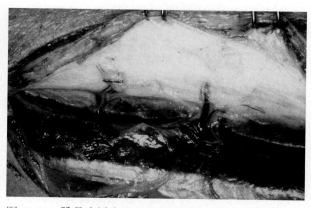

图 51.19　腓骨皮瓣在比目鱼肌表面掀起显示肌间隔和肌皮穿支血管。左侧穿支血管单独行走于肌间隔内，而右侧穿支血管则同时经过比目鱼肌

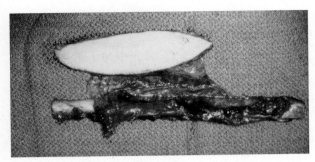

图 51.20　携带有长段腓骨的腓骨皮瓣通过肌间隔和骨相连

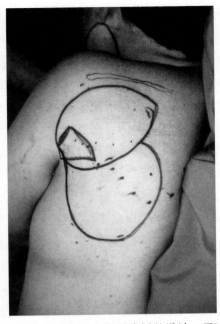

图 51.21　带肩胛骨切取肩胛骨皮瓣的设计。无论是横向还是纵向的肩胛骨皮瓣的轮廓均围绕着三边孔

是骨组织携带皮瓣中变化最多的。以单一血管为蒂，重建外科医师已移植的皮瓣包括三个不同皮瓣（肩胛、旁肩胛和背阔肌部）、两个肌瓣（背阔肌和前锯肌）和两个骨片段（肩胛骨外侧缘和肩胛骨下角）。这种多样性可以对骨和软组织设计三维立体复合皮瓣。此外，游离肩胛皮瓣为重建提供大口径血管、长的血管蒂及大面积的皮肤。

解　剖

　　肩胛骨外侧缘可提供 10 cm 的骨组织，如果一起纳入相邻的肩胛下角则提供额外的 4 cm。骨组织向头侧切取时有一定的限制以保存肩胛盂肱关节的完整。相对于肩胛骨中轴部其外缘皮质变薄。虽然垂直高度有限，但尸检显示高达 75% 肩胛骨样本足以支持骨内种植体。肩胛骨的下角提供长约 4 cm 的骨组织，并经常用于下颌角的重建。

　　游离肩胛皮瓣的血供来自旋肩胛动脉（CSA）和静脉。CSA 是肩胛下动脉的分支，其沿腋动脉远端的第三段走形。CSA 于肩胛骨外侧穿出骨膜，其终末支分为两支皮支：肩胛皮瓣横支和降支供应肩胛皮瓣（图 51.21）。相反，肩胛骨的下角由胸背动脉的分支角动脉供应。静脉回流与相应的动脉伴行。

　　如上所述，以 CSA 的终末分支可形成两个独立皮瓣。这种皮瓣厚度高于前臂皮瓣，但低于腹直肌瓣。而且可以单独切取皮下组织作为带血运的脂肪移植物。皮瓣的神经支配有：节段性的

肋间神经、颈丛和臂丛分支旋肩胛神经[92]。然而，因为没有单一感觉神经支配，因此肩胛皮瓣再神经化尚不可得。

手术外科技术

　　肩胛皮瓣切取时患者取侧卧位。为了防止损伤臂丛神经，在腋下小心放置拳头形腋卷优于滚轴形。对供区侧上臂进行术前准备使对此区域的解剖分离更易操作。三边孔作为重要的体表标志，由大圆肌、小圆肌和肱三头肌长头围成。旋肩胛动脉从三边孔穿出后发出皮支供应肩胛皮瓣（图 51.21）。具体而言，肩胛动脉横支平行于肩胛冈，走形于肩胛冈下方 2 cm 处。降支垂直于脊柱，止于肩胛骨外侧缘以内 2 cm 处[93]。两个皮瓣可切取两个独立皮瓣或作为一个双叶皮瓣。

　　由内向外切取皮瓣，以避免过度的压力。皮瓣分离平面位于冈下肌筋膜浅层。沿大圆肌、小圆肌外侧缘掀起皮瓣，可见 CSA 的皮支在三边孔穿出。将大圆肌从肩胛骨外侧缘上游离以显露肩胛骨。要注意避免暴露下面的骨膜，因为 CSA

穿支在这一区域穿入。血管蒂从三边孔下部到达腋下。切取肩胛骨下角时必须注意保护胸背动脉；否则，可以牺牲该血管以获得更长的血管蒂。在完成血管蒂分离后，用电锯切取所需骨质。上部应保留足够的骨边缘以避免损伤肩关节。在肱三头肌长头下截骨术损伤可以被避免。纵向骨切开时必须沿肩胛骨外侧缘平行的骨嵴内侧缘，以防止损伤血管蒂。后期对所取骨进行截骨塑形时需尽可能地不掀起骨膜。

关闭供区需将切取的大圆肌重新缝合到肩胛骨。这可以通过在剩余肩胛骨外侧骨上钻孔，用不可吸收缝线将肌肉固定在肩胛骨上。广泛分离供区两侧皮肤，可行一期闭合。超过 12~14 cm 的缺损可能需要厚皮皮片移植覆盖。我们建议术后 3 天开始，加强理疗以恢复上臂和肩关节术前正常功能。

优缺点

游离肩胛骨皮瓣的优点包括，在单一血管蒂基础上可以设计多种组织瓣，它可提供丰富的皮肤和软组织以及骨组织瓣、皮瓣和肌瓣的三维组合机动性强。该组织瓣的缺点是由于皮瓣位置靠近头颈部，使供受区分组同时手术较为困难。提供的骨组织量较薄，尤其是在所切取骨片段的中间部分和体型较小的女性中更为明显。供区继发性损害也是缺点之一，但可通过早期、积极强化理疗将损害最低化[93]。

前臂桡侧皮瓣

前臂桡侧皮瓣是一种变异的传统前臂游离皮瓣，在桡骨上切取一个长度较短的骨组织。非常适合侧下颌骨缺损以及面中部和眼眶部缺损，小部分骨组织即可使其受益。请参阅本章前面的桡前臂游离皮瓣的解剖和手术技术描述。

髂嵴—腹内斜肌骨皮瓣

1979 年 Taylor 等[94]首先描述了髂嵴骨皮瓣。Ramasastry 对该组织瓣切取进行了改进，将腹内斜肌包含在内[95, 96]。髂嵴—腹内斜肌骨皮瓣可提供大段的自然弯曲的骨组织，具有很长的血管蒂，可同时携带肌肉组织和皮肤组织，使其成为头颈部重建中常用的组织瓣之一。

解 剖

髂嵴位于骨盆带的外上方，提供了具有丰富的血液供应的松质骨。从髂前上棘到髂后上棘可切取到长约 16 cm 的骨质。这种骨具有天然的弯曲度，不需任何截骨塑形即可重建下颌骨半侧切除后的缺损（图 51.22）[97]。在较长下颌骨切除术后的缺损重建中也可安全地进行截骨。与游离腓骨皮瓣不同的是，髂嵴骨可与自体下颌骨高度匹配。在移植的髂骨上进行种植体移植毫无难度[98]。

髂嵴—腹内斜肌骨皮瓣的血管蒂是由旋髂深动脉（DCIA）和静脉（DCIV）组成。这些血管在腹股沟韧带上方注入髂外血管系统。在此处，血管蒂穿过由腹横筋膜和髂筋膜交叉形成的纤维管道外行。在大多数情况下，DCIA 在髂前上棘水平发出一支大的升支。该升支为腹内斜肌提供

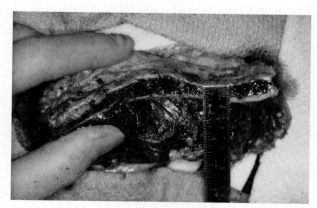

图 51.22　髂嵴—腹内斜肌骨皮瓣提供了一个厚厚的骨段，接近下颌骨的轮廓和高度

了主要血液供血。动脉主干沿髂嵴内侧继续前行，并发出许多肌皮穿支血管。这些穿支血管穿透腹壁三层肌肉（腹横肌、腹内斜肌、腹外斜肌）供养髂嵴表面的皮肤。DCIA 还通过发出骨膜穿支血管和一支营养动脉供养髂骨。最后，静脉回流通常和动脉伴行，有 2 条伴行静脉，在注入髂外静脉前，2 条伴行静脉合并为一条。

两个独立的皮岛可以通过切取进行转移。皮岛设计位于髂嵴表面，其厚度根据患者体型的不同而变化显著。已经成功转移达 20 cm×10 cm 大小的皮瓣[98]。皮瓣旋转弧非常小，由于髂骨的穿支血管长度有限。第二个皮岛有腹内斜肌构成，腹内斜肌是一扁平而宽阔的肌肉，构成了腹壁肌肉的中层。以旋髂深动脉升支为蒂，腹内斜肌可整体转移移植，通常可提供达 8 cm×15 cm 大小的肌组织[95]。与前一皮岛相反，腹内斜肌具有很大旋转弧，甚至可用来包绕切取的髂骨。皮岛的主要感觉神经支配由胸 12 神经的外侧皮支提供。

外科手术技巧

游离髂嵴—腹内斜肌骨皮瓣切取时患者取仰卧位，臀部朝下。沿髂嵴设计皮瓣，可沿髂前上棘到肩胛下角的假想连线向上后外方向延伸。皮瓣设计时必须注意应将穿支血管最多的区域包含在内，皮岛从髂前上棘沿这条连线向后方至少测量 8 cm。首先，皮瓣内侧切口切开皮肤及皮下组织，直达腹外斜肌筋膜。在腹外斜肌筋膜浅层从内向外掀起皮瓣。保留离髂嵴 3 cm 长的肌袖可避免肌皮穿支血管受损。在该部位切开腹外斜肌后即可显露腹内斜肌，切断腹内斜肌的外侧、内侧及上部止点游离该肌。在腹内斜肌外上边缘找到腹内斜肌和腹横肌间隔平面，在腹内斜肌深面可找到 DCIA 的升支。一旦 DCIA 及 DCIV 被追溯到髂外血管系统，则切开腹横肌。然后，注意保留约 3 cm 肌袖避免血管蒂受损。皮瓣外侧横向切口切开，在阔筋膜张肌和臀中肌筋膜浅层掀起皮瓣直到髂嵴。随着缝匠肌和髂腰肌这些肌肉的离断，使髂骨暴露。牵开保护好腹腔内容物后，

即可安全地切取髂骨。

为了防止疝气的发生，供区闭合需要十分小心。沿髂嵴切口边缘钻孔，腹横肌和髂嵴可永久缝合。应注意避免股动脉和神经损伤。缝合腹外斜肌和阔筋膜张肌两侧肌肉。上覆的皮肤切口通常可以一期闭合，放置一个闭式引流。

优缺点

髂嵴—腹内斜肌骨肌肉骨皮瓣为重建提供了一个带血运骨的可靠供区。该组织瓣的最大优点是提供了一块组织量丰富且具有一定弧度的骨组织。其提供的骨段与自体的下颌骨高度相匹配，与自体单侧下颌骨外形相匹配，因此避免了多次截骨术。皮瓣中可包含皮肤和肌肉组织，允许同时重建多个缺损覆盖。皮岛经常用于下颏缺损和颈部皮肤缺损的修复重建，而肌肉为口腔缺损提供良好的覆盖。最后，供区切口隐蔽，可完全被衣着遮掩。

髂嵴—腹内斜肌骨皮瓣的缺点有皮瓣的旋转弧不足。因此，不能修复口角外上方的皮肤缺损。此外，皮瓣相当厚，故腹部肌肉的袖口处必须充分分离肌皮穿支。供区发病率特别值得关注。在一组大数量病例报告中，其并发症包括感觉改变（27%），腹壁畸形（20%），疝气形成（9.7%），步态障碍（11%）[99]。

头颈部重建皮瓣选择的功能性回顾

在本章的最后，我们将对头颈缺损修复重建方法作一总结。软组织和口腔、下咽部、颅底和下颌骨缺损修复重建得到解决。

软组织和口腔缺损

软组织和口腔缺损虽然原因不同，但常采用类似的皮瓣修复重建。选择供体部位时，应考虑以下因素：所需皮肤缺损量、固有组织量和皮肤颜色的匹配等。而口腔重建时则需要薄而柔软，

最好是具有感觉的组织以有利于进行三维塑形并减少对口内活动组织的影响。最常见的选择方法包括：前臂皮瓣和大腿外侧皮瓣的应用。其他选择包括：皮片移植、上臂外侧皮瓣、大腿外侧皮瓣、肩胛皮瓣、背阔肌肌皮瓣和腹直肌肌皮瓣。尽管皮瓣的厚薄因患者的体型不同而有所不同，这些皮瓣是按最薄到最厚的次序来排列的。这些皮瓣没有提供和面部皮肤十分匹配的颜色，但是，软组织容量和形态可以设计和匹配。此外，往往根据患者的愿望，皮岛可以随着时间的推移重复切取。

较小的口腔缺损也可用局部皮瓣修复重建，如面动脉支配的颊肌黏膜瓣、锁骨上、胸大肌、颏下岛状皮瓣等。如果必须用游离组织移植，则前臂桡侧皮瓣是口腔修复重建的主要选择。前臂皮瓣提供了足够的皮瓣面积，其可改变大小及形态以匹配具体缺陷，故它几乎可覆盖所有口腔缺损。此外，其提供了一个长的、可靠的血管蒂，有两套静脉回流系统及充足的穿支血管供应皮瓣。供体部位切取后并发症虽低，但不可忽略。患者必须了解在愈合过程中可能由于瘢痕导致运动范围受限，以及僵硬和潜在的桡神经分支分布区域的疼痛感觉的存在。最后，大量的 Allen 试验表明术前确定从尺动脉发出的侧支循环完整是必不可少的。如果手的血运可疑，但前臂桡侧皮瓣仍然是首选，作者则青睐于在切取皮瓣前人工制造缺血，用血管钳夹闭桡动脉远端以测试手的侧支循环。相比之下，游离上臂外侧皮瓣可以在一个皮岛上同时提供不同厚薄的组织，且血管蒂切取后对上臂和手功能无任何影响。然而，与前臂桡动脉瓣相比，上臂外侧瓣可提供一个更小的皮岛。作者赞成随着股前外侧皮瓣可靠性增加，上臂外侧皮瓣的使用越来越受限。

由于股外侧和股前外侧游离皮瓣血液供应可靠、持续的特性，使皮瓣的切取更可靠。两个皮瓣都具有为大的软组织缺损提供大的皮瓣面积和组织量的潜力。然而，这种体积量使股游离皮瓣

在口腔重建中不是最理想的皮瓣，其取决于患者的脂肪组织量。股前外侧游离皮瓣与其他游离皮瓣相比一个主要优点是并发症少。除了在大腿留有瘢痕以外，存在的其他并发症最小。作者支持使用股前外侧游离皮瓣作为一个非常多样化的皮瓣，目前其已成为头颈部软组织缺损修复重建的第一或第二最常用的游离皮瓣。

简单地说，肩胛皮瓣用于口腔重建通常太厚。然而，双皮岛的可用性是面部皮肤和口腔黏膜缺损重建最理想的皮瓣。尽管双皮岛的优势，作者倾向于前臂或股前外侧皮瓣自身中间单层折叠后用于缺损褶皱处。肩胛骨、股外侧和股前外侧皮瓣的组织块在全腮腺缺损重建中也是很理想的皮瓣。在这种情况下，其置于自身皮肤下之前几乎整个皮瓣需去除表皮。

背阔肌肌皮瓣是大面积软组织缺损修复的支柱，因为它提供了一个供瓣面积巨大、血管蒂长而可靠以及肌肉量丰富的皮瓣。外科医师又可以利用其后期肌肉失神经支配后萎缩的特点使其早期臃肿的外形得以改善。该组织瓣尤其适用于头皮和颅底联合缺损的修复（图 51.23）。由于相对较薄的特点，该组织瓣还可进行折叠以修复上颌骨切除和眶内容物摘除术后造成的复合性缺

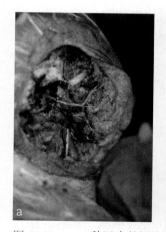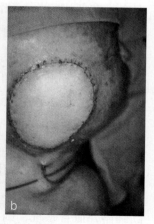

图 51.23 a. 一种巨大的浸润性皮肤癌切除后皮肤及颅底联合缺损。注意术区基底处已行面神经移植；b. 同一术野下背阔肌肌皮瓣修复缺损后外观

损。最后，应用肌瓣加植皮可用以修复头皮次全缺损，术后皮肤颜色和组织厚度等均与原组织相匹配。作者以同样的目的，还应用股前外侧游离皮瓣用于颅底和眶内容物摘除术后的缺陷重建，发挥了供受区两组手术同时进行的优势。

腹直肌皮瓣提供了一个大的皮岛，但应用于口腔缺损的修复其往往太厚。重要的是要认识到去神经化的肌肉最终会萎缩，重建的内容物体积实际上是由血管化的脂肪实现的。该皮瓣通常用于大型组织缺损时，包括上颌骨切除和眶内容物摘除术后的缺损（图 51.24）。

最后，如果口腔缺损次于上颌骨切除术后剩余牙齿的种植，则青睐于应用游离腓骨皮瓣移植修复。该供区为未来的种植体提供足够的骨量，以及为腭缺损修复提供了薄的衬里（图51.25）。

下咽 / 咽部重建

喉咽部重建方法的选择主要取决于缺损的周径和长度、可供选择的供区和包括患者体型在内的患者个体需求。作者在这个区域常使用大腿前外侧或前臂游离皮瓣重建 360° 管状缺损。如果大腿前外侧具有较小的脂肪组织，那么其将作为作者修复部分或全部管状缺损的首选皮瓣。如果需要大量的脂肪组织，那么一个管状前臂桡侧游离皮瓣被应用（图 51.26）。此外，值得一提的是带蒂的胸大肌肌皮瓣可用于口咽、下咽部缺损修复，且并发症极低。最后值得一提的是，空肠游离皮瓣是作为周状缺陷修复最后的手段，但随着时间的推移其切取移植后的并发症、可靠性及血运情况并不理想。

总的来说，一个 9 cm 宽的皮瓣卷曲成管状，提供了足够大小的新咽部而防止吞咽困难。从前臂桡侧或大腿切取这种宽度可以实现。在前臂桡侧切取过程中，应保持尺侧皮肤的完整性。与前臂桡侧相比，大腿外侧和前外侧皮瓣可切取的皮瓣长度更大。

如果下咽缺损沿胸廓向下延伸，传统上用胃上翻重建。这样做避免了在胸腔内的远端吻合。避免这种吻合是很重要的，因为在这一区域纵隔炎的发生率及相关死亡率显著升高。不幸的是，胃的上翻并不是没有并发症（32%）和死亡率（5%）[100]。

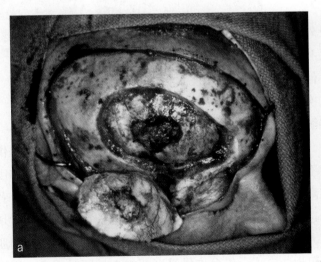
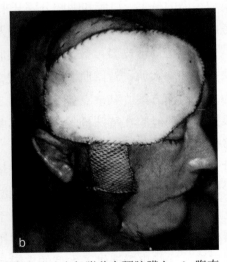

图 51.24 a. 皮肤癌切除后头皮和颅底巨大缺损。注意硬膜切除之前肿瘤仍附着在硬脑膜上；b. 腹直肌肌皮瓣修复缺损后。颈部肌肉上植皮，以免血管蒂部张力过大

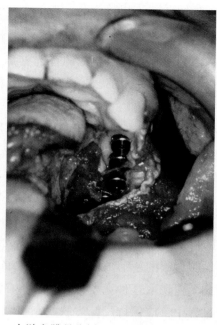

图 51.25　在游离腓骨皮瓣上种植体可见，用于近乎全上颌骨切除术后的修复重建

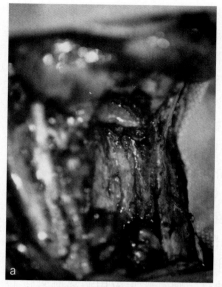

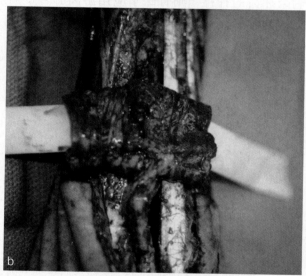

51.26　a. 喉咽全切术后缺损，在缺损上方可见残留的舌根；b. 前臂游离皮瓣作烟卷式引流形成管状皮瓣。在供体部位进行重建，以限制缺血时间

颅底 / 面中部重建

颅底部缺损修复重建可分为前颅底和后颅底修复重建两种。前颅底重建包括面中部、鼻窦、眼眶。后颅底缺损包括耳和颞骨。

前颅底缺损修复重建的主要原则是将大脑、硬脑膜和污染的鼻窦、口腔和咽腔分隔开来[8]。其次考虑消除死腔、恢复骨和软组织缺损及外观美容[101]。有些局部皮瓣可被选择修复颅底和上颌骨缺损，如胸大肌、背阔肌和颞肌皮瓣，但常被作为二线治疗方案。其缺点包括潜在的二次损伤，根据作者的经验在特殊抢救情况下那些游离组织移植可能会导致额外的风险。

对于那些鼻窦、眼眶部缺损所需组织量不大者，我们更喜欢用颞浅筋膜瓣和前臂桡侧游离皮瓣修复。当所需组织量更大时，我们倾向于选择肌皮瓣如腹直肌和背阔肌皮瓣，现在更常用大腿前外侧皮瓣。这些皮瓣提供了大型的皮瓣且可以去除表面的皮肤组合成不同的三维结构。它们提供的皮瓣血管蒂长，可达颈部进行血管吻合，丰富的组织量以消灭死腔及改善外观。腹直肌和背

阔肌主要的区别是切取时体位不同以及提供组织量的成分不同。腹直肌肌皮瓣切取时取仰卧位且受区和供区两组人员可同时进行。相反，背阔肌皮瓣切取时可能需侧卧位，往往无法同时切除肿瘤和切取组织。作者已经改进了切取背阔肌的方法，以允许供受区两组人员同时手术，用饱满的豆袋支撑以稍微暴露后背部，用手臂支架使手臂保持外展。这样允许暴露背部和腋下以切取背阔肌。

腹直肌皮瓣提供的组织主要来自具有血运的脂肪组织。因此，这种组织可以具有可靠的形态，因为它不会随时间的推移而萎缩。相反，背阔肌皮瓣主要是肌肉，其失神经支配后会逐渐萎缩。现在，作者喜欢用大腿前外侧游离皮瓣重建颅底，因为它形态可靠和易于塑性，同时还提供了较长的血管蒂。

当需要骨重建时，肩胛骨或腓骨游离皮瓣是首选。肩胛骨骨质薄，多个骨瓣可在单个血管蒂上转移。正如在本章前面所述，该皮瓣可提供各种复杂的皮肤和肌肉瓣组合搭配的三维复合重建。腓骨可提供优良的骨量，甚至比肩胛骨有更大的外形选择。此外，有效双皮岛可以通过单皮岛深筋膜部分包埋某些皮瓣。此外，腓骨皮瓣可用于修复面中部复杂缺陷，包括眼眶板、鼻侧壁的颧骨、上颌骨、前颌骨、上腭[102]。

后颅底缺损的修复需要将大脑和硬脑膜与外耳和中耳部的污染相分隔。大多数的缺损可用颞顶部浅筋膜瓣、大腿前外侧皮瓣和背阔肌肌皮瓣修复重建。这些皮瓣既可带蒂转移或游离移植，也可作为局部皮瓣。颞顶部浅筋膜瓣常用于封闭腔隙，而背阔肌和大腿前外侧皮瓣则用于皮肤覆盖、提供组织量。如果这些皮瓣不能切取，则我们选择前述的修复前颅底的一种皮瓣替代。

下颌骨重建

引进游离组织移植后，下颌骨的重建术发生了翻天覆地的变化。骨游离移植98%的成功率、骨整合种植体的应用和功能的恢复使下颌骨修复重建技术获得了飞跃发展[103]。我们选择骨皮瓣如腓骨、肩胛骨或前臂桡侧游离皮瓣来修复重建多数的下颌骨缺损。当没必要应用或不可应用厚的骨头时，用桡侧前臂游离皮瓣（RFFF）修复短的缺损是可靠的。然而，RFFF对需要种植体移植的患者不是理想的选择，尤其对于随着时间推移导致杆状骨暴露或需要牙齿的下颌骨缺损患者，因为他们有足够的时间使杆状骨弯曲或断裂。

另外，在切取RFFF之前要注意避免桡骨骨折，切取后必须用钢板固定桡骨。

腓骨皮瓣被认为是下颌骨重建的首选皮瓣。该皮瓣提供了长段血管良好的骨段，且是一个潜在的大皮瓣。由于腓骨具有中央营养动脉和骨膜双重供血系统，因此可以很容易地进行截骨塑形。此外，携带的皮瓣可以旋转转移修复作为口腔黏膜衬里或表面皮肤的覆盖（图51.27）。虽然与本体下颌骨相比，腓骨高度可能不够，但腓骨骨干坚硬，可以很容易地接纳骨种植体（图51.25）。腓骨可提供长达25 cm的骨长度，使其成为几乎全下颌骨缺损重建唯一的骨皮瓣。腓骨表面覆盖的软组织薄，但可以相当大。此外，皮岛可以去表皮为口腔内外部重建提供两个皮岛。在足侧支循环不良的患者中，我们避免使用这个皮瓣。

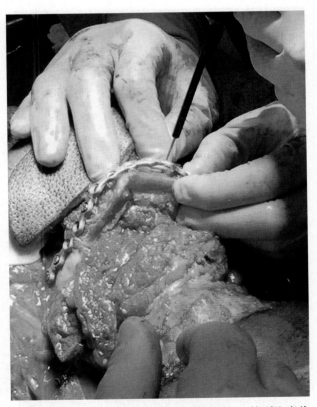

图51.27 用腓骨段修复前下颌骨缺损前方。特别注意将皮岛旋转作为口腔衬里

对于下颌骨缺损较小，下肢血运不佳的患者，越来越多的使用前臂桡侧皮瓣（图 51.28）。肩胛骨皮瓣是我们在特定的情况下应用的，如患者下肢血运差，妨碍腓骨皮瓣的切取时应用肩胛骨皮瓣。如果缺损太大，则考虑使用 RFFF 重建缺损。

此皮瓣可以基于一个血管蒂以各种形式如骨、肌肉和皮肤皮瓣等移植重建，允许这些皮瓣无须离断或无张力下被用于各种复杂缺损的三维填充封闭（图 51.29）。可以成功使用长达 10 cm 的肩胛骨，但是该骨骨质往往较薄，垂直高度不足。

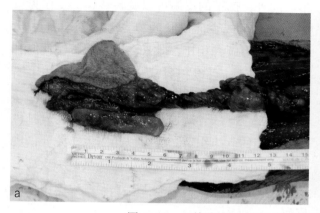
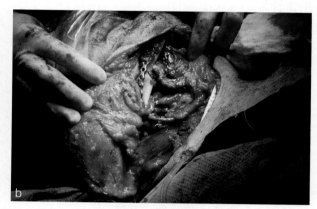

图 51.28 a. 前臂桡侧皮瓣切取修复下颌骨短段缺损；b. 该皮瓣用钢板固定

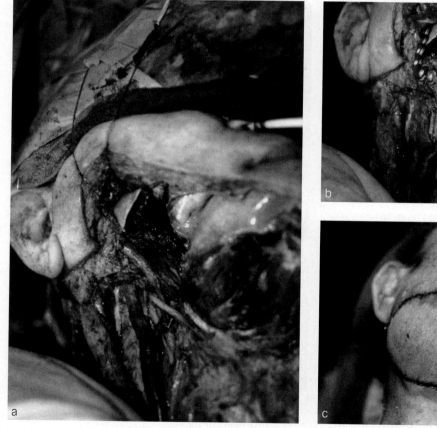
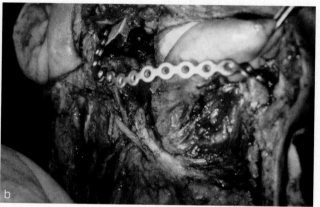
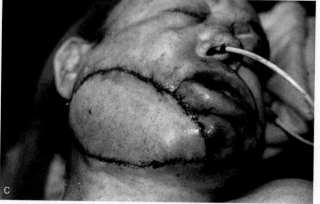

图 51.29 a. 右侧口腔下颌骨部肿瘤行皮肤下颌骨和口腔黏膜复合切除后右颈位观上方的下颌骨髁状突仍存在；b. 肩胛骨皮瓣插入前，置放下颌骨重建钢板；c. 术后即刻，皮瓣中的一块用于重建口内黏膜

另一个缺点是由于所需体位为侧卧位而增加了手术时间。

髂嵴—腹内斜肌复合组织瓣最常用于口角以下贯通伤及继发于创伤的巨大组织缺损。如果有必要，将带或不带皮片的腹内斜肌部分作为口底的衬里。髂嵴具有非常好的厚度（达 16 cm）和高度，很容易接纳骨整合种植体，再造的下颌骨和自体的下颌骨具有十分良好的对称性。切取时可采用二组人员同时手术。其主要缺点有术后腹壁疝形成的风险，腹壁外形不规则，步态紊乱及供区疼痛等。最后，该皮瓣应用于小型复合缺损时显得较为臃肿。作者喜欢使用多个游离皮瓣如腓骨游离皮瓣和胸大肌皮瓣重建较大的缺损，尽管髂嵴—腹内斜肌复合组织瓣仍然只是一个理论上的选择。

无论供区来自哪里，我们可使用相同的外科技术重建缺损。患者采取咬合位，保持标准的下、上颌位置固定。一个 2.0 mm 厚下颌重建锁定钢板用于跨越缺损。通过截骨术小心的塑形，来建立一个紧密骨 – 钢板连接。使用单皮质螺钉将移植骨固定于钢板上。完成血管吻合，软组织对位缝合。如果合适，可以首先移植种植体。我们的经验是术后皮瓣趋于黏膜化。为此我们一般在术后 3 个月行二次皮瓣移植。除非术后必须放疗，在这种情况下，我们建议患者至少要等 6 个月以后再行二次移植。

小　结

在过去的 20 年中，随着外科技术、钛技术和血管生理学的进步，微血管游离组织移植成为许多头颈部缺损的复杂三维重建重要选择。安全、可靠的皮肤、肌肉、骨的移植的灵活应用为微血管外科提供重建可能，曾经被认为严重衰弱的癌症缺陷、创伤继发性组织缺损，以及先天性畸形，每个缺陷必须根据个体基础条件的不同严谨的分析，以确定是否游离组织瓣转移真正优于局部皮瓣，并确定哪些供区将产生最好的结果，无论是从功能还是美观的角度来看。令人兴奋的是随着组织工程学和异体移植物的研究，将进一步增强微血管游离组织移植在头颈部重建中的应用。

参考文献

1. Tansini. Nouvo processo per l'amputazione della mammella per cancro. Riforma Med 1896;12(3)
2. Owens N. A compound neck pedicle designed for the repair of massive facial defects: formation, development and application. Plast Reconstr Surg (1946) 1955;15(5):369–389
3. Ariyan S. The pectoralis major myocutaneous flap. A versatile flap for reconstruction in the head and neck. Plast Reconstr Surg 1979;63(1):73–81
4. Pickrell KL, Baker HM, Collins JP. Reconstructive surgery of the chest wall. Surg Gynecol Obstet 1947;84(4):465–476
5. Hueston JT, McConchie IH. A compound pectoral flap. Aust N Z J Surg 1968;38(1):61–63
6. Colman MF, Zemplenyi J. Design of incisions for pectoralis myocutaneous flaps in women. Laryngoscope 1986;96(6):695–696
7. Ariyan S. The sternocleidomastoid myocutaneous flap. Laryngoscope 1980;90(4):676–679
8. Bakamjian V. A technique for primary reconstruction of the palate after radical maxillectomy for cancer. Plast Reconstr Surg 1963;31:103–117
9. Littlewood M. Compound skin and sternomastoid flaps for repair in extensive carcinoma of the head and neck. Br J Plast Surg 1967;20(4):403–419
10. Gersuny R. Plastischer Ersatz der Wangenscheimhaut. Zentralbl Hir 1887;14(706)
11. Futrell JW, Johns ME, Edgerton MT, Cantrell RW, Fitz–Hugh GS. Platysma myocutaneous flap for intraoral reconstruction. Am J Surg 1978;136(4):504–507
12. Ozcelik T, Aksoy S, Gokler A. Platysma myocutaneous flap: use for intraoral reconstruction. Otolaryngol Head Neck Surg 1997;116(4):493–496
13. McGuirt WF, Matthews BL, Brody JA, May JS. Platysma myocutaneous flap: caveats reexamined. Laryngoscope 1991;101(11):1238–1244
14. Persky MS, Kaufman D, Cohen NL. Platysma myocutaneous flap for intraoral defects. Arch Otolaryngol 1983;109(7):463–464
15. Quillen CG. Latissimus dorsi myocutaneous flaps in head and neck reconstruction. Plast Reconstr Surg 1979;63(5):664–670
16. Rigby MH, Hayden RE. Regional flaps: a move to simpler reconstructive options in the head and neck. Curr Opin Otolaryngol Head Neck Surg 2014;22(5):401–406
17. Golovine S. Precede de cloture plastique de l'orbite apres l'exenteratiom. J Fr Ophtalmol 1898;18(679)
18. Gillies H. Experiences with fascia lata grafts in the operative treatment of facial paralysis: (section of otology and section of laryngology). Proc R Soc Med 1934;27(10):1372–1382

19. Martin D, Pascal JF, Baudet J, et al. The submental island flap: a new donor site. Anatomy and clinical applications as a free or pedicled flap. Plast Reconstr Surg 1993;92(5):867–873

20. Parmar PS, Goldstein DP. The submental island flap in head and neck reconstruction. Curr Opin Otolaryngol Head Neck Surg 2009;17(4):263–266

21. Patel UA, Bayles SW, Hayden RE. The submental flap: a modified technique for resident training. Laryngoscope 2007;117(1): 186–189

22. Kazanjian V, Converse J. The Surgical Treatment of Facial Injuries. 2nd ed. Baltimore: Williams & Wilkins; 1949

23. Lamberty BG. The supra–clavicular axial patterned flap. Br J Plast Surg 1979;32(3):207–212

24. Granzow JW, Suliman A, Roostaeian J, Perry A, Boyd JB. Supraclavicular artery island flap (SCAIF) vs free fasciocutaneous flaps for head and neck reconstruction. Otolaryngol Head Neck Surg 2013;148(6):941–948

25. Chiu ES, Liu PH, Friedlander PL. Supraclavicular artery island flap for head and neck oncologic reconstruction: indications, complications, and outcomes. Plast Reconstr Surg 2009;124(1): 115–123

26. Pribaz J, Stephens W, Crespo L, Gifford G. A new intraoral flap: facial artery musculomucosal (FAMM) flap. Plast Reconstr Surg 1992;90(3):421–429

27. Ayad T, Kolb F, De Mones E, Mamelle G, Temam S. Reconstruction of floor of mouth defects by the facial artery musculo–mucosal flap following cancer ablation. Head Neck 2008;30(4):437–445

28. Ayad T, Xie L. Facial artery musculomucosal flap in head and neck reconstruction: a systematic review. Head Neck 2015;37(9):1375–1386

29. Dupoirieux L, Plane L, Gard C, Penneau M. Anatomical basis and results of the facial artery musculomucosal flap for oral reconstruction. Br J Oral Maxillofac Surg 1999;37(1):25–28

30. Davie EW. Biochemical and molecular aspects of the coagulation cascade. Thromb Haemost 1995;74(1):1–6

31. Shenaq SM, Klebuc MJ, Vargo D. Free–tissue transfer with the aid of loupe magnification: experience with 251 procedures. Plast Reconstr Surg 1995;95(2):261–269

32. Shindo ML, Nalbone VP. Clinical vessel anastomosis in head and neck free tissue transfer. Facial Plast Surg 1996;12(1):9–12

33. Ueda K, Harii K, Nakatsuka T, Asato H, Yamada A. Comparison of end–to–end and end–to–side venous anastomosis in free–tissue transfer following resection of head and neck tumors. Microsurgery 1996;17(3):146–149

34. Cordeiro PG, Santamaria E. Experience with the continuous suture microvascular anastomosis in 200 consecutive free flaps. Ann Plast Surg 1998;40(1):1–6

35. Shindo ML, Costantino PD, Nalbone VP, Rice DH, Sinha UK. Use of a mechanical microvascular anastomotic device in head and neck free tissue transfer. Arch Otolaryngol Head Neck Surg 1996;122(5):529–532

36. Stepnick DW, Hayden RE. Postoperative monitoring and salvage of microvascular free flaps. Otolaryngol Clin North Am 1994;27(6):1201–1217

37. Revenaugh PC, Waters HH, Scharpf J, Knott PD, Fritz MA. Suprastomal cutaneous monitoring paddle for free flap reconstruction of laryngopharyngectomy defects. JAMA Facial Plast Surg 2013;15(4):287–291

38. Guillemaud JP, Seikaly H, Cote D, Allen H, Harris JR. The implantable Cook–Swartz Doppler probe for postoperative monitoring in head and neck free flap reconstruction. Arch Otolaryngol Head Neck Surg 2008;134(7):729–734

39. Yoshino K, Nara S, Endo M, Kamata N. Intraoral free flap monitoring with a laser Doppler flowmeter. Microsurgery 1996;17(6):337–340

40. Hirigoyen MB, Blackwell KE, Zhang WX, Silver L, Weinberg H, Urken ML. Continuous tissue oxygen tension measurement as a monitor of free–flap viability. Plast Reconstr Surg 1997;99(3):763–773

41. Repez A, Oroszy D, Arnez ZM. Continuous postoperative monitoring of cutaneous free flaps using near infrared spectroscopy. J Plast Reconstr Aesthet Surg 2008;61(1):71–77

42. Nuara MJ, Sauder CL, Alam DS. Prospective analysis of outcomes and complications of 300 consecutive microvascular reconstructions. Arch Facial Plast Surg 2009;11(4):235–239

43. Khouri RK, Cooley BC, Kunselman AR, et al. A prospective study of microvascular free–flap surgery and outcome. Plast Reconstr Surg 1998;102(3):711–721

44. Hidalgo DA, Disa JJ, Cordeiro PG, Hu QY. A review of 716 consecutive free flaps for oncologic surgical defects: refinement in donor–site selection and technique. Plast Reconstr Surg 1998;102(3):722–732; discussion 733–724

45. Gapany M. Failing flap. Facial Plast Surg 1996;12(1):23–27

46. Chien W, Varvares MA, Hadlock T, Cheney M, Deschler DG. Effects of aspirin and low–dose heparin in head and neck reconstruction using microvascular free flaps. Laryngoscope 2005;115(6): 973–976

47. Moscoso JF, Urken ML. Radial forearm flaps. Otolaryngol Clin North Am 1994;27(6):1119–1140

48. Futran ND, Stack BC, Jr. Single versus dual venous drainage of the radial forearm free flap. Am J Otolaryngol 1996;17(2): 112–117

49. Calhoun KH. Radial forearm free flap for head and neck reconstruction. Facial Plast Surg 1996;12(1):29–33

50. Villaret DB, Futran NA. The indications and outcomes in the use of osteocutaneous radial forearm free flap. Head Neck 2003;25(6):475–481

51. Sadove RC, Luce EA, McGrath PC. Reconstruction of the lower lip and chin with the composite radial forearm–palmaris longus free flap. Plast Reconstr Surg 1991; 88(2):209–214

52. Knott PD, Seth R, Waters HH, et al. Short–term donor site morbidity: a comparison of the anterolateral thigh and radial forearm fasciocutaneous free flaps. Head Neck 2015 [Epub ahead of print]

53. Jones BM, O'Brien CJ. Acute ischaemia of the hand resulting from elevation of a radial forearm flap. Br J Plast Surg

1985;38(3): 396–397

54. Brown MT, Cheney ML, Gliklich RL, Sheffler LR, Varvares MA. Assessment of functional morbidity in the radial forearm free flap donor site. Arch Otolaryngol Head Neck Surg 1996;122(9): 991–994

55. Song R, Song Y, Yu Y. The upper arm free flap. Clin Plast Surg 1982;9(1):27–35

56. Civantos FJ, Jr., Burkey B, Lu FL, Armstrong W. Lateral arm microvascular flap in head and neck reconstruction. Arch Otolaryngol Head Neck Surg 1997;123(8):830–836

57. Sullivan MJ, Carroll WR, Kuriloff DB. Lateral arm free flap in head and neck reconstruction. Arch Otolaryngol Head Neck Surg 1992;118(10):1095–1101

58. Scheker LR, Kleinert HE, Hanel DP. Lateral arm composite tissue transfer to ipsilateral hand defects. J Hand Surg Am 1987;12(5 Pt 1):665–672

59. Graham B, Adkins P, Scheker LR. Complications and morbidity of the donor and recipient sites in 123 lateral arm flaps. J Hand Surg Br 1992;17(2):189–192

60. Song YG, Chen GZ, Song YL. The free thigh flap: a new free flap concept based on the septocutaneous artery. Br J Plast Surg 1984;37(2):149–159

61. Wei FC, Jain V, Celik N, Chen HC, Chuang DC, Lin CH. Have we found an ideal soft–tissue flap? An experience with 672 anterolateral thigh flaps. Plast Reconstr Surg 2002;109(7):2219–2226; discussion 2227–2230

62. Makitie AA, Beasley NJ, Neligan PC, Lipa J, Gullane PJ, Gilbert RW. Head and neck reconstruction with anterolateral thigh flap. Otolaryngol Head Neck Surg 2003;129(5):547–555

63. Revenaugh PC, Haffey TM, Seth R, Fritz MA. Anterolateral thigh adipofascial flap in mucosal reconstruction. JAMA Facial Plast Surg 2014;16(6):395–399

64. Seth R, Revenaugh PC, Scharpf J, Shipchandler TZ, Fritz MA. Free anterolateral thigh fascia lata flap for complex nasal lining defects. JAMA Facial Plast Surg 2013;15(1):21–28

65. Malhotra K, Lian TS, Chakradeo V. Vascular anatomy of anterolateral thigh flap. Laryngoscope 2008;118(4):589–592

66. Yildirim S, Avci G, Akoz T. Soft–tissue reconstruction using a free anterolateral thigh flap: experience with 28 patients. Ann Plast Surg 2003;51(1):37–44

67. Zhou G, Qiao Q, Chen GY, Ling YC, Swift R. Clinical experience and surgical anatomy of 32 free anterolateral thigh flap transplantations. Br J Plast Surg 1991;44(2):91–96

68. Kimata Y, Uchiyama K, Ebihara S, Nakatsuka T, Harii K. Anatomic variations and technical problems of the anterolateral thigh flap: a report of 74 cases. Plast Reconstr Surg 1998;102(5): 1517–1523

69. Clymer MA, Burkey BB. Other flaps for head and neck use: temporoparietal fascial free flap, lateral arm free flap, omental free flap. Facial Plast Surg 1996;12(1):81–89

70. Cheney ML, Varvares MA, Nadol JB, Jr. The temporoparietal fascial flap in head and neck reconstruction. Arch Otolaryngol Head Neck Surg 1993;119(6):618–623

71. Pennington DG, Pelly AD. The rectus abdominis myocutaneous free flap. Br J Plast Surg 1980;33(2):277–282

72. Taylor GI, Corlett RJ, Boyd JB. The versatile deep inferior epigastric (inferior rectus abdominis) flap. Br J Plast Surg 1984;37(3): 330–350

73. Urken ML, Turk JB, Weinberg H, Vickery C, Biller HF. The rectus abdominis free flap in head and neck reconstruction. Arch Otolaryngol Head Neck Surg 1991;117(9):1031

74. Wanamaker JR, Burkey BB. Overview of the rectus abdominis myocutaneous flap in head and neck reconstruction. Facial Plast Surg 1996;12(1):45–50

75. Baudet J, Guimberteau JC, Nascimento E. Successful clinical transfer of two free thoraco–dorsal axillary flaps. Plast Reconstr Surg 1976;58(6):680–688

76. Civantos FJ. Latissimus dorsi microvascular flap. Facial Plast Surg 1996;12(1):65–68

77. Haughey BH. Tongue reconstruction: concepts and practice. Laryngoscope 1993;103(10):1132–1141

78. Russell RC, Pribaz J, Zook EG, Leighton WD, Eriksson E, Smith CJ. Functional evaluation of latissimus dorsi donor site. Plast Reconstr Surg 1986;78(3):336–344

79. Harii K, Ohmori K, Torii S. Free gracilis muscle transplantation, with microneurovascular anastomoses for the treatment of facial paralysis. A preliminary report. Plast Reconstr Surg 1976;57(2):133–143

80. Revenaugh PC, Byrne PJ. Gracilis microneurovascular transfer for facial paralysis. Facial Plast Surg;31(2):134–139

81. Hallock GG. The conjoint medial circumflex femoral perforator and gracilis muscle free flap. Plast Reconstr Surg 2004;113(1):339–346

82. Seidenberg B, Rosenak SS, Hurwitt ES, Som ML. Immediate reconstruction of the cervical esophagus by a revascularized isolated jejunal segment. Ann Surg 1959;149(2):162–171

83. Gherardini G, Gurlek A, Staley CA, Ross DA, Pazmino BP, Miller MJ. Laparoscopic harvesting of jejunal free flaps for esophageal reconstruction. Plast Reconstr Surg 1998;102(2):473–477

84. Alford EL. Free jejunal transfer. Facial Plast Surg 1996;12(1): 69–73

85. Reece GP, Bengtson BP, Schusterman MA. Reconstruction of the pharynx and cervical esophagus using free jejunal transfer. Clin Plast Surg 1994;21(1):125–136

86. Taylor GI, Miller GD, Ham FJ. The free vascularized bone graft. A clinical extension of microvascular techniques. Plast Reconstr Surg 1975;55(5):533–544

87. Roumanas ED, Markowitz BL, Lorant JA, Calcaterra TC, Jones NF, Beumer J, 3rd. Reconstructed mandibular defects: fibula free flaps and osseointegrated implants. Plast Reconstr Surg 1997;99(2):356–365

88. Futran ND, Stack BC, Jr., Payne LP. Use of color Doppler flow imaging for preoperative assessment in fibular osteoseptocutaneous free tissue transfer. Otolaryngol Head Neck Surg 1997;117(6):660–663

89. Young DM, Trabulsy PP, Anthony JP. The need for preoperative leg angiography in fibula free flaps. J Reconstr Microsurg 1994;10(5):283–287; discussion 287–289

90. Wei FC, Chuang SS, Yim KK. The sensate fibula

osteoseptocutaneous flap: a preliminary report. Br J Plast Surg 1994;47(8): 544–547

91. Swartz WM, Banis JC, Newton ED, Ramasastry SS, Jones NF, Acland R. The osteocutaneous scapular flap for mandibular and maxillary reconstruction. Plast Reconstr Surg 1986;77(4):530–545

92. Funk GF. Scapular and parascapular free flaps. Facial Plast Surg 1996;12(1):57–63

93. Baker SR, Sullivan MJ. Osteocutaneous free scapular flap for onestage mandibular reconstruction. Arch Otolaryngol Head Neck Surg 1988;114(3):267–277

94. Taylor GI, Townsend P, Corlett R. Superiority of the deep circumflex iliac vessels as the supply for free groin flaps. Plast Reconstr Surg 1979;64(5):595–604

95. Ramasastry SS, Tucker JB, Swartz WM, Hurwitz DJ. The internal oblique muscle flap: an anatomic and clinical study. Plast Reconstr Surg 1984;73(5):721–733

96. Urken ML, Vickery C, Weinberg H, Buchbinder D, Biller HF. The internal oblique–iliac crest osseomyocutaneous microvascular free flap in head and neck reconstruction. J Reconstr Microsurg 1989;5(3):203–214; discussion 215–206

97. Boyd JB. The place of the iliac crest in vascularized oromandibular reconstruction. Microsurgery 1994;15(4):250–256

98. Frodel JL, Jr., Funk GF, Capper DT, et al. Osseointegrated implants: a comparative study of bone thickness in four vascularized bone flaps. Plast Reconstr Surg 1993;92(3):449–455; discussion 456–448

99. Forrest C, Boyd B, Manktelow R, Zuker R, Bowen V. The free vascularised iliac crest tissue transfer: donor site complications associated with eighty–two cases. Br J Plast Surg 1992;45(2):89–93

100. Stepnick DW, Hayden RE. Options for reconstruction of the pharyngoesophageal defect. Otolaryngol Clin North Am 1994;27(6):1151–1158

101. Wax MK, Burkey BB, Bascom D, Rosenthal EL. The role of free tissue transfer in the reconstruction of massive neglected skin cancers of the head and neck. Arch Facial Plast Surg 2003;5(6):479–482

102. Shipchandler TZ, Waters HH, Knott PD, Fritz MA. Orbitomaxillary reconstruction using the layered fibula osteocutaneous flap. Arch Facial Plast Surg 2012;14(2):110–115

103. Urken ML, Buchbinder D, Costantino PD, et al. Oromandibular reconstruction using microvascular composite flaps: report of 210 cases. Arch Otolaryngol Head Neck Surg 1998;124(1):46–55

52

下颌骨重建与口腔种植修复

作者：Eric M. Genden，Brett A. Miles，Marita S. Teng
翻译：刁晓洁　审校：王旭东

引　言

　　下颌骨部分切除后的修复重建是一个复杂而具有挑战性的问题。下颌骨具有咬合，咀嚼，吞咽讲话的重要功能。下颌骨还呈现了面下 1/3 的轮廓和面型。在这个区域的基本重建不仅包括骨延续性的恢复，还包括口内黏膜的缺损，外部皮肤的缺损和软组织缺损的恢复。为了追求下颌骨缺损的完美修复，重建外科医生已经在过去几十年里做出了巨大的技术发展进步。

　　虽然本章的重点是讲述显微外科重建下颌骨方面，但要特别提出非血管化的骨移植仍可以为一些颌骨缺损提供很好的重建[1]。小于 5 cm 的骨缺损，特别是一侧的骨缺损，不需要放疗的良性肿瘤切除后的骨缺损的重建和创伤造成的骨缺损都可以用非血管化的骨移植来修复重建。另一方面，对于缺损大于 5 cm 及下颌骨前部的骨缺损推荐用血管化的游离瓣修复，包括下颌骨恶性肿瘤切除伴有大量软组织缺损的情况和术前制订了放疗计划的患者。大部分医生同意游离组织瓣转移修复对于复杂难度大的患者是最好的选择。游离皮瓣手术可以在 5 周的彻底的放疗辅助治疗或放化疗联合治疗期间完成[2]。

　　显微外科手术和血管化骨瓣的引进给下颌骨重建带了革命性的进步。血管化的髂骨嵴瓣引入跟随血管化的腓骨瓣，桡骨瓣，肩胛骨瓣，使得如今的下颌骨重建的成功率和功能重建有了重大进步。过去 20 年来这种技术的进步使得微血管化的下颌骨重建成为近些年来多中心治疗的标准流程。外科手术过程包括血管化的骨瓣移植一般被认为时间长创伤大，所以一些外科医生仍然用简单的手术技术，如用钛板重建软组织覆盖，或仅用软组织关闭创面，这给患者带来有限的预后或有大量问题。

　　为了帮患者做最有利的选择，我们需要更多信息，这些信息是来源于基于大量经过仔细分析的病例。然而，很少有研究详细评估大量受试者下颌骨重建效果的影响因素。一个 6 中心的日本研究中收集了 114 名受试者，在 4 年期间研究了影响下颌骨重建术后语音、进食能力和并发症的诸多因素。他们得出结论骨肌皮瓣在术后进食和主要术后并发症率上要优于重建板和游离软组织皮瓣的下颌重建[3]。

　　游离皮瓣和牵引技术延长了治疗并且带来高概率的术后并发症[4, 5]。这种情况适合非肿瘤的患者并且可以延期手术[6]。非血管化的髂骨瓣移植适合于颌骨缺损在 5~6 cm 范围的重建修复，但是放疗史增加了失败率。然而游离骨瓣重建下颌骨有很高的成功率，在文献上也在任何可能的情况下是被接受认可的[7]。非血管化的骨瓣移植可用在下颌骨缺损伴有少量软组织的缺损情况或者两层间隙可以在口外或口内的。单层的口内裂口当可以取黏膜下软组织或者术中口内外相通的情况下。患者的精确选择和手术计划的制订以及术后的护理是手术成功的关键[8]。

钛板重建

　　钛板重建下颌骨因为可靠，坚固，稳定的固定骨段而广泛应用。它的并发症包括钛板裂开，松动，折断[9-11]。并发症概率在下颌骨联合缺损和有吸烟史、术前放疗史的患者中增加[12]。近来的证据表明这些血管化的骨瓣应用后并发症在减少[13]。同时统计上发现用重建板和仅用软组织瓣修复而不是骨肌皮瓣修复的效果在术后进食上越来越糟糕[3]。

通常在下颌骨重建中利用大块的负重重建钛板，但是迷你钛板（mini-plate）坚固内固定移植骨块显示出很多优势。用小型钛板重建不易于出现软组织裂开，并使计划治疗方案和植入种植体变得简单。另外，一些作者还建议减小金属件的体积以减小移植骨块受到的压力，以利于骨的改建。相反地，有一些证据证明，大的重建板可以压迫下颌骨，导致下颌骨骨质吸收。外科医生应该避免使用大的钛板重建每一个下颌骨，重建板可以固位力来增加重建的质量。在尸体模型上，一项研究发现非自锁的微小钛板较大的自锁钛板有更大更稳定更好的固位力。

为了达到下颌骨重建目的而避免额外并发症的发生，在选择下颌骨重建的内固定系统时，要彻底清楚下颌骨缺损的原因，位置和缺损的大小，重建计划（包括牙种植修复），以及保留的骨组织和软组织的质量。骨结合口腔种植/修复重建下颌骨带来优良的生活质量已经有很多文献报道。优势包括咀嚼的改善，美观，义齿的稳定性和牙体修复的心理改善[14]。

而且，骨结合种植修复的可靠性在下颌骨重建中是非常卓越的，甚至对于术后放疗后的比例为 70%~95%。事实上，一些因素，诸如导致种植失败的原因，如放疗和大面积的缺损被认为是高并发症的主要原因，很少有绝对禁忌证。

口腔种植/修复

口腔种植修复重建下颌骨带来优良的生活质量已经在很多文献报道中描述过。优势包括咀嚼的改善，美观，义齿的稳定性和牙体修复的心理改善[15]。而且，种植修复的可靠性在下颌骨重建中是非常卓越的，甚至对于术后放疗患者的比例为 70%~95%[16-19]。事实上，尽管有一些因素，

诸如导致种植失败的原因，如放疗和大面积的缺损被认为是高并发症的主要原因，很少有绝对禁忌证[20, 21]。据说，很多患者不能忍受长时间的治疗和相关费用被广泛地认同。Adell 等[22]报道除了高成功率（90%，在 53 个月内）在 95 个通过口腔种植修复重建下颌骨的患者中，不到 50%患者恢复了义齿。并且，义齿修复的时间是平均 24 个月。尽管如此，从功能上和生活质量角度看，牙种植修复应该保留对于选择性的骨缺损重建后严重的牙列缺损的最终目的。

术前评估和计划治疗方案是种植义齿修复重建成功的最关键性因素。然而，钛种植体的骨结合在高质量骨里的骨结合是可以预见的，种植体结合本身不能预示成功的义齿修复。从修复角度看，种植体植入位置，角度和修复设计的问题可以导致植体结合不可挽回的后果。事实上与感染和骨结合相比，植入位置的问题可以导致高的失败率[19]。患者自己的牙列是最主要的义齿修复引导。移植骨瓣和种植体的位置应该取决于位置，角度，修复要求的冠根比例。缺乏计划会导致转移骨瓣咬合位置不正确和过多的非轴向的植体负重，最终导致骨结合失败。有一些情况，骨的位置可以导致不可修复重建的情况。因为这些原因，种植支持的重建证明有效达到最终目的是存在困难的（图 52.1）。

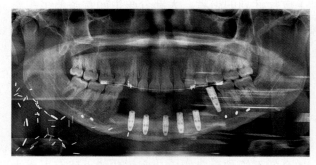

图 52.1　通常，下颌骨重建过程中骨皮瓣的高度和下颌骨的高度存在明显差异，在这张全景片中，能明显地看到牙齿移植物在本来存在的下颌骨和腓骨瓣移植部位存在明显的高度的差异，这种垂直方向上的差异给牙齿的重建带来了明显的困难

近来，计算机辅助设计和虚拟的治疗软件对于复杂的牙种植重建治疗计划带来了革命化的改变[23, 24]。基于 CBCT 数据的虚拟手术设计和外科导板引导的种植的准确性与自由手的种植相比已经显示出非常高的精准性[25]。各种各样的软件平台和 CAD/CAM 义齿设计当前研发出重建种植定位导板和义齿去提高准确性[26, 27]。然而，重建的准确性被提高了，现在科技认为在手术时转移这些信息到外科领域是不可靠的，重复这些治疗计划还都是挑战。站在义齿修复的角度，在重建时角度和旋转上小的变化会导致不利的咬合问题[28]。在将来，影像导航手术的发展也许可以规避这种问题。

另外一个关于种植修复重建的问题是除了髂骨嵴大多数被用在头颈部的骨瓣没有下颌骨原有的骨高度和外形[29]。就像本章中提到的很多技术可以用来避免这个问题，包括双层折叠的腓骨瓣，牵引成骨及附加骨移植。这些技术已经被证明有效，然而，显著地提高了重建的复杂程度[17, 18]。有趣的是，据报道，种植体周围骨吸收高于在原下颌骨中种植的骨吸收率，这更复杂化了骨质量问题[30]。

另外一个在种植体和游离组织瓣结合的方面具有挑战性的问题是处理周围软组织的问题上。厚的具有移动性的软组织，瘢痕的收缩和缺乏角化的问题（图 52.2）。另外一个限制因素是种植体周围的软组织粗糙和过度增大经常发生。这就需要持续治疗来避免种植体周围炎（植体周围骨丧失），而且有很多治疗程序被用来控制种植体周围软组织炎[29, 31]。

血管化游离腓骨瓣

自从腓骨瓣技术被 Hidalgo 普及化以来，腓骨瓣移植成为主要的下颌骨重建的移植技术（图 52.3）。腓骨瓣也是上颌骨重建的一个很好的选择[32~

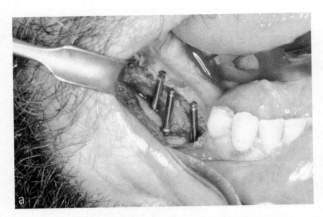

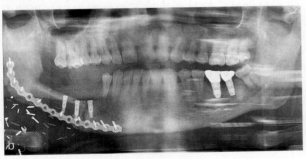

图 52.2　a. 进行皮瓣修薄后口内照片，照片中是口内移植导引钉的位置准备安装牙齿；b. 全景片观察移植物的位置

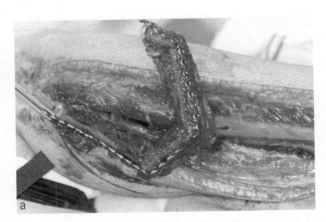

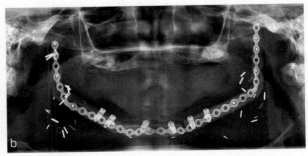

图 52.3　腓骨的形状和长度使得它成为下颌骨重建的主要方法。图中显示的是骨头切开和重建一个完整的下颌骨

[35]。腓骨瓣有极好的质量和骨量（25 cm），长的血管蒂和最小的供创。Lin 等报道最小的供创，甚至在双侧的腓骨瓣移植上[36]。最近的报道证实这种技术应用在儿童也是安全的[37, 38]，对儿童供区生长发育的影响最小。然而，此皮瓣还有一些不利之处，包括骨高度有限对种植不利，这点可以用双层骨重叠的方法或 1/1.5 比例重叠来改进[5, 39-41]，或者利用旋髂深动脉髂骨瓣（下面会讲到）来代替。多种类的双层结构是可能的，取决于缺损和供区的大小的选择，有经验的医生手术不影响移植瓣的存活率[42]。

然而，通常的腓骨瓣移植技术是相对不变的，很多最近的技术发展值得回顾。最近的文献中反映了一个有可看出来的在皮瓣有效和结构上的变化，这些都是加入了深度思考的[43]。多种的皮瓣可以制备出来，包括一些前所未有的手术在腓骨旁穿支肌皮瓣的基础上引出骨肌皮皮瓣同一动脉供血的联合皮瓣。与传统的肌肉穿支皮瓣相比较这种变化允许三维位置的多样性[44]。在 2008 年 Blake 等[45] 报道腓骨瓣移植路径旁侧入路是被禁止的。然而作者提出这项技术是有限适用，文献显示甚至是历史悠久的技术也需要继续的进展。

为了提高手术效果，术前需要评估供区健康和腓骨瓣并发症。Kim 等提供了一个强有力的证据应该被关注，移植皮肤从皮瓣上劈下来，而不是一个独立的供区，以减小供区的并发症[46]。Crosby 等提供了一个很好的文献回顾，11 例小于 15 岁儿童的腓骨肌皮瓣患者的供区发病率。供区术后并发症被报道有大脚趾弯曲挛缩（4 例）和外翻畸形（1 例）。然而，所有的患者有正常的步态，并在腿的长度上没有差异。尽管并发症的比例已被普遍的接受，Chaine 等[47] 对这个问题做了研究。当采用独立的严格标准去评判时，25 个患者中的 13 个患者（56%）发生了并发症，尽管成功率为 92%，但仍影响了患者的护理。另外一个分析显示术后患者满意度高，但是忽视了供区的损伤。这种术后的并发症主要报道的是踝关节活动范围的减小、弯曲力量的减小和跑步走路的不适[48]。

最近的一篇报道回顾了 112 名患者的游离腓骨瓣的骨连接和骨吸收，这些患者被做了复杂的切除术和下颌骨重建。下颌骨重建后和重建术 1 年后的 CT 扫描数据显示下颌骨和腓骨瓣高度明显降低[49]。然而，在下颌骨重建中，骨吸收是最小的，骨坚强的连接使得能够持续的支撑着游离腓骨瓣。术中制备皮瓣时腓骨近远中骨段留过多的骨膜会增加渗漏和感染并发症的风险[50]。

有趣的是，Pirgousis 等[51] 为了确认下颌骨角度标准化的价值测量了 60 个双侧下颌骨，按照年龄平均分组，他们得出结论，尽管在左侧和右侧有很小的统计学意义，而对于性别区别没有统计学意义。接近 56° 的截骨术应该改建下颌骨124° 的中间数。

游离腓骨瓣继续为下颌骨软硬组织缺损的情况提供着极好的可靠的下颌骨重建的方法。更深入的研究和严格的并发症以及供区并发症的评估将继续提高这项历史悠久的技术的效果。

旋髂深动脉髂骨瓣

旋髂深动脉髂骨瓣（DCIA）在下颌骨重建中的应用已经历史悠久。最初由 Taylor 和 Urken 将其普及，与腓骨瓣相比较，这个骨瓣在骨量和质量上有很显著的优点[52, 53]。没有其他游离骨瓣可以向旋髂深动脉骨瓣那样提供很好的满足种植的垂直骨高度和骨质量。然而，DCIA 也有一些不足之处，就是在重建下颌骨时 DCIA 和腓骨瓣相比不容易被广泛接受。这些不足之处包括：①有限的移动性和与骨相连的过厚的皮瓣；②短的血管蒂；③缺乏骨的穿支血管，与腓骨对反，当骨被截成几段时增加了失去血供的风险。此外，值得注意的供区并发症包括步态障碍和腹壁疝，特别是双骨皮质的骨肌皮瓣制备[54]。尽管有这么多的不足之处，DCIA 皮瓣在下颌骨重建上仍是一个极佳的备选方案，尤其是在缺失大量的垂直骨高度或因为外周血管疾病腓骨瓣无法使用的情况下。

因为垂直骨嵴高度和缺牙的无骨萎缩的下颌骨相似，髂骨瓣可以提供大量的皮髓质骨，与腓骨瓣相比可以带来很好的功能和外形。因为骨的高度和骨质量，在血管化的髂骨瓣上种植可以早于其他骨瓣。虽然血管化的腓骨瓣是双皮质骨，对于种植可以提供很好的初始稳定性，但是上下颌龈颌距离过大给义齿修复带来了很大挑战，除非双层折叠的腓骨瓣或牵张成骨技术的应用[31]。

Urken 等提出的修饰方法包括内部的斜行肌肉作为口内的衬里在口颌重建上已经获得到了很好的效果[55]，但是这个方法增加了供区并发症的风险，因为制备皮瓣时要切取腹壁的支持组织。最近的研究在探索 DCIA 的穿支皮瓣，这样可以允许获得软硬组织重建而不用切除内部的斜行肌肉。DCIA 穿支皮瓣的可用性和可靠性在文献里有争论。Ting 等报道应用 CT 和血管造影通过22 个患者（44 例半腹的研究）去探索这些穿支的可用性。结果指出在 40% 的患者没有合适的穿支，还有 60% 的患者有 1 只 4 根直径超过 0.8 mm的穿支；82% 的穿支在 4 cm×4 cm 的区域里—动脉浅表 3 cm 和深面 2 cm。作者总结了血管造影 CT 检查应该在患者确认做 DCIA 皮瓣后再做[56]。

在一个评估 DCIA 穿支皮瓣可行性的研究中，甚至是最显著地穿支血管也没有降低受区的并发症（46%）。当应用第二个瓣来当衬里时，部分或全部皮肤瓣组织损失不到一半。作者总结了髂骨肌皮瓣的皮岛不能当做口腔衬里，除非皮肤的血供循环被确认没有问题[57]。

供区并发症继续成为髂骨瓣的问题，不论骨瓣是血管化的还是非血管化的。虽然长期严重的并发症很罕见，骨瓣制备的大小对于术后感觉障碍，功能问题和疼痛是最重要的因素[58]。重要的是，最近 Yilmaz 等[34]研究对 DCIA 皮瓣和腓骨肌皮瓣在下颌骨重建手术的住院时间，手术时间，缺损大小，皮肤瓣，输血情况和并发症概率

方面做了比较。回顾了患者的记录，完善了个人评估的问卷调查表。作者指出在并发症比率，功能效果，美学效果和患者满意度方面腓骨瓣要优于髂骨瓣。在另外的一个研究中，短期和长期的结果比较腓骨瓣和髂骨瓣重建下颌骨，在功能上和生活质量上髂骨瓣重建下颌骨更好。腓骨瓣适用于下颌骨全切或次全切的病例，但是不适于半侧切除或节段性切除的病例[59]。以前的研究没有在患者满意度方面证实这点，仍存在争论[60]。

在一个 14 岁患者的研究中，计算机模拟被用在优化供—受区的轮廓为髂骨瓣重建下颌骨中。术后 1 年，骨连接和咬合关系均好并且所有的患者都对自己的面型满意[61]。

综上所述，DCIA 皮瓣可以是下颌骨重建的一个很好的选择，在骨量和质量上有很显著的优点。苛刻的文献回顾，然而，当和腓骨瓣重建下颌骨相比较时，DCIA 有很多明显的不足之处，特别是在并发症方面。

游离肩胛骨皮瓣

在 1980 年代，肩胛骨皮瓣被应用于下颌骨重建术中，与腓骨瓣、髂骨瓣相比较表现出很多优点。这些优势基本都和肩胛下血管系统有关，这些血管允许制备多个独立的皮肤瓣，前锯肌，背阔肌和长 14 cm 的肩胛骨。同样地，肩胛骨瓣是一个理想的骨肌皮瓣可以满足复杂、复合的伴有软硬组织的下颌骨缺损，例如下颌骨连续性缺损同时伴有口内口外组织缺损[62]。基于弯曲的肩胛动脉的传统肩胛骨皮瓣的最主要的不足：①短血管蒂；②不足以支持种植的骨量；③制备手术不能同期手术（因为体位的原因）。

这些不足之处使得技术向前发展，例如背部成角的血管变异，利用胸背动脉供应肩胛骨，而不是用传统的弯曲的肩胛动脉结构[63, 64]。这个改变戏剧化的增加了血管蒂的长度，在一些研究中心这种情况允许肩胛骨皮瓣成为二次手术的选择。尽管对于下颌骨重建在骨量和质量上有限，

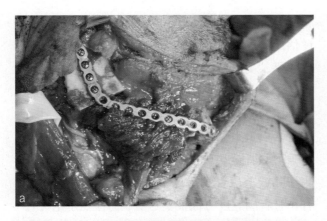

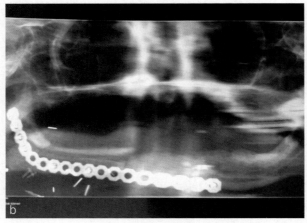

图 52.4 a. 一例肩胛骨游离皮瓣用于重建下颌骨体和角的缺损；b. 在种植体植入前，口腔全景片显示了肩胛骨皮瓣修复下颌骨一个高度和缺损的匹配

肩胛骨瓣仍然提供了优良的选择（图 52.4）。另外，单侧和下颌骨缺损伴有升支缺损的情况非常合适使用带有角度的肩胛骨瓣，也同样适用于胸背动脉成角的骨肌皮瓣[65]。

在一个 20 例患者的研究中，自然成角的肩胛骨游离皮瓣被发现是最理想的下颌骨重建角度；只有 1 个患者需要骨瓣截骨。长的血管蒂被认为是有利的，是其他移植瓣所没有的[66]。

肩胛骨系统提供了多种多样的结构，用中央或侧支肩胛骨嵴，包括胸背动脉穿支皮瓣；供区的并发症是可以接受的[63, 67, 68]。

尽管肩胛骨不是传统最适合做种植的，种植也是可行的；在近来的研究中，37 例用肩胛骨重建上颌骨或下颌骨中有 10 例患者进行了种植义齿的修复[69]。

对于立刻的下颌骨重建，短期内肩胛骨皮瓣和腓骨瓣修复达到一样的效果，而且比腓骨瓣更少的供区并发症。腓骨瓣主要的不足之处包括供区愈合延长和患者活动的延迟。所以，肩胛骨皮瓣是一个很好的替代皮瓣，对于年龄大或脆弱的患者来说应慎重应用，因为这些患者可能会发生严重的并发症[70]。

2009 年出版的 Nkenke 等[68]的研究显示了在 10 例患者同时制备侧方和中段肩胛骨皮瓣的报道。这些患者被和相似的 10 个只制备了侧方肩胛骨的病例做了比较。经过验证的问卷调查在术后 1~6 个月不能显示明显的差异。作者用 PET 检查评估术后 7 天血管的情况，得出结论骨段是存活的。尽管应用 PET 检查来评估 7 天后血管的情况来判断骨段的情况是有限的[71]，这个制备皮瓣的技术是新奇的并且值得继续研究的，在肩胛骨重建中可以得到额外的骨结构。

和 DCIA 皮瓣相比，对于选择性下颌骨重建患者肩胛骨皮瓣可以提供一个很好的选择，例如侧方下颌骨缺损，缺损伴有过多软组织缺损或者对于手术风险很大并发症风险大的患者。

桡骨前臂骨肌皮瓣

桡骨前臂骨肌皮瓣（OCRFF），很频繁地被应用于下颌骨重建中，着实令人很惊奇，因为这个瓣上的骨量和质量都很有限。这个皮瓣的优势如下：可靠，长血管蒂，对于口内重建很好的软组织和易于制备使得这个皮瓣被广泛推广[72, 73]。然而，OCRFF 在重建下颌骨方面主要的限制因素是骨的量和骨质量。10~12 cm 的骨很细，而且不能支撑种植体。所以，如果需要多个截骨，来源于桡动脉皮瓣的血供组成的极小的穿支，导致局部缺血的风险。另外，尽管超过 35%~40% 远端径向直径已经被成功制备，桡骨瓣取得越大远端骨折的风险越大[74-76]。这个问题导致截骨设计和桡骨缺损的预先设计要避免骨折和功能性的并发症[75, 76]。尽管有这些不足之处,对于重建的情况 OCRFF 是一个极好的选择,包括下颌骨角度和升支(无牙骨段)缺损伴有大量软组织的缺损[75]。

Kansas 大学的研究组发表了 167 例 OCRFF 术后随访 25.9 个月的报道。取骨的长度的中位数是 7 cm,制备时在每一段都固定有接骨板。供区并发症包括 1 例桡骨骨折,47 例肌腱暴露(28%),13 例供区手无力或麻木(9%)。受区并发症包括下颌骨金属外露(17%),下颌骨骨不愈合或错位愈合(2%),下颌骨或金属断裂(2%)。在统计学分析中,1.3 倍患者更加愿意钛板外露而不愿意多取 1 cm 的桡骨。他们得出结论,预防性的钛板固定供区桡骨几乎可以消除桡骨的病理性骨折的概率,而且减小供区和受区的并发症,这些都是支持 OCRFF 重建下颌骨的[77]。

最近的有关于技术创新的报道,例如利用桡骨前臂皮瓣支持微血管化的髂骨瓣或联合 OCRFF 用滑行的截骨方式,在下颌骨重建的时候突出这个皮瓣的多样性[78, 79]。因为有限的骨量 OCRFF 的应用在很多情况下不是最优的,也导致了没有广泛应用于下颌骨重建。

计算机生成模型和虚拟治疗计划

下颌骨重建中一个经常遇到的挑战是在大的复杂的缺损或在外生性的肿瘤不能术前截骨的重建病例中需要准确的下颌骨外形重建。各式各样的外固定装置被用来解决部分重建的病例,然而,他们导致复杂的手术路径和需要技术挑战的骨固定在术前完成[80]。随着计算机生成模型的发展,如立体光刻的模型,三维打印的模型和三维计算机重建已经帮助医生对复杂的缺损提高了术前手术设计[81, 82]。改善了下颌骨轮廓、减少了手术时间是这些技术利用在颌骨重建上的优势[83]。

在很多中心,甚至这些技术已经被取代,随着计算机生成模型的技术的演变,这就是虚拟计划。研究已经表明虚拟计划相对于"自由手"更

加准确。用这种方法治疗计划可以在计算机中虚拟的进行,允许设计好手术模板和预先设计的下颌骨重建的外形。和传统方法相比这个方法的主要优势在于术前可以在计算机虚拟环境下设计很多方案模拟手术模板(图 52.5,图 52.6)。这样有一个重要的优势就是可以更改,这是打印的模板做不到的。初始研究建议构建一个重建模板用相同程度的准确性当直接应用光刻模型建造一个模板是可行的[85]。

在下颌骨重建上虚拟计划还有其他独特的应用。例如,对于伴有髁突缺损半侧下颌骨缺损的重建,双层重叠的血管化的腓骨瓣可以提供在长度和高度上充足的骨量。对于这类下颌骨重建病例,联合虚拟三维重建和快速打印技术提高了术后的效果[5, 42]。

术前模拟有一个学习曲线而且充满了复杂,特别是当要把设计的截骨导板在应用手术时。遇到的困难已经被提出,是有关准确记录腓骨截骨导板和在手术疏忽移动导板[28]。平均的手术误差在前后向在髂骨瓣移植术和腓骨瓣移植术中分别是 0.2 mm 和 0.9 mm。在横向的维度里,平均的手术误差为 1.6 mm 和 2.7 mm 从髁突到髁突[86]。同样,准确的截骨在很多病例里很难,如恶性肿瘤或放射性骨坏死,在术中改进模板是有难度的。一些结论是这个技术必须谨慎的应用在恶性肿瘤或放射性骨坏死的,并且最好保留在有清楚边界的良性肿物的颌骨上[28]。

虚拟手术计划提供了提高工作流程和节省手术时间的机会。一些人相信这项技术可以考虑到减少下颌骨轮廓相关的学习曲线,增加准确水平和加速手术进度[87]。

一些其他的考虑

总体异质的重建对晚期复发的肿瘤和系统抵抗力降低的患者保持着暂时和永久的选择。手术步骤没有大的压力因为不需要自体移植,昂贵的移植材料将不会导致肿瘤复发的例数增加。然

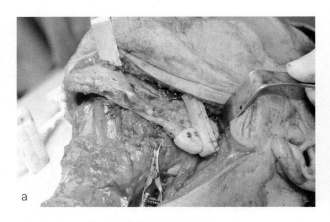

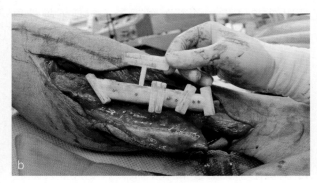

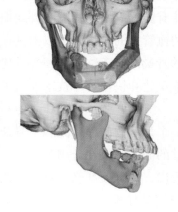

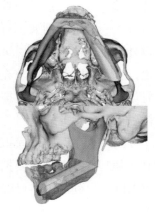

图 52.5　a. 这是一例放射性骨坏死的治疗，通过虚拟模拟下颌骨切除的范围；b. 在腓骨供区，通过虚拟模拟帮助皮瓣切取；c. 计算机建模模拟证明将游离腓骨皮瓣在下颌骨缺损部位进行重建

手术计划下颌骨重建（透明的部分示意切除部分）

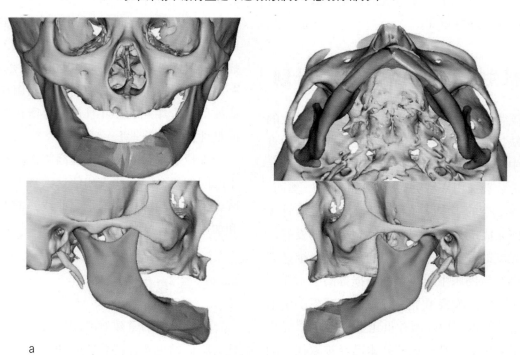

图 52.6　a. 计算机建模证明切除下颌骨体部的范围

设计指南 肩胛骨设计（后面观）
- 槽宽度：1 mm
- 固定孔直径：2.2 mm（适合 1.5 mm 直径，2.0 mm 长螺钉）
- 固定孔是用作临时固定导引用

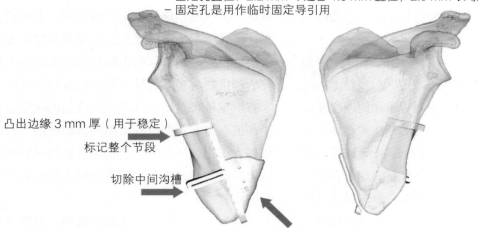

凸出边缘 3 mm 厚（用于稳定）

标记整个节段

切除中间沟槽

带有两个洞作为固定 1.0 mm 补偿

b

设计指南 下颌骨重建指南（左右位）
- 槽宽度：1 mm
- 固定孔直径：2.2 mm（适用于 1.5 mm 钻头，2.0 mm 长螺钉）
- 固定孔是用作临时固定导引用

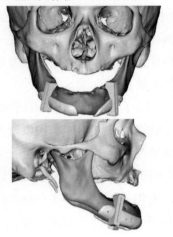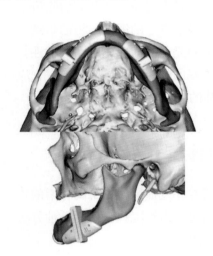

c

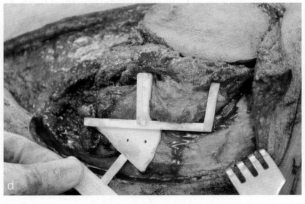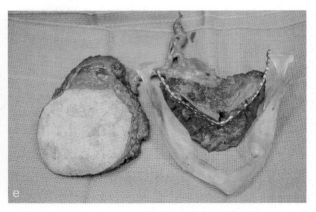

图 52.6（续）　b. 计算机建模设计帮助肩胛骨的切取；c. 虚拟切取指导；d. 术中导板用于帮助游离肩胛皮瓣的切取；e. 游离肩胛皮瓣和它相连的软组织，边上是三维打印模型

而，并发症和失败率分别达到 40% 和 30%，异质的材料的颌骨重建值得深入讨论。联合应用接骨板和骨瓣移植在下颌骨重建上显示出高的成功率[88]。

在良性病例中，下牙槽神经的移植应当给予关注，它可以用耳神经作为供体[89]。Chang 等[90]研究 12 例患者做了下颌骨重建同期用腓肠神经代替下牙槽神经。这个组发现在神经移植术后，平均 64 个月的随访，两点辨别觉相较对侧仍未恢复。然而，所有的患者恢复的好于在手术侧防护的感觉，这对于减少损伤，保留说话功能和口腔功能已经足够了。没有患者抱怨腓肠神经供区的并发症。其他还提到口内的吻合已经被描述和对于一些选择性的病例是可行的[91]。

同样对于良性肿瘤，整容手术的入路联合口内切口微血管的下颌骨重建在良性肿瘤切除后是可行的技术，他提供了良好的解剖结构的暴露，不明显的面部瘢痕和充分的面部轮廓和对称性。应用这项技术的很好的临床效果已被报道，它应该包括下颌骨重建的外科所有医疗设备[92, 93]。

组织工程和移植

对复杂和有潜在并发症风险的游离骨瓣的移植重建下颌骨的情况，组织工程也作为一种方法去恢复下颌骨的功能。

组织工程的方法学分为体外（或体内）试验，放入构建的支撑物在生物反应器中去重建设计的组织；在体内（或原地）组织工程，在体内植入构建的支撑物指导新的组织长出来[35]。在其他的病例，缺乏先存的脉管系统；这样细胞的存活和组织的成形依靠局部的血供并且在血供丰富的部分加速生长。所以，大量的重建，比如下颌骨的连续性缺损，存在着困难。去接近这项挑战，血管化的观念得到了重视，集中于联合组织工程方法和皮瓣预成技术。最终的目标是发展复合材料的骨代替组织提供和传统的血管化骨瓣相比最小的供区并发症的优势[94, 95]。

骨组织工程是一种相当新的方法，它使用支撑物、生物活性物质和细胞或成骨潜能的组织。理想的支撑物应该是：①三维结构、多孔状，这些孔连接细胞生长的气孔，运输营养物质和新陈代谢的物质；②有匹配细胞和组织生长的生物相容的和生物可吸收的伴有可控的降解和吸收率；③有细胞接触，增殖和分化的合适的化学表面；④在植入侧有匹配这些组织的机械性能。目前，很多支撑物在研究中，包括组成各种材料联合，生物活性物质或成骨髓基质细胞去发生或增生骨的构成[96, 97]。

作为一个刺激骨再生的刺激物，骨诱导蛋白（BMPs）已经被广泛研究，特别是在动物模型上。一个老鼠的研究显示了利用增加在人造的支撑物中 BMP-2 浓度加快了下颌骨边缘缺损的愈合[98]。在狗的模型中，应用人重组骨诱导蛋白 2（rhBNP-2）可吸收的胶原海绵被用于研究即刻和延迟的下颌骨重建。关于骨再生，缺损充填和骨密度，即刻的应用被发现相对于延迟的应用是更加有利的[99]。

除了 BMPs，生长因子也许可以通过具有治疗潜能的媒介发挥作用以增加骨和软骨的成形；例如人重组血小板驱动因子（rePDGF），转化生长因子（TGF-b），成纤维生长因子 -5（FGF），人重组变异因子 -5（rhGDF-5），类胰岛生长因子（ILGF）。PDGF 被认为是通过巨噬细胞的活动模仿血管生成以分泌因子生成毛细血管。TGF-b1 被证明可以促进软骨再生。rhGDF-5 有在其原始的地方长出同样组织类型的潜能。利用组织工程使牙槽组织再生的方法被报道是可行的[100]。

在最近的系统文献回顾中，11 篇文献报道了人组织工程重建下颌骨连续性缺损；这个回顾包括报道预成骨显微血管组织移植[101]。总的来说，只有一些成功的治疗被发表。一篇报道包括 3 例患者移植了同种异体的下颌骨支撑物，它是被负载了体外扩散的间叶干细胞。其中 2 个患者成功的长出了血管化的骨，而另外一个失败了[102]。

除此之外，组织被有限的许可在口腔颌面部手术中使用rhBMP-2。美国食品卫生管理局没有许可rhBMP-2在下颌骨连续缺损中使用，所以它只能使用于上颌窦骨增高和牙槽骨增量术[101]。虽然组织工程方法显示了一些临床应用潜能以替代自体同源骨，但将来的研究更应聚焦于这些治疗成功和失败的原因分析。

一些其他的成功的同种异体移植，主要是良性肿瘤和创伤引起舌的、面的和复合的颌面结构的多种缺损[103~105]。因为多种多样制度上的，财政上的，伦理障碍，在全世界很少的面部移植中心为头部和颈部重建提供同种异体的移植[106~108]。最重要的是，大部分的头颈部重建是和恶性肿瘤有关。固体的器官移植免疫抑制增加头颈部肿瘤的恶化已经被广泛认识，所以，在人群中身体固有的免疫抑制的需要使得移植程序禁忌。作为我们对免疫抑制和免疫监视的理解，深入的研究或许可使移植仅头颈部在先天畸形和创伤的患者中应用。

小　结

通过准确的术前术中设计，包含虚拟计划和摄影，未来的下颌骨重建很可能聚焦于理想的3D面部轮廓重建[109]。新的虚拟计划软件会在增加重建的精确度和提供付费的计划平台方面继续发展[110]。一些类型的软件将会完善生物力学虚拟压力模型，允许更多稳定的定制结构来提高长远的效果[111, 112]。最后，正在进行的工作聚焦于优化义齿修复，特别是对于需要术后放疗的患者。下颌骨重建和种植体的区域保持有创造性的，令人兴奋的持续发展和科技进步。

参考文献

1. van Gemert JT, van Es RJ, Van Cann EM, Koole R. Nonvascularized bone grafts for segmental reconstruction of the mandible—a reappraisal. J Oral Maxillofac Surg 2009; 67(7):1446–1452

2. Irjala H, Kinnunen I, Aitasalo K. Mandibular reconstruction using free bone flap after preoperative chemoradiation. Eur Arch Otorhinolaryngol 2012;269(5):1513–1518

3. Tsuchiya S, Nakatsuka T, Sakuraba M, et al. Clinical factors associated with postoperative complications and the functional outcome in mandibular reconstruction. Microsurgery 2013; 33(5):337–341

4. Zwetyenga N, Siberchicot F, Emparanza A. Reconstruction of large mandibular and surrounding soft-tissue defects using distraction with bone transport. Int J Oral Maxillofac Surg 2012;41(10):1215–1222

5. Wang WH, Zhu J, Deng JY, Xia B, Xu B. Three-dimensional virtual technology in reconstruction of mandibular defect including condyle using double-barrel vascularized fibula flap. J Craniomaxillofac Surg 2013;41(5):417–422

6. Guerrier G, Alaqeeli A, Al Jawadi A, Foote N, Baron E, Albustanji A. Reconstruction of residual mandibular defects by iliac crest bone graft in war-wounded Iraqi civilians, 2006-2011. Br J Oral Maxillofac Surg 2015;53(6):e27–31

7. Handschel J, Hassanyar H, Depprich RA, et al. Nonvascularized iliac bone grafts for mandibular reconstruction—requirements and limitations. In Vivo 2011;25(5):795–799

8. Gadre PK, Ramanojam S, Patankar A, Gadre KS. Nonvascularized bone grafting for mandibular reconstruction: myth or reality? J Craniofac Surg 2011;22(5):1727–1735

9. Maurer P, Eckert AW, Kriwalsky MS, Schubert J. Scope and limitations of methods of mandibular reconstruction: A long-term follow-up. Br J Oral Maxillofac Surg 2010;48(2):100–104

10. Irish JC, Gullane PJ, Gilbert RW, Brown DH, Birt BD, Boyd JB. Primary mandibular reconstruction with the titanium hollow screw reconstruction plate: evaluation of 51 cases. Plast Reconstr Surg 1995;96(1):93–99

11. Gullane PJ. Primary mandibular reconstruction: analysis of 64 cases and evaluation of interface radiation dosimetry on bridging plates. Laryngoscope 1991;101(6 Pt 2 Suppl 54):1–24

12. Ettl T, Driemel O, Dresp BV, Reichert TE, Reuther J, Pistner H. Feasibility of alloplastic mandibular reconstruction in patients following removal of oral squamous cell carcinoma. J Craniomaxillofac Surg 2010;38(5):350–354

13. Coletti DP, Ord R, Liu X. Mandibular reconstruction and second generation locking reconstruction plates: outcome of 110 patients. Int J Oral Maxillofac Surg 2009;38(9):960–963

14. Trainotti S, Raith S, Kesting M, et al. Locking versus nonlocking plates in mandibular reconstruction with fibular graft-a biomechanical ex vivo study. Clin Oral Investig 2014;18(4):1291–1298

15. Shaw RJ, Sutton AF, Cawood JI, et al. Oral rehabilitation after treatment for head and neck malignancy. Head Neck 2005;27(6):459–470

16. Wu YQ, Huang W, Zhang ZY, Zhang CP, Sun J. Clinical outcome of dental implants placed in fibula-free flaps for orofacial reconstruction. Chin Med J (Engl) 2008; 121(19):1861–1865

17. Wang F, Wu Y, Zhang C, Zhang Z. Dental implant

performance in vertically distracted fibular grafts after mandibular reconstruction: a pilot series of 12 patients. Int J Oral Maxillofac Implants 2013;28(5):1311–1321

18. Chenping Z, Min R, Liqun X, et al. Dental implant distractor combined with free fibular flap: a new design for simultaneous functional mandibular reconstruction. J Oral Maxillofac Surg 2012;70(11):2687–2700

19. Parbo N, Murra NT, Andersen K, Buhl J, Kiil B, Norholt SE. Outcome of partial mandibular reconstruction with fibula grafts and implant–supported prostheses. Int J Oral Maxillofac Surg 2013;42(11):1403–1408

20. Ferrari S, Copelli C, Bianchi B, et al. Rehabilitation with endosseous implants in fibula free–flap mandibular reconstruction: a case series of up to 10 years. J Craniomaxillofac Surg 2013;41(2):172–178

21. Jacobsen C, Kruse A, Lubbers HT, et al. Is mandibular reconstruction using vascularized fibula flaps and dental implants a reasonable treatment? Clin Implant Dent Relat Res 2014;16(3): 419–428

22. Adell R, Svensson B, Bagenholm T. Dental rehabilitation in 101 primarily reconstructed jaws after segmental resections—possibilities and problems. An 18–year study. J Craniomaxillofac Surg 2008;36(7):395–402

23. Schepers RH, Raghoebar GM, Lahoda LU, et al. Full 3D digital planning of implant supported bridges in secondarily mandibular reconstruction with prefabricated fibula free flaps. Head Neck Oncol 2012;4(2):44

24. Shen YF, Rodriguez ED, Wei FC, Tsai CY, Chang YM. Aesthetic and functional mandibular reconstruction with immediate dental implants in a free fibular flap and a low–profile reconstruction plate: five–year follow–up. Ann Plast Surg 2015;74(4):442–446

25. Nickenig HJ, Wichmann M, Hamel J, Schlegel KA, Eitner S. Evaluation of the difference in accuracy between implant placement by virtual planning data and surgical guide templates versus the conventional free–hand method – a combined in vivo – in vitro technique using cone–beam CT (Part II). J Craniomaxillofac Surg 2010;38(7):488–493

26. Schneider R, Fridrich K, Funk G. Complex mandibular reconstruction after a partial mandibulectomy with a fibula free graft: a clinical report. J Prosthet Dent 2013;110(3):223–227

27. Bodard AG, Bemer J, Gourmet R, et al. Dental implants and free fibula flap: 23 patients. Rev Stomatol Chir Maxillofac 2011;112(2):e1–4

28. Zheng GS, Su YX, Liao GQ, Liu HC, Zhang SE, Liang LZ. Mandibular reconstruction assisted by preoperative simulation and accurate transferring templates: preliminary report of clinical application. J Oral Maxillofac Surg 2013;71(9):1613–1618

29. Anne–Gaelle B, Samuel S, Julie B, Renaud L, Pierre B. Dental implant placement after mandibular reconstruction by microvascular free fibula flap: current knowledge and remaining questions. Oral Oncol 2011;47(12):1099–1104

30. Chiapasco M, Romeo E, Coggiola A, Brusati R. Long–term outcome of dental implants placed in revascularized fibula free flaps used for the reconstruction of maxillo–mandibular defects due to extreme atrophy. Clin Oral Implant Res 2011; 22(1):83–91

31. Qu X, Zhang C, Yang W, Wang M. Deep circumflex iliac artery flap with osseointegrated implants for reconstruction of mandibular benign lesions: clinical experience of 33 cases. Ir J Med Sci 2013;182(3):493–498

32. Gonzalez–Garcia R, Naval–Gias L, Rodriguez–Campo FJ, Roman–Romero L. Reconstruction of oromandibular defects by vascularized free flaps: the radial forearm free flap and fibular free flap as major donor sites. J Oral Maxillofac Surg 2009;67(7): 1473–1477

33. Smolka K, Kraehenbuehl M, Eggensperger N, et al. Fibula free flap reconstruction of the mandible in cancer patients: evaluation of a combined surgical and prosthodontic treatment concept. Oral Oncol 2008;44(6):571–581

34. Yilmaz M, Vayvada H, Menderes A, Demirdover C, Kizilkaya A. A comparison of vascularized fibular flap and iliac crest flap for mandibular reconstruction. J Craniofac Surg 2008;19(1): 227–234

35. Holzle F, Franz EP, von Diepenbroick VH, Wolff KD. [Evaluation of the lower leg vessels before microsurgical fibula transfer. Magnetic resonance angiography versus digital subtraction angiography]. Mund Kiefer Gesichtschir 2003;7(4):246–253

36. Abukawa H, Zhang W, Young CS, et al. Reconstructing mandibular defects using autologous tissue–engineered tooth and bone constructs. J Oral Maxillofac Surg 2009;67(2):335–347

37. Crosby MA, Martin JW, Robb GL, Chang DW. Pediatric mandibular reconstruction using a vascularized fibula flap. Head Neck 2008;30(3):311–319

38. Cai ZG, Zhang J, Zhang JG, et al. Evaluation of near infrared spectroscopy in monitoring postoperative regional tissue oxygen saturation for fibular flaps. J Plast Reconstr Aesthet Surg 2008;61(3):289–296

39. Angiero F, Borloni R, Macchi M, Stefani M. Ameloblastic carcinoma of the maxillary sinus. Anticancer Res 2008;28(6B):3847–3854

40. Gierek T, Majzel K, Slaska–Kaspera A, Gwozdz–Jezierska M. [The results of surgical treatment of the facial nerve paralysis]. Otolaryngol Pol 2007;61(4):383–386

41. Ulkur E, Karagoz H, Kulahci Y, et al. One–and–a–half–barrel vascularized free fibular flap for the reconstruction of segmental mandibular defect. J Craniofac Surg 2013; 24(2):e167–169

42. Shen Y, Guo XH, Sun J, et al. Double–barrel vascularised fibula graft in mandibular reconstruction: a 10–year experience with an algorithm. J Plast Reconstr Aesthet Surg 2013;66(3):364–371

43. Daya M. Peroneal artery perforator chimeric flap: changing the perspective in free fibula flap use in complex oromandibular reconstruction. J Reconstr Microsurg 2008; 24(6):413–418

44. Cheng MH, Saint–Cyr M, Ali RS, Chang KP, Hao SP, Wei FC. Osteomyocutaneous peroneal artery–based combined

flap for reconstruction of composite and en bloc mandibular defects. Head Neck 2009;31(3):361–370

45. Blake F, Heiland M, Schmelzle R, et al. The medial approach to the fibula: a feasible alternative. J Oral Maxillofac Surg 2008;66(2):319–323

46. Ali MN, Ejiri S, Kobayashi T, et al. Histologic study of the cellular events during rat mandibular distraction osteogenesis. Oral Surg Oral Med Oral Pathol Oral Radiol Endod 2009;107(3):325–335

47. Chaine A, Pitak-Arnnop P, Hivelin M, Dhanuthai K, Bertrand JC, Bertolus C. Postoperative complications of fibular free flaps in mandibular reconstruction: an analysis of 25 consecutive cases. Oral Surg Oral Med Oral Pathol Oral Radiol Endod 2009;108(4):488–495

48. Bartaire E, Mouawad F, Mallet Y, et al. Morphologic assessment of mandibular reconstruction by free fibula flap and donor-site functional impairment in a series of 23 patients. Eur Ann Otorhinolaryngol Head Neck Dis 2012;129(5):230–237

49. Yla-Kotola TM, Bartlett E, Goldstein DP, Armstrong K, Gilbert RW, Hofer SO. Union and bone resorption of free fibular flaps in mandibular reconstruction. J Reconstr Microsurg 2013;29(7):427–432

50. Trignano E, Fallico N, Faenza M, Rubino C, Chen HC. Free fibular flap with periosteal excess for mandibular reconstruction. Microsurgery 2013;33(7):527–533

51. Pirgousis P, Brown D, Fernandes R. Digital measurements of 120 mandibular angles to determine the ideal fibula wedge osteotomy to re-Create the mandibular angle for microvascular reconstruction. J Oral Maxillofac Surg 2013;71(12):2169–2175

52. Taylor GI, Townsend P, Corlett R. Superiority of the deep circumflex iliac vessels as the supply for free groin flaps. Clinical work. Plast Reconstr Surg 1979;64(6):745–759

53. Urken ML, Vickery C, Weinberg H, Buchbinder D, Lawson W, Biller HF. The internal oblique-iliac crest osseomyocutaneous free flap in oromandibular reconstruction. Report of 20 cases. Arch Otolaryngol Head Neck Surg 1989;115(3):339–349

54. Hartman EH, Spauwen PH, Jansen JA. Donor-site complications in vascularized bone flap surgery. J Invest Surg 2002;15(4): 185–197

55. Buchbinder D, Urken ML, Vickery C, Weinberg H, Sheiner A, Biller H. Functional mandibular reconstruction of patients with oral cancer. Oral Surg Oral Med Oral Pathol 1989;68(4 Pt 2):499–503; discussion 503–494

56. [Mandible bone grafting by intraoral access]. Stomatologiia (Mosk) 2009;88(3):50–55

57. Miyamoto S, Sakuraba M, Nagamatsu S, Hayashi R. Current role of the iliac crest flap in mandibular reconstruction. Microsurgery 2011;31(8):616–619

58. Ghassemi A, Ghassemi M, Riediger D, Hilgers RD, Gerressen M. Comparison of donor-site engraftment after harvesting vascularized and nonvascularized iliac bone grafts. J Oral Maxillofac Surg 2009;67(8):1589–1594

59. Politi M, Toro C. Iliac flap versus fibula flap in mandibular reconstruction. J Craniofac Surg 2012;23(3):774–779

60. Rogers SN, Lakshmiah SR, Narayan B, et al. A comparison of the long-term morbidity following deep circumflex iliac and fibula free flaps for reconstruction following head and neck cancer. Plast Reconstr Surg 2003;112(6):1517–1525; discussion 1526–1517

61. Shen Y, Sun J, Li J, et al. Using computer simulation and stereomodel for accurate mandibular reconstruction with vascularized iliac crest flap. Oral Surg Oral Med Oral Pathol Oral Radiol 2012;114(2):175–182

62. Valentini V, Gennaro P, Torroni A, et al. Scapula free flap for complex maxillofacial reconstruction. J Craniofac Surg 2009;20(4):1125–1131

63. Clark JR, Vesely M, Gilbert R. Scapular angle osteomyogenous flap in postmaxillectomy reconstruction: defect, reconstruction, shoulder function, and harvest technique. Head Neck 2008;30(1):10–20

64. Wagner AJ, Bayles SW. The angular branch: maximizing the scapular pedicle in head and neck reconstruction. Arch Otolaryngol Head Neck Surg 2008;134(11):1214–1217

65. Shetye PR, Warren SM, Brown D, Garfinkle JS, Grayson BH, Mc-Carthy JG. Documentation of the incidents associated with mandibular distraction: introduction of a new stratification system. Plast Reconstr Surg 2009;123(2):627–634

66. Yoo J, Dowthwaite SA, Fung K, Franklin J, Nichols A. A new angle to mandibular reconstruction: the scapular tip free flap. Head Neck 2013;35(7):980–986

67. Brown J, Bekiroglu F, Shaw R. Indications for the scapular flap in reconstructions of the head and neck. Br J Oral Maxillofac Surg 2010;48(5):331–337

68. Nkenke E, Vairaktaris E, Stelzle F, Neukam FW, Stockmann P, Linke R. Osteocutaneous free flap including medial and lateral scapular crests: technical aspects, viability, and donor Site morbidity. J Reconstr Microsurg 2009;25(9):545–553

69. Hasan Z, Gore SM, Ch'ng S, Ashford B, Clark JR. Options for configuring the scapular free flap in maxillary, mandibular, and calvarial reconstruction. Plast Reconstr Surg 2013;132(3):645–655

70. Fujiki M, Miyamoto S, Sakuraba M, Nagamatsu S, Hayashi R. A comparison of perioperative complications following transfer of fibular and scapular flaps for immediate mandibular reconstruction. J Plast Reconstr Aesthet Surg 2013;66(3):372–375

71. Schrey AR, Kinnunen IA, Grenman RA, Minn HR, Aitasalo KM. Monitoring microvascular free flaps with tissue oxygen measurement and PET. Eur Arch Otorhinolaryngol 2008;265 Suppl 1:S105–113

72. Dannemann S, Abu-Id MH, Kreusch T. [Secondary reconstruction of the mandible with a 2,7-mm-bridging-plate]. Mund Kiefer Gesichtschir 2007;11(6):339–343

73. Militsakh ON, Wallace DI, Kriet JD, Tsue TT, Girod DA. The role of the osteocutaneous radial forearm free flap in the treatment of mandibular osteoradionecrosis. Otolaryngol Head Neck Surg 2005;133(1):80–83

74. Kim JH, Rosenthal EL, Ellis T, Wax MK. Radial forearm

osteocutaneous free flap in maxillofacial and oromandibular reconstructions. Laryngoscope 2005;115(9):1697–1701

75. Villaret DB, Futran NA. The indications and outcomes in the use of osteocutaneous radial forearm free flap. Head Neck 2003;25(6):475–481

76. Waits CA, Toby EB, Girod DA, Tsue TT. Osteocutaneous radial forearm free flap: long-term radiographic evaluation of donor site morbidity after prophylactic plating of radius. J Reconstr Microsurg 2007;23(7):367–372

77. Arganbright JM, Tsue TT, Girod DA, et al. Outcomes of the osteocutaneous radial forearm free flap for mandibular reconstruction. JAMA Otolaryngol Head Neck Surg 2013;139(2):168–172

78. Leonhardt H, Pradel W, Mai R, Markwardt J, Lauer G. Prefabricated bony radial forearm flap for secondary mandible reconstruction after radiochemotherapy. Head Neck 2009;31(12): 1579–1587

79. Bianchi B, Copelli C, Ferrari S, Ferri A, Palumbo AA, Sesenna E. Reconstruction of a composite anterior mandibular defect with horizontal sliding osteotomies and an osteocutaneous forearm free flap: a case report. J Plast Reconstr Aesthet Surg 2009;62(3):e6–68

80. Wang TH, Ma H, Tseng CS, et al. A new device for fibular osteotomy in mandibular reconstruction. Microsurgery 2014;34(3):249–252

81. Prisman E, Haerle SK, Irish JC, Daly M, Miles B, Chan H. Value of preoperative mandibular plating in reconstruction of the mandible. Head Neck 2014;36(6):828–833

82. Ho MW, Brown JS, Shaw RJ. Intraoperative temporary fixation for primary reconstruction of composite mandibular ablative defects. Br J Oral Maxillofac Surg 2013;51(8):976–977

83. Cohen A, Laviv A, Berman P, Nashef R, Abu-Tair J. Mandibular reconstruction using stereolithographic 3-dimensional printing modeling technology. Oral Surg Oral Med Oral Pathol Oral Radiol Endod 2009;108(5):661–666

84. Logan H, Wolfaardt J, Boulanger P, Hodgetts B, Seikaly H. Exploratory benchtop study evaluating the use of surgical design and simulation in fibula free flap mandibular reconstruction. J Otolaryngol Head Neck Surg 2013;42(1):42

85. Liu XJ, Gui L, Mao C, Peng X, Yu GY. Applying computer techniques in maxillofacial reconstruction using a fibula flap: a messenger and an evaluation method. J Craniofac Surg 2009;20(2):372–377

86. Foley BD, Thayer WP, Honeybrook A, McKenna S, Press S. Mandibular reconstruction using computer-aided design and computer-aided manufacturing: an analysis of surgical results. J Oral Maxillofac Surg 2013;71(2):e111–119

87. Antony AK, Chen WF, Kolokythas A, Weimer KA, Cohen MN. Use of virtual surgery and stereolithography-guided osteotomy for mandibular reconstruction with the free fibula. Plast Reconstr Surg 2011;128(5):1080–1084

88. Sadr-Eshkevari P, Rashad A, Vahdati SA, Garajei A, Bohluli B, Maurer P. Alloplastic mandibular reconstruction: a systematic review and meta-analysis of the current century case series. Plast Reconstr Surg 2013;132(3):413e–427e

89. Yoshimura H, Ohba S, Nakamura M, Sano K. Mandibular reconstruction using iliac bone and great auricular nerve grafts and oral rehabilitation using osseointegrated implants in a patient with a large ossifying fibroma: A 10-year follow-up study. J Oral Maxillofac Surg 2013;71(12):2176–2188

90. Chang YM, Rodriguez ED, Chu YM, Tsai CY, Wei FC. Inferior alveolar nerve reconstruction with interpositional sural nerve graft: a sensible addition to one-stage mandibular reconstruction. J Plast Reconstr Aesthet Surg 2012;65(6):757–762

91. Nkenke E, Agaimy A, von Wilmowsky C, Eitner S. Mandibular reconstruction using intraoral microvascular anastomosis following removal of an ameloblastoma. J Oral Maxillofac Surg 2013;71(11):1983–1992

92. Garcia-Diez EM, Cho-Lee GY, Raigosa-Garcia JM, Sieira-Gil R, Pages CM. Rhytidectomy approach for mandibular reconstruction with microvascular free flaps after resection of mandibular benign tumors. J Oral Maxillofac Surg 71(12):2156–2168

93. Bianchi B, Ferri A, Ferrari S, Copelli C, Sesenna E. Face-lift approach for mandibular resection and reconstruction. Head Neck 2014;36(10):1497–1502

94. Eweida AM, Nabawi AS, Marei MK, Khalil MR, Elhammady HA. Mandibular reconstruction using an axially vascularized tissueengineered construct. Ann Surg Innov Res 2011;5:2

95. Reichert JC, Cipitria A, Epari DR, et al. A tissue engineering solution for segmental defect regeneration in load-bearing long bones. Sci Transl Med 2012;4(141):141ra93

96. Guo J, Meng Z, Chen G, et al. Restoration of critical-size defects in the rabbit mandible using porous nanohydroxyapatite-polyamide scaffolds. Tissue Eng Part A 2012;18(11–12):1239–1252

97. Streckbein P, Jackel S, Malik CY, et al. Reconstruction of criticalsize mandibular defects in immunoincompetent rats with human adipose-derived stromal cells. J Craniomaxillofac Surg 2013;41(6):496–503

98. DeConde AS, Sidell D, Lee M, et al. Bone morphogenetic protein-2-impregnated biomimetic scaffolds successfully induce bone healing in a marginal mandibular defect. Laryngoscope 2013;123(5):1149–1155

99. Hussein KA, Zakhary IE, Hailat D, Elrefai R, Sharawy M, Elsalanty ME. Delayed versus immediate reconstruction of mandibular segmental defects using recombinant human bone morphogenetic protein 2/absorbable collagen sponge. J Oral Maxillofac Surg 2013;71(6):1107–1118

100. Leknes KN, Yang J, Qahash M, Polimeni G, Susin C, Wikesjo UM. Alveolar ridge augmentation using implants coated with recombinant human growth/differentiation factor -5 (rhGDF-5). Radiographic observations. Clin Oral Implants Res 2013;24(11):1185–1191

101. Chanchareonsook N, Junker R, Jongpaiboonkit L, Jansen JA. Tissue-engineered mandibular bone reconstruction for continuity defects: a systematic approach to the literature. Tissue Eng Part B Rev 2014;20(2):147–162

102. Zamiri B, Shahidi S, Eslaminejad MB, et al. Reconstruction

of human mandibular continuity defects with allogenic scaffold and autologous marrow mesenchymal stem cells. J Craniofac Surg 2013;24(4):1292–1297

103. Kim BC, Yoon JH, Choi B, Lee J. Mandibular reconstruction with autologous human bone marrow stem cells and autogenous bone graft in a patient with plexiform ameloblastoma. J Craniofac Surg 2013;24(4):e409–411

104. Dorafshar AH, Bojovic B, Christy MR, et al. Total face, double jaw, and tongue transplantation: an evolutionary concept. Plast Reconstr Surg 2013;131(2):241–251

105. Lantieri LA. Face transplant: learning from the past, facing the future. Proc Am Philos Soc 2011;155(1):23–28

106. Cooney DS, Gordon CR, Brandacher G, Lee WP. Discussion: The Brigham and Women's Hospital face transplant program: a look back. Plast Reconstr Surg 2012; 129(1):89e–91e

107. Gonzalez-Garcia I, Lyra-Gonzalez I, Medina-Preciado D, Guerrero-Torres A, Ramos-Gallardo G, Armendariz-Borunda J. Face transplant: is it feasible in developing countries? J Craniofac Surg 2013;24(1):309–312

108. Siemionow M. Ethical considerations in face transplantation: ethical issues related to inclusion criteria for face transplant candidates. Arch Immunol Ther Exp (Warsz) 2011; 59(3):157–159

109. Verhoeven TJ, Coppen C, Barkhuysen R, et al. Three dimensional evaluation of facial asymmetry after mandibular reconstruction: validation of a new method using stereophotogrammetry. Int J Oral Maxillofac Surg 2013;42(1):19–25

110. Nakao M, Hosokawa M, Imai Y, et al. Volumetric surgical planning system for fibular transfer in mandibular reconstruction. Conference proceedings: Annual International Conference of the IEEE Engineering in Medicine and Biology Society. IEEE Engineering in Medicine and Biology Society. Conference 2013;2013: 3367–3370

111. Li P, Tang Y, Li J, Shen L, Tian W, Tang W. Establishment of sequential software processing for a biomechanical model of mandibular reconstruction with custom-made plate. Comput Methods Programs Biomed 2013;111(3):642–649

112. Jedrusik-Pawlowska M, Kromka-Szydek M, Katra M, Niedzielska I. Mandibular reconstruction—biomechanical strength analysis (FEM) based on a retrospective clinical analysis of selected patients. Acta Bioeng Biomech 2013; 15(2):23–31

113. Lye KW, Chin FK, Tideman H, Merkx MA, Jansen JA. Effect of postoperative radiation therapy on mandibular reconstruction using a modular endoprosthesis—a pilot study. J Maxillofac Surg 2013;41(6):487–495

53 鼻再造

作者：Shan R. Baker
翻译：徐　勇　审校：刘安堂

引　言

在最近 30 年里，鼻的重建已达到了以假乱真的水平，美观的效果得到了明显增强[1-3]。这些成就是由于强调了用相似的组织来替代外科切除的组织的必要性后取得的。用色泽和质地尽可能相称的皮肤来替代切除的皮肤，用软骨和骨组织替代缺损的相应组织，应用黏膜来替代鼻衬里的缺损。鼻美学单位的概念已经提出，即如果鼻单位的主要部分缺失，则强调整个单位的重建。另一个促进重建手术结果改善的重要概念是，强调局部皮瓣的切口选择应沿着美学区域或鼻单位的边界，以求最大限度的隐藏瘢痕。只要可能，局部皮瓣的设计不应穿越美学区域的界限，尤其是在边界本身呈凹陷的外形时。这种边界的一个示例就是翼面沟，它是 3 个面部美学区域间的凹型界限：鼻、颊和上唇[4, 5]。

面部美学区域

面部可以分成几个地形区域，每个区域都有其独特固有的皮肤色泽、质地、轮廓和毛发生长的特点[5]。每个区域也有其深面的面部骨骼所形成的独特的形状。鼻是面部能被分为几个美学单位的美学区域之一（图 53.1）。鼻的每个单位相对于他人的鼻，可有部分过度发育或发育不足，但每个鼻都有其固定的普遍的构型。根据鼻部可区分的凸面或凹面，鼻可分为 9 个美学单位，包括鼻尖、鼻背、成对的侧壁、成对的鼻翼、成对的软三角，以及鼻小柱。通常，鼻尖的形态由鼻翼软骨的大小和形状决定，尤其是鼻翼软骨的穹隆部。鼻尖通常由相对厚的分泌皮脂的皮肤所覆盖。每个穹隆形成一个反光点。在鼻小叶上方有一个尖上凹将鼻尖和鼻背区分开来。鼻背较鼻尖皮肤薄，皮脂分泌也少，越往上皮肤越薄直到鼻缝点处，在眉间时皮肤再次增厚。鼻骨和上外侧软骨以及软骨中隔一起组成了鼻背的骨性支撑，鼻背两侧的界限是上外侧软骨的侧边和鼻骨与上颌骨鼻额突的连接处。这些结构将鼻背与侧鼻分隔开来，形成一条反光和阴影线区分鼻背和侧壁。鼻侧壁通常由凸面和凹面元素组合而成，从鼻背向外延伸到鼻颊连接处。在结构上，侧壁由鼻骨和上外侧软骨的外侧延伸以及上颌骨额突的内侧延伸提供支撑。侧壁的皮肤较薄，比鼻背和鼻尖的皮脂分泌要少，通过鼻翼沟与鼻翼分开，这条鼻翼皱褶是鼻部最深的轮廓线。这一褶皱线在外侧与翼颊沟相延续，它们一起围绕鼻翼，将其与鼻尖、鼻背和面颊分开。鼻翼单位本身是一个光滑的隆起物，是一个单独的反光点，覆盖着较厚的分泌皮脂的皮肤，质地和多孔结构与鼻尖处皮肤相似。鼻翼的结构性支持由不包含软骨的厚的纤维脂肪组织提供（图 53.1）。

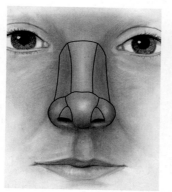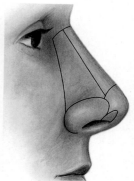

图 53.1　鼻部美学单位

鼻部美学单位

软组织面组成鼻孔边缘的一部分,跨越了两边下外侧软骨的中间脚和外侧脚之间的切迹。它们由较薄的、无皮脂分泌的皮肤覆盖,只有少量的纤维结缔组织作为其结构性支撑。它们可被鼻翼软骨尾侧缘的阴影分隔为一个独立的单位。鼻小柱,就如鼻尖和鼻背,是不成对的美学单位,从鼻尖的尾侧部延伸到上唇处。它由鼻部最薄的皮肤所覆盖,由中间脚作为其结构支持。鼻的九个美学单位里,每个的衬里也是不同的。鼻尖的衬里是薄的、无毛发的皮肤,而软组织三角和鼻翼的衬里是较厚的皮肤,其尾侧部有毛发分布。鼻小柱由膜性鼻中隔支持,由皮肤作衬里。在梨状孔处,衬里转变成衬在鼻背和侧壁的黏膜。

Menick 强调鼻部重建手术的目的不是简单的充填缺损。根据缺损的范围,伤处应当在大小、构型和深度方面进行改型,以使一个完整的单位获得重建。如果一个外形突出的鼻单位的表面区域大部分缺失了,通常最佳选择是重建整个单位的表面。这可通过去除此单位剩余的皮肤,然后设计表面的皮瓣来补偿去除皮肤的方式来完成。这种处理将瘢痕置于单位之间的连接处,在这里,瘢痕或是处于凹陷处,或是沿着阴影线,最大限度地隐藏了瘢痕。通过将瘢痕遗留在这些连接处,它们将混在正常的鼻轮廓线中,不会引人注目。

重新覆盖整个美学单位的概念只适用于鼻子的凸起单位。这些包括鼻尖、鼻翼和鼻小柱。鼻侧壁不是凸的,用皮瓣替换整个单位没有优势。虽然背部是凸的,但如果超过一半表面皮肤缺失,也只将尾侧 2/3 用皮瓣覆盖。鼻根点的皮肤很薄,脸颊或前额的皮瓣由比鼻根处更厚的皮肤组成。为此,为了覆盖整个鼻背美学单位,并不去除鼻根点的皮肤。

使用颊部或前额皮瓣可以重建整个鼻部的美学单位,以重建鼻缺损。鼻部皮瓣可以用于重建更小的皮肤缺损,但是这个皮瓣不能覆盖整个单位,因为没有充分的冗余皮瓣来闭合皮瓣的供区。

用易位皮瓣覆盖整个美学单位,有利于轻微的陷阱门样瘢痕收缩现象,这种现象可使整个单元轻微肿胀,模拟了正常的鼻小叶、鼻背和鼻翼的突起。比覆盖鼻部单位表面更重要的是,适当的塑造皮瓣的轮廓,使其精确复制鼻部单位的正常形貌,其表面和质地也应尽可能相似。因为新鲜的损伤总是由于边缘的回缩而扩大,所以应以对侧的鼻部美学单位作为覆盖皮瓣设计的依据。

如果对侧的相应部分有缺失或者某些单元是不成对的,可使用特别为此病例再造的理想化单元尺寸的模板。由于鼻是一个三维结构,每个单元必须复制成正常的轮廓。这要靠在修复的每一步,都将表面与其伴行的结构性支持结合起来才能完成。重建的骨骼性元素必须附着在稳定的基础上,例如剩余的鼻软骨或上颌骨,这样可阻止在愈合过程中的塌陷或变形。骨骼结构的重建必须跨越整个缺损。这应当在创面愈合之前完成,以防止愈合过程中的瘢痕挛缩。

美学单元原理的应用,为鼻的重建提供了一个符合逻辑的可认知的方法。丢失的组织必须用数量和质量上相近的组织来替代,以精确复制所丢失单元的形状、表面积和轮廓。

鼻再造的皮瓣

衬里皮瓣

Burget 和 Menick 研究了鼻中隔黏膜的血供,发现整块的同侧中隔黏膜软骨膜可通过带有包含上唇动脉的中隔分支的窄蒂而被转移。同样的,整块的对侧黏膜软骨膜,也可作为以鼻背为基础的铰链瓣侧向外侧转位来形成鼻侧壁的衬里,其供应血管是前、后筛动脉(图 53.2)。Burget 和 Menick 也提到如果右侧和左侧中隔分支均包含在蒂中,整个中隔可作为包含在两层黏膜软骨膜叶之间的软骨三明治的复合瓣而被旋出鼻道外(图 53.3)[1]。

这种皮瓣,无论是复合的或是单纯的黏膜

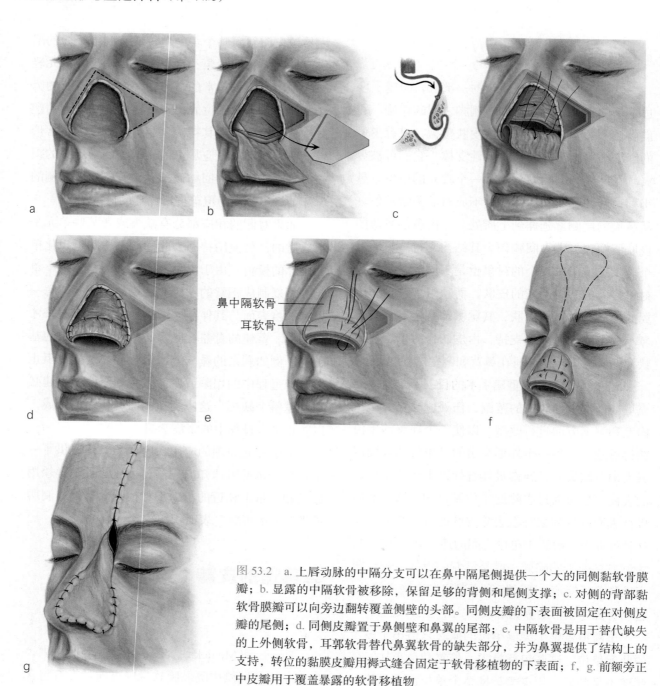

图 53.2　a. 上唇动脉的中隔分支可以在鼻中隔尾侧提供一个大的同侧黏软骨膜瓣；b. 显露的中隔软骨被移除，保留足够的背侧和尾侧支撑；c. 对侧的背部黏软骨膜瓣可以向旁边翻转覆盖侧壁的头部。同侧皮瓣的下表面被固定在对侧皮瓣的尾侧；d. 同侧皮瓣置于鼻侧壁和鼻翼的尾部；e. 中隔软骨是用于替代缺失的上外侧软骨，耳郭软骨替代鼻翼软骨的缺失部分，并为鼻翼提供了结构上的支持，转位的黏膜皮瓣用褥式缝合固定于软骨移植物的下表面；f, g. 前额旁正中皮瓣用于覆盖暴露的软骨移植物

鼻中隔软骨——

耳软骨——

软骨膜铰链瓣，都可设计为从鼻底部延伸到距上外侧软骨和中隔软骨交界处的 1 cm 范围内。这些瓣可很好地向后延伸超越中隔的骨—软骨交界处，产生宽可达 3 cm、长可达 5 cm 的铰链黏膜瓣。Burget 和 Menick 提倡在中隔前角区域黏膜软骨膜做倒切，使瓣易于转移。笔者宁愿留下瓣铰链在尾侧中隔的整个长度上以保持较宽的蒂，加强瓣的血供。

这些作者也描述过一个鼻前庭皮肤和黏膜组成的双蒂瓣，其两个蒂分别位于内侧的中隔和外侧的鼻前庭底部。这样的瓣是从外侧脚的内面掀起，向下移动来重新作为鼻翼缺损的衬里（图53.4）。所有这些衬里皮瓣都有确实的血供，又薄又柔软，能提供鼻道内部的自然的符合生理的

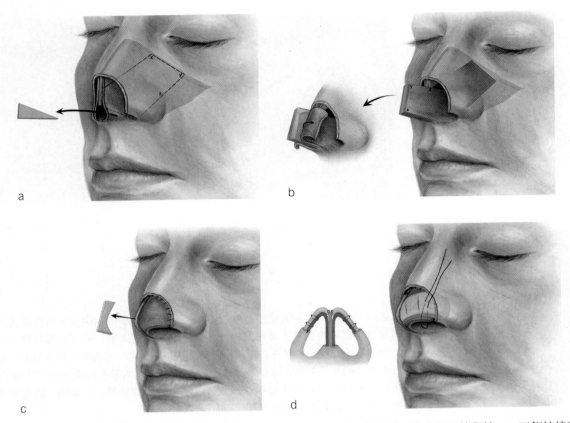

图 53.3　a. 基于上唇动脉中隔分支双重血液供应的复合皮瓣。楔形切除一块软骨，使皮瓣向外翻转；b. 双侧铰接黏膜软骨膜皮瓣向下翻转，为重建的鼻前庭提供内衬；c. 修剪过量的中隔软骨，并将皮瓣缝合到前庭缺损的外侧缘和上缘；d. 耳郭软骨移植物被用以替代鼻翼软骨的缺失部分。黏软骨膜瓣通过褥式缝合固定于软骨移植物的底面

结构。它们不会扭曲鼻的外形，也不会阻挡气道。重要的是，这些有良好血供的衬里皮瓣，使框架结构的软骨一期移植成为可能，这种手术如适当应用，将会预防由于瘢痕收缩造成的鼻部变形。

　　鼻部有大的全层缺损时，剩余鼻中隔不足以用来形成衬里。这时，前臂显微皮瓣可以用来作为衬里，形成一个皮肤内衬的鼻内部，且需要多阶段手术。另外一种可选的用于鼻部广泛切除后的显微外科皮瓣，是股前外侧筋膜瓣。这种瓣具有优异的血管分布，比桡侧前臂皮瓣更薄。只有重建的鼻前庭衬里的部分，覆盖着附着于筋膜的全层皮肤移植物。衬里的其余部分，由上皮化愈合而来。这通过鼻腔内相邻的残余黏膜上的迁移来的黏膜上皮而形成。使用股前外侧筋膜瓣显微移植的另一个优点，是与桡侧前臂衬里皮瓣相比需要较少的手术阶段。在筋膜瓣转移时，可加入

结构性移植物以支撑衬里皮瓣。然后，结构移植物由前额旁正中皮瓣覆盖，后者提供再造鼻的外部覆盖。几周之后，额部覆盖皮瓣成活。后续的轮廓塑形经常是必须的，因此通常需要总共三个手术阶段。由于当将桡侧前臂显微皮瓣转位到鼻部时，结构性移植物最初没有被使用，所以这种手术方法需要增加一个阶段。

　　前额皮肤很少需要行全层鼻缺损的衬里修复。鼻中隔黏膜软骨膜和鼻甲黏膜优选用于此目的，并且通常能够提供足够的量。然而，在全部鼻缺如或包含鼻中隔在内的接近全部鼻缺如的情况下，或吸烟或接受鼻腔放疗的患者中[8, 9]，外科医生必须寻找其他来源的衬里。显微外科皮瓣，颞顶筋膜或股外侧筋膜是用于重建全厚度鼻缺损的内衬的来源。

　　另一个选择是同时使用两个前额旁正中皮

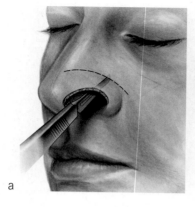
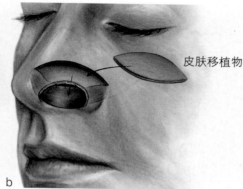
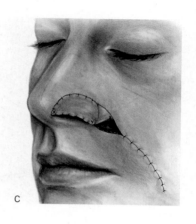

皮肤移植物

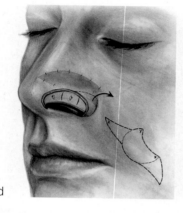

图 53.4　a. 鼻翼向头侧延伸不超过 1.5 cm 的全层缺损可以由双蒂前庭推进皮瓣衬里，该皮瓣内侧基于鼻中隔而外侧位于鼻前庭基底部。需要用延长的软骨间切口来形成皮瓣；b. 双蒂皮瓣向尾侧推进，供区覆盖一层薄的全厚皮片；c. 鼻翼所有残余的皮肤都要去除（箭头标记处）。耳郭软骨为鼻孔边缘提供了结构支撑。设计一种以皮下组织为蒂的面颊皮瓣以覆盖软骨移植物；d. 将插入的面颊皮瓣缝合就位，面颊瓣的尾缘缝合到双蒂推进瓣的尾缘

瓣。一个皮瓣作为衬里，另一个提供外部覆盖。来自颅骨的骨移植物和来自肋软骨或耳郭的软骨移植物，放置在两个皮瓣之间以提供框架支撑。一个模板用来设计提供足够的皮肤，以重建鼻子，包括鼻背、侧壁、鼻尖和鼻翼[10]。与用于覆盖鼻子外表面的前额皮瓣不同，用作衬里的前额皮瓣被切开并铰接在下方，而蒂部不会扭转。这使得皮瓣的深面朝外。蒂部可以经眉间皮肤下的隧道，或在前额和缺损区的皮肤的浅面跨越，使得它不会阻止骨移植物铺展到额骨鼻突。当鼻骨完整时，有时可能会从外侧将皮瓣转移到缺损区，这可能需要临时的鼻瘘。侧壁的敞口，有利于衬里皮瓣的分层缝合。整个的衬里皮瓣，除了蒂部，都可以修薄到皮下组织层。

一般在放置框架结构之前转移前额衬里皮瓣。框架移植物的放置在二期手术时进行。在一期手术时，在鼻缺损周围的皮肤黏膜交界做切口。沿着缺损周边的黏膜被充分反折，以提供一层组织。黏膜边缘推进与前额衬里皮瓣边缘用 3-0 聚乳酸缝线进行连续缝合。前额衬里皮瓣及其蒂部的表面覆盖全厚皮片。一期手术完成。4 周后行二期手术，进行鼻子构建的框架。移除先前移植的全厚皮片，修薄衬里皮瓣至真皮下脂肪层。皮瓣的蒂部回退回额部，除非皮瓣的设计是同时提供再造鼻的衬里和外被。

衬里皮瓣修薄后，就将框架移植物固定到衬里皮瓣上。骨或肋软骨移植物的形状和轮廓为鼻背和侧壁提供框架。在鼻骨不存在的情况下，背部骨移植物可以在预计的鼻额角处用钛板固定到额骨上。这为上、中鼻拱提供了强大、稳定的骨性支撑。额外的颅骨被塑造成两个矩形移植物。移植物的长度，足以从上颌骨延伸到下鼻拱的水平。将移植物固定到背骨移植物和相邻的上颌骨上，并用作鼻侧壁的框架。骨移植物上钻孔，并通过孔和衬里皮瓣做水平褥式缝合将衬里皮瓣的表面贴靠在骨移植物的下表面上。然后使用软骨

移植物来创建下鼻拱的框架。移植物可以通过穿过骨头的孔，固定到骨性侧壁移植物的尾端。一旦下鼻拱的框架构建完成，就使用褥式缝合将前额衬里皮瓣贴敷到软骨移植物的下表面。

重要的是，衬里皮瓣完全覆盖骨和软骨移植物的下表面，使得它们不暴露在鼻通道中。当支架构建完成并固定到上颌骨上、衬里皮瓣已经与支架贴敷后，用模板另一个前额旁正中皮瓣来作为覆盖皮瓣。第二个皮瓣通常是以同侧滑车上动脉为蒂。第二个皮瓣转向中线，远端2/3修薄用来覆盖整个支架。这皮瓣的尾侧缘与衬里皮瓣的尾侧缘缝合，完全包裹用于下鼻拱支架的软骨移植物。覆盖皮瓣的外侧缘，与鼻缺损周缘皮肤缝合。

在覆盖皮瓣和衬里皮瓣间做数个贯穿缝合，可以使两个皮瓣结合更加紧密，消灭死腔。使用双侧前额旁正中皮瓣时供区缺损较大，因此，在皮瓣成活后应该将蒂部回纳。残余前额创面二期愈合。

在全鼻或接近全鼻再造时，使用两个前额旁正中皮瓣分别作为衬里和覆盖，断蒂时间延迟至2个月，因为两个皮瓣的血供都依赖于穿过重建的鼻部周边的瘢痕的血管化。衬里皮瓣先断蒂。如果蒂部是通过鼻部皮肤的皮下隧道，很重要的一点是要去除鼻皮下前额衬里皮瓣的所有皮肤，而不是重建鼻通道的一部分。这是为了防止皮肤囊肿的发生和随后的感染和引流。覆盖皮瓣在衬里皮瓣成活后的2个月就位。断蒂时，两个额部皮瓣的近端蒂部重新归位并不做修剪。归位的包含皮肤和软组织的蒂部，可以恢复眉间的额部以及前额正中的大部分皮肤缺损。这将为前额中央下部提供自然的外观。

在大的全层半鼻缺损病例时，可以使用单个前额旁正中皮瓣。皮瓣设计为具有足够的长度，以提供衬里以及用于鼻部重建的外被覆盖。这将需要将皮瓣扩展到额头上方的头皮。皮瓣向下铰接，其远端部分缝合到衬里缺损的边界。整个皮瓣暴露的原始表面覆盖全厚皮片。1个月后行二

期手术。将前面移植的皮片从额头移除。皮瓣被修薄到皮下脂肪层。设计作为衬里的皮瓣远端部分就位。然后将框架移植物与衬里皮瓣连接。剩余额部皮瓣，仍然与蒂部相连，用于覆盖框架移植物。这完成了第二阶段的手术。前额皮瓣的覆盖部分在3周后就位，以完成第三手术阶段。

框架移植物

鼻背由鼻骨和软骨中隔支撑：侧壁由上颌骨额突和上外侧软骨支撑，鼻尖由鼻翼软骨中间脚和外侧脚支撑，鼻小柱由鼻翼软骨内侧脚支撑，鼻翼和软三角由硬的纤维脂肪结缔组织支撑。鼻的每个单位的框架结构如果缺失，必须被完全替换。软骨移植可用于替代鼻背、鼻尖和侧壁的框架缺失。另外，一旦有鼻孔边缘的结缔组织框架缺失，必须用一条软骨沿着重建的鼻孔边缘放置（图53.5）。鼻翼重建，通常意味着要放置一个跨越从翼颊连接处到软三角的软骨条带，即使这些区域在正常情况下不含软骨。这么做是支撑鼻孔边缘的要求，也是为了防止伤愈过程中鼻孔边缘向上方移位。

框架结构的功能是给出鼻的轮廓，保持开放的气道。框架结构的移植，必须在初期重建时进行，移植物应精确复制，使其组成尽可能与缺失框架结构的尺寸、形状和轮廓相近。当用薄的、质地符合的皮瓣覆盖后，框架结构的轮廓十分明显，将产生对缺失部分的正常外观的恢复。框架结构移植固定在鼻修复中的应用，有利于为衬里和外被皮肤提供一种骨架支持。

骨和软骨是外科医师可获得的替代鼻框架结构的组织移植材料。鼻背框架可用骨或软骨来替代。颅骨移植是鼻背更靠头侧的骨架缺损的更佳选择，可用小型钛板固定在额骨上。局限的尾侧鼻背骨架缺损，如有可能最好用中隔或耳软骨来替代。较大的鼻背骨性缺损可用肋软骨替代。鼻背框架结构，可阻止向头侧的收缩以及由此而造成的鼻缩短。

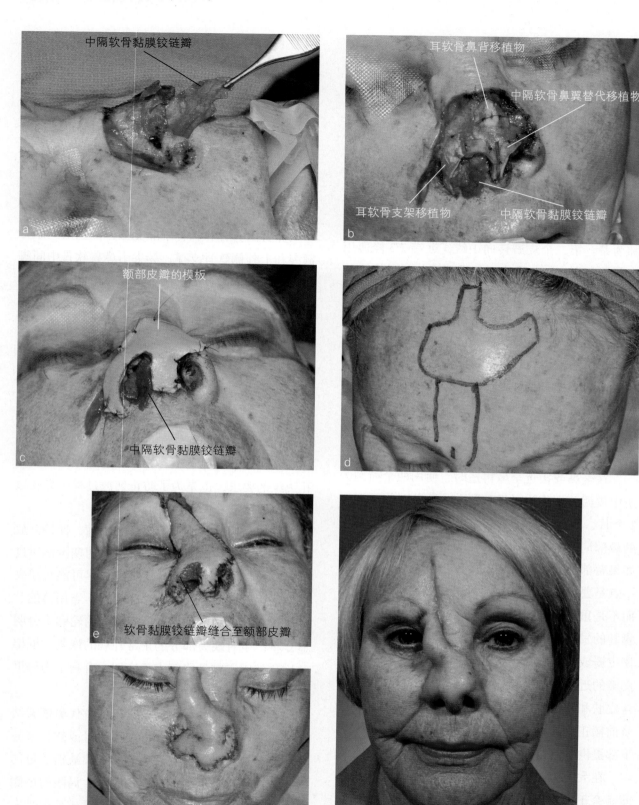

图 53.5　a. 鼻尖和鼻孔边缘的全层缺损。鼻中隔软骨黏膜瓣修补右侧鼻衬里缺损；b. 中隔软骨修复缺损的鼻翼软骨。耳郭软骨移植物提供了鼻背尾侧和右鼻翼的框架。右侧中隔软骨黏膜皮瓣缝合到软骨移植物的腹侧面。左侧鼻腔衬里由鼻前庭双蒂推进皮瓣修复（图中未能显示）；c. 构建的鼻缺陷部位的模板；d. 模板用于设计前额旁正中皮瓣；e. 软骨黏膜铰链皮瓣缝合到覆盖软骨移植物的前额皮瓣的尾部边缘；f. 术后 1 个月，将前额皮瓣末端轮廓修整阶段之前；g. 完成第二阶段手术。旁正中额瓣末端的轮廓修整，重建鼻翼沟

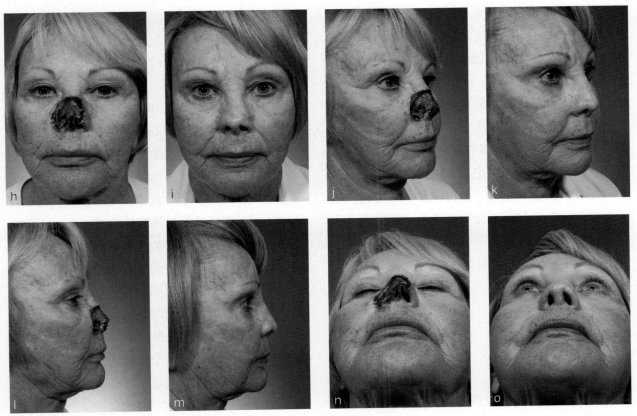

图 53.5（续） 术前（h，j，l，n）和术后 6 个月（i，k，m，o）

它也形成了鼻梁的形状和突出度。侧壁的框架结构，可以用中隔骨和软骨或是颅骨改造形成斜方形后固定于鼻背和上颌骨来替代。这能支撑中鼻阀，防止塌陷。它也能作为下部鼻框架附着的基础，尤其是鼻翼软骨或其替代物。

鼻尖通过鼻翼软骨来成形，其框架结构的替代最好用耳甲软骨的移植。对侧的耳甲艇软骨上下翻转后，可以近似组合成穹隆部软骨（中间脚）的形态，而耳甲腔软骨与外侧脚形状相似。切取 5~8 mm 宽的耳软骨移植，弯曲成形后来替代整个下外侧软骨。这些移植物可根据需要双侧或单侧进行，固定在内侧脚和外侧脚的任何残余部分。它们支撑了鼻尖穹隆，再造了鼻尖的轮廓。

额外的鼻尖的突出度和形状，可将 Peck 型中隔软骨移植固定于重建的鼻翼软骨穹隆上，或制作一个盾型的中隔鼻尖移植物移植于耳软骨的尾侧。可通过如鼻尖部位时所描述的耳软骨移植

物来提供鼻小柱的结构支持，但当整个中间脚缺如时，软骨将跨越中间脚的空隙或一直延伸到鼻脊。要达到这个目的，中隔软骨移植也非常有效，但软骨必须修薄、刻画和弯曲成形，以求复制出自然存在于两侧内侧脚和中间脚之间的投射角。5 mm 宽的中隔或耳软骨可用作鼻翼和软三角的框架结构。在可获得的情况下，耳甲软骨的自然弧度使这种材料比中隔软骨更适用。如果除鼻翼外，全部或部分外侧脚缺失，耳软骨可设计成较宽（0.75~1.0 cm）和较长（3 cm）的移植物，在替代外侧脚同时提供对鼻翼的支撑。

移植物的放置应当沿着缺失鼻孔的边缘，从鼻翼基底到鼻孔顶部（见图 53.5b）。其插入翼面沟深层组织袋中，内侧附着于鼻尖的框架结构的穹隆部。组织囊袋从外侧固定移植物。类似于用在替代缺失软骨的移植物时一样，移植物必须修薄、刻画和弯曲以复制出鼻翼突起鼓胀的轮廓。

如果鼻缺损延伸到软三角，移植物必须在中间和外侧脚之间的投射角下方延伸以跨越所有存在的间隙。移植物固定了重建的鼻翼边缘，防止其向上移动和出现边缘切迹。

总之，外科医师必须确定鼻框架结构的缺失部分并完全替代它。每个替代的材料必须根据鼻的外形、轮廓、鼻翼边缘位置和对称性仔细塑形、修薄、刻画、弯曲和固定，以求精确复制对侧的相应的鼻突出度、轮廓、鼻孔位置和对称性，或者如果两侧框架结构部分均有缺失，则要使重建鼻符合理想化。外科医师朝此目标完成得越好，获得的美学和功能结果也会越好。

覆盖皮瓣

局部皮瓣

如果有足够多的皮肤，鼻部皮肤的小缺损（2 cm 或更少）有时可用从剩余的鼻部皮肤取得局部皮瓣来修复。最常见的局部皮瓣是由 Zitelli 改良的双叶皮瓣。双叶皮瓣最初是设计用来修复鼻尖缺损。每个叶和缺损处都呈 90° 分开，整个转位是一个超过 180° 的弓。虽然这可修复与缺损处有一定距离的组织，但它也使缝合皮肤的变形加剧及可能出现第一和第二个皮瓣的陷阱门样变形或 "针垫" 现象。Zittelli 强调应用小叶间小角度（45°）的皮瓣使整个组织转移的弓不超过 90°~100°（图 53.6），这减少了缝合皮肤的变形和 "针垫" 现象。双叶皮瓣是两个易位皮瓣，将关闭伤处的张力从最初缺损处通过一个 90° 的弓传递到供区。这个皮瓣的主要缺点，是出现不沿着鼻分区边界走行的大量线形瘢痕。术后皮瓣磨平法十分有益于瘢痕消除。双叶皮瓣是限于鼻本身界限内取得的最常用的局部皮瓣，最好局限于修复鼻下 1/3 的皮肤缺损，而不适用于头侧的鼻背缺损，因为这样第二个皮瓣的供区必然会处于内眦区，而此处的皮肤是不可移动的，这就让伤口的闭合非常困难。

根据 Zitelli[11] 的设计，毗邻缺损的皮肤被用作皮瓣的第一叶，这样就使修补缺损的皮肤与

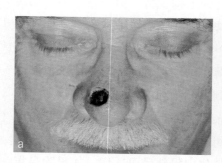
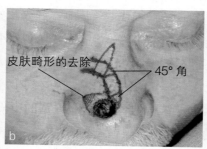
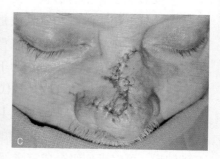

皮肤畸形的去除　45° 角

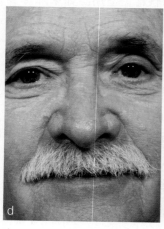
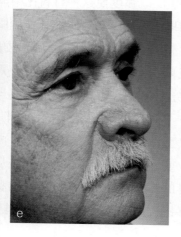

图 53.6　a. 1.5 cm×1.5 cm 的鼻尖皮肤缺损；b. 双叶瓣设计成每个叶片都具有相互成 45° 的线性轴，可以弧形旋转穿过缺陷的中心，另一个穿过缺陷的外围边界。每个弧的中心位于皮瓣转移时形成的皮肤畸形区（SCD）的顶点处。弧设计的关键点设置在与缺陷半径相等的距离处；c. 皮瓣和整个毗邻的鼻部皮肤区被潜行分离。皮瓣就位、SCD 区被切除；d、e. 术后 6 个月

原先的皮肤有绝佳的色泽和质地的匹配。此叶设计的大小几乎与缺损的大小相同，这样在受区几乎没有因闭合伤口而产生的张力。第二叶取自上部鼻背和侧壁的松弛的皮肤。第二叶的供区直接闭合。双叶皮瓣的蒂部通常位于外侧，横向的鼻部肌肉被包含在皮瓣基底部以加强血供。

双叶皮瓣最适合修补的鼻部缺损是位于鼻尖或侧壁处、至少距鼻孔边缘 5 mm 的较小（小于 1.5 cm）的缺损。皮瓣蒂最好是侧向的，皮瓣要设计成不产生缝合皮肤的变形或是楔形切除供皮瓣移位的平行的或位于鼻翼折痕中的皮肤。在设计蒂位于侧方的皮瓣时，楔形的基底位于缺损的侧方界线，其顶端指向侧方。楔形的基底大约是缺损直径的 1/2~2/3。楔形切除的尖端作为皮瓣移动的轴点。每一叶的设计都围绕通过缺损中间和通过缺损边缘旁的两个弓进行（图 53.6）。

每一叶的纵轴的位置大约互相呈 45°。形成的皮瓣位于深面的鼻框架结构的软骨膜和骨膜之上。如果第一叶的厚度超过受区，这叶的远端部分可能需修薄，甚至可达真皮水平来与受区皮肤的厚度相匹配。皮瓣切开后，实际上全鼻皮肤的广泛的周围分离非常重要，可减少关闭伤口的张力，使皮瓣易于转位并使陷阱门样变形最小化。第二叶的供区直接闭合。然后，皮瓣的第一叶转位于缺损处并牢固缝合。最后，第二叶转位并适当修剪以使没有多余的皮肤而与第一叶供区的缺损完全符合。

双叶皮瓣在鼻部皮肤较薄的、沿着鼻侧壁的皮肤较松弛的患者中用途最大。外科医师可用拇指和示指捏起鼻侧皮肤来估计其松弛程度。具有较厚的分泌皮脂皮肤的患者，皮瓣坏死和发展成陷阱门样变形的风险将增大。皮瓣转移后 6 周，皮肤磨平可建议用于大多数用双叶皮瓣修复的患者。虽然鼻的局部皮瓣可用于修复鼻上小于 2 cm 的缺损，但大部分表面缺损最好用前额或面颊的皮肤来修复。

鼻唇沟插入皮瓣

鼻翼最好用鼻唇沟区的颊部皮肤来修复。鼻唇沟的皮肤分泌皮脂的性质与鼻翼皮肤极为相似。Menick 提到当颊唇皮瓣收缩时，它们会呈现弧形，与正常鼻翼的轮廓相似。鼻唇沟皮肤是有限的，其使用将使鼻唇沟变平而导致明显的面部不对称。它也不易转移到鼻尖或鼻背。鼻唇沟的皮肤应当作为一个插入皮瓣转位到鼻翼，其蒂部越过而不是通过翼面沟（图 53.7）。蒂部位于上方，可由皮肤和皮下脂肪组成或仅由皮下脂肪组成。皮瓣一期转移至鼻部后 3 周断蒂。虽然 3 周对患者来说是一个较长的时期要忍受由皮瓣造成的畸形，但这种间隔使外科医师在皮瓣转移和断蒂时，都能较多地去除脂肪和对皮瓣进行塑形。

在修复鼻翼表面时，鼻翼的剩余皮肤通常被去除，仅在基底部保留一条 1 mm 宽的鼻翼皮肤条带而不需将切除部分延伸到翼面沟中。一个模板被用来精确模拟鼻翼区的形状和表面，当对侧鼻翼存在时可用其来作模板。模板用于设计皮瓣的位置，使皮瓣中心在外侧口角水平面上方 1 cm 以上。皮瓣内侧的界限应当位于鼻唇沟。皮瓣作为一个插入皮瓣来设计，其中供区的瘢痕将恰好位于鼻唇沟。皮瓣的蒂是穿过颧大肌上下的面动脉的穿支。这些穿支相互协作给予皮瓣轴向的良好的血供，允许形成一个皮下蒂的皮瓣。

作为一个蒂在皮下的岛状皮瓣的设计，使皮瓣基底能向上方逐渐变细，便于转位（图 53.7）。这也减少了鼻唇沟显露较明显的上部皮肤的损失。由于闭合供区所产生的缝合皮肤变形出现于远端，这样皮瓣切除所形成的瘢痕将沿着鼻唇沟走行。皮瓣向中线转位而到达鼻部，越过翼面沟。皮瓣远侧 1/3 的脂肪被切除，此处只剩余 1~2 mm 的皮下脂肪。供区通过推进和对缝合后变形的皮肤进行必要的切除而直接关闭。蒂在 3 周后切断，此时抬起部分附着的皮瓣，去除覆盖皮瓣的更近侧部分的多余的皮下脂肪。然后修剪皮瓣上皮肤的尾部（在一期转移时从上部鼻唇

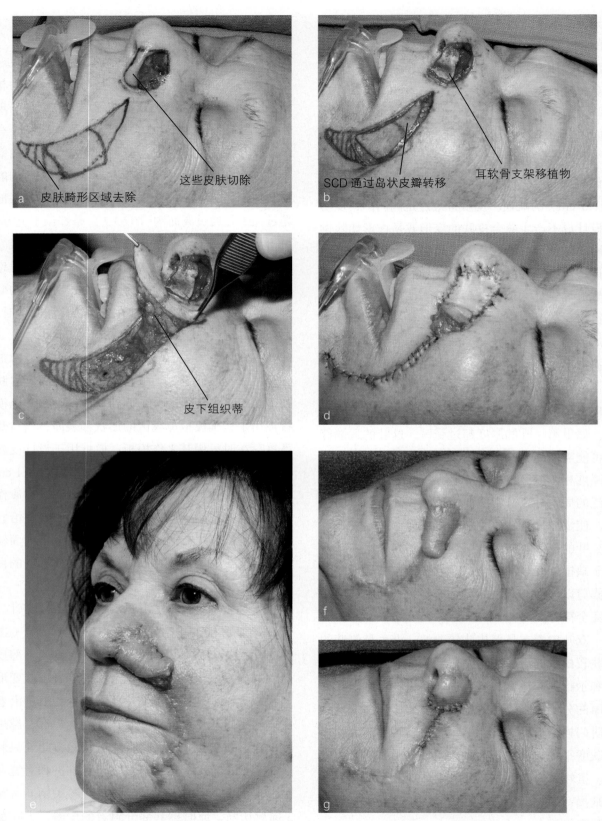

图 53.7　a. 一个 2 cm×1.8 cm 的鼻翼皮肤缺损，剩余的皮肤将被切除。鼻唇沟组织蒂皮瓣被设计用于修复创面。由于供区伤口闭合时形成两处皮肤畸形区（SCD）。下方的 SCD 被切除，上方的 SCD 区随皮瓣穿行以保护皮下组织蒂；b. 将耳郭软骨框架移植到位，切取岛状皮瓣；c. 皮瓣的皮下组织蒂横跨面颊沟，移至鼻子表面缺损处；d. 皮瓣就位；e. 初次手术后 1 周；f, g. 移位后 3 周，皮瓣被嵌入

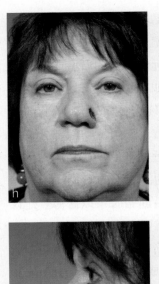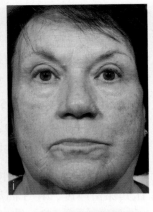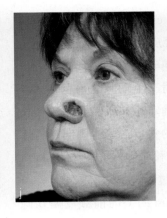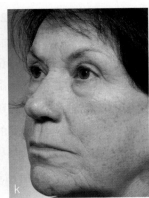

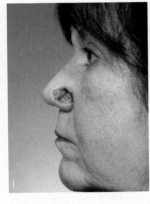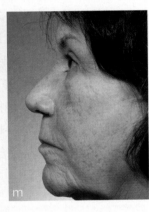

图 53.7（续）　h~m. 术前（h, j, l）和术后 6 个月（i, k, m）。在手术第三阶段处理皮瓣外形

沟带来的），将皮瓣插入鼻翼，与邻近翼面沟和鼻孔的保留的鼻翼皮肤条相连接。鼻翼的重建，通常需要在皮瓣成活后 3~4 个月进行第三期手术。塑形手术以提供与对侧正常鼻翼的对称性。在这个阶段，通过去除皮下的瘢痕和软组织，使皮瓣变薄。如果皮瓣延伸到鼻翼沟上方，则通过切除组织和一些耳郭软骨支架移植物，来构建模拟正常鼻翼沟的软组织凹陷[10]。

前额旁正中皮瓣

Baker 和 Alford 已经综述了许多对前额血管解剖的研究。这些研究证实滑车上动脉是中部前额皮瓣的基本的轴心血供，这种皮瓣包括正中和旁正中的纵向皮瓣。另外，研究也表明在内眦区，在滑车上动脉、眶上动脉和内眦动脉之间存在着丰富的吻合支。确认这个血管网和保留这个区域血流的切取皮瓣的外科技术，已使外科医师能切

取比正中前额皮瓣更窄蒂的旁正中前额皮瓣。较窄的蒂使皮瓣更自由地围绕其轴枢点旋转，因此，能提供更有效的皮瓣长度。同时，这种设计也减少了因皮瓣转位而造成的位于眉间区的供区变形。基于滑车上动脉和其周围吻合的血管，旁正中前额皮瓣是一个有丰富血供的轴形插入皮瓣，无须延迟转移。

旁正中前额皮瓣，是更好的修复鼻部多数大的缺损的局部皮瓣，通常在局部麻醉下切取皮瓣。蒂部基于眉间区，中心位于主要鼻缺损同侧的滑车上动脉处（图 53.8）。滑车上动脉主干在恒定的中线外侧 1.7~2.2 cm 处找到，通常相当于眉内侧界的垂直切线。动脉穿过眶隔离开眼眶，通过眼轮匝肌的下方和皱眉肌的上方。在眉水平，动脉通过眼轮匝肌和额肌，在皮下平面垂直向上延伸。因为这样，从眉水平延伸到发际的皮瓣部分，可被修剪掉额肌和许多皮下脂肪而不会伤及其上皮肤的血供。皮瓣的轴性性质基于单一的滑车上

动脉，使蒂部可窄到 1.2 cm。窄蒂最大限度地缩小了在皮瓣移动时的缝合皮肤变形（图 53.5）。

要使用一个缺损的精确模板来设计前额旁正中皮瓣，其中心应位于滑车上动脉的垂直轴上。皮瓣的长度通过测量来确定。如果需要的皮瓣长度必须延伸进入带毛发的头皮，笔者倾向于将皮瓣沿着发际倾斜，防止转移带毛发的皮肤到鼻部。然而，如果皮瓣必须超过 3 cm 宽，这种设计可能是不谨慎的。宽于 3 cm 的斜向前额皮瓣切除了前额外侧过多的皮肤，有时会导致难看的瘢痕或是眉中间部分向上的扭曲。因此，宽于 3 cm 的皮瓣应当延伸入带毛发的头皮而不设计成倾斜的样子。皮瓣的分离在筋膜下平面，恰位于额骨骨膜表面。为避免损伤动脉蒂，在眉附近应用钝性分离从皮瓣上分出皱眉肌，使皮瓣可以移动。如果必须增加皮瓣的长度，切口可延伸到眉下。

充分的皮瓣移动，通常要求完全切断皱眉肌。

在转位前，皮瓣要塑形以完全符合缺损的深度，这可通过切除皮瓣远侧部分的所有或部分肌肉和皮下组织来实现。如有必要，可切除真皮下 1 mm 的所有脂肪。在邻近的鼻部皮肤较薄的情况下，有时甚至需要沿着皮瓣边缘切除部分真皮使皮瓣的皮肤厚度与邻近的鼻部皮肤相匹配。只有用来重建的皮瓣远侧的 3/4 可被修薄，近侧 1/4 让其保留厚度，在 3 周后断蒂时予以修薄。建议在抽烟的患者中修薄皮瓣要谨慎。

关闭供区，通过在筋膜下平面游离两侧颞肌前界间的前额皮肤来完成。几个平行的间隔 2~3 cm 的垂直向筋膜切开可能有利于完成一期创面闭合。然而，进行这种操作时必须小心不要伤及眶上神经。任何不能一期关闭的供区部分，应当让其二期愈合，需在愈合的全程保持创面的湿润。

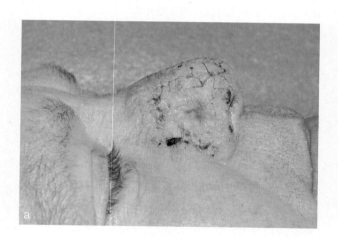
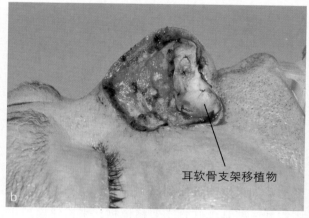

耳软骨支架移植物

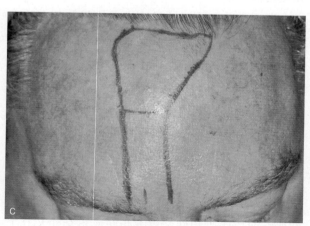
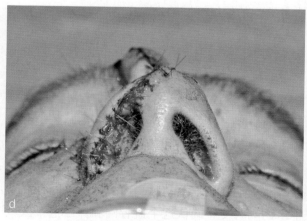

图 53.8　a. 缝线标记出原位黑色素瘤的切除边缘；b. 切除黑素瘤，耳郭软骨框架移植物就位；c. 设计前额皮瓣；d. 前额皮瓣盖住骨框架移植物

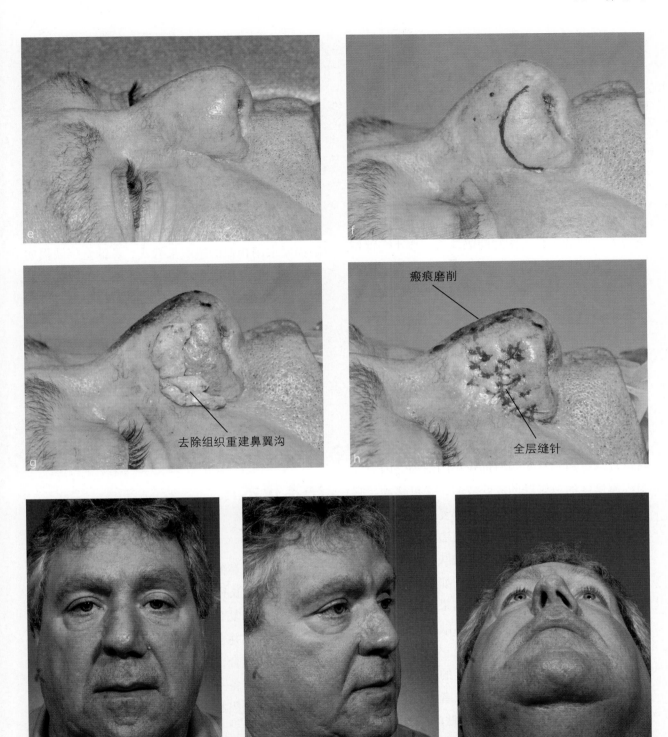

图 53.8（续）　e. 前额皮瓣植入后 4 个月；f. 蓝线标记了切口的位置和鼻翼沟构造；g. 去除瘢痕，软骨和皮下组织以形成鼻翼沟；h. 磨去鼻中间区的瘢痕，用连续褥式缝合固定鼻翼沟的区域；i~k. 外形修复后 6 个月

二期愈合的结果通常是一个可接受的瘢痕，但可能需要 6 周才能完成。一期皮瓣转移后 3 周，局麻下断蒂。缺损周围的鼻部皮肤向上游离大约 1 cm 的距离。在转位时没有修薄的皮瓣部分现在可适当修薄。重建延伸到鼻缝点的仅有鼻部皮肤缺损的病例，皮瓣必须较多地修薄直到真皮水平，以复制出正常在此区域所见的薄皮肤。无须深层闭合，因为创面应当不会受到任何闭合张力。蒂的基底部被返回到供区，通过这种方式来恢复双眉间的正常解剖和间隔关系。要小心保留返回的近侧蒂部的肌肉部分，这样不会在眉间产生凹陷。多余的蒂部应当去除而不要返回到眉水平以上的前额。

皮片移植

鼻部头侧 2/3、鼻小柱和软三角的皮肤很薄，不分泌皮脂并可移动。相反地，鼻尖和鼻翼覆盖着不移动的、厚的分泌皮脂的皮肤。单叶转位皮瓣可较满意地修复头侧鼻部较小的缺损，因为作为皮瓣供区的鼻侧壁的皮肤较多，又可移动。它对鼻尖的修复较差，对鼻翼的修复就更差了，因为创面收缩后需要对邻近的游离边缘进行二期移动。取自锁骨上或耳前的全厚皮肤，移植后与头侧鼻部皮肤的厚度和质地相当，如果术后再进行磨皮，则通常产生令人满意的结果。皮肤移植也适用于鼻小柱和软三角的局限性缺损。皮肤移植不太适合于鼻尖和鼻翼，在此处它们可能呈现岛状或补丁样外形，而不是与邻近的鼻部皮肤融合成一片。在鼻部皮肤非常薄的患者中，全层皮肤移植是在修复鼻子任何位置皮肤缺损的绝佳方法，除非缺陷涉及鼻孔边缘。然而，位于鼻孔边缘的表浅皮肤缺损，可以用薄的软骨移植物修复。软骨移植物和皮肤缺损上覆盖全层皮肤移植物。在一些特定病例中，这种一期的手术方法可获得令人接受的功能和美学效果。如果鼻缺损的深度延伸到了支持性框架结构，必须用一期软骨移植来修复。这时，不建议再用皮肤移植，因为皮片无法在无血管的软骨表面存活。而颊部或前额皮瓣是更佳的覆盖皮瓣。

缺损分类

鼻部缺损可根据位置、深度和尺寸来分类。单纯皮肤缺损可用全厚皮肤移植来替代，也可用局部皮瓣（如果缺损很小），或最好用从颊部或前额的皮肤转移来修复。包括有骨架结构丢失的缺损要求用相似的组织来替代。鼻的全层缺损如果可能，要求用取自鼻内部的皮瓣来替代丢失的衬里。这些缺损总要求对丢失的骨架结构的替代，这样，就应当用旁正中前额皮瓣或颊唇插入皮瓣来覆盖表面。鼻缺损的大小决定了覆盖皮瓣的来源。在最长径超过 2.0 cm 的缺损病例，很少有足够的残余鼻部皮肤可形成局部皮瓣来关闭创面而不产生过多的创面闭合张力。这样，前额或颊部应被用作供区。

手术技术

鼻小柱重建

鼻小柱在鼻的重建中是最难的区域。在不吸烟的患者中，长径局限在 1.5 cm 以内的小缺损偶尔可用耳郭的复合移植来修复。转位后移植处应当冷敷 3 天，并全身性使用类固醇 1 周。最好让缺损处二期愈合，然后通过切除所有瘢痕组织和新生上皮来准备一个新鲜的受区，再进行复合移植。移植物应当超过 2 mm 的尺寸以适应伤处的收缩。

根据组织丢失的范围，鼻小柱较大的缺损，最好用单侧或双侧基部在上的颊唇插入皮瓣来修复。中隔软骨移植应当被用作框架结构修复。一期皮瓣转位将产生一个较厚的鼻小柱，会需要二期修薄。从鼻小柱延伸到鼻尖的缺损要求用软骨移植进行结构支持，用旁正中前额皮瓣来覆盖表面。通过延长做前额皮瓣的切口到眉或低于眉部，使皮瓣能覆盖直达上唇而没有较多的伤口闭合张力。

鼻小柱和鼻尖的全层缺损最好用一个外倾的、带蒂的、复合的鼻中隔瓣来重建。瓣的黏膜在两侧向下剥开，形成内面的衬里。耳软骨移植附着到复合瓣上，形成侧方的结构支持。旁正中前额皮瓣是最佳的外面覆盖物。

鼻尖重建

鼻尖较小的单纯皮肤浅层缺损可用局部双叶皮瓣来覆盖，这已在前面详细描述，或用全厚皮肤移植覆盖。然而，旁正中前额皮瓣通常将给出一个更自然的结果，因为这样整个美学单位可用皮瓣覆盖到，将瘢痕置于美学单位的边界。在缺损从鼻尖延伸到软组织三角时，应当沿着鼻孔边缘常规使用软骨移植。这也包括任何下部鼻侧软骨的缺失，它也必须用软骨来替代。

鼻尖的双侧全层缺损应当用一个已讨论过的外倾的、带蒂的、复合的中隔瓣来修复（图53.3）。然而，单侧全层缺损的重建，最好用同侧鼻内铰链黏膜瓣作衬里，旁正中前额皮瓣作外被覆盖。衬里皮瓣横过患侧鼻道。恢复缺损的软骨框架结构后，旁正中前额皮瓣提供了表面的覆盖。在半侧鼻尖缺损的病例，笔者通常只修复半个鼻尖而不是整个鼻尖。伴随着前额皮瓣转位3周后的断蒂，铰链黏膜瓣也从中隔松解，这样就恢复了鼻道的开放。

鼻翼重建

鼻翼局限浅表的皮肤缺损，可以用全厚皮肤移植就取得可以接受的美学结果。较深的鼻翼缺损，无论是否伴随有限范围的鼻尖或鼻侧壁的缺损，都最好用蒂在上方的颊唇插入皮瓣来修复。无论鼻翼缺损的面积大小，笔者都常规修复整个鼻翼。颊唇皮瓣带有一个皮下蒂更好，因为这种设计在上部鼻唇沟处受影响的皮肤量最少。保护上部鼻唇沟，对于用颊部皮瓣重建鼻翼后保持颊

部对称是至关重要的。软骨移植用于大部鼻翼缺损，这是因为大多包括鼻翼皮肤切除的损害也要求切除给予鼻翼外形和结构支持的位于皮肤下的坚强的真皮下纤维脂肪组织。这就必须用软骨来替代，以防止鼻翼向上移位及鼻孔边缘出现切迹。

全层鼻翼缺损的内面衬里，由双蒂前庭皮瓣或单侧铰链中隔黏膜瓣提供（图53.5）。偶尔，如果缺损的垂直高度不能由一个铰链黏膜瓣提供足够的组织来替代整个缺失的衬里，那么如本章早些部分所讨论的那种附加的对侧铰链黏膜瓣也是必要的。在吸烟的患者中，使用前额旁正中皮瓣来作为全层鼻翼缺损的衬里，与中隔黏膜软骨膜铰链瓣更可靠。皮瓣要设计得足够长，以使自己能够折叠提供衬里。在随后的手术中，衬里皮瓣就位，支架移植物构建，并用剩余的额部皮瓣作为外部覆盖。

鼻背重建

鼻背也许是鼻重建中最简单的部分。前额皮肤以旁正中皮瓣的形式，通常用于尾侧鼻背的单纯皮肤缺损的重建。然而，也可使用双叶皮瓣或全厚皮肤移植。同样，头侧鼻背的皮肤缺损可用眉间皮瓣修复，比如鼻背皮瓣或全厚皮肤移植，但最好用旁正中前额皮瓣。鼻背框架结构的小缺损可用中隔软骨移植替代。从额骨延伸到鼻尖的更广泛的鼻的骨架缺损，最好用颅骨移植，用钛板和螺钉与额骨和残余鼻骨根部进行牢固固定。另一种选择是用肋软骨移植物来提供支撑。延伸到鼻侧壁的鼻背结构性缺损，要求在替代鼻背框架结构的同时进行鼻侧壁的替代，以防止伤愈后鼻侧壁向中间偏移。为此目的，中隔软骨或附加上颅骨移植用平板固定于鼻背的移植效果较好。全层鼻背缺损的内面衬里通常可由黏膜铰链瓣从暴露的鼻背向侧方翻开来提供，只要其有足够的鼻中隔的高度。当鼻中隔背侧高度有相当程度缺失时，基于尾侧鼻中隔并包含有唇动脉的中隔分支的单侧或双侧铰链中隔黏膜瓣有时也用作衬里。正如本章前面所讨论的那样，外倾的复合中

隔瓣应用在为广泛的双侧全层鼻背缺损提供鼻背的衬里和结构支持（图 53.9）。在这种方式不能提供足够组织的病例中，推荐使用双侧旁正中前额皮瓣。一个皮瓣提供内面的衬里，另一个提供外面的被盖。颅骨或肋软骨移植物放在皮瓣中间作为结构支持。

鼻侧壁重建

鼻侧壁的重建相对简单。小的单纯皮肤缺损，可用取自剩余鼻侧皮肤的双叶皮瓣修复。取自颊部耳旁区或锁骨上区的全厚皮肤移植，也不失为可行的选择来覆盖位于侧壁上部的缺损，因为此处皮肤很薄。大的表面缺损，最好用前额旁正中皮瓣来覆盖。当鼻侧壁上 1/3 的结构支持缺损时，应当用颅骨移植来替代，而侧壁骨架下 2/3 最好用中隔软骨或肋软骨移植来替代。单侧侧壁缺损

的衬里可用基于鼻背的对侧铰链中隔黏膜软骨膜瓣，通过上方的鼻中隔孔穿到对侧。对更尾侧部的侧壁缺损，蒂位于尾侧中隔的双侧黏膜瓣可提供足够的衬里（图 53.5）。然而，这种方式需要下一步的断蒂过程。对于涉及鼻翼和侧壁全长的全层缺损，通常有必要同时使用基于背部的对侧瓣和同侧尾部基于中隔的铰链黏膜软骨膜瓣，来提供衬里（图 53.2）。

小　结

鼻的重建已在技术上发展到一个新的精细水平，使外科医师能对除了非常广泛的鼻缺损以外的所有病例恢复到近似正常的外形和功能。这些进展的基础是现代鼻部美学单位概念的建立。在任何范围的鼻缺损，鼻的重建都独立于颊部或唇

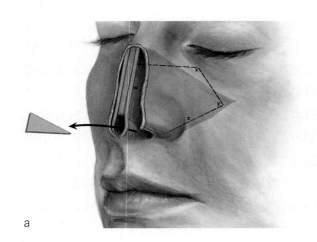

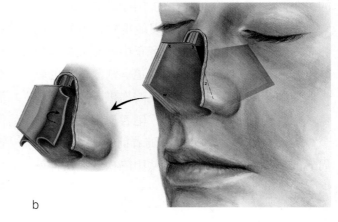

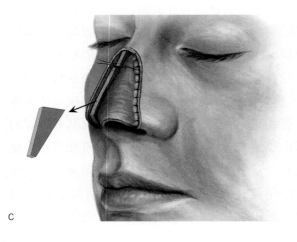

图 53.9　a. 鼻侧的双侧全层背侧缺损可以使用外倾的复合中隔瓣修复。有必要在鼻脊附近去除一片三角形软骨，以利于皮瓣枢转；b. 双侧铰链中隔黏膜瓣横向翻转，为缺损提供内衬；c. 从皮瓣上剪除过量的中隔软骨

部，然后依次用各自的美学区域内的组织修复。另一个对取得这种更高水平的外科成就有功的概念，是用近似的组织来替代丢失的组织。内面的衬里用鼻黏膜瓣替代，因为它们的性质提供了充足的血供来营养和维持用于骨架替代的软骨和骨移植物。在无法使用黏膜或其使用不当的情况下，鼻内衬可以通过向前额旁正中皮瓣内翻来提供。广泛的衬里缺损最好用显微外科皮瓣来重建。丢失的骨和软骨用相似的组织替代，它们被仔细的精心制作以复制出丢失鼻骨架的精确的尺寸、形状和轮廓。表面缺损用颊部或前额皮瓣转位来覆盖，这样不会破坏鼻和面部其他区域的美学界线。这种手术方式，提供了恰好适合重建鼻部缺陷到尽可能接近正常情况的天然构建材料。

参考文献

1. Burget GC, Menick FJ. Nasal support and lining: the marriage of beauty and blood supply. Plast Reconstr Surg 1989;84:189–202

2. Menick FJ. Reconstruction of the nose. In: Baker SR, Swanson NA, eds. Local Flaps in Facial Reconstruction. St. Louis: CV Mosby; 1995:305–337

3. Burget GC, Menick FJ. Aesthetic Reconstruction of the Nose. St. Louis: CV Mosby; 1993

4. Baker SR, Johnston TM, Nelson BR. The importance of maintaining the alar facial sulcus in nasal reconstruction. Arch Otolaryngol Head Neck Surg 1995;121:617–622

5. Baker SR. Contemporary aspects of nasal reconstruction. In Myer E., Krause CJ, eds. Advances in Otolaryngology: Head and Neck Surgery. Vol 12. St. Louis: CV Mosby; 1998:235–261

6. Walton RL, Burget GC, Beahm EK, et al. Microsurgical reconstruction of the nasal lining. Plast Reconstr Surg 2005; 115(7): 1813–1829

7. Burget GC, Walton RL. Optimal use of microvascular free flaps, cartilage grafts and a paramedian forehead flap for aesthetic reconstruction of the nose and adjacent facial units. Plast Reconstr Surg 2007;120(5):1171–1216

8. Seth R, Revenaugh PC, Scharpf J, et al. Free anterolateral thigh fascia lata flap for complex nasal lining defects. JAMA Facial Plast Surg 2013;15(1):21–28

9. Winslow CP, Cook TA, Burke A, et al. Total nasal reconstruction utility of the free radial forearm fascia flap. Arch Facial Plast Surg 2003;5:159

10. Baker SR. Principles of Nasal Reconstruction, 2nd ed. New York: Springer; 2011:51–53

11. Zitelli JA. Bilobe flaps. In: Baker SR, Swanson NA, eds. Local Flaps in Facial Reconstruction. St. Louis: CV Mosby; 1995:165–180

12. Baker SR, Alford EL. Midforehead flaps: operative techniques. Otolaryngol Head Neck Surg 1993;4:24–30

13. Menick FJ. Aesthetic refinements in use of the forehead flap for nasal reconstruction: the paramedian forehead flap. Clin Plast Surg 1990;17:607–622

14. Zopf DA, Iams W, Baker SR, Kim JC, Moyer JS. Full-thickness skin graft overlying a separately harvested auricular cartilage graft for nasal alar reconstruction. JAMA Facial Plast Surg 2013l;15(2):131–134

15. Menick FJ. A 10-year experience in nasal reconstruction with the three-stage forehead flap. Plast Reconstr Surg 2002; 109(6): 1839–1861

54 耳郭重建

作者：Tom D. Wang
翻译：朱晓海　审校：朱晓海

引　言

在头颈部重建外科手术中耳郭重建是最具挑战性的。这和外耳独特的表面结构有关。软骨支架形成的沟沟回回被一层菲薄的，与软骨紧密相连的皮肤所覆盖。软骨支架和皮肤形成一个整体，是一个凸起的，三维的结构，相对独立，从头的两侧向旁边外突。其血供，尽管已经明确，比较脆弱，比脸上的其他部位如鼻、唇要差得多。此外，此独立的架构具有非常精致的多个表面起伏和光滑、流线型的外耳轮。最后，其架构本身，存在多种组织类型，软骨、间杂软组织和皮肤一起构成了外耳的正常形态。

耳郭重建的策略

任何重建手术的终极目标都是精确复制缺失的那部分解剖结构。当然耳郭再造亦不例外。尽管微小的缺失比较容易修补，当耳郭的较大部分缺失时，就非常具有挑战性了。和精确复制解剖标志点同样重要的，是展现和重建正常耳郭的特征。一个成功的手术效果，尤其是在修复重建大部的耳郭缺损，更多地取决于是否恢复了外耳的基本特征，而非仅仅重建了几个耳郭的标志点。在所有耳郭再造中，需要恢复的正常外耳的特征包括大小、位置和最后的解剖标志点。

一个重建的耳郭只有在具有这些特征后才看上去是一个耳郭。相反地，如果一个或多个上述特征缺失—例如大小、位置、方向等太离谱，尽管精准地复制了解剖细节，耳郭仍然会看上去畸

形。耳郭重建的手术方案，通过精确区分畸形的类型来设计，是一种很好的方式。就这方面来说，耳郭的畸形分类和面部其他部位的畸形分类并无差异。由于耳郭的不同部位组织构成的差异—即软骨，皮肤，结缔组织的比例—致重建的难度各处不同。类似于鼻重建，耳郭的不同部位可被理解为不同的美学亚单位，其缺损后的重建具有各自的表面形状要求。因此，耳郭缺损可作以下分类：

1. 中央缺损，涉及耳甲和耳轮脚。
2. 周围缺损，耳郭上 1/3。
3. 周围缺损，耳郭中 1/3。
4. 周围缺损，耳郭下 1/3。
5. 耳郭周围组织缺损。
6. 大块缺损，同时有中央和周围组织缺损。

中央缺损，涉及耳甲和耳轮脚

耳郭中央缺损通常可仅由足量的皮肤完成修复。大家都有这样的经验，耳甲软骨被取出作他用后，供区几乎不留畸形（图 54.1）。只要其余耳郭软骨支架的周边保持完整，切取耳甲软骨不会产生什么后果。从这种意义上来说，全厚皮片移植即可修复此处的缺损。如果需更多的组织进行修复，耳后和乳突后区可作为操作容易的供区提供较多的覆盖组织（图 54.2）。

耳轮脚是一个鼻重建首选的复合组织移植的供区，供区创面可以一个蒂在上的耳前皮瓣，带或不带软骨进行修复（图 54.3）。

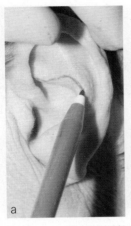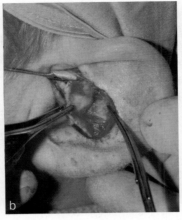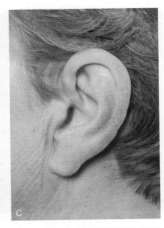

图 54.1 a.移植用耳软骨切取入路。切口位于隐蔽的沿对耳轮边缘；b.前表面入路切取耳甲软骨；c.供软骨耳术后管，未见畸形或后遗症

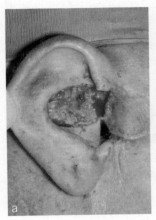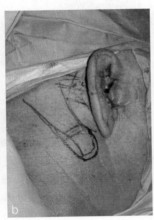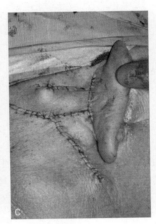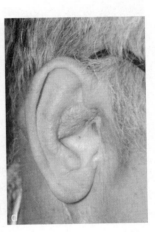

图 54.2 a.耳轮脚和耳甲软骨合并皮肤的缺损；b.蒂在上的皮瓣修复缺损；c.供区缝合，皮瓣转移至受区；d.远期效果，愈合顺利，外形完整

周围缺损，耳郭上 1/3

耳郭上 1/3 的耳轮缺损，修复的目的是恢复此处的弧形边缘。全层缺损时，耳后和乳突区皮肤是最经典和实用的供区（图 54.4）。手术分期完成，需用的游离皮片通常从对侧耳后切取。另外，此区域的病损切除的切口通常要做成星形，以防出现耳轮边缘的皱起或凹陷。这样的术式可使对耳轮在耳轮的推进缝合中达到解剖学上的对位。

周围缺损，耳郭中 1/3

此耳郭亚单位修复的目标依然是恢复耳郭的轮廓。与更为弯曲的上 1/3 耳轮边缘相比，此处耳轮边缘较为平直。此部分的全层缺损以耳后和乳突区推进皮瓣修复极为合适（图 54.5，54.6）。此区较大的缺损有时需同时行软骨移植于皮瓣下。备选的供区为对侧正常耳郭，尤其在老年患者，其耳郭呈结构性垂长（图 54.7）。全层的复合组织移植物，包括前后表面的皮肤和中间的软骨，可行移植到患侧，重建结构和轮廓。另外，注意在供耳要将切口作成星形，耳轮推进缝合，以使缝合顺利，不留后遗症。

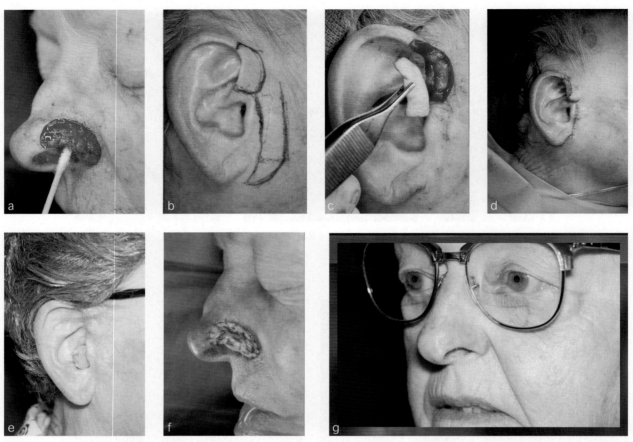

图 54.3　a. 基底细胞癌 Mohs 法切除术后，遗留左侧鼻翼亚单位的完全缺损；b. 耳轮脚处标记复合组织移植供区，供区以蒂在上的耳前皮瓣即时修复；c. 取下的复合组织瓣；d. 耳轮脚供区以蒂在上的耳前皮瓣即时修复；e. 供区修复后的最后效果，几无畸形或后遗症；f. 复合组织移植物缝合至受区；g. 复合组织移植的远期效果

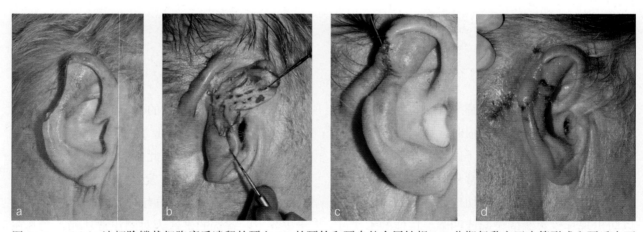

图 54.4　a. Mohs 法切除鳞状细胞癌后遗留的耳上 1/3 的耳轮和耳舟的全层缺损；b. 分期行乳突区皮管形成和耳后表面全厚皮片移植术；c. 第一期将皮管的上端连到缺损的上部；d. 第二期将皮管的下端连到缺损的下部，形成耳轮的卷曲外形，完成手术

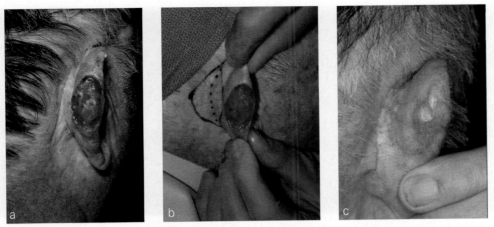

图 54.5　a. 中 1/3 耳轮后表面单纯皮肤缺损；b. 拟取耳后沟处全厚皮片；c. 愈合后供区和受区的优良效果

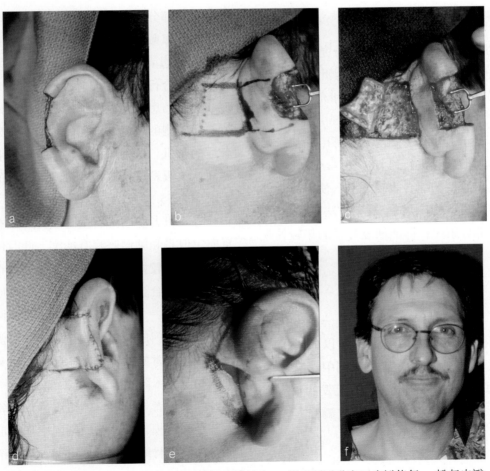

图 54.6　a. 耳郭中 1/3 的缺损，耳轮边缘的全层缺失；b. 拟以耳后乳突区皮瓣修复；c. 掀起皮瓣，覆盖缺损之前，显示中间的皮桥；d. 皮瓣缝合到位；e. 第二期手术离断皮瓣蒂部，并修复供区；f. 最终效果，耳轮外缘满意修复

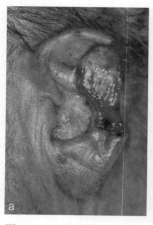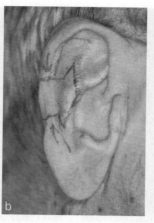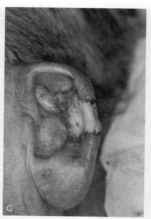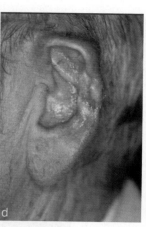

图 54.7　a. 左耳中 1/3 缺损，基底细胞癌 Mohs 法切除术后。老年患者，耳郭垂长，皮肤和软骨均缺损；b. 对侧健耳，标记出复合组织移植物切取位置，注意切口呈星形，以避免出现缝合后凹陷。还请注意供区耳轮的滑行推进缝合以避免畸形；c. 复合组织移植物转移到受区；d. 复合组织移植物完全成活

周围缺损，耳郭下 1/3

耳郭的下 1/3，主要的组织成分是皮肤和皮下脂肪，中间只有少量的软骨。因此，耳垂的缺损可用局部软组织即可达到简单和充分的修复（图 54.8）。

如果耳下 1/3 组织缺损较大，可用局部组织加上对侧耳郭的软骨进行修复（图 54.9）。耳垂的垂长是老年脸型的综合表现之一，使得耳垂外观上像钟摆，是令人不快的。矫正方法也很简单，行楔形切除部分组织，即能回复耳垂的年轻外观（图 54.10）。

耳郭周边组织缺损

耳郭周边组织较多的缺损通常以面颈部皮瓣转移修复（图 54.11）。某些病例中伴有耳前颞部毛发区的缺失，可用耳后带有毛发的头皮瓣转移重建。耳后供区以局部推进皮瓣修复（图 54.12）。

大部耳郭缺损，包括中央和周围区

耳郭大部缺损对再造手术医生来说是最大的挑战。有多种方法可供选择，患者的意愿对方案的选择是至关重要的。不是所有的患者都要求进行重建，部分只要求修复耳轮脚和耳轮上部，以便稳妥地佩戴眼镜，因此只需缺损进行简单缝合即可满足患者的要求（图 54.13）。另有一些患者也不适合行全耳郭再造，比如一些未能早期发现和治疗的患者，以及那些必须对肿瘤的复发进行密切监测的患者。他们的再造必须延后至一个合适的时机。这种情况下，简单的皮肤覆盖消灭创面，戴假发进行遮挡即可满足患者的肿瘤监测需求（图 15.14）。

有些患者肿瘤术后全耳缺失，也有耳郭重建意向，但是和肿瘤监测有冲突，此时使用耳郭赝复体是一个较好的选择。赝复体夹挂在埋入乳突骨质内的钛合金植入基座上。乳突骨质内植入钛合金基座是一个简单的门诊手术，分两期完成。赝复体由专门的技工制作，取样于对侧健耳。这些产品是非常好的耳郭复制品，同时又不影响对肿瘤的监测（图 54.15）。

如果患者要求用自体组织进行耳郭再造修复大部耳郭缺损，其手术原则同小耳畸形。步骤包括自体肋软骨雕刻成形耳支架，将其植入带血供的组织中（图 54.16）。手术通过分期的方法，最后重建成一个挺立的耳郭轮廓。若需加用带血运组织，可选用颞浅筋膜瓣加软骨支架加皮片移植。这种方法的优点在于可以一期完成大部耳郭缺损的重建，效果优良。

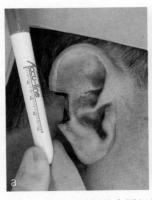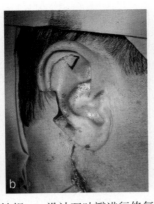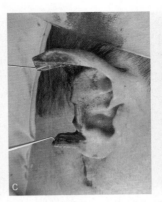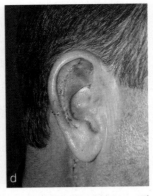

图 54.8　a. 左耳郭的全层组织缺损；b. 设计双叶瓣进行修复；c. 组织瓣缝合到缺损位置，重建耳郭，同时供区封闭；d. 耳郭修复满意

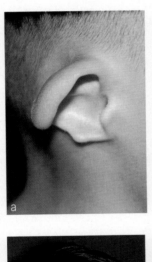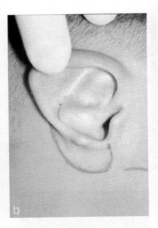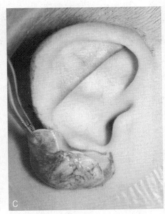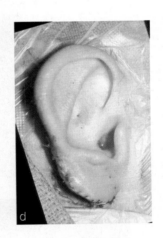

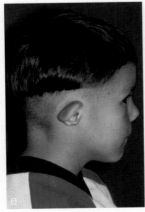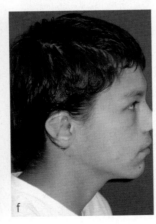

图 54.9　a. 先天性右侧杯状耳畸形，合并下 1/3 完全缺损；b. 依据对称正常耳郭标记出患侧的缺损范围；c. 对侧正常耳取耳甲软骨，构建患耳下 1/3 的基本轮廓。注意同时成形对耳轮，矫正杯状耳畸形；d. 第二期手术完成后，掀起软骨，耳后植皮；e. 术前观；f. 手术全部完成后效果，杯状耳改善，耳郭下重建成形

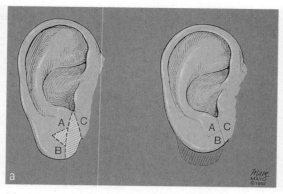
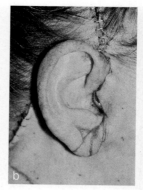
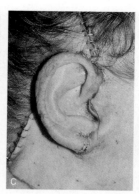

图 54.10　a. 老年性垂长耳垂以两个三角形切口行缩小术；b. 垂长耳垂上的切口设计线；c. 耳垂缩小术完成。注意垂长的耳垂得到矫正。此手术通常与面部年轻化手术同期进行

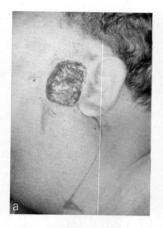
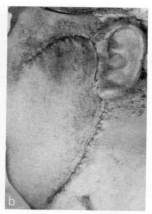

图 54.11　a. 耳前皮肤缺损，基底细胞癌 Mohs 法切除术后；b. 面颈推进皮瓣修复

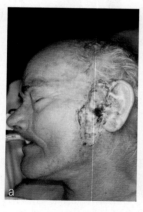
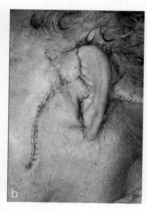
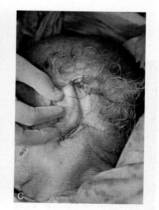

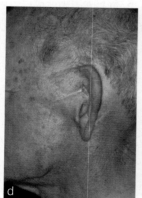
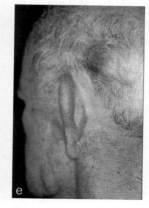

图 54.12　a. 耳前缺损，皮肤恶性肿瘤切除术后。注意缺损的上部延伸到了颞部的有发区。修复包括缺损下部的皮肤覆盖和带毛发的皮肤重建鬓角；b. 蒂在上方的带毛发耳后枕部头皮修复鬓角，蒂在下方的乳突区皮肤修复缺损的下部；c. 耳后头皮供区和乳突区供区闭合；d. 最后效果。注意鬓角重建效果优良；e. 耳后观最后效果。注意供区瘢痕隐蔽，枕部发际线正常

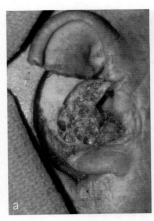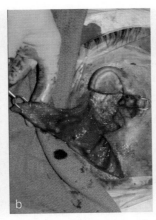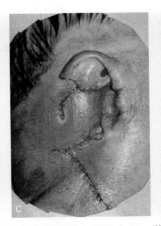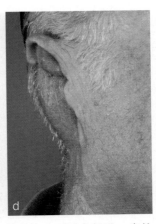

图 54.13　a. 耳郭和乳突区缺损，恶性肿瘤切除术后。患者只在意保留耳上部的完整，能戴眼镜，不要求行进一步的耳再造；b. 肌皮瓣用于覆盖骨外露，同时恢复耳的轮廓；c. 转移肌皮瓣至受区，完全覆盖所有创面。注意未涉及重建，只关闭切口创面；d. 长期随访显示愈合良好，耳上部保持完整，佩戴眼镜不受影响

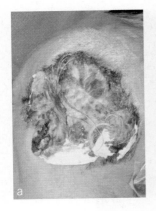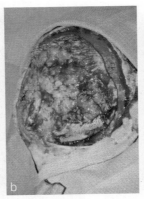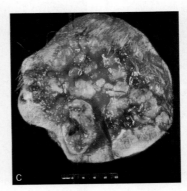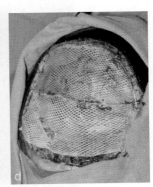

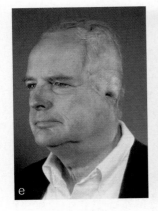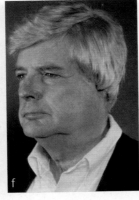

图 54.14　a. 未能早期发现的巨大基底细胞癌侵及耳郭、乳突和颞区。患者一直忽视了该病变，数年中均以餐巾纸盖住；b. 术中切除肿瘤深达颞肌和乳突骨质；c. 包括全耳的切除标本；d. 因需对肿瘤进行严密监测，加上考虑到患者对病情的忽视，采用了全厚皮片移植覆盖全部创面；e. 最后的术后外观；f. 患者以假发遮盖颞区和耳郭缺损

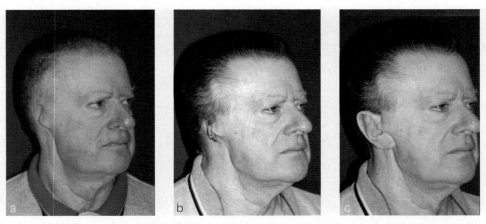

图 54.15　a.患者耳郭复发性恶性黑色素瘤切除术后情况；b.患者的钛合金基座植入到位，基座上带有挂钩；c.赝复体耳郭很容易挂到挂架上

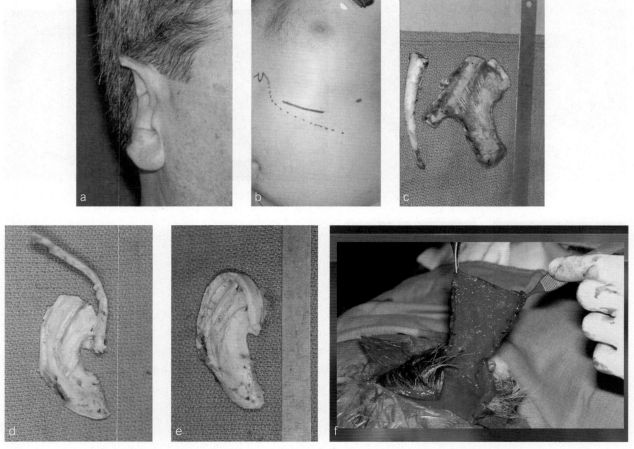

图 54.16　a.肿瘤切除术后右耳大部组织全层缺损；b.切取自体肋软骨的标记线；c.切取的肋软骨，准备行雕刻；d.软骨支架的雕刻过程；e.软骨支架雕刻完成；f.颞浅筋膜瓣掀起，将成为带血供的衬里

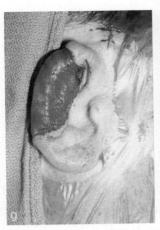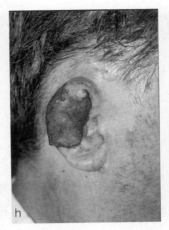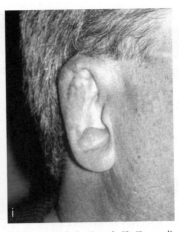

图 54.16（续） g.软骨支架和颞浅筋膜瓣缝合至缺损处，修复外形；h.重建术后 1 个月观；i.术后 4 年，重建效果满意

小 结

耳郭重建对整形医生来说是困难的挑战。和头颈部其他位置的重建术一样，耳郭缺损的重建须着眼于其美容亚单位，以此为导向建立手术策略。依据亚单位原则，恰到好处地重建缺失的解剖结构，方能达到满意的效果。

55 唇部重建

作者：Edwin F. Williams，Scott R. Chaiet
翻译：张天嘉　　审校：王旭东

引　言

对上下唇大的缺损进行唇部重建一直是一个严峻的挑战。据史书记载，最早在公元前 1 000 年，Susruta 就描述了唇部的重建，但据报道，早在公元前 3 000 年古印度就有用前额皮瓣进行面、唇和鼻部重建的描述[1]。1837 年，Sabanini[2] 最先描述用跨唇皮瓣重建唇部，之后 Abbe 和 Estlander[3, 4] 对这种技术进行了改良，这种重建方法就以他们的名字来命名。Bernard 和 Burow 在此后描述了一种重建唇部完全或次全缺损的方法。用双侧颊部全层推进皮瓣移到中线处以形成一个新的唇部。在鼻翼沟的位置切除全层三角以减少此处组织过多造成的皱褶。20 世纪 20 年代，Gillies[5] 描述了一种有全厚的蒂部的经典扇形皮瓣，允许在重建的过程中对剩余唇部进行重新分布，并强调利用类似或相近的组织。这个概念在 1974 年进一步被 Kara-pandzic[6] 改进，他在保护好其下的肌肉系统和神经血管结构的前提下，将皮肤和黏膜的切口和缺损部位达到一致的深度。更近期时，Burget 和 Menick[8] 对大的唇部缺损重建的改良包含了亚单元原则的重要性，当其应用于上唇时可产生良好的美观的结果。

判断患者是否需要唇部重建，要求对唇部的解剖学、美学和功能有清楚的了解。本章中，将基于给出的患者的预期或所见唇部缺损的尺寸和位置着重论述系统化的途径。

解剖学问题

唇部重建的根本目标是达到美观的结果以求获得正常的外观。功能问题，包括口的活动力、闭合、说话和咀嚼时唇部的作用，在重建大的唇部缺损时也必须牢记在心。

解剖上，唇部的范围是：纵向从鼻下到颏部，横向从口角到口角。上唇和下唇都由可区分的红唇和白唇成分组成，由唇红线隔开。

上唇是一个有弧度的"M"形结构，唇红线的最高点恰位于人中嵴处。两侧人中嵴从唇红线的最高点延伸至鼻小柱基底部，在两嵴之间是上唇的中央凹，由于表面局部解剖的复杂性，上唇的嵴和阴影部的存在形成了两个中间和侧方的上唇亚单元。首先描述这个概念的是 Ulloa-Gonzales，以后 Burget 和 Menick[7] 又强调了这个概念，如图 55.1 所示。用简单填补缺损的方法来进行上唇重建而没有考虑到亚单元的恢复，这

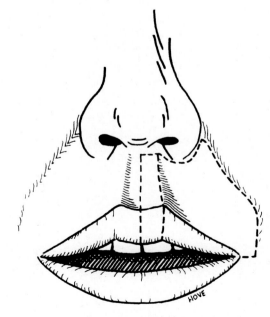

图 55.1　上唇中央及侧方亚单位

种重建结果往往看上去像是一个生硬的补丁。从美学角度讲，为使唇部看上去正常，观察者的眼光应该将它作为正常的来看待。正常的概念更准确地应描述为没有异常，由于观察者"内心的眼睛"往往忽略了缺损而聚焦于没有异常情况的存在。在唇部重建中，必须尝试复建出合适的高度、突起和白红唇的关系。另外，因为局部或远距离的组织具有不同的颜色，所以用邻近组织做成的局部皮瓣通常会产生良好的效果。下唇的解剖相对简单，对重建的要求相对低些。然而，应用相同的一般原则会产生令人满意的美观效果。

功能上，唇部起括约肌的作用以协助发音、咀嚼和说话。对维持唇部和口部括约功能十分重要的结构包括口周面部肌肉系统、神经血管解剖和肌肉蜗轴，均位于唇部黏膜面和皮肤面之间，肌肉蜗轴是一个纤维结构，位于双侧口角处，是口腔括约肌系统附着的部位，如图55.2所示。最成功的功能重建将不仅表现为口腔括约肌肌肉的完整，而且也要体现口腔括约肌内肌肉蜗轴的方向、位置和功能的重要性。

重建技术

虽然创伤性缺损相对于战时常见，但面部整形外科医师最常见的是肿瘤切除后的缺损。鳞状细胞癌（SCCs）是红唇最常见的恶性肿瘤（95%）。而且，下唇SCCs比上唇SCCs多见（90%比10%），也许与下唇受到更多的阳光直射有关。然而，根据笔者的经验，大多上唇的基底细胞癌出现于上部白唇的皮肤。

重建可分为以下几种：

1. 小型重建
   a. 唇红缺损
   b. 小全层缺损（<30% 水平宽度）
      i. 上唇缺损
      ii. 下唇缺损
   c. 复合缺损
2. 部分重建
   a. 中等全层缺损（30%~60% 水平宽度）
      i. 上唇缺损
      ii. 下唇缺损
3. 次全 / 全唇部重建
   a. 大型全层缺损（>60% 水平宽度）
      i. 上唇缺损
      ii. 下唇缺损
4. 显微外科重建

小型重建

唇红缘切除术

唇红缘切除术适用于慢性光照性唇炎或微小浸润的 SCC 患者。光照性屑炎几乎无例外地见于下唇，在发展成 SCC 之前可持续几月或几年，明确的诊断可考虑作为手术治疗的适应证，因为它有发展成浸润性癌的长期的危险。对可进行适当随访的顺从的患者，笔者提倡用 CO_2 激光行切除治疗。在局部浸润麻醉下，使用与用于下眼睑皮肤相同参数的激光表面作用模式。治疗进行 2 个或 3 个疗程，建议进行适当的短期和长期随访。以笔者的经验，在顺从的患者中，这种途径非常成功，从美学角度它比传统的唇红缘切除术和唇部更广泛的治疗让人更易接受。

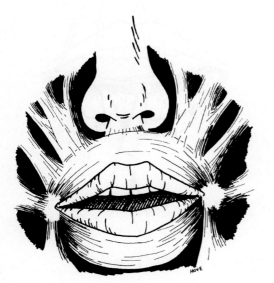

图 55.2　唇周肌肉系统及肌肉蜗轴

技　术

　　唇红缘切除术是经得起时间考验的传统的治疗光照性唇炎或原位癌的方法，尤其适用于不确定是否能长期随访的病例。用手术记号笔描出两口角之间的唇红线。设计唇红的梭形切除，后上方切口平行于前方唇红缘的切口。唇部用适量利多卡因加入 1 ∶ 100 000 的肾上腺素后浸润。切

开设计的切口，唇红切除到黏膜下层，如图 55.3 所示。从后方切口向龈颊沟的黏膜下分离范围约为梭形切除前后宽度的 2 倍。后方唇红向前推进，沿着唇红用 5.0 涂铬线进行细致的缝合。有必要从两侧口角向龈颊沟作两个返切以便于推进。在切口线上进行无张力的唇红线修复十分重要。

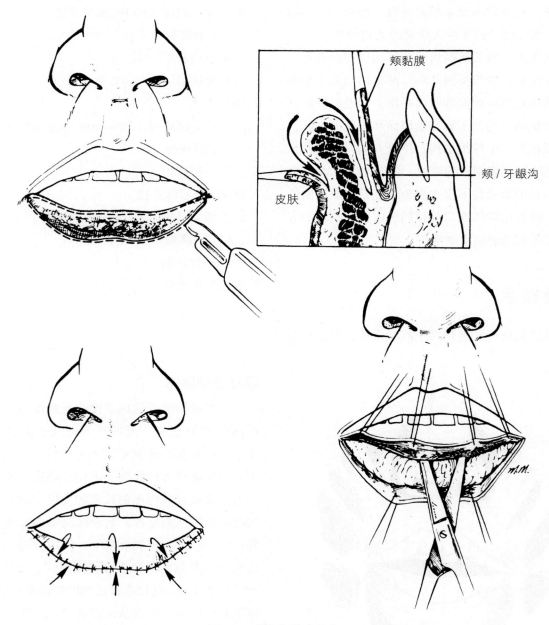

图 55.3　唇红切除术技术

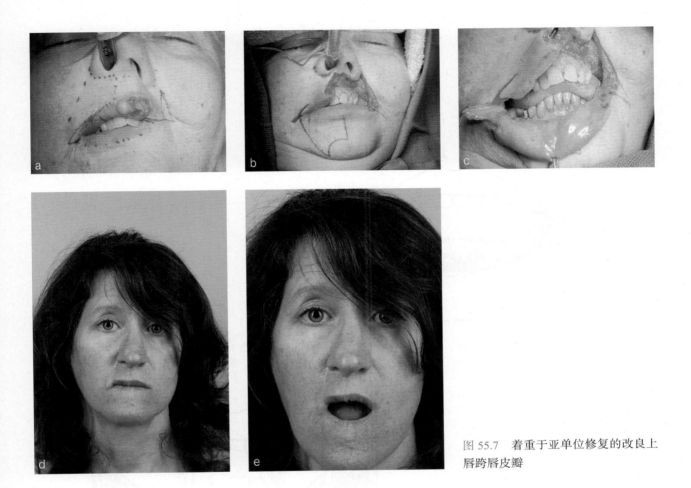

图 55.7　着重于亚单位修复的改良上唇跨唇皮瓣

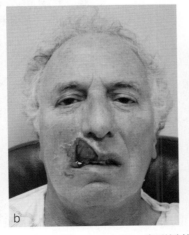
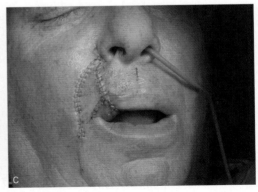

图 55.8　Gillies 扇形瓣技术

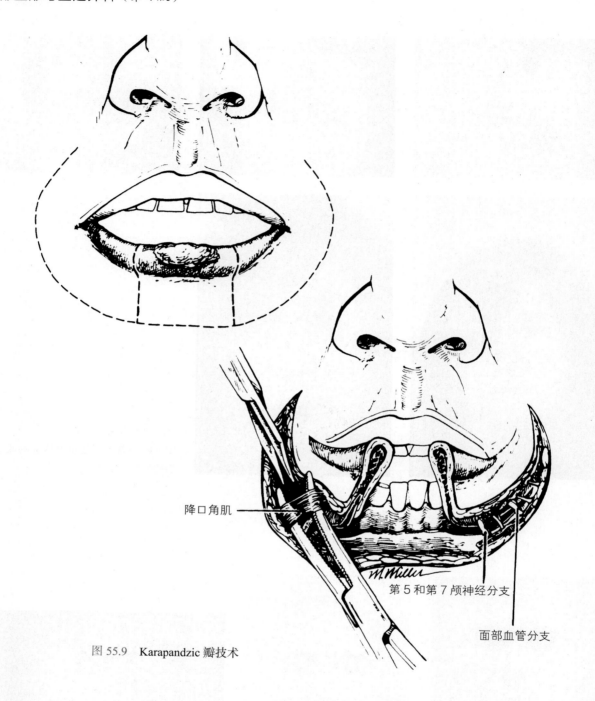

降口角肌

第 5 和第 7 颅神经分支

面部血管分支

图 55.9　Karapandzic 瓣技术

显微外科重建

当下唇及颊部的缺损超过 80%，修复重建的难度将大大提高。此时不仅仅修复了唇部的内外边缘，更需要对口腔的功能进行修复。虽然使用游离皮瓣一次性修复这种缺损是可行的，但在恢复口腔的功能方面往往存在缺陷。需要注意的是，在进行上唇的重建时，不需要特别考虑口腔功能的恢复。

1989 年，Sakai[13] 使用了前臂桡侧—掌长肌复合皮瓣进行了全下唇缺损的重建。这个皮瓣经折叠后提供了口外皮肤及口内黏膜的覆盖，且两头的肌腱可缝合于颊部或肌肉蜗轴处来支撑唇部。这种皮瓣只能提供下唇静止时的形态，却不能充分恢复患者说话或进食的功能[14]。

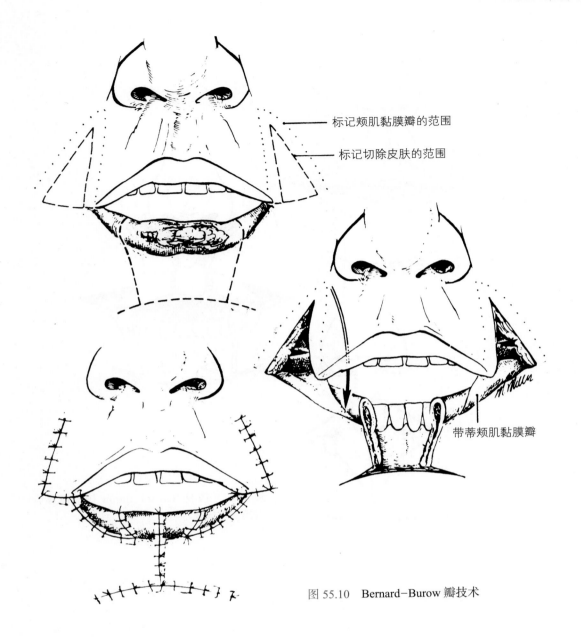

标记颊肌黏膜瓣的范围

标记切除皮肤的范围

带蒂颊肌黏膜瓣

图 55.10 Bernard–Burow 瓣技术

因此，这种修复方式的改良重点聚焦于下唇功能的恢复。Shawney[15] 在此方面进行了最早的尝试，他将皮瓣的肌腱缝合于咬肌上之后，实现了下唇动态的稳定。Jeng 等[16] 尝试了另一种方法：将皮瓣两头的肌腱穿过口角处的肌肉，并锚固于上唇处的口轮匝肌处以取得唇部的运动功能。这些改进使得游离皮瓣可以模拟口轮匝肌水平走向纤维的功能，也因此可以完全恢复轮匝肌的长度。

Cinar 等[17] 最新的尝试是将皮瓣两头的肌腱在肌肉蜗轴处经由皮下顺着颧肌的方向置于颧突

的浅部。这种改进使掌长肌腱可以更准确地固位于颧突处，且保持了肌肉蜗轴处的解剖形态。这种悬吊于两侧颧部的皮瓣通过将唇上提肌甚至轮匝肌上的受力转移到皮瓣肌腱处大大提升了唇部动态功能修复的效果。

最近，带血管蒂的股前外侧游离皮瓣也被认为是使用前臂皮瓣修复全唇的替代方式之一[18]，股前外侧游离皮瓣作为穿支皮瓣，不需要像前臂皮瓣一样牺牲手部的动脉；不会出现，手部的麻木感以及供区瘢痕的减少，相较前臂皮瓣有更大的优势。

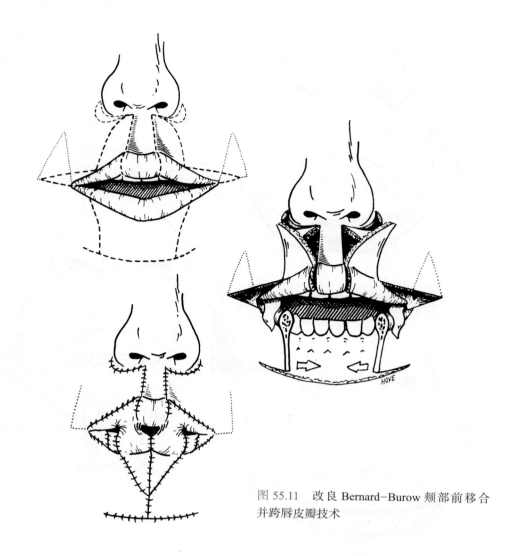

图 55.11　改良 Bernard-Burow 颊部前移合并跨唇皮瓣技术

术后注意事项

对于唇部重建的患者而言，术前告知术后水肿的发生是不可省略的。根据作者的经验，术后水肿的消退需要 12~18 个月的时间（图 55.13）。因此患者必须在术后尽可能地进行口腔锻炼来帮助神经功能的恢复以及淋巴引流通道的建立，以获得更好地功能以及减少术后的水肿。

唇缺损修复术后的不对称畸形或小口畸形也往往造成外形与功能的不足[19]。用于修复口角区的跨唇皮瓣也常常会使口角变得圆钝。这些问题可以通过口角成形术得以解决：通过双侧口角区切除部分三角形皮肤使其变得尖锐，这个步骤需要合适且精确的对齐口角高度。在唇部重建术 9 个月之后，可以在局麻下完成这个手术过程以解决这些问题。

致　谢

我们要感谢在上一版中对本章做出贡献的专家，包括 Manish Khanna、Christopher Hove、Robert J. DeFatta。

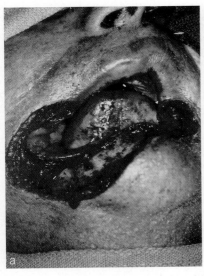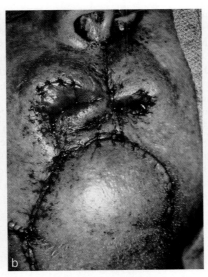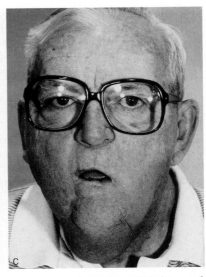

图 55.12 使用改良 Bernard−Burow 颊部前移合并跨唇皮瓣技术修复左侧口角、全下唇、右侧口角及部分颊部缺损。a. 手术中；b. 术后即刻；c. 术后 1 年

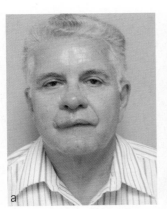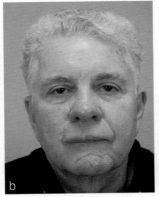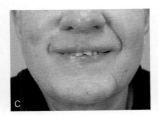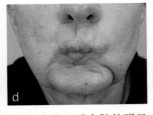

图 55.13 a. 接受右侧颊部前移及跨唇瓣的患者；b. 术后 3 个月出现明显上唇水肿；c，d. 术后 23 个月显示水肿的明显改善及功能恢复

参考文献

1. Hessler F. Commentarii et Annotationes in Susrutae Ayurvedam Enlager. Enke 1855;12

2. Sabatini P. Cennestorico dell'origine e progressi della rhinoplastica e cheiloplastica. Bologna, Italy: Belle Arti; 838

3. Abbe RA. A new plastic operation for the relief of deformity due to double hairlip. Med Rec 1889;53:447

4. Estlander JA. Eine Methods ans der einen Lippe Substanzverluste der anderen zu ersetzen. Arch Klin Chir 1872;14:622

5. Gilles HD. Plastic Surgery of the Face. London: Hodder & Stoughton Ltd; 1920

6. Karapandzic M. Reconstruction of lip defects by local arterial flap. Br J Plast Surg 1974;27:93–97

7. Burget GC, Menick FJ. The subunit principle in nasal reconstruction. Plast Reconstr Surg 1985;76:239–247

8. Coppit GL, Lin DT, Burkey BB. Current concepts in lip reconstruction. Curr Opin Otolaryngol Head Neck Surg 2004; 12:281–287

9. Bernard C. Cancer de la levre inferieure: resauration a laide de deux lambeaux gwaadrilatere. Querison Bull Mem Svc Chir Paris 1853;3:357

10. Burow CA. Beschreibung einer neunen Transplantations−Method (Method der seitlichen Dreiecke) zum Wiedersatz verlorengegangener Teile des Gesichts. Berlin: Nauck; 1855

11. Kroll SS. Staged sequential flap reconstruction for large lower–lip defects. Plast Reconstr Surg 1990;88:620–625

12. Williams EF, Setzen G, Mulraney MJ. Modified Bernard–Burow advancement and cross–lip flap for total lip reconstruction. Arch Otolaryngol Head Neck Surg 1996; 122:1253–1258

13. Sakai S, Soeda S, Endo T, Ishii M, Uchiumi E. A compound radial artery forearm flap for the reconstruction of lip and chin defect. Br J Plast Surg 1989;42:337–338

14. Behmand RA, Rees RR. Reconstructive lip surgery. In: Coleman JJ, ed. Plastic Surgery Indications, Operations, and Outcomes. St. Louis: Mosby, Inc., 2000:1193–1210

15. Sawhney CP. Reanimation of lower lip reconstructed by flaps. Br J Plast Surg 1986;39:114–117

16. Jeng SF, Kuo YR, Wei FC, et al. Total lower lip reconstruction with a composite radial forearm–palmaris longus tendon flap: a clinical series. Plast Reconstr Surg 2004;113:19–23

17. Cinar C, Arslan H, Ogur S. Reconstruction of massive lower lip defect with the composite radial forearm–palmaris longus free flap: empowered static and partial dynamic reconstruction. J Craniofac Surg 2007;18:237–241

18. Kuo Yr, Jeng SF, Wei FC, Su CY, Chien CY. Functional reconstruction of complex lip and cheek defect with free composite anterolateral thigh flap and vascularized fascia. Head Neck 2008;30:1001–1006

19. Gaylon SW, Frodel JL. Lip and perioral defects. Otolaryngol Clin North Am 2001;34(3):647–666

56 眼睑重建

作者：Eric A. Steele，Michael M. Kim
翻译：聂　兵　　审校：张盈帆

引　言

眼周组织的外科重建是一项值得付出的工作。先天性缺损、创伤和恶性肿瘤产生的缺损对于外科医生的心灵手巧的技巧是一种挑战，完成修复后需要保护眼球、有良好的视野和漂亮的外观。本章的目的就是为介绍一些合理的处理眼睑缺损的手术方式，对于可能应用的手术方式进行总结。

外科解剖

对于所有外科手术而言，彻底的了解相关的解剖是手术成功的关键。就眼睑重建的目的而言，眼睑可以概念化为两个主要解剖结构（前后板层结构）和两个动作（缩回和覆盖）。

前睑板结构包括皮肤，主要作用为保护眼球精细组织，将其与外界环境隔离，眼轮匝肌则起到收缩睑板的作用。后面的层状结构为睑板和结膜，睑板由致密结缔组织构成，为眼睑提供强有力的结构支撑。紧密附着在睑板后面的结构为睑结膜，能够为眼球提供光滑的黏膜保护面。

提上睑的结构包括提上睑肌和米勒肌。提上睑肌移行为腱膜后斜插入睑板前部组织。米勒肌由交感神经支配，起源于提上睑肌上部，止于睑板上缘。下睑缩肌起于结膜囊头部，止于下睑睑板下缘，在向下斜视的时候下拉睑板。我们在进行眼睑重建时候，需要将以上结构和功能熟记于心。

眼周肿瘤切除

眼睑肿瘤为临床常见疾病，肿瘤累及的范围远大于我们肉眼所见。因此重建外科医师需要对于较大面积的缺损有所准备。在完全切除肿物后，需要复杂的技术修复创面缺损。手术的目标是保护眼球、恢复眼睛视野和获得良好的外观。

睑板肿瘤切除需仔细关注其外科切除边缘，理想的肿瘤切除为完整切除肿瘤而不过多破坏正常组织。一个可以选择的方法就是在完整切除肿物后，将其立即送冰冻病理检查。重复进行此项方法直到边缘清楚，然后开始着手进行修复重建。另一可选择的方法是进行 Mohs 显微外科切除，进行切除过程中可以即刻进行冰冻组织学观察。这样可以上午进行手术切除后，同一天就可以考虑关闭创面。以上两种方法都有较高的成功率，并且尽量减少正常组织的切除。某些部位则需要特别的关注，以确保边缘切除干净。例如黏膜活检能够评估 paget 细胞在肿瘤组织中的位置，原位的恶性黑色素瘤最好能够使用 Mohs 技术切除，在确定切缘无肿瘤组织后再关闭切口。在眼周侵袭性的皮下恶性肿瘤，前哨淋巴结活检需要进行以确定手术的改进范围，若出现转移，则整个眼睑需要切除。

重建的选择

所有的手术方式的选择均与睑板是否受肿瘤累及有关，若睑板受累及，则要考虑睑板受累范围占整个睑板范围的百分比。这将让外科医师能够去思考以什么样的方式进行重建最为合适，例如局部进行组织移植或是需要更大范围的黏膜和皮肤移植。最终的手术方案决定于患者个体化的多方面的考虑。例如若患者为单眼患者，就不能考虑使用带睑板结膜蒂的瓣而将其眼睛封闭较长的时间。其他一些较大的皮肤软组织缺损的患者，上睑无法获得足够的全厚皮片，则要考虑其他的皮肤来源。接下来讨论的问题则分为不累及睑板、累及睑板区域低于一半和超过一半三种情况讨论。

在接下来的阐述中，上睑和下睑的重建有细微的差别，对比下睑而言，上睑重建后对于恢复眨眼的功能要求较高。相对而言，由于中面部重力的作用，下睑重建亦存在困难。

未累及睑缘的缺损

若组织缺损未累及至睑缘，则使用标准的皮肤移植重建技术进行修复。在设计时需要考虑的主要方面是避免睑缘回缩，这样就会导致疼痛和角膜暴露。例如可以使用 Z 成形术减少矢量方向的水平张力，避免将睑缘牵拉离开眼球的正常位置（图 56.1）。各种旋转和推进皮瓣可以使用，认识到了下睑会存在退缩可能，使用其填充凹陷，防止各种并发症的产生。

一种类似上睑成形术的有用的术式可以用于填充下睑内眦区域，即将皮瓣原位旋转至下睑内

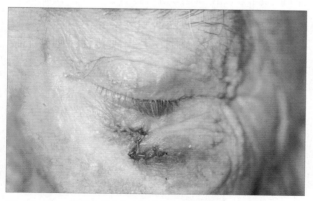

图 56.1　Z 成形术关闭下睑缺损，减少部分水平方向张力避免下睑退缩

侧（图 56.2）。此类伤口可以使用全厚的皮肤移植物，使用 4-0 prolene 线缝合固定油纱于内眦区域（图 56.3）。对于大面积的组织缺损，尤其是组织缺损后骨质暴露的，则需要使用中间前额皮瓣（图 56.4）。

缺损累及低于一半睑缘区域

对于累及眼睑缺损低于一半的组织缺损，伤口的重建可以直接予以缝合。对于眼睑缺损低于 1/3 区域病例，可以进行五角形楔形切除后予以缝合，将近到一半的缺损时，需要进一步动员更多的组织予以修复。两种比较常用的方法分别为经典的 Tenzel 半弧形皮瓣[1] 和经结膜的外眦韧带松解术[2]。

Tenzel 皮瓣最早被描述于 1975 年，包含一个弧形的外眦切开术的切口。外眦切开术后下睑剩余的组织允许无张力地向鼻侧转移，弧形的切口允许进行扇形的缝合，形成一个传统的外侧折叠的伤口。上睑缺损弧形朝上，下睑缺损弧形则向下。在完成缺损重建后，将眼轮匝肌使用 5-0 Vicryl 线缝合于眶内侧骨膜上完成外眦重建。

在 2009 年 Lewis 和 Perry 报道了一种改良的外眦释放技术，在避免一个皮肤切口的基础上亦获得了适合的组织量。作者报道在睑板下缘 4 mm 做大约 6 mm 长的经结膜切口，通过内侧入路切断外眦韧带，此切口允许的修复长度在 20 mm。

在使用此技术对睑板进行吻合以后，前层的皮肤予以再次重建，使用皮肤组织修复表面缺损。

缺损累及超过一半睑缘区域

对于组织缺损超过一半的眼睑的病例，邻近确实没有足够的组织能够关闭组织缺损。对于眼睑前层和后层组织的修复则需要寻找其他组织来源。修复的基本原则是前后两层组织必须有一层携带良好的血供，将游离移植组织覆盖于游离移植组织上是不能存活的。

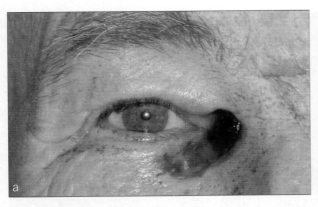
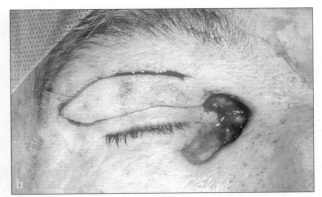
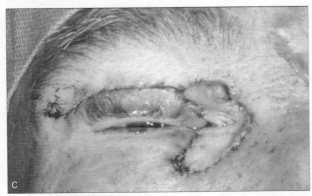
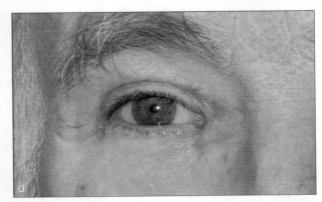

图 56.2　使用上睑旋转皮瓣。a. 应用 Mohs 法切除基底细胞癌以后组织缺损；b. 皮瓣设计类似于上睑成形术，但在内侧需预留血管蒂；c. 皮瓣旋转和缝合，受区关闭；d. 术后 3 个月眼睛功能和形态良好

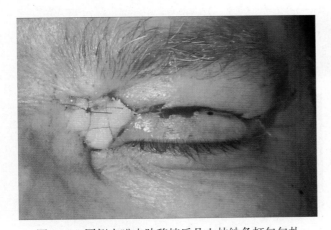

图 56.3　同侧内眦皮肤移植后凡士林纱条打包包扎

前层组织可以有很多选择，一种方式是制作上睑的肌肉黏膜瓣，朝下旋转后修补前层组织。对于下睑缺损而垂直方向无明显缺损的患者，此皮瓣是不错的选择，上睑多余的组织转移后用于修补下睑缺损，与上文所说的皮瓣类似。这些皮瓣的设计以标准上睑成形术方法设计，上睑皮瓣在蒂部旋转至下睑。测量时必须保证有 20 mm 组织余量，防止术后因组织量不足而形成兔眼畸形。对于上睑没有足够组织量的患者，则可以使用双蒂皮瓣。此皮瓣为双旋转的单蒂皮瓣，使用松弛的皮肤在两个皮瓣之间覆盖创面[3]。对于大的缺损，颊部 Mustarde 旋转皮瓣可以予以考虑[4]，Mustarde 皮瓣利用邻近皮肤组织的松弛度，重新覆盖缺损部位。Mustarde 皮瓣能够利用整个颊部的多余的皮肤，甚至一直到颈部皮肤，因此能够在无张力的情况下覆盖大的缺损（图 56.5）。

前层移植物，包括皮肤移植物，如全厚或刃厚皮片在内的组织，都没有血供。刃厚皮片有一定程度的挛缩率，因此在眼睑重建中应避免使用刃厚皮片，如果合适的全厚皮片可用。全厚皮片必须取自皮肤较薄且没有毛发的区域。如果皮肤组织有多余的，则最合适的供区为上睑。下睑则

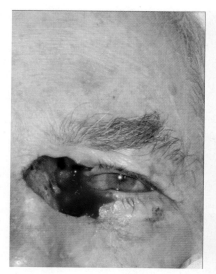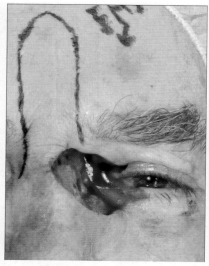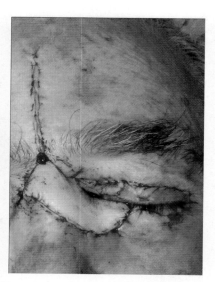

图 56.4　使用前额中部皮瓣关闭内眦巨大缺损

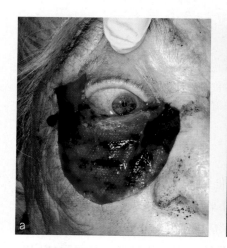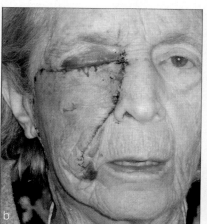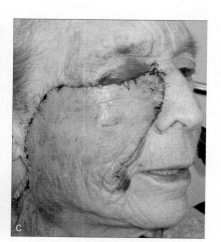

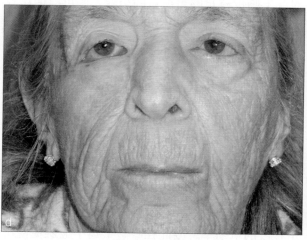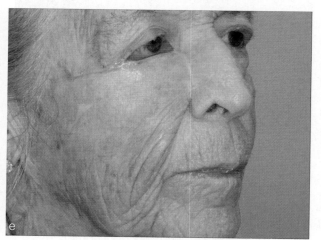

图 56.5　Mohs 法原位切除良性肿瘤后右侧睑颊部巨大缺损。a~c. 面颈部 Mustarde 旋转皮瓣术后 1 周；d~e. 术后 3 月，可见此类手术常见并发症下睑退缩

较少有多余的组织。锁骨上区、耳前和耳后区域以及上臂前内侧区域都是全厚皮片供区不错的选择。锁骨上区皮肤通常会受到日晒的影响，因此需避免使用此区域已经受到紫外线损伤严重的皮肤。

对于后层缺损的修补既往已经报道使用很多不同的组织材料。来自同侧或对侧的睑板结膜移植物是不错的选择，但是向不带蒂的皮瓣组织一样，此类组织亦需要血供来源。自体硬腭黏膜组织与眼睑有良好的相容性，亦是不错的选择，尽管其复层扁平上皮有角化作用[5]。近来，使用来源于人或猪的脱细胞组织成功完成了后层组织的重建[6, 7]。在此类病例中，脱细胞基质作为支架促进结膜上皮细胞生长后，形成新的眼睑背侧面。商品化的脱细胞真皮基质避免了供区畸形，但是较睑板黏膜移植物而言，会形成术后的挛缩畸形[8]。

Hughes 报道于 1943 年的血管化的后层组织重建的金标准为睑板黏膜移植[9]，此方法可以联合全厚皮片或皮瓣进行前层组织的移植重建。Hughes 缺点在于其要求在术后需要完全闭合眼睑几周，确保移植组织血供恢复良好。一旦充足的血供恢复，则可以切断蒂部，恢复眼的正常功能（图 56.6）。

类似的自体组织重建上睑由于下睑没有足够的组织转移至上睑而受到了限制。Cutler 和 Beard 于 1955 年报道了完全的上睑重建技术，采用下睑组织的皮瓣在连接处形成桥状后完成重建（图 56.7）。硬式垫片置于结膜和肌皮瓣之间，用于模拟缺失的睑板的功能。许多不同的支持材料得到了应用并报道，例如耳软骨和鼻软骨，脱细胞基质等等。在几周以后肌皮瓣血管化以后，皮瓣能够完成开放闭合眼睑的功能。我们需要防止由于移植物影响提上睑肌腱膜而导致下垂，将邻近

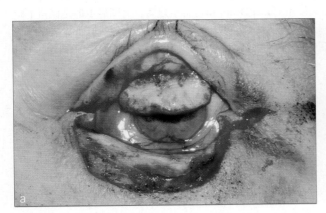
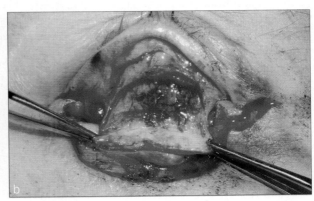
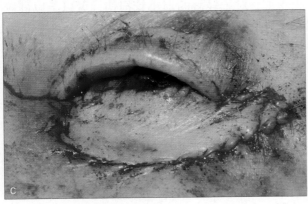
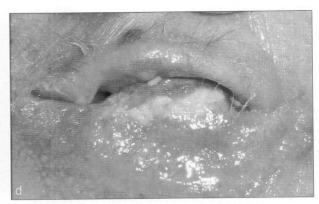

图 56.6　Hughes 睑板结膜蒂瓣。a. 下睑板全层巨大缺损，移植物蒂部睑板部分起源于上睑；b. 组织瓣牵拉至下睑目标位置，边缘固定于鼻侧和颞侧，下睑使用拉钩向下拉开；c. 耳后皮瓣置于睑板结膜瓣之上，修补遗留的浅层缺损；d. 术后一个月可见上睑睁眼正常，说明带蒂瓣功能正常，发白的组织是上睑角化的上皮，覆盖于角膜上皮之上，当组织瓣分开后 1 个月后，下睑周围开始血管化，正常的眼睑囊形成

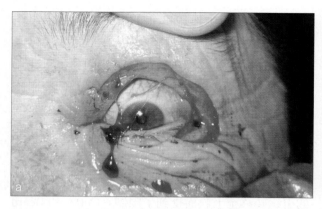 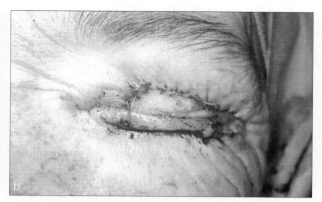

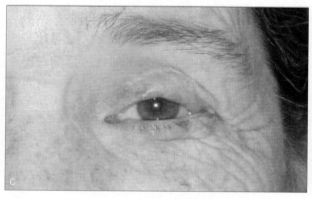 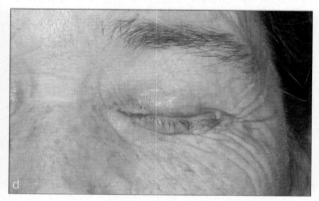

图 56.7　Cutler Beard 术式。a. 左侧上睑近乎完全缺损；b. 即刻使用 Cutler Beard 瓣进行重建后，上图展示的是保留下睑缘桥状结构的全厚下睑板切除，未展示下睑结膜向上移植至上睑缺损，半硬质材料类似睑板的材料置于其上，皮瓣覆盖于桥状睑缘组织之下；c，d. 皮瓣存活术后 6 周外观，没有阻碍的上睑理想位置外观，眼睑能够达到理想的睁闭而无避免组织暴露

的眼轮匝肌尽可能多的覆盖于移植物表面，将对眼睑眨眼功能恢复和避免形成兔眼有较大的帮助。

累及泪腺系统

就如慢性泪漏一样，眼睑组织的缺损会导致干眼状态。眼泪成分包括主要和附属泪腺分泌的水性物质，来源于结膜杯状细胞的黏蛋白，来源于睑板皮脂腺的脂质层。眼睑的眨眼动作可以泵的作用使泪液平均分布，然后通过上下泪小点引流，通过泪小管到泪囊，最终通过鼻泪管至鼻腔开口。穹隆部组织缺损后会损坏泪液分泌系统，导致慢性的干眼症，同样扩大的切除睑板和黏膜成分会导致黏蛋白和泪液脂质成分缺乏，导致视物模糊和慢性眼部刺激症状。泪小点和泪小管损伤则会导致慢性泪漏，因此内侧睑板切除时需要予以特殊关注。

若怀疑泪小管损伤，则需要进行 Bowman 试验和泪道插管灌洗试验，确定是否损伤泪道（图56.8）。对于轻微的泪小管损伤，可以予以硅胶导管予以支撑，防止形成永久性的狭窄，丧失正常的泪液引流功能。内支撑能够保护泪小点，在6~12 周愈合以后使用止血钳很容易拔除。对于大的缺损，或者泪小管完全缺失，则需要使用双泪点的硅胶导管插管，在大的缺损或完全缺失以后，泪小管可能再形成，且上皮化。若泪小管重建不可行，则可以选择利用 Jones 导管进行重建。此法需要移除骨质后，制作一个向鼻部的开口，形成良好的泪液引流。这不是初始典型的重建手术方式。

义眼袋的重建

义眼袋的重建常面临特殊挑战,既往的创伤或者手术可能导致义眼袋的血供发生问题,并且导致义眼袋挛缩,常需要手术矫正义眼袋挛缩。重建义眼袋可以通过硬腭黏膜移植或者脱细胞真皮基质移植修复。如果存在血供较差的情况,可以采用带血供的颞筋膜瓣通过眶骨窗转移修复。修复义眼袋挛缩是最为复杂的工作,保持足够的义眼袋容量是术后眼球突出的保证,需要了解的是这和局部解剖结构密切相关,需要松解下直肌和保持下睑皮肤的松弛度。

眶内容量不足导致眶沟槽样畸形,沟槽样畸形可以通过植入义眼假体或者通过在眶骨前骨膜下放置多聚乙烯假体纠正。假体可以通过多层的多孔高密度聚乙烯调整眼球的突度,使前方的眶脂肪或者球形假体更为突出从而纠正眶沟槽样畸形(图56.9)。

上睑下垂对于义眼袋术后的患者常较难发现,因为在义眼袋形成过程中需要与对侧眼睛保持对称。如果术后出现闭合不全或者兔眼,可能导致慢性炎症和义眼黏膜外翻,需要注意是否为义眼过于突出导致的闭合不全。通过上睑提肌的缩短能够矫正上睑下垂,从而达到一个能够正常闭合的和基本对称的义眼袋外观。

下眼睑松弛是义眼袋术后的常见现象,义眼袋本身的重量也导致下眼睑松弛的发生。如果是轻微松弛,可以不需要处理,若临床上可见明显的松弛,可以通过将下睑睑板外侧缘与眶骨边缘的骨膜固定来矫正明显的松弛。

综上所述,眶周的重建能获得良好的效果,有多种手术方式可供富有创造力的外科医生进行选择。我们再次回顾了这些手术方式,以便进一步启发创新手术方式以为需要眼周重建的患者造福。

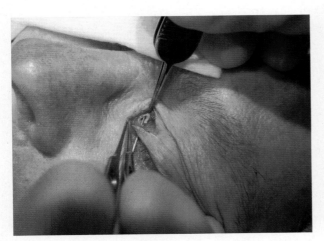

图 56.8 创伤性下睑撕裂后使用 Bowman 探针明确上泪小管损伤情况

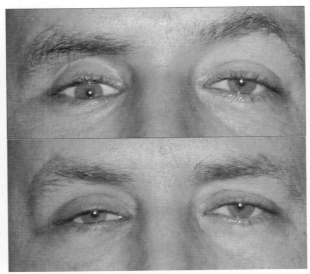

图 56.9 眶部软组织填充治疗右侧上睑沟畸形

参考文献

1. Tenzel RR. Reconstruction of the central one half of an eyelid. Arch Ophthalmol 1975;93(2):125–126

2. Lewis CD, Perry JD. Transconjunctival lateral cantholysis for closure of full–thickness eyelid defects. Ophthal Plast Reconstr Surg 2009;25(6):469–471

3. Cohen AJ. Lateral bilobed flap for anterior lamellar eyelid reconstruction. Ophthal Plast Reconstr Surg 2010;26(2):77–79

4. Mustardé JC. Plast Reconstr Surg. The use of flaps in the orbital region. 1970;45(2):146–150

5. Weinberg DA, Tham V, Hardin N, et al. Eyelid mucous membrane grafts: a histologic study of hard palate, nasal turbinate, and buccal mucosal grafts. Ophthal Plast Reconstr Surg 2007;23(3):211–216

6. Pushpoth S, Tambe K, Sandramouli S. The use of AlloDerm in the reconstruction of full–thickness eyelid defects. Orbit 2008; 27(5):337–340

7. McCord C, Nahai FR, Codner MA, Nahai F, Hester TR. Use of porcine acellular dermal matrix (Enduragen) grafts in eyelids: a review of 69 patients and 129 eyelids. Plast Reconstr Surg 2008; 122(4):1206–1213

8. Sullivan SA, Dailey RA. Graft contraction: a comparison of acellular dermis versus hard palate mucosa in lower eyelid surgery. Ophthal Plast Reconstr Surg 2003;19(1):14–24

9. Hughes W. Reconstructive surgery of the eyelids. St. Louis:CV Mosby, 1943:88–92

57 面瘫的治疗

作者：Prabhat K. Bhama，Tessa A. Hadlock
翻译：汪　汇　张文俊　　审校：刘蔡钺

引　言

面神经损伤导致的疾病通常需要多学科团队合作治疗[1]，内科医生和理疗师的参与有助于制订理想的治疗方案：包括手术、理疗和化学去神经法或三者的任意组合。神经损伤后的重建存在不确定性，可能导致靶器官的功能不良、机能亢进或连带运动。在此，我们以面部不同区域为重点介绍对面瘫患者的系统性治疗方法。分区的方法可以实现对整个面部的综合分析和处理，而减少过分强调特殊方面的可能性。对面部重建外科医生来说注意保存治疗记录、图片和视频以实现定期评估结果是最为重要的[2]。

神经损伤及修复

神经损伤的程度一般用 Sunderland 评估系统来进行评定[3]。一级是最轻的神经损伤，表现为损伤区域丧失传导，而神经内膜、神经束膜和神经外膜均保持完整，不出现 Wallerian 变性，通常可以痊愈。二级损伤时神经轴索断裂，但保留了神经内膜、束膜和外膜，出现 Wallerian 变性，损伤后 2~3 天失去神经传导。这类情况由于神经内通道是保留的，因此极少出现轴索错误指向。三级损伤时神经内不连续性加剧，恢复时经常出现连带运动。四级损伤只有神经外膜保持完整，而五级损伤则神经完全横断（包括外膜）。五级损伤需要外科手术（表 57.1）。

表 57.1　神经损伤的 Sunderland 分级

	损伤类型及功能影响	损伤部位	治疗	预后
1 级	神经麻痹 / 压迫导致 Na$^+$ 通道暂时性的失能，进而抑制神经冲动的传导	髓鞘	观察等待激素治疗	可在数周或数月内获得完全恢复
2 级	骨折致使神经压榨或移位，导致轴索断裂，神经内膜通道完整，发生 Wallerian 变性	髓鞘，轴索	观察等待激素治疗	可在数月内获得完全恢复
3 级	撕裂 / 缺血损伤，导致神经断裂和 Wallerian 变性	髓鞘，轴索，神经内膜	通过手术缝合或纤维蛋白胶修复	不能完全恢复
4 级	撕裂 / 缺血损伤，导致神经断裂和 Wallerian 变性，损伤范围累及神经束，但神经鞘是完整的	髓鞘，轴索，神经内膜，神经束膜	通过手术缝合或纤维蛋白胶修复	不能完全恢复
5 级	撕裂 / 缺血损伤，造成神经近端和神经远端的完全断裂，导致神经断裂和 Wallerian 变性	髓鞘，轴索，神经内膜，神经束膜，神经外膜	通过手术缝合或纤维蛋白胶修复	不能完全恢复

神经损伤的治疗

局部损伤

神经伤害若出现在颞骨段则需要暴露损伤位置。若 50% 及以上神经直径被侵犯则需要手术修复[4]。神经修复可以采用 10-0 单丝缝线来缝合神经上被切断的表面（图 57.1），也有人提倡采用纤维蛋白胶[5]。

完全横断

若神经被完全横断，无论后续是否需要放疗均应在损伤后第一个 72 小时内进行手术修复[6]。这一时间窗口至关重要，因为在 Wallerian 变性发生前远端神经片段更容易通过术中神经刺激来鉴别。神经缝合术经典方法采用 10-0 不可吸收单丝缝线来缝合神经外鞘。成束修复在技术上更为困难，并且在面神经修复中也未显示出更好的效果，因此并不推荐。纤维蛋白胶也可以用于加固修复效果[7]。

成功的神经缝合最重要的是在缝合之前获得合适的并且在缝合线上没有张力的神经接头[8]。假如无法做到无张力修补，则需要通过神经移植来连接神经的两端。耳大神经、前臂内侧皮神经以及腓肠神经均可用于此处。对于缺损超过 10 cm 以上的病例，腓肠神经是最为理想的移植供体，可以提供长达 30 cm 的神经用于修复。

腓肠神经可以通过阶梯状切口获取，或者利用内镜技术通过单一切口获取[9]。提高患者的膝盖可以帮助在内镜下获取腓肠神经（图57.2）。这一神经的去除会造成患者足背部分感觉缺失，但不会造成生活不便。

神经替代

若没有合适的近侧端或者神经虽然是连续的但 12 个月等待期后仍然没有功能，则需要采用神经再支配技术进行治疗。同侧三叉神经运动支、脊副神经或舌下神经均可用于为失神经肌肉提供神经再支配。通常这些治疗可以实现面部肌肉的静息张力。在成功病例中自主运动也可引起面部运动（例如在三叉神经转移修复面神经病例中的咬合动作）。

舌下神经被用于神经再支配疗法，一般采用改良的布莱尔腮腺切除术切口。舌下神经位于面神经颞骨外段相对临近处，可以帮助实现无张力修复。并且它的运动神经轴索功能强健，而改造引起的舌偏瘫相对可以接受。传统方法一般切断

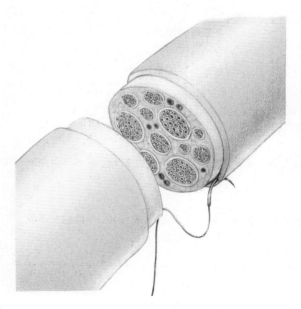

图 57.1　神经外膜修复

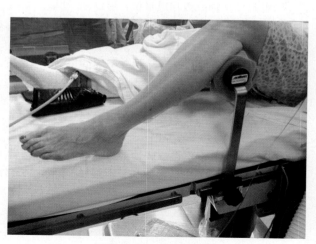

图 57.2　内镜下获取腓肠神经的理想体位

整个舌神经，改接到面神经远端上。90% 以上病例可以获得良好的静息面部张力[10]。

舌下神经—面部转移技术也有一些改良方法，包括：通过束内分离技术获取 50% 以下舌下神经用作转移；采用端侧吻合技术将舌下神经与神经移植供体吻接，而后者再与面神经远端缝合。即使采用这些改良技术，对于头部神经联合缺损的患者而言，损失部分单侧舌功能可能会造成吞咽困难。

对许多病例来说舌下神经可以提供很好的静息面部张力，但是牺牲单侧舌功能对一些患者而言不易接受，因此寻找其他神经供体也成为热点方向。同侧三叉神经咬肌支是其中一个很好的供选方案。该神经与面神经末梢分支走行相近，并且可以为失神经末梢轴索提供很好的运动神经。以作者的经验看来供体区功能受损发生率很小。患者在三叉神经咬肌支切断后不会发生咀嚼困难并且在面部运动方面获得了极好的效果。将咬肌钝性分离可找到该神经，它位于耳屏前缘约 3 cm、颧弓下缘 1 cm 处的肌肉之中。

对于渴望美好笑容的患者而言，跨面部神经移植是最好的选择。健侧多余的面颊神经分支被用作供体神经，缝合到移植神经（通常是腓肠神经）上，后者经上唇皮下隧道到达患侧，连接到麻痹侧支配目标肌肉的受体神经上。上述技术只适用于患侧面部肌肉尚保留的患者，因而不适用于长期面瘫患者。

特殊情况下，具有面部连带运动的一些患者可能出现残存肌肉自发保护。术中探查和刺激这些神经分支可显示有意义的肌肉运动是否存在。如果电刺激后原位肌肉组织有良好的运动则说明跨面部移植或三叉神经移植是有益的。该方法免去了肌肉移植之苦，利用患者原位肌肉重建了面部的自然矢量运动。

面部分区入路

尽管面部重建需要从整体来设计优化面部的结构和功能，将面部进行分区通常也有助于系统地了解局部区域缺陷和缝合技巧优化。作者将面部分为上、中、下三个区：上部由眉毛和眼睑组成；中部包括颊部、鼻、上唇和口角；下部包括下唇、下巴和颈部。

上面部

眉　毛

面瘫最严重的功能后遗症会涉及上面部。单侧眉毛下垂会造成面部不对称并且导致皮肤下垂至眼睛，严重的甚至影响视力。但有时，面瘫后眉毛也可能是对称，甚至是上提的。下垂的眉毛通常需要通过手术处理，那些计划通过移植来治疗面神经损伤的病例也不例外。

提眉可以通过多种方式实现，包括：直接提眉、中前额提眉或者骨膜下切开放置生物可降解材料。对于一些合适的患者来说，通过一个薄的贴面钛合金板将下垂的眉毛与额颅盖悬吊缝合可以实现极好的眉定位（图 57.3）。该技术只需要局麻，在临床诊所很容易实施，也可以根据需要适当调整[11]。

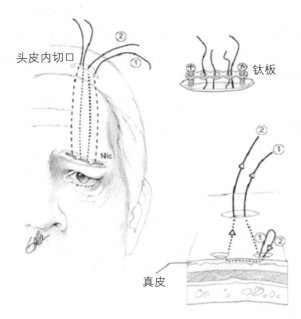

图 57.3　埋线提眉术。图中所示为缝线的位置，从眉部（经皮内隧道）通过钛板固定到额部

眼　睑

眼轮匝肌麻痹所致的睑裂闭合不全会导致角膜暴露和泪膜蒸发过快，可最终导致溃疡甚至失明[12]。长期存在的眼轮匝肌麻痹也可以由于缺乏被动拉伸而导致上睑提肌收缩，从而加剧睑裂闭合不全。此外，那些伴有慢性连带运动的患者的上睑可能由于长期眼轮匝肌收缩导致的上睑提肌肌腱断裂而严重错位。

与眉毛下垂患者一样，上睑功能障碍通常需要外科手术处理而不能只靠神经移植。手术通常包括在上睑植入一定的重物以便通过重力作用来帮助实现上睑提肌松弛时的眼闭合。关于薄的贴面眼睑重物的材质（图57.4），钛质由于密度较高而可以做到比黄金的更薄，在多数患者中引起软组织炎症的风险更小，因此更适合该手术使用[13]。

下　睑

下眼睑缺乏眼轮匝肌张力可导致巩膜暴露或睑外翻。功能学角度而言，假如下泪孔由此不能充分接触球结膜，可以造成角膜刺激和溢泪。通常采用外侧睑板条悬吊术来解决下睑乏力问题。该手术需要切开外眦，暴露上下眼睑的外侧灰线，将睑结膜从下眼睑后层移除，将前层皮肤从睑板锐性分离，将睑板修整后悬吊于侧面眼窝边缘的骨膜处，最后以可吸收缝线缝合上下眼睑暴露的灰线部分来重建外眦。

外侧睑板条悬吊术虽然安全有效且相对快速，但无法维持长期效果。若要长期提高下眼睑，

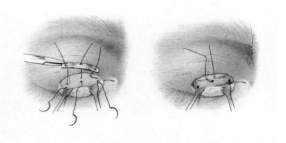

图57.4　放置钛质薄片眼睑重物技术重点在于将重物集中放置在上睑边缘的中部

则可以采用阔筋膜悬吊下睑板至鼻骨中部以及眼眶边缘上外侧。该手术比外侧睑板条悬吊术更为有效，但技术上的难度也更高，并且需要在全麻下进行。

泪腺功能

Bogorad's综合征（鳄鱼泪综合征）发生在面神经近膝状神经节段错误重建之后。负责唾液腺分泌的神经纤维错误定位到泪腺后会导致进食流泪[14]。在泪腺内注射肉毒毒素可以治疗该症状。泪水排出系统障碍也可由泪小管狭窄或者泪小点与眼球接触不良引起，可以通过泪囊鼻腔造瘘术和下睑上提术来治疗。

中面部

鼻　部

鼻基部运动不良和外鼻阀塌陷是面瘫的常见后果，可以导致严重的鼻塞。外鼻道由软骨及其上覆盖的皮肤组织组成，鼻肌麻痹会阻碍鼻阀在呼吸时的扩张，从而使鼻塞更为恶化[15]。

对于鼻翼侧偏反应积极的患者通常适合利用阔筋膜进行静息鼻阀悬挂[16]，因为这样可以比使用人工材料减少挤压和感染的风险[17]。阔筋膜吸收的风险是很小的，因此可以保证长期效果。若无法使用阔筋膜或者手术场所不合适，则可用聚四氟乙烯来作为替代。

悬吊术中通过在鼻翼—面部交界处做一切口来确定软组织和鼻侧区软骨，将一条阔筋膜根据鼻翼轮廓进行修整后以4-0不可吸收单丝线缝合至鼻翼脂肪纤维和软骨组织上，然后通过皮下平面转向上外侧，以2-0不可吸收单丝线缝合至深颞筋膜。若鼻塞持续存在，则可采用板条移植来增加外鼻道的硬度。

鼻唇沟

面瘫患者的鼻唇沟可能消失或者过度突出。在急性期患者通常呈现鼻唇沟消失，尤其是在微笑的时候（图57.5）。恢复较差的Bell's面瘫患

者或拉亨综合征患者可能出现以鼻唇沟亢奋性突出为表现的张力亢进型面瘫。鼻唇沟方向与对侧相比在静息期也呈现病态，且在微笑时加剧。

消失的鼻唇沟可以通过在鼻唇沟应该出现的地方修整局部皮肤而获得重建。大约 0.5 cm 的下级皮瓣上的皮肤被去上皮化，贯穿整个切口，从而制造出一个真皮帽以供面阔筋膜缝合所用（图 57.6）。筋膜以与鼻阀悬吊术类似的方式缝合固定，注意隐藏线头，并使筋膜位于真皮深部。随后使筋膜向旁边穿过皮下隧道，缝合至颞深筋膜。

对于亢奋性突出的鼻唇沟，不推荐采用肉毒毒素化学去神经法，因为该法会造成明显的上唇下垂，并且很少能使鼻唇沟亢奋性突起减弱。

上唇与嘴角

除了眼周静息状态重建以保护角膜之外，恢复嘴角位置是面部重建的另一关键方面。笑容可以分为三种基本类型：颧肌笑、犬齿笑和完全露齿笑（图 57.7）。很大一部分个体习惯颧肌笑，主要由颧主肌和笑肌运动支配。而在犬齿笑时则上唇提肌伴随颧主肌收缩。完全露齿笑时上述唇上和下的肌肉等量收缩，露出上下颌齿。

静息状态下上唇和嘴角下垂多数由提上唇肌麻痹所致。通过阔筋膜提高静息嘴角可以通过将阔筋膜与口角轴缝合然后将其固定至颞深筋膜（与静息鼻骨/鼻唇沟悬吊类似）。该手术可以提高嘴角向下错位的患者静息状态的对称性，但无法实现动态复原，因此主要适用于预后不良的或者不能耐受长时间普通麻醉的患者。

动态复原面中部笑容可以通过局部肌肉转移或游离组织转移。目前已有许多区域内肌肉转移选择，包括：咬肌、颞肌和腹肌转移。咬肌转移后笑容无法模拟嘴角自然运动，并可能有轮廓缺陷。由于这一缺陷，咬肌转移在很大程度上被弃用，而由颞肌取代。颞肌的起点和纤维走向使其可以很好地模拟颧大肌肌肉的向量，因而所产生的笑容更为自然。

颞肌转移切口从上颞线以下通过耳前折痕，通常扩展至颈部（类似于改良布莱尔切口）。颞顶筋膜向后翻起以暴露颞肌及其上覆筋膜。从颞鳞上切下约 1.5 cm 的颞肌，向下跨过耳蜗轴上表面到达颧弓，随后固定到口角轴上。虽然该手术可以产生一个动态的微笑，但可能在颧弓肌肉覆盖处造成一个难看的凸起，还可能造成颞部凹陷。颞肌转移的另一个供选方案需要将颞肌肌腱从其插入下颌骨喙突处释放出来，连接至口角轴[18]。该手术可以采取经口路径，以沿着鼻唇折痕处切口穿过皮肤，或者横向采用改良的布莱尔切口。因为颞肌可能萎缩，三叉神经功能障碍和缺齿患者不适合做颞肌转移。

对于预期寿命两年以上且能耐受数小时普通麻醉的患者来说游离股薄肌转移（FGMT）是恢复笑容的极好方法。有血管疾病或其他不可控

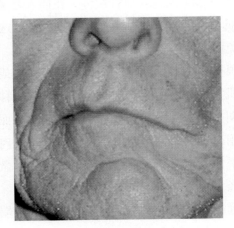

图 57.5 鼻唇沟消失

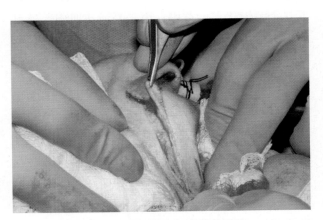

图 57.6 利用真皮帽重建鼻唇沟

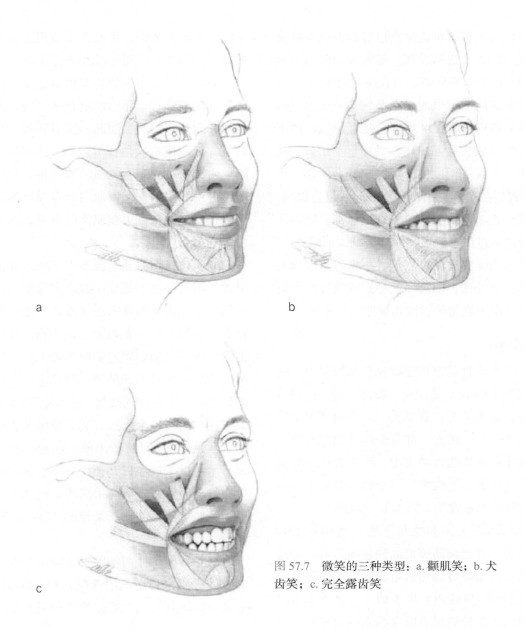

图 57.7　微笑的三种类型：a. 颧肌笑；b. 犬齿笑；c. 完全露齿笑

共患因素的患者不适合做该手术。FGMT 术有以下几个关键优点：首先，由于是游离肌肉，外科医生可以决定肌瓣的插入方向从而控制笑容的矢量；而且如果肌瓣受到对侧面神经支配的话就可以产生自发、自然而有感情的笑容。

　　股薄肌取材切口位于耻骨结节到胫骨内侧髁连线 1.5 cm 后方，切开后找到股薄肌腹，并通过闭孔神经确定血管蒂（图 57.8）。肌瓣长度应为耳屏游离缘到口角长度加上 2 cm[19]。股薄肌从大腿取出后插入面部的 SMAS 层（图 57.9），上缘缝合至颞深筋膜炎，下缘固定至口角轴。面动

静脉是 FGMT 的优秀血管供体。在插入之前修薄股薄肌通常是非常有益的（图 57.10），这样可以避免面部体积不必要的增大。

　　根据具体情况，可选择跨面神经移植或者同侧咬肌神经分支用于支配肌瓣。跨面神经移植通常一期完成，腓肠神经取自小腿外侧。在面部健侧采用改良的布莱尔切口，将浅筋膜下肌肉筋膜系统平面上提至腮腺前缘。刺激健侧产生微笑的面神经多余分支可以在这个点上获得分离。腓肠神经远端连接到选好的面神经分支上，近端经黏膜下穿过上唇到达患侧。

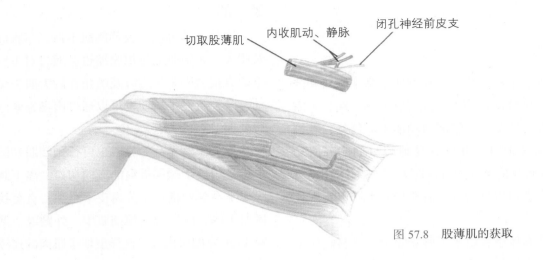

图 57.8 股薄肌的获取

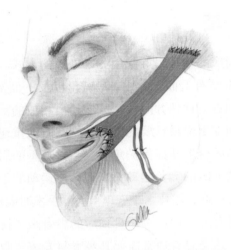

图 57.9 股薄肌的植入、面动静脉的吻接以及跨面神经移植

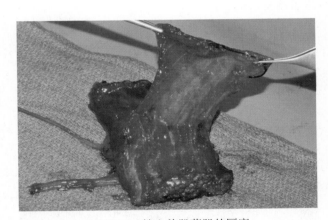

图 57.10 植入前股薄肌的厚度

　　出院后要求患者观察是否有 Tinel's 征（即轻击患侧面部时健侧面部有触电感），有 Tinel's 征代表移植的神经成功地有了轴突生长。一旦患者有了 Tinel's 征，就可以开始安排二期手术了（包括移植股薄肌至面部和将闭孔神经与跨面部移植的神经相接）。一般来说，三叉神经支配的肌瓣在游离肌肉移植后 6 周到 4 个月出现运动，跨面部神经移植支配肌瓣需要 8~12 个月才能出现运动迹象。多数患者术后两年达到稳定改善。

　　三叉神经咬肌支支配的股薄肌游离肌瓣一般有更高的成功率，可以实现大于 3 mm 的偏移，比跨面神经移植支配的肌瓣多大约 2 mm。尽管如此，跨面神经移植支配的肌瓣可以产生自发而富有感情的微笑，而三叉神经支配的肌瓣则需要患者主观努力来产生笑容。在治疗面神经失常时辅以理疗师训练可以帮助采用三叉神经支配的肌瓣修复的患者获得更放松的笑容。

下面部和颈部

下 唇

面神经下颌边缘支支配颏肌、降下唇肌和降口角肌，该分支损伤可导致下唇上移，在患者露齿笑时尤为明显。尽管降肌功能不易修复，利用肉毒毒素注射可以非常容易地减少健侧降肌功能[20]从而改善笑容的对称性（图 57.11）。反复注射的患者可以进行降下唇肌切除术，以实现长期效果。

长期面瘫患者由于下唇萎缩常有下唇咬伤主诉。这种情况可以通过真皮脂肪（通常来自腹部）移植增大下唇来解决。通过下唇黏膜两个针刺口将移植物注入黏膜下层，局麻下即可进行，因而患者耐受度高。

颏 部

面神经损伤后的连带运动导致的颏肌凹陷可以通过肉毒毒素注射很容易地进行处理。

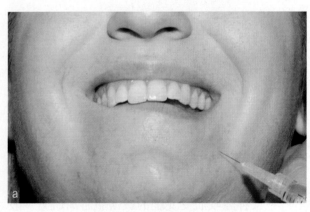

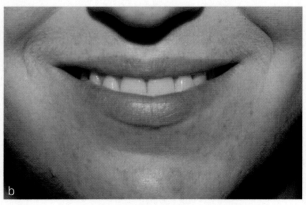

图 57.11　化学去神经法纠正对侧口角降低

颈 部

连带运动可以导致颈阔肌不适、不雅收缩以及肥大。颈阔肌无意识收缩也会通过对下唇的向下的直接力限制笑容以及嘴角在颧大肌矢量的运动。颈阔肌连带运动也可以通过肉毒毒素注射进行处理。

反复注射受益的患者也可行颈阔肌切除术。手术采用位于颈部折痕的横向切口，离下颌骨下缘以下至少两指宽。分离皮下组织，直至找到颈阔肌上缘，随后找到颈阔肌中、外侧缘，然后切除 1 cm 宽的肌肉段。这样破坏了肌肉的连续性，因此减弱了其功能。

小 结

面瘫的治疗最好采用分区处理的方式。临床医生需要对上面部、中部 / 嘴角以及下面部 / 颈部分别进行评估并对每个区域给出相应的治疗方案。面部重建最重要的方面包括：眼周重建以增加眼睑闭合度从而保护角膜、上提下垂的眉毛和恢复微笑时的嘴角运动。恢复动态运动的手术通常更受欢迎，但技术难度也更大、手术时间更长，因此对有并发症或者不良预后的患者来说挑战性更大。这类患者通常需要耳鼻喉科专家、眼整形外科医生、理疗师和整形外科医生的协同努力来优化治疗效果。

参考文献

1. Hadlock TA, Greenfield LJ, Wernick-Robinson M, Cheney ML. Multimodality approach to management of the paralyzed face. Laryngoscope 2006;116:1385–1389
2. Bhama P, Gliklich RE, Weinberg JS, Hadlock TA, Lindsay RW. Optimizing total facial nerve patient management for effective clinical outcomes research. JAMA Facial Plast Surg 2014;16(1):9–14
3. Sunderland S. Nerve Injuries and their Repair: A Critical Appraisal. New York: Churchill Livingstone; 1991
4. Green JD, Jr., Shelton C, Brackmann DE. Surgical management of iatrogenic facial nerve injuries. Otolaryngol Head Neck Surg 1994;111:606–610
5. Sameem M, Wood T, Ignacy T, Thoma A, Strumas N. A

systematic review of rehabilitation protocols after surgical repair of the extensor tendons in zones V−VIII of the hand. J Hand Ther 2011;24:365−372; quiz 373

6. Gidley PW, Herrera SJ, Hanasono MM, et al. The impact of radiotherapy on facial nerve repair. Laryngoscope 2010;120: 1985−1989

7. Sameem M, Wood TJ, Bain JR. A systematic review on the use of fibrin glue for peripheral nerve repair. Plast Reconstr Surg 2011;127:2381−2390

8. Grant GA, Goodkin R, Kliot M. Evaluation and surgical management of peripheral nerve problems. Neurosurgery 1999;44: 825−839; discussion 839−840

9. Hadlock TA, Cheney ML. Single−incision endoscopic sural nerve harvest for cross face nerve grafting. J Reconstr Microsurg 2008;24:519−523

10. Hayashi A, Nishida M, Seno H, et al. Hemihypoglossal nerve transfer for acute facial paralysis. J Neurosurg 2013;118:160−166

11. Hohman MH, Silver AL, Henstrom DK, Cheney ML, Hadlock TA. The "power" brow lift: efficient correction of the paralyzed brow. ISRN Plast Surg 2013;2013:1−4

12. Pereira MV, Gloria AL. Lagophthalmos. Semin Ophthalmol 2010;25:72−78

13. Silver AL, Lindsay RW, Cheney ML, Hadlock TA. Thin−profile platinum eyelid weighting: a superior option in the paralyzed eye. Plast Reconstr Surg 2009;123:1697−1703

14. Bogorad FA. The symptom of crocodile tears. J Hist Med Allied Sci 1979;34:74−79

15. Constantian MB. The incompetent external nasal valve: pathophysiology and treatment in primary and secondary rhinoplasty. Plast Reconstr Surg 1994;93:919−931; discussion 932−913

16. Lindsay RW, Smitson C, Edwards C, Cheney ML, Hadlock TA. Correction of the nasal base in the flaccidly paralyzed face: an orphaned problem in facial paralysis. Plast Reconstr Surg 2010;126:185e−186e

17. Winkler AA, Soler ZM, Leong PL, Murphy A, Wang TD, Cook TA. Complications associated with alloplastic implants in rhinoplasty. Arch Facial Plast Surg 2012;14:437−441

18. Boahene KD, Ishii LE, Byrne PJ. In vivo excursion of the temporalis muscle−tendon unit using electrical stimulation: application in the design of smile restoration surgery following facial paralysis. JAMA Facial Plast Surg 2014;16(1):15−19

19. Hohman MH, Hadlock TA. Microneurovascular free gracilis transfer for smile reanimation. Oper Tech Otolaryngol 2012;23:262−267

20. Lindsay RW, Edwards C, Smitson C, Cheney ML, Hadlock TA. A systematic algorithm for the management of lower lip asymmetry. Am J Otolaryngol 2011;32(1):1−7

21. Hadlock T. Facial reanimation. In: Johnson J, ed. Bailey's Head and Neck Surgery: Otolaryngology, 5th ed. Baltimore, MD: Wolters Kluwer/Lippincott Williams & Wilkins; 2014:2915

58 面部移植

作者：Daniel S. Alam

翻译：林宪政 张文俊 审校：汪 汇

要 点

- 传统的微血管重建方式在修复中面部神经运动复合体上有很大限制
- 中面部的功能和结构对于人类社会和交际功能以及呼吸，饮食和情感表达来说是至关重要的
- 中面部是人脸识别的基准，也是人际关系的基础
- 面部移植可以重建中面部的神经运动，使患者能够重新融入社会
- 面部移植仍然是实验性手术，长期随访将决定其在面部重建中的最终作用

引 言

面部重建领域在 20 世纪已经有了很大的进步。复杂的带蒂分期皮瓣已演变成游离组织移植，突破了面部重建手术的局限。曾经被认为不可能重建的伤害和缺陷已经可以用现代技术修复，有效地恢复形式和功能。这是一个稳步发展的过程，因为认识的重大转变，已经从早期使用软组织瓣和刚性固定演变为最近出现的显微外科游离组织移植。复杂的三维面部缺陷可以使用这些游离组织瓣修复。这使得我们不仅可以简单地适应残留组织，而且可以有效地替代明显的组织缺损。从 1980 年代最早的皮瓣报告到今天的复杂重建，组织瓣移植本身已经发生了变化。以往非常困难的术式现在已经普遍化。皮瓣可以模制、预制和改进，以便在我们的患者群体中进行更好地重建。失败率稳步下降，临床疗效显著改善。任何关于面部移植的作用或其伦理使用的讨论必须首先建立在对传统重建方式及其局限性的理解的基础上。很显然，该领域还有很大的发展潜力，而未来必须与面部移植等替代品的最终需求相平衡。事实上，阻碍同种异体移植手术的最困难的挑战仍然是临床实践中遇到的某些缺陷和损伤。

常规重建术式的局限性

面部重建的最大困难在于面部的内在结构复杂性。面部解剖结构独特，三维复杂，由各种组织类型组成。当大面积的组织缺失或坏死时，这种结构的多样性使适当的供体组织转移修复缺陷具有相当的挑战性。面部皮肤具有独特的皮肤颜色、质地和一致性，身体的皮肤无法与之匹配，因而最好采用脸部的相邻区域进行重建。躯干和远端的皮肤组织丰富，可以通过微血管技术进行有效的移植，但色差大，患者和所有其他观察者很容易察觉。脸部也有独特的结构，在身体的其他部位没有类似的组织。例如，鼻基底至上唇间复杂组织（红唇等），以及诸如睫毛和眼睑的结构，在全身很难找到供区。因此，使用常规技术几乎不可能实现这些区域"极为相似"的重建，因为不存在类似的供区。传统的方法是"循序渐进"的，包括对皮瓣修改和修订（减脂、磨皮、脂肪雕塑），这使得移植组织更加接近正常组织形态，达到患者的需求，显然这种方法存在很大的局限性。

实现面部精确修复的困难，虽然令人生畏，实际上并不是常规重建的最大障碍，而功能的重建才是。我们的面部在复杂的、分散的神经指令下，支配其所有肌肉的活动。我们微笑，大笑，吃饭，说话，眨眼……面部的成功重建也需要与

大脑连接。中面部的这种运动是所有功能的关键部分。人类社交的几乎所有方面都依赖于这一点。从本质上讲，中面部是我们人类情感的窗口。我们通过我们中面部的微妙、细腻的运动表达我们的愤怒、快乐、悲伤和爱情。当这部分面部丢失时，心理社会影响是毁灭性的。对这个区域的伤害不仅影响到患者，还影响到其身边的人。运动和模仿功能是正常面部的标志。

不幸的是，作为外科医生，虽然我们是将骨、皮肤和软组织从身体的一个区域成功移植到另一个区域的优秀技术人员，但是我们在神经肌肉重建方面仍然相当有限。面部神经肌肉移植的唯一广泛的临床应用是微笑的重建。虽然对于该适应证疗效是非常好的，但是该术式的限制是显而易见的。其仅用于重建面部的部分肌肉，并且需要供区软组织和其他结构的完整以获得最佳疗效。该术式原则上仅仅是替代关键的颧大肌、颧小肌复合体。那么，如何重建其他面部肌肉（包括眼轮匝肌和口周肌群的缺失）？当面部皮肤和软组织同时缺失时，有什么选择？

显微手术不能有效地为这些问题提供解决方案，因为我们没有办法将这些重建连接到大脑的运动皮层。游离瓣移植（股薄肌移植除外）是固有的静态结构，没有内在的运动能力。我们可以重建结构，但我们不能恢复功能。人们可以把脸看成两个不同的生理区域。大部分的面部和颈部由易于显微手术和常规重建的筋膜皮肤结构组成。然而，中面部的神经肌肉有独特复杂的结构，这是非常明显的（图58.1）。对于这里的修复我们的传统技术严重不足。

中面部的重要性

因为我们追求生活质量的重要性，中面部重建的局限性被放大了。中面部的功能意义明显。我们大部分的沟通都取决于我们唇和嘴的功能。没有嘴唇的功能，唇音"B"和"P"之类的音节听起来几乎都是一样的，无法鉴定。口轮匝肌的功能对于饮食是至关重要的。鼻腔功能和结构对建立安全合适的气道很重要。眼睑功能对于维持我们的视觉至关重要。这些只是我们日常生活中需要的无数重要功能中的一部分。

这并不是中面部损伤如此令人痛苦的唯一原因。中面部也是我们相互识别的关键。我们的眼睛，鼻子和嘴唇之间的结构关系使人相互之间可以识别，这比我们身体的任何其他部分都重要。这个小于我们体表面积的5%的小区域是我们个人身份的基础（图58.2）。

人脸识别具有难以置信的精度。我们能够区分超过20万个独立的面孔。在出生的50小时内，新生儿能够识别自己的母亲，区别于其他人。这个的次要后果是戏剧性的。给母亲展示孩子的图像，可以激活其大脑中与积极情绪相关的奖励区域。这些回应区别于其他孩子或陌生人的图像，它是独一无二的。这张脸是我们人际关系的关键。我们在朋友和家庭之间发展的纽带是基于对这个关键区域的识别。有数据表明，人类情感的神经化学关系最初是基于面部识别，这是随后与大脑

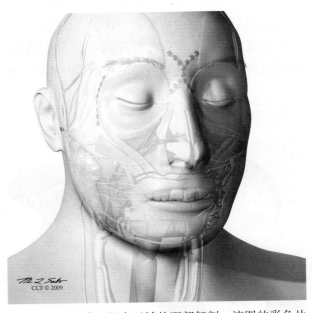

图58.1 面部神经肌肉区域的面部解剖。该图的彩色片段显示了与脑运动皮层整体连接的颅面软组织的部分，具有复杂的功能。包括侧面部和头皮的黑白区域是相对静止的结构

其他中心的突触关系的基础。

中面部严重损伤的患者经常声称他们感到与社会无关。神经生理数据表明这是一个实际上客观存在的问题。如果有人没有脸，几乎看不到与其他人发展正常的人际关系。大多数寻求复杂的面部重建等这些类型的损伤的患者，不是寻求外科手术使其恢复正常，他们只想有能力回到人类社会。

面部移植的原理

中面部的复杂运动及其对我们生活的至关重要性意味着有效的中面部重建必须是神经肌肉重建。简单地用类似的组织代替，而不会重新建立与大脑的连接，导致了较差的面膜样的疗效。在某些情况下，这可能比缺陷本身更令人不安。这个地区的运动必须是自然的，必须有目的让患者达到"正常状态"。由于这不能通过从自己身体的另一部分借用组织来重新创造，所以问题来了，如何替换来自另一个人的同一神经肌肉组织复合体？

传统上，皮瓣被认为是带有蒂部"血管区"的可移植的组织。为了了解面部移植的理由，这个概念需要扩展到"血管神经区"（图 58.3）。皮瓣的设计不仅基于保存血液供应，还基于转移神经肌肉单位以及其肌肉起始和连接的部位（包括刚性面部结构以及皮肤韧带）。如果这种血管神经区可以全部转移，它可以用来以功能性重建的方式代替缺陷组织。血管形成提供组织活力，然后选择性接合相应的周围神经恢复运动和感觉。在这样做的时候，我们可以选择不是简单地重建面具般的面部，而是从功能角度重新构建面部。例如，分离同种异体移植物中的每个面部神经，使外科医生可以循序而分节段的恢复面部功能。

医疗风险

面部移植手术需要进行终身免疫抑制治疗。这可能与患者的显著的并发症发病率有关。与该疗法相关的一些不良反应和风险见表 58.1。考虑到这种重建方式的潜力，必须慎重权衡风险。

免疫抑制与癌症复发的增加以及新癌症的发生有关。由于这个原因，具有活动性癌症病史或复发性肿瘤的潜在风险，是同种异体移植手术的绝对禁忌证。这些保留在实验手术协议的上下文中。

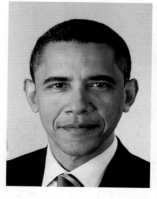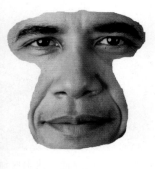

图 58.2 中面部身份识别。照片为奥巴马总统。左侧面板显示整个脸部，右侧仅显示面中部神经肌肉区域。尽管仅占体表面积的 5%，但该区域确立了个人的身份识别

表 58.1 长期免疫抑制的风险

感染 [a]	恶性肿瘤	终末器官毒性 [a]
细菌（11%）	PTLD（1.2%）[b, c]	DM（5%~15%）
真菌（28%）	直结肠癌和肺癌增加 2~4 倍 [b]	肾衰竭（<5%）
病毒（34%；CMV，28%）	SCC（2.8% 3 年内）[a]	HTN（5%~10%）

CMV. 巨细胞病毒；PTLD. 移植后淋巴增殖性疾病；SCC. 鳞状细胞癌；DM. 糖尿病；HTN. 高血压

[a]Vasilic D, Alloway RR, Barker JH, et al. Risk assessment of immunosuppressive therapy in facial transplant. Plast Reconstr Surg 2007;120(3):657–668.

[b]Morris P, Bradley A, Doyle L, et al. Face transplantation: a review of technical, immunological, psychological and clinical issues with recommendations for good practice. Transplantation 2007;83(2):109–128.

[c]Wiggins OP, Barker JH, Martinez S, et al. On the ethics of facial transplantation research. Am J Bioeth 2004;4(3):1–12.

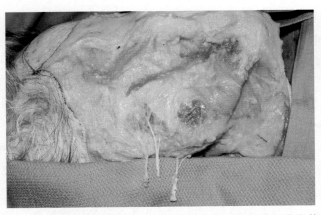
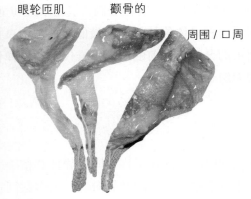

眼轮匝肌　　颧骨的

周围 / 口周

图 58.3　神经区段的概念。面部移植皮瓣不能简单地分为蒂部血管区，但也节段性分为功能"神经区段"。左图显示面部肌肉组织和供应肌肉的面神经分支。右侧显示神经的功能分段区域。神经肌肉单位或神经区段必须单独解剖区分开，以避免连带运动

急性和慢性的排斥反应是任何移植手术的严重潜在并发症。这可能导致器官的损失。对面部移植来说，其意义更加重要。适当的救助计划和备份方案是规范此类情况处理的重要部分。迄今为止，还没有因为排斥而导致移植面部失败。话虽如此，但急性排斥反应是文献报道中多次发生的情况。幸运的是，所有发生的排斥情况都通过短期免疫调节进行了相对容易的控制。

伦理学问题

衡量这种移植方式的适用性时，与移植相关的医疗风险必须考虑一个重要因素。目前，面部移植仍然是实验性手术，伦理学问题应该是这个手术的任何方案的制订中至关重要的。对这一术式的伦理影响在相关章节中已讨论，不在本章的范围。话虽如此，应该在每种情况下考虑形成医学伦理基础的自主权，善意和非牺牲品的一般原则。在这个过程中，重建手术的潜在危及生命的并发症的概念是现实的。收益必须足以超过这种风险。因此，只有在遭受生命质量损失的患者中才应考虑手术，才能接受这些风险。适当评估接受者作出此决定的能力是至关重要，包括对风险和利益的理解以及他或她对终身治疗的潜在遵守能力。

除了这个困难的风险 / 利益决定之外，面部移植中还有其他独特的考虑。身份的概念是这个手术的核心。受捐者是否失去了他或她的身份，捐献者是否转让身份，还是两者兼而有之？尸体的临床前数据以及临床经验表明，这比假设预测的问题更少。虽然全脸移植在某些特征中看起来与捐献者相似，但是骨骼结构和面部形状的变化导致受捐者模拟的外观既不是捐献者，也不是受捐者原来的外观。

向新面孔的过渡本身就是一种转变，幸运的是，这个调整对患者并不困难。他们已经失去了原来的面部，现在变得如此的丑陋，用他们自己的话说"不是人"。因此，这些患者的目标不是重建原来的面部，而只是让他们的面部能够回到人类社会中。这在任何方面都是重建外科医生的模式转变，恢复原先的面部是难以实现的梦想。而移植不是恢复——它是替代。

手术适应证

面部移植仅适用于有重大神经肌肉缺损的个体。完全不存在或丧失轮匝肌的功能以及并发的完全鼻缺损可能是考虑同种异体移植重建的最小

指征。缺陷可以超出这些限制，包括眼睑和全脸，但需要同种异体移植方法的最低要求是中央神经肌肉束的分离。目前的纳入标准仅包括枪弹伤和物理创伤（如烧伤）。

同种异体移植设计与分类方案

文献中已经描述了许多同种异体移植手术协议。相对于整个手术的初始阶段，大多数同种异体移植物已经针对个体患者的缺陷而进行定制。在撰写本章时，全世界仅进行了 25 次面部移植手术。尽管病例存在差异，但所有病例中都存在一些共同的问题。大多数病例由单独的面动脉（18/25）提供血供，在少数情况下使用颈外动脉。血管造影研究和临床经验表明，面动脉足以提供全面移植，包括上颌。口腔虽然主要由内上颌系统的腭动脉提供，但可以通过面动脉的口腔黏膜血管网络来灌注。静脉流出传统上是基于常见的面静脉和颈外静脉系统。一些外科医生选择使用颈内静脉作为吻合部位，但很明显的是，普通的面部静脉足以用于下部面部结构的静脉引流。交叉循环如此明确，一侧的血管重建将满足中线对侧的灌注。

同种异体移植组织的获取必须在面部肌肉的平面以下，以及在相应的面神经深度水平以下。为了实现神经肌肉重建，神经必须仔细解剖并保留到主干的分支。孤立的分支被分离，并进行连续、分段的神经吻合。

了解各种面部移植术式的简单方法是：它们是传统手术方法的组合。例如，冠状皮瓣，在组织平面中提升以保持血管和神经。这在我们所有的手术方法中都是常见的。如果你结合了一系列方法，就能够确立同种异体面部移植物切取的基本原则。例如，冠状皮瓣，Le Fort Ⅲ级截骨术和双侧浅层腮腺切除术的组合就是一种全面部切取方式。切取方式不是新颖的手术方法，而只是使用传统手术技术的新方式。

临床经验

在面部移植发展的初期，全球的临床经验太有限，无法获得足够的数据来支持其长期疗效观察。报道最多的临床系列只有 3 名患者。因此，这些报告仍然是一个概念证明和经验交流。我个人在面部移植领域涉及 2 例。我是美国第一例（全球第四名）的主刀外科医生，患者是中面部霰弹枪伤的患者。在另一例动物伤害的病例中，我是手术组的一员，该患者全面的脸部撕裂，并进行了全面移植（全世界第 21 次）。这两次手术之间的手术过程的演变印证了这一领域的快速发展。

病例 58.1

指　征

这名患者是一名 46 岁的女性，之前经历过 23 次重建手术，其中包括在外院进行的 4 次失败的游离皮瓣移植。她的术前临床表现如图 58.4 所示。

经过多次重建和修复后，她面部仍然有严重的毁容和功能障碍，因此多学科联合的克利夫兰诊所面部移植小组（2004 年批准定位为审查机构委员会）对她进行了会诊。

该患者的整个中面部基本上完全缺失。缺损的程度包括没有任何鼻腔或鼻间隔结构，之前曾经使用前额皮瓣通过软组织覆盖尝试修复。她也没有上颌骨、颧弓和眶缘。因为瘢痕挛缩和先前的皮瓣覆盖，鼻道已经消失，患者嗅觉缺失，并且只能通过专门的口呼吸器进行呼吸。因为中面部分没有任何类似肌肉的组织，导致她有双侧功能性面瘫和明显的口周组织失能。该区域的组织是她先前重建术后的残留成分，不具备无功能。她多次手术的另一个后果是颈部软组织发生了瘢痕和纤维化，致使移植受区血管损耗较多。

解剖设计和移植瓣获取

根据这个患者具体的解剖要求，我们完成详尽的移植前处理后，就进行供体组织瓣的技术设计。这包括移植手术、移植精神病学和伦理学的评估。患者的骨骼缺损相当复杂，带有血管的上颌骨移植面临独特的挑战……供体面部软组织和皮肤被覆的设计包含整个脸颊、鼻子和上唇。组织瓣设计包含全部组织，包括中间的颊黏膜。患者面部 1/3 以下的组织活力较好，在颈阔肌平面剥离皮瓣，同时带上部分腮腺和下颌下腺以保护神经血管蒂。这种设计有意地保留了部分的腺体组织，并在之后计划的移植过程中予以去除。捐献者的舌下神经也作为运动神经移植体进行剥离，以吻合面神经的中间分支和面神经干之间的间隙。由于伸入轴突只在原目的地面中部，这将减少潜在的连带运动和不恰当的面部运动。移植同种异体移植组织瓣的说明如图 58.5 所示。手术步骤如图 58.6 所示。

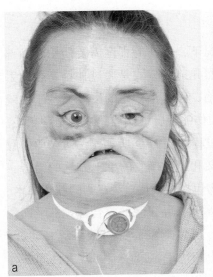 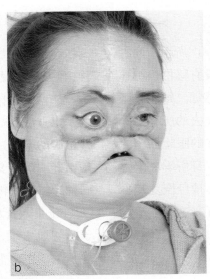 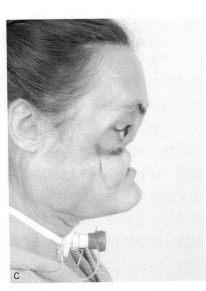

图 58.4 面部移植病例 1 术前照片。a~c. 正面，45° 斜位，侧面

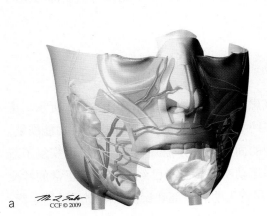 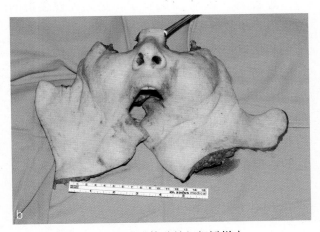

图 58.5 病例 1 的移植组织瓣获取。a. 模拟示意图；b. 移植前的术中同种异体移植组织瓣样本

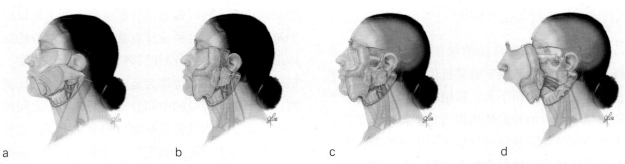

图 58.6　病例 1 的移植步骤。a. 皮肤切口及初始解剖；b. 腮腺与面神经的剥离；c. 解剖中面部骨骼框架以备截骨术；d. Le Fort Ⅲ 型截骨后的面部移动

预 后

该患者的 4 年随访结果如图 58.7 所示。同种异体移植组织的接合已经完成，没有移植组织坏死。她恢复了面神经功能和面部感觉。她能够微笑、大笑，并恢复了她在受伤中失去的所有的面部功能。美化效果受到她原先存在的眼睑创伤的限制，这种创伤尚未被面部移植本身所解决。她还有多余的腮腺组织需要去除，面神经恢复是不对称的，左侧的功能恢复好。尽管有这些不足，但她已经能够在社交环境中正常工作。

病例 58.2

指 征

患者是一名 56 岁的女子，是黑猩猩袭击的受害者，事故导致近乎全面部撕裂。最初是通过清创和伤口护理进行治疗，以稳定感染的伤口。她的最初临床表现是医源性昏迷，受伤后 1 个月后清醒并恢复正常的认知功能。她进行了分期面部重建，包括局部推进皮瓣、前外侧大腿游离皮瓣和肋软骨移植，使她能够暂时维持目前状态。她的初步介绍和面部损伤如图 58.8 所示。

解剖设计和移植瓣获取

在这种情况下，受伤的程度需要使用全面部移植修复。虽然先前的方式是通过独特新颖的手术方法修复缺陷，但这个移植的设计是基于传统的手术方法。损伤的程度证明需要进行全脸更换。移植瓣的获取过程如图 58.9 所示。注意切取过程是已经明确定义和广为接受的手术方法的组合。同种异体移植物包括双面皮瓣、双侧腮腺切除术、Le Fort Ⅲ 截骨术和口腔黏膜的复合。颈部平面位于颈阔肌水平，可以解剖面部血管系统（动脉 / 静脉）。在这个病例中，可以清除浅表性腮腺，无须再行腮腺清除手术。

完全面部转移，个别面神经分支的解剖分离是至关重要的。在远端进行神经吻合，以防止并发症，改善选择性运动功能。若面部神经受损部位靠近面神经腮腺丛，则不能作为全面部移植的候选人。

预 后

该患者的即刻术后结果如图 58.10 所示。患者现在约术后 2 年，全部移植组织存活，功能恢复。虽然她的面神经仍有轻微麻痹，但她也恢复了双侧面部运动功能。患者已经能够恢复正常的社交能力，尽管失明和手部残疾仍然限制了她的生活。

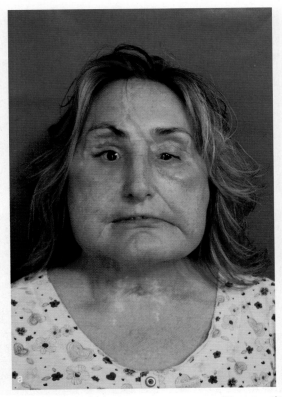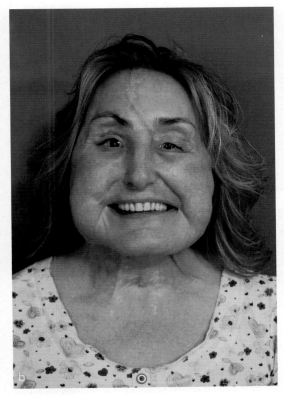

图 58.7　病例 1 术后 4 年

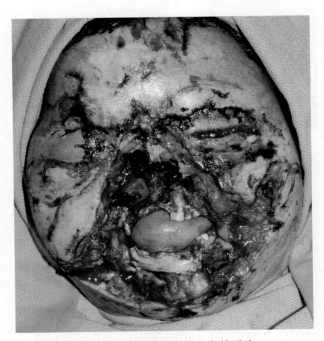

图 58.8　面部移植病例 2 术前照片

小　结

面部移植领域相对还处于萌芽期，但我们对其在面部重建中的作用保持非常乐观的态度。这一切都是早期成功的结果，也是手术能够解决问题的结果。我们目前无法修复面部复杂的神经肌肉损伤。虽然游离皮瓣移植为我们提供了一种有效转移组织的工具，但我们仍然无法将组织连接到大脑，使其在功能上发挥作用。股薄肌肌皮瓣移植已经触及这个领域，但使用指征单一。在面部大面积损伤的情况下，仍然没有很好的治疗方式可供选择。面部移植是目前在这种困境下，可以做出的最有利的选择。

过去进行的 25 例面部移植手术，使目前技术得到很大改善，随着病例越来越多，早期病例的长期随访结果也越来越详尽。现阶段来说，这种术式是否真正成功仍然是一个没有答案的问题，但目前来看是有希望的。

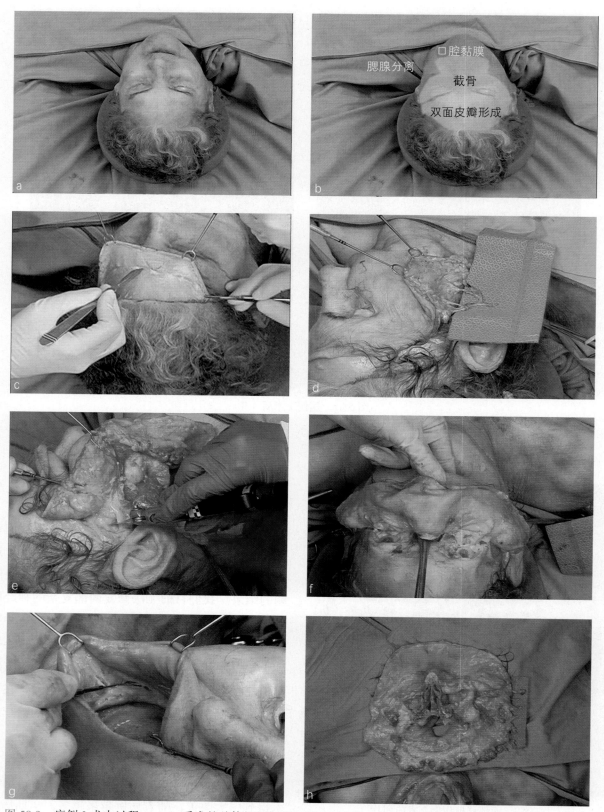

图 58.9　病例 2 术中过程。a，b. 手术的总体规划部分包括双面皮瓣、双侧腮腺剥离，Le Fort Ⅲ 型截骨术和口腔黏膜剥离；c. 双侧面部皮瓣；d. 腮腺剥离；e，f. 截骨入路以及（g）口腔黏膜剥离释放；h. 整体移植瓣标本内面观

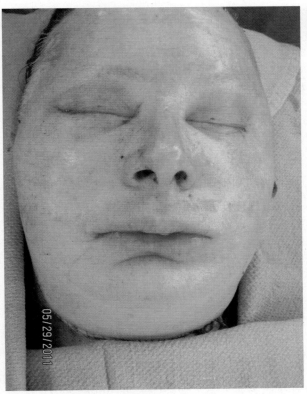

图 58.10 病例 2 术后照片，面部移植后的即刻效果

推荐阅读

Alam D, Papay F, Djohan R. Technical and anatomical aspects of the world's first near total face and maxilla transplant. Arch Facial Plast Surg 2009;11(6):369–377

Alexander AJ, Alam DS, Gullane PJ. Arguing the ethics of facial transplantation. Arch Facial Plast Surg 2010;12(1):60–63

Bushnell I, Sai F, Mullen JT. Neonatal recognition of the mothers face. Br J Devel Psych 1989;7:3–15

Devauchelle B, Badet L, Lengele B, et al. First human face allograft: early report. Lancet 2006;368:203–209

Dubernard JM, Lengele B, Morelon E, et al. Outcomes 18 months after the first human partial face transplantation. N Engl J Med 2007;357:2451–2460

Guo S, Han Y, Zhang X, et al. Human facial allotransplantation: a 2-year follow-up study. Lancet 2008;372:631–638

Lantieri L, Hivelin M, Audard V, et al. Feasibility, reproducibility, risks and benefits of face transplantation: a prospective study of outcomes. Am J Transplant 2011;11:367–378

Lantieri L, Meningaud JP, Grimbert P, et al. Repair of the lower and middle parts of the face by composite tissue allotransplantation in a patient with massive plexiform neurofibroma: a 1-year follow-up study. Lancet 2008; 372: 639–645

Meningaud JP, Paraskevas A, Ingallina F, Bouhana E, Lantieri L. Face transplant graft procurement: a preclinical and clinical study. Plast Reconstr Surg 2008;122:1383–1389

Pomahac B, Lengele B, Ridgway EB, et al. Vascular considerations in composite midfacial allotransplantation. Plast Reconstr Surg 2010;125:517–522

Pomahac B, Pribaz J, Eriksson E, et al. Restoration of facial form and function after severe disfigurement from burn injury by a composite facial allograft. Am J Transplant 2011;11:386–393

Siemionow M, Papay F, Alam D. Near-total human face transplantation for a severely disfigured patient in the USA. Lancet 2009;374(9685):203–209

Soni CV, Barker JH, Pushpakumar SB, et al. Psychosocial considerations in facial transplantation. Burns 2010;36:959–964

59 急性面部创伤

作者：Taha Z. Shipchandler，Scott Shadfar，G. Richard Holt
翻译：林宪政　张文俊　　审校：汪　汇

引　言

由于潜在的功能和外貌影响，面部急性软组织损伤的修复对患者和外科医生来说都非常重要。相比于健康个体，面部创伤造成的瘢痕可能对患者损害极大，与对照组相比，外表形象的损害有显著的负面效应，患者容易酗酒、抑郁症发病率和失业率升高，以及对生活的整体不满，都证明了这一点，影响患者的社会活动和功能[1]。由于面部在社交活动中的重要性，治疗面部创伤的外科医生应当有所作为。这要求外科医生充分了解组织伤口愈合的生物力学、生物化学和分子生物学，以及组织修复的艺术，同时具备对基本心理健康的理解和领悟。

软组织创伤有很多病因，包括刀、枪伤，轻度和严重的猫、狗抓咬，钝器伤或挤压伤。虽然大多数面部软组织及皮肤创伤的病例程度较轻、预后良好，但是涉及广泛伤害的患者需要进行彻底的分析，拟定详细的手术计划。许多患者可以在急诊室或门诊手术室于局部麻醉下，甚至不用麻醉监测进行修复。更困难或复杂的病例通常需要在全身麻醉下进行手术治疗，特别是幼儿以及那些患有多发伤、生命受到威胁的患者。

在严重软组织创伤的情况下，最开始的挑战是鉴别并分析哪些是正常组织、存活及坏死的组织、缺失的部分以及存在错位的组织。创伤程度、病史和机制对于分析外力侵袭的角度、深度等方面都是非常重要的。此外，头颈部全面检查至关重要，尤其要注意干预前的神经学发现。最终目标是在制订外科手术计划之前，有效地了解外力伤害的机制，包括所涉及的面部组织范围。对头颈部解剖和生理学的完整理解对于诊断和治疗面部软组织创伤非常重要。

面部软组织创伤处理

修复时机

创伤发生时并不总是需要立刻修复创面。然而，如果条件允许，一般认为这个"主要的"创面应在4~6小时予以关闭。根据部位不同，修复时间的差异可能会有所不同；然而，原则应该是尽早治疗创面。鉴于面部有良好的血液供应，面部对感染有较好的抵抗力，但是如果采用早期治疗，能够会获得更佳的效果。如果伤口疑似污染或存在组织活力的问题，即使经过全面的清创和大量的灌洗，也可以进行"延迟的"创面闭合。这种情况下，创面在24~72小时进行清创、灌洗、包扎和清洁，通常在手术室内进行。静脉抗生素仅用于这种类型的延迟闭合创面。

然后，可以通过后期的治疗和修复，其中良好的伤口护理由患者（或家庭成员或访问护士等代理人）和外科医生进行，也可通过分阶段缓慢的修复缺损。后者适用于那些有未控制的糖尿病、心肺疾病所致的慢性缺氧、经过放射治疗或存在任何其他影响伤口愈合因素的患者。另外，还可能需要一些辅助治疗，例如促进伤口愈合的因子、高压氧或负压吸引。伤口愈合后，以适当的方式处理瘢痕。一般方法是修复急性软组织创伤引起的瘢痕，以改善长期的美容效果。

对外科医生来说重要的是，虽然外在表现（损伤的程度，出血或异物沾染）能够决定伤口闭合的时机，但还应考虑其他更微妙的因素。在长时间的手术之后，那些在半夜里照顾面部广泛软组织创伤患者的外科医生，应该确定其真正能够发挥他的最好能力。这种创伤修复可能需要特殊技能（显微手术），特殊设备，特殊技术支持或其他当时不是最佳的条件。因此，在某些情况下，可以先行包扎伤口、使用静脉抗生素，并等待12小时，直到条件改善，外科医生得到充分休息。

麻醉

可以使用局部麻醉来处理轻度创伤的修复。理想情况下，应该进行区域性神经阻滞（如眶下，滑车上和眶上），从而在实现满意的大范围麻醉的同时，使液体注射后皮下渗透导致的组织变形最小化。一旦阻滞起效，局部使用少量液体渗透进行麻醉和止血。如果手术时间可能需要1~1.5小时，则可将0.25%的布比卡因加入到局部麻醉剂中以延长其效果。使用碳酸氢钠加入麻醉溶液（占总麻醉剂量的10%）也有助于减轻局部伤口浸润的不适。

对于大面积创伤和儿童，可能需要全身麻醉。然而，仅仅依据年龄并不能排除儿童使用局部麻醉进行组织修复的可能。必须对所需的步骤进行咨询，并如实告知信息。可以的话，允许一个家长陪同儿童，但只有在医生认为父母陪同会有积极的好处，并能够遵守相应规定的情况下进行。再次，创面周围的神经阻滞或区域阻滞有助于减少渗透到伤口中的不适。如果时间允许，EMLA（恩纳）霜（利多卡因2.5%和丙卡因2.5%；阿斯利康）也可以应用于神经或区域阻滞。儿童经过紧张哭喊进入抑制期，如果不再有任何不舒服，大部分将会进入睡眠，至少是在手术中。

对于涉及大面积组织撕裂的创伤，或者有潜在的骨质或神经血管结构受伤，或处于生命危险中时，儿童可能需要更确切的镇静。学术医疗中心通常有小儿危重病学专家，可以在急诊部门提供清醒镇静。然而，如果没有这些条件，或者需要在手术室条件下，则会采用全身麻醉。由于

食管较短，胃食管括约肌的保护能力较小，需要更加关注儿童的呼吸情况。外科医生应该与麻醉医师讨论麻醉前是否排空胃部，或等待几个小时以后，切记，一个不安的儿童也会发生相关的肠梗阻。由于这些原因，作者更倾向于在插管前尽可能直接用鼻腔或口腔胃管排空胃，而不要等待6~8小时进行胃排空。在全身麻醉之前，与麻醉师的讨论是有必要的，因为存在偏好的差异。

大多数成年人在一期修复创面时，不需要在麻醉前进行镇静。然而，如果患者非常焦虑，可以使用肠胃外镇静（地西泮）或抗焦虑/止吐药（异丙嗪）。再次，大面积创伤应当在全身麻醉下进行术中修复。全身麻醉是首选，但有时缺少手术室或临床人员将会延迟此过程。在这种情况下，与麻醉师和家人进行仔细的讨论是值得考虑的替代计划。

如果必须要全身麻醉以在手术室中获得最佳的布置和设备，那么就应该批准全身麻醉。创伤修复的主要目标应该是获得最佳的功能和审美效果。如果需要过量的局部麻醉剂才能达到最佳效果，那么作者更喜欢在手术室使用全身麻醉。

总则

尽管创伤治疗的一般原则——评估、清创、缝合——是面部软组织损伤修复的基础，但由于该区域独特的结构，应该适用一些特殊的技术。功能和外观的预后是重要的考虑因素，尤其是前者更加优先。然而，鉴于对患者将来考虑，也必须认识到外观修复（如瘢痕形成）的重要性。

首先需要根据标准的心肺生命支持指南评估患者的呼吸和循环。神经损伤可能表现为涉及眼眶和交感神经链，但也可能通过颞下窝涉及脊髓，神经根和颅内容物[2]。应将所有重大面部创伤视为存在颈椎损伤，直到影像学检查排除该可能，并由影像科医师证实。如果出现脊髓损伤，血肿会在咽侧空间扩张，渗透脑或脑干，或损伤舌、上颚或口底，那么气道通畅就成为问题。后者包括枪伤引起的下颌骨和上颌骨骨折。必要时用气

管插管或气管切开术固定气道

一旦患者情况稳定，经过评估，应该注意预防破伤风和静脉注射抗生素。对于年龄小于 7 岁的患者，或者自既往破伤风疫苗接种已经过去 5 年以上，应给予破伤风类毒素（Td）或百白破疫苗。对于未知疫苗接种史，或在破伤风系列接种疫苗不足 3 次的人群，应给予破伤风免疫球蛋白（250~500 个单位肌内注射）[3, 4]。这类患者以及 10 年以上未接种疫苗的患者，也应给予破伤风类毒素。为了防止遗忘，应当在急诊就诊的早期就给予免疫预防。对于破伤风感染风险极低的轻伤，不需要给予破伤风免疫球蛋白。

成功的软组织创伤治疗主要包括灌洗和清创。特别是在穿透伤，无论是由人类还是动物造成的，都需要大量灌洗（图 59.1）。根据周围情况，无菌盐水或直饮水可用于减少组织中的细菌负荷[5]。尽管数升的生理盐水灌洗是足够的，如果感染风险过高，也可以使用含有多库仑素的生理盐水。对于较大的伤口，球形注射器或静脉输液包灌洗就足够了；对于较小穿刺伤，20 mL 注射器联合静脉导管可以很好地灌洗。此外，诸如 Pulsavac（Zimmer，Inc）的商业产品可用于同时灌洗和小清创。细心处理创面异物在软组织损伤的治疗中是同样关键的一步，并且可以用止血钳夹取大颗粒物质（例如玻璃或砾石）或聚维酮碘擦洗刷（Cardinal Health）皮肤擦伤。不幸的是，这些步骤可能会给患者带来很大的不适感。因此，作者主张尽可能地预先进行局部麻醉。无菌盐水是临床上适合冲洗伤口的，因为其他物品含有添加剂可能会损伤并引起局部组织反应导致伤口愈合困难。

在缝合之前，应彻底清除所有明显的失活的软组织，以及任何可疑的边缘组织，包括皮肤，皮下组织甚至肌肉。皮肤的创伤边缘也应该切除，并逐层闭合创面。应该注意在特殊的解剖区域如眼睑、鼻唇边缘和嘴唇上保留尽可能多的组织。只要有可能，作者都倾向于修剪伤口撕裂的所有边缘，以获得平整，新鲜的边缘，以实现良好的对合，达到最佳美学效果（图 59.2）。如果存在较大死腔，或者如果撕脱皮瓣重新贴合，就需要

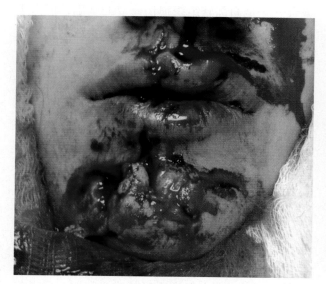

图 59.1　狗搔抓导致不规则的下巴和唇部撕裂伤

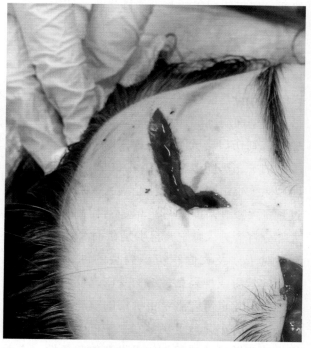

图 59.2　创面重新修整获得平滑的边缘，以改善组织边缘的附着面，达到伤口边缘处的最佳血管的分布

留置引流管。最后，在确定关闭创面之前，应再次大量灌洗伤口，尽可能减少外来物质或死细胞的存在，以减少局部感染和炎症的风险。在修复创伤性软组织损伤后，面部感染是不常见的，主要是由于其优良的血液供应。然而，外科医生不妨考虑在特别令人担忧的创伤治疗中使用围术期抗生素。

总之，防治感染措施主要包括在急诊室和手术室进行大量灌洗，明确清除失活的组织和创面引流（如有必要），以及围术期给予抗生素 7~10 天（取决于组织损伤的程度）。创伤修复相对于手术切口更容易出现瘢痕形成，在初始伤口愈合后至多 2 个月每日使用两次的硅胶敷料可以减轻瘢痕。

特殊创面处理

动物和人咬伤

猫、狗和人类的撕咬占咬伤的 99%，面部咬伤通常占所有急诊创伤的 1%。其中，狗咬伤是最常见的，特别是在儿童中[6]。咬伤比穿刺伤的频率高出 3 倍。过去，动物咬伤的处理方式与人类咬伤类似；也就是说，很少有人进行一期闭合。以往的方法是对这类伤口进行大量的灌洗，进行最低程度地清创，然后延迟闭合伤口。这通常导致瘢痕形成，修复效果不理想甚至不能接受。瘢痕发生几乎是确定性的，瘢痕形成的功能障碍也是常见的。目前的治疗标准发展显著，特别是在动物咬伤方面，主要是基于紧急伤口护理和抗生素利用[7]。在大多数情况下，可以使动物咬伤的创面一期闭合。

然而，人类的咬伤仍然是有争议的，一期闭合仅使用在最适合的创面中。咬伤创面会被一个多微生物群体，包括厌氧和需氧生物污染。因此，通常使用具有优异的抗厌氧和微嗜酸性的广谱抗生素。当咬伤感染时，可以根据感染细菌预测具体的咬伤种类。例如，狗和猫咬伤感染可能由多

杀巴斯德氏菌、金黄色葡萄球菌和绿色链球菌构成。其中，猫咬伤比狗咬伤更可能被感染（80% vs. 5%）。另一方面，人类的咬伤更复杂，可能是啮蚀艾肯氏菌或类杆菌属[3, 8]。我们建议为所有穿透性软组织咬伤使用静脉注射第二代头孢菌素。如果因青霉素敏感性交叉反应无法使用头孢菌素，那么肠胃外使用环丙沙星是一个不错的选择，也可以考虑克林霉素。应该在任何手术之前就使用注射剂量，以便可以获得较高的血药水平。如果创伤严重，则应考虑继续注射抗生素治疗至超过围术期，无论是住院治疗还是家庭治疗。通常，创伤在紧急情况下得到处理之后，患者可以用抗厌氧菌的广谱口服抗生素包括：莫西林 / 克拉维酸，头孢氨苄，克林霉素和环丙沙星。

所有的咬伤也涉及病毒传播。动物咬伤中最担忧是狂犬病毒。如果有狂犬病感染风险，患者应该在受伤当天接受免疫球蛋白的首剂，其次是第 0，3，7，14 和 28 天分别注射疫苗。因为聚维酮是已知的灭毒剂，可以消除 90% 狂犬病风险，创面灌洗和清创也应该使用聚维酮[9]。另一方面，人类的咬伤与乙型和丙型肝炎、疱疹病毒和人类免疫缺陷病毒（HIV）的感染风险有关。将人类咬伤视为可能的艾滋病毒暴露是好的做法，如果可能，应对患者和攻击者进行艾滋病毒检测。另外也要警惕在患者和攻击者中引发其他传染病。

由于牙齿具有组织撕裂作用，咬伤通常是穿刺和撕脱的组合（图 59.1，图 59.3）。组织损失一般较小，除非突出的结构（如耳朵或鼻子）丢失了一块。穿透深度取决于皮肤的抵抗力、颌骨挛缩程度、动物或人类咬伤的剪切力。一般来说，由于人类牙齿的长度和形状，人类咬伤不太可能深入到面部组织中，不同于动物咬伤。此外，由于厌恶嘴里有别人的血液，以及担心感染血源性疾病，人类在咬伤时不太可能吸取很多血液。总而言之，由于有更多复杂和致命的武器（例如刀、枪、棒球棒），人的咬伤显著不如动物咬伤常见。当它们发生时，人类的咬伤通常涉及一个单一的损伤区域（耳朵，鼻子，嘴唇），而动物咬伤可

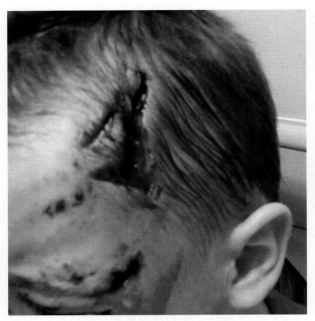

图 59.3　狗咬伤致左侧头皮区域的不规则软组织损伤。边缘不规则，相邻组织受损

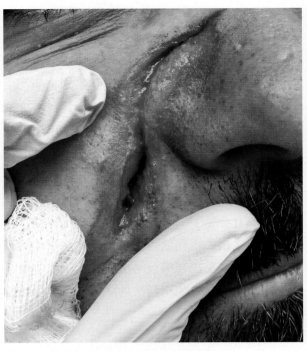

图 59.4　损伤部位：鼻泪管，远端面神经分支，三叉神经的上颌支，内眦动脉和面部肌肉

能出现多个部位受到类似损伤的模式。

最紧迫的优先事项是评估气道（特别是在嘴巴、脖子和口底附近的咬伤），评估危及生命的事件的风险，并确定患者的神经和视力状态。特别是在儿童身上，面部距离相对较短，应考虑颈部受伤的可能并进行彻底的评估。幸运的是，由于咬伤引起的大多数穿透性伤口仅涉及软组织。然而，最初深入的动物咬伤可能被更多的表面组织的冲击性损伤所掩盖，或者被较老的狗咬伤可能导致在伤口深处嵌入松散的牙齿。因此麻醉后伤口的探查总是必要的。有时，渗透深度可能看起来很肤浅，但是在进一步探索时可能会更深入，可对深层神经血管结构造成伤害。

应该对穿透水平进行评估和估算，特别注意对基础结构如肌肉，腺体管道和神经血管束的损伤（图 59.4）。某些血管区域在骨突起（例如浅表颞、面动脉）处的表面位置而处于危险之中。神经系统中的关注包括面神经功能、视觉、眼部运动以及舌头运动。因为通过咬合可以将大量的力量输送到组织，所以也可能发生骨骼损伤。当

大狗攻击儿童时，必须通过计算机断层扫描（CT）排除头骨或面部骨折，如图 59.3 所示。另外，预期对邻近组织的损伤，并且必须评估组织活力，不仅基于初始评估，而且还应在整个紧急救治过程中进行评估。如果表现神经系统或骨骼损伤的症状，则放射影像检查是必须的。如果受害者是儿童，也应尽早获得适当的协助，特别是儿科方面。

对于来自动物或人类咬伤的点状穿刺伤口，作者更喜欢用 2~4 mm 皮肤穿刺或手术刀切除穿刺窦道，以去除受损和污染的组织。这可以将窦道转化为干净的圆柱形伤口，在其深度内灌注抗生素软膏（最好是莫匹罗星）后，可用真皮缝线闭合伤口。

掀起的组织瓣应尽量避免切除，并用冲洗液清洁，然后将皮瓣的周围组织予以灌注并略微抬高，以方便皮肤对合。松散的使用 4-0 或 5-0 铬酸性缝合线（或如果存在一些张力，则为聚乳酸酶缝合线）。使用 6-0 聚丙烯或 5-0 快速吸收线（儿童）进行表皮缝合完成修复。莫匹罗星软膏

可以局部应用于伤口，术后约使用 1 周。将无菌黏合剂应用于咬伤可能不明智，因为需要观察伤口感染情况，应该允许伤口边缘稍微松弛以便积液渗出。

不适合一期缝合的人类咬伤可以开放，定期更换敷料，并局部用抗微生物制剂，然后在创伤（如果清洁）后 2~4 天以延迟方式闭合伤口，或者如果有组织缺损，则通过二期修复。后者可能需要进一步瘢痕修复。完全撕裂的组织重新缝合通常是无效的，除非是整个耳朵、鼻子、眼睑或唇部，如果可行则应尝试微血管再吻合。

适当利用上述创伤预防措施时，人和动物的咬伤导致的大多数穿透伤口能较好地愈合。然而，患者和家属应该从一开始就做好预后不佳的心理准备，并告知其可能需要进行后期瘢痕修复。这可能包括多次反复治疗：切除瘢痕和重新修复，类固醇注射，皮肤磨削，激光和瘢痕的重新定向。有一些临床证据表明，使用硅胶敷料可能减轻后续的瘢痕。对于诸如嘴唇的可移动区域，凝胶比硅胶片更实用。患者和家属也知道，瘢痕修复是可能延续多年的过程，具有多个程序，这种可能性应在就诊过程的早期予以解释，并延续到急诊室和随后的复诊中。作者认为必须告知患者，一些可见的瘢痕将永远存在，并且瘢痕消失是不可能的，尽管他们可能在电视或其他媒体广告上看到相关报道。

除了治疗动物咬伤的创面之外，还必须特别注意家庭宠物对孩子伤害的心理影响，如果是这样，孩子可能责怪自己，特别是在动物被处死的情况下。外科医生应该是支持儿童和家人寻求咨询。如果脸部受伤造成伤害并影响儿童的自我形象，不被其他的孩子接受，也可以进行辅导。

侧面部软组织损伤

由于面积较大，脸颊是面部受伤的常见部位。刀伤，枪伤和汽车事故为该地区大部分软组织损伤的原因。尽管面颊组织的相对阻力以及它在颧骨、耳、下颌骨的固定点之间的联结可能有助于降低撕脱的风险。然而，由于脸颊组织容易造成深部伤口，需要彻底灌洗。当在这个区域发生穿透伤口时，累计腮腺的风险相当大，另外面神经、舌、迷走神经、舌下和颅神经，面部脉管系统以及骨骼结构也容易受累（图 59.5）。

侧面部穿刺伤需要在灌洗之前进行检查，发现腮腺可能的唾液泄漏或从咬肌前方的导管溢漏。如果确定导管或腺体损伤，通常需要明确的创面探查，清创和手术修复，并可能需要进行腮腺切除术和面神经剥离等方式。腮腺的深叶通常可以保留，一般不会是唾液渗漏的可能来源。然而，如果腮腺管被切断，外科医生可以选择修复管道或去除腺体。在大多数情况下，可以使用 6-0

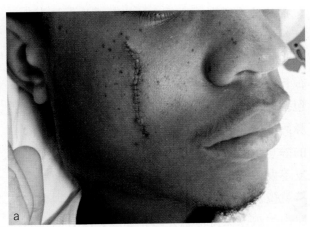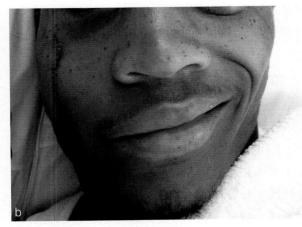

图 59.5　a. 脸颊中部撕裂伤，修复后；b. 由于创伤引起的面神经缺陷

或 7-0 尼龙和放大镜配合进行导管吻合。可能有必要通过 Stenson 孔插管，因为可以沿周向执行吻合，注意不要将导管缝合在管道上。如果导管或腮腺已被损伤或移除，最好留置负压引流。术后应将创面加压，以减少唾液淤滞，清淡饮食 7~10 天。如果再吻合不成功，腮腺导管可能狭窄并堵塞，随后，腺体将发炎。用抗生素、按摩、加热和唾液酸治疗可能有助于缓解急性梗阻，但腺体会萎缩或需要继发性腮腺切除术。由于导管创伤性狭窄后腮腺炎的持续时间较长，外科医生可以选择在外科手术探查和修复创面时进行抢先性腮腺切除术，以避免并发症[11]。肉毒毒素可以注入腮腺，减少唾液分泌以帮助缓解症状。如果采用这种技术，可能需要进行多种治疗。必须注意不要将毒素注入面神经分支及其运动终板附近，因为可能会发生化学性麻痹。

面神经损伤应被推定在侧面部撕裂或穿透伤之中，特别是当检查者发现腮腺或其管道损伤时。由于面神经颊支与腮腺管紧密伴行，所以两个结构可能同时受伤。幸运的是，腮腺的厚度和浅层肌肉系统为面神经提供了相对保护，最深的穿透才能损伤。典型的利器或枪伤很难损伤到面部神经的至少一个分支。在有意识的患者中引发自主运动是确定哪个面神经分支受损的最佳手段。值得一提的是，即使神经完整，特定的面部模拟肌肉（即颧肌或降唇肌）的切断可能会在检查时出现类似面神经损伤症状。对于这种情况或在无意识或不合作的患者中，在急诊室或手术室中的面神经外周电刺激可能是必需的。当指示时，面神经测试通常限于从茎乳孔穿出后的外周干和分支。

在面神经断裂的情况下，应尽可能快地探查创面并确定伤害程度（图 59.6）。通常需要进行浅表性腮腺切除术以暴露面神经的近端分支和主干。如果在受伤后 72 小时内进行探查，则可以在手术中利用神经刺激器来帮助识别被切断的神经的远端分支。患者处于全身麻醉下，如果要使用面神经刺激，则不应使用麻痹剂。使用放大镜

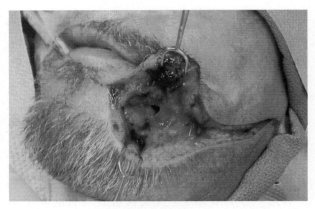

图 59.6　深部贯穿伤需要进行面神经探查

（4~4.5 倍）或手术显微镜对于识别创伤组织中的神经末梢并促进神经修复。创伤性穿透切断的神经的吻合是很难的，因为需要修剪切割神经的末端以获得良好的神经束进行修复，导致神经束的进一步缩短。因此，可能需要插入移植物。这种移植物可以从感觉神经获得，例如较大的耳郭神经，或者小牛腓肠神经。不幸的是，这些神经截面直径与面神经及其分支不相似，因此需要将一个或多个神经束从供体神经中"剥离"并合成插入。不要对插入的移植物施加张力。应使用 8-0 或 9-0 尼龙执行神经闭合，或者可以在外围仅使用少量精细的尼龙缝合线吻合单个神经束。

直接吻合神经可能在 12 个月内恢复。如果使用插入移植物，则恢复的时间长度随着移植物的长度以及损伤位置而变化。移植时间越长，恢复时间越长；远端损伤比近端损伤更容易恢复。包括移植片段在内的整个神经在重新生长之前必须经历鞘细胞变性和巨噬细胞增多症，恢复时间的长短必须考虑到这个过程。如果预计恢复时间很长，应考虑在过渡期间对面部进行静态康复，包括上眼睑的成形术（老年人），以及重新创造鼻唇沟，并悬吊鼻翼和口角。这将提供令人满意的静息状态，但不会影响以后运动功能。如果恢复不发生或不完整，那么也有一个可行的静态支持就位。既往研究已经提出使用经皮电刺激面部肌肉组织以保持形态并防止萎缩，没有明显的禁

忌证，但是证明其益处的确凿证据还不存在。

在侧面部，颌骨和耳郭的前方，常常发生颞动脉和内颌动脉的血管损伤，可能会遇到活动性出血，通常可以通过急诊室中采用压迫进行控制。然而，翼上颌空间中的严重出血可能由上颌动脉损伤引起。较大的血管如内上颌动脉、颈内动脉和颈动脉或颈静脉的损伤需要动脉造影以进行精确的诊断、栓塞或紧急探查以修复或连接血管。将这些血管钳夹在面部创面中是不明智的，除非绝对必要，因为有损伤面神经及其分支的风险。可以将出血区域外侧动脉的分支适当的结扎。

许多面部损伤，特别是侧面部伤害通常会涉及许多重大结构，使评估、修复和恢复更加复杂。例如，侧面部的枪伤可以直接伤害下颌骨，上颌骨和颈内动脉。如果怀疑入口端的位置、弹道以及身体检查中的其他体征，则患者应进行血管造影（如果稳定）以评估血管完整性，以及 CT 扫描确定骨骼情况。一些创伤外科医生也使用磁共振动脉造影和静脉造影来筛选血管损伤。影像学评估也有助于识别"看不见"的伤口深处的外来物质。

如果存在骨创伤，则应清除碎骨，并应用内固定。即使伤口疑似污染，仍然可以使用小板和上颌骨固定术，并辅以伤口引流，大剂量肠胃外抗生素和大量灌洗。

一旦愈合，如果由于撕裂或穿刺伤害造成的脸颊瘢痕引起持续的美观问题，通常会将瘢痕更改方向至松弛的皮肤。化妆遮盖一开始也是有帮助的，但通常不会在受伤后数周内使用，因需要局部使用抗生素软膏。

中面部软组织损伤

中面部软组织损伤可能出现出血、水肿、言语困难，气道或肌肉损伤。嘴唇、鼻子和眶周结构是该区域重点关注的结构。因为嘴唇是可移动的，它们会受到拉扯和撕脱。穿透伤可能影响牙齿、牙龈和口腔。由于鼻子在脸部的突出位置，

导致其成为大多数全面创伤时的第一个受损的结构（图 59.7，图 59.8）

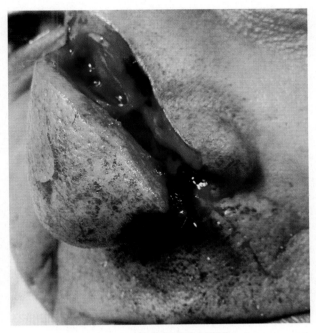

图 59.7　贯穿鼻子的斜裂伤

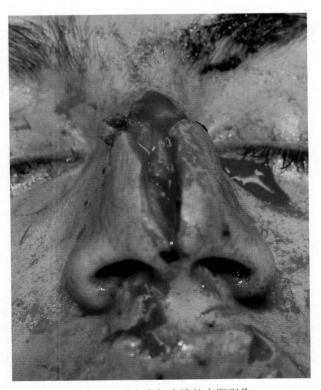

图 59.8　贯穿鼻部中线的大撕裂伤

中面部创伤必须首先保证气道通畅，特别是存在水肿、血肿或涉及口腔或软腭底部裂开的情况下。这可能需要简单的东西，例如口腔气道或为舌头放置缝合线。如果存在严重梗阻，则应在急诊部门进行鼻插管或正式的气管切开术，以便在进行任何其他诊断或治疗之前确保气道通畅。在所有穿透性的面部创伤中，枪击伤是最需要关注气道情况的。

鼻腔评估应从潜在出血和血肿的鉴别开始。间隔血肿是一种紧急情况，必须立即进行鉴别和治疗。可以在适当的麻醉之后，尝试使用 18 号针抽吸积血，并且如果抽出血液，则可以切开血肿表面的黏膜。在任何情况下，一旦积液排空，应该进行中隔两侧的贯穿缝合并防止再积液。前鼻出血时，通常是鼻尖软组织受损的结果（图 59.8）。然而，后鼻腔出血更危险，并且可能预示有断裂引起的蝶腭动脉损伤。使用光纤头灯和鼻窥镜/鼻内镜进行穿刺抽吸的检查通常能够鉴别受伤的位置。如果出血源仍然难以捉摸，若患者稳定，最好通过颈动脉血管造影找到出血的来源。鼻出血通常需要紧急包扎，之后是选择上颌动脉或筛骨动脉结扎，也可栓塞出血血管。

上颚，鼻腔，鼻窦，筛骨和颅内的穿透伤也存在很大风险。如果怀疑脑脊液泄漏，则鼻部包扎应仅用作控制出血的临时措施，直到患者能够接受手术进行血管结扎或栓塞。可以通过粗制"卤素试验"或通过 b-2- 转铁蛋白的透明鼻腔引流的化学分析来鉴定脑脊液泄漏。

如果鼻翼软骨已经分离或撕裂，则软骨应尽可能保留并手术重建相似结构。软骨可以置于其解剖位置使用 4-0 铬制肠线固定。鼻穿刺伤口通常可以很好地进行清创和固定闭合创面。对于内外对穿的鼻创伤，只需要一个表面——通常是皮肤侧表面——进行闭合。必须特别注意，修复鼻翼边缘需要特别仔细，没有对齐的边缘是很明显的。皮肤伤口可能用 6-0 聚丙烯线缝合。

鼻孔狭窄可能是鼻尖软组织损伤最常见的并发症，可能需要 Z 成形术或从耳郭复合移植以扩大前庭。扩张，类固醇注射和软质的鼻孔支架也是有帮助的。如果鼻阀区域已经被损坏并丧失功能，将软骨以镶嵌或向下延伸移植的夹板方式通常效果良好。

评估唇部必须鉴别穿透伤，即涉及唇黏膜。如果穿刺伤口接近唇红边界，则可能会导致唇动脉被切断。必须确定口轮匝肌的状态；如果连续性破坏，将导致创面闭合的缺陷。更深的伤害可能会刮伤牙齿或周围软组织，所有的牙齿必须予以考虑。软组织伤口也可能与牙弓或齿槽多段骨折相关。因此，口腔损伤应始终怀疑口腔内基础结构损伤。

唇裂的治疗取决于穿透深度（图 59.9）。如果唇部仅部分参与，那么皮肤与皮肤的缝合就足够了。如果涉及肌肉组织，那么应该用 4-0 铬酸

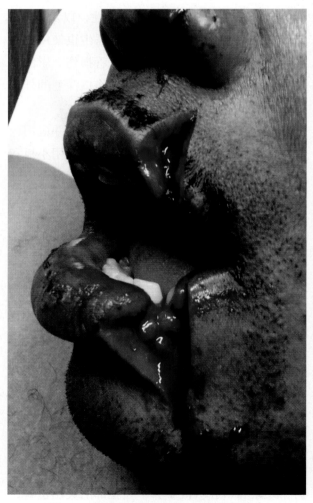

图 59.9　全层唇部撕裂伤，需要多层缝合

肠线或 4-0 聚乳酸酶缝合线重新对合，注意闭合肌肉的整个裂口，以免发生连续性的缺损。如果穿透伤是全厚度的，那么内部黏膜层应用埋置的 4-0 铬肠缝线无张力缝合，以防止唾液夹带并引起感染。应特别注意重新接近唇红皮肤边界。放大镜可以很好地识别这条线。可以用 5-0 快速吸收肠线或丝线缝合红唇交界。采用 5-0 聚丙烯缝线缝合白唇表皮（图 59.10）。

如果缝合正确，唇部穿透伤愈合良好，口腔的括约肌作用可以通过瘢痕创造新的皮瓣来维持。如果口腔缝合处已经钝化，可以进行使用口腔内黏膜的联合成形术。通过切除缺口畸形并重新接近肌肉和真皮的层次结构来重建口轮匝肌不完全缝合造成的唇部缺口（"口哨畸形"）。红唇边界如果不理想，必须尽可能地修改和调整。

另外，眶下、眶上神经以及颏神经的神经损伤应通过其分布区域的针刺测试来确定（图 59.11）。这些神经可能通过穿透而直接受伤，可能由水肿或休克引起神经性溃疡，或可能插入骨折部位。

CT 扫描有助于阐明上述损伤中存在的种类（如果条件支持）。外科医生不应该被大面积的软组织损伤分心，而忽略潜在的骨伤。

Holmgren 等[12] 提出了首字母缩略词 LIPS-N（唇裂 lip laceration，口腔内撕裂 intraoral laceration，眶周挫伤 periorbital contusion，结膜下出血 subconjunctival hemorrhage 和鼻裂 nasal laceration），以描述具有较大潜在骨折可能性的中面部损伤。当这些损伤存在或基于创伤和体检怀疑潜在的伤害时，我们主张应用面部成像。

眶周撕裂

眼睑和眶周撕裂是最困难的，需要专业的外科医生进行外科治疗，这些外科医生对这些专门的结构的解剖学和生理学方面有丰富的知识。此外，作者认为，大多数眶周软组织损伤需要进行眼科咨询，以确定眼睛或更深的眼眶损伤。一个团队的执行计划和修复往往是谨慎的。

关于眼睑的撕裂，重要的是确定撕裂是水平的还是垂直的。水平撕裂比垂直撕裂更可能涉及上眼睑（上睑提肌和缪勒肌）或下眼睑的筋膜，并且侵犯眶隔。相反，垂直撕裂可能涉及睑板和泪液引流系统。内侧和外侧的撕裂也可能牵涉眦韧带附件，并伴随着睑裂。

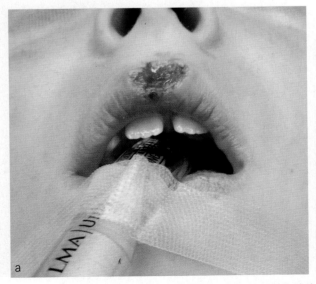
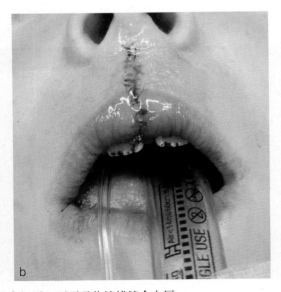

图 59.10　唇部撕裂伤，使用可吸收缝线缝合红唇，不可吸收缝线缝合白唇

当存在水平撕裂时，最关键的评估是确定患者在向上注视时抬起上眼睑的能力，并向下凝视稍微缩小下眼睑。如果无法做到这一点，那么就要考虑眼睑提肌和韧带损伤的可能。此外，创面发现的脂肪应该怀疑眶隔破坏，预示对深层结构伤害。这需要开放探查撕裂创面，鉴别眼睑层次结构和撕裂端的位置。主要治疗的是上睑提肌和其筋膜重新修复。因缪勒肌肉（交感神经支配）附着在提肌肌肉后部和筋膜上部的部分，所以这些结构的良好修复也可能包括这种特殊的肌肉。应在手术室进行局部麻醉和镇静后进行探查和修复，使患者能够在探查过程中向上看，以便于识别提肌肌肉的上端或近端。可以通过在肌肉／筋膜复合体上使用间断的 5-0 多聚肌动蛋白缝合线来进行修复。如果有必要，眼轮匝肌也可以用几种聚乳酸酶缝合无张力重新对合复原。皮肤可以用 6-0 聚丙烯缝线间断缝合（图 59.12）

下眼睑水平撕裂应该仔细探查以确定眶下肌肉（下斜肌，下直肌）的穿透伤，特别是在眼部检查中有证据表明球体运动范围减少的情况下。眶下肌肉修复不完全可能导致潜在的复视，明智的做法是由眼科医生进行修复。

眼睑的垂直撕裂通常更直接，尽管它们似乎非常复杂。这些创面表现为分散的裂口，不同于水平撕裂可以几乎完全闭合并且不用担心涉及深部组织。对于眼睑的任何垂直撕裂伤，闭合创面的最重要部分是眼睑边缘细致的重建。这是通过用 6-0 快速吸收肠线重新对准裂口的相对侧的前后睑缘。另外，6-0 多聚半乳糖线或丝线固定睑板腺，留下长线尾。然后将缝合线尾部绑在眼皮内聚丙烯缝线的深面，睫毛的下方。这些缝线应保留至少 2 周，以防止眼睑发生 V 形畸形而导致眼睑炎。在缝合边缘之后，可以用 4-0 或 5-0 聚乳糖素间断缝合睑板。如果上睑的筋膜分离，则以类似的方式进行缝合。

眼角的两种类型撕裂伤都应该探查眦韧带与眶壁的附着点，并使用 4-0 或 5-0 聚乳糖凝胶线修复固定点。外侧角膜修复应建立良好的外眦角度。对于内眦撕裂，不仅内眦韧带处于危险之中，而且还有泪管引流系统。后者的结构完整性对于保持眼球健康非常重要，需要将其修复。泪管常在被固定在鼻腔内的硅树脂管状支架上进行修复。支架可以在 6 周内使用鼻内镜去除。

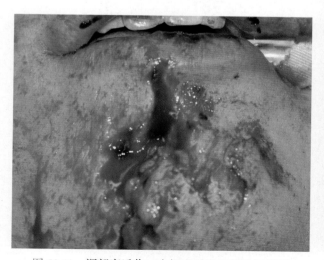

图 59.11　深部穿透伤，在探查时发现颊神经横断

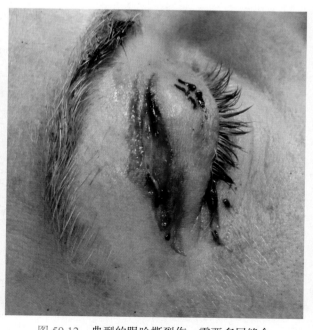

图 59.12　典型的眼睑撕裂伤，需要多层缝合

眼睑和眶周结构的严重撕裂需要密切注意识别残留在创面上的结构，以及对错综复杂的解剖结构的理解，这将决定每个结构是否需要被替换。在这些复杂的撕裂伤中经常发现的扭曲的解剖结构，可能会令人困惑，但是除了眼睑的全部撕裂伤之外，一般可以定位所有必要的结构。如果出现撕脱，可以使用推进内、外侧薄片蒂皮瓣，以修复受损眼睑中的全层缺损。可能需要修补眶周结构以达到这些特殊结构的最佳功能和生理机能。患者还需要眼科医生密切关注角膜暴露导致溃疡的症状。

在进行复杂眶周软组织损伤的修复之前，可能需要眼眶的 CT 扫描来识别可能穿透进入眼眶内的潜在异物。接诊医生还应该认识到，眼球本身可能已被穿透，因此需要眼科进一步的评估和援助。在眼眶和其附件上的操作应使用角膜护罩来保护该结构——当然不要忘记在手术结束时移除护罩。

耳部软组织损伤

耳朵，就像眼睑和嘴唇一样，需要特别注意撕裂伤的修复。大多数耳部损伤是挫裂或撕脱伤，尽管钝性创伤可导致血肿形成，并需要切开引流。修复期间的两个主要问题是为软骨提供软骨膜覆盖并保持外耳道的畅通和完整。

大多数非全层撕裂可以通过使用 4-0 或 5-0 聚乳糖线缝合软骨膜，使用 5-0 或 6-0 聚丙烯线无张力缝合皮肤。通常建议用棉球，抗生素软膏和疏松的敷料轻轻地压迫修复后的耳朵。

对于全层撕裂或者撕脱伤，修复有点复杂（图 59.13）。通常皮肤和软骨膜将从软骨断端的边缘回缩数毫米。为了能够较好地缝合软骨膜，需要对软骨的游离缘进行修剪以和软骨膜的游离缘对齐。在缝合软骨膜之前，必须细致的将缝合线放置在皮肤中，对准耳轮、对耳轮，外耳道等等重要解剖标志。这与缝合眼睑边缘和红白唇的关键缝线概念相似。软骨不需要包括在缝线中，只要前后软骨膜层对合良好即可。皮肤缝合后，乳突侧留置敷料有助于减少耳郭的水肿。由于耳部供血不畅，应在术前开始应用胃肠外抗生素，如环丙沙星或克林霉素，并持续口服持续至少 10 天。大量的创面灌洗也很重要，然后必须密切观察耳郭是否出现软骨膜炎的体征或症状。

涉及外耳道的裂伤应仔细的重新复位修复，并用棉球或 Merocel 海绵（Medtronic ENT）填塞并覆盖莫匹罗星抗生素软膏，以减少感染和狭窄的风险。仔细缝合表皮能够减少形成肉芽组织的风险，这与外耳道狭窄有关。瘢痕挛缩继发的狭窄是这一区域最易发生的并发症，可以采用适当的夹板或类固醇注射治疗并持续观察。

耳郭的任何损伤，特别是沿其下缘或耳后区域，应该关注面神经是否损伤。术前体检应记录面神经功能。耳后区域的直接损伤特别需要进一步检查面神经损伤情况（图 59.14）。

小 结

面部的软组织创伤非常复杂，需要仔细鉴别所涉及的结构和损伤程度，仔细分析并制订手术计划，时刻牢记为将来的修复留下选择空间。通过特定的麻醉技术为患者提供足够的舒适性，可以使外科医生专注于创面的治疗和闭合。大量的灌洗，细心的清除失活的组织，修复近似的解剖结构以及细致的缝合皮肤，是治疗创面的关键。对重要的基础结构的创伤应予怀疑和探查确认，然后进行适当处理。局部应用、口服或静脉抗生素，良好的创面护理，使用硅凝胶敷料和适当的类固醇注射，以减少瘢痕形成，选择适当的技术对瘢痕进行装饰和修复，完成术后治疗。最后，对面部及深层结构三维解剖和功能的广泛了解，是实现最佳功能和美学修复的关键。同时也必须给予患者和家属心理社会和情感支持。瘢痕修复和功能康复可能需要更加长期的护理、多次手术的修复，患者应尽可能早地了解这种可能性。

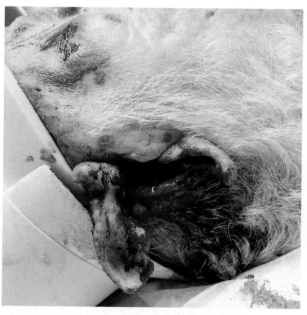

图 59.13　全层耳部撕裂伤，需要进行清创和多层次缝合

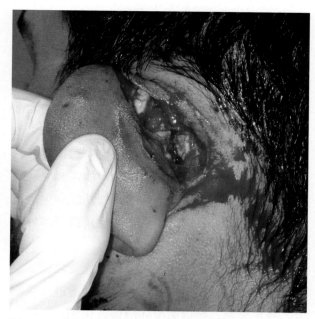

图 59.14　耳后创伤，需要进行周密的面神经检查以及适当的探查

参考文献

1. Levine E, Defutis L, Pruzinskky T, Shin J, Persing JA. Quality of life and facial trauma: psychological and body image effects. Ann Plast Surg 2005;534:502–510

2. Kornblut RM, Spetka LM, Heffner D. Penetrating injuries involving the anterior cranial fossa. Arch Otorhinolaryngol 1989;246:411–416

3. Dire DJ. Tetanus. Available at: http://www.emedicine.com/emerg/topic574.htm. Accessed June 18, 2015

4. Atkinson W, Hamborsky J, McIntyre L, Wolfe S, eds. Epidemiology and Prevention of Vaccine-Preventable Diseases. 10th ed. Washington, DC: Public Health Foundation; 2008

5. Angeras MH, Brandberg A, Falk A, Seeman T. Comparison between sterile saline and tap water for the cleaning of acute traumatic soft tissue wounds. Eur J Surg 1992;158:347–350

6. Stefanopoulos PK, Tarantzopoulou AD. Facial bite wounds: management update. Int J Oral Maxillofac Surg 2005;34:464–472

7. Schultz RC. Animal bites. In: Facial Injuries. 3rd ed. Chicago: Year Book Medical Publishers; 1988:207–227

8. Stierman KL, Lloyd KM, De Luca-Pytell DM, Phillips LG, Calhoun KH. Treatment and outcome of human bites in the head and neck. Otolaryngol Head Neck Surg 2003;128:795–801

9. Manning SE, Human rabies prevention—United States, 2008. Recommendations of the Advisory Committee on Imuzination Practices (ACIP). MMWR 2008;57:1–26, 28

10. Mutabagani KH, Beaver BL, Cooney DR, Besner GE. Penetrating neck trauma in children: a reappraisal. J Pediatr 1995;30:341–344

11. Lewis G, Knottenbelt JD. Parotid duct injury; is immediate surgical repair necessary? Injury 1991;22:407–409

12. Holmgren EP, Dierks EJ, Assael LA, Bell RB, Potter BE. Facial soft tissue injuries as an aid to ordering a combination head and facial computed tomography in trauma patients. J Oral Maxillofac Surg 2005;63:651–654

60

颅面骨愈合与修复的基本原理

作者：Craig D. Friedman
翻译：余婧爽　审校：王旭东

引　言

　　本章回顾了对整形外科医生而言重要的骨形成与修复的基本概念和原理。颅面外科学是面部整复外科学的一部分，因此基本的骨生物学和包括骨形成和修复的细胞学、遗传学以及分子生物学在内的应用生物学技术，对于提高临床治疗疗效具有关键的意义。随着这一知识体系的扩大，日益成熟的骨修复和固定外科技术已发展出更有效的治疗方法，并取得了前所未有的成功。

骨的发生与结构

　　骨组织是由细胞外基质蛋白构成的特殊混合物。骨组织对机体代谢需求应答，在相关细胞的监视机制下进行矿化，从而保持组织结构的完整性。

骨发生

　　在胚胎发育时期，骨发生的基本过程有两种方式。一种是骨膜内成骨，它独立发生于先前存在的模型或结构；另一种是软骨内成骨，通过替代已有的软骨结构或模型/雏形。

　　膜内成骨中，骨化过程是通过矿化物直接沉积到间充质组织的有机基质上。间充质细胞接受信号诱导分化为成骨细胞系。在颅面骨中，这是最主要的骨化过程。额骨、顶骨、鼻骨、上颌骨、颧骨和下颌骨都是膜来源的。

　　在软骨内成骨过程中，间充质细胞分化并形成软骨雏形。软骨雏形经历从生长状态到矿化的变化，并最终被分化的骨细胞所替代。矿化软骨的移除和替代是通过破骨（大的多核的）细胞和血管入侵到雏形结构中完成的。在移除了矿化基质之后，骨祖细胞重新聚集到雏形结构并形成骨。这种骨形成的机制是中轴骨形成的基础；在颅面骨区域，软骨来源骨分布于鼻中隔、部分鼻骨复合物、枕骨、颅底和下颌骨髁突。

　　所有骨（也包含胚胎来源）的外加性生长过程均为膜成骨，这是由于在正在进行的代谢塑形和重建过程中，没有检测到钙化软骨的残留物。骨来源对骨的愈合和修复可能起到的作用与局部的调节因子的对应关系还未阐明。许多骨发生的分子生物学的新见解正在被揭示，比如生长中的肢体发育控制（比如 hox/HOM 基因网）和局部调节因子（甲状旁腺相关蛋白）相互影响作用。血小板源生长因子（PDGF）对于诱导未分化间充质细胞增殖。PDGF-AA 和 PDGF-BB 已被证实能够促进包括成骨细胞和破骨细胞在内的多种骨细胞的增殖。在分化程度高的细胞里，PDGF 对骨生长的刺激效应减弱，因此这种生长刺激效应可能依赖供者的年龄和细胞分化的阶段。胰岛素样生长因子一定程度上维持保持总体生长和保持身体骨骼轮廓。高浓度的胰岛素样生长因子 -1 通过增加血清中骨钙素和 I 胶原的羟基末端前肽，快速激活骨改建。血清中骨钙素和 I 胶原的羟基末端前肽的水平既是骨形成的标志同时也表明尿的钙/肌酸酐比和尿尿脱氧吡啶啉分泌（骨吸收增加的标志）的增加。转化生长因子（TGF-β）有双向作用，在低浓度时增强形成，在高浓度时抑制成骨细胞的分化和增殖。骨形态发生蛋白家族（BMPs），特别是 BMP2、BMP4

和 BMP7，是最重要的也是潜在的骨生成的生长因子。在本章节之外，骨生成的生物学的进一步阐明将会对临床骨修复产生重要的影响。

大体结构

总的来说，骨可以描述性的分为骨皮质和骨松质。这些术语只指结构而言，并非细胞来源或成分。骨皮质（或骨密质）是直接位于骨膜下，邻近骨内膜，其表面衬有包膜，包膜为骨修复提供血供和骨祖细胞。这些被膜形成陷窝和小管的管腔系统，围绕在矿化基质周围，运输代谢物质；这同时也限制了骨单位（或基本骨单元）的外直径，其最大扩散范围在 100 μm 以内，小梁板的宽度在 200 μm。我们通常用骨小梁来描述骨松质。骨小梁的粗细、密度以及范围因人的年龄、所在的部位及其所承受的负载不同而不同。密质骨和松质骨的转变是一个动态过程：破骨细胞可侵蚀骨密质内侧面的陷窝内，允许松质骨的形成；相反地，成骨细胞可填补骨松质小梁间的间隙形成密质骨。

用更为精密的显微镜检测，尽管有些作者做了更细致的分类，骨组织通常仍被分为编织骨和板状骨。编织骨的特征是胶原纤维排列不规则。它形成很快，在人类每天 3~5 μm，并能够覆盖相当大的身体区域，结果减弱了骨的生物力学性能。板状骨的特征是胶原纤维高度有序排列，因此它的形成要求更高并且耗时。板状骨的沉积要在固定的前体支架上进行；并且板层沉积都有严格的平行要求。任何骨表面的不规则常常是由编织骨先于板状骨沉积完成的。板状骨的线性外加性骨生成每天 1~2 μm。

骨重建是一个发生在骨密质内外两面对立又统一的骨吸收和骨生成行为。骨重建过程中，破骨细胞吸收周围组织产生隧道。局部信号（生长因子和它们的调节因子）诱导破骨细胞跟随并沉积为板层状骨，这样，在毛细血管周围隧道壁缩小，形成二级骨单位，或者哈弗斯系统（Haversian system）。骨重建允许骨的持续修复和代谢更新，同时也保留了骨的结构和功能。

颅面骨的血供是丰富的。在骨性结构内，血供是沿着哈弗斯系统分布的，与福克氏管（Volkmann canals）交叉连接，毛细血管的外周是小管的被膜。这与前述的骨细胞的扩散范围在空间上是相关的，限制在 100 μm 以内。由于骨密质的血供依赖于长低压连接，并且骨密质具有一定的厚度，因而骨密质的血供易于破坏，恢复时间也更长。相反，骨松质的血供在没有重大分支血管情况下也能更直接到达其解剖部位。因此，愈合和重建过程需血管重建，才能更加快速有效地进行所有过程。颅面骨的血供情况和骨松质模式更为一致，因为相对骨总量来说它分布了一个相对大的表面积；同样地，这些骨不易受到血管损害。下颌骨是混合型的血供，因而从某种程度上来说更易受伤。总之，相对于四肢及其附属的骨骼，颅面骨丰富的血供能够降低感染并发症的风险。

生化结构

骨基质的非细胞成分往往被分为有机的和无机的成分。无机骨基质包含了骨干重量的 70%。主要的无机成分或矿化物质是钙和磷酸盐组成的独特的生物晶体结构，叫做羟磷灰石。虽然羟磷灰石指的是一种特殊的化学分子 $[Ca_{10}(PO_4)_6(OH)_2]$，但实际存在多种钙磷组合的磷灰石种类（比如无晶体状的），羟磷灰石是最多见的。余下的成分是由其他离子，包括钠、镁和另外一些极低浓度的无机离子组成。

骨的有机基质分为胶原和非胶原蛋白。胶原蛋白组成 90% 有机基质，它具有骨特异性的 I 型胶原，其特征在于特殊的多糖和交叉连接的方式。纤维和磷灰石的直接相互作用赋予了骨的特殊生物力学性能。存在于骨的剩余的胶原或者与血管发生联系，或者影响纤维直径（III，V，XII 和 XIII 型）。

非胶原蛋白组成有机基质的其余10%。它们主要分为蛋白多糖、糖蛋白，含糖蛋白以及生长因子。蛋白多糖是由葡糖胺基多糖共价连接到核心蛋白上。蛋白多糖的例子有核心蛋白聚糖和纤维蛋白聚糖，其相关的葡糖胺基多糖有软骨素和肝素硫酸。这些蛋白多糖被认为是各种不同生长因子的结合池，基本的成纤维生长因子和TGF-β。

糖蛋白的代表有纤维结合素，骨结合素，骨桥蛋白和骨涎蛋白。糖蛋白保证着甘氨酸—精氨酸—天冬氨酸细胞附着顺序。这些蛋白主要的作用是调节细胞附着和粘连以及协调有机基质矿化。

含糖蛋白以骨钙素为代表，参与维生素k依赖酶的反应。这些蛋白的末端基团是生长因子，比如TGF-β，BMPs，胰岛素样生长因子，以及不断增多的生长因子成员。虽然这些因子存在的量很少，但是在骨形成和修复过程中起到很重要的作用。特别地，这些因子会诱导间充质细胞分化为成骨细胞系。此外，它们在组织修复和发育的局部遗传控制有复杂的相互关系。总之，骨的细胞外基质是一个极其复杂的固态基质，它与细胞成分相互作用于骨生理学的调节。

生物力学性能

骨的天然组成赋予它独特的力学性能来承担其生理作用。骨也具有各向异性，即沿着不同的轴向有不同的性能。对骨的力量的测量取决于不同的比较对象和实验设计；然而，同钢铁相比，它具有10%的相对力量。骨的结构组成使得骨可受压，即允许力的传导。受压的结果是骨缩短或变形；临床上对这种加压的反应就是吸收，或者叫"蠕动"。当骨被拉长而变形时，在骨折前变形被限制在2%。无论是骨密质还是骨松质，骨的结构都能影响骨强度，如骨松质的强度比骨密质的小10%。骨强度的测量结果显示骨皮质的抗压缩力量可达到140 MPa，挠曲强度或者弹性模量

达到14 GPa。不同的病理学状态，如骨质疏松症，也会影响骨的微结构，继而改变骨的机械强度，最终影响抵御骨折的能力。

颅面骨的发育为感觉神经结构（如脑和眼睛）提供保护，并具有咀嚼功能。颅盖、面中部、下颌骨的结构承担有效功能和保护作用。颅骨和面中部主要起保护的作用；因此，在愈合过程中，这些部位的修复相对较少依赖力学因素。

在下颌骨范围内，力的传导发生在咀嚼肌连接处和牙颌平面。对下颌骨模型分析表明咀嚼肌力量最大的地方是下颌骨和下颌升支处。产生的力作用在颌平面上，使下颌骨向前弯曲，在牙槽区形成张力带。当修复下颌骨损伤时，注意这些张力带是很有必要的。咬合力（可达700kg）被传导到颌平面。在选择最小负载阻力进行固定修复时，应该考虑对力和力矩的计算。这些考虑在设计和安装固定装置时非常重要，尤其是在下颌骨，要考虑到它活动的功能。

骨　折

骨折是机械超负荷的结果，即在负载状态下抵抗形变失败，导致结构完整性被破坏。现已对骨折构型在受力、负载、能量释放以及特殊组织特性作了详细的分析。扭转、撕裂、弯曲和挤压导致骨折不同的类型比如横型、斜型、压缩型或者粉碎性骨折。结构的破坏伴随着骨血供的损伤，并且与软组织的损伤以及相关神经血管损伤相互影响。由于下颌骨相对较厚的骨密质会影响皮质内的血供，血管受损对下颌骨影响更为明显。然而，整体丰富的血供有利于愈合及抗感染。

骨折愈合

对骨的功能和原始结构重建的理解和评估是基于生物学和机械力学原理。大部分骨折达到机械功能愈合比发病前的组织和生物学更为优先。骨折后的伤口愈合宗旨是要求有功能细胞、充足

的营养（比如血供）和机械环境，来支持骨折断端的定位。最初的伤情引发了骨内部和表面重建的过程；在骨膜下区，DNA 合成的增加和细胞增殖几乎快速地开始。通过重建，无生机骨被有生机骨代替，同时增殖的细胞分泌前骨质（细胞外基质），接着矿化并形成骨桥。随着进一步的愈合和破骨细胞的重建作用，骨桥被成熟的板层骨所取代，同时小梁和髓腔也扩大。

　　断端间移位的两端有两种常见的愈合模式。事实上这是一个连续的过程；但是，最好还是把它们看作两种被经典描述的过程模式。在较小的断端间移动的情况下，骨形成存在的条件已如上述：即骨折断端接触的区域并没发生形变，并使破骨细胞通过切割锥作用穿越断面接触区，连接新形成的骨单元，这些骨单元同断端联系的，这被称为一期骨愈合或联合。如果保持制动，原始板层骨可在穿过接触区的裂隙形成；大的裂隙形成的是编织骨，接着重塑为板层骨。更大的但仍然制动的间隙，达到临界间隙，则不能支持骨的形成条件，最终将被纤维血管组织充填。

　　在更大断端间移动的条件下，骨折间隙的牵张力超过了间隙一期愈合所必需的稳定性。接着发生组织分化级联反应，这一过程依次是形成连接的肉芽组织，纤维软骨，矿化软骨，编织骨并最终形成骨密质。这个软骨痂的形成过程被称为二级骨愈合，或称骨折膜外反应，伴有软骨形成，最终软骨内骨化（图 60.1）。

　　基于实验方面的研究，这一愈合过程的细胞活动被很好地记录下来。在骨膜外附着的肌肉和其他软组织直接显示了细胞活动的增强。在肌肉纤维和骨膜之间可见外渗血（或称血肿），血肿中可见炎症细胞（多核白细胞和巨噬细胞）。这种反应紧跟着邻近的肌肉变化而产生，在变性的肌肉纤维中有成纤维细胞和其他细胞的增殖。肌肉纤维的基底膜失去了它的完整性，使得成纤维细胞混入血肿细胞和骨膜细胞，能形成更大的骨痂块。然后随着小动脉或者小静脉的形成，骨痂块快速地血管化。

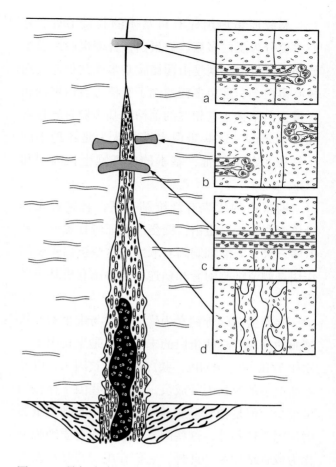

图 60.1　骨折愈合。骨折愈合的表现取决于骨折区域的几何图，各个部位的固定程度以及以上两种因素随着时间而发生的变化。整个骨折的绝对完美排列是不可能的；骨折断端的直接接触局限于很小的区域。其余部分都存在不同程度的间隙。断端间没有移动只可能存在于接触的区域和断端十分接近的间隙区。a. 如果该区域完全固定，无论是从一开始还是作为其他部位骨折形成的下一阶段，则在接触的部位发生跨越骨折平面的皮质骨内重建；b. 首先，在小的不动间隙内直接充满板状骨；c. 在骨的轴线上的二级重建逐渐引导初期完整性的重建。这种没有组织分化的中间阶段的骨折愈合现象称为直接愈合或一级骨愈合。纯粹的直接愈合，是如一侧图标所示的极端的骨愈合模式，相对罕见。离接触区域越远，不同程度的断端间移动的机会就越高，通常形成间隙的可能性就越高。在这些区域里的愈合模式的特征有骨折断端的吸收，骨痂形成以及通过组织分化级联方式完成断端间的骨化。这样在愈合过程中逐步地固定。如图标另一边所示，这种愈合模式，较为常见；d. 中间阶段，比如通过编织骨形成将宽间隙变小，见于两端之间。在骨愈合过程的特殊阶段，可发生同一骨折中一些部位相对移动，另一些部位固定。这样，在一次骨折中可能见到不同愈合模式的谱带。但是通常情况下，在整个愈合模式范围内只有很窄的区带反映出特殊骨折的情况。（具体参考 Spiessl B. Internal Fixation of the Mandible: Manual of AO/ASIF Principles. Berlin: Springer-Verlag; 1989.）

组织级联反应的下一阶段就是在骨痂内和邻近膜化骨形成的区域内进行，这些区域位于骨皮质和骨膜下之间。这一阶段，细胞增殖减少，分泌嗜碱性基质使得血管减少。该区域变得更加无血管和骨陷窝，与软骨细胞一致围绕在细胞核肥大的细胞周围。在骨形成或成熟过程中，软骨也在不断地形成骨，这与生长板形成的方式一样。成熟的基质和肥大的细胞被钙化，并且被从来自紧邻的膜化骨的血管入侵，接着重塑为编织骨并最终成为板状骨，从而不能与膜内成骨的骨膜下骨区别。

软骨生成是长骨和颅面骨骨折愈合的基本机制。这通常在下颌骨中可见，但在不具备一期骨愈合条件的其他部位骨中也能见到。临床不利因素包括断端骨移动，可影响局部愈合反应。肥胖和代谢紊乱（比如化疗），会削弱软骨的形成，影响骨的愈合。值得注意的是在既有的骨折中，两种骨愈合形式都有可能被观察到。

骨折修复的局部调控已受到了应有的重视。

在局部控制中发挥重要作用的生长因子由相关的炎性细胞产生，能够在骨基质内找到。骨痂内的破骨细胞，巨噬细胞或者软骨细胞也可以合成生长因子。在骨折区域较为多见的生长因子在表60.1中可见。在各种不同的研究中，最早被发现的是由血小板释放的TGF-β因子，能够刺激骨痂的形成。酸性成纤维生长因子可调节软骨细胞分化和骨痂的成熟，基质中的TGF-β的合成也有所增加，伴随着其他因子诱导软骨细胞成熟，启动软骨内骨化。

骨修复的局部调控因子中存在重要的相互作用，包括BMPs。BMPs是TGF-β超家族的分支，有8种BMPs（2到9；BMP1是蛋白酶，不属于TGF-β超家族），并且在骨再生的细胞生长和分化进程中发挥了重要的作用。当骨折时，多潜能祖细胞被局部免疫反应激活。BMPs结合到这些细胞的膜受体上，激活骨钙基因，转录蛋白信号，最终诱导细胞分化为成骨细胞。BMP3（骨钙素）存在于软骨膜、软骨、骨膜和骨，以及颅

表60.1　骨折愈合中发现的生长因子

生长因子	来源	富集区域	应答细胞	独特特征
TGF-β	血小板，炎细胞（单核细胞、巨噬细胞）成骨细胞，软骨细胞	骨是体内TGF-β最丰富的来源	大部分细胞都含有TGF-β	非活性前体肽；巨噬细胞最有效的趋化因子，能促进血管生成，激活丝氨酸—苏氨酸受体
BMPs（BMP-2、BMP-4、BMP-5和BMP-7）	软骨细胞，膀胱，上皮，脑细胞	最初在骨中被发现，现已确认它广泛分布全身	未知	TGF-β样结构；可能参与软骨形成，是胚胎发育过程中重要的调节因子
成纤维细胞生长因子（aFGF，bFGF）	炎细胞、成骨细胞，软骨细胞	在骨骼和软骨基质中结合HSPG	中胚层及神经外胚层来源的大部分细胞	刺激新生血管形成，有证据提示具有自分泌、细胞内功能；刺激IV型胶原酶
血小板衍生的生长因子（PDGF-AA，AB或BB）	血小板，单核细胞，活化巨噬细胞、内皮细胞	未知	大多数中胚层来源细胞	可激活酪氨酸激酶受体

缩写：转化生长因子（TGF）；骨形态发生蛋白（BMP）；酸性成纤维细胞生长因子（aFGF）；碱性成纤维细胞生长因子（bFGF）；硫酸肝素蛋白多糖（HSPG）（引自 Bolander, ME. Regulation of fracture repair and synthesis of matrix macromolecules. In: Brighton CT, Friedlander G, Lane JM, eds. Bone Formation and Repair. Rosemont, IL: American Academy of Orthopedic Surgeons; 1994. 获准转载）

面骨的膜化骨，并被证明具有所有 BMPs 家族最高骨诱导活性。对于成骨机制的进一步阐明无疑有助于提出新的骨折修复策略。

骨愈合的临床注意事项

对骨折愈合的临床评估一直采用放射影像学来进行的。复位之后，骨折线影像学密度最低。接着通过内部改塑，放射线密度降低，在外观上骨折部位更加弥散。再经过一定时间，骨折线会消失。确定骨愈合的指征是骨足以承担进一步功能，这些是从临床经验和实验研究中得来的。下颌骨的重建到能负担颅面骨的全负载需要 6 个月时间。其他面部骨部位则需更少的时间。骨折的复位和固定可在 4 周恢复功能和负载。随着坚强内固定板的应用，功能恢复的时间缩短到必要的直接限制功能所需的时间。

骨折愈合的潜在并发症包括感染、再骨折、延迟愈合、骨不连、植入物失败、植入物松动。由于接近并可能牵涉到口腔龋洞，常可能发生口腔菌群感染，从毗邻骨的软组织开始。感觉神经损伤极可能是在原发损伤基础上发生的，最常见的是三叉神经分支和面神经。

如果在面中部超过 6 周时间以及在下颌骨超过 12 周，只有少量或没发生骨的愈合，在临床上可被定义为延迟愈合。对于延迟愈合的处理包括一系列方法。从固定装置的更换到纤维联合的刮除术，伴有或不伴有骨移植。植入物失败多是源于放置装置过程中技术的偏差。常见的致病因素有缺少稳定性单皮质骨螺钉的应用，螺钉数目的不够，螺钉的脱落（自攻螺丝钉），以及当插入到不足够放置螺钉的导钻孔内时发生的骨损害。

骨折手术的指征

面部骨折手术治疗的目标是促进外形和功能的快速恢复。对于特定解剖位置，骨折复位固定的稳定性需要达到最佳状态。如果这种稳定性能达到，正常愈合过程能被最大程度地激发。对于

骨折治疗是采取闭合性还是开放性技术，要根据患者个体特性和特定的情况而定。用牙间弓形带进行上下颌骨的固定，保守闭合性纠正闭合型骨折，是既接近自然又简单的方法。但对于复杂伤的最好方法还是应用骨折的内固定术，这样能够促进功能恢复。功能稳定的内固定技术的应用指征如下：

· 多发性或粉碎性骨折
· 全面部骨折
· 骨缺损的骨折
· 开放性骨折
· 严重面中部错位
· 老年性萎缩下颌骨骨折
· 保守治疗引起的感染或不连续

同时必须考虑到社会因素，比如精神或认知变异会使得保守治疗更加困难。总之，开放性的骨折内固定术必须根据临床情况仔细考虑后确定实施。

骨折治疗的固定技术

固定植入的材料必须坚固，易变形且可以调整以适应骨表面，同时生物相容性好。在骨科手术中，金属是被应用的最为广泛的；不锈钢、铬钼合金以及商品化的纯钛是最常用的。近来可吸收迷你板系统逐渐成为可行的选择，但目前钛几乎专门用于颅面骨修复。钛的优势有：①形成表面氧化层抵抗腐蚀；②优良的组织耐受性，具备生物惰性。经过一段时间，无论是从自然降解过程还是金属植入物的结构缺陷产生的微小金属复合物最终都能被摄入到网织内皮系统。这会诱发速发型淋巴结病，并且在肝脏中可测得金属离子沉淀。

近年来，生物可降解的聚合材料被应用到临床。相比于钛金属，这些生物可降解材料的优势是它们固定一段时间后发生可预测的吸收，因而避免取出植入物的需求。钛金属内固定有几个缺点，包括应力遮蔽以及伴随植入部位的性能减弱，钛板钛钉体外可触摸，影响外形，以及排异和（或）

感染。虽然如今也发展出了新聚合物成分的配方，大部分生物可降解材料仍然是基于不同的乳酸原酯共聚物合成的。其中一种广泛应用的可吸收迷接骨板系统就是无定形的 70:30 L/DL- 聚丙交酯合成的接骨板，这种接骨板的优势在于前 6 个月内发生的连续水解作用。这种水解作用打破共聚物链成为更小分子的颗粒，随后被巨噬细胞摄取降解。初步研究表明这些系统为骨折后下颌骨骨折固定术提供可靠稳定的环境。但生物可降解材料存在费用高，体积大，螺钉破损，以及螺钉需植入板中等缺点。由于生物可降解聚合物接骨板的生物机械性能有限，这些植入物适用于只需承受最小应力载荷的颅面骨区域，比如颅骨和眶上颌骨区域；或者在儿童人群，这是因为考虑到金属植入物存在影响儿童骨生长的抑制作用。对于新的可吸收植入物仍需进行长期随访，以及对于局部愈合效果的担心目前还未能解决。

夹板固定是用更为坚硬的装置来连接骨折处。在颅面骨手术中，夹板固定装置最常用的是牙间弓形带作为外固定板。这种板的目标是在没有外科干预的情况下复位骨折断端。夹板固定术总是伴随着骨折区域的移动。以金属结扎丝或连接板进行内夹板固定，能更有效地降低断端骨移动和促进愈合过程。

加压是进一步降低断端骨移动的方法。加压固定包括加压两个表面在一起，骨和骨之间的加压，或者植入物和骨之间加压。加压在骨折平面产生预负载，增加骨断端间的摩擦力。保持轴线上的预负载大于由于功能产生的拉应力，断端间摩擦力可阻止剪切力引起的错位，因此可使骨折处保持不动。骨加压理论上能够保持数周到数月，能够促进骨折间的骨愈合。加压的生物力学优势在于为骨愈合提供一期骨愈合发生所需的稳定性，并使得植入物和骨之间是负载应力分散。加压也许能够通过螺钉或者螺钉和金属板直接的结合而获得。在颅面骨中，下颌骨是在骨折加压中最受益的骨。在面中部和眶颅区域，加压并不是必要的，并且在技术上很难达到。在表面和嵌入

骨移植，如有可能最好加压固定。

用螺钉加压（图 60.2）是从木工技术发展而来的"延迟螺钉"而实现。理想的状态是螺钉成直角状态穿过骨折平面。外层骨皮质或骨表面通过过度钻孔产生滑动孔，这就使得螺钉只固定在皮质表面和螺钉头的界面；接着第二表面或者皮质钻出一个刻上螺纹的孔，使得螺钉和空洞密切接触。植入螺钉产生断端间加压。应用螺钉产生的加压是有效的；但是临床实际情况常常要求使用不止一个延时螺钉或者螺钉同金属板联合来克服剪切力，结果使得在相当斜角的骨折中的碎片分散剪切力。

接骨板和螺钉（图 60.3）的加压作用是通过接骨板上螺钉孔的设计和螺钉的成角放置相结合实现的，当螺钉旋入螺孔时可在断端的轴线方向进行加压。加压连接板螺钉孔呈倾斜及圆筒状，使得螺钉向下和水平方向移动。螺钉头先置于接骨板孔的外侧边缘。然后螺钉水平方向滑动至接骨板螺钉孔的内侧面。螺钉同时也钉在了接骨板下方的骨上，螺钉移动时，骨也就依次朝内侧面和骨折线移动。骨折线两侧各有一个偏心放置的

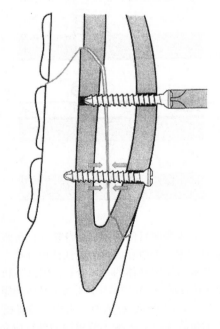

图 60.2　用延时螺钉对下颌骨斜形骨折的加压

螺钉。剩余的螺钉都中立放置，这样就不至于产生额外的力量对抗加压和使得骨折片分离。骨折的完全复位只发生在接骨板表面和相对应的骨

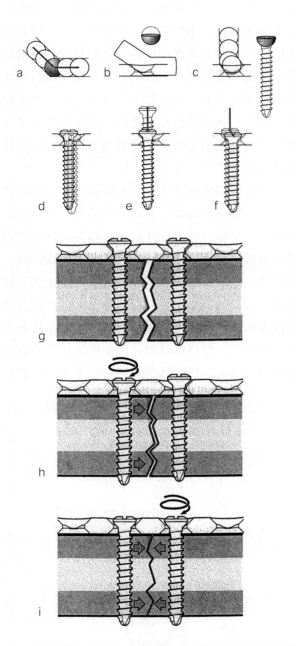

图 60.3 接骨板和螺钉的加压。a. 当螺钉头在卵圆形螺钉孔移动时，像一个球在成角的圆柱体中移动；b. 螺孔是一个倾斜和水平圆柱体的一部分；c. 螺钉头和其球形的下表面在接骨板 DC 孔中移动；d. 偏心放置的螺钉到达接骨板的边缘；e. 在螺钉拧入时，它将在接骨板孔中滑到其最终的位置（f）；g. 两个最里面的螺钉应在 DC 孔中偏心放置；h. 由于这些螺钉的拧入，它们使断端接近。i. 随着螺钉最后的拧紧完成加压

面；这样可能产生小的间隙，因此必须用小接骨板或牙弓夹板做成的张力带来固定。

螺钉作为基本元件，同接骨板联合使骨折断端相连。螺钉正确的选择和安置对于骨折断端的成功稳定是必需的。根据螺纹要穿过的外部直径设计螺钉。图 60.4 显示了螺钉的基本结构。拧入，即在骨中预制一个，通过特殊的拧的工具或者自攻螺钉实现，它有一个特别的尖端设计，可在切割的同时置入螺钉。螺钉把向下的矢状向力传递给接骨板，使接骨板与骨固定；应用于下颌骨接骨板的附加螺钉构型是锁型螺钉头。它具有较大的螺钉帽，能够将接骨板和螺钉锁为一体。其优点就是下颌骨的螺钉不易松动。

接骨板有多种不同形状的设计应用于颅面外科。为适应如眼眶、面中部、下颌骨等特殊部位而对接骨板作出了调解，并且不放弃保证稳定固定和螺钉安装的基本设计。加压的特殊接骨板和下颌骨安装共享同样的基本成分。

小　结

颅面骨愈合的原则对于每一位面部整形医生都是很重要。对于骨生物学的理解有助于成功治疗不同的临床问题。骨折愈合，或是肿瘤学的重

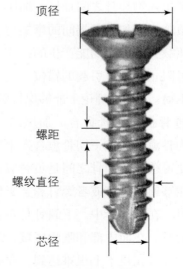

图 60.4　螺钉的基本结构

建或是发育病理学也需要这些原则。骨生成和修复的基本原则帮助外科医生选择合适和有效的治疗方案。对于骨形成发展和伤口修复之间的相互关系的进一步的阐述将会引领更为有效的技术发展和治疗策略。

推荐阅读

Anderson R. Femoral bone lengthening. Am J Surg 1936;31:479

Ashhurst DE. The influence of mechanical conditions on the healing of experimental fractures in the rabbit: a microscopical study. Philos Trans R Soc Lond B Biol Sci 1986;313:271–302

Assael LA. Considerations in rigid internal fixation of midface trauma. Atlas Oral Maxillofac Surg Clin North Am 1990; 1:103–119

Blierzilkian JP, Raisz LG, Rodan GA, eds. Principles of Bone Biology. San Diego: Academic; 1996

Brighton CT, Friedlander G, Lane JM, eds. Bone Formation and Repair. Rosemont, IL: American Academy of Orthopedic Surgeons; 1994

Brunner U, Kessler S, Cordey J, Rahn B, Schweiberer L, Perren SM. Defektbehandlung langer Rohrenknochen durch Distraktionsosteogenese (Ilizarov) und Marknagelung. Unfallchir 1990;93: 224–250

Champy M, Lodde JP. Synthesis mandibulare: location de synthese aux function de contraints mandibulaires. Stomat (Paris) 1971

Claes L, Palme U, Palme E, Kirschbaum U. Biomechanical and mathematical investigations concerning stress protection. University of Ulm; 1982

Coleman J. Osseous reconstruction of the mid–face and orbits. Clin Plast Surg 1994;21:113

Cordey J, Perren SM, Steinemann S. Parametric analysis of the stress protection in bone after plating. In: Bergmann G, Cordey J, Schwyzer HK, Brun S, Matter P. Bone loss following plate fixation of fractures? Helv Chir Acta 1985;52:181–184

Danckwardt–Lilliesträm G, Grevsten S, Olerud S. Investigation of effect of various agents on periosteal bone formation. Ups J Med Sci 1972;77:125–128

Dannis R. Theorie et pratique de l'osteosynthese. Paris: Masson; 1979

Day TA, Vuillemin T, Laedrach K, Raven J, Stucker FJ. The use of Calvarial bone grafting in craniofacial reconstruction. Facial Plast Surg Clin North Am 1995;3:241–257

Frodel J, Marentette L. Lag screw fixation of the upper craniomaxillofacial skeleton. Arch Otolaryngol Head Neck Surg 1993;119:297

Fuji N, Yamashiro M. Classification of malar complex fractures using computed tomography. J Oral Maxillofac Surg 1983; 41:562–567

Gautier E, Cordey J, Liithi U, Mathys R, Rahn BA, Perren SM. Knochenumbau nach Verplattung: biologische oder mechanische Ursache? Helv Chir Acta 1983;50:53–58

Gautier E, Cordey J, Mathys R, Rahn BA, Perren SM. Porosity and temodelling of Plated Bone after Internal Fixation: Result of Stress Shielding or Vascular Damage? Amsterdam: Elsevier Science; 1984

Goodship AE, Kenwright J. The influence of induced micromovement upon the healing of experimental fractures. J Bone Joint Surg Br 1985;67:650–655

Gotzen L, Haas N, Strohfeld G. Zur Biomechanik der Plattenosteosynthese. Unfallheilk 1981;84:439–443

Greenberg AM, Prein J, eds. Craniomaxillofacial Reconstruction and Corrective Bone Surgery. Berlin: Springer–Verlag; 1970

Gruss JS, Mackinnon SE. Complex maxillary fractures: role of buttress reconstruction and immediate bone grafts. Plast Reconstr Surg 1986;78:9–22

Gunst MA, Suter C, Rahn BA. Die Knochendurchblutung nach Plattenosteosynthese. Helv Chir Acta 1979;46:171–175

Haas N, Gotzen L, Riefenstahl L. Biomechanische Untersuchungen zur Plattenfixation an die Hauptfragmente. Orthopedics 1985;123:591

Haug RH. Basics of stable internal fixation of maxillary fractures. In: Greenberg AM, ed. Craniomaxillofacial Fractures: Principles of Internal Fixation Using the AO/ASIF Technique. Berlin: Springer–Verlag; 1993:135–157

Hayes WC. Basic biomechanics of compression plate fixation. In: Uhthoff HK, Stahl E, eds. Current Concepts of Internal Fixation of Fractures. Berlin: Springer–Verlag; 1980:49–62

Hutzschenreuter P, Perren SM, Steinemann S, Geret U, Klebl M. Some effects of rigidity of internal fixation on the healing pattern of osteotomies. Injury 1969;1:77–81

Ilizarov GA. The tension–stress effect on the genesis and growth of tissues. Clin Orthop Relat Res 1989;238:249–281

Jackson IT. Classification and treatment of orbitozygomatic and orbitoethmoidal fractures: the place of bone grafting and plate fixation. Clin Plast Surg 1989;16:77–119

Kellman R. Recent advancements in facial plating techniques. Facial Plast Surg Clin North Am 1995;3:227–239

Klotch DW, Gilliland R. Internal fixation vs. conventional therapy in midface fractures. J Trauma 1987;27:1136–1145

Kolbel R, Rohlmann A, eds. Biomechanics: Basic and Applied Research. Dordrecht: Nijhoff; 1987:387–392

Krompecher S, Kerner E. Callus Formation: Symposium on the Biology of Fracture Healing. Budapest: Academiai Kiado;1979

Kroon FMH, Mathisson M, Cordey JR, Rahn BA. The use of miniplates in mandibular fractures: an in vitro study. J Craniomaxillofac Surg 1991;19:199–204

Kuhn A, McIff T, Cordey J, Baumgart FW, Rahn BA. Bone deformation by threadcutting and thread–forming cortex screws. Injury 1996;26(Suppl l):12–20

Kuntscher G. Das Kallus–Problem. Stuttgart: Enke;1970

Lane WA. The Operative Treatment of Fractures. London: Medical Publishing; 1913

Lanyon LE, Rubin CT. Functional Adaptation in Skeletal Structures. Cambridge: Harvard University Press; 1985:1–25

Lynch SE, Genco RJ, Marx RE, eds. Tissue Engineering: Applications in Maxillofacial Surgery and Periodontics. Carol Stream, IL: Quintessence Books; 1999

Manson PN. Some thoughts on the classification and treatment of the Le Fort fractures. Ann Plast Surg 1986;17:356–363

Manson PN, Hoopes JE, Su CT. Structural pillars of the facial skeleton: an approach to the management of Le Fort fractures. Plast Reconstr Surg 1980;66:54

Marx RE. Clinical application of bone biology to mandibular and maxillary reconstruction. Clin Plast Surg 1994;21:377

Matter P, Brennwald J, Perren SM. Biologische Reaktion des Knochens auf Osteosyntheseplatten. Helv Chir Acta 1974; 12(Suppl):1

Mueller ME, Nazarian S, Koch P. Classification AO des fractures: 1 Les os longs. New York: Springer; 1987

Muller ME, Allgower M, Schneider R, Willenegger H. Manual of Internal Fixation. Berlin: Springer–Verlag; 1991

Muller ME, Nazarian S, Koch P, Schatzker J. The Comprehensive Classification of Fractures of Long Bones. Berlin: Springer–Verlag; 1990

Pauwels F. Biomechanics of the Locomotor Apparatus. Berlin: Springer–Verlag; 1980

Perren SM, Cordey J. The concept of interfragmentary strain. In: Uhthoff HK, Stahl E, eds. Current Concepts of Internal Fixation of Fractures. Berlin: Springer–Verlag; 1980:63–70

Perren SM, Rahn BA, Liithi U, Gunst MA, Pfister U. Aseptische Knochennekrose: sequestrierender Umbau? Orthopade 1981;10:3–5

Phillips JH, Rahn BA. Comparison of compression and torque measurements of self–tapping and pretapped screws. Plast Reconstr Surg 1989;83:447

Prein J, ed. Manual of Internal Fixation in the Craniofacial Skeleton. Berlin: Springer–Verlag; 1998

Rahn BA. Direct and indirect bone healing after operative fracture treatment. Otolaryngol Clin North Am 1987;20:425–440

Rhinelander FW. Physiology of Bone from the Vascular Viewpoint. Vol 2. San Antonio: Society for Biomaterials; 1978: 24–26

Rudderman RH, Mullen RL. Biomechanics of the facial skeleton. Clin Plast Surg 1992;19:11–29

Ruedi TP. Titan and Stahl in der Knochenchirurgie. Berlin: Springer–Verlag; 1975;3

Schatzker J, Tile M. The Rationale of Operative Fracture Care. Berlin: Springer–Verlag; 1987

Schenk R. Cytodynamics and histodynamics of primary bone repair. In: Lane JM, ed. Fracture Healing. New York: Churchill Livingstone; 1987

Schenk RK. Biology of fracture repair. In: Browner BD, Jupiter JB, Levine AM, Trafton PG, eds. Skeletal Trauma. Philadelphia: WB Saunders; 1992:31–75

Schenk RK, Willenegger H. Zum histologischen Bild der sogenannten Primarheilung der Knochenkompakta nach experimentellen Osteotomien am Hund. Experientia 1963; 19:593

Schliephake H. Bone growth factors in maxillofacial skeletal reconstruction. Int J Oral Maxillofac Surg 2002;31:469–484

Schmoker RR. Management of infected fractures in nonunions of the mandible. In: Yaremchuk M, Gruss J, Manson P, eds. Rigid Fixation of the Craniomaxillofacial Skeleton. Stoneham, MA: Butterworth–Heinemann; 1992:233–244

Schwenzer N, Steinhilber W. Traumatologie des Gesichtsschadels. Richtlinien für die kieferbruchbehandlung. Munchen; 1974

Spiessl B. Osteosynthese des Unterkiefers. Berlin: Springer–Verlag; 1988 Spiessl B. Internal Fixation of the Mandible: Manual of AO/ASIF Principles. Berlin: Springer–Verlag; 1989

Spiessl B, Schroll K. Spezielle Frakturen und Luxationslehre. Vol 1, Gesichtsschadel. Stuttgart: Thieme; 1972

Steinemann S. In: Greenberg AM, Prem J, eds. Craniomaxillofacial Reconstructive and Connective Bone Surgery: Metal for Craniomaxillofacial Internal Fixation Implants and Its Physiological Implication. Berlin: Springer–Verlag; 1998

Steinemann S, Mausly PA. Titanium alloys for surgical implants: biocompatibility from physicochemical principles. Sixth World Conference on Titanium, Cannes, 1988

Tonino AJ, Davidson CL, Klopper PJ, Linclau LA. Protection from stress in bone and its effects: experiments with stainless steel and plastic plates in dogs. J Bone Joint Surg Br 1976;58:107–113

Uhthoff HK, Dubuc FL. Bone structure changes in the dog under rigid internal fixation. Clin Orthop Relat Res 1971;81:165–170

Weber BG, Brunner C. The treatment of nonunions without electrical stimulation. Clin Orthop Relat Res 1981;161:24–32

Weber BG, Cech O. Pseudarthrosen: Pathophysiologie Biomechanik–Therapie–Ergebnisse. Bern: Huber; 1973

Wolf J. Das Gesetz der Transformation der Knochen. Berlin: Hirschwald; 1892

Wolff J. The law of bone remodelling. Berlin: Springer–Verlag; 1986

Woo SLY, Akeson WH, Coutts RD, Rutherford L, Jemmott GF, Amiel D. A comparison of cortical bone atrophy secondary to fixation with plates with large differences in bending stiffness. J Bone Joint Surg Am 1976;58:190–195

Yamada H, Evans FG. Strength of Biological Materials. Baltimore: Williams and Wilkins; 1970

Yaremchuk MF, Gruss JS, Manson PN. Rigid Fixation of the Craniomaxillofacial Skeleton. London: Butterworth–Heinemann; 1992

61 内固定系统在面部骨折中的临床应用

作者：Robert M. Kellman

翻译：王舒泽　　审校：王旭东

引　言

　　无论是骨折的固定，截骨的复位，还是面部缺损的修复与重建，手术的首要目的都是在兼顾并发症的前提下，最大程度地促进骨愈合。而合理使用坚固内固定技术是达到这一目的的可靠方式。现如今，随着科技的不断发展和进步，可用的坚固内固定系统纷繁复杂。它们有着独一无二的设计，并且在材质，接骨板，螺钉等方面都不尽相同。但即使设计千变万化，无论是何种内固定系统，根据的都是内固定的基本原理：植入骨内的固定螺丝可以保持骨的牢固并且抵抗外界的压力。而颅颌面骨骼内固定系统在临床中使用的三条原则也是基于这个原理而演变出来的，暨：①重叠骨块可用方头螺钉进行固定；②加压固定板的使用可以提高骨折块固定的稳定性（现如今，这项技术在临床中的应用已经越来越少）；③内固定螺钉及接骨板可以在保持原有结构的同时固定受损骨块，甚至可以连接骨缺损造成的两侧骨断端。这些基础原理是骨骼固定系统可以对骨折进行成功固定的基础。

　　原始内固定系统在投入使用的过程中往往以失败告终，原因是因为当时的条件下没有将生物力学的知识和骨折修复有机地结合起来。最初对于下颌骨骨折进行的坚固内固定，并没有对骨折处所受的压力，周围组织的张力等因素进行全面评估。造成了固定系统的不稳定以及术后的感染等现象。最初人们把失败单纯的归咎于坚固内固定系统强度并不能为骨折愈合提供所需的制动。

这一误解被矫形外科的研究所推翻。它们提出固定失败的原因恰恰是过分的固定所造成的。随着认识到骨块的受力是一个动态的过程后，骨折修复的成功率得到了大大的提高。就在几年前，骨折固定的生物力学原则也被阐述清晰。基于前人的不断努力，在过去的三十年中，面部骨骼内固定技术由于其对骨折固定的快速性以及对于骨愈合的促进作用，已经逐渐被广大医生所接受。

骨愈合

　　骨愈合前面章节已然尽述，这里只做一些评议。骨愈合的基础来自骨折断端之间的相对稳定。无论外界干预与否（例如石膏、夹板、固定系统），骨折的愈合都会发生。骨折断端之间的新骨形成是骨折愈合的基础。新骨在应力下适应性改建直至骨折的完全愈合。骨断端的移动是骨愈合的主要障碍之一，为了防止骨断端的移动，机体形成了骨痂对骨断端的移动进行限制。骨痂就像是天然的固定系统。如果骨痂对骨断端的固定作用适宜，即使不使用石膏固定或夹板固定，骨折的愈合也会顺利进行。但感染或骨断端过度的移动会使这一切都无法发生。骨折间隙甚至会被侵入的软组织所填充，形成类似假关节的组织，也可称之为纤维愈合。

　　骨外伤后，出血往往会导致血肿的形成。早期的骨愈合由毛细血管的破裂和成纤维细胞分化开始。首先形成软骨细胞，继而钙化形成骨痂[1]。在骨膜供血的条件下，骨痂在骨膜内侧形成并包绕骨折两侧断端使其固定。同样的过程发生在了骨折处。这一过程为骨折愈合提供了稳定性，是新骨形成的基础。这和利用外科内固定技术有异曲同工的作用。但如果愈合过程中有强大的外力干扰的话，骨折的愈合也无法成功。对于骨折愈合来说，外科的介入往往是必要的，不进行外科骨折复位的话，即使愈合也只是错位愈合（虽然愈合后骨骼强度可以和以前一样，但无法恢复正常咬合关系的话，患者的生活质量便会大打折扣）。

坚固内固定技术的应用使得骨断端的稳定性大幅度提高，增加了骨愈合的概率，使得骨不连的情况大大降低。并且坚固的固定技术也使得骨折愈合的瘢痕减少（前提是固定的正确）。坚固内固定技术的应用使得术后骨折愈合的瘢痕大大减少，虽然在显微镜下仍能观察到，但在 X 线中无法分辨。目前临床上多通过 X 线中是否可以看到明显骨折愈合瘢痕的方法来评判骨折愈合是否稳定。

下颌骨的坚固内固定

咬合

咬合永远都是面部骨折修复中所考虑的最重要的方面。咬合关系重建的重要性甚至要凌驾于骨折愈合的稳定性之上。在骨折固定修复之前上下颌咬合关系就已经应当建立。Arch bar 和 MMF 目前已经广泛用于临床，但无论何种形式的固定，它的目的都是避免因为骨折块固定不当而出现咬合错乱的情况。如果发现咬合错位的情况，要立即对颌骨进行重新固定，因为除了部分严重的面部外伤外，其余外伤都应以恢复正常的功能性的咬合关系作为骨折修复的首要目标。这就意味着，在匹配好完善的咬合关系之前，不应该贸然的进行坚固内固定。但万事皆有例外，如果骨缺损或骨创伤过于严重，骨折裂隙无法固定牢固并愈合

不佳时候，这时候可以酌情将咬合放在次要考虑。所以这对于进行骨折修复的整形外科医生来说，是一个富有挑战的事情但又是一个必须决定的时期。在固定咬合关系时可以使用螺钉和钢丝进行颌间结扎。这些螺钉都有较大的头螺钉固定于上下颌骨并在螺钉头上穿过钢丝。虽然这种方法快捷而方便，但这种方式并非万无一失，因为来自舌头的力量会对拉近的钢丝带来冲击。这主要是由于固定点颊侧的位置造成的。牙周夹板的应用可以对其起到一些改善。

生物力学

合理使用坚固内固定的目的可以使游离的骨断端在任何情况下都保持稳定和制动。由于咬合关系，咀嚼习惯等的不同，下颌骨的受力也是千变万化。如何通过内固定来对抗肌肉的拉力以保持骨折处的稳定性，便成为骨折修复的关键。因为如果骨折处在功能重建时受到肌肉牵拉而发生移动，那么其发生感染，骨不连，甚至骨髓炎的概率都会大幅增加。而且（很多时候医生觉得固定好了，实际上并没有固定完全，盲目的固定导致了失败）在对接骨板的型号、强度、数量进行选择的时候，下颌骨的生物力学是其必须要考虑的因素。因为骨折固定成功的关键一步就在于接骨板的强度可以克服拉力。所以每个解剖区域的生物力学分析都必须烂熟于心，把接骨板应用于需要抵抗较大张力的位置，这对于正常的愈合十分有必要。

骨的受力大部分都是不对称的，有的地方受到张力而有的地方受到的却是拉力。图 61.1 演示的是下颌骨受到了张力时的影响。图 61.1a 代表下颌骨受到了压力，− 代表下颌骨受到压力时的变化。张力使得骨折进一步加剧，而压力使其缩小（图 61.1），虽然这个受力模型十分的简略，但是对于正确的放置加压接骨板和迷你接骨板来说，熟悉张力和压力对下颌骨的影响是骨折成功修复的基础。这个生物力学概念最初应用于长骨

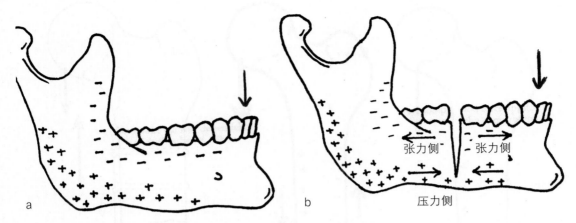

图 61.1　a.下颌骨在正常生理运动时候的受力分析。加号代表受到压力，减号代表受到了拉力；b.发生下颌骨骨折时候，下颌骨的受力状况。由于描述过于简略，不能作为固定时候的参考

的骨折修复[2]。最初的接骨板只是单单的将骨折的两端连接，并在每个骨块上固定一个螺钉以防止骨折碎片的移动，通过这样的方式固定骨块，但是这往往导致修复的失败。究其原因，是因为那时的医生并没能考虑到功能活动时接骨板的受力和接骨板的强度之间的关系。如果接骨板的放置位置以及强度都符合生物力学，并且型号，位置以及抗拉强度都合适，那么骨折修复的成功率就会大大增加。事实上，材料的发展要先于医学知识的进步。很早之前的接骨板和螺钉的强度就已经达到了修复的要求，只是如何正确放置它们是我们认识到了拉力和张力后才学会的。

以股骨为例，图 61.2 很明显可以看到外侧骨皮质受到的是张力而内侧受到的是压力。在静止时如果接骨板放置在骨块两侧（越过骨缺损），在压力侧进行固定的话，在活动时，外侧过大的张力将会超过内侧的压力，使得接骨板受力过大，这就会导致螺钉松掉，甚至引发骨不愈合以及骨髓炎。但如果接骨板固定在了张力侧，情况就大为不同，只要螺钉没有出现松解，骨折就不会扩大。接骨板承受着重力（载荷），即使受力很大，也会被接骨板产生的静态压力承担，即使骨折的

受力不断变化，骨折愈合的可能性也很大。

可以毫不客气地说，对生物力学原则的正确使用所产生的效果甚至要强过使用最坚固的固定系统。当对张力区的骨折进行修复时，只要扭力别太大，压力区骨量别太少，都可以用较少的固定装置满足效果（只要器械能抵抗住固定部位的拉力的影响）。但如果这两点不满足，那就需要较多较大的器械来进行修复了。比较极端的例子就是一些大量的骨缺损，这时候就需要复杂的固定系统。

理解上述原则是理解骨折修复成功与否的关键。

颌间结扎进行上下颌骨的固定

传统观点认为只要将上下颌骨牙齿结扎在一起即可，但这并不十分正确，因为吞咽动作身会有很大的力量。这些力量会传递到牙齿上，分散力量。如果骨折区域骨接触较多并且所受的扭力比较小，这时便可以出现骨痂愈合。当然这种固定技术失败率很高，需要坚固内固辅助（避免过长时间的颌间结扎）。

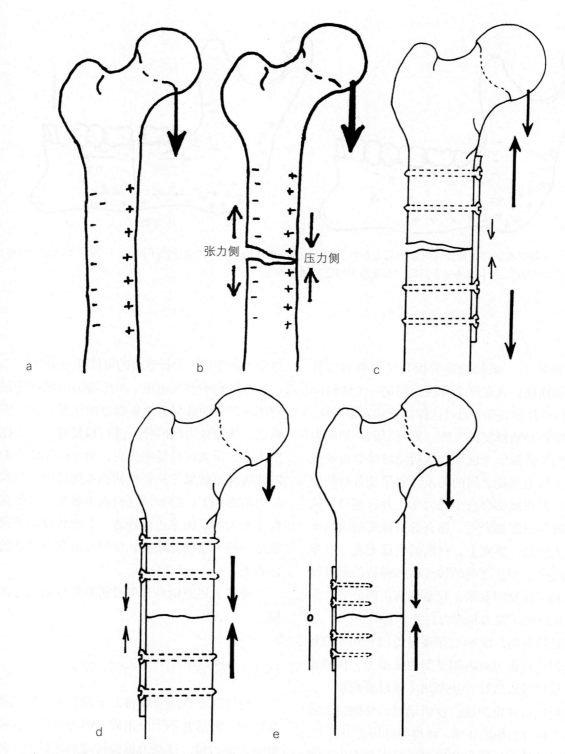

图 61.2　完整的股骨和骨折的股骨在生理活动时的受力状况。a. 很明显股骨的受力部位在内侧，于是压力沿着骨内侧分布，而牵张力在外侧。但是是整个骨进行承重（b），在有骨折的时候受力也是内侧受到压力外侧受到牵张力；c. 沿着张力侧放置接骨板会使得接骨板的承重能力降低，小箭头代表的是接骨板承受的压力；d. 加压板沿着张力侧放置，小箭头为静态压力，粗箭头为骨折线压力，加压板在张力侧压力阻止了通过骨折线的牵张力，合力就是更大的压力；e. 应用单皮质接骨板静止时通过骨折线的力量为 0，其固定于张力侧，是力量集中于骨折线（这并不代表临床上应用于股骨的方式）

利用钢丝结扎进行上下颌骨的固定

对于高失败率的不稳定的颌骨骨折，进行骨间的钢丝结扎不失为一种行之有效的方法，尤其是对于张力侧的骨折，它的成功率会大大提高，而其弊端是钢丝作为外物进行结扎的时候，容易出现排异和感染的情况，这往往会导致愈合的失败。延迟愈合发生时，增加颌间固定的时间尤为必要，如果出现这种情况，结扎时间至少要增加到 6~12 个月。尽管很多医生都相信复杂的网状结构的钢丝所提供的固定已经很充足了，但是关于钢丝和钢板固位 Luhr[3] 已经作出比较，结果高下立判（图 61.3）。

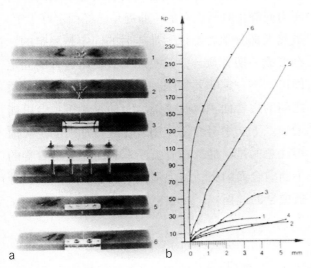

图 61.3　骨结合实验模型。（1）两根平行钢丝结扎，结扎厚度 0.5 mm。（2）水平钢丝结扎结合 8 字结扎。（3）38 mm 长的 groove 型。0.5 mm 不锈钢夹板，用 3 根 0.5 mm 的钢丝结扎固定。类似于 Harward 1962 年提出的方法。（4）Becker 改良的别针固定，四个经皮骨结合螺钉用 10 mm×10 mm 的丙烯酸板连接。（5）普通圆孔骨固定板（Venable 骨固定板，38 mm）（6）加压螺板 38mm 在弯曲力的作用下，不同类型的骨结合稳定性显示在负荷作用下两个测试片段间宽度。即使相对小的 20 kPa 的负荷也可以导致骨接缝的松开 1~4 mm。普通螺纹系统（5）相对稳固，但加压螺钉远胜于它（引自 Krüger E, Schilli W, eds. Oral and Maxillofacial Traumatology Volume 1. Chicago, IL: Quintessence; 1982.）

迷你接骨板在骨折中的应用

迷你板的叫法是对于颌面部的骨折固定器械的叫法，并且一直使用延续至今。是相对于加压板（虽然很少应用），重建板这种大的固定器械而存在的。为了进一步提高下颌骨骨折修复技术，Champy 对下颌骨的生物力学进行了研究分析。发现在特定时候使用接骨板会对功能活动的外力产生作用[4]。静止时沿着张力侧进行固定就没有压力影响，而在活动时如果没有足够的固位力的话（只抵抗张力），受到的压力就会很大（图 61.2e）。

成功的骨折修复有很多种因素，知道什么时候可以用接骨板最能促进骨愈合就是其中之一。这个可以用环氧树脂所制作的体外模型来进行模拟。如图 61.4 Champy 就是通过这种方式得出了理想的张力线多位于下颌骨体部。这就是所说的下颌骨体部的张力带。在正中联合处就需要两块接骨板，并且固定时要沿着这条线才是理想的。其次单一接骨板要沿着这条线或者在这条线之下才会被认为是有效的[5]。但 kroon[6] 认为这个张力线并不是一成不变的，在功能活动时是向另一侧相转变的，这也就要求在修复过程中，需要先对第一块钛板进行固定后，再对第二块进行固定。对于下颌角的固定仍然有很大的争议，Levy[7] 报道称下颌角区域至少要使用两块接骨板。如果使用一块的话会有 25% 的并发症而使用两块就能下降到 3%，这与 kroon 的结论相同。相反 Ellis，Walker[8] 的结论是单板固定的效果更好，并且两块接骨板会带来 28% 的并发症概率。而一块的概率是 16%。作者认为，对于这种存在争论的事情，还是保守一些，固定修复的时候选择两块钛板比较好。

当模拟好了理想的固定位置后，就需要对接骨线进行判断，这时候主要通过皮质骨螺钉来实现，这是一种仅仅固定于下颌骨单皮质螺钉，可以避免损伤牙根以及下牙槽神经。但即使使用它，医生也要对下牙槽神经以及牙根的解剖十分熟悉。并且要对皮质骨螺钉的受力情况十分清楚。因为加压板会由螺钉的轴传到固定的骨质上。同时应用的钢板和螺钉必须强度够，2 mm 接骨板就可以有足够的强度。有的皮质骨螺钉，在加压后骨块移动后，受到了来自骨块的压力会出现弯曲，松动和移位。这也就造成了固定失败。但是固定失败的原因有很多，我们没法都找到。因为面部固定中使用的精细器械太多，不可控因素也太多。但是外科医生一定要对他们相当熟悉。对螺钉的大小，强度，需要使用的数量必须如数家珍。但是螺纹的类型可以不那么重视，因为他对固定没有多大影响。大型的螺钉，钢板以及新钻

孔的螺钉等可以在急诊时使用。Farmand[9]介绍一种称之为 3-D 接骨板的器械。制作方式依然和以前一样，只不过形状是由正方形和矩形构成。即使这些接骨板比较纤细，在强度上的确较之前的普通接骨板大大提高，可以沿着张力带进行固定，因此效果很好（图 61.5）。

加压骨结合术

加压的固定方式现在虽然已经很少使用，但对于颌面骨折的固定仍然不失为一种行之有效的方法，就像是名字所写的样子，加压固定的方式是用于外力跨越的骨折；因此骨折修复时候，在静止时骨折块断端也有压力。这一点是与迷你板的固定不同的，迷你板是只有在功能活动时才有压力而静止时是没有的（前提是已经固定好了）。虽然大部分学者都认为加压后的固定是稳定的，会形成一期骨愈合，但实际上只要是合理的固定即可，不一定非要加压。加压固定可以增加骨块之间的接触面积以及摩擦力，使得骨折愈合可能增加。下文中会介绍使用螺钉进行加压固定。值得注意的是，加载在骨折断端的压力会随着骨的不断愈合而消失，压力消失的过程实际上就是骨折愈合的过程。

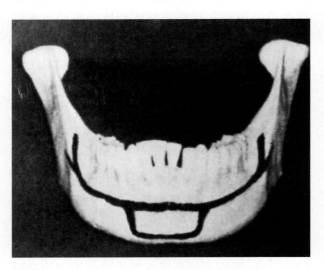

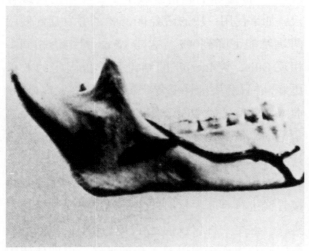

图 61.4　理想的下颌骨骨结合线（引自 Krüger E, Schilli W, Worthington P, eds. Oral and Maxillofacial Traumatology Volume 2. Chicago, IL: Quintessence; 1985.）

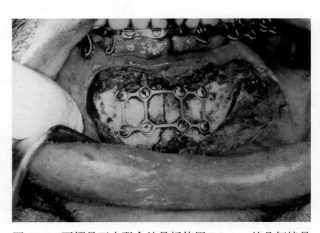

图 61.5　下颌骨正中联合处骨折使用 2.0 mm 的几何接骨板进行修复，它与两块连接在一起的迷你板有区别，它有更大的固位力

加压板固定

加压板的原理会在最后叙述，这里讲一下他的固定方法。加压板固定至少需要两枚皮质骨螺钉（以防止螺钉脱落导致失败）。但是由于必须适应下牙槽神经管的走形。所以下颌骨加压板得在下颌骨下缘（下牙槽神经的下方）固定。虽然螺钉和接骨板的强度很大，但是没有放在生物力学的有效位置上，并没有使得这种固定方式达到理想的效果。事实上这种固定方式的失败率相当之高（图 61.6）。

而 Spiessle 弹力带解决这一问题[2, 10]。对骨折两侧骨块进行牵引。一侧就处于压力，一侧处于拉力下。这类似于小型接骨板沿着假想的截骨线固定，使用这种方式增加骨块之间的接触面积和摩擦力，提高了稳定性和愈合的成功率，因此提高了骨折愈合的可能性。

弹力带应用有很多方法，当骨折发生在颌骨的临近牙齿的部分，弹力带可以放置在牙弓上，这时必须扎进以防止基底部分牙槽骨骨折断端产生张力。同时可将钛板放置于下牙槽神经下方以辅助弹力带作用，这类似于小钢板固定方法，事实上小钢板同时辅助弹力带可用于基底部同时使用加压钢板固定的骨折。

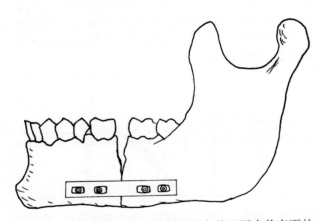

图 61.6 在骨折中，将接骨板放置在处于压力状态下的下颌骨下缘。这时生理活动的受力将远大于接骨板的固定力，使得固定的稳定性大大降低。同时使得骨折的牙槽骨出现裂隙

骨折的加压固定技术

加压固定并不是颅颌面骨折的常用手段，但其中蕴含的生物学原理却是相通的。从它的名字就能看出来，这种固定方式的特点是对两个骨折块进行加压，这与普通的接骨板不同，普通接骨板会在平时不受外力作用，只有在活动的时候才会受到跨越骨折线的外力作用。以往的经验都认为加压固定是骨折直接愈合的先决条件，但是现在的观点认为，只要合适的固定方式就可以，不一定非要加压。其增加骨愈合的主要原因就是增加了骨之间的接触面积，接触面积大了，自然成功率就提高了。尤其对于不稳定的骨折，加压之后还能增加骨段之间的摩擦力，对骨端进行了制动。这也可以通过使用方头螺钉来代替，具体使用方法下面会讲到。加压后，骨会在压力的作用下改建。压力也会随着骨的改建而不断减少，最终骨改建会在压力消失后而停止。骨改建的过程实际上就是骨愈合的过程，所以随着压力的消失，骨愈合的过程也随之完成。

使用方头螺钉对骨折进行加压固定

我们用大头螺钉的加压固定作为这一章节的结尾，骨折发生重叠，错位的时候（例如矢状劈开截骨，斜形骨折），大头螺钉的使用可以使骨折段回到原来的位置并且相互接触（图 61.7）。而且螺钉的优势是它可以穿过两个重叠的骨块，这样又一次的增加了接触面积，把两个骨块连接在了一起，达到坚固固定的效果。

使用大头螺钉的要点是能同时穿过两个骨折块，螺钉钉帽在第一个骨块上受力，对两个骨块进行加压。使用螺钉固位时有两种情况需要注意，①有的医生在植入螺钉时并没有同时穿透两个螺钉，两个骨块还是存在相对移动，这样就没有了加压的意义（图 61.8）。②有的医生在植入时候会出现穿透第一个骨块后，螺钉会推开第二个骨块，如果这时候旋紧螺钉，两个骨块之间就会存在间隙，这也使得加压失败（图 61.8a）。所以

达到骨块之间的制动和紧密结合才是加压螺钉的重要作用。只有这样才能被称之为"固定螺钉"。我们在矢状劈开的时候经常会使用这种固定方法，以达到保持髁突的稳定性。

单一的大头螺钉很难防止骨块之间的旋转移位，所以如果只是使用螺钉固位，那就至少要使用 2~3 个螺钉才行[11]。另外，大头螺钉也是可以穿过接骨板进行固定，但这样操作对螺钉去了加压的意义（图 61.9）。

下颌重建板的应用

下颌骨重建板（MRP）多用于下颌骨缺损的修复。不像迷你接骨板和加压接骨板那样，需要下颌骨完整才能提供稳定性。重建板存在的意义就是恢复下颌骨的完整性。要想达到重建的效果，重建板必须要坚固并且有很多的孔来容纳螺钉。螺钉可以增加重建板的固定力，使用重建板的时候两端的骨断端至少要每边有 3~5 枚才够稳定。

重建板的强度连桥接骨缺损都不在话下，更不用说是一些正常的骨折修复了。当加压板和迷你接骨板没法固定或保持稳定的时候（比如说粉碎性骨折），用重建板是个不错选择。所以重建板往往是骨折修复中"兜底"的固定方式。即使没有弹力带或者加压固定，他也可以牢固的固位。缺乏骨组织完整性的粉碎性骨折部位经常使用重建板。像下颌角或者下颌体萎缩这样的情况也经常使用重建板，因为他们的生物力学十分复杂。

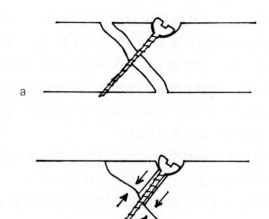

图 61.8　同样是螺钉同时穿过两个骨块，而图（a）中螺钉在穿过第一个骨块后，遇到第二个骨块时是先将其推开后螺钉才旋入其中。这使得固定后，两个骨块没有完全相连，而是之间有着很大的缝隙。（b）中所示与（a）最大的区别在于，（b）中第一个骨块的钻孔很大，与螺钉连接的时候没有被螺纹旋紧而是直接通过。当遇到第二个骨块时候虽然也会把骨块推开，但是当旋紧的时候依然可以起到加压的作用

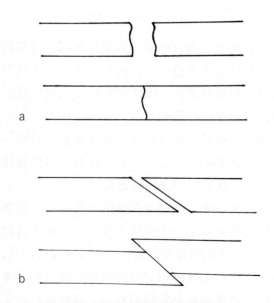

图 61.7　在错位骨折中容易出现不良固定原因。a.骨折断端相对，加压板可以完好的固定；b.骨折断端没有完全相连而是斜形接触，如果这时候加压会造成骨块之间滑动

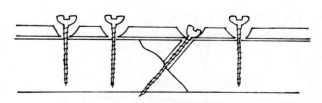

图 61.9　根据延迟螺钉原理第一个孔将被钻大，螺纹没法抓住第一个骨折片，所有其余螺钉被中立位放置在孔洞中，于是螺钉以及孔洞中存在相互作用

像那种骨量很不好，供血又很少的区域，比如说特别细的下颌骨，特别薄的骨壁，需要重建板来固定，因为重建板的优势在于他在血供很少的骨折处也能完成较高的骨愈合（比如说骨膜剥离比较严重的地方）。前提是那个位置的生理活动时压力不要太大。

骨髓炎部位的重建一直让我们头痛，而重建板是能承担这个位置修复的任务的。重建板可以在伤口进行彻底清创的过程中植入，也可以选择感染完全消除再植入。只要植入螺钉的位置不要靠感染的位置太近就行。临床上也喜欢在植入重建板的过程中植入一些松质骨到缺损区域。

大部分的外伤造成的软硬组织缺损，一般不会同时进行修复。临床会选择先进行骨架结构的快速修复，恢复轮廓外形。二期再进行软组织修复。重建板拥有长时间暴露依然保持其稳定性的特征。这也为二期软组织修复提供了基础。这对于患者情况不稳定，无法承受一次大范围重建手术的患者是个很好的选择。

在肿瘤切除后患者的颌骨重建中，重建板有一个使用的小技巧。他可以起到类似于手术切除导板的作用。在没有进行颌骨切除之前，先将重建板放置颌骨上并钻孔。移除重建板后，钻孔还在。可把钻孔作为手术切除的标志，这样就使得切除和重建相统一。待肿瘤切除后，重建板就可以按照原来的钻孔进行安装。但不是所有患者都是一期做骨的重建修复，这要看个人身体情况。

随着重建板发展得越来越成熟，它变得越来越可靠也越来越好用了。此前的重建板要是想获得稳定，重建板的弯曲程度和骨一定要十分匹配，否则在旋紧螺钉的时候就会有很大的困难。现在的设计螺钉和重建板是被固定在一起的，螺钉进入到骨质内之后重建板也就跟着被固定住了。这一设计使得重建板不需要和骨的缺损形状太匹配。甚至螺钉周围一些区域骨质吸收了也不要紧。而且只要螺钉在位，感染，愈合失败，排异反应这些情况也都大大减少。现在的很多螺丝也被设计成了那种膨胀螺丝，重建板中间有螺纹，螺钉可以通过螺纹固定在板子上。

特殊的下颌骨骨折的修复

非错位的下颌骨骨折

对于非错位的骨折，恢复咬合是最重要的。因为咬合关系本身就是防止骨折移位的重要措施。骨折断端至少使用一块加压板，并且每一侧至少使用一枚螺钉，而对于下颌角的骨折固定则至少使用两块接骨板。加压板应放置于神经的下方。当牙弓作为弹力夹板形成确定固定时候，需要张力固定夹板，接骨板的使用一般都是没法单独通过固定咬合关系而固定骨块的情况。而接骨板也没法使用的时候，我们就会使用重建板。由于会出现较大的术后并发症，所以加压板一般不用在下颌角部分的固定即使它的临床效果实际上还可以。

下颌体部骨折固定的时候，使用迷你接骨板，至少用两个，一个放在正中联合处，但另一个要放在下颌骨体部。在固定下颌角的时候，一块钢板要沿着外斜线进入进行固定，并且保证骨折线两端有一枚螺钉。而第二块钢板要在颊部，下牙槽神经上方。3D钢板固定与迷你板的方式一样。一般的迷你板都可以口内入路，而大的重建板要口外入路，尤其是下颌角的部位

下颌骨正中联合处的坚硬骨质的固定多可以使用方头螺钉进行固定，这时候螺钉植入的时候要注意向相背的方向植入，如图61.10这样可以减少螺钉之间微小骨折的发生，并最好放置两个螺钉。经过Niederdellman[12]介绍，如图61.11对于下颌角的骨折修复可以使用方头螺钉，固定时候从口内入路，要注意螺钉的方向保持上后内，并且避免伤到下牙槽神经，这是一项富有挑战性的工作。

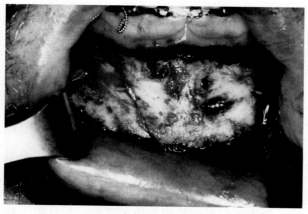

图 61.10　通过螺钉固定修复下颌骨正中联合的骨折。尽量使两个螺钉的植入方向相反，这样可以避免一些小骨折。并且打孔时要尽量使得螺钉的头部可以埋入骨中

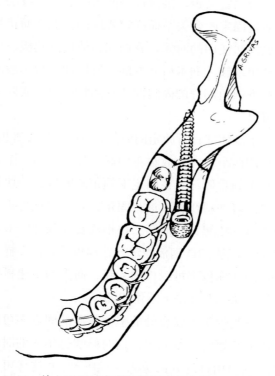

图 61.11　从上面观观察螺钉修复下颌角骨折的状况。值得注意的是，螺钉植入的方向，从颊侧到舌侧应该是从前到后，从下到上。这样才能使得骨块断端直接接触（引自 Kellman RM, Marentette LJ. Atlas of Craniomaxillofacial Fixation. New York: Raven Press, 1995.）

错位性骨折

　　如前所述，骨折错位时的固定，需要让螺钉

同时穿过两个骨折块，因为只有穿过骨折块了旋紧螺钉时才会对两个骨块进行同时的加压固定。一般来说至少得用两个螺钉固位，能用 3 个最好了。而且如果使用的是大头螺钉，一定要和接骨板一起应用（图 61.9）。

下颌角骨折的修复

　　下颌角骨折被单独拿出来讲主要是因为这个位置修复时候的并发症高发[7, 8]。而且究竟什么样子的修复是理想的，现在也没有一个定数。Champy[4]，Ellis，以及 Walker[8] 等认为用一块迷你接骨板固定在骨折线上就可以达到稳定。Kroon[6]，Levy[7] 以及 Kellman[13] 则认为需要两块迷你接骨板。但最终，能完全胜任下颌角骨折修复的依然是下颌重建板，它坚固到骨缺损部位都可以修复，更何况是这里。Ellis[14] 发现下颌重建板强度上可以完全满足下颌角骨折的需求，但是不到万不得已时候不会用。因为使用重建板费时费力。但是由于下颌骨后部的骨比较薄而且如果拔了第三磨牙的话，那个位置的骨会变得不稳定。这种情况下还是要选择下颌骨重建板进行修复，并且至少在骨折两端各固定 3 个双层皮质螺钉。

髁突颈骨折

　　髁突颈骨折的治疗手段仍然充满了争议。绝大多数的外科医生还是崇尚保守治疗为主。但是微创内镜技术的发展，使得髁突颈骨折开放复位的代价越来越小。并且内镜使用的辅助器械也越来越多。这使得关节镜使用的时候可以只通过一个下颌角区域小的创口甚至是口内入路进行手术。关节镜上的套筒使得光学共振器可以最大化的应用，特殊的创口扩大器使得手术时的视野更加宽广。这些设备都可以使得钢板容易伸到骨折位置，并且通过穿颊套管使螺丝固定（图61.12）。一般使用 1~2 个 2 mm 的接骨板，并在术中放射性检查其位置的正确性。

严重的粉碎性骨折，骨缺损，以及萎缩性下颌骨的修复

迷你接骨板，加压接骨板以及螺钉的固定都是依赖于骨结构的完整性。借助于生物力学知识的指导，使得骨块之间聚合并且达到愈合。但是如果骨块粉碎了，或者骨块缺失了，这种方法可就行不通了。能替代原来缺损的骨位置的只有两种东西，一种是移植骨（吻合血管的游离组织移植），另一种就是强度足够支撑缺损部位的植入物。下颌重建板当初就是为了恢复下颌骨的完整性而设计的。在粉碎性骨折时这些部位必须在骨折两侧至少植入 4 枚螺钉。小的骨块可以用钢丝或者小的接骨板固定。甚至可以直接丢掉，这还是因人而异的（图 61.13）。对于萎缩性下颌骨的患者，下颌骨的情况很糟糕。所以固定时不仅要面对骨量不足的情况，缺乏骨与骨直接的连接，更要应对供血不足的情况。这就使得修复十分的困难了。这种情况下还是要选用重建板的，这样可以有效地防止骨不连的形成。

坚固内固定技术在中上面部骨折的应用

咬合关系

如前所述，功能恢复的头等大事就是恢复咬合关系。无论是上颌骨还是下颌骨的一样重要。当然这并不是说骨折修复不去管上下颌骨骨折的修复。

生物力学

和下颌骨骨折一样，面中部的骨折以及截骨术也是可以被钉板系统牢固的固定。但是这部分的骨质更薄，形状更不规整，可以操作空间有限，并且表面的软组织量也更少。所以应用于面中部，上部的固定系统往往更加小巧，形状更加多变。加压板和普通板都可以应用于此。

一般来说，无论多薄的骨头都能被螺钉牢固的固位，实验已经证明了，即使只有 2 mm 薄的骨壁也可以牢固的固位的[13]。这说明绝大多数

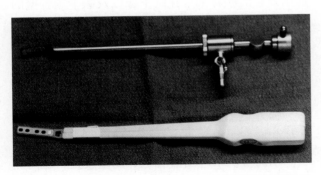

图 61.12 这是一种可以配合修复髁突颈骨折的内镜的牵张器，用来扩大手术视野。它最初是用来配合额部的祛皱手术的。牵张器下方的钢板推进器可以帮助接骨板到达正确位置，通过移动手柄上的塑料拨片可以达到左右移动接骨板的目的。当钢板到达合适位置后，牵张器上的夹持装置会放下接骨板，并使得牵张器退出伤口

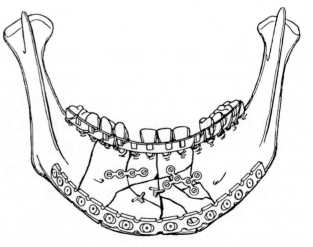

图 61.13 对于下颌骨粉碎性骨折的治疗，临床上多首先使用大的下颌骨重建板对规则，体积较大的骨块进行固定。之后再用螺钉将小的骨块固定在接骨板上。最后对于细小的骨块可以使用钢丝进行固定（引自 Kellman RM, Marentette LJ. Atlas of Craniomaxillofacial Fixation. New York: Raven Press, 1995.）

面部骨骼都可以被牢固固定。但是使用坚固内固定之前要确认的是骨折段是不是已经恢复了其原来的位置，要不然就会引起错位愈合[14]。一旦进行了准确的复位和固定，MMF 就可以拆除了。进一步的来说，这主要是为了避免术后面部高度的缩短以及骨块的旋转[15]。

和下颌骨不同的是，在面中部拉力，压力所带来的影响并没有那么的大，生物力学的考量在这里也主要是为了正确的固定而已。骨的精确复位是一个三维上的要求，之后要使用强度足够的坚固内固定保持其在生理状态下的稳定性。垂直骨块的位置决定着面部高度[16]。前后向的长度主要是靠颧弓来维持。而横向的宽度决定于双侧颧弓的距离，包括内侧眶缘，鼻以及上颚。

颧弓骨折

一般很少有医生会对独立的颧弓骨折进行固定，但是有了关节镜技术之后，医生对于它的治疗态度就没那么保守了。对于手术复位颧弓骨折都跃跃欲试。如果关节镜技术成熟而稳定了，相信它会对颧弓骨折的治疗带来新的契机。

颧骨—上颌骨—眶骨折

这个骨折又被称为"骨三角"骨折。骨三角是一个以颧突为中心的三角，并且多是与颧骨，颞骨，额骨，上颌骨有关。在不包含眶缘以及上颌骨骨壁的时候，这也称之为四边形骨折。事实上远比描述的复杂得多，外伤时也常常波及眶底及眶外侧壁。Manson 将骨折的重程度分级，分为低能量骨折，中能量骨折，高能量骨折[17]。很明显，骨折缺损越大，修复的范围也就越大。在很多低能量骨折中，骨折移位很小甚至都不需要去修复。但是即使是很简单很小的颧骨骨折，仍然需要使用接骨板进行精确的解剖复位和固定。小的骨折移位对应的是小的创口暴露。事实上，骨质隆起下方的骨折常常是稳定不需要固位的。无论何种修复，最开始都要确认的是骨的位置是不是足够理想。对于颧上颌复合体骨折中，

使用唇下切口往往要比使用眶下切口更能寻找到骨折的移位。一旦暴露骨折处，就可以顺着颧骨进行接骨板修复。在额颧骨区域进行单点固定，还是选择在上颌骨颧突上进行一直都有很大的争议[15, 18]。单点固定本身也存在争议，因为咬肌会推动颧弓使其失去稳定。目前单点固定失败的真正原因依然不得而知。最近 Davidson[19] 的研究发现在颧额缝上进行接骨板的单点固定可以达到稳定，这也就说明一个问题，无论是单点还是两点固定，最重要的是接骨板的排列。排列正确了，骨折的修复的稳定性就会大大提高。尽管有越来越多的接骨板和固定螺钉可供选择，但是怎么把这些固定装置充分利用还不得而知[19]。对于颧骨骨折来说三点固定加上钢丝固定就能保持稳定，也就是说没有太大的骨缺损的话，小的接骨板就足够对其进行固定了。现在还不知道的是单点或者两点固位时，对于中等能量的骨折应该选择多大的尺寸。在缩小术中颧弓暴露时可以选用冠状切口，使他的形状更容易排列组合。

高能量骨折多会造成骨折严重的移位甚至是粉碎性骨折，这使得修复时应注意：①广泛的暴露创口，这多可以通过冠状切口达到；②需要使用迷你接骨板进行修复。但是接骨板的缺点是容易引起面部轮廓的改变。这时候多选用钢丝进行固定来保证面部的轮廓外形，并在刚性固定之后选用残余的颧骨来重建眶下缘以及颧下颌骨壁的连续性。眶下缘最好选用最小的植入物固定，并且尽量选择颧上颌骨，眶外侧缘这种骨质很厚的地方来固定。如果这样的位置出现了缺损需要考虑骨移植。

眶外侧壁对于确定颧骨的位置十分重要。眶外侧壁对于颧骨难以分辨连续性的时候十分必要。小的骨块不应当沿着眶外侧壁放置。眶内侧壁和眶底的重要性相同（参见眶修复）。

术前的影像学检查很难确定直接的眼眶部探测是否必要，内镜技术的发展使得框内的探查成为可能，当眶壁的修复结束后，内镜可以放在上颌骨前壁以直接观察修复程度，推拉检测可以用来检查直观眶内容物。

Lefort 骨折

Lefort Ⅰ 骨折

Lefort Ⅰ骨折或者上颌骨水平骨折将上颌骨和腭板分离。骨折线穿过梨状孔，鼻中隔，最终分离低位的翼板，使得上颌骨分离了颅骨。这使得上下面部进行修复并且注意恢复咬合关系。口内切口入路可以对上颌骨4个支柱部位进行固位。梨状孔以及颧牙槽脊的位置有较多的骨质，如果出现缺损建议使用骨移植来解决（图61.14）。建议使用 1.5~2.0 mm 的钛板，如果使用 1.3 mm 的钛板，要使用 3D 几何学设计很合适的，并且要注意不要损伤到牙根。迷你板固定 LefortⅠ骨折的主要作用是使上颌骨避免在舌唇的作用下发生移动和错位。一般来说固定好了咬合关系，上颌骨的固定就可以接受。使用桥接的方式进行固定可以提供稳定，但也有喜欢使用钢丝结扎固定的医生。当咬合关系较好时候，MMF 就可以松解。

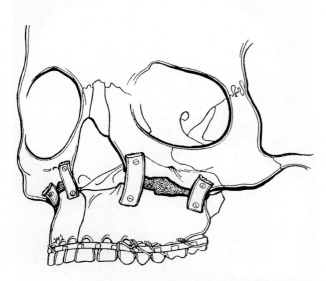

图 61.14 对于 Lefort Ⅰ骨折造成的大量骨缺损，都是用骨移植。尤其是上颌骨支柱的位置。但有的时候也可以使用接骨板直接桥接固定（引自 Kellman RM, Marentette LJ. Atlas of Craniomaxillofacial Fixation. New York: Raven Press, 1995.）

硬腭骨折

硬腭骨折的修复原则一定要保证其宽度不受到明显改变，并且其上颌牙列不出现唇颊的倾向。此时使用颌间结扎或者牙弓夹板等可以建立较好的咬合关系。使用上颌骨前部接骨板固定是常规手段，可以达到稳定的效果。但使用钢丝结扎或让其自然愈合也并非完全不可。

Lefort Ⅱ 骨折

这种骨折起始于上颌骨颧突，穿过眶底以及眶外侧壁，到达鼻根部，最后到达对侧眶及上颌骨。和其他骨折一样，最先需要建立的依然是咬合关系。鼻根部的稳定性意义重大，需要首要固定。如果鼻根部有错位或者固定在额骨上就会出现不稳定，一般都会使用小的接骨板固定在鼻根部的两旁，甚至可以用 X 形的板或者单一的鼻额固定板。颧上颌复合体骨折通常使用口内入路，水平方向上修复骨折缺损。需要的时候可以联合暴露眶底和眶内侧壁，并且联合骨移植手术进行骨缺损修复。当修复完成时，MMF 就可以松解。

Lefort Ⅲ 骨折

Lefort Ⅲ骨折又可以叫做颅面分离骨折，可穿过颧弓，眶底，眶内外侧壁，以及上颌窦，使得鼻骨和额骨完全分离，并且完全跨过了翼板顶部的后方，严重的可以将面部由额骨的前方以及蝶骨的后方分离，这就会造成颅面部的完全分离。Lefort Ⅲ骨折较为复杂并且常常合并有 Lefort Ⅰ和 Lefort Ⅱ骨折。下面介绍基本的固定顺序和固定原则，最好的方法就是将极为不稳定的骨折段变得稳定[20]。就像 Champy 所说的由周边到中心[21]。情况允许的条件下，下颌骨骨折是要首先修复的，因为下颌骨可以作为中面部修复的一个参考。咬合关系可以先用 MMF 固定恢复，必要时对于有髁突颈部骨折的患者应该首要恢复垂直高度[16, 22]。

颁骨的修复需要明确的暴露，多使用双侧的冠状切口来暴露额骨区，蝶额联合，外侧眶缘，颧突以及颧弓。多发性骨折的修复十分困难，临床上多使用接骨板进行固定。眶外侧缘多使用迷你板或中号板进行固定，并且骨折断端每端至少要有两个螺钉进行固定。额鼻区可用接骨板或者钢丝固定。颧弓骨折可以用方头螺钉固定，也可以使用钢丝来固定接骨板，以达到恢复外形轮廓的作用。通过这种方式将 Lefort Ⅲ 骨折转化成了 Lefort Ⅱ 形骨折。在正确暴露的条件下，颅面骨折修复的关键有两点，一个是术区完整正确的暴露，另一个就是选择尽量小的螺钉和接骨板对骨折段进行正确的固定。缺损的区域要使用骨瓣修复，并且在骨折稳定固定后，用于稳定颌关系的 MMF 就可以弃用了（图 61.15）。

对于复杂的颅面部外伤虚拟成像可以显示不确定的固定，他提高了外科医生修复外伤的能力，并且修整在固定初始的时候的错位固定[23]。

眶骨骨折

坚固内固定提高了我们修复眶骨骨折的能力。在临床中有的医生喜欢使用眼睑下切口，但是大多数还是应该使用眼睑下和口内切口同时探查。特殊的修复材料虽然有很多选择，但是皮瓣修复还是最常用的。另一种修复方法便是在眶下区域的植骨，并且使用接骨板进行固定。当接骨板固定小骨块时，可以保持骨块的一部分曲线，建立好的外形。最近所提出的符合解剖学定义的接骨板对于大面积缺损的功能恢复更加有利。在重建面积大的位置多使用钛网来支撑骨瓣。迷你接骨板在这里也很重要，可以用来稳定骨瓣，也可以用来固定颅骨。另外使用 CT 扫描进行的个性化眶壁修复也已经应用于临床，为眶壁修复提供了便利（图 61.16）

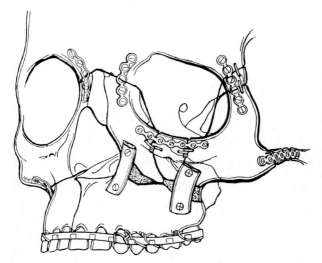

图 61.15 对于 Lefort Ⅲ 骨折的修复可以使用骨移植，钢丝，接骨板同时固定。对于面部凸起的位置多使用接骨板固定。骨移植也可以达到类似于接骨板的作用，将骨块附着于断端（引自 Kellman RM, Marentette LJ. Atlas of Craniomaxillofacial Fixation. New York: Raven Press, 1995.）

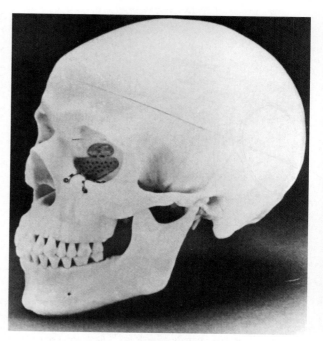

图 61.16 眶底部使用的接骨板

额骨骨折

坚固内固定也同样用在额窦的粉碎性骨折的修复中，严重的粉碎性骨折可以被修复，并且可以被回植到伤处。皮下的植入物有可能会引起皮肤的扩展，而最小的迷你板可以减少这一现象。窦腔的治疗在 59 章已经提及，值得一说的是磷酸钙骨骨粉的研究证明，其可以应用于封闭额窦，对于上颌窦的轮廓连续性恢复也可以使用（图 61.17，图 61.18 ）。

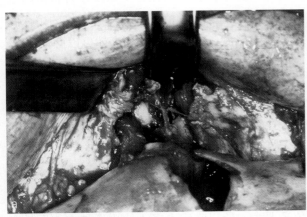
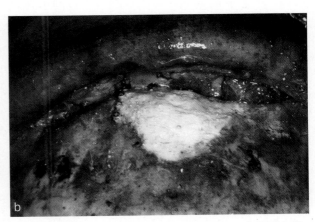

图 61.17 鼻眶骨折以及额窦骨折。a. 鼻骨完整性的缺失以及额窦完整性的缺失已经可以很明显地看到；b. 当眼眶中部，内眦韧带以及鼻骨重建后，使用骨胶来对额骨进行恢复

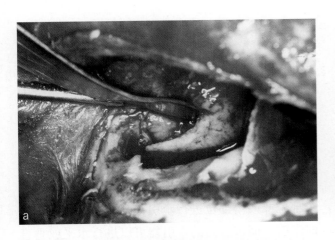
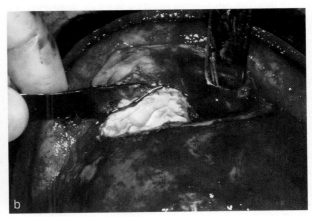

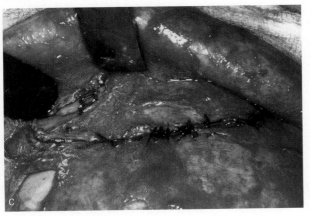

图 61.18 左侧额骨骨折以及左侧眶壁的错位骨折。a. 当左侧额窦的内容物取出后，眼窝处会留下微小的骨缺损，b. 额窦的填塞多使用磷酸钙骨黏结剂，并可被骨成形皮瓣覆盖；c. 骨成形皮瓣使用较少，多直接使用骨膜缝合术。眼眶骨用 10 mm 固定钛板修复

鼻眶筛骨折

鼻眶筛骨折是鼻骨、泪骨以及筛板的骨折，并且伴有内眦的移位和鼻背的凹陷。这种骨折的分类虽然多种多样，但是临床上可以遇到的大致是这几种。如果有大块骨折并合并有内眦韧带的损伤，那么对额骨以及上颌骨同时进行固定就可以稳定内眦。但是如果粉碎性骨折了并且内眦直接出现离断，那么就需要直接修复内眦。Ravens[24]使用穿内眦的结扎，对其进行悬吊。通过对内眦进行缝合固定。并使用结扎丝穿过鼻骨的后方以及鼻中隔，并且需要对骨缺损部位进行补齐，将丢失的骨块重新植入，让内眦的韧带可以更好地附着。鼻骨可以直接固定于额骨。对于严重的外伤，骨块可以使用螺钉进行固定，后者一侧固定在额骨一侧固定在鼻骨，以规定鼻骨的位置。

骨块与植入物

面中部的小型缺损可以直接使用接骨板修复，但是凸起位置发生缺损时则需要植入骨块来保持其正常外形。骨块的修复也可以用于美观和功能的修复。眶壁骨折的时候如果出现明显的骨缺损会使得眼球内陷而出现运动障碍。而鼻眶筛骨折也可因为骨折的鼻背的重量而使得骨折移位增加。而这时候进行植骨术不仅可以修复缺损更可以减少内眦部分赘皮形成的可能。在对骨折进行二期的截骨修复的时候植骨手术可以用来连接缺损部位。

当通过冠状切口修复面部缺损的时候多对颅骨采用分层截骨。研究表明颅骨板的吸收程度受到固定质量的影响，坚固内固定时几乎颅骨没有吸收。对于植入的骨块至少要使用两个大头螺钉进行固定。这不仅是为了更牢固的固定，更重要的是可以使得骨块之间相互贴合，相互连接。但是值得注意的是这种固定方式和螺钉接骨板的固定方式不同，骨块的固定并不依赖于螺钉穿过骨块并旋紧。颧植入物就是使用的这种方法，来防止植入物的错位和移动。

为了能使植入物完美的贴合缺损处，对植入物进行修整是十分有必要的，并用接骨板跨越其固定。和骨瓣不同的是，植入物是死的这也就使得它不存在不稳定的可能。因此不用把接骨板放在骨块上以保持稳定。这与活骨瓣不同，对于需要桥接的骨缺损，可以让骨块以及接骨板都跨过骨折线的两端，这时植入物相当于两倍的植入物以及固定器械，这样固定的强度就可以翻倍了。

3D CT 技术的应用使得可以进行个性化的骨块或假体植入，并有很多材料以及公司可以选择。

骨　瓣

当使用带蒂的骨块进行骨移植修复骨缺损时，可能在取自体骨块时造成的创伤要比骨折部位还要大，所以临床上多不使用这种方式而是直接使用坚固内固定技术，甚至使用重建板来对骨缺损部分进行修复。

牵张成骨

牵引器有很多种，下面简要介绍。牵张成骨主要是应用牵引器，跨过骨缺损区域，用螺钉固定在两端之后，将皮质骨截断并进行牵引。一般牵引成骨的速度为 1 mm 每天（通常为 0.5 mm，bid），牵引到位后，牵引器还可以起到对截骨端的固定作用，以促进骨愈合。缺损部位可以在一个部位或两个部位进行牵引，甚至可以在两端同时牵引。而多方向的牵引器可以进行水平或垂直多个方向的牵引。面中部的延长可以用于复位面中部骨折并且防止大范围的移位。当器械变得更精致更完善的时候，就可以很大程度的避免皮肤瘢痕。而瘢痕是引起复发的重要因素。

骨折固定时候的术区暴露

一般来说，为了避免术后的大面积瘢痕，术中一般使用口内切口而不是选择直接在骨折处开放术区。暴露上下颌骨的时候应该多选择口内切口。在暴露下颌骨体的时候应该避免损伤下牙槽神经。口内前庭沟切口暴露上颌骨要注意，在挺起骨膜的时候注意保护眶下神经，尽可能避免穿透鼻腔。眼眶在面部轮廓中处于核心位置，所以对于我们来说这里的解剖是最重要的。了解皮肤以及上睑提肌的解剖可以有效避免术后的上睑下垂。上面部结构如鼻根部，颧弓需要使用冠状切口，对于保护颞深筋膜以及面神经额支有重要意义。在颞深筋膜表层与深层直接进行解剖可以避免颞肌损伤，对于眶上壁也要注意不要使得眶上神经受损。冠状皮瓣不仅可以广泛暴露面部上方术野，并且可以使用颅骨骨膜来修复颅前窝。而且软组织的修复也十分重要，移位的软组织可能引发骨的移位。

如果内眦韧带出现离断应让他重新固定于眶内侧壁的位置，可以通过悬挂的方法将下眼睑固定于前额并且遗留 24~72 小时，可以防止下眼睑移位的可能。

坚固内固定的并发症

以下介绍关于坚固内固定特有的并发症。它被认作是一种不许犯错的技术，出现差错便会带来颌骨畸形的出现。骨折断端如果带有牙齿，有可能出现咬合错乱。如果植入的接骨板强度不够有可能出现断裂等情况，多出现在重建板的桥接处，螺钉也有可能松动。在寒冷天气患者有可能出现疼痛，拆除后缓解。

感染以及骨不连是最严重的并发症，出现后应该及时进行脓肿切排，如果脓肿顽固时，应当进行取出，感染造成的骨髓炎要持续使用抗生素并且彻底清创。当固定不稳定时固定器械必须移除。医源性损伤包括神经，感觉损伤等。

未来发展趋势

如前所述，内镜技术的发展使得微创成为可能。内镜技术，术中成像技术，术中导航技术的使用使得微创技术可以用于更复杂的解剖部位和更复杂的骨折创伤。这也使得坚固内固定可以通过特别小的创口修复。可吸收的接骨板和螺钉也被广泛应用于骨折和截骨术中。骨折区的植入物材料也在不断发展，日后生长刺激蛋白可以使得骨愈合速率大大增加，有可能会取代骨瓣。

附 件

加压板的原理及应用

螺钉穿过接骨板并固定于骨块或者截骨端的时候，就可以为骨折提供一定程度的稳定性。2孔接骨板的主要作用是防止出现轴向的拉力，但对于骨块之间的相对旋转没有很好的抵抗。而4孔接骨板不仅仅可以防止张力更可以防止旋转。但是它们都不属于加压固定，而是普通的中性内固定。

加压接骨板的主要作用是在骨折断端或者截骨线两端产生轴向的压力。而加压接骨板的钉孔设计可以为螺钉的固位提供轨道，使其正确固定并且在骨愈合期间持续提供压力。

加压装置的设计原理是当螺钉植入接骨板的时候会与接骨板产生相对移动，并且螺钉的头不仅位于接骨板的孔洞中，还位于骨内。接骨板的孔洞被设计成了（圆球形）曲面或者（圆锥形）斜面的形状，当螺钉旋紧的时候，螺钉的头部会沿着孔洞的斜面滑动，这便产生了轴向的压力。

轴向压力的产生也是由于螺钉带着骨块进行移动造成的。在没有螺钉植入的时候，接骨板和骨块处于相对静止状态。但当螺钉钻入之后就会带着骨块一起移动，形成"螺钉骨块单位"。使用的要点是，在螺钉尽量植入接骨板洞孔中远离截骨线的一侧，使螺钉和截骨线的距离尽量地变大（图 61.19）。

这时，螺钉进入骨块但未旋紧的状态，使得骨块没有相对移动，没有收到压力，但却能因为螺钉的部分植入而保持一定的稳定。这时旋紧螺钉，使得螺钉的头向骨折方向移动，移动的骨块就会给未移动的骨块一个压力，同样的道理，旋紧另一侧的螺钉，也会产生同样的压力，这使得加压进一步进行。

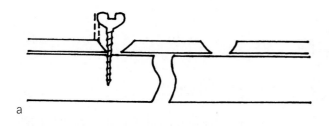

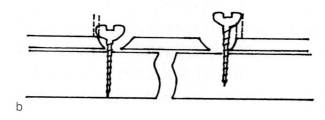

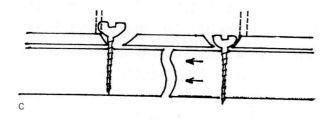

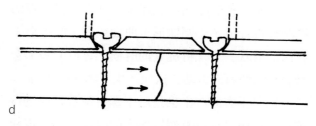

图 61.19　加压板的应用原理。a. 螺钉植入时候要尽量使得螺钉的位置远离骨折线；b. 第一枚螺钉植入截骨板使得螺帽接触到接骨板，但注意不要旋紧。第二个也是同样，植入而不要旋紧；c. 旋紧第一枚螺钉，螺钉会顺着钉孔的方向带着骨块向前走。因为另一端骨块已经旋入螺钉而处于制动状态，所以两个骨块相互连接；d. 旋紧第二枚螺钉，它在板上滑动时，使得板向右走，右边的板和螺钉防止其移开，就可以起到加压作用

固定螺钉的使用

　　螺钉的使用十分的直接，放置后对骨块起到连接和加压的作用，并且使骨块的距离缩短。对于螺钉的使用要点，要注意的是，钻孔的时候，第一个空要粗（一般要与螺帽直径类似），第二个孔要细。第一个孔不能把螺钉箍紧，而第二个孔要把他牢牢箍紧。加压时，螺钉是只和第二个骨块紧密结合的（图 61.8），这才会有加压的效果。第一块骨块的主要目的就是起到覆盖的作用，它可以是一个植骨的游离骨块，甚至可以是一个植体。在可能的情况下用引导钻钻孔，并用钻头扩大孔，将螺钉旋转固定后，加压后也可以根据情况使用其他螺钉固定。

参考文献

1. Rahn BA. Direct and indirect bone healing after operative fracture treatment. Otolaryngol Clin N Am 1987;20:425

2. Pauwels F. Gesammelte Abhandlungen zur funktionellen Anatomie des Bewegungapparates. In: Spiessl B (ed). New Concepts in Maxillofacial Bone Surgery. New York: Springer-Verlag, 1976

3. Luhr HG. Compression plate osteosynthesis through the Luhr system. In: Kruger E, Schilli W (eds). Oral and Maxillofacial Traumatology. Vol 1. Chicago: Quintessence Publishing, 1982

4. Champy M, Lodde JP, Jaeger JM, et al. Osteosyntheses mandibulaires selon la technique de Mechelet, I: Bases biomecaniques. Rev Stomatol Chir Maxillofac 1976;77:569

5. Champy M, Pape HD, Gerlach KL, et al. The Strasbourg mini plate osteosynthesis. In: Kruger E, Schilli W, Worthington P (eds). Oral and Maxillofacial Traumatology. Vol 2. Chicago: Quintessence Publishing, 1986

6. Kroon F. Effects of three-dimensional loading on stability of internal fixation of mandible fractures. In: Spiessl B (ed). Internal Fixation of the Mandible. Berlin: Springer-Verlag, 1989

7. Levy FE, Smith RW, Odland RM, et al. Monocortical miniplate fixation of mandibular angle fractures. Arch Otolaryngol Head Neck Surg 1991;117:149–154

8. Ellis E III, Walker LR. Treatment of mandibular angle fractures using one noncompression miniplate. J Oral Maxillofac Surg 1996;54:864–871

9. Farmand M. Three-dimensional plate fixation of fractures and osteotomies. Fac Plast Surg Clin N Am 1995;3:39–56

10. Spiessl B (ed). New Concepts in Maxillofacial Bone Surgery. New York: Springer-Verlag, 1976

11. Leonard MS. The use of lag screws in mandibular fractures. Otolaryngol Clin N Am 1987;20:479

12. Niederdellmann H, Akuamoa-Boateng E, Uhlig G. Lag-screw osteosynthesis: a new procedure for treating fractures of the mandibular angle. J Oral Surg 1981;39:938

13. Fox AJ, Kellman RM. Mandibular angle fractures: two-miniplate fixation and complications. Arch Fac Plast Surg 2003;5(6): 464–469

14. Ellis E 3rd. Treatment of mandibular angle fractures using the AO reconstruction plate. J Oral Maxillofac Surg 1993; 51(3):250–254

15. Kellman RM. Endoscopic approach to subcondylar mandible fractures. Fac Plast Surg 2004;20(3):239–247

16. Kellman RM. Endoscopically assisted repair of subcondylar fractures of the mandible: an evolving technique. Arch Fac Plast Surg 2003;5(3):244–250

17. Harle S, Duker J. Druckplotten-osteosynthesen bei Jochbeinfrakturen. Dtsch Zahnarzil Z 1975;30:71

18. Schilli W, Ewers R, Niederdellmann H. Bone fixation with screws and plates in the maxillofacial region. Int J Oral Surg 1981;10(suppl 1):329

19. Kellman RM, Schilli W. Plate fixation of fractures of the mid-and upper-face. Otolaryngol Clin N Am 1987;20:559

20. Manson PN, Hoopes JE, Su CT. Structural pillars of the facial skeleton: an approach to the management of Le Fort fractures. Plast Reconstr Surg 1980;66:54

21. Manson PN. Dimensional analysis of the facial skeleton: avoiding complications in the management of facial fractures by improved organization of treatment based on CT scans. In: Craniomaxillofacial Trauma: Problems in Plastic and Reconstructive Surgery. Philadelphia: JB Lippincott, 1991

22. Eisele DW, Duckert LG. Single-point stabilization of zygomatic fractures with the minicompression plate. Arch Otolaryngol Head Neck Surg 1987;113:267

23. Davidson J, Nickerson D, Nickerson B. Fractures: comparison of methods of internal fixation. Plast Reconstr Surg 1990;86:25

24. Kellman RM, Woo P, Leopold DA. Rigid internal fixation of mid- and upper-facial fractures. Paper presented at the Middle Section of the Triological Society, Cleveland, January 1987

62

眶颧骨折

作者：Lisa E. Ishii，Patrick J. Byrne
翻译：李 彪 审校：王旭东

引 言

颧骨骨折是机动车辆事故后最常见的面部骨折，可能造成眶内容物，上颌窦和下颌骨冠突的破坏，从而导致显著的功能障碍和面貌畸形。因此，当患者存在眶颧区域外伤导致的任何面部骨折时，均因考虑潜在性的眶颧骨折，甚至颅眶颧骨折，当修复损伤时必须对骨骼进行正确的解剖复位。为了达到最佳效果，必须了解解剖结构、骨折综合诊断以及如何在尽量避免对周围组织造成损伤的情况下准确完成骨折的复位和固定。

解剖和骨折特征

颧骨和颧突

颧骨相对坚实，具有对美观非常重要的颧突。通过四个浅部和两个深部的突起与周围颅面骨相连接。表面上，这些突起助于形成面部轮廓的两个外部弧线（图 62.1）。垂直弧线自额骨颧突越过颧骨延伸至第一磨牙上方上颌窦侧壁的颧上颌（zygomaticomaxillary，ZM）支柱区域。更长的水平弧线自泪囊区的上颌骨绕过颧骨延伸到颞骨颧突的根部，平行并稍低于法兰克福平面（Frankfort horizontal plane）。因为颧突的轮廓高点也同样平齐或稍低于法兰克福平面，所以这两条轮廓弧线的交点即定义了颧突的位置，通常位于外眦下方 2 cm 处（图 62.1）。颧骨的两个深部突起分别是蝶骨突和眶突，蝶骨突沿眶外侧壁与蝶骨眶板相连接；眶突在眶底外侧末端与上颌骨的眶底面相连接。蝶骨突和眶突位于眶外下

缘外侧轮廓弧线的下方并与之垂直，极大地增加了这部分眶缘的强度。

颧骨是上颌骨和颅骨之间的主要支撑，也是围绕和保护眼眶的平台和支柱支撑系统中，浅外侧柱的基本组成部分[1]。颧骨突出的外表面构成了面颊部的突度，易受到损伤。

所谓的"四柱骨折"指的是颧骨钝性创伤造成所有四条骨缝处［颧额缝（zygomaticofrontal，ZF），颧颞缝，颧上颌缝和颧蝶缝］均发生骨折。一般来说，相对较薄弱的颧弓吸收了作用于颧骨的强大冲击力，从而发生骨折。最薄弱处位于眶底壁，可以塌陷进入上颌窦。相比之下，颧额缝（ZF）作为最强支柱，通常会彻底离断。而颧上颌（ZM）支柱区域和眶下缘内侧往往会发生粉碎性骨折。

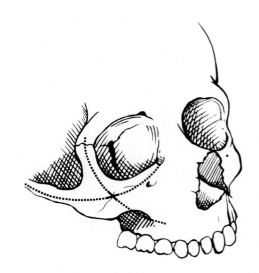

图 62.1 颧骨复合体外部轮廓的垂直向和水平向弧线。X 标记的交叉点为颧突位置（引自 Stanley RB. The zygomatic arch as a guide to reconstruction of comminuted malar fractures. Arch Otolaryngol Head Neck Surg 1989;115:1459. Reprinted by permission. 已获准转载．）

Zingg 分类法可以简明清晰地描述颧上颌骨复合体（zygomaticomaxillary complex, ZMC）的损伤情况[2]。A 类骨折是指只局限于一个支柱的骨折，最为少见；可以进一步分为 A1、A2 和 A3，分别指累及颧弓、眶外侧壁和眶下缘的骨折。B 类骨折是指累及全部四个支柱的骨折，C 类骨折为复杂的颧骨粉碎性骨折。B 类和 C 类骨折占全部 ZMC 骨折的 62%[3]。

颧弓骨折常常表现为发生于中点附近的一处骨折或两处骨折造成中间骨折段的移位和旋转。因此，颧骨骨折移位可以发生于水平轮廓弧线的两端和垂直轮廓弧线的下端。颧骨遭受破坏的程度和造成移位的量决定了损伤的严重程度和由此带来的修复治疗难度。水平弧线的重建可以恢复面颊部的前外侧突度，垂直弧线的重建可以恢复颧突相对于 Frankfort 平面的高度。

眼　眶

眶底凹面中心处的骨组织位于眶下缘下方 3 mm 处，其厚度 ≤ 0.5 mm[4]。眶底在后部突起，并在后内侧斜向上与眶内侧壁相融合，无明显分界（图 62.2）。聚集于颧骨体的冲击力经颧上颌（ZM）支柱向下传导至上颌窦前外侧壁，经颧突向内侧传导至眶下缘和眶底。上颌窦壁和眶下缘往往会遭受粉碎性损伤，从而导致颧上颌缝和泪囊窝之间存留多发的小碎骨片。眶底往往受到粉碎性损伤，损伤的严重程度随遭受冲击力的大小而不同。这种损伤往往累及眶底凹面的中心部分。高速的眶周冲击力可以传导至眶底后部突起，甚至眶内壁，造成这些区域骨组织的严重移位。尽管眼球本身位于眶底突起的前方，但是在损伤的评估和修复治疗时，眶底后部突起区域及内侧壁与眶底前部区域同样重要。

颧骨蝶突和眶突可将颧骨遭受的冲击力传导至眼眶深部结构。由颧骨、蝶骨大翼的眶板和颞骨鳞部组成的相对薄弱的颧蝶支柱将承受越过眶外侧缘的冲击力。当冲击力超过了颧蝶支柱的承受能力时，将发生眶外侧壁的骨折和移位，以及至少在颧蝶缝处发生的粉碎性骨折。当冲击力沿内上方传导时，蝶骨眶板会向眶尖移动，减少眶容积，从而造成眶内容物、眶上裂或视神经管的损伤。更常见的是，向外下方移位的 ZMC 骨折与眶底壁或眶内侧壁骨折同时发生。这样的移位会增加眶容积，并可能导致眶内脂肪疝出至上颌窦或筛窦内。恢复眶容积和眶缘轮廓以及去除重要神经结构的骨压迫，均需要良好的骨折复位[5]。

眼球位置

眼球位置由完整的眶壁和悬吊眼球的广泛韧带网络共同决定[6]。眼球在眶内的后移（眼球内陷）或下移（眼球下陷）往往是由于损伤造成一侧或多侧眶壁外移，造成的眶容积增加，以及悬吊韧带网的损伤。眶内软组织由于受到重力和瘢痕收缩的再塑形力会发生移位。这往往会将眶内软组织的形状从近似锥形变成球形，眼球也随之向后下移位[7]。造成这样创伤后眼球内陷最常见的原因可能是正常眶底后部突起缺损的不完全修复，或是没有发现和矫正眶内侧壁的损伤（图 62.2 和 62.3）。眼球向上移位（眼球上抬）和向前移位（眼球突出）则较为少见，往往是由于 ZMC 向内和向上压迫导致的眶容积减少。

诊断及影像学评估

颌面部骨折患者的首诊评估必须包括气道评估、血液循环稳定性和颈椎评估。当以上项目均得到妥善处理之后，注意力应集中于头颈部检查，须牢记损伤的机制。ZMC 骨折患者可能表现出颧骨或眶下缘可触及的台阶或由于 ZMC 移位造成的颧突变平等表现。由于软组织肿胀等原因，以上表现会变得并不明显。由于 ZMC 塌陷压迫下颌骨冠突和颞肌，患者可能出现张口受限。眶下神经（V_2）的损伤受累可能会造成皮肤感觉的迟钝或麻木。25% 的 ZMC 骨折患者往往伴有面

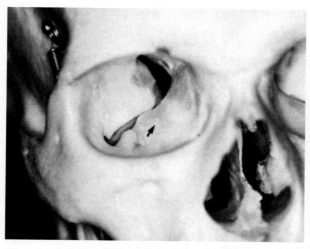

图 62.2 右侧眶内箭头所指为眶底后部的突起处。虽然眼球位于此突起的前方，但此区域和邻近眶内壁的重建依然十分关键（见图 68.4）。

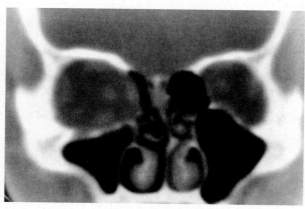

图 62.3 CT 扫描显示由于后部突起眶底和邻近眶内壁移位所造成的眶形状和眶容积的改变。这两处缺损不能矫正将导致眼球内陷

部其他骨折[3]。

　　需要进行彻底的眼科检查以评估眼眶软组织。下直肌嵌顿可能会造成出现眼球向上注视限制和复视。被动牵拉试验能够揭示任何眼外肌的压迫，该检查应在患者无意识状态下进行。对于眼球内陷、眼球下陷、眼球上抬和眼球突出的患者，需要对其眼球位置进行评估。后两种眼球位置异常，往往提示眶容积减少，可能伴随视神经的损伤。对所有 ZMC 骨折的患者均应进行眼科会诊。

　　轴向计算机断层扫描（CT）被认为是 ZMC 骨折放射诊断的金标准[8]。许多创伤患者需进行颅脑 CT 扫描以评估颅内损伤情况，此时可同时进行颌面部扫描以评估面部骨骼。轴向位图像可转化成具有良好分辨率的冠状位图像，避免了对颈部屈曲或伸展。这些 CT 扫描可以提供骨折相关的十分有价值的信息，以指导手术决策。

　　除了极微小移位的眶颧骨折外，所有病例只有通过 CT 对颧骨垂直和水平轮廓弧线和眶外壁、底壁、内侧壁等进行评估后，才可在术前选择适当的手术入路。虽然轴向 CT 对于眶外侧和内侧壁可以提供十分有价值的信息，但冠状位 CT 或良好的冠状位重建对于眶底壁的评估仍是必不可

少的。这在眶底后方突起和眶底延伸至内侧的斜坡区域，尤其重要。对于这些区域的骨折移位可以进行详细研究并决定是否需要眼眶探查和修复以避免迟发性的眼球内陷。约 1 cm³ 的眶软组织移位或眶容积的增加，可造成 1 mm 的眼球内陷[9, 10]。至少 3 cm³ 的眶容积增加或眶软组织的流失，才可能造成临床上可以觉察的眼球内陷[11]。

　　应当注意的是，急性眼球内陷可能无法在重度眶颧骨折中见到。完整但向内嵌入的颧骨可以抵消掉由于其他眶壁的爆裂性骨折而造成的眼眶容积增加，眼球在矢状向和垂直向均可位于正常位置，或甚至表现为眼球突出。然而，当复位损伤的颧骨并恢复颧部突度，但其他骨折未得到处理时，创伤导致的眶容积增加则会被显示出来，并出现迟发性的眼球内陷。仔细检查轴向和冠状 CT 扫描可以避免此类错误的发生。

　　在 CT 检查尚未被常规用于 ZMC 骨折的检查时，眶探查被用于诊断和重建眶底壁缺损。接受并将 CT 检查作为疑似 ZMC 骨折患者的影像检查金标准，为整体治疗的改变作出了突出的贡献。Shumrick 等[12]学者通过对治疗前 CT 扫描进行评估，以确定 ZMC 骨折患者是否需要眶探查/重建，其报道中眼眶探查的比例减少了

70%。Ellis 和 Reddy[11] 对 10 年内单纯的单侧 ZMC 骨折的治疗进行了回顾，认为术前 CT 扫描可用于 ZMC 骨折患者制订治疗计划时评估眶内骨壁的破损数量。对于轻微软组织疝出和眶内骨壁破损的情况，不包括眶底重建的 ZMC 骨折复位是适宜的治疗方法。在没有进行眶底重建的 65 例患者中，有 8 例患者出现了治疗后的眶容积增加，但是这些增加量尚不足以产生临床可见的眼球内陷。

外科技巧

外部轮廓弧线的恢复

集中注意恢复重建外部轮廓的两个弧线，可以简化对移位颧骨的准确复位。水平弧线的恢复重塑了颧突相对于面中份的高度。复位后的颧骨可以作为其他眶壁骨折修复的框架。当各个轮廓弧线损伤的程度增加时，想要取得颧骨在多维度的准确复位的困难性也将随之增加。同时，累及颧骨的粉碎性骨折（例如：水平轮廓弧线的内外侧端和垂直弧线的下端）以及颧骨自身移位程度决定了损伤的复杂程度，从而也决定了所需修复的复杂性。

单纯骨折

只有极少数不涉及任何轮廓弧线突出部分的粉碎性骨折可以使用闭合性复位的方法处理，例如使用 Glilles 方法，结合或不结合斯氏针（Steinmann pin）固定。如果由于颧弓和上颌窦前壁的触诊困难而造成对于此类损伤的适当复位存在疑虑，小的龈颊沟切口可以提供侧壁的直视视野。如果采用这一方法，可以使用 1 块 2.0 小钛板跨过复位后的骨折线进行固定，以代替穿颧骨固定针以固定颧骨，对抗咬肌向下的作用力。

由于任何类型的有限性入路技术均很大程度上依赖于对于颧骨位置和突度的触诊和外部观察，延迟治疗 7 天以上以待肿胀充分消退将有利于整个治疗。另外，术前类固醇的使用也可以减少术中肿胀，从而有利于对骨折复位效果的评估。但是修复时间的延迟不应超过 10 天，因为之后咬肌将发生收缩从而增加了颧骨向上复位的难度[12]。对于超过 3 周的骨折修复，往往需要借助截骨操作；对于 4 个月以上的骨折治疗，往往需要使用植骨或人工植入材料以恢复颧部位置[13]。对于手术治疗延迟和早期愈合导致的 ZMC 向上复位困难的病例，McGivern 和 Stein[14] 推荐使用两点抬高法进行骨折复位。使用 1 把骨膜剥离器经上颌颊沟切口抬高颧骨，并在口外使用手柄 / 套管装置置入 1 个暂时性颧突螺丝同时上抬颧骨。

即便是轮廓弧线上其他突起只是发生单纯骨折或线形分离时，上颌窦侧壁也常常出现粉碎性骨折。在这些病例中，单纯 1 块颅面小型适应钛板跨过骨折粉碎区域固定则足以完成对侧壁的重建（图 62.4）。由于固定装置不足以抵抗强大的咬合力，对于存在 Le Fort 骨折的病例，须在上方的颧骨体和下方的上颌骨上各植入 2 个螺钉以取得足够稳定性。另外，如果存在对牙根损伤的考虑，可以使用预弯的 L 形钛板以利于螺钉在骨折线下方的置入。

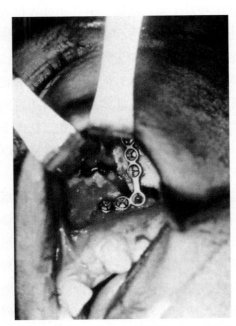

图 62.4　L 形小型适应钛板跨过粉碎的颧上颌支柱并定于其下端。在这一位置，单纯这一小钛板可以完成颧突体的固定

如果担心不能实现良好的复位，在辨别并保护好眶下神经的情况下，可以通过隧道式分离至眶下缘表面，以直视下观察颧骨另一突起的复位情况；或者在外侧越过颧突表面暴露颧弓。通过眶外侧缘的触诊和眶下缘或颧弓骨折的直视下检查，可以取得理想的复位。这样，在不存在严重眶底骨折的情况下，无须使用下睑切口，颧骨可以在较少损伤的情况下完成复位。这样避免了颧骨骨折开放性复位常常造成的潜在性医源性损伤，如下睑收缩和外翻等。即便是经验丰富的手术医生也发现使用经结膜切口探查眶下缘的患者中偶尔会出现巩膜外露增加、甚至是明显的睑外翻，而这一步骤可以由完善的术前 CT 评估替代。

复杂骨折

更为复杂的骨折往往涉及了水平轮廓弧线（例如，眶下缘和颧弓）一端或两端的粉碎性骨折。传统的三点复位方法可以恢复整个垂直轮廓弧线和水平轮廓弧线的内侧端。颧额缝处相对完整的骨块复位可将两弧线交点沿垂直弧线方向向上移动，以恢复颧突轮廓的高度达到与 Frankfort 平面更正常的相对关系。然而，另外两处连接点的粉碎阻止了正常颧突前方和侧方突起的准确恢复。一般情况下，颧突会向后外侧方移位，复位时没有认识到移位的程度和方向会导致面颊部扁平及面部变宽（图 62.5）。暴露眶外侧壁的内侧面以提供直视视野完整暴露从颧额缝到眶颧点全部骨折线，可在这些情况下发挥作用。这样可以在三维方向上最大限度地准确复位颧骨。

通过延长的类上睑成形术切口暴露颧额缝实施骨折复位，如果损伤严重程度提示需要暴露颧弓全长，则需要采用冠状或半冠状切口。可以通过龈颊沟切口暴露颧上颌支柱，将骨膜剥离器或骨组织拉钩放置于颧弓前部深面并向上外侧撬起以完成骨折的初步复位。初步复位可以将眶下缘骨块置于更佳的连接位置，从而有利于通过经结膜切口对眶下缘的暴露。

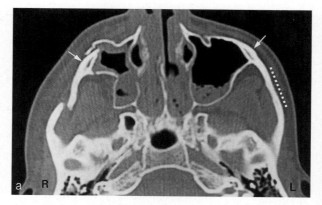

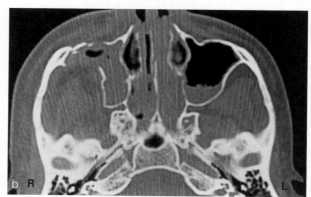

图 62.5　a. 定位正确的轴向 CT 扫描显示右侧颧骨骨折移位及眶下缘内侧的粉碎性骨折和颧弓两处骨折。正常侧的白色虚线提示必须重建较平直的颧弓中部骨块以准确定位颧突（箭头所示）；b. 同一患者复位后愈合情况显示右侧颧弓轮廓与正常左侧颧弓相一致。这也就自然恢复了颧突的前部突起（引自 Stanley RB. Use of intraoperative computed tomography during repair of orbitozygomatic fractures. Arch Fac Plast Surg 1999;1:19. 获准引用）

在涉及眶下缘的病例中，简单骨折往往在眶下管的区域跨过眶下缘，通过经皮触诊可以明确复位情况。但是，粉碎性的眶缘骨折往往包含经过泪囊窝区域的眶缘最内侧部分。游离的眶缘中部骨碎片往往向下塌陷，并常常伴有严重的内侧眶底损伤，此时就需要经下睑入路的修复。这种情况下，经结膜切口为首选切口。

以直视下眶外侧壁的内侧面为指导，于颧额缝处开始颧骨的复位。复位可以使用 1 根钢丝穿过较厚部分眶缘的孔洞进行暂时固定，这些孔洞后面可用于坚固内固定。由于这一暂时固定可以允许颧骨进行一定的旋转，颧骨轮廓弧线的交点可以向外侧方和前方进行一定的调整。通过眶缘和上颌窦外侧壁的对位来实施这一调整。使用跨过颧上颌支柱下端的小型适应钛板抵抗咬肌的拉力。可以在眶下缘跨过颧额缝处固定一微型适应钛板以提供额外的稳定性。

这些部位如果使用更厚的钛板将透过其表面菲薄的皮肤被看到。可以使用可吸收板来避免这种及其他钛板相关的并发症。根据一个针对可吸收板和钛板以不同组合方式应用于 ZMC 三点固定的生物力学量化研究中，所有的组合方式的强度都足以抵抗咬肌所造成的移位力量[15]。可吸收板临床应用于 ZMC 固定时，术中或术后的骨稳定性并没有产生差异[16, 17]。可吸收板在以下方面具有其一定的优势：由于可吸收板的 X 线透射特性，在术后对外形轮廓的影像学观察时无人工伪影干扰；较薄；具有良好的延展性利于塑形。除了固定系统的使用外，手术医师还应注意眶下

缘骨面的复位以避免瘢痕挛缩。

如果眶下缘和眶侧壁的骨块太小以致不能控制或已经缺失了，第四点的复位，即颧弓复位可以用于定位轮廓弧线交点。如果颧弓已经存在一处移位骨折或是两处青枝骨折伴颧弓弯曲，则可通过经结膜切口在颧突表面进行解剖分离以暴露骨折部位。如果颧弓中部骨折块发生移位，则需要暴露颧弓水平全长的入路，除经结膜切口外，还需要冠状、半冠状或延长的耳屏前切口（图62.6）[18, 19]。向眶外侧缘和颧弓的解剖分离应在颞深筋膜浅面水平进行，这样面神经的颞支和颧支则随瓣一同被翻起。然后沿眶缘和颧弓断端切开骨膜，深达颞深筋膜浅层附着。越过颧骨体进行骨膜下分离并与前部分离相连接，这样颧弓的所有部分均可暴露。

颧弓各部分在被抬起和重新对位时，重点应该放在对颧弓中部较直部分的恰当对位。出乎

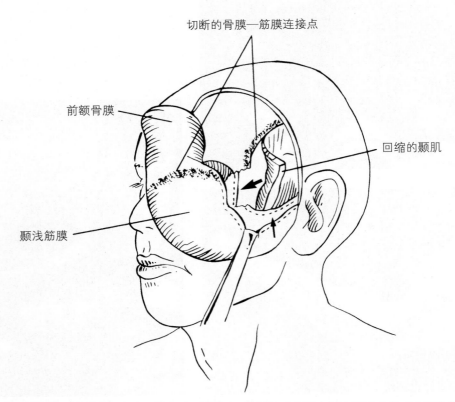

图 62.6　使用半冠状切口并翻额颞瓣，通过颞部入路暴露眶外侧壁（大箭头）和颧弓全长（小箭头）。掀起两侧筋膜的浅层，颞肌保护了面神经的所有分支。使用完整的双侧冠状切口可以减少为达到完全暴露而所需的翻瓣量，从而进一步减少了术后面神经额支麻痹的可能。虚线所对应的是附着于眶缘和颧弓上的筋膜和骨膜切口的走向（引自 Stanley RB. The temporal approach to impacted lateral orbital wall fractures. Arch Otolaryngol Head Neck Surg 1988;114:551. 已获准引用）

意料的是，虽然颧弓的骨质很薄，但是往往可以准确地实现颧弓的端—端对位以重建获得颧弓的实际长度，颧突前部的突起也可得到重建。使用小型螺钉、较薄的多孔小型适应板完成固定（图62.7）。在通过眶下缘骨碎片重新对位以重塑颧突外侧突起后，完成钛板的弯制和贴合。如果这些骨碎片太小而无法控制或已经缺失，外侧突的重塑可以通过颧上颌骨支柱的对位来完成。如果上颌窦外侧壁的骨碎片太小或已缺失，恢复颧突外侧突，则如前部突起一样，必须依靠对颧弓的准确恢复，特别是较直的颧弓中部的恢复。而后对复位的三点完成固定。软组织须准确地覆盖于复位后的颧突表面，最好同期对皮瓣和切开的颞筋膜进行向上的牵拉以较好的复位软组织。

紧密缝合关闭筋膜切口以保证颧骨和颧弓表面骨膜的准确复位。眶下缘或上颌窦前壁的较大缺损需要通过植骨来重建以防止下睑和上颊沟区域的软组织向这些缺损区域塌陷。如果这些缺损不能被矫正，后期的瘢痕收缩可能导致下睑或面颊中部可见的凹陷。

偶然情况下，颧骨体自身也会发生骨折。幸运的是，任何经过颧骨体的骨折缘往往都是宽阔和坚硬的，使得骨折的复位较为简单。颧骨的复位和固定完成后，余下轮廓弧线的骨折可以按前述的方法复位。如果已经使用了延长的入路，颧骨的再定位和准确复位仍然非常困难，可以将咬肌自颧骨和颧弓上离断。对于在 7~10 天没有接受合适治疗的患者，往往需要这一方法。这一

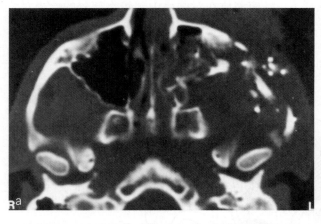

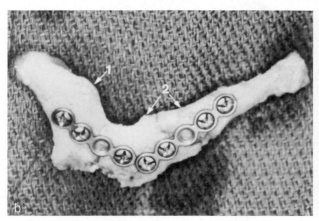

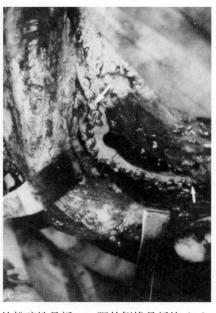

图 62.7　a. 术前 CT 扫描显示枪伤造成的左侧颧骨复合体严重的粉碎性骨折；b. 眶外侧缘骨折块（1）和颧弓骨折块（2）从颞窝和腮腺中取出，在术野外重新对位复位和固定；c. 重建部分回植并固定于颧额缝（大箭头）和颞骨侧的颧弓根（小箭头）。颧突已经恢复，回植的骨块可以作为周围软组织的支架，在这种损伤中软组织会发生不同程度的收缩。这一视图与图 61.7 十分相似

方法不应对下颌骨运动或咬肌功能造成长期的影响。但额外的软组织损伤和伴随的瘢痕可能造成重建后的颧弓更为突出，特别是当放置了跨颧弓全长的长钛板时。因此，更为严重的损伤应该尽早接受手术治疗。

眶底重建

颧骨眶突常常可保持完整，当颧骨体复位时，它也可以恢复到正常位置。内侧眶底（上颌骨眶板）可以使用外侧眶底作为标志予以重建。仅涉及眶底前部凹面的缺损重建，使用异体植入物足以完成。眶底的解剖分离必须完全暴露缺损的两个相对象限才足以使植入物获得稳固的支撑。

在种种可用的异体材料中，多孔聚乙烯（MEDPOR，Porex Surgical，公司）的诸多特性使其成为最理想的选择[20]。它方便易得、易于修剪、不易移位，即便是在没有固定的情况下用于眶缘或剩余眶底。MEDPOR-钛植入物是一种更薄的钛网，表面覆盖有多孔的或高密度的聚乙烯材料。与常规 MEDPOR 眶植入物相比，它更菲薄而且射线阻射，因此可以使用 CT 对其进行定位。与常规钛网相比较，MEDPOR-钛植入物表面覆盖的聚乙烯材料可以避免其剪裁和塑形后产生的锐利边缘。

眶底前部凹面和后部凸面均存在缺损需要重建时，需要使用强度大于 MEDOPOR 的植入材料。这是因为剩余眶底往往会缺少突出部分，用以在后内侧稳定植入物，即便当眶底的分离进入眶后 1/3 时，这种情况依然存在。这种情况下使用 MEDPOR 需要通过使用内眦切口或冠状切口以暴露眶内侧壁，以便植入材料可以沿内侧壁垫入以支持眶底修复。适用于这些较大缺损的理想植入材料是颅骨外板。颅骨外板获取方便，形态与大多数眶底缺损相匹配，并且其自身硬度使其不需要内侧及后方的支撑。将移植的颅骨外板贴附于颧骨眶突，使用 1~2 个拉力螺钉完成固定，或者将移植骨块使用小钛板和螺钉以悬臂的方式

固定于重建的眶缘（图 62.8）。

需要注意的是，如果手术医生对于眶底的分离不彻底，在必要时没有达到 35~40 mm 的深度，进入眶后 1/3 以完成眶底后部突起最大限度的重建，那么颅骨移植修复将不能准确恢复眼球的位置[21]。但是，移植骨的后部必须避让开眶尖。眶尖容积的减少将会导致压迫性视神经病，可导致失明。

涉及眶底前部凹面、后部突面和眶内侧壁（筛板）缺损的重建是最为艰巨的挑战。虽然这些严重的眼眶损伤常常在全面部骨折的眶颧部分才见到，但也可作为独立的损伤发生。必须彻底暴露眶内侧壁，最好使用冠状切口完成。重建的困难在于不仅需要恢复每处眶壁自身的完整性，还需要准确恢复各处眶壁直接的关系。眼球位置的准确恢复需要骨性眶容积和形态的准确恢复，这样

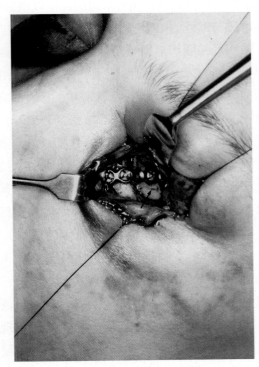

图 62.8 劈开的颅骨（颅骨外板）植骨（箭头），从眶下缘悬臂修复眶底大面积爆裂式骨折。通过丝线缝挂，翻开覆盖角膜的上下结膜（引自 Stanley RB. Maxillofacial trauma.In: Cummings CW, ed. Otolaryngology Head and Neck Surgery. Vol 1.3rd ed. St. Louis: CV Mosby; 1996. 许可转载）

软组织才能继续维持其正常的形态和位置[18]。眶内侧壁亦可使用颅骨移植重建，即从眶内上缘进行悬臂式固定。在一些病例中，预制的眶底钛板可以作为多个移植骨块的支架，利于骨块的放置和稳定。

由于颧骨眶突的存在，颧骨组成的眶外侧壁部分往往仍附着于颧骨体，在轮廓弧线重建时往往能与蝶骨大翼重新正确连接。蝶骨眶板往往会发生粉碎性骨折，不应将其作为标志点来评估颧骨的复位。然而，在蝶骨翼骨折移位时，完整的颧骨外侧壁可以作为蝶骨眶板再定位的标志点。只有极少数情况下需要使用异体或自体的移植材料来重建外侧壁缺损，以矫正眶软组织向颞窝和颞下窝的疝入。如果高能量损伤造成的眶外侧壁的粉碎性骨折和移位，颅骨外板是理想的移植修复材料。因为需要使用外侧入路以安全地暴露这些球后骨损伤，颅骨供区已经位于术野内了。另外，通常可以找到颅骨相对平坦的部位以供移植，这些区域与眶外侧壁形态十分匹配。

使用经结膜切口而不是睑缘下切口可以避免在早期愈合过程中从前额使用 Frost 缝线悬吊下睑的需要。然而，当眶下缘、颧突、上颌骨前壁表面覆盖的软组织在重建时已被完全分离时，需要使用慢吸收缝线将颊部组织的骨膜悬吊于重建好的眶缘上。这样可以将已分离的组织向上拉起以保证眶下的软组织可以重新准确的覆盖于其下方骨面上。眶底探查时切开的骨膜不需要重新缝合，以减少将眶隔限制于重建后眶缘的风险。

在眶外侧缘和颧弓皮下使用较薄（1.0~1.3 mm）的钛板不易透过皮肤被看到。因此，这些固定材料可以永久性地留在体内。然而，放置于眶下缘的钛板可以透过较薄的下睑皮肤呈现出不规则的形态而被观察到。因此，除非重建稳定性所必需，一般不在眶下缘使用坚固内固定装置。如果放置了这样的钛板并且在完全愈合后可以在体外被观察到，经下睑取出钛板的二次手术将给患者带来更高的眼睑相关并发症风险。可吸收固定板作为眶缘固定的理想选择，可以有效避免此类并发症的发生。

眼损伤的评估

对每个颧眶骨折患者进行完善的术前眼科评估是不现实的，也不是强制性的。然而，重建外科医生必须对造成直接眼损伤的可能性十分敏感，当有指征时进行适当的会诊。最低要求的术前检查需要包括视力测试（双眼主观视力和客观视力）、瞳孔功能、眼球运动、前房积血检查和眼底异常的检查。筛查发现视力减退或异常时，提示在骨损伤重建治疗前，需要眼科医生进行更为详细的专科检查。

偶然情况下，眼损伤可能会造成骨损伤治疗的停滞，如当对眼球的任何操作可能加重眼损伤并造成视力的完全丧失时。外科医师需要充分认识围绕唯一的可视眼进行眶重建的相关风险并充分告知患者。总的来说，在涉及严重眼眶损伤和眼球移位的病例中，重建治疗应该被限制于恢复眼球功能位置。骨移植应该直接提供对眼球的基本支撑，而不是对眶容积和形态的完全恢复。对于这些患者以及需要在眶后部置入较大植入物的病例，应考虑进行术中眼压测量和眼底镜检查。偶然情况下，过大尺寸的植入物导致眼球向前移动可以造成急性的眼压增高，这时植入物必须取出并减小其尺寸。

术中影像

使用 CT 扫描或荧光透视等术中影像技术已经被认为可以在复杂病例和入路视野有限的情况下，用于确定骨折复位情况[1, 2]。计算机辅助手术规划和术中导航技术可以提高骨折复位的准确性[3, 4]。在这些病例中，基于术前 CT 扫描数据的手术模拟而进行虚拟修复治疗，并导入术中导航系统指导术中修复。光学导航系统可以追踪患者空间位置，而后将"真实"患者与"虚拟"患者进行匹配，从而指导手术医生准确完成修复治疗。

并发症

眼科相关并发症

复视在眶颧损伤患者中的发生率约为 7%，是最常见的眼科相关并发症[22]。常在最上方或最外侧方注视时被诱发出现，可能原因是嵌顿、神经损伤或肌肉损伤。由于嵌顿造成的复视需要进行松解。对于神经或肌肉损伤，在进行任何干预前建议观测 6 个月[23]。失明是最严重的眶颧损伤并发症。可以发生在损伤时，极少数为医源性损伤。因此，在外科干预前必须先进行眼科评估。修复治疗后的视力下降、光感下降、疼痛，或眼球突出都提示球后血肿的可能，需要在 2 小时内急诊手术减轻压力以保护视力[5]。眶植入物的不恰当放置同样可以由于眶尖容积的减少或直接的神经压迫而影响视力。

下睑位置异常

睑外翻常由于睑缘下切口导致的前睑板瘢痕而造成。常伴有术前下睑松弛，可以通过睑板剥脱术进行矫正。睑外翻的临床表现从巩膜外露到结膜充血以及角膜溃疡不等。睑内翻是由后睑板瘢痕所造成，常伴有经结膜入路。下睑的内翻可以导致角膜被睫毛擦伤和角膜暴露。下睑按摩可以帮助减轻挛缩，或放置填充材料进行矫治。比较不同下睑手术切口的 Meta 分析研究显示，使用经结膜切口时并发症的发生率最低，为 2.1%，而使用睑缘下切口睑外翻的发生率可高达 14%[6]。

眼球内陷

颧骨的错位和不恰当的眶底壁和眶内侧壁重建，这两者分别或联合，均可造成眼球内陷。患者往往伴有眼球位置和颧突的不对称。在术后早期，通过去除固定并重新定位骨块，可以较简单的完成矫正。但当重建完成并已经开始愈合后，患者表现出相应症状，就需要采用截骨以重新定位骨块。

钛板相关并发症

钛金属植入物可能导致软组织激惹和寒冷耐受不良，CT 和 MRI 扫描时伪影，面部生长限制。有时钛板可以被触摸到甚至最终发生暴露。这些问题往往最终需要通过二次手术取出钛板来解决。使用可吸收板和螺钉系统可以避免这些钛板相关的并发症。

小　结

当支撑眼球和颊部软组织轮廓的骨发生骨折时，必须进行彻底的评估和积极的治疗，才能避免术后畸形的产生。创伤外科医生在修复重建开始之前，需要借助详细的术前 CT 以制订完善的治疗方案。对每一骨折线或每一移位骨折的复位和固定，均不应用割裂的角度来看待，而应将其作为整个眶颧复合体这一整体的重建治疗中一个渐进步骤。然而，在没有彻底理解眶及眶周骨骼和软组织结构的解剖情况下，或在重建过程中没有三维构想的能力，外科医生不应该尝试这些重建手术。

参考文献

1. Sturla F, Absi P, Buquet J. Anatomical and mechanical considerations of craniofacial fractures: an experimental study. Plast Reconstr Surg 1980;66:815
2. Zingg M, Laedrach K, Chen J, et al. Classification and treatment of zygomatic fractures: a review of 1,025 cases. J Oral Maxillofac Surg 1992;50:778
3. Ellis E, El-Attar A, Moos FK. An analysis of 2,067 cases of zygomaticoorbital fracture. J Oral Maxillofac Surg 1985;43:417
4. Crumley RL, Leibsoh J, Krause CF, et al. Fractures of the orbital floor. Laryngoscope 1977;87:934
5. Funk GF, Stanley RB, Becker TS. Reversible visual loss due to impacted lateral wall fractures. Head Neck Surg 1989;11:295
6. Koorneef L. Current concepts on the management of orbital blow-out fractures. Ann Plast Surg 1982;9:185
7. Manson PN, Grivas A, Rosenbaum A, et al. Studies on

enophthalmos, II: the measurement of orbital injuries and their treatment by quantitative computed tomography. Plast Reconstr Surg 1986;72:203

8. Strong EB, Sykes JM. Zygoma complex fractures. Facial Plast Surg 1998;14:105

9. Whitehouse RW, Batterbury M, Jackson A, et al. Predication of enophthalmos by computed tomography after "blow out" orbital fracture. Br J Ophthalmol 1994;78:618

10. Ploder O, Klug C, Voracek M, et al. Evaluation of computerbased area and volume measurement from coronal computed tomography scans in isolated blowout fractures of the orbital floor. J Oral Maxillofac Surg 2002;60:1267

11. Ellis E, Reddy L. Status of the internal orbit after reduction of zygomaticomaxillary complex fractures. J Oral Maxillofac Surg 2004;62:275

12. Shumrick KA, Kersten RC, Kulwin DR, et al. Criteria for selective management of the orbital rim and floor in zygomatic complex and midface fractures. Arch Otolaryngol Head Neck Surg 1997;123:378

13. Simoni P, Ostendorf R, Cox AJ. Effect of air bags and restraining devices on the pattern of facial fractures in motor vehicle crashes. Arch Facial Plast Surg 2003;5:113

14. McGivern BE, Stein M. A method of reduction of zygomaticomaxillary complex fractures. J Oral Maxillofac Surg 2000;58:1188

15. Hanneman M, Simmons O, Jain S, et al. A comparison of combinations of titanium and resorbable plating systems for repair of isolated zygomatic fractures in the adult. Ann Plast Surg 2005;54:402

16. Eppley BL. Zygomaticomaxillary fracture repair with resorbable plates and screws. J Craniofac Surg 2000;11:377

17. Moe KS, Weisman RA. Resorbable fixation in facial plastic and head and neck reconstructive surgery: an initial report on polylactic acid implants. Laryngoscope 2001;111:1697

18. Kawamoto HK. Late posttraumatic enophthalmos: a correctable deformity. Plast Reconstr Surg 1982;69:423

19. Mizuno A, Toril S, Akiyama Y, et al. Preauricular (tragus) skin incision in fracture of the malar arch. Int J Oral Maxillofac Surg 1987;16:391

20. Wellisz T. Clinical experience with the Medpor porous polyethylene implant. Aesthetic Plast Surg 1993;17:339

21. Markowitz BL, Manson PN. Panfacial fractures: organization of treatment. Clin Plast Surg 1989;16:105

22. Karlan MS, Cassisi NJ. Fractures of the zygoma, a geometric, biomechanical, and surgical analysis. Arch Otolaryngol 1979;105:320

23. Jelks GW, La Trenta G. Orbital fractures. In: Foster CA, Sherman JE, eds: Surgery of Facial Bone Fractures. New York: Churchill Livingston; 1987:67

63 额窦和鼻眶筛复合体骨折

作者：E. Bradley Strong

翻译：薛晓晨　审校：王旭东

引　言

额骨较厚，对创伤的抵抗很强。因此，额窦和鼻眶筛复合体骨折多为高速冲击所致，例如车祸、斗殴和运动损伤。额窦和鼻眶筛骨折的治疗不尽相同，但是解剖位置相近，可以一起讨论。此类高速冲击伤应首先评估患者气道是否通畅及血流动力学是否稳定。一旦患者状态稳定，即进行脑、脊椎、眶及颌面骨骼的评估。这一过程需要面部整形外科、神经外科和眼科医生共同完成。尽管创伤的解剖和机制已经研究得较为清楚，但这些创伤的治疗方式仍然存在争议。不当的治疗会导致外观畸形、慢性额窦炎、颅腔积气、黏液脓性囊肿、脑膜炎和脑脓肿——这些通常在创伤后几年到几十年后发生。治疗目标是避免短期和长期的并发症，同时恢复鼻窦正常功能及面部美学轮廓。尽管文献报道倾向使用创伤最小的内镜治疗，但目前还没有前瞻性随机对照试验对比不同治疗方法。手术医生必须积极教育患者并长期随访。本章将介绍额窦和鼻眶筛复合体创伤的治疗方法。

额窦骨折

胚胎学及解剖学

额窦在出生时并不存在。在近1~2岁时，前筛骨气房侵入额骨形成原始的空腔。7岁时，额窦可通过影像学检测出来。近15岁时，额窦达到成人尺寸（图63.1）。额窦的窦底形成眶上壁的内侧部分，额窦后壁形成前颅窝的一部分。额窦前壁形成额头、眉毛和眉间的一部分（图63.2）。额窦多数是双侧的，形状不对称，由一个或多个窦间隔分隔开。成人额窦的尺寸及形状高度多样化，10%的人仅有单侧额窦，5%的人仅有原始空腔，4%没有额窦。额窦平均大小为30 mm高，25 mm宽，19 mm深，体积约为10 mL。额窦前壁厚度可高达12 mm（平均4 mm），然而后壁厚度为0.1~4.8 mm[1]。

鼻额隐窝是额窦的唯一引流通道。额窦到半月裂孔的距离通常是很短的，因此被精确描述为"隐窝"而非导管。每一个开口直径为1~3 mm并位于窦底的后下部分。开口位于前筛骨气房前方，眶壁内侧，窦内间隔外侧及额骨的后侧。额窦的窦口是沙漏样结构的最窄点，额窦在沙漏上端，鼻额隐窝在下端（图63.3）[2]。额窦的血供来自眶上和滑车上动脉，经由颈内动脉系统。静脉回流有3条通路：面静脉、眶静脉（入海绵窦）和颞顶孔（入蛛网膜下腔）。三叉神经的眼支提供额窦的感觉神经。

流行病学

额窦被厚厚的皮质骨保护，比其他面部骨骼更不易骨折（图63.4）[3]。在颌面骨损伤中，额窦骨折仅占5%~15%，而且多数由车祸、运动损伤或者斗殴引起。造成额窦前壁骨折需要极大的力量，因而许多患者为多发伤。66%的患者存在多发骨折。33%的患者为单纯额窦前壁骨折。额窦前壁、后壁和（或）鼻额隐窝联合骨折在额窦损伤中占67%。单纯后壁损伤很不常见[4]。

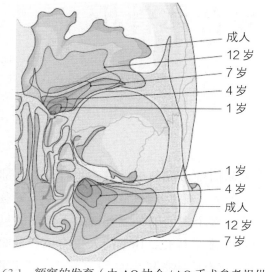

图 63.1　额窦的发育（由 AO 协会 / AO 手术参考提供）

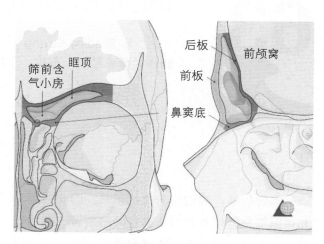

图 63.2　额窦前视图和侧视图显示前壁较厚而后壁相对较薄。额窦的底部形成眶顶的内侧部分。额窦后壁形成前颅窝的一部分。额窦前壁形成额、眉和眉间区域

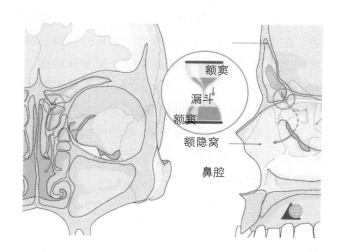

图 63.3　额窦的排出通道是沙漏样结构，沙漏管样结构在上端，额窦在下端（由 AO 协会 / AO 手术参考提供）

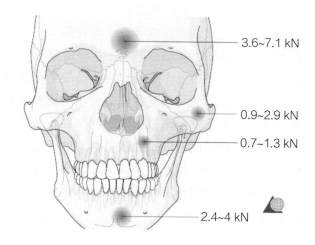

图 63.4　额窦前壁很厚，非常抗损伤。图中示出了每个结构点骨折所需的力（单位：kN，千牛）（Nahum AM. The biomechanics of maxillofacial trauma. Clin Plast Surg 1975;2:63. 获许转载）

诊　断

　　精确诊断额窦骨折和鼻额隐窝损伤对治疗具有重要意义。患者稳定后应进行详细的头颈部检查。额窦骨折的患者常诉额头疼痛及肿胀。其他可能提示额窦损伤的表现包括滑车上及眶上感觉异常、鼻衄，前额擦伤、撕裂及血肿。额窦贯通伤危险性高，是急诊手术指征。如果患者清醒，应询问是否出现清水样鼻漏或咸的鼻后引流物。怀疑脑脊液鼻漏的液体可用"晕圈实验"进行检测。将血性液体滴到滤纸上，如果存在脑脊液，其扩散速度比血液快，因而在血液外周形成明显晕圈。脑脊液确定检测为 β2 转铁蛋白测定，β2 转铁蛋白的存在可诊断颅底损伤伴脑脊液漏。其他 β2 转铁蛋白存在的地方只有眼睛的玻璃状液和内耳的外淋巴。

影像学诊断

　　副鼻窦 X 线片曾用于诊断面部骨折，但现在额窦骨折的诊断金标准是薄层 CT（1~1.5 mm），其重建出的冠状面、矢状面和三维重建可增加诊断的精确度。横断面可用于观察前壁和后壁以及诊断颅腔积气（图 63.5）。冠状面重建提示了额窦底、眶顶和鼻额隐窝的影像（图 63.6）。矢状面可以辅助诊断额隐窝和颅底的损伤（图 63.7）。三维重建在定位骨折部位上非常有帮助，可减少术中探查（图 63.8）。PACS 系统的使用或者一些术前设计的软件可以帮助手术医生模拟空间重建，从而更好地理解损伤的深度和空间关系。

治疗法则（图 63.10）

　　额窦骨折的治疗目标包括（按照重要性由高到低顺序排列）：保护颅内组织、预防早期和后期并发症、恢复前额轮廓美观和恢复额窦正常功能。这些目标不可能完全实现。然而，重建一个"安全的"额窦是最重要的，只有成功重建了额窦，才有可能实现美学和功能的修复。治疗策略的选择取决于 4 个解剖界限：①前壁骨折；②后壁骨折；③鼻额隐窝骨折；④硬脑膜撕裂（脑脊液漏）（图 63.9），并将实际情况代入图 63.10所示的治疗计划中。特殊的治疗方法包括随访观察，内镜下复位或掩饰治疗，切开复位和内固定，额窦腔清除，额窦清理（Riedel 流程）和额窦颅化。接下来将介绍每种治疗方法的指征和技术。

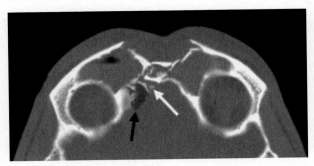

图 63.5　复杂额窦骨折的轴位 CT 扫描。注意显示的后壁骨碎片（白色箭头）以及颅内积气（黑色箭头）

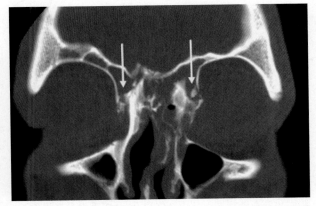

图 63.6　复杂额窦骨折的冠状位 CT 扫描。注意其累及到了眶内侧壁和额隐窝（白色箭头）

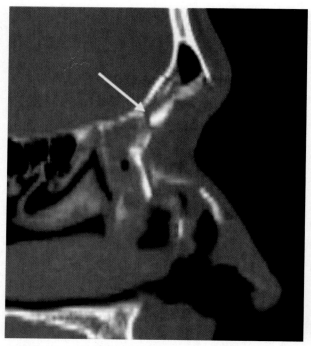

图 63.7　复杂额窦骨折的矢状位 CT 扫描。注意其累及到了额隐窝（白色箭头）

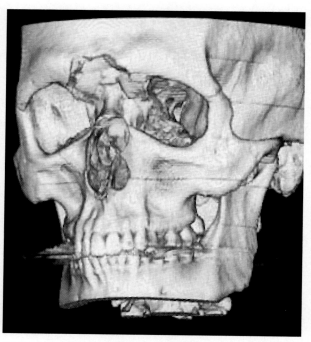

图 63.8　复杂额窦骨折的 CT 三维重建。三维重建提供给医生对于骨碎片的大小和位置更好的理解，这可以减少手术期间对于软组织剥离的需要

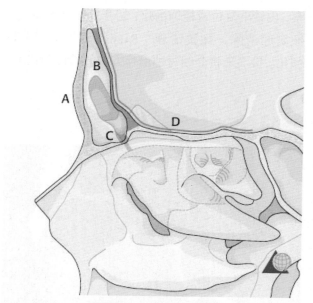

图 63.9　用于确定额窦骨折治疗方案的解剖参数。包括 a. 前壁骨折；b. 后壁骨折；c. 鼻额窦隐窝骨折；d. 硬脑膜撕裂（脑脊液渗漏）（由 AO 协会 / AO 手术参考提供）

鼻额隐窝骨折（图 63.10）

鼻额隐窝的结构紧凑，所以很难精确诊断单纯鼻额隐窝骨折，应进行仔细的全面的身体检查和薄层 CT 扫描及三维重建。额窦底骨折、筛骨前部骨折或者引流导管的严重破坏，这三种影像学表现最常提示鼻额隐窝损伤[9~11]。对于缺乏明显骨折移位或者伴有额窦损伤的病例，通常更趋向于保守治疗，随访观察，4~6 周后复查 CT。如果鼻额隐窝阻塞且额窦浑浊，则建议进行手术治疗（下文）。

近期的文献愈发趋向认为，对于合并鼻额隐窝骨折的额窦骨折最有效的治疗方法是切开复位和内固定，以及术后密切随访。如果损伤数周到数月后出现明显引流阻塞，可行内镜下的窦切开术。作者成功实施过该治疗方法，但是长期随访病例有限。这一说法仍无定论，仅建议传统开放治疗和内镜下额窦切开术。

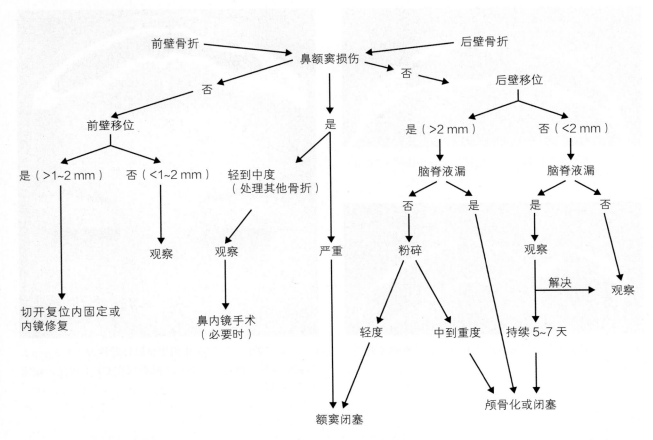

图 63.10　额窦骨折的治疗方法（出自 CSF, cerebrospinal uid; FESS, functional endoscopic sinus surgery.）

前壁骨折（图 63.10）

　　单纯最小移位（0~2 mm）的前壁骨折形成黏液囊肿的概率极小，也很少造成美观或功能的缺陷（图 63.11），但也应告诉患者有很小的概率形成外观畸形。这种损伤应尽量保守治疗。对于有较大移位（2~6 mm）的骨折，形成黏液囊肿的概率也极小，且通常不影响功能。但是，移位程度越大，对美观的影响越大。对于这些患者来说，是否进行手术治疗，不应考虑长期功能性后遗症因素，而是应该在整体美观与医源性后遗症的风险（包括脱发、感觉异常、面部神经损伤等）之间进行权衡，这些后遗症往往比损伤本身更严重。额骨骨折复位的最小侵入性治疗方法是从上

眼睑入路或头皮切开入路。这些方法存在技术难度，需要极专业的内镜操作技术。如果选择内镜治疗，作者更倾向于掩饰性治疗技术。内镜下的掩饰性治疗在损伤后 2~3 个月进行，此时面部肿胀已经消退，患者可以评估自己是否存在美观缺陷。如果患者治疗意愿强烈，那么应与患者沟通该治疗方法的适应证及风险（例如：医源性损伤可能比外伤造成的畸形更严重），患者也必须理解骨折一旦愈合再无法复位。在作者的经验中，轻度骨折移位的患者常常选择放弃手术治疗，因为即使存在外观畸形也不严重。而更严重的骨折（>6 mm 的骨折移位或严重粉碎性骨折）的患者多要求冠状切口切开复位（图 63.13）。

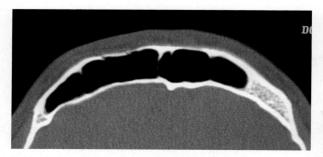

图 63.11　轴向 CT 扫描显示前壁骨折合并小位移（2 mm）

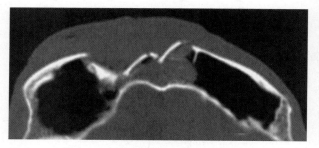

图 63.13　轴向 CT 扫描显示严重移位和粉碎性前壁骨折

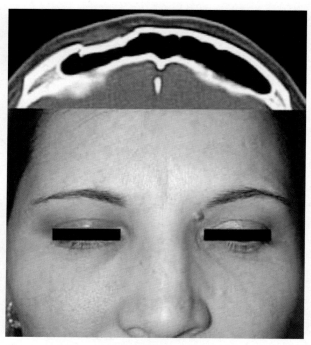

图 63.12　轴向 CT 扫描和照片显示轻度移位（2~6 mm）的前壁骨折。值得注意的是，畸形仅在 CT 上可见，临床上并不明显

后壁骨折（图 63.10）

后壁骨折的治疗比较复杂，且因存在脑脊液漏、脑膜炎、脑损伤和晚期黏液囊肿形成的风险而存在争议[5, 19]。一些学者认为几乎所有后壁骨折均应进行术中探查，但另一些则认为即使后壁损伤出现移位也应保守治疗。笔者认为手术的首要决定标准是骨折的严重程度（移位 / 粉碎性骨折）和是否存在脑脊液漏。

移位 ≤ 2 mm

移位 ≤ 2 mm 且不存在脑脊液漏的患者可以观察随访，伤后 1 个月和 1 年应复查 CT 诊断是否有黏液囊肿形成。应与患者强调长期随访的必要性，告诉患者黏液囊肿的迹象和症状。对于存在脑脊液漏的患者，近 50% 的患者可以自愈，也建议随访观察。如果持续出现脑脊液漏，则需要进行额窦切除术、硬脑膜修补和额窦清理术。

移位 >2 mm

移位 >2 mm 且不存在脑脊液漏的患者，以及极轻度粉碎性骨折的患者应该考虑额窦清理术。更严重的有明显脑脊液漏的患者，以及中度到重度的粉碎性骨折的患者应进行硬脑膜修补并去除后壁骨。如果超过 25%~30% 的后壁骨被去除，应考虑进行额窦颅骨化，需要请神经外科会诊辅助脑部清创和硬脑膜关闭。

手术技巧

额窦切除术和内镜技巧

内镜下额窦切除术可用于额窦后壁和鼻额隐窝的探查，检查是否有脑脊液漏。在患者对手术过程充分知情同意（包括出血、感染、感觉异常、后壁损伤和美观畸形的风险）之后，再进行手术。注射局部麻醉后，做一个 1~1.5 cm 的皮肤切口，切口位于内眼角与眉头连线中点，约在眉头下方 1 cm 处（图 63.14）。切口不应该位于眉毛中，否则会增加滑车上神经损伤和脱毛的风险。这个切口最好隐藏在眉毛内侧下方的边缘处。用手术刀做皮肤切口，电刀暴露骨膜。额窦的位置可通过 CT 或术中导航来确定。用裂钻打开 4~5 mm 的额窦切口，位于眉毛内侧内下方 1 cm 处（图 63.15）。锐性切开黏膜，用一个 30°鼻镜直视额窦后壁和鼻额隐窝（图 63.16）。如有必要，用可弯曲的儿童气管镜来评估额窦的侧面。使用 Valsalva 动作可以辅助诊断脑脊液漏。最后细致逐层关闭创口。如有必要可以双侧进行环钻术。

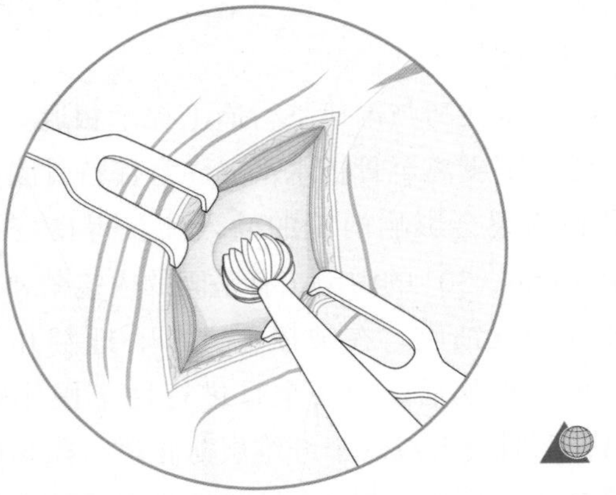

内镜下的前壁修复

术前充分知情同意，包括出血、感染、感觉异常、脱毛、美观恢复不佳的风险，以及在内镜无法修复的情况下使用开放切口的可能性。在骨折处上方旁矢状面作 3~5 cm "工作"切口，位于发际线后 3 cm（图 63.17）。应注意尽量避免电灼以实现对毛囊的最小伤害。切口尽量小，但也取决于骨折的范围以及植入物的尺寸。然后在同样的高度，距工作切口内侧 6 cm 处做一个 1~2 cm 的内镜切口。对于额头突出或者发际线退缩

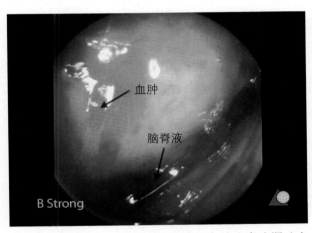

图 63.15　一种用于钻切额窦的裂钻。应当注意避免损伤后壁（由 AO 协会 / AO 手术参考提供）

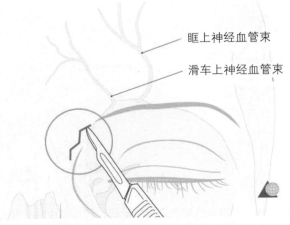

图 63.14　额窦环钻术示例图：切口应该在内眦和眉的中央，大约在眉下方 1 cm 处，切口正好隐藏在眉毛内侧下方的边缘处。（由 AO 协会 / AO 手术参考提供）

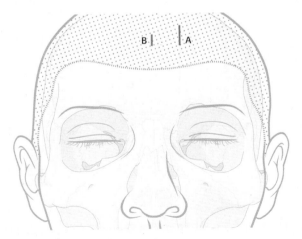

图 63.16　内镜下显示额窦后壁骨折合并脑脊液漏（由 AO 协会 / AO 手术参考提供）

图 63.17　内镜下修复前壁额窦骨折 A "操作"切口，B "内镜"切口（由 AO 协会 / AO 手术参考提供）

的患者，切口可能需要更靠近发际线，以便观察额部曲度。

手术技巧与内镜下行眉上提术相近。"盲"行骨膜下剥离至骨折水平。注意保持骨膜完整，骨膜撕裂会影响内镜的插入和获得良好视野。用 4 mm、30° 的内镜（有坚固的内镜鞘和镜头）插入光反馈腔。在缺损上方小心地翻开骨膜，如果在损伤后超过 3 个月进行这个操作较为容易，那时会形成一个纤维层防止进入额窦内（图 63.18）。可用一根"0 号"丝线穿透整个额头皮肤向外拉，以增大光反馈腔（图 63.19）。一旦整个骨折处暴露，就可用 0.85 mm 厚的多孔聚乙烯板材（MEDPOR，Stryker）修补缺损。可以利用额头凹陷作为模板估计植入物的尺寸（图 63.20）。植入物的上缘用笔标记，来维持在内镜下定位。植入物通过工作切口植入，覆盖缺损（图 63.21）。这个过程一直重复直到植入物的

直径比缺损大 2~3 mm。作者有时会将 2~3 层的 MEDPOR 缝在一起，可以更精确地填补缺损。在骨折处表面用 25 号针头穿透皮肤，然后在内镜下观察针尖来决定经皮螺钉的最佳位置。用 11 号手术刀在植入物的边缘做一个 2 mm 贯通切口，用 1.7 mm 自攻型螺钉（长度 4~7 mm）穿过这一贯通切口，穿过植入物的边缘，进入额骨（图 63.22）。如果植入物不完全稳定，可在对侧植入另一个螺钉。该自攻型螺钉必须离开植入物边缘 0.5~1 mm 之外，否则植入物可能会碎。接下来头皮切口逐层缝合，佩戴头巾。并非全部单纯前壁骨折都适用这一技术。合并严重粉碎性骨折以及黏膜损伤的患者可能需要开放复位或甚至额窦清理。对于骨折延伸到眶缘的患者，很难或者无法使用内镜进行观察，需进行开放性手术（图 63.23）。

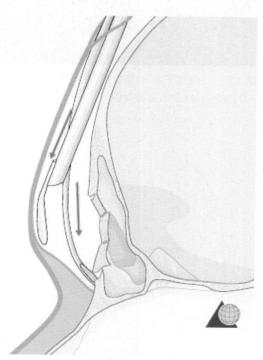

图 63.18　内镜下骨膜剥离术暴露前额额窦骨折（由 AO 协会 / AO 手术参考提供）

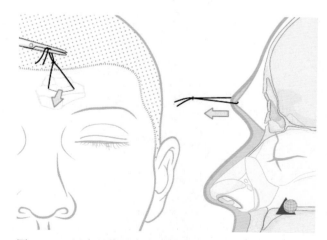

图 63.19　经皮丝线缝合全层软组织，利用牵拉来扩大光反馈腔（由 AO 协会 / AO 手术参考提供）

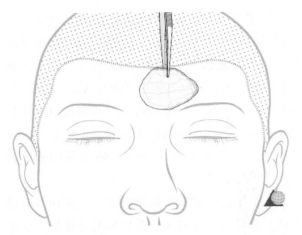

图 63.20 通过触摸下方骨折端的轮廓来估计和修整种植体大小（由 AO 协会 / AO 手术参考提供）

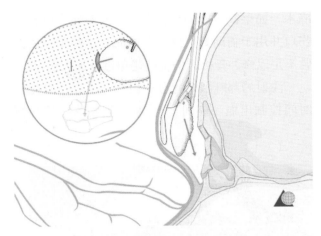

图 63.21 将多孔聚乙烯植入物放置在骨折端上方，在植入物表面上缘用笔标记，来维持其插入时的定位方向（由 AO 协会 / AO 手术参考提供）

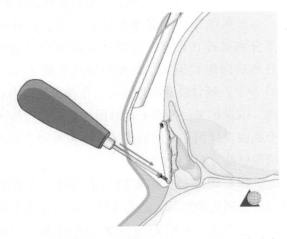

图 63.22 自攻型螺钉通过穿刺切口来固定植入物（由 AO 协会 / AO 手术参考提供）

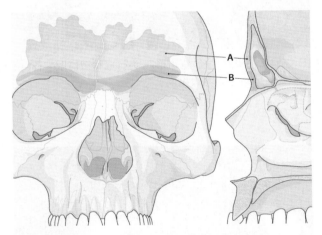

图 63.23 A 区骨折适于内镜下修复。B 区的骨折，在眶缘下方走行，通常不能应用内镜修复（由 AO 协会 / AO 手术参考提供）

开放复位及内固定

前壁骨折无法使用内镜进行观察或处置时就需要开放性修复。术前充分知情同意，包括出血、感染、感觉异常、脑脊液漏、脑膜炎、外观畸形以及后期黏液囊肿形成的风险。需向患者介绍冠状切口，尤其是男性秃头的患者。手术室中，手术床远离麻醉仪器 180° 放置。需使用角

膜护罩或进行睑缘缝合术。剃头备皮。切口从一侧耳后穿过头皮到另一个耳后，位于发际线后至少 3~4 cm，便于切口瘢痕隐藏。若患者为长发，可使用水基润滑剂后将头发绑成锯齿状（图 63.24），术后头发会在重力作用下垂覆盖并隐藏切口。若患者为短发，就不需锯齿状绑发。传统冠状切口实用且操作简便（图 63.25）。尽量避免眉部切口，以避免明显瘢痕及可能伴发的额头

麻木。如果额头已经存在大面积撕裂伤，应暴露伤口并用于辅助骨折修复。然而，这些撕裂伤常常不足以修补骨折，但也应避免过分加大伤口。

注射局部麻醉后，分三段切开头皮，以充分时间控制出血。中间 1/3（颞线到颞线）切到帽

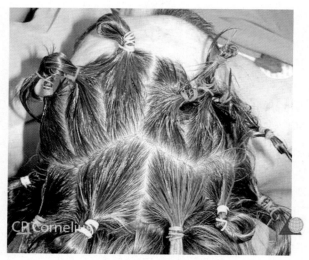

图 63.24 把头发扎成"锯齿形"，为行冠状切口做准备（由 AO 协会 / AO 手术参考提供）

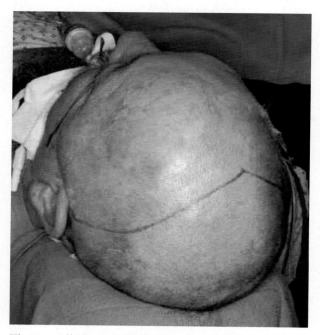

图 63.25 传统的"美人尖式"冠状切口［引自 Strong EB. Frontal sinus fractures: current concepts. Craniomaxillofac Trauma Reconstr 2009;2(3/4):161–175，获准转载］

状腱膜水平。大血管应缝合结扎并电灼烧止血。可根据喜好使用 Raney 夹。如果后期需要颅骨膜瓣，那么颅顶的颅骨膜要保持完好。如果不需要颅骨膜瓣，那么将颅骨膜切开并与头皮一起翻开。两侧的 1/3 切口同理分别切开。两侧切口必须仔细地在颞顶筋膜（颞浅筋膜）和颞肌筋膜（颞深筋膜）之间分离（图 63.26）。颞顶筋膜和面神经额支一起翻开。

如果颅骨膜随着皮肤翻开了，中部切口向前剥离暴露骨折，注意保护骨碎片的完整性。如果需要向前翻起骨膜和头皮，可将切口延伸到耳后。注意避免过度牵拉或者损伤滑车上神经及眶上神经。若必须完全暴露眶上缘，需将滑车上神经血管蒂游离出来，将小骨凿置于眶上孔的内侧和外侧并凿开眶上缘推之向外（图 63.27）。从而将骨膜和头皮沿着眶顶分离，以更好地暴露额窦底。

如果颅顶的颅骨膜保留着，那么帽状腱膜下分离就停在眶缘。骨膜将在皮肤切口水平切开然后向侧方延续，距两侧颞线头侧 2 cm（图 63.28）。颅骨膜翻离骨面后，在骨折处应小心分离，以保护来自滑车上动脉的血管，并可提供一个稳固皮片用于外侧的伪装，额窦清理术或者硬脑膜修补（图 63.29）。

额窦轮廓是其固有的凸出形状。垂直的撞击力量到达额窦后，凸形变平。额骨被水平向挤压直至骨折，而后形成凹型（图 63.30）。不伴严重粉碎性骨折或者骨移位的情况下，骨折复位需要足够的力量将骨头从压缩状态拉回原来的凸型（图 63.31）。尽管应该尽量保留骨折片，但也可能需要去除一些小骨折片来帮助减张和复位。骨钩或者桩子常用来放进两个骨折片之间辅助挺出来（图 63.32）。如果骨折片没有重叠，可在凹陷处置入一个 1.5~2 mm 螺钉，用止血钳抓住螺钉，向前拉螺钉，从而完成复位（图 63.33）。若出现骨折移位，用 30° 内镜可以辅助观察额窦黏膜和鼻额隐窝。任何骨折线附近的撕裂黏膜都应该被移除，防止嵌顿。复位骨折片可用 1.0~1.3 微型钛板或者微型钛网固定。

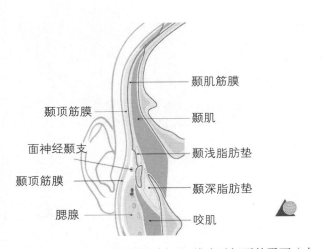

图 63.26 颞部头皮区的解剖。红线表示切开的平面（由 AO 协会 / AO 手术参考提供）

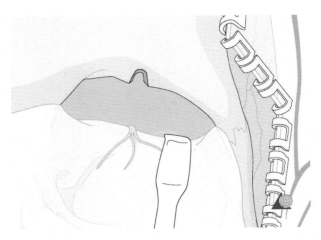

图 63.27 使用小骨凿剥离滑车上神经血管蒂（由 AO 协会 / AO 手术参考提供）

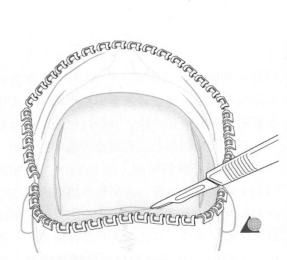

图 63.28 形成颅骨膜瓣切口示意图（由 AO 协会 / AO 手术参考提供）

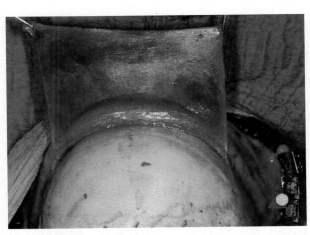

图 63.29 颅骨膜瓣从额骨表面分离的照片（由 AO 协会 / AO 手术参考提供）

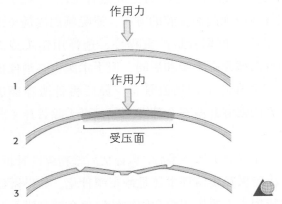

图 63.30 在额骨的凸面施加一作用力导致骨头受压，压力解除形成凹陷（承 AO 基金 / AO 手术提供）

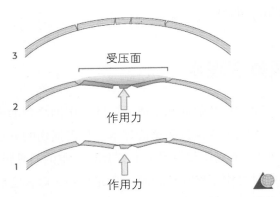

图 63.31 额骨骨折的复位往往需要很大的力将骨段从压缩状态拉回，形成凸面（由 AO 协会 / AO 手术参考提供）

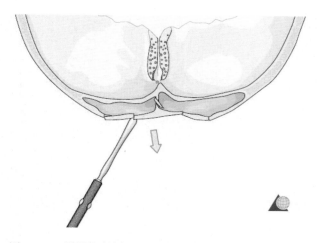

图 63.32　骨钩或者挺子可通过挺起小段的前壁，使复位更加容易（由 AO 协会 / AO 手术参考提供）

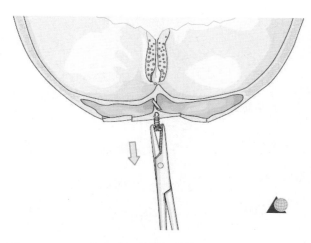

图 63.33　可以通过放置骨螺钉以辅助施加垂直压力并减少前壁碎片（由 AO 协会 / AO 手术参考提供）

骨缺失不常见，但高速冲击伤可能导致细小骨折片无法固定。小（4~10 mm）的缝隙可以用钛网重建。羟基磷灰石骨水泥不可用，因为出现感染和排异的风险较高。重建完成后，颅骨膜重新对位缝合（如果术中没有用），跟着帽状腱膜和皮肤一同复位。帽状腱膜需要缝紧，有利于止血避免血肿形成。很重要一点是需要用 2-0 单丝缝合再次悬吊颞部软组织，防止晚期额头和上中面部下垂（图 63.34）。如有必要，可双侧头皮下置彭罗斯式引流管，从冠状切口双耳上方引出，缝在皮肤上。需加压包扎，并确保耳朵没有在加压包扎下向前方卷起而压迫耳郭。彭罗斯式引流管 24 小时后拔除，加压包扎 3 天去除，头皮缝合 10 天拆线。

额窦清理术

对于涉及前壁和（或）后壁的更加严重的损伤，可能需要进行额窦清理术。暴露损伤的方法同前（开放复位和内固定）。需保留完整的颅骨膜，必要时可用于修补硬脑膜。在完整暴露额骨之后（必要时包括眶缘），去除所有前壁骨折片并保持侧壁湿润。标记原始骨折片的定位可以帮助最后修补的时候再次定位（图 63.35）。常常必需去除所有残留的前壁骨来暴露整个额窦。术中导航有助于确定额窦边缘，或者可使用双极电凝的一头穿过前壁损伤处，在额窦周边环绕一圈，用于标记额窦外侧的轮廓（图 63.36）。透射法可以用于确定额窦边缘。光源放在额窦内照亮边缘并用同样的方法进行标记（图 63.37）。在额窦边缘标记完成后，可提前在截骨处放置几个微板（图 63.38），确定骨移植片的精确位置。在截骨过程中，微板可向上翻转（图 63.39）。笔者喜欢用高速 Midas Rex 钻（Medtronic，Inc.）和一个 B-1 钻在额窦周边打孔（图 63.40），并用侧向移位功能将孔连通完成截骨（图 63.41）。截骨线应朝向额窦腔的方向，避免颅内渗透（图 63.42）。根据骨折严重程度，选择用钻头或者用骨凿截开眶上缘和眉间，但手术医生必须保护滑车上和眶上神经血管蒂。最后将骨凿穿插进上方的锯缝并凿开全部窦间隔，再去除骨片（图 63.43）。

完成额窦切开术后，可评估后壁粉碎性骨折，并决定做额窦清理术还是额窦颅骨化。如果做额窦清理术，要用切割和倒锥钻清理全部黏膜。尤其注意额窦周边，完全去除所有黏膜比较困难（图

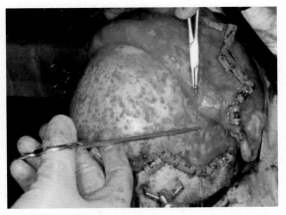

图 63.34　应当采取单端固定缝合，通过单端固定颞部软组织来减少晚期额头和上中面部下垂的风险（由 AO 协会 / AO 手术参考提供）

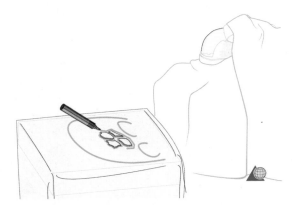

图 63.35　一种用于将从骨折部位去除的骨碎片重新定位的方法，保证额窦闭塞后能够准确定位（由 AO 协会 / AO 手术参考提供）

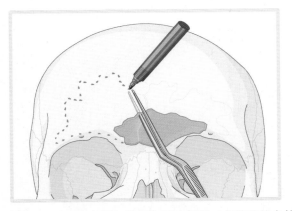

图 63.36　用双极电凝勾勒额窦周边骨膜，在前壁的内外两侧各放双极的一个齿，用外侧齿来标记标记额窦外侧的轮廓（由 AO 协会 / AO 手术参考提供）

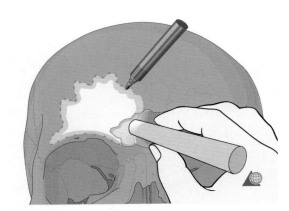

图 63.37　用透射法突显额窦边缘（由 AO 协会 / AO 手术参考提供）

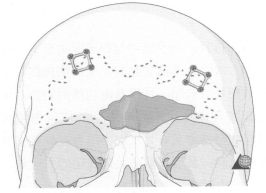

图 63.38　提前在截骨处放置几个微型接骨板，用于保持骨瓣的精确位置（由 AO 协会 / AO 手术参考提供）

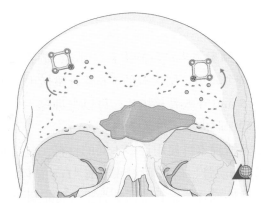

图 63.39　额窦切开时微型接骨板不用去除，但可向上翻转，直到骨瓣复位（由 AO 协会 / AO 手术参考提供）

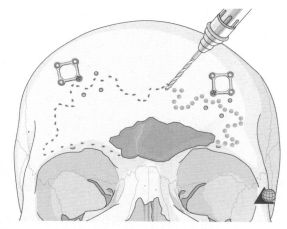

图 63.40　骨钻沿截骨线打孔，外科医生通过"感觉"钻头穿透骨板，确保截骨线的精准（由 AO 协会 / AO 手术参考提供）

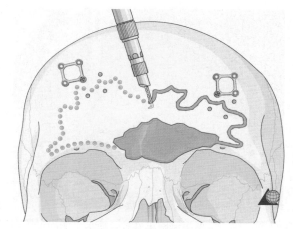

图 63.41　用侧向移位将孔连通完成截骨（由 AO 协会 / AO 手术参考提供）

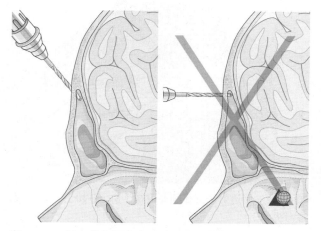

图 63.42　所有截骨操作都应朝向窦腔倾斜，避免穿透损伤颅内（由 AO 协会 / AO 手术参考提供）

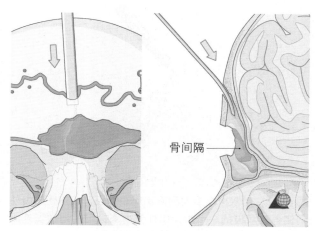

骨间隔

图 63.43　骨凿可凿开并破坏骨间隔，从而用于去除骨前壁（由 AO 协会 / AO 手术参考提供）

63.44）。额窦漏斗状黏膜从下方提起，颞肌塞住并封闭每个窦口。用尖锐的 5 mm 骨凿做出一个 5 mm × 5 mm 外壁骨移植片，可以楔进每一个额隐窝以确保肌肉填塞进入（图 63.45）。

额窦清理术可使用许多不同的材料，包括腹部脂肪、松质骨、肌肉、颅骨膜和有"自动清除术"之称的自体成骨。尽管不同学者报告特定材料成功率"最高"，但笔者更喜欢用腹部脂肪，相较

于材料的选择，手术成功与否更取决于手术技术（例如：清除全部额窦黏膜，无损伤操作等）。腹部移植片可选用一片没有电灼伤的脂肪，用于充填额窦替代骨片（图 63.46）。应避免使用异体材料如羟基磷灰石骨水泥，因为有较高感染和排异的风险。最后，前壁关创固定的方法与"切开复位与内固定"中相同。

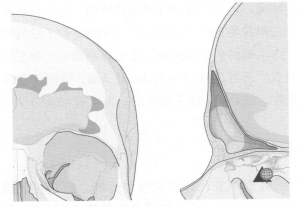

图 63.44 在闭合前所有黏膜必须用切割倒锥钻完全去除，尤其注意额窦周边，暴露和操作都更具挑战性（由 AO 协会 / AO 手术参考提供）

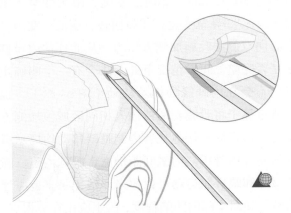

图 63.45 可以使用尖锐的骨凿截取 5 mm × 5 mm 的颅骨外板作为骨移植物，用于闭合每个窦口（由 AO 协会 / AO 手术参考提供）

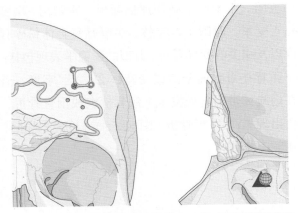

图 63.46 可先用一块脂肪填充额窦，然后再用骨瓣替换

额窦颅骨化

严重后壁粉碎性骨折或大面积硬脑膜撕裂应考虑行额窦颅骨化。手术方式同前文"切开复位和内固定"。手术过程基本在额窦内进行且通常无须正式的颅骨切开术，但还是需要请神经外科会诊。保持颅骨膜完整用以修补硬脑膜、防止脑脊液漏。从前壁到后壁所有游离的骨折片都应去除，钻除全部黏膜，并在侧壁上进行定位（图 63.35）。后壁连接硬脑膜的骨折片需用 Penfield 挺游离出来。检查硬脑膜是否有撕裂，然后在固定骨的后面沿着额窦边缘剥离开。准备带状脑牵开器和 Kerrison 咬骨钳和（或）钻头，用于整平额窦壁、底和前颅窝的后边缘（图 63.47）。单纯的硬脑膜撕裂伤可以用 5-0 尼龙线间断缝合修补。更复杂的损伤需要神经外科清创和硬脑膜关闭。所有前壁和后壁的骨折片均用裂钻脱离黏膜。

每一个额窦漏斗都钻出并关闭如"额窦清理术"所述。颅骨膜可以用于覆盖额隐窝、填塞死腔和（或）修补硬脑膜撕裂。应在前壁留下小的骨缺损，从而使颅骨膜在不切断血供的情况下通入颅内（图 63.48）。保留的骨碎片可以用于重建前壁，用 1.0~1.3 mm 的微板或者微网固定。如需补充自体骨，可用额窦内壁或外壁顶骨的骨折片。

鼻眶筛复合体骨折

解剖学

鼻眶筛复合体是鼻骨、泪骨、筛骨、上颌骨和额骨的交汇处。它构成面中部下方的支撑并决定其对称性。鼻眶筛复合体的主要垂直向支撑是上颌骨的额突（图 63.49），主要水平向支撑是眶上下缘。因鼻眶筛骨折而损伤这些支撑可能引起长期后遗症包括鼻畸形、内眦间距增大、眼球内陷、面中部凹陷、泪溢、脑脊液瘘、嗅觉缺失、鼻窦炎和失明。内眦韧带起于前后泪嵴以及上颌

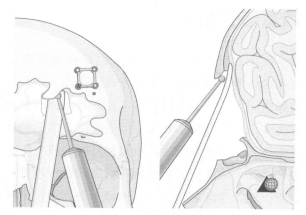

图 63.47　脑牵开器可用于整平额窦壁、额窦底和前颅窝时保护硬脑膜（由 AO 协会 / AO 手术参考提供）

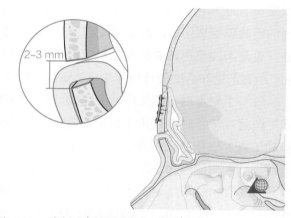

图 63.48　当插入颅骨膜瓣时，应在前壁上打一个小的骨缺口，在不切断血供的情况下让颅骨膜通过（由 AO 协会 / AO 手术参考提供）

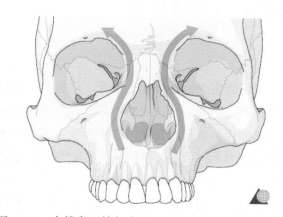

图 63.49　支撑鼻眶筛复合体的主要垂直向支撑（由 AO 协会 / AO 手术参考提供）

骨额突，包绕泪囊并分叉成睑板前、眶隔前和眶周的眼轮匝肌（图 63.50）。内眦韧带（及骨附着点）维持内眦间距离，也是鼻眶筛骨折修复的焦点。正常内眦间距为 30~35 mm，等同于口角宽度，也等同于瞳孔间距的一半（图 63.51）。

诊　断

　　鼻眶筛复合体损伤较难诊断，因其可能被面部水肿掩盖。应全面检查头颈部，包括脑、颈椎、眼眶和脑脊液漏，并需要神经外科和眼科会诊。对鼻眶筛复合体骨折应保持高度警惕，因为延误治疗会导致畸形且极难进行二期恢复。提示鼻眶筛复合体骨折的表现包括：①内眦间距增宽超过 30~35 mm；②内眦变钝、眼裂变窄（图 63.52）；③鼻背变宽；④鼻扭转、变低、变短。小心向双侧眼睑施加侧方压力，从而评估内眦韧带是否完整。正常情况下此手法会有一个明确止点，不会在内眶缘处扪及移动（图 63.53）。也可通过鼻子将骨膜剥离器插入相同区域施加侧方压力。内眦韧带松弛或者内侧眶壁移动均提示鼻眶筛复合体骨折。内眦间距增宽、眼球内陷、瞳孔反应和眼外肌运动可以用来评估记录。也应评估鼻子和面中部的凹陷程度，医生应该在鼻根点、鼻缝点和鼻尖点触诊鼻背（图 63.54）。如果整个鼻背明显缺乏支撑，需行覆盖式颅骨转移片。最后，薄层（1~1.5 mm）CT 包括冠状面、矢状面和 3D 重建，可以帮助准确定位骨折并确定损伤范围。手术医生必须评估筛板、额隐窝 / 额窦是否受累，眼眶是否完整，鼻眶筛复合体粉碎程度以及相关的面部骨折。典型的影像学表现包括：①鼻背在冠状面分离或变宽；②"Y"字形，若在内眦韧带附着处发生上颌骨额突或泪骨骨折，会出现"Y"字形骨折（图 63.55）；③鼻根塌陷；④额隐窝破坏。

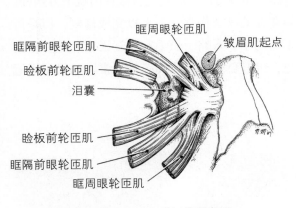

图 63.50 内眦韧带示意图

眶周眼轮匝肌
眶隔前眼轮匝肌
睑板前轮匝肌
泪囊
睑板前轮匝肌
眶隔前眼轮匝肌
眶周眼轮匝肌
皱眉肌起点

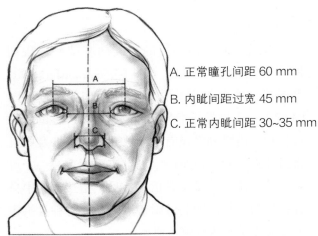

图 63.51 正常内眦间距和内眦间距过宽示意图

A. 正常瞳孔间距 60 mm

B. 内眦间距过宽 45 mm

C. 正常内眦间距 30~35 mm

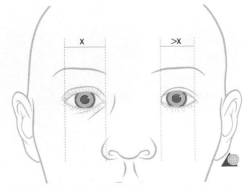

图 63.52 左侧鼻眶筛骨骨折的特征性表现：（1）眦间距离变宽；（2）内眦变钝，睑裂宽度变窄；（3）鼻背增宽

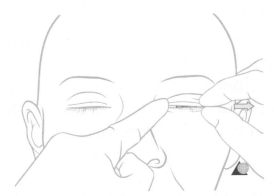

图 63.53 "弓弦"测试：对眼睑施加一个横向张力，用于评估内侧眦稳定性

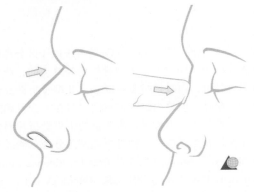

图 63.54 可以通过在鼻腔、鼻和鼻尖上施加压力来评估鼻和面的稳定性。如果整个鼻背缺乏显著的支撑，那就表明需要进行覆盖式颅骨外板移植术

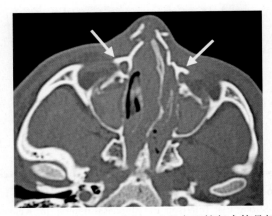

图 63.55 X 光片提示 Y 字征，这是鼻眶筛复合体骨折的重要指针（引自 Strong EB, Tollefson TT. Sinonasal trauma. In: Kennedy DW, Hwang PH, eds. Rhinology: Diseases of the Nose, Sinuses, and Skull Base. New York, NY: Thieme; 2012:478. 获准转载）

分 类

鼻眶筛复合体骨折的分类的基础是内眦韧带附着的中央骨折片（图 63.56）。Markowitz 等提出一个分类系统描述骨性损伤的程度（图 63.57）。Ⅰ型骨折指为单纯的，非粉碎性的中央骨折片，内眦韧带没有断裂。Ⅱ型骨折涉及中央骨折片的粉碎，但是内眦韧带牢固附着在一个可确定的骨块上。Ⅲ型骨折不常见，指严重的中央骨折片粉碎且内眦韧带附着点断裂。每种骨折类型还分为单侧或双侧的亚型。

治 疗

手术暴露

鼻眶筛复合体损伤是所有面部骨折中最具挑战性的，手术修复复杂艰巨。暴露不充分，骨折复位不精确或者内眦韧带修复不佳，几乎都会影响治疗效果。一些手术医生喜欢直接在帽状腱膜切开（图 63.58），但是很多骨折都更复杂，需

要冠状切口、经结膜切口和口内切口联合进行手术暴露。如果可以，应避免直接在内眦上方切开。已经存在的撕裂伤常常不足以完成修复，但是可用于辅助手术入路。眉毛和"开天窗"的切口应避免，以避免外露瘢痕和感觉异常。如果用了冠

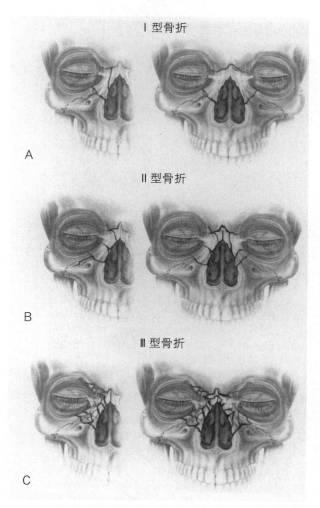

图 63.57 马德维茨等人设计的分类系统用于区分鼻眶筛复合体骨折的不同类型。Ⅰ型骨折指为单纯的，非粉碎性的中央骨折，内眦韧带没有断裂。Ⅱ型骨折涉及中央骨折片的粉碎，但是内眦韧带牢固附着在一个可确定的骨块上。Ⅲ型骨折不常见，指严重的中央骨折片粉碎且内眦韧带附着点断裂。每种骨折类型还分为单侧或双侧的亚型（引自 Strong EB, Tollefson TT. Sinonasal trauma. In: Kennedy DW, Hwang PH, eds. Rhinology: Diseases of the Nose, Sinuses, and Skull Base. New York, NY: Thieme; 2012:478. 获准转载）

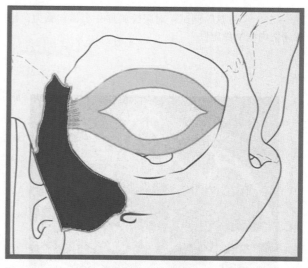

图 63.56 用于鼻眶筛复合体骨折分类的中央骨折片（引自 Strong EB, Tollefson TT. Sinonasal trauma. In: Kennedy DW, Hwang PH, eds. Rhinology: Diseases of the Nose, Sinuses, and Skull Base. New York, NY: Thieme; 2012:477. 获准转载）

状切口，眶上/滑车上神将血管蒂应游离出来，使得内眦区域更好地暴露（同切开复位和内固定部分）。经结膜切口可提供眶底，眶上缘和眶内壁的最大暴露，且术后眼睑位置异常的风险最小（图 63.59），但是此切口对于上颌骨额突的暴露有限。小的（5 mm）下睑内侧缘切口可用于辅助螺钉固定。最后，口内切口可暴露梨状孔和上颌骨的额突（图 63.60）。

I 型骨折

无移位的 I 型骨折不需要手术复位。有移位的 I 型骨折需要手术暴露并复位，根据移位的程度和稳定性选择采用一点、两点或三点固定（图 63.61）。避免固定板从额骨跨过整个骨折片到上颌骨，因为这种方式需要中央骨折片上剥离更大面积的骨膜，可能会伤及内眦韧带，且该固定板可能会增宽鼻根。在所有固定板放置好之前必须

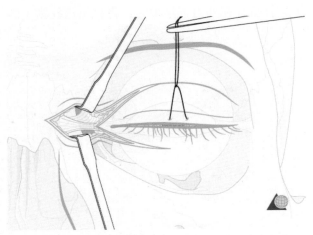

图 63.58　直接在内眦韧带位置做皮肤切口可提供良好的入路，但是会遗留较明显的瘢痕（由 AO 协会/AO 手术参考提供）

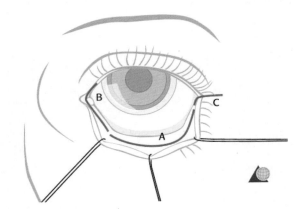

图 63.59　经结膜切口可提供眶底（A）和眶内侧壁（B）的入路。外眦切口（C）可为较大骨折提供入路（由 AO 协会/AO 手术参考提供）

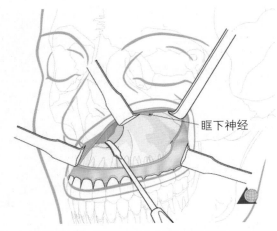

图 63.60　上齿龈沟切口可暴露上颌骨前壁和上颌骨额突（由 AO 协会/AO 手术参考提供）

眶下神经

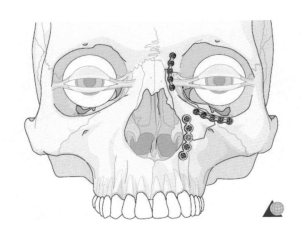

图 63.61　用于固定移位的 I 型骨折的钛板（由 AO 协会/AO 手术参考提供）

维持精确复位，否则内眦韧带的侧方拉力可能会导致复位失败。如果高度怀疑泪道损伤，应行泪道再通术，泪道支架大约保留 6 周。

Ⅱ型骨折

　　Ⅱ型骨折需要更大的手术暴露，一般采用两点或三点固定。骨膜下剥离用于定位但不撕脱内眦韧带。如果损伤较轻且中央骨折片可以被固定，那么治疗方法如同Ⅰ型骨折。如果中央骨折片太小无法固定，则复位之前在骨折周围用经鼻金属丝进行简易固定。在中央骨折片内眦韧带上下钻孔（图 63.62），用 28 号金属丝的两段（或金属丝缝线）从侧方穿入中间，留下游离末端在中央骨折片的内表面（图 63.63）。中央骨折片用金属丝控制住后，钻一个经鼻路径用于金属丝通过（图 63.64）。钻孔必须经过泪腺窝的后上方，以及额筛缝下方（避免颅内感染）。将 14 号脊椎穿刺针（或外鞘去除的血管导管）逆行穿过钻孔，通过筛骨复合体，从无损伤侧到有损伤侧。将可变形吸引器放在损伤侧眼球内侧，以提供保护。经鼻金属丝通过针孔，再拔除针孔（图 63.65）。金属丝稳定在额骨上的迷你螺钉上，当中央骨折片在外力下集中时，将金属丝扎紧（图

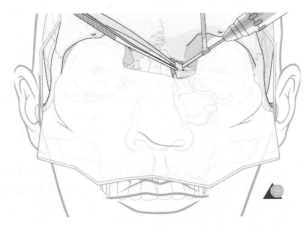

图 63.62　在Ⅱ型骨折的中心碎片上钻孔，理想情况下，孔应当打在内眦韧带上下（由 AO 协会 / AO 手术参考提供）

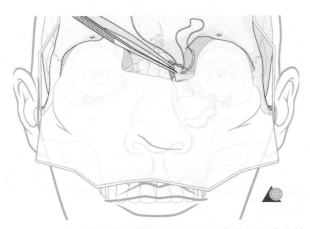

图 63.63　然后骨钻从颅底部穿过，为经鼻路径导线的放置提供通道（由 AO 协会 / AO 手术参考提供）

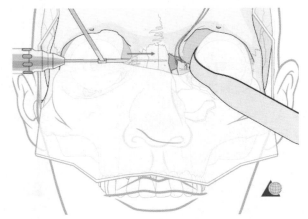

图 63.64　将 28G 导丝穿过中央碎片上的两个孔。导丝应从外侧传递到内侧，将自由端留在内侧面（由 AO 协会 / AO 手术参考提供）

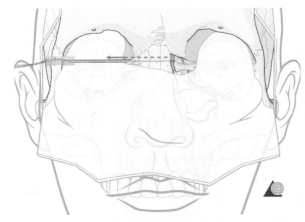

图 63.65　导丝穿过 14 号穿刺针，从内眦侧穿向对侧。然后取出针，将经鼻导丝留于原处（由 AO 协会 / AO 手术参考提供）

63.66）。在整个固定过程中维持金属丝上的张力，任何金属丝的松弛都可能造成内眦韧带偏向一侧，骨折无法准确复位。放在泪腺窝的后上面的金属丝可以拉住内眦向内不转动。经鼻金属丝放在泪腺窝前面会导致中央骨折片的侧方移动和医源性内眦距离增宽（图 63.67）[25]。

Ⅲ型骨折

　　Ⅲ型骨折是更严重的外伤导致的，常伴上颌骨额突和鼻背的粉碎性骨折。通过冠状切口、经结膜切口和口内切口获得宽敞的手术暴露。上颌骨的额突通常会发生粉碎性骨折，需要三点固定（图 63.61）。手术医生需要反复检查每一个复位的点然后依次固定钛板。残留的内眦韧带应通过冠状切口或者局部的眉间切口进行确认。以镊子钳夹深部韧带表面，观察对应皮肤以确认内眦韧带位置（图 63.68）。如果能准确牵引内眦韧带，手术医生可以看到内眦韧带和表面皮肤的同步运动。28 号金属丝两次穿过韧带残端复位内眦韧带（图 63.69）。当经鼻金属丝可以像 Ⅱ 型骨折一样穿过后，眶内壁的骨性损伤常会阻止金属线在

三维空间中的精确放置。因此，通常选用单端固定技术。

　　单端固定技术是用迷你钛板来横跨额骨的下面并进入眶的前内侧，使定位与最深的洞孔对应，再使经鼻金属线穿过（例如泪腺窝的后上方）（图63.65）。在固定板之前，金属丝固定被撕裂的内眦韧带，并穿过板上最深的洞孔（图 63.70）。金属丝而后经鼻穿过，通过脊椎穿刺针，到达对侧眼眶（图 63.71）。眶内有破裂可以减少钻孔。在脊椎穿刺针穿透颅底时，脑压板用于保护眼球。螺钉固定在额骨，确保迷你板最远洞孔在可以重建内眦韧带的正确空间位置上（图 63.72）。最后在外力辅助损伤的内眦集中的时候，金属丝需要拉紧。确定内眦修复的最终定位，经鼻金属丝锚固在对侧额骨上的一个螺钉上（图 63.73）。修补内眦韧带的另一个方法是使用内眦倒钩（图 63.74）。内眦倒钩穿过小的穿透皮肤的切口，穿过内眦韧带固定在韧带上（图 63.75 和图63.76）。经鼻金属丝操作如前，锚固在对侧额骨上。或者，倒钩可以穿过迷你钛板固定在同侧。因为放置的角度很小，在钛板内穿过金属丝非常困难，

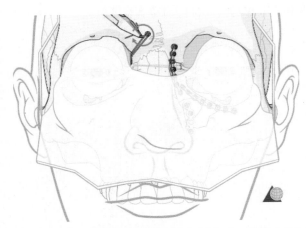

图 63.66　通过在内侧眦韧带上施加压力时，将张力施加到经鼻导线。一旦复位成功，将导丝固定在额骨上的小螺钉上（由 AO 协会 / AO 手术参考提供）

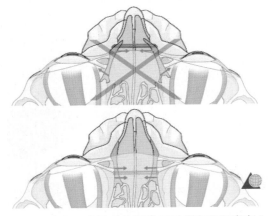

图 63.67　适当的经鼻导丝放置位于后颅窝和泪囊窝上方（上图）。这将把眼睑内侧和后方拉到适当的位置。经鼻导丝位于泪囊窝前部和（或）下方，将导致中央碎片的侧移和前移，导致医源性内眦间距过大（下图）（由AO 协会 / AO 手术参考提供）

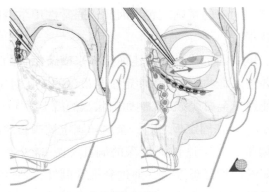

图 63.68　用手术牵拉内眦韧带的深表面，同时观察内眦处相应皮肤的运动（由 AO 协会 / AO 手术参考提供）

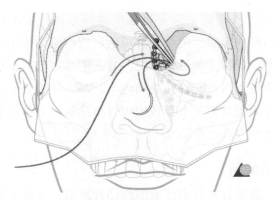

图 63.69　28 号导丝穿过 Ⅲ 型鼻眶筛复合体骨折患者的内眦韧带（由 AO 协会 / AO 手术参考提供）

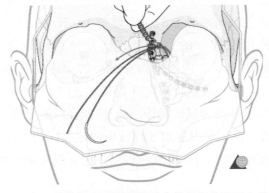

图 63.70　一种修复 Ⅲ 型鼻眶筛复合体骨折单端固定技术。微型钛板的最后一个孔位，事先沿着额骨的屈曲弧度弯曲（由 AO 协会 / AO 手术参考提供）

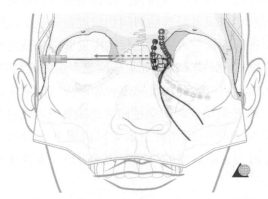

图 63.71　在颅底下方从对侧钻一个洞。14 号穿刺针沿伤侧泪囊窝的上方及后方经鼻穿过。导丝被针从伤侧带到健侧（由 AO 协会 / AO 手术参考提供）

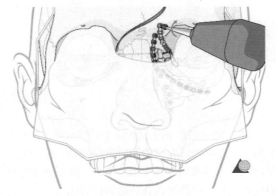

图 63.72　然后沿着额骨的凸起固定钛板，将微型钛板的最后一个（最深的）孔放置于泪囊窝的上方和后方（由 AO 协会 / AO 手术参考提供）

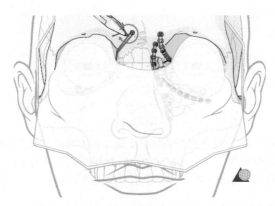

图 63.73　给予一定的张力以确认内眦韧带的正确位置，然后将其固定在额骨上（由 AO 协会 / AO 手术参考提供）

用倒钩的优点可避免放置经鼻金属丝。

如果需要放置鼻背骨植入物，应在重建的最后一步进行。可在顶骨外壁颅顶最平整的骨头处获得移植骨片，至少 6~7cm 长（图 63.77）。用裂钻打薄和修整移植骨片来重建一个正常的鼻额角（105°~120°），如需保护正常鼻轮廓和支撑鼻尖就尽量延长植入物。开放性鼻整形也可有效放置移植物。应在眉间钻一个小凹槽用于放置植入物。用一个迷你板或两个固位螺钉放在额骨上单端固定移植物（图 63.78）。移植物的下表面应该插到低于下外软骨，鼻中隔软骨可悬吊于

骨移植物上。

中央骨折片严重损伤（Ⅱ型或Ⅲ型）时需要外支撑物，用来预防血肿并保留正常鼻外形。Aquaplast 鼻板（Aquaplast Corp）用数层 Xeroform 网（Invacare）衬垫，用于鼻外侧壁。在内眦水平将 14 号脊椎穿刺针（或去外鞘的血管导管）经皮穿至鼻基底，即鼻骨的下面（图 63.79）。26 号金属丝穿过针头和支撑物，双侧金属丝拧起以施加轻压力，利于减少软组织水肿。术后底层组织都应仔细观察避免组织坏死。支撑物在 7~10 天后拆除。

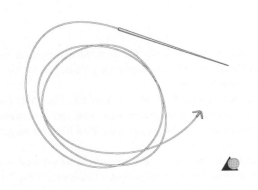

图 63.74 一种内眦固定丝的插图，一端有直针，另一端为锚钩（由 AO 协会 / AO 手术参考提供）

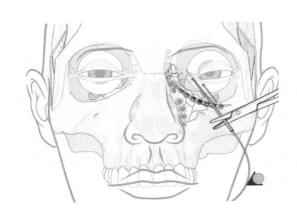

图 63.75 一个内眦倒钩通过一个小的皮肤切口并进内眦韧带的图示（由 AO 协会 / AO 手术参考提供）

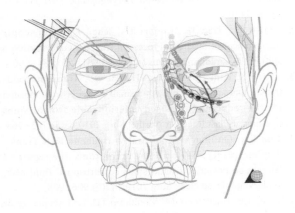

图 63.76 一个内眦倒钩通过一个悬臂微型板，经鼻固定在额骨上（由 AO 协会 / AO 手术参考提供）

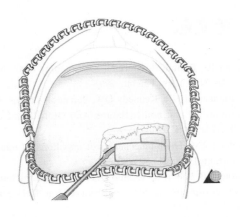

图 63.77 从顶骨的平坦区获取颅骨外板移植物（由 AO 协会 / AO 手术参考提供）

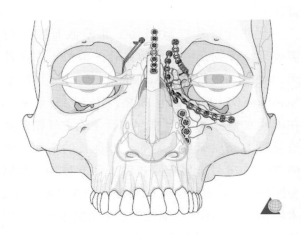

图 63.78 用微型钛板将颅骨外板骨移植物固定在额骨上（由 AO 协会 / AO 手术参考提供）

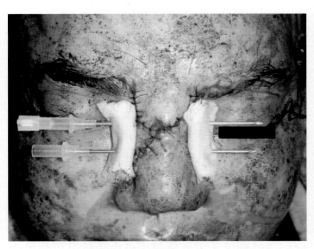

图 63.79 外固定物用于固定皮肤，防止血肿形成，恢复正常的鼻部轮廓

脆弱的筛骨复合体破损和鼻骨骨折会使鼻眶筛复合体骨折的修复变得极其复杂，对最有经验的医生来说也是考验。为了获得美观的术后效果，医生必须小心地辨认并精确的复位 / 固定中央骨折片，避免覆盖的软组织血肿、瘢痕以及内眦距离增宽。

致　谢

笔者非常感谢 AO Foundation of Davos, Switzerland 提供本章图片。

参考文献

1. Anon JB, Rontal M, Zinreich SJ. Anatomy of the paranasal sinuses. New York: Thieme; 1996

2. Stammberger HR, Kennedy DW. Paranasal sinuses: anatomic terminology and nomenclature. Ann Otol Rhinol Laryngol 1995;167:7－16

3. Nahum AM. The biomechanics of maxillofacial trauma. Clin Plast Surg 1975;2(1):59－64

4. Strong EB, Pahlavan N, Saito D. Frontal sinus fractures: a 28－year retrospective review. Otolaryngol Head Neck Surg 2006; 135(5):774－779

5. Wallis A, Donald PJ. Frontal sinus fractures: a review of 72 cases. Laryngoscope 1988;98(6 Pt 1):593－598

6. Yavuzer R, Sari A, Kelly CP, et al. Management of frontal sinus fractures. Plast Reconstr Surg 2005;115(6):79e－93e; discussion 94e－95e

7. Chen KT, Chen CT, Mardini S, Tsay PK, Chen YR. Frontal sinus fractures: a treatment algorithm and assessment of outcomes based on 78 clinical cases. Plast Reconstr Surg 2006; 118(2): 457－468

8. Rohrich RJ, Hollier L. The role of the nasofrontal duct in frontal sinus fracture management. J Craniomaxillofac Trauma 1996;2(4):31－40

9. Harris L, Marano GD, McCorkle D. Nasofrontal duct: CT in frontal sinus trauma. Radiology 1987;165(1):195－198

10. Heller EM, Jacobs JB, Holliday RA. Evaluation of the frontonasal duct in frontal sinus fractures. Head Neck 1989; 11(1):46－50

11. Landsberg R, Friedman M. A computer－assisted anatomical study of the nasofrontal region. Laryngoscope 2001;111(12): 2125－2130

12. Smith TL, Han JK, Loehrl TA, Rhee JS. Endoscopic management of the frontal recess in frontal sinus fractures: a shift in the paradigm? Laryngoscope 2002;112(5):784－790

13. Kim KS, Kim ES, Hwang JH, Lee SY. Transcutaneous transfrontal approach through a small peri－eyebrow incision for the reduction of closed anterior table frontal sinus fractures. J Plast Reconstr Aesthet Surg 2010;63(5):763－768

14. Chu EA, Quinones－Hinojosa A, Boahene KD. Trans－blepharoplasty orbitofrontal craniotomy for repair of lateral and posterior frontal sinus cerebrospinal fluid leak. Otolaryngol Head Neck Surg 2010;142(6):906－908

15. Strong EB, Buchalter GM, Moulthrop TH. Endoscopic repair of isolated anterior table frontal sinus fractures. Arch Facial Plast Surg 2003;5(6):514－521

16. Kim KK, Mueller R, Huang F, Strong EB. Endoscopic repair

of anterior table: frontal sinus fractures with a Medpor implant. Otolaryngol Head Neck Surg 2007;136(4):568-572

17. Graham HD, 3rd, Spring P. Endoscopic repair of frontal sinus fracture: case report. J Craniomaxillofac Trauma 1996; 2(4):52-55

18. Strong EB, Kellman RM. Endoscopic repair of anterior table—frontal sinus fractures. Facial Plast Surg Clin North Am 2006;14(1):25-29

19. Rodriguez ED, Stanwix MG, Nam AJ, et al. Twenty-six-year experience treating frontal sinus fractures: a novel algorithm based on anatomical fracture pattern and failure of conventional techniques. Plast Reconstr Surg 2008;122(6): 1850-1866

20. Rohrich RJ, Hollier LH. Management of frontal sinus fractures. Changing concepts. Clin Plast Surg 1992;19(1): 219-232

21. De Cordier BC, de la Torre JI, Al-Hakeem MS, et al. Endoscopic forehead lift: review of technique, cases, and complications. Plast Reconstr Surg 2002;110(6):1558-1568; discussion 1569-1570

22. Leipziger LS, Manson PN. Nasoethmoid orbital fractures. Current concepts and management principles. Clin Plast Surg 1992;19(1):167-193

23. Markowitz BL, Manson PN, Sargent L, et al. Management of the medial canthal tendon in nasoethmoid orbital fractures: the importance of the central fragment in classification and treatment. Plast Reconstr Surg 1991;87(5):843-853

64 前颅底病变的颅面手术入路

作者：Lawrence J. Marentette，Erin L. McKean，Scott A. McLean
翻译：赵泽亮　　审校：王旭东

引　言

由 Obwegeser、Tessier 及其他开拓者所发展的颅面手术入路，设计的初衷即为解决颅内外结构间复杂的解剖连接。颅前窝紧邻眼眶和鼻旁窦。与此类似，颅中窝与翼上颌间隙、颞下窝及颞下颌关节（TMJ）关系密切。到达这些区域的手术入路被用于各类良恶性肿瘤的切除以及创伤性和先天性畸形的矫正。达到前颅底的传统入路要求做经面部切口，且要移除重要的神经血管束及支持结构，而这些结构与重要的术后并发症的发生相关。过去的 40 年间，颅面手术入路不断完善并形成以下 3 个目标：①最大暴露以实现达到颅底的直接路径；②重要结构的保留或解剖重建；③美观上可接受的切口以避免不必要的面部瘢痕。最近开创的达到颅底的经鼻内镜下入路实现了上述目标。这些入路尚未取代开放的颅面入路，且开放性手术和内镜技术常被结合使用以实现最佳暴露并提供最好的重建。

耳鼻喉头颈外科、面部整形与重建外科、神经外科及颅颌面外科专科医生间的协作促使颅底外科协作组的形成。许多今天使用的手术入路和固定方法皆由经验中得出，而这些经验是在治疗颅底创伤或先天性颅面畸形患者的过程中获得的[1, 2]。颅底缺损重建方面的进展显著减少了发病率和病死率，进而有助于预防术后脑脊液漏。大量报道证实了颅底外科颅面入路相关并发症的发生率不断减少[3-5]。

与任何外科专科一样，解剖学和生理学的全面理解对颅面手术的成功至关重要。本章将讨论一些颅面手术入路相关解剖。然而，对颅底复杂解剖结构的详细探讨超出了本章的范畴[6]。本章的目的主要是概述前颅底、颞下窝、翼上颌间隙和眼眶的手术入路。这些入路被用于肿瘤、创伤或先天性畸形患者的治疗。

前颅底手术的颅下入路

传统前颅底病变的颅面切除术要求行额部开颅术以便为向上进入颅底提供通道，向下借经面切口接近颅底。向上和向下入路的联合应用为增强对肿瘤边缘的把握提供了便利。然而，经面切口的不足包括常需要拉开额叶，存在嗅觉缺陷症及明显的面部瘢痕形成的风险。颅下入路，也称为眉间入路或额下入路，由 Raveh 等[7] 治疗颅底创伤时首先提出。通过切断额鼻眶复合体，获得了到达鼻腔、鼻旁窦、眶内壁和上壁以及颅前窝的底通道，而无须行经面切口或拉开额叶。这一手术入路在处理颅底肿瘤中的应用取决于对颅底向前和向下宽大的暴露。这种宽大的暴露允许对肿瘤边缘的精准控制及对颅底缺损的重建。

手术切口及软组织解剖

对于清洁污染的神经外科手术操作，合理的预防性抗生素应在麻醉诱导时给药，必要时贯穿整个手术。头部应像开颅术一样备皮，头发应分离并分开结扎，或者剃除切口周围的一小缕头发。颅下入路由完成双侧冠状切口开始，这一切口从耳前皱褶开始向前至耳屏，向上至耳轮脚，再向上越过颅顶至对侧耳轮脚及耳前皱褶[8]。这一切口应在发际线后 3~4 cm，以免造成男性颞部发际线后退。切口应向下切开皮肤、皮下组织及枕额肌/帽状腱膜层至帽状腱膜下疏松网状组织（图64.1）。然后，冠状组织瓣以帽状腱膜下组织的形式被翻起，并尽可能厚的保留颅骨膜在疏松网状组织上。这种方式的翻瓣在眶上缘2 cm范围内进行。

因向外侧切开超过颞区，手术医生必需小心地保护面神经额支和颞浅动静脉，颞浅动静脉有可能是为局部提供血供或游离组织重建所必需的。覆盖于颞肌表面的筋膜层被赋予了很多名称使有关此层的描述变得困难。颞顶筋膜是面中份的表浅肌肉腱膜系统向上的延伸。颞顶筋膜向上与枕额肌/帽状腱膜层相续。颞浅动静脉位于颞顶筋膜内，面神经额支在越过颧弓时附着于颞顶筋膜下面。

在颞线上方，颞深筋膜向上与颅骨膜相续。在颞线以下，覆盖于颞肌上的颞深筋膜较厚。再向下，大约在眶上缘水平，颞深筋膜分开形成颞深筋膜浅层和颞深筋膜深层。颞深筋膜浅层向下延伸并与颧弓前部的骨膜融合。颞深筋膜深层向下延伸并与颧弓内侧面融合。颞深筋膜两层之间的一小块脂肪垫被称为颞浅脂肪垫。

因为冠状组织瓣被朝向颧弓向下翻起，切开应深达颞顶筋膜且位于颞深筋膜浅面，向内与帽状腱膜下切开相续，进行广泛而仔细的组织瓣分离。一旦组织瓣翻起达颧骨边缘2 cm内，应自眶外侧缘到耳轮脚的水平切口，切开颞深筋膜浅层（图64.2）。在此层下分离到颧骨将有助于保护面神经额支，然后可在骨膜下平面从外向内切开颧骨，在此分离可沿着眶外侧缘在骨膜下平面相连。

接下来关注的是颅骨骨膜瓣的翻起。典型的颅骨骨膜瓣是基于眶上动脉的双蒂组织瓣，向头侧延伸约15 cm。组织瓣可被设计为从每一侧颞线到颅顶向后延伸（图64.3）。在用刀片或者电刀切开骨膜之后，用宽的骨膜剥离器小心地翻起。在颅骨膜被向上翻至眶上缘时，应识别并保护眶上神经血管束。在大多数患者中，眶上神经

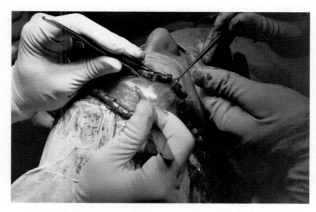

图64.1 在帽状腱膜下翻起冠状组织瓣

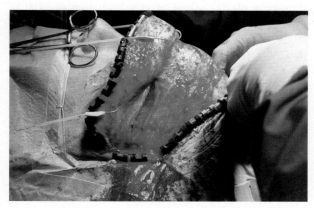

图64.2 在颧弓上方2 cm切开颞深筋膜浅层。分离仍在此层深面朝向颧骨进行以保护面神经额支

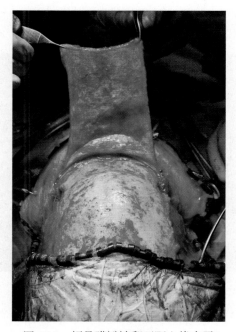

图64.3 颅骨膜瓣被翻至眶上缘水平

血管束位于眶上切迹内，可沿眶上缘内侧面找到。少数患者中，眶上神经血管束位于真性眶上孔内（图64.4），若为此种情形，可使用小骨刀将眶上孔截成切迹以便将神经血管束向前移位（图64.5）。

为了便于获得最大暴露，可从眶顶向后切开眶骨膜3~4 cm，这一做法被认为是安全的，因为从眶缘到视柱的眶深为44~55 mm。术中应注意不要破坏眶骨膜，因为一旦破坏将会使眶部脂肪暴露而使术野显露困难。此外，在眶骨膜受损的病例中，在术后愈合过程中，滑车独立再附着的可能性更低[9]。眶骨膜的破裂也会造成动眼神经（第Ⅲ对颅神经）上支损伤进而致术后提肌功能障碍。在内侧，骨膜下分离向下延续到眶内壁，额筛缝标记着筛板水平，并暴露经筛前动脉孔和筛后动脉孔穿出的筛前和筛后动脉。筛前动脉距泪前嵴约24 mm，筛后动脉在筛前动脉后方12 mm，视神经又在筛后动脉后方6 mm。可用双极电凝或小止血钳结扎筛前动脉，在中部，向下一路翻开眉间和鼻背上的骨膜和软组织至骨性软骨联合。随着软组织被完全翻开，接下来的注意力转向骨性解剖结构。

截骨和骨性解剖结构

颅内暴露始于由神经外科医生进行的一种广泛的双额开颅术。通常而言，开颅术被设计为从颞线延伸至对侧颞线，恰位于额窦气室的上方。骨切口平缓地向后内侧弯曲至中线，头侧10 cm到眉间。在翻起额骨瓣时，应慎重注意保留硬脑膜和上矢状窦。

颅前窝的硬脑膜随后被小心翻起，起初向前上方被翻离额骨以组成额窦后壁，硬脑膜向前外侧被翻离额骨以组成双侧眶上缘和眶顶。在中部，向后分离至额骨盲孔水平，恰位于鸡冠和筛板的前方。

根据截骨的位置，截骨可用于额鼻眶复合体的移除。可用可伸展牵开器保护额叶和眶内容物。用摆动锯在双侧眶上缘和眶顶形成深约2 cm的矢状切口（图64.6）。切口应在额窦外形成以免形成迟发性黏液囊肿。使用侧切头，切口可沿眶顶向内延伸并在额骨盲孔处的中线交汇（图64.7）。

眶顶与眶内壁交汇于额筛缝下方，筛骨纸板构成眶内壁。向前，泪骨构成眶内壁的一小部分，

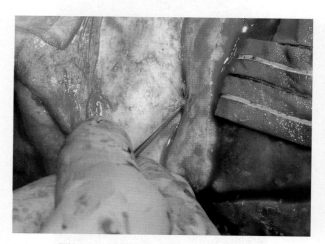

图64.4 用眶上孔定位眶上神经血管束

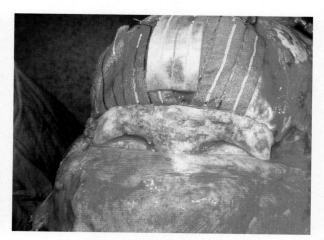

图64.5 眶上孔被截成切迹以便将神经血管束向前移位。眶骨膜从眶内侧壁和眶上壁上游离出来

并被看作位于泪窝后方的泪后嵴。这一骨性突起标记着内眦韧带的附着点。使用侧切刀头从眶顶的内侧延伸开始向前截骨，截骨眶内壁向前延伸至泪前嵴进而避免破坏内眦韧带的附着点（图64.8）。

上颌骨额突的前方是成对的鼻骨，鼻的上外侧软骨附于鼻骨的尾端。截骨线沿鼻骨外侧面向尾端延续至骨—软骨连接2~3 mm内。在此，用薄的摆动锯完成横向截骨（图64.8）。

最后，使用尖锐的弯骨刀将额鼻眶复合体从骨性鼻中隔上移除，弯骨刀直接放置于先前切开

的位于额骨盲孔骨内。随着额鼻眶复合体的移除，鼻穹隆、筛窦及眶内壁和上壁被轻松地显露出来（图64.9）。颅前窝的底是由筛骨的筛板构成。取决于病变的部位，单侧或双侧嗅器可从筛板上截断。如果是单侧被移除，嗅觉有可能在对侧得以保留。

筛板的后方是蝶骨的蝶骨平台，蝶骨平台进一步向后延伸并终于前床突。在前床突可看到视神经和视交叉。必要时，可打开蝶窦以便能直视位于蝶骨外侧壁的颈内动脉。

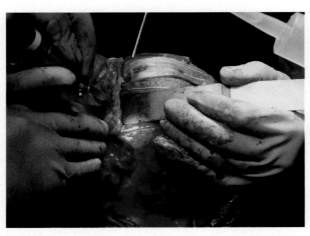

图64.6　用摆动锯在眶上缘内截骨。用可伸展牵开器保护额叶和眶内容物

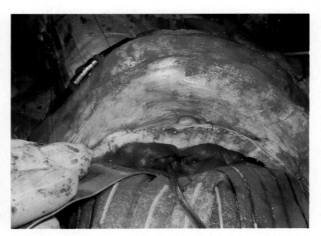

图64.7　使用侧切头，向内形成眶顶切口并在额骨盲孔处交汇，恰位于鸡冠和筛板的前方

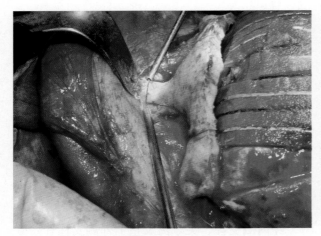

图64.8　在眶内，眶顶的截骨线沿着眶内侧壁向内侧延伸恰至泪前嵴的前方。然后这一切口沿着鼻骨向下延伸至鼻骨—软骨联合内2~3 cm，在此横向截骨完成

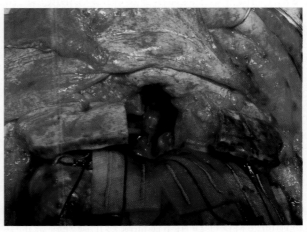

图64.9　随着额鼻眶复合体被移除，鼻窦腔、眼眶及前颅底得以极佳暴露

重 建

颅下入路可广泛暴露眶上壁、眶内壁、鼻腔、鼻旁窦和颅前窝。在切除这些区域的病变以后，重建前颅底以分割颅内容物与鼻旁窦是至关重要的。所有的硬脑膜缺损可由神经外科医生选择移植材料修复。如果存在眶上壁或眶内壁的骨性缺损，可用来自颅部切开术的颅骨内板修复。至于眶内壁的重建，若缺损较小和（或）眶骨膜完整，骨移植可能并不必须。骨移植一般用微型板和螺钉固定至受区。

下一步，沿着双侧眶上缘用微型板和螺钉将额鼻眶复合体固定至原位。若额窦未被累及，则应保留这一结构的完整性。若额窦后壁受累，后壁应完全取下且所有的残余黏膜应予以切除。使用钻石状磨头打磨以确保所有的黏膜均被切除。用筋膜或肌肉移植物阻塞鼻额管。

最后，颅骨膜瓣被向下旋转越过额骨入前颅底缺损。必要时，颅骨膜瓣可被一路放回至前床突。这就为封闭隔离鼻窦腔与前颅窝提供了稳定的组织。在翻修病例中，游离组织重建可能是必需的。骨性筛板缺损不要求骨性重建。理想状态下，在病例的最后任何可能暴露于鼻腔内的骨移植均应能在内镜下可视，以确保其内被颅骨膜、黏膜或自体移植物（脂肪或筋膜）所衬托。术后3 天试用鼻咽通气道以改变气流使其偏离颅底。术后1 周内开始生理盐水鼻窦冲洗以预防感染（在鼻咽通气道去除以后）。若有鼻窦结痂及可吸收鼻腔填塞物，预防性抗生素使用应持续到至少术后 1 周。术后清创应先于放疗，且是否清创应根据鼻腔结痂的程度。

Le Fort Ⅰ型截骨术

Le Fort Ⅰ型截骨手术入路最先是作为一种暴露鼻咽部肿瘤的方法被描述的。这种截骨法随后被颌面外科医生应用于颌面畸形正颌外科矫正中复位上颌骨。起初这一术式分两步进行；然而，Obwegeser[10]描述了一种单步移动复位上颌骨的方法。如今，它不仅用于正颌手术，也用于获得到达鼻咽部、中下斜坡嵴上颌后间隙的通路。联合经颧骨入路，Le Fort Ⅰ型截骨术可被用于切除累及鼻腔和鼻咽部的肿瘤，并可向颞下间隙和颧后间隙延伸。如今，随着经鼻内镜入路的出现，这一方法很少用于颅底肿瘤的切除。然而，在某些病例中，它仍是一种获得手术入路和进行重建的有效方法，而且它仍是一种重要的双颌前移的正颌外科术式。

切口与软组织解剖

如若需要，对于清洁—污染口腔外科手术而言，合理的预防性抗生素应在麻醉诱导时及整个术中给药。术区暴露涉及上颌骨下部的骨性暴露，向上至眶下神经水平。在龈颊沟处作切口并在膜龈联合上方保留 1 cm 的黏膜袖以便进行双侧外翻缝合。这种切口完全切透黏膜、黏膜下及骨膜，从双侧第一磨牙处延伸。切开切口以后，用骨膜剥离器在梨状孔、尖牙窝及外侧或颧上颌支柱处的骨膜下平面翻起骨膜（图 64.10）。这一分离过程沿着外侧支柱的后面向外侧进行直到用剥离器可触及翼上颌缝。下一步，在鼻咽水平用 Freer 剥离器从梨状孔到后鼻棘翻起黏膜，进而暴露鼻底和位于下鼻甲之下的鼻腔外侧壁。

截 骨

应小心勾勒出经过内侧支柱和外侧支柱的 Le Fort Ⅰ型截骨的位置，使其位于眶下孔之下、牙根尖之上。在作骨切口之前，应将钛板置于内侧支柱和外侧支柱，并预钻孔以在手术结束时重新确定上颌骨的位置及保持术前咬合关系。然而，如果需要正颌定位上颌骨，应标记上颌骨定位的量，随后在肿瘤切除时，上颌骨定位的量被用于方便上颌骨的定位。用经鼻插管取代经口插管。

经内侧支柱、尖牙窝及整个外侧支柱开始截骨。可用来复锯、矢状锯或者侧切裂钻磨头完成截骨，工具的选择由手术医生喜好决定。截骨应位于根尖上至少 5 mm，否则会发生牙失活。经由内侧支柱的截骨线必须向后延伸经过整个鼻腔外侧壁。类似的是，外侧支柱截骨线也必须延伸至上颌窦后壁。下一步，鼻中隔和犁骨被从上颌嵴上分离。鼻中隔骨刀被安置于鼻中隔尾端和前鼻棘之间，将鼻中隔从鼻底分离。在这一截骨过程中，应将手指放于后鼻棘处的鼻咽部以防止骨刀损伤气管内导管或者损伤颈椎。内镜也可用于确保充分截骨及无后部损伤。

从翼板处离断翼上颌缝以便轻松向下离断上颌骨，可用弯骨刀或者摆动锯完成这一过程。弯骨刀或摆动锯应被小心地放置于翼上颌缝的外侧面低处以避免进入翼腭窝撕裂颌内动脉终支。可将手指放置于硬腭的上颌结节内侧；一旦触及骨刀或锯片，截骨即完成。任何进一步向内的骨刀或锯片切口可能会导致腭黏膜和腭大动脉的撕裂。

用拇指及示指或者骨钩向下轻轻离断上颌骨（图 64.11）。如果离断过程中需要任何程度明显的力量，应重新检查所有截骨的完全性。使用上颌骨离断钳向下离断上颌骨应谨慎操作，因为它可能会损伤血管蒂，潜在引起上颌骨下份的脱离。一旦上颌骨被向下离断，鼻底黏膜被切开，肿瘤暴露。每 15~20 分钟应放开上颌骨并将其放回原始位置以确保其血供得以维持。如果在切除过程中，上颌牙龈黏膜发绀或者变白，应将上颌骨立即放回原位，稳定其位置，并用温盐水冲洗。苍白的黏膜预示着即将发生上颌骨脱离。

重　建

一旦切除完成，上颌骨被复位以获得预定的咬合关系。随后完成内侧支柱和外侧支柱的接骨板固定。下一步，使用可吸收材料进行连续水平褥式缝合完成双侧软组织关创，缝合经过黏膜、黏膜下及骨膜以达到上颌切口的外翻。接下来连续缝合黏膜。最后，应检查鼻中隔以确保其被复回中线，可用轻质鼻腔填塞对鼻中隔及鼻腔黏膜进行固位。

经颧骨入路至颞下窝、眶外侧壁及翼上颌间隙

传统的至颞下窝、眶外侧壁和翼上颌间隙的入路要求行经面部皮肤切口并切除重要的功能及支持结构。尽管暴露充分，但是术后并发症不可接受。在获得暴露颞下颌关节的经验之后，Obwegeser[11]描述了颧部或者经颧骨入路至颞下颌关节、眶外侧壁、颞下窝及翼上颌间隙的方法。在其对这一方法的描述中，他强调了避免面部切口、保护颞下颌关节及预防损伤面神经的重要性。联合应用颅中窝开颅术时，可一路暴露至海绵窦。

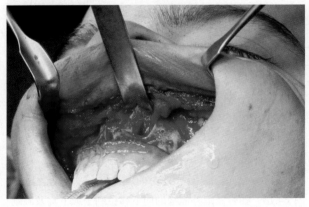

图 64.10　上颌骨暴露的范围为双侧梨状孔至外侧支柱并向上达眶下孔水平

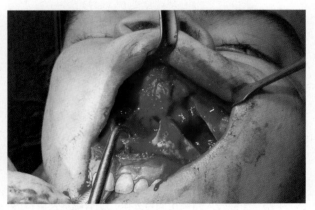

图 64.11　随着上颌骨的离断，双侧 Le Fort I 型截骨完成

尽管可使用经鼻内镜入路达到翼腭窝和颞下窝，许多肿瘤，尤其是累及颞下颌关节或颅中窝外底的肿瘤，使用这一方法可获得最佳入路。

切口和软组织解剖

如若需要，合理的预防性抗生素应在麻醉诱导时及整个术中给药。根据预期的硬脑膜暴露或硬脑膜完整性，抗生素的选择各有不同。经颞骨入路开始于标准的双冠状切口，这一切口始于同侧的耳前皱褶。这种切口本质上与用于颅下入路的切口一样，除了它需要止于对侧螺旋根附近。保证冠状瓣充分翻起所需的旋转弧将决定切口在对侧向下延伸多远。在某些病例中，半冠状切口或者翼点切口可能已足够。如前所述，组织瓣在帽状腱膜下被翻起（图 64.1）。因在颞窝上向外侧进行分离，术中应小心关注使分离停留在适当的手术平面内。如前所述，在颧骨水平上 2 cm，分离平面应过渡到颞深筋膜浅层之下（图 64.2）。然后可翻起颅骨膜瓣并将其向前翻至眶上缘（图 64.3）。识别并保护眶上神经血管束，并将眶骨膜翻离眶顶。在骨膜下暴露颧骨，从外向内暴露颧骨隆突和眶外侧缘。如果颧骨的额突也包含在截骨范围内，那么应从眶外侧壁上游离出眶骨膜。切断并标记外眦韧带以便稍后再附着。向下向后暴露眶外侧壁直到发现眶下裂为止。

截骨和骨性解剖结构

取决于目标病变的位置和大小，来决定行颅中窝开颅术的必要性。对于未累及颅底的病变而言，通过前方位于关节窝，后方位于颧骨隆突间的截骨移除颧弓。保留颧弓的咬肌血管蒂并将其向下翻转进而暴露下颌骨冠突上的颞肌的附着点。

如需大范围的暴露，应在向前三叉神经（V2）上颌支的颞面支水平，进一步向前做颧骨隆突上的截骨线。这一截骨线恰被带入眶外侧缘之内。在颧额缝处向上做一截骨线，截骨线被向下连接起来，以便眶外侧缘的移位（图 64.12）。骨块被暴露咬肌的血管蒂并被向下翻转。这一手术入路形成了达到颞下窝、眶外侧及翼上颌间隙的通路（图 64.13）。对于更大的暴露，可从下颌支上移除冠突并暴露颞肌血管蒂向上翻转。或者，在下颌小舌之上行升支水平截骨以达到最大范围暴露。通过行髁突下截骨或使颞下颌关节脱位，整个下颌支上份带着颞肌韧带被向上翻转。这样有利于翼上颌间隙的术中直视。

触摸颅底的骨性解剖标志将有助于保护颈内动脉，蝶骨嵴是一个可靠的标志。从该点以 45°向前内侧移动，手术医生会遇到棘孔、卵圆孔和翼外板。颈内动脉位于蝶骨嵴的后方和内侧。

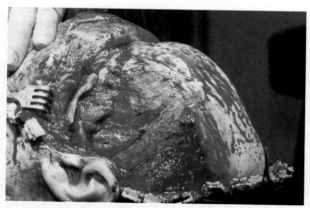

图 64.12　经颞骨入路利用颧弓外侧、颧骨隆突及颧额缝处的截骨线

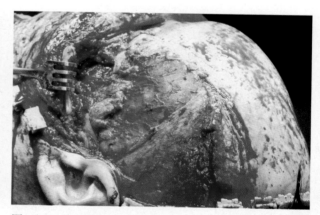

图 64.13　颧骨及眶外侧缘的向下移位利于颞下窝及眼眶外侧壁及极佳暴露

对于已知或者可疑有颅内侵犯的病变使用这一入路时，须行颞部或者额颞开颅术。这一过程可单独进行或者作为额颞—眶颧入路的一部分，在这些病例中，应考虑术后的迟发性颞肌萎缩（颞肌空洞化）。可能需要用或不用脂肪组织及假体材料将游离的颞肌向前锚定。一种颞肌下的骨膜下隧道入路也被描述用于预防这种迟发性并发症[12]。

重　建

一旦病变被切除，根据需要需进行重建。神经外科医生按需修复硬脑膜。如果有颅底的骨开裂，可用颅骨膜瓣、颞顶筋膜瓣或者颞肌加固。在某些病例中，可用脂肪移植来为颞下窝提供大量组织。可用微型板及螺钉将颧骨固定回解剖位置。

其他重建选择

翻修病例及经鼻内镜病例可能需要另外的重建方法。对于内镜病例，Hadad-Bassagasteguy[13]鼻中隔瓣已成为重建的金标准。当这一组织瓣不可取时，存在几个用于颅底血管化重建的选择，以便达到鼻面部与颅内容物的充分隔离。颅骨膜瓣前文已有描述，可被改进用于纯鼻内入路。以眶上动脉为蒂的半颅骨瓣是必需的。通过鼻骨截骨，颅骨膜瓣可经隧道进入鼻腔[14]。尽管起先被描述时用的是眉间切口，在广泛的额窦切开术（Draf Ⅲ）或行改良的鼻内镜下 Lothrop 手术后，鼻骨截骨也可用 45°内镜经鼻内入路实现。将颅骨膜瓣提早翻起有助于使完全截骨实现充分暴露。颅骨膜瓣本身可在内镜下或经由开放的冠状或半冠状切口翻起。如果在内镜下翻瓣，手术医生所用的器械与眉提升术相同，技术也与其相似。由于额骨的角度及器械的限制，用于内镜下翻起颅骨膜瓣的切口位置更靠前，形成的瓣更短小。颅骨膜瓣可完全覆盖筛板缺损但对于蝶骨平台过

斜坡重建而言是不充分的。在组织瓣翻起及鼻骨截骨之后，组织瓣被拉入鼻内。如果组织瓣无法被轻松拉入，则截骨应扩大。与神经外科医生协调，颅骨膜瓣被固位在颅底缺损之上，以确保不阻塞额隐窝。

对于颅中窝、颞下及蝶眶外侧的缺损，可行穿隧道的颞顶筋膜瓣。颞顶筋膜瓣的翻起在本文的其他部分已经描述，且对于修复上述缺损而言，翻瓣的方法与前文相同。一旦被翻起，颞顶筋膜瓣经颧骨下穿隧道入颞下窝[15]。隧道有可能需要扩大以便挤出翼肌系统及任何残留的颞下脂肪。然后这一组织瓣可经鼻内被看到并被拉向内侧以覆盖缺损。

而在本章范围之外，对于许多颅面部切除术而言，游离组织重建仍为一重要选项，尤其是对翻修病例、放射区域或包括眼内容物剜出在内的大范围缺损而言。可在第 51 章找到有关游离组织重建的讨论。如今，另一种可行的辅助选项是基于图像的三维重建。在第 4 章，这些合成植入体已被详细讨论。这些选项的规划要求术前谋划及团队策划。

小　结

在保存功能并维持或改善美观的同时，现代颅面外科技术为面上及中部骨的广泛暴露成为可能。这些技术有利于那些遭受肿瘤、创伤及先天畸形的儿童及成人。这些手术入路在面部整形及重建外科领域之内，而面部整形外科医生扮演着任何一个成功的颅底外科手术团队的整合者的角色。

参考文献

1. Raveh J, Imola M, Ladrach K, Zingg M, Vuillemin T. Update on the correction of craniofacial anomalies. Facial Plast Surg Clin North Am 1995;3(1):17–38
2. Ladrach K, Annino DJ, Raveh J, Zingg M, Vuillemin T, Leibinger K. Advanced approaches to cranio-orbital injuries.

Facial Plast Surg Clin North Am 1995;3(1):107–130

3. Kelly MBH, Waterhouse N, Slade DE, Carr R, Peterson D. A 5–year review of 71 consecutive anterior skull base tumors. Br J Plast Surg 2000;53:184–190

4. Kellman R, Marentette L. The transglabellar/subcranial approach to the anterior skull base. Arch Otolaryngol Head Neck Surg 2001;127: 687–690

5. Vrionis FD, Kienstra MA, Rivera MR, Padhya TA. Malignant tumors of the anterior skull base. Cancer Control 2004; 11(3):144–151

6. Lyons BM. Surgical anatomy of the skull base. In: Donald PJ, ed. Surgery of the Skull Base. Philadelphia, PA: Lippincott–Raven Publishers; 1998:15–30

7. Raveh J, Laedrach K, Iizuka T, Leibinger F. Subcranial extended anterior approach for skull base tumors: surgical procedure and reconstruction. In: Donald PJ, ed. Surgery of the Skull Base. Philadelphia, PA: Lippincott–Raven Publishers; 1998:239–261

8. Frodel JL, Marentette L. The coronal approach: anatomic and technical considerations and morbidity. Arch Otolaryngol Head Neck Surg 1993;119:201–207

9. McKean EL, Eggenberger ER, Trobe JD. Persistent diplopia and superior oblique muscle dysfunction following dissection of the orbital periosteum in cranial base surgery. Br J Ophthalmol 2013;97(10):1330–1332

10. Obwegeser H. Orthognathic surgery and a tale of how three procedures came to be: a letter to the next generation of surgeons. Clin Plast Surg 2007;34(3):331–355

11. Obwegeser H. Temporal approach to the TMJ, the orbit, and the retromaxillary–infracranial region. Head Neck Surg 1985; 7:185–199

12. Hayashi N, Hirashima Y, Kurimoto M, Asahi T, Tomita T, Endo S. One–piece pedunculated frontotemporal orbitozygomatic craniotomy by creation of a subperiosteal tunnel beneath the temporal muscle: technical note. Neurosurgery 2002;51(6): 1520–1523

13. Hadad G, Bassagasteguy L, Carrau RL, Mataza JC, Kassam A, Snyderman CH, Mintz A. A novel reconstructive technique after endoscopic expanded endonasal approaches: vascular pedicle nasoseptal flap. Laryngoscope 2006;116:1882–1886

14. Patel MR, Shah RN, Snyderman CH, et al. Pericranial flap for endoscopic anterior skull–base reconstruction: clinical outcomes and radioanatomic analysis of preoperative planning. Neurosurgery 2010;66:506–512

15. Fortes FS, Carrau RL, Snyderman CH, et al. Transpterygoid transposition of a temporoparietal fascia flap: a new method for skull base reconstruction after endoscopic expanded endonasal approaches. Laryngoscope 2007;117:970–976

65 下颌骨骨折

作者：Clinton D. Humphrey，J. David Kriet

翻译：结 祥　审校：朱 鴛

引　言

下颌骨骨折的发生可为孤立性损伤，也可伴有颌面骨折或多发性外伤。因下颌骨骨折就诊的患者需要在急诊经首诊内科医师尽快评估，在某些特殊病患救治中需紧急启动创伤救援分队，并依照创伤后高级生命支持规范予以执行[1]。在急诊部首诊时，证实下颌骨骨折的发生对后续及时的颌面外科会诊与处理至关重要。精细螺旋CT（1 mm或更薄）扫描是发现与确诊骨折的标准检查手段。颌面部全景片（如panorex）也是一类较常用的检查方法，但其精度远低于CT[2, 3]，特别是在联合部骨折中。下颌骨骨折最常见的骨折部位目前存在较大争议，很大程度上取决于受伤机制。暴力打击如面部侧向殴打往往导致下颌角骨折[4, 5]。高处跌落往往导致髁突或髁下骨折。下颌骨因其特殊的环形解剖形态，容易在外力作用下发生多处骨折。下颌角与体部或联合部骨折是最常见的复合骨折类型[6]。在处理下颌骨骨折时应高度怀疑多发骨折的可能，这对后续治疗策略的制订至关重要。外科医师迅速准确的评估对于经受致命下颌骨创伤的患者有益于尽快稳定其生命体征。在行内固定植入术前确定患者正确的咬合关系对复位的成功十分关键。大多数移位骨折的治疗依靠上下颌骨外固定或经皮肤或经口腔黏膜入路的切开复位内固定（ORIF）。外科治疗应以恢复术前咬合功能和外观为原则。

解　剖

骨解剖与齿列

下颌骨是头面部骨中唯一可以移动的骨，对于咀嚼功能至关重要。在胚胎发育过程中，约2岁时下颌骨的左右两半在面部中垂线的位置融合形成联合部，并形成骨性的弓形结构。齿槽突组成了咀嚼功能的下半部分，包含有2个中切牙，2个侧切牙，2个尖牙，2个第一前磨牙，2个第二前磨牙，3对磨牙。图65.1说明了标准的上下颌齿列的牙齿数目与形态。

图65.2说明了下颌骨的亚单位划分与骨折分类。在下颌骨前部，前联合将两个下颌骨联结为一体。每一个水平状的下颌骨体部向侧面通过下颌角形成垂直的升支部。下颌升支止于下颌骨髁突和冠状突，二者被下颌切迹分开。冠突在前方深入颧弓，髁突在后方与下颌窝形成颞下颌关节。

下牙槽神经

下牙槽神经是下颌神经的分支，支配下颌牙。下牙槽神经在下颌骨升支的舌面，经下颌孔进入，在下牙槽管内走行。下牙槽管经第三磨牙牙根旁向前下方走行。下牙槽神经和下牙槽管继续向前走行，在颏孔下水平向上走行，形成颏神经并支配下颌。颏孔位于下颌体颊面，通常在第二前磨牙或稍前方的位置。出颏孔后，颏神经在降口角肌下方发出3个主要分支支配颏、下唇和下颌牙龈[7]。

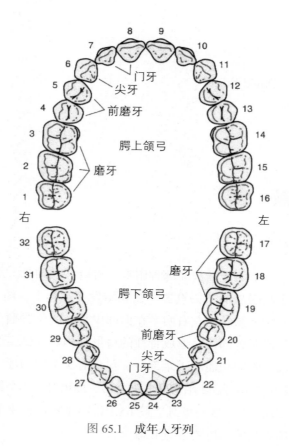

图 65.1 成年人牙列

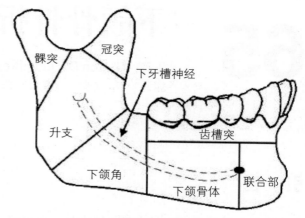

图 65.2 下颌骨的解剖分区及骨折分类。注意下牙槽神经的走行。该神经走行到颏孔处且略高的位置，之后穿过近颏孔的下牙槽神经管。因此，颏孔的位置并不一定指示下颌体内神经的位置

肌肉附着点

下颌骨的几个肌肉附着点与骨折的生理修复关系密切。外侧面附着点包括颏肌、咬肌。颏肌起源于门齿窝，门齿窝位于联合部侧方中切牙下方。颏肌止于颏部皮肤下。咬肌起源于颧骨下缘中点，止于下颌骨升支和冠突侧面。内侧面附着点包括颞肌、翼内肌和翼外肌。颞肌起源于颞窝止于冠突内面。翼内肌和翼外肌分别起源于翼突内外侧板，翼外肌止于髁突，翼内肌止于下颌孔下方升支内面[8]。

流行病学与病因学

下颌骨骨折最常见于暴力殴打或机动车辆交通事故，其他常见病因为：高空跌落、运动损伤、工作相关、肿瘤以及医源性损伤等。尽管下颌骨骨折可以发生于任何年龄，但在 20~30 岁青年男性中最为多见[9]。

下颌骨最常见的骨折部位存在较大争议，更多地取决于致伤机制。拳击等侧向暴力殴打常导致下颌角骨折。高空跌落和交通事故常导致髁突、髁下和下颌体骨折。在下颌骨骨折的大多数病例中，多发骨折最为常见[4, 5, 9]，但单发骨折也时有发生。下颌骨因其特殊的环形解剖结构，在受应力作用时往往容易发生多发骨折，下颌角、下颌体、联合部骨折是较为常见的多发骨折类型[6]。

下颌骨骨折可以属于开放性骨折，常发生于牙齿之间，并易导致牙龈撕裂。少于 1% 的骨折发生于缺齿患者，且大多合并下颌体损伤[10]。

评　估

所有伤员都要在急诊经伤情稳定后由急诊内科医生或创伤治疗小组依照创伤后高级生命支持原则予以详尽评估[1]。具有以下症状体征者高度怀疑下颌骨骨折：下颌疼痛、肿胀，下颌运动受限，牙龈出血或血肿，牙齿错位，牙齿或下唇

感觉减退消失。对于疑诊患者，优先选择精细螺旋 CT 作为诊断下颌骨骨折的金标准。下颌全景片也对诊断有帮助，但敏感度劣于 CT[2, 3]。及时通过影像学检查发现下颌骨骨折是寻求颌面外科医生帮助的极大动力。详尽准确评估骨折情况需要颌面外科医生对可能骨折部位的水平面、冠状面、矢状面进行全面的检查。下颌骨高分辨率三维重建检查也广泛应用于多数医疗机构。笔者发现，三维重建检查对于理解骨折碎片的形态方位与形成合适的诊疗策略具有较大的意义，但是临床医生也应该明确，较小的骨折碎片因体积效应无法在此类照片中显影。

仅仅进行高精度 CT 检查对于诊治策略的制订是不够的，颌面外科医生还需要及时获取病史进行全面的体格检查。病史采集应注意包括致伤机制、受伤前后牙齿咬合关系的差异、嘴唇的感觉功能、既往外伤史、手术史及其他病史。

体格检查最初应关注于颅神经的功能状态，特别是下唇的感觉功能。在下颌体与角骨折患者中，颏神经支配区域的感觉丧失或感觉迟钝较为常见。术前应该仔细记录存在的神经功能异常情况[11]。触诊下颌骨时应关注有无触痛、有无形态异常以及骨折的活动性。体格检查结果须与影像学检查结果相一致。缺乏体格检查支持的影像学阳性结果往往提示陈旧性下颌骨骨折，这一骨折往往是稳定的且无须特殊处置。检查口腔的最大开合度是必须的。张口受限多见于肌肉痉挛及疼痛，这些患者在利用镇痛剂或麻醉后，其下颌活动度可恢复正常。在极少数病例中，下颌关节活动受限会导致经口气管插管难以实施。因此，外科手术前评估应该由外科医师与麻醉师共同确定其张口程度。上颌活动时伴有不稳定与疼痛多提示伴发中面部骨折，这一情况会使病情更为复杂，治疗中需考虑重建咬合关系。此外，伴发严重中面部骨折的患者，难以经鼻气管插管，需考虑采取气管切开。

术前咬合关系的评估需要患者主动配合采取最适咬合关系。仔细观察牙列情况可以及时发现牙齿缺损与撕脱。如患者有牙缺失，须行 X 线胸片检查以确保脱落的牙齿没有进入气道（图 65.3）。图 65.4 描述了成年人最常见的几种错颌分类。第一类错颌为上第一恒磨牙的近中颊尖咬合于下第一恒磨牙的近中颊沟内（图 65.4a）。第二类错颌为近中颊尖咬合于近中颊沟前。第二类错颌又可分为 2 种亚型。第一种亚型是切牙覆盖（图 65.4b）；第二种亚型是切牙向颚面倾斜以代偿不良的咬合关系，导致前面观为较正常的牙列关系（图 65.4c）。第三类错颌是近中颊尖咬合于近中颊沟后方（图 65.4d）[12]。对于受伤前存在牙列咬合不良的患者，牙齿上的摩擦面可以提示伤前的咬合关系。向前的张口咬合提示可能存在髁突下骨折。确定下颌骨骨折的不同节段的不稳定性可以更好地评估下颌骨的骨折节段。双侧骨折会形成下颌骨中段不稳定性骨块，当骨块向后移位，会导致舌后坠甚至堵塞气道导致窒息。当发生舌后坠时可以粗线缝在舌上或利用巾钳向前牵引，以保证气道通畅，为后续采取气管插管或器官切开提供宝贵的抢救时间[13]。

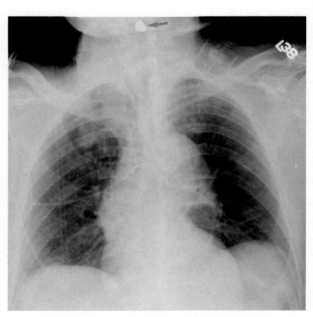

图 65.3　胸片显示气道内异物——断裂的牙齿

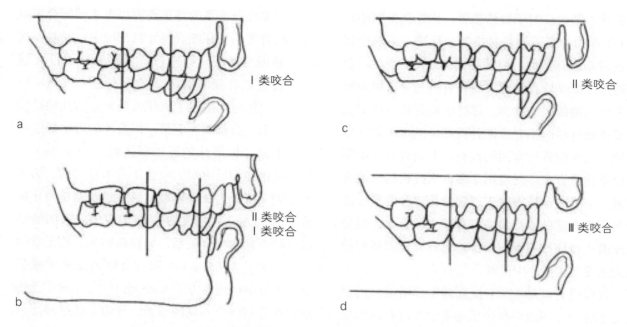

图 65.4 a. Ⅰ型咬合或理想咬合；b，c. Ⅱ型咬合的两个亚类；d. Ⅲ型咬合

外科处理的适应证

微小移位或无移位发生且不伴有剧烈疼痛咬合功能障碍的下颌骨骨折可以采取以观察等待为主的保守治疗，进软食 6 周可基本恢复。然而，无须手术治疗的案例属于极少数，大多数下颌骨骨折患者需要手术治疗以控制疼痛，最大可能的恢复术前的外观与功能。当代配合麻醉技术的外科治疗手段是相对安全有效的。大多数下颌骨骨折的患者无须急诊手术，致伤后数天内均可手术治疗。伴有严重不稳定性、气道堵塞或剧烈疼痛的患者可行急诊手术治疗。条件允许的情况下，伤后 48~72 小时再行手术修复可以使组织水肿减轻，利于术中的手术视野的暴露。延迟手术可以提供较充足的时间排除颈椎损伤。颈部的伸展、旋转运动功能的良好对于修复下颌角、升支和髁下部位的骨折具有较大的帮助。

髁突和髁下骨折

髁突骨折属于囊内骨折，其治疗策略较为成熟，需结合后续的物理疗法以降低术后颞下颌关节并发症的可能。通过这一疗法，术后颞下颌关节功能大多可以保留。远期并发症包括颞下颌关节疼痛、功能障碍等。

髁下骨折发生于髁突与升支之间，其治疗策略存在争议。经过长期的实践，以上下颌固定（MMF）为代表的闭合疗法可以较好地恢复重建咬合关系，已被大多数医生所接受。闭合疗法对于单侧骨折伴有轻度移位或无移位的骨折能够较好地恢复功能[14]。甚至对于具备较好后方牙齿咬合关系的移位骨折，闭合疗法也能取得较好的治疗效果，因为牙齿能够协助维持合适的垂直高度[15]。然而，这些患者可能必须接受张口时下颌向患侧偏移，以及因为生物力学变化导致的下颌突出[15]。切开复位内固定法（ORIF）理论上提供了更好的解剖复位、功能和面部对称性。

以下为 ORIF 的绝对适应证：

1. 稳定性欠佳不足以实现良好的咬合关系[16]
2. 向颅中窝或外耳道移位[16]
3. 伴严重污染的开放性骨折[16]
4. 合并上颌骨粉碎性骨折[15]

以下为 ORIF 的相对适应证：

1. 移位骨折
2. 双侧骨折
3. 缺齿、下颌萎缩

　　ORIF 能够防止垂直高度丢失、面部不对称、错颌畸形、张口时偏移、慢性颞下颌关节疼痛等。然而，ORIF 也会带来面神经损伤、面部可见性瘢痕等风险，因此外科医生必须权衡利弊（图 65.5）[17]。内镜下髁下骨折修复是传统开放式手术的一项替代治疗手段。内镜满足了减小显性瘢痕和降低面神经损伤风险的需求，但同时也是

一类开放式手术，对骨折行开放复位与内固定植入（图 65.6）。然而，受限于特殊器械与经过专业训练的医生数量较少，这一手术方式并不常用[15]。

升支骨折

　　升支骨折较罕见，发生于下颌角上界与下颌切迹之间。这一类型的骨折较少发生移位，因为其外侧有咬肌内侧有翼内肌予以固定[18]。轻度移位的骨折可以用 MMF 外固定并严格限制患者进软食 6 周可得到较好的恢复（图 65.7）。此外，

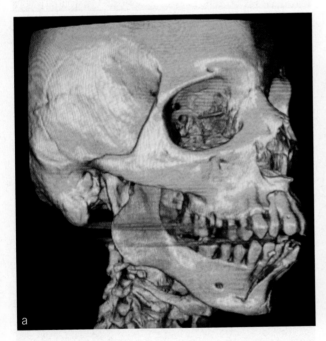
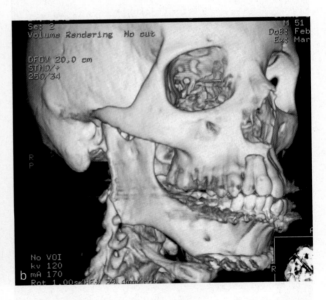
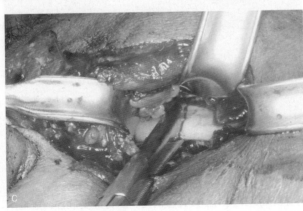
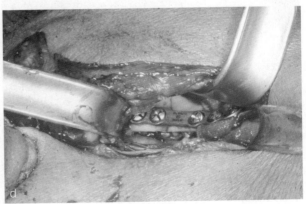

图 65.5　a. 术前计算机三维成像显示右侧髁下和旁联合部骨折；b. ORIF 术后算机三维成像显示右侧髁下和旁联合部骨折修复情况；c，d. 下颌后入路的暴露十分特殊。应用 Kocher 钳复位骨折并以单皮质或双皮质小接骨板固定

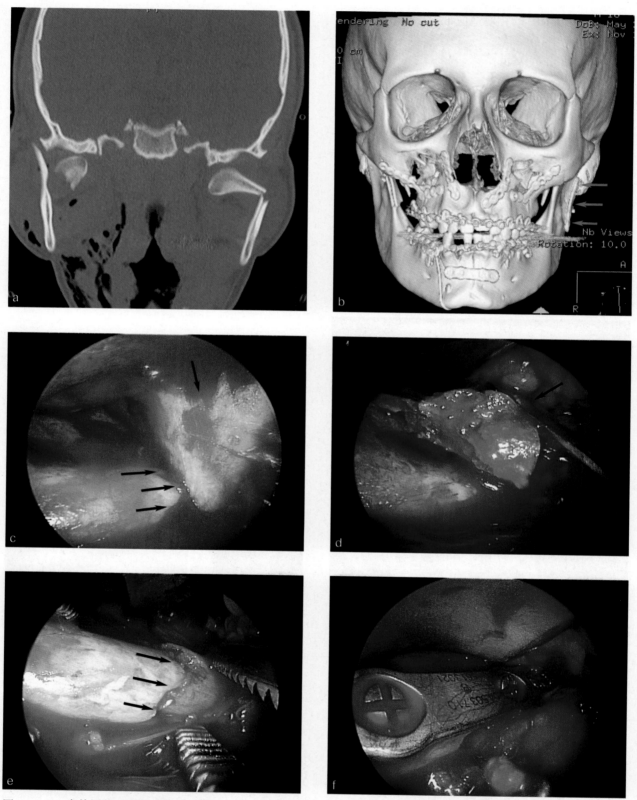

图 65.6　a. 术前冠状面影像学检查显示双侧髁突骨折。右侧骨折线位于髁突头部；b. 术后计算机三维重建显示骨折部位经内镜辅助下切开复位内固定术。左侧骨折是髁下骨折。骨折经由口内入路在内镜辅助下修复；c. 移位的近侧骨块与下颌远端成 90°；d，e. 近侧骨块复位。三个箭头显示复位后的骨折线；f. 应用小接骨板固定；螺钉经皮放置，通过从侧面穿刺入路

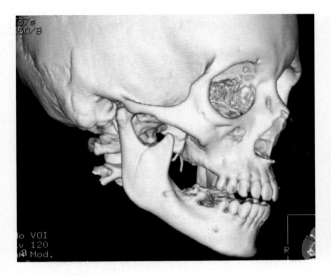

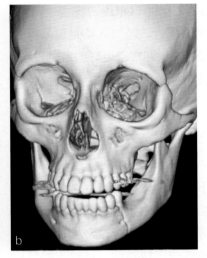

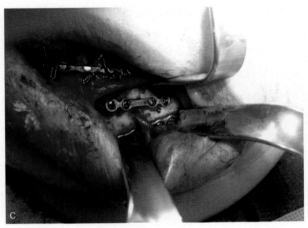

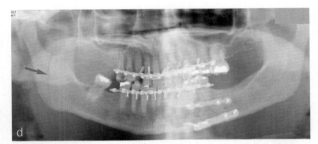

图 65.7 a，b. 术前计算机三维重建显示左侧下颌旁联合部骨折以及非移位性右侧升支骨折；c. 术中双接骨板修复旁联合部骨折；d. 术后全景片显示旁联合部骨折切开复位内固定术后。箭头显示对合良好的升支骨折线。升支骨折采取保守治疗措施，应用弹力带和进食软食

开放复位内固定（ORIF）可以弥补 MMF 应用于轻度移位升支骨折的不足，针对严重的移位骨折也可恢复骨结构的稳定性与解剖复位。术者必须权衡恢复解剖复位和避免 MMF 的需要，并考量采用 ORIF 的下颌后入路与下颌下入路所存在的各种风险。

下颌角骨折

下颌角骨折发生于下颌升支与下颌体部交界的部位。这一骨折通常发生在第三磨牙，即使有些患者伴有第三磨牙缺失。对于非移位性下颌角骨折，在依从性较好经过严格挑选的患者中可以软质饮食、MMF 和弹力带等作为治疗手段。然而，大多数单纯下颌角骨折的患者更倾向于选择经口入路的内固定植入术，从而避免长达数周的 MMF 治疗时间（图 65.6）。移位性下颌角骨折的最适复位方法为 ORIF，因为单纯 MMF 无法充分实现升支后端到骨折线的稳定性。颞肌、翼内肌以及咬肌附着在升支部位，会造成升支向前上方旋转。这些作用力较强的肌肉会导致明显的骨折移位，因此需要妥善的钢板内固定[19]。

下颌体骨折

下颌体是介于尖牙与下颌角间的下颌骨结构。尽管单纯下颌体骨折可以经由闭合复位 MMF 外固定治疗，翼咬系带的牵拉作用仍可能

导致骨折发生移位。因此，ORIF 亦是常用治疗选择。对于非粉碎性骨折，经口入路足以暴露术野。理想状态下，ORIF 能够实现更好的解剖复位，同时避免 MMF 长期植入带来不便，并更快促进骨折愈合[20]。

旁联合部骨折

两尖牙间的下颌骨部分称为旁联合部。这一部位经受较强的咀嚼引起的扭转力。因此，往往该部位的骨折为不稳定性骨折，需要采取 ORIF 的治疗策略。考虑到该区域靠前，经口入路可以很好地暴露术野（图 65.8）。

缺牙及下颌萎缩骨折

进软质食物与观察疗法仅适用于极度虚弱无法耐受全麻的下颌萎缩患者（其下颌高度小于 20 mm）[21, 22]。单纯闭合固定而没有使骨折稳定的疗法往往会导致疼痛延长与功能障碍。尽管应用 MMF 结合假牙或冈宁氏夹理论上对于缺牙合并下颌骨折的患者是有效的，但因为当代的颌面外科医生缺乏相关经验极少应用这一技术。此外，对于这类体弱的患者 MMF 还会加重营养不良并影响愈合。因此，运用较大负荷的钢板内固定的 ORIF 技术已经替代闭合疗法（图 65.9）。由于萎缩下颌的骨强度不允许跨断端的钛夹固

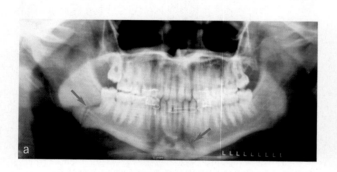
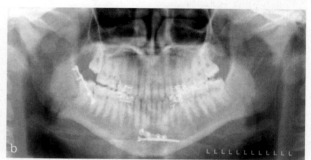
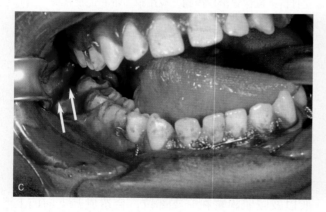
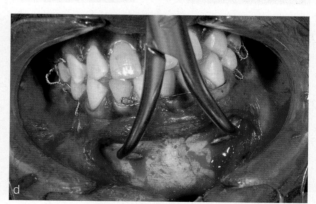
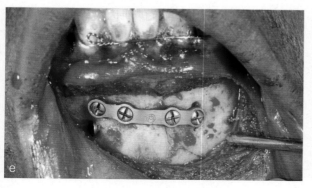

图 65.8　a. 术前全景片显示右侧下颌角左侧旁联合部骨折；b. ORIF 术后全景片；c. 经口入路暴露右侧下颌角骨折；d. 向左侧旁联合部骨折施加前负荷并以复位钳复位；e. 应用单皮质小接骨板和加压螺钉修复骨折

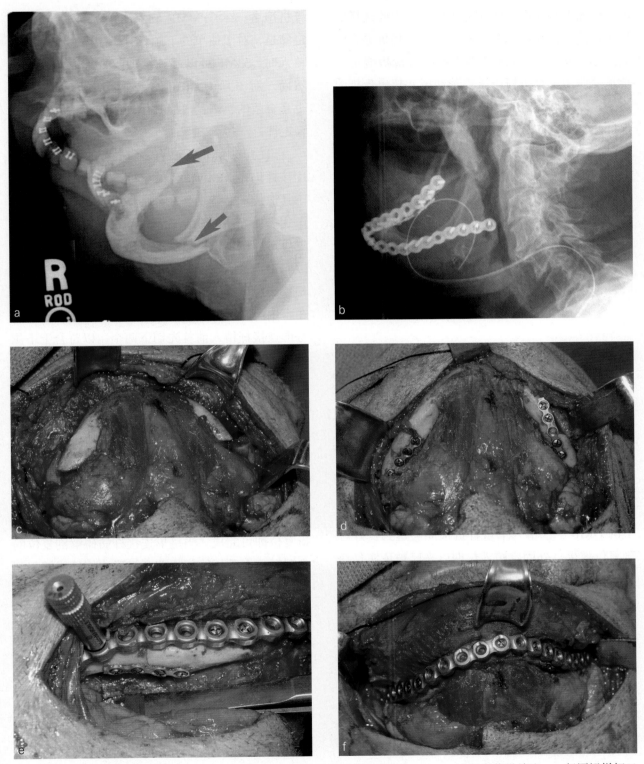

图 65.9　a. 术前影像学检查红箭头显示无齿萎缩下颌骨的双侧下颌体骨折；b. ORIF 术后影像学检查；c. 行围裙样切口广泛暴露双侧下颌体和联合部；d~f. 使用小接骨板固定简化骨折类型使其易于复位，并放置 2.4 mm 接骨板重建下颌

定，再加上咀嚼产生的应力也较强，因此选择的骨折板强度需足够承受这些张力直至骨折愈合完成。厚度达到 2.4 mm 甚至更厚的骨折板能更好地承受应力。骨折板应该妥善伸展并超出骨折线边缘，以使两端至少各能植入 3 枚以上螺钉，并保证螺钉能够充分深入骨板。在大多数病例中，下颌角和联合部提供了最佳的骨量。对于部分缺牙的下颌体骨折患者，有时可以经口内入路行 ORIF，但是大多数情况下，经口外入路行 ORIF 能够极大减小手术难度，使植入承受较大负荷的内固定更加容易。口外入路能够协助骨折板的植入。当骨量严重不足时，也可考虑同时行髂嵴或胫骨骨移植[23]。

粉碎性骨折

下颌骨无论何处的粉碎性骨折都会使骨折的处理复杂化。解剖复位的实现需要依靠开放手术，且类似于萎缩下颌骨骨折，也需要使用承重骨折板来实现骨结构的稳定性。粉碎性骨折的病因多为包括枪击伤在内的高能量损伤，同时合并严重的创面污染。术中采用 MMF 对于恢复正常的咬合关系至关重要。在大多数病例中，应用开放入路下的 ORIF 手术植入承重骨折板能够达到良好解剖复位效果。外固定植入长期以来已被证实是稳定复杂粉碎性骨折骨结构的另一选择[24]。虽然外固定难以实施且给患者造成笨重的负担，但对于一些合并严重污染和其他混杂因素的合适患者仍能起到较好的疗效。

外科技术

上下颌固定术（颌间固定）

MMF 是最优先且最重要的术中手段，能够帮助外科医师重建或维持牙列足够患者的咬合关系。当选择闭合复位的方法治疗患者时，MMF 仍是一类在恢复期固定骨折断端的方法。存在争议的是，对于每一位正在接受 ORIF 治疗的下颌骨折患者，术中 MMF 是否是必须的[21]。但确定的是，对于简单的下颌骨骨折患者，在骨折板植入时，MMF 可以起到维持咬合关系的作用。然而，对于采用 ORIF 的下颌骨骨折应用 MMF 也是合适的，因其可以提供内固定植入时较好的稳定性。

目前应用 MMF 已有多种技术，埃里克弓形连接杆仍是 MMF 植入的金标准。弓形连接杆优于其他技术，特别是在牙槽嵴骨折或术后医生考虑到需用 MMF 的情况下。虽然在局部麻醉下放置弓形连接杆也是可行的，但笔者在更多病例中倾向于在全麻下安放弓形连接杆。经鼻气管插管相较于经口气管插管不会造成牙列前后的台阶，在术中不会影响咬合关系，是更优的一项选择。弓形连接杆植入前首先切下两个，以符合上下颌弓的长度。弓形连接杆上钩状的开放部分应该朝向牙根，以使颌间由连接线固定，并使弓形连接杆稳定。24~26 号预拉钢丝通过牙间隙，固定弓形连接杆和牙根。钢丝应向顶端牵拉。钢丝应由近端向远端延伸，将弓形连接杆固定于牙面。所有稳定的咬合牙列都要合并于一，从而防止弓形连接杆对某些牙齿产生应力，即从本质上防止弓形连接杆产生正畸作用。弓形连接杆固定后，骨折复位即可完成。当弓形连接杆妨碍解剖复位的实现时，在骨折线部位剪开弓形连接杆能够起到一定的作用。在上下弓形连接杆之间应用钢丝或张力带可以帮助弓形连接杆稳定咬合关系。

传统 MMF 的替代方法包括结扎技术（例如 Ernst 结扎、Ivy 环扎、炮眼线）、快速 MMF 螺钉以及其他专有的快速 MMF 系统。尽管在大多数简单下颌骨骨折病例中，医生根据病情选择合适的 MMF 替代方法以节省时间是合理的，但笔者认为 MMF 均优于这些替代方法，特别是在处理一些复杂骨折类型或术后需要较长时间 MMF 的患者。

升支和髁下骨折入路

升支和髁下骨折入路的主力方法是口外下颌

后切口。在平行于下颌后缘升支部位设计 2~4 cm 切口是常用手术切口。这一曲线形切口可以根据手术需要向上延伸至耳前，向前下延伸至下颌下缘，可以实现更好的术野暴露（图 65.10）。部分学者建议在下颌骨后缘做一垂直直线型切口。这一切口可以缩短到下颌骨的距离，但在美观方面不如前者。在切口周缘结合血管收缩剂行局部浸润麻醉可以有效减少出血。切口以 15 号刀片切开，深达腮腺咬肌筋膜表面。如果切口与耳大神经相遇，可将神经分离后向后方推移。

在该点有两种方法可以分离至下颌骨：穿腮腺和腮腺后解剖。在穿腮腺入路中，术者平行于面神经分支钝性分离通过腮腺组织。腮腺实质可以向上或向下收缩分离以暴露升支和髁下的术野。理想状态下，术者会在下颌边缘和颊支之间分离暴露入路。在腮腺后入路中，术者在胸锁乳突肌表面近乳突水平仔细解剖游离腮腺囊。然后腮腺囊在二腹肌后腹下缘水平被游离出来。腮腺腺体连同其包裹的面神经分支全部向上方牵引。无论通过何种入路显露下颌骨，以双极电凝仔细烧灼咬肌的纤维，以 15 号刀片沿着升支的侧面或后缘切开咬肌。使用骨膜剥离器暴露骨折线，以及骨折线周围远近端的骨板。使用下颌切迹牵开器或牵引线固定于下颌角可以帮助骨折复位并

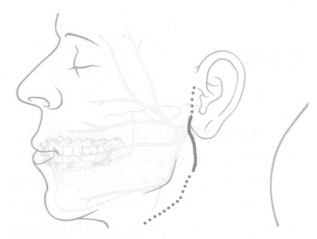

图 65.10　红色实线显示下颌后入路的典型切口。红色虚线分别显示可向上或向下延长的耳前下颌后区域

改善术野的暴露。ORIF 之后，冲洗术区。如果选用的是穿腮腺入路，应该仔细缝合关闭腮腺囊以减少腮腺囊肿的发病风险。之后分层缝合切口，先以 4-0 可吸收线缝合真皮下层，然后以 6-0 聚丙烯缝线按单纯间断缝合法缝合皮肤。最好放置 Penrose 引流或负压引流一段时间。

另一类暴露与修复髁下骨折的方法为内镜辅助下手术。这一技术的最大优点在于可避免外在显露性瘢痕以及最小化面神经损伤的风险。在这一操作过程中，沿着升支做一口内切口。在升支和髁下区域，沿着骨膜下侧向解剖出一理想腔隙。运用特殊的牵开器与 30° 内镜使骨折近端可视化。下颌角向下牵引，近端的骨块予以减容。1~2 块接骨板固定于骨折处使下颌骨稳定。运用直角钻和螺丝刀，或穿颊器系统经口内路径上紧螺丝。相较于传统手术方法，这一方法存在所需器械特殊、所需特殊培训较多、手术时间较长等缺陷，极大地限制了内镜技术的应用[26]。

下颌角、下颌体与联合部骨折的入路

无论经口内或口外入路都可以到达下颌角、下颌体与旁联合部。下颌角和下颌体的一类常用入路为单侧外侧下颌下入路或称 Risdon 入路，可以获得良好的术野暴露。在下颌下缘以下两指宽处沿自然形成的颈部横纹做切口，以充分避开面神经的下颌缘支。切口周围以局麻药联合血管收缩剂行局部浸润麻醉。以 15 号刀片完整切开皮肤及颈阔肌全层。仔细解剖分离下颌下腺囊的下侧缘。当分离至面静脉处，该血管可以血管钳结扎并向上牵引。上方的分离操作保持与面静脉的距离，或立即分离至下颌下腺的外侧面以保护面神经的下颌缘支。当分离至下颌骨下缘时，以双极电凝灼烧咬肌吊带，并以 15 号刀片沿术区部位切开咬肌。之后应用骨膜剥离器充分暴露骨折线与近远端的下颌骨。必要时可做双侧下颌下切口并以颏下切口相连接形成一个围裙型切口以充分暴露下颌弓（图 65.9）。ORIF 后，冲洗术区。闭合创面选择 3-0 可吸收线缝合缝合咬肌，以 5-0

或 6-0 的聚丙烯线缝合皮肤。最好放置 Penrose 引流或负压引流一段时间。

经口腔前庭入路有利于充分显露完整的下颌骨的有齿部分以及下颌角。局麻药联合血管收缩剂沿齿龈沟行局部浸润麻醉。在有牙齿的部位，切口需距离牙龈至少 10 mm，并以针尖灼烧器打开切口。在第三磨牙后，切口行经下颌上缘继续走行至下颌升支前缘。在前方，原始切口穿过口腔黏膜直至确认颏神经位置。颏神经位置典型，可在靠近第二前磨牙的部位经钝性分离予以解剖。持续钝性分离，可以解剖出 3 束感觉神经分支。在颏孔部位锐性分离这 3 束感觉神经使其从骨膜表面分离。充分的分离神经与骨膜的粘连以便于牵拉，可以在骨折部位暴露与复位时，最大程度减少过多的牵拉和撕扯对神经的损伤。继续剥离骨膜充分暴露骨折线与近远端的下颌骨。在行骨膜剥离时，充分暴露下颌骨的下缘对于放置理想的接骨板十分重要。ORIF 后，冲洗术区。如旁联合区也暴露，首先以 3-0 可吸收线缝合颏肌以维持正常的颏下褶皱，从而避免术后颏部畸形。而后以 3-0 可吸收线间断缝合黏膜层。

内固定技术

随着多种技术手段评估内固定效果的相关证据逐渐充足，内固定策略的制订与选择也在不断进步。最近的一项关于下颌骨骨折治疗评估的 Cochrane 综述提出，由于从多个研究中心获取的试验数据存在矛盾，因此无法对特殊类型的骨折制订特定的治疗方案。但目前已经明确的是，对于复杂的粉碎性骨折或萎缩下颌骨骨折，应用较大的承重能力强的双皮质螺钉接骨板（如 2.4 mm 厚）作为内固定可以最小化术后的并发症风险[19, 21, 22]。对于简单的下颌角骨折，沿上界应用单皮质接骨板的效果（如 Champy 技术，图 65.8）与其他治疗方法相当[19, 21]。在下颌骨的有齿部位，可以选用一系列的治疗方法。通常，在上方植入单皮质接骨板，在下方植入延长的单皮质接骨板或较大的双皮质接骨板。

作为公认的标准，骨折类型和下颌骨整体的不稳定性影响着接骨板的选择。对于简单骨折，接骨板选择策略可以仅取决于相对稳定性而不是绝对稳定性（如 Champy 技术应用于孤立的下颌角骨折）。这并不局限于下颌角区域。对于单纯旁联合部和体部骨折，用两个单皮质接骨板内固定也可以获得良好的治疗效果并具有较好的成本效益[27]。然而，当存在复合骨折时，应该尽可能将至少一种骨折转变为绝对稳定的结构。例如，对于旁联合部和对侧下颌角骨折，应该在旁联合部选用较大的更稳定的双皮质接骨板，而在下颌角部位选用相对稳定的单皮质接骨板（如 Champy 接骨板）[6]。

术后处理

术后患者在恢复室中行面神经功能、唇感觉功能、咬合功能的评估。笔者在实践中常规行术后影像检查以评估骨折复位与固定效果的确切性。大多数无并发损伤的患者可以在手术后当天疼痛完全控制的情况下出院。对于口外入路的患者，颌面外科医生必须严格评估每一个病例以确定其有资格出院的可能性。存在舌肿胀或术中经历较大范围组织解剖的患者必须在医院内观察过夜。一般情况下，这类患者可以在术后第一天出院。

并发症

面神经损伤

面神经损伤最常见于下颌后入路手术，由于术中面神经会不可避免地受到牵拉。Bouchard[28] 报道，在经下颌后入路手术行髁下骨折修复过程中，一过性面神经瘫痪的发病率为 22%。在同一研究中报道，有低于 1% 的患者会导致永久性面瘫。孤立的下颌缘支损伤也可见于下颌下入路术后。在完全性面神经瘫痪的极少数患者中，可以应用自发或诱发神经肌电图来评估神经功能的完整性。这些数据可以帮助外科医生在面神经损伤患者的康复咨询中发挥参考价值。除非术中存在面神经离断的并发症，否则这些损伤均可经观察发现。损伤后的恢复情况差异较大，神经功能的恢复可发生在术后数周到术后数月。

下唇麻木

术前需要仔细评估患者唇感觉功能是否存在麻木、感觉迟钝等症状，特别是对于下颌角或体部骨折的患者。当经口入路 ORIF 术中需要牵引神经或周围组织时，术后极其可能会造成一过性的感觉迟钝或麻木。这些损伤可被观察到，并且神经功能的恢复可能会需要数周到数月时间。当术中有螺钉植入下牙槽神经管时，可能会发生更严重的神经损伤。在这种情况下，需要及时取出螺钉并重新调整接骨板位置。

错位咬合

未达到解剖复位的开放内固定植入会导致严重的错位咬合，且必须予以纠正。当术中发现存在错位咬合，需要取出内固定，重建咬合关系，并再次复位骨折。只有这时才能重新放置内固定。一旦发生轻微的错位咬合，并且外科医生确定实现解剖复位的前提下，可以合理利用 MMF 结合弹力带纠正患者的错位咬合。下颌骨骨折术后数周到数月才发现的错位咬合较难诊治；在此情况下应该咨询并联合口腔医生、骨科医生以及正颌外科医生协同诊治。

骨折畸形

骨折畸形愈合的原因多见于患者依从性差、接骨板植入失败或骨折复位不良。有明显症状的患者需要开放手术以取出陈旧的内固定，仔细清创以打开骨折处，行骨移植与应用承重接骨板的 ORIF 手术。

小 结

对于颌面外科医生来说，下颌骨骨折是一类常见损伤。对下颌骨骨折患者完整性评估依赖于获取精准的病史，仔细的体格检查，并辅以影像学检查。骨折的定位与复杂性帮助外科医生选择闭合式处理手段或 ORIF 手术。建立合适的咬合关系仍是治疗的要旨。当选择 ORIF 手术时，手术的方式和接骨板的尺寸都要依据不同个体的骨折类型予以调整。无论选择何种术式，重建并恢复伤前的咬合关系、面部容貌以及咀嚼功能是一致的目标。

参考文献

1. American College of Surgery. http://www.facs.org/trauma/atls/. Published 2013. Accessed February 12, 2014
2. Wilson IF, Lokeh A, Benjamin CI, et al. Computed tomography in the diagnosis and operative management of mandible fractures. Plast Reconstr Surg 2001;107:1369–1375
3. Roth FS, Kokoska MS, Awwad EE, et al. The identification of mandible fractures by helical computed tomography and panorex tomography. J Craniofac Surg 2005;16:394–399
4. Boole JR, Holtel M, Amoroso P, Yore M. 5196 mandible fractures among 4381 active duty army soldiers, 198 to 1998. Laryngoscope 2001;111:1691–1696
5. King RE, Scianna JM, Petruzzelli GJ. Mandible fracture patterns: a suburban trauma center experience. Am J Otolaryngol 2004;25:301–307
6. Ellis E 3rd. Open reduction and internal fixation of combined angle and body/symphysis fractures of the mandible: how much fixation is enough? J Oral Maxillofac Surg 2013;71:726–733
7. Ellis E 3rd, Zide MF. Surgical Approaches to the Facial Skeleton. 2nd ed. Baltimore: Williams & Wilkins; 2006
8. Moore KL, Agur AM. Essential Clinical Anatomy. Baltimore: Williams & Wilkins; 1995
9. Nasser M, Pandis N, Fleming PS, Fedorowicz Z, Ellis E 3rd, Ali K. Interventions for the management of mandibular fractures. Cochrane Database Syst Rev 2013;7:CD006087
10. Bruce RA, Ellis E 3rd. The second Chalmers J. Lyons Academy study of fractures of the edentulous mandible. J Oral Maxillofac Surg 1993;51:904–911
11. Ellis E 3rd, Miles BA. Fractures of the mandible: a technical perspective. Plast Reconstr Surg 2007;120(Suppl 2):76S–89S
12. Butts SC, Tatum SA 3rd. Fundamentals of dental occlusion. Ear Nose Throat J 2006;85:312–314
13. Kellman RM, Losquadro WD. Comprehensive airway management of patients with maxillofacial trauma.

Craniomaxillofac Trauma Reconstr 2008;1:39–47

14. Hackenberg B, Lee C, Caterson EJ. Management of subcondylar mandible fractures in the adult patient. J Craniofac Surg 2014;25:166–171

15. Ellis E, Kellman R, Vural E. Subcondylar fractures. Facial Plastic Surg Clin N Am 2012;20:365–382

16. Zide MF, Kent JN. Indications for open reduction of mandibular condyle fractures. J Oral Maxillofac Surg 1983; 41(2):89–98

17. Ellis E 3rd, McFadden D, Simon P. Surgical complications with open treatment of mandible condylar process fractures. J Oral Maxillofac Surg 2000;58:950–958

18. Kale TP, Kotrashetti SM, Louis A, Lingaraj JB, Sarvesh BU. Mandibular ramus fractures: a rarity. J Contemp Dent Practice 2013;14:39–42

19. Ellis E. Management of fractures through the angle of the mandible. Oral Maxillofacial Surg Clin N Am 2009;21:163–174

20. Villarreal PM, Junquera LM, Martínez A, García−Consuegra L. Study of mandibular fracture repair using quantitative radiodensitometry: a comparison between maxillomandibular and rigid internal fixation. J Oral Maxillofac Surg 2000;58:776–781

21. Arosarena O, Ducic Y, Tollefson TT. Mandible fractures: discussion and debate. Facial Plast Surg Clin N Am 2012;20:347–363

22. Eyrich GKH, Gratz KW, Sailer HF. Surgical treatment of fractures of the edentulous mandible. J Oral Maxillofac Surg 1997;55:1081–1087

23. Tiwana PS, Abraham MS, Kushner GM, Alpert B. Management of atrophic edentulous mandible fractures: the case for primary reconstruction with immediate bone grafting. J Oral Maxillofac Surg 2009;67:882–887

24. Ellis E 3rd, Muniz O, Anand K. Treatment consideration for comminuted mandibular fractures. J Oral Maxillofac Surg 2003;61:861–870

25. Engelstad ME, Kelly P. Embrasure wires for intraoperative maxillomandibular fixation are rapid and effective. J Oral Maxillofac Surg 2011;69:120–124

26. Sawhney R, Brown R, Ducic Y. Condylar fractures. Otolaryngol Clin N Am 2013;46:779–790

27. Bouloux GF, Demo M, Moe J, Easley KA. Mandibular fractures treated with small plates and screws reduce treatment cost. J Oral Maxillofac Surg 2014;72:362–369

28. Bouchard C, Perreault M. Postoperative complications associated with the retromandibular approach: a retrospective analysis of 118 subcondylar fractures. J Oral Maxillofac Surg 2014;72:370–375

66 颅颌面畸形

作者：Miguel A. Medina III，Edward S. Ahn，Richard J. Redett
翻译：结 祥　审校：朱 鸶

引 言

颅颌面畸形是由于先天性原因和后天性创伤、肿瘤等造成的一类形态异常疾病。本章节重点介绍颅颌面的先天性畸形，包括从非骨性连接畸形（斜头畸形）到单缝骨性结合和多缝头颅骨性结合（颅颌面骨发育障碍）（图66.1和表66.1）。颅缝早闭的治疗策略包括保守治疗方法以及多种复杂重建手术，后者可能需要数年时间；最重要的治疗方法主要是额眶前移术和额骨重构术（图66.2）。

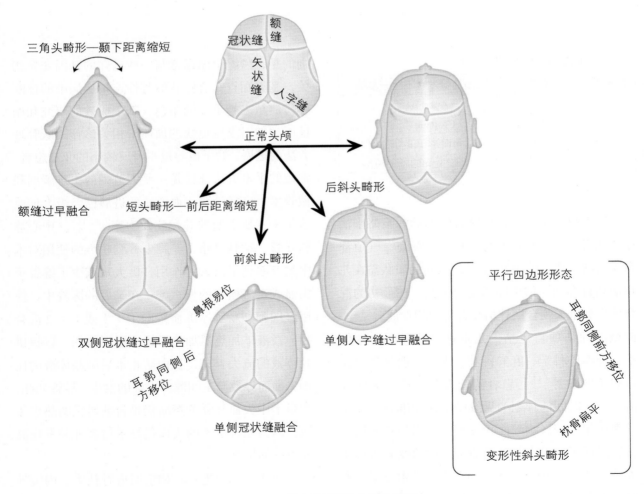

三角头畸形—颞下距离缩短

额缝
冠状缝
矢状缝
人字缝

正常头颅

后斜头畸形

额缝过早融合

短头畸形—前后距离缩短

前斜头畸形

双侧冠状缝过早融合

鼻根易位

耳郭同侧后方移位

单侧冠状缝融合

单侧人字缝过早融合

平行四边形形态

耳郭同侧前方移位

枕骨扁平

变形性斜头畸形

图66.1　单缝早闭颅缝变化的图解

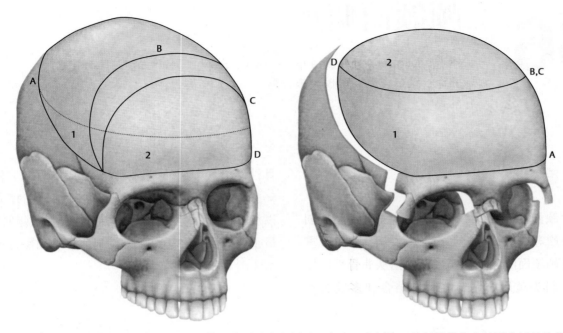

图 66.2　颅骨骨片位置的变化以实现颅骨整体形态的改变之图示。在这一病例中，前额异常突出的形态经骨块位置调整与额带前移形成更为自然的形状

表 66.1　单缝早闭颅缝变化的图解

位置	单缝	颅面骨发育不全—多缝
位置	单冠状缝	Apert 综合征
	额缝	Crouzon 综合征
	矢状缝	双角畸形（非综合征）
	人字缝	多缝变异的各种畸形

　　笔者提出了一项需团队合作的诊疗策略来治疗小儿患者。脑组织发育、视力、鼻窦、气道都是需要纳入考量的因素[1, 2]。颅颌面团队需在儿童期和青春期评估中面部发育情况，在最初的混合牙列和永久咬合期评估咬合与咀嚼功能[3, 4]。典型的评估项目包括，儿童神经内科学、影像学、神经外科学、麻醉科学、眼科、遗传学以及口腔正畸学等[5]。患者的管理是多样化的而且需要较长时间的计划为后续的随访做准备。与症状密切相关且影响颅面骨发育的基因与变异信息正逐渐增多，手术的结局与特异性的变异密切相关[6, 7]。遗传因素毫无疑问在确定手术方案和家庭生育咨询方面发挥越来越重要的作用[8, 9]。特

别的是，颅缝早闭通常与一些已知的基因变异相关，基因筛查在有症状的骨性连接疾病中的诊断中扮演越来越重要的角色。基于成效的研究和循证医学的需求也更快的加速了相关诊疗团队管理方法的进展。对于血容量本身就较小的儿童患者，常规的手术方法往往是一些大范围的头皮解剖和截骨术。麻醉学和止血方法的进展已经极大地改善了手术所引起的并发症发生率[10, 11]。中心静脉导管、动脉管路、经胸多普勒超声的使用对术中复苏起到了巨大的作用，极大地减少了继发于失血或空气栓塞的死亡率。在笔者的医院中，使用红细胞和新鲜冰冻血浆的 1∶1 或 1∶2 混合物，经液体加热器加热后输入患者体内，以提供胶体液的流失补充，从而防止术后因晶体液的比例失衡而导致第三间隙并发症的发生。尽管如此，测量术中失血和复苏策略仍是目前研究的热点领域，因为颅骨手术的失血仍是术后多种并发症高发生率的根源[12]。

　　一些技术的进步，如牵引成骨技术、内镜外科技术、可吸收钢板螺钉技术等持续改变着当前

外科手术方式的选择[13, 14]。小儿颅颌面外科主要聚焦于有症状和无症状的颅缝早闭、颅面肿瘤、创伤以及美容外科[15~17]。本章节主要讨论颅缝早闭的适应证、方法以及结局等。

颅缝早闭概述

颅缝早闭或冠状缝、矢状缝、额缝、人字缝的过早融合可能是原发的或继发于致畸物、代谢异常、造血功能异常或畸形如小头畸形（表66.1）。颅缝早闭还可见于脑室过度转流后颅缝重叠后愈合[19, 20]。颅缝早闭可为单发或复合，即影响一条颅缝或多条[17, 21]。记录中可见将近100种不同的类型。其病理生理学是多样性的，因为表型并不与特殊的变异相关[21, 22]。其表型分为无症状性和有症状性，有症状颅缝早闭已知与几条染色体相关[18, 23]。对于明确诊断为有症状颅缝早闭的患者，他们必然伴有其他的异常，多源于颅面骨来源的特异胚胎部位。

多数颅缝早闭患者都属于单一颅缝早闭且无症状。颅顶骨化是以膜内的方式进行，即间充质骨前体细胞从颅缝中垂直方向长入。在生长发育的脑组织、硬脑膜与颅骨骨膜与骨化之间存在着复杂的交互作用。硬脑膜保持着强大的成骨潜能直到儿童时期前期[24]。诊断颅缝早闭是基于颅缝的垂直向生长。一旦骨缝发生融合，生长会局限于颅缝周围且以垂直向为主，并伴有开放颅缝的代偿性改变，这会造成轮廓分明的颅骨形态（图66.1）。

一般的有症状颅缝早闭都与成纤维细胞生长因子受体（FGFR）和转化生长因子受体（TGFR）活性相关[25~28]。TWIST基因的缺失已经在Saethre-Chotzen患者体内检测到[29]。这些相同的受体也会与其他名字不同的综合征具有密切联系（如：Crouzon Pfeiffer综合征），因此这些姓名来源的综合征可能会被特定的基因名称所取代[30]。此外，这些疾病的外显率程度也不尽相同。对于颅面形态异常的患者，两种症状上差异较大

的疾病其遗传因素的差异性可能很小[31]。

与FGFR信号通路相关的最常见的疾病包括：Aperts、Crouzon、Muenke以及Pfeiffer综合征。通常，这些疾病往往表现为双侧冠状缝早闭，中面部颌后移。这些突变多为功能表现性突变，并且是按常染色体显性方式遗传[32]。正常颅骨骨化是通过膜内骨化逐渐进展；FGFR-1，-2，-3信号通路在软骨内和膜内成骨中调节成骨细胞活性[33]。这些受体包含3个重要的免疫球蛋白样结构域，具有多种多样的亲和性能够同22种已知的成纤维细胞生长因子受体相结合[32]。受体的激活与同源二聚可以通过MAP/ERK和PI3K/AKT调节下游信号转导通路[33]。Aperts、Crouzon、Pfeiffer以及Muenke综合征都是FGFR基因发生突变所致[34]。在这些患者体内，过度激活的成纤维细胞生长因子通路会导致冠状缝过早的融合；然而详细的机制还知之甚少。

另外两个具有重要意义的蛋白分子为MSX和TWIST，它们的变异会导致有症状的骨缝早闭。MSX变异是一类肌节同源盒基因2的功能表现性突变[35]，会导致Boston型颅缝早闭，这一结论已经被波士顿、马萨诸塞州地区进行的一项队列研究证实[32]。其表现和受影响的颅缝差异较大（类似Pfeiffer综合征），可以表现为从额眶退化到三叶草状颅骨畸形等多种表型[36]。TWIST基因突变是目前已知的唯一一个引起有症状颅缝早闭的功能缺失性基因突变。目前，螺旋—环—螺旋转录因子TWIST1已有100个已知的突变（错义突变、无义突变、基因缺失、基因复制），可表现为Sathere-Chotzen综合征[33]。

形态学研究开始揭示颅内压（ICP）、头颅形状与头颅体积之间复杂的关系。目前有推论提出，颅底畸形是最初的异常。最近的一些研究结果支持最初的病因是颅缝过早的闭合；然而最下方的硬脑膜应该扮演着更重要的角色[37, 38]。脑—硬脑膜的交互作用与颅盖逐渐的骨化是目前针对颅缝早闭病理生理学研究的热点领域。计算机辅助影像学分析极大地提高了医生对正常与异

常生长的理解。针对额缝早闭患者的颅内体积仍有诸多疑问[39, 40]。许多作者得出结论：在大部分颅缝早闭患者中，颅内体积是正常的，甚至在 Apert 综合征中颅内体积大于正常值[41]。

Cohen[18]综述了颅缝早闭的流行病学与病理生理学。简而言之，发生率相关数据难以测量，因为症状往往不典型，且在新生儿期难以鉴别，或者成年后无相关病史记录。调查者估计每1 000 例新生儿中有 0.2~0.5 例[42, 43]。这些研究还观察到发生率有所增加，这可能是由于对颅缝早闭的关注度不断增加，且诊断的影像学检查日益进步。在 1980 年代，颅缝早闭的一个亚类，单侧人字缝早闭吸引了研究者的关注，因为据报道其发生率有显著的提升，该疾病约占颅缝早闭患者的 1%。儿童神经外科医生观察到人字缝早闭与体位性扁平颅（有时称作枕部扁头畸形或功能性扁平颅）具有相似的形态学特点[44]。可疑的人字缝早闭发生率增高实际上是由于体位性扁平颅的发病率增高，其增高与 1992 年美国儿科学会建议健康新生儿避免俯卧位睡眠有莫大的关系。不对称的头颅扁平因为仰卧位睡眠会保持并逐渐突出；当伴有任意程度的斜颈时，头部会在重力作用下向扁平的一侧突出。大多数无症状的单缝早闭是矢状缝早闭。

鉴别体位性扁平颅与颅缝早闭非常重要。大多数的新生儿患者经由仔细的检查均能诊断，且无须影像学检查。体位性扁平颅的发生率在美国儿科学会建议所有新生儿采取俯卧位睡眠后反而发生了戏剧性的增高。体位性扁平颅的新生儿从颅顶看去呈现一个平行四边形。枕部的一侧由于睡眠的慢性压迫逐渐变得扁平，且同侧耳朵发生移位[45]。通常的，对侧的前额会退缩，儿童的前额会向前转位，从而形成类似平行四边形的形状。体位性扁平颅可以保守治疗方法获得痊愈，包括改变睡眠姿势，在更严重病例中可以应用头盔。理想状态下，32 周龄内的小儿经过佩戴头盔治疗，但是头颅形态的改善在记录中可见到 12 月龄的幼儿[46]。

诊　断

儿科医生和家庭医生常常需要因新生儿头围与标准生长曲线不符合而向神经外科专家寻求咨询，往往这些患儿的生长和发育都是正常的。产前诊断很大程度上依赖于家庭基因信息以及胎儿脱氧核苷酸分析[47]。产前超声测量也能在判断可疑患儿方面发挥一定的作用[48]。异常往往在出生时才能注意到；父母会汇报逐渐进展的畸形加剧以及对患儿生长发育可能存在的潜在问题表达担忧。这些婴儿通常在 6 月龄时就医。早产已被证明与新生儿脑体积减小和认知功能减退有关，对于早产患儿应启动更早更频繁的监控策略[49]。

对于可能存在头颅畸形的足月产婴儿的评估更为简单直接[50]。一个较长而且狭窄像船一样的头型称为舟状头，提示可能存在矢状缝早闭（图 66.3）。头颅指数是一项广泛使用的测量指标，用于评估舟状头的严重程度。正常的头颅指数是80，其算法为头颅的最大横径除以最大前后径并乘100。头颅指数小于 71 提示舟状头可能。从颅顶观察典型的矢状缝早闭的形态特点如图 66.5a 所示。

单侧和双侧冠状缝早闭前额畸形的特点如图66.4。该种头颅命名为前部扁平颅。双侧冠状缝早闭的患者呈现对称的短而且较高的颅骨特点，称为塔状短头畸形。这类患儿的头颅指数多增加到82~85；头颅指数超过85的患儿是严重的短头畸形。单侧冠状缝早闭患者通常最难以治疗，其呈现不同程度的额面畸形，包括同侧眉退缩和眉弓上移。沿着鳞状缝生长缓慢从而导致特殊的形态学表现呈现小丑样畸形具有较强的诊断意义。通常对侧前额会明显凸起，加剧额面的不对称性。

额缝早闭呈现三角头的特点。检查可以发现突出的额缝并伴有头颅后方的狭窄和延长。前额多呈现龙骨形，并且双侧颞部距离缩短；在严重的病例中，患儿可表现为双侧颞部间距过短（图66.6）。

人字缝早闭占颅缝早闭病例的最少数。这种畸形称为后方扁平颅，其显著特点是沿受影响颅缝的枕部变得扁平，乳突部位凸起并且同侧耳朵向后下方移位。耳朵的位置帮助区分后方扁平颅和体位性扁平颅。

大多数头颅畸形患儿在首诊时都可能是体位性扁平颅。这些异常通常都很轻微，往往在出生时或出生后很快观察到。从解剖学上解释，体位性扁平颅患者的枕部因前部的代偿性变化逐渐变扁平，且耳朵的位置也变得不对称。对侧前部变扁平，同侧前部突出通常较轻微。单侧的病例通常在对侧顶枕区有代偿性生长，表现为凸起和顶部延长。这一延长的表现在双侧畸形中表现更为明显，同时伴有颅顶侧面的增宽，枕部扁平伴前方狭窄，顶部明显突出。婴儿因俯卧位姿势睡眠会有轻度的枕部扁平。这些形变通常会随着婴儿

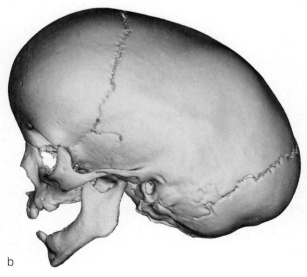

图 66.3　a. 矢状面计算机三维重建，显示矢状缝早闭形成典型的舟状头外观；b. 计算机三维重建矢状缝早闭患者颅盖骨部分

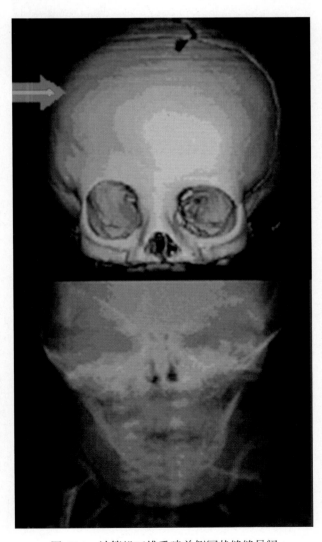

图 66.4　计算机三维重建单侧冠状缝缝早闭

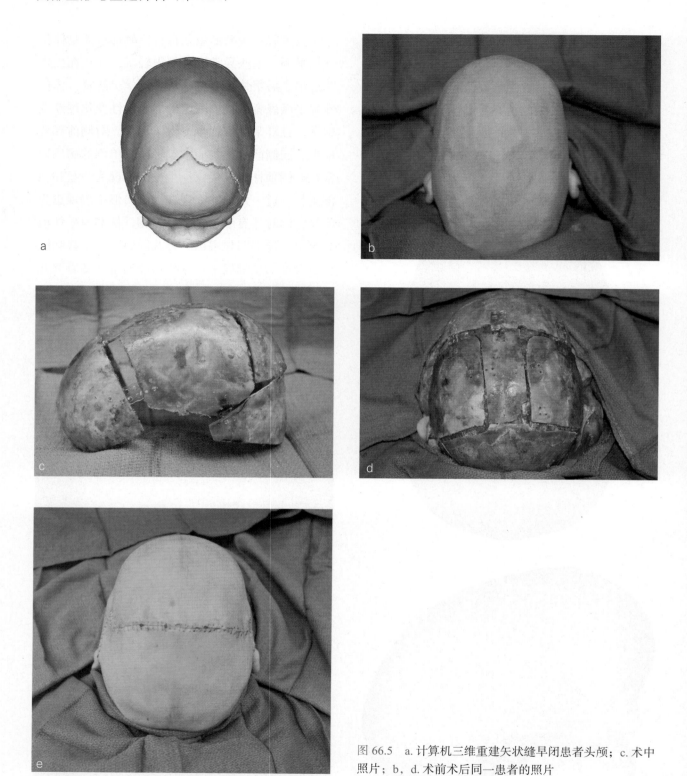

图 66.5　a. 计算机三维重建矢状缝早闭患者头颅；c. 术中照片；b、d. 术前术后同一患者的照片

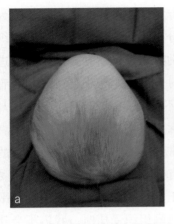
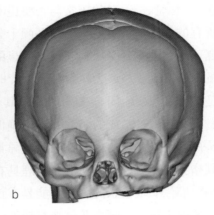
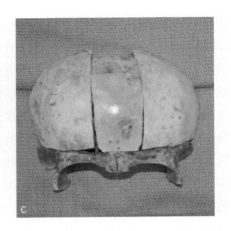
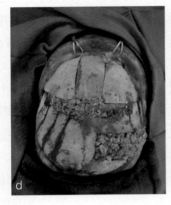
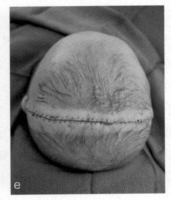

图 66.6　a.额缝早闭患者术前照片；b.计算机三维重建额缝早闭患者头颅；c.术中暴露融合的额缝；d.术中纠正融合的额缝；e.术后照片

年龄的增长开始翻身而逐渐纠正。必要时，辅助性器械的使用是有帮助的[51]。需鉴别诊断的包括：斜颈、位置成形、颅缝早闭。位置成形的临床表现可能同真正的颅缝早闭极为相似，但在 X 线平片和 CT 检查下可以看到颅缝是开放的。斜颈是由胸锁乳突肌的缩短引起，也会导致颞部和枕部的扁平。在异常的一侧，前方的畸形明显大于后方的畸形。通常轻度的畸形可以经由颈部锻炼和物理疗法恢复。极少数情况下才需要分离肌肉并延长。同样的形变还可见于发育期明显延迟的新生儿，斜颈的新生儿，以及肌张力低下无法活动头颅的新生儿。表 66.2 简明扼要地列出了人字缝早闭和后方扁平颅的鉴别诊断要点。

影像学检查

对于初诊颅骨畸形的患者影像学检查并非必

表 66.2　体位性扁平颅和人字缝早闭的鉴别诊断

发现部位	体位性扁平颅	人字缝早闭
枕骨	僵硬扁平	沿颅缝扁平、常伴同侧膨出
同侧耳位置	向前移位	向后移位
额头	同侧突出	较少或无突出，若有突出多为对侧
头围	通常增大	正常或减小
前蛛网膜下腔	通常增大	正常

须[52, 53]。尽管影像技术在治疗策略的制订和术前计划中扮演着重要的角色。CT 成像和三维重建为颅骨和颅缝的解剖提供了详细的信息，而常规的影像检查无法显示如此细致的信息。术前基于影像技术的颅骨模型重建在先天性颅面畸形的诊治中扮演着越来越重要的角色。计算机辅助计划的制订能够有效减少手术时间，并且基于头部测量学的能够更精准的重建颅骨结构。普通平片

在诊断和治疗颅缝早闭患者中无太大意义。尽管，CT检查本身没有太大的危险性，但所有的影像学检查应该尽可能地减少其放射性暴露，尽可能减少小儿患者接受放射性影像学检查的次数。通常的，术前1个月内的CT三维重建是推荐的影像学检查。如果影像学检查过早进行，那么在等候手术的时间内颅骨的快速生长会使头颅解剖结构发生变化，所得检查结果也会丧失其指导手术的意义。微创的治疗手段，如内镜下颅骨切除术、颅缝切除术等可以在没有经CT检查的情况下进行。

CT能够评估头颅不对称的程度，以及已经发生的代偿性变化；此外，CT能够明确定位静脉窦的所在[54,55]。该手术最大的风险因素是失血，明确窦汇的所在能够帮助术者在颅后部重建手术中尽可能避免意外损伤血管。在枕部畸形患者中应用CT扫描能够显示脑组织和骨骼的异常部位。有严重畸形的新生儿会表现典型的后方蛛网膜液减少，症状类似颅内压增高患儿，但颅内压却局限于正常水平。这会导致脑室系统的扩张，导致脑室融合。通常情况下，蛛网膜下隙的扩张本身不会提示神经功能的异常，因为蛛网膜下隙扩张在神经功能正常的后方扁平颅患儿体内也能观察到。在压力极度增高的前提下，有时同侧的中脑周围池也会压缩融合。这些症状通常与不规则、补片状、枕骨厚度减小等体征相关联。在双侧受累病例中，补片状征象更加明显，且在平片中可以看到"铜币征"或"拇指征"。铜币征可能不是颅内压增高的可靠征象，因为它往往出现在颅内压增高不久之后，且与颅内压变化并不一致[56]。

治疗适应证

目前已提出许多治疗策略。然而，重要的是不能认为某一项治疗方法是绝对有效或无效的。例如，对于手术与否的决定可能根据信息的更新发生较快的变化。几项策略都关注于颅骨的影像学检查指标。笔者认为，关注脑组织与其发育情况的正常与否要比专注于包围脑组织的颅骨更为重要。当扁平颅十分严重时，产生显著的脑组织受压，表现出明显的症状体征，并且病情持续进展无缓解征象，此时全部决定都根据颅缝是否有闭合来采取是极其不明智的。CT扫描下显示开放的颅缝并不能确保颅缝正常或功能正常。笔者的经验提示，有异常颅缝的患儿可能具有正常的神经功能，同理具有异常神经功能甚至脑组织受压的患儿可能具有正常的颅缝表现。在遇到扁平颅患儿仅伴有轻度的脑组织受压时，我们不会建议外科手术治疗，而在其他病例中，颅缝异常并不明显而脑组织受压十分严重，我们在保守治疗无效的前提下会建议及时手术治疗。

大多数后斜头畸形患儿能够采取保守疗法治愈。患儿父母在医生指导下可以改变患儿的睡眠姿势。许多治疗师也会雕刻适合患儿头型的海绵乳胶枕头，可以帮助患儿重新分散头颅的重力，并且对患儿来说十分舒适。这些理疗方法花费比较少而且能够起到良好的效果[51]。更严重的病例可以通过佩戴头盔来矫正。

治疗的适应证需要颅颌面外科团队基于每一个患者不同的体征，症状和遗传学信息，影像学指征，以及患儿目前是否病情稳定或进展等因素，经过仔细的考虑予以制订。有轻度局限性颅骨畸形的足月的新生儿后期发育可能不受影响，尽管外观可能异于常人。当不存在明确的并发症时，可以采取保守观察的治疗态度。任何常规影像学检查可能带来的收益必须与其可能造成的时间和资源消耗相权衡，并咨询专门的影像学专家。

脑积水在单缝早闭、轻度无症状性颅缝早闭患者中并不常见[57,58]。无症状性颅缝早闭多认为是一种美容问题，并不会造成大脑功能或发育的异常。神经发育可以被智商测试予以定量化，在无症状性早闭和单缝早闭患儿中当不伴有颅内压升高或其他病理表现时智商往往正常[59]。然而，临床表现所造成的外观问题会影响青少年的社会能力、学术表现以及成年人的行为问题[60,61]。术后发育成就量表显示在诊断为矢状缝早闭并引起运动功能异常的 28 个平均年龄 8 周龄的患儿中，相较于对照组术后结果明显改善[62]。然而大部分可用的测量方法都没有检测出关于手术干预单缝早闭在智力结局上能起到较好效果的明显证据[65, 66]。就这一点而言，人类学研究中对颅骨发育畸形与外观和政治才能的关系也有一定的研究价值。这些实践证实，异常的颅骨外形不会影响正常的智力，但也不能得出这样的结论：先天性和美容性畸形的生理学结果是一致的。

显而易见的，耐受良好的颅缝早闭会突然自发或在头部损伤作用下急剧恶化。诊断明确的颅缝早闭可能会导致进展性的畸形，因早闭的颅缝限制了头颅的垂直向生长[67]。多缝早闭和症状性早闭通常会引起颅内压的增高，脑积水和视力障碍[57, 68, 69]。多因素的作用下导致颅内压升高，包括颅骨形态、静脉回流阻塞等[70, 71]。颅缝早闭对脑组织的作用效果并不是瞬时通过临近颅缝的颅骨或颅骨内板所引起的。视力下降可以在颅内压升高时不伴随其他症状瞬时出现。脑室的实际大小或形状变化不能作为颅内压升高或改变的可靠指标[73]。最后，重要的美容因素是患者要求手术的强有力指征，特别是在随着新技术的发展手术风险不断下降的前提下，以及生物可降解外科器械广泛应用的前提下。

外科治疗

讨论针对早期病例应用单缝剥除颅骨切除术以及塑形头盔

应用术前建模

术前模型能够帮助更好地理解解剖，模拟手术过程，协助术者更好地安置植入物。已有开发的计算机程序用来分析颅盖结构并预测异常颅缝的生长方式[74, 75]。手术过程的计算机建模更大程度上保证了缩短手术时间和减少失血[76]。立体印刷技术能够用液态感光树脂结合激光技术将三维扫描的图像转化为实体的模型[77]。最

初应用立体印刷模型能够帮助复杂的手术缩短手术时间，但是其应用也有一定的限制，包括应用模型来设计替换的骨块[78, 79]。也有学者考虑是否能够应用外科手术模拟软件来取代实体模型[80, 81]。

手术时机

许多关于手术时机的争论都因为生物可降解固定板和螺钉的应用需要重新评估。因为相关的结局数据最近才可见，有关的讨论必须考虑其广泛的通用性。

开始颅面重建的年龄取决于该中心颅颌面外科医生的经验考虑。许多外科医生认为早期手术可以释放大脑和颅骨的生长潜能。因此，首要目标便是早期手术重建或重塑异常的颅骨结构。尽管这一治疗目标在单缝早闭（如额缝、矢状缝、单侧冠状缝早闭）中是正确的，但在有症状性多缝早闭中，却在一定程度上不完全合理。因此，笔者推荐对单缝早闭患儿 3 月龄内可以进行缝合线颅骨咬除术。对于超过 3 月龄的患儿，带状颅骨切除术已经不再是最佳选择。在笔者的诊疗中心，这些患儿都接受不完全的颅顶重塑术，采用改良的 Melbourne 式手术重塑枕部和额部骨骼。我们也已经开始应用 CAD/CAM 软件作为术前模拟术前设计截骨术的施术位置与范围，这类患者通常在 7~9 月龄施行此类手术。

在额缝早闭（图 66.7）和单侧冠状缝早闭中，双侧眶骨重建前移术适用于 7~9 月龄患儿。最后，在多缝早闭患儿中需要施行额眶前移术，笔者团队建议在考虑到功能障碍的前提下尽可能晚的施行此类手术。在此类病例中，患儿通常先接受后颅顶扩张治疗，作为缓解颅内高压的手段，而后再接受二期额骨重建。由于过早的施行额眶前移术往往会导致病情反复，术中必须做一定程度的矫枉过正以避免发生第四维的颅骨形变。形变通常在 9~12 月龄时终止。该病种的一个特殊的例外是颅缝早闭伴发严重的凸眼且造成角膜外露。对于这类患儿应尽早行额眶前移术，并在患儿长大后行二期修复。

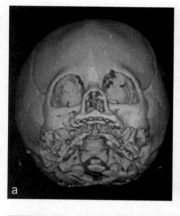
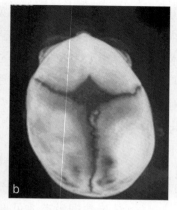
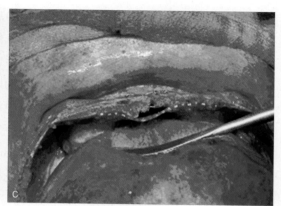
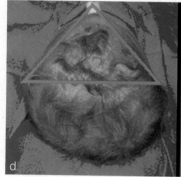
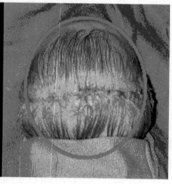

图 66.7　a.计算机三维重建额缝早闭患者头颅；b.影像学显示颅内压升高伴颅缝扩张；c.术中照片；d.术前术后同一患者的照片

中面部的治疗一般在 4 岁时或更大时进行，手术时机取决于畸形的进展情况。行气管切开的患儿可以行早期纠正。治疗环节的最后一步应该包括在学龄期颅骨有受累时行较小异常的整复。Le Fort Ⅰ 截骨术应用于咬合功能异常患儿，如果持续存在，可考虑在青春期行此手术。大多数的下眶骨异常发生较早，因为大部分的眶骨生长都在 5~8 岁。偶尔的，早期矫正的目的可以是咬合问题和美容需求。通常的，后续持续生长所产生的畸形需要在年龄增长后行二次手术矫正，最后手术时机一般在 16~18 岁。

塑形头盔

已有许多来自各个不同中心的报道显示，颅骨塑形装置能够作为外科治疗的辅助方法，且塑形头盔使用安全可靠[82]。已有许多患儿在内镜手术后或带状颅骨切除术后接受被动塑形治疗[83]。塑形头盔疗法对于 12 月龄以下的无症状性舟状头患儿帮助其恢复正常的头颅形态是有明确作用的，但对于体位性扁平颅患儿却无显著效果[84, 85]。但我们的经验显示，塑形装置能够对中度到重度 4~8 月龄的体位性扁平颅患儿起到一定的治疗效果[51]。量身定制的塑形装置价格昂贵，并且需要频繁就医以寻求调整，并且可能会刺激患儿的皮肤。我们目前尚未得知随机对照临床证据对塑形头盔作用效果的支持。

生物可降解植入物

尽管目前关于理想的处理方法尚无共识形成，可吸收聚合物在颅颌面外科领域的应用在引入金属生物材料的前提下不断拓展[86, 87]。金属植入物提高了手术的美容效果，加速了康复，并且在实质上促进了复杂外科整复手术的实施。然而一些金属植入物必须去除。再手术难度较高且会导致术后并发症。生物可降解植入物的应用不仅能够固定骨骼而且具有帮助骨质再生的能力，且避免了术中应用颅骨移植造成继发的颅骨缺损，因此是材料技术上具有极大意义的一次进步。

最初使用生物聚合物和人工骨的案例现在可以作为经验评估的纳入数据。短期（6个月至3年）的研究显示，生物聚合物在多种手术方法中应用具有较高的安全性[88-92]。中期（5~10年）研究经验支持可吸收固定板和螺钉的乐观应用前景[93-96]。生物可降解螺钉的一大缺点是它不像金属螺钉一样属于自攻钉，需要手动安装这一额外的手术步骤[97]。这一限制性可能已经被生物可降解自攻钉的发展所解决[98]。在治疗颅缝早闭时，可吸收的骨缝固定装置已经成为另一种固定骨骼的选择。除了考虑学习周期的要求，许多非正式的报道提示二次手术和再次干预的发生率与生物聚合物、金属内固定植入的发生率接近。已发表的数据显示，这一范围介于0.5%~8%，难以确切评估。因为许多报道的数据来源均为来自单一中心的较小人群的案例系列，并且所采用的并发症纳入标准和再手术的人群划定也不尽相同。

磷酸钙化合物

磷酸钙化合物作为骨替代材料的研究已经超过80年。羟基磷灰石（HA）是一类多种磷酸钙化合物混合而成的骨替代材料，其最早发明于1950年代，在1970年代开始临床应用[99]。尽管HA和HA水泥对颅骨轮廓重塑和填充骨洞提供了一个良好的选择，但是目前商用制剂尚不能完全取代骨，且不能用于颅盖下[99]。HA制剂的并发症发生率高达32%，尽管已有较新的商用制剂能够改善手术结局[100]。这类材料在小儿颅面重建手术的应用中有极大地限制，在与窦黏膜相联系的部位都是禁忌使用的[101, 102]。

外科技术

在我们拥有基于意义明确的临床数据所制订的诊疗指南的前提下，颅颌面外科团队必须基于临床体征、症状和遗传信息、放射学指标、患儿病情是否稳定是否仍在进展，来对每一个独特的病例进行仔细的思考与评估。需要重点考虑的要点问题如下：①额眶后缩，通常继发表现于冠状缝或额缝早闭，影响额眶区域；②顶缝、人字缝、鳞状缝后方生长受限，并出现畸形；③在矢状缝早闭、多缝早闭中发生弥散性颅盖形变；④中面部畸形。此外，病情评估通常还需考虑Chiari畸形、脑积水、距离增宽、腭裂、眼外肌运动以及眼部异常。分流术会更进一步地使重建手术复杂化，且增加了感染的概率。在保持最高压力以避免死腔产生时应格外小心。

单侧冠状缝、额缝、双侧冠状缝早闭的治疗手段多样，包括双侧眶骨前移术、额颞重建术等。外科的进步解决了技术上的难题，并通过成立多学科的儿童神经外科和整形外科医师团队来实现理想的颅眶重塑与外观的改善[3]。

眶前移术通常是双侧的，伴随着前额和颞部的重塑，以求实现相对的对称性并治疗双侧颅面骨发育障碍（图66.2）。前额浮动术的概念尚未成为一项广泛应用的技术。外科医生还需要矫枉过正以及内固定技术保持在位的重建。机械的使用钛板或螺钉固定已经被生物可降解材料所取代，以提供一个三维的结构。不再需要使用颞榫以辅助截骨术产生骨片的组合，可以允许片段独立的截取，并实现后续的塑形与固定。相关特殊的报道需要细致的讨论。两个需要进一步评估的策略罗列如下。

内镜技术

在单缝早闭病例中，传统的目标是切除或剥除颅缝，融合的颅缝希望能在后续二次发育中自我矫正并恢复正常状态[18]。Jimenez和他的团队观察到内镜辅助下手术可以减少失血并缩短术后住院时间。在接近人字缝和顶缝部位做两个小切口，以确保内镜下的视野足够宽广，以便进行广泛的顶部颅骨切除术，以及双侧颞部和顶部木桶样截骨术。术后治疗包括使用定制的塑形头盔，以确保颅骨的重塑和形态维持。

在一个纳入 139 例颅缝早闭患儿的临床研究中，颅骨切除的平均宽度是 5.4 cm，长度是 10 cm，平均失血量是 29 mL，其中 132 例患儿在术后第 2 天即出院[82]。一项有关冠状缝、额缝、人字缝早闭患者的临床研究也得到了类似的结果[103]。该手术的初步评价多着眼于减少输液量、缩短住院时间等优点，但是也需要进一步比较该手术与其他的手术技术术后长期的安全性和有效性。随着相关研究的增多，早期内镜下颅缝切除术的适应证越来越广[104]。过去的带状颅骨切除术的尝试其可能失败的原因有两个：一是受术患儿年龄过大（2~3 月龄），二是当时没有附加监控系统的术后塑形头盔疗法。术后塑形头盔已经成为一项非常重要的因素，影响早期颅缝切除术的成功。多个中心目前报道了在矢状缝和单侧冠状缝早闭患儿中，应用内镜辅助带状颅骨切除术并辅以塑形头盔严密随访获得了良好的治疗效果[105, 106]。

牵拉成骨术

中面部牵拉成骨术的应用极大地缓解了自体骨移植的需求，解决了中面部重塑中软组织不足的难题。牵拉成骨术相较于传统的 Le Fort Ⅲ 截骨术具有潜在的优势，包括减少死腔的产生，降低感染可能，减少失血，缩短手术时间，能促使面部软组织逐渐扩张增多等[80, 107~110]。改良此种术式并改进硬件条件是目前学术研究的热点问题[111~114]。

颅顶重构术

笔者倾向的手术方式结合了神经外科和整形外科的相关方法。美容目的应该贯穿手术始终（图 66.8）。颅面手术开始于冠状切口，而后行骨膜下分离，直至眉区并保存颞肌。皮瓣在颞点部位转移，保留颞深筋膜不受损伤。行顶部颅骨切除术，而后行侧颞部和前顶部颅骨切除术。颅骨切除的目的是允许这些部位的前移和大面积的额部、颞部、前顶部区域的重塑。暴露前方颅底结构，大多数时间，可以使用降低二氧化碳的方

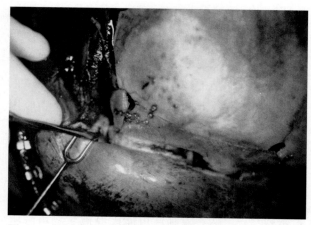

图 66.8　固定板和螺钉重建术中应用颅骨碎片消灭颅骨缺损。这一方法可以和可吸收材料与钛合金材料通用

法帮助暴露。然而，偶尔需要使用甘露醇参与。因药物干预的使用能够起到良好的暴露，椎管引流已几乎不再应用于手术中。

当需要额眶前移时，骨膜下分离范围需要进一步扩大，直至眉弓上缘和眉，下达鼻额区，并沿着眶缘侧面直到颧弓。在这一手术中，颞肌与其深面的骨膜组织一起包括在内。因此，颞肌仍维持为一个整体结构附着于前方皮瓣，改善了在手术完成时重新定位颞肌的需要。因为在颞部需要前移眶周组织，肌肉通常重新定位悬吊于合适的位置，极大地减小了肌肉经解剖分割术后萎缩的可能。截骨术范围可扩展至颞部，因为传统使用钛板固定会连接此处的缺损并形成稳定的内固定，缺损也会在前移术完成时因骨移植而变大。

眶截骨术的第一步是切开前颅底。操作时应注意保护眶内容物，因为骨膜下分离会一直延续至眶骨膜。在眶缘后 1 cm，使用 Lindeman 钻或往复锯行截骨术。Lindeman 钻的优点十分明显，它是一类切边钻，可以帮助术者在直视下更容易行前颅底切开。这一操作向中间和外侧扩展。第二步，在鼻额区尽可能低地行截骨术，且不向鼻侧延展。通常这一步是在鼻额缝，可以使用 Lindeman 钻或摆锯完成。侧向截骨是 Z 形截骨术，能够使骨在最大程度前移并募集。Z 形可以

满足截骨在眶缘侧面尽可能低的位置进行，并保证在切开骨块下的稳定固定。在外侧眶缘的Z行截骨术于颞部的连接是通过Lindeman钻或摆锯在7~10 mm的位置操作实现的，具体的距离取决于患者年龄的大小。骨块破碎后移出术区。仔细检查脑组织和眶骨膜的完整性，并观察是否存在脑脊液漏。重塑眶段的轮廓。在单缝早闭患者中，轮廓重建通常仅需微小操作即可，除非需要可能进一步的弯曲和重塑。在严重不对称或畸形的病例中，生物可降解固定板可以放置在表面以获得更好的三维形态的改善。

截骨术后，骨块向前推进至合适的位置。这一操作通常需要向前推进20~30 mm，被放置于靠下的位置。眉有所退缩时，可将眉骨向上提拉至偏高的位置以形成一个较高的眶骨。最初的手术固定往往是应用金属微小固定板和螺钉。如今，这些器械已经被生物可降解固定板和螺钉所替代。有时，为实现较大程度的推进，可以先应用金属微小固定板和螺钉来稳定推进的骨块，然后使用生物可降解固定板安放在合适的位置加固结构，最后移除钛板和钛钉。因为一些类似Synthes可吸收系统的系统设备可以实现原位骨块的轮廓塑形，固定板可以先安置在待固定骨块上，然后在手术后结构和轮廓相对稳定时予以移除。

由于此类手术是在年幼患者身上实施，因此一部分颞顶部的骨质可以用来作为移植骨种植于前移眶骨的后方，并在颞部与可降解固定板形成连接。此后，额骨重塑后一固定线或可吸收固定板连接于眶骨上。然后颞骨移至前额和眶部。如果需要较大范围的向前推移，由此而形成的缺损张力较大，原位的颞骨被进一步固定以提供更好的稳定性。

随着术前虚拟手术计划的运用，截骨术通常精准的依据指南行切开和固定植入术，并与术前模拟的计划预测相一致。这一方法有希望减少手术时间，能够帮助外科医生获得可预测且可重复的手术预期效果；但仍需要更多的研究予以证实。

闭合创面的方法与传统手术类似，在排除出血、脑脊液漏的前提下予以缝合。术后患者接受标准的术后护理，包括在过渡监护治疗病房中接受观察治疗等，术后3~4天可以出院。在术中应用细胞回收器可起到缩短恢复时间的作用。通常，在不存在大量失血的情况下无须采取这一措施，只有在矢状窦大量出血时可以应用。手术过程中和术后，要严密监控患者，可以使用中心静脉导管观察其是否有空气栓塞。在笔者的医院，所做的所有努力都是为了减少出血，术中和术后应用预热的红细胞和新鲜冰冻血浆混合胶体液来补充血容量和渗透压，血制品来自同一个供者，以减小感染血液传播疾病的风险。

前颅扩张后采用类似的方法行后颅的重建。偶尔的使用与眶棒类似的枕棒可以对骨前移起到较好的作用。不对称可以通过骨块的旋转来矫正。可吸收内固定在这一区域能起到特殊的作用，因为通常情况下需要大范围的轮廓重塑，稳定的固定之后，患儿可以平躺。该手术的常规目标是将后段尽可能多的前移，伴随侧方宽度的扩张以减小隆起。偶尔的，颅顶部需要降低以允许后方的扩张。这一目的可以通过将钢丝向原位骨块扭曲施压，从而使重建骨块的体积逐渐萎缩。

手术的最后阶段，由于重建或前移造成骨缺损的任何部位都可以以微粒骨填充移植。微粒骨可以较容易地从颅骨内板通过D'Errico钳、手动Hudson钻、低速钻获得。微粒骨可以混合血液或纤维素形成混悬液接种于开放创面。在婴儿体内，微粒移植骨具有强大的再生能力能够长成全厚的颅骨，并且是一种强大的附属物，能够在较大面积的颅骨重塑病例中防止形成开放性创面[115]。

结局研究

结局研究目前面临的最大难题是缺乏精准的方法来记录现有的畸形种类并评估术后效果。评估手术结果的指南非常少[1, 116]。一些病例回顾性研究难以用来评估，因为其最初的诊断就有较大的不确定性。例如，早期的报道试图通过组织学研究来确诊颅缝早闭[117]。然而，组织学标本可能具有误导作用，因为颅缝早闭通常从单点病变开始逐渐蔓延至整条颅缝[118]。最近的影像学诊断具有更高的诊断准确度。颅缝异常通常不会在正常发育颅缝的连续部位出现，有关诊断的不确定性可能会误导欠缺经验的医生，模糊不清的影像学结果无法显示异常和正常颅缝间的真实差异[119]。

大约 1% 的单缝早闭患者最终发展成为多缝早闭[120]。颅内压的升高会在重建手术后持续存在，尽管症状上无表现，影像学检查结果也正常[121]。一项回顾分析了 5 年纳入 1 297 例患者的研究显示有 8% 的患者都表现出了脑脊液流体动力学的异常，其中有少于一半的患者是分流术后。异常包括逐渐进展的脑积水并伴有脑室扩张、非进展性脑室扩大以及蛛网膜下腔扩张。脑积水在 12% 的复杂表现患者和 0.3% 的单缝早闭患者中出现[122]。大多数患者需要二次手术。约 6% 的患者在首次颅缝松解和减压术后出现颅内压增高[117, 123]。有症状和无症状患者的再手术率分别为约 27% 和 6%，这是对 167 例患儿连续观察平均 2.8 年所得的结果。有趣的是，首次手术的年龄、手术时长、失血量都并不是二次手术的高危因素[124]。

显而易见的是，经有经验颅颌面外科团队治疗患者的死亡率很低。发病率随着症状的复杂和眶颅肿瘤的发生有所增加。发病率的统计包括，视力丧失、感染、脑积水、脑脊液漏等[125]。并发症发生率会随着手术时间的延长显著增加[92]。手术部位感染率会随着诊断的复杂性而升高[126]。外科技术的进展能够减少手术时间、失血量、住院时间等，都是研究关注的焦点。外科技术的好坏优劣难以通过随机对照前瞻性临床试验予以证实。然而，遗传学和形态学标准可以很大程度上规范化诊断，能帮助经验丰富的外科医生实施同一医疗机构的病例系列研究。

参考文献

1. Longaker MT, Posnick JC, Rekate HL. Craniosynostosis and skull molding. J Craniofac Surg 1998;9:572–600
2. Vander Kolk CA, Carson BS Sr, Guarnieri M. Craniomaxillofacial deformities. In: Papel ID, ed. Facial Plastic and Reconstructive Surgery. 2nd ed. New York: Thieme; 2002:795–802
3. Vander Kolk CA, Toth BA. Syndromic craniosynostosis: craniofacial dysostosis. In: Vander Kolk CA, ed. Plastic Surgery: Indications, Operations, and Outcomes. Vol 2. St. Louis: Mosby; 2002:707–718
4. Goodrich JT. Skull base growth in craniosynostosis. Childs Nerv Syst 2005;21:871–879
5. Bristol RE, Lekovic GP, Rekate HL. The effects of craniosynostosis on the brain with respect to intracranial pressure. Semin Pediatr Neurol 2004;11:262–267
6. Arnaud E, Meneses P, Lajeunie E, et al. Postoperative mental and morphological outcome for nonsyndromic brachycephaly. Plast Reconstr Surg 2002;110:6–13
7. Thomas GP, Wilkie AO, Richards PG, et al. FGFR3 P250R mutation increases the risk of reoperation in apparent "nonsyndromic" coronal craniosynostosis. J Craniofac Surg 2005;16:347–352
8. Ibrahimi OA, Chiu ES, McCarthy JG, et al. Understanding the molecular basis of Apert syndrome. Plast Reconstr Surg 2005;115:264–270
9. Matsumoto K, Nakanishi H, Kubo Y, et al. Advances in distraction techniques for craniofacial surgery. J Med Invest 2003;50:117–125
10. Meara JG, Smith EM, Harshbarger RJ, et al. Blood-conservation techniques in craniofacial surgery. Ann Plast Surg 2005;54: 525–529
11. diRocco C, Tamburrini G, Pietrini D. Blood sparing in craniosynostosis surgery. Semin Pediatr Neurol 2004;11:278–287
12. Seruya M, Oh AK, Rogers GF, et al. Blood loss estimation during fronto-orbital advancement: implications for blood transfusion practice and hospital length of stay. J Craniofac Surg 2012;23(5):1314–1317
13. Habal MB. Technology that is driving the system for the coming decade. J Craniofac Surg 2003;14:1–2
14. Forrest CR. What's new in plastic and maxillofacial surgery. J Am Coll Surg 2005;200:399–408
15. Shermak MA, Carson BS, Dufresne CR. Issues in craniofacial surgery. In: Dufresne CR, Carson BS, Zinreich SJ, eds. Complex Craniofacial Problems. New York: Churchill Livingstone; 1992: 137–150
16. Goodrich JT. Craniofacial surgery: complications and their prevention. Semin Pediatr Neurol 2004;11:288–300
17. Shin JH, Persing JA. Craniofacial syndromes. In: Winn HR, ed. Youmans Neurological Surgery. Vol 3. 5th ed. New York: Saunders; 2004:3315–3330

18. Cohen MM Jr, MacLean RE. Craniosynostosis: Diagnosis, Evaluation, and Management. 2nd ed. New York: Oxford; 2000

19. Pudenz RH, Foltz EL. Hydrocephalus: overdrainage by ventricular shunts. A review and recommendation. Surg Neurol 1991;35:200–212

20. Chhabra DK, Agrawal GD, Mittal P. "Z" flow hydrocephalus shunt, a new approach to the problem of hydrocephalus, the rationale behind its design and the initial results of pressure monitoring after "Z" flow shunt implantation. Acta Neurochir (Wien) 1993;121:43–47

21. Keating RF. Craniosynostosis. In: Rengachary SS, Ellenbogen RG, eds. Principles of Neurosurgery. 2nd ed. Edinburgh: Elsevier; 2005: 157–180

22. Mathijssen IM, van Splunder J, Vermeij–Keers C, et al. Tracing craniosynostosis to its developmental stage through bone center displacement. J Craniofac Genet Dev Biol 1999; 19:57–63

23. Vander Kolk CA, Beaty T. Etiopathogenesis of craniofacial anomalies. Clin Plast Surg 1994;21:481–488

24. Greenwald JA, Mehrara BJ, Spector JA, Fagenholz PJ, Saadeh PB, Steinbrech DS, Gittes GK, Longaker MT. Immature versus mature dura mater: II. Differential expression of genes important to calvarial reossification. Plast Reconstr Surg 2002;106(3):630–638

25. Wilkie AO. Craniosynostosis: genes and mechanisms. Hum Mol Genet 1997;6:1647–1656

26. Gaudenz K, Roessler E, Vainikka S, et al. Analysis of patients with craniosynostosis syndromes for a pro246arg mutation of FGFR4. Mol Genet Metab 1998;64:76–79

27. Okakima K, Robinson LK, Hart MA, et al. Ocular anterior chamber dysgenesis in craniosynostosis syndromes with a fibroblast growth receptor 2 mutation. Am J Med Genet 1999;85:160–170

28. Hollway GE, Suthers GK, Haan EA, et al. Mutation detection in FGFR2 craniosynostosis syndromes. Hum Genet 1997;99: 251–255

29. de Heer IM, de Klein A, van den Ouweland AM, et al. Clinical and genetic analysis of patients with Saethre–Chotzen syndrome. Plast Reconstr Surg 2005;115:1894–1902

30. Aleck K. Craniosynostosis syndromes in the genomic era. Semin Pediatr Neurol 2004;11:256–261

31. Cohen MM Jr. Craniosynostoses: phenotypic / molecular correlations. Am J Med Genet 1995;56:334–339

32. Melville H, Wang Y, Taub PJ, Jabs EW. Genetic basis of potential therapeutic strategies for craniosynostosis. Am J Med Genet A 2010;152A:3007–3015

33. Cunningham ML, Seto ML, Ratisoontorn C, Heike CL, Hing AV. Syndromic craniosynostosis: from history to hydrogen bonds. Orthod Craniofac Res 2007;10:67–81

34. Turner N, Grose R. Fibroblast growth factor signalling: from development to cancer. Nat Rev Cancer 2010;10:116–129

35. Jabs EW, Muller U, Li X, et al. A mutation in the homeodomain of the human MSX2 gene in a family affected with autosomal dominant craniosynostosis. Cell 1993; 75:443–450

36. Forrest CR, Hopper RA. Craniofacial syndromes and surgery. Plast Reconstr Surg 2013;131:86e–109e

37. Bernardy M, Donauer E, Neuenfeldt D. Premature craniosynostosis: a retrospective analysis of a series of 52 cases. Acta Neurochir (Wien) 1994;128:88–100

38. Becker LE, Hinton DR. Pathogenesis of craniosynostosis. Pediatr Neurosurg 1995;22:104–107

39. Kolar JC, Salyer KE. Discussion re: intracranial volume measurement of metopic craniosynostosis. J Craniofac Surg 2004;15:1017–1018

40. Anderson PJ, Netherway DJ, Abbott A, et al. Intracranial volume measurement of metopic craniosynostosis. J Craniofac Surg 2004;15:1014–1016

41. Sgouros S. Skull vault growth in craniosynostosis. Childs Nerv Syst 2005;21:861–870

42. David JD, Poswillo D, Simpson D. The Craniosynostoses: Causes, Natural History, and Management. Berlin: Springer–Verlag; 1982

43. Singer S, Bower C, Southall P, et al. Craniosynostosis in Western Australia, 1980–1994: a population–based study. Am J Med Genet 1999;83:382–387

44. Persing J, James H, Swanson J, et al. Prevention and management of positional skull deformities in infants. Pediatrics 2003;112:199–202

45. Willinger M, Hoffman HJ, Hartfor RB. Infant sleep position and the risk for sudden infant death syndrome: report of meeting held January 13 and 14, 1994, National Institutes of Health, Bethesda, MD. Pediatrics 1994;93:814–819

46. Seruya M, Oh AK, Taylor JH, et al. Helmet treatment of deformational plagiocephaly: the relationship between age at the initiation and rate of correction. Plast Reconstr Surg 2013;131(1):55e–61e

47. Delahaye S, Bernard PP, Renier D, et al. Prenatal ultrasound diagnosis of fetal craniosynostosis. Ultrasound Obstet Gynecol 2003;21:347–353

48. Panchal J, Uttchin V. Management of craniosynostosis. Plast Reconstr Surg 2003;111:2032–2048

49. Peterson BS, Vohr B, Staib LH, et al. Regional brain volume abnormalities and long–term cognitive outcome in preterm infants. JAMA 2000;284:1939–1947

50. Freeman JM, Carson BS. Management of infants with potentially misshapen heads. Pediatrics 2003;111:918

51. Carson BC Sr, Munoz D, Gross G, et al. An assistive device for the treatment of positional plagiocephaly. J Craniofac Surg 2000;11:177–183

52. Agrawal D, Steinbok P, Cochrane DD. Diagnosis of isolated sagittal synostosis: are radiographic studies necessary? Childs Nerv Syst 2006;22:375–378

53. Cerovac S, Neil–Dwyer JG, Rich P, et al. Are routine preoperative CT scans necessary in the management of single–suture craniosynostosis? Br J Neurosurg 2002;16: 348–354

54. Leboucq N, Montoya P, Martinez Y, et al. Lambdoid craniosynostosis: a 3D–computerized tomographic approach. J Neuroradiol 1993;20:24–33

55. Fernbach SK. Craniosynostosis 1998: concepts and

controversies. Pediatr Radiol 1998;28:722–728

56. Gault DT, Renier D, Marchac D, et al. Intracranial pressure and intracranial volume in children with craniosynostosis. Plast Reconstr Surg 1992;90:377–381

57. Collmann H, Sorensen N, Krauss J. Hydrocephalus in craniosynostosis: a review. Childs Nerv Syst 2005;21:902–912

58. Aldridge K, Kane AA, Marsh JL, et al. Brain morphology in nonsyndromic unicoronal craniosynostosis. Anat Rec A Discov Mol Cell Evol Biol 2005;285:690–698

59. Kapp-Simon KA. Mental development in infants with nonsyndromic craniosynostosis with and without cranial release and reconstruction. Plast Reconstr Surg 1994;94:408–410

60. Speltz ML, Kapp-Simon KA, Cunningham M, et al. Single-suture craniosynostosis: a review of neurobehavioral research and theory. J Pediatr Psychol 2004;29:651–668

61. Kapp-Simon KA, Leroux B, Cunningham M, et al. Multisite study of infants with single-suture craniosynostosis: preliminary report of presurgery development. Cleft Palate Craniofac J 2005;42:377–384

62. Bellew M, Chumas P, Mueller R, et al. Pre-and postoperative developmental attainment in sagittal synostosis. Arch Dis Child 2005;90:346–350

63. Lekovic GP, Bristol RA, Rekate HL. Cognitive impact of craniosynostosis. Semin Pediatr Neurol 2004;11:305–310

64. Warschausky S, Angobaldo J, Kewman D, et al. Early development of infants with untreated metopic craniosynostosis. Plast Reconstr Surg 2005;115:1518–1523

65. Gerszten PC, Martinez AJ. The neuropathology of South American mummies. Neurosurgery 1995;36:756–761

66. Gerszten PC, Gerszten E. Intentional cranial deformation: a disappearing form of self-mutilation. Neurosurgery 1995;37:374–382

67. Martinez-Lage JF, Alamo L, Poza M. Raised intracranial pressure in minimal forms of craniosynostosis. Childs Nerv Syst 1999;15:11–16

68. Persing J. Controversies regarding the management of skull abnormalities. J Craniofac Surg 1997;8:4–5

69. Tamburrini G, Caldarelli M, Massimi L, et al. Intracranial pressure monitoring in children with single-suture and complex craniosynostosis: a review. Childs Nerv Syst 2005;21: 913–921

70. Hayward R. Venous hypertension and craniosynostosis. Childs Nerv Syst 2005;21:880–888

71. Hayward R, Gonsalez S. How low can you go? Intracranial pressure, cerebral perfusion pressure, and respiratory obstruction in children with complex craniosynostosis. J Neurosurg 2005;102:16–22

72. Bartels MC, Vaandrager JM, DeJong TH, et al. Visual loss of syndromic craniosynostosis with papilledema but without other symptoms of intracranial hypertension. J Craniofac Surg 2004;15:1019–1022

73. Eide PK. The relationship between intracranial pressure and size of cerebral ventricles assessed by computed tomography. Acta Neurochir (Wien) 2003;145:171–179

74. Richtsmeier JT, Valeri CJ, Krovitz G, et al. Preoperative morphology and development in sagittal synostosis. J Craniofac Genet Dev Biol 1998;18:64–78

75. Zumpano MP, Carson BS, Marsh JL, et al. A three-dimensional morphological analyses of isolated metopic synostosis. Anat Rec 1999;256:1–12

76. Imai K, Tsujiguchi K, Toda C, et al. Reduction of operating time and blood transfusion for craniosynostosis by simulated surgery using three-dimensional solid models. Neurol Med Chir (Tokyo) 1999;39:423–426

77. Perez-Arjona E, Dujovny M, Park H, et al. Stereolithography: neurosurgical and medical implications. Neurol Res 2003; 25:227–236

78. Chang PS, Parker TH, Patrick CW Jr, et al. The accuracy of stereolithography in planning craniofacial bone replacement. J Craniofac Surg 2003;14:164–170

79. Muller A, Krishnan KG, Uhl E, et al. The application of rapid prototyping techniques in cranial reconstruction and preoperative planning in neurosurgery. J Craniofac Surg 2003;14:899–914

80. Fearon JA. Halo distraction of the Le Fort III in syndromic craniosynostosis: a long-term assessment. Plast Reconstr Surg 2005;115:1524–1536

81. Gateno J, Teichgraeber JF, Xia JJ. Three-dimensional surgical planning for maxillary and midface distraction osteogenesis. J Craniofac Surg 2003;14:833–839

82. Jimenez DF, Barone CM, McGee ME, et al. Endoscopy-assisted wide-vertex craniectomy, barrel stave osteotomies, and postoperative helmet molding therapy in the management of sagittal suture craniosynostosis. J Neurosurg 2004; 100:407–417

83. Kaufman BA, Muszynski CA, Matthews A, et al. The circle of sagittal synostosis surgery. Semin Pediatr Neurol 2004; 11:243–248

84. Baumgartner JE, Seymour-Dempsey K, Teichgraeber JF, et al. Nonsynostotic scaphocephaly: the so-called stick sagittal suture. J Neurosurg 2004;101:16–20

85. Teichgraeber JF, Seymour-Dempsey K, Baumgartner JE, et al. Moulding helmet therapy in the treatment of brachycephaly and plagiocephaly. J Craniofac Surg 2004; 15:118–123

86. Haug RH, Cunningham LL, Brandt MT. Plates, screws, and children: their relationship in craniomaxillofacial trauma. J Long Term Eff Med Implants 2003;13:271–287

87. Ashammakhi N, Suuronen R, Tiainen J, et al. Spotlight on naturally absorbable osteofixation devices. J Craniofac Surg 2003;14:247–259

88. Goldstein JA, Quereshy FA, Cohen AR. Early experience with biodegradable fixation for congenital pediatric craniofacial surgery. J Craniofac Surg 1997;8:110–115

89. Tharanon W, Sinn DP, Hobar PC, et al. Surgical outcomes using bioabsorbable plating systems in pediatric craniofacial surgery. J Craniofac Surg 1998;9:441–444

90. Pensler JM. Role of resorbable plates and screws in craniofacial surgery. J Craniofac Surg 1997;8:129–134

91. Lin KY, Gampper TJ, Jane JA Sr. Correction of posterior

sagittal craniosynostosis. J Craniofac Surg 1998;9:88–91

92. Edwards RC, Kiely KD. Resorbable fixation of Le Fort I osteotomies. J Craniofac Surg 1998;9:210–214

93. Ashammakhi N, Renier D, Arnaud E, et al. Successful use of biosorb osteofixation device in 165 cranial and maxillofacial cases: a multicenter report. J Craniofac Surg 2004;15:692–701

94. Losken A, Williams JK, Burstein FD, et al. Outcome analysis for correction of single suture craniosynostosis using resorbable fixation. J Craniofac Surg 2001;12:451–455

95. Eppley BL, Morales L, Wood R, et al. Resorbable PLLA–PGA plate and screw fixation in pediatric craniofacial surgery: clinical experience in 1883 patients. Plast Reconstr Surg 2004;114: 850–856

96. Eppley BL. Use of resorbable plates and screws in pediatric facial fractures. J Oral Maxillofac Surg 2005;63:385–391

97. Cohen SR, Holmes RE, Amis P, et al. Tacks: a new technique for craniofacial fixation. J Craniofac Surg 2001;12:569–602

98. Fearon JA. Rigid fixation of the calvarial in craniosynostosis without using "rigid" fixation. Plast Reconstr Surg 2003; 111:27–38

99. Eppley BL. Discussion. J Craniofac Surg 2004;15:594

100. Miller L, Guerra AB, Bidros RS, et al. A comparison of resistance to fracture among four commercially available forms of hydroxyapatite cement. Ann Plast Surg 2005; 55:87–92

101. Matic D, Phillips JH. A contraindication for the use of hydroxyapatite cement in the pediatric population. Plast Reconstr Surg 2002;110:1–5

102. David L, Argenta L, Fisher D. Hydroxyapatite cement in pediatric craniofacial reconstruction. J Craniofac Surg 2005;16:129–133

103. Cartwright CC, Jimenez DF, Barone CM, et al. Endoscopic strip craniectomy: a minimally invasive treatment for early correction of craniosynostosis. J Neurosci Nurs 2003;35: 130–138

104. Persing J. Endoscopy–assisted craniosynostosis. J Neurosurg 2004;100:403–406

105. Tan SP, Proctor MR, Mulliken JB, et al. Early frontofacial symmetry after correction of unilateral coronal synostosis: frontoorbital advancement vs endoscopic strip craniectomy and helmet therapy. J Craniofac Surg 2013;24(4):1190–1194

106. Ridgway EB, Berry–Candelario J, Grondin RT, et al. The management of sagittal synostosis using endoscopic suturectomy and postoperative helmet therapy. J Neurosurg Pediatr 2011;7(6):620–626

107. Meling TR, Due–Tonnessen BJ, Hogevold HE, et al. Monobloc distraction osteogenesis in pediatric patients with severe syndromal craniosynostosis. J Craniofac Surg 2004; 15:990–1000

108. Bertele G, Mercanti M, Stella F, et al. Osteodistraction in the craniofacial region. Minerva Stomatol 2005;54:179–198

109. Robinson RC, Knapp TR. Distraction osteogenesis in the craniofacial skeleton. Otolaryngol Clin North Am 2005;38: 333–359

110. Yonehara Y, Hirabayashi S, Sugawara Y, et al. Complications associated with gradual cranial vault distraction osteogenesis for the treatment of craniofacial synostosis. J Craniofac Surg 2003;14:526–528

111. Hirabayashi S, Sugawara Y, Sakurai A, et al. Frontal–orbital advancement by distraction: the latest modification. Ann Plast Surg 2002;49:447–451

112. Shin JH, Duncan CC, Persing J. Monobloc distraction: technical modification and consideration. J Craniofac Surg 2003;14:763–766

113. Holmes AD, Wright GW, Meara JG, et al. LeFort III internal distraction in syndromic craniosynostosis. J Craniofac Surg 2003;13:262–272

114. Satoh K, Mitsukawa N, Hayashi R, et al. Hybrid of distraction osteogenesis unilateral frontal distraction and supraorbital reshaping in correction of unilateral coronal synostosis. J Craniofac Surg 2004;15:953–959

115. Greene AK, Mulliken JB, Proctor MR, et al. Pediatric cranioplasty using particulate calvarial bone graft. Plast Reconstr Surg 2008;122(2):563–571

116. Posnick JC, Lin KY, Jhawar BJ, et al. Crouzon syndrome: quantitative assessment of presenting deformity and surgical results based on CT scans. Plast Reconstr Surg 1993;92:1027–1036

117. Cohen SR, Dauser RC, Newman MH, et al. Surgical techniques of cranial vault expansion for increases in intracranial pressure in older children. J Craniofac Surg 1993;4:167–173

118. Fernbach SK, Feinstein KA. The deformed petrous bone: a new plain film sign of premature lambdoid synostosis. AJR Am J Roentgenol 1991;156:1215–1217

119. Pilgram TK, Vannier MW, Marsh JL, et al. Binary nature and radiographic identifiability of craniosynostosis. Invest Radiol 1994;29:890–896

120. Reddy K, Hoffman H, Armstrong D. Delayed and progressive multiple suture craniosynostosis. Neurosurgery 1990;26:442–448

121. Campbell JW, Albright AL, Losken HW, et al. Intracranial hypertension after cranial vault decompression for craniosynostosis. Pediatr Neurosurg 1995;22:270–273

122. Cinalli G, Sainte–Rose C, Kollar EM, et al. Hydrocephalus and craniosynostosis. J Neurosurg 1998;88:209–214

123. Siddiqi SN, Posnick JC, Buncic R, et al. The detection and management of intracranial hypertension after initial suture release and decompression for craniofacial dysostosis syndromes. Neurosurgery 1995;36:703–708

124. Williams JK, Cohen SR, Burstein FD, et al. A longitudinal, statistical study of reoperation rates in craniosynostosis. Plast Reconstr Surg 1997;100:305–310

125. Thompson DN, Jones BM, Harkness W, et al. Consequences of cranial vault expansion surgery for craniosynostosis. Pediatr Neurosurg 1997;26:296–303

126. Yeung LC, Cunningham ML, Allpress AL, et al. Surgical site infection after pediatric intracranial surgery for craniofacial malformations: frequency and risk factors. Neurosurgery 2005;56:733–739

67 先天性耳郭畸形

作者：Ralf Siegert，Ralph Magritz
翻译：朱晓海　　审校：朱晓海

引　言

畸形耳郭其外观形状的变化极其多样。因此，矫正或重建，或者更精确的说法，构建一个耳郭需要多种手术方法非常灵活的运用。特别要指出的是，在畸形矫正手术，我们同时要解决功能和美观问题。患儿的康复过程必须包括这两个方面，两者并重。这对那些重度外观畸形和传导性耳聋的患者尤为重要。对于这类畸形，头颈部整形外科医生须将听力恢复纳入整体治疗计划，或者亲自参与治疗。

胚胎学

耳郭在胚胎 21~22 天时开始发育，起始于耳区的外胚层增厚，此处 28 天左右出现一个小凹。38 天时，六个间充质小丘形成，围绕第一鳃裂排列，三个一组分别位于第一（下颌弓）和第二（舌弓）鳃弓上。下颌弓上的三个（起始位置在胚胎头侧，后位于腹侧）发育成外耳的前部（耳屏和耳轮脚），舌弓上的三个（位于尾侧和背侧）发育成耳的后部。耳甲和外耳道发育自第一鳃裂。

耳郭发育过程中除了逐渐成形和增大，位置也从后腹侧向头背侧移位。在胚胎和婴儿的发育过程中，来源于下颌弓的间充质相对量不断减少，有估计发育成熟后耳郭结构的 85% 来自舌弓[1]。

这个复杂的发育和分化过程中任何时间和空间上的差错都会导致极其多样和程度各异的外形和发育畸形。

外耳解剖

外耳包括耳郭和外耳道。耳郭的前表面具有非常特征性的浮雕样构型，而其后表面则比较平坦。除了耳垂内不含软骨外，其静态下的基础构型是由弹性软骨决定的，厚度约 1~3 mm[1-3]。

前表面的皮肤与软骨膜粘连紧密，无皮下组织，几不可被推动，其厚度为 0.8~1.2 mm。但是耳郭后表面的皮肤皮下组织厚度约 1.2~3 mm，使得皮肤有一定程度的活动性。耳郭的血供多源，主要是颞浅和耳后血管。耳郭的神经支配主要来源于耳大神经，耳颞神经和枕小神经。耳郭的肌肉弱小且没有重要功能。术中可见两个肌肉，耳后肌和耳上肌。另外，耳郭有一个后面和两个前面的韧带行固定作用[1]。

耳郭的淋巴液引流入颈深浅淋巴结，腮腺和下颌下淋巴结，另外，也进入耳后和乳突淋巴结。

耳郭的美容单位

耳郭的美容亚单位显示在图 67.1 中。在所有的重建手术中，必须遵循亚单位原则。切口应尽量沿其边缘，而非穿过亚单位。

耳郭的测量数据

耳郭的大小、位置和其表面的浮雕样立体结构对设计进行矫正和重建是极其重要的。对其在年龄、性别、体型方面差异的充分认识对于手术方案的个体化也是必要的[3]。

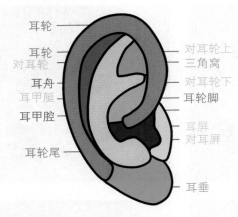

图 67.1 耳郭美容亚单位的示意图

耳轮、耳轮、对耳轮、耳舟、耳甲艇、耳甲腔、耳轮尾、对耳轮上、三角窝、对耳轮下、耳轮脚、耳屏、对耳屏、耳垂

耳郭的长度与体型和年龄相关。平均来说，6 岁时耳郭的长度达最终长度的 85%，9 岁时达 90%。在以后的年龄中，耳郭的长度极缓慢增加，主要是耳垂的变长，本质上是耳垂软组织的松垂，并非真正的生长。

耳郭的宽度也与体型和年龄有关，但到 6 岁时即可达到最终宽度的 95%。但是，耳郭的外突度（头颅正前位观时耳郭的宽度）在一生中几乎保持不变。平均来说，外突度为（20±4）mm（12~28 mm）。这些数据对于耳整形术的指征和方案都是非常重要的。

耳郭畸形的分类和手术

历史回顾

耳郭畸形的治疗发展史和外伤或肿瘤切除术后耳郭缺损的重建密切相关。Celsus 也许是报告部分耳郭缺损重建的第一个医生[1]。然而大家熟知的是 Susruta 医生（约公元 4 世纪）报告的病例，他描述了一种用颈部皮肤重建耳垂的方法。在中世纪欧洲（15 世纪），西西里岛的 Branca 家族以他们用上臂皮瓣进行耳鼻重建术而闻名。著名的意大利医生 Gaspare Tagliacozzi（1545—1599）也报告了部分耳郭重建技术，之所以归功于他是因为他第一次在描述方法的同时附上了插图。

直到 19 世纪的较长时间内，全耳再造尚被认为是不可能的事情，医生们束手无策。德国整形外科学之父之一，著名的柏林医生 Dieffenbach，也只描述了仅限于部分耳重建的几种方法。同时，他顽固地排斥全耳再造的方法。

从 20 世纪中叶开始，出现了一批详细的全耳郭再造的报告。先驱者们，比如 Tanzer、Converse、Brent、Nagata 和 Weerda 医生都是响当当的名字[1, 7-16]。根据发育情况、严重程度和重建难度，耳郭畸形根据 Weerda 的提议可分为三个等级[1]。

一度畸形

此类畸形的程度轻微。耳郭所有结构均存在，手术矫正的含义是调整现有组织的排列，无须进行移植。

杯状耳

特征为对耳轮包括耳轮脚的平坦或者完全缺失。通常伴有假性耳甲肥大，以及耳轮—乳突间距增加，大于 20 mm。尽管畸形轻微，自 Ely 1881 年首次报告手术矫正方法以来，已出现了大约 100 种另外的方法。至于对于一个特定的患者选择何种手术方法，取决于患者病情的病理学基础，医生的知识背景、经验以及偏好。

若软骨较薄较软，我们采用 Mustarde 法[17]。先在耳后距耳轮缘 1 cm 平行切开皮肤，保持软骨膜完整的前提下暴露全部耳软骨后表面，细针标注耳甲和耳甲与对耳轮之间的分界。用多个褥式缝合（Ethibond 4-0 缝合线，Ethicon 产品）在标记处缝出卷曲。若有必要，耳甲后缩术和耳垂整形术可同期进行（见下文）。

若软骨较厚，我们采用 Converse 术式（图 67.2）[18, 19]。手术入路，耳软骨表面分离和标记和 Mustarde 法相同。耳软骨后表面标记处作切开，但一定不能切透前表面的软骨膜，切口位于新对耳轮的两侧最边缘。数个褥式缝合形成外形

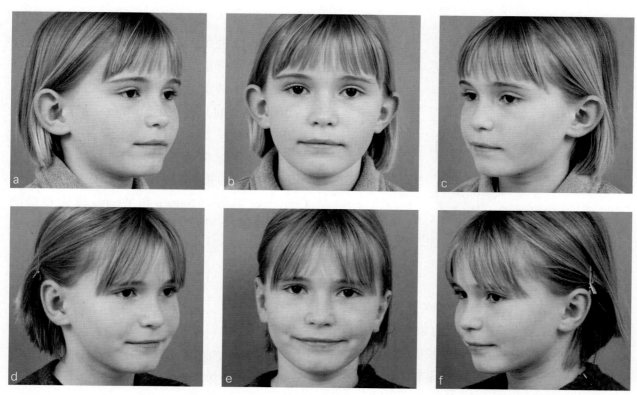

图 67.2　招风耳，术前（a~c）和术后（d~f）

圆滑的对耳轮。另外若有必要，可同期行耳甲后缩术和耳垂整形术（见下文）。

若软骨异常硬和厚，或者二次手术，我们采用改良的 Chongchet 或 Crikelair 术式[20, 21]。与上述的术式不同，软骨从耳舟切开，入路在前表面。通过前表面顺着对耳轮走行的抓擦（不超过软骨厚度的 2/3），形成一个和谐的外形。如果上述操作未达到理想，可加做 Mustarde 术式，适当的褥式缝合加强效果。软骨皮瓣向后方移位，软骨缝回到切除的耳舟部位，缝线为慢吸收线。若有必要，可同期行耳甲后缩和耳垂整形。

此种术式遵循 Stenström 法同样的原则，差别之处在于 Stenström 法中对耳轮处前表面的皮肤只作皮下分离形成隧道，对耳轮软骨的前表面以特殊器械作抓擦处理（类同 Drommer，Fa Robomed，Kolbingen 等法）[22]。

当上述方法成形对耳轮后耳轮—乳突间距若大于 20 mm，有指征行耳甲后缩术[23, 24]。手术基本步骤包括切除耳后脂肪，肌肉和结缔组织，耳甲缝合固定到乳突面骨膜，通常我们用慢吸收缝线缝 1~3 针［例如 Polysorb 4-0（Covidien）］。

耳甲腔真性肥大（通常是假性肥大）须通过耳后切口行耳甲的镰刀形或新月形软骨切除，耳垂整形通常在招风耳整形术的最后进行，少数情况下可以跳过这一步[25]。

除了耳垂耳甲区后表面倒 Y 形皮肤切除和耳轮尾抓擦外，我们首选一种较为简单和更为有效的改变耳垂位置的术式[26, 27]。耳后切口将耳垂在皮下游离，术前定出耳垂最高点上皮下缝一针，悬挂到耳甲腔前表面上。同这些褥式缝合，耳垂可以很容易向上提升。我们使用慢吸收 5-0 缝线［PDS（Ethicon）］。

对所有的招风耳而言，耳后切口采用连续缝合，考虑到患者年龄通常较小，依从性差，选用

5-0 快吸收缝线［Vicryl Rapid（Ethicon）］。绷带［Ototect（Spiggle and Theiss）］包扎 1 周，之后建议晚上使用头箍 6 周。

大耳畸形

大耳畸形是指相对于患者的体型耳郭过大，经常合并外突畸形。由于其主要特征是耳舟肥大，通常用改良的 Gersuny 术式（图 67.3）。

隐 耳

隐耳（图 67.4）在欧洲不常见，日本多见。其特征是耳轮缘上部存在，但是隐藏在头皮下。手术矫正的目的增加耳郭上部的外突，重建上部的颅耳沟。手术方法和全耳再造的第二步骤类似。在隐藏的但可触摸到的耳轮边缘的上方 1cm 作切口，将皮肤掀起，薄于毛囊深度，再游离出隐藏的耳郭上部软骨，保持软骨表面软组织完整以维持血供。耳后沟以已经掀起的薄皮肤覆盖。可用蒂在上方的岛状皮瓣转移覆盖新的耳后沟区，避免全厚皮片的移植（图 67.4）。

中度杯状耳畸形

杯状耳畸形是指耳轮缘遮盖在耳舟上，上脚可能是肥大的，然下脚通常是正常的。如果耳轮遮盖轻微，可直接行切除术，但这种情形少见。

我们通常选择 Tanzer 术式矫正这种畸形。这是一种开放式手术，以脱套方式暴露出软骨畸形的全部，畸形部分的软骨以 Z 成形术重建和谐的耳轮缘（图 67.5）。此法还可与对耳轮整形术同时进行。

另一种方法由 Musgrave 提出，他对耳轮缘做放射状切开，展开软骨，以来自耳甲腔的软骨移植定型（图 67.6）。

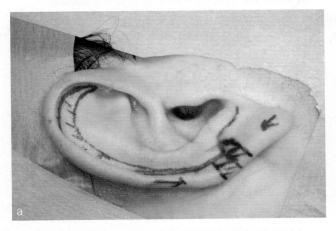
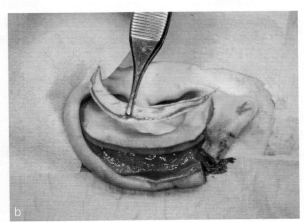
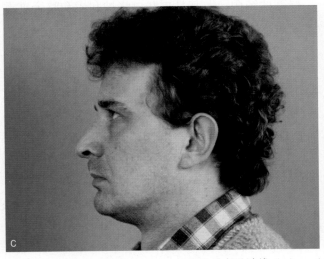
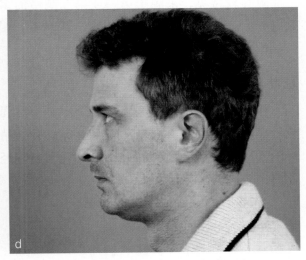

图 67.3　改良 Gersuny 术式的手术设计线（a）。（b）术中切除的皮肤和软骨。术前（c）术后（d）

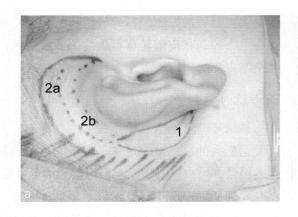
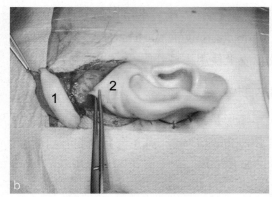

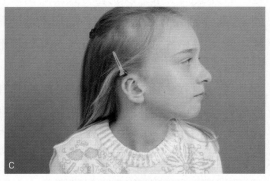
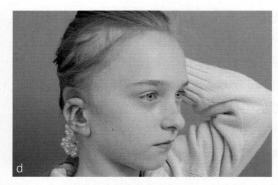

图 67.4　a. 隐耳的皮下蒂岛状瓣标记（1）和带蒂薄皮瓣（2a）和较厚的无发区皮下蒂（2b）；b. 术中掀起的皮瓣（1）和（2）。术前（c）术后（d）情况

残缺不全

　　耳郭的分裂或残缺罕见，可在耳轮缘和耳垂之间出现（图 67.7），可用 Z 成形术矫正[1]。

附　耳

　　附耳较常见，来源于第一或第二鳃弓的多余组织，通常较小，也有大如第二耳郭者（图67.8）。直接切除，精细缝合伤口。

耳前囊肿和瘘管

　　耳前囊肿和瘘管多数表浅和较短，偶有行程较长，直达颅底或与面神经伴行。手术治疗需精准地进行切除，避免损伤面神经。术中可行神经监测。

二度发育障碍

　　这类发育障碍属于中度畸形。耳郭的部分是正常的，其余部分必须进行重建。通常合并有先天性耳道闭锁。重建需要用到额外的组织（比如软骨和皮肤移植物）。尽管耳郭的一部分是存在的，大多数情况下我们更愿意选择全耳重建（见下文），以避免与耳郭美容亚单位之间的拼接。局部的结构，尤其是皮肤，将被利用和整合进重建过程中。典型的病例如下。

重度杯状耳畸形

　　在重度杯状耳畸形病例中，耳郭小于正常。另外，许多耳郭在腹尾方向呈现一定程度的异位。

小耳畸形

　　小耳畸形是指体积小于正常（图 67.9）。结构组分可以接近正常，或者其表面的立体结构是异常的。

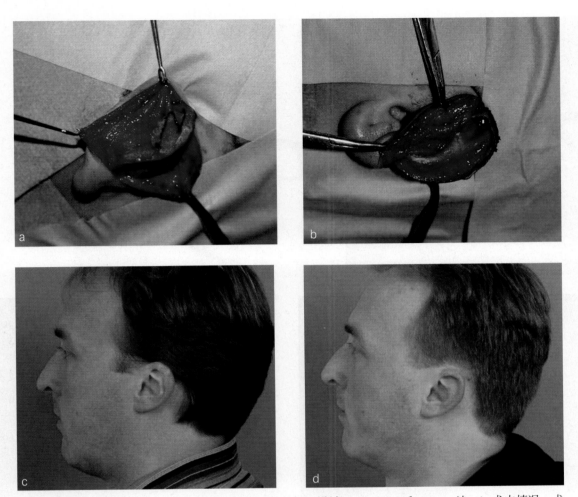

图 67.5 杯状耳畸形 1 度。a. 术中耳软骨脱套后软骨切口设计，Musebeck 和 Tanzer 法；b. 术中情况；术前（c）和术后（d）观

三度发育不良

在三度发育不良，几乎不存在耳郭的正常结构。可细分为几个亚型：耳垂型，耳甲型和无耳型（图 67.10）。大多数情况下，合并先天性耳道闭锁，大约 10% 为一些综合征的部分表现（例如，眼眶—耳郭—脊椎发育不良或 Franceschetti 综合征）。另外，约 18% 的患者有部分性或完全性面瘫（下文）。因此，我们的康复理念要超越耳郭的重建，将听力障碍的治疗，面瘫的治疗和骨骼畸形的治疗整合进来。

我们选择患儿 10 岁后开始进行重建手术，

理由有二：

1. 形成一个完整的耳支架，需要足够量的肋软骨。这个年龄时大多数儿童胸廓周径至少达到 63 cm，方可在 6~9 肋软骨取到足够的量。

2. 到这个年龄，儿童的心智已足够成熟，能够理解手术的过程，接受手术的效果及并发症。从这个意义上来说，这个年龄较更幼小的儿童会有更好质量的医患配合。

我们的手术方案已经相当标准化了，适用于大多数的"典型小耳畸形"病例。手术分为两期[13, 14]，在 Nagata 术式基础上，经多年改良和精细化而成（图 67.11）。

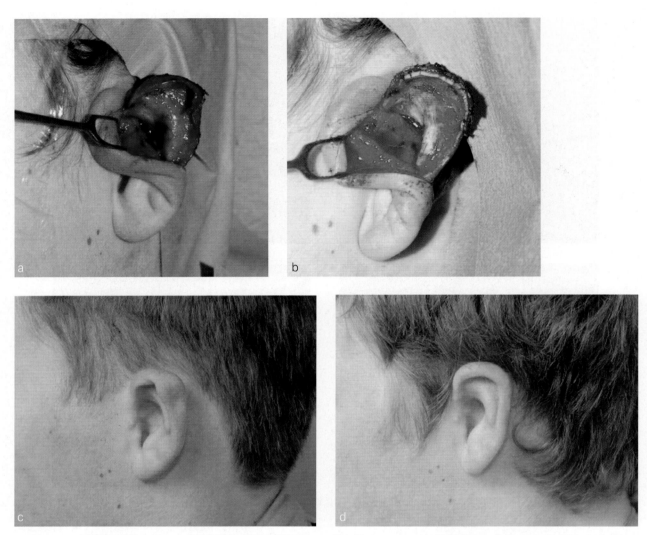

图 67.6　杯状耳畸形 1 度。a. 术中耳软骨脱套后情况；b. 术中以 Musgrave 法成形耳轮；术前（c）和术后（d）观

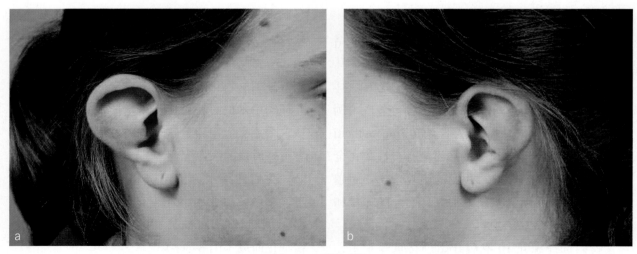

图 67.7　耳郭残缺

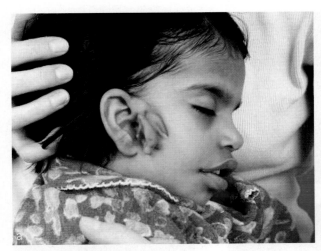
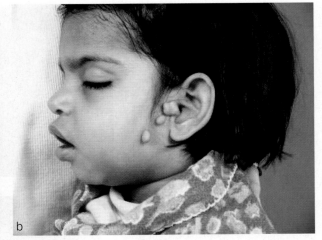

图 67.8 巨大的附耳

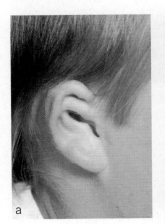
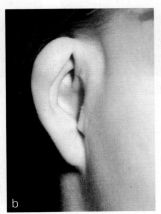
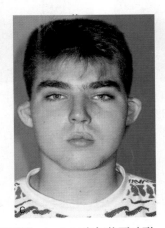
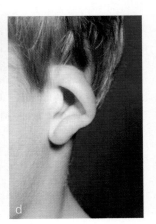

图 67.9 二度发育不良。a. 小耳畸形；b~d. 二度杯状耳畸形

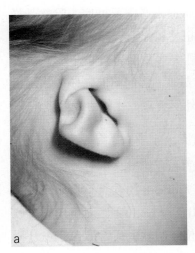
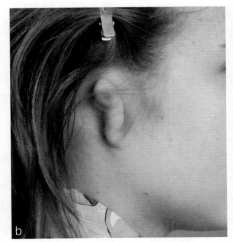
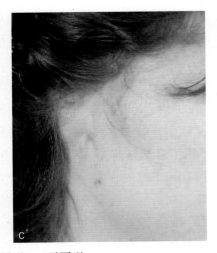

图 67.10 小耳畸形三度，伴耳道闭锁。a. 耳垂型；b. 耳甲型；c. 无耳型

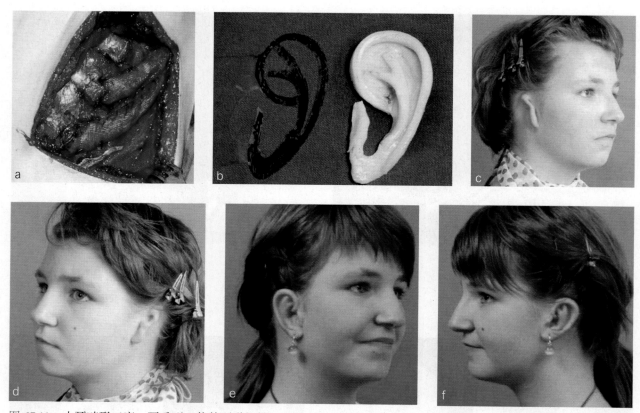

图 67.11　小耳畸形三度，耳垂型，伴外耳道闭锁。a. 术中取 6~9 肋软骨，及重建 6~8 肋软骨；b. 术前制作的模板和植入前的耳支架。双侧小耳畸形三度术前（c，d）和术后（e，f）观

重度小耳畸形典型病例的耳郭再造

术前准备，皮肤切口和皮瓣形成

经过仔细的术前准备，制作好透明模板（我们通常使用标准化了的模板，只在高度和宽度上有所不同，足够比拟外观正常的对侧耳郭），标记出外耳的位置，常规在下方的耳残迹处作 Z 形切开（图 67.12）。

依据耳残迹的大小，有时需保留带耳软骨部分的结构（例如，耳甲型的对耳屏）；综合考虑重建后耳的大小及位置，同时参照耳残迹的不同高度，Z 成形术必须个性化。目的是能够最大程度利用下部的耳残迹的皮肤进行尤其是耳垂的重建，其余的皮肤覆盖上 2/3 的耳部。

此手术方案仅在耳甲型可行，由于耳屏在大小和外形上有差异，如果美观上可接受，应保留。

若原有耳屏的大小和外形不适合再造耳，只能去除。同理，其余的软骨残迹尽量去除干净，尽量形成薄的皮瓣。

如此形成的皮瓣为确保血供，在未来的耳甲处保留皮下蒂是十分必要的（图 67.12）。为避免影响皮瓣血供，蒂部未必需要彻底去除软骨样残迹。皮下分离需超过耳郭大小标记线 1 cm，除了在下 1/3 区域。乳突区皮肤不作皮下分离。耳垂皮瓣除了要覆盖支架下部的前面，还要精确设计成形耳垂，达到外形美观，比例协调。

耳支架设计

构建一个牢固的和三维立体的耳支架，需用到 7~9 肋软骨：第 7 和第 8 肋软骨整块取出，第 9 浮肋软骨单独取出（图 67.13）。背侧肋软骨膜保持完整，留在原位。肋软骨通常取自于患耳同侧胸廓，特殊情况下取自对侧（比如，曾经手术过，

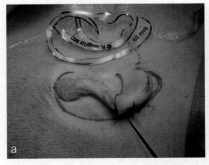
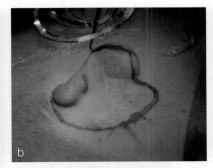
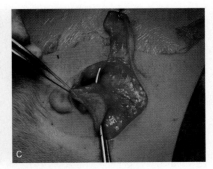

图 67.12　耳垂型小耳畸形三度典型病例的手术切口（a，b），分离出皮下蒂（c）

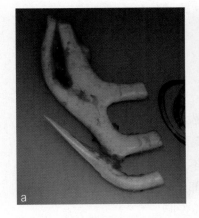
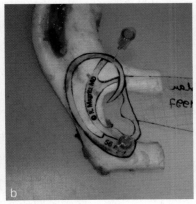
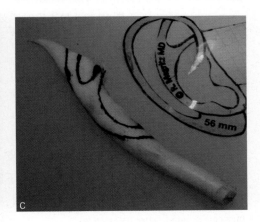

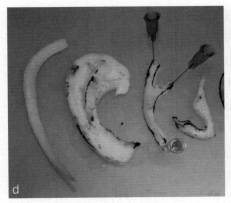
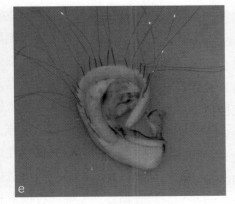
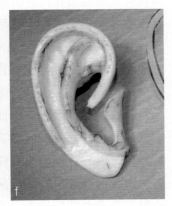

图 67.13　支架设计

二次手术，严重同侧胸廓畸形等）。

　　一个完整的耳支架由四部分组成：①底板，②对耳轮，③耳屏—对耳屏复合体，④耳轮。

　　底板由紧密相连的第 7 和第 8 肋软骨联合构建。软骨膜须去除，使得塑形容易，外形可控。使用特制雕刻刀，加深形成典型的耳舟沟和三

角窝。底板也可根据需要修薄到不超过 8 mm 厚度。对耳轮和上下脚构建自第 8 肋的剩余部分，耳屏—对耳屏复合体构建自第 7 肋的剩余部分。耳轮的厚度不超过 4 mm，由第 9 肋软骨构建。所有的结构由细金属线缝合总装完成耳支架（图 67.14）。

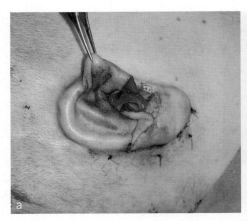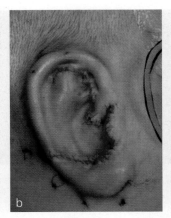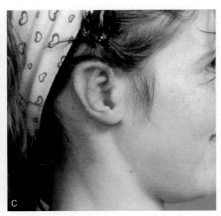

图 67.14　植入后的耳支架。a. 皮肤修整前；b. 皮肤修整后和（c）术后观

耳支架植入和覆盖皮肤修整

耳支架构建完成后先将耳屏绕过皮下蒂放入已分离好的皮下腔袋，精确到位。皮下缝合固定耳支架非必须。只要放置两根负压吸引，3~4 天，即可将支架稳固在设计位置。

置入和定位好耳支架后，皮瓣上部多余的皮肤仔细修去，务必保证无张力（图 67.14）。为了尽可能隐蔽瘢痕，皮肤修整必须沿着耳郭美容亚单位边缘进行，为此有时延长切口是必须的，无须担心血供，因为耳甲面的皮下蒂能确保皮瓣上部的血供。据我们的经验，在耳轮前上方的下面开始，沿着耳甲艇、耳轮脚、三角窝和上部耳舟的边缘做缝合，有最好的美学结果，因为产生的瘢痕隐藏在耳轮的影子里。与此类似行耳甲区耳屏区的皮肤修整（图 67.14）。

非典型小耳畸形的耳郭重建

重建相关的特点和问题

非典型小耳畸形无法明确归为经典的耳垂型或耳甲型。重度杯状耳的过渡型并非罕见。非典型小耳畸形的共同点是伴有同侧的骨骼、软组织畸形，尤其是下颌骨、颧骨颧弓复合体，大多表现为程度不等的半侧颜面发育不良（图

67.15）。同时，可发现有颞骨岩部的明显异常，有别于典型的小耳畸形。

由于颜面发育不良耳郭残迹通常位于更靠近腹尾侧的位置，颞部发际线程度不等地移向腹尾侧，形成所谓的低位发际。

为使重建后的耳郭与对侧对称，手术方案必须根据患侧颞部发区的不同位置作个性化设计。若用上文叙述的标准方法，其结果必然是美学上欠佳的，也无法永久避免耳郭上的毛发生长。

若是依据异位于偏近颊部无发区的耳残迹定位再造耳郭，结果同样是不良的，因为根本不能达到代偿性地平衡头面部两侧的作用，不管耳郭本身的再造如何漂亮。而且，由于二期需对耳支架进行楔形软骨支撑的骨性基底缺失，其形成的耳后沟也是不稳定的。

手术设计和手术技巧

理想的耳郭位置需定位，方法类同于典型小耳畸形，以对侧正常耳为模型的透明模板翻转到患侧。标记出颞侧的实际发际线是非常重要的，可以明确发际线究竟有多低。重建耳郭的一半多在发际内的情况并不少见。

耳郭位置边界线在发际内的部分距离 1.5~2 cm 的地方再划出一条平行线，此线内的有发区先取一块薄断层皮片，然后将创面内带毛囊的真

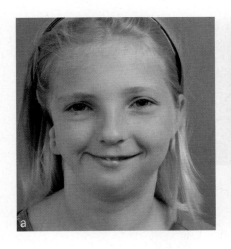
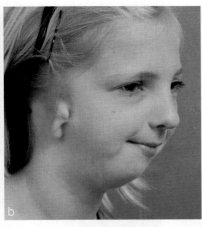
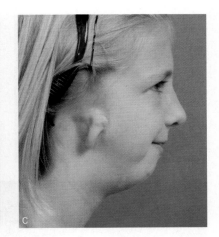

图 67.15　半侧颜面发育不良

皮和皮下组织去除。只要有可能，异位的耳残迹尽量利用来重建耳垂。尾部残迹的处理和皮肤的切口类似于典型小耳畸形整形术的原则，只是个性化程度更强一些。无毛区的皮肤薄薄掀起，部分或全部去除发育不良的耳软骨。如有可能，未来耳甲区保留皮下蒂。接下来，颞部作阶梯形切口，分离掀起蒂在上方颞筋膜瓣，向下翻转能覆盖住耳郭区。

上文同法构建好的耳郭支架置入标记好的位置，部分以无发区皮瓣覆盖。通常，大部分耳支架须以颞筋膜瓣翻转覆盖。残迹处多余的皮肤仔细修整，确保无张力。再以已经取下的薄断层皮片覆盖在支架上面的颞浅筋膜瓣上（图67.16）。放置两根负压引流，引流伤口渗出物，同时维持耳郭软骨的正确位置。颞浅筋膜瓣同时要填进到耳支架的凹槽处，既有利于支架的固定，也提供支架软骨的营养。

抬起耳郭和成形耳后沟

耳后沟是耳郭的核心要素，决定了其整体外观和美学程度。其恰到好处的成形对于耳郭的稳定性和美观与否都是不可或缺的。从总体效果上来看，值得花大力气手术成形耳后沟。

耳后沟成形在一期手术完成后6个月左右进行，无论是典型小耳畸形还是更为复杂的"低发际"复合畸形。

距重建耳郭的耳轮周边1 cm作半圆形切开，从下脚前面开始，到耳垂前面结束，切口内耳郭边缘以外的皮肤掀起形成薄皮瓣。接着将耳支架与下方的组织分离，确保支架上附着一层血供良好的软组织。此时重建的耳郭类似蒂在前方的预构皮瓣。至此可见下方的筋膜层，是颞浅筋膜的延续部分，也是表浅肌肉筋膜系统层。沿对耳轮相应位置将此层切开，向后翻起，暴露出颞深筋膜和乳突骨膜。此举形成一个血供绝对良好的薄瓣，既可覆盖楔形软骨块，又可作为手术结束时植皮的受区。

把从第一期手术时保留在胸部切口皮下的一块软骨（第6肋）切成两块雕刻，金属线牢固缝合拼接成楔形骨块。楔形的高度决定了耳郭的外突度，通常取决于对侧正常耳后沟的角度。

楔形软骨支撑物再以金属线数针缝合到耳支架的底板下面，再以掀好的表浅肌肉筋膜系统层成瓣。

耳郭的后面和其余的耳后沟创面最后行取自头皮的断层皮片移植，或以取自胸部的全厚皮片移植覆盖（图67.17）。

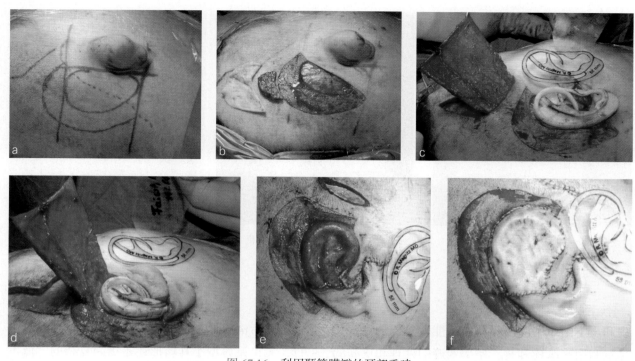

图 67.16 利用颞筋膜瓣的耳郭重建

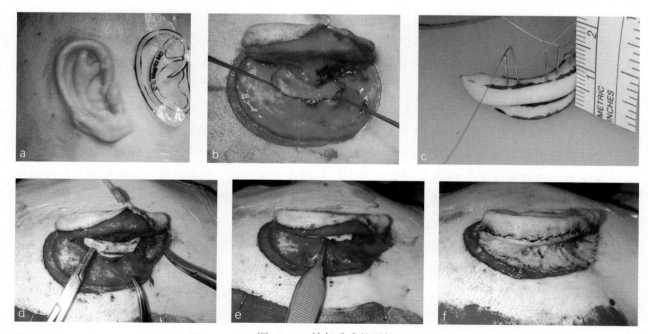

图 67.17 抬起重建的耳郭

自体耳郭重建的未来展望和替代方法

组织工程学算一个。尽管实验室内热火朝天，距临床使用时日尚远。人造耳支架历史悠久，反复尝试了多种材料，大多放弃。曾很有一阵子，MEDPOR（Stryker 产品）被推崇为肋软骨的替代品 [30]。这种多孔聚乙烯（MEDPOR）能让组织长入。孔隙的大小决定组织长入的程度和表面光洁度。空隙越大，组织长入越多，表面也越粗糙，反之也成立。

个别医生的术后随访已超过10年[31]。前瞻性随机性临床研究尚未见报道，受限于科学性的严格要求，推测也难有结论。尽管经验丰富的医生MEDPOR支架外露发生率不高，但总体外露率大于自体肋软骨支架[32]。MEDPOR支架良好的颞浅筋膜覆盖对愈合和抵抗微损伤至关重要。然而，一旦因感染或外伤发生了外露，持续的感染和不可避免的外露，比自体肋软骨支架要高得多。

尽管从目前的资料中还不能得出最终的结论，在拒绝使用自体肋软骨的特殊病例中，我们首肯这种选择。然而，据我们的经验，人工材料尚不能替代"金标准"的自体组织重建。

培　训

雕刻耳支架是此类手术的独有的挑战，需要专门的训练。蔬菜上训练雕刻是一种好方法（图67.18）。另外，我们发明了特殊的硅胶块（Medicon）训练各个部分的雕刻和拼接成耳郭支架。还有，耳郭外科医生对面部整形手术要有全面的理解，对皮肤的处理也要十分精细。只有做到这些，才能达到优良和稳定的效果。

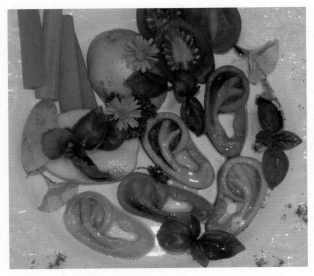

图67.18　蔬菜上训练耳支架雕刻是一种好方法

参考文献

1. Weerda H. Chirurgie der Ohrmuschel. Verletzungen, Defekte, Anomalien. Stuttgart: Thieme; 2004
2. Danter J, Siegert R, Weerda H. Ultrasonographische Haut- und Knorpeldickenmessungen an gesunden und rekonstruierten Ohren mit einem 20-MHz-Ultraschallgerät. Laryngo-Rhino-Otologie 1996;75:91–94
3. Siegert R, Krappen S, Kaesemann L, Weerda H. Computer-assisted anthropometry of the auricle. Face 1998;6:1–6
4. Siegert R, Magritz R. Rippenrekonstruktion nach ausgedehnter Knorpelentnahme. Laryngo Rhino Otol 2005;84:474–478
5. Siegert R, Weerda H, Mayer T, Brückmann H. Hochauflösende Computertomographie fehlgebildeter Mittelohren. Laryngo Rhino Otol 1996;75:187–194
6. Siegert R. The combined reconstruction of congenital auricular atresia and severe microtia. Laryngoscope 2003;113:2021–2029
7. Tanzer RC. Total reconstruction of the external ear. Plast Reconstr Surg 1959;23:420–425
8. Tanzer RC. Microtia: a long-term follow up of 44 reconstructed auricles. Plast Reconstr Surg 1978;61:161f
9. Converse JM. Reconstruction of the auricle, Part 1, Part 2. Plast Reconstr Surg 1958;22:150–163, 230–249
10. Converse JM. Construction of the auricle in congenital microtia. Plast Reconstr Surg 1963;32:425–438
11. Brent B. Ear reconstruction with an expansile framework of autogenous rib cartilage. Plast Reconstr Surg 1974;53:619–628
12. Brent B. Auricular repair with autogenous rib cartilage grafts: Two decades of experience with 600 cases. Plast Reconstr Surg 1992;90:355–374
13. Nagata S. A new method of total reconstruction of the auricle for microtia. Plast Reconstr Surg 1993;92:187–201
14. Modification of the stages in total reconstruction of the auricle. Part II: Grafting the three-dimensional costal cartilage framework for concha type microtia. Plast Reconstr Surg 1994;93: 231–242
15. Nagata S. Modification of the stages in total reconstruction of the auricle. Part III: Grafting the three-dimensional costal cartilage framework for small concha type microtia. Plast Reconstr Surg 1994;93:243–253
16. Nagata S. Modification of the stages in total reconstruction of the auricle. Part IV: Ear elevation for the constructed auricle. Plast Reconstr Surg 1994;93:254–266
17. Mustarde JC. The correction of prominent ears. Using simple mattress sutures. Br J Plast Surg 1963;16:170–176
18. Converse JM, Nigro A, Wilson F, Johnson N. A technique for surgical correction of lop ears. Plast Reconstr Surg 1955; 15:411f
19. Converse JM. A technical details in the surgical correction of the lop ear deformity. Plast Reconstr Surg 1963;31:118f
20. Chongchet V. A method of anthelix reconstruction. Br J Plast Surg 1963;16:268–272
21. Crikelair GF. Another solution for the problem of the prominent ear. Ann Surg 1964;160:314–324

22. Stenström SJ. The Stenström otoplasty. Clin Plast Surg 1978; 5:465

23. Goldstein MA. The cosmetic and plastic surgery of the ear. Laryngoscope 1909;18:826f

24. Furnas DW. Correction of prominent ears by concha−mastoid sutures. Plast Reconstr Surg 1968;42:189–193

25. Feuerstein SS. Combined technique of otoplasty. Laryngoscope 1969;79:1118f

26. Siegert R. Correction of the lobule. Facial Plast Surg 2004;20: 293–298

27. Siegert R. Lobuluspexie durch Nahtzügelung. Laryngo Rhino Otol 2004;83:720–725

28. Tanzer RC. The constricted (cup and lop) ear. Plast Reconstr Surg 1974;55:406–415

29. Musgrave RH. A variation on the correction of the congenital lop ear. Plast Reconstr Surg 1966;37:394f

30. Berghaus A. Poröse Kunststoffe für die Ohrmuschelplastik. Laryngologie, Rhinologie, Otologie 1983;62:320–327

31. Reinisch JF, John F, Lewin S. Ear reconstruction using a porous polyethylene framework and temporoparietal flap. Facial Plast Surg 2009;25:181–189

32. Constantine KK, Gilmore J, Lee K, Leach J. Comparison of microtia outcomes using rib cartilage vs porous polyethylene implant. JAMA Facial Plast Surg 2014;16:240–244

68 唇腭裂的诊断分型与治疗

作者：Randolph B. Capone, Julie A. Ames, Jonathan M. Sykes
翻译：柳稚旭 乌丹旦 审校：王旭东

引 言

唇腭裂修复手术是最为重要的颅颌面整形手术之一。唇腭裂以及伴发的鼻畸形，不仅影响患者咀嚼、吞咽、发音，还阻碍了颌面部的正常发育，造成面部形态的异常，给患者的正常社会生活带来了极大的困扰。唇腭裂的治疗需要多学科参与，针对患者的需求解决其外形、咬合、心理、发音、伴发耳相关疾病等问题[1]。本章节将回顾唇腭裂相关胚胎发育、解剖结构，阐述单、双侧唇裂和腭裂的分类，以及相应的治疗时机和治疗方法。

唇、腭的胚胎发育

人正常唇、腭的发育主要发生在胚胎前12周。前脑腹侧中线区不断向前生长，形成额鼻突。人胚胎4~6周，原发腭开始形成，使口腔、鼻腔分隔。左右两侧的中鼻突（额鼻突来源）在中线处融合形成原发腭，或中间腭。原发腭参与切牙孔前区域的硬腭形成。另外，人胚胎第6周，双侧的中鼻突融合，将最终发生形成人中、前颌骨、鼻小柱、鼻尖、中切牙、侧切牙等结构（图68.1）[2, 3]。原发腭与继发腭（切牙孔后方的硬腭）发育具有明显的区别。两侧的上唇（人中外侧上唇）、面颊结构、上颌骨（包括双侧腭板，将形成继发腭）、颧骨均由上颌突（第一鳃弓来源）分化形成。因此，上唇的发育由双侧中鼻突、上颌突协调发育形成[4]。

原发腭成形后，人胚胎约第8周时，继发腭开始形成（图68.2）。继发腭由腭板（上颌突后部向原始口腔突出的结构）中、上方向生长并融

合形成，随着继发腭的成形，鼻腔空间向两侧、下方拓展。

最初，腭板被发育中的舌阻隔，随着下颌骨的发育及张口反射，舌体获得足够空间下降，双侧腭板得以上抬并在中线处融合。研究者认为，腭板发育过程中，腭间充质细胞增殖以及因子诱导的腭板细胞外基质增加（例如，透明质酸）形成了腭板"上抬力"，让腭板完成向上、向中生长并融合[5, 6]。胚胎发育过程发生异常，造成舌体不能正常下降，尽管腭板"上抬力"存在，仍然能导致腭板无法上、中向生长。Pierre Robin 综合征（小下颌，相对舌体肥大，U 型腭裂）即为此类发育异常（图68.3）[7]。

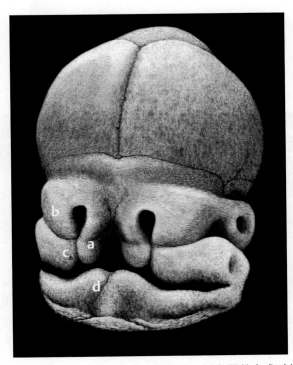

图 68.1 5.5 周发育中人类胎儿的脸。原发腭是由成对的中鼻突融合而成（a）。侧鼻突（b）形成鼻翼。上颌突（c）形成上唇人中两侧的部分。下颌突（d）形成下颌

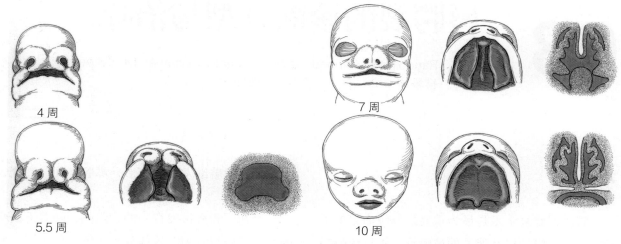

图 68.2　胎儿 4，5.5，7，10 周继发腭由切牙孔开始从前向后融合

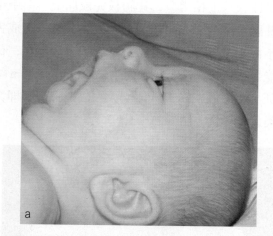

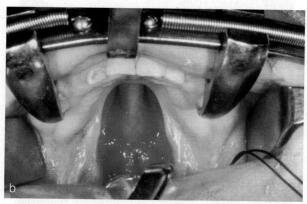

图 68.3　Pierre Robin 综合征患儿的症状包括相对性的大舌，U- 型腭裂

随着两侧腭板、鼻中隔前后向的融合，正常腭开始形成。腭板的上皮及上皮下方的间充质细胞的相互作用参与该融合过程[8]。腭板的关闭始于胚胎发育第 8 周切牙孔附近融合，到胚胎 12 周悬雍垂的融合结束。腭部融合过程中任何时候的干扰因素都可以引起继发腭不同程度的裂开。因此可以出现不同类型的软、硬腭裂[9]。

唇腭裂的分型

唇、腭在胚胎的发育机制是唇腭裂分型的一个重要依据。原发腭和上唇在人胚胎 4~8 周形成。这个时期的发育异常可导致唇裂和前牙区牙槽突裂（原发腭来源），唇裂可分为单侧、双侧，完全唇裂和不完全唇裂。唇裂可依根据是否伴发腭裂和（或）其他综合征进一步区分。中鼻突与侧鼻突、上颌突在发育中不能正常融合，进一步影响上唇、牙槽突、原发腭的发育，最终导致人类唇裂的发生（无论腭裂是否存在）。最轻微的唇裂，可能仅仅出现口轮匝肌肌纤维不融合，表现为上唇切迹，并未出现明显的皮肤，黏膜的裂痕。此种情况称为微小唇裂（图 68.4）。单侧不完全的唇裂患者的上唇出现不同程度的皮肤、黏膜、肌肉全程断裂，但是并未累及上唇全长（图68.5）。单侧完全唇裂表现为上唇全长（至鼻底）的裂隙（图68.6）。完全性唇裂常常伴随牙槽突裂。

不同程度的唇裂与唇在发育不同时期所受到的不同强度干扰相关。若双侧唇发育均受到影响，则发生双侧唇裂。双侧不完全唇裂时，牙槽突的连续性存在，无明显的前上颌骨的突出（图68.7）。双侧完全唇裂，中央的前颌骨与两侧的上颌骨相分离（图68.8）。

单侧或双侧的唇裂可独立发生，也可能伴发牙槽突裂和腭裂。由于双侧唇裂的患儿可能在胚胎发育过程中受到较大干扰，因此较单侧唇裂更

可能伴发腭裂（继发腭腭裂）。

与唇裂一样，继发腭的腭裂也可以表现为不同类型。悬雍垂裂是软腭裂中最为轻微的，其发生与悬雍垂未能正常融合相关。软腭黏膜下裂是由于软腭肌肉的异常分离造成（图68.9）。虽然腭部黏膜完整，但是由于肌肉分离引起的功能异常，仍然需要语音训练以及手术治疗恢复正常的肌肉联系（图68.10）。另外，黏膜下裂一般发现较晚，常常是由于发音异常、慢性中耳炎而引起人们注意。软腭全程裂（继发腭的不完全腭裂）也常常出现。完全继发腭腭裂可表现为切牙孔后方至腭后部区域的腭裂（图68.11）[12]。

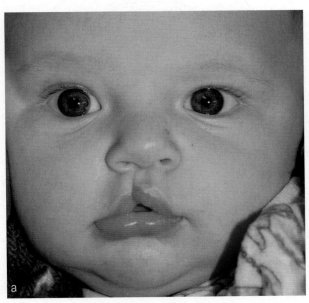
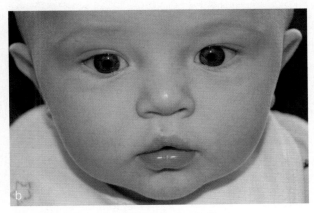

图 68.4　a.左侧轻度唇裂的 3 个月大患儿；b.同一患儿上唇轻度唇裂修补术后 2 个月

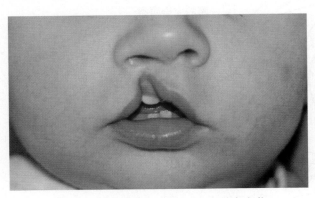
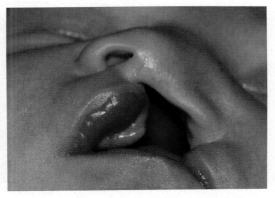

图 68.5　左侧不完全唇裂的 3 个月大患儿　　图 68.6　右侧完全唇腭裂的 2 个月大患儿

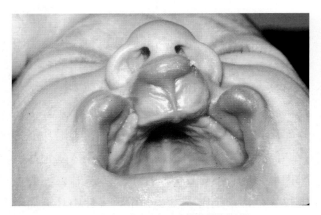

图 68.7　双侧不完全唇腭裂仰视观

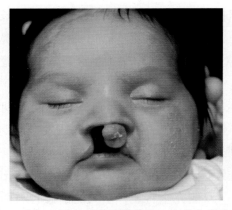

图 68.8　对称双侧完全性唇腭裂的 2 个月大患儿。可以观察到向前突出的前颌骨、前唇和扁平的鼻尖

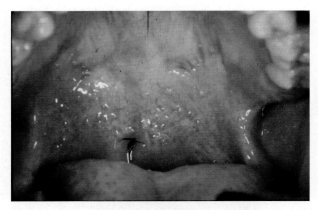

图 68.9　黏膜下裂肌肉裂隙处可观察到苍白的蓝色区域。这张照片可以看到部分分裂的悬雍垂

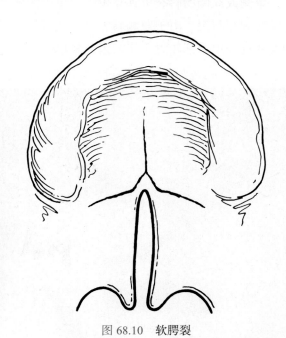

图 68.10　软腭裂

图 68.11　从切牙口后端开始出现继发腭的完全腭裂

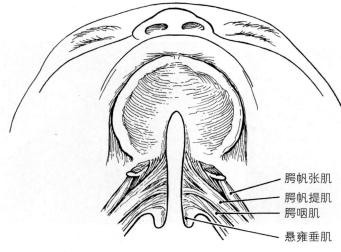

腭帆张肌

腭帆提肌

腭咽肌

悬雍垂肌

继发腭的腭裂可与完全唇裂相关联，表现为完全唇腭裂。完全唇腭裂也可以分为单侧和双侧。单侧完全唇腭裂，犁状骨与健侧上颌骨腭板连接仍然存在（图68.12）。双侧完全唇腭裂则可出现犁骨、前颌骨与双侧的腭板不融合（图68.13）。综上所述，由于发育过程中胚胎的影响不尽相同，可以出现不同程度的唇腭裂。

唇腭裂的治疗时机和治疗思路

多个因素共同决定唇裂、腭裂修补手术的治疗时机，例如，患儿全身状况、麻醉风险、发音需求、面部发育情况、对患儿心理的影响。每次治疗前，需将手术风险、所有治疗方案、治疗效果详细告知患儿的监护人。唇、腭裂治疗时间点见表68.1[13]。

腭裂的患儿，在3~6个月时可行鼓膜造孔术并置管，通过增加中耳通气，治疗咽鼓管功能异常以及慢性中耳炎，降低传导性听力丧失和慢性耳相关疾病的发生。越来越多的文献支持鼓膜造孔置管术可在早期有效治疗听力丧失，同时较少出现并发症，其治疗价值高于风险[14~16]。对于同时患有唇、腭裂的患者，若不适用鼻—牙槽骨矫治器，可在唇裂修补同期进行骨膜造孔置管术（患儿3个月大时）。腭裂修补术，一般在患儿9~18个月大时进行——患儿学习发音之前，以减少腭咽闭合不全（velopharyngeal dysfunction，VPD）。若不行相关治疗可能导致腭裂间隙变宽，睡眠呼吸异常，并且需要后期修复。短期骨膜造口并置管（Paparellla I管）的患儿可以在腭裂修补的同时更换长时期使用管（改良 Goodet-管）。

表68.1 唇腭裂修复的时机

手术名称	年龄
唇裂修补术	3个月（如果患儿使用鼻牙槽成形器，修补时间可延后）
鼻尖整形	
鼓膜切口置管	
腭裂修补术	9~18个月
T管放置	
语音评价	3岁
腭咽闭合不全训练和手术（若必要）	4~6岁
牙槽突裂植骨	9~11岁
鼻整形	12~16岁
正颌手术（若需要）	下颌骨发育完成之后（16岁之后）

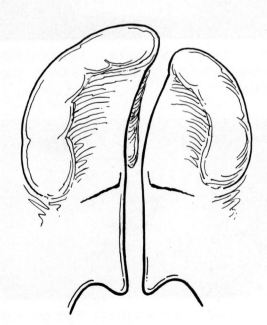

图68.12 单侧完全性腭裂示意图

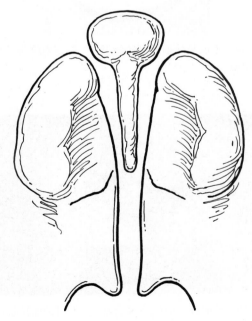

图68.13 双侧完全性腭裂示意图

腭裂修补术后，患儿会在2岁开始语音训练。若患有VPD，需要进行VPD相关检查，如鼻咽镜，透视检查。如果VPD严重，并影响语音，患儿需在5~7岁行手术治疗（咽成形术）。

唇腭裂患儿可在9~11岁行牙槽突裂植骨，12~16岁行鼻成形术，16岁后颅颌面骨发育完成，则可通过正颌手术进一步治疗颌骨畸形。这些治疗措施主要根据患者自身的畸形程度和发育情况决定。

术前鼻—牙槽模型矫治器

术前鼻—牙槽模型矫治器（presurgical nasoalveolar molding，PNAM）可以提高唇腭裂修复术的效果。几个世纪来，不同的颌面整形手术都通过胶带捆绑，模具等方法限制患儿的唇腭裂处裂隙大小[17]。McNeil[18]在1950年首先提出了婴儿创伤性手术前使用颌面整形模具。Grayson等[19]则在前人的基础上，发明了牙槽骨、唇、鼻一体的矫正装置——现在鼻—牙槽模型矫治器的前身。

在患儿出生后尽快通过硅橡胶取模并灌模，获得聚丙烯模型（图68.14）。多聚丙烯模型配制与主体呈40°角的固定臂，防止其从口腔脱落，并能够有一定的活动度，可刺激唇、牙槽骨的发育（减少裂隙的大小）（图68.15）。矫治器通过胶带以及弹性绷带固定在患儿颊部（图68.16）。矫治器除了清洗以及调改时，都应佩戴。另外，每周调试矫治器，减少牙槽突裂隙大小并调整上唇的位置。随着裂隙的减小，在矫治器上增加鼻扩张器，可用以增加鼻小柱的高度，并对鼻软骨重塑形（图68.17）。

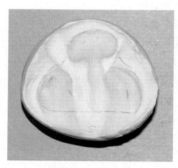

图68.14 术前鼻牙槽模型矫治器1。单侧唇腭裂的牙—石膏模型

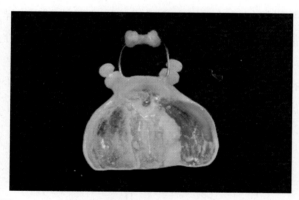

图68.15 术前鼻牙槽模型矫治器2。包含固定臂和鼻塑形器的聚丙烯塑形器。当裂隙大小约为5 mm时，可使用鼻塑形器

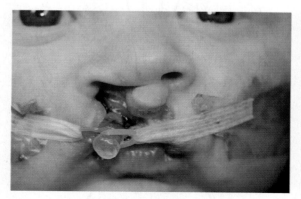

图68.16 术前鼻牙槽模型矫治器3。术前鼻牙槽塑形在右侧完全唇腭裂左侧不完全唇裂患儿裂隙处就位

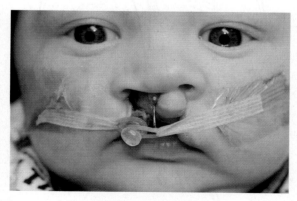

图68.17 术前鼻牙槽模型矫治器4。含鼻扩张器术前鼻牙槽塑形器在患儿唇腭裂处就位

手术医生希望通过 PNAM 的使用，增强唇腭裂患者手术治疗效果：减少了牙槽突裂隙大小，减少上唇以及腭黏膜的张力，改善鼻软骨的位置，增加鼻小柱的高度（图 68.18，图 68.19）。现在大部分的手术医生都将这项技术应用在单侧完全唇腭裂，双侧唇腭裂（裂隙较宽者），双侧唇腭裂伴前颌骨分离。PNAM 的使用仍然需要通过进一步的研究明确其使用适应证以及长期疗效。

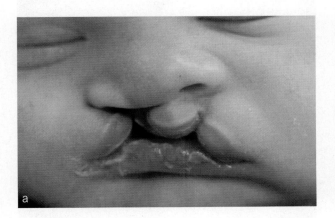
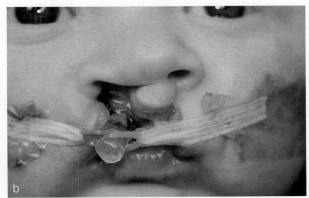
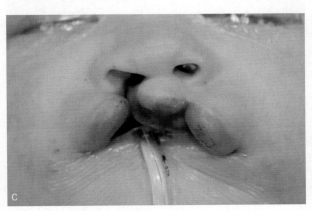
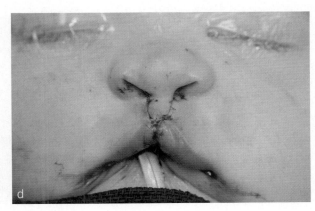
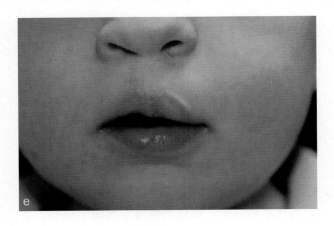

图 68.18　术前鼻牙槽模型矫治器（PNAM）5。a. 右侧完全唇腭裂和左侧不完全唇裂的患儿在 PNAM 治疗前；b. PNAM 就位；c. 术前摘除 PNAM，唇裂裂隙减少，左右上唇和鼻底对称性增加；d. 唇裂修复术术后即刻效果；e. 唇裂修复术术后 2 年

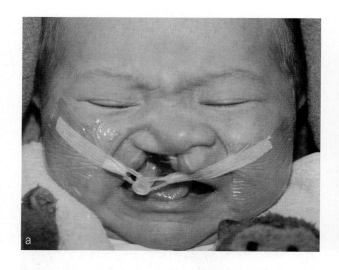
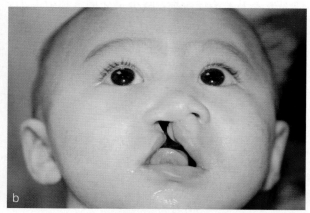
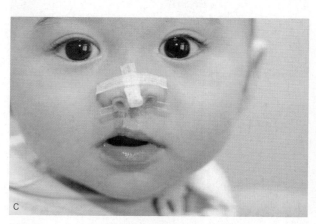
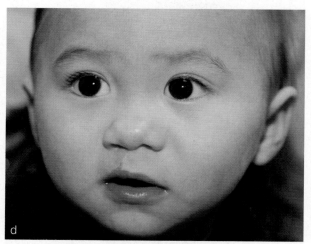

图 68.19　术前鼻牙槽模型矫治器（PNAM）6。a. 右侧完全唇腭裂患儿佩戴 PNAM 的初始阶段；b. 佩戴 PNAM 4 个月后，可以观察到裂隙减少，上唇和鼻基底部位的对称性增加；c. 术后 5 个月；d. 术后 2 年

唇　裂

唇的解剖

　　上唇可以分为红唇（黏膜）和白唇（皮肤）两个部分。红唇也称为唇红，是干燥的红色黏膜部分，但其部分特征区别于普通黏膜。唇红部分不具有皮脂腺、唾液腺、外分泌腺，并通过唇红—皮肤界限与白唇相分界。唇红—皮肤界限（唇红缘）是重要的解剖标志，划分出突出的红唇和相对凹陷的白唇。唇红—皮肤界限的上方有一圆润的上皮褶边，称为白线。白线跨越整个上唇，可反射周围光线（图 68.19）。准确的修复唇红—皮肤界限以及白线对恢复上唇的美学形态有重要意义。

　　上下唇肌肉与上下唇形态和功能关系紧密。先天异常或者外伤导致的唇畸形修复术恢复肌肉连续性是非常重要的。唇最重要的肌肉为口轮匝肌（图 68.20）。口轮匝肌作为唇深部的括约肌环绕口周[21]。口轮匝肌浅层起自皮肤，斜行深入唇口腔侧黏膜。深层肌纤维上界为上颌骨，下界为下颌骨[22]。口轮匝肌由面神经的颊支和下颌支支配。

单侧唇裂

单侧唇裂可累及皮肤、肌肉以及黏膜。微小唇裂，仅仅累及部分口周肌肉。不完全唇裂，则伴随皮肤、肌肉、唇黏膜裂隙，但是鼻以及骨组织基本未见明显异常。完全唇裂表现为组织全层断裂。

单侧唇裂口轮匝肌的肌纤维发育不良。同时，患侧上唇肌纤维并未进入其正常解剖位置——起、止点连接异常（图68.21）。唇裂侧（不完全唇裂）的裂隙处无肌纤维，连接处的皮肤下方无具有功能的肌结构。Fara等[23]对死胎进行解剖，观察到不完全唇裂者，内侧（中间侧）肌肉较外侧发育更差。另外，他们还发现，只有当患侧上唇裂隙上方皮肤占上唇总长 1/3 以上时，口轮匝肌才能跨越该裂隙。尽管，在不完全性唇裂的患者，上唇裂隙处存在口轮匝肌，但是其肌纤维方向异常。

唇和鼻的血供主要来自面动脉，颈外动脉第4分支。面动脉在口角附近分出上、下唇支。两侧的上、下唇支分别在上、下唇中线处吻合。单侧唇裂时，血供与肌肉异常的情况基本一致（图68.22）。例如，唇裂外侧的血供较内侧（中间侧）好。上唇支可沿着裂隙边缘，在鼻基底处与眦动脉或者鼻外动脉相吻合。在不完全唇裂的患者，上唇支还可形成一细小终支穿越裂隙上方皮肤，进入对侧。

单侧唇裂的修复

单侧唇裂的修复方法较多。早期，主要采取直线缝合。该缝合方法最大缺点是：直线型的瘢痕挛缩造成上唇黏膜—皮肤连接处发生切迹样改变。垂直缝合也不适用于较宽的完全单侧唇裂的修复。

20世纪中期，根据不同的几何设计提出了许多单侧唇裂的修复方案，例如，改良Z字成形术、矩形瓣，三角瓣，这些皮瓣意在减少上唇的短小畸形，改善口轮匝肌的解剖连接和功能[24-27]。

Tennison 和 Skoog[24, 28]分别认为，矩形瓣和三角瓣可以有效减少单侧唇裂患者上唇瘢痕的垂直距挛缩问题。

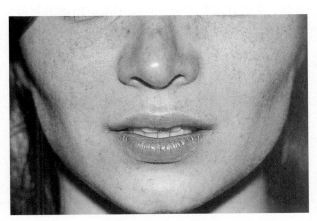

图 68.20　口周复合体照片，包括唇黏膜，上下唇的皮肤部分。可以注意到皮肤和唇红交界上方反光的白线

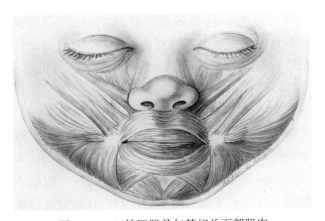

图 68.21　口轮匝肌及与其相关面部肌肉

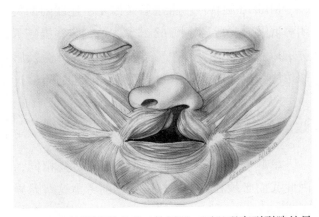

图 68.22　单侧唇裂患者口轮匝肌。可以观察到裂隙处异常的肌肉附着

这类几何方案唇裂修复手术的主要优势是可重复性。通过游标卡尺精确测量，以保障无张力修复唇裂。而此类修复术的最大缺陷是其切口将累及健侧，并形成与正常解剖结构不相符的瘢痕。另外，几何方案唇裂修复依赖于术前精确的测量，在术中缺少灵活性。

1957 年，Millard[29] 总结已有唇裂修复术，发明了旋转—推进法修复单侧唇裂。该术式获得了最大限度的灵活性，并且较少切除上唇组织，现已成为单侧唇腭裂修复最常用的方法。Millard 旋转推进法优缺点见表 68.2。

旋转推进法的手术要点

旋转推进法的主要参考点总结在表 68.3 以及图 68.23[30]。其中一些为解剖参考点（例如点 1，2，4，5，6，10），剩余为测量点（例如点 3，5，8，9）。一些测量点（表 68.4）用于完善皮瓣设计达到最佳美容修复。测量的主要目的是保证旋转瓣（3~5+X）使其与推进瓣的长度相等（图 68.24）。

参考点以及切口线设计成 A 瓣（旋转瓣）、B 瓣（推进瓣）、小瓣 c（皮肤瓣）、m 瓣（近中黏膜瓣）以及 l 瓣（外侧黏膜瓣）（表 68.5）（大写表示全厚皮瓣，小写表示单层皮瓣——皮肤或黏膜）。标记并切开这些唇瓣后，仔细分离并重新对位缝合相应的口轮匝肌。肌肉的缝合可最大限度恢复唇功能并减少切口张力。

Millard 旋转——推进唇裂修复法还能同期关闭鼻底及鼻尖成形（图 68.25）。这些步骤提高了鼻尖以及鼻翼的对称性。通过标准的鼻翼旁及唇裂边缘切口即可暴露鼻尖，而无须额外的鼻切口。

双侧唇裂畸形

单侧与双侧唇裂的解剖特征不完全相同，因此我们必须在双侧唇裂修复术前考虑这些差异（表 68.6）。

表 68.2　Millard 旋转—推进法

优势	劣势
灵活	需要经验丰富的医生
组织去除量少	可能张力过大
鼻形态好	需要广泛游离
切口瘢痕隐蔽	垂直瘢痕挛缩
	鼻孔形态小

表 68.3　Millard 旋转推进法的参考点

1. 唇弓中心点（人中最低点）—正常侧
2. 唇弓的最高点（唇峰）—正常侧外侧
3. 唇弓最高点（唇峰）—正常侧内侧
4. 鼻翼基底—正常侧
5. 鼻小柱基底—正常侧
X. 后切点—正常侧
6. 口角—正常侧
7. 口角—患侧
8. 丘比特弓最高点（唇峰）—患侧
9. 推进瓣的内侧尖—患侧
10. 鼻翼基底的中点—患侧
11. 鼻翼基底外侧点—患侧

表 68.4　皮瓣设计—测量

1 到 2=1 到 3=2~4 mm
2 到 6=8 到 7=20 mm
2 到 4=8 到 10=9~11 mm
3 到 5+X=8 到 9

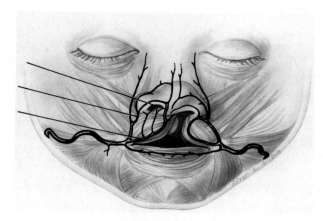

图 68.23　单侧唇腭裂患者异常血供

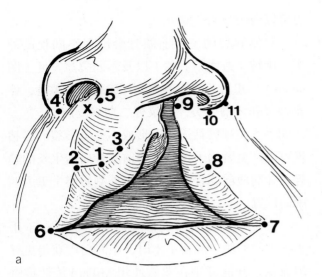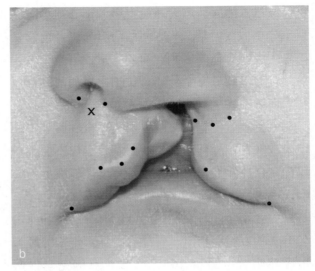

图 68.24　a. 单侧唇裂 Millard 旋转推进唇裂修复术定点；b. 通过左侧唇裂的患儿，展示旋转推进法的定点

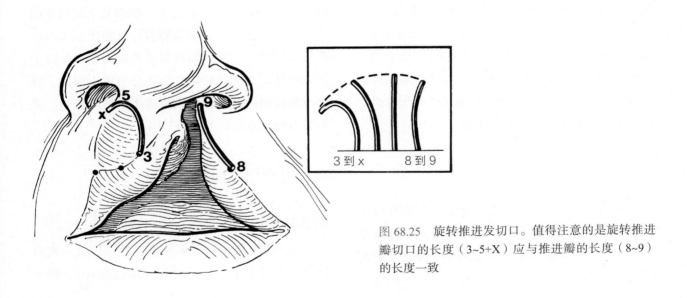

图 68.25　旋转推进发切口。值得注意的是旋转推进瓣切口的长度（3~5+X）应与推进瓣的长度（8~9）的长度一致

表 68.5　皮瓣的标识和名称

A：旋转瓣
B：推进瓣
C：鼻小柱基底软组织（正常侧）
D：鼻翼缘（患侧）
M：近中黏膜瓣
I：外侧黏膜瓣

表 68.6　双侧唇裂特点与手术修复方式

特点	手术方法
鼻尖宽大位置异常	鼻尖修复术
鼻小柱短小	V-Y 推进法或二期叉样瓣修复
前颌骨突出	唇粘连术或唇裂修复术或截骨术
前唇无肌组织	两侧的肌肉在中线处缝合（重建口轮匝肌环）
口轮匝肌在上方附着	前唇肌纤维重新定位
两侧的唇瓣体积较前唇大	两侧的唇黏膜瓣向中央转瓣

虽然双侧唇裂患者每侧上唇的形态与单侧唇裂十分相似，但是，其中间的前唇部以及前颌骨与单侧唇裂有显著区别。双侧完全性唇裂患者，前颌骨与上颌骨完全分离。位于中央的前颌骨及其表面的前唇（双侧唇裂中间部分）位置独立，与双侧上颌骨位置无关。双侧不完全性唇裂，裂隙处常常存在骨性连接，而前颌骨突出不明显。双侧完全性唇裂，前颌骨较不完全性唇裂更为突出，因此鼻小柱较短。

双侧完全性唇裂外侧部分的血管网络和肌肉与单侧唇裂畸形相似。唇部肌肉异常走行与裂隙边缘相吻合（图 68.26）[31, 32]。双侧完全性唇裂的前唇缺乏肌肉组织。不完全双侧唇裂的一些口轮匝肌肌纤维可以跨越间隙，进入前唇。跨越裂隙肌肉纤维数量不等，与皮肤裂隙大小相关[23]。

双侧唇裂的血供的特点是上唇动脉的异常分布（图 68.27）。该动脉走行在裂隙边缘上方，与内眦动脉、鼻外侧动脉吻合，与单侧唇裂外侧唇瓣供血动脉类似。双侧唇裂前唇接受来自鼻中隔、鼻小柱和前颌骨动脉的血供。

手术治疗

双侧唇裂修复的时机与方法与唇裂的程度及手术医生的治疗思路有关。可术前行矫形或唇粘连术，这两种方法都旨在术前减小裂隙并使唇裂唇瓣获得更好的对位[33]。修复手术可一期修复

也可以两次分期完成。

双侧唇裂的患者前颌骨会出现不同程度外突、旋转（造成不对称）以及不同裂隙宽度（图 68.28）。患者若为双侧完全性唇裂且裂隙宽，伴发腭裂和牙槽突裂，建议分二期修复唇裂[34]。一期手术实现唇粘连，即形成不完全唇裂。唇粘连可以产生矫治力抑制前唇前颌骨向前生长的趋势，并能使前颌骨获得一个与外侧唇瓣个更为匹配的位置。

决定一期还是两期修复唇裂，主要在于手术医生的经验。二期手术时，中间唇瓣获得更好的血供，并能分别在双侧使用 Millard 旋转推进法修复唇裂。但是二期手术可能造成双侧唇不对称，也不能使双侧口轮匝肌穿过前唇对位缝合。Millard[35] 在 1977 年描述了一期修复双侧唇裂的方法，该方法不仅仅修复唇裂并且利用手术瘢痕模拟人中嵴。一期唇裂修复术可最大程度获得上唇对称性，并使口轮匝肌重新分布进入前唇。唇部口轮匝肌的完整性可以提高术后唇的美观，降低唇双侧垂直切口的张力[36]。

双侧唇裂手术要点

测量与设计

这一部分将阐述双侧唇裂的特点以及一期唇裂修复术的手术技巧。首先，标记前唇（p 瓣）

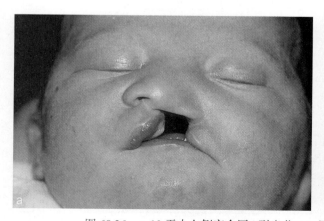
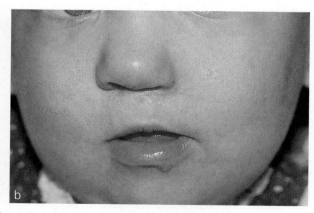

图 68.26　a. 10 天大左侧完全唇 / 裂患儿；b. 同一患儿在 3 个月大时接受 Millard 法修复上唇

唇红缘中线点，以中点两侧 1.5~2 mm 为唇峰的宽度（术后人中宽度为 3~4 mm），人中随着年龄的增加会增长。唇峰点垂直向上画切口线至靠近鼻小柱基底。画标记线于前唇两侧唇红缘，两侧唇瓣被定义为交叉瓣（f 瓣），术中可向外侧旋转修补鼻基部或者二期修复时延长鼻小柱长度。

然后，设计裂隙两侧上唇的唇瓣，使其长度接近前唇。唇红缘的切口线从黏膜由厚变薄处开始标记。两侧唇红黏膜瓣（m 瓣）与单侧唇裂修复术设计相似（图 68.29）。唇红黏膜下切口由唇红黏膜瓣延伸而来，用于将 m 瓣于唇颊复合体上分离。

切开与转瓣

前唇瓣切开分离，其下方基底部的前唇黏膜在前唇瓣下方缝合于前颌突粘骨膜处，形成前唇前庭沟。交叉瓣（f 瓣）切开后，外旋至外侧鼻底。两侧唇红黏膜瓣反向小心切至鼻底后分离（图 68.30）。侧唇黏膜切口向口内延伸，在上颌骨浅面将唇—颊复合体分离，注意仔细保护眶下神经血管束。异常分布的口轮匝肌需完全从梨状孔边缘分离。最后，侧唇滑行推进瓣（a 瓣）下方的口轮匝肌肌纤维与皮肤小心分开。异位的外侧鼻翼软骨、中间的鼻小柱软骨从皮肤包裹中松解。

鼻底修复及鼻翼基底宽度的恢复

用 5-0 铬肠线将两侧的唇红瓣黏膜与前唇黏膜缝合。交叉瓣向外侧旋转，参与鼻底的关闭，或者将其修除。松解鼻腔黏膜可以帮助获得更好的鼻孔对称性。鼻翼宽度使用 4-0 单股可吸收线进行确定。极少时候，由于患儿年纪较大，前颌骨前移与唇瓣距离较远，而无法缝合，腭裂修复时可行犁骨截骨并后退前唇[37]。

口轮匝肌的修复

口轮匝肌需越过前颌骨重新复位，形成一个完整的肌环，并防止因为肌肉收缩时鼻翼基底部下移。在唇红—皮肤交界处的缝合（4-0 长单股可吸收线）比较重要，因为这是恢复对称的垂直高度以及唇红丰满度的关键。通过 2~3 处水平向肌肉缝合，尽量重建口轮匝肌环。

皮肤缝合

当黏膜和肌肉基本缝合完成，将前唇与两侧上唇的唇红用 6-0 单股丝线缝合形成接近正常的唇弓形态（图 68.31）。很多时候，在双侧唇瓣的唇红缘做一个向外回切口十分有用。除了唇的垂直高度和水平宽度的对称性的恢复，还需要考虑恢复唇的丰满度（图 68.32）。在唇红黏膜处做"Z"形交叉瓣可防止出现上唇黏膜中央口哨样畸形。

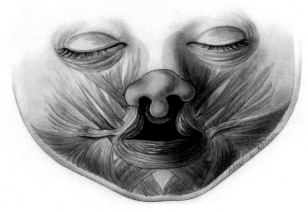

图 68.27　双侧唇裂异常肌纤维走形及附着

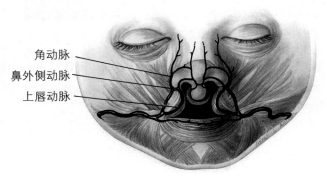

角动脉
鼻外侧动脉
上唇动脉

图 68.28　双侧唇裂异常时血供

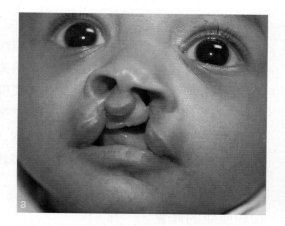

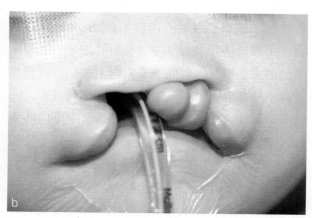

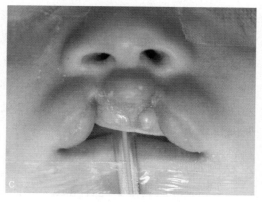

图 68.29　a. 双侧完全唇裂，左侧牙槽突裂腭裂的 4 月大患儿。可以观察到鼻翼基底部不对称，较大的前唇；b. 3 个月大双侧唇裂患儿术中照片，患儿出现前颌骨的旋转；c. 双侧不完全唇裂患儿术中照片，患儿前唇短小，但是鼻翼基底宽度基本正常

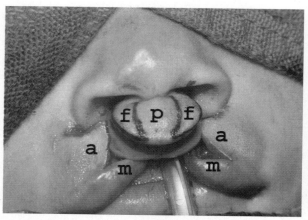

图 68.30　唇裂术中，p 为前唇瓣，f 为交叉瓣。两侧上唇推进瓣为 a，黏膜瓣为 m，二者均已游离。前唇瓣和推进瓣的垂直高度相等（引自 Sykes JM, Tollefson TT. Management of the cleft lip deformity. Facial Plast Surg Clin N Am 2005;13:157–167.）

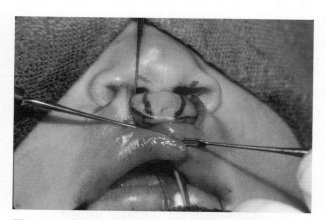

图 68.31　术中照片：在前唇瓣之前推进黏膜瓣。肌纤维在前颌骨前方缝合的。这样可以降低皮肤缝合张力，并形成口轮匝肌环（引自 Sykes JM, Tollefson TT. Management of the cleft lip deformity. Facial Plast Surg Clin N Am 2005;13:157–167.）

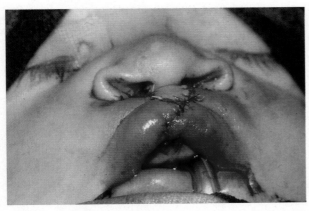

图 68.32 唇裂修复切口缝合完成，鼻翼下外侧软骨固定之前的术中照片（引自 Sykes JM, Tollefson TT. Management of the cleft lip deformity. Facial Plast Surg Clin N Am 2005;13:157–167.）

表 68.7 腭裂修复术的原则

减少创口张力
无创伤原则
双层修补（口腔侧和鼻腔侧）
恢复软腭肌肉位置

表 68.8 腭裂修复手术方法选择

腭裂类型	手术方法
单侧完全性腭裂	两瓣法
双侧完全性腭裂	两瓣法（加犁骨瓣）
完全性继发腭裂	三瓣法
软腭裂	双侧反向 Z 改形
黏膜下裂	双侧反向 Z 改形

鼻成形术

鼻尖皮肤与软骨的分离应在唇切口缝合之前，使下外侧的鼻翼软骨结构得以重新复位。唇部缝合完成后，在鼻翼处用 4-0 不可吸收线做 2~4 个贯穿缝合以此打包固定鼻翼软骨，恢复鼻小柱的高度，将在后期手术中通过"V–Y"缝合（Bardach），或者交叉样瓣的插入得到实现。一些手术医生喜欢在腭裂手术进行此项修复。

腭裂修复术

腭裂修复术的目的是协助恢复正常发音以及阻止因为腭裂导致的口鼻反流。为了达到这些目的：①充分皮瓣游离，减少创口张力；②无创伤技术降低对皮瓣血管的损伤；③双层缝合口腔、鼻腔侧黏膜，减少瘘孔发生概率；④恢复软腭肌肉的连续性，改善腭咽闭合（表 68.7）。

为了最大限度增加腭瓣的血供，在游离和旋转皮瓣时应注意无创原则。避免使用组织钳夹持黏骨膜瓣，不使用单凝电刀。尽管不同的腭裂需要设计不同的黏骨膜瓣，但是手术的设计原则不变。腭裂修补相关术式归纳在表 68.8。

Von Langenbeck 腭裂修补术

在 19 世纪的早期，Dieffenbach、Warren 和 Von Langenbeck 提出了双蒂黏骨膜瓣修复硬腭的方法（图 68.33），后来经常被称为 Langenbeck 法。该方法需要切口在裂隙的边缘（内侧）和靠近牙槽突嵴侧（外侧）（图 68.34）。骨膜下剥离腭瓣使其松解游离可滑行，呈吊桥状。这一项技术涵盖了包括双层缝合修补和充分游离皮瓣减少张力在内的若干腭裂修补术的重要原则。鼻黏膜和口腔黏膜的分层缝合较单层缝合出现腭瘘的概率明显降低。如果口腔或者鼻黏膜出现破损，由于另一层黏膜完整，因此并不会出现腭瘘。

尽管 Von Langenbeck 的技术在大多数腭裂修复中获得了良好的效果，但是仍然具有明显的不足——不能直视下观察腭瓣血管蒂，影响手术视野，不适用于所有腭裂。腭大血管位于上颌第二磨牙腭侧 1 cm 处。看到这一血管蒂可以充分游离组织瓣，减少宽大腭裂缝合口的张力。因此，大部分手术医生选择将内侧和外侧切口连接，将双蒂瓣转换为两个蒂在后的单蒂瓣。无论三瓣（不完全裂）还是双瓣（完全裂）修复都能直视血管蒂，增加组织瓣的可移动度，减少了切口缝合张力。

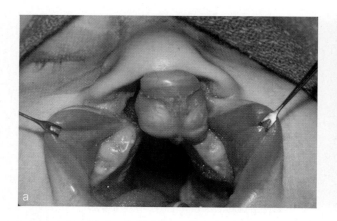

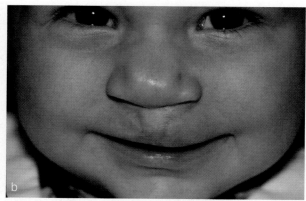

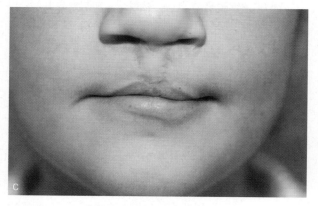

图 68.33　a. 双侧唇腭裂的 3 个月大患儿术中照片；b. 同一患儿术后 8 个月；c. 同一患儿术后 10 年（引自 Sykes JM, Tollefson TT. Management of the cleft lip deformity. Facial Plast Surg Clin N Am 2005;13:157–167.）

三瓣腭裂修复术

三瓣腭裂修复术用于修补继发性腭裂（腭裂发生于切牙孔之后）[42, 43]。腭裂的内侧切口与双蒂瓣相同，外侧切口靠近牙冠，向后绕过上颌结节。内侧和外侧切口在尖牙前端水平由一斜行向外切口相连。前方的斜行切口使两侧的组织瓣转换为后部单蒂瓣（图 68.35）。

包含腭大动脉血管蒂的腭瓣于骨膜下水平剥离。排列紊乱的软腭部肌肉从硬腭的后端分离、松解。这样能够将腭咽肌肉由原斜行转变为更符合生理的横向走形[44]。鼻腔黏膜从腭板由内向外侧剥离，使其可以充分移动对拉关闭裂隙。

腭裂缝合分层进行，首先缝合鼻腔黏膜，然后复位软腭肌肉并缝合，最后缝合硬腭表面的口腔侧黏膜。肌肉层的缝合可以减轻中线切口张力。口腔侧黏膜通过直接缝合或垂直褥式缝合交替进行（图 68.35b）。行腭部贯通性缝合确保口腔侧黏膜和鼻侧黏膜贴合，避免死腔及血肿的形成。

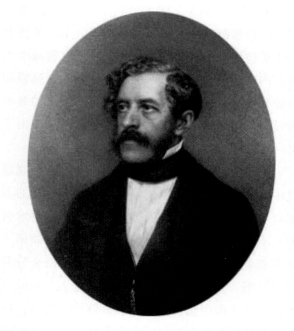

图 68.34　Bernhard Rudolf Konrad von Langenbeck（1810—1887）照片

两瓣腭裂修复术

两瓣腭裂修复术主要用于修复完全性腭裂（原发腭、继发腭均累及）。改良两瓣腭裂修复术可用于治疗单侧和双侧腭裂。单侧完全性腭裂，内侧切口延裂隙边缘至牙槽突裂（图68.36a）。这些内侧切口与外侧的弧形切口相连，形成两个以后部为蒂的腭瓣。

小心分离黏骨膜瓣，暴露、分离神经血管蒂（图68.36b）。松弛切口位于蒂后方腭帆张肌与翼内肌之间的筋膜间隙，使腭瓣充分游离，分离

血管蒂两侧的软组织应在血管蒂分叉之前并且动作轻柔。

用镊子牵拉两侧腭瓣边缘向中线，确认是否获得足够游离度以达到无张力缝合。当腭瓣充分游离后，从鼻底黏膜开始分层缝合。重建腭帆提肌修复软腭[45, 46]。可以观察到异常的腭帆张肌和腭帆提肌肌纤维斜向上进入硬腭末端，小心切开这些肌纤维后，重新将其向中线定位，间断缝合，减轻切口张力。接下来关闭口腔侧硬腭黏膜，并辅以贯穿缝合。完全腭裂患者除前方的牙槽突裂外均获得了修复。

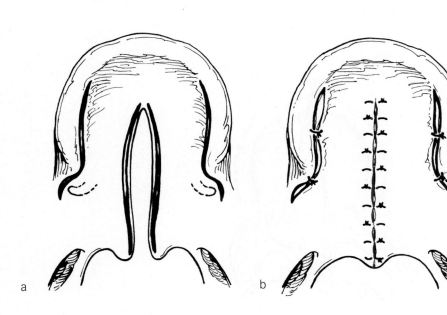

图68.35 a.von Langenbeck 腭裂修补术；b. 缝合后

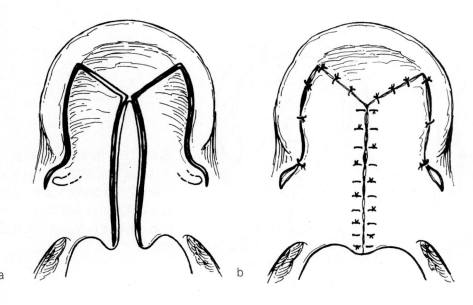

图68.36 a.三瓣法切口；b. 缝合后

Furlow 法腭裂修复术

双侧反向 Z 改形腭裂修复术，1978 年由 Furlow[47, 48] 提出。该技术通过口腔、鼻腔两个方向相反的 Z 形黏膜瓣精巧修复了黏膜下裂和软腭裂，以达到延长软腭，重建软腭肌肉联系的目的。

双侧反向 Z 成形中央切口位于软腭裂瓣的边缘（图 68.37）。如果此项技术用于黏膜下裂，需沿中线切开软腭全程形成软腭裂。一侧切口由裂隙边缘斜向翼钩。该蒂在后的软腭瓣包含黏膜、肌肉（图 68.38a，b）。对侧切口从口腔黏膜的悬雍垂向同侧翼钩。此瓣不包含软腭肌肉。

鼻腔侧做口腔黏膜切口的镜像切口，形成两个鼻侧三角瓣。软腭的解剖对口鼻侧瓣的切开、游离、转位十分重要。腭帆提肌紧贴鼻侧（而非口腔侧）黏膜，因而将这些肌肉从鼻黏膜分离较为困难（图 68.39）。根据这一点，右利手的医生在患者的左侧或者对侧更容易将软腭肌肉从鼻黏膜分离，左利手医生则可镜像改变切口和翻瓣。在分离口、鼻侧瓣后，4 个瓣的转位完成。鼻瓣首先转移并缝合。然后重新定位软腭肌肉，并用 4-0 可吸收线缝合，最后缝合口腔侧瓣（图 68.40）。Furlow 技术的优点是口腔和鼻腔侧缝线不会互相重叠，减少了瘘孔的可能。

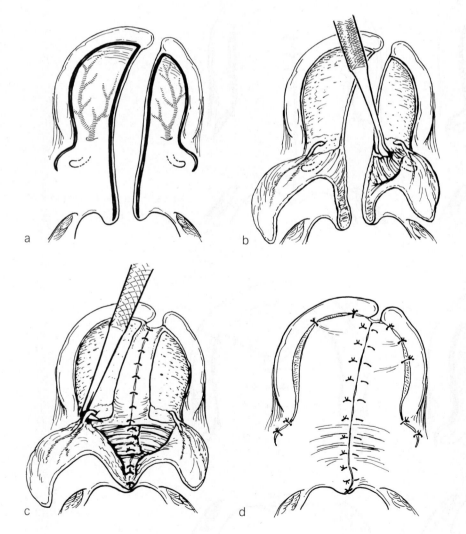

图 68.37　a.两瓣法修复单侧完全唇裂切口示意图；b.骨膜下水平翻瓣，分离双侧腭大血管；c.腭大血管后方 Ernst 间隙组织进一步松解；d.修复口腔黏膜和恢复肌肉走形

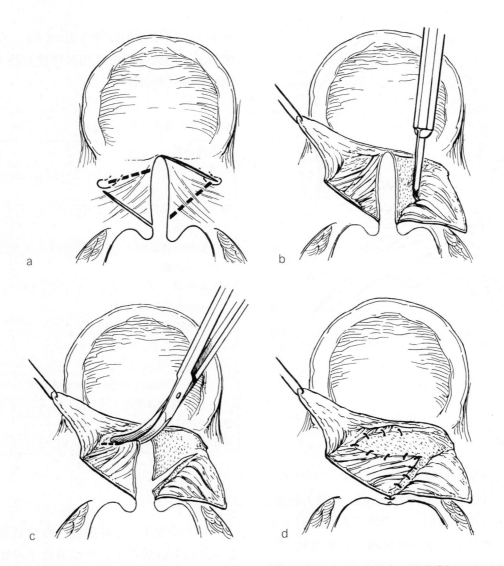

图 68.38　a. Furlow 腭裂修补（双侧反向 Z 瓣改形）术。虚线为鼻黏膜的切口，实现为口腔黏膜切口；b. 双侧口腔黏膜翻瓣。患者的左侧瓣的翻瓣层次在肌肉的下方（该口腔瓣包含口腔黏膜和腭部肌肉）。右侧瓣近包含黏膜；c. 弯剪剪开鼻侧；d. 缝合鼻侧黏膜和腭肌

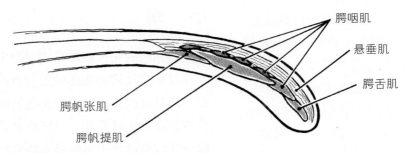

图 68.39　软腭肌肉矢状向示意图：软腭肌肉更靠近鼻黏膜而非口腔黏膜位置侧面示意图

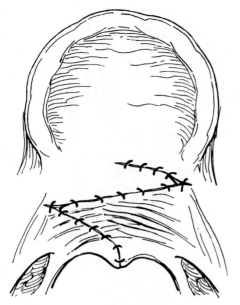

图 68.40 双侧反向 Z 改形瓣（Furlow 腭成形术）口腔黏膜缝合后

二次手术

初次的唇腭裂修复术后常常需要二次手术进一步修整。发育不良、异位的瘢痕、无张力唇瓣、黏膜切迹（口哨样畸形）、腭瘘孔都是我们不希望发生的一些结果。继发性唇畸形较为常见，可以用直线法的软组织修复（如瘢痕修复术）。腭瘘临床治疗难度更大。作为初次腭裂手术的术后并发症，腭瘘发生率达 5%~10%，甚至有文献报道其发生率超过 20%[49-54]。瘘孔的大小、解剖位置、相关症状进行详细的描述。Pittsburgh 通过瘘孔的解剖位置对腭瘘进行有效的分类。50% 的瘘孔并没有明显症状，但是可以造成口鼻反流、鼻音、口腔异味、舌运动异常所带来的关节障碍。腭瘘的发生与手术医生的经验与手术方法有关，当然初次腭裂修补时腭部裂隙的大小、腭板坏死（血管蒂的损伤）、一期腭裂修补术围术期上呼吸道感染，Treacher Collins 综合征等也是腭瘘发生的病因[51, 52, 56~58]。

腭瘘需要手术治疗。修复方法包括局部黏骨膜瓣修复，两瓣腭裂修复术，游离皮瓣瓣移植（成

年人），堵塞器治疗等（表 68.9）。尽量避免单层修复，因此常同时采用多项修复技术，例如半侧腭瓣翻转修补。

表 68.9 腭瘘修补方法的选择

局部瓣修复
滑行瓣
旋转瓣
组织瓣移植修复
颊黏膜瓣
颊黏膜肌组织瓣
唇肌黏膜瓣
下鼻甲瓣
带面动脉的黏膜肌瓣
舌背黏膜肌瓣
二次腭裂修复术
两瓣法
改良 V-Y Veau Wardill Killner 修复术
Furlow 腭裂修复术
游离皮瓣修复术
堵塞治疗

对于并发症，最好的解决方法是预防。腭裂手术经验丰富的医生、严格遵循手术规范、无张力双侧缝合、犁骨瓣的使用、无细胞皮、术后正确的护理可以防止腭瘘的发生。避免使用吸引、口插管、注射器喂食、不正确的口内操作。术后两周建议流质饮食。

小　结

唇和腭的先天畸形给患者带来种种不便，并不仅仅影响他们的面部外形和口颌功能。毋庸置疑，修复这些异常可以改善他们的社会生活，帮助他们正常生长发育。对已有术式的了解、恰当的治疗时机以及丰富的手术经验将使患者获得最好的结果。

参考文献

1. Capone RB, Sykes JM. The Cleft and Craniofacial Team: the whole is greater than the sum of its parts. Facial Plast Surg 2007;23(2):83–86

2. Enlow DH. Facial Growth. 3rd ed. Philadelphia: WB Saunders; 1990:316–334

3. McCarthy JG. Plastic Surgery: Cleft Lip and Palate and Craniofacial Anomalies. Vol 4. Philadelphia: WB Saunders; 1990:2515–2552

4. Gaare JD, Langman J. Fusion of nasal swellings in the mouse embryo: surface coat and initial contact. Am J Anat 1977; 150:461

5. MengL, Bian Z, Torensma R, Von den Hoff JW. Biological Mechanisms in palatogenesis and cleft palate. J Dent Res 2009; 88(1): 22–33

6. Ferguson MW. The mechanism of palatal shelf elevation and the pathogenesis of cleft palate. Virchows Arch A Pathol Anat Histol 1977;375(2):97–113

7. Gorlin RJ, Pindborg J, Cohen MM. Syndromes of the Head and Neck. New York: McGraw–Hill; 1976

8. Murray JC, Schutte BC. Cleft Palate: players pathways, and pursuits. J Clin Invest 2004;113(12):1676–1678

9. Sykes JM, Senders CW. Pathologic anatomy of cleft lip, palate, and nasal deformities. In: Meyers AD, ed. Biological Basis of Facial Plastic Surgery. New York: Thieme; 1993:57

10. Habel A, Elhadi N, Somerlad B, Powell J. Delayed deteciton of cleft palate: an audit of newborn examination. Arch Dis Child 2006;91(3):328–340

11. Gosain AK, Conley SF, Marks S, Larson DL. Submucous cleft palate: diagnostic methods and outcomes of surgical treatment. Plast Reconstr Surg 1996;97(7):1497–1509

12. Stark RB. Pathogenesis of harelip and cleft palate. Plast Reconstr Surg 1954;13:20

13. Sykes JM, Senders CW. Cleft palate. In: Practical Pediatric Otolaryngology. Philadelphia: Lippincott–Raven; 1999:809

14. Colletti V, Carner M, Miorelli V, Guida M, Colletti L, Fiorino FG. Cochlear implantation at under 12 months: report on 10 patients. Laryngoscope 2005;115:445

15. Waltzman SB, Roland JT Jr. Cochlear implantation in children younger than 12 months. Pediatrics 2005;116:4

16. Goldstein NA, Roland JT Jr, Sculerati N. Complications of tympanostomy tubes in an inner city clinic population. Int J Pediatr Otorhinolaryngol 1996;34:87–99

17. Millard D. Bilateral and Rare Deformities. 2nd ed. Boston: Little Brown; 1977

18. McNeil C. Orthodontic procedures in the treatment of congenital cleft palate. Dent Records 1950;70:126–132

19. Grayson BH, Cutting C, Wood R. Preoperative columella lengthening in bilateral cleft–lip and palate. Plast Reconstr Surg 1993; 92:1422–1423

20. Millard DR Jr. Cleft Craft: The Evolution of Its Surgery, the Unilateral Deformity. Vol 1. Boston: Little, Brown; 1976:19–40

21. Barkitt AN, Lightoller GH. The facial musculature of the Australian aboriginal. J Anat 1927;62:33–57

22. Latham RA, Deaton TG. The structural basis of the philtrum and the contour of the vermilion border: a study of the musculature of the upper lip. J Anat 1976;121:151

23. Fara M, Chlumska A, Hrivnakova J. Musculus orbicularis oris in incomplete hare–lip. Acta Chir Plast 1965;7:125–132

24. Tennison CW. The repair of unilateral cleft lip by the stencil method. Plast Reconstr Surg 1952;9:115

25. Skoog T. A design for the repair of unilateral cleft lips. Am J Surg 1958;95:223–226

26. Randall P. A triangular flap operation for the primary repair of unilateral clefts of the lip. Plast Reconstr Surg 1959;31:95

27. Demke JC, Tatum SA. Analysis and evolution of rotation principles in unilateral cleft lip repair. Journal Plast Reconstr Aesth Surg 2011;64:313–318

28. LeMesurier AB. A method of cutting and suturing the lip in the treatment of complete unilateral clefts. Plast Reconstr Surg 1949;4:1

29. Millard DR Jr. A primary camouflage of the unilateral harelook. Transactions of the First International Congress of Plastic Surgery, Stockholm, Sweden, 1957

30. Ness JA, Sykes JM. Basics of Millard rotation: advancement technique for repair of the unilateral cleft lip deformity. Facial Plast Surg 1993;9:167

31. Mullen TF. The developmental anatomy and surgical significance of the orbicularis oris. West J Med Surg 1932;20:134–141

32. Lee FC. Orbicularis oris muscle in double hare–lip. Arch Surg 1946;53:409

33. Murthy PS, Deshmukh S, et al. Presurgical nasoalveolar molding: changing paradigms in early cleft lip and palate rehabilitation. J Int Oral Health 2013;5(2):70–80

34. Seibert RW. Lip adhesion. Facial Plast Surg 1993;9:188

35. Millard DR. Adaptation of rotation–advancement principle in bilateral cleft lip. In: Wallace AB, ed. Transactions of the International Society of Plastic Surgeons, 2nd Congress, London, 1959. Edinburgh: Livingston; 1960:50–57

36. Schultz LW. Bilateral cleft lips. Plast Reconstr Surg 1946; 1:338

37. Narayanan RK, Hussain SA, Murukesan S, Murthy J. Synchronous palatal closure and premaxillary setback in older children with bilateral complete cleft of lip and palate. Plast Reconstr Surg 2006;117(2):527–531

38. Dieffenbach JF. Beitrage zur Gaumennath. Lit Ann Heilk 1928;10:322

39. Warren JC. On an operation for the cure of natural fissures of the soft palate. Am J Med Sci 1828;3:1

40. Warren JM. Operations for fissures of the soft and hard palate (palatoplastie). N Engl J Med 1843;1:538

41. von Langenbeck B. Operation der angebornen totalen Spaltung des harten Gaumens nach einer neuer Methode. Dtsch Klin 1861;3:321

42. Wardill WEM. Techniques of operation for cleft palate. Br J Surg 1937;25:117–130

43. Kilner TP. Cleft lip and palate repair technique. St. Thomas Hosp Rep 1937;2:127

44. Kriens O. Fundamental anatomic findings for an intravelar veloplasty. Cleft Palate J 1970;7:27–36

45. Brown AS, Cohen MA, Randall P. Levator muscle reconstruction: Does it make a difference? Plast Reconstr Surg 1983;72(1):1–8

46. Kriens OB. Fundamental anatomic findings for an intravelar veloplasty. Cleft Palate J 1970;7:27–36

47. Furlow LT Jr. Double-reversing Z-Plasty for cleft palate. In: Millard DR Jr, ed. Cleft Craft, Alveolar, and Palatal Deformities. Vol 3. Boston: Little, Brown and Co., 1980:519

48. Furlow LT Jr. Cleft palate repair by double-opposing Z-plasty. Plast Reconstr Surg 1986;78:724

49. Muzaffar AR et al. Incidence of cleft palate fistula: an institutional experience with two stage palatal repair. Plast Reconstr Surg 2001;108(6):1515–1518

50. Eberlinc A, Kozelj V. Incidence of residual oronasal fistulas: a 20-year experience. Cleft Palate Craniofac J 2012; 49(6):643–648

51. Andersson EM, Sandvik L, Semb G, Abyholm F. Palatal fistulas after primary repair of clefts of the secondary palate. Scand J Plast Reconstr Surg Hand Surg 2008;42(6):296–299

52. Emory RE Jr, Clay RP, Bite U, Jackson IT. Fistual formation and repair after palatal closure: an institutional perspective. Plast Reconstr Surg 1997;99(6):1535–1538

53. Murthy AS, Parikh PM, et al. Fistula after 2-flap palatoplasty: a 20-year review. Ann Plast Surg 2009;63(6):632–635

54. Cohen SR, Kalinowski J, LaRossa D. Randall P. Cleft palate fistulas: a multivariate statistical analysis of prevalence, etiology, and surgical management. Plast Reconstr Surg 1991;87(6): 1041–1047

55. Smith DM, Vecchione L, Jiang S, et al. The Pittsburgh Fistula Classification System: a standardized scheme for the description of palatal fistulas. Cleft Palate Craniofac J 2007; 44(6): 590–594

56. Landheer JA, Breugem CC, van der Molen AB. Fistula incidence and predictors of fistula occurrence after cleft palate repair: twostage closure versus one-stage closure. Cleft Palate Craniofac J 2010;47(6):623–630

57. Bresnick S, Walker J, Clarke-Sheehan N, Reinisch J. Increased fistula risk following palatoplasty in Treacher Collins syndrome. Cleft Palate Craniofac J 2003;40(3):280–283

58. Mahoney MH, Swan MC, Fisher DM. Prospective analysis of presurgical risk factors for outcomes in primary palatoplasty. Plast Reconstr Surg 2013;132(1):165–171

69

唇裂鼻整形

作者：John R. Coleman Jr.，Julie A. Ames，Jonathan M. Sykes

翻译：孙　昊　　审校：王旭东

引　言

唇裂鼻畸形的修复重建一直是面部整形外科医生所面临的挑战。唇裂鼻畸形是鼻部解剖结构上复杂的、三维方向上的改变，涉及鼻部所有组织的缺损，包括皮肤、软骨、前庭衬里和骨。鼻畸形的程度随着上唇畸形的程度而有所不同；可为单侧或双侧，可能轻度或完全性[1]。20世纪关于唇裂整形的文献报告量巨大，也从侧面说明了唇裂鼻整形的难度及面临的困境[2]。

本章的目的是提供给读者唇裂鼻畸形发生的病理生理基础，探讨修复重建的时机，着重强调现有的修复鼻畸形技术的选择。

唇裂鼻畸形的病理生理学

理　论

唇裂鼻畸形的确切病因尚不清楚。目前常被引用的有两种理论：一种是内在缺陷理论，另一种是外部压力理论。最可能的病因是两种理论兼而有之。

Veau 提出唇裂鼻畸形是上唇及上颌骨部位间充质发育不足导致的[3]。这引起上颌骨发育不足和梨状孔边缘、鼻翼基底的骨缺失，造成梨状孔边缘和鼻翼基底向外侧移位。鼻翼基底位置的异常是整个畸形的核心。其他学者还将下外侧软骨的发育不足或畸形归因于此[4, 5]。但 Park 等[6]对此观点提出异议，他们在 35 例患者（年龄 6~40 岁）鼻整形时对下外侧软骨充分解剖并做直接测量，发现裂隙侧的下外侧软骨与正常侧相比，在脚间、中间和远端部分的厚度、最宽点的宽度和软骨整体长度上没有差异。

外部压力理论认为韧带和肌肉的异常止点增加了软骨和软组织的塑形拉力。Latham[7, 8]认为鼻中隔前颌韧带在单侧唇裂鼻畸形的发生中起了重要作用。此韧带将鼻中隔前部限制于前颌。由于在唇裂状态下前颌与外侧上颌骨分离，这两个生长中心均受累。鼻中隔前颌韧带在非裂隙侧对鼻中隔尾部和鼻小柱的拉力缺乏拮抗，使其向非裂隙侧偏移。此外，生长中心的分离使裂隙侧上颌骨位置更向后，增加了下外侧软骨的紧张度。口轮匝肌连续性中断及异常止点又施加了额外的外部压力[9, 10]。在单侧唇裂畸形的非裂隙侧，口轮匝肌止点止于鼻小柱，进而将鼻小柱及鼻中隔软骨前部向非裂隙侧牵拉；在裂隙侧，口轮匝肌止点止于鼻翼基底，进而向鼻翼基底的侧方牵拉。对 12 例 3 个月大的单侧唇裂患儿的三维 CT 扫描证实了与鼻翼基底不对称相关的 4 个有显著意义的发现，这些发现都能用上述的外部压力理论来解释：鼻小柱向正常侧移位，裂隙侧的鼻翼基底比正常侧下陷，距离中线较正常侧远，裂隙侧的梨状孔缘比正常侧低[11]。最后，Fisher 和 Mann[12]用折纸模型复制三维唇裂鼻畸形。他们的模型强调了下外侧软骨和梨状孔边缘在发育过程中受外力的作用后对鼻下外侧软骨和鼻翼缘的影响。

同样的理论也适用于解释双侧唇裂鼻畸形的发生。内在缺陷理论认为上唇和上颌骨的发育缺陷引起鼻翼基底向后外侧移位，但对鼻小柱的对称性影响不大。另一方面，外部压力理论可以解释鼻中隔前颌韧带的止点双侧对称，因此不造成鼻中隔前部和鼻小柱单位的偏斜。口轮匝肌止点止于双侧鼻翼基底使鼻变宽及下外侧软骨平坦。

唇裂鼻畸形的特征

尽管唇裂鼻畸形的发生机制仍不完全清楚，但其畸形的特征已得到清晰的阐述。唇裂鼻畸形源自鼻基底组织的发育缺陷，其与上颌骨发育不良相关，继而受外在压力，以及外科修复及发育过程的影响。下面的讨论将介绍单侧和双侧唇裂鼻畸形，并将鼻分为三部分分别描述其畸形特征和修复方法。

单侧唇裂鼻畸形—下 1/3（表 69.1）

下 1/3 是唇裂鼻畸形的主要部位。与正常鼻相比，唇裂鼻畸形的改变见于鼻尖、鼻中隔和外侧鼻阀。鼻尖指由鼻翼基底、鼻小柱和下外侧软骨构成的亚单位。鼻小柱和鼻翼基底的位置对下外侧软骨产生扭曲的压力，从而影响整个畸形的发生（图 69.1）。鼻小柱复合区由下外侧软骨内侧脚、鼻中隔尾部和软组织构成，其向健侧偏曲（图 69.2）。虽然裂隙侧的下外侧软骨整体长度与健侧一样，但其内侧脚缩短，外侧脚延长，进而使穹隆的角度更钝。另外下外侧软骨外侧脚长度的增加使穹隆扁平，裂隙侧鼻孔和鼻底增宽。与健侧相比，裂隙侧的鼻翼基底向后、下、外侧移位。这些变化改变了整个鼻尖的三维形态。

由于口轮匝肌和鼻中隔前上颌骨韧带缺乏相应的拮抗力，鼻中隔尾部向健侧鼻道偏斜（图 69.3）。再向后，缺乏这些附着对鼻中隔软骨中、后部分的支持会导致鼻中隔向裂隙侧鼻道凸起[4]。此外，Crockett 和 Bumsted[13] 对 140 例唇裂患者的鼻中隔研究后发现 80% 的患者骨性鼻中隔偏向裂隙侧。因此，单侧唇裂畸形时，裂隙侧和健侧的鼻道均受累。

外侧鼻阀由鼻小柱、下外侧软骨、鼻翼和鼻底的相互关系决定。单侧唇裂鼻畸形时，外侧鼻阀受两个相关因素的影响：鼻翼内翻和鼻前庭扁平。裂隙侧鼻翼的内翻是下外侧软骨向后下旋转

表 69.1　单侧鼻唇裂畸形的特点

下 1/3
鼻尖
向健侧移位
鼻小柱偏向健侧
裂隙侧下外侧软骨的外侧牵张力，使得外侧脚延长，内侧脚缩短；使鼻穹隆变钝
裂隙侧鼻翼基底向下、外、后方移位
裂隙侧鼻底常缺失
鼻孔于水平位增宽
鼻中隔
尾部鼻中隔向健侧移位
软骨、骨性鼻中隔向裂隙侧移位
外鼻阀
下外侧软骨内翻和鼻前庭宽大相互作用，降低了其功能
中 1/3
上外侧软骨
裂隙侧缺乏支撑，在深吸气时可导致弯曲或塌陷
上外侧软骨和下外侧软骨的关系异常
内鼻阀
常因上外侧软骨的支撑减弱和鼻中隔位移，降低了其功能
上 1/3
鼻背增宽
骨性异常
裂隙侧骨性缺损

的结果，而旋转力来自鼻小柱和鼻翼位置对软骨的扭曲作用力[14]。内翻导致鼻翼褶皱、增厚，与手术瘢痕一起造成鼻前庭增宽。梨状孔边缘向后外侧移位和下外侧软骨内翻会形成斜行皱褶。此处凸起影响气流并改变上外侧软骨和下外侧软骨的关系。

单侧唇裂鼻畸形—中 1/3

唇裂鼻畸形中 1/3 的特征可以用与上外侧软骨和内侧鼻阀的相关变化来描述。在裂隙侧上外侧软骨与下外侧软骨的接触有限，是边对边的关系，而不是健侧典型的瓦合关系[13]。上述两个因素导致上外侧软骨的支撑性下降，深吸气时上

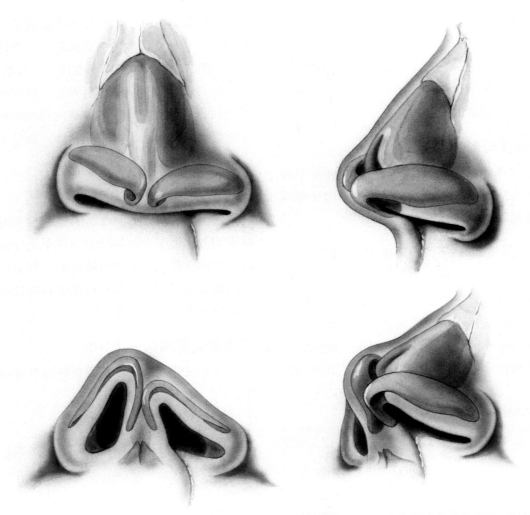

图 69.1　继发性单侧唇裂鼻畸形的多面观（前后侧、外侧、基底、斜位）。　注意鼻翼基底部典型的向下外侧和后侧移位（引自 Sykes JM Senders CW, Wang TD, Cook TA. Use of the open approach for repair of secondary cleft lip nasal deformity. Fac Plast Surg N Am 1993;1:111-126. 准许转载）

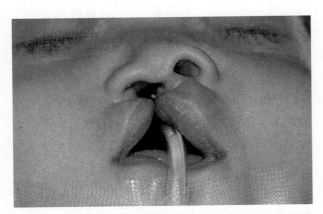

图 69.2　原发性单侧唇裂畸形的基底观，显示小柱向健侧偏移，鼻底宽大，鼻翼基部移位，以及变薄。下外侧软骨平坦

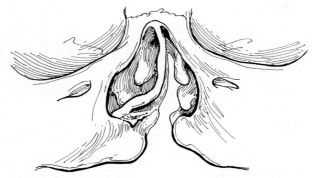

图 69.3　鼻中隔尾部的冠状位，显示鼻中隔向健侧偏斜，并向裂隙侧鼻道凸起（引自 Jablon JH, Sykes JM. Nasal airway problems in the cleft lip population. Fac Plast Surg Clin N Am 1999;7:391-403. 准许转载）

外侧软骨塌陷。内鼻阀由上外侧软骨、鼻中隔和下鼻甲的相互关系构成。唇裂鼻畸形时，在内鼻阀处鼻中隔凸向裂隙侧，上外侧软骨支撑薄弱，造成吸气时软骨呈弓样或塌陷。因此，内鼻阀可显著影响裂隙侧鼻道的通畅。

单侧唇裂鼻畸形—上 1/3

虽然在单侧唇裂鼻畸形中上 1/3 的畸形不典型，为了突出整个鼻的外观，鼻整形术时通常减少其骨性宽度。

双侧唇裂鼻畸形—下 1/3（表 69.2）

与单侧唇裂鼻畸形相同，双侧畸形的主要特征表现于下 1/3 周围（图 69.4）。双侧完全性唇裂鼻畸形的鼻尖居于中线。如果一侧唇裂较对侧严重，那么短小的鼻小柱向裂隙轻的一侧倾斜，并将鼻尖向同一方向牵拉（图 69.5）。下外侧软

表 69.2　双侧唇裂鼻畸形的特点

下 1/3
鼻尖
如有不对称，向唇裂较轻一侧偏斜
鼻小柱短小，如有不对称，向唇裂较轻一侧偏斜
裂隙侧的下外侧软骨的外侧牵张力，使得外侧脚延长，内侧脚缩短；同样使鼻穹隆变钝
内侧脚张开，形成一个不成形、分裂的鼻尖
鼻翼基底向下、外、后方移位
鼻孔于水平位增宽
鼻中隔
如有不对称，向唇裂较轻一侧偏斜
外鼻阀
下外侧软骨内翻和鼻前庭宽大相互作用，降低了其功能
中 1/3
上外侧软骨
裂隙侧缺乏支撑，在深吸气时可导致弯曲或塌陷
上外侧软骨和下外侧软骨的关系异常
内鼻阀
常因上外侧软骨的支撑减弱，降低了其功能
上 1/3
鼻背增宽
骨性异常
两侧骨性缺损

骨的内侧脚短，外侧脚长。下外侧软骨的穹隆平展倾斜，并且使鼻尖失去正常轮廓，常伴有鼻尖分离（图 69.6）。鼻穹隆角变钝。鼻翼基底向下、外、后方向移位，造成鼻翼外展，鼻孔增宽。下外侧软骨的紧张度导致鼻前庭内翻和增宽。双侧完全性唇裂鼻畸形的鼻中隔对称，如果不对称存在则鼻中隔偏向受累较轻的一侧。

双侧唇裂鼻畸形—中 1/3

双侧唇裂鼻畸形中 1/3 的特征与单纯唇裂鼻畸形类似。由于上外侧软骨支撑不足导致深吸气时上外侧软骨呈弓形并可能塌陷。但是，由于鼻中隔通常居于中线，其对内侧鼻阀的影响没有单纯唇裂鼻畸形那么显著。

双侧唇裂鼻畸形—上 1/3

鼻上三分之一在双侧唇裂鼻畸形时通常不受累。

唇裂鼻畸形的修复时机（表 69.3）

宫腔内修复

宫腔内修复唇裂鼻畸形的潜在优点与宫腔内修复唇裂和腭裂类似，包括无瘢痕愈合、修复后胚胎对称性发育、消除社会心理影响、减少达到理想效果所需的手术次数[15~18]。目前这方面的尝试仍局限于动物模型，最近的一篇文章研究了宫腔内手术对鼻部解剖的改变[20]。作者将高渗海绵置于羊胚胎的鼻孔内，起一个组织扩张器的功能。研究者测量了鼻中隔长度、鼻孔和鼻腔内容积，在各时间间隔内组织学检查均未发现瘢痕的证据。研究者认为他们不仅能够诱导宫腔内无瘢痕的过程而且可以控制这一过程。他们进一步的计划是应用特制的组织扩张器影响唇裂鼻畸形的特征性解剖异常。随着宫腔内外科技术的发展，鼻翼基底重新定位继之以可控的鼻扩张术可能成为该类畸形的主要治疗手段。

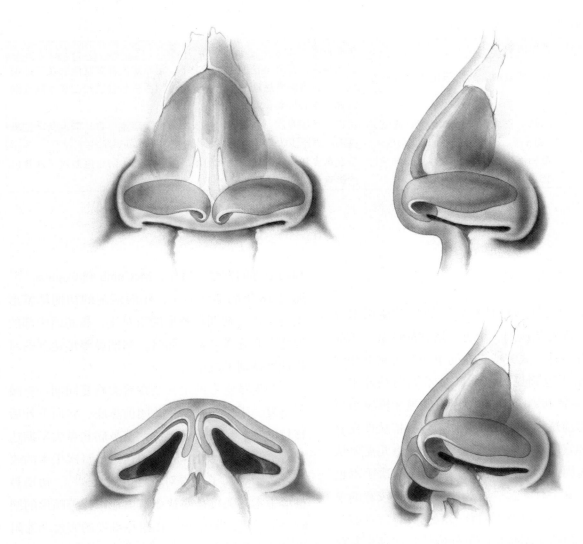

图 69.4　双侧唇裂继发鼻畸形多面观（前后侧、外侧、基底、斜位）（引自 Sykes JM Senders CW, Wang TD, Cook TA. Use of the open approach for repair of secondary cleft lip nasal deformity. Fac Plast Surg N Am 1993; 1:111-126. 准许转载）

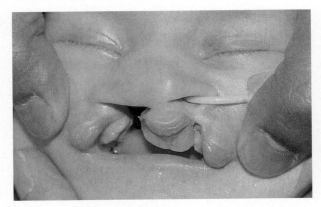

图 69.5　不对称的双侧裂隙畸形，显示小柱向裂隙不完全的一侧偏移

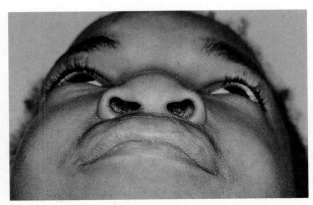

图 69.6　双侧唇裂继发鼻畸形的基底观，显示鼻尖分裂宽大，鼻小柱短小

表 69.3　唇裂鼻整复术的时机和目标

鼻整形术式	手术时机	手术目的
初次	唇裂修复时，通常于出生后 3~6 个月	封闭鼻底，在最小化瘢痕的情况下，重新定位鼻翼基底部及下外侧软骨。这将影响后期的手术。部分外科医生也尝试矫正鼻中隔或增加鼻小柱的长度
中期	从初次手术到最终鼻整形，通常为 1~14 岁	稳定和加固鼻底，延长鼻小柱。如果鼻道阻塞严重，需重新定位鼻中隔。进一步改善鼻尖对称性，为最终手术创造条件
最后	鼻和面中部完全发育后，通常男性 16 岁，女性 14 岁	重建鼻尖和鼻底的对称性和轮廓，畅通鼻道，防止瘢痕对手术效果的影响

术前矫形

目前的发展趋势是在唇裂修复前使用术前矫形使腭部框架达到一个更为适宜的位置。术前矫形可有多种方式完成，从简单的胶带粘贴和父母的手指压迫到更为复杂的技术如唇粘连术、Latham 装置和 Grayson[21] 提出的鼻牙槽突塑形装置。术前矫形需要团队合作，包括依从性良好的父母和富有技巧的正畸医师[22]。患儿需要从出生第 4 周开始佩戴术前矫形装置，初次手术也顺延至 5~6 个月。这一方法特别适用于较宽的单侧和双侧唇裂，以及不对称的双侧唇裂。术前矫形的目的包括重塑畸形的下外侧软骨和延长发育不足的鼻小柱[23]。这一附加措施减少了鼻畸形的畸形程度，使初次鼻整形能够达到更好的对称性。有证据表明术前矫形是有效的，大部分文章报道了阳性的结果，但还是需要进一步的标准统一的研究来证实[24, 25]。

初期鼻整形

近年来在各大唇腭裂治疗中心最大的进展之一就是对初期鼻整形手术的认可。很多作者目前已经认为初期鼻整形是唇腭裂修复的标准步骤之一[26, 27]。早期对初期鼻整形的抵触主要是考虑到鼻整形手术可能导致鼻和面中部的发育障碍。Sarnat，Bernstein 和其他作者[28, 29] 的实验研究均显示：鼻中隔和黏骨膜瓣的过多切除会阻碍鼻

和面中部的发育。然而，McComb 和 Coghlan[30] 通过 18 年的随访显示，年龄匹配的初期鼻整形组与不进行初期鼻整形的组对比，鼻和面中部的发育存在显著差异。而且，初期鼻整形达到的对称性维持到了成年。

初期鼻整形的定义是在唇裂修复同期行鼻畸形整复。手术的目的是关闭前鼻底、将向下外后移位的鼻翼基底重新定位、使鼻底和鼻尖早期达到对称。分期修复鼻畸形的优点是每次手术的改变较少，增加了获得对称性的机会[31]。初期鼻整形手术的关键是明智而审慎地在改善畸形的同时避免过度切除组织，以避免继发的瘢痕挛缩阻碍鼻的发育[32]。

中期鼻整形

中期鼻整形是指从唇裂修复完成起到最终鼻整形之间所做的鼻整复。此类修复常被归类到最终鼻整形，称之为二次鼻整形。通常中期鼻整形的整复范围较小，目的为矫正不足以促进鼻的对称性发育并为最终手术创造条件。如果鼻畸形严重，已经影响到患儿的心理健康，那么应实施范围广泛的鼻整形手术。

最终鼻整形

最终鼻整形在鼻发育完成后实施，女性为 14 岁，男性为 16 岁。此时需实施完全彻底的鼻内

外解剖结构重建。手术的目的是恢复鼻尖和鼻底的对称性，缓解鼻道阻塞，治疗瘢痕条索。修复的困难点在于处理好原发性病理生理过程和前期手术的复合作用。

唇裂鼻畸形修复的技术

鼻 底

无论单侧还是双侧唇裂，唇裂鼻畸形修复的第一个步骤就是重建可靠的鼻底，这是其他修复步骤的基础。封闭鼻底在初次鼻整形中完成，其后是修复上颌和前颌的骨缺损并对鼻翼基底的前后位置异常进行复位[3]。尽管牙槽突裂植骨的时机尚有争议，但实践上多在7~11岁时施行，此时恒牙的尖牙牙根的1/4~3/4已经形成，可认为是中期鼻整形[33]。此外，在最终鼻整形时通常需要抬升鼻底的步骤，这一步骤通常采用局部组织瓣来完成[34]。

单侧唇裂鼻畸形

初期鼻整形

初期鼻整形通过 Millard 旋转推进瓣修复唇裂的切口进行。外侧切口要完全解剖松解所有连接梨状孔的条索[35]。在下外侧软骨外侧脚上方用剪刀分离形成一个隧道至穹隆（图 69.7）。内侧隧道则由唇切口进入，在下外侧软骨表面分离到达内侧脚。皮下隧道使下外侧软骨从鼻的皮肤—软组织封套结构中完全游离；但保留与前庭的黏膜连接不动[36]。鼻底随着唇裂的修复而闭合。如果唇裂侧的鼻小柱需要延长，可向鼻小柱做回切并将 C 瓣旋转到此区域[31]。闭合鼻底后即开始定位鼻翼；将鼻翼基底精确定位至与健侧对称的位置常需切开鼻翼基底下外侧的皮肤[14]。在唇裂缝合和鼻翼基底定位后，下一步是将下外侧软骨重新塑形，可以通过穹隆内缝线悬吊[31, 37]或应用鼻部打油钉[14, 38]的方法完成（图 69.8）。

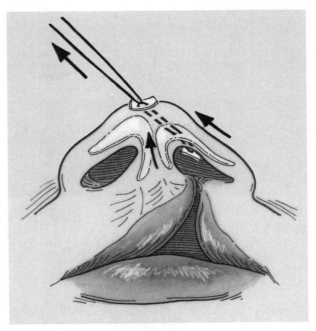

图 69.7　基底观显示，应用鼻部油钉固定鼻下外侧软骨重新定位。示意图显示重新定位时力的作用方向（引自 Sykes JM, Senders CW. Surgery of the cleft lip nasal deformity. Oper Tech Ttolaryngol Head Neck Surg 1990; 1:219–224. 准许转载）

这些方法的目的是在稍外侧的位置再造下外侧软骨的穹隆，通过将下外侧软骨从外侧向内侧移位来提高鼻尖突度和对称性。将鼻部皮肤与下外侧软骨完全分离有利于预防组织牵拉和不完全定位。如果应用油钉技术，缝针要穿过软骨进入皮下隧道再从健侧穿出，打结时要有一定的张力使鼻背的皮肤轻度发白（图 69.9）。术后 1 周去除油钉固定。Demirseren 等[39]报道了一种新的、不使用油钉的方法，他们将 23 号注射针作为缝线通道。这一方法的优点在于延长了固定时间，对于不能按时随访的患者也免去了去除油钉这一步骤。

如果存在严重的鼻中隔尾部偏曲，可在初期鼻整形中将鼻中隔重新定位固定于鼻嵴[37]。这能够增加鼻尖突度和鼻底对称性。近期有文章提出更为激进的策略，将整个鼻中隔软骨重新定位[40, 41]，但一定要注意在这个阶段不能够进行鼻中隔及黏膜软骨膜的去除。

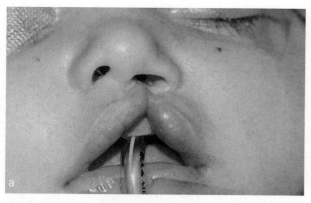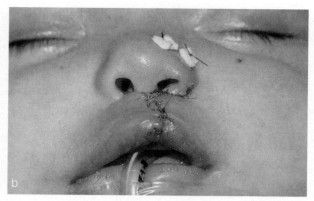

图 69.8　原发性唇腭裂修复术中的照片：a. 术前畸形；b. 完成手术，注意固定油钉技术，打结时要有一定的张力直至皮肤轻微发白为止

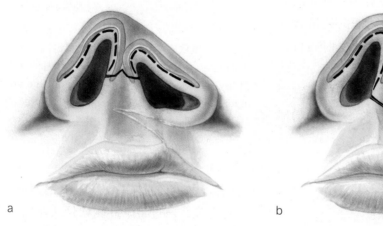

图 69.9　a. 唇裂继发鼻畸形的改良鼻整形切口的基底观；b. 改良 Bardach 切口的基底观，V–Y 切口缝合，动员上唇的皮肤和软组织到鼻小柱（引自 Sykes JM Senders CW, Wang TD, Cook TA. Use of the open approach for repair of secondary cleft lip nasal deformity. Fac Plast Surg N Am 1993;1:111–126. 准许转载）

中期鼻整形

　　随着医生接受并熟练掌握初期鼻整形，中期鼻整形呈下降趋势。通常，单侧唇裂鼻畸形的中期手术目的在于减少畸形，利于最终鼻整形取得良好效果。此期手术很少采用激进的手术方法，因为随之而来的瘢痕可能影响鼻部发育。

　　在单侧唇裂鼻畸形中，有 3 种情况需要中期鼻整形的介入[38]。首先是鼻中隔尾部偏曲造成的严重鼻道阻塞。解决的方法是切除很少的组织将鼻中隔复位固定到鼻嵴。其次是患儿存在初期

鼻整形时未能解决的鼻畸形，需施行在初期鼻整形中描述的有限鼻尖整形和鼻翼定位以增加鼻的对称性。再次是因鼻畸形被人嘲笑而有心理障碍的患者，对此类患者应采取更复杂和彻底的手术。若这时需要移植物充填，应首选经辐射处理的库存软骨以减少对鼻发育的长期影响。

最终鼻整形

　　最终的唇裂鼻畸形整复要在鼻和面中部发育完成后进行。此时需要解决的问题包括原发鼻畸形和以往手术造成的继发鼻畸形。一项循证医学

研究表明最终鼻整形需要术前详细的规划、开放式鼻整形技术、缝合技术和提升技术[42]。

根据修复重建的需要，鼻整形的入路也不相同。我们采用开放式或外切口入路，裂隙侧做剥离或不剥离。开放式手术的切口根据鼻整形的特殊需要有不同的变种。传统的倒 V 形切口可予改良用 V-Y 缝合的方法延长鼻小柱长度[43]或向裂隙侧皮肤作不对称切口以向内侧动员皮肤来改善内上象限鼻孔的形态（图 69.10）[44]。最后，通过滑行软骨皮瓣动员上唇组织修复唇裂鼻畸形的技术已有报道[2, 45, 46]。此皮瓣为前庭衬里提供了额外的组织，缩小了鼻小柱和鼻翼基底间的宽

度，当与开放式鼻整形结合时，带软骨的皮瓣有利于保持鼻尖的稳定性和外形。

唇裂鼻畸形的下 1/3 部分整复时，需充分评估下外侧软骨的畸形程度并利用移植物来增加鼻翼稳定性，改善鼻外形，预防瘢痕挛缩[47]。唇裂鼻畸形下 1/3 整复的第一个步骤是鼻中隔整复以缓解鼻塞症状并获取移植软骨。暴露鼻中隔可采用单独的半贯穿切口或直接开放术式。矫正鼻中隔偏曲时必须保留足够的背侧和尾侧的软骨框架。要使尾侧软骨恢复到中线位置，下面一定要去除一条软骨使鼻中隔在鼻嵴上"滑动"。将软骨缝合与鼻嵴能够获得牢靠的固定（图 69.11）。

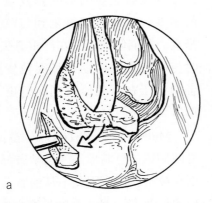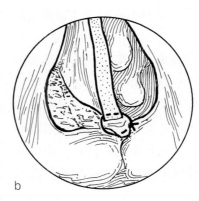

图 69.10 冠状位显示，a. 松解鼻中隔软骨，使其在上颌嵴上"摆动"；b. 将鼻中隔固定于上颌嵴（引自 Jablon JH, Sykes JM. Nasal airway problems in the cleft lip population. Fac Plast Surg Clin N Am 1997;7:391-403. 准许转载）

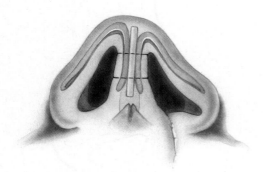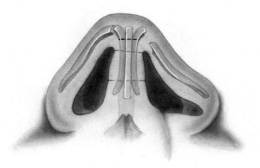

图 69.11 基底观显示放置软骨鼻小柱支撑；非对称性推进下外侧软骨至支撑点（引自 Sykes JM Senders CW, Wang TD, Cook TA. Use of the open approach for repair of secondary cleft lip nasal deformity. Fac Plast Surg N Am 1993;1:111-126. 准许转载）

图 69.12 基底观显示非对称性切断下外侧软骨，增加鼻尖突出度和对称性（引自 Sykes JM Senders CW, Wang TD, Cook TA. Use of the open approach for repair of secondary cleft lip nasal deformity. Fac Plast Surg N Am 1993;1:111-126. 准许转载）

下一步是解决下外侧软骨的对称性，去除头部软骨条是矫正软骨不对称，减少软骨过大的必要步骤。鼻小柱样的软骨支架移植物被放置于下外侧软骨内侧脚之间。下外侧软骨的内侧面被缝合到软骨支架上，前移的下外侧软骨能够增加鼻尖突度（图69.12）。通常情况下，裂隙侧软骨要比非裂隙侧推进更多以改善下外侧软骨的平坦，并增加鼻尖的对称性。随后切断下外侧软骨并重新定位。在穹隆外侧切断下外侧软骨增加了其内侧脚的部分及鼻尖的突度（图69.13）。此外，在不同位点垂直切断软骨并切除不同的量可以使软骨的对称性增加。如果通过上述步骤仍然存在明显的裂隙侧的下外侧软骨内翻，那么可以把下外侧软骨缝合至上外侧软骨使鼻翼向上定位（图69.14）。最后，鼻尖软骨移植有助于改善鼻尖的不对称及其轮廓。

下外侧软骨内翻和鼻翼塌陷引起的外侧鼻阀阻塞在经过上述治疗后常能够得到改善。这些治疗包括鼻小柱支撑使鼻尖突度增加，软骨穹隆切断及鼻翼基底重新定位。其他方法包括塌陷畸形的"Z"改型，切除多余组织直接缝合，使用油钉牵拉组织，借助外侧瘢痕形成固定塑形。此与初期唇裂鼻整形相同。

中1/3鼻畸形的整复通过上外侧软骨的固定来实现，通常将上外侧软骨缝合于下外侧软骨。此外，如果存在内侧鼻阀功能不全，在鼻中隔和上外侧软骨之间植入单侧软骨支架可以改善鼻道通气，增加上外侧软骨的稳定性（图69.15）。

上1/3鼻畸形整复通过削减驼峰矫正鼻骨隆起，内外侧截骨减小鼻宽度，加强鼻骨的锥形外观来实现（图69.16）。

双侧唇裂鼻畸形

初期鼻整形

双侧唇裂鼻畸形的初期鼻整形目前尚存争议。双侧唇裂鼻畸形的修复常有报道。其技术的演变包括从分期修复到与双侧唇裂一起同期修复。我们倾向于只在严重鼻尖不对称畸形存在时与唇裂修复同期行鼻翼位置的重建。有些学者倾向于在唇裂修复同期行更为彻底的鼻尖整形[48, 49]。

Mulliken[48]和Trott[49]尝试在双侧唇裂修复同期矫正鼻畸形。两位学者都认为鼻小柱的长度在鼻组织内，因此不从前唇动员组织增加鼻小柱的长度[50]。鼻小柱的长度由鼻翼软骨的定位、

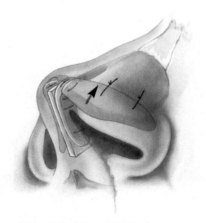

图69.13　斜位观显示将下外侧软骨缝合固定于上外侧软骨，减轻鼻前庭下垂。缝合固定的力的作用方向如箭头所示（引自 Sykes JM Senders CW, Wang TD, Cook TA. Use of the open approach for repair of secondary cleft lip nasal deformity. Fac Plast Surg N Am 1993;1:111-126.准许转载）

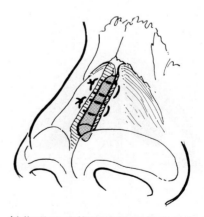

图69.14　斜位观显示使用单侧延长移植物改善内侧鼻阀的动态（引自 Jablon JH, Sykes JM. Nasal airway problems in the cleft lip population. Fac Plast Surg Clin N Am 1999;7:391-403.准许转载）

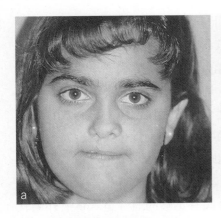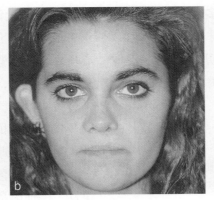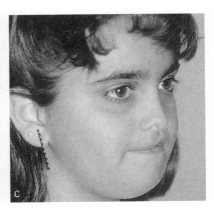

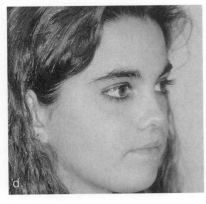

图 69.15 a，c.先天性唇裂鼻整形术前的前后位及侧位照片；b，d.术后照片。行综合外鼻成形术：包括榫卯样抬高下垂鼻尖、裂隙侧鼻翼支撑物移植，上唇瘢痕修复伴口轮匝肌重建

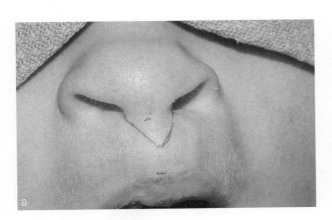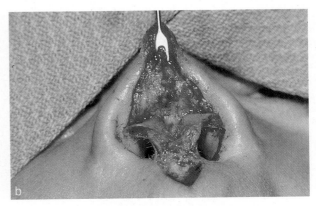

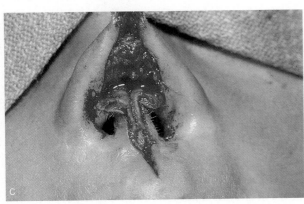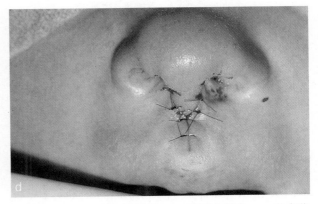

图 69.16 a. V形切口中期双侧唇裂鼻成形术的术中照片，将上唇部的皮肤动员到鼻小柱；b.展开内侧角；c.向内收拢缝合，缩小鼻尖增加对称性；d.切口拉拢，采用Y形缝合

两侧穹隆间接近度及鼻翼内上侧多余组织的切除量共同决定。Mulliken 建议鼻小柱中线垂直切口入路，Trott 倾向于更标准的开放切口入路。两种方法的长期随访结果良好，但最终鼻整形手术常常还是需要的。

中期鼻整形

相比于单侧唇裂鼻畸形，双侧唇裂的中期鼻整形更为常用。中期鼻整形的主要目的是动员上唇组织进入鼻小柱来延长鼻小柱长度。手术可采用 V 形切口制备上唇正中的尾侧 V 形的瓣，或双侧叉形瓣（图 69.17）。下外侧软骨从鼻部皮肤游离，两侧软骨穹隆间缝合以增加鼻尖突度和对称性。

最终鼻整形

双侧唇裂鼻畸形的最终鼻整形与单纯唇裂鼻整形类似，通过开放鼻整形来矫正初期和中期鼻整形术后残余的畸形。

手术入路可采用标准开放鼻整形的 V 形切口，若需要额外的组织来增加鼻小柱的长度，可采用叉形瓣设计（图 69.18）。鼻中隔成形术矫正鼻道阻塞并获得移植软骨。下 1/3 鼻整形的中心概念包括放置鼻尖软骨支撑，向鼻尖支撑物推进下外侧软骨，切断穹隆外侧的下外侧软骨以增加鼻尖突度，缝合软骨以使两侧对称，放置盾形的鼻尖软骨移植物进一步改善鼻尖突度及轮廓，矫正局部不规则畸形（图 69.19）。

鼻中 1/3 重建的目的是提高上外侧软骨的稳定性，保证内鼻阀有足够的通气道。将上外侧软骨与下外侧软骨缝合能够增加其稳定性，并减少下外侧软骨的内翻。除非存在内侧鼻阀塌陷，一般不用横向支撑移植物修复上外侧软骨。

如果需要的话，上 1/3 鼻畸形整复可以通过削减驼峰矫正鼻骨隆起，内外侧截骨改善鼻骨宽度和直度。

最后的步骤，如果需要的话可将鼻翼基底重新定位。充分解剖以松解组织使医生能够将鼻翼基底置于对称的位置。鼻翼移位时需要重建鼻底。在最终修复中，鼻翼单侧、双侧可能需要重新定位，也可不予处理。

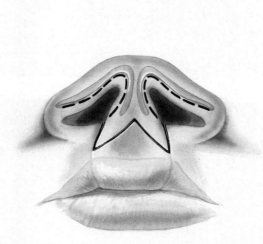

图 69.17　基底观显示双侧叉形皮瓣切口行双侧唇裂畸形鼻成形术（引自 Sykes JM Senders CW, Wang TD, Cook TA. Use of the open approach for repair of secondary cleft lip nasal deformity. Fac Plast Surg N Am 1993;1:111-126. 准许转载）

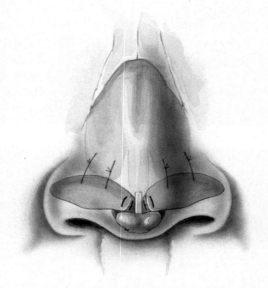

图 69.18　前后位显示鼻尖软骨支撑，重建下外侧软骨，将下侧软骨缝合固定于上外侧软骨以及运用软骨鼻尖移植物（引自 Sykes JM Senders CW, Wang TD, Cook TA. Use of the open approach for repair of secondary cleft lip nasal deformity. Fac Plast Surg N Am 1993;1:111-126.准许转载）

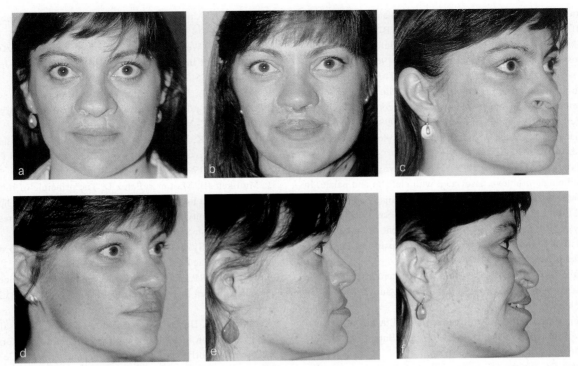

图 69.19　a，c，e. 双侧唇裂鼻畸形最后手术前正位、斜位、侧位照；b，d，f. 术后照片。该患者存在唇裂继发鼻畸形合并Ⅲ类错牙合和面中部发育不良。手术分两个阶段进行重建。首先进行 Le Fort Ⅰ 截骨术，并通过外部牵引成骨促进面中部发育。然后采用开放式入路进行鼻中隔成形术，用颞筋膜包裹耳郭软骨进行鼻尖及鼻背移植

小　结

　　唇裂鼻畸形的整复在可预见的将来仍会是整形外科医生面临的棘手问题。唇裂鼻整形的目的很明确：恢复鼻尖和鼻基底的对称性与轮廓，开放鼻道，预防瘢痕形成和挛缩。但实际上，因为唇裂鼻畸形是三维方向的并设计鼻的各个层次，想要获得理想的结果是比较困难的。

　　初期鼻整形的广泛应用，既不用担心面中部和鼻发育停滞，又大大改善了继发畸形，减少了中期鼻整形的必要性，提高了最终鼻整形的效果[38]。下一个进展是会出现在宫内手术还是最终鼻整形中新技术或新概念的引入尚不得知。但是，只要我们继续努力完善已有技术，发展新技术，在模型中发现新知，挑战既有的原则，就会在唇裂鼻畸形功能和外观方面取得更为稳定和美观的疗效。

参考文献

1. Sykes JM, Senders CW. Pathologic anatomy of cleft lip, palate and nasal deformity. In Meyers AD (ed). Biological Basis of Facial Plastic Surgery. New York: Thieme Medical Publishers, Inc.; 1993

2. Fisher DM, Mann RJ. A model for the cleft lip nasal deformity. Plast Reconstr Surg 1998;101:1448–1456

3. Madorsky SJ, Wang TD. Unilateral cleft rhinoplasty: a review. Otolaryngol Clin N Amer 1999;32:669–682

4. Jablon JH, Sykes JM. Nasal airway problems in the cleft lip population. Fac Plast Surg Clin N Amer 1999;7:391–403

5. Avery JK. The unilateral deformity. In Millard RD (ed). Cleft Craft: The Evolution of Its Surgery. Boston: Little, Brown; 1976

6. Park BY, Lew DH, Lee YH. A comparative study of the lateral crus of alar cartilage in unilateral cleft lip nasal deformity. Plast Reconstr Surg 1998;101:915–919

7. Latham R. Anatomy of the facial skeleton in cleft lip and palate. In McCarthy J (ed). Plastic Surgery. Vol 4. Philadelphia: WB Saunders; 1990

8. Latham R. The pathogenesis of the skeletal deformity associated with unilateral cleft lip and palate. Cleft Palate J 1969;6:404–414

9. Fara M. The musculature of cleft lip and palate. In McCarthy J (ed). Plastic Surgery. Vol 4. Philadelphia: WB Saunders; 1990

10. Skoog T. Repair of unilateral cleft lip deformity: maxilla, nose and lip. Scand J Plast Reconstr Surg 1969;3:109–133

11. Fischer DM, Lo LJ, Chen YR, et al. Three dimensional computed tomographic analysis of the primary nasal deformity in 3-month-old infants with complete unilateral cleft lip and palate. Plast Reconstr Surg 1999;103:1826–1834

12. Fischer DM, Mann RS. A model for the cleft lip deformity. Plast Reconstr Surg 1988:101:1448–1456

13. Crockett D, Bumstead R. Nasal airway, otologic and audiologic problems associated with cleft lip and palate. In Bardach J, Morris HL (eds). Multidisciplinary Management of Cleft Lip and Palate. Philadelphia: WB Saunders; 1990

14. Sykes JM, Senders CW. Surgical treatment of the unilateral cleft nasal deformity at the time of lip repair. Fac Plast Surg Clin N Am 1995;3:69–77

15. Hallock GG, Rice DC, McClure HM. In utero lip repair in the rhesus monkey: an update. Plast Reconstr Surg 1987;80:855–858

16. Longaker MT, Stern M, Lorenz HP, et al. A model for fetal cleft lip repair in lambs. Plast Reconstr Surg 1992;90:750–756

17. Estes JM, Whitby DJ, Lorenz HP, et al. Endoscopic creation and repair of fetal cleft lip. Plast Reconstr Surg 1992:90:743–746

18. Canady JW, Landas SK, Morris H, et al. In utero cleft palate repair in the ovine model. Cleft Palate Craniofac J 1994;31:37–44

19. Weinzweig J, Panter KE, Pantaloni M, et al. The fetal cleft palate: II. Scarless healing after in utero repair of a congenital model. Plast Reconstr Surg 1999;104:1356–1364

20. Levine JP, Bradley JP, Shahinian HK, et al. Nasal expansion in the fetal lamb: a first step toward management of cleft nasal deformity in utero. Plast Reconstr Surg 1999;103:761–767

21. Grayson BH, Santiago PE, Beecht LE, Cutting CB. Presurgical nasoalveolar molding in infants with cleft lip and palate. Cleft Palate Craniofac J 1999;36:486–498

22. Sykes JM. The importance of primary rhinoplasty at the time of initial unilateral cleft lip repair. Arch Facial Plast Surg 2010:12:53–55

23. Liou EJW, Subramanian M, Chen PKT, Huang CS. The progressive changes of: nasal symmetry and growth after nasoaveolar molding: a three-year follow-up study. Plast Reconstr Surg 2004; 114:858–864

24. Abbott MM, Meara JG. Nasoalveolar molding in cleft care: is it efficacious? Plast Reconstr Surg 2012;130:659–666

25. van der Heijden P, Dijkstra PU, Stellingsma C, van der Laan BF, Korsten-Meijer AGW, Goorhuis-Brouwer SM. Limited evidence for the effect of presurgical nasoalveolar molding in unilateral cleft on nasal symmetry: a call for unified research. Plast Reconstr Surg 2013;131:62e–71e

26. Salyer KE, Genecov ER, Genecov DG. Unilateral cleft lip-nose repair: a 33-year experience. J Craniofac Surg 2003; 14:549–558

27. Wolfe SA. A pastiche for the cleft lip nose. Plast Reconstr Surg 2004:114:1–9

28. Sarnat BG, Wexler MR. Growth of the face and jaws after resection of the septal cartilage in the rabbit. Am J Anat 1966;118:755–767

29. Bernstein L. Early submucous resection of nasal septal cartilage: a pilot study in canine pups. Arch Otolaryngol 1973;97:272–285

30. McComb HK, Coghlan BA. Primary repair of the unilateral cleft lip nose: completion of a longitudinal study. Cleft Palate Craniofac J 1996;33:23–31

31. Mulliken JB, Martinez-Perez D. The principle of rotation advancement for the repair of unilateral complete cleft lip and nasal deformity: technical variations and analysis of results. Plast Reconstr Surg 1999;104:1247–1249

32. Shih CW, Sykes JM. Correction of the cleft-lip nasal deformity. Fac Plast Surg 2002;18:253–262

33. TerKonda RP, Sykes JM. Contoversies and advances in unilateral cleft lip repair. Curr Opin Otolaryngol 1997;5:223–227

34. Agarwal R, Bhatnagar SK, Pandey SD, et al. Nasal sill augmentation in adult incomplete cleft lip nose deformity using superiorly based turn over orbicularis oris muscle flap: an anatomic approach. Plast Reonstr Surg 1998;102:1350–1359

35. Ness JA, Sykes JM. Basics of Millard rotation-advancement technique for repair of the unilateral cleft lip deformity. Fac Plast Surg 1993;9:167–176

36. Sykes JM, Senders CW. Surgery of the cleft lip nasal deformity. Oper Tech Otolaryngol Head Neck Surg 1990;1:219–224

37. Millard DR, Morovic CG. Primary unilateral cleft nose correction: a 10 year follow-up. Plast Reconstr Surg 1998; 102:1331–1338

38. Sykes JM. Surgical management of the cleft lip nasal deformity. Curr Opin Otolaryngol 2000;8:54–57

39. Demirseren ME, Ohkubo F, Kadomatsu K, Hosaka Y. A simple method for lower lateral cartilage repositioning in cleft lip nose deformity Plast Reconstr Surg 2004:113:649–653

40. Gosla-Reddy S, Nagy K, Mommaerts MY, Reddy RR, Bronkhorst EM, Prasad R, Kuijpers-Jagtman AM, Berge SJ. Primary septoplasty in the repair of unilateral complete cleft lip and palate. Plast Reconstr Surg 2011;127:761–767

41. Morselli PG, Pinto V, Negosanti L, Firinu A, Fabbri E. Early correction of septum jj deformity in unilateral cleft lip-cleft palate. Plast Reconstr Surg 2012;130:434e–441e

42. Zbar RIS, Canady JW. An evidence-based approach to secondary cleft lip nasal deformity. Plast Reconstr Surg 2011;127:905–909

43. Bardach J, Sayler K. Surgical Techniques in Cleft Lip and Palate. Chicago: Year Book Medical Publishers, Inc.; 1986

44. Koh KS, Eom JS. Asymmetric incision for open rhinoplasty in cleft lip nasal deformity. Plast Reconstr Surg 1999;103:1835–1838

45. Wang TD, Madorsky SJ. Secondary rhinoplasty in the

unilateral cleft lip nose. Arch Fac Plast Surg 1999;1:40–45

46. Pawar SS, Wong TD. Secondary cleft rhinoplasty. JAMA Facial Plast Surg 2014;16:58–63

47. Toriumi DM, Johnson CM. Open structure rhinoplasty. Fac Plast Surg Clin N Amer 1993;1:1–22

48. Mulliken JB. Primary repair of bilateral cleft lip and nasal deformity. In Goergiade GS, Riefkohl R, Levin LS (eds). Geogiade Plastic and Reconstructive Surgery. 3rd ed. Baltimore: Williams & Wilkins; 1997

49. Trott JA, Mohan N. A preliminary report on open tip rhinoplasty at the time of lip repair in bilateral cleft lip and palate: the Alor Setar experience. Br J Plast Surg 1993; 46:215–222

50. Kohout MP, Aljaro LM, Farkas LG, Mulliken JB. Photogrammetric comparison of two methods for synchronous repair of bilateral cleft lip and nasal deformity. Plast Reconstr Surg 1998;102: 1339–1349

51. Jackson IT, Yavuzer R, Kelly C, Bu-Ali H. The central lip flap and nasal mucosal rotation advancement: important aspects of composite correction of the bilateral lip nose deformity. J Craniofac Surg 2005;16:255–261

70 正颌外科

作者：Jonathan M. Sykes，Julie A. Ames
翻译：魏弘朴　审校：王旭东

引　言

　　面容美观与否的关键在于面部各部分的匀称协调，是面部各解剖结构的综合结果，包括皮肤、皮下组织、肌肉、骨骼和牙齿。面部整形的目标就在于努力达到面部各结构的协调匀称。

　　为了达到或接近理想的美观面容，面部整形外科医师必须有清晰的面部解剖结构比例概念，掌握分析畸形的方法，并使用特定的方法以矫正畸形。除鼻外科包含有一些骨性畸形的矫正外，颜面部其余部位的整形手术仅仅局限于面部软组织的整形。在很多情况下，面部软组织的整形是足够的。然而，我们也必须更多注意到其潜在的骨性畸形，以完成先天性及外伤性畸形的重建。

　　面部畸形的评估需包括骨骼和软组织的分析。软组织的分析基于非结构性的主观细致的观察，或对序贯的正侧面进行仔细的观察与分析。骨骼分析包括面部骨骼和牙齿的评估。总的来说，通过对患者牙颌关系及 X 线头影测量分析，硬组织的量化分析数据更易于获得。

　　在对患者的骨性及软组织畸形程度进行系统分析的基础上，便可建立一个详细的系统治疗计划。其过程包括获取患者的牙列和骨骼模型，以及对多方面的结果进行分析与综合。随后，便可通过手术以矫正患者的牙颌面畸形以期建立协调的面部。

面部美学分析

牙列分析

　　协调的面部比例首先要基于良好的牙颌关系。牙颌关系指的是上下颌牙列的相对关系。这种关系主要取决于各个牙齿间相互的位置和角度。错颌畸形指的是咬合关系不够理想，其可由牙性畸形或骨性畸形导致，或者兼而有之。

　　1899 年，Angle[1] 对正常和异常牙颌关系进行了分类，提出了 Angle's 分类法。在这种分类法中，以上颌第一磨牙对下颌第一磨牙的关系为参考点。每一颗磨牙均有四个研磨面，称为牙尖。每两个相邻的牙尖之间为沟。靠近舌的尖称舌尖，靠近颊侧的尖称为颊尖。位于前面、接近中线的称为近中尖，后面的、远离中线的称远中尖（图 70.1）。

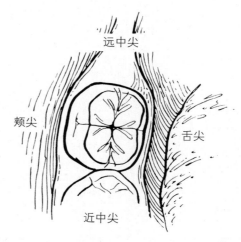

图 70.1　磨牙牙尖的方位（引自 Donald PJ. The Surgical Management of Structural Dysharmony: A Self-Instructional Package. Washington, DC: American Academy of Otolaryngology–Head and Neck Surgery; 1985. 获得授权）

Angle's 分类法将牙颌关系分为三类：安氏一类错颌，即上颌第一磨牙的近中颊尖咬合于下颌第一磨牙的近中颊沟的颊侧面（图 70.2）。然而这仅表示磨牙的理想关系。如果其余牙齿的尖窝关系完全对合，这种咬合关系称之为正常颌。在一类磨牙关系中，仍可存在错颌畸形。这种错颌通常不太严重，并且往往只是牙性畸形而非骨性畸形。虽然磨牙关系正常，前牙仍可发生拥挤。安氏一类错颌还可出现在双颌前突的病例中，在该种情况下，下颌发育过度，造成上下切牙区前突。

安氏二类错颌是基于骨性和牙性的，上颌第一磨牙近中颊尖位于下颌第一磨牙的近中位，或在下颌第一磨牙的前方（图 70.3）。

在安氏二类错颌畸形中又分两型：较常见的一类，即一分类，表现为深覆盖（前颌骨前突，且上颌切牙唇向倾斜；二分类，表现为深覆合，即伴有上颌牙覆盖下颌切牙过深，中切牙舌向倾斜，侧切牙唇向倾斜。该类可表现出深覆合，但其深覆盖不如一分类明显（图 70.4）。

安氏二类错颌可由下颌骨发育不全所致，由此所致的下颌骨位置后缩被称为颏后缩。这种情况常导致上唇无法完全覆盖上切牙。由于缺乏上唇的覆盖，使上切牙暴露，致使其更易受损伤。安氏二类错颌也可由于上颌骨过度前突所导致。

安氏三类错颌属于骨性畸形，其特征为下颌骨极度前突或上颌骨发育不全，上颌骨后缩。上颌第一磨牙的近中颊尖位于其理想位置的远中（图 70.5）。下颌骨前突被称为颏前突。

除了失状向的错颌畸形，横向也存在位置异常（图 70.6）。理想状态的咬合关系是上颌磨牙的颊尖正好位于所对的下颌磨牙颊尖的外侧。假如上颌磨牙牙尖与下颌磨牙牙尖相对应接触或者上颌磨牙颊尖位于下颌磨牙颊尖的内侧，此时称之为舌锁颌。假如上颌牙齿位置较正常偏外，则称为颊锁颌。

因此错颌畸形可由牙性或骨性畸形所导致，也可兼而有之。错颌畸形的病因可有先天性、外伤性或肿瘤根治切除术后。牙颌面畸形可导致美容性和功能性问题，包括发音、咀嚼和吞咽障碍。

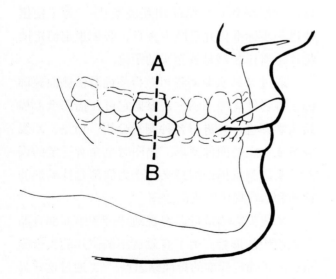

图 70.2　Ⅰ类磨牙关系：A 为上颌第一磨牙的近中颊尖，B 为下颌第一磨牙的颊沟（引自 Donald PJ. The Surgical Management of Structural Dysharmony: A Self-Instructional Package. Washington, DC: American Academy of Otolaryngology–Head and Neck Surgery; 1985. 获得授权。）

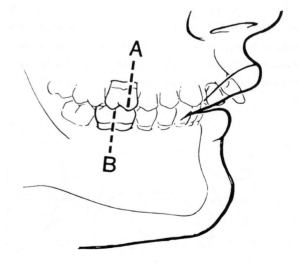

图 70.3　Ⅱ类错颌畸形：A 为上颌第一磨牙的近中颊尖，B 为下颌第一磨牙的颊沟（引自 Donald PJ. The Surgical Management of Structural Dysharmony: A Self-Instructional Package. Washington, DC: American Academy of Otolaryngology–Head and Neck Surgery; 1985. 获得授权。）

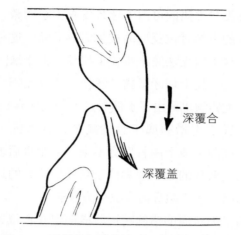

图 70.4 下颌中切牙的关系，深覆合深覆盖差异

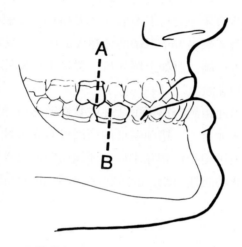

图 70.5 Ⅲ类错颌畸形：A 为上颌第一磨牙的近中颊尖，B 为下颌第一磨牙的颊沟（引自 Donald PJ. The Surgical Management of Structural Dysharmony: A Self-Instructional Package. Washington, DC: American Academy of Otolaryngology–Head and Neck Surgery; 1985. 获得授权。）

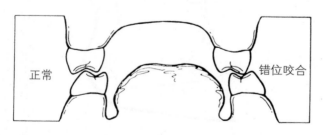

图 70.6 第一磨牙水平口腔冠状面示意图。（左）正常磨牙关系，即上颌磨牙的颊尖在下颌磨牙的颊面。（右）舌侧反颌示意图（引自 Donald PJ. The Surgical Management of Structural Dysharmony: A Self-Instructional Package. Washington, DC: American Academy of Otolaryngology–Head and Neck Surgery; 1985. 获得授权。）

因此，面部整复外科医生在治疗任何面部畸形时，必须考虑并妥善处理其咬合关系[2]。

骨性分析

颅颌面比例尺寸的分析评估对于诊断面部结构性不协调非常重要。多年来，艺术家、外科医生和正畸医生致力于面部比例的分析与测量。头部测量法是头部尺寸比例的一种科学规范的测量方法，最早用于口腔正畸学中以评估颅颌面生长发育。另一种颅面分析方法是基于头部测量法的 X 线头影测量。尽管 X 线头影测量于 1930 年始引入口腔正畸中，但其被广泛地接受与应用是在近 20 年间[3]。1931 年，Hofrath 和 Broadbent 几乎同时且独立地发明了标准化 X 线头影测量技术[4]。这种标准化技术的实施有赖于一种特殊的头部定位仪器，即头部固定器。这种固定器能使头部固定于一个可重复的位置上（图 70.7）[5]。这种固定器用三个杆固定头部，其中两个杆分别固定于双侧外耳道，第三个杆抵于眶下缘或鼻额缝处。拍侧位片时，要求头部不能沿着矢状面有转动。侧位片中要求有清晰的软组织影，以明确显示软组织和骨组织的相互关系[6]。为了使摄片进一步标准化并且减少失真，必须规定恒定的物片距离和 X 线球管至头的距离。

通过 X 线头影测量可获得颅面骨骼侧面轮廓的二维影像（图 70.8），根据它可在描图纸上描绘头影图迹，并进行各种测量分析。但是，X 线会造成一定的图像变形。描图时也会有一定的误差。头影测量描记的意义在于为面部骨性畸形的诊断和治疗提供客观的数据。

X 线头影测量可以客观地评价颅颌面部骨骼和软组织的形貌。为了有效运用侧位片的头影测量，需要确定标准的骨性标志点[7]，通过这些骨性标志点可形成参考的线和角（表 70.1~70.3）。

线性测量可由任意两个点间获得，而角度测量则可由三个参考点获得。不同的线性和角度的分析可用于辅助牙颌面畸形的诊断与治疗。

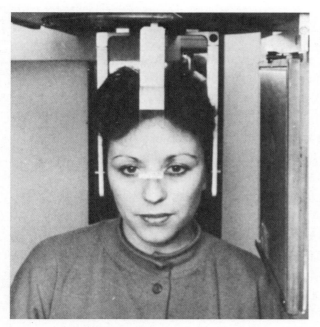

图 70.7 头部定位仪可将头部固定在一个固定且可重复的位置上。两个杆固定于双侧外耳道上缘，另一杆置于鼻额缝处，X线发射器以一恒定的距离放置于患者左侧，该距离即为定位仪的中线到头部的距离［Used with permission from Grayson BH. Cephalometric analysis for the surgeon. Clin Plast Surg. 1989 Oct;16(4):633–644.］

表 70.1 头影测量参考线

缩略词	定义
S-N	蝶鞍点鼻根点连线，表示前颅底前后距离
N-A	鼻高度
P-O	Frankfort 线（平面），与地面平行，同时也是摄影分析的参考平面
Me-Go	描述下颌骨下缘长度
Cd-A	上颌骨长度
Cd-B	下颌骨长度
Pal	腭平面（ANS-PNS）
Go-Me	下颌角点—颏下点连线
N-B	鼻根点—下齿槽坐点连线
N-Id	鼻根点—下牙槽缘点连线
N-Go	鼻根点—下颌角点连线，用以分析下颌角角度
N-Pog	鼻根点—颏前点连线
N-Pr	鼻根点—上牙槽缘点连线
S-Go	蝶鞍点至下颌角点，表示后面高
Go-Gn	下颌角点至颏点，表示下颌骨体部长度
Cd-Go	髁突点至下颌角点，表示下颌支长度
S-Ar	蝶鞍点至关节点，表示颅底侧宽
FH	Frankfort 平面，从耳点至眶下点
S-Gn	蝶鞍点至颏点，Y 轴

资料来源：Rakosi T. An Atlas and Manual of Cephalometric Radiography. Philadelphia: Lea and Febiger; 1982. Reprinted by permission. 获转载许可

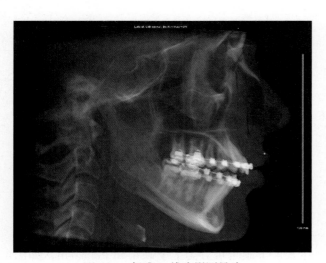

图 70.8 标准 X 线头影测量片

头影测量分析的有效性有赖于骨性标志点的准确确定与定位。这些骨性标志点可以是解剖学或人类学的，并且其位于骨性结构的表面或其内部。此外，X 线引申参考点由头影图上解剖标志点的引申而得，通常由 X 线影像的相交面或相交线获得。这些点可以是单侧的（位于正中矢状面），也可以是双侧的。双侧的点难以准确的确定与测量，由此可能会造成一些误差。头影测量中常用的骨性参考点如下所示（表 70.2 和图 70.9）。

这些参考点可用构成许多参考线，如表 70.1（图 70.10）。不同的线被用于各种不同的线性测量中，其中有一平面（即 Frankfort 平面）被当做所有测量分析的参考平面。Frankfort 平面为连结骨性外耳道的上缘最高点和眶下缘最低点所构成的平面。Frankfort 平面可作为患者拍摄面部照片时的参考平面，拍摄时该平面必须与患者直立位时的地面平行。但是，Frankfort 平面并不常用于头影测量分析中，因为其所基于的点并不位于面中线上，容易造成一些误差。鼻根点（N）和

表 70.2 头影测量骨性标志点

缩略词	定义
N	鼻根点—正中矢状面上鼻额缝的最前点，软组织鼻根点（n）位于鼻和额交界处的最凹点
S	蝶鞍点—垂体窝的中央点，蝶鞍入口的中心点代表了后床突和蝶鞍前开口连线的中点
Sn	鼻下点—为软组织点，为鼻中隔与上唇部皮肤的交界点
A	上牙槽座点—前鼻嵴点和上牙槽缘点之间弧形凹陷的最凹点
Pr	上牙槽缘点—为前颌骨牙槽突的最前下点，位于上中切牙之间
B	下牙槽座点—正中矢状面上下颌骨牙槽突外形轮廓的最凹点，其位于下牙槽缘点（Id）和颏前点（Pog）之间
Id	下牙槽缘点—下牙槽突最高、最前点，位于正中矢状面下颌中切牙之间
Pog	颏前点—位于正中矢状面上，骨性颏部的最前点
Gn	颏点—该点有许多的定位方法。最常用的定位方法为颏部的最前点（Pog）和最下点（Me）之间
Me	颏下点—位于下颌骨正中联合轮廓线的最下点（下颌骨的最低点）
Go	下颌角点—为引申的点，可通过下颌升支平面和下颌平面的交角的角平分线与下颌角的交点来确定
Cd	髁突点—下颌骨髁状突的最高点
Ar	关节点—下颌升支后缘与颅底下缘的交点
ANS	前鼻嵴点—正中矢状面上骨性鼻嵴的最前点
PNS	后鼻嵴点—为引申的点，指的是翼腭窝的前壁与鼻底的交界点，为上颌骨的后界
O	眶下点—眶下缘的最低点
P	耳点—外耳道的最上点

资料来源：Rakosi T. An Atlas and Manual of Cephalometric Radiography. Philadelphia: Lea and Febiger; 1982. Reprinted by permission. 获转载许可

蝶鞍点（S）所构成的线是位于面中线上，因此常用于面部头影测量分析的参考平面。

确定了标准的骨性参考点和线，即可形成许多测量线和角。通过将这些测量值与标准的参考值进行比较，其偏差便可对骨性畸形的异常程度进行定量描述。

SNA角、SNB角和ANB角相对简单地表示上、下颌骨相对的位置关系。这些角有一个较小的正常值范围（图70.11）[3, 8]。假如角 ANB 大于4°，就表现为骨性二类错颌畸形，通过进一步测量SNA角和SNB角可确定究竟是上颌骨还是下颌骨异常导致的这一错颌畸形。如果是 ANB 角大于4°且 SNA 角大于正常值，则这一骨性二类错颌畸形是由上颌骨前突所引起的。如果 ANB 角大于4°且 SNA 小于正常值，则可能存在下颌后缩。

另外一些重要的角度如表70.4所示。

Frankfort 下颌平面角是 Frankfort 水平面和下颌平面（从下颌角点至颏下点）间的夹角。Tweed[9] 的测量值为 20°~29°，Burston[10] 的测量值为23°，其反映下颌平面的倾斜程度。蝶鞍角前后颅底间的夹角。正畸治疗能影响关节角（S–Ar–Go），可以缩小下颌前突患者的关节角。下颌角（Ar–Go–Me）可用于下颌骨生长的预测，其由下颌骨体部和升支关系所决定，代表了下颌骨的生长方向。当下颌角过大提示下颌骨向髁状突后生长。下颌角可分为上下颌角和下下颌角，如图70.12所示[11]。

表70.5列出了一些线性距离。同样的，线性距离的确定是通过连接头影测量图中的两个点并进行测量所得。由测量投影在下颌平面上的下颌角点（Go）和颏前点（Pog）以确定下颌骨基底。通过测量后鼻嵴点（PNS）和上牙槽座点（A）以确定上颌骨的基底。蝶鞍点（S）和鼻根点（N）

表 70.3　软组织标志点

缩略词	定义
Tr	发迹中点
n	软组织鼻根点
no	鼻尖点
sn	鼻下点
ss	鼻嵴下点（上唇凹点）
Ls	上唇凸点（上唇缘）
Sto	口点（上下唇间隙中间点）
Li	下唇凸点（下唇缘）
sm	颏唇沟点
pog	软组织颏前点
gn	软组织颏点

资料来源：Rakosi T. An Atlas and Manual of Cephalometric Radiography. Philadelphia: Lea and Febiger; 1982. 获转载许可

表 70.4　头影测量中的角度测量

角度	定义	均值（°）
N–S–Ar	蝶鞍角	123
S–Ar–Go	关节角	143
Ar–Go–Me	下颌角	128
Ar–Go–N	上下颌角	52~55
N–Go–Me	下下颌角	70~75
SNA	上颌骨的前后位置	82
SNB	下颌骨的前后位置	80
ANB	SNA 角和 SNB 角的差值	22
SN–MP	前颅底和下颌平面夹角	35
Pal–MP	腭平面和下颌平面夹角	25
O–P	眶耳平面和下颌平面夹角	20~29

资料来源：Rakosi T. An Atlas and Manual of Cephalometric Radiography. Philadelphia: Lea and Febiger; 1982.

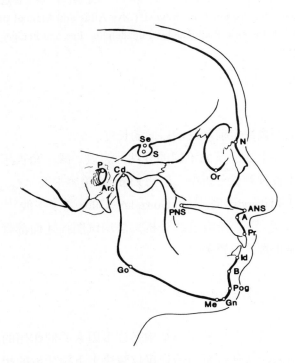

图 70.9　头影测量分析中常用的骨性标志点。N. 鼻根点；S. 蝶鞍点；A. 上牙槽座点；Pr. 上牙槽缘点；B. 下牙槽座点；Id. 下牙槽缘点；Pog. 颏前点；Gn. 颏点；Me. 颏下点；Go. 下颌角点；Cd. 髁突顶部中点；Ar. 关节点；ANS. 前鼻嵴点；PNS. 后鼻嵴点；Or. 眶下点；P. 耳点（Used with permission from Rakosi T. An Atlas and Manual of Cephalometric Radiography. Philadelphia: Lea and Febiger; 1982.）

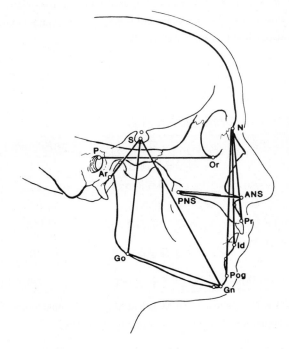

图 70.10　头影测量分析中常用的骨性标志线。S. 蝶鞍点；P. 耳点；Ar. 关节点；Go. 下颌角点；PNS. 后鼻嵴点；Or. 眶下点；N. 鼻根点；ANS. 前鼻嵴点；Pr. 上牙槽缘点；Id. 下牙槽缘点；Pog. 颏前点；Gn. 颏点（Used with permission from Rakosi T. An Atlas and Manual of Cephalometric Radiography. Philadelphia: Lea and Febiger; 1982.）

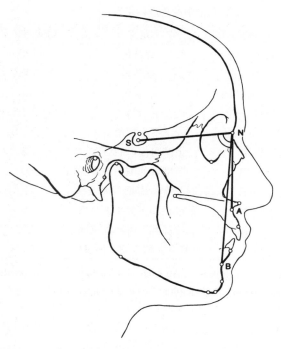

图 70.11　头影角度测量。SNA、SNB 和 ANB：这些参考角有较小的正常值范围。S. 蝶鞍点；N. 鼻根点；A. 上牙槽座点；B. 下牙槽座点（Used with permission from Rakosi T. An Atlas and Manual of Cephalometric Radiography. Philadelphia: Lea and Febiger; 1982. ）

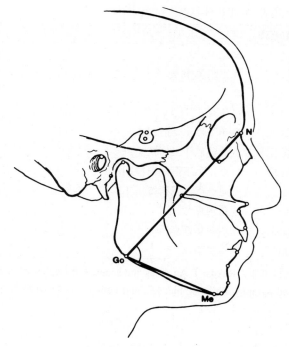

图 70.12　下颌角。此角可作为下颌骨生长方向的指标。N. 鼻根点；Go. 下颌角点；Me. 颏下点（Used with permission from Rakosi T. An Atlas and Manual of Cephalometric Radiography. Philadelphia: Lea and Febiger; 1982. ）

表 70.5　头影测量中的线距测量

距离	定义	均值（mm）
S-N	前颅底的前后向长度	71
S-Ar	后颅底的长度	48
S-Go	后面高	87
N-Me	前面高	114
PNS-Point A	上颌基底长度	48
Go-Po	下颌基底长度	78

资料来源：Rakosi T. An Atlas and Manual of Cephalometric Radiography. Philadelphia: Lea and Febiger; 1982.

的距离决定前颅底前后向的长度。

　　上述提及的不同的骨性标志点、线、角被用于各种测量分析中，包括 Zimmer 美容平面[12]、Holdaway 比例[13] 和 Gonzales-Ulloa 零子午线[14, 15] 等[16]。所有这些分析方法均试图描述面部骨骼正常的位置关系。

软组织分析

　　面部总体外形与结构是许多因素共同作用的结果，牙列分析与治疗仅仅解决上下颌牙齿的相互关系。骨性分析显示了面部骨骼的相互关系，并说明了其位置异常导致的面部畸形。然而，仅仅通过牙列和骨骼的分析来评估和预测面型是不充分的。面部的软组织评估对于术前面部分析与术后获得和谐的面容至关重要。

软组织分析是评估面部整体容貌最具决定性的因素，一般观察者应用的方法通常较为主观，难以进行量化。但是，面部整形外科医生必须能够建立一些面容美的标准。一般观察者同样能够做到这一点，但却缺乏清晰条理。牙颌面畸形的成功整复要求术前仔细的软组织评估和对骨性手术反应的准确预测。虽然软组织的改变较牙颌及骨骼相比难以标准化，但也可依据图 70.13 所示对软组织的固定参考点进行分析测量。这些点常常与相应的骨性参考点对应（如软组织鼻根点 n 点与骨性鼻根点 N 点，软组织颏前点 pog 与骨性颏前点 Pog 点）。然而，同样存在部分软组织点没有固定位置或与骨性点没有固定的对应关系（如发际中点 tr 或发际线）。不同厚度的软组织（如唇部和鼻部软组织）及相对不固定的软组织参考点（如发际中点 tr）共同决定面部的整体结构和外形。

软组织参考点被用于确定不同的线及角度，并进行相应的测量，类似于头影测量中的骨性线和角度的测量。软组织点同样可用于分析面部的垂直高度（如图 70.14）[6]。在这一分析法中，从发际中点到颏下点可被软组织鼻根点和鼻下点分为三等分。但由于发际线位置相对不固定，因此面上 1/3 的测量往往较不可靠。但是，面中与面下 1/3 的测量则较为可靠，相对比例大约为 1 : 1。比例大于 1 则表明上颌骨垂直向发育过度，或者面下 1/3 过短，或二者兼而有之。这一比例小于 1 则表明面下 1/3 过长或者上颌骨垂直向发育不足。

面下 1/3 可被进一步分为两部分（如图 70.15），有利于进一步分析上唇、下唇、颏部的软组织[17]。嘴唇的位置和形态由牙和骨性支持

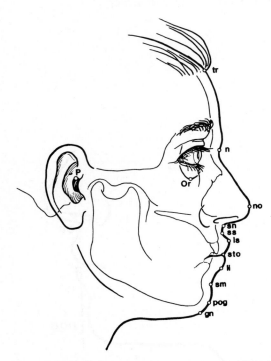

图 70.13 软组织标志点。在有些情况下，这些软组织点是和固定的骨组织标志点相对应的。例如，n 点和 N 点。而在其他情况下，这些软组织点具有较大的可变性，例如发际中点（tr），鼻尖点（no）。N. 鼻根点；Or. 眶下点；P. 耳点；Gn. 颏点；Pog. 颏前点（Used with permission from Rakosi T. An Atlas and Manual of Cephalometric Radiography. Philadelphia: Lea and Febiger; 1982.）

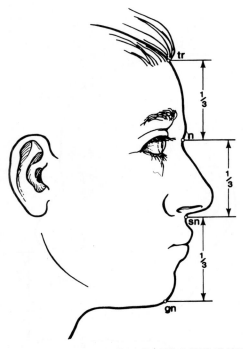

图 70.14 垂直面高。一个协调的面部比例关系是面部可被分为大致相等的三部分。面上 1/3 从发际点（tr）到鼻根点（n），该部分是个体差异最大的部分，因为不同人的发际线差异较大。面中 1/3 与面下 1/3 的比例大致为 1 : 1（Used with permission from Rakosi T. An Atlas and Manual of Cephalometric Radiography. Philadelphia: Lea and Febiger; 1982.）

所决定。完整的面下 1/3 的评估必须包含有唇部形态及位置的分析。上唇高度（从鼻下点 sn 到上口点 stos）大约是下唇高度［从下口点 stoi 到颏下点（gnathion）gn］的一半。当上、下唇的比例小于 1：2 时，说明下唇和颏部过长，此时可行垂直向的颏部缩小成形术。此外，还有一些其他方法可以用于分析唇部和颏部的形态和位置[18, 19]。这些分析方法在表示牙、上下唇及颏部的正常比例关系时差异较大。从鼻下点（sn）至颏前点（pog）画一条垂直线，最能说明唇部及颏部的前突度（图 70.16）。

为了精确矫正面部畸形，面部整形外科医师必须了解骨骼改变量与软组织改变之间的关系[20]。众所周知，软组织对应于骨组织的术后改变在面部各个部位的比例关系是不一样的，精确预测软、硬组织对应的改变比例关系直接影响面部美容手术的最终效果。

在面部软组织相对薄的区域，软组织对于骨组织的改变较明显，且易于预测[20]。面部同一区域的骨骼，不同的手术方法可以产生不同的软、硬组织改变比例。例如，在下颌骨前移手术中，颏部的软硬组织改变比例为 1：1，而下唇软硬组织改变比例为 0.8：1。在不太严重的小颏畸形隆颏成形术中，颏前点的软组织改变为 0.8：1[21, 22]。如果在下颌骨前移术后再行隆颏成形术，则颏成形所致的软组织改变只有 0.4：1[22]。同样，在其他手术中，软组织和骨组织的改变比例也可被测量，如下颌骨后退手术、上颌骨前移或后退手术（如表 70.6）[20]。虽然这些比例并非完全准确，但可作为预测面部特定部位骨组织手术后软组织改变的参考。

因此面部畸形整形术后的整体外观取决于骨性畸形的纠正以及其上的皮肤软组织再附着的综合效果。被整形外科医生所熟知的一点是，在进行鼻整形术中，鼻骨基底需增加或减小的量应根据相应的软组织的厚薄来决定。

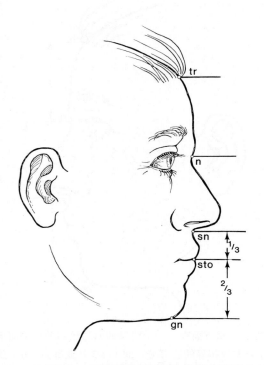

图 70.15　下面高。上唇高度与下唇和颏的高度比应该为 1：2（Used with permission from Rakosi T. An Atlas and Manual of Cephalometric Radiography. Philadelphia: Lea and Febiger; 1982.）

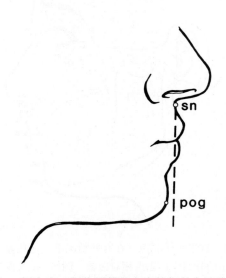

图 70.16　颏突度。评价颏部的突度较好的方法为过下唇点作一垂线垂直于 Frankfort 平面。Pog. 颏前点；sn. 软组织鼻下点（Used with permission from Rakosi T. An Atlas and Manual of Cephalometric Radiography. Philadelphia: Lea and Febiger; 1982.）

表 70.6　颌面部手术后的软组织改变比例

手术操作	软硬组织改变比例
下颌后退	
颏点（Pg）	1：1
下唇沟（Si）	0.9：1
下唇中点（Li）	0.8：1
上唇中点（Ls）	0.2：1
下颌前移	
颏点（Pg）	1：1
下唇中点（Li）	0.8：1
上唇中点（Ls）	可变
单纯颏部前移	
颏点（Pg）	0.8：1
下颌前移同时颏部前移	
颏点（Pg）	0.4：1
单纯颏部后退	
颏点（Pg）	0.25：1
颏下点（Me）	0.33：1
上颌后退	
鼻下点（Sn）	0.5：1
上唇中点（Ls）	0.5：1
上颌前移	
鼻下点（Sn）	0.5：1
上唇中点（Ls）	0.5：1
上颌上移	
唇缩短	0.2：1
上颌下移	
唇延长	可变

资料来源：Lehman JA. Soft tissue manifestations of aesthetic detects of the jaws: diagnosis and treatment. Clin Plast Surg 1987;14:4. 获转载许可

摄影分析

一致而可重复的影像资料在制订面部畸形的手术计划过程中至关重要，它们是术前软组织分析中不可或缺的一部分。摄影对患者和住院医师来说都是一有益的教材。它能够提供准确的术前及术后医用法律档案。并且能为外科医生提供直观的视角来评估个体面部骨骼与相应软组织的相互关系。更为重要的是，影像资料能为外科医生

的后期回顾性分析提供一个可视的图像记录。通过这种定期的批判性的评估，使得手术的操作得以改进。

获取有用的医学影像资料的最关键的方面在于拍摄条件的一致性。应使用带显微镜头的 35 mm 照相机，焦距范围在 80~110 mm。在拍摄全面部像时，必须严格使用 Frankfort 水平面作为引导线。此平面通过连接耳点（即外耳道的最上点）与眶下点（即眶下缘的最低点）来构建，所有的摄影都应使此线平行于地面。

一套完整的面部影像资料至少应有 5 张全面部像，包括一张后前位、两张侧位、两张倾斜位。此外，还有另外两组照片也是必须，分别为一张颏顶位（基底）像、从后前位和侧位拍摄的咬合关系的特写照片

牙颌面畸形的治疗

治疗理念

对牙颌面畸形的患者进行诊断与治疗必须采取有序的、系统的方式进行。必须进行仔细的医学和牙科病史询问以及体格检查，这应当包括患者的个体需求以及对正颌手术的期望。特别应当关注的是患者最为迫切解决的是功能的纠正还是外观的改善。在完成基本检查后，可进行摄影及 X 线摄片分析。最后，获取患者的牙列模型，这一模型可安装在颌架上，以分析上下牙齿之间的静态咬合和动态关系。

当完成周全的牙列、骨骼和软组织分析后，可列出完整的问题清单。这张完整的问题清单应包括所有的医学或称系统性问题、咬合关系问题以及涉及面部骨骼的相关问题。此外，软组织的畸形情况也必须同时确定。此后，根据每一类畸形的严重程度对问题清单的所有问题排出先后次序。

完成了诊断分析后，便可针对患者的面部不协调形成一个系统的治疗方案。而这一治疗方案

可能需要多学科的协作，包括面部整形外科医师、口腔颌面外科医师、牙科医师、口腔正畸医师等。在大多数病例中，可有不止一个治疗计划。方案的选择应当是患者的要求、对治疗的期望以及外科团队的能力与经验的共同产物。手术方案与最终的治疗计划必须与患者进行彻底地沟通讨论。这一点很重要，因为大多数牙颌面畸形的治疗方案包括复杂而长期的治疗，要求患者有良好的接受与配合。例如，对于一个下颌后缩的患者来说，其理想的治疗方案为正颌正畸联合治疗。然而，在了解治疗流程和术后护理之后，患者可能选择单纯进行口腔正畸治疗。或者，患者可能并不关注咬合问题，而只关注后缩下颌骨的外观改善。在这种情况下，前移的颏成形术或是异体颏部充填治疗都是合适的。

告知患者治疗的风险、益处和拟行治疗方案的局限性是至关重要的。患者在理解治疗方案及其局限性，并考虑进行何种治疗方案后，便可做出正确的决定[23]。

术前牙科治疗

通常情况下，在开始正畸治疗和正颌手术之前要进行常规的牙科处理。这是因为大多数正畸治疗及正颌术后的颌间结扎有赖于周围的牙齿及牙周组织。因此，龋齿、根尖周脓肿以及其他口内炎性病症必须在早期进行妥善处理。充填治疗

及拔牙也必须在早期完成。为了便于正畸治疗，可在安置正畸托槽之前进行临时牙修复。牙冠及义齿的修复通常推迟到正畸及正颌手术完成后再进行。

颞颌关节综合征的治疗通常在正畸治疗前进行，其包括止痛抗炎的药物治疗以及颌垫治疗以缓解疼痛和肌肉痉挛。早期处理关节问题有助于更好地评估患者的咬合关系，并有助于手术计划的精确设计。

术前正畸治疗

在大多数情况下，需要通过术前正畸治疗以协调上下牙弓，减小正颌术后的咬合紊乱程度，往往还能减小手术所需的移动量。术前正畸通常需要 12~18 个月的时间，有时还需要减数拔牙以协调牙齿移动减小牙列拥挤。

正畸医师需要与颌面外科医师良好合作，以确定所预期的术后咬合关系[24-26]。术前需要进行细致的牙列分析，以确定错颌畸形的产生是来源于骨性还是牙性的。需制备石膏牙列模型（图70.17），并将其安置于颌架上（图 70.18）。此颌架由两块金属底座构成，并以铰链相连接以模拟颞下颌关节，它可以使两个模型相互移动。通过这个装置便可以确定达到一类咬合关系所需的手术移动量。此外，面弓的使用也有助于咬合关系的分析（图 70.19）。该装置通过一金属部件

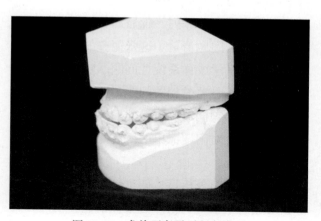

图 70.17　术前石膏牙列研究模型

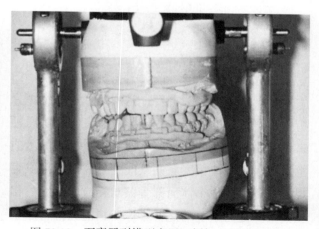

图 70.18　石膏牙列模型安置于颌架上（前面观）

将其安置于颌架的上颌部分，以此来进一步分析上颌与前颅底的关系。这提高了不对称畸形及咬合偏斜患者的诊断与治疗。最后，应由正畸医师制订治疗方案以获得最佳的术前咬合关系。

术前准备与模型外科

当确定了术前最佳咬合关系以后，便可将石膏牙列模型安置于颌架上并确定手术移动量。此后，可使用丙烯酸甲酯制作术中使用的安置于口内的牙合板（咬合导板）。这个牙合板（咬合导板）为术中上下颌的移动提供了准确的引导与定位。

如果设计方案为单颌手术，则只需一块颌板。在完成截骨后，可使用颌板引导骨块的移动。随后，将颌板固定于上下颌并进行颌间结扎。如果设计方案为双颌手术，在术前需准备两块颌板（图70.20）。第一块颌板（中间颌板）用于上颌截骨后，下颌截骨前，以引导上颌骨块位置的移动。第二块颌板（终末颌板）则用于上下颌截骨移动后确定咬合关系及颌骨位置，并最终形成上下颌骨复合体后固定于颌间。

颌板可用于引导上下颌骨块的失状向（前后）和横向的位置关系的移动与确定。然而，无法用于确定垂直向（上下）的位置关系。垂直向位置的确定只能依靠术前设计以及通过最终骨块固定前的去骨（缩短垂直向距离）和植骨（延长垂直向距离）来实现。

对于复杂的上颌骨手术，需要制作全腭覆盖颌板，而不能单纯使用普通的牙合板。全腭覆盖牙合板用于上颌骨横向发育不足的患者，其能够增强截骨移动术后的稳定性。当进行上颌的正中分开劈开后，便需使用全腭覆盖牙合板。

矫正牙颌面畸形的首次治疗计划应包括手术类型、颌骨的计划移动量、单颌手术或双颌手术。治疗计划中必须明确地指出患者的问题列表，并且必须描述其治疗计划。

手术操作

下颌前突

治疗下颌前突的手术方式有很多，如髁突下垂直截骨、矢状劈开截骨等。垂直髁突下截骨可采取口内入路或口外入路，而矢状劈开截骨术则通常采用口内入路。各种手术方式及其入路有其特定的优缺点，需根据患者具体的要求而定。

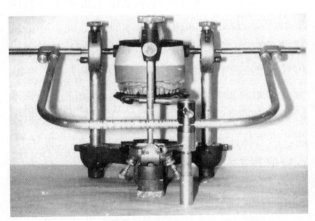

图70.19　石膏上颌牙模安置于面弓上。当牙模安置于面弓上后，上颌模型可向任何方向倾斜，以利于进一步分析和治疗

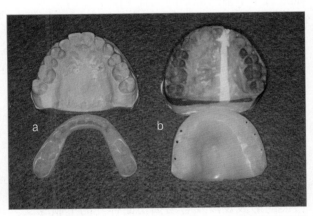

图70.20　准备进行双颌手术的患者，术前需制作两块颌板。a. 薄型颌板依据石膏牙列模型制作，其可用于确定术后上下颌的失状向及垂直向位置关系；b. 全腭覆盖颌板同样依据石膏牙列模型制作，其可用于伴有扩弓或缩弓的分块上颌骨截骨术。需要注意的是，术中颌板并不能决定术后的垂直向改变

垂直髁突下截骨是由 Caldwell 和 Letterman 于 1954 首先采用的[27]。随后，陆续又出现了许多关于该术式的改良方法，所有这些方法均采取口外切口[27-29]。该术式的最大优势在于避免了下牙槽神经的损伤，可采用口外切口或口内切口。口内入路的优势在于避免了皮肤的瘢痕，以及潜在的损伤面神经的下颌缘支的风险。但其操作过程相对困难，下颌支相对于正中矢状面的倾斜角度越大，其口内入路越易暴露。口内入路从前庭沟的黏膜进入，切口范围由冠突至第二前磨牙。术中注意避免损伤颊脂垫。下颌支前缘处亦做切口，随后剥离骨膜后即可小心暴露反舌突。这一骨性标志点因为其对应着下颌小舌因而尤为重要。下颌小舌为下颌骨内面下牙槽神经血管束的入管标志。

口内入路从前庭沟的黏膜进入，切口范围由冠突至第二前磨牙。术中注意避免损伤颊脂垫。升支前缘处亦做切口，随后剥离骨膜后即可小心暴露反舌突。随后，可以沿下颌乙状切迹至下颌角标记一条斜形截骨线，该截骨线的位置需位于反舌突后方以避免损伤下牙槽神经血管束。再使用钻针于下颌骨表面划出骨痕之后，便可由往复锯完成骨切开。完成了双侧截骨之后，双侧的近心骨段可退至双侧，而远心骨段则可松解并顺利地放置于术前所规划的位置（图 70.21）。

完成了双侧截骨之后，双侧的近心骨段可退至双侧，而远心骨段则可松解并顺利地放置于术前所规划的位置

检查并确定过终末咬合关系后，即可将颌板放置于颌间。术后需颌间结扎固定保持 6~8 周，如对下颌骨骨块进行坚固内固定，则可减少颌间结扎的时间。

口外入路行垂直髁突下截骨的缺点在于面部瘢痕的形成及以及容易损伤面神经的下颌缘支。垂直截骨通常适用于下颌后退超过 10 mm，并且存在不对称后退的病例中。垂直截骨需沿皮纹在皮肤上作约 3 cm 长的切口，切口的位置位于下颌下缘约一指宽，其骨膜下分离及暴露的方法同口内入路。

矢状劈开截骨术由 Obwegeser 和 Trauner[30-32] 于 1955 首先报道，并由 Dal Pont[33] 于 1961 年加以改进。因其可同时用于下颌骨的前移与后退，因此矢状劈开截骨术可矫正多种下颌骨畸形。亦适用于下颌前突并伴有开合的患者，同样可以进行坚固内固定。

矢状劈开截骨术的风险在于下牙槽神经的损伤，同时还可存在远心骨段的缺血坏死和截骨线处牙齿的损伤与脱落的风险。

矢状劈开截骨术采取口内入路，与垂直截骨相似，切口位于口腔黏膜侧。骨膜下分离以暴露下颌骨内外侧表面，于下颌骨内侧找寻并暴露下颌小舌和下颌孔。位于内侧骨皮质下颌小舌上方约 5 mm 处行横向截骨。随后于下颌骨第二磨牙处垂直切开下颌骨外侧骨皮质。通过一矢状向斜行截骨线连接横向与垂直向截骨线，使用骨凿劈开分离近远心骨段。将下牙槽神经血管束保留于下颌骨近心骨段的内侧。去除下颌骨近心骨段前方的多余的骨块。去除骨块的宽度需近似于下颌骨所需的后退量（图 70.22）。

同理完成对侧的矢状劈开截骨，并使用颌板拼对终末咬合。近心骨段则安置于双侧关节窝内，术后进行颌间结扎 6~8 周。

下颌支矢状劈开截骨术是用于矫正下颌骨畸形的较好方法。远心骨段（牙骨段）可下降、前移或旋转以关闭开合（图 70.23）。该手术同样可作为需双颌手术的患者的常用手术方法。矢状劈开后近远心骨段广泛的接触面积保证了截骨术后快速的骨愈合，延迟愈合与骨愈合不良很少发生。该方法主要的缺点在于发生永久的下唇麻木，据报道其发生率高达 45%[34]。

下颌后缩

下颌后缩或称下颌发育不足，是指一组以下颌骨短小、后移或两者都有的疾病。下颌后缩患者的咬合关系通常是二类关系，并且该错颌畸形的产生往往是骨性的。许多原因可造成这种疾病，

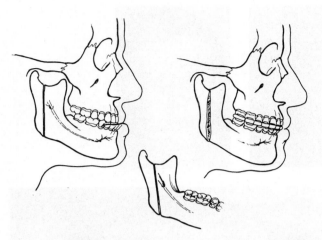

图 70.21　垂直截骨。从乙状切迹到下颌角作一斜行截骨线，截骨线位于下牙槽神经血管束的后方。当完成双侧截骨后，双侧的近心骨段可退至双侧，下颌后退便可顺利实施

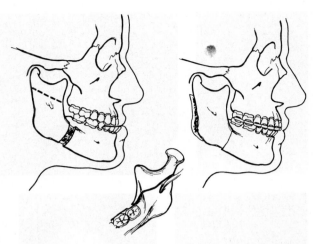

图 70.22　矢状劈开截骨术。该术式包括于内侧骨皮质下颌小舌上方约 5 mm 处行横向截骨。而垂直截骨线则位于下第二磨牙区域的外侧骨皮质。通过一斜行截骨线连接横向和垂直向截骨线便可完成矢状劈开截骨术。下牙槽神经血管束则保留于下颌骨远心骨段的内侧

并且可能与许多综合征有关，例如 Nager 综合征，Treacher Collins 综合征等。

有许多方式可以用于治疗下颌后缩，矢状劈开截骨术[33]是最常用的纠正下颌发育不足的术式。该术式可用于矫正明显的骨性缩颌畸形。此外，软组织颏点也随着骨组织的改变而成比例的发生改变。

矢状劈开截骨术的操作在前面的章节已有描述。切口位于口内前庭沟处，范围由翼下颌韧带至下颌第二磨牙。在下颌骨内外侧表面完成骨膜下分离，术中需小心以避免进入颊脂垫。于下颌支内侧置入升支拉钩以便暴露下颌小舌上方的骨面。

使用 Lindemann 侧边裂钻于下颌支内侧骨皮质处完成矢状向截骨。该截骨线需位于下颌孔上方，同时需小心保护下牙槽神经血管束。随后，于下颌第二或第三磨牙区域做出一个倾斜角以完成下颌骨外侧的垂直截骨。使用往复锯使两处截骨线于下颌骨前上缘相汇合。

使用薄骨凿完成下颌骨的矢状劈开。骨凿的方向需朝向下颌骨的颊侧骨皮质，紧靠外侧骨板的内表面，这样有助于避免下牙槽神经的损伤。

同理完成对侧的矢状劈开截骨术。此时远心骨段完全游离，可进行远心骨段的定位，需注意近心骨段的髁突需位于关节窝内。使用丙烯酸甲酯制作的颌板定位远心骨段牙骨段的位置，同时进行颌间结扎固定。假如使用骨段坚固内固定，则颌间固定就不是必需的（图 70.24）。

暂时性或永久性的下牙槽神经的损伤是矢状劈开截骨术公认的并发症。据报道，下唇永久性的麻木的发生率为 2%~45%[34]。部分甚至所有下颌后缩的病例术后都存在复发，这也是一个明确的并发症。复发往往来源于舌骨上肌群的牵拉，也可由于下颌前移过程中，髁突于关节窝内的定位错误所导致。

有些患者术前的咬合关系可能是正常的，但颏部与面部其余部分的美学关系确是不理想的。这可通过从下唇黏膜皮肤（唇红）交界处作一条垂线来确定（如图 70.16）。在男性，软组织颏点几乎应达到垂线处，在女性其位置则恰位于垂线后方。如果软组织颏点的位置明显位于此线后方，则可诊断为小颏畸形。在下颌后缩但咬合关系正常的患者中，可通过行截骨颏成形或是颏部充填以获得面部的协调与美观。决定行颏成形术

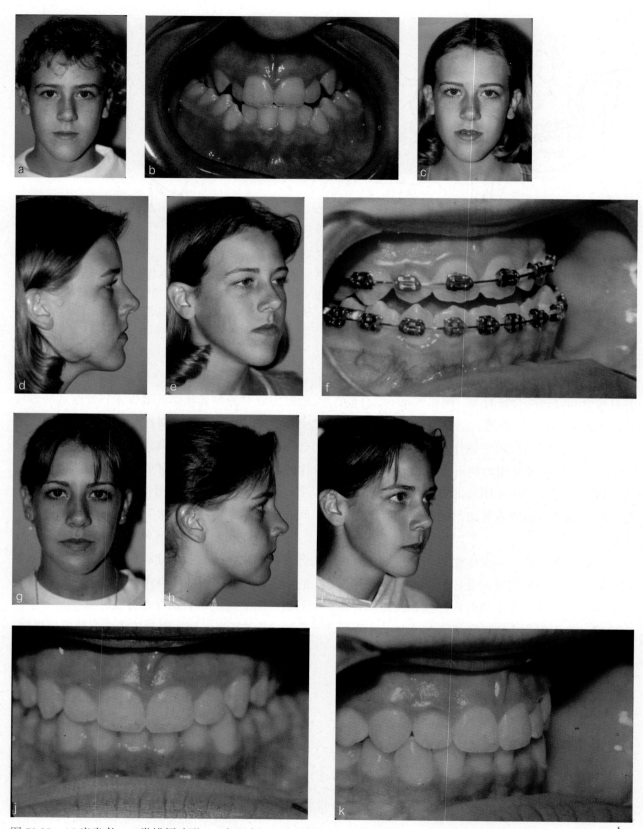

图 70.23　15 岁患者，三类错颌畸形，双侧反颌，上颌发育不良，下颌前突。a. 全面相；b. 咬合关系；c~f. 同一患者经过 15 个月的术前正畸治疗，拟行双颌手术术前。可以注意到，通过术前正畸治疗，可直立牙齿，纠正牙齿的扭转与错乱，但也加重了三类错颌畸形的程度；g~k. 双颌手术术后 6 个月（包括上颌 Le Fort Ⅰ 型截骨，下颌矢状劈开后退旋转）

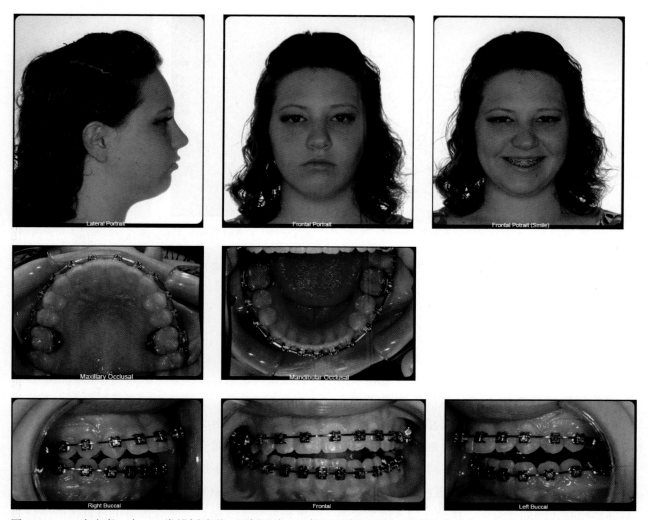

图 70.24　20 岁患者，女，三类错颌畸形，下颌后缩，双侧不对称性开颌，颞颌关节紊乱，小颏畸形及颏后缩。术前患者的正侧位像及口内咬合像。患者行双侧矢状劈开截骨，下颌旋移前移 3 mm，同时颏成形前移 6 mm 旋转 3 mm。术后 2 个月，患者正侧位像，口内咬合相

或是植入异体颏部充填材料仍然是一个有显著争议的问题，应根据外科医生对每个一个手术的经验和患者具体的畸形情况由患者做出选择。

水平前移颏成形术具有极佳的美学效果，并且不存在异体材料植入的潜在风险。手术切口位于口内前庭沟处，范围为一侧的前磨牙至对侧前磨牙。于牙根下方做水平切开，并完成骨膜下分离，通常不需暴露颏神经和下颌骨下缘。水平切口线在颏神经出现的前方。做水平切口线之前需于骨面做一系列的钻孔，并由矢状锯或骨凿将钻孔相连接。此时，即可将颏成形的远侧骨段向前重新定位（图 70.25）。

颏部前移的量是有限制的，必须保持下颌骨近端和前移的远侧骨片之间良好的骨性接触。对极少数病例，必须用叠加植骨的方式以保证足够的前移量。可通过骨间的钢丝结扎或拉力螺钉的坚固固定来达到骨块的固位。Bell 和 Dann[21] 证实水平前移颏成形术后软组织随着骨组织改变的比率为 0.8：1（图 70.26）。

颏部充填术具有技术简单并且完全可逆的优点。手术可以通过口内切口或口外（刻下）切口进行，在中央部骨膜上层做一囊腔以容纳假体。

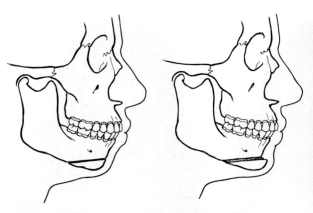

图 70.25　水平截骨颏成形术及颏部前移

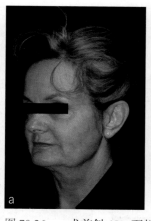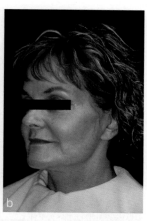

图 70.26　a. 术前斜 45° 面相，患者为轻度二类错颌畸形，缩颌畸形，中度的垂直向及矢状向的小颌畸形；b. 术后斜 45° 面相，患者进行了面部除皱、上下眼睑成形术、面中部脂肪注射以及颏成形延长下颌

假体的侧方可塞入骨膜下以辅助固位。假体可由不同的异质材料制作而成，包括聚四氟乙烯、Silastic（道康宁）、mersilene（爱惜康公司）以及多孔材料，例如多孔聚乙烯、Proplast（Vitek）或 MEDPOR（Porex Surgical 公司）等。假体也可以采用同种移植物（例如辐照过的肋软骨）或自体移植物（例如颅骨）。颏部充填术通常是鼻整形术或面下 2/3 年轻化手术的有益辅助手术（图 70.27）。

上颌后缩

当面中 1/3 位置不佳时也可导致面部的不协调。上颌骨可以是发育不良或是位置不佳。它可以是结构正常，但位置却向前或向后（上颌后缩）移位。上颌后缩可同时伴发有上颌骨发育不足，其咬合可为正常咬合或是三类错颌畸形。此外，上颌后缩的患者其下颌正常，或是同时伴有下颌骨的位置不良。

当患者咬合关系正常或者同时伴有下颌骨畸形时，对于面中部凹陷畸形的诊断则较为困难。X 线头影测量对其诊断是非常重要的。当 SNA 角小于 79° 且 SNB 角正常时则可诊断为上颌后缩。对于怀疑上颌后缩的患者来说，不仅要分析其骨骼的位置，还要分析其骨骼特定的轮廓，这一点尤为重要。上颌骨的畸形可以仅存在于其下部的牙槽骨部分，即上颌牙槽突的排列异常。整个上颌骨可为发育不足或位置后缩，分析诊断时对上颌骨的上下部分都需加以关注。

当患者上颌骨发育不足且咬合关系正常时，可采取外置式植骨，其骨源可来自自体的颅骨或髂骨，也可使用异质材料。上颌骨或前颌骨充填是面部整形除皱及鼻整形术有益的辅助手术。

当患者为上颌骨下部的后缩，有指征行标准的 Le Fort Ⅰ型截骨术（图 70.28）[33]。这是沿着上颌窦壁及鼻中隔的水平切开，并伴有上颌骨和翼板的分离。Le Fort Ⅰ型截骨术切口位于口内龈颊沟，范围由一侧的第二磨牙到对侧的第二磨牙。然后沿着前鼻嵴、梨状孔和上颌骨面行骨膜剥离。标记并确定上颌骨水平 Le Fort Ⅰ型截骨术的确切截骨高度。沿着梨状孔侧壁、上颌窦的内外侧壁进行截骨，侧方切口延伸至翼上颌裂。使用弯骨凿置于翼上颌裂的下方，向内侧将牙槽骨段与颅底分离。随后，上颌骨即可被向下折断并游离（图 70.29）。

此后，便可将上颌骨前移至术前设计所预计的位置，使用丙烯酸甲酯制作的咬合板以拼对

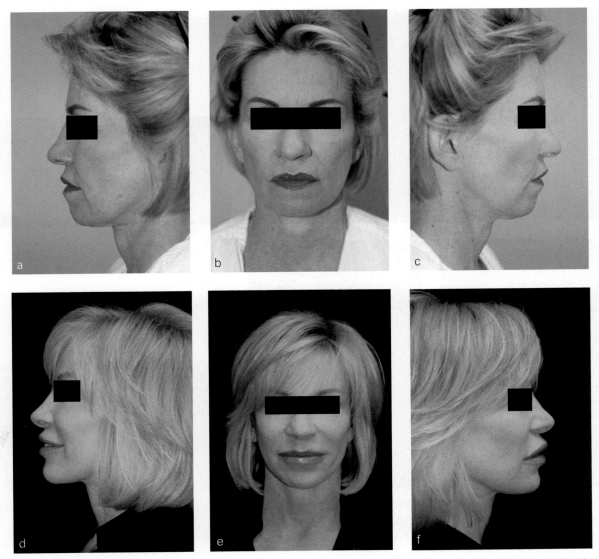

图 70.27　a~c. 小颏畸形患者术前左侧位、正位及右侧位相；d~f. 患者术后左侧位、正位及右侧位相，患者进行了上下眼睑成形术、面中部脂肪注射以及颏部假体置入

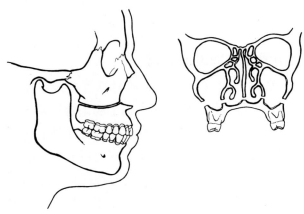

图 70.28　标准的上颌骨 Le Fort Ⅰ 截骨术。该截骨范围包括上颌窦、鼻中隔及翼板。该术式可广泛用于上颌骨后退、前移及上抬中

咬合关系，并用钢丝将上颌骨结扎于下颌骨。这样上颌骨与下颌骨便可连接为一个整体进行整体移动了。尤为重要的一点是，在固定上颌骨之前确定下颌骨的髁突位于关节窝内。随后，便可使用钛板对上颌骨进行坚固固定[7]。钛板应固定于上颌骨骨质最厚的部位，即梨状孔和颧牙槽嵴处（图 70.30）。另一种固定方法是以丙烯酸甲酯制作的颌板为引导进行颌间钢丝结扎。关于在上颌骨块后方进行骨移植以稳固上颌骨片防止后移复发仍存在争议。一些外科医生认为，骨移

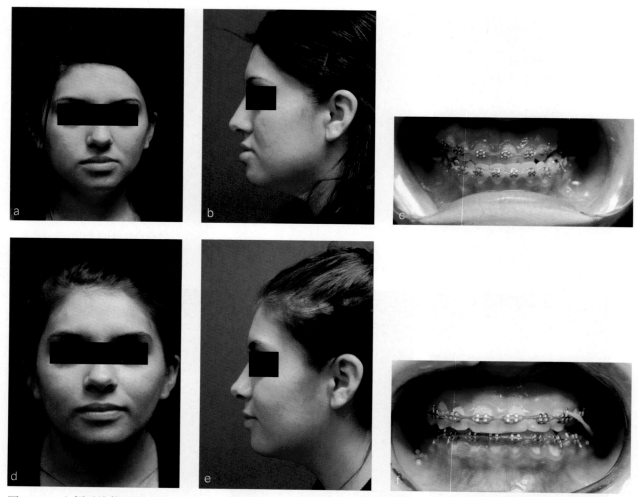

图 70.29 上颌后缩伴反颌患者，a~c. 为患者术前正位、侧位及口内咬合相；d~f. 为患者术后 10 周的正位、侧位及口内咬合相。患者进行了上颌骨 Le Fort Ⅰ型截骨前移 6 mm，旋转 3 mm

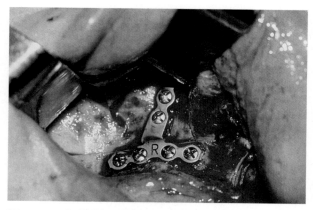

图 70.30 患者进行上颌骨 Le Fort Ⅰ型截骨前移后进行坚固固定的口内相。图中使用 T 型带台阶的钛板进行上颌骨固定

植有助于保持牙骨段维持在术前所设计的前移位置。

上颌骨垂直向发育异常

在过去的 20 年间，上颌骨垂直向因素在牙颌面畸形的分析与治疗中占据了越来越重要的位置[35]。上颌骨垂直向发育过度的特征是上唇较短和静态时上切牙显露过多。同时可能出现前部开殆。上颌骨垂直向发育不足的特征是明显的上唇过长以及静态时上切牙显露不足。静止时，理想的唇的位置是显露上切牙 2~3 mm。在以上两种上颌骨发育异常的情况下，这种关系被破坏了。

治疗上颌骨垂直向发育异常通常运用 Le Fort Ⅰ 型截骨术来完成。当上颌骨垂直向发育过度，可行上颌骨上抬，需去除双侧梨状孔侧缘的骨质以容纳上抬的上颌骨（图 70.31）[20]。当上颌骨垂直向发育不足（短面综合征），其治疗方式为折断并下降上颌骨，并于间隙处置入骨移植物。在这两种情况下，截骨后都必须保持足够的骨接触以确保术后良好的骨愈合。

上颌骨横向发育不足

上颌狭窄是由 Kole 于 1959 年首先描述的。上颌骨骨皮质切开术，即单纯切开骨皮质，可辅助腭部扩张。在完成骨皮质切开后，上颌骨轮廓可通过使用带有扩弓螺旋簧的扩弓器而发生改变（图 70.32）。手术辅助快速扩弓与分块 Le Fort Ⅰ 型截骨是矫正上颌骨横向发育不足的两种方法。

牵引成骨治疗

19 世纪始，研究人员首次报道了牵引成骨在长骨延长中的运用，这是人类对牵引成骨的早期尝试。20 世纪初，意大利外科医生 Codivilla[37] 的设想奠定了现在牵引成骨技术的理论基础。1951 年，苏联医师 Ilizarov 发明了一种方法，使其能够在四肢骨骼延长的基本原则和牵引成骨的生物学基础上达到一种平衡[38]。随着牵引力作用于骨骼中，其相应的软组织也发生适应性的变

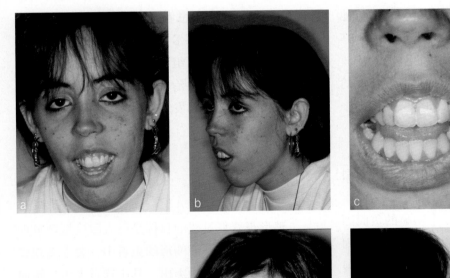
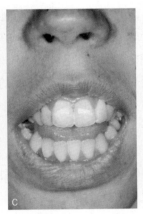
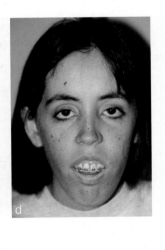
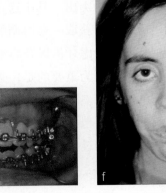
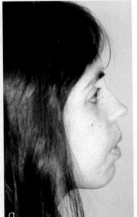
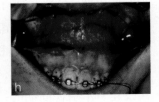

图 70.31　患者女，18 岁，肌功能失调，严重的上颌垂直向发育过度，及后牙早接触。患者有严重的开颌畸形及开唇露齿。a~c. 为患者正畸治疗前的面相；d，e. 该患者完成术前正畸治疗，拟行上颌 Le Fort Ⅰ 型截骨上抬；f，g. 患者术后正侧位面相。患者进行了上颌骨 Le Fort Ⅰ 型截骨上抬，同期颏成形缩短颏部；h. 上颌口内相显示患者有严重的上颌骨垂直向发育过度

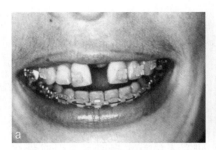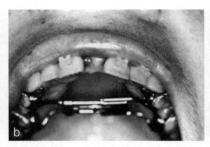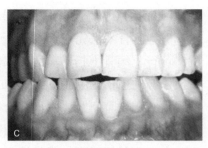

图 70.32　a. 上颌骨横向发育不足患者术前口内相；b. 上颌骨骨皮质切开术后口内相，如图显示扩弓器在位；c. 患者术后口内相，通过腭部快速扩弓，咬合得到改善，最终可通过正畸治疗关闭切牙之间的间隙

化，这一点证明了该项技术是可行而成功的。

德国颅面外科医生 Wassmund[39] 于 1926 年首次提出了颅颌面牵引成骨的概念。此后，Rosenthal[40] 于 1927 年在描述下颌骨牵引成骨的技术中，将牵引成骨的概念运用于下颌后缩患者的治疗中。直到 1992 年，当 McCarthy[41] 与他的团队报道了 4 例下颌骨牵引成骨的病例后，其关于颅颌面畸形的治疗理念受到了世界的关注。从此以后，一项可用于延长骨质的具有创新性的治疗技术开始得到运用，并且在如今广泛运用于颅颌面畸形的治疗中[42]。

牵引装置可分为口内型、口外型或是单焦点、双焦点、多焦点型（图 70.33）。外固定式牵引器较为常用并且可以实现多方向的牵引。然而，牵引固定螺钉所产生的瘢痕是一个明显的负面因素。内固定牵引对于牵引方向的控制力不如外固定牵引，然而，内固定牵引技术也在不断地发展中。

颅面骨骼为膜内成骨，同四肢的长骨相比，其骨质菲薄血供丰富，这一特点缩短了其潜在的骨痂形成期。虽然文献有更高牵引率的相关报道，但是其推荐的平均牵引速率仍为 1 mm/d。当牵引期完成后，即进入牵引稳固期[43]。在牵引稳固期内，成熟的骨痂形成，并且完成软组织的适应性改建。牵引稳固期的持续时间因不同的部位而定，通常持续时间为 4 周至 3 个月。

随着器械的进步、外科医生知识水平和接受程度的提高，颅颌面牵引成骨的适应证不断地扩大。其适应证由原先的先天畸形，扩展到如今的颌面美学修复、颌面创伤。例如，牵引成骨尤其适用于唇腭裂患者继发的上颌骨发育不足的治疗（图 70.34）。这类患者由于前期修复唇裂、腭裂及咽成形等多次手术导致了严重的瘢痕增生。增生的瘢痕和周围软组织延展性的严重不足导致单纯通过正颌手术矫治其面部畸形尤为困难。随着时间的推移，常常发现其骨块的移动量严重的不足。

小　结

整形与修复重建的目标是最大限度地恢复形态与功能。在牙颌面畸形的患者中，要求美观和功能重建的统一尤为突出。基于这点考虑，颌面外科医生更应该努力获取一个协调的面部比例。治疗过程中，必须考虑牙齿以及容纳牙齿的基骨之间的相互关系，更为重要的是，必须考虑到骨性支架表面的软组织。对牙颌面畸形的评估更应仔细、系统的进行，包括牙列、骨骼和软组织的分析。随后，便可通过手术矫正面部畸形并重建和谐的面部结构。

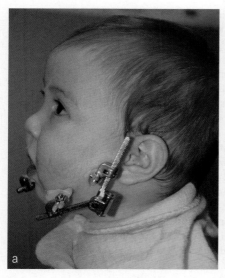
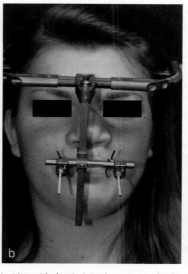
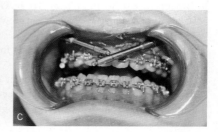

图 70.33　a. 6 个月患儿牵引牵引过程中的侧面相。该牵引过程为 0.5 mm 每次，一天牵引两次。在牵引稳固期结束后即可拆除牵引器；b. 患者使用外支持式上颌牵引器；c. 患者使用内支持式上颌牵引器

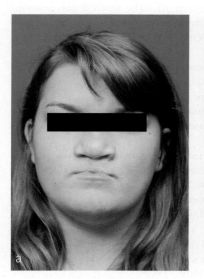
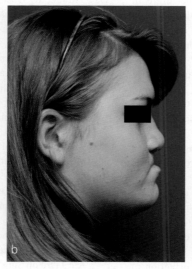
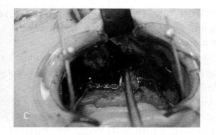

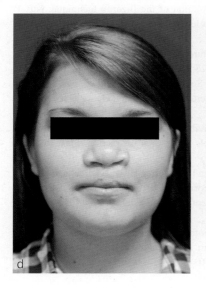
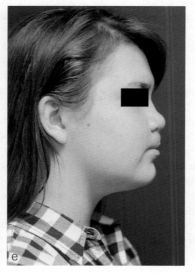

图 70.34　a，b. 唇腭裂术后患者，伴有上颌后缩。如图所示为其正侧位面相；c. 上颌截骨后术中置入外支持式上颌骨牵引器；d，e. 患者的正侧位面相。患者进行上颌 Le Fort Ⅰ型截骨，牵引成骨并拆除牵引器术后 2 个月

参考文献

1. Angle EH. Classification of malocclusion. Dent Cosmos 1899; 41:248

2. Andrews LF. The six keys to normal occlusion. Am J Orthod 1972;62:296

3. Rakowski T. An Atlas and Manual of Cephalometry Radiography. Philadelphia: Lea & Febiger; 1982

4. Broadbent BH Sr, Broadbent BH Jr, Golden WH. Bolton standards of dentofacial development growth. St Louis: Mosby, 1975.

5. Grayson BH. Cephalometric analysis for the surgeon. Clin Plast Surg 1989;16(4):633

6. Donald PJ. The surgical management of structural facial dysharmony: a self-instructional package. Washington, DC: American Academy of Otolaryngology-Head and Neck Surgery, 1985

7. Rosen HM. Miniplate fixation of the Le Fort I osteotomies. Plast Reconstr Surg 1986;78:748

8. Hinds EC, Kent JN. Surgical Treatment of Development Jaw Deformities. St Louis: Mosby; 1972

9. Tweed CH. The Frankfort mandibular plane angle in orthodontic diagnosis, classification, treatment planning, and prognosis. Am J Orthod Oral Surg 1946;32:175

10. Burstone CJ, et al. Cephalometrics for orthognathic surgery. J Oral Surg 1978;36:269

11. Jarabak JR, Fizzel JA. Light-Wire Edgewise Appliance. St Louis: Mosby; 1972

12. Hohl TH, Epker BN. Macrogenia: a study of treatment of results with surgical recommendations. Oral Surg Oral Med Oral Pathol 1976;41:454

13. Proffitt WR, Turvey TA, Moriarty JD. Augmentation genioplasty as an adjunct to conservative orthodontic treatment. Am J Orthod; 79:473

14. Gonzales-Ulloa M. Quantitative principles in cosmetic surgery of the face (profileplasty). Plast Reconstr Surg 1961; 36:364

15. Gonzales-Ulloa M, Stevens E. The role of chin correction in profile plasty. Plast Reconstr Surg 1966;41:477

16. Bell WH, Proffit WB, White RP. Surgical Correction of Dentofacial Deformities. Philadelphia: WB Saunders; 1980

17. Burstone CJ. Lip posture and its significance in treatment planning. Am J Orthod 1967;53:262

18. Ricketts RM. Define proportion in facial esthetics. Clin Plast Surg 1982;9:401

19. Steiner CC. Cephalometrics as a clinical. In: Kraus BS, Reidel RA, eds. Vistas in Orthodontics. Philadelphia: Lea & Febiger; 1962

20. Lehman JA Jr. Soft tissue manifestations of aesthetic defects of the jaws: diagnosis and treatment. Clin Plast Surg 1987;14: 763-783

21. Bell WH, Dann JJ. Correction of dentofacial deformities by surgery in the anterior part of the jaws. Am J Orthod 1973; 64:162

22. Lines PA, Steinhauser EW. Diagnosis and treatment planning in surgical orthodontic therapy. Am J Orthod 1974;66:378

23. Vanarsdall RL, White RP. Editorial: diagnosis and patient expectations. Int J Adult Orthod 1988

24. Thomas P, Proffit WR. Combined surgical and orthodontic treatment. In: Proffit WR, ed. Contemporary Orthodontics. St Louis: Mosby; 1993

25. White RP, Proffit WR. Surgical orthodontics: a current perspective. In: Johnston LE, ed. New Vistas in Orthodontics. Philadelphia: Lea & Febiger; 1985

26. Worms FW, Isaacson RJ, Speidel TM. Surgical orthodontic treatment planning: profile analysis and mandibular surgery. Angle Orthod 1976;46:1

27. Robinson M. Prognathism correct by open vertical subcondylotomy. J South Calif Dent Assoc 1956;24:22

28. Hinds EC. Surgical correction of acquired mandibular deformities. Am J Orthod 1957;43:161

29. Winstanly RP. Subcondylar osteotomy of the mandible and the intraoral approach. Br J Oral Surg 1968;6:134

30. Obwegeser H, Trauner R. Zur Operationstechnik bei der Progenie und anderen Unterkieferanomalien. Deutsche Zahn-Mundund-Kieferheillsunde 1955;23:1

31. Trauner R, Obwegeser HL. The surgical correction of mandibular prognathism and retrognathia with consideration of genioplasty I. Oral Surg Oral Med Oral Pathol 1957; 10:677

32. Trauner R, Obwegeser HL. The surgical correction of mandibular prognathism and retrognathia with consideration of genioplasty II. Oral Surg Oral Med Oral Pathol 1957; 10:787

33. Dal Pont G. Retromolar osteotomy for the correction of prognathism. J Oral Surg 1961;19:42

34. Zaytoun HS, Phillips C, Terry BC. Long-term neurosensory deficits following transoral vertical ramus and sagittal-split osteotomies for mandibular prognathism. J Oral Maxillofac Surg 1966;44:193

35. West RA. Vertical maxillary dysplasia: diagnosis, treatment planning, and treatment response. Atlas Oral Maxillofac Surg Clin North Am 1990;2:11

36. Kole H. Surgical operations on the alveolar ridge to correct occlusal abnormalities. Oral Surg Oral Med Oral Pathol 1959;12:277

37. Codivilla A. On the means of lengthening in the lower limbs, muscle, and tissue which are shortened through deformity. Am J Orthop Surg 1905;2:353

38. Jordan CJ. The evolution of the Ilizarov technique: part 1: the history of limb lengthening. Bull Hosp Joint Dis 2013; 71(1):89-95

39. Wassmund M. Frakturen und Luxationen des Gesichtschadels. Berlin: Meuser; 1926:360

40. Rosenthal W. In: E Sonntag and W Rosenthal, eds. Lehrbuch der Mund und Kieferchirurgie. Leipzig: Georg Thieme; 1930: 173-175

41. McCarthy JG, Schreiber J, McCarthy JG, et al. Lengthening the human mandible by gradual distraction. Plast Reconstr Surg 1992;89:1

42. Honig JF, Grohmann UA, Merten HA. Facial bone distraction osteogenesis for correction of malocclusion: a more than 70-year-old concept in craniofacial surgery. Plast Reconstr Surg 2002;109:41

43. Swennen, G. Craniofacial distraction osteogenesis: a review of the literature. Part 1: clinical studies. Int J Oral Maxillofac Surg 2001;30:89-103

71 半侧颜面短小畸形和牵引成骨

作者：Ajul Shah，Anup Patel，Derek M. Steinbacher

翻译：应王君子　　审校：王旭东

引 言

半侧颜面短小畸形（HFM）是一种先天性非遗传性的疾病，影响第一、二咽弓，同时伴有颅颌面重要结构的畸形及发育不全[1-4]。许多名称被用于描述这一疾病过程和相关发现[5, 6]。当病变累及双侧面部时，描述为双侧颜面短小畸形。最原始的单侧发育缺陷会不同程度地影响与第一、二咽弓发育有关的骨骼、神经及软组织。另外，广义上的半侧颜面短小症可能会伴发眼、肾脏，心脏和脊柱系统的异常[7, 8]。Gorlin 和 Peterson-Falzone[2, 9]介绍了一个非常详细且全面的关于 HFM 的报道汇总。

病原学

HFM 在新生儿中的发病率为 1/5 600，仅次于唇腭裂，是第二常见的先天性颅颌面发育畸形[10, 11]。对于 HFM 发病机制的解释，在文献中有各种不同的理论。其中几乎所有理论都提到第一、二鳃弓发育而来的结构的异常或破坏。Stark 和 Saunders[12]支持中胚层的异常或是缺乏会导致 HFM 的发生。Poswillo[13]建立了一种带有血管破裂的老鼠模型，对其应用三氮烯后，血肿扩大导致最终出现了 HFM 的表型特征。由此造成的损伤和随后的血肿，导致了类似于 HFM 中才会出现的多样的广泛非对称畸形与变异。HFM 和维 A 酸综合征（RAS）表面上的相似之处，已经导致一些人将与 RAS 有关的因素应用到 HFM[14]，主要包括外 / 中耳异常、椎体异常，以及心血管流入阻断；也就是说，神经嵴发育的中断可能是 HFM 的发病因素[15, 16]。

分 类

在各种各样的文献报道中，每一例都描述了各自不同的畸形情况，由此衍生出了繁多的分类方式。早期对 HFM 分类的尝试，是由 Meruman 和 Pruzansky 围绕着耳和下颌骨的畸形程度进行的[17]。Converse 则认为，由于 HFM 的异质性，要做到涵盖到每一例个体的病例，从而强调这一分类的重要性，将会非常困难。

不过，分类也的确应该建立在表型特征上进行，即如上所述的下颌骨和颞下颌关节（TMJ）。其中，有这两种分类方法符合 HFM 所具有的突出特点，分别是 SAT 分类与 OMENS 分类[5]。SAT 分类关注于 HFM 的 3 个方面：骨骼、耳、软组织。并且，将骨骼畸形分为 5 个等级（S1~S5），将耳畸形分为 4 个等级（A0~A3），将软组织畸形分为 3 个等级（T1~T3）。然而，该分类方法忽略了该综合征表现出的面神经受累情况。

最佳的分类系统应简洁地、客观地、全面地描述 HFM 的所有病变表现，由此促进对 HFM 患者评价分级的标准化。Vento 等学者的 OMENS 分类（后期做了微小的修改）[18, 19]，是建立在 Meurman、Pruzansky、Kaban 和 Murray 的分类上，是目前分类中最为符合这一点的[17, 20-22]。具体来说，它在 SAT 的分类基础上扩展到以下方面：眼眶、下颌骨、耳、面神经和骨骼。每个方面根据严重程度从 1~3 评分，并且以 0 表示正常[23]。其后，Cohen 指出 OMENS 分类忽视了颅面部之外的畸形，因此 1995 年 Hogen 对其进行了修改，并将

"+"表示为非颅面表现，以弥补这一缺点[19]。尽管 OMENS 分类没有定义眼眶垂直向异位和大小的影像学发现，而且忽略了中耳和耳郭畸形，它仍然是目前最全面且权威的分类方法，并且可以按它的标准化分类来指导患者的手术治疗。在此基础上，HFM 的临床表现特征与 OMENS 分类和谐一致。

临床表现

眼　眶

眼眶的畸形主要是骨骼发育异常，体现在眼眶大小与位置上，并常常伴有垂直向异位（图 71.1）。眼眶的位置相对于未受累侧可以是较高或是较低，都归纳于该分类中[24, 25]。一系列眼球的异常包括：眼球表皮样囊肿、小眼、（眼组织）残缺以及动眼功能障碍[26]。骨性畸形包括缩小的眶周壁，眶外侧壁和眶下侧壁的后缩。

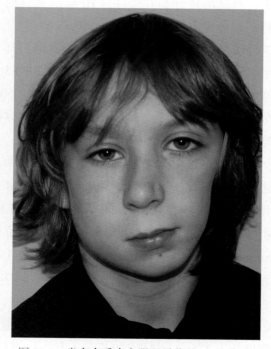

图 71.1　患有有垂直向眼眶异位的 HFM 患者

下颌骨

HFM 的多个分类系统，都是以下颌骨畸形严重程度为基础的，下颌骨发育异常是 HFM 的核心病变。1969 年，Pruzansky[21] 在 X 线片基础上将下颌骨畸形分为三类，随后 Kaban[18] 进一步依据髁突和颞下颌关节的异常进行了补充。

在 I 型中，所有受累的下颌骨和附着肌肉都存在，但存在一定程度的发育不全。关节窝在不同程度上发生了不良甚至消失，从而伴随着关节平移运动和转动异常。当开口时，下颌骨向患侧移位。II a 型的患侧髁突常发生向前和近中的移位，而 II b 型的患侧髁突则常常缺失，两者可以以此区分。此外，在 II b 中，常出现翼外肌群缺损，且伴有严重的下颌和面部不对称。在 III 型中，近心端下颌支—髁突联合体缺失（颞下颌关节缺失），同时咬肌出现严重的发育不全（图 71.2）。虽然 Pruzansky/kaban 下颌骨分类集中在近中下颌骨上，但我们最近发现下颌体及牙槽骨（下颌骨远中部分）也可受累（体积减小）[28]。

耳

虽然下颌骨发育不全是 HFM 最主要的特征，但在 HFM 个体中，耳部畸形则常常有 67%~100% 的发生率[15, 29]。HFM 的耳郭异常可表现为退化的耳标志到残留的附属器[30]（图 71.3）。HFM 的耳部异常虽然常与下颌骨有关，但它与听觉功能并没有直接联系[31, 32]。患侧耳部位置往往偏下，同时中耳通常会受损或缺失。特别当外耳道缺失时，通常这些患者会出现传导性听力缺失以及感觉性听力缺失。Meurman 分类已经被纳入了 OMENS 分类，包含以下内容[34]：

- 等级 I：耳郭结构存在，但其亚结构存在发育不足
- 等级 II：仅剩下垂直向的软骨和皮肤残迹
- 等级 III：可能只有一叶状组织，部分患者表现为无耳畸形

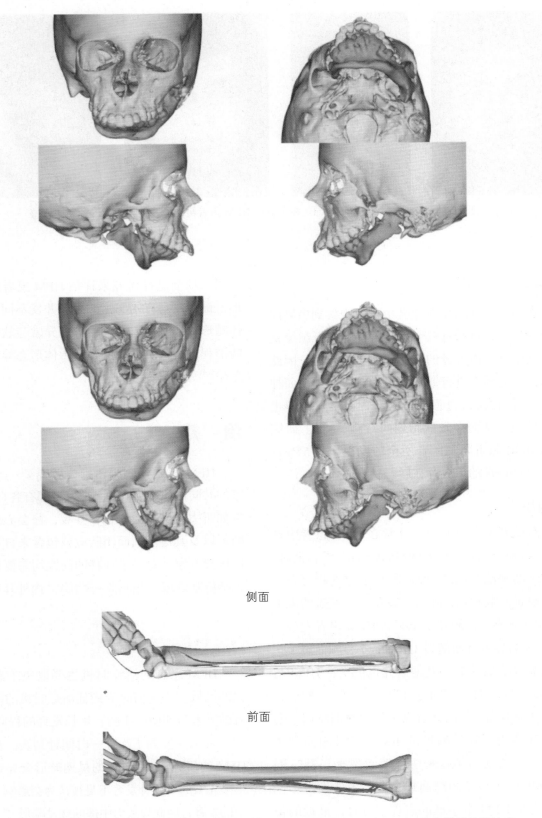

侧面

前面

图 71.2　一位患有右下颌骨 Ⅲ 型畸形的 HFM 患者术前的三维设计显示需要通过游离腓骨移植治疗

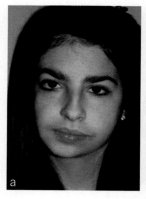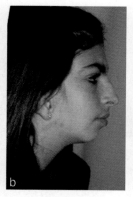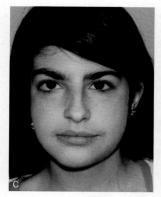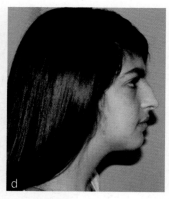

图 71.3　前（a，b）和后（c，d）显示移位 HFM 患者接受了截骨型颏成形和脂肪移植

神经学

在 10%~20% HFM 患者中可以观察到患侧面神经的完全或部分瘫痪[10, 35]。特别是下颌缘支最常受牵连。面神经的走形往往出现异常，因此手术医生需要在进行颞下颌手术时仔细辨认面神经[4]。腭黏膜张力感受器的发育不全及麻痹也时常发生，从而导致软腭偏向对侧[4, 10]。研究显示 HFM 患者腭咽闭合不全的发生率为 55%，其中 7%~15% 的患者存在唇腭裂[36, 37]。

软组织

面横裂（大口畸形）常常在 HFM 患者中被发现，特别当患者被诊断为 Goldenhar's 综合征时。软组织的缺陷与 HFM 畸形的严重程度相符合，涉及颞肌，咀嚼肌，腮腺，以及其上覆盖的皮下组织。Fan 等[38]研究了 198 名 HFM 患者发现，其中 23 名患者有面横裂（Tessier 7 号颅面裂），10 名患者有唇腭裂。其他研究也证实了 HFM 与 Tessier 7 号颅面裂之间存在联系[10, 39]。然而，最近 Woods 等[40]回顾研究了他们澳洲颅面中心不伴有耳或下颌骨畸形的 Tessier 7 号颅面裂患者后，总结认为 Tessier 7 号颅面裂是一种不同于 HMF 的极少见的腭面裂表现。舌体发育不全被认为是 HFM 中罕见的表现。可是，最近的报道显示上述发现可能被低估了。经过 20 年的回顾性研究，学者们证实舌畸形的相关发生率较低（4.8%）。然而，在同一个研究中，有学者们开展了一项前瞻性研究来评估 HFM 患者的舌体畸形，最终发现有 43.6% 的患者并发不同程度的身体畸形。在该研究中，舌形态异常与软硬组织的畸形程度有关。总体而言，舌体形态异常经常被忽略[41]。

治　疗

HFM 需要多学科治疗，并需要一个团队专家的共同协作努力。每一个患者都有各自的需求，例如听力，交流与语言，呼吸，社会心理，眼部畸形以及其他。颅面团队应该包含来自不同领域的医疗专家。每一个独特的问题均需要被解决，包括颧眶区域、颌面部、软组织、内外耳道等[42]。

时　机

HFM 患者的治疗时机主要取决于患者所受累的区域。决定何时为最佳治疗时机的因素有患者的需求与期望，年龄，生长发育的程度。

表 71.1 罗列了治疗—时间计划表。初始对于 HFM 的研究认为 HFM 的早期畸形会导致继发畸形。先天的下颌骨发育不足被认为会影响上颌骨向下的发育，因此导致面中部的继发畸形[20, 29]，早期报道认为 HFM 可以是渐进性的。因此，HFM 的治疗倾向于早期的干预以避免生长相关的畸形发生[18, 19]。可是，并没有一个面部不对称发展

表 71.1　基于时间的治疗计划表

年龄	适应证	手术
出生至 18 个月	上气道狭窄 面横裂 其他畸形：唇裂，腭裂，皮肤赘生物	气管切开或下颌骨牵引成骨 各种术式以口角成形术 其他畸形的相对治疗
18 个月至 6 岁	气管切开后 下颌骨不对称	下颌骨牵引成骨或拔管（IIa 或 IIb） 升支牵引成骨，或垂直向牵引成骨（Pruzansky IIa 或 IIb） 肋软骨移植
6~13 岁	下颌骨不对称 小耳畸形	升支牵引成骨，或垂直向牵引成骨（Pruzansky IIA or IIB） 肋软骨移植（Pruzansky IIB or III） 游离腓骨移植（Pruzansky III） 分期耳郭再造（8~12 岁）
13 岁及以上	上下颌骨发育不足 颏点偏斜 错颌畸形（水平线合平面偏斜，不对称的笑容，中线偏斜） 软组织发育不足	正颌手术：上颌 Le Fort I 型截骨术，双侧矢状劈开术 截骨型颏成形术 系列的脂肪充填 各种游离皮瓣移植

来源：Modified from Thaller SB, Garri J. Craniofacial Surgery. New York: Informa Health Care; 2008.

等级的共识[17, 30, 32]。笔者曾经证实 HFM 患者的面部比例即使不接受治疗，也会在生长发育过程中保持恒定。即使是那些严重的 I 型或 II 型下颌骨的患者进行了牵引成骨治疗后[43]，当咬合装置或正畸干预，这些不变的比例会回归至他们原始的不对称。以前建议早期手术以预防生长发育相关的畸形，因此，需要一个个性化治疗模式。即使有了早期干预，但在更大的年龄时其手术往往也不可避免。

早期的干预适应证仍有不少。一定数量的研究显示了面部畸形对于儿童的生活有负面的心理作用[13, 44-48]。为了减少这些负面影响，在第一和第二等级，当六龄牙萌出和继承恒牙萌出时干预应当被考虑。对于 Pruzansky II A 型下颌骨，垂直牵引成骨则可以在此时开始。牵引后，患者的上颌牙列则可以向下生长萌出以关闭形成的颌间间隙，从而改善颌骨间稳定性，有效地预防复发，以及减少继发畸形的发生。早期干预可以减少未来手术，通过减少畸形同时创造出骨量以满足二期手术的需要。笔者赞同早期手术干预，严重的畸形患者更有必要。由以上陈述可知，II B 型或 III 型患者 Pruzansky 下颌骨可能导致患者出现心理障碍，以及后期需要正式的正颌手术。在此种情况下，早期干预优于晚期治疗，其好处大于其可能的风险。

下颌骨

HFM 患者的下颌骨畸形是一个三维空间内多平面的复杂畸形。其功能上的差别主要取决于缺陷的程度与平面。必要的，有三条较为合适的治疗方式以针对下颌骨畸形。

（1）当患者下颌骨发育不足，颏水平向缩短，伴有下颌骨的顺时针旋转以及继发的舌后坠和气道梗阻时，双侧水平或多平面的颌骨延长治疗应当被实施，前移颏部以打开气道。

（2）单侧的升支垂直向缺陷，半侧下颌骨则可以被延长，治疗方式多样：功能性颞下颌关节存在时下颌角或下颌骨体的牵引成骨，传输牵引成骨以创造新的颞下颌骨关节及后续的升支延长，血管化或非血管化的骨移植同时下颌骨向下向前旋转。

（3）需要纠正冠状向、矢状向，垂直向及水平向畸形，以上的技术则需要结合起来，例如用正颌手术来治疗上颌骨畸形。最终，诊断分析用来指导何时以及如何对每一例适应证进行治疗选择。

下颌骨后缩畸形和可能引起的气道梗阻

如果在新生儿阶段就出现气道问题，那么双侧的下颌骨牵引成骨可以较早地被使用以增加气道容积并避免气管切开（图 71.4）。牵引成骨相比其他传统治疗有许多优势，包括新骨形成的同时其上覆盖的软组织也跟着延长。此外，对于带管的气管切开患者，也可以在牵引成骨术后顺利拔管。一般而言，如果没有功能性气道梗阻，一期的牵引成骨治疗应当在 6~8 岁进行。值得注意的是，一个重要的衡量指标是患者的颞下颌关节的解剖结构[49~51]。Pruzansky I 型下颌骨通常不需要牵引成骨。在少数病例中，没有功能性问题时患者和家属并没有对面型外形产生困扰，那么

治疗最好推迟到面部发育基本完成时才开始。这需要正颌（BSSRO，Le Fort I 型截骨—截骨型颏成形术）与正畸的联合治疗[49]。

垂直向升支畸形 ± 颞下颌关节

半侧下颌骨可以通过多种方式被延长。如果颞下颌关节功能仍然存在，那么可以在 TMJ 与下颌角或下颌骨体部之间进行牵引成骨，以此来治疗该种畸形（后续章节会有详细描述，图 71.5）。转移牵引成骨可以被用来重建功能性颞下颌关节，从而延长升支。Pruzansky II A 型与 II B 型畸形，通常需要在混合牙列期就需要该种治疗，从而解决患儿的心理障碍[13, 44-48]。

早期牵引成骨，在治疗特殊畸形的患者时是有争论的，但它的目的仍然是为了减少患者的负面心理影响，同时重建功能性颞下颌关节。牵引成骨往往需要矫枉过正。混合牙列期的牵引成骨治疗并不能完全避免在成年时患者仍需要截骨以纠正颌骨畸形。Pruzansky III 类下颌骨（以及一

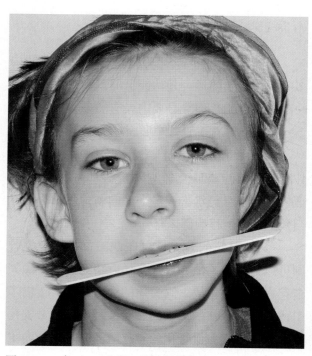

图 71.4　一名 HFM 患者，其上颌骨合平面出现严重的偏斜

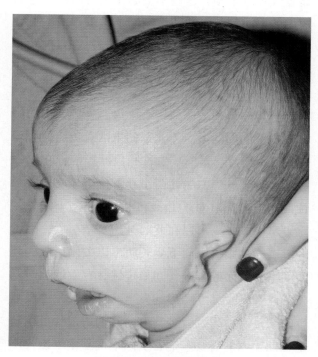

图 71.5　HFM III 类患者

些ⅡB类），伴有严重的升支与髁突畸形发育不足，同时 TMJ 也存在缺陷，进一步的重建手术是必需的。TMJ 的置换可以同时重建缺失的下颌骨髁突及关节窝。肋软骨移植是最常用的手段[18, 52, 53]（图 71.6）。

考虑到二期的正颌手术，移植的要求主要是形成近中的升支及髁突的支柱，而非颅底。肋骨移植的效果在历史上往往不理想[54, 55]。肋骨移植可能会过度生长，导致下颌骨在完成发育后需要后退。也可能会吸收或消失，从而需要再次移植。这些问题可以通过后推治疗时间至混合牙列期以减少发生率，同时需要至少 2 mm 的肋软骨保留在表面，或者等到面部生长完全完成[56~60]。对于更为严重的患者，血管化游离腓骨瓣则是另一个可能以及可控的选择（图 71.7）。由于以上风险，下颌骨的微创重建手术可能是一个更可靠

的手段以保持长期重建的稳定性，包括单纯升支或和合并下颌骨体部的腓骨重建。笔者研究表明，血管化骨重建较非血管化肋软骨移植有更大的成功率。游离腓骨瓣现在已成为治疗常规，是因为其足够的骨量，解剖明确，截骨简单易行，供区危象发生率低，以及牵引成骨可行性高。另外的优点则是不用考虑血供以多道截骨，并且利用穿支皮瓣以同期修复面部软组织的畸形[61~65]。

多维治疗

面部畸形（与上颌骨发育畸形有关）可能包括面部高度、水平向的发育缺陷及颏部畸形。从而导致上颌𬌗平面的倾斜，开合畸形以及角前切迹的位置改变（图 71.8）。下颌骨牵引成骨已被作为一项基本手段来治疗下颌骨畸形[66]。如前

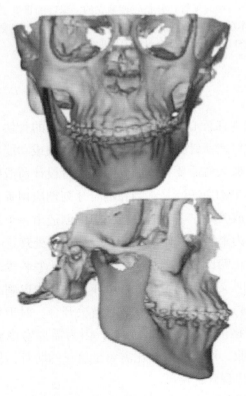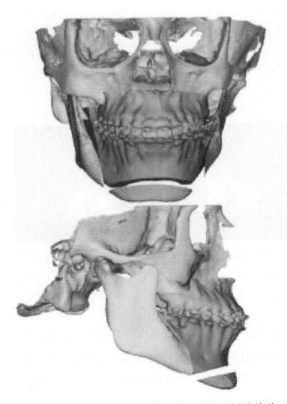

图 71.6 HFM 患者术前三维设计，加护使用正颌手术以纠正上颌骨发育异常及面部不对称畸形。患侧上颌骨前移、延长，健侧上抬。BSSO 以移动下颌骨。最终，截骨型颏成形以完成颏的前移与摆正

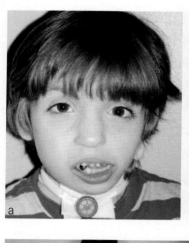
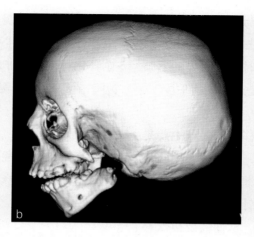
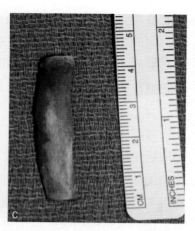
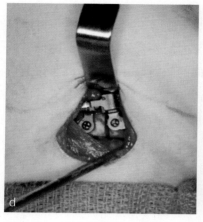
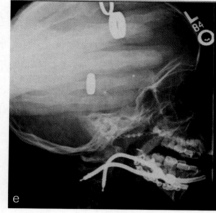
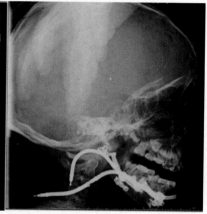

图 71.7　a. 右左侧 Ⅰ 类，右侧 Ⅱ A 类的 HFM 患者。注意下颌矢状发育不足与气管切开是互相独立的。患者的 Ⅲ 类下颌骨接受了肋骨肋软骨重建，同时通过曲线牵引成骨延长了下颌骨；b. 术前 CT 证实颞下颌关节结构（包括升支，髁突和关节窝）缺如；c. 肋软骨移植的口内照片；d. 牵引装置和皮质骨切开的口内照片；e. 牵引器安置即刻以及间歇期

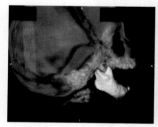
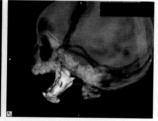

图 71.8　术前 CT 扫描显示一位左侧 Ⅱ B 型右侧 Ⅱ A 型的 HFM 患者

文所述，对于相对不严重的畸形患者，在垂直平面内的牵引成骨可以被用来解放气道梗阻以及降低气管切开可能性，并且使拔管成为可能。可是，对于那些需要垂直向或多平面向量牵引成骨的更为严重畸形的患者，CT 扫描则必须被用来确保

（模拟）在近心端有足够的长度 / 体积的骨块来固定钛钉或钛针。如果没有足够的骨块或功能性关节，那么就需要在下颌骨牵引成骨设计前或同时需要 TMJ 重建[51]。当在混合牙列期应用垂直向牵引成骨时，手术医生会在患侧创造出一个开合，因为牵引成骨作用在下颌骨上。未处理这一开合，正畸医生可以放置一个 Harvold 型装置或一个临时支抗装置。后者可以在牙上加力以刺激上颌骨向下生长填满间隙并且解决开合。对于采用肋骨移植重建 TMJ 的患者，因为需要考虑到远期吸收，所以会设计比需要量更长的肋骨，从而也会出现开合畸形。

同样的技术可以被用来减轻计划内可能出现的畸形。下颌骨牵引成骨同样可以在肋骨移植完

成后或是骨愈合后使用。截骨部位可以定在肋骨上，也可以定在原始下颌骨上；但是如果把肋骨和下颌骨连接区当做骨截开区，可能会出现移植骨吸收的并发症[34]。同样，如果患者接受了血管化骨移植（例如游离腓骨），截骨部位也可以定在任意一处新生下颌骨上，然后开始牵引成骨。

针对其他的下颌骨方面的畸形，进一步的双颌手术（上颌 Le Fort Ⅰ 型截骨术 + 双侧下颌矢状劈开截骨术 BSSRO）则作为必要手段来纠正垂直向及矢状向的缺陷、错颌及合平面偏斜（图71.9）。保持颌间结扎的上下颌骨同时在垂直向上牵引成骨也已有文献报道。后期的颏部截骨成形术可以被用来在多维度内移动颏部骨块（前后、上下、左右）（图71.10）。

下颌骨牵引成骨

HFM 的下颌骨牵引治疗可以有以下两个情形需要考虑：①矢状向，向前的下颌骨体延长以解决缩颌、舌后坠引起的问题；②垂直向下颌骨延长来消除混合牙列期的横向颌平面偏斜以及摆正颏点。牵引成骨并不适用于每一例 HFM 患者，在特定情况下也可能是禁忌的。为改善气道狭窄而矢状向延长下颌骨主要在 HFM 双侧都受累的情况下采取，因为舌体基部随着下颌后缩而向后移位从而导致气道阻塞（图71.11 和71.12）。这和其他原因引起的小且后缩的下颌的情况相似，例如综合征（Treacher Collins，Nager，Stickler）和非综合征（单纯的 Pierre Robin 序列）疾病。为此下颌牵引成骨应当被作为常规尽早（例如在婴儿期）使用来改善喂养、氧气输送和生长[46-48]。

下颌骨牵引成骨的一个必要情况，就是下颌骨近心骨段或 TMJ 的停止生长。因此对于一个下颌发育严重不足的Ⅲ类下颌骨的个体来说，是不适合进行牵引成骨的。在混合牙列期，升支的垂直向延长可以被应用（图71.13）。其目标是为了摆平受累侧下颌骨的倾斜，同时创造一个侧后位置的开合。恒牙的被动或主动[46, 69, 70]萌出将继而被刺激，从而关闭开合使咬合重新接触。若没有关闭咬合或在治疗程序中缺少正畸配合将会导致复发，并且重回原始的颌骨位置关系。

除了潜在的心理健康保护，早期的干预也是一个再生的过程，可以为将来的颌骨截骨提供更多必要的骨量。如同矢状向牵引成骨，功能性颞下颌关节的缺失将会妨碍升支垂直向延长的能力。然而，一些学者也报道了通过直接的转移盘牵引成骨技术去创造一个近心端支点[71-73]。

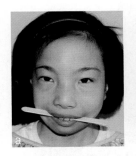
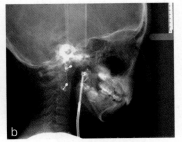
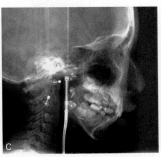
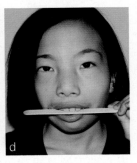

图71.10 a. HFM 患者因单侧下颌骨升支发育不足导致下颌骨倾斜；b. 牵引器安置术后即刻；c. 单侧牵引成骨完成后。注意升支高度和牵引器被打开；d. 单侧牵引成骨完成后，下颌骨倾斜明显改善以及颏点摆正

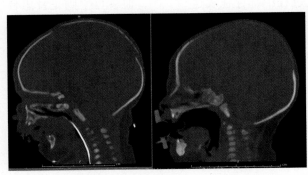

图71.9 新生儿 CT 扫描显示明显的术前气道梗阻，术后 CT 扫描显示下颌骨前移延长后气道梗阻解决

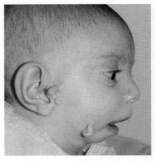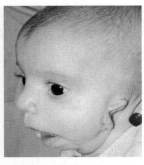

图71.11 双侧下颌骨发育不足患者显示气道狭窄，需要双侧下颌骨牵引前移

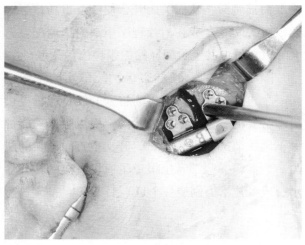

图71.12 该图显示了双侧受累患者下颌骨的牵引器放置，以期通过牵引成骨纠正气道问题

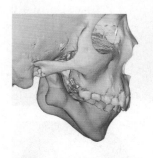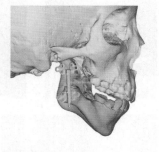

图71.13 牵引放置后的全景片及单侧牵引成骨完成后的全景片

在大部分类型的Ⅲ类下颌骨畸形中，大量的近心端下颌骨重建，常常是通过肋软骨移植或在更为严重的升支—髁突发育不全病例中利用血管化腓骨移植来实现。牵引成骨技术由 Codivilla[74]

在1905年首次报道，他通过轴成功延长了股骨。另一些报道[75]则描述了在胫骨进行骨延长的概念，然而当时该技术并未受到学界重视，直到俄罗斯医生 Ilizarov[76~78]在19世纪50年代大大发展了这项技术。他所提出的具有标志性意义的临床经验是发现了骨延长的生物学基础，即证实了缓慢的牵张力加在活体组织上可以刺激其再生并且激活生长。他的工作也揭示了骨与关节的体积与形状取决于他们的血供和功能性负荷。

这些早期的报道证实了骨再生需要在功能性组织间质中存在持续的张力，包括血管、神经、肌肉、皮肤、筋膜、韧带、软骨和骨膜[79]。这些因牵引力而作用在骨上的，因张力而产生的周围组织的适应性改变现象，叫做牵引成组织现象。有了下颌骨延长的特殊参考，一些领先的研究被用于尖牙模型上[80]。虽然一开始的研究受限于长骨，McCarthy 等[67]在西方文献中首先报道了在 HFM 及 Nager 综合征患者的下颌骨通过缓慢的牵引使得下颌骨延长。这一里程碑式的研究提出了人类颅面骨中的骨膜成骨的重建新方法。

在分子水平上，成功的牵引会发生许多事件。Bouletreau[81]发现，许多生长因子，细胞因子，以及细胞外间充质蛋白都参与到了牵引间隙内骨组织的合成，矿化和成熟。这些调节因子的信使核糖核酸和蛋白质表达在牵引成骨的不同阶段不断变化，在适当的时间点上形成恰当的蛋白质从而优化成骨。骨成熟的不同阶段的特点是从骨折后的Ⅲ型胶原蛋白转变为骨成熟后期的Ⅰ型胶原蛋白，血管化内皮生长因子在骨折之后以及牵引过程中都存在表达[82,83]，血管再生则是骨愈合的最重要的标志。成功的牵引成骨需要被牵引装置激活，这已经被诸多事实证实。而这些牵引成骨装置的不同，取决于不同的设计[84]。

这些牵引器被分为内置式、外置式，以及单向量、多向量[84]。外置式装置代表了早期的理念，方便安置及移除，但需要配合使用穿皮的针，且体积较大，术后会留下难看的针轨瘢痕。内置式牵引器被安置在组织内，直接被固定在骨头上。

牵引杆伸出到皮肤外方，以进行牵张。

根据牵引的目的，可以用单向量或多向量的装置来进行空间中不同骨段的控制。牵引成骨常常包括三期：间歇期，牵引期和稳定期[84]。间歇期是骨截开和激活牵引装置之间的时间。间歇期应该有足够的时间以使骨痂初步形成，但不能过长而出现骨化/钙化（愈合再生）。下颌骨，因其是骨膜内成骨，具有丰富的血供，仅需较短的间歇期[85]。新生儿和婴儿通常不需要间隙期，或短间歇期（短于1天）。在更大年龄的儿童中，骨骼成熟需要更长的时间（3~5天）。通过旋转开关来激活前牵引。在骨间隙间形成的骨痂被缓慢延长，刺激在牵张处新骨形成，其方向与牵引向量平行。

在此期间，牵引的频率和速率应该被严谨地设定。目前被接受的牵引量和牵引频率有诸多不同。但许多学者都同意每天1 mm的速率[76~78, 86~88]，但也有人采用每天2 mm或是每天3 mm[90]。更快牵引被应用于婴儿中，因为他们的骨愈合能力更强，同时考虑到呼吸道问题，时间非常重要。牵引频率通常是，每天2次，每次0.5 mm，但也取决于特殊的牵引装置和外科医生的喜好[86, 87, 91]。稳定期是最后阶段，牵引骨段被稳定在一个理想的位置。稳定期的时间通常是牵引期的2倍。4~12周都有报道[87, 92]，但8周时间足够使骨骼成熟[93]。这同时也取决于患者的年龄以及外科医生的偏好。影像学检查也可以用来确保稳定期已经被达到[94~96]。有报道称，在牵引间隙中由间充质干细胞分化而来的破骨样细胞，富血小板血浆，骨形态发生蛋白-2和生长激素，可以优化基质沉积和巩固的过程[97~99]。

额—眶—颧

更严重畸形的患者可能需要同时治疗眼眶错位以及颧骨畸形。罕见的是，严重的眼眶异位需要截骨来纠正。其他的治疗选择可以是，单侧的眶颧截骨以及在颌骨成熟之后使用Le Fort Ⅰ型截骨来纠正继发的咬合问题。在严重受累的患者中，矫正面上部畸形可能需要植骨来重建眶外侧壁或颧骨复合体（可能包括乳突窝），例如从额骨或颞骨鳞部取骨。在受累较轻的患者中，采用原有的自体颅骨，合成物假体植入或自体脂肪充填来治疗即足够了。在无眼症或小眼畸形患者中，眼眶扩大是另一选择，尽管尚存争议。眼眶扩张器可以在患者1岁之前植入，以模拟正常眼球内容物的部位体积大小。其中包括刺激眶颧复合体的生长以及扩张周围软组织。扩张器每周增加0.5 mL的充填量，在达到适当大小后，扩张器被一个眼眶成形器所取代[100, 101]。如果使用扩张器没有达到合适的生长时，患者仍然可以采用上述的截骨方法来纠正不对称。

混合牙列

正畸治疗

大部分医生认为，正畸治疗只是外科手术治疗疾病的一种辅助手段，单凭正畸治疗并不能改变HFM患者潜在的畸形。正畸主要影响作用在牙齿和相关的牙槽骨上。一些临床医生认为，结合合适的治疗方式，功能性矫治器可以刺激有缺陷的髁突生长[102]。这种治疗模式需要患者从儿童期开始佩戴功能性矫治器直至青春期可以接受下颌骨手术时（佩戴装置后结合牵引成骨创造一个开合）。正畸装置可以是被动的（Harvold矫治器）以协助上颌牙齿萌出、稳定前后向位置，刺激下颌骨的生长；也可以是主动地（暂时性支抗装置）使牙齿萌出。有证据显示单独使用这些装置时对颌骨牙齿生长的改善并不大，但是当与牵引成骨同时使用时则更有说服力。

青春期

在牵引成骨延长过程中（通常在儿童期），弹性牵引常常被用来塑形新的颌骨位置关系，稳定咬合。当牵引完成时，在发育受限的上颌骨侧常出现开合。正畸治疗若能激活上颌的牙齿萌出以代偿开合，则能避免上颌手术。这一目的可以通过不同的方式来实现（如辅助弹簧）。整个正畸治疗过程和不对称畸形患者的正畸治疗基本类似。术前正畸可以排齐牙列使得在单颌或双颌手术中达到较好的咬合关系。手术后，正畸医生则可以精细调整咬合。

软组织

软组织，包括皮肤、肌肉、脂肪，总是影响着 HFM 患者的治疗效果。软组织萎缩或错位对面部的和谐影响甚大。为了真正纠正面部的不对称，在纠正骨架之后，才能考虑软组织提升。即便与显微外科游离组织瓣移植相比，系列的脂肪移植已经成为软组织提升最合适的方法[103]。考虑到 HFM 患者在一生中，需要经历多次手术，所以有足够的时机与其他手术同期进行脂肪移植（图 71.10）。目前正在研究脂肪移植的最佳方式，但这些技术手段不在本章讨论范围之内。如果软组织萎缩的程度超过了通过脂肪移植纠正的程度，那么微血管组织移植将是下一个可行的选择。同样，组织移植包括许多方法，例如腹股沟皮瓣，肩甲肌皮瓣，腹直肌肌皮瓣上腹部浅动脉皮瓣，背阔肌肌皮瓣，三角肌肌皮瓣，前臂皮瓣及股前外侧皮瓣[103]。

耳

耳重建可以通过分阶段方式完成，已有多位学者报道过[13, 104~111]。畸形的严重程度，附耳小叶的位置，可用的皮肤大小决定何种技术。大部分耳郭医生会等到儿童 6~12 岁时才决定耳郭再造。原因有许多：例如此时的儿童可能出现的社会心理问题，此时期患者更容易接收和配合术后治疗，健侧的耳朵基本长到正常大小[104~106]（6 岁时基本长到 85%）。更为重要的是，肋软骨此时已经充分发育，并且可以为重建提供足够的软骨量。Brent 提倡多步法重建耳郭（不一定需要结合个体解剖）：①软骨支架的建立和放置；②小叶转位；③再造耳垂和外耳；④耳沟的形成。Nagata[110, 111] 提倡将上述过程精简为两步法：

①肋软骨支架的制作，小叶旋转，耳垂加强，形成外耳；②耳郭抬高和耳沟的形成。

面横裂

手术矫正面横裂大口畸形的技术有很多。修复的目的如下：①确定和向内移上颌和下颌部分的口轮匝肌，重建口腔括约肌的完整性和连续性；②与其他面部肌肉连接更为靠近；③重建一个自然的且对称的口角；④重建对称的嘴唇；⑤修复黏膜、肌肉、皮下组织和皮肤的缺损；⑥以最小的瘢痕修复皮肤[112]。只要达到修复的目的，就可以使用任何一种已报道的口角成形技术。作者对口角开大手术的偏好如 Rogers 和 Mulliken[113] 所描述，其中包括：①口轮匝肌的连接；②线性皮肤关闭；③用底部的矩形唇红黏膜瓣构建口角连接。

总　结

HFM 是一个复杂的疾病，需要多学科联合的方法以指导治疗。一系列的生理性及功能性问题，需要在患者一生的不同阶段进行多层次的团队合作治疗。

参考文献

1. Johnston MC, Bronsky PT. Prenatal craniofacial development: new insights on normal and abnormal mechanisms. Crit Rev Oral Biol Med 1995;6:25–79
2. Gorlin RJ, Pindborg J, Cohen MM Jr. Syndromes of the Head and Neck. 2nd ed. New York: McGraw-Hill; 1976:546–552
3. Vargervik K, Kaban LB. Hemifacial microsomia: diagnosis and management. In: Bell WH, ed. Modern Practice in Orthognathic and Reconstructive Surgery. Philadelphia: WB Saunders; 1992:1533–1559
4. Converse JM, Coccaro PJ, Becker M, Wood-Smith D. On hemifacial microsomia: the first and second branchial arch syndrome. Plast Reconstr Surg 1973;51:268–279
5. David DJ, Mahatumarat C, Cooter RD. Hemifacial microsomia: a multisystem classification. Plastic and reconstructive surgery 1987;80:525–535
6. Duncan PA, Shapiro LR. Interrelationships of the hemifacial

microsomia–VATER, VATER, and sirenomelia phenotypes. Am J Med Genet 1993;47:75–84

7. Rollnick BR, Kaye CI, Nagatoshi K, et al. Oculoauriculo-vertebral dysplasia and variants: phenotypic characteristics of 294 patients. Am J Med Genet 1987;26:361–375

8. Hartsfield JK. Review of the etiologic heterogeneity of the oculoauriculo-vertebral spectrum (hemifacial microsomia). Orthod Craniofac Res 2007;10:121–128

9. Peterson-Falzone S. An introduction to complex craniofacial disorders. In: Berkowitz S, ed. Cleft Lip and Palate. Vol 2. San Diego: Singular Publishing Group; 1996:209

10. Grabb WC. The first and second branchial arch syndrome. Plast Reconstr Surg 1965;36:485–508

11. Cousley RR. A comparison of two classification systems for hemifacial microsomia. Br J Oral Maxillofac Surg 1993;31:78–82

12. Stark RB, Saunders DE. The first brachial arch syndrome, the oralmandibular-auricular syndrome. Plast Reconstr Surg 1962;29:229

13. Broder HL. Psychological research of children with craniofacial anomalies: review, critique, and implications for the future. Cleft Palate Craniofac J 1997;34:402–404

14. Naora H, Kimura M, Otani H, et al. Transgenic mouse models of hemifacial microsomia: cloning and characterization of insertional mutation region on chromosome 10. Genomics 1994;23:515–519

15. Monahan R, Seder K, Patel P, Alder M, Grud S, O'Gara M. Hemifacial microsomia. Etiology, diagnosis and treatment. J Am Dent Assoc 2001;132:1402–1408

16. Lammer EJ, Chen CT, Hoar RM, et al. Retinoic acid embryolopathy. N Engl J Med 1985;313:837–847

17. Polley JW, Figueroa AA, Liou EJ, Cohen M. Longitudinal analysis of mandibular asymmetry in hemifacial microsomia. Plast Reconstr Surg 1997;99:328–339

18. Kaban LB, Moses MH, Mulliken JB. Surgical correction of hemifacial microsomia in the growing child. Plast Reconstr Surg 1988;82:9–19

19. Kaban LB, Moses MH, Mulliken JB. Correction of hemifacial microsomia in the growing child: a follow-up study. Cleft Palate J 1986;23(Suppl 1):50–52

20. Kaban LB, Mulliken JB, Murray JE. Three-dimensional approach to analysis and treatment of hemifacial microsomia. Cleft Palate J 1981;18:90

21. Pruzansky S. Not all dwarfed mandibles are alike. Birth Defects 1969;1:120

22. Murray JE, Kaban LB, Mulliken JB. Analysis and treatment of hemifacial microsomia. Plast Reconstr Surg 1984;74:186–199

23. Cohen MM. A critique of the OMENS classification system of hemifacial microsomia. Cleft Palate Craniofac J 1991;28:77

24. Gougoutas AJ, Singh DJ, Low DW, Bartlett SP. Hemifacial microsomia: clinical features and pictographic representations of the OMENS classification system. Plast Reconstr Surg 2007;120: 112e–120e

25. Cousley RR, Wilson DJ. Hemifacial microsomia: developmental consequence of perturbation of the auriculofacial cartilage model? Am J Med Genet 1992; 42: 461–466

26. Hertle RW, Quinn GE, Katowitz JA. Ocular and adnexal findings in patients with facial microsomias. Ophthalmology 1992;99(1):114–119

27. Kaban JC, Mulliken JB, Murray JE. Three-dimensional approach to analysis and treatment of hemifacial microsomia. Cleft Palate J 1981;18:90

28. Steinbacher DM, Gougoutas A, Bartlett SP. An analysis of mandibular volume in hemifacial microsomia. Plast Reconstr Surg 2011;127:2407–2412

29. Werler MM, Starr JR, Cloonan YK, Speltz ML. Hemifacial microsomia: from gestation to childhood. J Craniofac Surg 2009;20(Suppl 1):664–669

30. Rune B, Sarnas KV, Selvik G, Jacobsson S. Roentgen stereometry with the aid of metallic implants in hemifacial microsomia. Am J Orthod 1983;84:231–247

31. Carvalho GJ, Song CS, Vargervik K, et al. Auditory and facial nerve dysfunction in patients with hemifacial microsomia. Otolaryngol Head Neck Surg 1999;125:209

32. Rune B, Selvik G, Sarnas KV, Jacobsson S. Growth in hemifacial microsomia studied with the aid of roentgen stereophotogrammetry and metallic implants. Cleft Palate J 1981;18:128–146

33. Rahbar R, Robson CD, Mulliken JB, et al. Craniofacial, temporal bone, and audiologic abnormalities in the spectrum of hemifacial microsomia. Arch Otolaryngol Head Neck Surg 2001;127: 265–271

34. Thaller SB, Garri J. Craniofacial Surgery. New York: Informa Health Care; 2008

35. Basilla MK, Golderberg R. The association of facial plasy and/or sensorineural hearing loss in patients with hemifacial microsomia. Am J Med Genet 1989; 26:287–291

36. Luce EA, McGibbon B, Hoopes JE. Velopharyngeal insufficiency in hemifacial microsomia. Plast Reconstr Surg 1977;60:602–606

37. Sprintzen RJ, Croft CB, Berkman MD, Rakoff SJ. Velopharyngeal insufficiency in the facio-auriculo-vertebral malformation complex. Cleft Palate J 1980;17:132–137

38. Fan WS, Mulliken JB, Padwa BL. An association between hemifacial microsomia and facial clefting. J Oral Maxillofac Surg 2005;63:330–334

39. Feingold M, Baum J. Goldenhar's syndrome. Am J Dis Child 1978;132:136

40. Woods RH, Varma S, David DJ. Tessier no. 7 cleft: a new subclassification and management protocol. Plast Reconstr Surg 2008;122:898–905

41. Chen EH, Reid RR, Chike-Obi C, et al. Tongue dysmorphology in craniofacial microsomia. Plast Reconstr Surg 2009;124:583–589

42. Posnick JC. Surgical correction of mandibular hypoplasia in hemifacial microsomia: a personal perspective. J Oral Maxillofac Surg 1998;56:639–650

43. Meazzini MC, Mazzoleni F, Bozzetti A, Brusati R. Comparison of mandibular vertical growth in hemifacial microsomia patients treated with early distraction or not treated: follow up till the completion of growth. J Craniomaxillofac Surg 2012;40: 105–111

44. Harper DC. Children's attitudes to physical differences among youth from Western and non-Western cultures. Cleft

Palate Craniofac J 1995;32:114–119

45. Murray JE, Mulliken JB, Kaban LB, Belfer M. Twenty year experience in maxillocraniofacial surgery. An evaluation of early surgery on growth, function and body image. Ann Surg 1979;190:320–331

46. Padwa BL, Evans CA, Pillemer FC. Psychosocial adjustment in children with hemifacial microsomia and other craniofacial deformities. Cleft Palate Craniofac J 1991;28:354–359

47. Ortiz Monasterio F, Molina F, Andrade L, Rodriguez C, Sainz Arregui J. Simultaneous mandibular and maxillary distraction in hemifacial microsomia in adults: avoiding occlusal disasters. Plast Reconstr Surg 1997;100:852–861

48. Pope AW, Ward J. Self–perceived facial appearance and psychosocial adjustment in preadolescents with craniofacial anomalies. Cleft Palate Craniofac J 1997;34:396–401

49. Vargervik K, Ousterhout DK, Farias M. Factors affecting longterm results in hemifacial microsomia. Cleft Palate J 1986; 23(Suppl 1):53–68

50. Kaban LB, Padwa BL, Mulliken JB. Surgical correction of mandibular hypoplasia in hemifacial microsomia: the case for treatment in early childhood. J Oral Maxillofac Surg 1998;56: 628–638

51. Morris R, Beckett J, Steinbacher DM. Simultaneous costochondral ramus–condyle reconstruction and mandibular distraction for hemifacial microsomia. J Oral Maxillofac Surg 2012;70: e541–e546

52. Kaban LB, Mulliken JB, Murray JE. Three–dimensional approach to analysis and treatment of hemifacial microsomia. Cleft Palate J 1981;18:90–99

53. Obeid G, Guttenberg SA, Connole PW. Costochondral grafting in condylar replacement and mandibular reconstruction. J Oral Maxillofac Surg 1988;46:177–182

54. Ware WH, Brown SL. Growth centre transplantation to replace mandibular condyles. J Maxillofac Surg 1981;9:50–58

55. Ware WH. Growth centre transplantation in temporomandibular joint surgery. Trans Int Conf Oral Surg 1970:148–157

56. Guyuron B, Lasa CI Jr. Unpredictable growth pattern of costochondral graft. Plast Reconstr Surg 1992;90:880–886; discussion 887–889

57. Kaplan RG. Induced condylar growth in a patient with hemifacial microsomia. Angle Orthod 1989;59:85–90

58. Mulliken JB, Ferraro NF, Vento AR. A retrospective analysis of growth of the constructed condyle–ramus in children with hemifacial microsomia. Cleft Palate J 1989;26:312–317

59. Perrott DH, Umeda H, Kaban LB. Costochondral graft construction/reconstruction of the ramus/condyle unit: long–term follow–up. Int J Oral Maxillofac Surg 1994;23:321–328

60. Raustia A, Pernu H, Pyhtinen J, Oikarinen K. Clinical and computed tomographic findings in costochondral grafts replacing the mandibular condyle. J Oral Maxillofac Surg 1996;54:1393–1400; discussion 1400–1401

61. Cho BC. Distraction osteogenesis of free osteocutaneous flap for treatment of severe facial asymmetry. Plast Reconstr Surg 2003;111:1241–1248

62. Hidalgo DA. Fibula free flap: a new method of mandible reconstruction. Plast Reconst Surg 1989;84:71–79

63. Cordeiro PG, Disa JJ, Hidalgo DA, Hu QY. Reconstruction of the mandible with osseous free flaps: a 10–year experience with 150 consecutive patients. Plast Reconst Surg 1999;104: 1314–1320

64. Disa JJ, Winters RM, Hidalgo DA. Long–term evaluation of bone mass in free fibula flap mandible reconstruction. Am J Surg 1997;174:503–506

65. Santamaria E, Morales C, Taylor JA, Hay A, Ortiz–Monasterio F. Mandibular microsurgical reconstruction in patients with hemifacial microsomia. Plast Reconstr Surg 2008;122:1839–1849

66. Polley JW, Figueroa AA. Distraction osteogenesis: its application in severe mandibular deformities in hemifacial microsomia. J Craniofac Surg 1997;8:422–430

67. McCarthy JG, Schreiber J, Karp N, Thorne CH, Grayson BH. Lengthening the human mandible by gradual distraction. Plast Reconstr Surg 1992;89:1–8; discussion 9–10

68. Denny AD, Talisman R, Hanson PR, Recinos RF. Mandibular distraction osteogenesis in very young patients to correct airway obstruction. Plast Reconstr Surg 2001;108:302–311

69. Melsen B, Bjerregaard J, Bundgaard M. The effect of treatment with functional appliance on a pathologic growth pattern of the condyle. Am J Orthod Dentofacial Orthop 1986;90:503–512

70. Silvestri A, Natali G, Iannetti G. Functional therapy in hemifacial microsomia: therapeutic protocol for growing children. J Oral Maxillofac Surg 1996;54:271–278; discussion 278–280

71. Stucki–McCormick SU, Fox RM, Mizrahi RD. Reconstruction of a neocondyle using transport distraction osteogenesis. Semin Orthod 1999;5:59–63

72. Zhu S, Hu J, Li J, Ying B. Reconstruction of mandibular condyle by transport distraction osteogenesis: experimental study in rhesus monkey. J Oral Maxillofac Surg 2006; 64:1487–1492

73. Herford AS. Use of a plate–guided distraction device for transport distraction osteogenesis of the mandible. J Oral Maxillofac Surg 2004;62:412–420

74. Codivilla A. On the means of lengthening, in the lower limbs, the muscles and tissues which are shortened through deformity. 1904. Clin Orthop Relat Res 1994:4–9

75. Abbott LC, Saunders JB. The operative lengthening of the tibia and fibula: a preliminary report on the further development of the principles and technic. Ann Surg 1939; 110:961–991

76. Ilizarov GA. The principles of the Ilizarov method. Bull Hosp Jt Dis Orthop Inst 1988;48:1–11

77. Ilizarov GA. The tension–stress effect on the genesis and growth of tissues: Part II. The influence of the rate and frequency of distraction. Clin Orthop Relat Res 1989:263–285

78. Ilizarov GA. The tension–stress effect on the genesis and growth of tissues. Part I. The influence of stability of fixation and soft–tissue preservation. Clin Orthop Relat Res 1989: 249–281

79. Cope JB, Samchukov ML, Cherkashin AM. Mandibular distraction osteogenesis: a historic perspective and future directions. Am J Orthod Dentofacial Orthop 1999;115:448–460

80. Snyder CC, Levine GA, Swanson HM, Browne EZ Jr. Mandibular lengthening by gradual distraction. Preliminary report. Plast Reconstr Surg 1973;51:506–508

81. Bouletreau PJ, Warren SM, Longaker MT. The molecular biology of distraction osteogenesis. J Craniomaxillofac Surg 2002;30:1–11

82. Lane JM, Hurson B, Boland PJ, Glasser DB. Osteogenic sarcoma. Clin Orthop Relat Res 1986:93–110

83. Warren SM, Mehrara BJ, Steinbrech DS, et al. Rat mandibular distraction osteogenesis: part III. Gradual distraction versus acute lengthening. Plast Reconstr Surg 2001;107:441–453

84. Pereira MA, Luiz de Freitas PH, da Rosa TF, Xavier CB. Understanding distraction osteogenesis on the maxillofacial complex: a literature review. J Oral Maxillofacial Surg 2007; 65:2518–2523

85. Swennen G, Schliephake H, Dempf R, Schierle H, Malevez C. Craniofacial distraction osteogenesis: a review of the literature: Part 1: clinical studies. Int J Oral Maxillofacial Surg 2001;30: 89–103

86. Karaharju-Suvanto T, Peltonen J, Kahri A, Karaharju EO. Distraction osteogenesis of the mandible. An experimental study on sheep. Int J Oral Maxillofacial Surg 1992;21:118–121

87. Chiapasco M, Brusati R, Galioto S. Distraction osteogenesis of a fibular revascularized flap for improvement of oral implant positioning in a tumor patient: a case report. J Oral Maxillofacial Surg 2000;58:1434–1440

88. Altuna G, Walker DA, Freeman E. Rapid orthopedic lengthening of the mandible in primates by sagittal split osteotomy and distraction osteogenesis: a pilot study. Int J Adult Orthodon Orthognath Surg 1995;10:59–64

89. Rachmiel A, Jackson IT, Potparic Z, Laufer D. Midface advancement in sheep by gradual distraction: a 1-year follow-up study. J Oral Maxillofacial Surg 1995;53:525–529

90. Chin M, Toth BA. Distraction osteogenesis in maxillofacial surgery using internal devices: review of five cases. J Oral Maxillofacial Surg 1996;54:45–53; discussion 54

91. Bell WH, Harper RP, Gonzalez M, Cherkashin AM, Samchukov ML. Distraction osteogenesis to widen the mandible. Br J Oral Maxillofacial Surg 1997;35:11–19

92. Rubio-Bueno P, Padron A, Villa E, Diaz-Gonzalez FJ. Distraction osteogenesis of the ascending ramus for mandibular hypoplasia using extraoral or intraoral devices: a report of 8 cases. J Oral Maxillofacial Surg 2000;58:593–599; discussion 600–601

93. Block MS, Brister GD. Use of distraction osteogenesis for maxillary advancement: preliminary results. J Oral Maxillofacial Surg 1994;52:282–286; discussion 287–288

94. Kaban LB, Thurmuller P, Troulis MJ, et al. Correlation of biomechanical stiffness with plain radiographic and ultrasound data in an experimental mandibular distraction wound. Int J Oral Maxillofacial Surg 2003;32:296–304

95. Thurmuller P, Troulis M, O'Neill MJ, Kaban LB. Use of ultrasound to assess healing of a mandibular distraction wound. J Oral Maxillofacial Surg 2002;60:1038–1044

96. Troulis MJ, Coppe C, O'Neill MJ, Kaban LB. Ultrasound: assessment of the distraction osteogenesis wound in patients undergoing mandibular lengthening. J Oral Maxillofacial Surg 2003;61:1144–1149

97. Cho BC, Kim JY, Lee JH, et al. The bone regenerative effect of chitosan microsphere-encapsulated growth hormone on bony consolidation in mandibular distraction osteogenesis in a dog model. J Craniofacial Surg 2004;15:299–311; discussion 312–313

98. Ashinoff RL, Cetrulo CL Jr, Galiano RD, et al. Bone morphogenic protein-2 gene therapy for mandibular distraction osteogenesis. Ann Plastic Surg 2004;52:585–590; discussion 591

99. Kitoh H, Kitakoji T, Tsuchiya H, et al. Transplantation of marrowderived mesenchymal stem cells and platelet-rich plasma during distraction osteogenesis—a preliminary result of three cases. Bone 2004;35:892–898

100. Cepela MA, Nunery WR, Martin RT. Stimulation of orbital growth by the use of expandable implants in the anophthalmic cat orbit. Ophthal Plast Reconstr Surg 1992; 8:157–167; discussion 168–169

101. Eppley BL, Holley S, Sadove AM. Experimental effects of intraorbital tissue expansion on orbitomaxillary growth in anophthalmos. Ann Plast Surg 1993;31:19–26; discussion 26–27

102. Harvold EP. Treatment of Hemifacial Microsomia. New York: AR Liss; 1983

103. Tanna N, Wan DC, Kawamoto HK, Bradley JP. Craniofacial microsomia soft-tissue reconstruction comparison: inframammary extended circumflex scapular flap versus serial fat grafting. Plast Reconstr Surg 2011;127:802–811

104. Brent B. The correction of microtia with autogenous cartilage grafts: II. Atypical and complex deformities. Plast Reconstr Surg 1980;66:13–21

105. Brent B. Microtia repair with rib cartilage grafts: a review of personal experience with 1000 cases. Clin Plast Surg 2002; 29:257–271, vii

106. Brent B. Repair of microtia with sculpted rib cartilage grafts in identical, mirror-image twins: a case study. Ann Plast Surg 2011;66:62–64

107. Firmin F. [Microtia. Reconstruction by Brent's technique]. Annales de chirurgie plastique et esthetique 1992;37:119–131

108. Tanzer RC. Total reconstruction of the external ear. Plast Reconstr Surg Transplant Bull 1959;23:1–15

109. Tanzer RC. The reconstruction of acquired defects of the ear. Plast Reconstr Surg 1965;35:355–365

110. Nagata S. Modification of the stages in total reconstruction of the auricle: Part IV. Ear elevation for the constructed auricle. Plast Reconstr Surg 1994;93:254–266; discussion 267–268

111. Nagata S. A new method of total reconstruction of the auricle for microtia. Plast Reconstr Surg 1993;92:187–201

112. Yencha MW. Congenital macrostomia. Otolaryngol Head Neck Surg 2001;124:353–354

113. Rogers GF, Mulliken JB. Repair of transverse facial cleft in hemifacial microsomia: long-term anthropometric evaluation of commissural symmetry. Plast Reconstr Surg 2007;120:728–737

72 腭咽功能障碍

作者：Jamie L. Funamura，Craig W. Senders
翻译：王璧霞　乌丹旦　　审校：王旭东

引　言

腭咽是鼻咽和口咽之间的肌肉瓣膜。正常的腭咽功能可以协助吞咽和发音。腭咽功能不全包括吞咽或发音过程中，腭咽不能有效闭合的一系列功能紊乱。腭咽功能不全的其他常使用的术语包括腭咽闭合功能不全，腭咽闭合功能不足和腭咽功能学习障碍[1, 2]。腭咽闭合功能不全曾被用来形容一种解剖学或结构上的缺陷，这种缺陷阻碍腭咽充分闭合，是腭裂患者经常会出现的一种情况。与这种解剖结构异常对比，神经性功能障碍被认为是腭咽闭合功能不足的基础。神经性功能异常可能是由中枢神经系统障碍造成，例如中风，或是影响周围神经功能的颅底肿瘤。腭咽功能学习障碍指不同程度的发音紊乱导致异常或代偿语音，可能继发于腭咽闭合功能不全，也可能并不相关[2, 3]。这些区别的意义在于，腭咽功能学习障碍可通过语音治疗获得改善，而腭咽闭合功能不全则需要手术来解决结构异常。有些患者，如22q11.2缺失综合征，上述情况可能同时存在。

腭咽的解剖和功能

腭咽是由软腭（velum，拉丁语，拉丁语直译为窗帘或面纱）和咽壁组成的。这些结构形共同成一个三维瓣膜，并控制通过鼻咽和口咽之间的空气，食物和液体。软腭肌层和咽上缩肌参与形成腭咽的形态结构和功能（表72.1）。软腭有五对肌肉组成：腭帆提肌，腭帆张肌，腭舌肌和腭咽肌以及中线区悬雍垂肌（图72.1）。腭帆提肌是主要提升上腭的肌群，收缩时牵拉软腭向后

上方向运动[4, 5]。收缩的腭帆张肌使软腭紧张，并且在吞咽时扩大咽鼓管。悬雍垂肌在矢状面上

表 72.1　腭咽肌肉及其功能

肌肉	功能
腭咽提肌	主要的软腭提肌，收缩后牵拉软腭向上向后方向移动
腭帆张肌	收缩提高软腭张力（拉紧软腭），吞咽时使咽鼓管扩张
腭舌肌	发音过程中改变、协调软腭、舌以及咽壁的位置
咽腭肌	与腭舌肌功能相近，在发音过程中协调软腭、舌、咽壁的位置
腭垂肌	协助腭咽闭合
咽上缩肌	构成咽侧壁、咽后壁的上部，肌肉收缩时缩紧这些咽壁（收缩咽腔），并协助向后牵拉软腭

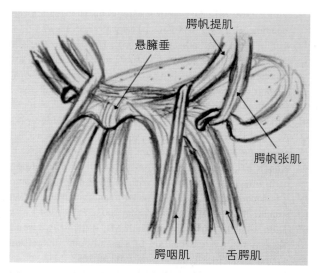

图 72.1　软腭的肌肉：口咽的后斜位观，显示了组成软腭的各个肌肉

运动。腭咽闭合时，悬雍垂肌收缩，抬高至软腭鼻咽腔水平。在发音过程中，腭舌肌和腭咽肌也被证明能够影响软腭的位置，并协调舌头和咽壁的运动。咽上缩肌呈扇形构成咽的上外侧壁以及后壁，相互汇聚在咽后壁形成咽缝[6]。咽上缩肌的收缩引起咽壁的收缩，也能有助于软腭的收缩[7]。腭咽肌肉组织的神经主要是来源于舌咽神经和迷走神经支配的腭咽丛。腭帆张肌是一个例外，它是由三叉神经的下颌支所支配的。

除了软腭与咽，另有三个结构参与腭咽的构成和功能组成，它们是：悬雍垂，咽横嵴（Passavant 嵴 / 派氏嵴）和腺体（咽扁桃体）[7]。悬雍垂是软腭中线区的黏膜附属物，腭垂肌（muscularis uvulae）参与其形成，悬雍垂可通过增加组织接触面积协助腭咽闭合。咽横嵴是出现在发音和吞咽过程中咽后壁的横向结构。该横嵴是由咽上缩肌收缩所形成的。咽横嵴的垂直位置相对于软腭是可变的，在某些个体该横嵴有助于腭咽闭合。位于咽后壁的腺体也参与帮助腭咽闭合[5]。因此，随着年龄增长，腺体发生退化，一些原本语音正常的儿童可出现了腭咽闭合功能不全[8~10]。

腭咽闭合对英语语音发音有重要的作用。开放的腭咽仅能发出 /m/，/n/ 和 /ng/ 音。其他发音需要软腭与咽后壁不同程度的闭合。例如，发辅音 /s/，/z/，/k/ 和 /t/，较发元音需要更大的腭咽闭合压力[7]。值得注意的是，吞咽时腭咽闭合的神经生理机制不同于发音的过程。因此，有些人虽然吞咽时腭咽闭合功能良好，但发音时仍会出现明显的腭咽闭合功能障碍[11]。

腭咽闭合的模式不尽相同。1981 年，Croft 等[1, 12]描述了 4 种腭咽闭合的模式。这些闭合的模式是：①冠状闭合；②矢状闭合；③环状闭合；④咽横嵴参与的环状闭合（图 72.2）。通过鼻咽镜观察发现，软腭、咽侧壁及咽后壁在每种闭合模式中的参与程度不同。不同腭咽闭合模式的意义将在腭咽闭合功能不全的评估和治疗部分中进一步讨论。

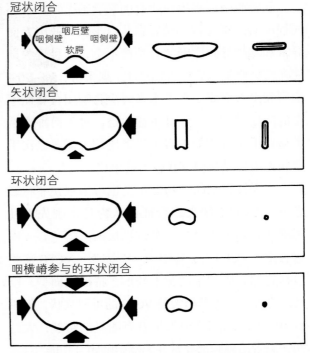

图 72.2 腭咽闭合模式（图片来源于 Papel ID, ed. Facial Plastic and Reconstructive Surgery. 3rd ed. New York: Thieme; Fig. 80.3）

腭咽闭合功能不全的原因

先天性腭咽闭合功能不全常常由腭裂及其相关的颅面异常造成。腭裂症状不一，可以从黏膜下裂（隐裂）到双侧完全性腭裂。黏膜下裂与腭帆提肌和腭垂肌异常相关，通过口内检查可发现分叉的悬雍垂或相关肌肉组织的异常。黏膜下裂表现为经典三联症，包括腭垂分叉，硬腭后缘切迹，软腭肌肉异常（透明带）[13]。透明带是由于肌肉不连续，鼻腔和口腔黏膜直接接触而形成半透明区域。临床上，腭部肌肉分离、腭垂分叉、伴或不伴硬腭后缘切迹即可诊断为黏膜下裂。黏膜下裂因其隐蔽的体征常常被漏诊，但是由于其肌肉功能的异常，往往需要语音治疗和（或）手术治疗。其他腭裂类型包括继发不完全性腭裂（软腭裂的全层裂）、继发完全性腭裂（软腭全层裂，切牙孔后硬腭裂）、单侧完全性腭裂、双侧完全性腭裂。

软腭肌肉裂出现在所有的腭裂类型，伴有不同程度的硬腭异常。腭裂患儿由于软腭肌肉方向异常和缺损导致腭咽闭合功能不全，这种现象即使在腭裂修复术后也可能产生。据报道，5%~20%的腭裂患者需要二次手术来解决腭咽闭合功能不全的问题[14, 15]。值得注意的是，对于何种腭裂类型或手术方式的患者（患者比例）需要二次手术纠正语音异常仍存在较大的争议。

先天性腭咽闭合功能不全也可出现在非腭裂患者。22q11.2缺失综合征被认为是出现先天性腭咽闭合功能不全的一个常见疾病，腭—心—面综合征（VCFS）是其中的一个表型。VCFS症状包括腭和心脏圆锥动脉干畸形，特征性面型，以及发育障碍。虽然腭裂是VCFS的重要症状，但只有10%的22 q11.2缺失患者有明显的腭裂，大约70%患者出现腭部异常并影响腭咽闭合功能[16]。腭解剖结构异常基础上会出现神经肌肉功能降低（腭咽闭合功能不足），常常使治疗变得更加复杂。研究表明，经由相同手术方式纠正腭咽闭合功能不全的VCFS患者和非综合征腭裂患者术后语音改善效果相似[17~19]。然而，更积极的外科手术方法可用于咽壁动度较差的VCFS患者。由于这类患者颈内动脉异常的发生率较高，因此需要小心其动脉血管在咽后壁的近中异位。然而，VCFS患者常规行蒂在上的咽后壁瓣术（superiorly based pharyngeal flap surgery），并未见血管相关并发症，因此术前血管成像并非是必须的[20, 21]。大多数外科医生认为鼻咽镜检查和术中颈动脉搏动检测已然足够。

其他一些综合征和非综合征型的不伴腭裂的患者也存在腭咽闭合功能不全，但其可预测性较差[22]。腺体切除术后发现腭隐裂甚至一些健康的患者也可出现腭咽闭合功能障碍，在大部分情况下该症状可通过短期语音治疗来解决[23~25]。腭部短小、相对较深的鼻咽腔或低张力的腭部（hypotonic palate）都可能导致腭咽闭合功能不全。所以临床医生必须依靠全面的评估诊断腭咽闭合功能不全，因为某些病因可能并不明显。

腭咽闭合功能障碍的评估

一个完整的腭咽闭合功能障碍的评价包括主观评估、器械辅助检查、完整的病史和体格检查。许多外科医生一般会和语言病理学家共同评估患者，以确定患者是否需要外科手术干预，并确保术后的语音治疗效果。多学科治疗小组需要收集患者和家庭的许多重要信息，包括之前的腭裂或语音治疗相关手术的时间和次数，以及任何在学校或家里发生的沟通或理解的障碍和进食鼻返流现象。口内检查应该注意腭部瘘管、透明带、悬雍垂裂，咽后壁异常的颈动脉搏动、扁桃体肥大等情况。口内对软腭的评估可能会导致错误的诊断。

语音的主观评估内容包括语音清晰度和共鸣音。代偿性语音是腭咽闭合功能不全患者常见的现象，是由于发声的位置发生变化（如声门闭塞音的置换）而产生一个相似的声音。与发声位置改变造成的代偿语音不同，器质性病变也能导致发音异常，而发音位置可以是正常的，最常见的情况是鼻漏气引起辅音脱落[26, 27]。异常鼻腔共鸣的类型包括过度鼻音过多和过小鼻音。过度鼻音经常出现于腭咽闭合功能不全的患者，过小鼻音往往出现在鼻阻塞的患者。

许多方法可以进一步评估腭咽功能。可以将喉镜放置在鼻孔下，若发声时镜子蒙上雾气，则证明存在鼻漏气。必须注意的是，开始发声后才将该镜置于鼻孔下方，在发声结束之前撤回镜子，以避免因为鼻呼吸造成的假阳性结果。为了帮助区分过度鼻音和过小鼻音，患者需分别遮挡和不遮挡的鼻孔来评估语音。若患者发音时有过度鼻音，遮挡鼻孔后会有一个明显的共鸣音改变[27]。固定短语也可以用来评估腭咽闭合功能，尤其是单纯的清辅音，如"p""t""k""f"和"s"，"s"是较难发出的声音。代表短语有"pick a puppy"（"婆婆拿脸盆放琵琶"）、"bluebirds are pretty"（"庭院里有藤椅和桃花"）、"red cars are fast"（"飞蛾纷纷往木房飞"）和"sissy sees the sky"（"思思损坏了门锁"）等。重复这些特定的语音，可以评估患者建立口腔压力的能力并记录患者异常的代偿语音[26]。

较全面腭咽闭合检查需要使用仪器，如鼻音计、鼻咽纤维内镜、偶尔需使用多视图视屏荧光内镜检查。鼻音计是用来测量鼻音化的程度，它可以计算发音过程中鼻腔和口腔间产生的声能的比率。这是一个常用的间接评估腭咽功能的方法，鼻音化程度越高，过度鼻音越高[28]。

多视图视屏荧光内镜检查通过一系列放射影像实时评估腭咽闭合功能。使用钡剂造影提高软腭与咽壁动度和时间对比的清晰度[28]。视屏荧光内镜较鼻咽纤维内镜更加微创，对咽侧壁动度的分析更加精确[29]，但它主要缺点是使患者暴露在电离辐射中。现在许多中心只有在鼻咽镜检查不成功时，才会使用多视图视屏荧光内镜检查。

鼻咽纤维内镜可以直接观察发音过程中的腭咽结构的变化。大多数4岁以上的孩子，在充分地准备与局部麻醉下，能耐受鼻咽纤维内镜的检查。最好是由语音病理师来做鼻咽纤维镜检查，以便记录视频和音频用以后期评估。记录的信息包括：发音过程中软腭和咽侧壁动度及腭咽闭合模式，派氏嵴的存在与否，是否有异常的咽后壁的颈动脉搏动，是否存在鼻腔面软腭的切迹，并计算腭咽腔的大小和形状[30]。这种方法的缺点包括：患者合作困难，可能的内镜图像失真，较难通过二维视图评估垂直高度[31]。一些外科医生可能也缺乏合适的设备或人员；但是，颅颌面唇腭裂治疗团队常规配备鼻咽纤维镜。D'Antonio等[32]在1993年全美调查结果显示，90%的受访者称鼻咽纤维内镜非常有用，对于困难病例的诊断尤为重要。现在的标准认为，在进行语音手术之前需对腭咽功能进行动态评估，以协助制订手术方案。

值得注意的是，鼻咽纤维内镜和多视图视屏荧光内镜检查并不仅仅用于确定特定手术方法，而且可以作为不同类型腭咽闭合不全矫治后疗效评估，以及单纯语音治疗改进腭咽闭合功能的生物反馈情况[33~35]。

结合鼻咽纤维镜和多视图视屏荧光内镜检查所收集的信息，可以描述不同的腭咽闭合模式。目前普遍接受的分类方法是由Croft等[12]描述的，该方法根据腭咽闭合过程中软腭、咽侧壁及咽后壁参与情况分成冠状闭合、矢状闭合，环状闭合，以及派氏嵴参与的环状闭合（图72.2）。这些闭合模式不仅仅发生在腭咽闭合不全的患者，也出现于正常人群。腭咽闭合模式被用来确定矫正腭咽闭合不全的手术方式，详见手术治疗的章节。一个多学科国际合作工作组发表了标准化记录和分析鼻咽纤维镜和多视图荧光内镜结果的报告，该结果量表由Golding-Kushner等[31]于1990年出版。Golding-Kushner量表是一个定量评级系统，用以描述软腭咽壁运动（表72.2）。这个量表让不同团体在评估腭咽闭合功能障碍的时候有一个统一的标准，但仍然缺少评分者间、评分者自身使用该系统评分的稳定性研究[30, 31, 36]。在未来，可以通过包括教学和标准化量表的充分利用等方式，来提高对腭咽闭合障碍评估的有效性，并探索其他成像模式使用，比如传统和动态磁共振成像[37]。

表72.2　Golding-Kushner腭咽运动评价量表

变量	改变幅度（主观评价）
右咽侧壁	0~0.5[a]
左咽侧壁	0~0.5[a]
右侧腭	0~1.0[b]
左侧腭	0~1.0[b]
咽后壁	0~1.0[c]

[a]，0，无运动，0.5，移动至中线

[b]，0，无运动，1.0，移动至咽后壁

[c]，0，无运动，1.0，移动至软腭的后界
　　增量为0.1

手术治疗

在全面评估腭咽闭合功能障碍后，语音病理师和外科医生应共同决定患者是否需要手术治

疗，如果需要，应选取何种手术方式。一般来说，手术目的是为了缩小腭咽腔的横截面积。理论上讲，充填腭咽腔边界组织也可以实现这个目的。外科医生应该考虑哪种手术方式将最有效地解决腭咽闭合功能障碍（图 72.3）。具体的手术方法及其使用的临床指征见下文。如果患者存在手术禁忌证，如伴有其他全身疾病或存在阻塞性睡眠呼吸暂停，非手术治疗可能是这一类患者最好的选择。

Furlow 腭成形术

1978 年，Furlow[38] 描述了一种双侧反向 Z 成形的腭裂修复术。这个术式不仅延长软腭长度，同时复位软腭肌纤维。Furlow 腭成形术，在前面章节中已详细描述，可以应用于黏膜下裂或直线关闭法腭裂修复术后仍存在腭咽闭合不全的患儿。该术式可以有效改善软腭的长度和肌肉动度，最适用于裂隙小的患者。已有报道证明黏膜下裂或腭裂修复术后仍存在腭咽闭合不全的患儿应用此术式后语音清晰度获得明显改善[39~42]。

腭咽肌组织瓣咽成形术

腭咽肌组织瓣咽成形术的目的是通过缩窄咽侧壁和咽后壁来缩小中央的腭咽腔（图 72.4a）。腭咽肌组织瓣咽成形术在 1950 年由 Hynes 首次

提出，1968 年后，经 Orticochea 等[43, 44] 多次改良，现在最流行的改良术式是 Jackson[45, 46] 在 1977 年提出，这种改良方法主要包括采用"蒂在上的咽侧壁组织瓣"来代替会引起软腭缩短和腭咽肌缩窄的"蒂在下咽侧壁组织瓣"。近年来这一技术已经被广泛接受，由于其适用范围广泛，许多外科医生将其列为首选术式。

手术适应证

腭咽肌组织瓣咽成形术最适合咽侧壁动度较差的冠状腭咽闭合模式。对于许多外科医生，腭咽肌组织瓣咽成形术是他们偏爱的术式，也适用于较大腭咽腔的环状腭咽闭合模式患者，甚至有腭咽部非特异性肌张力减退的患者[46, 47]。该术式可用于上述患者的原因是因为咽侧壁组织向中心靠拢并与咽后壁缝合，可以有效地减少腭咽腔侧壁和后壁面积。

手术方法

在腭咽弓黏膜下注射局部麻药，将腭咽肌黏膜瓣从扁桃体下端水平切开，与扁桃体窝后壁分离，使其成为蒂在上的肌黏膜组织瓣。前部切口涉及扁桃体窝后壁，后部的平行切口位于咽侧壁和咽后壁交界处，包含咽上缩肌。瓣蒂的位置由后切口决定，一般位于鼻咽腔的上部，可以术中牵拉软腭以获得良好的手术视野。前部的切口线较后部略短，一般位于扁桃体上端水平，防止损

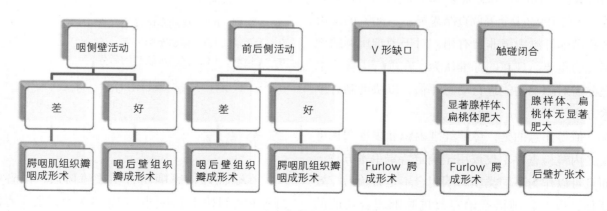

图 72.3 术前评估协助决定手术方式

伤腭咽肌瓣的血供。然后，于咽后壁黏膜做一水平切口，该切口位于术前检查所确定的腭咽闭合平面水平。在做咽后壁水平切口时，很多患者的下端腺体被切除。通过上述步骤，获得一个创面用于固定两侧腭咽肌瓣。两侧的腭咽肌瓣由原垂直走行被旋转90°，水平向固定于咽后壁。

两侧腭咽肌瓣相互缝合并就位于咽后壁，两个瓣可以端—端缝合，也可以不同程度的重叠缝合，重叠程度根据术前评估所需保留的腭咽腔大小来决定。粗略估计，腭咽闭合功能不全的患者术后需保留的腭咽腔大小相当于一支铅笔的横截面积。技术层面上讲，两侧腭咽肌瓣在鼻咽腔高位缝合于咽后壁有一定难度，但是这样能获得最大程度的腭咽闭合。腭咽肌组织瓣咽成形术的目的是为了获得一个由软腭后缘、咽侧壁和后壁转位处的肌黏膜瓣共同构成的、位于中央的腭咽腔。

这个手术根据外科医生经验，可以有一些改变。最主要的改变在于扁桃体和腺体的处理。将腭咽肌瓣固定在腺体水平会增加手术的难度。很多医生在咽成形术前6~12周将腺体切除。咽成形术前可能还需行扁桃体摘除术，在行扁桃体切除术时一般应避免广泛分离或电刀使用造成的腭咽弓瘢痕[48]。对于患有明显的腺体和（或）扁桃体肥大引起睡眠呼吸障碍的患者，应一期先行

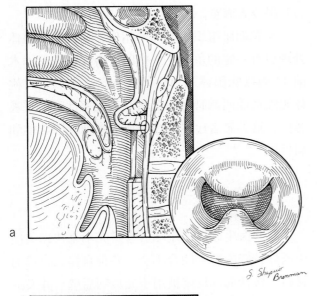

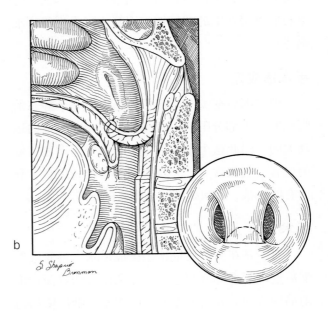

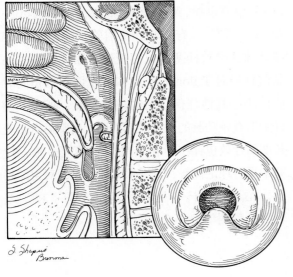

图 72.4 腭咽闭合功能不全的手术治疗。a. 腭咽肌组织瓣：侧面观及俯视观（小图）；b. 蒂在上的咽后壁瓣：侧面观及俯视观（小图）；c. 咽后壁扩充术（蒂在上软组织瓣）：侧面观及俯视观（小图）（图片来源于 Wetmore RF, Muntz HR, McGill TJ, eds. Pediatric Otolaryngology: Principles and Practice Pathways. 2nd ed. New York: Thieme; 2012:521. ）

扁桃体腺样体摘除术。这不仅仅是因为术后会增加患者睡眠呼吸障碍，甚至发生阻塞性睡眠呼吸暂停综合征的风险，也因为扁桃体肥大可导致腭咽闭合不全。对于后者，扁桃体摘除术后应再次评估腭咽闭合情况。

咽后壁组织瓣成形术

20 世纪 50 年代以来，咽后壁组织瓣成形术已经成为治疗腭咽闭合功能不全的主要手术方式。该手术在软腭正中和咽后壁之间人工构建了一个软组织桥，形成中间阻塞两侧开口的腭咽腔（图 72.4b）。文献报道咽后壁瓣的蒂可位于上方，也可在下方，但目前普遍采用蒂在上的术式。这里我们将蒂在上的咽后壁组织瓣成形术进行详细描述。

手术适应证

因为咽后壁组织瓣成形术是形成一个静态的腭咽腔中央部分阻塞，两侧间隙依赖咽侧壁的运动关闭。因此这个术式适用于咽侧壁运动度良好的患者（例如常见于矢状腭咽闭合模式患者）和所有的矢状、环状腭咽闭合模式的患者[1]。

手术方法

对于蒂在上咽后壁组织瓣成形术，首先应在咽后壁进行局部麻醉，瓣下方和侧方切口深达椎前筋膜浅面，并向上方分离组织瓣。咽后壁瓣与切开的软腭进行缝合，然后关闭软腭使咽后壁瓣。咽后壁供区的创面可直接缝合，也可不做处理自行愈合。根据每个患者的需求设计咽后壁瓣的宽度以减小两侧腭咽腔隙，以及咽后壁瓣的长度。在咽后壁瓣与软腭缝合前，咽后壁瓣两侧可放置改良的气管导管或鼻咽通气道，以帮助术后通气并维持咽后壁瓣两侧腔隙的大小。需预先估计术后出现的瘢痕和收缩，这可导致咽后壁瓣缩窄和（或）脱落。

咽后壁组织瓣成形术也存在较多的改良术式。咽后壁瓣可插入至软腭鼻腔和口腔侧之间，称为"鱼口"术式[49, 50]。另一改良术式由 Hogan 和 Crockett 等描述，软腭中线区矢状向分离，以便于咽瓣插入更高位置。修复的部位应达到术前设计的最大腭咽闭合程度位置。对咽后壁瓣鼻腔创面的处理，每个医生都不同。一些医生在两侧的腭咽腔通道放置导管，以维持通道的通畅并控制腔隙的大小，放置时间因人而异。咽后壁创面的关闭方法和程度也不一致。有的医生倾向尽量恢复咽侧壁，从下至上"拉链"式关闭创面。由于该方法会缩小咽腔，从而增加患者阻塞性睡眠呼吸暂停的风险，因此笔者认为应用下方黏膜瓣向上牵拉横向关闭创面更合理。还有一个选择是对该创面不做处理，让其自行逐渐愈合。根据我们的经验，咽后壁创面无须特殊处理，二期愈合效果令人满意。

与腭咽肌组织瓣成形术相似，扁桃体和腺体处理也有一定的争议。一些医生会在咽成形术术前 12 周摘除腺体和扁桃体。为预防术后因扁桃体肥大造成两侧腭咽通道堵塞和阻塞性睡眠呼吸暂停，这类患者应尽量在咽成形术前摘除腺体和扁桃体[15, 51]。

咽后壁扩充术

有些医生倾向使用咽后壁扩充术来协助关闭中线处较轻的腭咽闭合不全。各种自体、合成的材料，包括局部皮瓣被用于充填咽后壁。并发症包括：瘢痕挛缩、组织萎缩 / 吸收、植入物移位（图 72.4c）[52~55]。有 Teflon 注射物进入近中异位的颈动脉并导致栓塞中风的报道，因此美国食品药品监督局对 Teflon 的使用非常谨慎，但是同时也应该小心其他任何注射物进入血管。所以术前应仔细检查颈动脉的位置及其搏动。对咽后壁扩充术长期的疗效也存在着争议[54, 56]。但是，咽后壁扩充术具有理论优势，其手术时间较短，对组织损伤小，尤其适用于一些软腭活动度较好、咽后壁处轻微的腭咽闭合不全患者。

手术并发症和治疗效果

手术治疗腭咽闭合不全，其并发症可以即刻发生也可能延迟出现。回顾文献，咽后壁组织瓣相关并发症主要发生在术后 24 小时，包括气道阻塞、出血等[57-59]。腭咽肌组织瓣术后也可能出现与咽后壁瓣相类似的并发症，尽管相关研究较少。研究表明，咽后壁瓣和腭咽肌瓣术后出血的发生率相近，在 0~8%。根据报道，出血大部分发生在术后 24 小时内，其处理措施包括观察（少量出血），或者手术探查止血[57, 60, 61]。

急性气道梗阻和短期、长期的阻塞性睡眠呼吸暂停是腭咽闭合功能不全手术的主要风险。早期文献中报道，咽后壁瓣术后可出现急性呼吸道阻塞甚至死亡，使得医护人员术后对这方面相当关注，不过腭咽肌组织瓣也可能出现类似的风险[62, 63]。术后早期阻塞性睡眠呼吸暂停综合征，可能是由于术后炎症、水肿、气道体积减小、咽肌张力减弱等引起[64]。早期文献报道术后阻塞性睡眠呼吸暂停发生率较高，但近期大样本研究表明，咽后壁瓣术后阻塞性睡眠呼吸暂停发生率在 0~3%，不过气道阻塞症状相对较高[15, 51, 65]。近期文献表明腭咽肌瓣术后发生阻塞性睡眠呼吸暂停概率较低，在 0~4%[66-68]。更重要的是，前瞻性随机对照研究显示，咽后壁瓣和腭咽肌瓣术后发生阻塞性睡眠呼吸暂停发生率无明显差异[60, 61]。因此，我们建议术前需详细询问病史，术后需密切观察是否出现睡眠呼吸障碍的症状，并对术后出现持续阻塞性睡眠呼吸暂停的患者进行多导联睡眠监测（polysomnography，PSG）。

腭咽肌瓣和咽后壁瓣术后仍可能出现腭咽闭合功能不全。其原因大多由于手术中腭咽闭合的位置较实际需闭合的位置低。怎样判定术后仍然存在腭咽闭合功能不全和"腭咽闭合手术失败"，取决于医生对"成功"的定义。腭咽闭合手术成功与否的评估体系可由复杂语音—语言评价量表到简单的"不需要再次手术"，因此评判标准不一可获得不同的结果[17, 51, 66, 69]。根据这些不同的评判标准，腭咽闭合功能不全手术成功率在 22%~94%[46, 51, 66, 69]。许多学者通过前瞻性、回顾性研究比较咽后壁瓣和腭咽肌瓣术后的语音改善情况。De Serres 等[46]在对 34 名患者的回顾性研究中发现腭咽肌瓣治疗效果更佳（腭咽闭合功能改善率达到 50%，而咽后壁瓣只有 22%）。Ysunza 和 Abyholm 等[60, 61]两组学者通过前瞻性随机对照研究发现术后 4 个月和 12 个月的随访，两种手术方式对语音的改善并没有显著差异。而 Collins 等[70] Meta 分析发现咽后壁瓣较腭咽肌瓣对治疗腭咽闭合功能不全的效果似乎更佳。

有趣的是，对腭裂术后患者长期的回顾性研究表明，4~7 岁患儿语音有持续性改善甚至 10 岁以后仍有改善[71]。而咽成形术后患者语音清晰度持续性地提高也得到了学者的认可[72]。这些观察表明，轻度的持续性腭咽闭合不全对语音的清晰程度影响较小，可以密切随访，暂时不需要手术。另外，在腭咽闭合不全治疗手术后，需长期对患儿的语音进行评估，以评价手术效果。

根据我们的经验，患者在术后 2~3 个月和 6~9 个月，需由外科医生和语音病理师评估手术效果，以及是否需要另外的治疗。所有患者都需在成年前定期接受手术医生以及语音病理师的随访。除了极少数病例，大部分患者都能在语音训练中适应他们新的腭咽结构，从而改善语音。需要检查患者术后是否仍存在腭咽闭合功能不全，并向家属了解术后是否存在睡眠呼吸障碍的症状。如果患者存在睡眠呼吸障碍，需要进行 PSG 检测。咽成形术后如仍存在腭咽闭合功能不全，最初可能只需要继续语音治疗，必要时需进行其他治疗，如咽后壁扩充术或二次手术修复。

非手术治疗

并非所有腭咽闭合功能障碍的患者都适合手术治疗。对于那些少数不适合手术的患者，赝复体的使用是处理腭咽闭合不全的最佳方法。赝复体包括软腭抬高器和发音阻塞器（图 72.5）。软

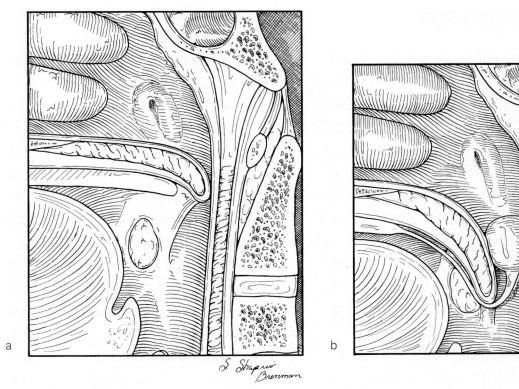

图 72.5　非手术治疗腭咽闭合功能不全。a. 软腭抬高器通过强化、抬高软腭后段，协助腭咽闭合的完成；b. 发音阻塞器阀样阻塞腭咽腔，协助腭咽闭合（图片来源于 Wetmore RF, Muntz HR, McGill TJ, eds. Pediatric Otolaryngology: Principles and Practice Pathways. 2nd ed. New York: Thieme; 2012:520. ）

腭抬高器主要通过上抬软腭以完成腭咽闭合，适用于软腭组织足够，但控制和协调软腭肌肉动度较差的患者[1, 73]。当软腭组织不足时，可以通过发音阻塞器的物理瓣膜填塞作用闭合腭咽腔。无论哪种种赝复体的使用，都需要语音病理师、口腔修复科医生和外科医生的多学科合作，其中口腔修复科医生的经验、技术及投入是成功修复的关键。

　　赝复体的应用适应证包括，因全身状况而不能接受全麻手术的患者，气道阻塞高风险患者，间歇性或非持续性腭咽闭合功能不全且语音治疗效果不佳的患者[1, 73]。对于有颌面发育异常的患者，例如小下颌畸形，语音手术可能导致或者加重阻塞性睡眠呼吸暂停症状[51]。阻塞性睡眠呼吸暂停本身就是语音手术的相对禁忌证。赝复体可以让患者在平时得以正常说话，在睡眠时不会发生气道异常。赝复体的另一优势是或许可以评估那些不能明确诊断的患者是否可以通过腭咽手术获益[74, 75]。另外有一种假说，虽然仍然缺乏一定的证据，认为赝复体可以刺激腭咽部肌肉运动[76, 77]。对于这些患者，持续的语音训练是正常发音的重要保证。对于那些临界的腭咽闭合不全患者，反复地评估其手术必要性是十分重要的。

小　结

　　腭咽闭合功能障碍最常见于腭裂患者；当然，临床医生应该意识到与其他疾病也相关，比如22q11.2 缺失综合征。对腭咽闭合功能障碍患者的完整评估应联合语音病理师进行主观和客观的检查，以明确哪些患者会通过腭咽闭合手术获益。

手术包括Furlow腭成形术、腭咽肌组织瓣成形术、咽后壁组织瓣成形术和咽后壁扩充术。不具有手术适应证的患者，可以通过赝复体进行治疗。常见的手术并发症包括术后仍存在腭咽闭合功能障碍，阻塞性睡眠呼吸暂停。因此，建议手术医生和语音病理师对患者进行长期随访。总之，基于腭咽闭合功能障碍患者诊断治疗的复杂性，往往需要包括外科医生、语音病理师、儿科医生、遗传学家、口腔修复科医生等多学科临床工作者的长期共同协作。

参考文献

1. Witt PD. Velopharyngeal dysfunction. In: Losee JE, Kirschner RE, eds. Comprehensive Cleft Care. New York: McGraw-Hill; 2009: 627–640

2. Kummer AW. Resonance disorders and velopharyngeal dysfunction. In: Kummer AW. Cleft Palate and Craniofacial Anomalies: Effects on Speech and Resonance. 3rd ed. New York: Delmar; 2014: 182–224

3. Trost-Cardamone JE. Coming to terms with VPI: A response to Loney and Bloem. Cleft Palate J 1989;26:68–70

4. Keuhn DP, Folkins JW, Cutting CB. Relationships between muscular activity and velar position. Cleft Palate J 1982;19:25

5. Huang MH, Lee ST, Rajendran K. Anatomic basis of cleft palate and velopharyngeal surgery: implications from a fresh cadaveric study. Plast Reconstr Surg 1998;101:613–627

6. Finkelstein Y, Shapiro-Feinberg M, Talmi YP, et al. Axial configuration of the velopharyngeal valve and its valving mechanism. Cleft Palate Craniofac J 1995;32:299

7. Keuhn DP and Perry JL. Anatomy and physiology of the velopharynx. In: Losee JE, Kirschner RE, eds. Comprehensive Cleft Care. New York: McGraw-Hill; 2009:557–567

8. Kummer AW. Anatomy and physiology: facial, oral and velopharyngeal structures. In: Kummer AW. Cleft Palate and Craniofacial Anomalies: Effects on Speech and Resonance. 3rd ed. New York: Delmar; 2014:3–31

9. Fujioka M, Young LW, Girdany BR. Radiographic evaluation of adenoid size in children: adenoid as key factor in upper airway infection. Int J Ped Otorhinolaryngol 1995;32:71–80

10. Pruzansky S. Roentgen cephalometric studies of tonsil and adenoid in normal and pathological states. Ann Otol Rhino Laryngo 1975;84:55–62

11. Shprintzen RJ, Lencione RM, McColl GN, Skolnick ML. A threedimensional cinefluoroscopic analysis of velopharyngeal closure during speech and nonspeech activities in normals. Cleft Palate J 1980;11:412–428

12. Croft CB, Shprintzen RJ, Rakoff SJ. Patterns of velopharyngeal valving in normal and cleft palate subjects: a multi-view videofluoroscopic and nasendoscopic study. Laryngoscope 1981; 91:265–271

13. Kaplan EN. The occult submucous cleft palate. Cleft Palate J 1975;12:356–368

14. Salyer KE, Sng KW, Sperry EE. Two-flap palatoplasty: 20-year experience and evolution of surgical technique. Plast Reconstr Surg 2006;118:193–204

15. Sullivan SR, Marrinan EM, Mulliken JB. Pharyngeal flap outcomes in nonsyndromic children with repaired cleft palate and velopharyngeal insufficiency. Plast Reconstr Surg 2010;125:290–298

16. McDonald-McGinn DM, Kirschner R, Goldmuntz E, et al. The Philadelphia story: the 22q11.2 deletion: report on 250 patients. Genet Couns 1999;10:11–24

17. Milkczuk HA, Smith DS, Brockman JH. Surgical outcomes for velopharyngeal insufficiency in velocardiofacial syndrome and nonsyndromic patients. Cleft Palate Craniofac J 2007;44: 412–417

18. Mehendale FV, Birch MJ, Birkett L, et al. Surgical management of velopharyngeal incompetence in velocardiofacial syndrome. Cleft Palate Craniofac J 2004; 41: 124–135

19. Losken A, Williams JK, Burstein FD, et al. Surgical Correction of velopharyngeal insufficiency in children with velocardiofacial syndrome. Plast Reconstr Surg 2006; 117:1493–1498

20. Swanson EW, Sullivan SR, Ridgway EB, et al. Speech outcomes following pharyngeal flap in patients with velocardiofacial syndrome. Plast Reconstr Surg 2011;127: 2045–2053

21. Witt PD, Miller DC, Marsh JL, et al. Limited value of preoperative cervical vascular imaging in patients with velocardiofacial syndrome. Plast Reconstr Surg 1998;101: 1184–1195; discussion 1196–1199

22. Goudy S, Ingraham C, Canady J. Noncleft velopharyngeal insufficiency: etiology and need for surgical treatment. Int J Otolaryngol 2012;296073

23. Witzel MA, Rick RM, Magar-Bacal F, Cox C. Velopharyngeal insufficiency after adenoidectomy: an 8-year review. Int J Pediatr Otorhinolaryngol 1986;11:15–20

24. Ren YF, Isberg A, Henningsson G. Velopharyngeal incompetence and persistent hypernasality after adenoidectomy in children without palatal defect. Cleft Palate Craniofac J 1995;32:476–482

25. Abdel-Aziz M, Dewidar H, El-Hoshy H, Aziz AA. Treatment of persistent post-adenoidectomy velopharyngeal insufficiency by sphincter pharyngoplasty. Int J Pediatr Otorhinolaryngol 2009;73:1329–1333

26. D'Antonio LL, Scherer NJ. Communication disorders associated with cleft palate. In: Losee JE, Kirschner RE, eds. Comprehensive Cleft Care. New York: McGraw-Hill; 2009:569–588

27. Kummer AW. Speech and resonance assessment. In: Kummer AW. Cleft Palate and Craniofacial Anomalies: Effects on Speech and Resonance. 3rd ed. New York: Delmar; 2014: 324–351

28. Hinton VA. Instrumental measures of velopharyngeal function. In: Losee JE, Kirschner RE, eds. Comprehensive

Cleft Care. New York: McGraw-Hill; 2009:607–617

29. Henningsson G, Isberg A. Comparison between multiview videofluoroscopy and nasendoscopy of velopharyngeal movements. Cleft Palate Craniofac J 1991;28:413–417

30. Tieu DD, Gerber ME, Milczuk HA, Parikh SR, Perkins JA, Yoon PJ, Sie KC. Generation of consensus in the application of a rating scale to nasendoscopic assessment of velopharyngeal function. Arch Otolaryngol Head Neck Surg 2012:128:923–928

31. Golding-Kushner KJ, Argamaso RV, Cotton RT, et al. Standardization for the reporting of nasopharyngoscopy and multiview videofluoroscopy: a report from an International Working Group. Cleft Palate J 1990;27:337–347; discussion 347–348

32. D'Antonio LL, Achauer BM, Vander Kam VM. Results of a survey of cleft palate teams concerning the use of nasendoscopy. Cleft Palate Craniofac J 1993;30:35–39

33. Ysunza A, Pamplona C, Toledo E. Change in velopharyngeal valving after speech therapy in cleft palate patients. A videonasopharyngoscopic and multi-view videofluoroscopic study. Int J Pediatr Otorhinolaryngol 1992;24:45–54

34. Ysunza A, Pamplona M, Femat T, Mayer I, Garcia-Velasco M.Videonasopharyngoscopy as an instrument for visual biofeedback during speech in cleft palate patients. Int J of Pediatr Otorhinolaryngol 1997;41:291–298

35. Witzel MA, Tobe J, Salyer K. The use of nasopharyngoscopy biofeedback therapy in the correction of inconsistent velopharyngeal closure. Int J Pediatr Otorhinolaryngol 1988;15:137–142

36. Sie KC, Starr JR, Bloom DC, et al. Multicenter Interrater and intrarater reliability in the endoscopic evaluation of velopharyngeal insufficiency. Arch Otolaryngol Head Neck Surg 2008;134:757–763

37. Keuhn DP, Ettema SL, Goldwasser MS, Barkmeier JC. Magnetic resonance imaging of the levator palatini muscle before and after primary palatoplasty. Cleft Palate Craniofac J 2004;41:584–592

38. Furlow LT Jr. Cleft palate repair by double opposing Z-plasty. Plast Reconstr Surg 1986;78:724–738

39. Seagle MB, Patti CS, Williams WN, Wood VD. Submuous cleft palate: a 10-year series. Ann Plast Surg 1999;42:124–148

40. Kirschner RE, Wang P, Jawad AF, et al. Cleft-palate repair by modified Furlow double-opposing Z-plasty: the Children's Hospital of Philadelphia experience. Plast Reconstr Surg 1999;104:1998–2010

41. Chen PK, Wu J, Hung KF, Chen YR, Noordhoff MS. Surgical correction of submucous cleft palate with Furlow palatoplasty. Plast Reconstr Surg 1996;97:1136–1146

42. Perkins JA, Lewis CW, Gruss JS, Eblen LE, Sie KC. Furlow palatoplasty for management of velopharyngeal insufficiency: a prospective study of 148 consecutive patients. Plast Reconstr Surg 2005;116:72–80

43. Hynes W. Pharyngoplasty by muscle transplantation. Br J Plast Surg 1950;3:128–135

44. Orticochea M. Construction of a dynamic muscle sphincter in cleft palates. Plast Reconstr Surg 1968;41:323–327

45. Jackson IT, Silverton JS. The spincter pharyngoplasty as a secondary procedure in cleft palates. Plast Reconstr Surg 1977;58:518–524

46. de Serres LM, Deleyiannis FW, Eblen LE, Gruss JS, Richardson MA, Sie KC. Results with spincter pharyngoplasty and pharyngeal flap. Int J Pediatr Otorhinolaryngol 1999;48:17–25

47. Riski JE, Serafin D, Riefkohl R, Georgiade GS, Georgiade NG. A rationale for modifying the site of insertion of the Ortichochea pharyngoplasty. Plast Reconstr Surg 1984;73:882–894

48. Reath DB, LaRossa D, Randall P. Simultaneous posterior pharyngeal flap and tonsillectomy. Cleft Palate J 1987;24:250–253

49. Hogan VM. A clarification of the surgical goals in cleft palate speech and the introduction of the lateral port control pharyngeal flap. Cleft Palate J 1973;10:331–345

50. Crockett DM, Bumstead RM, Van Dmark DR. Experience with surgical management of velopharyngeal incompetence. Otolaryngol Head Neck Surg 1988;99:1–9

51. Chegar BE, Shprintzen RJ, Curtis MS, Tatum SA. Pharyngeal flap and obstructive apnea: maximizing speech outcome while limiting complications. Arch Facial Plast Surg 2007;252–259

52. Remacle M, Bertrand B, Eloy P, Marbaix E. The use of injectiable collagen to correct velopharyngeal insufficiency. Laryngoscope 1990;100:269–274

53. Terris DJ, Goode RL. Costochondral pharyngeal implants for velopharyngeal insufficiency. Laryngoscope 1993;103:565–569

54. Witt PD, O'Daniel TG, Marsh JL, Grames LM, Muntz HR, Pilgram, TK. Surgical management of velopharyngeal dysfunction: outcome analysis of autogenous posterior pharyngeal wall augmentation. Plast Reconstr Surg 1997;99:1287–1296; discussion 1297–1300

55. Wolford LM, Oelschlaeger M, Deal R. Proplast as a pharyngeal wall implant to correct velopharyngeal insufficiency. Cleft Palate J 1989;26:119–126; discussion 126–128

56. Gray SD, Pinborough-Zimmerman J, Catten M. Posterior wall augmentation for treatment of velopharyngeal insufficiency. Otolaryngol Head Neck Surg 1999;121:107–112

57. Fraulin FO, Valnicek SM, Zuker RM. Decreasing the perioperative complications associated with the superior pharyngeal flap operation. Plastic Reconstr Surg 1998;102:10–18

58. Cole P, Banerji S, Hollier L, Stal S. Two hundred twenty-two consecutive pharyngeal flaps: an analysis of postoperative complications. J Oral Maxillofac Surg 2008;66:745–748

59. Valnicek SM, Zuker RM, Halpern LM, Roy WL. Perioperative complications of superior pharyngeal flap surgery in children. Plast Reconstr Surg 1994;93:954–958

60. Abyholm F, D'Antonio L, Davidson Ward SL, et al. Pharyngeal flap and sphincterplasty for velopharyngeal

insufficiency have equal outcome at 1 year postoperatively: results of a randomized trial. Cleft Palate Craniofac J 2005; 42:501–511

61. Ysunza A, Pamplona C, Ramirez E, Molina F, Mendoza M, Silva A. Velopharyngeal surgery: a prospective randomized study of pharyngeal flaps and sphincter pharyngoplasties. Plast Reconstr Surg 2002;110:1401–1407

62. Kravath RE, Pollak CP, Borowiecki B, Weitzman ED. Obstructive sleep apnea and death associated with surgical correction of velopharyngeal incompetence. J Pediatr 1980; 96:645–648

63. Witt PD, Marsh JL, Muntz HR, Marty-Grames L, Watchmaker GP. Acute obstructive sleep apnea as a complication of sphincter pharyngoplasty. Cleft Palate Craniofac J 1997;33:183–189

64. Lesavoy MA, Borud LJ, Thorson T, Riegelhuth ME, Berkowitz CD. Upper airway obstruction after pharyngeal flap surgery. Ann Plast Surg 1996;36:26–30; discussion 31–32

65. Yamashita RP, Trindade IE. Long-term effects of pharyngeal flaps on the upper airways of subjects with velopharyngeal insufficiency. Cleft Palate Craniofac J 2008;45:364–370

66. Sie KC, Tampakopoulou DA, de Serres LM, Gruss JS, Eblen LE, Yonick T. Sphincter pharyngoplasty: speech outcome and complications. Laryngoscope 1998;108:1211–1217

67. Carlisle MP, Sykes KJ, Singhal VK. Outcomes of sphincter pharyngoplasty and palatal lengthening for velopharyngeal insufficiency: a 10-year experience. Arch Otolaryngol Head Neck Surg 2011;137:763–766

68. Kilpatrick LA, Kline RM, Hufnagle KE, Vanlue MJ, White DR. Postoperative management following sphincter pharyngoplasty. Otolaryngol Head Neck Surg 2010;142:582–585

69. Losken A, Williams JK, Burstein FD, Malick D, Riski JE. An outcome evaluation of sphincter pharyngoplasty for the management of velopharyngeal insufficiency. Plast Reconstr Surg 2003;112:1755–1761

70. Collins J, Cheung K, Farrokhyar F, Strumas N. Pharyngeal flap versus sphincter pharyngoplasty for the treatment of velopharyngeal insufficiency: a meta-analysis. J Plast Reconstr Aesthet Surg 2012;65:864–868

71. Park S, Saso Y, Ito O, et al. The outcome of long-term follow-up after palatoplasty. Plast Reconstr Surg 2000;105: 12–17

72. Cable BB, Canady JW, Karnell MP, Karnell LH, Malick DN. Pharyngeal flap surgery: long-term outcomes at the University of Iowa. Plast Reconstr Surg 2004;113:475–478

73. Sidman JD, Muntz HR. Cleft lip and palate. In: Wetmore RF, Muntz HR, McGill TJ, eds. Pediatric Otolaryngology: Principles and Practice Pathways. 2nd ed. New York: Thieme; 2012:512–524

74. Blakely RW. Temporary speech prosthesis as an aid in speech training. Cleft Palate Bull 1960;10:63

75. McGrath CO, Anderson MW. Prosthetic treatment of velopharyngeal incompetence. In: Bardach J, Morris HL, eds. Multidisciplinary Management of Cleft Lip and Palate. Philadelphia: WB Saunders; 1990

76. Witt PD, Rozelle AA, Marsh JL, Marty-Grames L, Muntz HR, Gay WD, Pilgram TK. Do palatal lift prostheses stimulate velopharyngeal neuromuscular activity? Cleft Palate Craniofac J 1995;32:469–475

77. Tachimura T, Nohara K, Fujita Y, Wada T. Change in levator veli palatini muscle activity for patients with cleft palate in association with placement of a speech-aid prosthesis. Cleft Palate Craniofac J 2002;39:503–508

73 血管异常的治疗——血管瘤和畸形

作者：Samuel Oyer，Marcelo Hochman
翻译：汪 汇　审校：刘蔡钺

引 言

　　血管异常包括多种血管和淋巴管的病变。历史上关于这些病变的命名非常混乱，导致临床医生理解混乱以及出现诊治错误。1996年国际血管异常研究学会共同接受了一种基于细胞类型和临床特点的血管异常分类方法[1]。该方法把血管异常分为血管瘤（上皮细胞异常增殖所致的肿瘤）和血管畸形（由上皮增殖正常但异形的血管组成）（表73.1）。结合病史和临床检查可以对90%以上的血管异常进行分类确诊[2]。但是尽管标准命名规则已确立超过了15年，近期对320篇相关论文的检索发现仍有71%的论文出现血管病变分类错误，导致超过20%的患者被错误治疗[3]。由于许多血管异常发生在头部和颈部，并且经常需要外科手术治疗，因此，面部整形和重建外科医生必须熟悉这些病变的诊断和治疗。

血管瘤

婴儿血管瘤

　　婴儿血管瘤（IH）是婴儿最常见的良性肿瘤。IH的确切成因目前尚不明确，但一些高危因素已经明确。就白种人而言，浅肤色个体发生血管瘤的风险约高出10%[4]。早产与血管瘤相关，并且孕龄越小，血管瘤数量越多。女婴血管瘤发生率高于男婴（3∶1），但在早产儿中该比例较低（1.8∶1）[5]。出生体重低尤其是低于1500克会增加IH发生率，每低500克体重增加约40%的IH发生危险[6]。高龄孕妇、多胎、前置

表73.1　血管异常的分类

血管肿瘤	血管畸形
婴儿血管瘤	慢流
先天性血管瘤	· 毛细血管畸形
· 迅速退化型	· 静脉畸形
· 不退化型	· 淋巴管畸形
卡波西样血管内皮瘤	高流
簇状血管瘤	· 动脉畸形
化脓性肉芽肿	· 动静脉瘘
血管肉瘤	· 动静脉畸形

胎盘等胎盘因素、胎儿绒毛取样史以及子痫前期都属于IH高危因素[4, 5]。IH也有一定的家族遗传性，10%~33%的患儿一级亲属中有血管异常，近12%确定有IH[4, 7]。但确切的基因相关性和遗传模式仍有待深入研究。

临床表现和自然史

　　婴儿血管瘤在出生时通常不可见，但约30%有血管前驱病变表现，包括毛细血管扩张斑点、苍白血管收缩区、血管着色或青肿的表现[8]。出生后几周内IH继续增殖，变得可见，成为红斑或轻微突起的病变，柔软且比周围皮肤温热，但在咽鼓管充气检查时不会变大，或者不在相应位置。病变遵循典型的发展过程：快速增生性生长，之后变缓，以及不太一致的退化。IH的生长模式已被广泛研究，包括以下6个阶段：①初始期；②早期增生；③晚期增生；④平台期；⑤退化期；⑥终止期。通过国际血管瘤研究领域的临床医生广泛合作，我们实现了对超过1000名IH患儿的前瞻性数据收集，以进一步研究确定该疾病的发

展过程[9]。其最快速的生长发生于早期增生阶段，多数在出生5个月内完成，肿瘤大约可以达到最终大小的80%。尽管在增生期面积增长显著，IH一般不会超出原始病灶的解剖学位置。晚期增生在多数儿童中截至9个月龄时结束，此后进入疾病的平台期，只有非常少量的增生。退化最早可以开始于6月龄，可能持续数年。临床上可以看到病灶颜色变浅，突出病灶触诊变软，变小，表观稍似海绵状组织。约60%的IH会最终退化，并达到美学以及功能上可以接受的程度而无须治疗，但另40%病灶残余则需要进行治疗[2, 10]。根据初始肿瘤性质不同，这些病灶可能表现为色素减退型或毛细血管扩张型斑块、或纤维脂肪残余组织。"可接受"的定义随位置和大小而变。例如，鼻尖的局部小病损与下背部的较大部分病损相比显然影响较为严重。

IH根据深度和形态进行细分类，以便临床医生和研究者在描述这些疾病时可以取得统一的标准命名（表73.2）。浅表型IH只局限于皮肤浅表面，具有典型的亮红色、轻微凸起的外观；而深部型IH则包括深部皮肤以及皮下层，但不涉及浅表皮层，使得皮肤稍显黛青色甚至表现出正常外观。混合型IH同时包括了浅表和深层。深部型IH因为缺乏典型的IH表观，在临床上最有可能与血管畸形混淆，但可以根据快速生长来判定为IH。因此，深部型IH一般平均要比浅表型或混合型IH晚一个月被确认，并且他们的生长持续时间也要长一个月[9]。

IH从形态学上可以分为：①局灶型，只有单个病灶存在；②多病灶型，有多个病灶存在；③节段型，一个或一群对应一个发育亚基或皮瓣的病变；④模糊型，难以分型的病灶。局灶型是最多见的，约占所有病例的80%[2]（图73.1）。IH可发生在全身，但最常见于头部和颈部皮肤（50%~60%），其次是躯干（25%）和四肢（15%）[10]。面部病损沿面部中央胚胎融合线不对称分布，60%病损发生在眶周、鼻和口周区域，这些区域仅占面部总面积的20%[8]。皮肤

表73.2 婴儿血管瘤的分类

生长期	病变深度	病变形态
初始期	浅表型	局灶型
早期增生	深部型	节段型
晚期增生	混合型	模糊型
平台期		多病灶型
退化期		
终止期		

病灶多于5个时，内脏涉及的可能性较高，尤其是肝脏，这一点值得进一步深入研究[10]。节段型IH是最少见的亚型，但最常与其他畸形相关，更难治疗，预后也更差[7]。这些病变通常为大的斑块状肿瘤，松散地沿着三叉神经所支配的皮肤区走行分布于头部和颈部。节段型比局灶型更倾向于侵犯面部，在年龄和体重更大的非白人的西班牙裔婴儿中，其比局灶型更常见，提示两者发病机制可能有所不同[7]。节段型IH的女性好发比例（5.7~6.6 ：1）比局灶型（3 ：1）约高两倍[8,11]。面部节段型IH可单侧或者双侧发生，占据三叉神经一个或多个分布区域，最常见为第三分区（V3）。这些所谓的胡须分布的病变与气道IH有一种独特的相关性，可见于27%~40%的病变[11, 12]。这最常涉及声门下，但任何气道水平都有可能涉及，并且这些病变可能导致气道阻塞，因而需要系统性的包括气管切开术等在内的手术治疗。相反，大于50%的气道IH患者伴有皮肤IH表现[2, 12]。节段型下颌病变还与PHACE综合征具有相关性，该综合征的定义为面部IH以及下列表现中的一个或数个：结构性脑部异常（通常包括后窝）、动脉异常、主动脉狭窄或心脏畸形以及眼部异常。PHACE综合征发生于20%~33%的节段型IH患者，近50%的气道IH患者，但在局灶型IH患儿中很少见[7, 12]。

IH并发症在婴儿中的发生率高达50%，包括功能障碍、溃疡、出血、感染、心衰和毁容，需要早期治疗。并发症可能与病灶的大小、位置

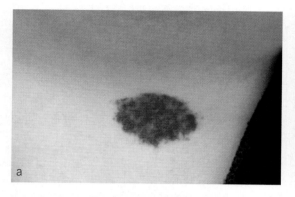

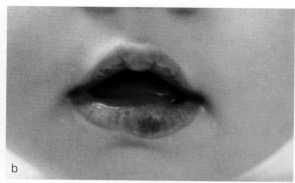

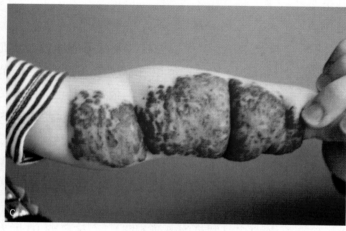

图 73.1　婴儿血管瘤根据病史分期、病变深度以及解剖部位来进行描述。a. 颈前部浅表早期增生期局灶型婴儿血管瘤；b. 下唇深部增生期局灶型婴儿血管瘤；c. 上肢复合型增生期节段型婴儿血管瘤

及形态相关，而与患者特征以及人口统计学特征不相关[13]。大面积病损容易发生并发症，尤其是溃疡，面积每增加 10 cm²，并发症发生的概率增加 5%。节段型病损发生并发症的概率比局灶型的高 11 倍，需要治疗的概率高 8 倍。面部病灶的并发症概率高于身体其他部位约 1.7 倍，并且需要治疗的概率也高约 3 倍[14]（图 73.2）。功能障碍最常影响视轴、进食能力或呼吸。溃疡是最常见的并发症，发生于 5%~15% 的婴儿，多见于黏膜病损或者是经常摩擦的区域，例如嘴唇以及肛门与生殖器区域，而上眼睑病灶最不容易发生溃疡[14]。混合型 IH 比浅表型更有溃疡倾向，高达 50% 的节段型病灶发生溃疡，局灶型则只有 10%~15% 的溃疡发生率[8]。溃疡发生原因不明，但病损在增生生长期更容易发生溃疡，部分研究者推测认为快速增生使得病灶超过了皮肤的容纳

能力以及病灶血液供给能力从而导致了溃疡。然而，还有约 13% 的溃疡发生于平台期[14]。溃疡的病灶可能继发感染，并且发生出血的风险更高（但并不严重，2%），更容易生成瘢痕并需要迫切的治疗[15]。

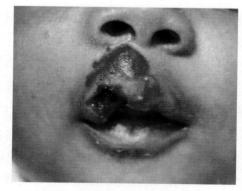

图 73.2　上唇增生期婴儿血管瘤合并溃疡。这是面部最常发生溃疡的部位

发病机制和组织病理学

　　从组织结构上看，IH 是边界清晰的，被圆形内皮细胞及其周围纤维母细胞、周皮细胞和肥大细胞填充的致密毛细血管均质团块[10]。在增生期随着肿瘤的增大可以看到内皮细胞和周皮细胞分裂活跃。退化期则伴随着凋亡增多以及肥大细胞数量增高和成群的分化 81T 细胞[16]。随着内皮细胞变平、腔隙变大，病灶转变为以纤维脂肪基质为主，进入终止期。

　　确切的 IH 发病机制尚不清楚，但血管生成调节异常可能有重要作用。在理论上的不平衡期出生的早产儿容易发生血管生成，这可能是这些婴儿中 IH 发生率增高的原因。此外，在 IH 不同生长阶段已证实有数个对血管生成非常重要的细胞因子发生改变。增生期血管内皮生长因子（VEGF）占主导，该因子是良性以及恶性血管肿瘤的一个主要的有丝分裂原，可以促进细胞生存、抑制凋亡[16]。增生期 IH 患儿血清中的 VEGF 水平高于退化期患儿以及正常对照[17]。VEGF 通过雷帕霉素信号通路作用蛋白激活血管生成，近期研究证实了局部给予雷帕霉素对皮肤 IH 的效果[18]。基本纤维母细胞生长因子、胰岛素样生长因子 2、基质金属蛋白酶 9 和 IV 型胶原酶在增生期也升高，而内源性干扰素水平则降低[19]。在退化期，VEGF、基本纤维母细胞生长因子和胰岛素样生长因子 2 水平下降，而调节性细胞因子如干扰素和基质金属蛋白酶 1 的组织抑制因子水平则升高[16]。

　　IH 的内皮细胞具有单一克隆起源，但确切的祖细胞来源尚不明确。IH 被发现与胎盘组织有显著的相似处，提示来源于胎盘的祖细胞可能与这些肿瘤相关[20]。IH 与胎盘不仅在内皮细胞形态学上相似，在蛋白表达方面也有类似之处，例如一般局限于血—组织（如胎盘和脑）屏障表达的葡萄糖转运蛋白 1（GLUT-1）在 IH 中也高表达[21]。IH 是唯一表达 GLUT-1 的血管异常，因此该分子是 IH 组织学确诊的重要分子标志物，并可用于与其他血管病变的鉴别诊断。此外，IH 还特异性表达其他一些胎盘标记物分子，例如 Lewis Y 抗原、分区蛋白和 Fcg 受体 II，并且具有与胎盘组织类似的基因表达模式[20, 22]。内皮和间叶细胞的祖细胞被发现存在于 IH 和胎盘中，但这些祖细胞的确切来源尚不清楚。一种理论认为胚胎成血管细胞在倾向于形成 IH 的位置分化成为一种胎盘血管表型，而另一种假设则认为是来自胎盘的栓塞细胞储存于发育中的胎儿体内然后变为 IH[16]。这些栓塞细胞更容易储存于头部和颈部，因为这些部位的血管分布增高，最易受影响的位置发生在发育中的面部基板的末端动脉，这可能是 IH 在胚胎融合部位发生率增加的原因[8]。而绒毛膜取样检查、胎盘前置、子痫前期会增加 IH 发生率也从另一个方面说明胎盘在 IH 发病机制中所起的作用。

诊断检查

　　多数 IH 根据其特征性的病程和外观很容易做出诊断，很少需要诊断性试验。影像学研究有助于评估伴随病损、全面评估临床上不可见的病变范围或偶尔对无法确诊病例提供诊断支持。超声检查对于多发性皮肤 IH 患者的肝脏或腹部 IH 很有帮助，也有助于评价重叠腰骶病损患者脊柱情况。当 IH 病灶不可见或有显著深部组成时，系列超声联合或不联合彩色多普勒已被用于在生长期或治疗期间非侵袭性检测 IH。然而临床随访比影像学更为重要[23]。怀疑 PHACE 综合征的儿童需要进行磁共振（MRI）检查以评估后颅窝病损情况、超声心动图和可能的血管造影术或磁共振血管造影术检查以评估大动脉和脑血管异常情况。若需要通过影像学确定肿瘤的程度，则建议选择增强 MRI，它可以提供良好的软组织评估，而不用使患者暴露于电离辐射。在 MRI 中，增生期的 IH 表现为独特的分叶状增加软组织团块，在 T_1 相与肌肉同信号，T_2 相高信号，常有可见的供养动脉和引流静脉以及病灶内的流空信号[24]。退化期 IH 则为异质团块，T_1 信号增强与纤维脂肪组织相对应，强度不如增生期[25]（图 73.3）。需要再次强调的是对于非复杂型 IH 的诊断和治疗来说很少需要影像学检查。

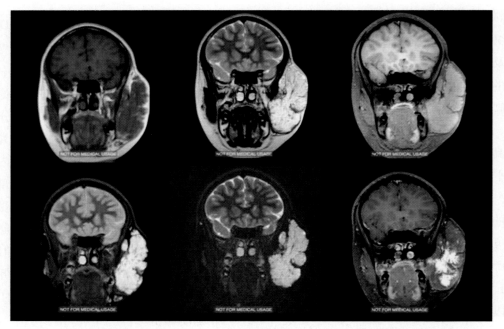

图 73.3 颞下窝、颊部及咬肌区域巨大增生期复合型婴儿血管瘤的反向增强 MRI 成像。T1 相增强的分叶状软组织团块强度达到肌肉水平，T2 相高信号可见血管和流动空隙

罕见情况下可能需要进行组织活检来确诊疑似病例或者排除其他可能。组织学表现和 GLUT-1 染色阳性可以确诊 IH，GLUT-1 表达在血管异常中为 IH 特有。因为没有相关的凝血障碍，实验室血液检测对于 IH 患者评估没有价值。部分患者可能有轻度的血小板计数增加和轻微的纤维蛋白原和 D- 二聚体水平降低，但仍属于正常范围[26]。

IH 和血管异常患者需要由多学科团队进行评估和治疗。团队需要掌握这些疾病知识的儿科医生、眼科医生、放射科医生、耳鼻喉科医生、皮肤科医生以及面部整形和重建外科医生。已有经验工具可用于对 IH 的严重性及任何相关的并发症进行严格的分类，这将有助于患者严重程度分级、与其他治疗医生交流以及临床或研究中跟踪患者预后[27, 28]。

治 疗

IH 的治疗目标是获得功能上和美学上可接受的最终结果，争取最少的畸形和最低的并发症可能性。对于一些婴儿来说这包括在生长期连续的观察和安抚，而另一些则需要在不同的阶段实施治疗。至少 40% 的 IH 无法自然发展为可接受的结果而需要增加治疗。大约半数的 IH 需要超过 6 年的时间消退，80% 最终不能获得美学上可接受的结果[28]。由于 IH 通常好发于头部和颈部，很大一部分会影响美观，大约一半的患者最初的就诊原因为毁容[4]。治疗需要在患儿开始发展自我形象（即 2.5~3 岁）或获得社会压力也就是上学（5~6 岁）之前开始，以减少因疾病造成心理上的影响。可能或已经发生的并发症是开始治疗的指针。对于 IH 患儿的研究发现幼年治疗的患儿没有因肿瘤外观而受到心理上的影响，尽管他们的家人会由于对公众视角的担忧而明显感觉痛苦[29]。这改变了"IH 应该被善意的忽视，因为它们最终会消失"的历史观点。由于最终退化的程度无法预测，对于采用治疗可以获得与自然预后相似或更好效果的病例则应积极治疗。临床医生在整个治疗决策过程中应该与患者家庭保持紧密联系，以便双方更好地权衡治疗风险和收益并实现持续观察。

药物治疗

多年来已有多种药物被用于治疗 IH，它们的成功率各有不同。2008 年，Léauté-Labrèze 及其同事[30]在使用心得安治疗一位阻塞性肥厚性心肌病的患儿时意外发现这种药物对患儿鼻部的 IH 有引人注目的改善作用。他们最初的报道还包括了对另外 10 名患儿治疗成功的描述，一年后的跟踪报道显示心得安在 32 位接受治疗的患者中 100% 实现了稳定生长和加速退化[31]。在此之前，IH 的一线治疗药物采用的是全身用糖皮质激素，有效率 30%~60%，在这篇报道中的患者有超过 1/3 是既往固醇类治疗失败的[31]。随后的多篇报道进一步证实了心得安可以治疗皮肤以及内脏 IH[32]，导致该药物被广泛使用，逐渐成为治疗需要干预的增生期 IH 的一线药物。尽管临床上普遍认为心得安治疗效果良好，但从研究角度而言这些疗效证据都只是一些没有对照和严格控制的病例研究而已。

心得安是一种非特异性的 β-拮抗药，可以以相同的亲和力抑制 β1 和 β2 受体，已知对降低心率和血压有效。心得安治疗 IH 的确切机制尚不清楚，但已经有一些可能的理论被提出[33]。心得安治疗的早期效果出现在用药后 1~3 天，表现为病灶变软、变平以及红色变浅。这些效果可能是由血管收缩引起的，因为心得安阻断了 β1 受体使得 α1 受体变得无拮抗了[33]。心得安还可以阻断肾上腺素刺激 VEGF 生成并且减少金属基质蛋白酶 -9 的表达，这些都可以降低血管生成、减缓增生。最后，心得安可以通过 β2 受体诱导凋亡，从而加速退化。理论上而言，β-激动剂应该具有与心得安相反的作用从而可能促进 IH 生长，一些作者认为在避免期前收缩时使用的安胎药（一种 β-激动剂）可能是早产儿 IH 发生率增高的原因之一[32]。

心得安是一种口服混悬剂，比较容易被患者接受，临床应用四十多年以来尚无死亡或者引起心脏疾病的报道[34]。有一些众所周知的不良反应需要考虑并告知患儿家长，包括：心动过缓、低血压、支气管收缩和加重潜在的气道反应、低血糖（尤其多见于早产儿或处于限制进食时期及感染时期）、睡眠干扰以及胃肠不适。心得安治疗的禁忌证包括：已有心动过缓、低血压、心脏阻塞或心力衰竭、哮喘以及药物过敏。治疗前评估和药物初始化方案在不同医生间差异很大，有的认为需要完整的治疗前心脏检查和住院治疗而有的则只需门诊治疗。最近一个多学科小组共同制订并提出了一个心得安治疗 IH 的指南，在此进行简单概述[35]。治疗开始之前应针对心血管和呼吸系统进行病史询问和体格检查，以评估发生心力衰竭、心律失常和哮喘的潜在可能性。关于是否对所有患儿在治疗前都需要进行心电图检查尚无一致共识，但对于下列情况推荐进行该检查：基线心动过缓、心律不齐或母方有先天性心脏疾病或结缔组织病家族史。临床上无异常表现时不需要做常规心电图检查。PHACE 综合征患儿在开始心得安治疗之前必须经过儿科心脏病学专家的评估，因为这些脑血管异常患儿的缺血性脑卒中危险是增高的。在心得安治疗过程中随机血糖测量不能预测低血糖的发生，因而不推荐进行。心得安的最大效果在每次服药后 1~3 小时可见，因此应该要求家长保持患儿的常规喂养，而且要避免在有感染症状时用药，以减少低血糖的发生。通常的给药方案推荐 1~3 mg/（kg·d），多数作者提倡 2 mg/（kg·d），每天分 3 次给药。为了使不良反应最低，可采用从较低剂量缓慢升高的给药方案，但这种剂量与治疗儿童心血管疾病时的经典剂量相比已是较低的。随着患儿体重增长应该定期调整用药剂量。≤ 8 周的患儿初始治疗建议住院观察，存在影响心肺功能或者增加低血糖风险的并发症时也应住院监测。对于没有这些并发症并且有良好社会支持的较大婴儿，初始治疗就可以考虑采用门诊方式。这些患者需要监测包括脉搏和血压在内的基本生命体征，在首次服药后的 1~2 小时内需要在医院反复检测上述指标，在每次增加 0.5 mg/（kg·d）剂量时也需要监测。反应在治疗的前 8 周最为显著，在前 2

周心率下降 20% 的患者比没有下降的患者似乎有更大的反应[36]。治疗通常持续整个增生期，在此之后可以逐渐停止或者中断。部分病例可能出现停药反跳，需要恢复用药一段时间。药物治疗的时间一般要超过肿瘤自然史中的增生期以确保疗效。

心得安治疗通常开始于增生期以抑制 IH 生长、加速退化，但也有一些作者报道在退化期开始治疗也可获得成功，这可能与推测的凋亡效应有关[37]。退化期开始的治疗效果不如增生期那么显著，但与未治疗组相比仍可加速退化，并可能有利于在手术切除最终残余病灶时采用更保守的手术方式。对特大病灶，局部使用 β - 阻断剂与安慰剂相比也显示出一定的效果[38]，阿替洛尔（atenolol，一种特异性 β1 阻断剂）与心得安有相当的疗效且不良反应小，但这只是初步结果，需要进一步验证[39]（图 73.4）。

糖皮质激素是另一可选的治疗药物，在心得安被发现前一直作为一线药物使用。它们只在增生期有效，显示了稳定生长和促进退化的作用，被认为是通过肿瘤坏死因子信号通路减少 VEGF-A 的表达而发挥作用的[40]。一篇综述文章中提到，以稳定生长或退化为标准，糖皮质激素治疗的有效率可达 84%，但 36% 会出现停药反跳，且有 35% 出现不良反应[41]。剂量反应方面，有效组的平均每日强的松等值剂量为 3 mg/kg，而无效组为 2.1 mg/kg[41]。不良反应与剂量和疗程长度相关，包括：过敏、行为改变、库欣外观、性欲改变、好发感染、临时性生长迟缓、高血压以及下丘脑—垂体—肾上腺轴抑制。复杂 IH 的治疗通常在 6 月龄之前开始，治疗前两周经常可以看到反应。一旦病灶稳定，激素可以逐渐减量，但高达 1/3 的婴儿由于停药反跳而需要延长疗程。多数患者需要平均 2 个月的治疗[41]。对于独立的深部型增生期 IH 可以采用病灶内注射激素的方法，尤其是眼周病灶，作为全身治疗的一种改变，可以减少不良反应[42]。迄今为止尚无关于激素和 β - 阻断剂的直接、随机的比较研究结果，但有两个二期临床试验正在进行（NCT01072045 和 NCT00967226；ClinicalTrials.gov）。有 meta 分析对一些独立研究进行了比较，提示 β - 阻断剂治疗效果较好；97% 在 12 个月 β - 阻断剂治疗后获得疗效，而激素治疗只有 69% 的有效率[43]。这一临床经验外加较轻的不良反应使得心得安成为广泛应用的 IH 治疗一线药物。

其他 IH 治疗有效的老药包括干扰素 - α 和长春新碱。这些药物传统上被用于治疗严重的、威胁生命的血管瘤，疗效一般，但严重不良反应发生的概率高得难以接受，包括血液学、肝脏和神经毒性，例如干扰素的痉挛性双瘫、神经病变、血液毒性和长春新碱引起的抗利尿激素不适当分泌[31]。因此这些都只是历史上用于 IH 治疗，

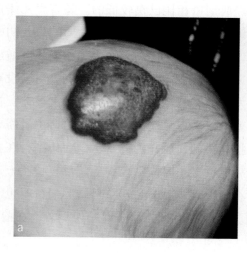
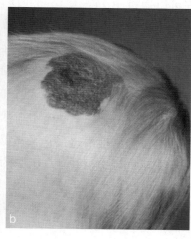

图 73.4 头皮增生期厚浅表型婴儿血管瘤在 6 个月的口服心得安治疗之前（a）与之后（b）对比

现代已被淘汰。相关研究的不断深入有望发现一些新的药物作用靶点用于治疗，例如雷帕霉素抑制剂在细胞和动物模型研究中就显示了良好的 IH 治疗效果[18]。

手术治疗

手术治疗 IH 通常包括激光治疗、手术切除或两者联合。最常用于 IH 治疗的激光为脉冲染料激光（PDL）。这种激光发出短脉冲黄光（波长 585~595 nm），可优先被氧合血红蛋白吸收。这样可以使血管病灶特异性的被热破坏，而不损伤周围组织，即选择性光热作用处理[10]。治疗常被用于浅表的增生期病灶以减少发红、限制面积增大以及预防潜在并发症[44]。PDL 治疗疗程多变，但通常包括在 2~6 周内的一系列治疗，直至取得期望的效果，以病灶周围出现紫癜表现为单个治疗期间的终止[45]。由于穿透深度的限制（1~2 mm），这种疗法对厚的浅表病灶效果不好，但可使病灶颜色变浅。PDL 对没有表面成分的深部病灶无效。PDL 激光治疗对溃疡病灶也很有效，可以减少溃疡相关的出血、感染和疼痛，同时加速上皮形成。超过 90% 的溃疡 IH 被用 PDL 成功治疗，通常只需要 1~2 个疗程[15]。溃疡病灶康复后不可避免的结疤，如有必要可以切除。在分期或近全切除后残余的毛细血管扩张和红斑瘢痕形成也可用 PDL 治疗[28]。PDL 治疗的不良反应包括：治疗时的短期不适、治疗后的短期青肿表现以及可能的长期皮肤萎缩或难以纠正的色素减退。一个关于浅表 IH 治疗的随机对照研究对比了早期 PDL 治疗和不治疗的情况，发现一年后治疗组完全清除病灶的机会增加并且浅表以及厚病灶的红色减退也更显著，但增加了色素减退和皮肤萎缩的风险[46]。临床上 PDL 可以有效地治疗浅表的色素和厚度不超过 2 mm 的增生期病灶。有采用其他激光治疗复杂型 IH 的报道，但其他激光由于引起瘢痕形成的概率会增高，因此不如 PDL 这样被广泛应用。铒或钕：钇铝石榴石（Nd：YAG）激光以及磷酸钾钛激光均被用于较深的 IH，尤其是黏膜表面。尽管这两种激光都被证实

有效，但对于多种激光的比较证实 PDL 最有效而且瘢痕形成最少[47]。

由于显著的术中出血，手术切除 IH 在历史上并不被推荐，而这主要是由于把其他血管异常误诊为"血管瘤"而造成的。事实上，IH 是实体肿块，而不是不定型的"血袋"，它们有明确的滋养血管，可以很容易控制，从而限制肿瘤本身的失血[45]。另外，手术通常在肿块和周围组织之间进行，后者一般是被肿瘤移位而不是侵袭。对增生期病灶而言，成功的手术需要去除整个病灶，因为任何残余病灶都能继续增生。对于小的、易于完全切除的病灶，这是最普遍的做法，对于引起功能损伤的大病灶尤其是涉及视轴的病灶手术偶尔作为修薄程序来限制生长。后者常包括系统性联合治疗。手术可以安全的以一种相对少量出血的方式进行，一般采用针尖或者双机电灼术小心切开，密切注意外科平面[28]（图 73.5）。对于不能完整切除但不威胁功能的增生期 IH，可以考虑在增生期采用药物治疗，一旦病灶进入终末期再对畸形进行手术治疗。

手术治疗退化期的病灶可能需要处理持续的皮肤改变，例如瘢痕形成或纤维脂肪残留，或处理在缓慢退化的肿瘤中的持续畸形。切除应遵循保留尽可能多的正常皮肤的面部整形手术技巧。保守切除一期缝合是目标，切口应隐蔽于面部单元的自然边界处或松弛皮肤张力线处[10]（图 73.6）。很少见的大型病灶需要皮肤扩张器处理或游离皮肤移植以实现对病损处的重建。通常，对于年幼的患者应该避免先进的重建技术和复杂的局部组织重调整治疗大病灶，而应该优先采用分期切除的方法[48]（图 73.7）。第一期切除应该沿着最终设计的伤疤轴进行，完全在 IH 内，节约周围皮肤。小心地在适度张力下缝合，促进组织爬行，以便 3~4 个月间隔后进行进一步切除。大部分病损可以通过平均 3 次这样的切除完成手术[48]。对于不涉及皮肤的深部病灶，切口平面可以选择在肿块和上覆皮肤之间。这可以实现完全或者部分切除病灶而不破坏完好的皮肤。通常

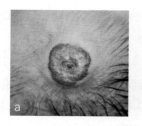
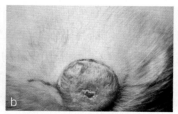
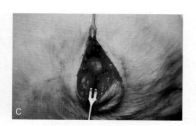
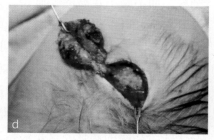
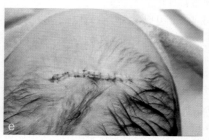

图 73.5　头皮局灶复合型早期增生婴儿血管瘤伴溃疡病例的手术切除步骤。注意，切口位于浅表病灶和正常皮肤连接处（b）。这里利用了深部病灶对正常皮肤的"扩张器效应"，实现对伤口的一期缝合（e）。注意，在深部病灶和正常组织之间有一个平面，这类病例总是如此（c，d）。另外，注意肿瘤是固体，这驳斥了通常认为这是"血袋"的错误观念

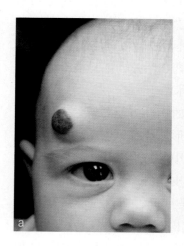
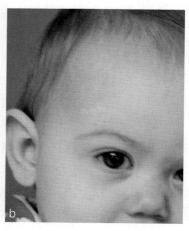

图 73.6　前额局灶复合型早期增生婴儿血管瘤手术切除前（a）后（b）对比

可以选择留下一部分深部原位残余以免病灶完整切除导致轮廓畸形，尤其是在嘴唇[28]。

鼻尖和嘴唇的 IH 位于面部两个最中心、敏感而可能造成问题的位置，一般也最不能忍受留疤。鼻腔病灶通常有大量覆盖皮肤的冗余，一般在去除残余物后需要小心的切除，留下合适的皮肤用于伤口再覆盖。在切口设计时可以尝试尊重鼻亚单位，但若鼻孔边缘也涉及的话会给传统外鼻整形术切口的皮肤再覆盖造成困难。应考虑保持鼻孔边缘完整，将切口沿中柱边缘走行并优于软组织三角[49]。深病灶倾向于使下外侧软骨侧向位移，因而需要在去除肿瘤后使其复位。涉及嘴唇的肿瘤比面部其他位置的肿瘤更倾向于形成溃疡和瘢痕。这些病灶会在垂直、水平或两个方向同时内在扩张所涉唇。退化期的手术应遵循一个基于亚单位的原则，切口应沿着自然边界并保留完整的括约肌[11]。应小心注意精确对准朱红色边界和对称性唇高度。与其他位置一样，对于大病灶应该尽可能首选分期切除而不是先进的皮瓣重建。

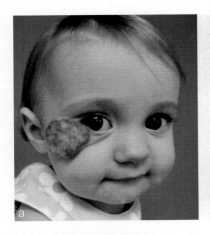
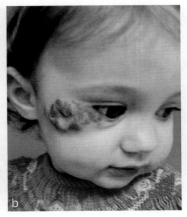
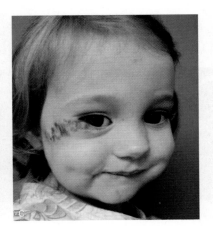
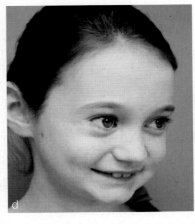
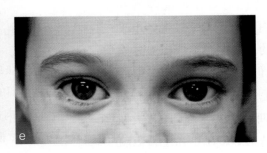

图 73.7　分期切除眼周区域复合型婴儿血管瘤。a. 在图示时期，病变显然太大，不采用先进的整形技术无法完全切除；b, c. 在 4 次手术中（仅展示其中两次），利用了手术间隔期的组织爬行，病变被连续切除；d, e.初次诊疗 8 年后获得了美容及功能上可接受的效果

　　需要治疗的 IH 通常采用上述包括了持续观察、系统治疗、激光和手术切除在内的针对不同生长时期 IH 的联合治疗。医生应熟知上述所有方法，并能灵活运用以帮助患者获取可能的最好结果。在整个过程中与患者家庭的密切联系沟通很有帮助，必要时也可争取其他专家的加入。

先天性血管瘤

　　先天性血管瘤与婴儿血管瘤的区别在于其不同的临床过程、放射学特点以及组织学表现。这些肿瘤非常少见，只有 IH 发病率的 3%，可分为迅速退化型和不退化型（RICH 和 NICH）[50]。这些病灶在出生时已完全形成，缺乏像 IH 那样的快速增生期。正如它们的名字描述的那样，快速退化型在 6~14 月龄内可快速退化，而不退化型随着时间的推移即使有退化也非常少[51]。这两种类型在超声下都有急流特征，在 MRI 中有流动空隙，可以被子宫内产前超声所诊断。无论是 RICH 还是 NICH，GLUT-1 免疫组化均为阴性，这是它们与 IH 的重要区别（图 73.8）。

　　临床上 RICH 一般呈单个病灶，分布于头部、耳郭后颈部以及四肢。它们可以表现为红紫色穹形团块状突起，表面可有粗糙的毛细血管扩张，或是表面皮肤紫罗兰色的扁平肿瘤，或是一个皮肤有苍白光环边缘和轻微毛细血管扩张的灰色突起病灶[50]。组织学上 RICH 显示为分叶状毛细血管内丰满的内皮细胞和周皮细胞被稠密的纤维

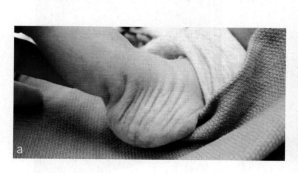
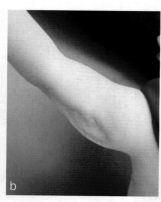

图 73.8　先天性血管瘤。a. 出生当天，上臂腹侧有一个已完全形成的固定的肿块；b. 在接下来一年的观察中肿块几乎完全退化，只留下疏松的皮肤。这证实了迅速退化型先天性血管瘤的诊断

基质包围，并有含铁血黄素沉积和点状小叶血栓形成[24]。RICH 可能会伴随有凝血功能障碍和血小板减少、低纤维蛋白原以及 D- 二聚体水平升高，但通常是自限性的，一般不造成出血并发症[26]。RICH 退化迅速但通常不完全，残留病灶一般萎缩突起，表面毛细血管扩张，周围有苍白到浅蓝色光环。退化期 RICH 与 NICH 有类似的外观，所以部分作者认为 NICH 是在子宫内就完成了退化，两者相同的[51]。

NICH 比 RICH 更少见，并且与 IH 不同，呈现男性好发（3：2）[52]。临床上它们呈现为突起或斑块样外观，红到紫的颜色，上覆粗毛细血管扩张。组织学上显示 NICH 为围绕着其间有发育异常静脉的中央星形血管小叶结合部的薄壁血管。大量肥大细胞特征性地出现在病灶周围的小动脉网络中[50]。随着时间地推移，它们从不生长或退化，除非是随着儿童生长而等比例生长，但随着病灶成熟，它们倾向于增加周围引流血管的可见度。

先天性血管瘤的治疗与 IH 类似，但尚无清楚的药物和激光治疗规则，因为它们没有出生后的增生期。这些病例的罕见性也妨碍了临床治疗经验的积累。RICH 通常只需观察直至退化完全，但这些病灶可能发生溃疡，遇到这种情况可采用局部伤口护理和激光治疗。留有顽固畸形的已退化 RICH 和位于美容敏感区域的 NICH 通常可以通过 PDL 手术治疗毛细血管扩张以及手术切除皮肤异常部位。

其他血管肿瘤

其他良性血管肿瘤应小心的与血管瘤进行鉴别，因为它们的临床过程、治疗反应都不同。

化脓性肉芽肿最初表现为小的、边界清晰的红色斑点，随着时间推移可以变厚和突出，经常少量出血。它们倾向于在黏膜表面形成。它们不会退化，有些表现出激素驱动的生长，尤其是在孕期。浅表的病灶可以用选择性光热疗法例如 PDL 处理，数次治疗即可消除小的病灶。突起或出血的病灶最好通过手术切除[28]。

簇绒血管瘤（TAs）和卡波西样血管内皮瘤（KHE）由于具有相似的临床表现、组织学特点且都可能与严重的凝血障碍相关而经常被一同提及。TAs 通常出生时没有而在婴儿期获得，也可发生在较大儿童或者成人创伤后。病灶通常表现为斑块样红色或紫色斑点，可随时间推移变厚，或者为牢固的向外生长的结节，红色或紫色。TAs 特征性的倾向于与周围毛发快速生长的接触和关联[24]。这些病变表现为紧密塞满的毛细血管簇，"炮弹样"，被裂隙样的血管间隙和基质包围[53]。KHE 在出生时或者出生后短期内出现，外观与 TA 相似，有擦伤样斑块并可增厚和变得更团块样和结节状。这类病变比 TA 或 IH 更深浸润，可能生长迅速，有的在生命的前两年内会

退化[28]。MRI表现有助于区分KHE和IH，表现为边界不清、皮肤增厚以及涉及多组织平面，但小血管较少[24]。组织学上这类肿瘤表现为梭状细胞内衬于裂隙样血管，含血铁黄素沉积，偶尔以淋巴管为主，但表现也可与TA重叠。TA和KHE都呈GLUT-1阴性。KHE对PDL治疗的反应性差，手术是未能退化的KHE的主要治疗手段。当怀疑TA或KHE时必须进行血液学检查，包括：全血计数、纤维蛋白原以及D-二聚体水平。这两种疾病都可能与卡梅利综合征相关，尤其是KHE，但IH与该综合征无关。卡梅利综合征的定义为：血管异常，严重的血小板减少症，消耗性凝血病以及微血管溶血性贫血，死亡率高达20%~30%[26]。这种情况导致外周血小板俘获和消耗，导致血小板输血基本无效，只在威胁生命状态时留用。系列实验室评估和有经验的儿科血液学专家介入在这种情况下是非常重要的[26]（图73.9）。

血管畸形

畸形与血管肿瘤的区别在于他们不同的临床表现、组织学表现和生物学特点。这一分类包含异常形成的、非肿瘤疾病，可以来自血管也可以来自淋巴管。畸形根据所涉及的血管（动脉、静脉、毛细血管、淋巴管或多种血管）以及这些血管的流变特性（快或慢流）进行分类（表73.1）。他

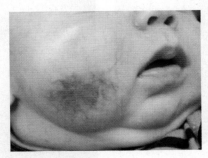

图73.9　卡波西样血管内皮瘤。特征性卡波西样血管内皮瘤表现：出生即时有的紫色固定斑块样病灶。确诊（与婴儿血管瘤鉴别诊断）：病理活检染色显示GLUT-1阴性

们被认为在发育过程中出现误差，重塑了相关的血管，出生时即有，虽然他们可能要晚些时候才会显现出来，不会退化[7]。许多病变随着年龄增长倾向于恶化，随着儿童生长而成比例生长，但只有血管扩张、膨大，没有细胞增殖。神经调节失常以及异常激素和生长信号被认为是其继续生长的机制，但缺乏明确证据[57]。淋巴、静脉和动脉来源的血管畸形表达黄体酮而不是雌激素受体，在激素变化时表现出生长[54]。早期发现和治疗是非常有必要的，但这类疾病经常被误诊为血管瘤，错误的观察期使得疾病进一步发展到更难治疗的节段。因此正确的诊断和治疗对血管畸形而言非常重要。

毛细血管畸形

临床表现和自然史

毛细血管畸形（CMs）是由扩大、膨胀的毛细血管样或毛细血管后微静脉组成的，好发于头部和颈部。出生人口发生率0.3%~0.5%，性别分布均衡，多数散发，但也有少数家族性发病被报道过[55]。CMs根据位置被分为中央型和外侧型，许多地方性规则被用于他们的命名。中央型病灶在眉间的又被称为"天使之吻"，后颈部的被称为"鹳咬"，腰骶部的被称为"鲑鱼斑"。这些病变特征性的表现为亮粉色到红色斑块，在出生数年内淡化或完全消失[56]。相反的，外侧型CMs通常被称为"葡萄酒色痣"，随着时间的推移倾向变黑、变厚，形成结节，甚至是与其下的过度增生的软组织或骨相联系的毁容斑块[57]。在面部，CMs通常沿着三叉神经的一个或多个分支单边分布，最常见于第一第二分支（V1或V2）。临床上涉及V1区域的病变需要迅速评估，因为这些病变中高达8%与软脑膜和眼部脉络膜血管畸形相关，又被称为斯特奇—韦伯综合征（SWS）[58]。SWS涉及91%的上眼睑CM病例和9%的单下眼睑病例，但单独的V2和V3涉及病例与SWS不相关。有一些证据表明脑膜

和 V1 真皮具有共同的胚胎学来源，都来自前神经褶，因此胚胎期的体细胞突变可以导致这些区域的畸形，而不影响其他面部区域[58]。怀疑 SWS 的患者应接受仔细的体格检查并推荐给儿科眼科医生和神经学家。这些专家可能会要求做增强 MRI 和（或）定量脑电图研究。SWS 患者中 55%~90% 的可能导致早期癫痫发作，精神障碍或发育迟滞，50%~65% 发生偏瘫，30% 发生头痛以及 50% 发生青光眼[57, 58]。当 CMs 在四肢时，它们会与肢端肥大以及深静脉异常相关，如下肢静脉畸形骨肥大综合征或普罗特斯综合征。这些患者可能经历疼痛、反复发生的蜂窝织炎或更显著的凝血障碍、血栓形成、肺栓塞或败血症[58]。

诊断和组织病理学

CM 的诊断一般基于明显的临床病史和体格检查证据：在出生时就有的无痛、粉红色斑块。病灶可能位于身体的任何部分，但以头、颈部和四肢为主。黏膜偶尔涉及，但出血极为罕见。影像学研究对于涉及深部组织或者有相关综合征（如 SWS）的患者很有意义。超声多普勒可检测到一个缓流病灶，MRI 可见扩大的小口径血管，但这两者都不用于单个皮肤病变的常规检查。单发 CM 通常不伴随凝血功能障碍，因此一般不需要实验室检查，但广泛或混合型病灶以及那些与肢体肥大或克—特二氏综合征（Klippel-Trenaunay syndrome）相关的疾病则需要完整的血液学检查以便确定潜在的凝血功能障碍[26]。

从组织学上看，这些病灶是扩张膨大的毛细血管后微静脉，主要涉及乳突和网状真皮。随着时间的推移，血管的密度和体积都会增长，使得这些病灶呈现深紫色。研究还发现与正常组织相比，CM 异常血管相连的神经细胞较少，提示进行性血管扩张可能与异常神经调节有关[55]。CM 和所有的其他畸形一样，GLUT-1 都是阴性的。没有发现明确的遗传学原因，但有报道描述了关于与动静脉畸形（AVMs）相关的 CM 的罕见的常染色体家族条件：缺陷基因 RASA1 位于染色体 5q[56]。

治 疗

对于眉间或后颈部淡色普通的 CM 通常采取动态观察处理，因为它们会随着时间的推移显著变淡。后颈部的病变与眉间的相比褪色的可能性较少，但很少需要整形，因为它们可以被头发覆盖。而另一方面，侧面的 CM 从不褪色，反而会不断生长、扩张，从而造成毁容和衰弱的后果。这类病变很少能被彻底治愈，但对于功能上或者审美上显著的病灶仍提倡早期治疗以延缓或预防后遗症的发生。事实证明对小于 6 个月龄的婴儿进行治疗是安全而有效的，可以使一些患者获得满意的效果[57]。对于 CM 的治疗主要通过激光选择性光热作用来使处于浅表斑块期的病灶变淡。与 IH 相似，PDL 可以使 80% 以上的浅表 CM 病例获得显著的变淡效果[55]。数学模型和体内研究被用来根据血管面积和深度来确定最优的治疗参数，595 nm 波长配合制冷剂冷却喷淋以保护表皮被证实最为有效[59]。组织学研究发现 PDL 治疗后血管密度和直径变小，但激光治疗不可能完全消除病灶，只有 15% 的病例在治疗后可以获得大于 90% 的减淡[55]（图 73.10）。PDL 需要多次治疗才能获得充分的效果，一般 6~10 次治疗后到达平台期。其他激光以不同的波长处理可能用于进一步减淡 PDL 治疗后的病灶，有成功报道的方法包括：萃绿宝石激光（755 nm），

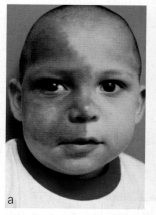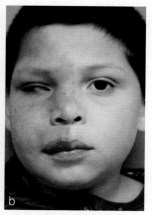

图 73.10　面部毛细血管畸形伴斯特奇—韦伯综合征患儿采用脉冲染料激光治疗数年前（a）后（b）对比

钕：钇铝石榴石（Nd：YAG）激光（1 064 nm）和磷酸钾钛激光（532 nm）的单独或组合使用[55, 57]。患者应被告知激光治疗的现实预期，包括可见病灶持续存在、需要多次治疗以及治疗疼痛（婴儿经常需要麻醉）。手术治疗 CM 通常在肥厚结节型病灶的晚期相关毁容时被采用。在这个阶段，手术治愈是很难的，但可以通过手术获得美学和功能上的改善，激光治疗在这种情况多数是无效的。手术通常包括考虑面部亚单位的减灶和局部皮瓣移植重建，在需要时也可进行游离组织移植[60]。

静脉畸形

临床表现和自然史

静脉畸形（VMs）可以独立或与毛细血管、淋巴管或动脉畸形联合发生。所有血管畸形中的 2/3 有静脉涉及[61]。这些是慢流畸形，最容易被误诊为 IH，导致错误的观察等待，使得病变进一步发展、扩张，而不是像 IH 那样退化。VMs 通常独立散发，但有报道描述了一种少见的家族遗传形式，是一种常染色体显性遗传模式，定位于染色体 9q[56]。这类病灶一般出生时即有，但当独立于深部结构时可能没有临床表现。临床上 VMs 表现为柔软、可压缩团块，在特定的位置或咽鼓管充气检查时可增大，上覆皮肤可能呈蓝色斑块。这些病变可涉及黏膜或深部结构，延伸至下面的肌肉、内脏、软组织甚至骨骼。在近 50% 的患者中可能与潜在的深静脉系统畸形相关[61]。独立的 VMs 没有相关的血管紧张或播散，与周围皮肤具有相同的温度。这类病变的自然史包括通过血管扩张和膨胀实现进行性生长，在儿童早期以及激素变化时最为明显[55]。

诊　断

对于临床上怀疑是 VM 的病例影像学研究有助于确诊并评估病灶范围以及更好地了解病灶及其相关畸形的性质。对比增强 MRI 是首选方法，可用于描绘病灶在软组织中的完整范围及其与周围结构的相关性。VMs 表现为分叶状软组织团块，在 T_2 相高信号，在对比相呈更为显著的不均一增强。在 T_1 和 T_2 相不增强时可能看到低信号的血管内静脉结石[62]。组织活检有助于不典型病变的确诊，可以看到内皮排列，不规则血管通道，有薄壁和缺陷的平滑肌细胞，GLUT-1 阴性[55]。

VM 的发病机制尚不清楚，但组织生长因子 - β 和基本纤维母细胞生长因子上调，编码血管生成素和酪氨酸受体（TIE2/TEK）的基因突变已被证实与此相关[56]。这类疾病是最可能与凝血障碍相关的，因此需要进行完整的凝血功能检查评估。最常见的异常（可见于高达 88% 的 VM）为凝血连锁反应经常性低水平活化，这被认为是由膨大低流速血管中静脉流改变所引起的[26]。这最终会造成局部血管内凝血（LIC），导致以 D 二聚体水平升高、低纤维蛋白原和血小板为特征的慢性消耗性凝血病。LIC 可使患者好发局部血栓，表现为疼痛性静脉结石，并由于慢性消耗凝血连锁反应因子而容易出血。LIC 在大的或涉及深部的 VM 更为常见，可采用硬化疗法或手术治疗[63]。LIC 在 VM 中非常常见，因而 D 二聚体水平升高被提出用作该疾病的标记[64]。手术治疗 VM 可能导致 LIC 恶化为弥散型（弥散性血管内凝血），后者可导致致死性出血，因此建议围术期使用低分子量肝素[63]。对于高 D 二聚体低纤维蛋白原的患者建议在介入性放射学或者手术处理 VM 前进行 10 天的低分子量肝素预处理，并在术后继续使用 10 天。低分子量肝素也有助于处理静脉结石所致的疼痛并使这些患者的 D 二聚体水平降低[26]。阿司匹林或抗血小板疗法对于 LIC 无效，因为它不是由血小板活化引起的。

治　疗

多数 VM 需要治疗，并且是多次治疗。具有压缩功能的衣物有助于限制肢体 VM，应该在早期就开始使用。对于浅表或者黏膜病灶最好采用激光治疗，PDL、磷酸钾钛激光和钕：钇铝石榴石（Nd：YAG）激光都是有效的[57]。钕：钇铝石榴石激光对于黏膜病灶特别有效，可以采用非接触浓缩技术以帮助渗透至深部[65]。这种激光也被用于深部病灶导致的血栓和萎缩，但有损伤附近神经的危险[56]。

近年来硬化疗法被广泛用于很多 VM 的治疗，可作为主要或者辅助疗法。这种疗法是在影像引导下将硬化剂打入 VM，通过炎症诱发内皮损伤，导致病灶血栓形成、纤维化和萎缩。多种硬化剂可供选用，具有不同的疗效和不良反应，包括纯酒精、博来霉素、十四烷基硫酸钠、爱惜博乐克（爱惜康）和 OKC-432。乙醇是最有效的硬化剂，与其他药物相比再发风险最小，但并发症更高[66]。不良反应包括：剧烈疼痛（儿童注射时需要麻醉）、上覆皮肤坏死、心律失常、中枢神经系统抑郁或中毒、急性肺高压和心血管性虚脱。有报道称在采用乙醇硬化 VM 时由于流入眼睛或中枢神经系统曾导致失明或死亡，溢出物与包括神经在内的周围组织损伤相关[62]。博来霉素治疗后水肿风险较小，但采用系统性剂量时有肺间质纤维化的风险，仅限于美国之外的地区使用。十四烷基硫酸钠是美国 FDA 批准用于治疗静脉曲张的，不良反应比乙醇少。由于组织硬化剂造成的炎症反应，疼痛和水肿是最典型治疗后反应，患者通常需要系统性使用激素和止痛剂。水肿在治疗后 24 小时最明显，可能持续长达两周，对于肿胀可能影响气道或视觉的病灶，在采用硬化疗法之前应该充分考虑到这一点[62]。理想的、可达到最好效果且不良反应最小的组织硬化剂和硬化疗法有待于进一步优化，许多患者需要通过多次治疗才能获得最佳效果（图 73.11）。

手术对于小的、独立的、可被完全切除的 VM 是有效的，但这比较少见。头颈部 VMs 通常延伸至附近组织，与重要结构相邻，使得完全切除而不造成显著损伤变得不可能。单独部分切除

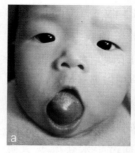
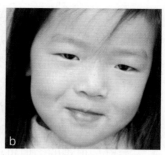

图 73.11 舌部静脉畸形。系列病灶内钕：钇铝石榴石激光联合博来霉素硬化疗法治疗前（a）后（b）对比。在治疗的第一年，患儿曾行气管造口术，在气道不再阻塞后即拔除了插管

不可避免地会有残余病灶的生长，因此需要采用切除、硬化序贯联合治疗。手术具有挑战性且容易大量出血，这些都必须在术前告知患者。手术的目的包括改善 VM 引起的症状、功能紊乱和畸形同时减少对周围正常组织的附带损害。对于所致缺陷的重建可包括全方位的重建技术以及对于可能出现的残余畸形的详尽的计划，包括分期切除或硬化疗法等。尽管有指南[67]，最好的 VM 治疗方案仍有待建立，并需要血管畸形专家对患者采取个体化治疗。

球形细胞静脉畸形

球形细胞静脉畸形是一种罕见的 VM，具有独特的组织学和临床特征，仅占 VMs 的 5%，具有家族遗传性，近 2/3 的病例在染色体 1p 的肾小球蛋白基因上有常染色体显性遗传突变[55]。这类病灶通常呈蓝紫色卵圆形或有卵石花纹，一般分布于四肢。它们比一般的 VM 坚固，长按会有疼痛感[2]。球形细胞静脉畸形可随病程进展变硬，活检可见特征性的血管球细胞和稀疏的平滑肌[55]。尽管它们临床和组织学上比较特别，在治疗上一般还是与其他 VM 相似的，但反应更有限。

淋巴管畸形

临床表现和自然史

淋巴管畸形（LM）的出生人群发病率在 1/2 000~1/4 000，没有性别差异，没有已知的遗传特征。虽然 LMs 是先天性的，仅 50% 在出生时可见，80%~90% 在 2 岁左右被发现[56]。这类病灶可出现于全身各处，但近 75% 出现在头颈部[68]。LMs ≥ 2 cm 的称为巨囊型，< 2 cm 的称为微囊型，两者都存在称为混合型。另外，根据位置可分为单边型、双边型、舌骨上型和舌骨下型，有一个五阶段分层系统可用于预后分析和手术方案确定[69]。LM 的临床表现主要取决于病灶的大小和位置。巨囊型 LMs 为柔软的可压缩、充满流质的团块，由于病灶内出血可能在皮肤上显示出轻微蓝色斑块。深部巨囊型病灶通常由于快速增大伴随局部感染或创伤而被发现，这可将它们与其他畸形相区别。微囊型 LMs 柔软但不可压缩，通常在皮肤或黏膜上有上覆囊泡，可流出清的淋巴液，偶尔疼痛或继发感染。LM 可以是只有轻微功能上或美容上影响的小的独立囊泡，也可以是导致显著毁容的严重疾病，深部涉及软组织和硬组织还可以导致视力、喂养、呼吸和语音功能障碍。罕见的 LMs 自发性退化曾被报道[70]，但这些是特例，大多数 LMs 是稳步增长，间或在感染后迅速增大。

诊断和组织病理学

结合病史、临床检查和补充影像学检查可以对 LM 进行诊断。影像学在评估联合病灶时很有用，可以确定可见病灶的深入程度，有助于根据病变程度进行手术方案设计和预后讨论。超声显示为低回声囊肿，大小不同，被间隔膜所分割，在独立的 LM 中见不到血管流。CT 和 MRI 常被用于这类疾病的补充诊断，尤其是怀疑有骨骼涉及或过度增大的巨大畸形。病灶在 MRI T_2 相呈高信号囊肿结构，在对比处理后很少见病灶周围有增强。病灶组织活检可见膨大的管道内衬有扁

平内皮细胞，充满淋巴液。LM 的发病机制比其他血管病变知道的更少。

关于淋巴管发育有三种理论描述：①离心发育：淋巴内皮在生长因子 VEGF 受体 -3 和 Prox-1 的调控下形成于已有的静脉内皮；②向心发育：淋巴系统发育独立于血管系统，起源于被称为淋巴管母细胞的始祖细胞；③联合的静脉—间叶细胞来源：在这种混合模式中，中央淋巴管来源于原有的血管系统而外周淋巴管来源于间叶细胞的始祖细胞[71]。畸形被认为起源于躯体调节胚胎淋巴管发育的基因突变，但机制尚未阐明。LMs 还与潜在的骨骼畸形有着有趣的相关性，包括骨肥大和溶解性骨质疏松。两者相联系的机制不明确，但相关理论包括机械畸形、LM 骨内扩张和细胞外基质信号异常，已有多个可能的信号分子被发现[72]。

治 疗

LM 的治疗旨在减少病灶带来的功能和美容方面的损害，应该尽量减少治疗次数、减轻损伤。对于严重和威胁生命的病灶提倡早期治疗，而对于不太严重的病灶则可以有所推迟。颈部或上呼吸消化道的大病灶可能导致气道阻塞，最初可能需要姑息性气管切开。产前超声偶尔可以发现颈部大的巨囊型病灶，这类患儿需要在三级医院接生，并由多学科团队联合处理，保证可以进行先进的气管管理和子宫分娩后治疗[56]。LM 治疗预后差异很大，单边的、舌骨下的巨囊型病灶治疗成功率最高。舌骨上和微囊型病灶不管采用何种治疗方式预后都很差。口腔内微囊型病灶可以导致反复感染，口腔卫生差以及咬合不正。钕：钇铝石榴石（Nd：YAG）激光、二氧化碳激光[73]以及低温消融术[74]都可以用于这类表面囊泡的修复治疗。

非黏膜型 LM 的治疗选择包括定向硬化疗法和手术切除。手术切除曾是这类疾病在历史上主要的治疗方法，但由于越来越多的新的不良反应更小的硬化剂的出现，硬化疗法成为巨囊型疾

病的重要疗法。LM 所用的硬化剂与 VM 相似，包括乙醇、强力霉素、博来霉素、爱惜博乐克和 OKC-432。乙醇是以往的首选硬化剂，但由于不良反应较大而被逐渐弃用。OKC-432 在欧洲被广泛使用，但在美国还没有被批准使用。它是化脓性链球菌的产物，最初被用于恶性渗出的胸膜固定术，可以刺激机体迅速产生炎症反应，不良反应最小，但有过敏性休克的风险，不能用于青霉素过敏的患者[70]。博来霉素抑制脱氧核糖核酸合成，激发出较为温和的炎症反应，治疗后水肿也比其他药物轻，累积剂量达到 400 mg 后才可能有发生肺间质纤维化的风险，一般用作硬化剂时只有这一剂量的 1%~5%[70]。尽管首选硬化剂尚存争议，近期一篇综述认为博来霉素和 OKC-432 都有很好的疗效[68]。这篇综述总结了 22 个研究中的 263 个病例，92% 的巨囊型病例有良好到优秀的反应，而微囊型或混合型只有 50% 的优良反应。所有的病例中 12.5% 需要手术抢救。虽然巨囊型的治疗普遍更为有效，一些微囊型病例也受益于硬化疗法，14% 有完全反应，50% 可获得好转[70]。

手术治疗在完全切除可行的情况下可以治愈独立的巨囊型病灶。与 VM 不同的是不完全切除不一定复发，可以用于某些病例以免危及重要结构。与硬化疗法相似，微囊型的手术治疗也更为困难，因为它们通常浸润周围组织和肌肉，还有正常组织覆盖[57]。表现出病灶急性肿大和感染的患者需要给予抗生素和激素治疗，而不是切开引流。手术或硬化疗法可在感染控制后尽早进行。分期切除通常用于双边或巨大病灶，辅以与改良的颈部根除术类似的先进的颈部疾病管理[70]。某些患者可能需要暂时性气管切开。涉及腮腺的畸形应该采用保留面神经的腮腺切除术，但对于侵入深叶的 LM 外科医生应该做好完整切除面神经的准备。一篇系统性综述对比了 LM 的手术和硬化剂疗法，由于研究的异质性，不能判断哪种疗法更优[75]。手术切除在 81% 的病例中缩小了 LM 的体积，但只有 19% 体积缩小一半，而硬化疗法在 68% 的病例中缩小了一半以上的体积。手术研究报道了更多的并发症，但在硬化疗法研究中并发症的报道则不太一致，而且在这些没有对照的研究中患者的选择也可能影响结果。

动静脉畸形

临床表现和自然史

动静脉畸形（AVMs）是最危险而难治的血管异常，但幸运的是非常少见。这是一种先天性的高流病变，没有性别偏好，这一点与动静脉瘘不同，后者也是高流病变，但主要见于创伤后。40%~60% 的患者在出生时就可以见到病变，30% 在童年出现临床表现[55]。头部和颈部是 AVM 的好发部位，病变通常涉及面颊（31%）、耳（16%）、鼻（11%）、前额（10%）、下颌骨（5%）以及上颌骨（4%）[76]。原发性骨介入似乎仅限于牙床骨，但继发性骨压迫或重构可见于任何部位。病变被肖宾格临床分期系统分为：Ⅰ期：静态没有明显生长或症状的病灶；Ⅱ期：通过扩张、撑薄和纤维化已有血管而进行性扩张；Ⅲ期：进行性的深部组织破坏，有自发性坏死、溃疡、疼痛和出血的可能；Ⅳ期：失代偿病变，伴有高输出性心力衰竭。Ⅳ期疾病在颅外 AVM 中非常罕见，一些学者质疑这一分期系统对于头颈部 AVM 的准确性，因为这两者的临床过程不太线性化和可预测[76, 77]。临床上该病表现为出生时或不久后的血管斑点，与周围皮肤相比温度升高，明显搏动或听得见脉搏声。随着时间的推移，AVMs 一般会变大变黑，导致上覆皮肤的扩张以及侵入、重排周围的软组织及骨骼。扩张可由一些情况下激素水平变化而触发，例如青春期、孕期、创伤或不完整的治疗。通过手术结扎或栓塞阻塞滋养动脉会促进这类病变的膨大，可能是通过形成侧枝血管实现的。同样的，部分切除、不完全栓塞和激光治疗也与疾病进展相关[56]。一系列来自血管异常第三方参照中心的研究发现之前的不完全治疗可以导致残余病灶级别上升和复发增加[78]。作者认为治愈的最好机会在初次治疗，但强调了治疗的难度，因为他们80%的患者出现复发，平均需要4次手术切除以控制病情。由于在持续的动脉压力下薄壁血管可能破裂，因此存在潜在的自发的致命的出血可能，使得病程更为复杂。另外，由于窃血现象，AVM周围组织可能慢性缺血，导致慢性疼痛和组织坏死[57]。由于分布位置，AVM可能造成显著的功能损伤，在与视觉、咀嚼、吞咽和呼吸相关时尤为显著。

诊断和组织病理学

和所有的血管异常相似，AVM的诊断主要根据临床病史和检查，但影像学也在诊断和处理这些病变中发挥巨大的作用。多普勒超声可以证实高流病变，但MRI在诊断这类疾病中占主角，磁共振或CT血管造影对无创诊断很有帮助。MRI在T_2相可见扩大的滋养血管和导血管以及流动的间隙，CT血管造影可以看到所涉及的血管和任何潜在的骨变形。正式血管造影是历史上评估AVM的金标准，并且可以实时描述血管细节，尤其是在血管介入时[76]。

组织结构上AVM的特征为动脉和静脉间不通过毛细血管直接相连，使得血液在动脉高压下直接被射入低压的静脉系统。可以是一个瘘管直接连接可见的动脉和静脉，更常见的排列形式为由血管网络通道连接的动静脉，也被称为血管巢，在同一病变中也可能看到这两种形式[76]。多数病变为散发型，可能由原始动静脉管道退化不良所致（被称为网状丛），但也有罕见的常染色体显性遗传被报道，如前文描述的与CM相关，或是遗传性出血性毛细血管扩张症。在AVM发育中可能发挥作用的因子为组织生长因子-β信号通路改变，有遗传性二次打击假说[56]。在AVM中发现黄体酮受体，提示激素也可能影响病变扩张，基于肾病蛋白配体和受体异常，也可能导致胚胎时期毛细血管床异常缺陷[55]。

治 疗

由于病变具有侵袭性且通常位于危险结构周围，AVM的治疗充满挑战性，且复发率高。对AVM患者的治疗时机存在争议。一些作者提倡对有症状的、功能受限的或扩张的病变进行观察，以等待静止期再进行手术[76]。这些作者指出部分治疗可能促进疾病进程，复发率高、并可能导致疾病，因此不建议对无症状患者进行治疗，认为治疗可能比疾病本身更有害。但病变的不断扩张特点使另一些作者提倡早期治疗，以便在病变易于切除时获取完全手术切除治愈的机会[78]。不管治疗时机何在，治疗的目的应该包括改善患者症状、功能和外形损毁状况，减少病损并尽可能完全切除以减少复发，主要通过手术切除联合血管内栓塞实现。多种药物被用于栓塞，包括纯酒精、聚乙烯醇以及近年来出现的乙烯—乙烯醇共聚物［Onyx（柯惠医疗）］。Onyx大受欢迎主要在于其炎症反应较少而且易于管理[76]。栓塞在血管造影引导下进行，目标是永久阻塞病灶。小病灶可以通过栓塞治愈，但单独栓塞由于周围血管再生而很容易复发[19]。如前所述，栓塞滋养血管是禁忌，因为这会导致病灶膨胀并阻塞接近病灶中心的通路，不利于后续进行病灶栓塞。对于有症状病变，在没有其他方法可用时，栓塞可被用作姑息疗法，但它更常被用于计划手术治疗之前。一般在手术前24~48小时行选择性栓塞治疗，以减少术中出血并帮助确定手术范围。正如之前指出的那样，可能的凝血功能障碍也应当在术前充分评估并作预先治疗处理。手术的目标是尽可能完整地切除AVM以减少复发，但达到治愈目标需要进行何种程度的切除仍有争议[57]。对于原发涉及的上颌骨和下颌骨通常需要切除，但对于仅仅是因AVM扩张而导致的骨骼畸形则可以考虑原位保留。重建尤为复杂，可采用包括原位、局部或游离组织皮瓣来使形态和功能获得最大修复。即使栓塞和手术都非常成功，复发也是非常常见的，许多患者需要通过多次治疗来稳定病情。这些患者应该被长期随访，因为复发在治疗初始反应良好时也可能出现，通常采用影像学检查来追踪病灶，就像对头颈部恶性肿瘤患者的监测一样[78]。

小 结

对于血管异常来说，正确诊断是迈向治疗成功的第一步。临床上对于这些多变的病症有着丰富的治疗选择，包括持续观察、局部或全身用药、激光治疗、硬化疗法和栓塞以及手术切除。想要获取可能的最好疗效通常需要多个专科医生参与的多次治疗。每次治疗时医生都应该精通可能的治疗手段，并使患者及其家属对预期结果有所准备。对于血管异常的那句老话"不用管它，它会自己消失的"早已不再是被广泛认可的给患者的建议了。

参考文献

1. Enjolras O, Mulliken JB. Vascular tumors and vascular malformations (new issues). Adv Dermatol 1997;13:375–422

2. Marler JJ, Mulliken JB. Vascular anomalies: classification, diagnosis, and natural history. Facial Plast Surg Clin North Am 2001;9:495–504

3. Hassanein AH, Mulliken JB, Fishman SJ, Greene AK. Evaluation of terminology for vascular anomalies in current literature. Plast Reconstr Surg 2011;127:347–351

4. Haggstrom AN, Drolet BA, Baselga E, et al. Prospective study of infantile hemangiomas: demographic, prenatal, and perinatal characteristics. J Pediatr 2007;150:291–294

5. Garzon MC, Drolet BA, Baselga E, et al. Comparison of infantile hemangiomas in preterm and term infants: a prospective study. Arch Dermatol 2008;144:1231–1232

6. Drolet BA, Swanson EA, Frieden IJ. Infantile hemangiomas: an emerging health issue linked to an increased rate of low birth weight infants. J Pediatr 2008;153:712–715

7. Chiller KG, Passaro D, Frieden IJ. Hemangiomas of infancy: clinical characteristics, morphologic subtypes, and their relationship to race, ethnicity, and sex. Arch Dermatol 2002;138:1567–1576

8. Waner M, North PE, Scherer KA, Frieden IJ, Waner A, Mihm MC. The nonrandom distribution of facial hemangiomas. Arch Dermatol 2003;139:869–875

9. Chang LC, Haggstrom AN, Drolet BA, et al. Growth characteristics of infantile hemangiomas: implications for management. Pediatrics 2008;122:360–367

10. Hochman M, Adams DM, Reeves TD. Current knowledge and management of vascular anomalies: I. Hemangiomias. Arch Facial Plast Surg 2011;13:145–151

11. O TM, Scheuermann-Poley C, Tan M, Waner M. Distribution, clinical characteristics, and surgical treatment of lip infantile hemangiomas. JAMA Facial Plast Surg 2013;15:292–304

12. Haggstrom AN, Skillman S, Garzon MC, et al. Clinical spectrum and risk of PHACE syndrome in cutaneous and airway hemangiomas. Arch Otolaryngol Head Neck Surg 2011;137:680–687

13. Haggstrom AN, Drolet BA, Baselga E, et al. Prospective study of infantile hemangiomas: predicting complications and treatment. Pediatrics 2006;118:882–887

14. Chamlin SL, Haggstrom AN, Drolet BA, et al. Multicenter prospective study of ulcerated hemangiomas. J Pediatr 2007;151:684–689

15. Thomas RF, Hornung RL, Manning SC, Perkins JA. Hemangiomas of infancy: treatment of ulceration in the head and neck. Arch Facial Plast Surg 2005;7:312–315

16. Phung TL, Hochman M, Mihm MC. Current knowledge of the pathogenesis of infantile hemangioma. Arch Facial Plast Surg 2005;7:319–321

17. Przewratil P, Sitkiewicz A, Andrzejewska E. Local serum levels of vascular endothelial growth factor in infantile hemangioma: intriguing mechanism of endothelial growth. Cytokine 2010;49:141–147

18. Du W, Gerald D, Perruzzi CA, et al. Vascular tumors have increased p70 S6-kinase activation and are inhibited by topical rapamycin. Lab Invest 2013;93:1115–1127

19. Richter GT, Friedman AB. Hemangiomas and vascular malformations: current theory and management. Int J Pediatr 2012;2012:645678

20. Barnés CM, Christison-Lagay EA, Folkman J. The placenta theory and the origin of infantile hemangioma. Lymphat Res Biol 2007;5:245–255

21. North PE, Waner M, Mizeracki A, et al. A unique microvascular phenotype shared by juvenile hemangiomas and human placenta. Arch Dermatol 2001;137:559–570

22. Kleinman ME, Blei F, Gurtner GC. Circulating endothelial progenitor cells and vascular anomalies. Lymph Res Biol 2005;3:234–239

23. Bingham MM, Saltzman B, Vo NJ, Perkins JA. Propranolol reduces infantile hemangioma volume and vessel density. Otolaryngol Head Neck Surg 2012;147:338–344

24. Frieden IJ, Rogers M, Garzon MC. Conditions masquerading as infantile hemangioma: Part 1. Australas J Dermatol 2009;50:77–97

25. Moukaddam H, Pollak J, Haims AH. MRI characteristics and classification of peripheral vascular malformations and tumors. Skeletal Radiol 2009;38:535–547

26. Adams DM. Special considerations in vascular anomalies: hematologic management. Clin Plast Surg 2011;38:153–160

27. Haggstrom AN, Beaumont JL, Lai JS, et al. Measuring the severity of infantile hemangiomas: instrument development and reliability. Arch Dermatol 2012;148:197–202

28. Hochman M. Management of vascular tumors. Facial Plast Surg 2012;28:584–589

29. Williams EF 3rd, Hochman M, Rodgers BJ, Brockbank D, Shannon L, Lam SM. A psychological profile of children with hemangiomas and their families. Arch Facial Plast Surg 2003;5:229–234

30. Léauté-Labrèze C, Dumas de la Roque E, Hubiche T, Boralevi F, Thambo JB, Taïeb A. Propraonolol for severe hemangiomas of infancy. N Engl J Med 2008;358:2649–2651

31. Sans V, de la Roque ED, Berge J, et al. Propranolol for severe infantile hemangiomas: follow-up report. Pediatrics 2009; 124: e423–e431

32. Zimmermann AP, Wiegand S, Werner JA, Eivazi B. Propranolol therapy for infantile haemangiomas: review of the literature. Int J Pediatr Otorhinolaryngol 2010;74:338–342

33. Storch CH, Hoeger PH. Propranolol for infantile haemangiomas: insights into molecular mechanisms of action. Br J Dermatol 2010;163:269–274

34. Love JN, Sikka N. Are 1–2 tablets dangerous? Beta-blocker exposure in toddlers. J Emerg Med 2004;26:309–314

35. Drolet BA, Frommelt PC, Chamlin SL, et al. Initiation and used of propranolol for infantile hemangioma: report of a consensus conference. Pediatrics 2013;131:128–140

36. Sondhi V, Patnaik SK. Propranolol for infantile hemangioma (PINCH): an open-label trial to assess the efficacy of propranolol for treating infantile hemangiomas and for determining the decline in heart rate to predict response to propranolol. J Pediatr Hematol Oncol 2013;35:493–499

37. Zvulunov A, McCuaig C, Frieden IJ, et al. Oral propranolol therapy for infantile hemangiomas beyond the proliferative phase: a multicenter retrospective study. Pediatr Dermatol 2011;28:94–98

38. Chan H, McKay C, Adams S, Wargon O. RCT of timolol maleate gel for superficial infantile hemangiomas in 5- to 24-week-olds. Pediatrics 2013;131:e1739–e1747

39. de Graaf M, Raphael MF, Breugem CC, et al. Treatment of infantile hemangiomas with atenolol: comparison with a historical propranolol group. J Plast Reconstr Aesthet Surg 2013;66: 1732–1740

40. Greenberger S, Adini I, Boscolo E, Mulliken JB, Bischoff J. Targeting NF-B in infantile hemantgioma-derived stem cells reduces VEGF-A expression. Angiogenesis 2010;13:327–335

41. Bennett ML, Fleisher AB Jr, Chamlin SL, Frieden IJ. Oral corticosteroid use is effective for cutaneous hemangiomas: an evidencebased evaluation. Arch Dermatol 2001;137:1208–1213

42. Prasetyono TO, Djoenaedi I. Efficacy of intralesional steroid injection in head and neck hemangioma: a systematic review. Ann Plast Surg 2011;66:98–106

43. Izadpanah A, Izadpanah A, Kanevsky J, Belzile E, Schwarz K. Propranolol versus corticosteroids in the treatment of infantile hemangioma: a systematic review and meta-analysis. Plast Reconstr Surg 2013;131:601–613

44. Bruscino N, Bonan P, Cannarozzo G, Moretti S, Lotti T, Campolmi P. Laser use in infantile hemangiomas, when and how. Dermatol Ther 2013;25:314–321

45. Hochman M, Williams EF 3rd. Management of cutaneous hemangiomas. Facial Plast Surg Clin North Am 2001;9:621–628

46. Batta K, Goodyear HM, Moss C, Williams HC, Hiller L, Waters R. Randomised controlled study of early pulsed dye laser treatment of uncomplicated childhood haemangiomas: results of a 1-year analysis. Lancet 2002;17:521–517

47. Remlova E, Dostalová T, Michalusová I, Vránová J, Navrátil L, Rosina J. Hemangioma curative effect of PDL, alexandrite, Er:YAG and CO(2) lasers. Photomed Laser Surg 2011; 29:815–825

48. Kulbersh J, Hochman M. Serial excision of facial hemangiomas. Arch Facial Plast Surg 2011;13:199–202

49. Hochman M, Mascareno A. Management of nasal hemangiomas. Arch Facial Plast Surg 2005;7:295–300

50. Krol A, MacArthur CJ. Congenital hemangiomas: rapidly involuting and noninvoluting congenital hemangiomas. Arch Facial Plast Surg 2005;7:307–311

51. Mulliken JB, Enjolras O. Congenital hemangiomas and infantile hemangioma: missing links. J Am Acad Dermatol 2004;50:875–882

52. Enjolras O, Mulliken JB, Boon LM, Wassef M, Kozakewhich HPW, Burrows PE. Non-involuting congenital hemangioma: a rare cutaneous vascular anomaly. Plast Reconstr Surg 2001; 107:1647–1654

53. Sabharwal A, Aquirre A, Zahid TM, Jean-Charles G, Hatton MN. Acquired tufted angioma of the upper lip: case report and review of the literature. Head Neck Pathol 2013;7:291–294

54. Kuyka LJ, Fan CY, Coviello-Malle JM, Buckmiller L, Suen JY. Progesterone receptors identified in vascular malformations of the head and neck. Otolaryngol Head Neck Surg 2009;141:491–495

55. Garzon MC, Huang JT, Enjolras O, Frieden IJ. Vascular malformations: Part I. J Am Acad Dermatol 2007;56:353–370

56. Richter GT, Friedman AB. Hemangiomas and vascular malformations: current theory and management. Int J Pediatr Epub 2012 May 7

57. Hochman M, Adams DM, Reeves TD. Current knowledge and management of vascular anomalies, II: Malformations. Arch Facial Plast Surg 2011;13:425–433

58. Garzon MC, Huang JT, Enjolras O, Frieden IJ. Vascular malformations. Part II: associated syndromes. J Am Acad Dermatol 2007;56:541–564

59. Babilas P, Shafirstein G, Bäumler W, et al. Selective photothermolysis of blood vessels following flashlamp-pumped pulsed dye laser irradiation: in vivo results and mathematical modeling are in agreement. J Invest Dermatol 2005;125:343–352

60. Tark KC, Lew DH, Lee DW. The fate of long-standing portwine stain and its surgical management. Plast Reconstr Surg 2011;127:784–791

61. Eifert S, Villavicencio JL, Kao TC, Taute BM, Rich NM. Prevalence of deep venous anomalies in congenital vascular

malformations of venous predominance. J Vasc Surg 2000;31: 462–471

62. Choi DJ, Alomari AI, Chaudry G, Orbach DB. Neurointerventional management of low–flow vascular malformations of the head and neck. Neuroimaging Clin N Am 2009;19: 199–218

63. Dompmartin A, Archer A, Thibon P, et al. Association of localized intravascular coagulopathy with venous malformations. Arch Dermatol 2008;144:873–877

64. Maguiness S, Koerper M, Frieden I. Relevance of D–dimer testing in patients with venous malformations. Arch Dermatol 2009;145:1321–1324

65. Vesnaver A, Dovsak DA. Treatment of vascular lesions in the head and neck using Nd:YAG laser. J Craniomaxillofac Surg 2006;34:17–24

66. Zhang J, Li HB, Zhou SY, et al. Comparison between absolute ethanol and bleomycin for the treatment of venous malformation in children. Exp Ther Med 2013;6:305–309

67. Zheng JW, Mai HM, Zhang L, et al. Guidelines for the treatment of head and neck venous malformations. Int J Clin Exp Med 2013;6:377–389

68. Acevedo JL, Shah RK, Brietzke SE. Nonsurgical therapies for lympangiomas: a systematic review. Otolaryngol Head Neck Surg 2008;138:418–424

69. de Serres LM, Sie KC, Richardson MA. Lymphatic malformations of the head and neck. A proposal for staging. Arch Otolaryngol Head Neck Surg 1995;121:577–582

70. Perkins JA, Manning SC, Tempero RM, et al. Lymphatic malformations: review of current treatment. Otolaryngol Head Neck Surg 2010;142:795–803

71. Renton JP, Smith RJ. Current treatment paradigms in the management of lymphatic malformations. Laryngoscope 2011;121: 56–59

72. Balakrishnan K, Majesky M, Perkins JA. Head and neck lymphatic tumors and bony abnormalities: a clinical and molecular review. Lymphat Res Biol 2011;9:205–212

73. Glade RS, Buckmiller LM. CO_2 laser resurfacing of intraoral lymphatic malformations: a 10–year experience. Int J Pediatr Otorhinolaryngol 2009;73:1358–1361

74. Roy S, Reyes S, Smith LP. Bipolar radiofrequency plasma ablation (Coblation) of lymphatic malformations of the tongue. Int J Pediatr Otorhinolaryngol 2009;73:289–293

75. Adams MT, Saltzman B, Perkins JA. Head and neck lymphatic malformation treatment: a systematic review. Otolaryngol Head Neck Surg 2012;147:627–639

76. Wu IC, Orbach DB. Neurointerventional management of highflow vascular malformations of the head and neck. Neuroimaging Clin N Am 2009;19:219–240

77. Kohout MP, Hansen M, Pribaz JJ, Mulliken JB. Arteriovenous malformations of the head and neck: natural history and management. Plast Reconstr Surg 1998;102:643–654

78. Richter GT, Suen JY. Clinical course of arteriovenous malformations of the head and neck: a case series. Otolaryngol Head Neck Surg 2010;142:184–190